Juchli
Krankenpflege

Krankenpflege

Praxis und Theorie der Gesundheitsförderung
und Pflege Kranker

Von Schwester Liliane Juchli
Didaktische Mitwirkung A. Vogel

5., überarbeitete und erweiterte Auflage
578 Abbildungen, 96 Tabellen

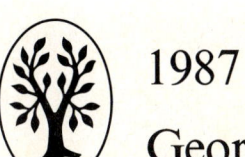

1987

Georg Thieme Verlag Stuttgart · New York

Schwester Liliane Juchli
Lehrerin für Krankenpflege und Erwachsenenbildung
Kloster Ingenbohl, CH-6440 Ingenbohl (Schweiz)

Prof. Dr. A. Vogel
Bachmättle 7, D-7801 Stegen-Wittental

Zeichnungen: Atelier Gay + Benz sowie (ab der 5. Auflage) Barbara Gay, Stuttgart

CIP-Kurztitelaufnahme der Deutschen Bibliothek
Juchli, Liliane:
Krankenpflege : Praxis u. Theorie d. Gesundheitsförderung u. Pflege Kranker / von Liliane Juchli. Didakt. Mitw. A. Vogel. – 5., überarb. u. erw. Aufl. – Stuttgart ; New York : Thieme, 1987.

Wichtiger Hinweis: Medizin als Wissenschaft ist ständig im Fluß. Forschung und klinische Erfahrung erweitern unsere Kenntnisse, insbesondere was Behandlung und medikamentöse Therapie anbelangt. Soweit in diesem Werk eine Dosierung oder eine Applikation erwähnt wird, darf der Leser zwar darauf vertrauen, daß Autoren, Herausgeber und Verlag größte Mühe darauf verwandt haben, daß diese Angabe genau dem **Wissensstand bei Fertigstellung des Werkes** entspricht. Dennoch ist jeder Benutzer aufgefordert, die Beipackzettel der verwendeten Präparate zu prüfen, um in eigener Verantwortung festzustellen, ob die dort gegebene Empfehlung für Dosierungen oder die Beachtung von Kontraindikationen gegenüber der Angabe in diesem Buch abweicht. Das gilt besonders bei selten verwendeten oder neu auf den Markt gebrachten Präparaten und bei denjenigen, die vom Bundesgesundheitsamt (BGA) in ihrer Anwendbarkeit eingeschränkt worden sind.

1. Auflage 1973	1. italienische Auflage 1979
2. Auflage 1976	2. italienische Auflage 1985
3. Auflage 1979	1. holländische Auflage 1980/81
4. Auflage 1983	

Die 1.-3. Auflage der deutschen Ausgabe erschien unter dem Titel „Allgemeine und spezielle Krankenpflege".

© 1973, 1987 Georg Thieme Verlag, Rüdigerstraße 14, D-7000 Stuttgart 30
Printed in Germany
Satz und Druck: Appl, Wemding (Digiset 40T30)

ISBN 3-13-500005-2   3 4 5 6

Vorwort zur 5. Auflage

Das grundlegende Konzept, das dieses Buch insbesondere seit der 4. Auflage verfolgt, auf der Grundlage eines ganzheitlichen Menschenbildes sowohl praxisbezogenes Fachwissen zu vermitteln als auch in der Verbindung von Theorie und Praxis den Weg zu ebnen von einer vorwiegend krankheitsorientierten Pflege mehr in die Richtung einer personbezogenen Pflege – dieses Konzept ist in dieser Auflage nicht nur beibehalten, sondern, soweit möglich, vertieft und weitergeführt worden.

Reaktionen aus den Kreisen der Adressaten – der Auszubildenden wie der in der täglichen Berufsausübung stehenden Menschen –, die große Zahl von Anregungen zur Weiterentwicklung der Inhalte zeigen, daß das Ziel dieses Werkes, ein Lernbuch und Nachschlagekompendium zu sein, bisher erreicht worden ist. Dieses Ziel hat auch die neue Auflage.

Ich selbst erfahre dieses Buch seit der 4. Auflage zunehmend wie ein Gefährt, das ich nicht heute und für alle Zeiten mit einem feststehenden und absolut verbindlichen Gut beladen muß. Es ist mir sehr bewußt, daß Zeit, Wissen und allgemeine Voraussetzungen des Lebens zu sehr im Fluß und in Bewegung sind, um in irgendeiner Hinsicht gesicherte Positionen zu zementieren. Die Ergebnisse dieser Auflage können und müssen in drei bis vier Jahren in ihrer Gewichtung wieder neuen Erfordernissen angepaßt werden. In dieser Notwendigkeit liegt gleichfalls der Ausdruck einer bestimmten Dynamik: sowohl meiner selbst als Mensch wie auch der Krankenpflege als Ganzem, die heute neue Ansätze sucht, die sich naturgemäß aus ersten Impulsen nach und nach erst entwickeln werden.

Die spezielle Richtung dieser Auflage scheint mir in den folgenden zwei Aspekten zu liegen:

1. die Form betreffend: In der Analyse des Ist-Zustandes erfahre ich die Entwicklung der Krankenpflege als höchst dynamisch. Sie sucht neue Wege des Sich-selber-Verstehens. Auf diesem Weg hilft uns die wissenschaftliche Forschung, *und* es hilft der Weg des schöpferischen Hinterfragens, Umsetzens und Veränderns in der Praxis: die Verbindung von Krankenpflegewissen und vorgegebener Technik zu praktischem Tun.

2. den Inhalt betreffend: die Pflege, das Pflegen als zwischenmenschliches Tun zu hinterfragen, neu zu gewichten und die gegenwärtige Situation, in der die Pflege*technik* ein gewisses Übergewicht hat, zu verbinden mit dem, was Florence Nightingale als Pflege*kunst* bezeichnet hat: Einerseits meine ich damit heute die Kunst, die dem Menschen innewohnenden Kräfte (Ressourcen) in die Pflege mit einzubeziehen, und andererseits die Kunst, Wissen und Können zu verbinden mit der eigenen schöpferischen Persönlichkeit, wodurch erst eine kreative Pflege möglich wird.

Aus der Verbindung von beidem, Pflegekunst und Pflegetechnik/Wissen, erwächst die *Pflegekunde,* das qualifizierte Tun. In dieser Auseinandersetzung steht die 5. Auflage.

Außerdem wurde eine neue Anstrengung gemacht, die Grundlagen von Menschenbild, Wertsetzungen und Pflegeverständnis zum Ganzen in noch nähere und unmittelbarere Beziehung zu setzen. Kritische Äußerungen zur Lösung dieser Problemstellung in der 4. Auflage veranlaßten mich dazu, die beiden Kapitel 1 und 2 in einfacherer Sprache neu zu formulieren und sie anders zu gliedern, um sie übersichtlicher, lesbarer und leichter verständlich zu machen, sie dadurch aber auch in direkteren Bezug zu den fachbezogenen Kapiteln zu bringen und dem übrigen Inhalt des Buches besser anzupassen. Dieser Prozeß wird in der nächsten Auflage noch eine Fortsetzung und Vertiefung erfahren.

Neu in der 5. Auflage ist die Ausweitung von Aspekten der Pflege, z. B. im Bereich „natürliche Heilmethoden", um die Bedeutung von Prophylaxe und Gesund*erhaltung* hervorzuheben. Erweitert wurden u. a. die Kapitel 11: Raum und Zeit gestalten – sich beschäftigen, 12: Kommunizieren, 14: Sich als Mann oder Frau fühlen und verhalten.

Im übrigen ist diese Auflage sowohl im pflegerischen als auch im medizinischen Bereich dem neuesten Stand angepaßt worden.

Ich hoffe, daß auch diese Auflage wie die früheren wohlwollend aufgenommen wird und nicht nur mithilft, daß die Krankenpflege fortschreitend eine eigenständige, handlungs- und entscheidungsaktive Kompetenz erhält, sondern auch den Menschen in pflegenden Berufen die nötige Unterstützung vermittelt, damit Pflege sein' kann, was sie ihrem Wesen nach ist und durch alle Veränderungen hindurch bleiben wird: ein *Beziehungsberuf,* der in der Synthese von Wissen, Können und Haltung einen Beitrag leisten kann zur menschlichen Durchdringung der Technik, in deren Entwicklung die Krankenpflege einen mitbeeinflussenden Stellenwert hat und in Zukunft noch mehr haben wird.

Ingenbohl, im Februar 1987   *Schwester Liliane Juchli*

Danksagung

Dieses Buch ist nicht das Produkt allein meiner Arbeit, sondern es ist das Ergebnis einer Anstrengung vieler. Dieser Tatsache Rechnung zu tragen und all jenen meinen Dank auszusprechen, die zu seiner Entstehung direkt oder indirekt beigetragen haben, ist der Zweck dieses Abschnittes.

Verpflichtet bin ich vielen großen Denkern der Neuzeit, deren Geistesgut mich wesentlich geprägt hat: die Vertreter der analytischen Psychologie: C. G. Jung und Erich Neumann, die Begründer der Humanistischen Psychologie: Abraham H. Maslow, Erich Fromm, Carl Rogers, die Träger der Initiatischen Therapie: Karlfried Graf Dürckheim und Maria Hippius, die Künder einer ganzheitlichen Medizin: Balthasar Staehelin, Paul Tournier u. v. a. Beeinflußt haben mich aber auch alte Meister des Ostens und des Westens, wie z. B. ein Meister Eckehart, um nur einen von ihnen zu nennen.

Von den zeitgenössischen Vertretern von Krankenpflegetheorien haben Virginia Henderson, Myra Levine und Nancy Roper aus dem angloamerikanischen Bereich und Ruth Quenzer, Martha Meier aus dem europäischen Bereich (letztere Kaderschule für Krankenpflege, Aarau) ganz besondere Bedeutung für die vorliegende Arbeit. Sie haben uns durch ihre Schriften und Diskussionsbeiträge wertvolles und grundlegendes Gedankengut zur Verfügung gestellt, das auch ich mir zunutze machen konnte.

Sie und viele andere haben mich auf dem Weg zu einem neuen Verständnis des Menschen und der Krankenpflege mitgeprägt und mitgeformt. Eine längere Zeit eigenen Erlebens von Kranksein sowie die anschließende Tätigkeit als pflegende Schwester am Krankenbett wirkten entscheidend mit an der Bildung und Ausformung meiner Auffasung von Pflege, wie sie in diesem Buch vertreten wird. In diesem Zusammenhang gilt mein Dank insbesondere den Angehörigen der Pflegedienstleitung der Universitätsklinik Inselspital Bern, die es mir 1980/81 ermöglichten, in fast alle Bereiche der Pflege Einblick zu bekommen. Dank gebührt auch den vielen Kolleginnen und Kollegen, die mich immer wieder an ihrer aktuellen Berufserfahrung teilnehmen lassen, sowie all jenen im In- und Ausland, die mir ihre Gedanken, Erfahrungen, Wünsche und Anregungen mitteilten und damit auch diese Neuauflage wieder begleitet haben.

Nicht zuletzt gebührt mein Dank auch der Leitung des Instituts Ingenbohl und der Ordensgemeinschaft, die mir in großzügiger Weise die notwendige Zeit und die Mittel für diese Neuauflage zur Verfügung gestellt haben.

Mein besonderer Dank gilt all jenen Personen, die bei der Realisierung des Manuskripts beratend und unterstützend mitwirkten:

- Sr. Marielouise Dudli, Leiterin der innerbetrieblichen Schulung Kantonsspital St. Gallen, für ihre unermüdliche Bereitschaft und Unterstützung in der Phase der Informationssammlung;
- Herrn E. Lustig, Unterrichtspfleger, Kantonsspital Aarau: Kap. 4 und 5;
- Herrn R. Mouron, Hygienebeauftragter der Region Ostschweiz, Kantonsspital St. Gallen, Herrn B. Anderhub, Spitalhygienetechniker, Kantonsspital Luzern, und Sr. Rosmarie Hoffmann, Leiterin der Zentralsterilisation, Spital Limmattal, Schlieren: Spitalhygiene, sowie Dr. med. R. Andermatten, Münsterlingen: Umgang mit Medikamenten, Kap. 10;
- Herrn S. Blarer, Theologe und Psychologe, Bern: Kap. 11–14;
- Dr. med. E. Meier, Chefanästhesist, Viktoriaspital, Bern: Kap. 15–18, 21 und 27;
- Herrn R. Bandle, Elektroingenieur ETH, Zürich: Saugsysteme, Kap. 19;
- Dr. med P. Cerny, Leiter der Röntgenabteilung, und Dr. med. R. Roost, Viktoriaspital Bern: Kap. 20;
- Sr. Barbara Meier, Kinderkrankenschwester, Schwesternschule Theodosianum, Spital Limmattal, Schlieren: Kap. 22 und 23;
- Dr. med. Ch. Chappuis, Chefarzt und Sr. Marlies Spathelf, Oberschwester der Geriatrischen Abteilung, Zieglerspital, Bern: Kap. 24;
- Prof. Dr. med. P. Kielholz, Chefarzt der Psychiatrischen Universitätsklinik Basel, und Herrn R. Widmer, Lehrer für Krankenpflege, Bern: Kap. 25;
- Prof. Dr. med. H. J. Senn, Chefarzt, sowie insbesondere Dr. med. W. F. Jungi, Leitender Arzt, und Sr. Agnes Glaus, Oberschwester der Medizinischen Klinik C und Abteilung für Onkologie, Kantonsspital St. Gallen: Kap. 26 und 31;
- Sr. Edith Habermacher, Abteilung für Intensivbehandlung des chirurgischen Departements, Kantonsspital St. Gallen, Sr. Monika Nussberger und Sr. Marita Habermann, Lehrerinnen für Krankenpflege, Spital Limmattal, Schlieren: Kap. 27;
- Sr. Rosmarie Rüfenacht, Stoma-Beratungsstelle, Inselspital, Bern: Anus-praeter-Pflege, Kap. 32;
- Dr. med. P. Bischof, Chefarzt Innere Medizin, Spital Rorschach: Kap. 34 und 35;
- Dr. med. J. Tuma, Innere Medizin FMH, Uster: Kap. 36;
- Priv.-Doz. Dr. med. R. Brun del Re, Spezialarzt für Gynäkologie, Bern, sowie Abteilungspersonal der Gynäkologischen Klinik, Kantonsspital St. Gallen: Kap. 37;
- Dr. med. H. Müller, Dr. med. T. Drobny, Sr. Dora Dörries und Pflegeteam, Schulthess-Klinik, Zürich: Kap. 38;

- Frau T. Geisseler, Physiotherapie, Kantonsspital Schaffhausen, und Frau E. Meier, Leiterin der Physiotherapie, sowie Rehabilitationsteam des Loryspitals, Bern: Hemiplegie, Kap. 39;
- Dr. med. J. Roduner, Oberarzt und Sr. Gisela Detjen, Oberschwester, Dermatologische Klinik, Inselspital Bern: Kap. 40;
- Dr. med. N. Roth, Viktoriaspital, Dr. med. M. Redli, Oberarzt, Sr. Maria Peitsch, Oberschwester, Klinik HNO, Inselspital Bern, und Sr. Vreni Votteler, Oberschwester, Kantonsspital St. Gallen, sowie Pfarrer Martin Ost, Schwerhörigenseelsorger, Unteraltenbernheim/Bayern: Kap. 41;
- Prof. Dr. med. P. Speiser, Chefarzt, Sr. Hanny Arnold, Oberschwester und Sr. Lotte Andres, Augenklinik, Kantonsspital St. Gallen: Kap. 42.

Für die Planung der Anatomiezeichnungen und für die Durchsicht der Physiologie:
- Frau Dr. med. Verena Grüter-Hartmann, Dozentin für Anatomie, Zug.

Für die Fotos:
- Sr. Margrit Dietschi, Oberschwester der Medizinischen Klinik, und ihren Mitarbeiterinnen für die Unterstützung bei den Fotoaufnahmen durch Herrn T. Dietschi, Fehraltdorf;
- dem Schweizerischen Roten Kreuz, Abteilung Berufsbildung und Information über die Berufe des Gesundheitswesens, Bern, für die Überlassung von 10 Fotos (Kap. 11 und 39)
- sowie all denen, die mir Fotomaterial zur Verfügung gestellt haben.

Für die Unterstützung beim Fertigstellen des Manuskripts: Frau Christa Well, Adelsheim, und Sr. Martha Weber, Institut Ingenbohl.

Für die redaktionelle Bearbeitung:
- dem Atelier Gay + Benz sowie Frau Barbara Gay, Stuttgart, für die kreative Barbeitung der Zeichnungen und Skizzen;
- den Mitarbeitern des Georg Thieme Verlags, insbesondere Herrn Dr. D. Bremkamp, Herrn R. Zepf, Frau S. Goppelsröder und Herrn W. Tannert, für die Realisierung dieser Neuauflage.

Schwester
Liliane Juchli

Inhaltsverzeichnis

20. Röntgen, Ultraschall, Endoskopie 455

21. Operationsvorbereitungen, Operation, postoperative Überwachung und Pflege . . 470

IV. Spezielle Pflegesituationen 483

22. Schwangerschaft, Wochenbett, Säuglingspflege 484

27. Intensivpflege 559

V. Pflege des organkranken Menschen 587

28. Lungen und Atemwege 590

I. Grundlagen des Pflegeverständnisses

1. Einleitung

1.1. Krankenpflege an der Wende zum 21. Jahrhundert

Krankenpflege ist ein Beruf, der im Verlauf seiner Entwicklung vielen Veränderungen – zeitabhängiger, gesellschaftsbedingter, soziokultureller und anderer Art – unterworfen war und noch ist. Denn die Krankenpflege steht heute nicht minder im Spannungsfeld gegensätzlicher Wertsetzungen, als dies früher der Fall war.

Im Zuge der Entwicklung der *Medizin* und der *Technologie,* in deren Spur die Pflege immer noch mitläuft, und in Anlehnung an diese Entwicklung stehen wir heute vor dem Dilemma der *Wahl der Werte.*

Als Werthaltungen, die auf den ersten Blick nicht miteinander vereinbar erscheinen, stehen sich heute z. B. diese gegenüber:

- die Naturwissenschaft *und* die Geisteswissenschaft, die diametral entgegengesetzte Dimensionen hervorheben; dies kann man deutlich zeigen am Unterschied zwischen dem naturwissenschaftlich-medizinischen Krankheitsverständnis und dem anthropologisch-philosophisch ausgeweiteten Gesundheitsverständnis;
- kostenökonomische Gesichtspunkte *und* menschliche Werte, sichtbar z. B. an der „kostensparenden Versorgung" in Altersheimen, die in keinem Verhältnis steht zu der großzügigen Geldinvestition im Bereich der Maximal- oder Gerätemedizin;
- die Machbarkeit der technologisch möglichen Zielsetzungen *und* die Unantastbarkeit existentiell-menschlicher Würde. Ich erwähne nur die Gentechnologie (oder die willkürliche Lebensverlängerung bzw. -verkürzung), die mit wachsendem Fortschritt zur Zuspitzung ethischer Fragestellungen führt, denn der Objektivierung des Menschen steht die individuelle Person als unantastbares Subjekt gegenüber.

In unseren eigenen Berufskreisen wird diskutiert, ob Krankenpflege

- patientenorientierte Pflege *oder* Funktionspflege sei,
- Berufung (als Ruf von innen) *oder* Job (als Orientierung an der äußeren Beschäftigungslage)

usw.

Die Widersprüche, in denen die Krankenpflege sowohl in ihrer medizinisch-technischen Verquickung als auch in der ökonomisch-strukturellen Verflechtung steht, lassen sich über die Frage nach dem Entweder–Oder nicht auflösen.

Krankenpflege an der Wende zum 21. Jahrhundert ist weniger eine Sache von Idealisten als vielmehr eine Angelegenheit konkreter Bestandsaufnahme: einer *Analyse* also des gewordenen *Ist-Zustandes* (einer Gegenwart, die von der Vergangenheit geprägt ist) wie eines nach vorne offenen *Prozesses,* an dem allein die eigentliche Dynamik der Pflege sichtbar werden kann (s. auch Krankenpflege im Wandel der Zeit S. 10 f. u. 54 f.). Krankenpflege an der *Wende* zum 21. Jahrhundert hat es mit einem Veränderungsprozeß zu tun, in dem das *Woher* ebenso Bedeutung hat wie das *Wohin.*

SCHIPPERGES sagt dazu in seinen Überlegungen zur „Medizin im Wandel" sehr treffend: „Entwicklung ist in gleicher Weise Herkunft wie Zukunft. Es ist im Grunde das Bild, das wir uns von uns selber machen, das mit all seinen Motiven und Tendenzen ausgelegt sein will. In einer solchen Situation im Übergang aber wird das Bewahren der Tradition ebenso bedeutsam wie die Prophylaxe im Hinblick auf das Kommende".

Krankenpflege kann nicht losgelöst von der Vergangenheit betrachtet werden. Sie ist historisch gewachsen (dazu gibt es neuerdings einschlägige z. T. auch einseitig polemisierende [Frauen-]Literatur), ja mehr noch: sie ist historisch unterbaut. Diesen in Jahrhunderten gewachsenen Wurzelboden kann man der Pflege der Zukunft nicht willkürlich entziehen, als könnte man etwas absolut Neues schaffen. Wo aber das Gewordene den Anforderungen unserer Zeit nicht mehr genügt, müssen wir den Mut zu neuen Fragestellungen aufbringen, den Mut auch zu durchgreifenden Veränderungen.

Bedeutung der Krankenpflege im Wandel der Zeit

Pflege in der Welt von *gestern* bedeutete für FLORENCE NIGHTINGALE eine *Kunst,* für Männer und Frauen als Träger und Trägerinnen einer religiösen oder humanen Motivation „Pflegen um

Gottes willen und um Gotteslohn" – eben Berufung. Erst nach der Reformation wurde neben dem unbezahlten Krankendienst auch eine Pflege gegen Entlohnung eingeführt.

Pflege in der Welt von *heute* ist geprägt von einer materiell-ökonomischen Rationalisierung und von der medizintechnischen Entwicklung. Sie hat im Zuge dieses Fortschritts eine immer funktional-perfektere *Pflegetechnik* hervorgebracht (und damit auch ganz neue Organisationsformen und entsprechende Arbeitsbedingungen, auf die ich hier nicht näher eingehen kann).

Pflege in der Welt von *morgen* bedeutet m. E. weder die Rückkehr in eine vergangene Geschichte, in eine „heile Pflege", die es nie gab, noch das Vorantreiben einer immer perfekter werdenden Pflegetechnik. Ein *Paradigmawechsel,* wie er sich heute abzeichnet, berührt nicht nur Vergangenheit und Zukunft, sondern geschieht unter dem Einfluß der Vielfalt aller heutigen Wissensgebiete. Es ist nicht mehr nur die naturwissenschaftlich-medizinische Ebene, die bestimmend mitwirkt, sondern es sind auch die geistig-psychische sowie die ökonomisch-politische Ebene, die zur Geltung kommen und kommen müssen:

– Die *Naturwissenschaft* und damit die materiell-biologische bzw. medizinisch-technische Ebene ist diejenige, die die Krankenpflege immer noch am nachhaltigsten beeinflußt. Doch bekommen neben diesem typisch arztabhängigen Bereich der Diagnose und Therapie auch zunehmend Aspekte der anderen Wissenschaften mehr Gewicht.

– Die *Geisteswissenschaft* geht ihrerseits davon aus, daß die Tatsache der Beeinflussung des Körpers durch den *Geist* einer weitergehenden Berücksichtigung bedarf, als ihr bisher zuteil geworden ist. Untersuchungen beispielsweise von SIMONTON, LE SHAN u. v. a. zeigen deutlich, wie sehr sowohl die *Ursache* einer Krankheit (psychische Stimmung, positive/negative Gedanken usw.) als auch deren *Heilung* (durch Anwendung von Entspannungstechniken, Visualisierung, Meditation u. a.) von der geistigen Ebene mit beeinflußt sind. Hier zeichnet sich ein neues Interpretationsfeld für die Pflege ab.

– Die *Humanwissenschaften* fragen ganz spezifisch nach dem Menschen, sowohl in seinem *Werden* als auch in seinem *Sein.* Insbesondere die von ABRAHAM MASLOW begründete humanistische Psychologie (S. 39 f.) geht davon aus, daß der Mensch ein sich entwickelndes Wesen ist, dessen höhere Natur ebensosehr ihre Ver-

wirklichung sucht wie seine niedere Natur, und daß Krankheit auch dann entsteht, wenn diese höherstrebende Entwicklung nach Selbstverwirklichung (im Sinne von Ganzheit) blockiert wird. Hier kommen Werte zum Tragen wie Personalität, Individualität, Persönlichkeit und damit die personal-menschliche Lebensqualität des Ich-Selbst.

– Die *Sozialwissenschaften* weiten den Blick aus, über eine bloß „patientorientierte Pflege" hinaus auf das eng- und weitmaschige *Beziehungsnetz,* in dem der Mensch lebt – gesund bleibt oder krank wird. Zum einen besteht dieses Beziehungsnetz in der *Gesellschaft* mit ihren Subsystemen wie Familie, Kirche, Staat; zum anderen sind es die soziokulturellen und ökonomischen Systeme wie Milieu, Arbeitswelt und sozialer Status, die, je nachdem, wie sie auf den Menschen einwirken, ein *positives Netzwerk* darstellen oder sich in *sozialer Benachteiligung* bemerkbar machen. Beide Aspekte sind in einem ganzheitlichen Pflegeverständnis wahrzunehmen und zu berücksichtigen.

Weltweit zeichnet sich weiter eine Beschleunigung der wirtschaftlichen, politischen und technologischen Entwicklung ab. Diese *Veränderungen* beeinflussen auch das *Gesundheitswesen.* Die Krankenpflege als Teil dieses Gesundheitswesens hat heute den Auftrag, aber auch die Chance, die „Aufgaben der Krankenschwester" wie auch ihre Stellung im Beruf, im Gesundheitswesen und in der Gesellschaft neu zu definieren und in diese größeren Zusammenhänge hineinzustellen.

Die *Analyse des Woher,* also der Tradition, in der die Pflege wurzelt, zeigt uns, daß die Krankenpflege erst im Zuge der Entwicklungen des 19. Jahrhunderts zu einem typisch weiblichen Beruf wurde und darin zu einem Hilfsberuf, der einerseits im Dienste der *Kirche* stand, die sich um das *Heil* der Menschen bemühte, und andererseits im Dienste der *Medizin,* deren Anliegen die *Heilung* kranker Menschen war. Es ist sicher kein Zufall, daß es Männer waren (Priester, Pastoren, Ärzte), die für den Vollzug ihrer Ziele der ausführenden und durchtragenden Frauen bedurften. Die dabei entstandenen Mutterhäuser sind somit die Vorläufer unserer heutigen Berufsverbände, eine Tatsache, die in der Entwicklung des Berufsverständnisses eine nicht zu unterschätzende Rolle spielt.

Der Weg von solch einem kollektivgeprägten, z. T. kirchlich-religiös oder/und arztabhängigen bzw. medizinorientierten Hilfsberuf zur *eigenständigen Beruflichkeit* war sehr lang, und das Ziel ist noch nicht erreicht. Eigenständigkeit und Autonomie, Berufsbewußtheit und Professionalisierung sind eher junge Elemente der Pflegeberufe, und sie bedürfen noch mehr als bisher der Bewußtwerdung und der Integration.

In der *Gestaltung des Wohin* sehe ich Wegweisungen abgesteckt, gleichsam drei große Markierungen, die auf dem Weg zu einer neuen Sichtweise zu bedenken sind:

- die Neubesinnung auf die menschlich-ethischen Gesichtspunkte;
- die Alternativen zum heutigen Gesundheitsverständnis;
- die Standortbestimmung in der Krankenpflege selbst *im Übergang von der Pflegetechnik zur Pflegekunde* (qualifiziert, professionell, eigenständig).

Mit diesen Markierungen wird ein *Krankenpflegemodell* angesprochen, in dem die folgenden Werte neu gewichtet werden müssen: die Ethik – die Gesundheit – die Pflege.

Auch der Weltbund für Krankenschwestern (ICN) hat 1985 den Versuch unternommen, für die letzten 15 Jahre des 20. Jahrhunderts und den Schritt ins 21. ein *Krankenpflegemodell* zu entwickeln.

Schwerpunkte sind hier (in Anlehnung an ein Arbeitspapier des Rates der Landesvertreter, Tel Aviv 1985):

- die Aufforderung zur Reflexion über
  • das Wesen der Krankenpflege (was ist sie? was kann sie sein?),
  • die Gesundheitsbedürfnisse im Wandel,
  • die Neuorientierung im Gesundheitswesen;
  und davon abgeleitet
- die Konsequenzen für die Krankenpflege und die Krankenschwester in bezug auf
  • eine *Ausweitung ihres Aufgabenbereiches* und ihrer Rolle in der Gesundheitsversorgung im weitesten Sinne: Krankenpflege, Rehabilitation, Prophylaxe, Gesundheitsförderung;
  • auf eine *Verlagerung* von einer auf bestimmte Maßnahmen und Behandlungen ausgerichteten Pflege hin zum Schwergewicht auf einer *individuellen Betreuung,* die den Kranken und den Gesunden, die Familie und die Gesellschaft mit einbezieht.

Vor diesem Hintergrund formuliert der Weltbund für Krankenschwestern *zwei Hauptaufgaben, die von den Ausbildungsstätten für Krankenpflege* vermehrt wahrzunehmen seien:

- *in bezug auf die Gesundheit:* Vorbereitung der Schüler darauf, bestehende und vorhersehbare Gesundheitsprobleme zu behandeln, unter Berücksichtigung der Tatsache, daß einige davon möglicherweise bald überwunden sein werden, und mit neuen, heute zum Teil noch nicht erkennbaren Krankheiten umzugehen;
- *in bezug auf den Aufgabenbereich der Krankenschwester:* Vorbereitung der Schüler auf Veränderungen, da die Aufgaben der Krankenschwester, auch wenn die Krankenpflege in ihren wesentlichen Zügen nicht anders wird, den wechselnden Bedürfnissen des einzelnen und der Gesellschaft entsprechend einem steten Wandel unterworfen sind. Es ist entscheidend, den künftigen Krankenschwestern Enthusiasmus und Verantwortungsgefühl zu vermitteln, damit die für eine wirksame Berufsausübung notwendige Beherrschung von Wissen und fachlichem Können gewährleistet ist.

1.2. Fachkenntnisse, Berufswissen und -können

Aus diesen Ausführungen ergibt sich, daß eine kritische Hinterfragung sowohl der Geschichte (Gewordenes) als auch der Gegenwart not tut. Man kann nicht einfach geschehen lassen, was geschieht, sagte bereits NIETZSCHE. In dieser kritischen Übergangssituation müssen die Wirklichkeit geprüft und neue Schwerpunkte gesetzt werden.

Dies sollte geschehen in vierfacher Hinsicht:

- *Analyse der Pflege,* wie sie ist und im Zuge der Tradition geworden ist. Hier spielen sowohl die Reflexionsbereitschaft des einzelnen als auch von Pflegegruppen eine Rolle sowie auch die *Pflegeforschung.*
- *Verbesserung der Pflege* durch gezielte Pflegeplanung, deren Grundlage der Krankenpflegeprozeß bzw. das *Pflegeprozeßdenken* ist (S. 73 ff.).
- *Neubestimmung und Festlegung der Kompetenzbereiche* in einer zunehmend komplexer werdenden Pflegesituation: Pflege ist
  • *eigenständige Tätigkeit* im Bereich der Aktivitäten des täglichen Lebens (s. dort) als selbständige und eigenverantwortliche Tätigkeit der Schwester/des Pflegers;
  • *abhängige Tätigkeit* in der Mithilfe bei der Behandlung (Diagnostik und Therapie). Diese Abhängigkeit vom Arzt ist im Bereich der Verordnung und Technik selbstver-

ständlich. Wie aber steht es mit dieser Abgrenzung, wenn es um die menschliche Gestaltung und die ethische Verantwortlichkeit geht? Hier sind Neubesinnung und Neuabgrenzung der Bestimmungsbereiche zwischen Arzt und Krankenschwester unumgänglich;

- *gegenseitig abhängige Tätigkeit*. Sie betrifft all jene Bereiche, die die Naturwissenschaft übersteigen, also die psychologischen, spirituellen und sozialen Anteile einer ganzheitlichen Behandlung. Hier kommen fachübergreifende Maßnahmen zur Anwendung, und darin wird die Komplexität der Krankenpflege zu einer Aufgabe, der nur im berufsübergreifenden Zusammenwirken gerecht zu werden ist.
- *Sicherheit in der Fachkompetenz*. Aus den oben angestellten Überlegungen ergibt sich, daß auch die Fachkenntnisse – und damit die Inhalte einer Krankenpflegeausbildung – einem steten Wandel unterworfen sind.

Dieses Buch versucht, diesem Wandel Rechnung zu tragen. Der Prozeß der Veränderung von einem medizinisch-technischen hin zu einem ganzheitlichen Pflegeverständnis (S. 58) vollzieht sich aber nur langsam und schrittweise – eben prozeßhaft. Auch kann ein Buch naturgemäß keine lebendigen Prozesse, sondern allenfalls eine Zustandsschilderung vermitteln; es bleibt immer hinter der Wirklichkeit und hinter den viel flexibleren menschlichen Gedanken und kreativen Umsetzungsfähigkeiten zurück.

Trotzdem versucht es von Auflage zu Auflage, in seiner eigenen Dynamik der Veränderung mit den Veränderungen in der Krankenpflege Schritt zu halten. Was das Buch nicht bieten kann:

- die Kreativität und Flexibilität eines Lehrers,
- die Lebendigkeit und Individualität des Menschen (als Gesunder und Kranker).

Damit ist auf die wichtigsten Lernfelder verwiesen, in und an denen der Schüler Krankenpflege zu lernen hat:

- die Schule oder Ausbildungsstätte: der Lehrer,
- das Praxisfeld der Pflege (Gemeinde, Sozialstationen, Krankenhaus usw.): das Vorbild.

1.3. Ziele und Inhalte des Buches

Ziele

Das Buch ist ein *Lernbuch* – Schüler sollen daraus lernen können, und das Buch ist ein *Nachschlagewerk* – Pflegende und Unterrichtende sollen sich darin immer wieder orientieren dürfen.

Inhalte und Form

Krankenpflege in ihrer Vielschichtigkeit und Dynamik in eine Form zu bringen bedeutet:

- Die *Form* gibt dem Inhalt eine äußere Gestalt, einen Umriß, eine Struktur. Man könnte hier den Begriff *Modell* anwenden, der weiterführend auch den Sinn von „Vorbild" oder „Entwurf" vermittelt. *Modelle der Krankenpflege* sind (mehr oder weniger wissenschaftliche) Gestaltungsversuche im Bereich der Krankenpflegeinhalte.
- Von der Form als Modell ist der *Formalismus* zu unterscheiden, der bei Überbetonung der äußeren Form in Abhängigkeit von dieser gerät und in ihr erstarrt.

Dieses Buch soll unter anderem Anregung geben, Krankenpflege in einem eigenen Modell lebendig werden zu lassen.

Das Buch birgt aber auch eine Gefahr, die jedem Modell anhaftet, nämlich die Festlegung auf formalistische Regeln, die eine individuelle und kreative Pflegegestaltung mit der Formel „so steht es im Buch" verhindern.

Das Kreismodell als Krankenpflegemodell

Die Form, die ich in diesem Buch gewählt habe, um dem Modell ein anschauliches Bild zu geben, ist das *Kreismodell* (Abb. 1.**1**) mit seinem Zentrum nach innen und der Ausstrahlung in die Peripherie (außen).

Die *tragende Idee ist die Mitte, der Mensch*. Damit wird betont, daß in diesem Modell der Krankenpflege der Mensch als *Mitte und Bezugspunkt* zu sehen ist. Grundlegend dafür ist ein Menschenbild, das von der Einheit von Leib-Seele-Geist ausgeht. In diese Einheit inbegriffen ist die menschliche Wachstumsorientierung, verbunden mit den Selbststeuerungs- und Selbstregulierungsfähigkeiten (Ressourcen), die das Wechselspiel von Gesundheit-Krankheit ebenso mitbestimmen wie das Kontinuum des Lebens überhaupt.

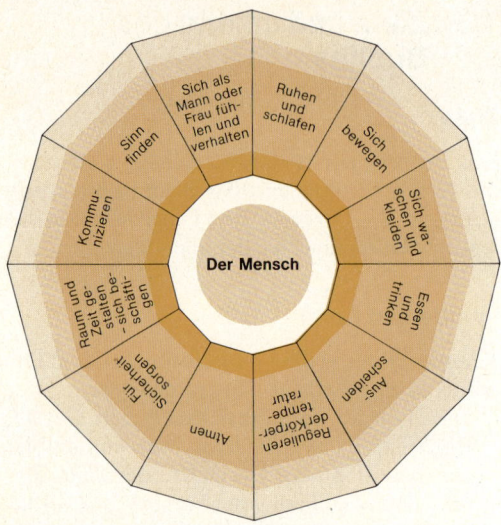

Abb. 1.1 Schema des Bezugsmodells Gesunden-(Gesundheits-) und Krankenpflege.
Die ausführliche Übersichtsstruktur für den Inhalt dieses Lehr- und Lernbuches finden Sie als Ausklapptafel am Schluß des Buches.

Die dem Menschen zugeordneten *Lebensaktivitäten* (im Buch *A*ktivitäten des *t*äglichen *L*ebens = ATL genannt) dürfen infolgedessen nie von ihrem letzten Bezugspunkt, dem gesunden oder kranken Menschen, abgespalten werden.

Hier gilt es, über den Menschen in seiner *Ganzheit* und in seiner *Einbettung in die Gesamtheit der ATL* nachzudenken, bevor ein einzelnes Lerngebiet herausgegriffen wird. Der Mensch lernt in Teilen – beispielhaft nenne ich die Sequenz „ruhen und schlafen". Wer im 3. Kapitel die entsprechenden Inhalte gelernt hat, darf es nicht tun, ohne anschließend zu vernetzen (Einbettung und Vernetzung S. 31 f.) und die Beziehung herzustellen zwischen den ATL untereinander sowie zu Körper, Leib, Seele und Geist (Ganzheit des Menschen), die ein integrales Ganzes darstellen, dessen Teile sich gegenseitig durchdringen.

Zuordnung im Kreismodell

Sie kann radiär (im Kreis) oder von innen nach außen geschehen.

Orientierung im Kreis

Die *radiäre Orientierung* ist identisch mit dem Aufbau des Buches und entspricht in den verschiedenen Kreisen den fünf Hauptkapiteln:

– *Der Mensch im Mittelpunkt*. An ihm orientieren sich sowohl Gesundheits- und Krankheitsverständnis als auch die Pflege selbst (Kap. 2).
– *Die Aktivitäten des täglichen Lebens*. Es werden die 12 ATL aufgeführt, die im wesentlichen die Grundbedürfnisse des Menschen (s. Bedürfnishierarchie nach Maslow S. 40 f.) abdecken (Kap. 3–14).
– *Grunderkenntnisse zu häufigen diagnostischen und therapeutischen Maßnahmen*. Hier geht es um notwendiges Wissen für die Unterstützung des Arztes als Teil der Krankenpflege, das im Bedarfsfall abgerufen werden kann (Kap. 15–21).
– *Einige spezielle Pflegesituationen*. Exemplarisch ausgewählt, können sie als Grundlage für konzepthaftes Erarbeiten von Themenkreisen dienen (Kap. 22–27).
– *Pflege bei Menschen mit bestimmten Organerkrankungen*. Diese Beschreibungen müssen immer auch im größeren Zusammenhang betrachtet werden, da nie das Organ allein der Träger oder Verursacher der Krankheit ist, sondern neben den physiologisch-pathologischen Tatsachen auch die psychologischen, geistigen und sozialen Komponenten mitwirken: Gesundsein und Kranksein treffen immer den ganzen Menschen. Diese Kapitel müssen deshalb in Rückbindung zu Kapitel 2 und je nach Schwerpunkt zu den Kapiteln 3-14 gebracht werden. Hier tut Vernetzung not. Siehe dazu jeweils das entsprechende Strukturnetz unter dem Teilkapitel „Generelle Pflegeplanung" (Kap. 28–42).

Orientierung von innen nach außen

Die Orientierung von *innen nach außen* umschließt die Pflegeangebote in der Situation des Menschen (des Gesunden und nach außen zunehmend des Kranken) im Zusammenhang mit einer bestimmten Aktivität des täglichen Lebens.

Zur Auffindung des gesuchten Gegenstandes dienen im einzelnen das Inhaltsverzeichnis und das Sachregister. Zur didaktischen Verarbeitung des Lernstoffes sei auf die folgenden Ausführungen hingewiesen. Zur Vertiefung und Weiterführung des angebotenen Stoffes dienen die Literaturangaben am Schluß jedes Kapitels.

1.4. Didaktische Informationen und Arbeitsanleitungen

Gliederung des Buches

Das Buch gliedert sich in fünf Teile:

I. *Grundlagen des Berufsbildes* (Kap. 2): Darin werden das Wissen vom Menschen und die Bedingungen und Elemente der Pflege, das *Pflegemodell*, grundgelegt.

II. *Unterstützung bei den Aktivitäten des täglichen Lebens (ATL)* (Kap. 3–14): Diese Kapitel schaffen den Bezugsrahmen für eine Pflege, die ebensosehr der Erhaltung und Wiederherstellung des Gesunden wie der Unterstützung des Krankgewordenen dient. Sie sind bezogen auf alle Ebenen des Menschseins (physisch, psychisch, geistig, sozial) und bieten ein breites Spektrum an Pflegemaßnahmen besonders im Bereich der eigenständigen Pflege.

III. *Diagnostische und therapeutische Maßnahmen* (Kap. 15–21): Dieser Abschnitt stellt ein konzentriertes Angebot der wichtigsten Maßnahmen dar. Hier steht die Pflegeperson in der „Assistenz des Arztes". Die Informationen dienen dem Verstehen- und Unterstützenkönnen.

IV. *Spezielle Pflegesituationen* (Kap. 22–27): Hier wird die Pflege in ihrer Bezogenheit auf typische Situationen des Menschen im Kontinuum gesund-krank/jung-alt beschrieben.

V. *Pflege des organkranken Menschen* (Kap. 28–42): In diesen 15 Kapiteln werden, ausgehend von Teilbereichen des Menschen (Organismus und Organe), Ansätze einer ganzheitlichen, gezielten Pflege angeboten.

Sachinformationen

Die angebotenen Informationen müssen grundlegend und exemplarisch verstanden werden. Sie können den lebendigen *Unterricht* durch die Lehrerin/den Lehrer bzw. die Begleitung in der *Praxis* durch eine(n) erfahrene(n) Krankenschwester/Pfleger nicht ersetzen, jedoch erleichtern und unterstützen. Dem Lernenden wird der wichtigste Unterrrichtsstoff in einer didaktisch aufbereiteten Form zur Verfügung gestellt. Gleichzeitig steht den qualifizierten Pflegepersonen ein umfassendes Nachschlagwerk zur Verfügung.

– *Wer primär Sachinformationen sucht* (oder erwerben will), beginnt sein Studium sinnvollerweise mit Kapitel 3. Die Kapitel 1 und 2 wird er sich, da sie als Grundlagenkapitel gelten, erst nach und nach aneignen.

– *Wer bereits über Sachinformationen verfügt,* wird ein natürliches Bedürfnis verspüren, diese in einen größeren Sinnzusammenhang zu stellen. Hierzu bieten sich besonders die Kapitel 1 und 2 an.

– *Wer Krankenpflege lehrt,* sollte den Stoff der Kapitel 1 und 2 für sich aufgearbeitet haben, da alle folgenden Kapitel darauf aufbauen.

– *Wer sein praktisches Tun* in einen größeren Seins- und Handlungszusammenhang stellen möchte, findet in den Kapiteln 1 und 2 *grundlegende* und in den Kapiteln 3 ff. *spezifische* Informationen für die praktische Durchführung einer Pflegehandlung oder für das Verständnis einer Pflegesituation in ihren Zusammenhängen von Theorie und Praxis.

Didaktische Lernhilfen

Sequenzziele (Intentionen) sind eine Absichtsbeschreibung unter Einschluß der emotionalen und pragmatischen Dimension und zeigen auf, was das Kapitel leisten will und was es nicht leisten kann.

Strukturnetze sind zeichnerische Konstruktionen, die einen Sachverhalt aufgeschlüsselt und durchstrukturiert nach logischen Gesichtspunkten und Zuordnungen verdeutlichen und darstellen.

Regelkreise helfen zum Verständnis dynamischer Prozesse in der Pflege (oder im Menschen). Der Regelkreis dient z. B. durchgehend als Grundlage für das Sichtbarmachen des *Pflegeprozeßdenkens,* insbesondere in der Pflegeplanung. Dadurch soll eine flexible, dynamische und an der individuellen Situation gemessene Handhabung der Pflege bewirkt werden, indem

– die Situation des Kranken *reflektiert,*
– Probleme und Ressourcen des Kranken *analysiert* und *interpretiert,*
– die entsprechenden Pflegeziele und -maßnahmen *abgeleitet* und
– *realisiert* sowie die Auswirkungen einer vollzogenen Pflege *qualifiziert*
– und nach Bedarf *modifiziert*

werden.

Planung = reflektieren → analysieren → realisieren → qualifizieren und modifizieren

Pflegeprozeßdenken (Pflegeplanung) wird im 2. Kapitel grundgelegt, ab Kapitel 3 schrittweise angebahnt, ab Kapitel 21 zunehmend aufgebaut und ab Kapitel 28 in allen theoretisch möglichen Schritten realisiert (s. dazu auch die Übungen und Fallstudien am Schluß aller Kapitel).

Pflegeplanung ist grundsätzlich situationsorientiert und zielgerichtet.

Prinzipien sind Grundtatbestände, die alle Ebenen des Menschseins umfassen: Person, Organismus, Umfeld (Mitwelt, Umwelt, Überwelt s. S. 84 f.). Prinzipien gehen grundsätzlich vom Gesunden bzw. von *Tatsachen* aus. Will man weiterführende Schritte davon ableiten, müssen Denkschritte einsetzen, die in der Reihenfolge

Prinzip → Folgerung → Forderung → Methode (Anwendung)

ablaufen sollen. Auf diese Weise wird verhindert, daß „Methoden" planlos angewandt werden. Prinzipielles Denken bewirkt, daß eine Methode situationsgerecht, angemessen, sinnvoll und richtig eingesetzt wird. Wenn die Lernenden, unterstützt durch ihre Lehrer, diese Denkart üben, solche Einstellungen und Haltungen aufbauen, so daß ihnen diese im Verlaufe ihrer Ausbildung zur selbstverständlichen Grundhaltung werden, so werden sie zunehmend unabhängig von einer hausspezifischen Methode und von der Beschreibung in Lehrbüchern. Sie wissen grundsätzlich,

– warum etwas gemacht wird und was diese Maßnahme für den Patienten bedeutet.
– Sie werden von Modifikationen von Pflege- und Therapiemaßnahmen nicht mehr verunsichert, weil sie im Grunde verstehen können, daß sich dabei das Prinzip nicht geändert hat. Deshalb brauchen sie der neuen Situation nicht fremd, unerfahren und hilflos gegenüberzustehen. *Prinzipielles Denken hilft ihnen, in jeder Situation den richtigen Transfer (Übertragung auf eine neue Situation) zu leisten,* d. h., sie können das einmal Gelernte bei jeder Gelegenheit sinnvoll anwenden und sich damit auch in einer neuen Situation zurechtfinden.

Der Lernende

Wer sich aufmacht, den Beruf der Krankenpflege zu erlernen, muß bereits einige Grundlagen mitbringen. Von zentraler Bedeutung sind *Motivation* und *Lernbereitschaft*.

Motiviert sein bedeutet, in sich einen Antrieb zu spüren, etwas zu tun, ein Ziel anzustreben und daran zu arbeiten, daß man es erreicht. Der Beweggrund – die bewegenden Gründe – können unterschiedlicher Art sein, nicht alle sind gleich bedeutungsvoll. Unverzichtbar jedoch ist „Liebe zum Menschen" und die Bereitschaft, Leiden und Hilflosigkeit aushalten zu können.

Lernbereitschaft wächst aus der Motivation, aus einer gesunden Neugierde und aus „den Fragen nach dem Leben". Oft ist sie eigenständig und zielstrebig, oft bedarf sie des Anstoßes von außen und der Unterstützung (z. B. durch den Lehrer). Lernbereitschaft fördern kann, wer selber motiviert ist.

Lernen ist eine Lebensaktivität innerhalb aller ATL, die zur Erweiterung des Wissens und Erkennens über sich selbst, über andere Menschen und Gegenstände und somit der Entwicklung der Persönlichkeit und Förderung der inneren Reife führt. Lernen ermöglicht *Bewußtwerdung, Veränderung* und *Bewegung* (ist ein Prozeß) und ist somit alles umgreifende Lebensaktivität.

Weiterführende Literatur

Bischoff, C.: Frauen in der Krankenpflege. Zur Entwicklung von Frauenrolle und Frauenberufstätigkeit im 19. und 20. Jahrhundert. Campus, Frankfurt 1984

Gesundheit als soziale Aufgabe. Perspektiven für Ausbildung und Praxis. Person-Gruppe-Gesellschaft, Bd. 13. Bernward, Hildesheim 1984

Martini, G. A.: Medizin und Gesellschaft. Ethische Verantwortung und ärztliches Handeln. Marburger Forum Philippinum. Wissenschaftliche Verlagsgesellschaft, Stuttgart 1982

Rogers, C. R.: Lernen in Freiheit. Zur Bildungsreform in Schule und Universität, 3. Aufl. Kösel, München 1979

Schipperges, H.: Homo patiens. Zur Geschichte des kranken Menschen. Piper, München 1985

Zettel, O.: Gesundheitsberufe. Studien zu ihrer Entstehung und Veränderung. Campus, Frankfurt 1983

2. Bedingungen und Rahmenvorgaben der Pflege

Jede Auffassung – und damit auch jede *Theorie* und *Praxis* der Krankenpflege – wird geprägt, verändert und neu geprägt von zeit- und kulturabhängigen Bedingungen, unter deren Gesetzmäßigkeit auch die Welt und die Gesellschaft sich verändern und formen.

Es entstehen Strukturen und Werte, die sowohl unsere persönliche Entwicklung als auch die berufliche Ethik und die Handlungsgrundsätze beeinflussen. Dieses erste Hauptkapitel gibt einige grundlegende Überlegungen und Denkansätze zur *Pflege* als solcher sowie zu deren *Beeinflussungsfaktoren* im weitesten Sinne.

– *Raum- und Zeitbild:*
  • Entwicklung des Bewußtseins von Individuum, Gesellschaft, Welt;
  • Bedingungen, in denen (unter denen) Pflege verwirklicht wird bzw. werden muß.
– *Menschenbild und Rollenbilder:*
  • Auffassung vom Menschen (Selbstbild und Fremdbild);
  • Beziehungsnetz, in dem der Kranke lebt bzw. gesehen wird;
  • Rollenverständnis desjenigen, der pflegt, über sich selbst wie über den zu Pflegenden.
– *Verständnis von Gesundheit und Krankheit:*
  • Krankheits- und Diagnosenorientierung – Gesundheit als Besitz, Krankheit als Störung = negative Wertung; oder
  • Orientierung am Menschen, der Gesundheitsprobleme *und* Ressourcen, d.h. gesunde Kräfte hat – Gesundheit und Krankheit als Aufgabe = positive Wertung.

Das vor diesem Hintergrund – ob bewußt oder unbewußt – formulierte *Pflegeverständnis* hat wiederum Auswirkungen auf:

– Pflegeleitbild/Stationsziele: angestrebte Pflege,
– Pflegerealität/Pflegealltag: gegebene Pflege,
– Pflegequalität: Wirksamkeit der gegebenen Pflege,
– Pflegeforschung: Wissenschaft der Pflege,
– Pflegeethik: das, was im Dilemma von Wertkonflikten als Handlungsgrundlage dient.

2.1. Einbettung des Menschen in Raum und Zeit

Veränderung der Krankenpflege im Verlaufe der Zeit ist im wesentlichen auf eine Veränderung der *Wahrnehmung* zurückzuführen. Sie ist deshalb unentwirrbar mit einer viel umfassenderen Welt- und damit Gesellschafts- und Kulturveränderung verbunden. Heute mehr als zuvor erfahren wir die Veränderungen in der Welt, sei es, daß wir mehr darüber wissen (Massenmedien), sei es, daß wir ihre Konsequenzen an uns selbst erfahren: Umweltprobleme, politische Unruhen, Arbeitslosigkeit, drohende Nuklearmacht usw. Viele sprechen von einer Wendezeit. „Was wir brauchen, ist eine neue Wirklichkeitsschau, eine umwälzende Veränderung unserer Gedanken, Wahrnehmungen und Werte" (CAPRA).

Die *medizinische Praxis* z. B., von der die Krankenpflege des vergangenen Jahrhunderts beeinflußt und geprägt wurde, steht noch fest im technischen und naturwissenschaftlichen Denken, dessen Fortschritt nicht nur *Hoffnung* und *Erfolg* (mehr und bessere Diagnose- und Therapiemöglichkeiten), sondern zunehmend auch *Unbeha-*

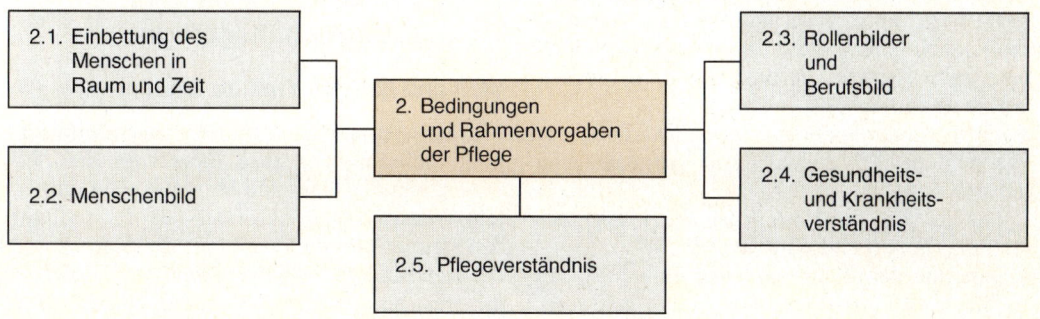

gen (fortschreitende Spezialisierung und Unpersönlichkeit) mit sich gebracht hat.

Diese ganz kurzen Hinweise sollen genügen, um aufzuzeigen, daß sowohl die Medizin als auch die Pflege nicht statische Werte sind, sondern *Prozesse in Raum und Zeit*. Sie sind also nicht isoliertes Geschehen, das sich von der Welt der Gesunden abspalten kann, sondern Teil dieser Welt als Ganzem.

2.1.1. Die Zeit – Zeitepochen und Zeiterscheinungen

Wandel der Zeit

„Es wird behauptet, daß in unserer Zeit alle zehn Jahre ein neues Jahrhundert beginnt. Ich wäre geneigt, dem zuzustimmen. Es ist dies eine unbequeme Situation, denn es ist natürlich nicht so leicht, heutzutage mit Zeitgenossen aus zwei oder drei verschiedenen Jahrhunderten zu leben." Dieses Wort des belgischen Kardinals LÉON SUENENS könnte in ganz besonderer Weise in die Situation unserer Krankenhäuser bzw. Pflegegruppen hineingesprochen sein. Es macht uns drei Dinge deutlich:

- Die *Welt* und die *Menschheit* stehen in einem Entwicklungsprozeß, der linear abläuft: von Jahrhundert zu Jahrhundert.
- Der *Mensch als einzelner* steht individuell in diesem Entwicklungsprozeß; das bedeutet, daß wir niemals alle gleichzeitig die gleiche Entwicklungsstufe wahrnehmen und realisieren.
- *Berufsgruppen* und *Berufsverständnis* sind von diesen beiden Tatsachen abhängig und beeinflußt.

Zwar ist die Entwicklung unseres Berufes in die allgemeine Entwicklung eingebunden (s. Tab. 2.1), aber gleichzeitig hat es immer Menschen gegeben, und es wird sie notwendigerweise immer geben, die weit vorausdenken und weit vorausschauen. Andere gibt es, die, wenn vielleicht auch mit Zögern, das Vorausgedachte in die Realität hineinholen. Und es gibt schließlich eine dritte Gruppe, die dort verharren möchte, wo sie gerade steht.

So gibt es auch angesichts einer Wandlung der Werte in der Pflege heute drei grundsätzliche *Einstellungen:*

- nämlich jene der *Hoffnungsvollen, mutig nach vorne Offenen* und *Forschenden,*
- jene, die den Schwierigkeiten zum Trotz im Pflegealltag *ausharren,*

- sowie jene der *Unberührten* und *Resignierten*. Für diese letzte, wahrscheinlich größte Gruppe besteht die Notwendigkeit des Umdenkens nicht. Sie wollen in eingefahrenen Gleisen und in der bisherigen Denk- und Handlungsweise verharren, sind „allergisch" gegenüber jeder Einstellung, die Althergebrachtes in Frage stellt. Diese Haltung hat es neuen Ansätzen schon immer schwer gemacht, zum Durchbruch zu gelangen.

Trotz dieser nicht zu übersehenden Tendenzen des Festhaltenwollens sind heute viele Berufsangehörige grundsätzlich getragen von dem *Wissen,* daß Krankenpflege ein Prozeß und damit etwas dynamisch Fließendes ist, und von der *Hoffnung,* daß wir an einer fruchtbaren Wende stehen zu einer Neubesinnung auf *Ganzheitlichkeit* und *Integration* hin.

Damit stehen wir mit in der Auseinandersetzung und in einem Umschwung, von dem letztlich die ganze Welt – auch die Medizin – betroffen ist. Stehenbleiben in diesem *Prozeß* ist nicht möglich. Sowohl unser persönliches Leben als auch die Menschheitsgeschichte und deren Spiegelbild – die Geschichte der Krankenpflege – stehen in diesem Geschehen in einer nach vorne offenen Entwicklung. Sichtbar wird diese Geschichte aber erst, wenn wir in großen Zeiträumen denken. Davon gibt Tab. 2.1 einen Eindruck.

Bewußtsein und Welt im Wandel

Es ist hier nicht der Ort, eine „Entwicklung der Menschheitsgeschichte" vorzustellen. Tab. 2.1 soll einen kurzen Überblick und Interessierten einen Impuls zum Weiterstudium und Selbstentdecken geben. Insbesondere verweise ich auf das 1. Kapitel meines Buches „Heilen durch Wiederentdecken der Ganzheit", wo auch weiterführende Literatur zum Thema zu finden ist.

2.1.2. Der Raum – Welt- und Gesellschaftsgefüge

Welt und Gesellschaft im Wandel

Mit der Menschheits- und Bewußtseinsentwicklung verändern sich auch *Strukturen* und *Normen*. Denn der Jäger und Sammler sieht und erlebt Welt und Mensch anders als der seßhafte Ackerbauer und der Viehhirte; der Städter wieder anders als der Landbewohner; der Industriearbeiter anders als der Astrophysiker usw.

Tabelle 2.1   Bewußtsein, Welt- und Pflegeverständnis im Wandel der Zeit (s. auch S. 54 ff.)

Zeitepochen	Bewußtseins-strukturen	Ausdrucksformen des Menschen	Pflege als Beruf
Vorzeit bis Frühzeit	archaisch und magisch Jäger und Sammler	1. Götter- und Dämonenorientierung 2. Raumlosigkeit 3. Ichlosigkeit 4. Zeitlosigkeit	– Zauberer und ihre Helfer beschwören Götter und Dämonen – noch kein(e) Beruf/Pflege in unserem Sinn
Frühzeit bis Mittelalter Agrarzeitalter	mythisch und intuitiv seßhafte Ackerbauern und Städtebauer	1. Naturorientierung Harmonie und Einbettung gläubig und beseelt 2. geozentrisches Universum: Einheit von Mensch und Gott Innenorientierung 3. Kollektiv mit partizipativer Beziehungsform (Verbundenheit von Ich und Du) 4. Zeitgefühl: zyklisch, rhythmisch, ungebunden	– intuitives Tun, von innen motiviert – Berufung – religiöser Dienst – *Pflege* als mütterliche Tätigkeit: sorgen und bewahren Pflegekunst

 Wende Die wissenschaftliche Revolution im 17. Jahrhundert stürzt dieses Weltgefüge und fragt nach
 • Wahrheit→Nützlichkeit und Wirtschaftlichkeit
 • Erkenntnis→Entwicklung der Wissenschaft und Technik

Zeitepochen	Bewußtseins-strukturen	Ausdrucksformen des Menschen	Pflege als Beruf
Neuzeit Maschinen- und Industriezeitalter	mental rational analytisch Wissenschaftler und Industriearbeiter	1. Technik und Wissenschaftsorientierung abstrakt, theoretisch 2. heliozentrisches Universum: unendlich, ohne Gott dafür: – materiell, zweckhaftig – zerstückelnd, analysierend Außenorientierung 3. Individualität ohne großen Bezug zum Kollektiv, dafür umso mehr zu Materie und Technik 4. Zeitgefühl: linear, abhängig, zeithaftig	– Rationalisierung und Technik nehmen überhand – belohnte Dienstleistung/Job – *Pflege* wird aufgeteilt in „Gebiete" = lineares Denken: • Grundpflege • Behandlungspflege • spezielle Pflege • medizinisch-technische Assistenz u. a. Pflegetechnik

Wende Das auslaufende 20. Jahrhundert bringt eine erneute Umpolung. Schwerpunkte sind
 • die Informatik und damit eine neue technische Entwicklung
 • die ganzheitliche Betrachtungsweise des Menschen – personale Entwicklung

Zeitepochen	Bewußtseins-strukturen	Ausdrucksformen des Menschen	Pflege als Beruf
Neue Zeit Informationszeitalter (kybernetisches oder Beziehungszeitalter)	integral (verbindend, komplementär) ganzheitlich Weltraum/Mensch personaler Mensch	1. Ganzheitliche Orientierung 2. Außen- *und* Innenorientierung 3. personaler Bezug zum Ganzen (System- und ökologisches Denken) 4. Zeitgefühl: freiheitlich ohne „linearen Druck"	– Ganzheitliche Betrachtungsweise (komplementär) – Alternativen werden mit einbezogen (additiv) – *Pflege* als Problemlösungs- und Beziehungsprozeß • entscheidungsaktiv • professionell • Kunst und Technik/Wissenschaft verbindend Pflegekunde

(naiv/unkritisch - modern). So entstehen unterschiedliche Betrachtungsweisen; z. B.:
- Nach *zeitgeschichtlichen Epochen und Auffassungen:* Es gibt Betrachtungsweisen, die davon ausgehen, daß die Menschen einmal „von Natur aus" frei sind, frei geboren; verlieren sie diesen „Zustand" sind sie „von Natur aus" unfrei, Sklaven. Die Geschichte kennt beide Auffassungen.
- Nach *soziokultureller* und *gesellschaftlicher Betrachtungsweise* sind Menschen in *Kasten* (z. B. Indien) hineingeboren, aus denen sie nicht ausbrechen können. Sie gehören bestimmten *Ständen* an und werden in unterschiedliche *Klassen* oder *Schichten* eingeteilt und politisch wertgeschätzt. Neuerdings gibt es sozial gleiche und „gleichere" Menschen. *Gleichheit* kann zum echten und zugleich pervertierten Kriterium für die Stellung des Menschen in seiner Zeit und Umwelt/Mitwelt werden. Immer schon gab es Unterschiede, sowohl nach Herkunft als auch nach Tätigkeiten und Wertschätzung: Adeliger und „Gemeiner" - Krieger und Mönch - „Hinterwäldler" und Weltreisender usw.
- Nach *wissenschaftlichem Standort:* Die Naturwissenschaften sehen den Menschen und die Welt unter anderen Fragestellungen als die Geisteswissenschaften; die Humanwissenschaften wieder anders als die Sozial- und Wirtschaftswissenschaften (als Handlungswissenschaften). So beschreibt die *Biologie* den Menschen als „lebendigen Organismus"; die *Psychologie* entwirft ein Bild vom Menschen, das vom „Bewußtsein" des einzelnen ausgeht; die *Medizin* geht vom „wohlfunktionierenden Organismus" aus, handelt vom gesunden Menschen und behandelt den kranken („natura sanat, medicus curat" - die Natur heilt, der Arzt behandelt); die *Religion* spricht den Menschen unter dem Gesichtspunkt seines Heiles und seiner Erlösung an usw. So lassen sich für alle anderen Wissenschaften - die Soziologie, die Geschichte, die Sozialpsychologie, die Psychiatrie und Psychoanalyse, die Philosophie, die Astronomie und die Astrophysik, die Chemie - bestimmte Sichtweisen zum Thema „Welt und Mensch" beschreiben.

So kommt es, daß sich im Laufe der Geschichte des menschlichen Denkens verschiedene Grundauffassungen (Paradigmen) herausgebildet haben, die sowohl das Leben in der Gesellschaft beeinflussen als auch andererseits die Auffassung von Gesundheit, Krankheit, Medizin und Pflege, bis hinein in die Art und Weise, wie der Mensch „gesehen" und gewertet wird, wie wir als Menschen miteinander umgehen (ethische Dimension).

Der hervorstechende Aspekt der *mittelalterlichen Weltsicht* ist ihr Gefühl der Geschlossenheit und Vollständigkeit. Der Mensch erfährt sich als Zentrum des Universums (geozentrisch), das letztlich nur von Gott begrenzt wird. Alles bewegt sich und lebt in Übereinstimmung mit dem natürlichen und göttlichen Gesetz.

Im Unterschied zum mittelalterlichen Menschen, dessen Beziehung zur Natur auf Gegenseitigkeit beruht, sieht sich der *moderne Mensch* im Besitz der Fähigkeit, die Natur zu kontrollieren, zu beherrschen und für seine Zwecke zu benutzen. So wird die Natur - einschließlich des Menschen selbst - zum Material, an dem experimentiert und manipuliert wird. Es entsteht eine materialistische Weltsicht (Materialismus, oder eine Welt ohne Gott - heliozentrisch), in der wirtschaftliches Denken vorherrschend ist, und damit Zweckausgerichtetheit (was ist machbar?), Funktionalität (funktioniert es?) und Geldwirtschaft (was bringt es?).

Natürlich ist dieses Denksystem des *Materialismus* nur *eine* Auswirkung der Entwicklung menschlichen Denkens (es gibt auch den Idealismus und andere Erkenntnistheorien). Nichtsdestoweniger hat die rational-materielle Ausrichtung unsere abendländische Kultur und Gesellschaft am nachhaltigsten beeinflußt und dem naturwissenschaftlichen Denken einen bis in die neueste Zeit hinein fast unangetasteten Höhenflug des Fortschritts - bis hin zur Genforschung und -manipulation - ermöglicht.

Vieles weist darauf hin, daß sich gleichzeitig ein *neues Verständis der Wirklichkeit* anbahnt und an Raum gewinnt. VESTER beschreibt in seinem Buch „Neuland des Denkens" (1984) die Problematik der im Zuge der Zeit entstandenen Spezialisierung, Rationalisierung und damit der Entwicklung von Einzelbereichen (die innerhalb der Medizin zu „enthumanisierender Spezialisierungstendenz" geführt hat). Er propagiert statt dessen ein *Weltbild, dessen Realität ein vernetztes System* ist, und er meint damit, daß Vernetzung überall dort notwendig ist, wo die Einheit und die Ganzheit (Einbettung) gestört wurden. Durch diese *Vernetzung* (ausgedrückt durch die Pfeile in Abb. 2.1) kann der System- und dadurch der Ganzheitscharakter wiedergefunden werden; nicht mehr auf losgelöste Einzelbereiche kommt es an, sondern auf die Beziehung zwi-

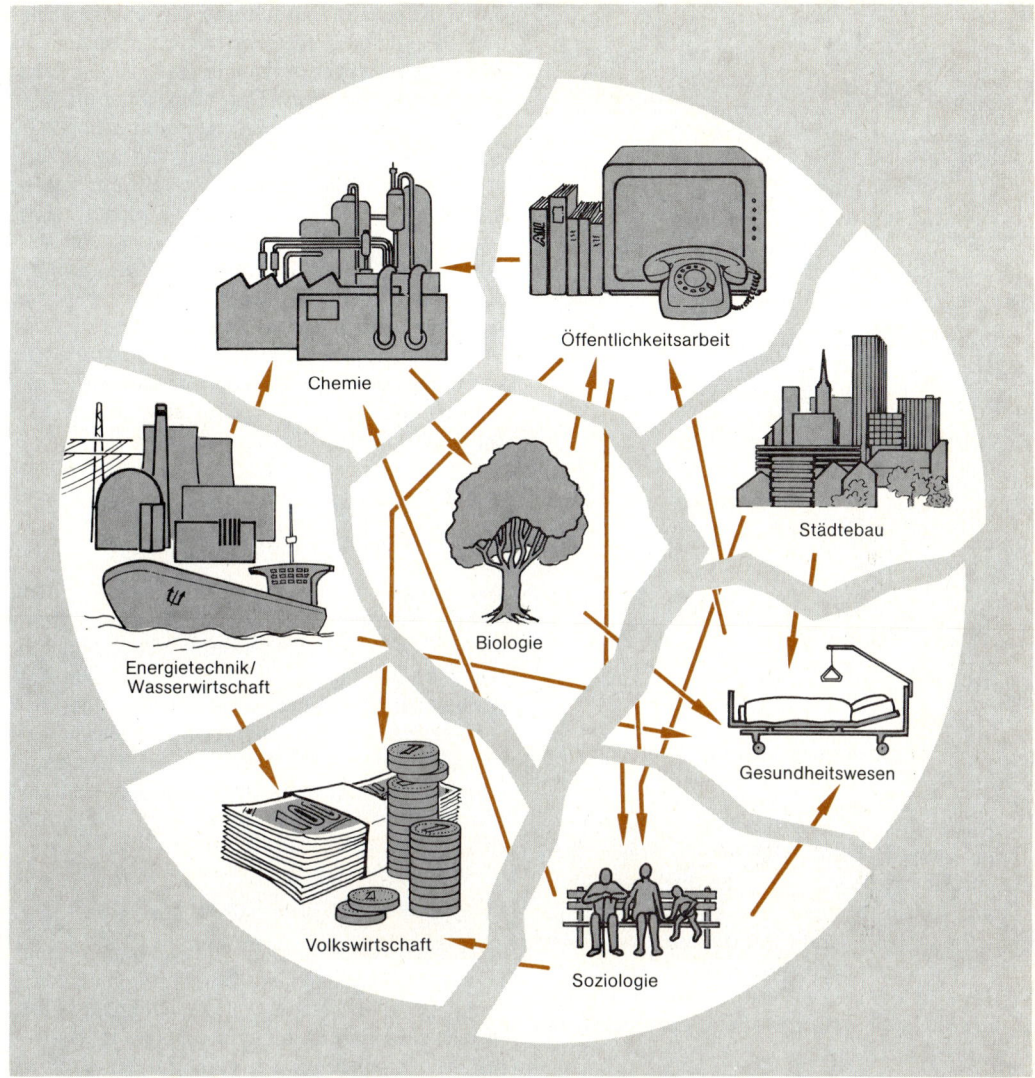

Chemie

Öffentlichkeitsarbeit

Städtebau

Biologie

Energietechnik/
Wasserwirtschaft

Gesundheitswesen

Volkswirtschaft

Soziologie

Abb. 2.1 Die natürlichen Zusammenhänge und Wechselbeziehungen eines Systems werden durch künstliche Einteilung in Fachressorts durchtrennt. Wir erfahren nichts mehr über die Wirklichkeit, nur noch über ihre Teile (aus *F. Vester:* Neuland des Denkens. Deutscher Taschenbuch Verlag, München 1984).

schen ihnen, d.h., daß das Gesundheitswesen wie auch die Krankenpflege nicht länger für sich allein betrachtet werden dürfen. (Vernetzung s. auch S. 31).

Auswirkungen der Entwicklungstendenzen auf die Pflege

Grundsätzlich sind die Auswirkungen einer solchen Welt- und Gesellschaftsentwicklung schon durch das oben Gesagte sichtbar; weiterführend s. dazu auch Entwicklung von Medizin und Pflege S. 54 ff.

Selbstverständlich haben solche Entwicklungen auch ganz konkreten Einfluß auf den eigentlichen Raum – Orte, Institutionen – in dem Pflege verwirklicht wird.
Beispielhaft seien erwähnt
- *aus der Frühzeit:* die Tempelpflege oder die Domäne der Zauberer;
- *aus dem Mittelalter:* die Integration in die Sippe (Familienpflege) oder die Entwicklung von Kollektivformen, deren typischer Vertreter die „Herberge Gottes" ist, das Hôtel Dieu;

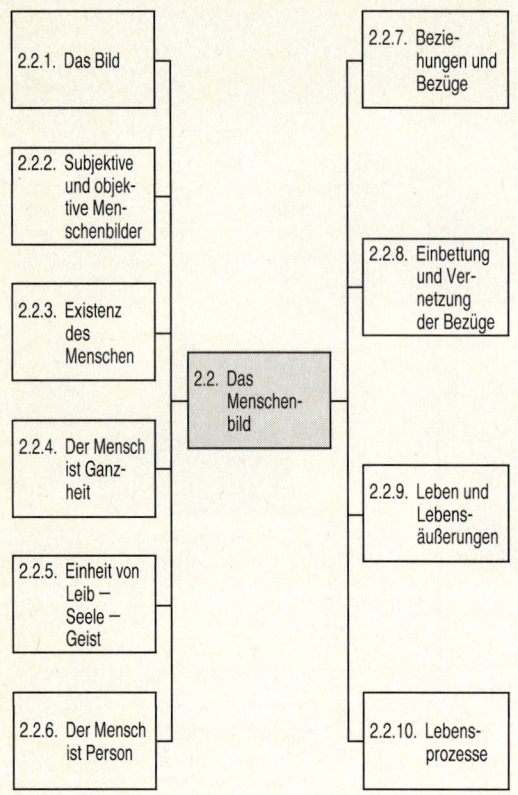

aus der Neuzeit: das moderne Krankenhaus mit seinen Sepzialabteilungen und dem Schichtbetrieb sowie auch die Pflege selbst mit ihren Auswüchsen, wie Funktionspflege, technische Pflege, oder die Auftrennung der Pflege in Teile wie Grundpflege und Behandlungspflege (in der Hierarchisierung ergibt sich damit ein Unten und ein Oben) – auch hier tut eine Vernetzung not!

2.2. Das Menschenbild

2.2.1. Das Bild

Die Frage danach, was der Mensch sei, ist so alt wie der Augenblick, als der Mensch zum ersten Male seine Augen zu den Sternen aufhob und zugleich in sein Inneres schaute und fragte: „Wer bin ich?". Die Frage ist bis auf den heutigen Tag die gleiche geblieben, trotz Wissenschaft und Weltanschauungen (vgl. KANT: „Der gestirnte Himmel über mir und das moralische Gesetz in mir"). Die Antworten, die der Mensch (sich und anderen) auf diese Fragen gibt, sind je nach seinem *Standort,* vornehmlich seinem *geistigen*

Standort, unterschiedlich und oft sehr verschieden, es entstehen unterschiedliche *Modelle* und *Bilder* vom Menschen. Immer sind sie Ausdruck seiner Selbstreflexion: Das Menschenbild wird „zum Inbegriff seiner Wesensbestimmung". Es ist zugleich auch ein Wertbild, indem es ausdrückt, *wie* dieses Seiende sein soll, um voll es selber und damit auch wertgerecht zu sein" (GUARDINI).

Wir machen uns ein Bild. Auch hier gilt, daß das Bild immer mehr ist als seine Teilbereiche, wie Ganzheit mehr ist als die Summe ihrer Teile. Der Mensch ist nicht nur das, was wir ausgliedern können in seine Teilbereiche, der Mensch ist wesentlich das *totale Bild,* das unaufgelöste, die *Ganzheit* (s. dazu S. 16 f.).

2.2.2. Subjektive und objektive Menschenbilder

Wie bereits erwähnt gehört die Frage nach dem, was der Mensch sei, zu den ältesten und zugleich schwierigsten, die es überhaupt gibt. Ebenso alt und zahlreich sind natürlich die versuchten Antworten darauf. Dabei ist es möglich, zwischen „subjektiven" (vom Subjekt, dem einzelnen, persönlich, aus eigener Meinung bestimmt) und „objektiven" (d. h. von der Sache her richtigen und gültigen) Menschenbildern zu unterscheiden.

Subjektive Menschenbilder

Jeder Mensch sucht, mehr oder weniger deutlich und richtig vollzogen, das Bild von sich, das Bild seiner selbst; er versucht unterschiedliche Erfahrungen und Erkenntnisse in die Zeichnung dieses Bildes einzubringen und zu beschreiben. Ebenso bemüht man sich um das Bild vom Menschen allgemein. Bei diesen Bemühungen wird es möglich, daß dem Denken und Fühlen Fehler unterlaufen: den Menschen nicht so zu sehen, wie er ist, sondern so, wie man ihn haben will, wie er sein sollte, sein müßte. Dabei besteht die große Gefahr, am Menschen vorbei zu sehen und ihn damit zu verfehlen. Ein ausgezeichnetes Beispiel dafür liefert die griechische Mythologie mit der *Prokrustes-Sage:*

In der griechischen Sage wird von einem Riesen namens Prokrustes erzählt. „Der hatte an einer engen, aber belebten Straße ein Haus gebaut und draußen am Hohlweg ein Bett aufgeschlagen, das genau die Größe hatte, die seiner Meinung nach dem Maß des Menschen entsprach. ... Er packte jeden, der des Weges daherkam, und steckte ihn in sein Bett hinein, um zu sehen, ob er auch [genau] hineinpasse. Waren die Menschen zu kurz, zog er seine Opfer etwas in die Länge, bis sie seinem Maß entsprachen. Deshalb hieß er auch bei den Leuten des Landes Prokrustes, d.h. der Ausstrecker. Die aber, die zu lang waren, kurierte Prokrustes auf eine andere Weise, er schlug ihnen einfach die Füße ab. – Nun hatten sie alle das Maß des Menschen, das *ihm* das richtige zu sein schien. Bloß, kein Mensch konnte mehr laufen. ... Die Menschen, die ihm in die Hände geraten [waren], waren hinterher alle Pflegefälle, wenn sie überhaupt überlebten" (WEYAND). Theseus, der Held, soll – von Eleusis nach Hermos gehend – diesem Spuk ein Ende bereitet haben (so erzählt PLUTARCH).

Diese Geschichte hat grundsätzliche Bedeutung!
– Einmal lehrt sie, daß da ein Mensch ist, der über den Menschen nachdenkt, sich seine eigene Meinung macht; das Maß setzt und danach handelt (wenn auch negativ);
– zum anderen, daß die Menschen das Opfer eines solchen Maßes sind oder doch sein können; daß sie entweder nicht überleben oder nach solcher Maß-Nahme zu Behinderten und Abhängigen werden.
– schließlich, daß das subjektive Menschenbild des einzelnen, willkürlich und un-menschlich, sicher fehlerhaft, unzulänglich, gefährlich, ja tödlich sein kann. Fehlerhaftes Denken über den Menschen kann diesen Menschen bis an seine geistige und körperliche Grenze führen.

Die Folgerung aus dem Gesagten muß sein: sich ständig um ein gültiges, d.h. am Menschen selbst orientiertes, angemessenes „Bild" zu mühen; das heißt in jedem Falle, *den Menschen so zu sehen, wie er ist,* nicht oberflächlich und vordergründig; vielmehr muß man dahin gelangen wollen, den Menschen in der *Tiefe seines Menschseins* zu kennen, zu beschreiben und ihn zu respektieren.

Objektive Menschenbilder

Einseitige Sichtweisen, falsche Schlußfolgerungen, Vorurteile und Überzeichnungen können unter Umständen aber auch neueren und objektiven Bildern vom Menschen anhaften und sie damit als Vorgabe des Handelns und Denkens beeinträchtigen oder gar disqualifizieren, unbrauchbar machen.

Die *Wissenschaften* aller Richtungen bemühen sich – mehr oder weniger ausgeprägt – um den Menschen und seine Stellung in der Welt. Die Aussagen, die sie dann vornehmen, sind zumeist ihrem Blickwinkel entsprechend: Der Mensch sei „homo socialis", sei „homo oeconomicus" oder „homo faber" (er kann etwas herstellen); wesentlich sei er auch „homo ludens" (SCHILLER: „Der Mensch ist nur dort ganz Mensch, wo er spielt") u.v.a.m.

So viele richtige, erstaunliche und grundlegende Ergebnisse die Wissenschaften erbracht haben: Auch Wissenschaften stehen in der Gefahr und Versuchung, Mensch und Welt in der Ausschließlichkeit ihrer Sichtweise zu verstehen und damit ihre Grenzen, d.h. die Grenzen ihrer gültigen Aussagemöglichkeiten, zu übersteigen. Es bedarf auch der „Kritik der Wissenschaften" (Kritik heißt Grenzziehung; vgl. KANT). Denn es gilt zu berücksichtigen: Wissenschaftliche Ergebnisse und Sichtweisen sind immer teilbestimmte Einzelbilder. Diese müssen auf höherer Ebene (wieder) zusammengeschaut, zusammengebracht werden, sollen sie das erstrebte Bild nicht verfälschen. So will z.B. heute die Lehre von der *Evolution* diese Gesamtschau leisten. „Evolution ist Vereinigung" sagt T. DE CHARDIN; „Evolution ist Schöpfung" nach HOIMAR V. DITFURTH. Damit verliert auch der „Darwinistische Biologismus", nach dem der Mensch das Endprodukt einer Entwicklung der Tierarten darstellt, seine Bedeutung, denn: *Evolution ist Entwicklung,* genauer Gesamtentwicklung in allen Bereichen unserer Welt. Der Mensch aber, als Krone der Schöpfung, entwickelt sich *als Mensch.* Seine Evolution heißt: mehr und mehr ein menschlicher Mensch zu werden, der werden, der er sein kann und zu werden berufen ist. Das ist eine Sichtweise, die das Menschwerden und Menschsein aufwertet. Die Erkenntnis dieses „universellen Prozesses ist die umfassendste Einsicht aller bisherigen Wissenschaft" (BRESCH).

Für die eine wie die andere Forschungsrichtung gilt aber nach wie vor das, was für unsere *eigene* Auseinandersetzung mit dem Menschen gilt:
– Menschenbilder sind zeit- und kulturabhängig und darum wandelbar und nie objektivgültig;
– Es ist immer der Mensch selbst, der sein Bild sucht, ohne es letztlich ganz zu finden. Und es ist der Mensch, der je nach Zeitgeist seine Eingebundenheit in eine Schöpfung als Ganzes und seine Abhängigkeit von einem Schöpfer – Gott – annimmt oder in Frage stellt.
– Und es ist der Mensch selbst, der vor solchem

Hintergrund Normen setzt, Werte gewichtet und entsprechend handelt = individuelles Gewissen.

2.2.3. Existenz des Menschen

Die Frage des Menschen nach sich selbst schließt die Frage nach dem *Sinn seiner Existenz* mit ein. Auch sie stellt sich immer wieder neu und ist ein Aspekt des Geheimnisses menschlichen Seins.

Als *Geschöpf Gottes* steht der Mensch in der Geschöpflichkeit und der Abhängigkeit des Geschaffenen. Als handelnder Bewohner dieser Erde ist er gleichzeitig Erhalter und Mitgestalter (heute oft ebensosehr Verunstalter) dieser gleichen Schöpfung. So ist der Mensch als Lebewesen eingebettet in „welthafte Bezüge", d. h. man kann den Menschen nicht denken ohne mitzubedenken, daß er als *Sterblicher* – auf der *Erde* – unter dem *Himmel* – im *Anruf Gottes* steht. Hier wird deutlich, daß Menschsein im ganzheitlichen Spannungsbogen Himmel-Erde-Mensch-Gott gesehen werden muß.

Dieses größere Sinn- und Seinsganze kann beschrieben werden als Einbettung des Menschen in einen *senkrechten* Bereich als *Existenzachse*, „Sein und Haben", und in die *waagrechte Beziehungsachse* „Werden und Handeln". In der *Mitte* dieser *Schnittachsen*, die ein Kreuz bilden, steht der ganzheitlich organisierte Mensch in seiner personalen individuellen Existenz.

Wenn der aufrecht stehende Mensch seine Arme ausbreitet, bildet sein Schatten immer ein Kreuz. Die vier Pole des so entstehenden Kreuzbildes bezeichnen die *Eigenwelt*, die *Mitwelt*, die *Umwelt* und die transzendentale *Überwelt* des Menschen, auf die er jeweils bezogen ist (s. Abb. 2.7, S. 27). Hier geschieht Wechselwirkung, dynamischer Austausch, Beziehung. Hier orientiert sich auch Pflege, die ihrem Wesen gemäß

- Sorge für sich selbst – *Selbstsorge/Selbstpflege,*
- Sorge für den anderen – soziale *Gesunden- und Krankenpflege,*
- Sorge für die Umwelt, also für die Erhaltung gesundheitsfördernder und die Ausschaltung krankmachender Faktoren – *Sorge für gesunderhaltende Lebensbedingungen,*
- Sorge für die Aufrechterhaltung oder Wiederherstellung des überraumzeitlichen Bezuges – *Seelsorge*

ist.

Pflege als Beziehungsberuf ist sowohl

- Antwort an die Existenz des Menschen *(existentiell-personaler Ansatz)* als auch
- dem Leben verpflichtet: der Lebenserhaltung, der Lebenssorge und der Lebensgestaltung im weitesten Sinne = *ethisch-ökologisch-sozialer Ansatz.*

In solchem Eingebundensein ist Ganzheit zu betrachten.

2.2.4. Der Mensch ist Ganzheit

Der Mensch und sein Menschsein können nicht als „Summe" oder als das Ergebnis einer Addition seiner „Bestandteile" zu einem „Gesamt" verstanden werden. Von seinem Wesen her ist der Mensch eine Ganzheit. „Ganzheit ist immer ein strukturiertes lebendiges Gebilde" (s. unten). Menschsein als Ganzheit drückt sich z. B. aus in der wesensgemäßen Ausrichtung auf *erlebtes* Leben, auf ein *vom Leben erfülltes Dasein.*

Im Unterschied dazu ist *das Ganze* „ein leblos-strukturiertes Gebilde". Der Unterschied liegt im Verhältnis der Glieder zueinander. Wenn an einer Maschine ein Glied in seiner Funktion gestört wird, steht zwar die Maschine als Ganzes still, die übrigen Teile jedoch bleiben unverändert.

Bei der lebendigen, strukturierten Ganzheit ist das anders: Hier gilt der Satz, daß die „Veränderung eines Gliedes der Ganzheit nicht auf dieses beschränkt bleibt, sondern sich auf andere Glieder auswirkt":

- Wenn ich Zahnweh habe, ist nicht nur der Zahn, sondern der ganze Mensch betroffen.
- Nicht der Magen hat Hunger, der ganze Mensch fühlt sich hungrig.

Es kommt hinzu, daß wir erst dann im eigentlichen Sinn von Ganzheit sprechen können, wenn wir auch *Integration* meinen: also nicht nur wechselseitige Abhängigkeit der Glieder, sondern auch gegenseitige Durchdringung ihrer Funktionen, denn erst darin liegt *lebendige Ganzheit.*

Ganzheit bewirkt ein bestimmtes geordnetes Verhältnis der *Teile zum Ganzen.* Dafür gelten die wichtigsten „Ganzheitsgesetze":

- Das Ganze ist mehr als die Summe seiner Teile.
- Das Ganze dominiert über die Teile.
- Das Ganze ist früher als die Teile.

Die Ganzheit eines Lebewesens kann weder chemisch oder physikalisch bestimmt noch gemessen oder gezählt werden, sie kann vielmehr nur als *beseelte Gestalt* geschaut, gedeutet und beschrieben werden.

So gesehen gibt es in der Ganzheit keine Vereinzelung oder vom Ganzen losgelöste Betrachtung der Teile (der Magen, die Gallenblase).

Fragen wir beim Menschen nach den Teilen bezüglich einer möglichen Über- oder Unterordnung, so nennen wir dieses Verhältnis der Teile zum Ganzen *Struktur.*

Die unaufhebbare Zugehörigkeit von Einzelnem (z. B. Organ, Gefühl) zum Ganzheitsgefüge (z. B. Organismus, Gestimmtheit) nennt man *Einheit* (s. Einheit von Leib-Seele-Geist s. unten).

Die Aufrechterhaltung sowohl der Strukturen als auch der Einheit geschieht durch ein dem Menschen innewohnendes Selbstregulierungssystem (Selbststeuerung, Regelkreis u. a.), dessen Fehlsteuerung oder Verlust schließlich zum Verlust der Ganzheit – zu Krankheit – führt.

Präzisieren wir den Satz „Der Mensch ist mehr als die Summe seiner Teile", so ergibt sich *das Gesamt* von Teilen und Einheit: *der ganze Mensch, die Ganzheitlichkeit.* Diese im letzten *unteilbare Ganzheit* ist bei allen Beschreibungen des Menschen in seinen Teilen mit zu berücksichtigen:

- nicht um die Atmung geht es dann (Kap. 9), sondern um den atmenden Menschen;
- nicht um Erkrankungen von Lunge und Atemwegen (Kap. 28), sondern um den kranken Menschen bzw. um den Menschen mit Störungen oder Ungleichgewicht in eben diesem Teilbereich, die sich auf das Ganze auswirken.

Es dürfen deshalb auch Einzelteile eines Wissensgebietes von ihrer Gesamtheit und Ganzheit (der Welt) nicht getrennt werden. Unter dieser Welt versteht z. B. CAPRA „ein System als Ganzes, in dem *Geist und Materie* einen gleichwertigen Platz einnehmen" (zu Ganzheit/Ganzheitlichkeit s. auch meine differenzierteren Ausführungen in „Heilen durch Wiederentdecken der Ganzheit").

2.2.5. Einheit von Leib – Seele – Geist

Die Unterscheidung von Leib – Seele – Geist oder gar ihre Trennung oder Hierarchisierung (Leib unten, Geist oben) muß vor dem Hintergrund der Ganzheit als willkürlich und künstlich betrachtet werden. Der Mensch übersteigt in sich solche Abgrenzungen und Einteilungen: er ist Ganzheit und Einheit.

Wenn wir trotzdem diese Bereiche untereinander differenzieren (und damit abgrenzen), müssen

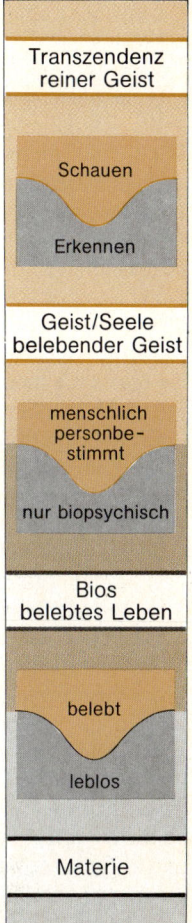

Abb. 2.2   Qualitative Grenzen.

wir dies tun im Bewußtsein, daß es sich hier um *Qualitätsgrenzen* handelt. Von „unten" nach „oben" ergeben sich folgende fließenden (nur qualitativen) *Grenzen* (s. Abb. 2.2):

- Eine erste gibt es zwischen der *unbelebten Natur* (Materie) und der *belebten Natur* (Bios). Der qualitative Schritt liegt zwischen „leblos" und „belebt". Bis heute kann keine Wissenschaft Verbindliches aussagen über den Übergang von „Nicht-mehr-leblos" und „Noch-nicht-belebt."

- Die zweite Grenze verläuft zwischen dem *Belebten* (Bios) und dem *Belebenden* (Psyche – Seele – Geist). Dabei gibt es Bereiche, die als „nur biopsychisch" dem Belebten näher stehen, und es gibt Bereiche, die als menschlich-person-bestimmt dem Geiste näher stehen.

- Eine dritte Grenze verläuft zwischen *Pneuma-Psyche* (Geist – Seele) und dem *absoluten* (reinen) *Geist,* die durch die Grenzziehung „Erkennen" und „Schauen" gekennzeichnet ist. Jenseits der menschlichen Erkenntnis, und diese übersteigend, liegt der transzendentale Bereich (Überwelt).

Der Verlauf dieser „qualitativen Grenzen" zeigt also die Bereiche Materie-Bios-Psyche-Geist-Transzendenz. An ihnen muß sich die Beschreibung von Menschsein orientieren, denn sie bestimmen unsere irdisch-menschliche Existenz.

Des weiteren lassen sich folgende *Bereiche* ausgliedern: mineralische, pflanzliche, tierische und die eigentlich menschliche Daseinsform als Ich-Selbst. Das heißt:

- Gleich den Mineralien baut der Mensch seinen Leib aus den Stoffen der Natur auf;
- gleich den Pflanzen wächst er und pflanzt sich fort;
- gleich den Tieren nimmt er die Gegenstände um sich herum wahr und bildet auf Grund ihrer Eindrücke in sich innere Erlebnisse;
- gleich dem Geistigen bildet der Mensch seine eigene Innenwelt des Erlebens und Wirkens des Geistes aus.

  Hier unterscheidet sich der Mensch wesentlich vom Tier.

Der menschliche Leib in seiner Gestalt trägt alle diese Bereiche in sich und übersteigt sie „ganzheitlich", d.h., jeder steht in Angemessenheit und in Entsprechung zu den anderen und durchdringt sie (Abb.2.**3**).

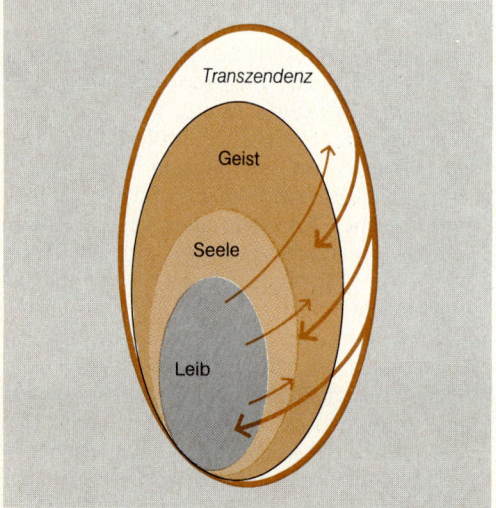

Abb.2.**3**   Wechselbezug von Geist und Leib.

So ist z.B. das Gehirn das „leibliche Werkzeug" des denkenden Geistes, die Leiblichkeit das Instrument des seelischen und geistigen Lebens. „Erst die *geistige Person* macht die Ganzheit und Einheit des Menschen aus", sagt Viktor Frankl, der Begründer der Logotherapie (an der Frage nach dem Sinn orientierte Therapie, die sich insbesondere der verdrängten und verlorengegangenen geistigen Existenz des Menschen zuwendet, um sie bewußt zu machen und sie in lebendiges Leben zu integrieren). Er möchte die Seele (unten) wie den Geist (oben) dem Bewußtsein des modernen Menschen wieder nahebringen.

Aus diesen Betrachtungen resultiert nicht nur eine Sichtweise des Menschen als einer *Leib-Seele-Geist-Einheit,* sondern auch ein *leib-seelisch-geistiges Gesundheitsverständnis.* Nur von einem Psychophysikum oder von einem biopsychosozialen Wesen (N. Roper) zu sprechen, bedeutet, den Geist auszuklammern. Dazu Viktor Frankl: „Leib und Seele vermögen eine Einheit zu bilden – das ‚einheitliche' Psychophysikum etwa – aber nie und nimmer wäre diese Einheit imstande, menschliche Ganzheit – und damit ganzheitliche Gesundheit – darzustellen. Zu ihr gehört immer auch das Geistige dazu."

Die Psychosomatik, die das von Frankl definierte Psychophysikum umfaßt, ist folglich auch ein reduzierendes Gesundheitsverstädnis, da sie die *geistige Wirklichkeit* außer acht läßt. Erst das Insgesamt der Lebenskräfte – die natürlichen Triebe *und* die geistigen Impulse – macht den ganzen Menschen aus. In der heutigen rational-mechanistischen Welt, in der Leistung und damit Quantität an oberster Stelle steht, muß zuviel Geistig-Seelisches und damit *Lebensqualität* unterdrückt werden. Diese Verhinderung ganzheitlicher Verwirklichung ist die Ursache dafür, wenn Menschen hinter einer der Welt zugewandten mehr oder weniger heiteren Fassade krank sind. Dadurch verlieren sie den Kontakt zu sich selbst, aber gleichzeitig verlieren sie auf die Dauer auch den Kontakt zu den Mitmenschen, denn „man muß bei sich selbst gewesen sein, um zum anderen ausgehen zu können" (Buber).

Obwohl Leib-Seele-Geist als Einheit untrennbar sind, können sie in ihrem *Aufbau und in ihrem Beziehungssystem* dargestellt und auch beschrieben werden, wie es im folgenden „von unten nach oben" (von der Materie bis hin zu Geist und Transzendenz) versucht wird.

Materie

Die Bausteine des menschlichen Körpers sind Materie, beginnend bei Elementarpartikeln, über Atome und Moleküle bis hin zu „Polymeren", Grundbausteinen mit einer „praktisch unbegrenzten Fülle von Mustermöglichkeiten" (BRESCH), und weiter zu Kristallen, Mineralen, „Stoffen". Alle diese einzelnen und kombinierten Substanzen unterstehen den allgemeinen *Naturgesetzen der physikalischen Kräfte,* der Mechanik, der Elektrizität, der Strahlung, der chemischen Prozesse und Reaktionen usw. Der „ursprünglich" materielle Aufbau des Menschen in seiner strukturierten Gesetzlichkeit ist ein Beispiel unter anderen, daß der ordnende, schaffende Geist bereits in der Materie „anwest", anwesend ist, und seine Wirkung entfaltet.

Soma

Soma bedeutet ursprünglich „Körperzelle" (im Gegensatz zur „Genzelle"). Heute wird der Begriff Soma allgemeiner für die Bedeutung von „Körper" gebraucht. Das somatische System regelt die Beziehungen zur Umwelt. Es wird unterschieden zwischen dem *animalen Nervensystem* (animalisch = willentlich steuerbar) und dem *vegetativen Nervensystem,* das den eigenen Betrieb der Organe und deren Funktionen steuert. Bedeutsam wird der Begriff „soma" in der Wortverbindung und Wissenschaft „Psychosomatik", die darum weiß: „Wenn die Seele leidet, erkrankt auch der Körper".

Organe, Organsysteme, Organismus

Organe sind „zu etwas da", sie funktionieren; sie übernehmen eine bestimmte Funktion, die - jedem Organ einzeln - im wesentlichen nur ihnen zukommt: Mit den Augen sehen wir; die Hände sind zum Greifen da; Magen und Darm zum Verdauen usw. Organe sind also bestimmte Bestandteile oder Leistungssysteme des Körpers, aber in ihrer Funktion nicht losgelöst von ihm. Organe fügen den Körper zusammen und gliedern ihn zugleich aus. In ihrem Zusammenwirken spricht man von *Organsystemen* (das Atmungssystem, das Verdauungssystem usw.). Organe bauen sich aus Zellen und zwischenzelligen Strukturen auf, durch die Vermittlung der Säfte, besonders des Blutes, und der Nerven sind sie untereinander zu einer *Einheit* zusammengefügt, was - als *Organismus* - Ausdruck des höherorganisierten Körpers ist. Das Funktionieren der Organe und die „Gliederung", das „Gefüge" eines Körpers sind Voraussetzung für die sinnvollen Lebensäußerungen der *Teile und des Ganzen,* für das Schlagen des Herzens, das Atmen der Lungen, die Integrationsleistung unseres Gehirns. Ein Organismus ist eine Einheit, ist Wirkungsgefüge seiner Teile, der Organe und Organsysteme.

Der Körper

Ein Körper ist der als Ganzheit gefügte Organismus. Der menschliche Körper, wie er Gegenstand des naturwissenschaftlichen Forschers ist, reicht *zeitlich* über den Erbgang in das tiefe Geheimnis der Keimgründe des Lebens.

Der Körper *unterscheidet* sich grundsätzlich vom Leib (S. 20): Wir *haben* einen Körper, aber wir *sind* Leib (v. DÜRCKHEIM).

Einen Körper haben bedeutet zweierlei:

- Der Körper ist eine Sache, *ein Objekt,* ein Ding wie jeder andere Körper (Heizkörper, Baukörper) auch. Er hat Gewicht, das in Kilogramm gemessen wird, und verdrängt Luft und Wasser.
- Einen Körper haben heißt auch *Raum im Raum* sein - Raumkörper. Wir nehmen Raum ein und gestalten ihn gleichzeitig mit. Auf diese Weise sind wir in der Welt anwesend. Als Körper können wir einen Standpunkt einnehmen und sind so selbst ein Ortungspunkt im Raum. Von hier aus bewegen wir uns und treten in Beziehung zu anderen Körpern im Raum wie zum Raum selbst.

Man darf diese stofflichen Bindungen nicht unterschätzen: Der menschliche Geist kann sich nur *durch sie alle hindurch* auswirken; seine Freiheit spielt in eben diesem Spielraum, mag er nun groß oder klein sein.

Erneuerung des Körpers geschieht in seinen Zellen.

Körperliche Prozesse sind physikalisch-chemischer Natur und laufen somit auf der Stufe des *„ersten Seinsverständnisses"* (STAEHELIN) ab, wobei der Mensch durchaus zweckbestimmt und leistungsgerichtet verstanden werden kann. Der Körper ist jedoch grundsätzlich mehr. Er ist auch somatische Gestimmtheit, d. h., daß die körperlichen Lebensvorgänge „wesentlich" auch von der Emotionalität mitgesteuert sind.

Darin liegt eine zweite Funktion, nämlich die der *Stimmungsausstrahlung* und *Mitteilung.* Ein Körper bekundet uns über Mimik, Gestik, Gang usw. seine Gestimmtheit als Ausdruck der „*zweiten*

Seinsebene" (STAEHELIN) (s. dazu *Körpersprache* S. 326).

In diesem Zusammenhang ist auch der Begriff der *Körperlichkeit* zu sehen. Wir sagen eher, „ich *habe* einen Körper" als „ich *bin* ein Körper", weil wir unsere körperlichen Vorgänge durchaus nicht als gleich mit uns selbst und unserem Ich (schon gar nicht mit dem Selbst) empfinden. In der Leibarbeit (z. B. Eutonie, Yoga) wird versucht, Empfindungen an Organen und Körperteilen in der Weise erlebbar zu machen, daß der *ganze* Körper erfahren werden kann.

Zur Körperlichkeit gehört die *Schönheit des Körpers:* Diese ist aber anders gemeint als die „Schönheit des Leibes" (s. dort). Der Mensch muß, im Gegensatz zum Tier, seine Körperlichkeit bewußt als Leiblichkeit gestalten.

Körperpflege ist ein Grundbedürfnis des Menschen. Doch sie ist nicht nur äußerlich zu verstehen. Sie ist vielmehr Ausdruck einer inneren geistigen Haltung. Denn die Gestaltung der Körperlichkeit verläuft nach zwei Richtungen: Einmal gleicht sie sich den Gesetzen des Körpers an (er bedarf der Pflege und Sorge), zum anderen überschreitet sie diese Grenze, indem sie sich in das *geistige* Sinngefüge des menschlichen Lebens einfügt.

So wird Körperpflege zur *Körperkultur:* Erhaltung, Gestaltung und Formung. Man kann davon ausgehen, daß es keine Körperkultur gibt ohne gleichzeitige *Bildung* des ganzen Menschen.

Körperkultur darf aber nicht verwechselt werden mit *Körperkult,* in dem die Arbeit am Körper nicht mehr der Würde des Menschen dient, sondern zum bloßen Selbstzweck degradiert wird.

Der Leib

Der Leib ist der beseelte, vergeistigte Körper. „Fasse ich einen Körper an, so fasse ich einen Menschen an. ... Wo der Leib gesehen wird, meint man den ganzen Menschen als Person in der Weise, in der er sich nicht nur erlebt, sondern darlebt, das heißt dann auch dar-leibt" (DÜRCKHEIM).

Wer dem Leib dient, dient dem Leben. Denn der Leib ist in sich auch Ausdruck des Lebens in seinem Werden. Wir sind *Leib in der Zeit,* und das bedeutet: Wir sind Werdende und Seiende im Kontinuum von Geburt und Tod (s. dazu S. 42 f.). Der Leib erzählt die Geschichte (Biographie) des Menschen, er zeigt an, daß ich nicht eine Geschichte habe, sondern *daß ich diese Geschichte*

bin. Meine Haltung, meine Bewegung, mein Ausdruck - jede Falte, jede Narbe und jedes ausgefallene Haar - sind Zeugen meines Gewordenseins: Ich bin Säugling, Kind, Jugendlicher, Erwachsener, Betagter, Sterbender. Immer bin ich einverleibte Geschichte. Ich bin immer Ich, aber Wachsen und Werden, meine Lebenszeit sind im Körper sichtbar: Als Leib in der Zeit *bin ich der beste Zeitmesser.*

Der Leib wird zum Ausdruck unseres *Gestaltwandels im Ablauf* von der Zeugung bis zum Tode. Dieses Werden und Vergehen zeigt sich als

- Gestaltentfaltung in der Embryonalperiode,
- Gestaltreifung bis zur Lebenshöhe,
- Gestaltwelkung im Alter.

Im Leibe wird sichtbar, was dem Körper widerfährt:

- Jugend und Gesundheit,
- Freude und Lebenszugewandtheit,
- Alter und Krankheit,
- Abhängigkeit von Süchten oder anderen Ersatzbefriedigungen.

Der Leib wird zum Ausdruck der *Lebensart* und Lebensweise wie auch der *gelebten Zeit* überhaupt. Darum sind wir auch *Leib als Leben.* Wir sind kein toter, sondern ein lebendiger Körper und als solcher Teil des Lebens an sich. Wir sind eingebettet in die Welt und in das Systembild des Lebens (CAPRA), sind Teil des Weltleibes (des Universums) oder, in den Worten von Paulus, Teil des mystischen Leibes: „Keiner von uns lebt für sich selbst, genauso stirbt auch keiner für sich selbst" (Römer 14,7). „Wir sind ein Leib" heißt, wir sind Lebensgenossen, und wir sind es in der Leiblichkeit unserer Körper. Deshalb könnten wir ebensogut von zwischenleiblicher wie von zwischenmenschlicher Beziehung sprechen. Vor diesem Hintergrund kann die Ursehnsucht des Menschen und sein Suchen nach „All-Einheit" oder dem Eins-Sein mit Gott verstanden werden, was ein wesentlicher Bestandteil aller Hochreligionen ist.

Anthropologisch gesehen und gewertet ist „unser Leib auch der unentbehrliche Mittler von Seele zu Seele, von Geist zu Geist", ist also die grundlegende Voraussetzung für jede *personale Begegnung.* Nur „durch unsere Sinnessphäre vermögen Seele und Geist eines Du auf uns zu wirken, nur durch die Ausdrucksbewegungen unseres Leibes, durch Gebärde, Blick, Laut und Schrift vermögen wir ein Du zu erreichen". Noch mehr: „In höchsten Augenblicken unseres Lebens vermögen wir unseren Leib als Ganzes, als *reiches Offensein* oder als *reinen Ausdruck* an ein

Du zu leben". Dies zeigt sich etwa „im sportlichen Wettkampf, im Tanz, im Kunstschaffen, in der Liebeseinigung, im Kult. In solchen Augenblicken erleben wir uns mit unmittelbarer Gewißheit als eine Einheit von Körper und Geist-Seele", als Leib.

Leib bedeutet vor allem die *Voraussetzung* für eine *zweifach gerichtete Beziehung* eines Individuums zu seiner Umwelt:

- für die Hereinnahme von Umweltwirkungen durch die Sinnessphäre in das Leibgefüge und
- für das Hineinwirken des Leibgefüges in die Umwelt.

Der Leib ist Körper insofern, als er sich nur langsam dem Gesetz des Geistes fügt und zum Ausdruck des Persönlichen *wird:* Leib *ist* etwas, was erst *werden* soll.

Das Werden enthält zugleich auch die Vergänglichkeit. Die Grundlage für das Leibgefüge des Menschen bilden die körperlichen Vorgänge bis hin zum körperlichen Zerfall.

Von den *körperlichen Vorgängen* und deren Funktionsfähigkeit ist auch unser geistiges Leben abhängig, wie umgekehrt die *seelisch-geistige Gestimmtheit* die körperliche Funktionstüchtigkeit zu beeinflussen vermag. Wir sprechen davon, daß z.B. uns Angst, Sorgen und Nöte

- wie ein Kloß im Halse stecken,
- den Magen zusammenziehen,

oder daß Freude und Glück

- das Herz hüpfen,
- die Stimme erbeben (jubeln) läßt.

Im *körperlichen Zerfall* kündigt sich die Unausweichlichkeit des Todes an. Im Tod wird der Leib zum *Leichnam.* In ihm ist das Leben erloschen, die Prozesse des Stoffwechsels sind zum Stillstand gekommen, der Energieumbau ist beendet. Im Leichnam verwest der stoffliche Bestand des Körpers und zerfällt das Strukturgefüge des Leibes. Als Überrest des Verstorbenen ist der Leichnam bei uns Gegenstand besonderer Ehrfurcht.

> Der Leib ist beseelt, ist beseelter Körper. In der Einheit von Körper und Seele-Geist als Leib stehen wir in der höchsten Möglichkeit eines geglückten Selbsterlebens und einer Begegnung mit dem Du. Im Leib erfahren wir aber auch die Zeitlichkeit und damit die Hinfälligkeit unseres Körpers, und sein Bedürfnis nach Pflege.

Psyche, Seele, Geist

Diese drei Bereiche sind nur sehr schwer auseinanderzuhalten und begrifflich zu fassen; dennoch sind sie reale Gegebenheiten, die menschliches Leben wesentlich bestimmen. Hinzu kommt die weitere Schwierigkeit, daß alle drei Begriffe oft synonym gebraucht, d.h. bedeutungsgleich angewandt werden.

Psyche

Die Psyche gilt als der Anteil, der *objektiviert* und *naturwissenschaftlich* erfaßt werden kann. Zu diesen *objektivierbaren Funktionen gehören alle Rezeptionen* durch die *Sinnesorgane,* also das

- Modifizieren (Verändern),
- Selektionieren (Auswählen),
- Speichern und Erinnern.

Außerdem gehören dazu

- das Ingangsetzen,
- Dosieren und
- Harmonisieren der Motorik.

Schließlich zählen dazu die Funktionen, die am intellektuellen und affektiven Geschehen beteiligt sind. Wesentlich sind der Psyche auch Akte der Harmonie und der Ästhetik: Harmonie ist Ausgeglichenheit mit sich selbst.

Der Begriff Psyche meint auch die Gesamtheit der zerebralen Funktionen. Als Wirkung der Psyche wird genannt: Die Psyche *belebt* das Soma, *beherrscht* das Soma und bewirkt die *Einheit* von Soma und Seele-Geist.

Seele

Die Seele gilt als der Anteil, der nur *subjektiv* und *geisteswissenschaftlich* erfaßbar ist, d.h., sie ist der weder objektiv noch rational faßbare Anteil der zerebralen (an die Hirnzellen gebundenen) Funktion. Dabei handelt es sich um innere, von anderen Menschen nicht nachvollziehbare Erlebnisqualitäten, die z.T. mit elektrischen oder chemischen oder molekularen Strukturänderungen in den Gehirnzellen einhergehen. Es sind dies u.a.:

- Empfinden (Geruch, Geschmack, Wärme, Kälte usw.),
- Wahrnehmen (Sehen von Farben, Hören von Tönen),
- Vorstellen und Denken,
- Fühlen und Werten,
- Streben und Wollen.

STAEHELIN zählt dazu auch Leid, Freude, Bangen, Vertrauen, Hingebung, Liebe und Glauben. „Seele ist ein Teilchen des Unbedingten, gefaßt in die individuell bedingte Form."

Geist

Als Geist wird derjenige Teil der menschlichen Erlebniswelt bezeichnet, der *weder rational noch objektiv* erfaßbar ist.

Geistige Qualitäten des Erlebens sind

- das *Erkennen* von Farben, Tönen und Gerüchen, von Gefühlen, Phantasien und Visionen;
- ferner zählen dazu Vertrauen, Liebe, Hoffnung, Glauben, die auch, wie wir gesehen haben, als seelische Funktionen gelten können. Dies läßt erkennen, weshalb von der *Geist-Seele* gesprochen wird.

Das auffallendste Merkmal der *geistigen Qualitäten* ist ihre große Variationsbreite, z.B. die Spannung zwischen absolutem Musikgehör und völliger Amusikalität oder einem tiefen religiösen Erleben und der Unfähigkeit zu glauben.

Geist wird als das „lebenschaffende Prinzip" beschreiben, das *aktive Impulse* setzt wie Erleben, Gefühl und Gemüt, Wille und Verstand, Stimmungen und Gestimmtheit. Außerdem zählen Bereiche des *freiheitlichen Tuns* wie Verstand, Vernunft, Erkennen und Verstehen, Freiheit und Tat dazu.

Bei „Geist" wird häufig „Kopf" gedacht, und bei „Kopf" „Verstand, Denken, Erkenntnis". Aber Denken ist immer auch Denk-Erlebnis, Glauben auch Glaubenserlebnis. Im Glaubenserlebnis z.B. öffnet sich der Geist für die Transzendenz, schafft die Verbindung zur Überwelt und holt sie so aus der abstrakten Vorstellung herein in das lebendige Leben. Darin zeigt sich die Ganzheitlichkeit des Denkens (Glaubens u.a.) *und* Erlebens.

Dies immer vorausgesetzt, seien die Begriffe „Verstand" und „Vernunft" näher beschrieben:

Der *Verstand* als geistiges Vermögen des Menschen kann – im Zusammenwirken mit seinen Sinnen – Begriffe, Urteile und Regeln bilden und damit sinnliche Anschauungen als Gegenstände in ihrer Bedeutung und ihren Beziehungen herstellen. Der Verstand baut auf der Grundlage des analysierten Sachverhaltes Kategorien auf und gelangt zu Kenntnissen und Erkenntnissen (vgl. KANT: „Anschauungen ohne Begriffe sind blind, Begriffe ohne Anschauung sind leer").

Die *Vernunft* hingegen meint das gesamte geistige Vermögen, also Intelligenz, Einsicht, Besonnenheit einschließlich Verstand. Sie ist die oberste Vollzugsbehörde des menschlichen Geistes, nämlich das Vermögen der Zusammenschau übergreifender Seinsordnungen und Sinnzusammenhänge (vgl. KANT: Theoretische/reine Ver-

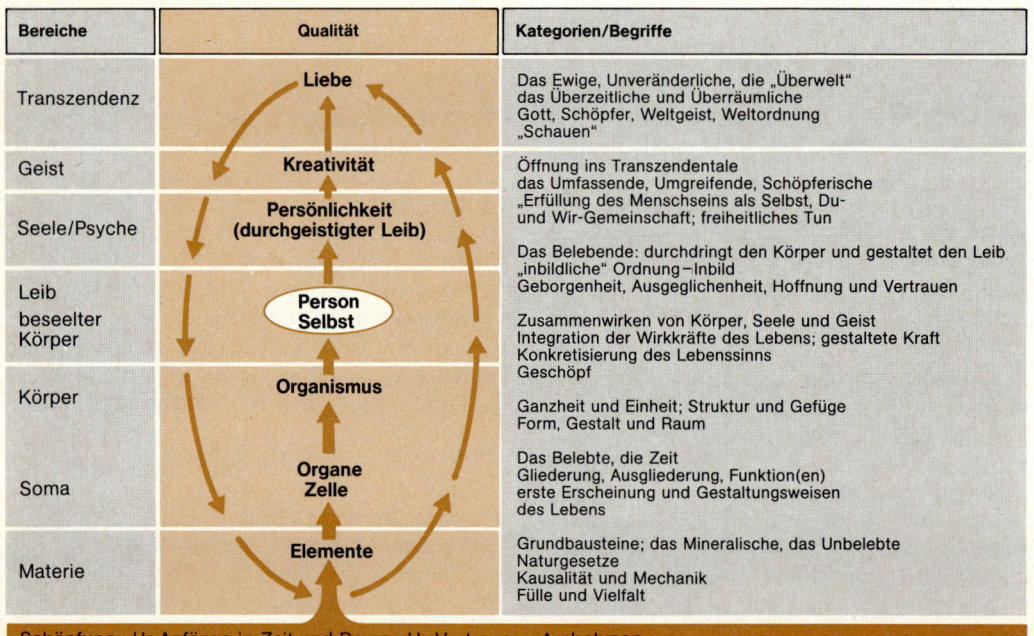

Bereiche	Qualität	Kategorien/Begriffe
Transzendenz	Liebe	Das Ewige, Unveränderliche, die „Überwelt" das Überzeitliche und Überräumliche Gott, Schöpfer, Weltgeist, Weltordnung „Schauen"
Geist	Kreativität	Öffnung ins Transzendentale das Umfassende, Umgreifende, Schöpferische „Erfüllung des Menschseins als Selbst, Du- und Wir-Gemeinschaft; freiheitliches Tun
Seele/Psyche	Persönlichkeit (durchgeistigter Leib)	Das Belebende: durchdringt den Körper und gestaltet den Leib „inbildliche" Ordnung – Inbild Geborgenheit, Ausgeglichenheit, Hoffnung und Vertrauen
Leib beseelter Körper	Person Selbst	Zusammenwirken von Körper, Seele und Geist Integration der Wirkkräfte des Lebens; gestaltete Kraft Konkretisierung des Lebenssinns Geschöpf
Körper	Organismus	Ganzheit und Einheit; Struktur und Gefüge Form, Gestalt und Raum
Soma	Organe Zelle	Das Belebte, die Zeit Gliederung, Ausgliederung, Funktion(en) erste Erscheinung und Gestaltungsweisen des Lebens
Materie	Elemente	Grundbausteine; das Mineralische, das Unbelebte Naturgesetze Kausalität und Mechanik Fülle und Vielfalt

Schöpfung – Ur-Anfänge in Zeit und Raum – Ur-Vertrauen – Archetypen

Abb. 2.4   Aufbau und Beziehungssystem des Menschen (nach *A. Vogel*).

nunft und praktische Vernunft). Denken, Wille und Handeln müssen so koordiniert werden, daß sie in einem höheren Sinne „vernünftig" sind.

Die *Sprache* ist in diesem Zusammenhang zu nennen als *das* „Anthropologikum"; über Sprache äußert sich der Mensch willentlich, bewußt: er spricht in Worten und „malt" in Bildern usw. Zusammenfassung in Abb. 2.**4**.

2.2.6. Der Mensch ist Person
(Abb. 2.**5**)

Person und Ich

Personalität

In der Aussage „Ich bin Person" ist sowohl Äußeres als auch Inneres angesprochen, ja, man könnte dem Menschen – in Anlehnung an THEODOR LITT – mit dieser Umschreibung eine Einheitlichkeit und Geschlossenheit des Seins zusprechen, die es sonst in der Welt nicht mehr gibt, die einmalig und einzigartig ist.

Sie findet eben darin ihren prägnantesten Ausdruck, daß es dem Menschen gegeben ist, zu sich selbst „Ich" zu sagen. *Ich bin* – das ist nicht nur ein Nachdenken über sich selbst, Reflexion, Selbstbewußtsein, sondern es ist jene Fähigkeit, alles, was an ihm und in ihm vor sich geht, nicht nur geschehen zu lassen oder es abzuwehren, was auch das Tier könnte, sondern er kann alles auf den inneren Mittelpunkt zurückbeziehen, indem es als ein- und demselben Subjekt zugehörig *erlebt* wird.

Mehr noch: aus diesem „Ich bin" fließt auch das Tun, die Handlung, also auch die Pflege: *Ich pflege als der, der ich bin*. Tun ebenso wie Nichtstun werden zum Spiegelbild dessen, was ich als Mensch bin (geworden bin), und hat seine Wirkung in der Welt und auf die Welt. „Ich bin Person" – was bedeutet das?

Das Wort *Person* kommt aus dem Griechischen, ‚prosopon'. Gemeint ist damit die Maske, die die Schauspieler sich vor das Gesicht hielten und hinter denen der eigentliche Mensch dann sprach. Ähnlich deutet auch das lateinische Wort ‚personare' = hindurchtönen die Person als das, was hinter all unseren Eigenschaften und Tätigkeiten gewissermaßen nach außen hin hindurchtönt vom Kern des Menschseins her" (WEYAND).

Der Mensch wird so verstanden als ein Wesen, hinter dessen Natur unverlierbar die Person steht, von der alles Menschliche ausgeht und in die alles Menschliche einmündet. Wir sprechen von der *Personalität* des Menschen. Dieser Be-

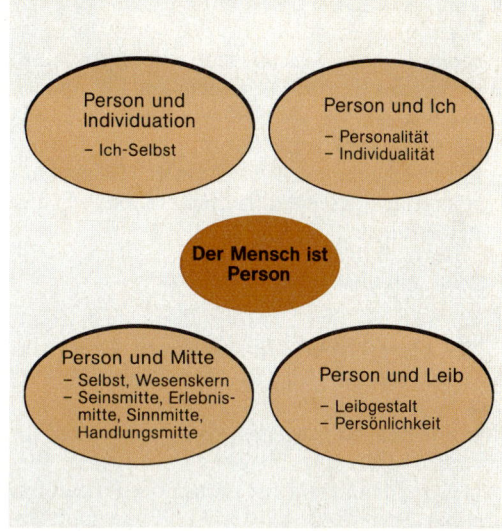

Abb. 2.**5** Der Mensch in seinem Sein und Werden.

griff ist nicht mit Persönlichkeit zu verwechseln (s. unten).

Individualität

„Ich sein" heißt ferner *Einmaligkeit*. Einmalig mit seiner Welt und Geschichte, nicht teilbar, im Tiefsten nicht einmal mitteilbar (individuus = unteilbar, untrennbar). Die Einheit der Person ist nie ein bloß Gegebenes, sondern auch und erst recht ein immerfort Aufgegebenes. Person als Gabe und Aufgabe kann und muß infolgedessen immer auch individuell, d. h. vom einzelnen geleistet werden. KIERKEGAARD sagt: „Vor Gott gilt nur die Kategorie des einzelnen."

Jeder Mensch kann nur sich selbst „ich" nennen. Es ist unmöglich, daß der Name „Ich", der *mich* meint, von außen an mein Ohr dringt. Nur von innen heraus, nur durch sich selbst, kann der Mensch sich als „Ich" bezeichnen. Das „Ich" lebt im Leib und in der Seele; der Geist aber lebt im „Ich". Je mehr das „Ich" zum Herrscher über Leib und Seele werden kann, desto mannigfaltiger und farbenreicher ist seine Ausstrahlung. Das „Ich" selbst ist unsichtbar, doch es ist wirklich: Der Mensch, der um diese Wirklichkeit weiß, erfährt und spricht: *„Ich bin ich!"*

Individualität ist zusammenfassend gekennzeichnet durch

- *Einmaligkeit und Einzigartigkeit.* Es gibt mich nur einmal. Jeder ist ein Original, und es liegt an ihm selbst, ob er als Original oder als Kopie lebt und stirbt.

- *Eigenständigkeit* (Autonomie). Ich muß für mich selbst einstehen, nur ich kenne mein eigenes inneres Gesetz, dem ich folgen muß, wenn ich den Auftrag annehmen will, der zu werden, der ich bin und sein soll. „Ich", nur ich selbst kann mich selbst in meiner Einmaligkeit erkennen und, vom inneren Wissen gesteuert und geleitet, das „Ich bin ich" mit Leben erfüllen.

Person und Leib – Persönlichkeit

Ergänzend zu den Ausführungen oben (Leib S. 20) ist hier folgendes hinzuzufügen: In der Leiblichkeit meinen wir den Menschen als Person.

Wenn wir davon ausgehen, daß der Mensch nur als *leibliche Gestalt* – nie ohne sie – Person werden kann, dann erwächst daraus die Folgerung: *Ich bin dieser Leib*. In der Einübung und Bewußtwerdung dieses *Leibbewußtseins* (DÜRCKHEIM) eröffnet sich uns die Chance, auch Seele und Geist in diesem Leben zu verwirklichen. *Personsein* und *Leibsein* sind gleichwertige Komponenten. Indem sie in gelebtes Leben umgesetzt werden, formt sich *Persönlichkeit*.

Mit anderen Worten: Die geglückte Ausfaltung und Einbindung aller menschlichen Kräfte und Wirkweisen des Erlebens, Strebens, Fühlens, Denkens, Wollens und Liebens hin auf eine geistige Gestaltung wird als Persönlichkeit bezeichnet.

Persönlichkeit ist „durchgeistigter Leib". Das will sagen: Unser Leib entwickelt sich nicht nur nach biologischen oder psychologischen Gesetzen, sondern der Mensch „baut" seinen Körper „persönlich". Der Mensch prägt seinen Leib persönlich, indem er das Geistige sich immer mehr „hinein-verkörpert". Doch *wie* der persönliche lebendige Geist sich inkorporiert, *wie* der Leib durchgeistigt ist, *wie* sich der Geist, das Leben und die stofflichen Anteile und Vorgänge durchdringen, das wissen wir nicht, wohl aber, daß die Person als einzelner und einmaliger Bereich menschlichen Lebens sich in der „Persönlichkeit" geistigerweise erfüllt.

Person sein als Ich-Ausdruck bedeutet:
- *ich bin* – Personalität,
- *ich bin ich* – Individualität,
- *ich bin Leib* – Persönlichkeit,
- *ich bin Person* – einmalig und ganz und als solche Träger von Bewußtsein, Menschenrecht und Menschenwürde.

Person und Mitte

Der Mensch als Person ist Subjekt: eine tragende, organisierende, handelnde, verantwortliche *Mitte*.

Indem ich zu mir „ich" sage, ergreife ich in meiner Mitte zugleich von dem Insgesamt meiner Taten, meiner Freuden und Leiden als meinem Eigentum Besitz.

„Ich" kann „mich" besitzen.

„Ich sein" heißt also auch den Auftrag mitbekommen haben, die Vielfältigkeit des eigenen Tuns und Erlebens von jener inneren Mitte aus zu steuern und zu ordnen; d.h., das Ungemäße abzustoßen, das Auseinanderstrebende zusammenzuhalten, das Widerstrebende zu versöhnen, das Wertvolle und Notwendige anzustreben.

Indem der Mensch dieser Möglichkeit, die auch Aufgabe ist, nachkommt, wird er zum *„Selbst"*, er selbst!

Je mehr einer er selbst wird, zu seiner Identifikation heranreift, um so schärfer grenzt er das, was ihm zu eigen ist, von dem ab, was ihm nicht zugehört, um so mehr setzt er sich ab von der Welt, von den anderen Menschen, und um so mehr findet er das, was seine eigentliche Mitte ist, aus der heraus er lebt (Seinsmitte), Sinn findet (Sinnmitte), erlebt (Erlebnismitte) und schließlich handelt (Handlungsmitte).

Seinsmitte

Diese Aussage und Feststellung bedeutet, daß alle Seinsbereiche (s. oben), die materiell-körperliche, die biopsychische und die geistige, in der menschlichen Person als dem Zentrum des Selbst integriert werden. In ihr werden sie zusammengeführt, durchdringen sich ganzheitlich und finden in ihr eine Einheit und einen letzten und tiefsten Pol. Die Person sagt also von sich aus, daß sie ein Selbst *ist* und daß sie Seinsbezogenheit *hat*. Sie ist ein Eigensein, ein „Für-sich-selbst-Sein", ist als gleiche Person zugleich aber auch geöffnet zum Du und wird so Endpunkt aller von außen kommenden Beziehungen und Ausgangspunkt aller Beziehungen, die von ihr ausgehen.

So gründen in der Person auch alle *zwischenmenschlichen Beziehungen;* sie erst ermöglicht das Heraustreten aus sich selbst und das Zugehen auf den anderen, das „In-Beziehung-Treten".

Sinnmitte

Alle Tätigkeiten und alle Erlebnisse finden in der menschlichen Person ihren eigentlichen Sinn. Denn nur im verantwortlichen Tun und im erlebnismäßigen Rückwirken dieses Tuns auf die menschliche Person liegt die tiefere Selbst-Verwirklichung, die zur Fülle des Menschseins und damit zum *Sinn* des individuellen Lebens wie zum Sinn des Lebens überhaupt führt.

So findet der Mensch *Sinn für sich selbst* und kann *Sinn für andere* bewirken.

Erlebnismitte

Alles Erleben hat in der Person seinen letzten Empfänger. Damit wird die Person im Selbst jene Größe, hinter der es im menschlichen Sein (außer dem Ewigen) keine andere mehr gibt. Des weiteren gilt, daß alles, was die Person erlebt, was sie an Eindrücken an sich heranläßt und in sich aufnimmt, letztlich ihrer Bereicherung und ihrer Entfaltung dient. Bei jedem persönlichen Erleben finden sich individuelle Unterschiede hinsichtlich der *Erlebnisfähigkeit,* der *Tiefe des Erlebens,* der *Ansprechbarkeit* des Erlebens und der *Aktualitätsstufen* des Erlebens. Auch die Verbindung von Bewußtsein und Unterbewußtsein erfährt der Mensch als Erleben.

So erfährt und gestaltet der Mensch seine *innere und äußere Erlebniswelt* und bereichert sich selbst sowie die Welt.

Handlungsmitte

Alles Handeln geht letztlich von der Person aus und wird auch auf sie hinbezogen. Die Person ist letzter Empfänger allen Handelns. Die Person ist *Selbstmacht,* die sie zu „spontanem Handeln" befähigt, d.h., die Person kann Tun hervorbringen, wenn sie will. Selbstmacht des Menschen ist auf dieser Erde zwar begrenzt, dennoch ist sie Voraussetzung für seinen freiheitlichen Raum, in welchem er etwas tun, auswählen, aufnehmen oder zurückweisen kann. Dieser freiheitliche Raum darf von außen nicht angetastet werden. Die Person muß in eigener Verantwortlichkeit entscheiden, wählen und handeln können. Eine Begrenzung darin erfährt die Person nur dort, wo berechtigte Ansprüche anderer Personen berührt werden.

Im und durch das Handeln in der Welt erfährt der Mensch auch seinen *Selbstwert* und seine *Selbstbestimmung,* d.h., er wertet sich selbst und seinen Standort in der Welt und bestimmt darüber, welchen Standort er einnehmen will. Deshalb kann er auch von niemand anderem bestimmt werden, fremdbestimmt sein; jedenfalls nicht, ohne daß Störungen und Einschränkungen auftreten.

So wächst der Mensch heran zu einem selbständigen, selbstbewußten und *selbstbestimmenden Handeln.* Daran wächst sein *Selbstvertrauen* und sein *Selbstverständnis;* seine individuell-ethische *Selbstverantwortung.*

Person und Individuation

Ich – Selbst

Es ist grundsätzlich wichtig, daß die beiden Begriffe *Ich* und *Selbst* in ihrer eigentlichen Bedeutung gesehen und unterschieden werden.
- Im *Ich* (Ego) ist der Mensch noch ein Äußerliches. Wenn er nicht weiter und tiefer wächst, entstehen Fehlformen: Egozentrik, Egoismus (s. dazu unter Eigenwelt, Fehlformen S. 28).
- Im *Selbst* liegt der Gegensatz zum Ego- oder Massenmenschen, auch zum einfach nur angepaßten, genormten, in der Konvention uniformierten Menschen. Im Selbst lebt er nach *innen,* in die Mitte, findet sich selbst.

Darin liegt, in Anlehnung an die humanistische Psychologie, der Ursprung aller Ziele; die der einzelne sich setzt. So nennt z. B. MASLOW in seiner „Bedürfnishierarchie" (S. 40) die Selbstaktualisierung (Selbstverwirklichung) den höchsten erreichbaren Wert des menschlichen Seins: „Der Mensch zeigt in *seinem eigenen Wesen* einen Drang in Richtung auf das immer vollere Sein, auf die immer ganzheitlichere Verwirklichung seiner Menschlichkeit, etwa so, wie man von einer Eichel sagen kann, sie dränge darauf, eine Eiche zu werden. Der Mensch trägt in sich ein Inbild dessen, was er werden soll, d. h. seine eigenen, noch ungeformten Möglichkeiten, die auf Entfaltung drängen. Hier findet der Mensch auch seinen tieferen religiösen Grund. Im Gehen eines inneren Weges erfährt er, daß er das nur menschliche Sein übersteigen (transzendieren) und an einem tieferen Innesein teilhaben kann. MASLOW überhöht in seinen späten Jahren die Selbstverwirklichung und spricht von der „*Selbsttranszendenz* menschlichen Werdens.

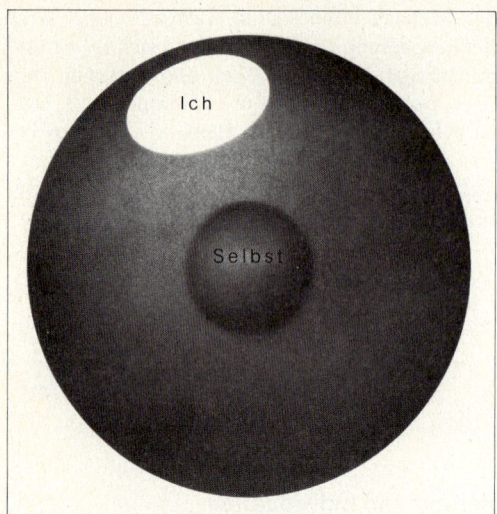

Abb. 2.6   Modell „Ich – Selbst".

Hier liegt der Übergang zum Glauben und zur Gnade, der nicht beschrieben, sondern nur erlebt werden kann". Es ist dies, was C. G. Jung als eine „geglückte Individuation" bezeichnet hat (s. auch Krisen S. 44).

In diesem Zusammenhang scheint es sinnvoll, auf das *Ich-Selbst*-Modell der Psychoanalyse im allgemeinen und beispielhaft auf das Modell von C. G. Jung hinzuweisen: Demzufolge kann man sich die Psyche als eine Kugel vorstellen, die auf ihrer Oberfläche ein helles Feld hat, welches das Bewußtsein darstellt. Das *Ego (Ich)* ist das Zentrum des Feldes (bewußt ist etwas, wenn „ich" es weiß). Jung bezeichnet dieses nach außen zugekehrte Ich als *Persona*. Das *Selbst* ist der Kern und gleichzeitig die ganze Kugel – *Person* (Abb. 2.6).

Ich bin ich selbst

Daß der Mensch sich selbst bejahen und lieben kann (oder lieben lernt), daß er Person ist und sein will, heißt nicht, daß er den Umgang mit der sich von ihm absondernden Welt abbräche, im Gegenteil; der Philosoph und Anthropologe Litt sagt: „Er will der Welt in der Selbständigkeit des ebenbürtigen Partners mit der Klarheit des wissenden Blicks und der Fertigkeit des zielgerichteten Wollens die Stirn bieten, und er will darleben, was ihm selbst bestimmt ist: in Beziehung treten zur Welt und zum Du: Ich selbst werdend spreche ich Du." Diesen individuellen menschlichen Bezug vom Ich (Selbst, Mitte) zum

Du und zum Wir nennt Buber den Prozeß der Beziehung und Begegnung:

„Leben in Beziehung ist nicht eins, in dem man
viel mit Menschen zu tun hat,
sondern eins, in dem man mit den Menschen,
mit denen man zu tun hat, wirklich zu tun hat
…
Freilich muß man, um zum anderen ausgehen zu können,
den Ausgangsort innehaben,
man muß bei sich gewesen sein."

2.2.7. Beziehungen und Bezüge

Der Mensch braucht den Menschen

Die Einheitlichkeit und Geschlossenheit, die Souveränität und Selbstmacht des Menschen (Person, Selbst, Mitte) führen ihrer Tendenz nach nicht zur Selbstgenügsamkeit, sondern aus der inneren Rückgebundenheit hin zum „Du" *(Mensch, Welt, Gott).*

Der Mensch ist wesentlich angelegt auf Offenheit und Verwiesensein. Nur in dieser Offenheit und dem Verwiesensein kann er Mensch werdend sein.

Der Mensch braucht den anderen Menschen auch nicht nur zur Ergänzung seiner Geschlechtlichkeit, da er als Mann bzw. Frau geschaffen ist. Er braucht ihn in seiner Ganzheit als Mensch und Person. Er ist ein *soziales Wesen* (Kollektivbezug).

In dieser Hinordnung und Ausrichtung auf den *Mitmenschen* liegt die Forderung, daß der einzelne Mensch (das Individuum) *in Beziehung treten kann,* und das heißt:
- Kontakte aufnehmen,
- Beziehungen anknüpfen,
- Bindungen eingehen.

Werden Kontakte, Beziehungen und Bindungen im *persönlichen,* d. h. die Person des Menschen mit einbringenden Bereich gesucht und gefunden, sprechen wir von *primären* Kontakten.

Diese drei Grundformen können aber auch *unpersönlicher* und *sachlicher* Natur sein. In diesem Fall handelt es sich um *sekundäre* Kontakte, Beziehungen und Bindungen (s. unten).

Recht verstanden gilt für jede Anthropologie im allgemeinen, für eine christliche Anthropologie im besonderen, daß es nach Weyand „nicht ins Belieben des Menschen gestellt [ist], solche Kontakte aufzunehmen, Beziehungen anzuknüpfen und Bindungen einzugehen". „Es ist nicht gut, daß der Mensch allein sei", heißt es. Dies bedeutet den Kontakt, die Beziehung und Bindung hin auf eine Liebesgemeinschaft; bedeutet aber auch, daß der einzelne ein Du- und Wir-Bezogener ist, in Gemeinschaft mit anderen lebt und arbeitet. Das Geschenk der *Zuneigung* in der Liebe und der bewußte Akt der *Zuwendung* in der Dienstleistung (auch in der Pflege) sind typisch menschliche Fähigkeiten. Der Mensch strebt „von Natur aus" nach Gemeinsamkeit und sucht die Gemeinschaft mit anderen.

Sich dem anderen zuwenden heißt immer, in ihm den Menschen sehen und suchen (auch den leidenden, bedürftigen, aber auch den glücklichen und hoffnungsfrohen), die Person in ihm zu erkennen und zu achten, schließlich auch und besonders seinen Eigenwert und sein Eigenrecht, d.h. seine *Eigenwelt* anzuerkennen.

Der Mensch steht in der Welt

Die Welt ist der Bereich, in dem neben den beschriebenen primären auch die *sekundären* Kontakte, Beziehungen und Bindungen des Menschen ihren Raum haben, und damit
- die *Verantwortlichkeit für die Welt der Objekte und der Natur.* Hier gilt es, ein ganzheitliches, ökologisch orientiertes Denken und Handeln zu üben (Ökologie = Wissenschaft von den Zusammenhängen des Lebens und den Beziehungen der Lebewesen untereinander). Dabei geht es um Umweltschutz, Natur- und Tierschutz, sachgerechtes Umgehen mit den uns anvertrauten Dingen;
- der *Kontakt und die Einbettung* in ein *großes Ganzes* (Kosmos, Überwelt, Gott), also die spirituelle Ebene, die geistige Welt.

Siehe dazu weiterführend unter Beziehungsfelder Eigenwelt (s. unten), Mitwelt (S. 28 f.), Umwelt (S. 29 f.), Überwelt (S. 30 f.).

Beziehungsfelder

Als Beziehungsfelder bezeichnet man die vier *Existenzweisen menschlicher Beziehung* (Abb. 2.7), nämlich die Beziehung
- zu sich selbst – *Eigenwelt,*
- zu den anderen – *Mitwelt,*
- zur Natur und den Dingen – *Umwelt,*
- zum Schöpfer/Gott – *Überwelt.*

Diese Beziehungsfelder sollen in diesem und im nächsten Abschnitt in ihrer *Ausrichtung* und in ihrer *Einbettung* bzw. *Vernetzung und Wechselwirkung* (2.2.8.) aufgezeigt werden. In diesem

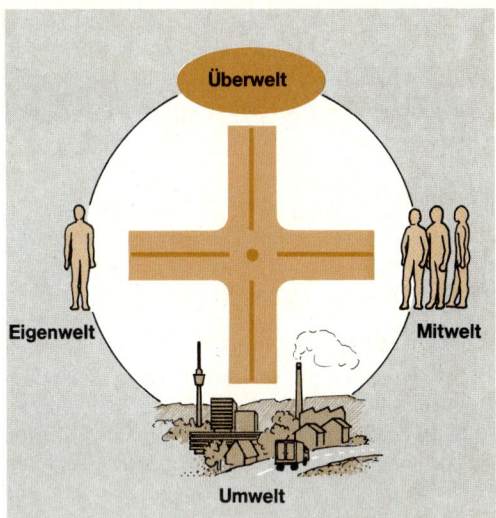

Abb. 2.7   Die vier Existenzweisen menschlicher Beziehung: zu sich selbst (Eigenwelt), zu den anderen (Mitwelt), zur Natur und den Dingen (Umwelt), zu Gott, dem Schöpfer, und zum Kosmos (Überwelt).

Abschnitt geht es um diese vier Existenzweisen der Beziehung in
- ihrem Wesen,
- ihrer Entsprechung,
- ihren Störungen und Fehlformen.

Eigenwelt – individueller personaler Bereich

Eigenwelt ist individuelle, personale und eigene Welt. Als Erlebniswelt ist sie zugleich in Verbindung zur viel größeren Welt, in und aus der der Mensch gründet und wurzelt; sie ist wesentlich auch *Wurzelwelt.* Aus Erleben (außen) und Rückgebundenheit (innen) erwächst allmählich das individuelle *Weltbild,* das in seinen Inhalten und Strukturen im letzten immer bezogen bleibt auf dieses individuell erlebende und werdende Selbst, das sich einen *Standpunkt* und *Standort in der Welt* erschafft. Hier geschieht Austausch und Wechselwirkung zwischen Eigenwelt/Ich-selbst *und* der *Welt als Ganzem,* in die wir eingebunden sind:
- Arbeitswelt,
- Gesellschaftswelt,
- Kulturwelt.

Zum anderen ist der Mensch Mit-Glied des *Kosmos,* d. h. der durch innere Ordnungsgesetze miteinander verbundenen Harmonie und in Gleichgewicht stehenden Welt. „Kosmae" heißt im Griechischen „der Schmuck", „die Zierde". Damit bringt das Wort Kosmos zum Ausdruck, daß die Welt, in der wir Menschen leben, (primär) eine wohldurchdachte und wohlgestaltete Welt ist. Durch sein Fehlverhalten bringt der Mensch die Bezüge immer wieder durcheinander, wird aber umgekehrt auch selbst davon beeinflußt.

Entsprechungen zur Eigenwelt

Der Aufbau einer geglückten Eigenwelt bewirkt, daß das Selbst „erfüllt" wird; dies verhindert zugleich, daß der Mensch sich *an die Dinge verliert* (und damit auch sein personales Selbst beeinträchtigt). Sich den Dingen hingeben und sich Menschen anvertrauen darf nicht zu Selbstverlust führen. Richtungsweisend für den Aufbau und die Gestaltung der Eigenwelt sind folgende Begriffspaare: Der Mensch zwischen *Geborgenheit und Vereinsamung,* zwischen *Bindung und Verlust* und zwischen *Einbettung und Gefährdung.* Überall dort, wo es nicht gelingt, die angemessene Position einzunehmen, kommt es zu Störungen (s. dort).
Wo es gelingt, daß der Mensch sich selbst wahrnimmt, einbringt und verwirklicht – als der, der er ist und sein kann –, da gelingt auch

- *heilendes* und liebendes, weil aus der eigenen Tiefe lebendes
- *menschengerechtes,* weil auf das Du hingerichtetes, und
- *beglückendes,* weil sich selbst und deshalb auch andere bejahendes

Tun und Handeln in der Welt. In einem menschengerechten - humanen - Handeln, das ein „Können" (das auch Kunst bedeutet) ausdrückt, sollte der Mensch sein Verhältnis zu Umwelt und Mitwelt so gestalten können, daß er sein *Gewissen* zum Korrektiv und Filter werden läßt, damit sein Handeln immer auch *richtiges Handeln* - in Freiheit - sein kann.

Störungen und Fehlformen

Wo die *Entsprechung* nicht gelebt wird oder wo sie gestört ist, entstehen Fehlentwicklungen im Bereich der Eigenwelt, die immer auch Auswirkungen haben auf die Beziehungen zum Du: Mensch, Welt, Gott.
Es sind vor allem zwei Gefahren, denen der Mensch gegenübersteht:

- *Das zu große Ich.* Der egozentrische (egoistische) Mensch lebt aus seinem Ich (außen) ohne Bezug zum Selbst (innen). Was er als Anspruch auf „Selbstverwirklichung" deklariert, hat deshalb zu seinem innersten Wesen keine Beziehung, ist bloße *Ich-Aufblähung* und *Ich-*

Bezogenheit. In dieser Egozentrik kann er weder sich selbst begegnen noch Kontakte nach außen pflegen. Er gerät mehr und mehr in die Isolation, in Abwehr- und Verteidigungshaltung.
- *Das zu kleine Ich.* Der unter Minderwertigkeitsgefühlen Leidende kann sein zu schwaches Ich nicht abgrenzen, fühlt sich der Welt und den Unbilden preisgegeben und schwankt infolgedessen zwischen *Anpassung* (in deren Folge die Resignation nicht ausbleiben kann) und *Abwehr,* die je nach Situation als *Defensive* (Rückzug) oder *Aggression* durchbricht.

Ergebnis und Auftrag

Die Entsprechung des Menschen auf seine Eigenwelt und damit auf sich selbst ermöglicht *freiheitliches Leben und Verhalten.*
Darin wurzeln die Dimensionen
- des Sich-selbst-einbringen-Könnens als Selbstliebe und Nächstenliebe sowie
- des Entscheiden- und Verantworten-Könnens in Freiheit und Eigenständigkeit,
- die Annahme seiner selbst und die Liebe zu sich selbst: die gesunde *Eigenliebe.*

Mitwelt – sozialer Bereich

Der Mensch ist „wesentlich" auf den anderen, den Mitmenschen, auf das Du hingeordnet; als Beziehungswesen befähigt, Kontakte mit anderen Menschen aufzunehmen und sich Kontaktversuchen seitens der anderen nicht zu verschließen.
Der Mensch ist immer schon hineingeboren in Gemeinschaft(en): Familie, Sippe, Nachbarschaft, Volk, Nation, Gesellschaft. Durch Erziehung wächst er aber auch in die ihn umgebende *Kultur* hinein („Enkulturation") und wird für das Zusammenleben in der Gesellschaft vorbereitet („Sozialisation"). Dies geschieht sowohl im Zusammenleben mit Menschen (Gruppen, Kollektiv) als auch in der Auswahl bestimmter Bräuche und Verhaltensweisen. Der Mensch baut dabei Kontakte und Bindungen auf, hält sich an Formen der Höflichkeit und beachtet Spielregeln, setzt seinen „sozialen Raum" durch Annäherung und Distanzierung fest (s. dazu Tabu- und Sozialzonen S. 369), wobei Personalität und Menschenwürde eine große Rolle spielen.

Entsprechungen zur Mitwelt

Sie liegen in erster Linie in dem Begriffspaar *Bewegung* und *Begegnung.* Wir bewegen uns ständig aufeinander zu und voneinander weg, oft in der Weise, daß es nicht zu echten Begegnungen kommen kann. Wenn der Mensch aber sein Du nicht erfährt, wird er sein Selbst nimmer erfahren (vielleicht sein Ich, sein Ego). Es kommt also sehr darauf an, daß wir *Distanz und Nähe* richtig einschätzen: die Nähe des anderen suchen, ohne in seine Welt einzubrechen. Distanzhalten ist für mitmenschliches Begegnen ebenso wichtig wie die Bereitschaft, auf den anderen zuzugehen. Es kommt auf das „rechte Maß" an.

Es gilt Grenzen zu respektieren, aber auch Barrieren abzubauen; den anderen Menschen zu *fordern,* aber nicht zu *überfordern;* Gemeinschaft aufzubauen und zu erhalten, ohne den Respekt vor dem anderen Individuum wie vor sich selbst außer acht zu lassen.

Auch dem mir unbekannten „Fremden" muß ich so begegnen, daß er „selbst sein" kann und er sich in seinem Anderssein angenommen fühlt. Als „Fremde" sind nicht nur Angehörige anderer Kulturen, Völker, Religionen und Sprachen zu verstehen, sondern auch das *uns* Fremde anderer Sozialschichten oder Generationen. A. KESSELRING unterscheidet zwei Dimensionen: „Fremd ist das mir persönlich Unbekannte, Unvertraute, und fremd ist das von außen Kommende, das entfernt von mir ist, nicht zu meinem Milieu gehört."

So liegt die Entsprechung (und damit die Antwort auf jede Frage nach der Ethik in der Krankenpflege [wie in der Medizin]) in der Anerkennung des anderen, der uns zum absolut anderen - Gott - hinweist.

Störungen und Fehlformen

Sie erwachsen aus einer gestörten, falsch oder nicht gelebten Beziehung; *Beziehungslosigkeit,* die schließlich zu Begegnungs- und Bindungsscheu führt, ist die eine Konsequenz daraus, die andere ist *Verhaftung* und *Besitzenwollen.*

Beides - Beziehungslosigkeit wie Beziehungsverhaftung - ist immer ein zwischenmenschliches Problem, das konstruktives Zusammenleben verhindert. In der Pflege sind die Folgen u.U. sehr nachteilig:

- *Routine,* nicht im Sinne einer gekonnten Übung, sondern als ein Routinismus, in dem seelenlos mit Menschen umgegangen wird, als seien sie Sachen/Objekte.

- *Bemutterung, Bevormundung,* deren Ursache oft ein unkontrolliertes Helfer-Bedürfnis ist oder aber eigene Hilflosigkeit, die nur ausgehalten werden kann, weil und indem man am Leidenden tätig wird, auch wenn es nutzlos ist oder er selbst das Notwendige tun könnte.

- *Mißachtung der Würde der Person* fängt schon dort an, wo ältere Menschen routinemäßig mit „Opa" oder „Oma" angeredet oder gar geduzt werden. Über die Mißachtung des Schamgefühls s. S. 190, über Respekt S. 339.

- *Manipulation.* Das vom Lateinischen abgeleitete Wort bedeutet ursprünglich „etwas in die Hand nehmen". Im positiven Sinne liegt darin für den einzelnen die große Chance, daß er, sich selbst in die Hand nehmend, heranwächst zur Selbstwerdung und echten Selbst-Verwirklichung. Geläufiger ist das Wort im Sinne einer Ausübung von Macht über andere Menschen, die diesen die Freiheit, Selbstverantwortung und die Fähigkeit zu lernen nimmt. Indem z.B. Informationen vorenthalten oder zensiert werden, beginnt schon solche Manipulation.

In all diesen Beispielen finden wir ein Zuwenig oder ein Zuviel von ganz bestimmten Lebensäußerungen des Individuums gegenüber seiner Mitwelt. Es fehlt das richtige Maß, und dadurch werden harmonische Beziehungen beeinträchtigt oder verhindert.

Ergebnis und Auftrag

Die Entsprechung des Menschen auf die Mitwelt und damit auf die Beziehung vom Ich zum Du liegt in der Fähigkeit der Beziehung und Begegnung, sowie im ethisch richtigen Entscheiden. Entsprechendes Verhalten ist das *verstehend-liebende Miteinander-Umgehen,* ist Respekt und Ehrfurcht: Menschlichkeit und Menschenwürde. Darin wurzeln die Dimensionen

- des In-Beziehung-Tretens,
- der Kommunikation und Interaktion,
- des Helfens in Menschengerechtigkeit:
- die *Nächstenliebe.*

Umwelt - materieller ökologischer Bereich

Der Mensch steht in der Welt, hat teil an ihr und kann sich auch von ihr abheben, distanzieren. Unabdingbar ist, daß er die *Naturgesetze* zu beachten hat und damit auch den Auftrag, die Erde zu erhalten und zu gestalten = *Kulturauftrag.*

Hier liegt die ökologische Perspektive, in der es darum geht, ein Leben *mit* der Natur und nicht auf ihre Kosten oder gar gegen sie zu leben.

Umwelt umgreift auch die *Sachwelt* (Technik, Gegenstände), die der Mensch sich sinnvoll dienstbar machen kann und soll.

Im Rahmen dieser Sinn- und Sachorientierung ist es legitim, daß der Mensch für Nahrung und Kleidung sorgt, sich in einer Wohnung einrichtet, Instrumente und Geräte baut. Die *Arbeit* wird zum Instrument der Daseinsbewältigung, der Lebensgestaltung und der Wohnkultur: Der Mensch er-schafft sich Geborgenheit und Beheimatung.

Entsprechungen zur Umwelt

Der Mensch sucht und findet seinen Standort in der Welt. Dabei wird er in seinem personalen Selbst ständig durch Umwelt, Gegenstände und Dinge herausgefordert und zur Stellungnahme aufgerufen. Dieses *Fordern* durch die Welt bewirkt aber auch eine *Förderung* des Menschen hinsichtlich der Entwicklung von Kräften, Ressourcen und Leistungsmöglichkeiten. Eine ebenso große Bedeutung liegt im *Bewahren und Bewähren:* Indem der Mensch die Dinge in ihrem Eigenrecht und Eigenwert sieht, sie zwar *ge*braucht, aber nicht *ver*braucht, Gegenstände *be*nutzt, aber nicht *ver*nutzt, muß er sich auch bewähren. Mit Natur, Umwelt und Sachen bewahrend, schonend, hegend umzugehen, ist Maß der Bewährung des Menschen vor der Schöpfung und den Einzeldingen. Aus solch einer Einstellung der Umwelt gegenüber wird es möglich, das Gefühl des *Umgriffenseins von Welt* als Getragenwerden voll zu erfahren.

Darin erkennt der Mensch, daß er von Anfang an schon liebend *umgriffen ist* (Geborgenheit, Urvertrauen). Die entsprechende Grundhaltung, die vom Menschen abverlangt ist, liegt „im Anerkennen-Müssen" von Naturgesetzlichkeit und kosmischer Ordnung, ohne sie nach eigener Willkür ändern oder verfälschen zu wollen.

Störungen und Fehlformen

Sie liegen in der Beziehungslosigkeit des modernen Menschen zur belebten Natur und zum Wert der unbelebten Dinge, im einzelnen in
- Vernutzung und Raubbau an der Natur und am gesamten Lebensraum;
- Mißbrauch von Tieren zu Forschungszwecken über das unvermeidliche Maß hinaus;
- Ausschöpfung der Ressourcen von Boden-

schätzen und Wasser ohne Rücksicht auf die Möglichkeiten zur Regeneration;
- Konsumverhalten auf weitester Ebene, das zu einer Verbrauchs- und Wegwerfmentalität geführt hat;
- unsachgerechtem und seelenlosem Umgehen mit den Dingen, die uns zum verantwortungsvollen Gebrauch zur Verfügung stehen.

Ergebnis und Auftrag

Die Entsprechung des Menschen auf die Umwelt liegt im Kulturauftrag und damit im verantwortlichen Verhalten in der Welt und für die Welt, in der er lebt. Darin wurzelt das *verstehend-liebende Tun und Handeln* als Erhalten und Gestalten, und damit die Dimensionen
- des Helfens als Fördern, Bewahren, Hegen, Schützen und Pflegen;
- des Dienstes an der Sache, die *Sachgerechtigkeit, die Qualifikation;*
- die *Liebe zu den Dingen.*

Überwelt – transzendenter Bereich

Hier stoßen wir an jenen Bereich der Wirklichkeit, der die Natur übersteigt (transzendiert), also auch an die Grenzen von Verstand und Vernunft, des menschlich Faßbaren überhaupt. Wir berühren hier die Sphäre des Jenseitigen, Ewigen, Absoluten – letztlich Gott. Es geht hier nicht mehr um das Wissen; Annäherung geschieht allenfalls im „Schauen", Glauben und Vertrauen.

Hier liegt denn auch die Dimension von Seele und Geist (S. 21 f.).
- *Seele* ist immer irgendwie dem Leib und Irdischen verwandt, dem Unten. Ihr Streben ist das *Hinauf.* Die Seele ist in der Tiefe immer ein Vereinzeltes; in diesem Sinne *hat* der Mensch eine Seele, „besitzt" er sie.
- *Geist* gehört zum Göttlichen, zum Oben und zum Licht. Zwar hat der Mensch eine Seele, aber am Geist des Lichts und des Guten *nimmt er nur teil;* das Göttliche läßt sich in ihn herab, es verbindet so alle einzelnen „dort unten" mit dem Einen in der Höhe; Geist ist immer ein *Herab.*

Im Geist ist der Mensch „von oben" umgriffen; mit der *Seele* umgreift, strebt der Mensch „von unten".

Seele als Tendenz „hinauf" und *Geist* mit der Tendenz „herab" verweisen das Denken auf eine *zweifache Wirklichkeit:* auf eine Wirklichkeit, die auf der Grundlage des Leiblich-Irdischen von „unten nach oben" erschlossen werden kann, und auf eine Wirklichkeit, die zwar jenseits des menschlichen Verstehens liegt, aber nichtsdestoweniger *wirklich ist* auf der Grundlage des Geistig-Göttlichen und „von oben nach unten". Der Geist ist auch die eigentliche Klammer zwischen Oben und Unten, zwischen Menschlichem und Göttlichem, zwischen Irdischem und dem Einen, Absoluten.

Entsprechungen zur Überwelt

Das sprachliche Bild „von unten hinauf" und „von oben herab" läßt auch auf menschliche *Zuständigkeiten und Kompetenzen* schließen:
- dem „Herab" entspricht der Bereich der *Gnade:* Gnade ist immer „Gnade von oben".
- Dem „Hinauf" entspricht die *Demut* (dieumut = Dienstmut = Dienen), Demut ist das angemessene Verhalten des Menschen zur Gnade.

Dies bedeutet, daß der Mensch als Träger von Geist-Seele, also in seinem *geistigen Sein,* immer schon Bestandteil einer höheren Welt ist und daß er teilhat am Ganzanderen, dem er ebenso verpflichtet ist wie der Natur unten. Hier können wir uns auch orientieren, wenn es um existentiell menschliche Fragen geht, wie um die Grenzerfahrung des Todes. Die Sinnfindung im Leiden und die Sterbebegleitung (auch im eigenen Sterben) orientieren sich an den Fragen „wohin" und „wozu". Hier wird die transzendente Dimension ungemein konkret und im letzten unausweichlich.

Störungen und Fehlformen

Sie liegen nicht nur in den Folgen der Verdrängung und Verleugnung der transzendenten Ebene und in einer Sinnverschiebung auf das bloß Vergängliche, das letztlich in eine Enttäuschung führt, sondern auch
- in der Realitätsflucht, die durch Haltlosigkeit und Auflösung nur noch tiefer in die existentielle Leere führt;
- in der Sucht - Alkohol, Drogen, Medikamente - die auch nur eine Flucht in eine Scheinwelt bedeutet;
- in der Manipulation von Leben und Tod, sei es durch aktive Euthanasie oder sinnentleerte Lebensverlängerung auf der einen Seite, durch Gen- und Zeugungsmanipulation auf der anderen.

Ergebnis und Auftrag

Die Entsprechung des Menschen auf die transzendente Dimension (Überwelt) liegt in der Annahme seiner Geschöpflichkeit, Begrenztheit und Vergänglichkeit, und damit in einem ehrfurchtsvollen Verhalten gegenüber Leben und Tod. Darin wurzelt das *verstehend-liebende Empfangen,* die Verehrung, Anbetung, Liebe - es erwächst und erfüllt sich bewußtes, geisteserfülltes Menschsein - die Dimension des Göttlichen, die *Ebenbildlichkeit* - die *Gottesliebe.*

2.2.8. Einbettung und Vernetzung der Bezüge

Einbettung

Wenn wir den Menschen in seinen Teilbereichen sehen, auch hinsichtlich seiner Bezüge in der Welt, geht es immer auch darum, den Grad seiner Zugehörigkeit und *Einbettung* in dieses Bezugssystem sichtbar zu machen.

Menschliches Leben spielt sich nicht „irgendwo" ab; es ist immer eingebunden in das Leben an sich, das den Rahmen seiner individuellen Existenz überschreitet. Dennoch geht es grundsätzlich und in allen Bereichen auch um die Erhaltung und die Sicherung dieses individuellen Menschseins.

Die Beschreibung des Menschen „nach innen" (Individuum, Person, Ich, Selbst) und in der Sozialität als seinem Weg „nach außen" hat davon auszugehen, daß das Innen nicht ohne das Außen möglich ist und umgekehrt. Person sein heißt zugleich *zu sich stehen* und *über sich hinausgehen.* Umgekehrt ist Sozialität nur dann gewährleistet und angemessen, wenn der Weg nach außen seinen Ausgang nimmt vom inneren Zu-sich-Stehen, vom Inneren der Person. Was außen wahrgenommen wird und geschieht, ist stets Ausdruck des Innen, wie umgekehrt das Innere nur erkannt und gewürdigt werden kann, wenn es sich „äußert", also von innen nach außen gelangt und sichtbar wird.

Aus diesen wechselseitigen Bezügen und ihren individuellen Entsprechungen ergeben sich verschiedene Existenzweisen, die sich gegenseitig durchdringen und an denen der Mensch ganzheitlich teilhat.

Vernetzung

Ursprünglich ist Vernetzung in der Ökologie beheimatet. Gemeint ist folgendes: Die Ökologie kämpft – immer erfolgreicher – um die Erhaltung oder Neueinrichtung intakter Lebensräume, sog. Biotope. In den modernen Industriegesellschaften, einschließlich der nur noch landwirtschaftlich genutzten Räume, schrumpfen die Gebiete, in denen Vögel, andere Tiere oder Pflanzen überleben können, auf einige wenige Kleinflächen zusammen. Jetzt geht es darum, die erhalten gebliebenen Gebiete zu erweitern, andere wieder natürlicher zu gestalten und allmählich so zusammenzuschließen, daß größere Biotope entstehen. Nur dadurch würde ein Aussterben der Arten verhindert oder ihre Erhaltung gewährleistet. Man muß also die verschiedenen Faktoren, die Gebiete und deren Bedingungen „vernetzen", daß sie sowohl von der Größe her als auch durch Integration verschiedener Komponenten zur Erstarkung des natürlichen Wachstums in den Biotopen beitragen. Vernetzung bewirkt also, daß die Gesamtsituation des Biotops durch Integration aller positiven Teilaspekte zur Erhöhung der Lebenskraft des Lebensraumes und seiner Pflanzen- und Tierwelt zunehmend verbessert wird. Viele mögliche Teilgrößen werden wieder rückgebunden (restituiert) in ein übergeordnetes größeres Ganzes (ins Biotop). Siehe dazu auch „Das Weltbild als vernetztes System", S. 12 f., und Abb. 2.**1**, S. 13.

Die vier Existenzweisen in ihrer Einbettung bzw. Vernetzung

Die Existenzweisen sind dem Menschen vorgegeben als das *Werden*, das *Sein*, das *Haben*, das *Handeln*. Diese Existenzweisen sind – wie andere Bereiche auch – Gegenstand der verschiedenen Wissenschaften:

- die Naturwissenschaft ist der Materie verpflichtet, der Dimension des *Habens*;
- die Geisteswissenschaft fragt nach dem Geist, dem *Sein*;
- die Humanwissenschaft befaßt sich mit dem Menschen, hier liegt die Dynamik des *Werdens*;
- die Sozial- oder Handlungswissenschaften sind der Gesellschaft verpflichtet und fragen nach dem *Handeln* und dessen Ergebnissen.

Die *natürliche Einbettung* aller Teile im Ganzen wäre die ursprüngliche Dimension, in der alle Aspekte des Menschseins im ausgewogenen Gleichgewicht stehen. Wo dagegen einseitige Sichtweisen vorherrschen, entsteht ein ebenso einseitiges Menschenbild, das u.a. auch zu einem auf einseitige Spezialisierung ausgerichteten Gesundheits- und Krankheitsverständnis führt.

Wo dem Menschen das Eingebettetsein in den harmonischen Ablauf aller seiner Bezüge verloren gegangen ist, *muß sein Bezug zu dieser Dimension durch Vernetzung wieder hergestellt werden.*

Diese Vernetzung, um die wir uns heute auf vielen Gebieten bemühen müssen, wenn wir dem Menschen in seiner Ganzheit gerecht werden wollen, ist also eine *nachträgliche Rückbindung der Teile* seiner Existenzweisen *in das Gesamt* oder in die Gesamtzusammenhänge. Dies betrifft auch die Vernetzung der Wissenschaften bzw. der Sichtweisen aller menschlichen Lebensbereiche; und es betrifft infolgedessen auch die Sichtweise der Pflege (von der Spezialisierung zur Ganzheit).

Beziehungs- und Existenzachse

Im besonderen soll hier dargestellt werden die Vernetzung bzw. Einbettung der grundlegenden Existenzweisen des Menschen von Werden, Handeln, Sein und Haben, die sich den jeweiligen Polen seiner Weltbezüge zuordnen lassen.

In der Zuordnung des Werdens zur Eigenwelt, des Handelns zur Mitwelt, des Habens zur Umwelt und des Seins zur Überwelt – bzw. in der Integration der Entsprechungen – entstehen zwei Achsen, die sich in der Mitte kreuzen: Die waagrechte Achse verbindet Werden und Handeln – die *Beziehungsachse*, die senkrechte Achse verbindet Sein und Haben – die *Existenzachse*. Die Beziehungsachse ist person- und sozialbezogen, die Existenzachse verbindet spirituelle und materielle bzw. ökologische Aspekte (Abb. 2.**8**).

- Auf der *(waagrechten) Beziehungsachse* geschieht im *Werden* des Menschen die Begegnung mit sich selbst (Identitätsfindung) und mit der Welt (Sozialisierung). Zugleich eröffnet sich ihm im *Handeln* durch Berufsausübung und soziales Tun die Ausrichtung vom Ich auf das Du und das Wir.
- Auf der *(senkrechten) Existenzachse* stehen sich unten und oben die materielle/ökologische und die spirituelle Dimension gegenüber. STAEHELIN spricht hier von der ersten *(Haben)* und der zweiten Wirklichkeit *(Sein)* (S. 34 f. u. S. 19). Ausführlicher zu diesen beiden Lebens-

achsen s. JUCHLI: Heilen durch Wiederentdek-
ken der Ganzheit (1985).

In diesem Zusammenhang sollen die Gegensatz-
und Ergänzungspaare

- Werden und Handeln,
- Sein und Haben

genauer betrachtet und beschrieben werden.

Werden und Handeln – Beziehungsachse

Alles Leben untersteht dem Gesetz des *Werdens*
und Vergehens und erfüllt sich im *Handeln* des
Menschen, sei es als Tätigwerdender oder als
Handlungsempfänger (Abb. 2.**9**).

Aspekte des Werdens

Der Mensch *wird* sein Leben lang. Sein irdisches
Leben ist ein *Weg,* hin auf Erfüllung seiner
selbst. Darin erfüllt sich sein Lebensauftrag, geschieht geglücktes Menschsein in der eigenen
Identitätsfindung (Selbstfindung, Selbst-Verwirklichung). Im Werden wird menschliche Geschichte (Biographie) zu einem Prozeß, in dem
ein „Woher" (Vergangenheit) und ein „Wohin"
(Zukunft) das Jetzt und damit die mögliche Entwicklung bestimmen (s. dazu auch Werdeprozesse S. 42).

Es ist bedeutsam für den Menschen zu erkennen,
daß im Jetzt sowohl seine Vergangenheit enthalten ist als auch die Möglichkeit einer irgendwie
gearteten Zukunft. Menschliches Leben als Gewordenes im Jetzt ist immer die Summe der vorher erlebten, gelebten, verlebten Lebenssituationen und Stufen des Lebens. Es gilt zu erkennen,
daß er

- seine Erfolge *und* Mißerfolge, seine geglückten *und* mißglückten Lebensanteile, seine Ver-
dienste *und* seine Schuld, die gelungenen Taten (Werke) *und* sein Versagen usw. in und mit
sich herumträgt: die vielen Wünsche, Sehn-
süchte, Hoffnungen, Erwartungen, die zwar –
zahlreich und intensiv – vorhanden waren,
aber sich *nicht erfüllten* und *ungestillt* blieben;
am Rande des Lebens „auf der Strecke" blieben;
- sich in seinem Leben immer zwischen zwei
oder mehreren Möglichkeiten entscheiden
mußte und muß. Eine davon wurde/wird zur
„gestalteten" (realisierten) Wirklichkeit, die
anderen kamen nicht zum Zuge, was aber
nicht heißt, daß sie nicht auch wirkten und
noch jetzt wirken, z. B. als Erinnerung, Bestätigung oder Bedauern;
- mit seinem „Schatten" lebt, so wie C.G.JUNG
ihn versteht und beschrieben hat als das „un-

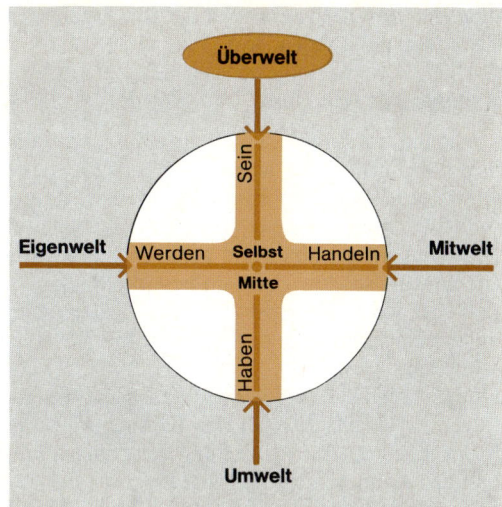

Abb. 2.**8** Die Beziehungsachse (waagrecht) verbindet Werden und Handeln, die Existenzachse (senkrecht) Sein und Haben.

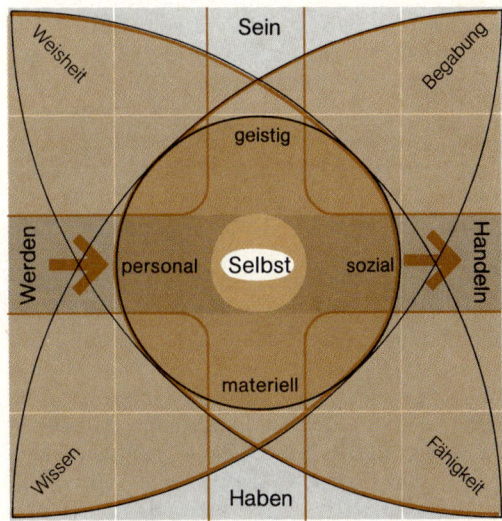

Abb. 2.**9** Beziehungsachse. Personal-sozialer Bezug
vom Ich zum Du, als Werden und Handeln in der Welt.

gelebte Leben" im engeren Sinn, nämlich als
die jeweils gegenpolige Entsprechung zu dem,
was aktiv und bewußt gelebt wird bzw. gelebt
werden kann;
- schließlich angefüllt ist von all dem, was er
nicht wahrhaben will, das er „verleugnet" oder
„verdrängt" und das im Unbewußten sein Un-
Wesen treibt.

Im Annehmen des Werdens und im Aushalten
der Werdeprozesse wächst der Mensch heran zu

dem, der er werden kann und der zu werden er in diese Welt gekommen ist.

Aspekte des Handelns

Die Hand tut etwas: handeln, greifen, ergreifen, begreifen, und darin wird sichtbar, daß in der Hand und ihrem Tun der ganze Mensch anwesend ist. Denn Tun und Denken, Handeln und Begreifen, Hand und Herz gehören untrennbar zueinander. Solches Handeln bewirkt *Weltorientierung* (nach außen) und *Weltinnewerdung* (nach innen). So kann sich der Mensch die Welt erschließen.

Das Ergebnis des Handelns ist das *Werk*, das getragen wird vom *Können*. Im Können liegt die Möglichkeit der Kunst, und das weist darauf hin, daß das Können nicht nur eine Leistung des äußeren Menschen ist, sondern daß auch das gefordert ist, was den inneren Menschen ausmacht: die rechte Einstellung und Gesinnung, der feste Wille, die Ausdauer, der Mut und die Fähigkeit, seine Begabungen zu entfalten. Der Mensch wird, was er sein soll, nicht von selbst. Er wird es nur, wenn er sich gleichsam selbst in die Hand nimmt, an sich arbeitet und zu einem *Übenden* wird. Das wichtigste Werk seines Lebens ist er selbst, als rechter Mensch. Der Mensch *wird*, indem er in die Welt hinausgreift. Als Bewirkter wird er zum Bewirker. Als immer schon Umgriffener wird er zum Umgreifenden (JASPERS) (Abb. 2.10).

Der Mensch, der handelnd in die Welt hinausgreift, Welt ergreift und gestaltet, tritt mit diesen Gegenständen „in Beziehung", wissend, daß auch jeder Gegenstand sein Eigenrecht hat, das in Sachgerechtigkeit zu berücksichtigen ist. Das heißt, daß es für den handelnden Menschen wichtig wird, den „Gegenstand" recht zu *erkennen*, dessen Eigenrecht *anzuerkennen* und damit zu *begreifen*, daß es nicht darauf ankommt, daß der Gegenstand dem Menschen nütze, sondern daß der Gegenstand ein Recht hat zu fordern, daß der Mensch ihm diene, indem er diesem entspricht.

Sein und Haben – Existenzachse

Ob wir uns auf der Ebene des Seins oder auf der des Habens aufhalten, verraten wir häufig unabsichtlich schon durch unseren Sprachgebrauch:

ich bin	ich habe
– ich bin fähig	– ich habe die Fähigkeit
– ich bin mutig	– ich habe Mut
– ich bin glücklich	– ich habe Glück
– ich bin hungrig	– ich habe Hunger
– ich bin verschnupft	– ich habe (einen) Schnupfen usw.

„Ich bin" verbindet sich immer mit *Eigenschaften*, die mich selbst kennzeichnen, während das „ich habe" mit Hauptwörtern ausgedrückt *Sachverhalte* darstellt, die außerhalb meiner selbst bleiben. Aussagen mit „haben" meinen immer einen Besitz, eine Sache, einen Gegen-Stand (der mir ent-gegen-steht), der außerhalb meiner selbst liegt.

Aspekte des Seins

Im Sein liegt das *Ich-selbst;* das Sein ist Teil meiner selbst: ich *bin* gemeint, ich in meiner Person, Personalität und Ganzheit.

Personales Sein – mein Selbst-Sein, Leib-Sein – reicht hinab zu meinem Wurzelgrund und ist gegründet im *großen Sein*. In diesem *Sein* ist das *Ich-bin aufgehoben* (im doppelten Wortsinn), aus *ihm* bezieht es Lebenskraft, erlebt es Geborgenheit, Getragensein und Ausgeglichenheit. In diesem *Seinsvertrauen* glückt das Leben. Hebt sich das Ich jedoch ab von diesem großen Sein, stellt es sich aus der Ordnung heraus und verleugnet seine Einbindung, dann lebt es in „Seinsvergessenheit" (HEIDEGGER). So kommt es zum „Selbstverlust" und dadurch zur Entfremdung und zum Verfehlen des Lebenssinnes. Angst und Verzweiflung schaffen sich Raum, Krankheit bricht ein, denn, so lesen wir schon bei MEISTER ECKEHART: „Krankheit ist Abfall vom Sein".

So wird deutlich, wie sehr das Sein im Dasein wirkt, und wie stark es in diesem „Ich-bin" den Alltag beeinflußt und den Beruf gestaltet.

„Ich pflege als der, der ich bin": In der Erfüllung des menschlichen Auftrags wird Pflege entweder

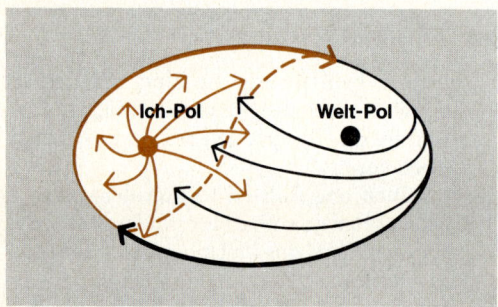

Abb. 2.**10**   Welt umgreifen – Umgriffensein von Welt.

zur sinnerfüllten Gestalt, zum kreativen, helfend-heilenden Dasein (E. KÜBLER-ROSS spricht von der „bedingungslosen Liebe"); oder sie mißrät zur sinnentleerten, weil seinsentleerten Technik. Es ist dieses bewußte „Ich bin", das die Verwandlung der Pflegetechnik in Pflegekönnen (Pflegekunst, Pflegekunde) bewirkt.

Aspekte des Habens

Im Haben liegt die Dimension des Besitzes und des Besitzens, und dies auf mehreren Ebenen:

- *Besitz von Dingen.* Jeder Mensch *hat* Dinge: Er hat seine Kleidung, seine Wohnung, sein Auto usw.; er hat auch seinen Körper (s. dazu die Unterscheidung „den Körper haben – Leib sein" S. 20).
- *Besitz von Menschen.* Die Tendenz zum Besitzdenken weitet sich sehr rasch aus auf Menschen: Wir haben einen Freund, haben einen Partner, eine Familie; man hat seinen Arzt, Anwalt usw. im Sinne einer Verfügbarkeit.
- *Besitz von Werten.* Hier erfahren wir Werte wie Gesundheit, Freude, Jugend, Alter, Krankheit, Sinn, Sinnlosigkeit usw. als Konsumgut, das man nach dem Grade seiner Erwünschtheit beanspruchen oder abschaffen kann. Wir haben eine gute oder schlechte Gesundheit, eine leichte oder schwere Erkrankung.
- Das *Besitzenwollen* erstreckt sich sogar über dieses Leben hinaus, indem wir uns durch den Erwerb einer Grabstätte oder einer Lebensversicherung absichern und durch einen „letzten Willen" weiter über unseren Besitz verfügen. Auch der Wunsch nach dauerndem Ruhm oder Unsterblichkeit ist hier zu sehen.

Haben trägt in sich die Tendenz zum Festhalten, zum Absichern des Besitzstandes. Man kann ihn nicht lassen, nicht loslassen, ist dem Besitz verhaftet, so daß nicht man selbst den Besitz hat, sondern der Besitz hat einen. Vom „haben, als hätte man nicht", wie MEISTER ECKEHART das Haben ohne Verlust der Freiheit umschreibt, sind wir dann weit entfernt. Wie jede Verhaftung aber ist das Haften am Besitz verbunden mit einem Verlust an Risikobereitschaft, Lebendigkeit, Beweglichkeit und Wandlungsbereitschaft; es schränkt den freien Willen ein und führt zu einer Eingrenzung des Lebens auf bestimmte fest umrissene Teilbereiche.

In der Grundorientierung bezüglich *Sein und Haben* ist deshalb zu beachten:

Sein ist	Haben ist
– Leben, Geburt, Erneuerung	– Besitzen, Ergreifen, Gebrauchen
– Bewegung, Ausfließen, Verströmen	– Fixierung, Sichverschließen
– Sichverschenken, Loslassen	– Ich-Bindung und Egozentrik
– Liebe, Hingabe	– Verhaftung, Festhalten
– Ganzheitlichkeit	– Funktionalität
Daseinsverständnis: „von oben nach unten" = Umgriffensein	*Daseinsverständnis:* „von unten nach oben" = Umgreifen

In diesem Sinne hat das Begriffspaar „Haben" und „Sein" eine betont *existentielle Bedeutung,* in der eine Entscheidung zwischen „Leben" und „Sterben/Tod" liegt. Sein und Haben bilden im Leben des Menschen die fundamentale *Existenzachse,* die in die Mitte einmündet (Abb. 2.11). Einseitige Ausrichtung auf eine der beiden Dimensionen hindert den Menschen daran, in allen Aspekten seines Lebens zur Fülle zu gelangen. Diese kann er nur erreichen, wenn er in allen seinen Existenzweisen im harmonischen Gleichgewicht steht, geben und nehmen kann.

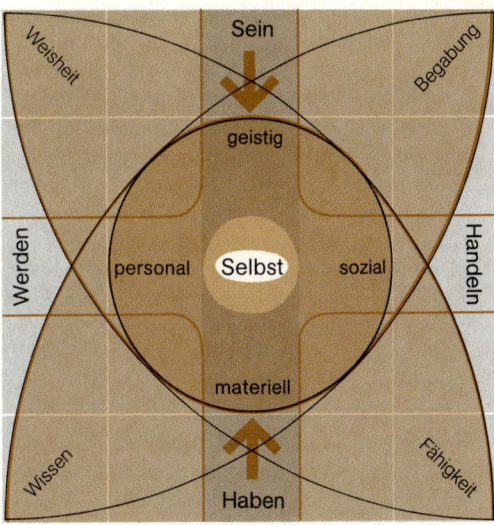

Abb. 2.11   Existenzachse. Materiell-geistiger Bezug zur Welt (unten) und zu Gott (oben): Die Welt gestalten müssen, am Geist teilhaben dürfen.

2.2.9. Leben und Lebensäußerungen

Lebensgesetze

Der Mensch in seiner *Existenz* (als Person in Individualität, als Träger von Kräften und Energien) sowie in *Beziehung* zu seiner Welt ist eingebunden in Leben, Lebensformen und Lebensbezüge, die über ihn selbst hinausreichen. Das innere Wesen des Lebens bleibt dabei Geheimnis der Schöpfung, das nicht durchdrungen werden kann.

Zugänglich sind uns hingegen die Lebensgesetze. Mit Hilfe bestimmter Kriterien ist es möglich, Belebtes von Nichtbelebtem zu unterscheiden. *Kriterien für Belebtes* sind:
- Stoff- und Energiewechsel;
- Formwechsel, Wachstum und Entwicklung einschließlich zunehmender Differenzierung;
- Fortpflanzung, Zellvermehrung und Vererbung;
- Reizverarbeitung und Reizbeantwortung;
- Tendenz und Fähigkeit der Selbsterhaltung und Selbstregulierung;
- Eigentätigkeit und Sichverhalten;
- Ganzheit, Struktur und Integration;
- Zeitlichkeit des Lebens – Bewegung/Prozeß;
- Kommunikation und Bildekräfte.

Davon sind *Gesetzmäßigkeiten* abzuleiten, die wir als Lebensgesetze bezeichnen können, wie z. B. diese:
- die *Dynamik der Bewegung, das Prozeßhafte, der Fluß des Lebens – Prinzip des Kontinuums* von Werden und Vergehen, Geburt und Tod;
- *Polarität* (Zweipoligkeit) und *Dualität* (Gegensätzlichkeit) – *Prinzip der Spannung und Lösung,* Auf und Ab, Links und Rechts;
- *Steuerung* als Regelkreise: Selbstregulierung und Selbststeuerung – *kybernetisches Prinzip;*
- *Energetik:* Fluß der Kräfte und Energien – *energetisches, vitales Prinzip;*
- *Zentrierung,* Ausrichtung auf eine Mitte und auf ein Ganzes – *Prinzip der Konzentration;*
- *Dialog* zwischen Selbstbezogenheit und Weltoffenheit – *Prinzip der Einheit der Person,* die bei aller Geschlossenheit in sich offen ist in ihren Beziehungen nach außen;
- *Einbeziehung in den Lebensgrund – Prinzip des Geistigen,* das den Menschen dem „ganz anderen" verbindet, in dem er Lebenszusammenhang und Ganzheit erfährt (auch *holistisches* Prinzip).

Wirkkräfte und Energien/Ressourcen

Im Menschen sind eine Fülle von Möglichkeiten und Fähigkeiten, Anlagen und Talenten wirksam. Sie sind Quellen einer Kraft, die jedem Menschen als sog. Ressourcen, Kraftreserven oder Selbstheilungspotentiale zur Verfügung stehen. *Ressourcen können als „Initiativen", „Wirkkräfte"* oder *Fähigkeiten* beschrieben werden. Siehe auch S. 77.

Wirkkräfte im Menschen

Die dem Menschen innewohnenden Wirkkräfte (Initiativen, Fähigkeiten) sind auf allen Ebenen seiner Existenz vorhanden und wirksam. Wir unterscheiden im einzelnen:
- *Wirkkraft der unbelebten Kausalität.* Der Mensch ist von seinem Ursprung her *materiegebunden* (BRESCH, TEILHARD DE CHARDIN), vom Ackerboden (Lehm) genommen, wie die Bibel sagt. Dennoch haben die chemisch-physikalischen Ursachen und Vorgänge, die den Naturgesetzen unterstehen, immer teil an der Evolution und sind nie nur der Materie verhaftet, sondern es gilt in ihnen das Wirken des Geistes zu erkennen (s. Materie S. 19).
- *Wirkkraft des Lebendigen.* Wo es um Leben geht, findet sich das Wirken der *Lebensinitiativen,* die Bewegung bewirken. Sie drücken sich aus im *Lebenswerden* (Aufbau – Erhaltung – Zerfall) und im *Lebenstun* als einem aktiven Impuls (Trieb, Wille) sowie als Wahrnehmung (über die Sinne), Empfindung und Vorstellung. In der Verbindung der physischen Ebene mit der psychischen Ebene, von außen nach innen und umgekehrt, bewirken sie die eigentliche Lebendigkeit in der Wechselwirkung von Spannung und Lösung.
- *Wirkkraft des Geistigen.* Im Geistigen liegen die eigentlichen menschlichen Qualitäten Möglichkeiten und Kräfte. Geistige Initiativen/Impulse treten hervor einmal in aktiven Impulsen wie Erleben, Gefühl, Gemüt, Verstand, Gestimmtheit, andererseits im freiheitlichen Tun als Erkenntnis, Verstehen, Vernunft. Der Mensch kann verantwortlich entscheiden, kann Wert und Unwert unterscheiden. Dadurch erwächst dem Menschen eine sich selbst und die Welt gestaltende Kraft.
- *Wirkkraft des Schöpferischen.* Tiefenpsychologisch betrachtet sind dies die *Wirkkräfte der Tiefe* (Wurzelgrund), die jedem Menschen mitgegeben sind und sein schöpferisches Potential bilden, das er ansprechen und aktivie-

ren kann (z. B. im kreativen Tun, in der Imagination). Hier liegen die größten Wirkkräfte zur Aktivierung von Lebenskraft überhaupt. In ihnen übersteigt der Mensch das bloß Natürliche, in ihnen hat er teil an der transzendenten Dimension. Wir stoßen hier auch an die religiöse Dimension, *die Wirkkraft des Glaubens, des Gebetes und der Gnade* (Gottesgrund), die nicht mehr im Wissen, sondern nur im Schauen *erfahrbar* wird.

Regelkreise und Selbsterhaltung

Ein wesentliches Merkmal des Lebens und des beseelten Lebendigen ist die Wirkweise von *Regelkreisen* oder *Funktionskreisen* im Organismus. In ihnen liegt die Fähigkeit zur Selbsterhaltung und zur Aktivierung von Kräften und potentiellen Möglichkeiten *(Ressourcen)*.
Diese Regel- oder Funktionskreise verhelfen dem Menschen zu
- Selbsterhaltung und Regeneration,
- Selbstregulierung und Selbststeuerung,
- Selbstentfaltung und Reife.
CAPRA spricht in diesem Zusammenhang von der Gesundheit als einem dynamischen Gleichgewicht, in dem der Organismus (die Leib-Seele-Geist-Einheit) zur *Selbstinstandhaltung* befähigt ist, z. B. durch Homöostase (Stoffausgleich) oder durch Ausgleich der Kräfte im Sinne der *Adaptation* (Anpassung an eine neue Situation auf dem Wege der Umstellung, der eigenen Einstellung = Anpassungsfähigkeit) oder im Sinne der *Kompensation* (Entwicklung von Ersatzfunktionen). Diese Ressourcen dienen, wenn sie bewußt gemacht werden können, sowohl der Selbsterhaltung als auch der Selbstheilung.

Lebensenergien im Dienste der Ganzheit

- Selbsterhaltung, Selbstentfaltung und Selbstgestaltung,
- Selbstregulierung, Selbstregeneration und Selbstheilung
sind dem Menschen innewohnende Fähigkeiten (Ressourcen). Sie stehen als Lebens- und Erlebenszusammenhang in einem Regelkreis, dessen Ziel die Erhaltung oder Wiederherstellung des Ganzen ist. In ihm wirken dieselben „Bildkräfte", die in der *Entwicklung* des Menschen dafür sorgen, daß die Ganzheit des Lebewesens „Mensch" überhaupt zur *Verwirklichung seines Selbst* gelangt.
Aus diesen Lebensenergien schöpfen auch Pflegende, die aus eigener Erfahrung wissen, was mit dem *Aktivieren von Ressourcen* gemeint ist.

Denn:
- Nur wer für sich selbst Ressourcen aktivieren kann, kann dies beim Kranken/Mitmenschen bewirken.
- Nur wer sich um eigene Ganzheit bemüht, kann Regeneration auf Ganzheit hin bewirken.
- Nur wer mit sich selbst – mit seinen eigenen ihm innewohnenden Kräften (Seins- und Wurzelkräften) – verbunden ist, kann diese heilend-wirkenden Energien durch sich hindurch am Kranken/Leidenden/Sterbenden wirken lassen.

Erlebnisformen

Das Erleben (er-leben) ist ein wesentlicher Bestandteil des Lebens. Das Erleben vollzieht sich zwar außen (im Ich), aber gleichzeitig wird es *innen erfahren* und von dort erhellt. So entsteht ein Dialog des inneren Menschen mit der Welt außen, der sich in folgenden Reaktionen niederschlägt:
- in der *Fähigkeit,* seiner Umwelt *inne zu werden,* sie zu *bemerken = Weltinnewerden;*
- in den *Bedürfnissen* als „dranghafte Regungen", die, in den Dienst der Selbsterhaltung und -entfaltung gestellt, die Lebenserhaltung und -gestaltung bewirken (von hier geht MASLOW's Bedürfnishierarchie aus, S. 39f.);
- im *Berührtwerden* durch welches die Wahrnehmungen aus der Umwelt für das Erleben gefärbt (getönt) und als Wert oder Unwert eingestuft werden. Wir geben dem Wahrgenommenen *Bedeutsamkeit;*
- im *wirkenden Verhalten* zu der im Bemerken erschlossenen Welt.

Die seelischen Vollzüge des Weltinnewerdens, des Dranges, des *Berührtwerdens* und des wirkenden Verhaltens stehen jedoch nicht isoliert nebeneinander, sondern sie durchdringen einander und machen in ihrem Zusammenwirken ein Ganzes aus, das als der *„Funktionskreis des Erlebens"* bezeichnet wird. Der ganzheitliche Prozeß des seelischen Kreislaufs ist eingebettet in eine Gesamtbefindlichkeit des Zumuteseins: in die seelische Gestimmtheit = *Befinden, Befindlichkeit.*

In der Beschreibung einzelner Erlebnisformen orientiere ich mich an den von C. G. JUNG beschriebenen Bewußtseins- und Einstellungsfunk-

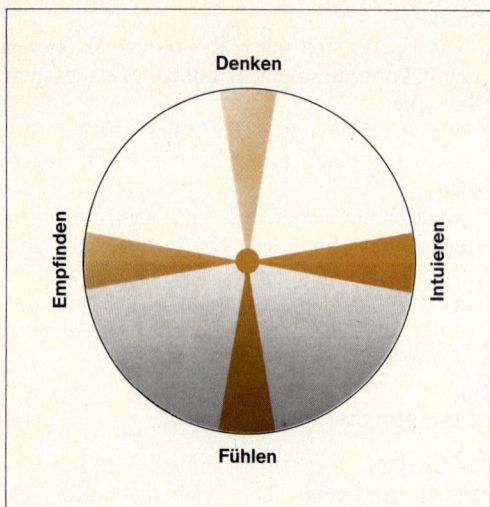

Abb. 2.12 Die vier Grundfunktionen des Menschen in ihrer Beziehung zueinander (nach *Jacobi*).

tionen, die als *Kräfte und Energien* angelegt und die als *Ressourcen* freigesetzt und integriert werden können.

Bewußtseinsfunktionen

JUNG unterscheidet *vier Grundfunktionen* (Grundkräfte), die in jedem Individuum angelegt sind und sein *Erleben* und *Handeln* bestimmen. In Abb. 2.12 sind sie den vier Polen zugeordnet:
- Die *senkrechte Achse* verbindet *Denken* und *Fühlen*,
- die *waagrechte Achse* verbindet *Empfinden* und *Intuition*.

JUNG sieht diese Gegensatzpaare im Dienste des Ausgleichs und der Ergänzung: „Die Psyche ist ein System der Selbstregulierung ... und es gibt kein Gleichgewicht und kein System mit Selbstregulierung *ohne diese Gegensätze*".

Denken – Fühlen

Im *Denken* ordnet der Mensch die Welt geistigerweise. Denken ist daher die Funktion, welche durch *Erkenntnis* – d.h. durch begriffliche Zusammenhänge und logische Folgerungen – zum *Verstehen* der Gegebenheiten der Welt und zur *Einsicht* dessen führt, was zu tun ist. Denken ist deshalb immer mehr als bloße Ratio (Verstand). Es ist Bewußtsein *und* Erlebnis, *Denkerlebnis,* und darum sowohl ein objektiver als auch ein seelisch-geistiger Wert.

Im *Fühlen* erfaßt der Mensch aufgrund einer gefühlsmäßigen Einordnung, daß Ereignisse „angenehm oder unangenehm" sind, bzw. ob er sie „annehmen oder abwehren" soll. *Gefühle* machen sich geltend als Wirkungen der Außenwelt im Inneren. Die *Gefühlswelt* ist eine innere Welt, die von der äußeren ganz verschieden sein kann = *subjektive Komponente,* die sich im individuellen Erleben niederschlägt.

Beide Funktionen – Denken wie Fühlen – sind wertende und wertabhängige Funktionen:
- Das *Denken* wertet durch Vermittlung der Erkenntnis (richtig, falsch) = objektive Wertung;
- das *Fühlen* wertet durch Vermittlung von Emotionen (Lust, Unlust) = subjektive Wertung.

Empfinden – Intuition

Im *Empfinden* nimmt der Mensch die Dinge wahr, wie sie sind; nichts wird daran verfälscht oder wertend verändert. Im Empfinden liegt der Realitätssinn in seiner stärksten Ausfaltung: *Wahrnehmen* der Außenwelt mit anschließender innerer *Verarbeitung.*

Empfinden ist immer subjektiv und individuell. Wenn mehrere Menschen die gleiche blaue Blume sehen, kann keiner die Empfindung des anderen nachvollziehen, die dieser Anblick in ihm auslöst; jeder setzt *seine* blaue Blume in der individuellem Empfindung in sein individuelles Erlebnis um.

In der *Intuition* nehmen wir auch wahr, aber weniger durch den bewußten Sinnesapparat als durch die Fähigkeit zu einer mehr oder weniger unbewußten *inneren Wahrnehmung.* Hier besteht die Möglichkeit, nicht nur den objektiven gegenwärtigen Status zu erfassen, sondern auch die potentiellen Möglichkeiten, die im Wahrgenommenen liegen. Intuition ist die beste Verbündete, um die Signale versteckter Ressourcen wahrzunehmen.

Beide Funktionen – Empfinden wie Intuition – sind irrationale Funktionen, weil sie nicht über Ratio und Wertung, sondern über die bloße Wahrnehmung arbeiten:
- Das *Empfinden* nimmt Einzelheiten wahr und übersieht oft den Gesamtzusammenhang;
- die *Intuition* kann Einzelheiten achtlos übersehen, erfaßt aber den inneren Sinn bzw. den Sinnzusammenhang und seine möglichen Auswirkungen.

Zusammenwirken der Funktionen

Anlagemäßig hat der Mensch an allen vier Bewußtseins- bzw. Erlebnisfunktionen teil. Das Individuum bedient sich aber vorwiegend nur *einer* dieser Funktionen, um sich im Leben zu orientieren, Realität zu verarbeiten und Verhalten anzupassen. JUNG nennt dies die Hauptfunktion. Im Laufe des Lebens kann der einzelne aber lernen, diese Einschränkung auf eine Hauptfunktion abzubauen und sich, mehr oder weniger, auch der anderen Erlebnisformen zu bedienen. Durch Integration all seiner in ihm angelegten Erlebnismöglichkeiten kann er seinen Erlebnisradius erweitern und dadurch *Ganzsein* erreichen im Wahrnehmen und Handeln. Abb. 2.13 zeigt (in Anlehnung an Abb. 2.6) das seelisch-geistige Beziehungsnetz, durch welches der Mensch mit dem Du – „Mitmensch, Welt, Gott" – in Beziehung tritt. Gleichzeitig wird ersichtlich, wie das Ich gegen außen wie mit einer Hülle (Persona = Rolle) umschlossen und abgeschirmt ist. Der Kreis muß als Kugel gesehen werden, damit deutlich wird, wie die Ich-Hülle (Persona) je nach ihrer Lage mehr oder weniger an der nach außen gerichteten bewußten Funktion teilhat.

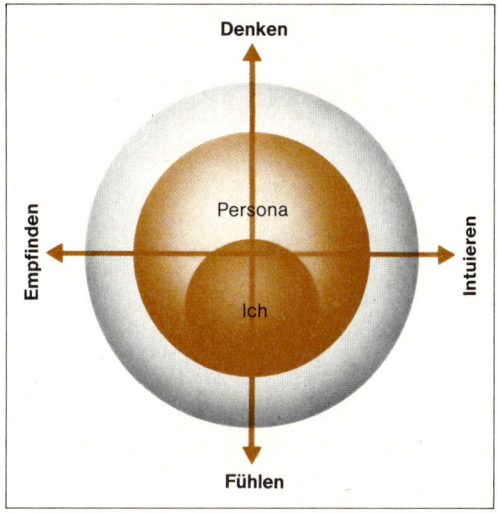

Abb. 2.13   Ich und Persona mit den vier Funktionstypen als seelisch-geistiges Beziehungsnetz (nach *Jacobi*).

Einstellungsfunktionen

Die ebenfalls von JUNG entdeckten *Einstellungstypen* beeinflussen neben den Bewußtseinsfunktionen wesentlich das menschliche Erleben und Handeln. Auch hier handelt es sich um ein Gegensatzpaar:
- die *Introversion* – der Mensch ist subjektorientiert, zögernd-zurückgezogen, nach innen gewandt;
- die *Extraversion* – der Mensch ist objektorientiert, entgegenkommend-aktiv, nach außen gewandt (weltzugewandt).

Es ist menschliche Aufgabe, sich selbst in seiner Anlage anzunehmen, ohne die weniger ausgeprägte Seite ganz zu vernachlässigen, aber auch den Mitmenschen in seinem So-Sein zu verstehen und anzunehmen.

Hier kommt es sehr auf den *Willen* an. Er kann entscheidend beitragen zur Weichenstellung und Richtungsänderung in der Auseinandersetzung mit Anlage und Aufgabe einerseits und Wunsch und Widerstand andererseits.

Lebensmotivation

Leben/Lebensbezüge sind per definitionem wandelbar, veränderbar, aber nicht ziellos blind. Sie tragen in sich Inhalt und Ziel und die Kraft (Fähigkeit), dieses Ziel anzustreben (Lebensmotivation).

Die folgenden Überlegungen gründen im we-

sentlichen in der Arbeit MASLOWS (Mitbegründer der humanistischen Psychologie). Er sagt z. B.: „Eine Person *bedeutet* nicht – eine Person *ist.*" Und an anderer Stelle: „Eine Person ist sowohl Wirklichkeit als auch Möglichkeit." Ziel MASLOWS ist es, die „Vollmenschlichkeit" zum eigentlichen Gegenstand einer „Psychologie seelischer Gesundheit" zu machen; denn im Gegensatz zu anderen psychologischen Ansätzen, die von gefährdeten oder geschädigten Teilen des menschlichen Selbst ausgehen, tritt bei MASLOW der *Mensch als Gestalter seiner Existenz* auf, der in einer Zeit zunehmender Materialisierung sich nach lebendigen geistigen Lebenswerten sehnt. Er geht dabei von dem „ganzheitlichen Wesen der menschlichen Natur" aus und weist nach, daß der einzelne aus einer Anzahl von Bedürfnissen heraus handelt. Diese sind zwar individuell verschieden, dennoch liegt eine aufsteigende Linie von niederen zu höheren Bedürfnissen im Wesen jedes Menschen. Auch und gerade wenn man sich ständig bewußt bleibt, daß der Mensch mehr ist als die Summe seiner Bedürfnisse, liegt dem menschlichen Selbstverständnis – unabhängig von seinen individuellen und soziokulturellen Abhängigkeiten – letzten Endes eine geistige Zielsetzung zugrunde, die erst die eigentliche befriedigende Selbstverwirklichung ermöglicht. Wenn dieser Prozeß blockiert wird (wenn die entscheidenden höheren Bedürfnisse nicht befriedigt werden), wird der Mensch krank.

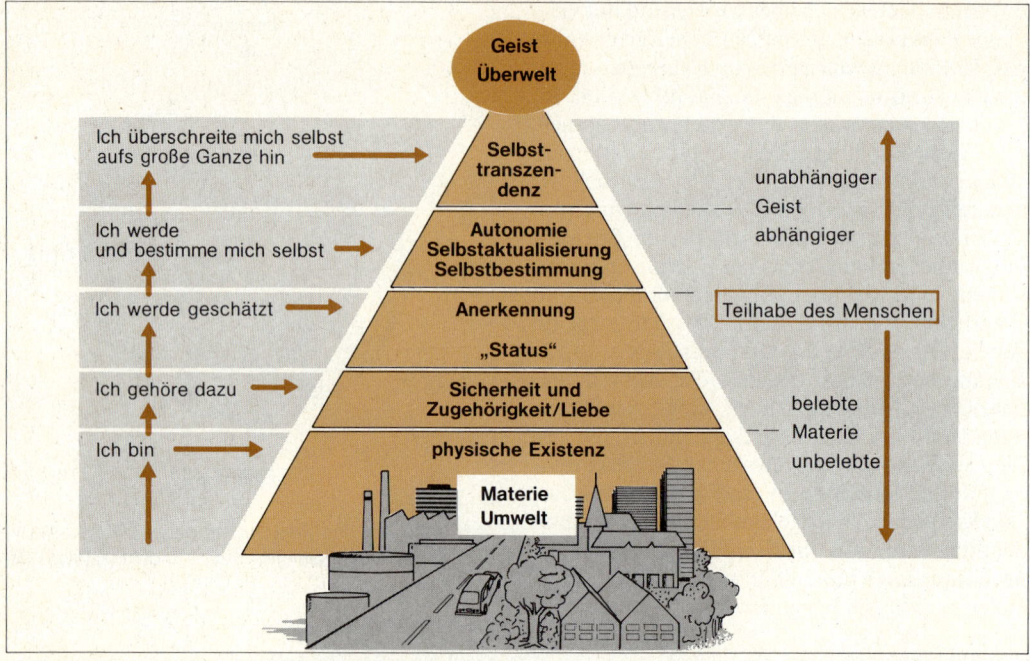

Abb. 2.**14**   Hierarchie der Bedürfnisse nach Maslow und ihre Beziehung zur Person in ihrem Werden.

Hierarchie der Bedürfnisse nach Maslow

Die menschlichen Bedürfnisse sind in einer hierarchischen und entwicklungsgemäßen Weise aufeinander bezogen, in einer Reihenfolge der Stärke und Priorität. Alle Bedürfnisstufen sind Schritte zur Selbstverwirklichung (Abb. 2.**14**); MASLOWS Einteilung der Bedürfnisse ist nicht willkürlich, er sieht sie im Organismus begründet, von dem her sich eine Wertordnung aufdrängt = holistisches (ganzheitliches) Prinzip.

Der Begriff „Hierarchie der Bedürfnisse" deutet an, daß sich die Motivationen eines Menschen beständig ändern können. Ein Bedürfnis, das gestern noch wichtig war, kann heute anders empfunden werden oder unwichtig erscheinen. Das gleiche Bedürfnis kann für den einen wichtig, für den anderen unwichtig sein. Beim gesunden Menschen treten neue Bedürfnisse auf, wenn Forderungen befriedigt sind. MASLOW stellte fest, daß man ungefähr vorhersagen kann, in welcher Folge verschiedene Bedürfnisse wichtig werden. Er geht davon aus, daß es in den Bedürfnisklassen eine gewisse innere Ordnung nach der Bedeutung der Bedürfnisse gibt (s. Abb. 2.**23**, S. 64). Diese entwickeln sich wie folgt:

1. *Physiologische Bedürfnisse.* Es sind die Bedürfnisse, die am dringlichsten der Befriedigung

bedürfen. Sie beziehen sich auf physiologische Prozesse, die dem Überleben bzw. der Homöostase des menschlichen Organismus dienen. Physiologische Bedürfnisse sind angeboren und erlernt. Sie beeinträchtigen die Bestrebungen und Reaktionen des Gesamtorganismus, weshalb sie nicht als isolierte Größen betrachtet werden können. Die physiologischen Bedürfnisse sind die „vorherrschenden" Bedürfnisse. Viele davon werden automatisch befriedigt, so daß das Alltagsverhalten des Menschen selten direkt von ihnen bestimmt wird. Im allgemeinen trifft der Mensch Vorkehrungen, um die physiologischen Bedürfnisse zu befriedigen, bevor diese sich akut bemerkbar machen; z. B. Einhalten eines Alltagsrhythmus zur Befriedigung der Bedürfnisse nach Nahrung, Bewegung, Schlaf, Ruhe, Entspannung, nach Wärme und Erfrischung, nach Schmerzverminderung und Reizsteigerung. Dort, wo physiologische Bedürfnisse akut in Erscheinung treten, können sie zum Hauptanliegen und zum dominierenden Wert werden, so daß vorübergehend die ganze Lebensphilosophie eines Menschen von ihnen geprägt werden kann.

2. *Bedürfnis nach Sicherheit.* Es ist das Bedürfnis, Bedrohung oder Gefahr zu vermeiden. Es

drückt das Verlangen nach Zuverlässigkeit, Vertrauen oder nach Abhängigkeit aus. Wo Ordnung und Sicherheit im Leben fehlen, wird die Befriedigung des Sicherheitsbedürfnisses an erster Stelle stehen. Wer die Elementarbedürfnisse und das Sicherheitsbedürfnis befriedigt hat, fühlt sich frei für ein neues Streben und Wagen.

3. *Bedürfnis nach Zugehörigkeit und Liebe.* Es ist das Bedürfnis, zu lieben und geliebt zu werden. Es drückt das Verlangen nach Anschluß und Geselligkeit aus sowie den Wunsch, Menschen um sich zu haben, Freundschaften zu schließen, Verbindungen herzustellen und aufrechtzuerhalten.

4. *Bedürfnis nach Wertschätzung.* Hier geht es um zwei getrennte Bedürfnisarten. Zur *ersten* gehören Bedürfnisse, die mit Selbstachtung und Selbstschätzung zu tun haben. Sie drücken den Wunsch nach Stärke, nach Leistung und Kompetenz aus, nach Vertrauen in die Umwelt und Unabhängigkeit, von der Meinung der Umwelt. Die *andere* Bedürfnisart stellt das Verlangen nach Respekt von anderen Menschen dar, nach Status oder Prestige innerhalb seiner sozialen Gruppe. Für MASLOW ist das Bedürfnis nach Selbstschätzung wichtiger für die erfolgreiche Entwicklung eines Individuums als das Bedürfnis nach Fremdschätzung.

5. *Bedürfnis nach Selbstaktualisierung.* Es ist das Bedürfnis, das zu tun, was der einzelne tun muß; ein Forscher *muß* forschen, ein Maler *muß* malen, wer ein guter Arzt/Schwester/ Pfleger sein will, *muß* ein guter Arzt/Schwester/Pfleger sein, wenn er/sie zur inneren Ruhe kommen will. Der Begriff Selbstverwirklichung verbindet die Vorstellung, daß sich alle Motivationen auf die Selbstverwirklichung hin ausrichten, d. h. auf das Bedürfnis, sich zu erhalten, zu verwirklichen, Seiender und Werdender zu sein.

Die folgenden Bedürfnisse zählt Maslow nicht mehr zu den Grundbedürfnissen, sondern bezeichnet sie als höhere, geistige Werte, die mit dem Selbstverwirklichungsstreben einhergehen können, aber nicht müssen.

6. *Bedürfnis, zu wissen und zu verstehen.* Es tritt auf, wenn die Grundbedürfnisse befriedigt sind oder Aussicht auf ihre Befriedigung besteht. Dann wird der Mensch neugierig und beginnt, seine Umwelt zu erkunden. Er verlangt nach größerer Erkenntnis und beginnt zu forschen, selbst unter schwierigen Bedingun-

gen. Das gleiche gilt für die *ästhetischen Bedürfnisse.* Ob diese universal sind, scheint nicht eindeutig sicher zu sein. Sie können beobachtet werden bei Menschen, die nach Schönheit oder Harmonie geradezu dürsten. Diese Menschen können nicht anders, als nach Schönheit streben, so stark manifestiert sich ihr Verlangen danach.

7. *Bedürfnis nach Transzendenz.* Es meint des Menschen Sehnsucht nach *letzter Sinnfindung,* nach religiösen, mystischen Werten, das Bedürfnis nach Verehrung, nach Bewunderung von etwas, was jenseits seiner sinnlichen Wahrnehmung und Vorstellung steht (Selbsttranszendenz als ein über sich selbst Hinauswachsen). Transzendenz ermöglicht die Teilnahme am Kosmos, am Göttlichen, die Einheit mit Gott.

> **Bedürfnis und Anspruch:**
> *Bedürfnisse* haben personal-existentiellen Charakter, kommen aus dem Inneren des Menschseins. Sie müssen und können erfüllt werden.
> *Ansprüche* kommen von außen auf den Menschen zu oder er läßt sie in sich erwachsen. Sie können häufig nicht erfüllt werden und können dazu führen, daß der Mensch verfremdet wird.
> Grundsätzlich gilt: Der Mensch ist in jedem Falle mehr als die Summe seiner Bedürfnisse und Ansprüche. Er ist nicht nur Bewirkter, er ist auch Bewirker!

Von dieser Grundlegung der Maslowschen „Bedürfnishierarchie" ergeben sich direkte Verbindungen und Fortführungen zu den „Lebensaktivitäten" bzw. den Aktivitäten des täglichen Lebens = ATL (S. 65 ff. und Kap. 3–14), die die Grundlage des Pflegemodells (Bezugsmodell S. 5) in diesem Buche sind.

2.2.10. Lebensprozesse

Das Leben des Menschen hat *Werde- und Prozeßcharakter.* Deshalb ist Menschsein immer ein *Prozeß des Sicheinlassens auf dieses Leben.* Auf diesem Wege geschieht die Gestaltung des Lebens, und es liegt darin zugleich das *Ziel,* wohin jedes Leben führen und einmünden sollte: „Sei weit offen wie der Himmel, und du bist auf dem Weg" – auf *deinem* Weg und zu *deinem* Ziel. Leben als Werdeprozeß ist Entwicklung und bewegt sich zwischen Herkunft und Zukunft, zwischen Aufbruch nach vorn und Rückkehr zum Ursprung. Der Mensch ist ein auf das Kommende hin Offener und bleibt doch rückgebunden an seinen geistigen Ursprung.

Lebenskontinuum und Lebenswerden

Kontinuum des Lebens

Des Menschen Lebensbogen spannt sich von der Zeugung und Geburt über Kindheit, Jugend, Erwachsensein, Reife und Alter bis hin zu Sterben und Tod. Als Lebewesen ist er eingebunden zunächst in den Prozeß des Entstehens und Vergehens wie alles Lebendige auch. Als geistiges Wesen lebt er aber in der Möglichkeit, diesen Lebensstufen einen Sinn zu geben, darin eine Aufgabe zu erblicken, und am Aufbau seiner Person mitzuwirken. Vom *biologischen Gesichtspunkt* könnte man den Lebenslauf eines Menschen vergleichen mit dem Lauf der Sonne, die aufgeht, mittags im Zenit steht und am Abend untergeht. So gesehen wäre das menschliche Leben nicht mehr als die Addition von Jahren, also eine quantitative Größe, die davon ausgeht, daß Kindheit, Jugend und Lebensmitte den Aufstieg und die stärkste Ausfaltung des Lebens darstellte, während nach Erreichen des Höhepunkts eine Abwärtsbewegung eintritt, die zum allmählichen Erlöschen des Menschen führt. Wer aber nach dem Sinn des Lebens, also vom geistigen Gesichtspunkt her, fragt, wird zunächst anerkennen, daß jeder Lebensabschnitt seinen Sinn in sich trägt und dazu beiträgt, daß der Mensch sein Selbst *suchen, finden* und *erfüllen* kann und dies auf *jeder Lebensstufe.*

C. G. JUNG hat einmal darauf hingewiesen, daß es so etwas wie eine Schule für Vierzigjährige geben sollte. Darin müßte aufgezeigt werden, daß Leben immer ein Kontinuum ist, das einen Sinnzusammenhang sowohl der einzelnen Lebensstufen als auch deren Sinnfülle ergibt. Auf Jugend und Alter bezogen müßte also deutlich werden: „Was die Jugend *außen* fand und finden mußte, soll der Mensch des Nachmittags *innen finden.*" Mit anderen Worten: Der Nachmittag des menschlichen Lebens ist ebenso sinnvoll wie der Vormittag; nur hat er eine andere Ausrichtung und Absicht. „Der Mensch hat *zweierlei Zwecke:* der erste ist der *Naturzweck,* die Erzeugung von Nachkommenschaft und alle Geschäfte des Brutschutzes, wozu Gelderwerb und soziale Stellung gehören. Wenn dieser Zweck erschöpft ist, beginnt die andere Phase: der *Kulturzweck.* Zur Erreichung des ersten Zieles hilft die Natur und überdies die Erziehung." Die Erfüllung des zweiten Zieles ist Lebensaufgabe des reifenden Menschen: Er selbst zu werden; nicht abgewandt von der Welt, sondern im Ausgleich von „Welt und Selbst"; darin findet er Erfüllung, Ganzwerdung und Sinn.

In der Bewegung dieses Kontinuums gibt es keine bessere oder weniger gute Stufe, und der Lebensbogen ist nicht gleichzusetzen mit Anfang, Höhepunkt und Abstieg. Leben *und* Tod haben einen *gemeinsamen Sinn.* DÜRCKHEIM sagt: „Der Sinn des Lebens ist der Tod – der Sinn des Todes ist das Leben." Sterben und Tod stellen nur ein biologisch-zeitlich-weltliches Ende dar, und es ist Voraussetzung, dies zu durchlaufen, um zur Liebe und zur Erfüllung in der Auferstehung zu gelangen. Wo diese letzte Konsequenz nicht vollzogen werden kann, trägt der Tod das Gesicht eines verschlingenden Endes.

Die Darstellung verschiedener Werdensmodelle soll diese Zusammenhänge noch deutlicher machen.

Modelle des Werdens

Sie zeichnen den Lebensweg des Menschen vom Anfang (Zeugung, Geburt) bis zum Ende (Tod) und beeinflussen, je nach *Wertsetzung,* seinen Lebens- und Erlebenssinn.

- Das *lineare Modell der Zeit* zeigt eine Gerade (Abb. 2.**15a**) oder einen Bogen (Abb. 2.**15b**). In der *Ausrichtung* auf den irdischen Tod *oder* auf

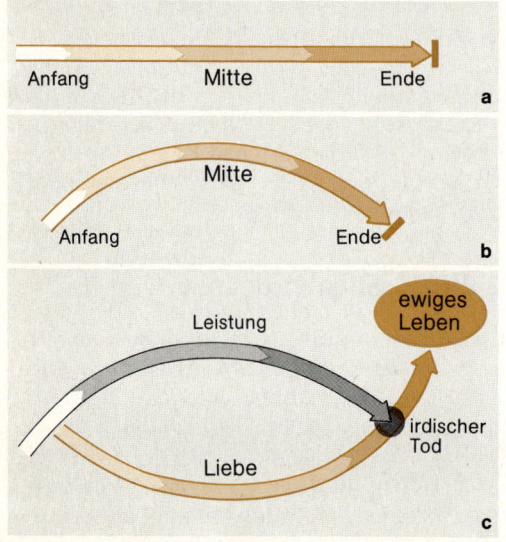

Abb. 2.**15**   Das lineare Modell der Zeit (s. Text).

ein ewiges Leben wird Sinngebung erkennbar (Abb. 2.**15c**):
- der Sinn des Lebens ist der Tod, oder
- der Sinn des Todes ist das Leben.

- Das *zirkulare (Kreis-)Modell der Zeit* (Abb. 2.**16**) taucht schon in uralten Beschreibungen auf. Im Kreis (Mandala) liegen ebenso Ganzheit und Einheit, Ruhe und Zentrierung wie Dynamik und Bewegung. Leben ist ein ständiges Umkreisen des unsichtbaren Einen, dem wir – wie der Kreis selbst – unser Dasein verdanken. So verbindet das Kreismodell Anfang und Ende zu einem neuen Beginn.

Im Zeitkontinuum als Modell des Werdens liegt *Bewegung* – Leben ist dynamisch. Aus der Bewegung erwächst *Begegnung,* aber auch *Anpassung* (Adaptation), Entfernung und *Wiederanpassung.*

Leben ist *Eigengesetzlichkeit* (Autonomie) und *Selbstgestaltung.* Lebensvorgänge „laufen ab" und sind in der Regel „geordnet" (gesund). Solche, die in Unordnung geraten sind (krank), können in den meisten Fällen durch das Lebewesen selbst wieder geregelt werden (natura sanat, medicus curat = die Natur/das Leben heilt, der Arzt behandelt [nur]).

Menschsein ist - wie das Leben selbst - *dynamisch,* wechselhaft, komplex. Wichtiges Merkmal innerhalb des Lebensprozesses ist die *Veränderung*. Lebensprozesse, die Veränderung bewirken, stehen im Dienst am Leben und haben das Ziel, den Menschen zu formen auf sein eigenes Inbild hin. „Ein Mensch werden ist das, wozu der einzelne geschaffen ist", sagt BUBER. Der zu werden, der man werden soll, heißt, die eigenen noch ungeformten Möglichkeiten, die auf Entfaltung drängen, durch diesen Lebensprozeß erschließen zu lassen. Veränderung geschieht durch *Wachsen und Werden.*

Im *Wachsen ist Notwendigkeit.* Was notwendig nach Gesetzen und Geboten und ohne Freiheit geschieht, ist gewachsen oder gemacht, aber geworden ist es nicht. Wachsen ist naturgesetzlich notwendige Entwicklung hin auf Fortpflanzung und Wachstum im Sinne der Vermehrung, welches fundamental-elementares Kriterium für das Lebendige (den Organismus) ist.

Im *Werden ist Freiheit.* Im Werden kann keine Notwendigkeit sein. „Notwendigkeit sagt selbst, daß sie schon *ist* und ein Werden nicht zu erwarten ist." Der Mensch *wird* ein Leben lang: Selbstwerdung auf dem Weg vom Ich zum Selbst ist ein seelisch-geistiger Prozeß hin zur Wirklichkeit in Freiheit = Reife.

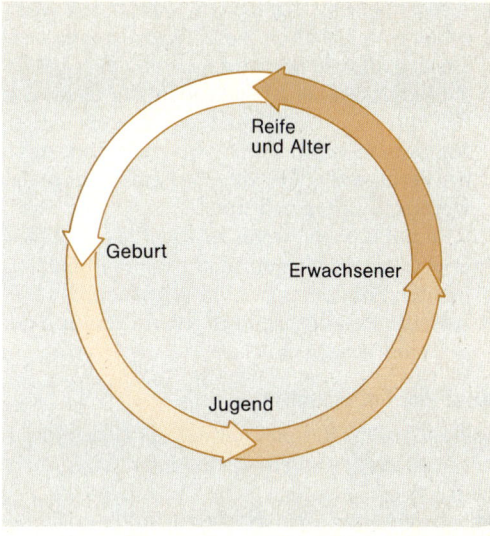

Abb. 2.**16**   Das zirkulare (Kreis-)Modell der Zeit.

Der Unterschied von Wachsen und Werden zeigt sich im Vergleich von Körper und Leib: Der Körper reift rasch, der Leib nur langsam. Für den Menschen heißt das: So, wie er sich konkret darstellt, ist er jeweils Ausdruck eines *vielfältig Gewordenen,* seiner Lebensgeschichte (Biographie).

Krisen des Lebens

Im Wachsen, Werden, Verändern und den dadurch bedingten Anpassungsprozessen (s. oben) erfährt der Mensch auch *Grenzen,* die sich u.a. als Störungen (Krankheit, Seelenleiden) äußern, die es zu bewältigen und zu integrieren gilt. Solche Grenzen sind *Lebenskrisen,* die zu neuem Aufbruch drängen und die schließlich zur *Reife* und Lebenserfüllung (Weisheit des Lebens) hinführen können - nicht notwendigerweise hinführen müssen. Sie müssen angenommen werden als natürlicher Bestandteil des Lebens, der den Sinn hat, den Menschen innerlich wachsen und dadurch zur Reife gelangen zu lassen.

Im Laufe seines Lebens durchläuft der Mensch viele und sehr verschiedene Krisen, von denen manche vorgezeichnet sind (Adoleszenz, Lebensmitte), andere sich als individuelles Schicksal einstellen (akute oder chronische Krankheit, Unheilbarkeit). Alle diese Krisen sind eingebettet in die beiden *unausweichlichen Existenzkrisen: Geburt und Tod.*

- *Geburt* als Durchgang des werdenden Menschen zum Leben in dieser Welt, ist eine erste einschneidende Krise im menschlichen Leben. Zu bedenken sind heute auch die Gefahren, die durch die Möglichkeiten der genetischen Manipulation (künstliche Insemination, In-vitro-Fertilisation, Geschlechtsbestimmung) das werdende Leben belasten.
- *Tod und Sterben,* wenn sie nicht als Erfüllung erlebt werden können, sind krisenhaft belastet mit den Problemen der Verweigerung, des Suizids, der Reanimation um jeden Preis und der aktiven Euthanasie.

Krise der Lebensmitte

Sie soll als ein Beispiel herausgegriffen und näher erläutert werden (zum Klimakterium s. Kap. 14).
Die heute unter dem Namen Midlife-crisis bekannte Krise der Lebensmitte wird von C.G. JUNG als *Individuationsweg* bezeichnet. Er schildert diesen Weg als Prozeß, bestehend „aus immer neuen, weil immer wieder notwendigen Versuchen, die inneren Bilder und die äußere Erfahrung zur Deckung zu bringen. Anders ausgedrückt: Sie liegt in der Bemühung, die Absicht, die das Schicksal mit einem hat, gänzlich zur eigenen Absicht zu machen. In Augenblicken des Gelingens ist ein Teil des Selbst als Einheit von Innen und Außen verwirklicht. Dann ruht der Mensch in sich, weil er sich erfüllt . . .“ Individuation meint also die Möglichkeit und Notwendigkeit des Menschen, sein Leben aus seiner Personmitte heraus so zu gestalten, daß sich in der Verbindung von Innen und Außen Selbstwerdung als echte Selbstverwirklichung ereignen kann. Nicht immer gelingt dieser Prozeß. Schon PHILIPPO NERI sagte: „Alle Menschen werden als Originale geboren, die meisten sterben als Kopien.“ Und ERICH FROMM formulierte: „Das Leben (des Menschen) besteht darin, dauernd geboren zu werden. Eine Tragödie ist es, daß die meisten von uns sterben, ehe sie zu leben begonnen haben.“ In diesen Aussagen wird deutlich, daß „Leben immer ein Werdendes ist, auch wenn es vergeht“.
Lebenszeit ist mehr als ein Zeitmaß, und *Lebensqualität* ist von größerer Bedeutung als die Quantität der Jahre. Es geht nicht darum, „dem Leben Jahre, sondern den Jahren Leben zu geben“.
Die Krise der Lebensmitte, der Individuationsweg zur Selbstwerdung, ist vielleicht in erster Linie ein Weg zum Finden des Lebenssinnes, zur Charakterbildung und damit zur Formung von

Menschenbild und *Weltanschauung.* „Höheres Bewußtsein bedingt Weltanschauung“ (JUNG). Jeder Zuwachs von Erfahrung und Erkenntnis - auch, vielleicht sogar vor allem, durch Krankheit und Krise - bedeutet einen weiteren Schritt in dieser Entwicklung. Dies ist gemeint mit den Worten „Krise als Chance“ oder „Krankheit ist ein Abfall vom Sein“. Krise und Krankheit als schicksalhafte Ereignisse bergen neben ihrem negativen Charakter das Signal, daß eine Seite im Menschen, die bisher gefehlt hat oder vernachlässigt worden ist, zur Entwicklung drängt.

Gesundheit und Krankheit als Aufgabe

Krise, Krankheit und Sinnentleerung sind Probleme, mit denen der Mensch „fertig werden“ muß, auch wenn sie (z. B. chronische Krankheit, bleibende Behinderung, seelische Dekompensation usw.) nicht beseitigt werden können, sondern bestehen bleiben. Der Mensch - und auch die Medizin - ringen oft vergeblich darum, sie zu bewältigen. Nach dem Sieg über Infektionskrankheiten und Kindersterblichkeit steht nun die Medizin den modernen Zivilisationskrankheiten (Rheuma, Herz-, Kreislauf- und Stoffwechselleiden u.a., die mehr und mehr auch chronische Krankheiten sein werden) machtlos gegenüber, „den Langzeitpatienten, die 30, 40 Jahre am gleichen Leiden kurieren, den Mehrfach-Geschädigten, die mehrere Gebrechen zugleich zu verkraften haben, den Überlebenspatienten (nach Unfällen oder Operationen), den Vielfach-Leidenden, deren längeres Altern potenziertes Leiden weiterschleppt“ (SCHIPPERGES).
Der „Wandel der Krankheiten“ hängt weitgehend auch mit *Umweltfaktoren* und *Verhaltensnormen,* also mit den Bedingungen unserer Lebensführung zusammen. Gestörte Gesundheit *heute* ist meist auch vom Menschen mitverursacht: psychosozialer Streß, Alkoholmißbrauch, Fehlernährung, Drogenkonsum, Umweltverschmutzung usw. Bisher unbekannte *Viren* führen zu neuen und bedrohlichen Seuchen (z. B. AIDS). Das wachsende Medikamentenangebot bewirkt sog. Pharmakogenosen.
Im Hintergrund all dieser Erscheinungen finden wir die *immer drängender werdende Frage nach dem Sinn* von Gesunderhaltung und gesundem Leben, bzw. von Kranksein, Leid und Tod.
„Gesundheit im Jahr 2000“ (WHO 1980) bedeutet m. E. zweierlei:
- *Gesundheitssorge, -erhaltung* und *-erziehung* (primäre Gesundheit). In den Begriffen der

Pflege geht es um die *„Gesundenpflege"* und *Selbstpflege* mit dem Ziel der Gesunderhaltung; und

- *mit dem Kranken/der Krankheit leben,* d.h., wir müssen Modelle zur Bewältigung finden: *Krankenpflege* etwa, *die möglichst optimal die Selbstpflege fördert* bzw. nahtlos diese ergänzt.

Erhaltung der Gesundheit

Hier geht es in erster Linie um optimale und sachgerechte *Information* breiter Bevölkerungsschichten sowie um die *Einübung neuer Sichtweisen,* die die folgenden Ziele beinhalten:

- *Verständnis* für die Komplexität der Spektren ganzheitlicher (holistischer) Gesundheit und für die Vielfalt der Krankheitseinflüsse = *Bewußtseins- und Gesundheitsbildung;*
- *Verantwortlichkeit* für die Gestaltung unserer Welt (Umwelt) und der menschlichen Lebensbedingungen (Arbeits- und Wohnwelt, Lebensführung, Eßkultur) = *Lebenshilfe;*
- *Einsicht,* daß vorbeugen besser ist als heilen = *Selbsthilfe* und *Selbstpflege;*
- *Wiederentdeckung von Ressourcen,* der *weiblichen Werte* (in einer männlich-aktiven Gesellschaft!) wie Intuition, Ganzheitlichkeit, Kontakt- und Beziehungsfähigkeit u.a. sowie der *geistigen Dimension:* Kräfte der schöpferischen Vernunft, Kreativität, innerseelische Energien, das Leibbewußtsein (Entspannung, Biofeedback, Visualisierung usw.).

Mit Krankheit leben

„Mit Krankheit umgehen zu können ist Sache von jedermann, als eine noch mögliche Lebensform und notwendige Lebensmeisterung" (SCHIPPERGES). „Gesundheit ist, tun zu können, was man will" (DUBOS).
Diese Aussagen sprengen den traditionellen Begriff von Gesundheit und relativieren ihn. Hier wird der Begleiter (die Schwester/der Pfleger) - in einer Formulierung von VIKTOR V. WEIZSÄKKER - weniger ein „Bewirker" (schon gar nicht ein Macher) als vielmehr ein „Ermöglicher".

- Er steht nicht in der Entscheidung *für* den Kranken, sondern steht *mit* dem Kranken in der Entscheidung.
- Er erfüllt keine Bedürfnisse des Kranken, sondern hilft ihm, seine Bedürfnisse selbst zu erfüllen.
- Er bietet nicht Pflege an (weil er besser wüßte, was der Kranke braucht), sondern er hilft ihm, Selbstpflege-(Selbsthilfe-)Möglichkeiten

wahrzunehmen. Erst dann ergänzt er, wo der Kranke allein nicht zurechtkommt.

Da die Krankheit oft eine Reaktion auf falsche/einseitige Lebensweise ist, liegt in ihr auch ein Auftrag: Kranksein zum Austragen nicht zugelassener oder verfehlter Bezüge des Seins und des Daseins anzunehmen (s. Lebenskrisen S. 43).
Es genügt nicht, Krankheitssymptome wegzutherapieren, wenn das Verschwinden der Krankheits nichts verändert hätte in der Art und Weise des „In-der-Welt-Seins". Hier verweise ich auf die Unterscheidung von Krankheit/Gesundheit und Kranksein/Gesundsein (S. 50). *Kranksein und Gesundsein* sind, anders als Krankheit und Gesundheit, nicht sich ausschließende Gegensätze, sondern Kranksein ermöglicht, trotz allem, das Gefühl des noch möglichen Maßes an Gesundsein und damit *Heilsein.* Der Begriff „krank", so verstanden, muß folglich von der Krankenpflege her anders gewertet werden. Die Berufsbezeichnung „Krankenpflege" betont zu einseitig den Aspekt der Krankheit und sollte modifiziert werden in der Richtung, daß man von *Pflege* allgemein (S. 52 f. u. 87) oder von *Gesunden- und Krankenpflege* spricht.

2.3. Rollenbilder und Berufsbild

2.3.1. Rolle der Pflegeperson/ Krankenschwester

Rollenverständnis

Die Rolle der Krankenschwester (gemeint ist immer auch der Krankenpfleger oder, allgemeiner ausgedrückt, die Pflegeperson) hat sich im Verlauf der Geschichte gewandelt. Das hängt ganz wesentlich mit den auf S. 10 ff. besprochenen Beeinflussungsfaktoren zusammen. Veränderungen geschehen langsam. Jahrhundertealtes Rollenverhalten hat *Rollenerwartungen* geprägt, die der Realität nicht mehr entsprechen, weil sie zu einem überholten Berufsbild gehören. Es ist dabei feststellbar, daß Erwartungen zum Teil vom *Rollenträger,* d.h. von den Berufsangehörigen selbst, aufrechterhalten werden (sie können u.U. recht anspruchsvoll sein, und junge Schwestern resignieren dann, wenn Bild und Wirklichkeit sich nicht entsprechen). Hohe Erwartungen haben aber auch die *Rollengeber,* das sind jene Menschen, die uns in der Funktion dieses Berufes aufsuchen und in Anspruch nehmen.

Sehr vereinfacht könnte man sagen, daß das Rollenbild, das FLORENCE NIGHTINGALE verkörperte, auch heute noch wirkt. Wohl alle angehenden Krankenschwestern werden mit ihr als der „Dame mit der Lampe", die ein Symbol ist für die „immer bereite, stets freundliche, Trost und Hoffnung spendende Ur-Mutter", konfrontiert. Werden solche Erwartungen unreflektiert übernommen und auf die heutige Berufssituation übertragen, bleibt der Konflikt nicht aus. Wie sehr der Konflikt unseren Beruf heimgesucht hat, zeigen die vielen Diskussionen über Themen wie

- ein Beruf in der Krise,
- rasant steigende Fluktuationsrate,

oder positiv ausgedrückt:

- Pflegeverständnis im Wandel,
- die Frauenrolle und die Berufstätigkeit heute.

Die Probleme müssen dort gesucht werden, wo sie ihre Wurzeln haben, und das sind

- das veränderte Berufsbild bzw. die veränderte Auffassung von Pflege;
- das veränderte Selbstverständnis des Rollenträgers, also der Schwester, des Pflegers;
- das veränderte Gesellschaftssystem.

Verändertes Berufsbild

Die oben besprochene Veränderung in der Auffassung von Pflege hat das Bild der Mutter (F. NIGHTINGALE) über das Bild einer „beruflichen Mutter" (V. HENDERSON) zu einer *Persönlichkeit, die eine denk-, entscheidungs- und handlungsaktive Rolle* zu erfüllen hat, gewandelt. Nimmt man die von der WHO und vom ICN (inkl. der verschiedenen *Berufsverbände*) formulierte Berufsauffassung, die das Heute und die Zukunft meint, und stellt sie in Beziehung zu einem ganzheitlichen, personbezogenen Menschenbild, dann ist die Krankenschwester jemand, der

- Gesunde und Kranke anleiten, unterstützen und motivieren kann, um Gesundheit zu erhalten und/oder wieder zu erlangen, unbewußte gesunde Kräfte (Ressourcen) zu erspüren und zu heben, und dies nicht nur unterrichtend, sondern auch modellhaft lebend;
- die körperlichen, seelisch-geistigen und sozialen Bedürfnisse, Probleme und Ressourcen des Kranken sowie seinen jeweiligen Abhängigkeits- bzw. Unabhängigkeitsgrad erkennen, d.h. richtig einschätzen kann;
- die individuell notwendige Pflege planen und gewährleisten kann, indem sie, wenn möglich,

mit dem Kranken und der ganzen zuständigen Pflege- und Behandlungsgruppe gemeinsam Ziele formuliert und für die zielorientierte Durchführung der Pflegemaßnahmen besorgt ist;

- pflegerische und therapeutische Maßnahmen in Eigenverantwortung (entsprechend ihrer Kompetenz) durchführen kann: unterstützend oder stellvertretend, erhaltend oder wiederherstellend;
- die Lebensfunktionen und Reaktionen des Kranken überwachen und zweckmäßiges Verhalten ableiten kann;
- ein therapeutisches Klima zu schaffen vermag, d.h. helfend und heilend in Beziehung treten, Lebensqualität und Lebenshilfe (Dienst an der Wiederanpassung oder am Sterben) geben kann;
- eine vorübergehende Bindung mit dem Anvertrauten (gesund oder krank) eingehen kann, die tragend, ernsthaft und reif ist;
- rehabilitativ orientiert ist, das Selbsthilfepotential im Kranken wecken und Ressourcen der Umgebung mit einbeziehen kann;
- mit dem Arzt und den verschiedenen Diagnostik- und Therapiegruppen wirkungsvoll zusammenzuarbeiten gewillt ist;
- die Wirkung der gegebenen Pflege beurteilen sowie Pflege verändertem Befinden und veränderter Befindlichkeit anpassen kann;
- Schüler und Mitarbeiter zu kompetenter Pflege anleiten, überwachen und fördern sowie
- die Struktur, in der sie ihren Beruf ausübt, überblicken und personelle, materielle und organisatorische Bedingungen objektiv beurteilen kann;
- sich permanent weiterbildet.

Verändertes Selbstbild

Um der oben beschriebenen Rolle gerecht werden zu können, müssen nebst einer gut fundierten Ausbildung auch eine permanente Weiterbildung aller und eine funktionsfähige Organisation des Pflegedienstes gewährleistet sein. Ebenso wichtig, ja vielleicht noch wichtiger, ist die *Bildung* und *Ausbildung* einer *reifen Persönlichkeit.* Persönlichkeit ist mehr als die Berufsrolle meint. Die Rollenerwartung ist kollektiv (allgemein), der Rollenträger ist individuell (einzigartig). Hinter dem eingelernten Berufsverhalten steht die Individualität des Menschen, die sein wirkliches und wahres Wesen verbirgt. Dieser innere Kern ist viel reicher, mannigfaltiger, kreativer und phantasievoller als jedes von der Gesellschaft oder vom Berufsverband entworfene Berufsbild. Das hat nicht nur seine positiven, sondern auch seine negativen Seiten, und beide bedürfen der Bewußtwerdung. Niemand kann ungestraft ein einseitiges Leben führen. Der Versuch, ein überspitztes, überforderndes, wirklichkeitsfremdes Berufsbild aufrechtzuerhalten, schafft ebensoviel Berufsunzufriedenheit und Arbeitskonflikte wie ein abwertendes, geringdenkendes Job-Verhalten bzw. ein nur einseitig ausgerichtetes Erwerbsdenken.

Eigenständigkeit und *Eigenverantwortlichkeit* sind Werte, die vom *einzelnen* mitgetragen werden müssen. Zweierlei ist da gefordert, wofür wir uns einsetzen müssen:
- *Berufsbildung* in bezug auf das Berufsverständnis *und* das Selbstverständnis: Der Beruf *ist,* was wir nach innen und nach außen *vertreten* und wofür wir uns *einsetzen.* Dies fordert eine *zweifache Profilierung,* nämlich
  • *Mitarbeit an der Verbesserung der Arbeitsbedingungen,* der gerechten Entlohnung, der sozialen Sicherheit = *sozialökonomischer Aspekt;*
  • *Verantwortlichkeit für ein bewußteres Berufsverständnis* und für das, was Pflege ist und sein muß: ein Beruf, der von Menschen an Menschen geleistet, dem Adressaten (Kranken) die von ihm gebrauchte Hilfe und uns selbst, den Pflegenden, Lebenserfüllung (Berufszufriedenheit) geben soll = *existentiell-ethischer* Aspekt.
- *Berufsentwicklung.* Sie soll uns wegführen von einer nur der Tradition verpflichteten, intuitiven Pflege, hin zu einem eigenständigen und entscheidungsbewußten Sein *und* Handeln. Hier bedarf es der *Forschung* (der wissenschaftlichen Pflegeanalyse) und des *Qualitätsbewußtseins* (der Bereitschaft, Pflegequalität in der konkreten Alltagssituation zu reflektieren und zu verändern).

Beides kann letztlich nur von den Pflegenden selbst getragen werden. Hier und nur in diesem Zusammenhang ist das Wort zu verstehen „der einzelne verändert die Welt" und den Beruf auf Zukunft hin. Dieser *einzelne,* und damit die *Autonomie,* die Eigenständigkeit und die Eigeninitiative des einzelnen, *hat* eine reelle Chance, an dieser Veränderung mitzuwirken.

Dieser einzelne ist es auch, der sich selbst in den Pflegealltag mitbringt (s. Personalität, Individualität und Persönlichkeit S. 23). Grundlage des Nachdenkens über das Selbstbild muß infolgedessen auch ein Nachdenken über die eigene *Lebensqualität* mit einschließen. Hier gilt es, an den *eigenen Persönlichkeitswerten* zu arbeiten bzw. diesen Raum zu geben:
- der Bildung und Ausformung der Gemütswerte und der Kreativität;
- der Entwicklung der Fähigkeiten wie Gefühle annehmen, ausdrücken und zulassen (eigene und fremde);
- der Selbsterkenntnis: sich selbst besser kennen lernen, um der zu werden, der ich sein kann.

Die *Entwicklung solcher Werte* bedarf der Einübung in der *Ausbildung* (Raum schaffen für die Persönlichkeitsbildung) und der *Unterstützung im Berufsleben* (innerbetriebliche Schulung, berufspolitische und persönlichkeitsorientierte Weiterbildung, Supervision).

Die *reife Rollenfindung* ist – wie die Pflege selbst – ein *Prozeß.* Getragen wird sie von Menschen, die, weil sie für sich selbst Selbstbewußtsein, Selbstwert und Zugehörigkeit erfahren, fähig und willens sind, die gewordenen wirtschaftlichen, strukturellen und technischen Zwänge (Sachzwänge) nicht länger einfach hinzunehmen, sondern sie zu verändern, damit
- *Lebensqualität* für sich selbst und
- *Pflegequalität* für den Kranken
bestmöglich gewährleistet werden kann.

Verändertes Gesellschaftsbild

Die mannigfachen Verflechtungen von Gesellschaftsnormen und Berufsverhalten sind in der Geschichte der Krankenpflege unübersehbar. Es sind prägende Werte (oder Unwerte), mit denen wir auch in Zukunft konfrontiert sein werden. Verwiesen sei dazu auf den Abschnitt „Einbettung des Menschen in Raum und Zeit" (S. 9 f.). Hier ist noch kurz hinzuweisen auf die Mitverantwortung der Berufsverbände wie des einzelnen in der Bewältigung von gesellschafts- und zeitbedingten Strömungen und Aufgaben, Normen und Rechten. Hier setzen die *ethischen Fragestellungen* ein: die Frage nach dem inneren (ethischen) Gewissen und dem gesellschaftlich-relevanten Gewissen (Moral). Letztlich wird es in diesen Fragen immer um die Verantwortung des Menschen gehen, um die Gewichtung der Werte, deren letzter Maßstab nicht Wissenschaft - Prestige - Forschung - Machbarkeit sein kann, sondern der *personale Mensch* in seinem Recht auf Unantastbarkeit und Würde. Ausschlaggebend ist das persönliche, individuelle Gewissen des

einzelnen *und* das verantwortungsbewußte Berufsverständnis einer Berufsgruppe:
- im Bereich der Pflege ist es die *Ethik der Krankenpflege;*
- im Bereich des Lebens ist es die *Bioethik;*
- beide sind nicht unabhängig von der *Medizinethik* zu bewältigen (interdisziplinärer Aufgabenbereich).

2.3.2. Rolle des Kranken

Beeinflussungsfaktoren

Nicht nur die Rolle des Pflegenden selbst (Pflegeperson), sondern auch die Rolle des *Pflegeempfängers* (Patient) ist eine Entsprechung und Auswirkung der oben angeführten Wertsetzungen. So kann die Patientenrolle vom Kranken selbst sehr unterschiedlich wahrgenommen werden. Aber sein Rollenverständnis wird auch von den Pflegenden mitbestimmt und mitbeeinflußt. Je nachdem ist dann die Rolle des Kranken:
- *Passiv oder aktiv.* Er wird als bloßer Pflegeempfänger gesehen oder als Mitverantwortlicher in seinem Gesundungsprozeß.
- *Abhängig oder unabhängig.* Er ist einseitig problem- und krankheitsorientiert bzw. wird so gesehen. Oder er weiß um seine Ressourcen (Kräfte und Fähigkeiten) und orientiert sich auch am Gesunden. Das Maß der *Hilfsbedürftigkeit* bzw. *Selbständigkeit* hängt ganz wesentlich mit diesen Sichtweisen zusammen.
- *Außenorientiert oder innenorientiert.* Er erwartet Gesundheit von außen, z. B. vom Arzt, von den Medikamenten, ohne daß er seine eigenen Selbstheilungskräfte wahrnimmt. Oder er integriert seine inneren Potentiale und Ressourcen als Selbstheilungs-/Regenerationskräfte.

Auswirkungen auf das Pflegeverständnis

Kranker – Patient

Gesunden- und Krankenpflege richtet sich an einen Empfänger, der gesund oder krank sein kann, logischerweise an den Kranken, da der Gesunde sich weitgehend selber helfen kann. *Der Kranke ist vorerst kein Patient* (Erleidender). Er wird es erst dann, wenn er gezwungen wird, einschränkende therapeutische Maßnahmen auf sich zu nehmen (im direkten Zusammenhang mit einer Operation), oder wenn er in großem Maß von den Therapiemaßnahmen abhängig geworden ist (z. B. Intensivpflege). An uns liegt es zu einem großen Teil, ob der Kranke in der Rolle des

„erleidenden Patienten" reduziert bleibt oder ob es uns gelingt, ihn wieder davon zu lösen, d. h., ihm jene Aktivität zuzugestehen, die es ihm ermöglicht, das dynamische Geschehen von Kranksein – Gesundwerden (oder Sterben) mitzuerleben. Der *Kranke* ist ein Werdender (s. unten), er ist in Bewegung (im Prozeß) auf eine Richtung hin. Er ist Aktiver und muß als Aktiver gesehen und bezeichnet werden. *Aktivierende Pflege* ist demnach eine zweckmäßige Bezeichnung.

Werdender – Sich-Verändernder

Gesundheits- und Krankenpflege richtet sich an Menschen aller Altersstufen: an das Kind, den Erwachsenen und den Betagten. Der Kranke bringt sich selber als Werdender und Gewordener mit ein. Die Pflege hat demnach nie nur den durch die Störung bedingten Abhängigkeitsgrad zu beachten, sondern immer auch denjenigen, der durch die jeweilige *Lebensstufe* bedingt ist. Erfahrungsgemäß sind Zeiten des Krankseins häufig auch Zeiten der Reife. Die Mutter beobachtet z. B., daß sich ihr Kind während der Zeit des Krankseins um einige Zentimeter gestreckt hat. Seelisches Reifen ist nicht meßbar, höchstens für ein „sehendes Auge" erkennbar. Sterbende und Menschen, die durch ihre Krankheit (z. B. infolge unbehebbarer Behinderung) in einem intensiven Reifungsprozeß stehen, verändern sich stark. Der Mensch steht demnach in einer zweifachen Weise im *Kontinuum* des Lebens: biographisch (bedingt durch die Pole jung – alt) sowie situativ (bedingt durch die Pole gesund – krank). An diesem Prozeß muß sich auch die Pflege orientieren: *situationsgerechte, prozeßhafte Pflege.*

Abhängiger – Unabhängiger

Das Maß der Abhängigkeit ist also individuell dynamisch und wechselnd, weshalb der Situationseinschätzung als erstem Schritt des Pflegeprozesses größte Bedeutung zukommt (s. dort). Grundsätzlich kann man 3 Stufen von Abhängigkeit/Unabhängigkeit unterscheiden, wodurch Pflege definiert wird als:
- *vollständige Pflege* bei totaler Abhängigkeit (Unfähigkeit, für sich selbst zu sorgen) des Kranken;
- *teilweise unterstützend* bei teilweiser Abhängigkeit bzw. teilweisem Unvermögen, sich selbst zu pflegen;
- *unterstützend-gesundheitsfördernd* bei pflegeunabhängigen Personen.

2.4. Gesundheits- und Krankheitsverständnis

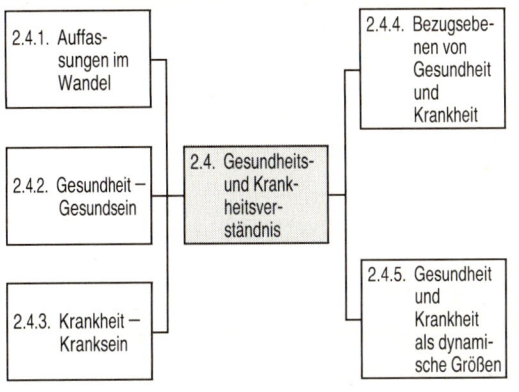

2.4.1. Auffassungen im Wandel

Es gibt keine Definitionen von Gesundheit und Krankheit, die immer und generell gelten. Ausschlaggebend sind das Bild vom Menschen einer Zeit und die Ansprüche, die vom vorherrschenden Gesellschaftssystem gestellt werden. Die Zeit, in der die Medizin von Fortschritt zu Fortschritt eilend sich an einem utopischen Bild von „alles ist machbar" ausrichtete, ist noch kaum überwunden. Aus dieser Zeit stammt die anspruchsvolle und wohl kaum mehr haltbare Definition der Weltgesundheitsorganisation (WHO 1946):
„*Gesundheit* ist ein Zustand vollkommenen körperlichen, geistigen und sozialen Wohlbefindens." Und es wird weiterführend ergänzt, daß Gesundheit mehr sei als nur die Abwesenheit und das Fehlen von Krankheit und Gebrechen. Ebenso geht man von der Annahme aus, daß Krankheit mit Abwesenheit, Fehlen oder Störung der Gesundheit etwas zu tun hat, denn so formuliert die WHO weiter: „*Krankheit* ist ein Zustand körperlicher, geistiger und sozialer Unangepaßtheit und des mangelnden oder fehlenden Wohlbefindens."
Beide Begriffe, sowohl *Gesundheit* als auch *Krankheit,* sind keine unveränderlich feststehenden Größen. Sie sind, wie alles, was dem stets wechselnden Fluß des Lebens unterworfen ist, wandelbar. Sie werden immer wieder neu und anders geprägt davon, wie der Mensch sich selbst sieht und wie er von der Umwelt (Gesellschaft, Wissenschaft) gesehen wird. Die Ansprüche des primitiven, naturabhängigen Menschen

sind nicht sehr groß. Ihm genügt es, zu überleben, in der Sippe seinen Platz zu haben und die Dämonen nicht gegen sich zu wissen. Der Mensch aber, der sich aufgemacht hat, sich und seine Möglichkeiten in der Welt zu erkennen, steht immer neuen Dimensionen des Menschseins gegenüber. Keine Zeit hat so vieles vom Menschen gewußt wie die heutige, aber auch keine Zeit wußte so sehr um die Grenzen menschlichen Forschens und um die Notwendigkeit der Zusammenschau des ungeheuren Wissens in historischer, biologischer, psychologischer, soziologischer und anderer Forschung. Wenn sich Wertmodelle nur einseitig entwickeln, entstehen unweigerlich einseitige Forderungen und Erwartungen. Investiert man die Möglichkeiten der Entwicklung nur auf einer Dimension, geht das Gleichgewicht verloren. Eine Gesellschaft mit nur materiell orientierter Werthaltung erwartet eine Gesundheit, die ihr Abwesenheit von Störungen garantiert (WHO = Weltgesundheitsorganisation in der Definition „Gesundheit" aus dem Jahre 1946). Wer aber könnte diese Forderung erfüllen? Oder wer wäre dann wirklich gesund? Eine Menschheit, die hingegen die gemeinsamen Fundamente ernst nimmt und die die Erkenntnisse über die Leib-Seele-Geist-Einheit *über* die Idee des Wohlstandes und Wohllebens stellt, orientiert sich für die Definition der Gesundheit an den Maßstäben der Persönlichkeit und an der Frage nach dem Sinn menschlichen Seins. *Gesundheit hat dann nicht in erster Linie etwas mit Abwesenheit von Störungen zu tun, wohl aber mit den Ressourcen, d. h. den inneren Stärken des Menschen,* kurz, mit der *Kraft, die es ermöglicht, Behinderungen und Einschränkungen zu übersteigen* und die reale Lebensqualität (relative Gesundheit) zu akzeptieren und damit umzugehen.

2.4.2. Gesundheit – Gesundsein

Der Unterschied zwischen Gesundheit und Gesundsein wird deutlicher, wenn wir an die Stelle des Wortes „gesund" einmal „heil" setzen. Hier gibt es nur das Hauptwort „Heilsein"; Heilheit als einen der Gesundheit entsprechenden Begriff gibt es nicht. *Heilsein* und Heilwerden – damit Gesundsein im weitesten Sinne – ist auch dort möglich, wo Gesundheit im medizinischen Begriff nicht mehr erreicht werden kann und Krankheit bestehen bleibt. Kurz zusammengefaßt könnte man *Gesundheit* und *Gesundsein* wie folgt definieren:

Gesundheit

Gesundheit ist Ganzheit und Funktionstüchtigkeit der Körperorgane und -funktionen sowie aller psychisch-geistigen Strukturen. Gesundheit meint aber auch die Fähigkeiten, mit vorgegebenen Möglichkeiten und Grenzen umzugehen und eine individuell mögliche Ganzheit (Anpassung an die Realität) zu verwirklichen.

Gesundsein

Gesundsein ist demnach ein Befinden, eine Befindlichkeit und eine Gestimmtheit, die unabhängig von äußeren Symptomen ist. Symptomlosigkeit ist mit dem Leben unvereinbar. Leben heißt am Wachstumsprozeß teilnehmen. Wachstum untersteht dem Gesetz des Stirb und Werde und folglich auch der Unumgänglichkeit, Wachstumsschmerzen und Verletzungen zu erfahren. Schmerz und Verletzung aber bergen in sich, wenn sie ernst genommen werden, auch die Chance der Veränderung und des Wachstums an Reife.

Diese Reife ist gemeint, wenn in immer neuen Begriffen von der menschlichen Erfüllung gesprochen wird. C. G. Jung spricht von „Individuation", Fromm von „positiver Produktivität", Maslow von „Selbstverwirklichung", v. Dürckheim von „Initiation".

Gesundheit als Ausdruck menschlicher Reife müßte dann neu definiert werden, z. B. *Gesundsein ist die Kraft, mit der Realität zu leben.*

Schauen wir uns die entsprechenden Definitionen von Krankheit und Kranksein an:

2.4.3. Krankheit – Kranksein

Krankheit

Krankheit ist in erster Linie Störung der Ganzheit, der Strukturen, der Integrität und der Anpassungsfähigkeit des Menschen, und zwar
- auf der Organebene (Körper/Leib),
- in der inneren Natur (Seele/Geist),
- im Zusammenhang mit den äußeren Umgebungsstrukturen (Umwelt/Mitwelt).

Schädigende Einflüsse (Risikofaktoren) sind teils unausweichliche Begleiter des Lebens, teils verhütbare, selbstverursachte Folgezustände, die gleicherweise zu Störungen führen. Keine einzelne Störung bleibt isoliert, wenn nicht rasch eine Regulation bzw. eine Anpassung geschieht. Denn jede Ebene beeinflußt die andere, weshalb Krankheit nicht nur mit der Homöostase (inneres Gleichgewicht), sondern auch mit der Ho-

möodynamik (gegenseitige Beeinflussung) etwas zu tun hat. *Homöostase* (homoios = gleich, stasis = Stand, Position) meint die Fähigkeit des Körpers, trotz aller äußeren Veränderungen das Gleichgewicht seiner Funktionen aufrechtzuerhalten; *Homöodynamik* meint eine dynamische physiologische Stabilität (werden - vergehen - werden).

Kranksein

Kranksein ist, wie Gesundsein, in erster Linie Ausdruck der Befindlichkeit. Objektiv Meßbares und subjektiv Erfahrbares müssen keineswegs identisch sein. Der Mensch fühlt sich dann krank, wenn ihm etwas fehlt. Dieses Mangelgefühl hängt sehr stark mit der inneren Natur des Menschen zusammen. „Alles, was einen Mangel hat, ist Abfall vom Sein", sagt schon Meister Ekkehart. Diesem inneren Defizit wird heute ein wesentlicher Teil des Krankseins des modernen Menschen angelastet. Staehelin nennt es „Verlust des Urvertrauens", v. Dürckheim „Verstellung des Wesens", Frankl „Verdrängung des Geistes" und Maslow „Versehrtheit des inneren Kerns".

2.4.4. Bezugsebenen von Gesundheit und Krankheit

Aus der Vielzahl der heutigen Definitionsversuche lassen sich nach v. Troschke drei verschiedene Bezugsebenen (oder Bezugssysteme) erkennen. Die Krankheit kann alle drei, nur zwei oder nur ein System betreffen:
- *Individuum = sich krank fühlen.* Das Maß kann dabei zwischen „fast nicht" (vorübergehend, unbedeutend) und „sehr stark" (ernsthaft, bedrohend) alle Übergänge annehmen;
- *Organismus = in den Funktionen und Strukturen gestört.* Erfaßbare, meßbare, vergleichbare Störung der Homöostase bzw. deren Regelmechanismen. Die Untersuchungsbefunde sind in der Skala zwischen „leicht von der Norm abweichend" und „höchst pathologisch" einstufbar;
- *Gesellschaft = leistungsfähig sein.* Auch hier liegt die Streuung in allen Schattierungen zwischen „leicht abweichendem Verhalten" (die Normen nur geringfügig verletzend) und „überhaupt nicht angepaßt" (der Betroffene wird u. U. zwangsweise interniert).

An diesen drei Bezugsebenen orientiert sich die psychosomatische Medizin. Die folgende Formulierung stammt von E. Stern: „Von Erkran-

kung kann man in all den Fällen sprechen, in denen
- die Selbsterhaltung des Organismus gefährdet ist;
- ein Organ seine Funktion nicht erfüllen kann;
- die Arbeitsfähigkeit herabgesetzt ist;
- das normale Lebensgefühl gestört ist und die Unlustgefühle stärker als die Lustgefühle werden;
- das Individuum nicht in der Lage ist, sich den Regeln der Gesellschaft zu unterwerfen.

2.4.5. Gesundheit und Krankheit als dynamische Größen

Welches Bild vom Menschen auch immer dem Gesundheits- bzw. Krankheitsbegriff zugrunde liegt, es gibt keines, das eine definitive und gültige Aussage für sich in Anspruch nehmen kann. Gesundheit und Krankheit sind dynamische Größen ohne scharfe Trennlinie, d.h., der Mensch bewegt sich im *Kontinuum von gesund und krank,* er ist Erkrankender, Kranker, wie er Gesundender und Gesunder ist. v. TROSCHKE hat diese Dynamik in einer Grafik, die zwei Kreisläufe darstellt, herausgearbeitet (Abb.2.17): Der erste Verlauf nimmt einen positiven Ausgang: Gesundheit → Krankwerden → Kranksein → Gesundwerden → Gesundsein.
Die einschränkende, gefährdende und Leben bedrohende Verlaufsform spiegelt der andere Verlauf wider: Gesundsein → Krankwerden → Kranksein → Krankbleiben (mehr oder weniger lang) → Sterben.
Diese Dynamik führt unweigerlich von der Geburt zum Tod. Leben ist immer vom Sterben begleitet. Die Art und Weise, wie sich der Mensch dieser Bewegung (diesem Prozeß) stellt, ist gleichzusetzen mit dem Maß der ihm verfügbaren *Lebenskraft* und Lebensmotivation. Damit sind auch die engen Wechselbeziehungen und Zusammenhänge von Gesundheit-Krankheit und *Lebensqualität* einerseits und die *individuelle Krankheitserfahrung* andererseits angesprochen: Es gibt nicht *die* Gesundheit und *die* Krankheit, es gibt nur *den gesunden* oder *den kranken Menschen.* Es gibt aber auch nicht das Individuum als allein Betroffenen, da dieser immer auch Teil eines größeren oder kleineren Beziehungsnetzes ist.

Verlust von Gesundheit bzw. das Auftreten von Krankheit oder Invalidität ist immer auch ein entweder langsamer oder (bei Unfällen) ein plötzlicher Bruch in der vertrauten Lebensweise,

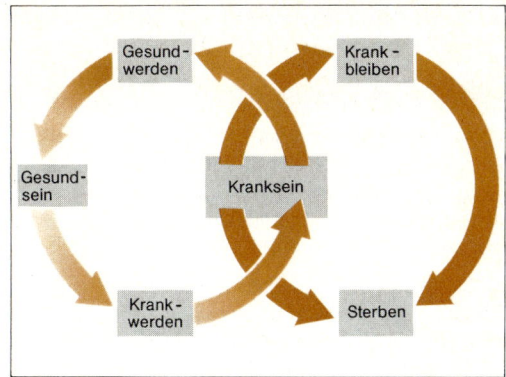

Abb.2.**17**   Die beiden Kreisläufe im Kontinuum von Gesund und Krank (nach *Troschke*).

also auch ein Verlust der bis dahin gültigen und als mehr oder weniger erstrebenswert erkannten Lebensqualität. Das gilt nicht nur für den Betroffenen selbst, sondern auch für seine Angehörigen, und es gilt, den Kranken nicht isoliert davon zu sehen oder gar pflegen zu wollen.

2.5. Pflegeverständnis

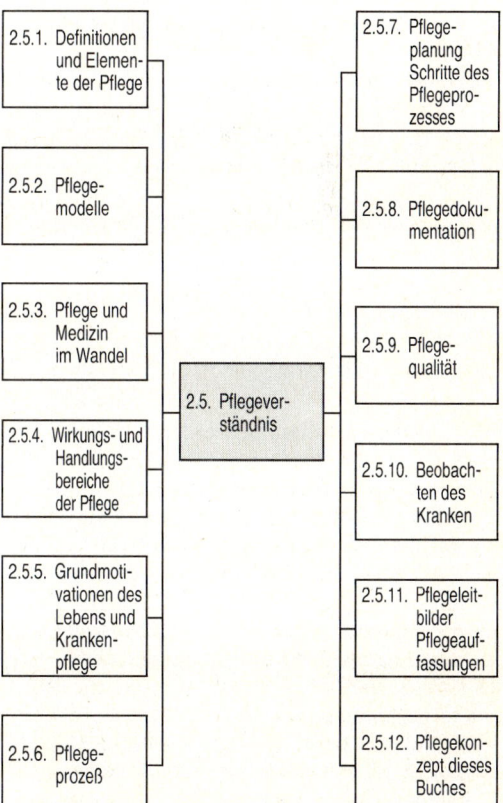

2.5.1. Definitionen und Elemente der Pflege

Pflege – Pflegen

Zunächst möchte ich kurz den Begriff der „Pflege an sich" aufgreifen: Pflegen bedeutet „für etwas einstehen", „sich für etwas einsetzen", dann aber auch: sorgen, hegen, schonen sowie gestalten, erhalten und fördern.

So gesehen *ist* Pflege das, was man ihr so gerne nachsagt: ein Hilfs- und Assistenzberuf. Der/die Pflegende *hilft* dem Hilfsbedürftigen und assistiert dort, wo der von Krankheit Betroffene der Unterstützung bedarf. Der Pflegeberuf ist somit auch ein *Bildungsberuf* und hat sowohl

- *pädagogische* Anteile: Gesundheitserziehung, Information, Beraten, Anleiten, als auch
- *unterstützende* Anteile: Helfen (Pflege an sich), Schonen (Prophylaxe), Fördern (Rehabilitation).

Damit sind auch die *Elemente der Pflege* angesprochen. Von FLORENCE NIGHTINGALE stammt das Wort: „Es wurde schon unzählige Male gesagt oder geschrieben, daß jede Frau eine gute Krankenschwester ist. Ich glaube im Gegenteil, daß die Elemente der Pflege nahezu unbekannt sind."

100 Jahre später macht der Weltbund für Krankenschwestern (International Council of Nursing – ICN) einen entscheidenden Versuch in der Definition von *Elementen der Pflege:*

> „Die Krankenschwester hat vier grundlegende Aufgaben:
> - Gesundheit zu fördern,
> - Krankheit zu verhüten,
> - Gesundheit wiederherzustellen,
> - Leiden zu lindern."

Mit dieser Formulierung werden 1965 erstmals die allgemeinen berufsethischen Grundregeln in faßbare Größen formuliert. Der Begriff der Pflege wird vom Nur-Kranken gelöst und ausgeweitet auf die Ebene der *Gesunderhaltung.* Es entsteht ein neues Berufsbewußtsein, das die Auffassung von Pflege wesentlich verändert. Man muß heute richtigerweise von *Gesunden- bzw. Gesundheits- und Krankenpflege* sprechen.

Die *Gesundheitspflege* richtet sich an alle Menschen, gesunde und kranke:

- Der Gesunde braucht *Förderung und Forderung* in jedem Lebensalter, d. h. Hilfe in seinen Bemühungen, gesund zu bleiben und Krankheit zu verhüten: Beratung, Gesundheitserziehung, Auf- und Angebote von präventiven Maßnahmen.
- Der *Kranke* ist nie in allen seinen Teilen krank. In ihm sind immer auch gesunde Elemente (Ressourcen), die der *Bewahrung und Bewährung* bedürfen: erkennen, bewußt machen und schützen. Ressourcen zu aktivieren ist auch Gesundheitspflege.

Die *Krankenpflege* ist Hilfeleistung an Menschen aller Lebensalter, die auf irgendeiner Stufe des Kontinuums von *Gesund und Krank* bzw. des Kreislaufs von Gesund- und Kranksein stehen. Alles dies ist erst *ein* Aspekt der Pflege, nämlich die sog. *direkte Pflege.* Zur ganzheitlich verstandenen Pflege gehören zusätzlich *indirekte Anteile*

- Pflegebildung (Aus- und Weiterbildung),
- Pflegemanagement (Organisation und Führung),
- Pflegeforschung und Öffentlichkeitsarbeit.

2.5.2. Pflegemodelle

Die Frage „Was ist Krankenpflege?" umfaßt nicht nur die Inhalte der Geschichte (wann etwas geschehen ist), sondern zugleich auch alle andern „W-Fragen". Dabei ist die Frage nach dem „Was-Wie-Wieviel-Wo" nachhaltig mit dem „Wer und Wem" verflochten. Das heißt, *daß das Bild vom Menschen* – desjenigen, der pflegt, von demjenigen, den er pflegt (wer, wen) – *die Art und Weise, sowie das Ausmaß der Pflege* (was, wie, wieviel, wo) *bestimmt.*

Für FLORENCE NIGHTINGALE war die Antwort auf die Frage „Was ist Krankenpflege?" noch sehr einfach. In einem vorwiegend an der Natur orientierten Weltbild sah sie den krank gewordenen Menschen den unbeeinflußbaren Naturkräften ausgeliefert. So definiert sie in *Notes of Nursing* (1859) Pflege als „Schaffung der bestmöglichen Bedingungen, damit die natürlichen Heilkräfte auf den Patienten einwirken können". Pflege ist *Bewahrung,* mehr kann sie nicht sein, da man ja noch kaum etwas von Krankheitsursachen weiß. Pflege ist aber auch *Unterstützung der Heilkräfte* (heute auch mit Ressourcen bezeichnet), wodurch diese Aussage hochaktuellen Charakter hat: Hilfe zur Selbsthilfe, ein Klima bieten, in dem Ressourcen (Heil- und Selbsterhaltungskräfte) wirken können.

In „Krankenpflege" (1861), dem ältesten Lehrbuch unseres Ordens (es wurde in der Druckerei des *Mutterhauses Ingenbohl/Schweiz* für die im Krankendienst stehenden Schwestern gedruckt) findet sich folgende Definition: „*Krankenpflege* ist Darreichung all der Hülfe, Erleichterung und Dienstleistungen, deren der kranke Mensch bedarf, Vollziehung und Bewahrung der Vorschriften, welche der Arzt für die Heilung verordnet und zweckmässige Befriedigung aller Bedürfnisse, welche zur Genesung beitragen können."

Lange Zeit hat sich an diesen Definitionen nichts gewandelt. Die Krankenpflegeausbildung blieb im wesentlichen Prinzip der „Bewahrung", dem „Tun am Kranken" verpflichtet. Das Wissen um die Naturkräfte im und um den Menschen ging hingegen mehr und mehr verloren. Ich zitiere dazu nochmals aus „Krankenpflege" (Mutterhaus Ingenbohl 1861): „Der *Unterricht in der Krankenpflege* umfaßt daher eine ziemlich mannigfaltige Reihe von Gegenständen. Am nützlichsten wird er sein, wenn er theoretisch und praktisch zugleich ist, d. h. wenn die Erklärung und Aneignung der *Grundsätze* einer verständigen Krankenpflege mit der Anwendung derselben am Krankenbette unter Anleitung eines Arztes und einer geübten Pflegerin verbunden ist."

Erst ab der Mitte dieses Jahrhunderts versucht man die Elemente der Krankenpflege neu zu definieren, indem man sich die Erkenntnisse der Natur- und Humanwissenschaften nutzbar macht (S. 57 f.).

Krankenpflege meint den gesunden und den kranken Menschen und stützt sich auf *das Wissen um die Grundbedingungen des Menschseins*. In „Grundregeln der Krankenpflege" definiert VIRGINIA HENDERSON (1963) Krankenpflege als „Hilfeleistung für den einzelnen, ob gesund oder krank, in der Durchführung jener Handreichung, die zur Gesundheit oder Genesung beitragen (oder zu einem friedlichen Tod), welche der Kranke selbst ohne Unterstützung vornehmen würde, wenn er über die nötige Kraft, den Willen und das Wissen verfügte."

Krankenpflege als Bedürfnis- und Beziehungsprozeß, der die *Sinnfindung* mit einschließt, definiert JOYCE TRAVELBEE (um 1960) wie folgt: „Krankenpflege ist ein zwischenmenschlicher Beziehungsprozeß, bei dem die Krankenschwester einem Menschen, einer Familie oder der Öffentlichkeit hilft, Krankheit und Leiden zu verhüten, oder aber hilft, Erfahrungen mit Krankheit und Leiden zu verarbeiten und wenn nötig darin einen Sinn zu finden."

Krankenpflege als Erhaltung der Unversehrtheit des Kranken und als *Hilfe im Anpassungsprozeß* hat MYRA LEVINE (um 1970) in vier Kategorien eingeteilt, nämlich als Hilfe zur

- Aufrechterhaltung des Energiehaushaltes durch Unterstützung des Gleichgewichts (Ruhe und Aktivität, Einatmung und Ausatmung, Nahrungs- und Flüssigkeitsaufnahme und -ausscheidung, Zufuhr und Verlust von Salzen, Spannung und Entspannung u. a. m.);
- Erhaltung der Strukturen, wozu das Verhüten von Gefährdungen gehört;
- Erhaltung der Unversehrtheit der Person; gemeint sind die Bedingungen, die die Entfaltung des Menschseins betreffen;
- Erhaltung der Bedingungen zur Umwelt als Kontakt und Zugang zu Menschen und Dingen.

Krankenpflege als Hilfe zur Selbsthilfe postuliert NANCY ROPER (um 1980). Sie meint damit Hilfe, um Gesundheitsprobleme zu überwinden oder sich daran anzupassen und mit ihnen fertigzuwerden (Gefahren verhüten, Wohlbefinden schaffen), sowie als Unterstützung zur größtmöglichen Unabhängigkeit durch Aktivierung innerer und äußerer Ressourcen bzw. Stütze bei der Anpassung an unerläßliche Abhängigkeit und Begleitung bis zum Tod.

Mit diesen (und anderen) fortschrittlichen *Denk- und Arbeitsmodellen* sind wir in eine neue Ära der Krankenpflege und Krankenpflegeausbildung eingetreten. Man könnte von einer „psychosomatischen Pflege" sprechen. Wenn wir aber neben den Ebenen von Soma und Psyche auch die Dimension von Geist-Seele berücksichtigen (und ich meine, daß wir nicht darum herum kommen, wenn wir z. B. den Anspruch der Sterbebegleitung erheben), dann resultiert eine Definition von Pflege, die auch die Psychosomatik übersteigt. Prädikate wie „patientorientiert", „personorientiert" sind dann relativ, weil alle Bezeichnungen, auch die letztgenannte, nicht die *ganze Person* umgreifen. Der Mensch, den wir z. B. im Sterbeprozeß begleiten, ist einer, der die „humane Ebene" verläßt und der der Transzendenz näher ist als der Nur-Natur. Wenn wir vom Kranken sprechen, meinen wir diesen *alle Dimensionen umgreifenden Menschen*. Und wenn wir *ihn* so meinen, pflegen wir ihn auch als den, der er ist. Krankenpflege braucht dann keine zusätzlichen Prädikate, weil wir all jene Teile, die im Verlaufe der Zeit abgesplittert sind (Menschlichkeit, Solidarität, Ganzheitlichkeit, und wie sie alle heißen) wieder ihrem Ursprung zurückgeben, *der Pflege*. Krankenpflege meint Pflege

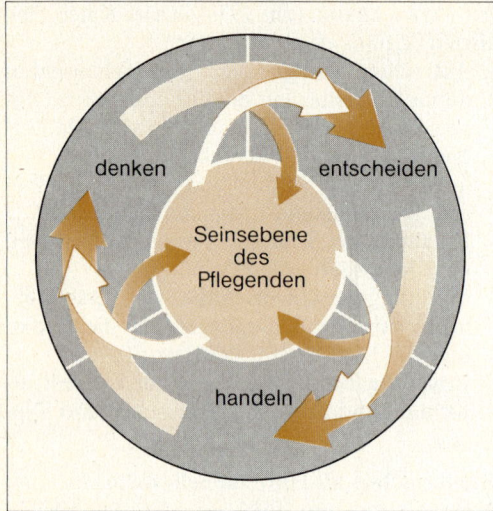

Abb. 2.**18** Wechselwirkung der Seins-und Handlungsebene in der Pflege: Das menschliche Sein beeinflußt das Tun, dies wiederum das Sein.

des *Gesunden und Kranken* in Anpassung an die jeweilige Situation. Situationsgerechte Pflege aber setzt *geistige Fähigkeiten* wie Denken, Erkennen, Verstehen und entsprechendes Handeln voraus und hat nichts mehr zu tun mit der Ausführung „einer ziemlich mannigfaltigen Reihe von Gegenständen" (Definition 1861). Denkt man zusätzlich an die Tatsache, daß die Pflegeperson mit dem Kranken eine helfende (therapeutische) Bindung auf Zeit einzugehen hat, die trotz des Zeitcharakters tragend, ernsthaft und echt sein muß, bekommt zusätzlich die Dimension des *Seins* eine große Bedeutung. Krankenpflege gehört zu den „therapeutischen Berufen", deren Wirksamkeit weitgehend von der Persönlichkeit des Helfenden bestimmt ist. Gesundheits- und Krankenpflege hat demnach *Seins- und Handlungscharakter.* Aus Abb. 2.**18** sind deren Wechselwirkungen ersichtlich.

2.5.3. Pflege und Medizin im Wandel

Lange Zeit war Krankenpflege ein typisch weiblicher Hilfsberuf, der einerseits im Dienste der *Kirche* stand, die sich um das *Heil* der Menschen bemühte, und andererseits im Dienste der *Medizin,* deren Anliegen die *Heilung* kranker Menschen war. Im Zuge dieser Entwicklung wurde die Krankenpflege mehr und mehr zu einem von außen bestimmten (fremdbestimmten) Beruf. Andere haben für uns definiert, was Pflege sein soll und was nicht, eine Tatsache, die sowohl in der Entwicklung des Berufsverständnisses als auch des Selbstbewußtseins der Pflegenden selbst eine nachhaltige Rolle spielte (und immer noch spielt).

Der Weg vom kollektivgeprägten, z. T. kirchlich-religiös oder/und arztabhängigen bzw. medizinorientierten Hilfsberuf zur *eigenständigen Beruflichkeit* und zu einem selbstbewußten Pflegeverständnis ist lang. Prägungen verändern sich nur langsam – aber sie verändern sich und sie werden sich weiter verändern (s. dazu auch S. 3 f.).

Der *Zusammenhang* und die *Entwicklung Medizin – Pflege* wird kurz aufgezeigt wie folgt:

Medizin	Krankenpflege
Vor unserer Zeitrechnung	
HIPPOKRATES VON KOS um 460–370 v. Chr. Er verstand den Menschen in seiner Ganzheit als Teil der Gesamtnatur. Sein Kampf galt den beeinträchtigenden Kräften von innen und von außen – *Medicus curat.*	Arzt und „Schüler" dienten der Unterstützung oder der Lenkung der „physis". Die Aufgabe des Schülers war in erster Linie die Beobachtung und die Unterstützung der großen Heilerin Natur, d. h., die *Natur* bestimmte die „Pflege" – *Natura sanat .*
1. Jahrhundert	
Christus und seine Nachfolger prägten die „Geschichte der Barmherzigkeit und brüderlichen Nächstenliebe" bis in die Neuzeit.	Frauen und Männer übernahmen den Dienst am Notleidenden. *Pflege ist Berufung,* situationsbezogen – *heilend – helfend – unterstützend* (Caritas – Diakonie) = religiöser Dienst.

Medizin	Krankenpflege

Frühes Mittelalter

Die Medizin entwickelt ein gegenständliches Krankheitsdenken.

Die Ursprungswerte gehen dort, wo sie nicht bewußt gepflegt werden, unter. Krankenpflege wird losgelöst von der Berufung und vom religiösen Dienst zu sinnentleerten, untergeordnetem „Mägdedienst". Nur religiöse Gruppen bleiben dem Auftrag verpflichtet.

Mittelalter (Schwelle Neuzeit)

PARACELSUS (1493–1541).
Er ist seiner Zeit weit voraus und weiß sich einem Krankheitsbegriff verpflichtet, der vom „Menschen als Werdendem" geprägt ist. Ärztliche Tätigkeit sieht er als Auftrag, „den Kranken in seinem Werde- und Stufengang zu einem metaphysischen Ende zu begleiten".

Sein Einfluß auf die Krankenpflege ist unbedeutend. Sie bleibt unreflektiert und unbewußt.

17.–18. Jahrhundert

Zeit der Aufklärung und Gegenaufklärung = medizinischer Materialismus oder Anfang der Körpermedizin. Krankheit wird als reparativ betrachtet.

Das neue Wissen beeinflußt die Krankenpflege zunehmend. Der Arzt organisiert, verordnet, ordnet an: Die Pflegerin wird zur ausführenden Person.
Beginn der *tätigkeitsorientierten Pflege*.

19. Jahrhundert

Zeit der Grundlegung der modernen Medizin, die Ursachenforschung bestimmt zunehmend die Therapie. Bekannte Namen dieser Zeit sind: LISTER, SEMMELWEISS, KOCH, PASTEUER, BILLROTH, BERNHARD u. v. a.).

Jahrhundert der *Berufskrankenpflege*.
FLORENCE NIGHTINGALE (1820–1910) setzt es durch, daß Krankenpflege zu einem öffentlich anerkannten Beruf wird, der gelehrt und gelernt werden muß. Es werden Krankenpflegeschulen gegründet. Vorerst ist die Ausbildung geprägt von der Entwicklung der Medizin. Die Orientierung ist eine medizinische. Die Schwerpunkte sind Fächer wie Medizin, Chirurgie, Anatomie, Physiologie sowie Assistenz des Arztes bei Verrichtungen und Beobachtung von Funktionen usw. Pflege ist *krankheitsorientiert*.
Das theoretische Fundament des Berufs verharrt lange Zeit auf dieser Ebene. Im Gegensatz zur Dynamik der Medizin fehlen der Krankenpflege die forschenden Impulse und die reflektierenden Einfälle bis weit ins 20. Jahrhundert hinein.

Schwelle 19.–20. Jahrhundert

Die *seelisch-geistige Wirklichkeit* wird zunehmend wiederentdeckt, das soziale Umfeld gewinnt an Bedeutung. Einige der wichtigsten Meilensteine sind:
- *Grundlegung der Tiefenpsychologie* durch S. FREUD und deren Weiterführung zu immer neuen Dimensionen bis in die neueste Zeit durch Männer wie C. G. JUNG, A. ADLER,

Medizin	**Krankenpflege**

H. SCHULTZ-HENCKE, E. FROMM, um nur einige zu nennen.

– *Neuformulierung des Krankheitsbegriffes* durch Forscher der Natur-, Medizin- und Humanwissenschaft. Bahnbrechend wurden:

• W. CANNON. Er entdeckte die Steuermechanismen des menschlichen Organismus. In seinem Werk „Die Weisheit des Körpers" stellt er die These auf, daß es dem Organismus in allen Belangen darum gehe, sein inneres Milieu (Homöostase) im Gleichgewicht zu halten bzw. sich anzupassen, wenn es von physischer oder psychischer Seite her bedroht ist.

• H. SELYE hat sich dann in unserem Jahrhundert mit diesem Anpassungsmechanismus auseinandergesetzt und ist durch seine Streßforschung bekannt geworden (Eustreß, Distreß).

• V. v. WEIZSÄCKER gilt als der eigentliche Begründer der Psychosomatik und der anthropologischen Medizin. Er sagt: „Das kranke Individuum muß als Gewordenes betrachtet werden, d.h. als Ergebnis seiner ganz spezifischen Lebensgeschichte." Mit seiner Lehre, der sog. *Gestaltkreislehre,* prägt er ein neues Bild vom Menschen, insbesondere vom kranken Menschen, das für das

Mitverantwortlich sind dabei auch:
• Mangel an ausgebildeten Pflegekräften,
• Abhängigkeitsverhältnis Arzt-Schwester,
• einseitige Ausrichtung auf das gegenständliche Tun.

Die Bezeichnung *praktische Pflege* ist typisch für diese Zeit. Dort wo die Technik vorherrscht, z. B. im Akutkrankenhaus, könnte man auch von einer *technisch-* bzw. *medizinisch-orientierten Pflege* sprechen.

Teils früher, teils später wird dann die Ausbildung langsam von den neuen Erkenntnissen im Bereich der psychisch-geistigen Dimension und der sozialen Verflochtenheit des Menschen integriert. Beginn der *umfassenden Pflege.*

moderne 20. Jahrhundert	**In der Mitte des 20. Jahrhunderts**

von ausschlaggebender Bedeutung wurde. Gleichzeitig erforscht die Psychologie die Verflechtung von Soma, Geist und Psyche; sucht und findet Wege zur Ganzheit des Menschen.

• A. MITSCHERLICH zeigt mit seinen Studien zur psychosomatischen Medizin „Krankheit als Konflikt" die Vielschichtigkeit sozialer Einflüsse auf Gesundheit und Krankheit auf.

• C. R. ROGERS bemüht sich um den Menschen als Persönlichkeit. Er möchte alles, was der Hilfesuchende ist, die Persönlichkeit, die er ist, mit allen vorhandenen Möglichkeiten verstärken. Um ihm die dafür notwendige hilfreiche Beziehung zu gewähren, muß der Berater, so ROGERS „die notwendigen und hinreichenden Bedingungen" erfüllen, nämlich positive Wertschätzung, empathisches Verstehen und Echtheit.

beginnt sich das Berufsbild zu verändern. Die Impulse gehen von den angelsächsischen Ländern aus und beeinflussen den deutschen Sprachraum, langsam zwar, aber stetig. *Grundsatzdiskussionen* über das Selbstverständnis der Schwester, über die *Definition* der Krankenpflege, über theoretische Grundlagen und die Stellung des Berufes im veränderten Welt- und Menschenbild nehmen an Bedeutung zu:

• VIRGINIA HENDERSON beschreibt den Menschen als ganzheitliches, unabhängiges Wesen mit Grundbedürfnissen, die er als Gesunder selber erfüllen kann. Krank ist derjenige, der die Kraft, den Willen und das Wissen nicht hat, um seine Bedürfnisse zu erfüllen.

• MYRA LEVINE greift das Wissen über die homöostatische und homöodynamische Anpassungsfähigkeit des Organismus auf. Sie sieht den Menschen als „biopsychosoziales Wesen", das sich in ständiger Anpassung an die

Medizin	Krankenpflege

ROGERS und seine Schule prägen das Beziehungsverhalten des „therapeutischen Menschen" weltweit.

- A. JORES betrachtet die psychosomatischen Erkrankungen als eine Leistung der Person, die einen *Sinn* hat. In der Krankheit liege ein Stück mißlungener Selbstverwirklichung, ein Stück ungelebtes Leben. JORES betrachtet Krankheit als ein Signal dafür, daß der Kranke in seiner Persönlichkeitsentfaltung gehemmt ist (V. FRANKL sieht darin einen Auftrag zur Sinnfindung), womit neue Dimensionen der Gesundheit aufgezeigt werden.
- A. H. MASLOW, ein Mitbegründer der „Dritte-Kraft"-Gruppen (das sind all jene Forscher, die sich an der Ganzheit der menschlichen Person orientieren), ist einer Weltanschauung verpflichtet, die Gesundheit mit Wachstum, Reife und Liebesfähigkeit in Zusammenhang bringt: „Gesund ist der reife, im Sein und Werden verwurzelte Mensch."
- E. FROMM fällt das Verdienst zu, die Psychoanalyse mit dem gesellschaftlichen Denken verbunden zu haben. Für ihn ist die Gesundheit gleichbedeutend mit produktiver Orientierung an Welt und Gesellschaft.

Bedingungen seiner Umwelt befindet, und den Kranken als „im Gleichgewicht Gestörter", der Hilfe zur Wiederanpassung braucht.

- NANCY ROPER stellt ein „Modell des Lebens" auf, in dem sie den Menschen als selbständiges, aktives Wesen im Kontinuum zwischen Abhängigkeit und Unabhängigkeit sieht. Die Lebensaktivitäten, die sie ihm zuschreibt, sind verhütender, Wohlbefinden schaffender und suchender Natur. Im kranken Menschen sieht sie Ressourcen, die es ihm ermöglichen, Behinderung aktiv anzugehen oder damit zu leben.
- Das *Krankenpflegeprozeßdenken* entwickelt sich diesseits und jenseits des Atlantiks. Seit 1975 arbeitet die WHO an einem europäischen Projekt zur Einführung des Pflegeprozeßdenkens, wodurch die *Pflegeplanung* und die *Pflegedokumentation* an Bedeutung zunehmen.

Eigenständigkeit und Berufsbewußtsein der Pflegenden festigen sich, das bewußtere Denken fördert eine *ganzheitliche, personorientierte Pflege* einerseits und eine engagiertere, kritischere Auseinandersetzung mit der Berufsrolle andererseits.

Die Zusammenhänge der Entwicklung der Natur-, Human- und Geisteswissenschaften mit der Veränderung der Auffassung von Pflege sind unübersehbar. Sie sind aus Abb. 2.19 ersichtlich.

Zur *Medizin im Wandel* gibt es neuerdings eine große Zahl von Publikationen, so u. a. von F. NAGER (Luzern), der die hoffnungsvollen Anzeichen konkreter Wende wie folgt beschreibt:

- Vermehrte Offenheit für Integration und ganzheitliche Betrachtungsweise,
- Neubesinnung auf die ärztliche Grundversorgung und damit auf den Hausarzt.
- Bemühungen um Humanisierung der Krankenhäuser.
- Forderung der präventiven Medizin sowie der Geriatrie und Rehabilitation.

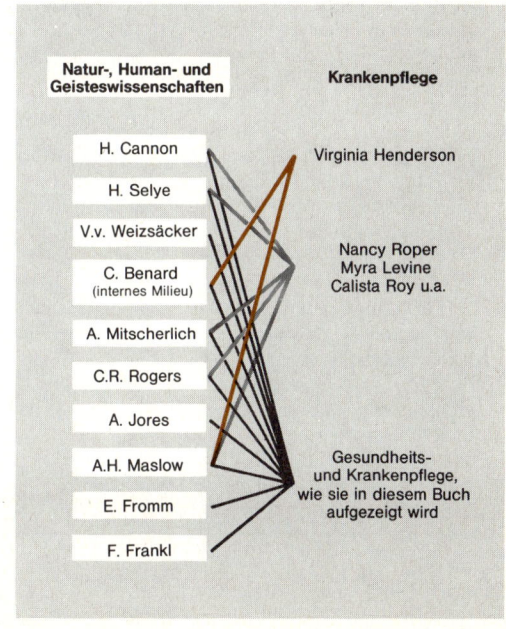

Abb. 2.**19**   Bezüge der Krankenpflege zu den Wissenschaften.

Zur *Pflege im Wandel* möchte ich zusammenfassend die folgenden Anzeichen anführen:
- Mehr Offenheit und Bewußtheit für eine ganzheitliche Betrachtungsweise und Integration aller Beziehungssysteme: Eigenwelt, Mitwelt, Umwelt, Überwelt (S. 27 ff.).
- Neubesinnung auf die Grundwerte der Pflege, d.h. auf die Pflege an sich.
- Entwicklung eines dynamischen und prozeßhaften Pflegeverständnisses, das sich im Pflegeprozeß als Beziehungs- und Problemlösungsprozeß niederschlägt.
- Förderung des Gesundheitsbewußtseins sowie der situationsgerechten Pflege, sei es in der Familie selbst, im Krankenhaus oder im Altenheim.

- Mitarbeit in der Rehabilitation bei Menschen mit kurz- und langfristigen Gesundheitsproblemen.

Damit, so meine ich, ist auch der *Auftrag der Krankenpflege* des 21. Jahrhunderts angesprochen: *die ganzheitliche, befriedigende Pflege.* Die Realisierung setzt eine *kritische Auseinandersetzung* mit den gewordenen und möglichen Tendenzen und eine durch Forschung gestützte wissenschaftliche Fundierung voraus.

Die Tab. 2.2 zeigt den Versuch einer Gegenüberstellung von medizinisch orientierten Thesen und solchen, die einer ganzheitlichen, pflegeorientierten Auffassung eher gerecht werden, die es also anzustreben gilt.

Tabelle 2.**2**   Pflegeverständnis im Wandel der Auffassungen

Beispiele für eine medizinisch orientierte Auffassung	Beispiele für eine ganzheitliche Auffassung
Der Mensch	
- Körper, Seele, Geist werden als voneinander getrennt gesehen. Der Körper und seine Funktionen stehen im Vordergrund der Betrachtung, Seele-Geist sind von sekundärer Bedeutung	- Körper, Seele, Geist werden in ihrer Zusammengehörigkeit verstanden. Der Mensch wird als Person und als Individuum mit je eigener Biographie und Situation betrachtet
Krankheit und Heilung	
- Krankheit wird als Störung angesehen	- Krankheit wird als Antwort auf Erfahrungen im persönlichen Leben gesehen
- Störungen werden zugeordnet: dem Körper, der Seele oder dem Geist	- Es wird anerkannt, daß Störungen alle Bereiche betreffen, auch wenn sie vorwiegend in einem Bereich ausgedrückt werden, also Körper, Seele, Geist
- Die Betonung liegt auf dem Bekämpfen und Ausschalten von Störungen und Symptomen	- Die Betonung liegt auf dem Verstehen von Signalen, der Lösung von Blockierungen, der Förderung von Abwehrkräften und der Unterstützung des Wohlbefindens in allen Bereichen
Pflegeverständnis	
- Die Pflege orientiert sich an Diagnose, Behandlung und Erfolg in der Beseitigung von Störungen	- Die Pflege orientiert sich an dem, was die Krankheit für den Betroffenen bedeutet
- Das Pflegekonzept ist linear: Diagnose – Symptome – Therapie – Pflege	- Das Pflegekonzept ist ganzheitlich und dynamisch. Der Pflegeprozeß durchläuft den Regelkreis: Situation – Probleme, Ressourcen – Ziele – Maßnahmen – Beurteilung der Pflegewirkung
- Die Pflegenden sind, ähnlich wie Ärzte, gefühlsmäßig eher neutral, im Wissen überlegen und im Handeln möglichst fehlerlos	- Die Pflegenden sind Teil des Beziehungsnetzes um den Patienten. Sie sind fachlich kompetent und fähig, die notwendige Unterstützung und Hilfe zu geben bzw. zu begleiten
- Informationen werden in schwer verständlicher Sprache vermittelt	- Informationen werden so gegeben, daß sie verständlich und nachvollziehbar werden
- Der Helferwille ist sehr groß und stößt oft an die Grenze. Hilflosigkeit wird als Versagen erfahren	- Hilflosigkeit wird nicht als persönliches Versagen erfahren, sondern als Signal, die eigene Denk- und Handlungsfähigkeit immer neu zu hinterfragen

2.5.4. Handlungs- und Wirkungsbereiche der Pflege

Pflege wird überall dort gebraucht, wo Gesundheitsprobleme zu bewältigen sind: in der Familie, am Arbeitsplatz, in Schulen, in Krankenhäusern und Pflegeheimen. Man hat mit dem Überhandnehmen einer medizinisch-technisch orientierten Pflegeeinstellung über lange Zeit Krankenpflege zu einseitig aus der Sicht des Krankenhauses betrachtet und hat der krankenhausexternen (extramuralen im Gegensatz zur intramuralen Krankenpflege) eine Nebenrolle zugeschrieben. Diese Sichtweise hat sich gewandelt, und man betrachtet das Gesundheitswesen zusammenhängender. Die Pflege des einzelnen wird vermehrt integrativ betrachtet, Pflege- und Therapieangebote werden flexibler gehandhabt (Abb. 2.20).

Handlungsbereiche der Pflege

Krankenhausexterne Pflege

Die krankenhausexterne (spitalexterne) Gesundheits- und Krankenpflege (in der Schweiz abgekürzt *Spitex* genannt) umfaßt ein weites Versorgungssystem in den Bereichen des Vorbeugens, Heilens und der Rehabilitation. *Das Ziel ist seiner Natur entsprechend ein dreifaches:*

Prävention und Gesundheitserziehung

– Information über gesundheitsfördernde Verhaltensweisen sowie über Risikofaktoren in Schulen und Öffentlichkeit;
– Angebote und Kurse für Gesunderhaltung (Trimm-dich-Anlagen, Altersturnen, Säuglingspflegekurse u. v. a.);
– Beratungs- und Therapieangebote zur Bearbeitung von Fehlverhalten (Rauchen, Trinken,

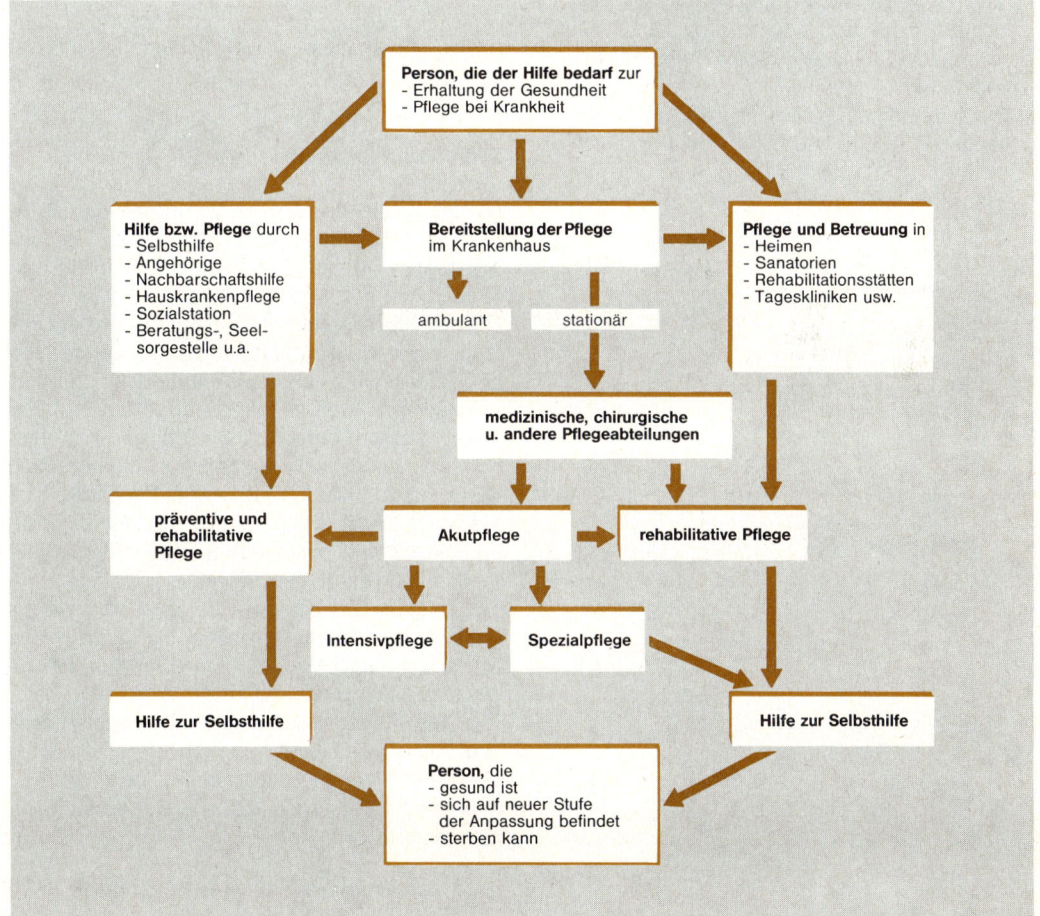

Abb. 2.20   Gliederung der Pflege- und Therapieangebote.

Essen), u. U. kombiniert mit Entwöhnungsprogrammen;
- Beratungsstellen für Gesundheits- und Lebensfragen (Mütterberatung, Jugendhilfe, Altershilfe u. v. a.);
- Impfkampagnien und Vorsorgeuntersuchungen

Pflegen und Heilen (Hauskrankenpflege)

- Pflege von Kranken und Betreuungsbedürftigen in ihrer angestammten Umgebung (so lange wie möglich);
- Pflege und Behandlung nach einem Krankenhausaufenthalt;
- Unterstützung und Betreuung Behinderter, Betagter und Langzeitkranker.

Rehabilitation

- Durchführen von Therapieverfahren mit dem Ziel der Wiederherstellung der Gesundheit;
- Schulung des Kranken im Umgang mit seiner Krankheit, falls eine Heilung nicht vollständig möglich ist;
- Umschulung auf eine neue Tätigkeit;
- soziale Beratung und Unterstützung (z. B. Versicherungsleistungen);
- Haushaltshilfe u. a.

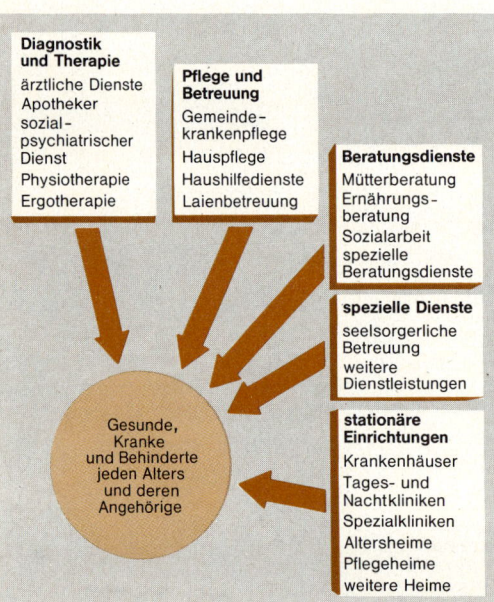

Abb. 2.**21**   Berufe und Einrichtungen in der krankenhausexternen Betreuung sowie stationäre Dienste.

Bildung von Gesundheitszentren

Gesundheitszentren in Gemeinden und Wohnquartieren sind heute nicht mehr wegzudenkende Einrichtungen. Je nach Träger bzw. Institution sind ihre Größe bzw. Leistungskapazität und Benennung unterschiedlich (Sozialstation, Beratungs- und Gesundheitszentrum, Hauskrankenpflege-Organisation u. a.).
Gründe für die Entwicklung solcher Zentren sind u. a.
- Spezialisierung und Differenzierung der Angebote (die Übersicht ist schwierig geworden);
- Kostenexplosion (verursacht durch einen sprunghaft zunehmenden Personalaufwand im Krankenhaussektor);
- Rückbesinnung auf die Ressourcen bzw. das Eigenpotential an Hilfe beim Kranken selbst, bei Angehörigen und Laien.
Berufe und Einrichtungen, die der krankenhausexternen Gesundheits- und Krankenpflege zugeordnet werden können, sind aus Abb. 2.**21** ersichtlich.

Selbst- und Laienhilfe

Für die Selbst- und Laienhilfe werden Kurse angeboten, z. B. Krankenpflege zu Hause, Gesundheitspflege im Alter, Pflege von Mutter und Kind.
Die **Angehörigen** sind die wichtigsten Partner, sowohl in der krankenhausexternen als auch -internen Pflege. Ihr Potential könnte noch viel mehr ausgeschöpft werden. Angehörige sind in der Regel absolut kompetent, die Pflege auch eines Schwerkranken und Sterbenden zu übernehmen, wenn sie von der qualifizierten Fachkraft (der Schwester/dem Pfleger) zuverlässig begleitet werden. Sie bedürfen oft weniger der Unterstützung in der praktischen Pflege als vielmehr eines Gegenübers, auf das sie sich verlassen können. Sie brauchen einen Menschen, bei dem sie über ihre Ängste und Probleme sprechen dürfen und der in Krisensituationen abrufbar ist.
Die **freiwilligen Helfer.** Ihre Dienstleistungen sind mannigfach und beruhen auf persönlicher Basis (z. B. Nachbarschaftshilfe), oder sie werden von organisierten Institutionen (z. B. Frauenvereinen) getragen:

- Mahlzeitendienst (rollend, stationär, als Mittagstisch),
- Wasch- und Flickdienst,

- Telefonkette (Aufrechterhaltung menschlicher Kontakte für Behinderte, Betagte, Einsame),
- Besuchsdienst (mit dem Ziel der mitmenschlichen Betreuung),
- Autofahrdienst (für Kranke, Behinderte),
- Altersturnen, Alterssport,
- Verwaltung von Pflegemittelzentralen,
- Mithilfe in der Krankenpflege.

Teilhospitalisierung

Die Möglichkeiten sind vielfältig und abhängig von der bestehenden Infrastruktur.

- *Tagesklinik:* Sie bietet tagsüber Pflege, Überwachung und Therapie.
- *Nachtklinik:* mit ärztlicher und pflegerischer Betreuung für die Nacht. Diese Patienten gehen tagsüber häufig einer Arbeit nach.
- *Wohnheim, Wohngemeinschaft* für Behinderte und zunehmend für psychisch Kranke. Das Ziel liegt im Ermöglichen eines Ortes der Geborgenheit.
- *Tagesheime* bieten Betreuung und Angebote zur sinnvollen Strukturierung des Tages Betagter oder Behinderter.
- *Beschützende Werkstätten* oder *Arbeitsplätze* sind wichtige Rehabilitationsangebote für Behinderte.
- *Patienten-Selbsthilfegruppen* für Alkoholiker, Invalide, Eltern von Problemkindern u.v.a.

Gesundheitsschwester

Grundsätzlich kann jede ausgebildete Krankenschwester auch Aufgaben in der krankenhausexternen Pflege übernehmen. Für einen wirkungsvollen Einsatz ist eine Zusatzausbildung zur *Gesundheitsschwester* (Schweiz) oder *Gemeindekrankenschwester* (Bundesrepublik Deutschland) sinnvoll und zweckmäßig. Die Aufgabenbereiche einer Schwester mit Zusatzausbildung sind z.B. die

- Leitung eines Gesundheitspflegedienstes, einer Sozialstation u.a.;
- Unterricht in Gesundheitspflege in Berufsschulen u.a.;
- Mitarbeit in Stellen des öffentlichen Gesundheitswesens usw.

Das Berufsbild der Gesundheitsschwester wird wie folgt definiert: „Sie hat sich darauf vorbereitet, in ihrem Berufsbereich neben einer pflegerischen Tätigkeit vor allem zur Verhütung von Krankheiten und zur Erhaltung und Förderung der Volksgesundheit beizutragen. Sie arbeitet meist im spitalexternen Bereich (außerhalb des Krankenhauses oder Pflegeheims)" (Schweizerisches Rotes Kreuz).

Krankenhausinterne Pflege

Das Krankenhaus von heute mit seinen verschiedenen Fachabteilungen, Funktions- und Informationssystemen ist ein Ergebnis zunehmender Spezialisierung, Rationalisierung und Arbeitszeitverkürzung.

Pflegebereiche

Die Pflegebereiche dienen der Einstufung der Pflege nach *Pflegeintensität.* Für diese Differenzierung sind verschiedene Gründe maßgebend: bauliche, einrichtungsbezogene, wirtschaftliche und personelle. Das sog. *Progressivpflegekonzept* ist ein aus dem angloamerikanischen Bereich übernommenes Modell, das vier Pflegeeinheiten, und zwar entsprechend der abnehmenden Pflegeintensität, unterscheidet (progressiv = stufenweise fortschreiten). Ursprünglich bestand die Absicht, daß der Patient und die Bezugsperson gemeinsam progredieren (z.B. vom Intensivpflegebereich auf Normalpflegebereich wechseln), was aber in der Praxis undurchführbar ist. Derjenige, der in der Regel die Pflegeeinheit und somit die Bezugspflegegruppe wechselt, ist nur der Patient. Das ist psychologisch ungünstig, aber aus technischen Gründen (z.B. Einrichtung einer Intensivstation) einsehbar und nicht zu umgehen. Die Unterteilung erfolgt nach vier Typen der Pflegeintensität:

- *Intensivpflegebereich* für die Intensivbehandlung, -pflege und -überwachung.
- *Normalpflegebereich* für die stationäre Betreuung von bettlägerigen, mittelschwer pflegebedürftigen Patienten. (Der Begriff „Normalpflege" ist ein rein rhetorischer Begriff und dient der Unterscheidung innerhalb dieses Konzeptes.)
- *Langzeitbereich* für Kranke, die nach Abschluß der Akutphase noch einer länger andauernden therapeutischen, pflegerischen und rehabilitativen Betreuung bedürfen (z.B. geriatrische Patienten).
- *Minimalbereich.* Hier werden Patienten untergebracht, die in der Lage sind, für sich selbst zu sorgen. Die erforderliche Pflegeleistung liegt vorwiegend im Bereich der Organisation (Diagnostik, Therapie) und der menschlichen Begleitung.

Übergangsbereiche zur semistationären Betreuung sind z.B. die Dialysestationen, die Tag- und Nachtkliniken. Die Patienten kommen lediglich für die Stunden der Therapie ins Krankenhaus und werden dann wieder entlassen. Die Aufnahme wiederholt sich meist in regelmäßigen Abständen.

Nichtstationäre oder ambulante Dienste werden in den sog. Ambulatorien geleistet. Der wichtigste Unterschied zu den übrigen Abteilungen ist, daß der Patient kein Bett beansprucht.

Pflegesysteme

Pflegesysteme sind Organisationssysteme, die von der geschichtlichen Entwicklung, der Auffassung von Pflege und der veränderten Personalstruktur im Pflegedienst geprägt sind. Jedes System hat Vor- und Nachteile, letztlich steht und fällt es mit den Personen, die darin arbeiten und Pflege verwirklichen.

- *Individualpflege.* Dabei handelt es sich um das ursprüngliche, traditionelle Pflegesystem. Eine Pflegeperson sorgt vollumfänglich für den/die Patienten. Ein solches Konzept ist beim heutigen Arbeitsablauf kaum mehr durchführbar.
- *Gruppenpflege.* Hier sorgt eine Gruppe (Team) gemeinsam für eine begrenzte Anzahl Patienten. Im Vordergrund stehen die gemeinsame Planung, die Dispositionsfreiheit bezüglich Aufgabenverteilung und die Flexibilität einzelner Gruppenmitglieder gemäß der Pflegebedürftigkeit der Patienten. Der Gruppenleiterin obliegt die Doppelfunktion der Organisation (Übersicht, Verantwortung) sowie der Mitarbeit (Modellverhalten), wozu ein bestimmtes Maß an Erfahrung und Organisationstalent notwendig ist. Die einzelnen Gruppenmitglieder arbeiten selbständig innerhalb der Gruppe. Die Übersicht über den Pflegebedarf einzelner Patienten ist gewährleistet und eine individuelle Pflege bei guter Planung erreichbar.
- *Zimmerpflege.* Wie das Wort aussagt, handelt es sich um die Zuordnung einzelner oder mehrerer Zimmer auf eine oder mehrere Pflegepersonen. Die Station wird so in kleine, übersichtliche Bereiche aufgeteilt, die insgesamt durch eine Stationsschwester koordiniert werden. Der Stationsschwester obliegt die Leitungsfunktion; sie führt selber keine direkte Pflege aus. Die einzelne Pflegeperson hat einen abgegrenzten Verantwortungsbereich, für den sie zuständig ist, und braucht sich nicht um die Gesamtplanung der Station zu kümmern.
- *Funktionspflege* (Rundpflege). Die Gesamtpflege wird in Teilfunktionen an die einzelnen Pflegepersonen verteilt. Der Funktionsträger macht auf der ganzen Station die „Runde", wobei die Aufgaben häufig hierarchisch verteilt werden. Der Zuständigkeitsbereich für den einzelnen ist klein. Das System bietet insofern Sicherheit, daß bei guter Führung alle Arbeiten sicher verteilt (und ausgeführt) werden, es ist aber vom Gesichtspunkt des Ganzheitsdenkens das unbrauchbarste System.

Wirkungsbereiche der Pflege

Krankenpflege wurde häufig unterteilt in Grund- und Behandlungspflege.
- *Grundpflege* umfaßt die Summe aller Maßnahmen, die ein Gesunder zur Erhaltung seiner Gesundheit selbst durchführt (durchführen kann oder könnte), und zwar im Bereich aller Aktivitäten des täglichen Lebens (S. 65 f.).
- *Behandlungspflege* umfaßt jene Maßnahmen, die durch die Krankheit notwendig werden und die der Kranke nicht selbst durchführen kann; es sind im wesentlichen diagnostische und therapeutische Maßnahmen.

Dieser theoretischen Unterteilung (die vielerorts zu einer die Grundpflege abwertenden Hierarchierung geführt hat) steht eine ausschließlich praktische gegenüber. Der Kranke bedarf, weil er krank geworden ist, der Behandlung, der Betreuung und der Begleitung = *Pflege*.

Behandlung. Gemeint sind all jene Maßnahmen, die dazu führen, daß das medizinische Behandlungsziel erreicht werden kann. Die Maßnahmen sind vom Arzt *verordnet* und werden von ihm selbst (z.B. i.v. Injektionen), von den Pflegepersonen (Medikamenten und Therapieverabreichung jeder Art) und von anderen Behandlungsgruppen (Physio-, Ergotherapie u.a.) vorgenommen. Der Behandlung zugeordnet bzw. vorausgestellt sind die diagnostischen Maßnahmen.

Ziel des Therapieplans ist die Aufrechterhaltung und/oder Wiederherstellung des inneren Gleichgewichts (der Homöostase und der Homöodynamik), der Strukturen und Funktionen des Organismus und/oder der Psyche.

Betreuung. Hier geht es um die Unterstützung des Kranken in den Aktivitäten des täglichen Lebens, soweit diese eingeschränkt, gestört oder aus präventiver Sicht der Stütze und Überwachung bedürfen. Betreuung ist eng verschwistert mit der

Begleitung, die den ganzen Menschen meint. Sie beseelt das Handeln und die Behandlung und erlaubt eine therapeutische *Beziehung* und gesundheitsorientierte *Beratung*.

Ziel des *Pflegeplans* ist die bestmögliche Erhaltung der Integrität (Ganzheit) der Person.
- in ihren *äußeren Strukturen* = objektiv meßbare Funktionen und Aktivitäten (betreffend Körper – Leib),
- in ihren *inneren Strukturen* – subjektiv erlebbare Werte und Gehalte der Individualität und Persönlichkeit (betreffend Seele – Geist),
- in ihrer *Hinordnung* zur Umwelt (dinglich), Mitwelt (zwischenmenschlich) und Überwelt (kosmisch) = sozial geprägte Verhaltensweisen.

Eigenständige Pflegebereiche

V. FIECHTER und M. MEIER beschreiben Eigenständigkeit als „Selbständigkeit im Übernehmen von Aufgaben, im Treffen von Entscheidungen, in Zielsetzung und Planung, Übernahme der Verantwortung für die Folgen der getroffenen Entscheidungen, Rechenschaftspflicht gegenüber Klient (Patient), Behörde, Gesetz". Sie definieren für den Bereich der Eigenständigkeit der Pflege drei Bereiche, nämlich
- *unabhängiger Handlungsbereich.* Er deckt sich weitgehend mit dem Bereich des Betreuens und Begleitens;
- *abhängiger Handlungsbereich.* Er liegt im Bereich der Behandlung. Der Arzt bestimmt die Anordnung betreffs Therapien, Kontrollen, Intensivpflege und Intensivüberwachung;
- *gemeinsamer interdisziplinärer Bereich.* Er meint Entscheidungen und Bemühungen bezüglich Rehabilitation, die von allen beteiligten Personen getroffen werden müssen: Arzt, Pflegepersonen, Therapeuten, Sozialarbeiter, Seelsorger, Angehörige, Mitbetreuer und nicht zuletzt vom Kranken selber.

Das Schwergewicht der Handlungsbereiche ist aus Abb. 2.**22** ersichtlich.

2.5.5. Die Grundmotivationen des Menschen und Krankenpflege

Eine ganz konkrete Auswirkung des Bildes vom Menschen auf die Pflege ist die *Gewichtung der Lebensaktivitäten bzw. der Grundmotivationen des Menschen.* Je nach Sichtweise entsteht ein materiell-physiologisches (ein biopsychosoziales oder gar medizinisches) Modell oder ein ganzheitliches, Leib-Seele-Geist umfassendes Verständnis.

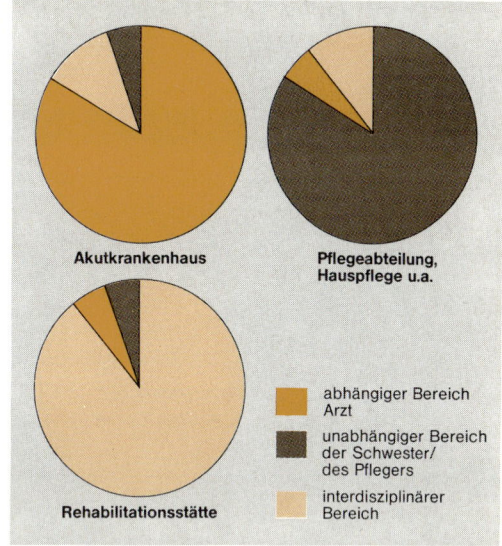

Abb. 2.**22**   Handlungsbereiche und Eigenständigkeiten (nach *Fiechter* u. *Meier*).

Bedürfnistheorie nach Maslow und moderne Krankenpflegemodelle

Im folgenden erinnere ich an die von A. MASLOW (S. 40 f.) formulierte Motivationstheorie, in der er davon ausgeht, daß der gesunde Mensch *wachstumsorientiert* ist und aus einem inneren Verlangen heraus nach positiven Werten strebt. Die Grundbedürfnisse stellen sich demzufolge organisch ein, und zwar in der Reihenfolge der Bedürftigkeit bzw. des jeweiligen Mangels. Vor diesem Hintergrund unterscheidet MASLOW sieben Motivationsstufen:
1. physiologische Bedürfnisse,
2. Bedürfnis nach Sicherheit,
3. Bedürfnis nach Zugehörigkeit,
4. Bedürfnis nach Wertschätzung,
5. Bedürfnis nach Selbstwerdung,
6. Bedürfnis nach Autonomie und Selbstachtung,
7. Bedürfnis nach Sinn und Selbsttranszendenz.

Hieraus hat sich die sog. Bedürfnishierarchie entwickelt (Abb. 2.**23** u. 2.**14**).

Der Einfachheit halber werden hier zwei Krankenpflegemodelle, in denen die Grundbedürfnisse (Lebensaktivitäten, Grundmotivationen) eine Rolle spielen, zum Vergleich herangezogen, nämlich einerseits die Auffassung von VIRGINIA HENDERSON und andererseits diejenige von NANCY ROPER, um sie dann in ein eigenes Denk- und Handlungsmodell zu integrieren.

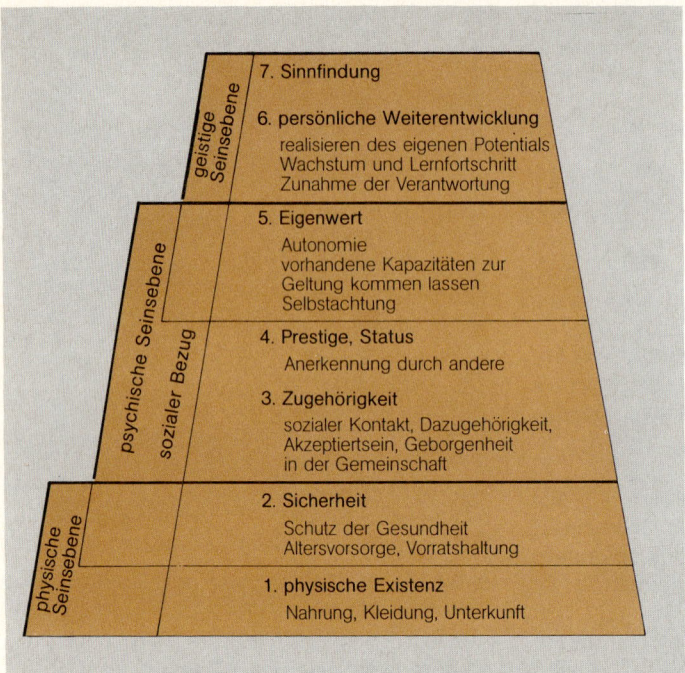

Abb. 2.**23** Hierarchie der menschlichen Bedürfnisse und Ineinandergreifen der Zugehörigkeit der verschiedenen Ebenen.

Virginia Henderson

VIRGINIA HENDERSON geht in ihrem Krankenpflegekonzept davon aus, daß Pflege in den *fundamentalen menschlichen Bedürfnissen* wurzelt. „Ob die Person, der man hilft, gesund oder krank ist, immer sollte die Schwester das unerläßliche menschliche Bedürfnis nach Nahrung, Unterkunft, Kleidung, nach Liebe und Anerkennung, nach einem Gefühl des Gebrauchtwerdens und des gegenseitigen Aufeinanderangewiesenseins im Auge behalten" (Grundregeln der Krankenpflege). Sie nennt diese Bedürfnisse dann Verrichtungen, die dem Leben dienen bzw. „die zur Gesundheit oder Genesung (oder zu einem friedlichen Tod) beitragen."

Nancy Roper

NANCY ROPER greift ihrerseits diese als Handlungen formulierten Grundbedürfnisse auf und nennt sie Lebensaktivitäten (LA) im übergreifenden Sinn. Eine jede Aktivität, so sagt sie, hat viele Dimensionen und ist komplex in ihren Wechselwirkungen. Man kann sie nur zum Zwecke der Beschreibung auseinanderhalten. Jeder führt sie aus, aber jeder auf seine Weise. Sie sind individuell, lebenssituations-, gewohnheits- und wie die Grundbedürfnisse prioritätsabhängig.

Vergleich der Auffassungen

Den *14 Grundbedürfnissen* bei V. HENDERSON stehen *12 Lebensaktivitäten* bei N. ROPER gegenüber. Sie entsprechen sich fast ausnahmslos, mit dem vielleicht weltanschaulichen Unterschied, daß bei N. ROPER der religiöse Aspekt und bei V. HENDERSON die Dimension der Geschlechtlichkeit nicht ausformuliert sind.

In beiden Modellen wird Krankenpflege als „aktives Tun" und als „Hilfe zur Selbsthilfe und Selbstpflege" beschrieben. Die *Grundbedürfnisse* (als eher passive Formulierung bei HENDERSON) werden bei ROPER durch den Begriff der *Lebensaktivitäten* ersetzt. Ich selbst fühle mich eher dieser aktiven Formulierung verpflichtet und habe mich im Pflegemodell dieses Buches für den Begriff *Aktivitäten des täglichen Lebens* (ATL) entschieden.

Wird die *Henderson-Bedürfnisskala* mit der *Roper-Lebensaktivitätenliste* zusammengelegt, so entsteht ein Modell, das alle von MASLOW formulierten Stufen des Menschseins – von der biologischen-physiologischen Ebene unten bis zur Ebene der Transzendenz oben – einschließt (Tab. 2.**3**).

Tabelle 2.**3**   Modell der Aktivitäten des täglichen Lebens (ATL) im Vergleich zu Henderson und Roper

Aktivitäten des täglichen Lebens (ATL): L. Juchli	Die 14 Grundbedürfnisse bei Virgina Henderson (Reihenfolge verändert)	Die 12 Lebensaktivitäten bei Nancy Roper (Reihenfolge verändert)
1. Ruhen und schlafen Anpassung an den 24-Stunden-Rhythmus im Gleichgewicht von Wachen und Schlafen	Ruhe und Schlaf	schlafen
2. Sich bewegen Aufrechterhaltung des Tonusgleichgewichts von Bewegung und Statik	Bewegung und Einhaltung einer gewünschten Lage (Gehen, Sitzen, Liegen, Lagewechsel)	sich bewegen
3. Sich waschen und kleiden Verantwortung und Unabhängigkeit für die persönliche Pflege	Sauberkeit und Körperpflege, Schutz des Äußeren, Auswahl passender Kleidung, An- und Ausziehen	sich sauberhalten und kleiden
4. Essen und trinken Aufrechterhaltung von genügender Nahrungs- und Flüssigkeitsaufnahme	angemessene Nahrungs- und Flüssigkeitsaufnahme	essen und trinken
5. Ausscheiden Regulierung des Ausscheidungsvorganges und Kontrolle der Ausscheidung	Ausscheidung mittels aller Ausscheidungsorgane	ausscheiden
6. Regulieren der Körpertemperatur Erhaltung der Wärme-Kälte-Regulation	Aufrechterhaltung normaler Körpertemperatur durch entsprechende Bekleidung und Anpassung an die Umgebung	die Körpertemperatur regulieren
7. Atmen Aufrechterhaltung der Luftzufuhr (Sauerstoff) und der Kohlensäureabgabe	normale Atmung	atmen
8. Für Sicherheit sorgen Verhüten von Risiken, Gefahren und Schäden	Vermeidung von Gefahren in seiner Umgebung und einer Gefährdung anderer	für Sicherheit der Umgebung sorgen
9. Raum und Zeit gestalten sich beschäftigen Aufrechterhaltung des Gleichgewichts zwischen Aktivität und Passivität, zwischen Arbeit und Muße, Beziehung zur Umwelt	befriedigende Beschäftigungen Spiel oder Teilnahme an verschiedenen Unterhaltungsformen	sich beschäftigen
10. Kommunizieren Steuerung des Gleichgewichts zwischen Individualität und Sozialität, Rückzug und Interaktion, Selbstbeziehung und Fremdbeziehung	Zum-Ausdruck-Bringen von Empfindungen, Nöten, Furcht oder „Gefühlen" im Umgang mit anderen	kommunizieren
11. Sinn finden im Werden, Sein, Vergehen: Selbstwerdung, Selbsttranszendenz, Sterben Bewältigung von Lebens- und Entwicklungsprozessen, Umgehenkönnen mit Grenzen; Reifen entsprechend der konstitutionellen und individuellen Veranlagung; Bezug zur Religion	Lernen, Entdecken oder Befriedigung der Wißbegier, die zu „normaler" Entwicklung der Gesundheit führt Gott dienen, entsprechend dem persönlichen Glauben	sterben

Tabelle 2.3   Fortsetzung

Aktivitäten des täglichen Lebens (ATL): L. Juchli	Die 14 Grundbedürfnisse bei Virgina Henderson (Reihenfolge verändert)	Die 12 Lebensaktivitäten bei Nancy Roper (Reihenfolge verändert)
12. Sich als Mann oder Frau fühlen und verhalten Aufrechterhaltung der menschlichen Fortpflanzung und des Gleichgewichts zwischen männlichen und weiblichen Lebensbezügen		sich als Mann oder Frau fühlen und verhalten

Jede dieser Lebensaktivitäten ist zwar allen Menschen gemeinsam, muß aber individuell betrachtet werden in bezug auf Alter, Geschlecht, Entwicklungsstadium, Gesundheitszustand und soziokulturellen Hintergrund
- *Der erwachsene, gesunde Mensch* ist fähig, in allen diesen Aktivitäten des täglichen Lebens *für sich selbst* zu sorgen, seine Bedürfnisse zu erfüllen, Grenzen und Handlungspotentiale zu regulieren: *Selbstpflege*
- *Der kranke oder behinderte Mensch* kann im Bereich einzelner (oder aller) Lebensaktivitäten *nicht selbst* für sich sorgen, er wird abhängig von fremder Hilfe: *Krankenpflege*
- *Entwicklungsbedingte Abhängigkeit* und damit Abhängigkeit von Sorge und Pflege durch andere ist gegeben
  - beim Säugling, dem Kind, z. T. beim Jugendlichen
  - evtl. beim alten Menschen
  - beim Menschen in bestimmten Lebens-, Krankheits- und Reifeprozessen: *Gesundenpflege*

Aktivitäten des täglichen Lebens (ATL)

Ruhen und schlafen

Ruhe und Schlaf sind ebensosehr elementare Lebensvorgänge wie z. B. das Sichbewegen, das Essen und Trinken usw. Im Schlaf geschieht
- *Regeneration des Körpers,* seiner Kräfte, seiner Regelmechanismen und Ausgleichsfunktionen.
- Im Schlaf können *Seele und Geist* ins Bewußtsein aufsteigen und sich in Träumen ausdrücken. Die Traumbilder sind, wenn man sie bewußt wahrnimmt und meditiert, weniger ein Durcheinander (wie man häufig annimmt) als ein differenziertes Ordnungsgefüge bzw. ein „ordnungschaffendes" und regulierendes System. Daher wohnt den von Generation zu Generation weitergegebenen Aussprüchen „über etwas schlafen" oder „den Seinen gibt's der Herr im Schlaf" eine große Weisheit inne. Träume bergen Ressourcen, die für eine kreative Lebensgestaltung genutzt werden können.

Unterstützung beim Ruhen und Schlafen

Die Unterstützung richtet sich grundsätzlich an den Gesunden und an den Kranken:
- Der *gesunde Mensch* muß wieder vermehrt lernen, mit seinen Energie reproduzierenden Kräften in Kontakt zu treten; auch muß er die Lebenselemente „Ruhen" und „Schlafen" von der bloßen „Passivseite" erlösen und ihnen wieder jenen Platz einräumen, der ihnen zu-

steht als lebensnotwendiges und lebenserhaltendes Kräftepotential.
- Der *Kranke* braucht Hilfe, wenn der Tag-Nacht-Rhythmus gestört ist und der Schlaf bzw. das Nicht-schlafen-Können zum Problem wird. Er bedarf der Unterstützung, wenn Behinderungen die Schlaf- und Ruhelage beeinträchtigen oder Sorgen den Schlaf vertreiben usw.

Sich bewegen

Bewegung beinhaltet schon im Wort selber Aspekte wie gehen, laufen, fahren, den Ort verändern, unterwegs sein usw. = körperlicher Ausdruck. In Bewegung ist aber auch der Geist des Menschen und drückt sich aus als Gebärde, Geste, Zeichen. Die Bewegung ist gleichbedeutend mit Prozeß, Dynamik, Werden.
- Die *Körperbewegung* ist in erster Linie Ausdruck der Strukturen des menschlichen Organismus (Gewebe, Bänder, Sehnen, Muskeln, Knorpel, Knochen). Das Zusammenspiel ist äußerst komplex und undenkbar ohne ordnendes Zentrum (Impulsempfänger, Befehlsgeber) im Zentralnervensystem (ZNS).
- Der *Mensch als Individuum* mit Seele und Geist ist mehr als ein Bewegungsroboter. Ein Roboter ist zwar auch gesteuert und in Bewegung gesetzt; das, was er ausführt, ist aber programmiert, statisch und u. U. sehr unangepaßt. Der Mensch ist auch ein „Wunder der Technik", er vermag aber noch viel mehr, nämlich

seine Bewegungen zu intelligenten Handlungen und sein Sich-vorwärts-Bewegen zu zielgerichtetem Gehen zu gestalten. Indem seine Abläufe beseelt und vergeistigt werden, sind seine Bewegungen Akte, die etwas im anderen Menschen in Bewegung setzen können. Er kann heilen, hegen, pflegen, helfen und behüten (er kann aber auch verletzen, verwunden).

Unterstützung beim Sichbewegen

Die Unterstützung muß alle oben genannten Dimensionen berücksichtigen und mit einbeziehen.
- Der *gesunde Mensch* lernt im Verlaufe seines Lebens immer besser, wie groß bzw. beschränkt sein Radius ist. Er kann seine Kräfte schulen, Fähigkeiten einüben, Fertigkeiten erreichen. Der Mensch lebt in seiner Jugend voll auf Entfaltung hin, und das ist gut so. Er nimmt die Welt mit ihren Möglichkeiten gleichsam in Besitz, vermag sie auch zu beseelen (wenn er sich dessen bewußt ist!). Es gehört zur Kernfrage des Menschen, daß die Welt nur soweit existiert, als sie von ihm erfahren und durchschritten wird. Die Welt wäre tot, würde sie nicht von Menschen belebt, und wir entdecken die Welt, indem wir etwas davon (Dinge, Lebewesen, den Beruf usw.), in Gebrauch nehmen. Dadurch nehmen wir gleichsam teil an der Schöpfung, an der Entwicklung der Welt – wir halten sie in Bewegung und verändern sie (so verstanden ist Evolution nicht ein bloßes Phantasiegewebe, sondern Teil unseres Lebens).
- Der *Kranke* muß lernen, mit eingeschränkten, verlorengegangenen oder u. U. nie gewußten (angeborene Behinderung) Bewegungsmöglichkeiten zu leben. Unsere Hilfe ist eine zweifache: die Unterstützung und Förderung (therapeutisch und begleitend) der Strukturen und Funktionen sowie die Hilfe an den inneren Menschen. Sich bewegen heißt ja nicht, im Vollbesitz aller Kräfte zu sein und diese um jeden Preis zu mehren, sondern meint u. U. lernen mit Behinderungen zu leben, Behinderung in den Alltag zu integrieren, Ressourcen freizusetzen (denn auch Behinderung unterliegt der Dynamik der Gegensätze: ein Minus schafft ein Plus). Es geht dann darum, dieses „Plus" (die Ressourcen) zu finden, zu fördern und gerade *dadurch* ein sinnerfülltes, schöpferisches Leben führen zu können. Ein solcher Mensch übersteigt seine Behinderung und lernt, mit Grenzen zu leben.

Sich waschen und kleiden

Sich waschen und kleiden sind Teile der Körperkultur, d. h., daß man an sich „arbeitet". Es gibt keine *Körperkultur* ohne Bildung des ganzen Menschen. So gesehen werden die scheinbaren „Gewöhnlichkeiten des Alltags" zu wichtigsten Werde- und Seinsprozessen.
- *Körperpflege und Kleidung dienen der Körperlichkeit,* unterstützen und fördern unser Körper- und Organempfinden. In der Körperpflege und in der Bekleidung gestaltet der Mensch (mehr oder weniger bewußt) seine Leiblichkeit. Sie dienen dem Äußeren und unterstützen die Gesetze des Organismus (Schutz, Ausgleich).
- *Körperpflege und Bekleidung überschreiten diese Gesetze aber auch,* indem sie sich in das geistige Sinngefüge des menschlichen Lebens einfügen. Die „Schönheit des Körpers" meint mehr als Schönheit der Formen, der Figur, des Gesichts usw., denn sie hat mit dem Charakter, dem Stil und somit mit dem *Bild des Menschen* etwas zu tun.

Unterstützung beim Sichwaschen und -kleiden

Die Unterstützung kann, wenn man von obigen Überlegungen ausgeht, nicht gegenständlich sein. Sie ist „Arbeit am Menschen" und somit im übertragenen Sinn Teilhabe an der Evolution.
Der *gesunde Mensch* muß verhindern, daß seine Individualpflege zu einem bloßen *Körperkult* ausartet. Die Beschäftigung mit dem Körper, der Kleidung, dem Sichschmücken usw. soll gesteuert werden können und nicht willkürlich den Modeströmungen überlassen werden. Die echte Körperkultur, wie ja die Bildung überhaupt, kann nur bewußtgemacht und mit Geduld eingeübt werden. Der Mensch lernt dann zu unterscheiden: *Er hat nicht einen Körper, sondern er ist Leib.*
- Der *Kranke* braucht in ganz unterschiedlichem Ausmaß Unterstützung, sowohl in bezug auf die Quantität als auch auf die Qualität. Unsere Hilfe muß so sein, daß alle seine Selbstaktivitäten zum Zuge kommen können. Wenn man davon ausgeht, daß „der Mensch sich selbst besitzt", daß sein Körper etwas ganz Individuelles, nur ihm gehörend und einzig in seinem Ausdruck ist, wird uns bewußt, wie groß die Ehrfurcht sein müßte, die allein die Berührung des Körpers eines andern Menschen rechtfertigt. Unsere Unterstützung darf nie nur den Gegenstand „Körper" meinen

(Körperpflege im reduzierten Sinn), sondern muß den „Menschen" sehen. Dann aber ist es Mitarbeit an der Bildung des Menschen (und somit Teil der übergreifenden Bildungsarbeit). Die Hilfeleistung in der Körperpflege umfaßt außer den technisch-manuellen Tätigkeiten eine große Fülle geistiger Werte, die man nur mit zunehmender Reife erfassen kann.

Essen und trinken

Die Eßkultur hat eine vielfältige Geschichte. Sie zeigt uns, wie sehr das Essen und Trinken die nur biologische Ebene übersteigt.

- *Essen und Trinken dienen der Erhaltung der Kräfte (Energiehaushalt), der Sturkturen (Zellen, Gewebe) und Funktionen des Organismus.* Die Nahrungs- und Flüssigkeitsaufnahme ist der Regulator des Stoffwechsels, dieser aber ist in sich ein wichtiger Anteil der Homöostase (zusammen mit Herz- und Atemtätigkeit). Der lebensnotwendige Wasser- und Salzhaushalt (Elektrolyte) wird beim gesunden Menschen, ohne daß er daran denken muß, reguliert und im Gleichgewicht gehalten.
- *Essen und Trinken* (Hunger, Durst) sind aber nicht nur Ausdruck der somatischen Gestimmtheit, sondern offensichtlich auch ein *Bedürfnis der ganzen Person.* Wir wissen aus der Motivationsforschung (s. MASLOW), wie sehr ein Einzelverlangen (z. B. nach Nahrung) das Verlangen des einzelnen, individuellen *Menschen* und nicht das Verlangen eines Organs ist. Man weiß auch, wie sehr die Bedürftigkeiten ineinander übergehen bzw. sich gegenseitig beeinflussen. *Liebe* hat mit Hunger viel zu tun (vgl. Begriffe aus der Psychoanalyse: orale Phase, orale Persönlichkeitsstruktur usw.). Liebesprobleme führen häufig zu Ernährungsproblemen.

Unterstützung beim Essen und Trinken

- Der *gesunde Mensch* hat es in der heutigen Zeit nicht so leicht, gesund zu leben. Das Angebot entspricht der sich stets höher entwickelnden Produktionsspirale (Produktion→ Werbung→Konsum→Produktion usw.) und nicht dem eigentlichen Bedarf. Der Mensch muß daher lernen, mit den Wirkungen der Werbung (vor allem den unbewußten) umzugehen und sich eigenständig zu verhalten. Die Gesundheitserziehung müßte mit der „Gesundheitsdestruktion" Schritt halten. Adipositas z. B. sollte nicht behandelt, sondern durch gesunde Ernährung *verhütet* werden. Die „modernen Armen" (z. B. die Schlüsselkinder) brauchen in der Phase der Entwicklung (als Werdende) Zuwendung, Liebe und Geborgenheit, um nicht krankheitsanfällige oder lebensuntüchtige Erwachsene zu werden.
- Der *Kranke* bedarf dann der Unterstützung, wenn er, aus welchen Gründen auch immer, nicht essen/trinken will, kann oder darf. Die Pflegeprobleme sind deshalb sehr verschieden und müssen nach jeweils eigenen Gesichtspunkten angegangen werden. Ein Patient in der postoperativen Phase (mit Nahrungskarenz zur Entlastung des Magen-Darm-Traktes) braucht ganz andere Unterstützung als der Kranke mit Störungen (z. B. infolge Passagehindernis, Entzündung) am Organsystem. Die Hilfeleistung muß daher situativ, zweckmäßig und gezielt sein. Bei nicht organisch bedingten Störungen haben die Aspekte der Lebensgestaltung und Lebensbewältigung oft eine höhere Bedeutung als die Art der Kostform. Das Ineinandergreifen beider machen die Krankheit aus, und *nur* das Ineinandergreifen beider kann Gesundheit ermöglichen (ein Gesetz, das exemplarisch für alle Bereiche gilt!).

Ausscheiden

Die Ausscheidung scheint auf den ersten Blick eine rein körperliche Funktion zu sein. Als *Funktion* ist sie es auch, aber die Mechanismen, die dabei einwirken, kommen aus *allen Bereichen des Menschseins*.

- *Die Ausscheidungsfunktion ist in erster Linie an intakte Körperorgane* gebunden. Die Sammelorgane, Ausführungswege und Ausscheidungspforten müssen intakt sein. Diese wiederum sind auf eine Fülle von Steuerfunktionen angewiesen (ZNS, Enzym- und Hormonhaushalt usw.). Die Ausscheidung dient der Entschlackung, Entwässerung sowie der Entgiftung und ist somit ein wichtiger Anteil des inneren Balancegeschehens.
- *Die Ausscheidung beeinflußt den ganzen Menschen.* Wie sehr die Ausscheidungstätigkeit das Kind für das ganze Leben prägt, hat FREUD entdeckt. Von ihm stammt (analog zum oralen) der Begriff der analen Phase, des analen Charakters, der analen Persönlichkeitsstruktur. Frühkindliche Prägungen können dem Menschen ein positives oder negatives Lebensmuster mit auf den Weg geben. Die Erziehung hat zugleich einen wesentlichen Einfluß auf die Art und Weise des Schamverhal-

tens und auf das Ausmaß des Schamgefühls des Menschen.

Unterstützung beim Ausscheiden

- Der *gesunde Mensch* sieht sich den gleichen Problemen gegenüber, wie sie schon bei der Ernährung aufgezeigt wurden. Das Nahrungsangebot, aus dem der moderne Mensch auszuwählen hat, steht unter dem Gesetz des „Super", d. h., es berücksichtigt nur die feinen Elemente der Nährstoffe und eliminiert die groben. So wird das Brot als Weißbrot (feines Nahrungsmittel) angeboten, und die Weizenkleie (Hülsen) muß zusätzlich als Opstipationsprophylaxemittel erstanden werden. Dieses Beispiel zeigt, wie sehr der Mensch darauf angewiesen ist, die notwendigen Informationen zur Verfügung zu haben. Zusammenhänge zu sehen und sie reflektieren zu können. Hier liegt ein weites Gebiet der Gesundheitsvorsorge in allen Lebensaltern.
- Der *Kranke* der der Unterstützung bei den Ausscheidungen bedarf, fühlt sich in seiner Integrität verletzt. Es ist schwerer, Hilfe bei den Ausscheidungsfunktionen in Anspruch zu nehmen als für irgend eine andere Aktivität des täglichen Lebens. Es ist sehr wichtig, daß wir uns als Helfer dieser Gesetzmäßigkeiten bewußt sind. Unsere Aufgabe ist eine dreifache, denn es geht darum die *organischen Funktionen* zu unterstützen, zu fördern, zu ersetzen usw. *und* auch darum, den *Menschen in seiner Würde* zu respektieren und zu erhalten, sowie auch darum, sich nur mit *Ehrfurcht* dem „Ort der Scham" zu nähern (entblößen, eindringen usw.).

Regulieren der Körpertemperatur

Die Temperaturregulierung untersteht den Gesetzen der inneren Regulation sowie den Einwirkungen des äußern Klimas.
- Die *Temperaturregulationszentren* liegen im ZNS. An der Aufrechterhaltung des normalen Wärmehaushaltes sind aber z. B. die Durchblutung der Haut, die Wärmestrahlung und die Wärmeleitung durch die Haut und Lungen maßgeblich beteiligt. Die Temperaturregulierung ist deshalb eng mit der Fähigkeit des Körpers, trotz aller äußerer Veränderungen das Gleichgewicht seiner Funktionen aufrechtzuerhalten, verbunden. Temperaturwerte geben somit Auskunft über Störungen der Homöostase.

- Die *Temperatur* ist aber nicht nur eine objektiv meßbare Größe, sondern auch ein *subjektiv erfahrbarer Bereich*. Wärme und Kälte fühlt, empfindet, spürt man. Sie beeinflussen das Wohlbefinden als Ganzes sowie den Ablauf der einzelnen Aktivität des täglichen Lebens. Wer schon einmal versucht hat, in einem bitterkalten Winter in einem ungeheizten, schlecht isolierten Raum bzw. Bett einzuschlafen, weiß, was gemeint ist. Neben dem äußeren Wärme-Kälte-Faktor spielt auch der innere eine Rolle. Die „Nestwärme", die ein Vogelei braucht, damit es ausgebrütet werden kann, ist ein Symbol für die innere Wärme, ohne die ein Mensch nicht auskommen kann. Menschliche Entwicklung untersteht den Gesetzen des Werdens – Seins – Vergehens, sie alle bedürfen der begleitenden Wärme.

Unterstützung der Temperaturregulierung

- Der *gesunde Mensch* bedarf des Wissens über die Zusammenhänge der inneren und äußeren Wärme-Kälte-Gesetze. Die Gesundheitserziehung erstreckt sich aber auch auf die Bekleidungshygiene. Die sog. pflegeleichten Kleidungsstücke entsprechen häufig nicht den Ansprüchen der Gesundheitserhaltung. Synthetische Stoffe bewirken, wenn sie direkt auf der Haut getragen werden, einen Wärmestau, bzw. sie machen die normale Atmung der Haut und damit die Wasserverdunstung unmöglich.
- Der *Kranke* bedarf der Überwachung bezüglich der Temperaturwerte. Die Meßresultate können auf wichtige Krankheitsprozesse im Organismus hinweisen. Patienten mit gestörter Wärme- und Kälteregulation (Fieber, Hypothermie) brauchen neben der Beobachtung und Überwachung eine ganzheitliche, situationsgerechte Pflege, die alle drei Pflegeaspekte beinhaltet: die Behandlung, die Betreuung und die Begleitung.

Atmen

Atmen = Leben = Ausdruck des Lebens schlechthin. Die Lebenskraft (Lebensenergie) ist von der biologischen Atmung ebensosehr abhängig wie von der geistig-pneumatischen.
- Die *Atemfunktion* ist physiologisch überaus komplex; man unterscheidet eine äußere (sichtbare) und eine innere (Gewebeatmung). Jede menschliche Zelle ist von dem intakten Atemvorgang abhängig, d. h., daß Störungen

der Atmung nie nur Störungen der Atemorgane sind, sondern alle Gewebe beeinträchtigen und schädigen. Die Atmung ist zusammen mit der *Herz-Kreislauf-Tätigkeit* eine übergeordnete Vitalkraft und ein wesentlicher Bestandteil der Homöostase, d.h., sie ist einer der wichtigsten Regler der physiologischen Stabilität.

- *Atmen ist auch eine geistige Tätigkeit.* Der Geist wird Pneuma (Hauch, Atem) genannt, und es heißt von ihm, daß „er weht, wo er will". Die geistigen Initiativen des Menschen (Gemüt, Gefühl, Intuition, Erleben usw.) sind wie das Atmen einem steten Wechsel von Ein und Aus unterworfen, d.h., sie bewegen sich in der Polarität von Spannung und Entspannung.

Unterstützung beim Atmen

- Der *gesunde Mensch* soll in erster Linie eine gesunde Luft zum Einatmen zur Verfügung haben. Die ganze Problematik der „bloß produktiven Nutzung der Nahrung" ist damit angesprochen, die, so wie sie in unserem Jahrhundert gehandhabt wird, Umweltverschmutzung", „Tod der Gewässer" und „Ausbeutung des Bodens" zur Folge hat. Gesunderhaltung ist demnach ein Postulat, das alle angeht und auf der Stufe des Individuums (Rauchen, Energieverbrauch usw.) ebensosehr verwirklicht werden muß wie auf politischer Ebene (sinnvolle Nutzung der Natur).
- Der *Kranke,* der der Unterstützung bei der Atmung bedarf, ist sehr krank. Atemstörungen treffen den Menschen vital (Vitalfunktion) und existentiell. Atembehinderung ist, wie es der Name für die schwerste Störungsform aussagt, eine *Not. Atemnot* ist daher immer von existentieller Angst (Todesangst) begleitet. Es handelt sich dabei um eine Angst, die nicht wegdiskutiert oder weggenommen werden kann. Atemunterstützende Maßnahmen (Behandlung) wie Sauerstoff, Kopfhochlagerung, Luftbefeuchtung usw.) sind nur ein Bruchteil der Not-wendenden Maßnahmen. Betreuung und Begleitung sind ebenso wichtig. Der Atembehinderte braucht Luft (Sauerstoff), Licht (Helle, Weite) und Liebe (Zuwendung), eine tragende Beziehung und eine gute Atmosphäre.

Für Sicherheit sorgen

Von der Motivationstheorie ausgehend taucht das Sicherheitsbedürfnis unmittelbar nach den physiologischen Bedürfnissen auf. Es handelt sich um ein Bedürfnisbündel, das auf allen Ebenen einwirkt.

- Der *Organismus* bedarf der Ordnung der Zellen, der Struktur der Gewebe und der Stabilität der Abläufe, um im physiologischen Gleichgewicht (Homöostase) zu bleiben.
- Die *menschliche Person* bedarf der Gesetze von Raum und Zeit, der geordneten Freiräume und Grenzen sowie des Schutzes (Schutzräume, Schutzzonen, Schutzmaßnahmen), um in der Welt und im Leben bestehen zu können.

Unterstützung der Sicherheit

- Der *gesunde Mensch* ist Teil eines großen Ordnungsgefüges und für sich selbst und für andere Gesetzen und Ordnungen verpflichtet. Die Erhaltung der Sicherheit hängt weitgehend mit dem Wissen um Zusammenhänge, Wechselwirkungen und Auswirkungen einzelner Handlungen zusammen. Gesundheitserziehung bzw. Gesunderhaltung wäre demnach vor allem Gewissensbildung. Denn Gewissen ist ja nichts anderes als *Wissen um die Werte der Tiefe.* In diesem Sinn ist „Gewissen haben" gleichzusetzen mit *Bewußtsein haben* bzw. mit der Bereitschaft für Änderungen, die die Prozesse der Selbstwerdung mit sich bringen.
- Der *Kranke* kann u. U. in der Sorge um Sicherheit eingeschränkt sein, oder er ist aus mangelnder Achtsamkeit (infolge Unwissen, Unkenntnis, Unvorsichtigkeit usw.) krank geworden. Die Unterstützung hat dort einzusetzen, wo Mangel besteht, und es ist an alle Ebenen des Menschseins zu denken, an die biologisch-physische ebensosehr wie an die psychisch-geistige. Schäden sind zu beheben = Behandlung, die Wirkungen der Schäden zu tragen (durch- oder auszutragen; denn Unfallfolgen können u. U. lebenslange Behinderung bedeuten) = Betreuung, Begleitung.

Raum und Zeit gestalten – sich beschäftigen

Der Mensch ist eingebettet in Raum und Zeit, d.h., er *hat* einen Körper, der als Raum im Raum steht, und er *ist* Leib, indem er im Ablauf der linearen Zeit mannigfachen Veränderungen (Geburt, Jugend, Alter, Tod) unterworfen ist.

Im subjektiven Zeiterleben kann die objektiv meßbare Zeit als Sinnzentrum der Lebensgestaltung erfahren werden. Lebensgestaltung greift dann über auf die Gestaltung des Raumes (Lebensumfeldes), der durch sinnvoll angewandte Zeit den Bedürfnissen des Menschen entsprechend verändert werden kann; der Raum aber bestimmt durch die Bedingungen, die er dem Menschen für sein Zeiterleben vorgibt, wiederum seine Zeitempfindung und seine Zeitanwendung mit. Die harmonische Wechselwirkung dieser Bezüge ist nicht selbstverständlich, sondern kann Störungen erfahren.

Das Umgehen mit der *Zeit* wie die Gestaltung des *Raumes* sind ein wesentlicher Teil menschlichen Lebens – auch im Ablauf der Krankheits- und Gesundheitsphasen. Fördernde Pflege ist hier in erster Linie *Hilfe zur Selbsthilfe* und Schaffen eines Klimas, in dem *Erlebnis-* und *Lebensqualität* sich entwickeln kann bzw. erhalten bleibt.

- Die *physiologische Stabilität* ist vom rhythmischen Wechsel des Auf und Ab, Werden und Vergehen bestimmt. Alles im menschlichen Organismus ist im Fluß und in der Bewegung. Das „Ein" (Einatmung, Essen, Bewegen) ist das Gegenstück vom „Aus" (Ausatmung, Ausscheidung, Ruhen). Das eine ist ohne das andere nicht möglich. Der Gegenspieler ist naturnotwendig.
- Die *psychologisch-geistige Stabilität* untersteht den gleichen Bedingungen, ja mehr: Die *ganze Welt* ist in diesen rhythmischen Wechsel integriert. Das haben vor weit mehr als viertausend Jahren asiatische Denker schon gewußt. Sie nannten die beiden Seiten oder Kräfte „Yang und Yin" und das überwölbende Ganze „Tao". Im Tao sein meint dann nichts anderes, als im Gleichgewicht sein, im Lot sein. Dem muß dieser rhythmische Wechsel von *Anspannung* und *Entspannung* dienen.

Unterstützung beim Gestalten von Raum und Zeit

- Der *gesunde Mensch* bedarf des Wissens um die Gesetze der Polarität, damit er verständnisvoll auf die Umwelt einzuwirken bzw. seinen eigenen Lebensrhythmus zu finden vermag. Das Arbeits- und Freizeitverhalten des Menschen im „Computer-Zeitalter" ist zu einem großen Teil naturwidrig geworden und fordert seinen Tribut. Die sog. Managerkrankheiten nehmen zu. Die Gesundheitserziehung muß die *Lebensqualität* des Menschen neu definieren. Das einseitige „Haben" muß zugunsten des „Seins" relativiert (FROMM, STAEHELIN), auf Distreß zugunsten eines Wohlbefinden schaffenden Eustreß (SELYE) verzichtet

werden. Wie sehr Gesundheitserziehung eine einschneidende, veränderungsfördernde Aufgabe ist, ist an dieser ATL ablesbar.

- Der *Kranke* ist auf einer oder auf mehreren Ebenen im Gleichgewicht gestört. Der ganze Organismus ist davon betroffen und reagiert mit Anpassungssymptomen (Streß). Diese sind die Antwort des Körpers auf „Streß und Anpassung". Je mehr die Pflegenden um die Anpassungsmechanismen wissen, sie verstehen und bei der Pflege berücksichtigen *(für sich selbst und für den Patienten)*, um so besser kann die Wiederherstellung und Wiederzurückführung ins „gesunde Leben" geschehen.

Kommunizieren

Kommunikation ist ein komplexes Geschehen und spielt sich auf allen Stufen des Menschseins ab.

- Die *physiologischen* „Werkzeuge", die der Sprache dienen, sind vielfältig, ja der ganze Körper dient der Sprache und dem Ausdruck; „er drückt sich aus", „lebt sich dar" = *Körpersprache*. Die *Sinnesorgane* ermöglichen einen umfassenden Informationsempfang, die eigentlichen *Sprechorgane* (Stimmapparat) dienen der Formgebung und die *Sprachzentren* im ZNS der Sprachsteuerung.
- Die *Quelle der Sprache ist der Geist*. Der Geist ist es, der sich des Organismus – mit all seinen Möglichkeiten – bedient und der sich ausspricht. Die Sprache/Kommunikation steht deshalb in enger Wechselwirkung mit dem *Bewußtsein* des Menschen (biologisch und psychologisch). Der Bewußtlose hat keine Sprache; der Bewußtseinsgestörte spricht sich unkontrolliert aus. Solch unkontrollierte Ausdrucksweisen werden von uns als fremd und furchterregend empfunden. Sie sind das aber nur deshalb, weil wir in einer anderen Bewußtseinsebene leben und archaische, primitive (im ursprünglichen Wortsinn) Ausdruckswesen nicht verstehen können.

Unterstützung beim Kommunizieren

- Der *gesunde Mensch* bedarf der Möglichkeiten des Einübens der Sprache. Das Kind und der Jugendliche lernen durch Imitieren. Das Vorbild hat eine prägende Wirkung auf den Charakter und die werdende Persönlichkeit. Das gilt in ganz besonderem Ausmaß für die Sprache. Nur eine gepflegte Sprache (Sprachkultur) vermag diese unverfälscht und unentleert zu erhalten. Neue Worte sind meist nichts anderes als ein halber Ersatz für verlorengegangene Sinninhalte. Es wäre häufig richtiger, den Wert eines alten Wortes wieder zu entdecken (z. B. des Wortes „Pflege"), als daß neue Atribute (wie umfassende, patientenorientierte) gesucht werden.

- Der *Kranke* muß Gelegenheit haben, sich auszudrücken. Es liegt in der Natur des Menschen, daß Störungen sich selbst zu regulieren versuchen. Das Kranke löst einen Gegenspieler aus, eine Kraft. Diese Kraft nennen wir *Ressource* (innere Hilfsquelle). Sie ist häufig verborgen und dem betreffenden Menschen u. U. noch nicht oder nicht mehr bewußt. Trotzdem vermag diese verborgene Lebenskraft sich auszudrücken, *Signale zu setzen*. Werden solche Signale vom Betreuer aufgefangen, entgegengenommen und beantwortet, können oft ungeahnte Kräfte freigesetzt, aktiviert und „in den Dienst genommen" werden. Ressourcen sind Teil des Gesunden und echte Quellen von Energien, die *bewußt* gemacht werden können. Deshalb haben sie eine solch große wirkende Kraft.
Beispiel: Ein Foto eines Angehörigen (oder ein Buch, die Bibel z. B.), das auf den Nachttisch gelegt wird (scheinbar absichtslos), hat u. U. *Signalcharakter*. Es signalisiert die Zugehörigkeit zu anderen, die Heilung fördernden Menschen (oder zu einem höheren heilenden Wesen). Wenn wir den Kranken auf dieses Signal ansprechen, ihm antworten, kann es sein, daß in ihm etwas frei wird, bewußt wird und in Bewegung kommt. Plötzlich kann er sich öffnen, sich aussprechen und die eigentlich immer schon dagewesenen Kräfte einsetzen. Es wird neue, verdeckte, vergessene Lebensenergie frei. Ressourcen sind die realen Chancen und „inneren Heiler", die in einer tragenden Beziehung erlöst und freigelegt werden können = therapeutische Pflege (dem tiefsten Wortsinn entsprechend). Ressourcen sind mehr bzw. etwas anderes als „voll intakte Funktionen". Ressourcen sind latent vorhandene Kräftepotentiale im Kranken oder in der Um- und Mitwelt.

Sinn finden

Die Sinnfrage ist eine existentielle Lebensfrage. Sinnverlust führt zu Langeweile, zu innerer Leere und schließlich zu Krankheit. Der Sinnfindung kommt deshalb größte präventive und therapeutische Bedeutung zu.

Unterstützung bei der Sinnfindung

- Der *gesunde Mensch* ist der sinnerfüllte Mensch. Er weiß, wozu er lebt, und vermag eine Aufgabe (wenn auch eine kleine) in der Welt zu erfüllen. Sein eigenes sinnerfülltes Leben trägt zur Sinnerfüllung des Weltganzen bei.
- Der *Kranke* bedarf u. U. der Unterstützung und Hilfe. Sei es, daß er infolge eines lähmenden oder wuchernden Sinnlosigkeitsgefühls krank geworden ist, sei es daß Behinderung und unausweichliches Lebensschicksal oder der Tod akzeptiert und integriert werden müssen. Hilfe zur Sinnfindung vermag nur der reife Mensch zu geben, weshalb alle unsere Bemühungen in erster Linie unserer eigenen Bewußtwerdung und der reifen, echten Selbstwerdung zu gelten haben.

Sich als Mann oder als Frau fühlen und verhalten

Geschlechtlichkeit ist ein äußeres Phänomen (äußere Geschlechtsmerkmale), wie es innere Gestimmtheit (psychische Gestalt) ist. Sie prägt wesentlich das Rollenbewußtsein und Rollenverhalten des Menschen.

Unterstützung bei der Rollenbewältigung und Geschlechtlichkeit

- Der *gesunde Mensch:* Die Rollenfindung ist eine Aktivität des sich entwickelnden Menschen. Sie vollzieht sich langsam und prägt sich entsprechend tief ein. Die Gesundheitserziehung sollte demnach auch die Aspekte des „werdenden Menschen" berücksichtigen und auf ein von Modeströmungen freies Frau-Sein (Mann-Sein) hinwirken.
- Der *Kranke* bedarf u. U. der Hilfe beim Bewältigen von Problemen der Geschlechtlichkeit. Er soll eine Umgebung und Menschen vorfinden, wo er darüber sprechen, wo seine Bedürfnisse ernst genommen und wo er es wagen kann, Signale der Not zu setzen.

Beachte
Alle diese beschriebenen *Aktivitäten des täglichen Lebens (ATL)* sind im Menschen aufeinander bezogen, beeinflussen sich gegenseitig und sind – auch hier müßte man von Einbettung und Vernetzung sprechen (S. 31) – nur in einer ganzheitlichen Sichtweise vom Menschen zu sehen.

Diese Aktivitäten des täglichen Lebens sind auch als der eigentliche Bereich der Pflege zu verstehen:
- der *Selbstpflege,* wenn und solange der Mensch für sich selber sorgen kann;
- der *Krankenpflege als eigenständigem Handlungsbereich* der Krankenschwester/ des Pflegers, wenn und soweit der Krankgewordene dazu nicht/nicht mehr in der Lage ist.

In der *Pflegeplanung* dienen diese Bereiche der ATL als Grundlage für die Einschätzung der Pflegebedürftigkeit (s. Checkliste S. 76).
In der *Beobachtung des Kranken* sind sie Orientierungspunkte für das Erfassen von Krankheitszeichen und Ressourcen.

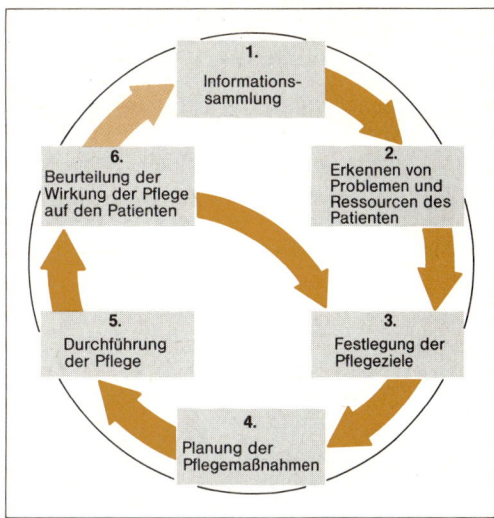

Abb. 2.**24**   Regelkreis: Krankenpflegeprozeß.

2.5.6. Pflegeprozeß

Krankenpflege ist ein äußerst dynamischer zwischenmenschlicher Prozeß, der uns andauernd und auf allen Ebenen fordert. Um dieser Anforderung besser gerecht zu werden, können wir uns einer wissenschaftlich anerkannten und im Pflegealltag reell durchführbaren Denkstrategie, der des Krankenpflegeprozesses, bedienen. Ihre Fundierung liegt in der Systemtheorie, der Entscheidungstheorie sowie der Kybernetik. Allen drei Theorien liegt ein systematisches Bearbeiten eines Problems zugrunde, dem ein zielgerichtetes Handeln folgt. Krankenpflege so betrachtet wird nicht mehr der bloßen Intuition überlassen, sondern sie wird zur überlegten, zielgerichteten, geplanten und individuell angepaßten Handlungsweise, die sich an der jeweils aktuellen Ist-Situation des Kranken orientiert und stets neu ausrichtet = *Pflege als Problemlösungs- und Beziehungsprozeß.*
Im folgenden übernehme ich die Definition von V. Fiechter u. M. Meier (1981), die, auf das Pflegekonzept der Weltgesundheitsorganisation gestützt, eine eigenständige Pflegeplanungsstrategie entwickelt haben. „Der Krankenpflegeprozeß hat zum Ziel, auf systematische Art und Weise dem Bedürfnis des Patienten nach pflegerischer Betreuung zu entsprechen. Der Krankenpflegeprozeß besteht aus einer Reihe von logischen, voneinander abhängigen Überlegungs-, Entscheidungs- und Handlungsschritten, die auf eine Problemlösung, also auf ein Ziel hin, ausgerichtet sind und im Sinne eines Regelkreises einen Rückkoppelungseffekt (Feedback) in Form

von Beurteilung und Neuanpassung enthalten.
Der Krankenpflegeprozeß kann als Regelkreis dargestellt werden (Abb. 2.24).
Das Resultat der Pflege wird am Pflegeziel gemessen. Wenn das Ziel erreicht wird, ist der Vorgang beendet. Wenn aber Abweichungen vom gesetzten Ziel vorkommen oder neue Probleme auftreten, beginnt der ganze Prozeß von neuem. Es müssen zusätzliche Informationen gesammelt werden, Probleme und Ziele neu formuliert und die Maßnahmen entsprechend angepaßt werden.“
Der Krankenpflegeprozeß basiert auf der
- *Beziehungsebene.* Voraussetzung ist die gegenseitige Information zwischen Geber und Empfänger der Pflege. Je mehr Wissen und Erfahrung in die Situationseinschätzung eingebracht werden, um so wirkungsvoller wird die Verarbeitung auf der
- *Problemlösungsebene* möglich sein. Mit anderen Worten: Die vom Kranken (oder seiner Umwelt) formulierten oder signalisierten Pflegeprobleme und Ressourcen sowie die Beobachtungs-, Kommunikations- und Verarbeitungsfähigkeit der Pflegeperson setzen eine situationsgerechte Problemlösung in Gang, die sog. *Pflegeplanung.*
Pflegeplanung (s. unten) und Pflegedokumentation (S. 78 f.) sind Instrumente, die einerseits im Dienste des Pflegeprozesses stehen, andererseits aus dem Pflegeprozeßdenken resultieren.

2.5.7. Pflegeplanung, Schritte des Problemlösungsprozesses

Es würde den Rahmen dieses Buches sprengen, eine ausführliche „Anleitung zur Pflegeplanung" anzubieten. Dafür sei auf das Buch von FICHTER u. MEIER (1981) hingewiesen. Hier nur ein kurzer Überblick der schon im Regelkreis (s. Abb. 2.**24**) sichtbaren Schritte der Problemlösung.

Problemprozeß:
1. Erfassen des Ist-Zustandes durch die Informationssammlung.
2. Erfassen der vorliegenden Probleme und Ressourcen.
3. Zielsetzung für die Pflege.
4. Planung der zweckmäßigen Maßnahmen.
5. Durchführung der Pflege – Pflegepraxis.
6. Beurteilung der gegebenen Pflege – Pflegequalitätsbestimmung (S. 81 f.).

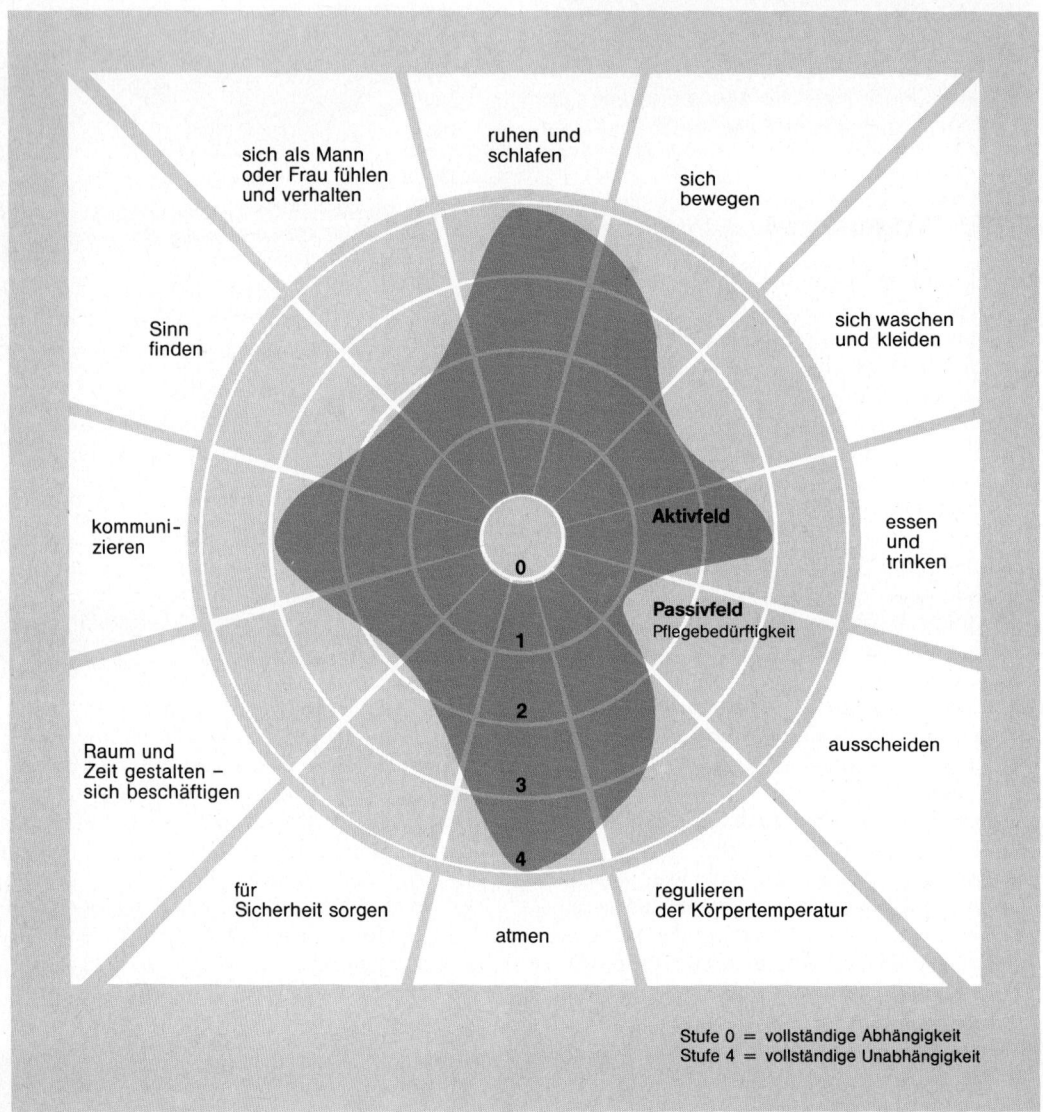

Abb. 2.**25**   5-Punkte-System zur Feststellung des Abhängigkeitsgrades im Bereich der ATL. Beispiel: Individuell notwendige Pflege eines Patienten nach Stufen (als Code siehe z. B. Abb. 24.**4**, Geriatrie). Zustand (Befindlichkeit) ergibt den Punkt in der Linie. Die Verbindung der Linien untereinander ergibt das Aktiv-passiv-Potential.

1. Schritt: Informationssammlung, Einschätzung des Pflegebedarfs

Die Informationssammlung dient der Einschätzung der Pflegebedürftigkeit bzw. des Abhängigkeitsgrades des Patienten.

Abhängigkeitsgrad

Der Grad der Abhängigkeit kann systematisch erfaßt werden. Eine differenzierte *Pflegeabhängigkeitsanalyse* ist vor allem bei Langzeitpatienten (Kap. 24, S. 509) sinnvoll.
Der Grad der Abhängigkeit kann dargestellt werden:
- **zwischen zwei Polen.** Davon werden drei Stufen der Pflegebedürftigkeit abgeleitet:
  - vollständig, unabhängig,
  - teilweise abhängig,
  - vollständig abhängig;
- **in allen Bereichen der Aktivitäten des täglichen Lebens (ATL) jeweils verschieden.** Die Abhängigkeit kann mit Punkten (z. B. 5-Punkte-System) eingestuft werden. Die Verbindung der Punkte ergibt den effektiven Abhängigkeits-

grad. In Abb. 2.**25** ist das Feld der intakten Aktivitäten (Aktivfeld) sowie das Feld der Abhängigkeit bzw. Pflegebedürftigkeit (Passivfeld) optisch sichtbar.
Individuell notwendige Pflege ist demnach erfaßbar aus Zustand (Befindlichkeit) und entsprechendem Aktiv-passiv-Potential (Abb. 2.**26**). Sie ist, da der Zustand sich wandelt, ebenfalls in Bewegung = Pflege als Prozeß.

Informationssammlung

Das Feststellen des Abhängigkeitsgrades bzw. der Pflegebedürftigkeit ist Teil der Informationssammlung (auch Pflegeanamnese genannt). Die Informationssammlung beginnt mit der Übernahme des Patienten (Erst- oder Eintrittsgespräch) und wird während der Dauer der Pflege ergänzt bzw. modifiziert.
Viele Informationen können aus *vorhandenen Daten*, die routinemäßig auf die Station gelangen (oder vom Hausarzt zur Verfügung gestellt werden), entnommen werden. Andere erhalten wir durch *Beobachtung* und spontane Wahrneh-

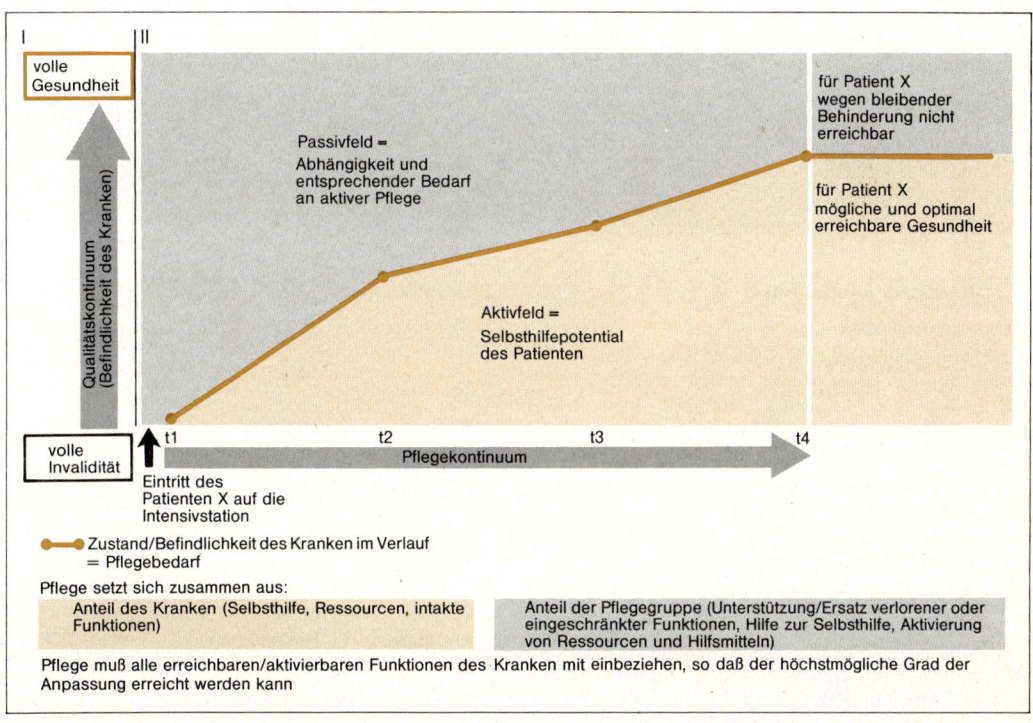

Abb. 2.**26** Befindlichkeit der Kranken (z. B. Patient X), woraus Pflege resultiert. Die Ausschöpfung des Aktiv-passiv-Potentials ermöglicht optimale Anpassung. t Zeitpunkt des fortschreitenden Heilungsprozesses, t1 nach dem Unfall, t2 z. B. 4 Wochen später, t3 nochmals später.

mung, wieder andere durch gezielte *Gespräche* (mit Patient und Angehörigen).

Grundsätzlich umfaßt die Informationssammlung folgende Inhalte:

- Personalien: Name, Vorname, Alter, Konfession, Beruf, Wohnort, Nationalität, Versicherungen;
- Diagnose, Verordnungen bezüglich Diagnostik und Therapie;
- Familiensituation: Bezugspersonen (Adresse, Telefon);
- Lebensgewohnheiten des Kranken, evtl. auch seiner Angehörigen;
- Lebensbereiche des Kranken, in denen Probleme und Ressourcen, die für die Pflege von Bedeutung sind, erwartet werden können.

Die Orientierung geschieht anhand der *Aktivitäten des täglichen Lebens* (ATL). Entsprechende

---

Checkliste zur Informationssammlung (Eintrittsgespräch)

Bereiche, in welchen Probleme und daraus Pflegebedürftigkeit entstehen können. Die Einschätzung geschieht nach folgenden Kriterien

- *Grad der Selbständigkeit:* 1 = selbständig, 2 = teilweise hilfsbedürftig, 3 = vollständig hilfsbedürftig oder nach Stufen (s. Abb. 2.25 oder Code S. 514)
- *Bisherige Lebensgewohnheiten:* vorhandene Fähigkeiten, Kräfte, Möglichkeiten (vorhandene intakte Funktionen und Ressourcen) von Patient und Angehörigen
- *Bedeutung des Zustandes* für den Patienten selber und seine Angehörigen in der jetzigen Situation (Zutreffendes anstreichen bzw. Stufe der Pflegebedürftigkeit einsetzen)

☐ Schlaf, Ruhe	☐ Nacht ☐ Tag ☐ Störfaktoren
☐ Mobilität	☐ im Bett ☐ im Raum ☐ im Freien
☐ Körperpflege/Kleidung	☐ Haut ☐ Haare ☐ Nase ☐ Ohren ☐ Nägel ☐ Intimbereich ☐ Bekleidung ☐ Make-up
☐ Ernährung	☐ Essen ☐ Trinken ☐ Eßgewohnheiten
☐ Ausscheidung	☐ Stuhl ☐ Urin ☐ andere
☐ Wärme- und Kältegefühl	☐ Temperatur ☐ Schwitzen ☐ Hautempfindungen
☐ Atmung/Kreislauf	☐ Atmung ☐ Puls ☐ Blutdruck ☐ Hautdurchblutung
☐ Selbstwert-, Sicherheitsgefühl	☐ Selbstbewußtsein ☐ Selbstvertrauen ☐ Selbstwert
☐ Gestaltung von Zeit/Raum	☐ Beschäftigung ☐ Ergotherapie
☐ Kommunikation	☐ Muttersprache ☐ Fremdsprache
– Sinnesfähigkeit	☐ Hören ☐ Sehen ☐ Riechen ☐ Tasten
– seelisch-geistige Tätigkeit Bewußtsein	☐ Denken ☐ Erkennen ☐ Verstehen ☐ Motivationen ☐ Bewußtsein
– Interaktionsfähigkeit	☐ Sprechen ☐ Schreiben ☐ averbale Signale ☐ Medien
– Beziehungsfelder/Umwelt	☐ Familie ☐ Freunde ☐ Mitpatienten ☐ Risikofaktoren ☐ Sozialarbeiter
☐ Religion, Glaube/Sinnfrage	☐ Ängste ☐ Trauer ☐ Leid/Schmerz ☐ Freuden ☐ Ressourcen ☐ religiöse Bräuche, Gebet ☐ Seelsorge
☐ Sexualität (Geschlechtsrolle)	☐ Rolle ☐ Geschlechtlichkeit
☐ Andere:	
☐	

Checklisten (s. unten) dienen als Gedankenstütze und Orientierungshilfe.

Diejenigen Informationen, die für die Pflege von Bedeutung sind, müssen auf dem Patienten-Dokumentationsblatt (s. Abb. 2.29) festgehalten werden.

2. Schritt: Erfassen der Probleme und Ressourcen

Die erhaltenen Daten werden analysiert, d.h., man stellt sich die Fragen:

- Welches sind die *Probleme* für den Kranken (oder für die Angehörigen), die für die Pflege von Bedeutung sind?
- Welches sind *Ressourcen* des Kranken oder seiner Angehörigen, die für die Lösung der Probleme von Bedeutung sind?

Pflegeprobleme

Es handelt sich hier um nichtmedizinische Probleme im Bereich aller Lebensaktivitäten. *Zur Unterscheidung* von *medizinischen Problemen*, die vom Arzt abgedeckt werden (Therapieplanung), und *Pflegeproblemen*, die in die Pflegeplanung Eingang finden, s. exemplarisch Abb. 2.27. Die Pflegeprobleme werden eingeteilt

- *aktuelle, tatsächliche.* Sie sind beobachtbar, meßbar, werden vom Kranken ausgesprochen (z.B. Schmerz, Atemnot);
- *potentielle, mögliche.* Sie sind nicht vordergründig, sind aber aus Erfahrung zu erwarten: Risikofaktoren, die durch verhütende Maßnahmen (z.B. Dekubitusprophylaxe) angegangen werden müssen;
- *verdeckte, vermutete.* Sie werden vom Verhalten oder aus verschlüsselten Botschaften abgeleitet, sie sind dem Kranken selbst möglicherweise nicht bewußt (Trauer, Angst).

Für die Pflegeplanung von Bedeutung sind die *generellen Probleme* (durch Erfahrung gewußte, sog. kollektive Probleme), die bei allen Kranken zu erwarten sind (Angst vor der Operation, Atemprobleme bei Lungenerkrankungen, Verdauungsprobleme bei Magen-Darm-Störungen usw.), sowie die *individuellen* Probleme, die den einzelnen Kranken in seiner momentanen Situation betreffen: persönliche Lebensumstände, persönliches Erleben, Abweichungen vom typischen Verlauf usw.

Ressourcen

Ressourcen (engl.: Bodenschätze, franz.: Quelle) sind Kräfte, Fähigkeiten und Möglichkeiten, die

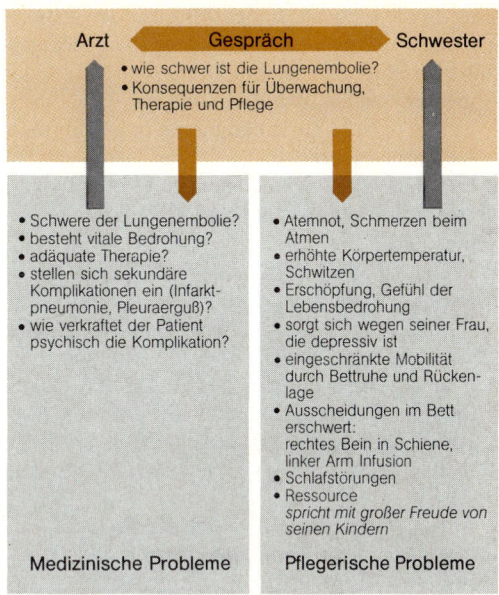

Abb. 2.27   Medizinische Probleme, vom Arzt eruierbar; pflegerische Probleme und Ressourcen, von der Pflegeperson eruierbar. Beispiel (nach *Fiechter* u. *Meier*): 46jähriger Mann, Familienvater, zwei schulpflichtige Kinder, Hobbysportler, erneut hospitalisiert wegen Lungenembolie, 8 Tage nach problemloser Meniskusoperation links. Tiefe Oberschenkelthrombose rechts.

dem Kranken zur Förderung seines Heilungsprozesses oder zur Bewältigung seiner Lebenssituation zur Verfügung stehen. Grundsätzlich handelt es sich um:

- *äußere Ressourcen,* z.B. positive Beziehungen zu Menschen, Interesse an Geschehnissen, Zugehörigkeit zu einem Ort usw.;
- *innere Ressourcen,* also Lebenskräfte, Lebensmotivationen und Lebensenergien, die zusammen mit Werten wie Hoffnung, Freude, Humor, Kreativität und Sinn die lebenserhaltenden und heilungfördernden Kraftquellen des menschlichen Lebens sind.

Siehe dazu auch *Initiativen* S. 36 f. und Ressourcen in: L. JUCHLI: Sein und Handeln (1985).

3. Schritt: Pflegeziele

Pflegeziele müssen realistisch, erreichbar und überprüfbar sein. Wir unterscheiden Fernziele und Teilziele.

Das *Fernziel* wird ziemlich weit gesteckt und beinhaltet die Art der Pflege (therapeutische und/oder unterstützende Pflege). Es beinhaltet die Rehabilitation, die bestmögliche Wiederanpas-

sung an die Umwelt, Lebenshilfe für den Patienten unter Miteinbeziehen seiner Angehörigen (oder seelsorgliche Sterbehilfe):
- größtmögliches Wohlbefinden,
- größtmögliche Unabhängigkeit in bestimmten Lebensbereichen,
- Neuorientierung im Leben,
- Aufrechterhaltung der familiären Beziehungen.

Wichtiger als die Fernziele sind die Teilziele.

Die *Teilziele* bezeichnen kleine, in überschaubaren Zeitabständen erreichbare Fortschritte. An ihnen orientiert sich die Pflege, die konkret gegeben wird. Teilziele sind z. B.: Der Kranke
- kann über seine Angst reden (Verhalten),
- hat intakte Haut (Zustand),
- trinkt 2000 ml Flüssigkeit pro 24 Stunden (Tun),
- weiß über sein Insulin Bescheid (Wissen),
- kann sein Insulin selbständig spritzen (Können).

Nicht immer können Ziele so eindeutig formuliert werden. Oft ist der *Weg zum Ziel* schon als Teilziel zu sehen und entsprechend zu formulieren, z. B.: Der Patient
- gewinnt sein Selbstvertrauen zurück,
- findet neue, ihm angepaßte Beschäftigung,
- lernt, mit seiner Behinderung umzugehen.

4. Schritt: Planung der Maßnahmen – Pflegeplan

Die Planung der Maßnahmen orientiert sich an Schritt 2 und 3 bzw. an den Problemen, Ressourcen und Zielen. Daraus ergeben sich die eigentlichen Pflegeverordnungen als durchzuführende Maßnahmen.

Die *Formulierung* soll knapp und präzise sein. Hilfreich sind die sog. W-Fragen: wer, was, wie, wieviel, wie oft.

5. Schritt: Durchführung der Pflege

Dazu sei auf die Unterstützung bei den ATL (Kap. 3–14) sowie auf die Pflege in bestimmten Situationen = standardisierte Pflegeplanung hingewiesen (z. B. prä- und postoperative Pflege, Kap. 21; Pflege bei bestimmten Erkrankungen Kap. 28–42). Standardisierte Pflegepläne sowie Checklisten zur Ausübung einer Pflegehandlung usw. dienen nur als Grundlage zur *individuellen Pflegeplanung* und können diese nie ersetzen. Es gibt nicht eine allgemeingültige Pflege (die für alle gleich ist), sondern nur die *individuell abzustimmende Pflege* eines bestimmten Menschen in einer bestimmten Situation mit jeweils eigenen Problemen und Ressourcen.

6. Schritt: Beurteilung der Pflegewirkung, Pflegebericht

Der *Pflegebericht* ist ein Dokument über den Verlauf und die Wirkung der Pflege sowie über das Befinden des Kranken. Er dient in einer Pflegeberichtsanalyse auch als Grundlage zur Beurteilung der gegebenen Pflege = *Qualitätsbestimmung*. Der Pflegebericht muß analog dem ärztlichen Bericht (Krankengeschichte) gewertet werden.

Die Eintragungen sollen sich auf die Probleme und die Zielsetzung beziehen sowie eine Rückmeldung (Feedback) über die Wirkung der durchgeführten Pflege geben. Damit ist der Regelkreis geschlossen (Abb. 2.28).

2.5.8. Pflegedokumentation

In modernen Pflegedokumentationsmappen (die Teil der Gesamtpatientendokumentation sind) haben wir *zwei* Teile zur Verfügung (Abb. 2.29):
- den *Planungsteil,* der uns eine Übersicht gibt über den Zustand des Patienten (Situation,

Beispiel:

Pflegeproblem	Pflegeziel	Pflegeplan
- gerötete Haut	- intakte Haut	- 2stündlich umlagern - Weichlagerung (Fersenring, Schaffell) - Einreiben mit Franzbranntwein bei jedem Umlagern
- usw.		

Zum *individuellen und standardisierten* Pflegeplan s. unten unter *Pflegedokumentation*.

Pflegebedarf) sowie über die bestehenden Probleme (Pflegeprobleme) und deren Lösung (Ziele und Maßnahmen);
- den *Pflegeberichtsteil,* der eine laufende Dokumentation über die gegebene Pflege und den Pflegeprozeßverlauf gewährleisten soll (ausgeführte Maßnahmen, Beobachtungen usw.).

Planungsteil

Er gliedert sich in zwei Teile:
- *Standardisierte Pflegeplanung.* Festgehalten werden all jene Aspekte, die genereller Natur sind. Dieser Teil der Pflegedokumentation wird sinnvollerweise als *Checkliste* gestaltet, in der alle wichtigen Lebensaktivitäten und Pflegeaktivitäten sichtbar sind. Er soll eine rasche, klare und präzise *Übersicht* über die momentane *Pflegebedürftigkeit* bzw. den Pflegebedarf und die Pflegesituation geben: Ist-Zustand, laufender Rapport usw. Zweckmäßigerweise kann dieser Teil mit Bleistift geschrieben werden = Plan, der jeden Tag angepaßt werden muß und für jeden (z. B. nach Feiertagen, bei Schichtwechsel) eine rasche Übersicht gibt.
- *Individuelle Pflegeplanung.* Hier werden all jene Probleme festgehalten, die *nicht* generell gelöst werden können. Die individuelle Planung orientiert sich am *Ziel,* das erreicht werden will bzw. kann (für und mit dem Patienten), und enthält all jene *Maßnahmen,* die zur Erreichung dieses Ziels geplant werden.

Berichterstattungsteil (Pflegebericht)

Er ist gleichsam ein Spiegel der gegebenen Pflege. Dokumentiert wird das, was wichtig ist. Voraussetzung für eine gültige Dokumentation ist ein klares Selbstverständnis *über das, was wir als Pflege verstehen* und demzufolge dokumentieren.
Der Pflegebericht soll knapp und präzise formuliert werden. Telegrammstil genügt. Die Eintragungen werden laufend gemacht, d.h. sofort nach einer verabreichten Pflege (Handlung, Gespräch usw.), oder im Zusammenhang mit Beobachtungen, die gemacht werden.
Solche Dokumentationssysteme sind nach Firmen oder Urhebern benannt, z. B. Kardex, Standart, Wagner, Stocker usw.
Weiterführende Literatur bezüglich Pflegeplanung ist bei FIECHTER u. MEIER (1981) nachzuschlagen. Ein Beispiel finden Sie auf S. 80.

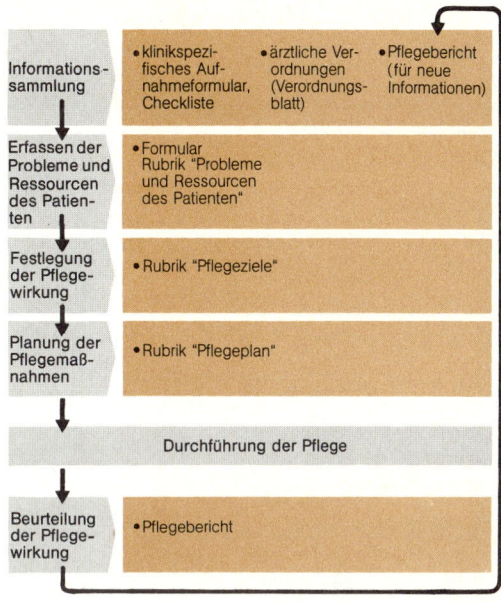

Abb. 2.**28**   Pflegeplanung: geschlossener Regelkreis (nach *Fiechter* u. *Meier*) (s. Abb. 2.**29**).

2.5.9. Pflegequalität

Beeinflussung der Pflegequalität

Viele Faktoren beeinflussen die Pflegequalität, wie z. B.
- bauliche Voraussetzungen,
- Organisationsstruktur,
- Art der Informationsübermittlung,
- Personalbesetzung.

Wenn wir davon ausgehen, daß Krankenpflege vom Bild des Menschen bestimmt wird, d.h. von der Einstellung und Haltung desjenigen, der Pflege ausübt, wird klar, daß die Qualität der Pflege von der Lebensqualität der einzelnen Pflegeperson abhängt.
„Ich pflege als der, der ich bin bzw. geworden bin", ist dann nicht einfach ein Wortspiel, sondern Auftrag dafür,
- sich selber immer besser kennenzulernen;
- offen zu sein für Impulse, die Veränderung, Wachstum und Reife ermöglichen;
- tragende, ernsthafte Beziehungen wahrzunehmen und die reife Liebe einzuüben;
- das eigene Denken, Entscheiden und Handeln zu reflektieren.

standardisierter Pflegeplan

Name Fr. XY	Grad der Pflegebedürftigkeit	Selbständig	Teilweise hilfsbedürftig		Vollständig hilfsbedürftig		Kontrolle Häufig- keit	Limiten
Alter 72 J.	Mobilisation		X	Bettruhe			Gewicht	
	Körperpflege		X	s. Plan			X Diurese tgl.	
Konfession	Ankleiden						X BD Mi + Fr	
	Nahrungsaufnahme				X	Sonde	Respiration	
rö. k.	Ausscheidung				X	DK	X Puls	
Angehörige (Tel.-Nr.)							X Temperatur	
	Beschäftigung		X	Ergotherapie				
	Kommunikation		X	s. Plan				
Ver- sicherung	Prophylaxen							
	Dekubitus		X		X	umlagern		
	Pneumonie		X			n. Plan		

individueller Pflegeplan

Datum	**P**robleme und **R**essourcen des Patienten	Stopp	Datum	**Pflegeziele**	Stopp	Datum	**Pflegeplan**	Stopp
10.1.	P Pat. kann nur „ja", „nein", „so" sagen		10.1.	Pat. kann sich ver- ständlich machen	12.1.		Sätze so formulieren, daß mit „ja"/„nein" geantwortet werden kann	
13.1.	P Sprachdefizit unverändert R Körpersprache ist ausgeprägt		13.1.	Pat. wird auch bei schwierigen Anliegen verstanden		13.1.	Wie bisher. Dazu: -Körpersprache bewußt wahrnehmen -averbale Aus- drucksfähigkeit unterstützen	

a

Datum	**Pflegebericht**	Initiale	Datum	**Pflegebericht**	Initiale
12.1.	Pat. hatte Bauchschmerzen	MW			
13.1.	hat signalisiert, daß sie Probleme habe mit der Zimmernachbarin (sehr eindrucksvolle Gesten). Wurde dann ruhiger, weil wir sie verstanden haben. Sie schien sehr glücklich zu sein darüber.	MW			

b

Abb. 2.29   Pflegeteil einer Patientendokumentation (Blatt 1 und 2 im Kardex).

Beurteilung der Pflegequalität

Stufen der Pflegequalität

Die Beurteilung der Pflegequalität nach Stufen kann eine große Hilfe sein in der Qualifikation der Pflege, die wir geben. Sie kann in 4 Stufen geschehen (Abb. 2.**30**).
Die Einordnung der Pflege in eine bestimmte Stufe ist eine Auffassungs- und Ermessensfrage, da die Stufen nicht statisch, sondern fließend zu sehen sind.
Die in Abb. 2.**31** beschriebenen Stufen sind in Zusammenhang mit einem *Pflegeleitbild* zu sehen. Die Bezeichnung der Stufen kann durch Synonyme ersetzt werden, z. B.:

- Stufe 0: gefährliche Pflege, gefährdende Pflege, stagnierende Pflege.
- Stufe 1: sichere Pflege, funktionale Pflege, Routinepflege.
- Stufe 2: angemessene Pflege, fördernde Pflege, situationsgerechte Pflege.
- Stufe 3: optimale Pflege, kreative Pflege, gezielte Pflege.

Bei der Einstufung der Pflege kann es nicht darum gehen, daß die Stufe der optimalen Pflege unter allen Umständen richtungsweisend sein muß. Eine alleinige Orientierung am maximal Erreichbaren ist immer eine Überforderung und nicht realitätsgerecht. Nicht überall, nicht immer, nicht in jeder Situation ist optimale Pflege möglich und notwendig. Oft setzt sich der reale Alltag aus einer Mischung von Qualitätsstufen zusammen. Es ist wichtig, die eigenen Grenzen (oder diejenigen der Pflegegruppe) festzustellen und zu akzeptieren. Der Grundmaßstab muß vorerst die Linie *sichere Pflege* sein. Entwicklungen über diese Stufe hinaus sind Zeichen kreativen Berufsverhaltens und Spuren menschlichen Reifens. Sie sollen wahrgenommen, gepflegt und gefördert werden, so wie ein Gärtner einen jungen wachsenden Baum umhegt und pflegt. Wachstum und Reife lassen sich nicht erzwingen, sie sind wie alles menschliche Leben den Gesetzen des Auf und Ab und des Stirb und Werde unterworfen. Sie sind Bewegung, Prozeß, wie die Pflege selbst es ist.

2.5.10. Beobachten des Kranken

Beobachten als Handlungsbereich in der Krankenpflege ist wichtigste Voraussetzung dafür, daß das richtige Abschätzen der Gegebenheiten und die Prioritätensetzung in der Pflege (besonders

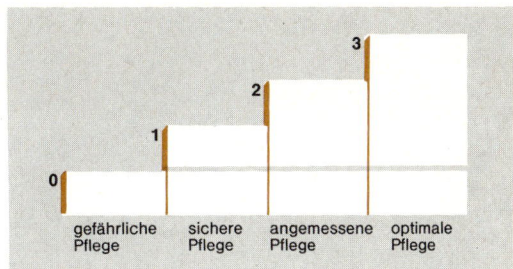

Abb. 2.**30**   Pflegequalität nach Stufen.

von Schwerkranken und Sterbenden) möglich ist. Ganzheitliches Beobachten umschließt intensive Tätigkeiten (verstehen, erkennen, denken, sprechen), an denen alle *geistigen Initiativen* beteiligt sind (Gemüt, Gefühl, Erleben, Wille, Verstand). Es kommt hinzu, daß die Beobachtungsfähigkeit an *intakte Sinne* (sehen, hören, tasten, riechen, schmecken) gebunden ist.
Am Beobachten sind demnach alle Dimensionen des Menschseins beteiligt:

- Körper-Leib-Ebene = *beobachten* als Sehen, Schauen, Hören, Tasten usw.;
- Seele-Geist-Ebene = *betrachten,* wahrnehmen, erkennen, innewerden;
- soziale Ebene = *begegnen,* zugehen, hingehen, an- und aussprechen.

Martin Buber formuliert dies wie folgt: „Der *Beobachter* ist ganz darauf gespannt, den Beobachteten sich einzuprägen, ihn zu ‚notieren‘. Er sucht ihn ab, zeichnet ihn auf. Und zwar ist er beflissen, so viele ‚Züge‘ als möglich aufzuzeichnen. Er lauert den Zügen auf, daß ihm keiner entgeht … Der *Betrachter* ist nicht gespannt. Er nimmt die Haltung ein, die ihm den Gegenstand frei zu sehen gibt, und erwartet unbefangen, was sich ihm darbieten wird. Nur zu Anfang darf bei ihm Absicht walten, alles andere ist unwillkürlich …
Dem Betrachter und dem Beobachter ist das gemeinsam, daß sie eine *Einstellung* haben, eben den Wunsch, den vor unseren Augen lebenden Menschen wahrzunehmen.“

Das Wort *Krankenbeobachtung* ist irreführend, wenn es dazu verleitet, daß nur das *Kranke* (die Probleme, Symptome) beobachtet wird; denn auch das Gesunde (und damit die Ressourcen) muß in der *Beobachtung des Kranken* bewußt zum Tragen kommen.
Voraussetzung für solch gezielte und ganzheitliche Beobachtung sind sowohl die *systematische Fragestellung* als auch das *Einüben sensiblen*

Stufe 3 optimale Pflege	Stufe 2 angemessene Pflege	Stufe 1 sichere Pflege (Routinepflege)	Stufe 0 gefährliche Pflege
Berücksichtigung von Lebensgewohnheiten			
Persönliche Gewohnheiten werden berücksichtigt, soweit Krankheit und Zustand (Befinden) des Patienten dies zulassen	Persönliche Gewohnheiten werden, soweit Patient/Angehörige diese klar zum Ausdruck gebracht haben, möglichst berücksichtigt	Persönliche Gewohnheiten werden nur berücksichtigt, sofern sie die Routine nicht stören	Persönliche Gewohnheiten werden nicht berücksichtigt
Erhaltung und Förderung der Selbständigkeit			
Patient und Angehörige erhalten die auf sie abgestimmte Beratung und Hilfe, welche die Selbständigkeit fördern, das Selbstvertrauen bzw. das Vertrauen in die Pflege und die Behandlung stärken	Patient/Angehörige erhalten die ihre Selbständigkeit fördernde Beratung und Hilfe, nach denen sie fragen. Das Vertrauen in die Pflege und die Behandlung ist ungestört	Patient/Angehörige erhalten auf ihre Fragen, welche für sie zur Erhaltung oder Förderung der Selbständigkeit wichtig sind, stereotype Antworten. Das Vertrauen ist gefährdet	Patient/Angehörige erhalten auf ihre Fragen, welche für sie zur Erhaltung oder Förderung der Selbständigkeit wichtig sind, ausweichende oder keine Auskünfte. Das Vertrauen in Pflege und Behandlung ist gestört
Hilfe zur Anpassung an veränderte Bedingungen			
Muß ein Patient durch seine Krankheit ganz oder teilweise seine Gewohnheiten aufgeben, erhält er im Prozeß der Umstellung/Anpassung so viel Hilfe, daß er neue für ihn sinnvolle Lebensmöglichkeiten ausschöpfen, neue Gewohnheiten aufbauen kann. Schwester und Patient/Angehörige suchen gemeinsam. Der Patient fühlt sich voll akzeptiert, integriert, frei und selbständig	Muß ein Patient durch seine Krankheit ganz oder teilweise seine Gewohnheiten aufgeben, erhält er auf Krankheit und Zustand abgestimmte Unterstützung, Hilfe und Beratung im Prozeß der Umstellung/Anpassung an die neue Lebenssituation. Der Patient fühlt sich akzeptiert, evtl. abhängig	Muß ein Patient durch seine Krankheit ganz oder teilweise seine Gewohnheiten aufgeben, wird entsprechend den Stationsgewohnheiten u. -möglichkeiten routinemäßige Hilfe und Unterstützung geleistet. Der Patient fühlt sich abhängig und unter Umständen dem Personal gegenüber als Belastung	Muß ein Patient durch seine Krankheit ganz oder teilweise seine Gewohnheiten aufgeben, wird nicht erkannt, daß er Hilfe und Unterstützung im Prozeß der Umstellung braucht. Der Patient fühlt sich vernachlässigt. Er erleidet unter Umständen physischen/psychischen Schaden
Aufrechterhaltung und Förderung der Beziehung nach außen			
Einerseits wird die Aufrechterhaltung der menschlichen Beziehungen nach außen gefördert, andererseits wird das Bedürfnis nach Ruhe und Stille respektiert	Die Aufrechterhaltung der menschlichen Beziehungen nach außen wird ermöglicht und dem Bedürfnis nach Ruhe und Stille wird Rechnung getragen, sofern darum gebeten wird	Die Aufrechterhaltung der menschlichen Beziehungen nach außen wird durch Krankenhausregelungen beschränkt. Das Pflegepersonal hält sich stur an die Vorschriften	Die Aufrechterhaltung der menschlichen Beziehungen nach außen wird durch negative Verhaltensweisen des Pflegepersonals und/oder durch stark einschränkende Krankenhausregelungen erschwert/verunmöglicht. Das Bedürfnis nach Ruhe und Stille wird nicht erkannt/wird ignoriert
Hilfe zum Verständnis von Krankheit, Diagnostik, Therapie und Pflege			
Patient/Angehörige erhalten eine ihrem Verständnis angepaßte Information bzw. Erklärung über Art, Intensität und Zweck der Pflege	Patient/Angehörige erhalten Information bzw. Erklärung über Art, Intensität und Zweck der Pflege, sofern sie danach fragen	Patient/Angehörige erhalten stereotype Auskunft über die Pflege, wenn sie danach fragen	Patient/Angehörige erhalten keine oder unsachliche Informationen über die Pflege
Planung der Pflege			
Patient/Angehörige werden bei Zielsetzung, Planung und Beurteilung der Pflege miteinbezogen	Das Pflegepersonal plant und beurteilt die Pflege	Die Pflege wird nach Schema ausgeführt	Die Pflege wird nicht geplant

Abb. 2.**31**   Kriterien zur Beurteilung der Pflegequalität im Krankenhaus. Diese Liste ist exemplarisch; für die Hauskrankenpflege kann sie leicht modifiziert werden. Die Kriterien stützen sich auf das Pflegeleitbild in *Fiechter* u. *Meier*, S. 178 (1981).

Wahrnehmens. Die Fragestellung umfaßt drei Dimensionen:
- Der *Kranke als Individuum* und Persönlichkeit (Wie fühlt er sich? Wie erfährt er die Krankheit, die Pflege, die Umwelt? usw.) = subjektiv erfahrbare Dimension;
- die *Auswirkungen der Krankheit* (Symptome, Behinderungen, Probleme, Bedürfnisse) (Was fehlt ihm? Was plagt ihn? Wo, wie ist er behindert?) = objektiv meßbare Dimension;
- die *Um- und Mitwelt* (Wie spricht er? Welches sind seine Beziehungsfelder? Wie ist er in das Beziehungsnetz integriert? Wo und wie sind die Kontakte bzw. Kontaktbarrieren?) = soziale und kommunikative Dimension.

Sensibilisiertes Beobachten setzt die *Einübung der Einfühlbarkeit* voraus. Am schwersten erlernbar und einfühlbar – und damit erfaßbar – ist, insbesondere für den jungen Menschen, der Faktor *„Abhängigkeit"*. Hier liegt, wie überhaupt im seelisch-geistigen Bereich der Pflege, die Grenze des Lernbaren. *Einfühlen* kann nicht gelernt, sondern muß *eingeübt* werden. Dazu eignen sich Simulationsübungen, die, wenn sie ernsthaft durchgeführt werden, Sinne, Geist und Gemüt bilden und entfalten.
Übungen sind z. B.
- als „Blinder" geführt werden,
- mit schalldicht verschlossenen Ohren („taub") oder verschlossenem Mund („stumm") an einem Spiel teilnehmen,
- unbeweglich liegend sich das Essen eingeben oder sich waschen lassen („behindert") usw.

Beobachtungsvorgänge bedürfen sowohl der Einübung (Unterricht) als auch der Ausübung (Praxis).
Die folgende Checkliste soll eine Übersicht über die wichtigsten Punkte zur Beobachtung Kranker geben und gleichzeitig einen Hinweis darauf, wo die einzelnen Themen im Buch zu finden sind.
Die Checkliste entspricht im wesentlichen der *Summe der Lebensaktivitäten* (Aktivitäten des täglichen Lebens), d.h., daß insbesondere die Kapitel 3–14 je ein Teilkapitel zum Thema Beobachten anbieten.

Das Beobachten ist ein Prozeß, der in drei Schritten abläuft: wahrnehmen→gezielt ins Auge fassen→überprüfen (Analyse). Intelligentes Beobachten führt spontan zu einem vierten Schritt: überblicken der Zusammenhänge = Zusammenschau (Synthese).

Checkliste zur Krankenbeobachtung

Beobachtung von
- ☐ Schlafen und Schlafstörungen (Kap. 3)
- ☐ Haltung und Bewegung (Kap. 4)
- ☐ Haut und Hautanhangsorgane (Kap. 5)
- ☐ Ernährung, Appetit, Eßverhalten (Kap. 6)
- ☐ Ausscheidungen: Urin, Stuhl u. a. (Kap. 7)
- ☐ Temperatur und Schweißsekretion (Kap. 8)
- ☐ Atmung, Puls, Blutdruck (Kap. 9)
- ☐ Sicherheitsaspekte, Gefahrenquellen (Kap. 10)
- ☐ Strukturierung der Zeit, Raumgestaltung (Kap. 11)
- ☐ Sprache, Sprech- und Verständigungsprobleme (Kap. 12)
- ☐ Schmerz, Trauer, Stimmungslage (Kap. 13)
- ☐ Rollenverhalten, Geschlechtsmerkmale, Menstruation (Kap. 14)

Natürlich bieten auch alle folgenden Kapitel themenspezifische oder/und übergreifende Beobachtungsaspekte
Als Beispiel:
- ☐ Bewußtsein und Bewußtseinsstörungen (Kap. 35)

---

1. Schritt: wahrnehmen

Um gezielt und wirklichkeitsgerecht wahrnehmen zu können, brauchen wir die inneren Kräfte der Inspiration, der Intuition und des Vorstellungsvermögens, und zwar nicht im Sinne der Phantasie, sondern als ein reales Vorstellungsvermögen, das, von innen her gerichtet, mit allen Möglichkeiten und Gaben der Gesamtpersönlichkeit *da* ist. Das aber bedeutet: im Hier und Jetzt anwesend sein, mit all unseren Sinnen.
In dieser wachen Aufmerksamkeit wandelt sich unser Sehen zum *Schauen* und damit zum Innewerden auch solcher Vorgänge, die nicht unmittelbar ins Auge springen. In gleicher Weise wird sich übend und einübend auch unser Hören verändern zu einem *Horchen* oder inneren Hinhören, in dem wir uns ganz, nicht nur mit den Ohren, der Mitteilung des anderen öffnen.
Nur in solchem Wahrnehmen kann sich ein wirklich aufbauendes Gespräch entwickeln, das dazu führt, Probleme wie Ressourcen bestmöglich zu erfassen.

2. Schritt: gezielt ins Auge fassen

Das gezielte Erfassen meint das, was als Krankenbeobachtung in die Fachliteratur eingegangen ist: d.h., hier wird gezielt nach evtl. möglichen krankhaften Veränderungen geforscht. Da-

bei wird aber leicht das Bewußtsein für die *Ganzheit* vernachlässigt, und damit für
- die Beobachtung des Gesunden und
- die Erfassung der Ressourcen.

Ganzheitliche, gezielte Erfassung des Kranken muß sich am Gesunden *und* am Kranken, an den Problemen *wie* an den möglichen Ressourcen orientieren. Sie braucht den Blick aufs Ganze der Aktivitäten des täglichen Lebens (ATL).

Der gesunde Mensch vermag diese seine Lebensaktivitäten sinnvoll und zweckmäßig einzusetzen; sie stehen ihm jederzeit zur Verfügung (dynamisches Gleichgewicht, Abb. 2.**32**). Balance-

verlust auf irgend einer Bezugsebene führt zu *Problemen,* die beobachtbar sind (Symptome sind z. B. Hautveränderungen, Ängste, Kontaktbarrieren usw.).

Ebenso beobachtbar, wenn auch weniger offensichtlich, sind die *Ressourcen* = innere Kräfte und Energien. Diese sind u. U. verdeckt, verdrängt, vergessen oder noch nicht bewußt. Sie können dann vom Menschen nicht eingesetzt, nicht gebraucht und nicht zur Wirkung gebracht werden. Oft drücken sie sich nur indirekt aus (Ressourcen haben Signalcharakter); und es bedarf einer wachen Einfühlung, um sie wahrzunehmen bzw. gezielt zu aktivieren, zu fördern und in den Heilungsprozeß zu integrieren.

3. und 4. Schritt: überprüfen (Analyse)→ verwerten (Synthese)

Die Überprüfung und Verwertung der beobachteten bzw. gesammelten Informationen bedarf eines systematischen *Denkvorganges*.

Im *Pflegeprozeß* sind diese Schritte im Regelkreis der Pflegeplanung wie folgt aneinanderzureihen: Ist-Zustand→Problem/Ressource→Ziel→Maßnahme (Abb. 2.**33**).

Im *deduktiven Vorgang* (Ableiten des Einzelnen vom Allgemeinen) wird die Handlung vom Prinzip abgeleitet. *Krankenpflegeprinzipien* (FÜRST u. WOLFF 1969) beschreiben das, was allgemeingültig ist; zur Handlung gelangt man auf dem Weg der folgenden Denkschritte:

- *Prinzip* = das Allgemeingültige, der Grundsatz, die Frage nach dem, was grundsätzlich gilt;
- *Folgerung* = die Analyse, die Frage nach dem Zusammenhang in der konkreten Situation;
- *Forderung* = die Zielrichtung, die Frage nach den ableitbaren allgemein notwendigen Zielen;
- *Methode* = die Handlung, die Frage nach den

Abb. 2.**32** Gesundes Leben im dynamischen Gleichgewicht von Auf und Ab. Bei der Situationseinschätzung geht es darum, beides zu beachten. Die Probleme können auf beiden Seiten liegen. Pflege hat die bestmögliche Balance zum Ziel.

Ist-Zustand	Probleme und Ressourcen	Pflegeziele	Konkrete Maßnahmen
Beispiel:			
Haut läßt sich in Falten abheben	Problem: Patient ist exsikkotisch trinkt zuwenig hat Schluckbeschwerden	Patient trinkt genügend und ist möglichst beschwerdefrei	1800ml Flüssigkeit verteilt auf 24 Stunden (vgl. Trinkplan auf Nachttisch) Schmerzmedikation vor den Mahlzeiten (vgl. Kardex)
Patient ist apathisch	Ressource: auf Besuche seiner Frau reagiert er mit Freude	die Ehefrau in die Pflege mit einbeziehen	sie kennt die Pflegeziele, hilft mit bei der Erreichung der notwendigen Trinkmenge

Abb. 2.**33** Schritte des Pflegeprozesses.

konkreten Maßnahmen in der individuellen Situation.

Der Denkprozeß entspricht den oben beschriebenen Schritten des Pflegeprozesses: hier als Prinzip → Folgerung → Forderung → Methode (Abb. 2.**34**).

Vor diesem Hintergrund bekommen die unten (wie auch zu Beginn jedes Kapitels) beschriebenen Prinzipien eine nochmals neue Wertung, da sie uns helfen, über Probleme (Symptome) hinaus unsere *Sicht* zu schulen in einer *ganzheitlichen Betrachtungsweise,* die den Menschen nie *nur* krank (Problem- oder Symptomträger), sondern als Teil eines größeren Ganzen sieht, wodurch auch Ressourcen auf allen Bezugsebenen zum Tragen kommen können in bezug auf
- die Person,
- den Organismus,
- die Umwelt, Mitwelt, Überwelt.

Siehe dazu die folgenden Beispiele:

Prinzip auf den Menschen als Person bezogen: Jeder Mensch ist Individuum und Person. Er besitzt eine jeweils eigene Handlungsmitte, Erlebnismitte, Seinsmitte und Sinnmitte und ist Träger von Wertgehalten wie Wollen, Bewußtsein, Erlebnisinhalte. Das individuelle subjektive Erleben ist deshalb bei jedem Menschen anders und nicht unbedingt voraussehbar, kalkulierbar und kontrollierbar.

Prinzip auf den Menschen als Organismus bezogen: Der Energie- und Kräftehaushalt, die Körperfunktionen sowie die Strukturen des Organismus unterstehen Veränderungen und Wechselwirkungen, die in einem labilen Gleichgewicht die Balance der Lebenskraft halten müssen (Ausgleich der Gegensätze von Ein – Aus, Auf – Ab usw.). Der Spannungszustand und Spannungsausgleich, das Maß der Vitalkraft und die Unversehrtheit der Strukturen ist bei jedem Menschen anders und innerhalb seiner Lebensbiographie dynamisch, d. h. wechselnd.

Prinzip auf den Menschen in seiner Hinordnung auf Sozialität bezogen: Die Beziehungen erstrecken sich auf die *Umwelt* (Dinge, Lebewesen), die *Mitwelt* (Mitmenschen, Kultur, Gesellschaft) und die *Überwelt* (Kosmos, Gott). Der Ich-Du-Wir-Dialog ist bei allen Menschen angelegt, aber bei jedem verschieden gebildet und unterschiedlich in der Ausdrucksfähigkeit und Kontaktwilligkeit.

2.5.11. Pflegeleitbilder, Pflegeauffassungen

Pflegeleitbilder

Pflegeleitbilder und Pflegeauffassungen geben dem, was wir tun, Form und Gestalt. Noch mehr aber geben *wir* als einzelne, die wir pflegen, letztlich der Pflege ihre Form und ihre Gestalt, d. h.:
- den Beobachtungsmaßstab,
- die Art und Weise unseres Handelns.

Eine *ganzheitliche Orientierung* ist Voraussetzung für eine *ganzheitliche Pflege.* Diese Orientierung geschieht an der menschlichen Person in ihrer individuellen Lebenswelt sowie in ihrer spezifischen (gesunderhaltenden, krankmachenden) Lebenssituation. Ganzheitliche Unterstützung des Menschen bei Gesundheitsproblemen bedeutet somit *Unterstützung auf allen Ebenen.*

Personal:
- Unterstützung und Hilfe bei bestehenden Gesundheitsproblemen,
- Förderung und Aktivierung innerer Ressourcen und damit der Heilungs- und Selbstregulierungskräfte.

Sozial:
- Integration aller Beziehungsfelder des Kranken,
- Förderung und Reaktivierung gestörter oder vernachlässigter Beziehungen und äußerer Ressourcen

Ökologisch/wirtschaftlich:
- Intervention, Beratung und Information in bezug auf die Umwelt: Lebensgewohnheiten, Lebensraum, Arbeitswelt.

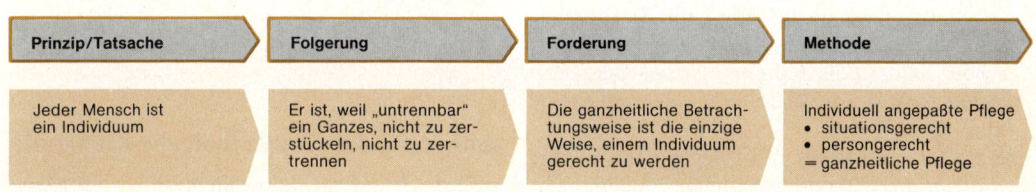

Prinzip/Tatsache	Folgerung	Forderung	Methode
Jeder Mensch ist ein Individuum	Er ist, weil „untrennbar" ein Ganzes, nicht zu zerstückeln, nicht zu zertrennen	Die ganzheitliche Betrachtungsweise ist die einzige Weise, einem Individuum gerecht zu werden	Individuell angepaßte Pflege • situationsgerecht • persongerecht = ganzheitliche Pflege

Abb. 2.**34**   Schritte des deduktiven Denkens.

Spirituell:
- Respektierung und/oder Unterstützung der Weltanschauung und religiösen Eingebundenheit.

Je klarer die *Sichtweise vom Menschen* und die *Auffassung von Gesundheit und Krankheit* definiert sind, desto eindeutiger können *Pflegegrundsätze* und die Zielsetzungen der Pflege abgeleitet werden. In der Praxis handelt es sich um Prozeßziele, die die folgenden Bereiche betreffen:
- Bereich der Pflege selbst,
- den interdisziplinären Bereich der Zusammenarbeit aller Beteiligten (Therapie und Pflege),
- Führungsbereich (Management),
- innerbetriebliche Schulung und Bereitstellung und Überwachung von Ausbildungsplätzen für Schüler,
- Qualitätssicherung und Pflegeforschung.

2.5.12. Pflegekonzept dieses Buches

Das Konzept ist in erster Linie ein Konzept für die Praxis. Es bietet Grundlagen für die Durchführung der häufigsten *Pflegehandlungen,* also eine Anleitung dafür, *„wie* etwas gemacht wird" (Kap. 3–42). Gleichzeitig wird der Versuch gemacht, diese Handlungen in einen größeren Zusammenhang (in ein Modell) hineinzustellen.

Pflege als Dienst am Menschen geschieht in der Wechselwirkung zwischen dem, der pflegt, und dem, der gepflegt wird:
- *Ich pflege als der, der ich bin,* meint Pflege als Spiegelbild dessen, was der Pflegende durch seine Person (Sein und Dasein) mit einbringt: die *menschlichen* und *persönlichen Werte.*
- *Der Pflegende* (Schwester/Pfleger) ist in den meisten Fällen gesund, kennt im Bereich des Gesundheitswesens die Zusammenhänge, kann für sich sorgen anderen bei Gesundheitsproblemen helfen.
- *Die Person, die gepflegt wird,* ist hilfsbedürftig, krank, invalide, jedenfalls in irgendeiner Weise abhängig von Hilfe, um innerhalb ihrer Möglichkeiten (wieder) für sich selbst sorgen zu können (bzw. Begleitung beim Sterben zu erhalten) Der Kranke ist nie als einzelner zu sehen, sondern als Teil eines *Sozial-* oder *Beziehungsnetzes,* welches mit integriert sein muß.

Die *Rollen* von Patient und Pflegeperson lassen sich aus diesen Wechselwirkungen ableiten, sie beziehen sich aufeinander, d. h., das Maß der Abhängigkeit des einen bewirkt das Maß der Pflege durch den anderen. Oder: die Selbsthilfefähigkeit und -bereitschaft des Kranken (und/oder seiner Angehörigen) ist Grundlage für Umfang, Intensität und Dauer der helfenden Beziehung der Pflegeperson.

Das Pflegekonzept dieses Buches basiert auf den folgenden fünf Thesen:

- Annahmen über den Menschen,
- Auffassung von Gesundheit und Krankheit,
- Definition von Pflege,
- Pflegeaktivitäten und -ziele,
- Krankenpflegeausbildung.

Annahmen über den Menschen

Der Mensch als Leib-Seele-Geist-Einheit ist ein Individuum (unteilbares Ganzes), das die Fähigkeit besitzt, sich in einer wechselnden Umgebung anzupassen und diese auch zu verändern.

Als lebendiges Wesen steht er in ständiger Wechselwirkung und Beziehung
- *zu sich selbst* (Eigenwelt, intrapersonaler Bereich). Er ist Träger von Werten wie Fühlen, Wollen, Erleben, Empfinden usw. Er ist wachstumsorientiert und strebt nach positiven Werten, Sinnerfüllung und Selbstfindung. Die Aktivitäten des täglichen Lebens (ATL) (von MASLOW Grundbedürfnisse genannt) werden demzufolge automatisch erfüllt. Sie dienen der Aufrechterhaltung der Beziehungen nach innen und nach außen;
- *zum anderen Menschen* (Mitwelt, interpersonaler Bereich). Er ist als *Beziehungswesen* ein Du-(Wir-)Ausgerichteter. Er kann Kontakte, Beziehungen und Bindungen eingehen. In der *Zuneigung* begegnet er dem Partner, dem Freund; in der *Zuwendung* geschieht die helfend-heilende Beziehung (Schwester – Patient);
- *zum Umfeld* im weitesten Sinne: zur *Natur* und *Objektwelt* (materielle Dimension, Dinge, Technik) einerseits, und zur *Überwelt* (geistige Dimension, Transzendenz, Kosmos, Gott) andererseits.

In der Integration aller vier Bereiche kommt die Ganzheit des Menschen zum Ausdruck und zur Wirkung.

Auffassung von Gesundheit und Krankheit

Auf der Grundlage dieser Sichtweise vom Menschen wird deutlich:

- *Gesund* ist der Mensch, der fähig ist, für sich selbst zu sorgen und das dynamische Gleichgewicht der vier Pole (Eigenwelt, Mitwelt, Umwelt, Überwelt bzw. links-rechts, unten-oben) aufrechtzuerhalten. In dieser Wechselwirkung geschieht Ausgleich der Kräfte, Fluß der Energien, Aktivierung der Ressourcen, Aufrechterhaltung der Rhythmen und der funktionellen Strukturen sowie die Anpassung an die Einwirkungen von außen.
- *Krank* ist der Mensch dann, wenn diese Harmonie (dynamisches Gleichgewicht) gestört ist und er die Anpassung an die vorgegebene Situation (momentane Lebensbedingungen) nicht zu bewältigen vermag. Es kommt zu Disharmonie, Rhythmusstörungen, Dysfunktion und/oder Anpassungsproblemen (Streß, Krankheit).

In einem solchen Modell sind Gesundheit und Krankheit nicht mehr Gegensätze, sondern als Gesundsein und Kranksein Teil des Lebenskontinuums (jung-alt, werden-vergehen, wachsen-reifen). Als Teil des auf das Reifen hin angeleg-ten Wachstumsprozesses, als den wir das Leben verstehen, kann der Krankheit fördernde Qualität zugesprochen werden (Krankheit als Weg zur Gesundung und Reife).

Definition von Pflege

Pflegen als Erhalten, Gestalten, Fördern und Schonen dient in erster Linie der *Gesunderhaltung* und der *Entwicklung des Menschen.*

Die *Krankenpflege* steht im Dienste des Menschen, der in der Gesundheit oder Entwicklung gehindert oder gestört ist und der Hilfe bedarf. In der Orientierung an dem oben gezeigten Modell vom Menschen ist sie *Beziehungspflege,* die sich an allen vier Polen orientiert und einbringt:

- *Auf der personal-sozialen Ebene* (Individuum – Kollektiv) geschieht dies auf der Grundlage von Wissen (Krankenpflege ist Wissenschaft) und Erkennen (in eigenständiger Urteilsfähigkeit) in Form der verstehenden Interaktion (vom Ich zum Du). Dieses *Verstehen* wird in den Dienst von bedürftigen Menschen (oder

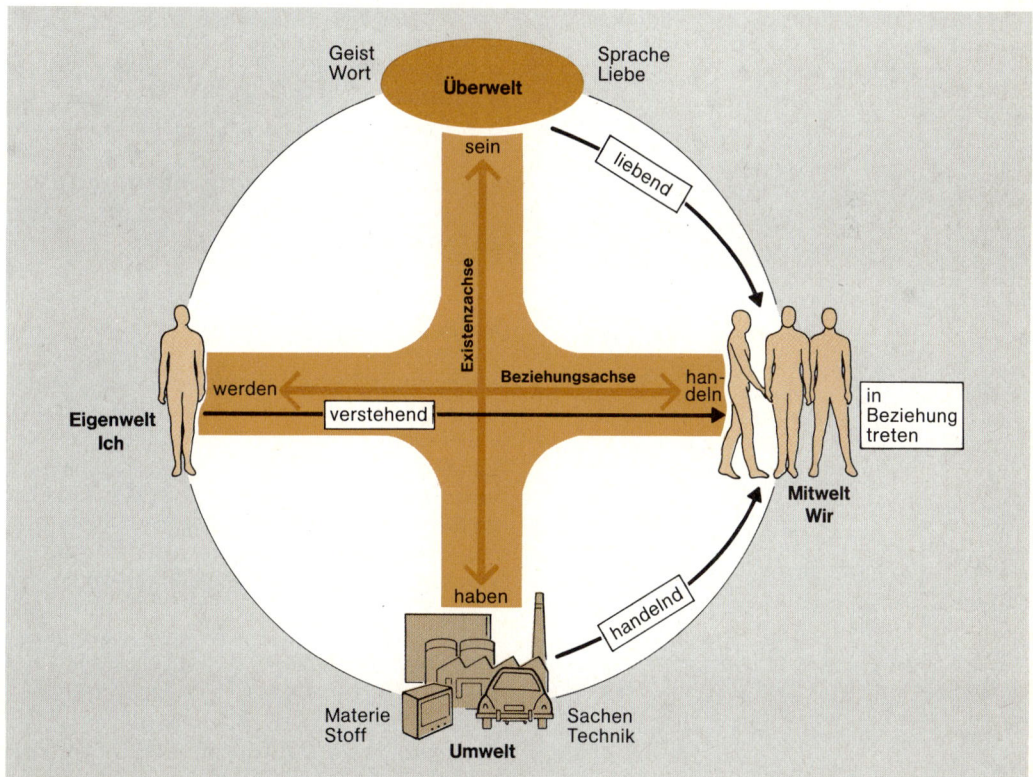

Abb. 2.**35** Das Modell vom Menschen bewirkt das Pflegemodell. Pflege als ein verstehend-liebend-handelndes In-Beziehung-Treten orientiert sich an allen Ebenen des Menschseins (oben, unten, links, rechts).

Gruppen) gestellt. Die Individualität der Pflege (von einem Individuum an ein Individuum oder Gruppen von Individuen) wurzelt in der Ganzheitsauffassung (Unteilbarkeit) des Menschen, der wieder Teil einer größeren Ganzheit ist, des zwischenmenschlichen Beziehungsnetzes.

- *Auf der Ebene der Umwelt* (unten) und *der Überwelt* (oben) geschieht dies auf der Grundlage von *Handeln* (Krankenpflege ist qualifiziertes Handwerk) und von *Lieben* (Krankenpflege ist Ausdruck des Geistes und der inneren Haltung). Die heilende Qualität des Daseins liegt in der Art, wie der Geist (Liebe und Wirkkräfte) im Handeln und in der Sprache zur Wirkung gelangt.

So ergibt sich eine Definition von Pflege als ein *verstehend-liebend-handelndes In-Beziehung-Treten* (Abb. 2.**35**).

Pflegeaktivitäten und -ziele

Die *Pflegeaktivitäten,* die diesem Modell zugrunde liegen, sind aus Abb. 2.**36** ersichtlich: *behandeln* (heilen), *betreuen* (unterstützen) und *begleiten* (informieren, beraten):

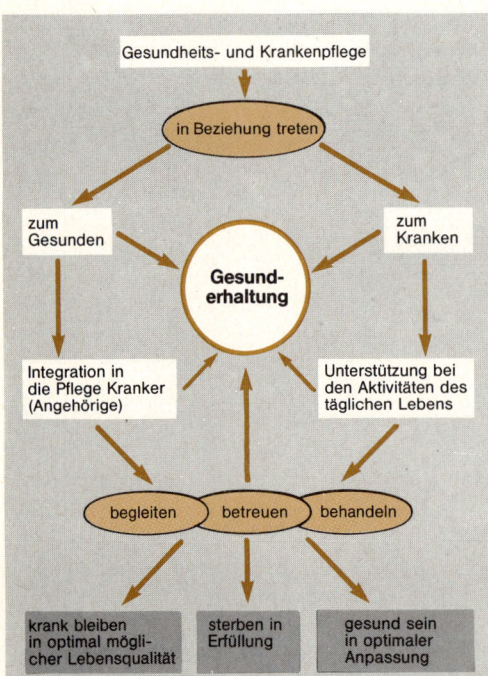

Abb. 2.**36**   Pflege in ihrer Wechselwirkung.

- Unterstützen fehlender, noch nicht oder nicht mehr eigenständiger Bewältigung der Aktivitäten des täglichen Lebens (ATL), bezogen auf die Person, den Organismus, die Mit- und Umwelt = unterstützende Pflege.
- Aktivieren und fördern aller *inneren* Kräfte, Energien und Regenerationspotentiale (Heilkräfte, Ressourcen) einerseits, wie Integration aller *äußeren* Hilfen (Helfer wie Hilfsmittel) andererseits = aktivierende Pflege, heilende Pflege, Förderpflege.
- Verbinden von medizinischer Behandlungspflege und alternativen Praktiken (Naturheilmethoden, Entspannungs-, Energie- und Visualisierungstechniken) als komplementäre, grenzüberschreitende Pflege = alternative Pflege, kreative Pflege.

Die *Ziele* liegen in der
- Gesundheitserziehung und -bildung,
- Krankheitsverhütung und Prophylaxe von Zweitschäden,
- Sicherstellung von Hilfe bei Abhängigkeit, Krankheit, Sterben,
- Hilfe zur Selbsthilfe bzw. Rehabilitation ins Berufs- und Gesellschaftsleben,

kurz, in der
- Bewältigung der Realität des Lebens und des Menschseins, sei es als
  - optimale mögliche Lebensqualität und Gesundheit,
  - optimale Anpassung an Grenzen und Begrenzungen (Behinderung physischer, psychischer oder sozialer Art),
  - Erfüllung im Sterben.

Krankenpflegeausbildung

Krankenpflege als *Beziehungsprozeß* (verstehend-liebend-handelndes In-Beziehung-Treten) und *Problemlösungsprozeß* (Anwendung wissenschaftlicher Erkenntnisse) bedarf der Schulung innerer und äußerer Fähigkeiten (Abb. 2.**37**). Sie umfaßt die Einübung der sozialen Kompetenz, der Kommunikationsfähigkeit, der Wissensverarbeitung und Denkschulung sowie der technischen Fertigkeiten.

Das bedeutet, daß Krankenpflegeausbildung nur in der Integration von *Kopf, Herz und Hand* (PESTALOZZI) möglich ist:
- *Arbeit an der eigenen Persönlichkeitsbildung,* sowohl im Aufbau des Selbstwertes und des Selbstbewußtseins, als auch in der Annahme der eigenen Grenzen und Begrenzungen.

- *Schulung des Leibbewußtseins,* der Gesundheitserfahrung und der Einfühlung in Mangel und Krankheit.
- *Mitverantwortlichkeit für die Förderung der Professionalisierung und Autonomie des Berufes* durch Weiterbildung, Öffentlichkeitsarbeit, Forschung.
- *Beherrschung der fachlichen Kompetenz und Einübung des beruflichen Könnens* (Kunst und Können sind identische Begriffe); denn *Kompetenz in Gesundheits- und Krankenpflege* meint mehr als ein Zusammensetzenkönnen von Behandlungsplan (des Arztes) und Pflegeplan (der Pflegegruppe). Sie ist die Fähigkeit, eine umgreifende *Gesundheitsplanung* zu handhaben, und sie ist die Fähigkeit und Bereitschaft, auch leitende Aufgaben zu übernehmen, an öffentlichen Gesundheitsprogrammen auf lokaler und nationaler Ebene mitzuarbeiten und aktiv an den Initiativ- und Entscheidungsprozessen für neue Entwicklungen in der Krankenpflege teilzunehmen.

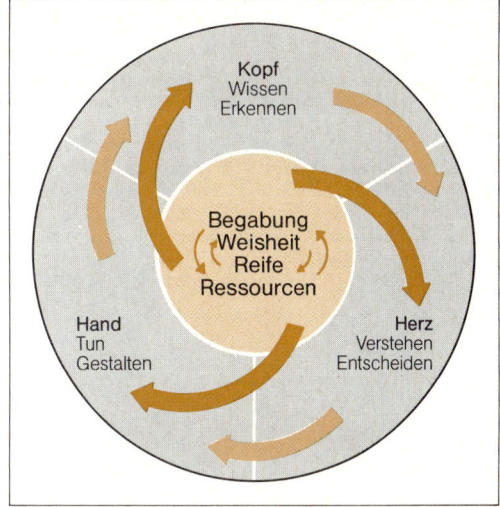

Abb.2.**37** Krankenpflegeausbidlung. Schulung der äußeren und inneren Fähigkeiten.

Weiterführende Literatur

Balint, M.: Der Arzt, sein Patient und die Krankheit, 6. Aufl. Klett-Cotta, Stuttgart 1983

Bezzenberger, G.: Was ist der Mensch. Steinkopf, Stuttgart 1975

Bresch, C.: Zwischenstufe Leben, 2. Aufl. Fischer Taschenbuch Verlag, Frankfurt/M. 1981

Buber, M.: Das dialogische Prinzip, 5. Aufl. Schneider, Heidelberg 1984

Das Buch der ganzheitlichen Gesundheit. Scherz, München 1982

Capra, F.: Wendezeit. Bausteine für ein neues Weltbild. Scherz, München 1983

Dethlefsen, Th.: Krankheit als Weg. Bertelsmann, München 1983

v. Dürckheim, K.: Hara - Die Erdmitte des Menschen, 10. Aufl. Barth, München 1983

Ferguson, M.: Die sanfte Verschwörung. Sphinx, Basel 1982

Fiechter, V., M. Meier: Pflegeplanung. Eine Anleitung für die Praxis. ROCOM, Basel 1981

Frankl, V.: Sinnfrage in der Psychotherapie, 2. Aufl. Piper, München 1985

Fromm, E.: Haben oder Sein. Deutscher Taschenbuch Verlag, München 1979

Fürst, E., L. Wolff: Fundamentals of Nursing, 5. Aufl. Lippincott, Philadelphia 1974

Gebser, J.: Gesamtausgabe, Bd. II. Novalis, Schaffhausen 1978

George, J. B.: Nursing Theories. The Base for Professionals, Nursing Practice. Prentice-Hall, Englewood Cliffs/N. J. 1980

Gesundsein 2000. Wege und Vorschläge. Übertragung der Regionalstrategie „Gesundheit für alle bis zum Jahre 2000" der WHO auf die Bundesrepublik Deutschland. Verlagsgesellschaft Gesundheit, Berlin 1984

Hampden-Turner, Ch.: Modell des Menschen. Beltz, Weinheim 1983

Henderson, V.: Grundregeln der Krankenpflege. Deutsche Schwesterngemeinschaft, Frankfurt/M. 1963

Hunziker, A.: Gesundheitspolitik und ambulante Krankenpflege. Tyrola, Innsbruck 1983

Jores, A.: Der Mensch und seine Krankheit, 4. Aufl. Klett-Cotta, Stuttgart 1970

Juchli, L.: Sein und Handeln. Ein ABC für Schwestern und Pfleger. RECOM, Basel 1985

Juchli, L.: Heilen durch Wiederentdecken der Ganzheit. Kreuz, Stuttgart 1985

Juchli, L.: Pflegen - Begleiten - Leben. Reinhardt, Basel 1986

Jung, C. G.: Vom Werden der Persönlichkeit. In: Entwicklung der Persönlichkeit, 5. Aufl. Walter, Olten 1985

Kappelmüller, J.: Die Überwachung des Patienten als Aufgabe der Krankenschwester, 4. Aufl. Urban und Schwarzenberg, München 1986

Laerum, O. D.: Natürlicher Zeitgeber Biorhythmus. Hippokrates, Stuttgart 1985

Lassalle, H. M. E.: Am Morgen einer besseren Welt. Herder, Freiburg 1984

Maslow, A. H.: Psychologie des Seins. Fischer Taschenbuch Verlag, Frankfurt/M. 1978

Maslow, A. H.: Motivation und Persönlichkeit. Rowohlt, Reinbek 1981

Meister Eckehart: Deutsche Predigten und Traktate. Insel, Leipzig 1980

Mitscherlich, A.: Krankheit als Konflikt. Studium zur psychosomatischen Medizin, Bd. I/II. Suhrkamp, Frankfurt/M. 1974/1975

Nightingale, F.: Ratgeber für Gesundheits- und Krankenpflege. Brockhaus, Leipzig 1877

Poletti, R.: Wege zur ganzheitlichen Krankenpflege. RECOM, Basel 1985

Rattner, J.: Der Weg zum Menschen. Europa-Verlag, Wien 1981

Rogers, C.: Der neue Mensch, 2. Aufl. Klett-Cotta, Stuttgart 1983

Roper, N., u.a.: Die Elemente der Krankenpflege. RECOM, Basel 1986

Selye, H.: Streß. Bewältigung und Lebensgewinn. Fischer Taschenbuch Verlag, Frankfurt/M. 1984

Splett, J.: Lernziel Menschlichkeit, Philosophische Grundperspektiven. Knecht, Frankfurt/M. 1976

Staehelin, B.: Haben oder Sein, 11. Aufl. Theologischer Verlag, Zürich 1981

Steuer, U., W. Steuer: Gesundheitserziehung. Aufgaben der Pflege- und Sozialberufe. Thieme, Stuttgart 1978

Teegen, F.: Ganzheitliche Gesundheit. Rowohlt, Reinbek 1983

Teilhard de Chardin, P.: Das Tor in die Zukunft. Kösel, München 1984

v. Troschke, J.: Psychosoziale Aspekte von Gesundheit und Krankheit. Themen der Krankenpflege 4. Urban & Schwarzenberg, München 1974

Vester, F.: Neuland des Denkens. Deutscher Taschenbuch Verlag, München 1984

Weinreb, F.: Vom Sinn des Erkrankens. Gesundsein und Krankwerden, 2. Aufl. Origo, Bern 1979

v. Weizsäcker, V.: Der kranke Mensch. Eine Einführung in die medizinische Antrophologie. Koehler, Stuttgart 1951

Zinker, J.: Gestalttherapie als kreativer Prozeß. Jungfermann, Paderborn 1982

II. Unterstützung bei den Aktivitäten des täglichen Lebens (ATL)

Die Aktivitäten des täglichen Lebens (ATL) sind wie die Grundbedürfnisse Eigenschaften bzw. Tätigkeiten des gesunden Menschen, der wachstumsorientiert ist und aus einem inneren Verlangen heraus nach positiven Werten strebt. Die ATL sind aufeinanderbezogen, beeinflussen sich gegenseitig und betreffen den Menschen in seiner Ganzheit. Die Zuordnung der ATL zum Menschenbild (S. 14 ff.) zeigt deren gegenseitige Bezogenheit. Sie werden, ausgehend von der *Bedürfnishierarchie* nach Maslow, hierarchisch aufgelistet und von „unten nach oben" (S. 64) gelesen:

– **auf der physiologischen Ebene:**
   ruhen und schlafen, sich bewegen, essen und trinken, ausscheiden, Temperaturausgleich, atmen;

– **auf der psychisch-sozialen Ebene:**
   für Sicherheit sorgen, Raum und Zeit gestalten, kommunizieren;

– **die geistige Ebene mit umgreifend:**
   Sinn finden, Frau/Mann sein (in deren besonderen Fähigkeit der Teilnahme an der Schöpfung).

In dieser Reihenfolge sind die ATL auch im Buch auffindbar:

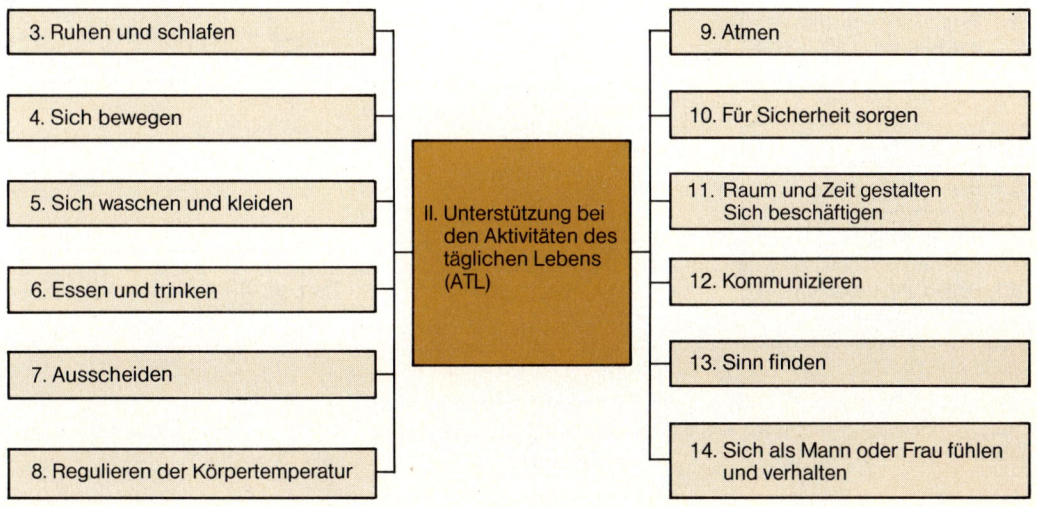

3. Ruhen und schlafen
4. Sich bewegen
5. Sich waschen und kleiden
6. Essen und trinken
7. Ausscheiden
8. Regulieren der Körpertemperatur

II. Unterstützung bei den Aktivitäten des täglichen Lebens (ATL)

9. Atmen
10. Für Sicherheit sorgen
11. Raum und Zeit gestalten / Sich beschäftigen
12. Kommunizieren
13. Sinn finden
14. Sich als Mann oder Frau fühlen und verhalten

3. Ruhen und schlafen

*Die Nachtseite des Körpers
ist die Tagesseite der Seele*

Sequenzziel/Intention

Damit Sie einen Patienten in den Bemühungen um die Aufrechterhaltung bzw. Wiederherstellung seines Wach-Schlaf-Rhythmus und seiner Liege- und Ruhegewohnheiten unterstützen können, brauchen Sie grundlegendes Verständnis. Das vorliegende Kapitel und die weiterführende Literatur können Ihnen dazu eine Hilfe sein. Das Ziel liegt darin, daß Sie die Situation eines Patienten bezüglich Schlafgewohnheiten, Ist-Zustand sowie Abhängigkeitsgrad einschätzen, Pflegeprobleme und Ressourcen bezüglich Ruhe-/Schlaf-Rhythmus ableiten sowie die notwendige Unterstützung bei Bettruhe und/oder Bettlägerigkeit zu geben vermögen.

Kreismodell s. S.6

Zuordnung zum Kreismodell

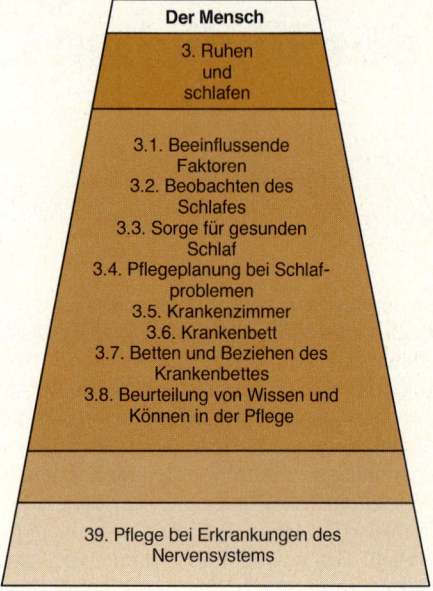

Dynamik des Pflegeprozesses

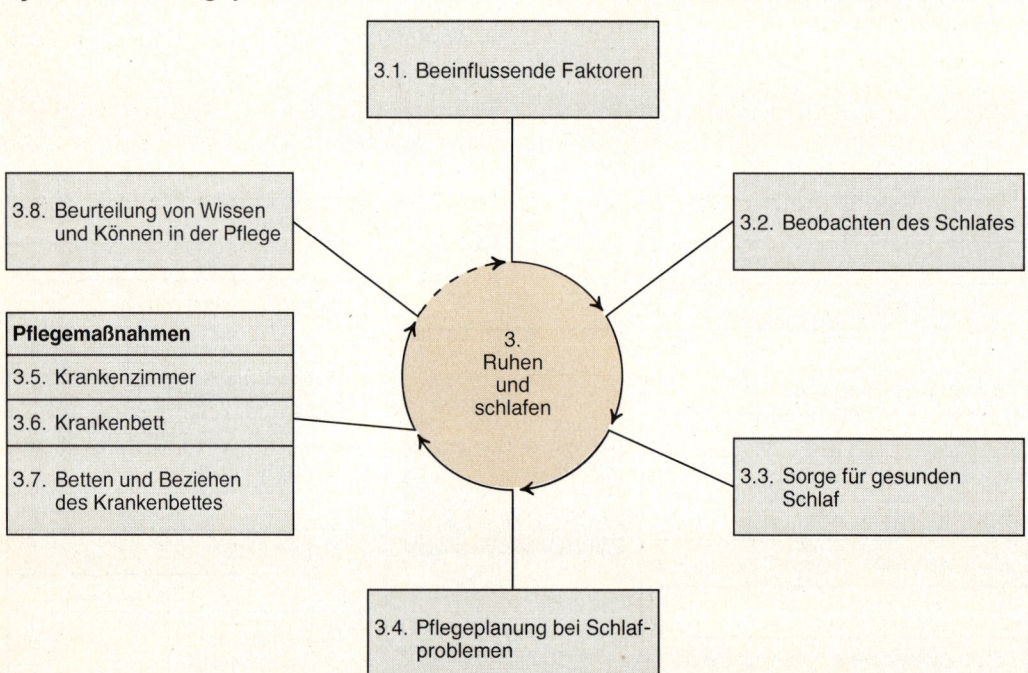

Prinzipien/Impulse

- „Zu Hause", d.h. dort, wo der Mensch verwurzelt ist, schläft er geborgen und sicher. Er kann die Eigenaktivität loslassen und sich der Aktivität des Schlafes überlassen. Der Mensch, der aus dieser Geborgenheit heraus lebt (im Urvertrauen), schläft in der Regel gut.
- Schlafbedürfnis und Schlafbedarf sind individuell und u.a. abhängig von den Aktivitäten des Tages. Die Nachtstunden dienen der Erholung, jedoch nicht der Inaktivität. Phasen des Leichtschlafes wechseln mit Phasen des Tiefschlafes. Im sog. REM-Stadium (s. Abb.3.1) beginnen die Augen lebhafte Bewegungen auszuführen. Weckt man die Menschen in diesem Stadium, berichten sie von Träumen (Bilder der Seele), ein Zeichen, daß das Gehirn sowie die Psyche/Seele nicht einfach ruhen, sondern nur in einer anderen Form als im Wachzustand arbeiten. So geschieht Regeneration und Selbstregulation.
- Der Schlafraum ist ein intimer Raum, der normalerweise nur mit vertrauten Menschen geteilt wird. In der Regel dient er nur der Nachtruhe. Einrichtung, Lage und Raumtemperatur entsprechen dem Ruhe-, Schlaf- und Intimitätsbedürfnis des Menschen.

Lesen Sie: Ruhen und Schlafen und Unterstützung des Kranken beim Ruhen und Schlafen: in V. HENDERSON: Grundregeln der Krankenpflege, S.31 u. 32, sowie S.66 in diesem Buch.

3.1. Beeinflussende Faktoren

3.1.1. Physiologie des Schlafes

Schlaf ist Ausgleich zum Wachsein; er dient der Regeneration. Die Schlafqualität – Schlaftiefe und Schlafphasen – läßt sich mit dem EEG (S.840f.) differenzieren: Leichtschlaf- und Tiefschlafphasen wechseln sich ab und werden in einer Nacht etwa 4- bis 5mal durchlaufen. Eine Sonderstellung nimmt dabei das sog. REM-Stadium ein. Es ist charakterisiert durch ein fast vollkommenes Fehlen des Muskeltonus und durch gleichzeitig auftretende rasche Augenbewegungen (rapid eye movements = REM). In

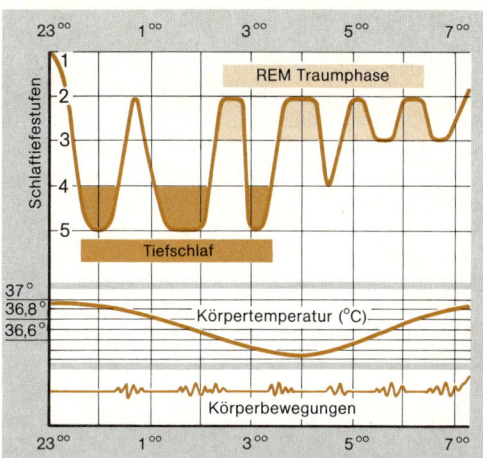

Abb.3.1 Schlafmuster beim Gesunden. 1 Wachzustand; 2 Leichtschlaf oder REM-Schlaf, der die Traumphasen enthält; 3, 4, 5 Tiefschlaf.

diesem Zustand träumt der Mensch = *Traumphase.*

Die erste *Tiefschlafphase* ist in durchschnittlich 35–40 Minuten erreicht, die Tiefschlafdauer variiert von 30–60 Minuten in der ersten Schlafperiode und nimmt dann ab.

Die *REM-Phasen* andererseits werden länger (von 10–50 Minuten). Die Traumforschung hat die Wichtigkeit des Träumens bewiesen: Hindert man eine Versuchsperson am Träumen, indem man sie regelmäßig zu Beginn der REM-Phase weckt, so stellen sich nach einiger Zeit Persönlichkeitsstörungen und Gesundheitsprobleme ein. (Da fast alle Schlafmittel die REM-Phase unterdrücken, kann davon ausgegangen werden, daß der durch Medikamente gewonnene Schlaf nicht erholsam wirkt.)

Synchron zu diesen Schlafphasen laufen auch noch andere *physiologische Vorgänge* ab. So sind die *Körperbewegungen* im Tiefschlaf am ausgeprägtesten; die *Körpertemperatur* sinkt nach der ersten Tiefschlafphase langsam ab und steigt beim Aufwachen wieder an. (Körpertemperatur und Schlafrhythmus beeinflussen sich gegenseitig: im Schlaf ist der Mensch kälteempfindlicher, bei Fieber schläft er schlechter.)

Der gesunde Mensch stellt sich verhältnismäßig exakt auf einen 24-Stunden-Rhythmus ein, und die Schlafdauer bleibt einigermaßen konstant. Manche Menschen kommen mit wenig Schlaf aus, andere brauchen mehr.

Schlaftypen

JOVANOVIC, ein bekannter Schlafforscher, bestätigt die alte Erkenntnis, daß es trotz des allgemeingültigen Schlafrhythmus zwei grundsätzlich verschiedene Schlaftypen gibt: den Abend- und den Morgenschläfer. Beim *Abendschläfer* tritt die Müdigkeit schon am frühen Abend ein, er legt sich gern früh schlafen und steht entsprechend früh auf. Der *Morgenschläfer* hingegen wird erst mittags voll aktiv, ist häufig ein Nachtarbeiter und verschläft am liebsten die ersten Morgenstunden.

3.1.2. Seelische Beeinflussungen

Wie sehr die „innere Uhr" und damit der Schlaf-Wach-Rhythmus auch auf
- seelische Belastungen und
- geistige Aktivität bzw. Überaktivität
reagiert, zeigen Redewendungen wie:

- Alpträume „suchen einen heim".
- Sorgen lassen uns „kein Auge schließen".
- ein geistig träger Mensch wird als „Schlafmütze" deklariert, ein am Morgen noch unausgeschlafener (noch nicht gut ansprechbarer) als „Morgenmuffel" bezeichnet (als Parallele gibt es den „Abendmuffel").
- „Ein gutes Gewissen ist das beste Ruhekissen" usw.

3.1.3. Schlaf und Umwelt

Die oben beschriebene Schlafrhythmik kann durch verschiedene Faktoren beeinflußt und gestört werden:
- falsche Ernährungsgewohnheiten,
- unregelmäßige Lebensweise,
- großer Leistungsdruck und großer Leistungswille (oft in Zusammenhang mit überhöhtem Sozialprestige),
- Zeitverschiebung bei Schichtarbeit und Interkontinentalflügen bzw. Rhythmusverschiebung durch Veränderung der Lebensweise (Krankenhauseintritt).

Die hierdurch vom Körper geforderte Anpassungsleistung ist sehr groß. Hält die Belastung längere Zeit an oder ist sie sehr ausgeprägt (z.B. bei längeren Nachtwachperioden), so können sich weitere Rhythmusstörungen festsetzen, die dann wiederum eine negative Wirkung auf den gesamten Stoffwechsel und damit auf Wohlbefinden und Gesundheit haben können.

3.2.   Beobachten des Schlafes

3.2.1. Gesunder Schlaf

Der Mensch ist normalerweise durch den 24-Stunden-Rhythmus von Schlafen und Wachen problemlos im Gleichgewicht von Ruhe und Aktivität. Wichtige Funktionen wie Gedächtnis und Wachstum stehen in engem Zusammenhang damit, weshalb der Schlafbedarf *im Verlauf des Lebens variiert* (Tab. 3.1).

Tabelle 3.1   Schlafbedarf in den verschiedenen Lebensabschnitten

	Stunden
Säugling	18–20
Kleinkind	12–14
Schulkind	10–12
Jugendlicher	8– 9
Erwachsener	6– 8
Betagter	um 6*

* bzw. 12–14 Stunden, wenn man alle „Nickerchen" (Zerstückelungen) dazurechnet

Von großer Bedeutung für den Schlaf sind die Gewohnheiten bezüglich Schlafdauer und die Vorbereitung des Schlafes. In kleinerem oder größeren Ausmaß entwickelt jeder Mensch ein eigenes *Schlafritual,* womit er sich auf die Schlafperiode einstimmt: Für das Kind ist es z.B. das Märchen, das Vater oder Mutter erzählt, das Nachtgebet oder das Wiegenlied; für den Erwachsenen kann es ein Spaziergang sein oder das Lesen und Meditieren einer Schriftstelle. In immer gleichem Ablauf geschieht meist auch das Entkleiden, Duschen, Herrichten des Bettes usw.

Zu *Wachsein, Bewußtsein* und *Bewußtseinsstörungen* s. Kap. 39.

3.2.2. Schlafstörungen

Schlafstörungen gehören zu den häufigsten Beschwerden des modernen Menschen. Etwa jeder vierte Erwachsene und zunehmend auch Jugendliche leiden unter Schlafstörungen. Sie erscheinen im wesentlichen als
- Einschlafstörungen: Wer länger als eine halbe Stunde zum Einschlafen braucht, sollte gezielt auf eine Verbesserung des Einschlafens hinarbeiten.
- Durchschlafstörungen: Hier schläft der Betroffene zwar ein, wird aber während der

Nacht immer wieder wach – man spricht dann von „zerhacktem Schlaf".

- Störungen der Schlaftiefe: Sie äußern sich darin, daß der Schläfer sich herumwälzt, häufig aus dem Schlaf aufschrickt und sich am Morgen wenig erholt, „ganz zerschlagen" fühlt.

Gewöhnlich treten die Störungen in Mischformen dieser Komponenten auf. (Schlaf und alter Mensch s. S. 511.)

Ursachen der Schlafstörungen

Akute Schlafstörungen werden durch eine Erkrankung, durch Fieber oder Schmerzen hervorgerufen (symptomatisch, organisch, toxisch). Hier verschwindet die Störung durch direktes Einwirken auf die verursachende Krankheit: Schmerzbekämpfung, Senken des Fiebers, Weglassen von toxischen Noxen (wie Bohnenkaffee) usw.

Chronische Schlafstörungen, bei denen häufig keine offensichtliche Ursache ausfindig zu machen ist, treten öfter auf und sind schwerer zu behandeln.

Von großer Bedeutung ist auch die *Einstellung* des einzelnen Menschen zum Schlaf und zu dem, was er als Schlafstörung empfindet:

- falsche Vorstellung über den gesunden Schlaf bezüglich Dauer, Tiefe und Ungestörtheit;
- falsche Beurteilung des eigenen Schlafes bezüglich Dauer, Tiefe und Ungestörtheit.

3.3.   Sorge für gesunden Schlaf

Bei der Sorge für einen gesunden Schlaf geht es um zwei Dinge:

Fördern des normalen Wach-Schlaf-Rhythmus:

- Die „innere Uhr" beachten.
- Störfaktoren (Lärm, Unruhe, Hast) ausschließen. Von Bedeutung ist die Einstellung zu äußeren Reizen → es stört, was innerlich stört.
- Innere Ruhe pflegen, Schlafhygiene ist immer auch Psychohygiene (S. 196 u. 273).
- Probleme und Sorgen verarbeiten, sie sind hartnäckige Ruhestörer.
- Dem „Schlafritual" (Vorbereitung auf die Nacht) die notwendige Zeit geben, dadurch kann Abstand geschaffen und der Übergang von der Hektik zur Ruhe ermöglicht werden.

Erforschung möglicher Störungsquellen, z. B. anhand der folgenden Checkliste.

Checkliste zur Erforschung von Schlafstörungen

- ☐ – ich schlafe zu wenig (7 Stunden oder weniger)
- ☐ + ich schlafe genug (8 Stunden oder mehr)
- ☐ + ich nehme die letzte Hauptmahlzeit spätestens 4 Stunden vor dem Schlafengehen ein
- ☐ – ich nehme die letzte Hauptmahlzeit weniger als 4 Stunden vor dem Schlafengehen ein
- ☐ – Ich esse zwischen Abendessen und Schlafengehen zusätzlich – es ist falsch, den Magen, womit auch immer, zu belasten
- ☐ + Erlaubt ist allenfalls etwas frisches Obst
- ☐ – Ich trinke nach dem Abendessen noch Alkohol – von Ausnahmefällen abgesehen, sollte das unterlassen werden
- ☐ + Ich rauche nicht (Nikotin als Nervenstimulans schadet dem Schlaf)
- ☐ – Ich rauche; je höher der Nikotinkonsum, desto mehr wird das Schlafzentrum negativ beeinflußt
- ☐ + Ich unternehme abends einen kurzen, aber kräftigen Fußmarsch (durchatmen, körperliche Beanspruchung, geistiger Abstand vom Tage)
- ☐ + Das Schlafzimmer ist gut gelüftet und nicht zu warm (unter 18 °C)
- ☐ + Friedliches Abschließen des Tages und Ausklingen des Abends (Sammlung, Rückblick auf Positiva und Negativa des Tages, Abendgebet)
- ☐ + Keine aufregende Fernsehsendung vor dem Schlafen

Aus den Feldern, die Sie für sich angekreuzt haben, können Sie ersehen, welche Gewohnheiten Ihrem Schlaf abträglich sind (–) und welche schlaffördernd sind (+). Indem Sie Konsequenzen aus diesen Erkenntnissen ziehen, können Sie Ihrem Schlafzentrum zu Hilfe kommen.

Unterstützende Maßnahmen

Der Förderung der individuellen Schlafprogrammierung (auch Schlafkybernetik genannt) dienen zum einen altbekannte Hausmittel (s. unten) und zum anderen Hilfen *psychodynamischer Art,* wie

- autogenes Training,
- Eutonie,
- Meditation,
- einfache Muskelanspannung und -entspannung (s. dazu die Übungen in JUCHLI: Heilen durch Wiederentdecken der Ganzheit).

Die *folgenden Tips* haben sowohl vorbeugenden (Anwendung für sich selbst) als auch heilend-helfenden Charakter (in der Pflege Kranker). Es handelt sich dabei um Krücken, die wieder weggelassen werden können, wenn durch Änderung der Schlafgewohnheiten und/oder der Behebung der Ursache die Schlafprobleme abgebaut sind:

- Tun Sie täglich für sich selbst und für Ihren Körper etwas Gutes.
- Schlafen Sie bei mehr oder weniger geöffnetem Fenster.
- Sorgen Sie für ein schlafgerechtes Bett: gute Matratze, keine schweren Decken, möglichst kein Kunststoff.
- Elektrische Leitungen und Wasserrohre können eine Belastung darstellen. Sie sollten nicht zu nah am Kopf des Schläfers verlaufen.
  Evtl. das Bett umstellen, eine andere Stelle im Raum erproben.
- Ein kaltes Fußband wirkt gegen hohen Druck im Blutkreislauf: Eine Minute lang die Füße kniehoch in kaltes Wasser stellen.
- Bei kalten Füßen hilft ein Wechselbad: Je ein Eimer mit kaltem und mit 40° warmem Wasser – zuerst die Füße 3–5 Minuten in das heiße, dann 1 Minute in kaltes Wasser stellen.
- Bei Durchschlafstörungen naßkalte Fußwickel (bei kalten Füßen heiße): Ein Paar wollene (nicht triefend) nasse Kniestrümpfe anziehen, darüber ein Paar trockene, die Beine so in eine (möglichst naturwollene) Decke einschlagen. Die Socken können die ganze Nacht belassen werden, sofern sie nicht von selbst abgestreift werden.
- 1- bis 2mal wöchentlich ein abendliches Bad mit Baldrian-, Hopfen- oder Heublumensubstanz: 15 Minuten bei 33–38°C, je nach Verträglichkeit. Alle Wasseranwendungen bewirken Entlastung des Kopfes und des Nervensystems, indem das Blut vom Kopf in die Beine abgezogen wird.
- Natürliche Einschlafmittel, die zusätzlich genommen werden dürfen: Beruhigungs- oder Schlaftee, Baldriantropfen (20–30 Tr. auf ein Stück Zucker).

3.4. Pflegeplanung bei Schlafproblemen

3.4.1. Situationseinschätzung

Der Hilfeleistung muß immer die Situationseinschätzung (S.75f.) vorausgehen. In diesem Zusammenhang sind folgende Fragen von Bedeutung:

1. Welche Ruhe- und Schlafgewohnheiten hat der Patient?
2. Wie stark stören Krankheit oder Behinderung den Schlaf?
3. Welche Einschränkungen bringen Krankheit oder Krankenhausaufenthalt zusätzlich für den normalen Ablauf des Wach-Schlaf-Rhythmus?

Eine Checkliste kann uns bei der Situationseinschätzung helfen (S.97).

3.4.2. Pflegeziele

Sie decken die bei der Situationseinschätzung erkannten *Probleme* ab. *Ressourcen* werden berücksichtigt (S.77 u. 36f.). Je nach Situation geht es um

- Beheben der Schlafstörung;
- Verhüten von zusätzlichen, neuen Störungen;
- Fördern des bestmöglichen Wohlbefindens;
- aktive Unterstützung der Bemühungen des Patienten um einen optimalen Wach-Schlaf-Rhythmus. Die Hilfe richtet sich nach dem Abhängigkeitsgrad und der Art der Störung.

3.4.3. Pflegemaßnahmen

Beraten und informieren
Je nach Zustand und Bedarf. Häufig muß gemeinsam mit dem Patienten ein Weg zur Änderung der Lebenssituation oder der Lebensart gesucht werden (S.311ff.).

Ausschaltung der Ursache

Jede Schlafstörung hat eine oder mehrere Ursachen. Es kann schwierig sein, sie zu finden. Im Vordergrund steht die *Behandlung der Grundkrankheit,* das *Hinhören* auf Probleme bzw. Sorgen, die der Patient signalisiert, und die *Hinführung* zu gesunder Lebensweise.

Beheben der Schlafstörung

Der Arzt wird einer medikamentösen Therapie folgende Erwägungen zugrunde legen: Art der Schlafstörung, Risiko bezüglich Nebenwirkungen des Medikamentes, Gefahr der Gewöhnung und Abhängigkeit.
Schlafmittel (Hypnotika): Es stehen eine Vielzahl aus verschiedenen chemischen Gruppen zur Auswahl, z.B. Barbitursäurepräparate, halogenhaltige Mittel wie Chloralhydrat u.v.a. Die Wir-

---

Checkliste: ruhen und schlafen

☐ Schlaf   ☐ Ruhe   ☐ Bettruhe   ☐ Nacht   ☐ Tag   ☐ Störfaktoren

Das Erspüren und Erfassen einer ATL kann in der Praxis nie für sich allein geschehen. Das Zusammenspiel aller ATL ist komplex. Trotzdem sollen die einzelnen Aktivitäten jeweils für sich betrachtet werden. Dies dient der Sensibilisierung für Probleme und Ressourcen.
Die folgenden Fragen könnten exemplarisch als Hilfe zum Abchecken der Bedürftigkeit bzw. der unterstützenden Hilfeleistung dienen (zu Grad der Pflegebedürftigkeit und Abhängigkeit s. S.74f. und Übersichtscheckliste S.76).

☐ Schlafritual und Schlaf-Wach-Rhythmus sind bekannt, Anpassung wird nach Möglichkeit gewährt
☐ Das Gebot der Bettruhe (oder anderer Einschränkungen) ist erklärt und vom Kranken verstanden und akzeptiert worden

☐ Störfaktoren sind bekannt (Schmerzen, Unruhequellen, z.B. durch Schnarchen von Mitpatienten); sie werden aktiv angegangen

☐ Die Nachtruhe wird vorbereitet, alle Sicherheitsmaßnahmen sind getroffen (Bettrahmen, Informationen, Gespräche usw.)

☐ Ruhe vermittelnde Besuche sind für den Abend eingeladen, Unruhe ausströmende abgewiesen (auf den Tag verwiesen)

☐ Gesundheitserziehung bezüglich Wach-Schlaf-Rhythmus ist in die Pflege mit einbezogen

☐ Die Nachtwache hat alle wichtigen Informationen über den Kranken zur Verfügung

☐ Schlaflosigkeit ist bekannt und mit dem Kranken im Sinne des gemeinsamen Suchens von „Wegen zur Bewältigung" besprochen

☐ ......

☐ ......

---

kung ist unterschiedlich (kurze und längere Wirkungsdauer). Als Einschlafmittel kommen auch Neuroleptika, Sedativa und Tranquillantia in Frage.
Von großer Bedeutung ist die Beobachtung der *Wirkung* des verabreichten Medikamentes. Der verordnende Arzt ist auf die Aussagen des Patienten (subjektives Wohlbefinden) und auf die Beobachtung der Schwester (objektive, sichtbare Wach-Schlaf-Kurve) angewiesen.

Unterstützen des Schlafes

Krankenzimmer: gelüftet, nur mäßig geheizt, Störfaktoren weggeräumt (s. dazu S.98ff.).
Krankenbett: den Schlafgewohnheiten möglichst angepaßt. Lagerungshilfen, Decken usw. den Notwendigkeiten entsprechend ausgewählt und gerichtet (s. dazu S.103ff.).
Gestaltung des Abends und Einhalten eines „Schlafrituals" in die Pflegeplanung mit einbeziehen. Die Zeit zwischen Abendessen und „Lichtlöschen" ist für den Patienten eine wichtige Zeit. Kann er sie nicht allein gestalten, geben wir ihm die nötige Unterstützung, Anregung oder Hilfe.

Geborgenheit ist ein Urbedürfnis des Menschen. Viele kleine Dinge können Geborgenheit fördern oder stören. Es gibt keine Rezepte, nur Menschen, die sich gegenseitig ein Stück Geborgenheit schenken können. *Zuwendung* und eine *tragende Beziehung* sind ideale Schlafverbesserer.
Sicherheit kann für den Kranken ein alles überlagerndes Bedürfnis werden. Unterstützende Maßnahmen gelten je nach Situation den organisch-physischen, psychischen und/oder Umgebungsbelangen.
Unabhängigkeit- bzw. Abhängigkeitsgrad berücksichtigen und die Maßnahmen anpassen: erfrischende Körperpflege soweit nötig, funktionierende Klingel, Bettschüssel/Urinflasche und Dinge, die der Kranke für die Nacht braucht oder brauchen könnte, in Reichweite usw. Hier hätte das für jeden Patienten individuelle „Schlafritual" seinen Platz. Die kleinen Handreichungen oder Pflegeverrichtungen, die dabei notwendig sind, werden aufgewertet, bekommen Sinn, sowohl für den, der sie empfängt, als auch für den, der sie gibt. Regeln für die Vorbereitung der Nacht für den Patienten erübrigen sich, da die Pflegenden das tun, was individuell richtig und wichtig ist.

Annehmen von Schlaflosigkeit

Schlaflosigkeit ist keine Krankheit, es kann sein, daß Patient und Betreuer vorübergehend Schlaflosigkeit aushalten müssen. Schlaflose Nachtstunden können für die Krankheitsverarbeitung, die Trauerarbeit (S.352f.) oder die Vorbereitung auf den Tod (S.354ff.) notwendig sein. Die Nachtwache, die sich nach immer neuen oder anderen Schlafmitteln für den Patienten einsetzt, steht u.U. mehr im eigenen Dienst (Ziel: ruhige Nacht) als im Dienst des Kranken, der vielleicht Hilfe im Durchhalten braucht anstelle von mehr Medikamenten.

Helfende Maßnahmen sind z.B. ein Gespräch, ein Glas warme Milch oder Tee, das Vorlesen einer kurzen Meditation, eines Gedichtes, eines Psalmes, ein Gebet usw. *Phantasie* macht unseren Beruf reich und die Hilfeleistung zur schöpferischen Kraft, die u.U. einen „Heilschlaf" auslösen kann.

Nachtwache

Als Teil der 24-Stunden-Pflege fordert sie von der Pflegeperson neben der Bewältigung der anfallenden Pflegemaßnahmen insbesondere die Fähigkeiten des *Beobachtens* und des *Begleitens.* Die *Beobachtung* erstreckt sich auf das Schlafverhalten des Kranken sowie auf alle möglichen Veränderungen, die durch seine Krankheit bedingt sind. Die Nacht, vor allem die frühen Morgenstunden, können Auslöser von Krisensituationen sein. Die verantwortliche Schwester muß die Situation beherrschen, d.h., sie lernt während der Ausbildung die Einübung der Fähigkeit des selbständigen Beobachtens (S.81ff.) und des *adäquaten Verhaltens bei Krisen* und Komplikatio-

nen. Für die Bewältigung der speziell in der Nacht zu erwartenden Aufgaben auf verschiedenen Stationen stehen meist Richtlinien zur Verfügung. Es ist selbstverständlich, daß die Nachtwache sich bei Beginn der Schicht alle notwendigen *Informationen* beschafft: Zustand des Patienten, diensthabender Arzt, Ort der evtl. benötigten Pflegematerialien und technischen Hilfsmittel usw.

Das *Begleiten* umfaßt die oben beschriebenen Aspekte des Daseins, Mitseins und der Hilfeleistung. Nachtwache ist das, was der einzelne hineinlegt. Ihre Qualität steht und fällt mit der Persönlichkeit des Diensttuenden. Man kann immer nur soviel geben, wie man selber auch hat.

Unterstützen beim Liegen

Krankheit bedeutet oft längere Bettlägerigkeit oder mehr oder weniger lange Bettruhe. Dadurch kann der normale Wach-Schlaf-Rhythmus zusätzlich beeinträchtigt werden. Deshalb müssen für das Krankenzimmer wie für das Krankenbett bestmögliche Voraussetzungen geschaffen werden. Die folgenden Abschnitte 3.5–3.7 geben dafür grundlegende Informationen.

3.5.   Krankenzimmer

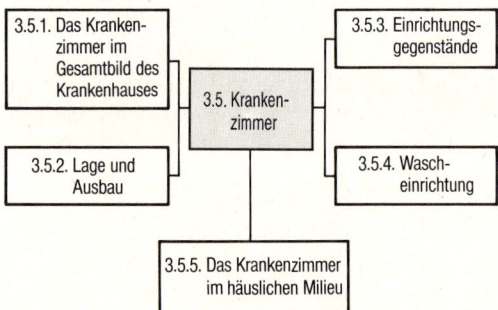

Jeder Raum, in dem sich Menschen aufhalten, hat eine eigene Prägung. Das Krankenzimmer bekommt seine Prägung einerseits von Menschen, d.h. vom Patienten bzw. der Patientengruppe, die sich darin aufhält und von der Behandlungs- und Pflegegruppe, die ihre Dienste einbringt, andererseits von *Dingen,* d.h. den Einrichtungsgegenständen sowie von der *Gestaltung* des Raumes (Abb.3.2).

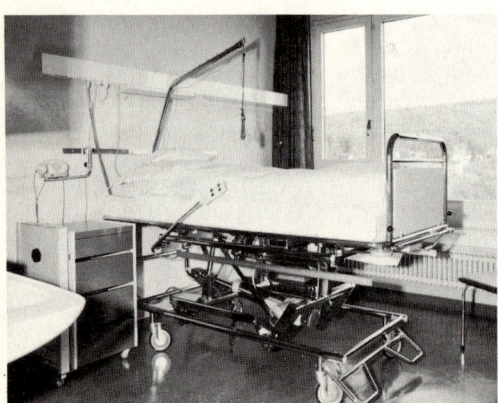

Abb.3.2   Krankenzimmer.

3.5.1. Das Krankenzimmer im Gesamtbild des Krankenhauses

Jedes Krankenhaus hat ein eigenes Gesicht, eine eigene Geschichte und eine eigene mehr oder weniger moderne Baukonzeption.

Allen gemeinsam sind folgende wichtige Abteilungen:

Der *Verwaltungstrakt* mit seinen verschiedenen Büros.

Der *Behandlungs-* oder *Funktionstrakt* mit
– Notfall- und Aufnahmestation,
– Röntgenabteilung,
– Operationssaal,
– medizinischen Diagnostik- und Behandlungsräumen,
– Zentralsterilisation,
– Labor und Apotheke,
– Physiotherapie, Ergotherapie.

Der *Wirtschaftstrakt* mit
– Küche, Speisesaal,
– Bettenzentrale,
– Heizzentrale, Werkstätten,
– Lagerräumen.

Der *Pflegetrakt* oder das *Bettenhaus* mit
– medizinischen Abteilungen,
– chirurgischen, aseptischen und septischen Abteilungen;
dazu je nach Größe des Krankenhauses:
– neurochirurgische, neurologische Abteilung,
– geriatrische Abteilung,
– orthopädische Abteilung,
– urologische Abteilung,
– Hals-Nasen-Ohren-Abteilung,
– Augenabteilung,
– gynäkologische Abteilung,
– Strahlenstation und nuklearmedizinische Abteilung, onkologische Abteilung,
– Intensivpflegestation gemischt oder chirurgische und medizinische Abteilung getrennt,
– geburtshilfliche Abteilung,
– Säuglings- und Kinderabteilung.

Je nach Spezialisierung hat die einzelne Pflegestation typische Einrichtungen.

Die *normale Pflegestation* setzt sich zusammen aus:
– Patientenzimmern gemischt als Ein- und Mehrbettzimmer,
– Ausguß und WC,
– Badezimmer, Duschräume,
– Aufenthaltsraum für Patienten,
– Pflegearbeitsraum, wenn möglich unterteilt in Sterilarbeitsraum und
– Stationszimmer (Abteilungsstützpunkt),
– Untersuchungs- und Behandlungszimmer,
– Abstell- und Geräteraum,
– Teeküche,
– Putzraum, Putzbalkon,
– Wäscheraum.

Es gibt keine Normierung für die Anordnung dieser Räume. Ein Hospital aus dem vorigen Jahrhundert ist nach anderen Gesetzen gebaut als die Krankenhäuser vor 20-30 Jahren. Bei der modernen Baukonzeption sind Gesichtspunkte der Zweckmäßigkeit, der möglichst kurzen Arbeitswege und der Rationalisierung ausschlaggebend.

3.5.2. Lage und Ausbau

Die Lage des Krankenzimmers ist wegen der Licht- und Sonneneinstrahlung günstigerweise gegen Süden, Südosten und Südwesten.

Die *Größe* ist u. U. durch Baupolizeiverordnungen vorgegeben: 9,6-7,5 m^2 Bodenfläche pro Bett bei Mehrbettzimmer, 10,0-14,0 m^2 bei Einbettzimmer.

Der *Boden* ist fugenlos, zur Wand hin abgerundet, der Belag gegen Lösungen verschiedener Art unempfindlich, leicht zu reinigen und zu desinfizieren.

Die *Wände* sind abwaschbar und desinfizierbar. Bilder und Farben dienen dem Schmuck und der Orientierung (s. unten).

Türen müssen hoch und breit sein, damit ein Krankenbett mit Extension ungehindert durchgefahren werden kann.

Fenster ermöglichen Lichteinfall und Kontakt zur Außenwelt. Als Dreh-, Kipp- oder Schiebefenster ermöglichen sie das Lüften ohne Zugluftentwicklung.

Leichtmetallrolläden oder andere Vorrichtungen dienen als Sonnenschutz oder zum Abdunkeln des Raumes (Augenpatienten, Schwerkranke). Auf bestimmten Stationen bestehen die Fenster, die sich nicht oder nur teilweise öffnen lassen, aus Panzerglas. Sie dienen als Sicherheitsvorkehrungen bei Gefahr der Selbstverletzung. Auch Kinderzimmerfenster sind so konstruiert, damit Unfälle ausgeschlossen sind.

Die *Beleuchtung* muß hell sein, ohne zu blenden. Neben der indirekten Deckenbeleuchtung steht dem Patienten eine eigene Leselampe zur Verfü-

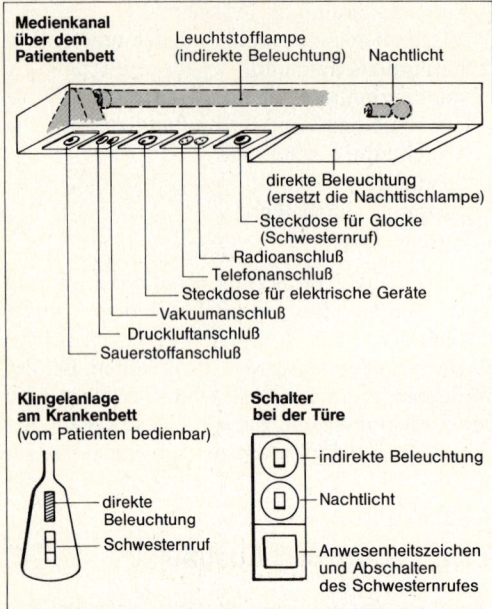

Abb. 3.3 Licht- und Medienkanal. Dem Licht- und Medienkanal zugeordnet sind die Klingelanlage am Patientenbett, die Schalteranlage bei der Türe.

gung. Jedes Zimmer hat ein zusätzliches Nachtlicht. Schalter und Steckdosen sind im modernen Krankenhaus im *Licht-* und *Medienkanal* eingebaut (Abb. 3.3). Zusätzlich zum Schwesternruf steht u. U. eine Sprech- und Gegensprechanlage (Verbindung von Patientenzimmer zu Stationszimmer) zur Verfügung.
Be- und *Entlüftung* geschieht durch die Fenster oder indirekt durch die Klimaanlage.
Die *Raumtemperatur* wird mittels Thermostat auf 18 °C eingestellt. Zur Beheizung steht Zentral- oder Deckenheizung zur Verfügung. *Farbe* und *Schmuck* schaffen Atmosphäre und vermitteln Behaglichkeit. Sie dienen der Orientierung (z. B. für Betagte und für geistig Behinderte sehr wichtig). Sie haben psychologische Wirkung.
Es handelt sich dabei in erster Linie um Distanz- und Temperaturtäuschungen und um Auswirkungen auf die seelische Stimmungslage und damit auf den Menschen im allgemeinen, auf den Kranken aber im besonderen. Die Tab. 3.2 veranschaulicht diese Wirkungen.

Tabelle 3.2 Farbwirkungen (Nach *Grandjean*)

Farbe	Distanz-wirkung	Temperatur-wirkung	Psychische Stimmung
Blau	entfernt	kalt	beruhigend
Grün	entfernt	sehr kalt bis neutral	sehr beruhigend
Rot	nahe	warm	sehr aufreizend und be-unruhigend
Orange	sehr nahe	sehr warm	anregend
Gelb	nahe	sehr warm	anregend
Braun	sehr nahe, eingehend	neutral	anregend
Violett	sehr nahe	kalt	aggressiv, beunruhigend, entmutigend

3.5.3. Einrichtungsgegenstände

Alle Einrichtungsgegenstände müssen abwaschbar und leicht zu desinfizieren sein. Sie sind heute meist kunststoffbeschichtet und aus leichtem Material.

Krankenbett

Siehe S. 102 ff.

Nachttisch, Krankentisch

Er ist fahr- und in der Höhe verstellbar. Abb. 3.4 zeigt einen kombinierten Nacht-/Krankentisch. Letzterer kann durch Hochziehen bis 120 cm über den Boden verstellt und in gewünschter Höhe durch Klemmvorrichtung festgehalten werden. Durch einfachen Knopfdruck kann die Fixierung gelöst und der Tisch schräggestellt oder versenkt werden. Der Tisch steht normalerweise links neben dem Bett und dient dem Patienten zum Aufbewahren seiner persönlichen Dinge. Aufgeklappt ist er Eß-, Arbeits- und Lesetisch.

Patientenschrank

Eingebaute Wandschränke, entweder mit Tablaren oder fahrbarem Gestellt (Abb. 3.5), dienen zur Aufbewahrung der Kleider und persönlichen Gebrauchsgegenstände des Patienten. Ein kleines abschließbares Fach vermittelt Sicherheit (wertvolle Sachen und Geld gehören jedoch in den Tresor).

Tisch und Stühle

Größe des Tisches und Anzahl der Stühle sind
dem Ein- oder Mehrbettzimmer angepaßt.
Sessel und *Lehnstuhl* haben verstellbare Rückenlehne und seitlich abklappbare Armstützen. Fußstützen ermöglichen das Hochlagern der Beine.
Sind sie fahrbar, müssen sie eine Arretierungs-
vorrichtung haben.

3.5.4. Wascheinrichtung

In neueren Krankenhäuseren hat jedes Zimmer
eine eigene sog. *Naßzelle* mit Dusche, Waschbek-
ken, WC. Ist dies nicht der Fall, sollen Waschek-
ken vom Krankenzimmer abgetrennt werden
können (Wandschirm, Vorhänge u.a.), damit die
Intimsphäre des Patienten geschützt ist. Zur
Waschecke oder Naßzelle gehören:
- Waschbecken mit genügend Abstellfläche,
- Spiegelschrank mit Platz für die persönlichen
  Toilettenartikel des Patienten,
- ein Spender mit desinfizierender Seife oder
  Desinfektionsmittel und Einweghandtücher,
  vorwiegend für das Pflegepersonal.

3.5.5. Das Krankenzimmer im häuslichen Milieu

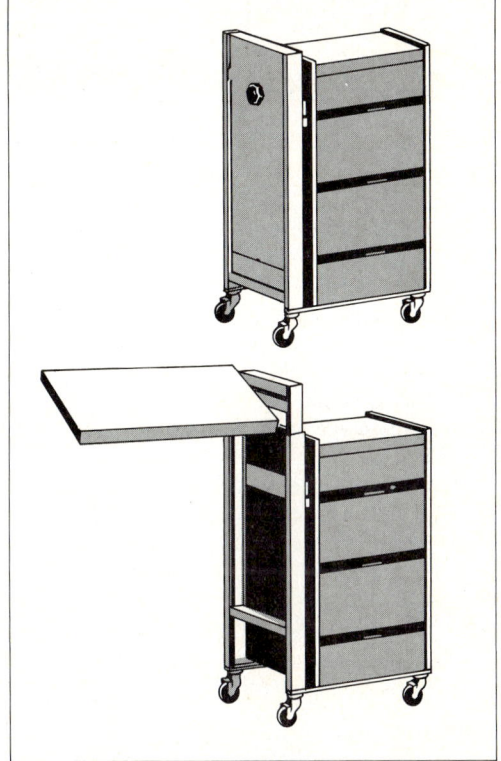

Abb. 3.**4**   Kombinierter Nacht- und Krankentisch.

Viel mehr als das Krankenzimmer in der Klinik
ist dieses zugleich auch *Wohnzimmer*. Der Kranke soll dort untergebracht werden, wo er sich
wohl fühlt. Für Langzeitkranke müssen die individuellen Bedürfnisse eruiert und der Wohn-Lie-
ge-Aufenthalts-Raum ihnen angepaßt werden.
Je größer das dem Kranken zur Verfügung stehende Umfeld ist, desto besser. Grundsätzlich
sollen *folgende Bedingungen* erfüllt sein:
- gut zugängliches Bett und/oder Sitzgelegen-
  heit;
- spezielle Einrichtungen und Hilfsmittel können in sog. Krankenmobiliarzentren ausgelie-
  hen werden. Das gleiche gilt für Pflegematerial und Pflegemittel (s. dazu z.B.: JUCHLI:
  Pflegen, Begleiten, Leben);
- bestmögliche Atmosphäre: *Licht, Luft, Liebe.*
  Diese Einflüsse wirken sich auf die Dauer
  ebensosehr aus, wie die obengenannten Hilfsmittel;
Zur Krankenpflege daheim s. auch spitalexterne
Pflege S. 59 f.

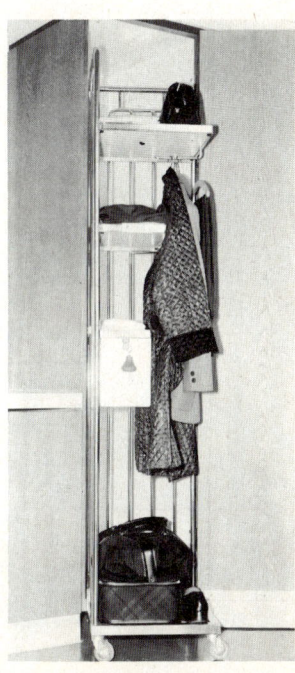

Abb. 3.**5**   Patientenschrank mit fahrbarem Gestell.

3.6. Krankenbett

3.6.1. Modernes Elektrobett
3.6.2. Spezialbetten
3.6. Krankenbett
3.6.3. Bettenzubehör
3.6.4. Hilfsmittel zum Krankenbett

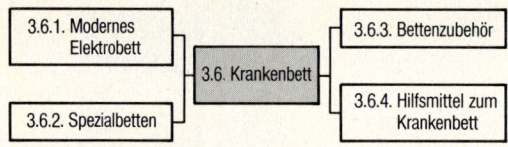

Das Krankenbett unterscheidet sich vom Privatbett durch
- die Höhe der Liegefläche,
- die Beweglichkeit,
- das Material des Bettgestells,
- Aufziehstange und Bettbügel,
- das Bettzubehör.

Die Normalmaße sind: 2 m Länge, 1 m Breite, 60 cm Höhe.

Im Bau von Krankenbetten ist ein großer Fortschritt erzielt worden. Die neueren Betten werden den Bedürfnissen des Kranken und des Pflegepersonals immer besser gerecht. Bei der Wahl sind folgende Kriterien ausschlaggebend:
- bestmöglicher Komfort für den Patienten,
- einfache Handhabung und leichte Rollfähigkeit,
- zweckmäßige Veränderungsmöglichkeit für Lage und Niveau.

Je nach Bettentyp geschieht die Lageverstellung
- manuell und/oder
- hydraulisch,
- elektrohydraulisch.

3.6.1. Modernes Elektrobett

Das Elektrobett, kombiniert mit hydraulischer Pumpe, ist je nach Bedarf (bzw. Preis) 2-, 3- oder 4teilig (Abb. 3.**6** u. 3.**7**):
- Niveauverstellbarkeit,
- Verstellung der Sitzlage,

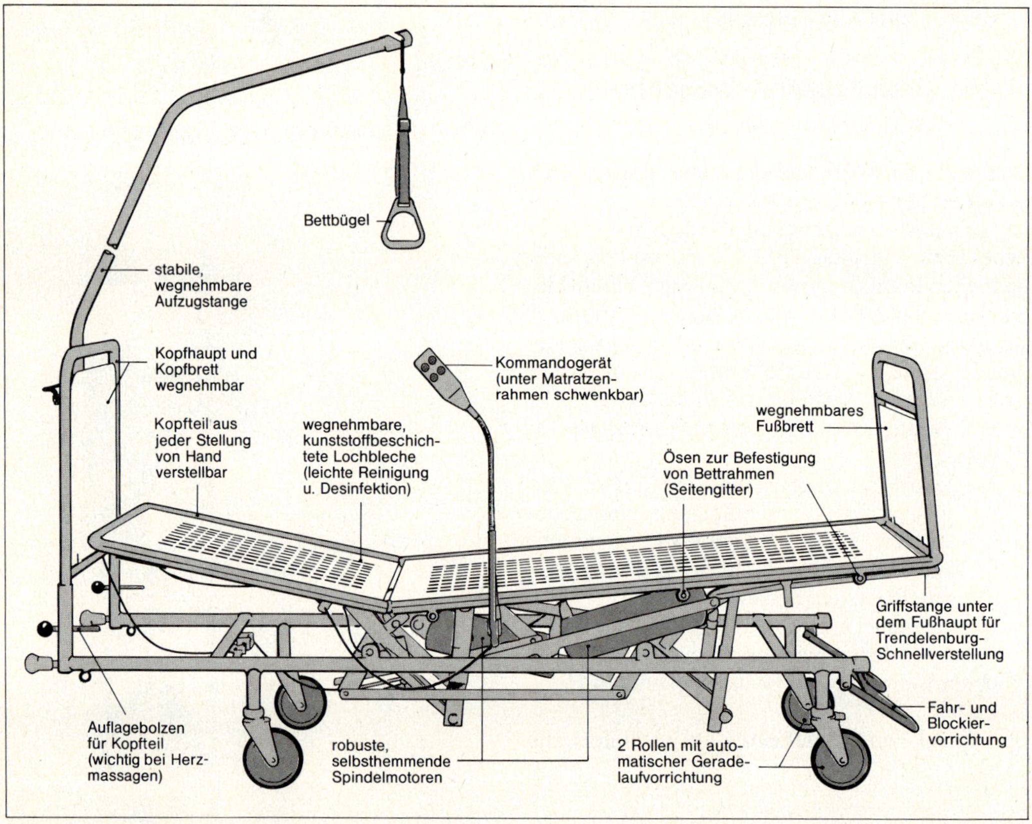

Bettbügel
stabile, wegnehmbare Aufzugstange
Kopfhaupt und Kopfbrett wegnehmbar
Kopfteil aus jeder Stellung von Hand verstellbar
wegnehmbare, kunststoffbeschichtete Lochbleche (leichte Reinigung u. Desinfektion)
Kommandogerät (unter Matratzenrahmen schwenkbar)
wegnehmbares Fußbrett
Ösen zur Befestigung von Bettrahmen (Seitengitter)
Griffstange unter dem Fußhaupt für Trendelenburg-Schnellverstellung
Fahr- und Blockiervorrichtung
Auflagebolzen für Kopfteil (wichtig bei Herzmassagen)
robuste, selbsthemmende Spindelmotoren
2 Rollen mit automatischer Geradelaufvorrichtung

Abb. 3.**6** Das Krankenbett und seine Bezeichnungen.

- Verstellung der ganzen Liegefläche,
- Verstellung in der Kniegegend → Knieknick (mit dieser Vorrichtung wird das Bett oft Kardiologie-, Angiologie- oder Intensivpflegebett genannt).

Die *Bedienung* der Betten muß gelernt und geübt werden. Die Konstruktion (Pumpen, Hebel, Knöpfe) ist unterschiedlich, die Firmen geben deshalb Gebrauchsanweisungen ab und bieten Instruktionen an.

3.6.2. Spezialbetten

Sie dienen speziellen Lagerungen, z. B. bei Patienten mit Verbrennung, bei Querschnittgelähmten:
- *Drehbett:* für das Kreislauftraining bei Schwerstkranken (Abb. 3.**8**);
- *Sandwich-Bett:* erleichtert das Umlagern z. B. bei Verbrennungspatienten (Abb. 3.**9**);
- *Packbett* zur Lagerung von Querschnittgelähmten. Als Auflage dienen Schaumgummiquader („decubex"-Matratze), die so zusammengestellt werden können, daß sowohl in Rücken- als auch in Seiten- und Bauchlage die Knochenvorsprünge frei bleiben. Kleine Zwischenstücke verhindern ein Verrutschen der Quader und einen Wärmeverlust (s. Abb. 4.**8**, S. 123).

3.6.3. Bettenzubehör

Matratzen

Die *Federkernmatratze* (Abb. 3.**10**) ist im Krankenhaus weitgehend durch die leichtere *Schaumstoffmatratze* (Abb. 3.**11**) ersetzt worden. Sie besteht aus Latex- oder Polyesterschaum, ist formbeständig, paßt sich der Unterlage an und ist leicht zu desinfizieren. Die Matratzen sind 1-, 2- oder 3teilig. Der *Matratzenschutz* kann als Überzug über die Auflagefläche gezogen werden. Das Material muß weich sein (z. B. aus beschichtetem Kreton).

Leintuch oder Laken

Es besteht aus Baumwollstoff oder Mischgewebe. Das *Unterleintuch* wird über die Matratze gespannt und eingeschlagen. In der Hauskrankenpflege kommt häufig das sog. Stretchleintuch zur Anwendung. Es ist in seinen vier Ecken zusammengenäht und wird über die Matratze gezogen. Das *Oberleintuch* dient dem Schutz der Bettdecke, es ist in der Schweiz üblich.

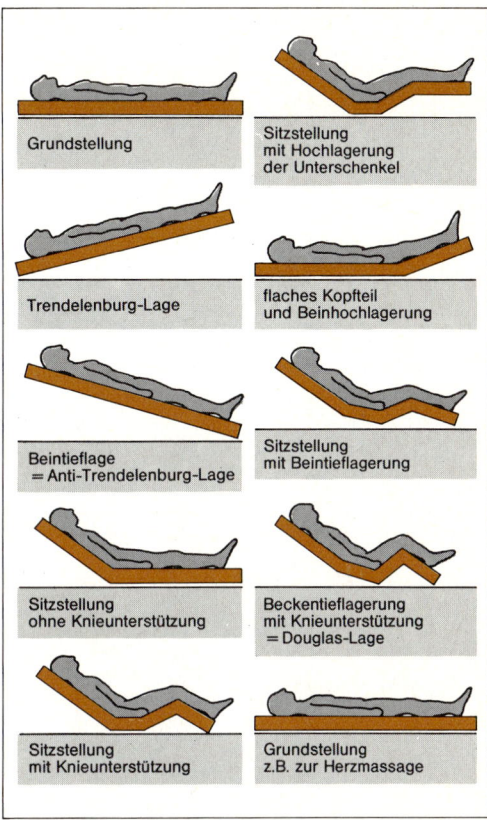

Abb. 3.**7** Verstellbares Krankenbett und mögliche Stellungen der Lagefläche.

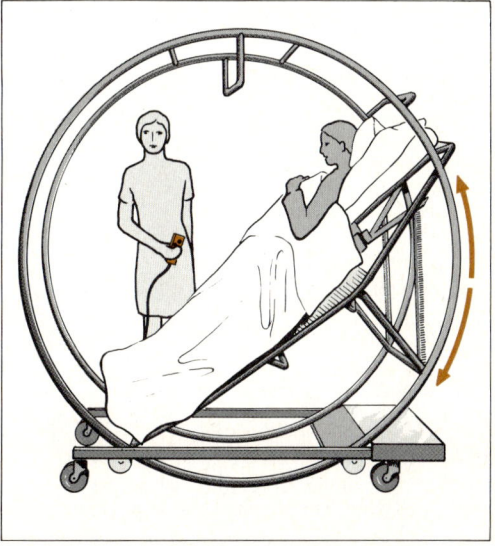

Abb. 3.**8** Drehbett (Strytzer-Circoectric-Bett).

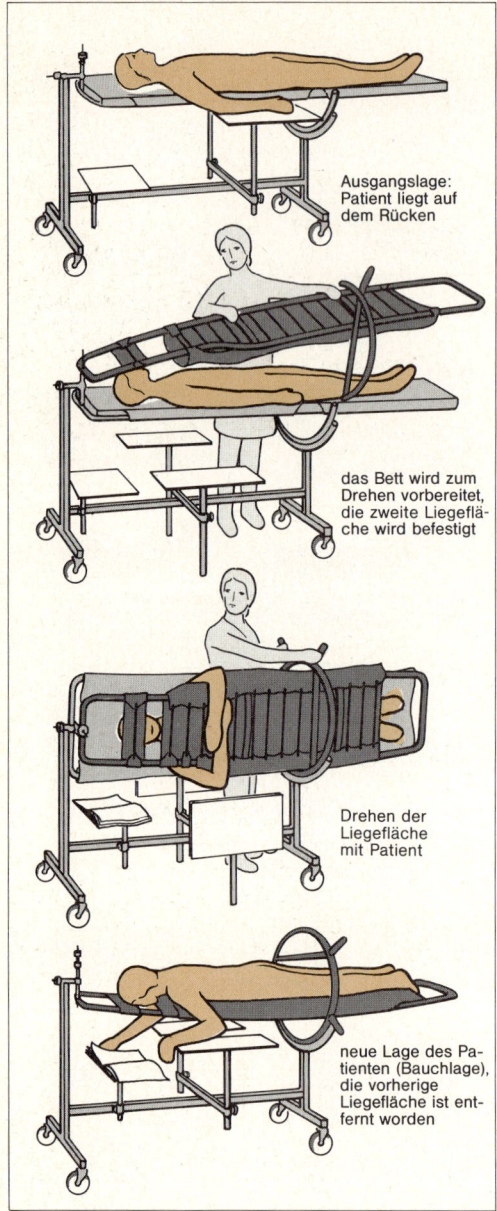

Ausgangslage:
Patient liegt auf
dem Rücken

das Bett wird zum
Drehen vorbereitet,
die zweite Liegeflä-
che wird befestigt

Drehen der
Liegefläche
mit Patient

neue Lage des Pa-
tienten (Bauchlage),
die vorherige
Liegefläche ist ent-
fernt worden

Abb. 3.9   Sandwich-Bett, bestehend aus zwei Liegeflächen und Drehvorrichtung.

Unterlage

Die *Stoffunterlage,* auch Spanntuch, Querlaken,
Durchzug genannt, wird straff in Höhe der Ma-
tratzenmitte quer über das Leintuch gespannt.
Wasserundurchlässige Unterlagen sind z. B.
- Zebatex-Unterlagen. Sie sind weicher und
  schmiegsamer als die Gummiunterlagen.

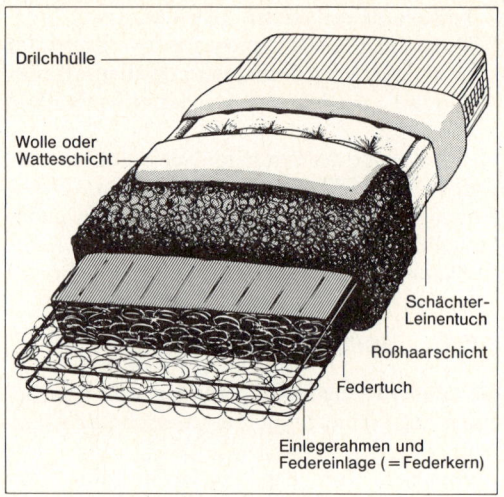

Drilchhülle

Wolle oder
Watteschicht

Schächter-
Leinentuch

Roßhaarschicht

Federtuch

Einlegerahmen und
Federeinlage (= Federkern)

Abb. 3.10   Federkernmatratze.

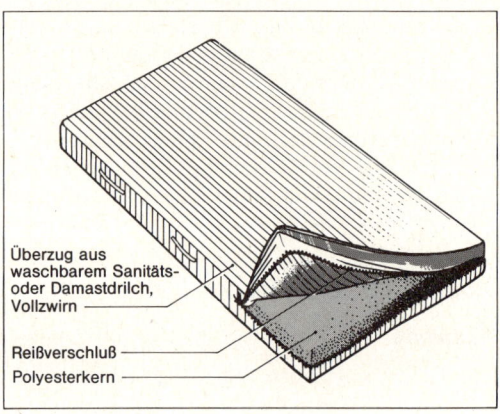

Überzug aus
waschbarem Sanitäts-
oder Damastdrilch,
Vollzwirn

Reißverschluß

Polyesterkern

Abb. 3.11   Schaumstoffmatratze.

Bei *Einmalunterlagen* ist die Unterlage leicht
gummiert.
- Einwegspanntuch zum Einschlagen;
- Krankenunterlagen, bestehend aus Vlies-
  schicht und mehreren Zellstoffschichten, je
  nach Bedarf von
  - 90×60 cm,
  - 60×45 cm.

Kopfkissen

Zu jedem Bett gehören
- 2 große Kissen oder
- 1 großes und 1 kleines (letzteres wird auch
  Nackenkissen genannt).

Es gibt zwei Arten von Kissen:
- Das *Federkopfkissen* ist weich und stützt den Kopf. Die Füllung soll luftig und locker, das Kissen gleichmäßig und gut gefüllt sein (Gänsefedern oder Halbdaunen).
- Das *Schaumgummikissen* hat eine gute Stützkraft und behält seine Form, es ist wenig schmiegsam.

Kissen müssen bei pflegeintensiven Patienten mit Spann- oder Frotteetuch geschützt werden.

Bettdecke

Es kommen in Frage:
- *Ballondecke.* Sie wird immer mehr verdrängt durch die längere
- *Flach- oder Steppdecke.* Hier erübrigen sich das Oberleintuch und die Wolldecke (bekannt geworden als „nordisches Schlafen"). Füllgut: Flaum oder Federn von Gänsen oder Enten.
- *Frottee- oder Häkeldecken,* waschbar.
- *Antirheumadecken.*

3.6.4. Hilfsmittel zum Krankenbett

Bettstange

Die Bettstange (Aufrichter) dient der Selbsthilfe des Patienten: aufrichten, sich hochziehen. Sie ist am Kopfende des Bettes befestigt. Der Griff besteht aus Kunststoff. Zusätzliche Haltegriffe (Trapez) ermöglichen ein Fingerbewegungstraining.

Bettrahmen

Der Seitenschutz verhindert bei unruhigen Patienten das Herausfallen (Abb. 3.12). Es gibt gepolsterte, ungepolsterte bzw. aus ganz verschiedenem Material bestehende Seitenrahmen (Bettgitter). Sie müssen zu den Betten passen und sind leicht montierbar.

Fußstützen

Sie verhindern das Hinunterrutschen und beugen einer Spitzfußbildung vor.
Wir unterscheiden
- verstellbare Standardstützen (Abb. 3.13a),
- Fußaktivstütze nach Birke,
- Stützen aus Holz, Schaumstoff u.a., überzogen mit abwaschbarem Bezug (Abb. 3.13b).
Zu *Lagerungshilfsmittel* s. S. 123 ff.

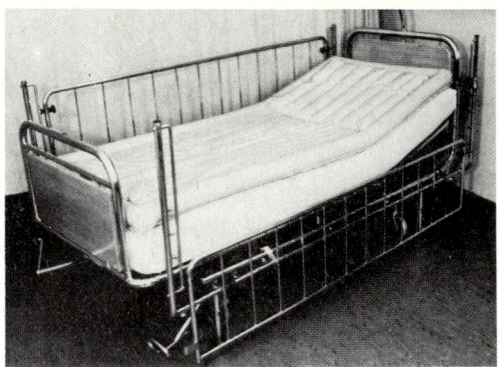

Abb. 3.**12** Flotationsbett (Wasserbett) mit Bettrahmen = Seitengitter für die Sicherheit des Patienten.

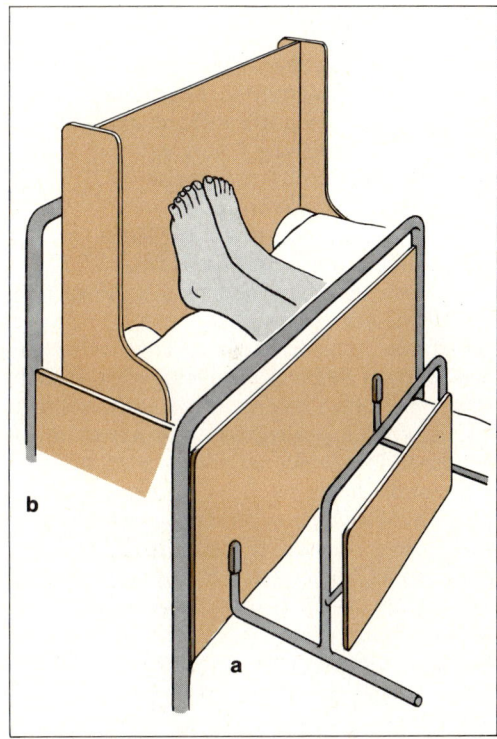

Abb. 3.**13** Fußstützen.

Infusionshalterung

Sie wird mittels Klappscharnier oder Schraube befestigt
- oben an der Bettstange oder
- am Matratzenrahmen.

Trennvorhänge

Trennvorhänge zwischen den Betten oder Trennwände (verschiebbar) ermöglichen dem Patienten Schutz der Intimsphäre bei Pflege- und Behandlungsmaßnahmen.

3.7.   Betten und Beziehen des Patientenbettes

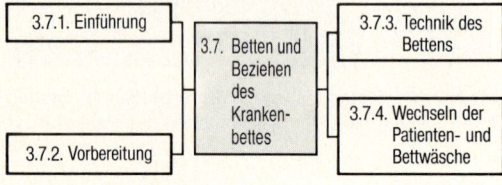

3.7.1.   Einführung

Wenn das Betten einmal gelernt ist, wird es zur Routine. Es ist darum wichtig, daß man sich rasch gewisse Handgriffe aneignet und nach zielgerichteten Überlegungen vorgeht:

- Rückenschonende Arbeitsweise.
- Möglichst wenig Schritte tun.
- Gute Zusammenarbeit mit der Hilfe.
- Aufwirbeln von Staub vermeiden.
- Gebrauchtwäsche direkt in den Abwurfsack (Wäschesack) geben.

Um diesen Anforderungen zu entsprechen, bedarf es der Einübung einer möglichst *einheitlichen Arbeitsweise* innerhalb eines Krankenhauses. Abweichungen ergeben sich aus dem vorhandenen Pflegematerial oder aus stationsinternen Gewohnheiten.

Die *Vereinheitlichung der Pflegetechnik* erweist sich aber insbesondere beim Betten als sehr zweckmäßig. So hat sich z. B. in der Schweiz das System des „Einheitsbettes" seit vielen Jahren bewährt. Es ist dabei jeder Handgriff sinnvoll durchdacht und Rücksicht genommen auf eine rückenschonende Arbeitshaltung. Im folgenden beschränke ich mich auf diese Methode.

3.7.2.   Vorbereitung

Bett

Für einen neuen Patienten kann das Bett gereinigt, desinfiziert und frisch bezogen von der *Bettenzentrale* angefordert werden. Steht diese Dienstleistung nicht zur Verfügung, obliegt die Verantwortung für saubere und desinfizierte Betten der Station.

Wäsche und Pflegemittel

Vor dem Betten werden vorbereitet bzw. bereitgestellt:

- *Frische Wäsche.* Sie wird auf einem Mehrzweckwagen mitgeführt oder liegt im sog. Pflegeschrank (der in neueren Krankenhäusern vom Gang her aufgefüllt werden kann). Frische Wäsche wird nur mit sauberen Händen berührt.
- *Box mit Pflegematerial.* Sie enthält die üblichen Pflegemittel wie Puder, Einreibemittel (gewisse Pflegevorrichtungen lassen sich vorteilhaft mit dem Betten verbinden).
- *Wäschesackrolli für Schmutz- bzw. Gebrauchtwäsche.* Meist als fahrbares Gestell mit 2–3 Abwurfsäcken, damit die Wäsche sofort sortiert werden kann. Die Säcke haben verschiedene Farben oder Farbstreifen, z. B. Grau für große, Blau für kleine Wäschestücke, Rot für Naßwäsche (verunreinigt mit Stuhl, Urin, Erbrochenem) und Gelb für infizierte Wäsche.

Hände

Anstand und Höflichkeit verlangen, daß man nur mit *sauberen Händen* auf den Mitmenschen und seine persönliche Sphäre zugeht. Die Notwendigkeit des Händewaschens ist daher eine allgemein gültige Regel. Bei der Krankenpflege ist zusätzlich an die Verhütung der Keimverschleppung zu denken (S. 282 ff.), d. h. **daß vor jeder Pflegeverrichtung am Patientenbett die Hände desinfiziert werden müssen.**

Regel

Ich wasche meine Hände, wenn sie beschmutzt sind.
Ich desinfiziere meine Hände vor/nach jeder Pflegeverrichtung.

Patient

Das Betten hat für den teilweise oder ganz bettlägerigen Patienten eine große Bedeutung. Für ihn und für uns, die wir ihn pflegen, kann es die Möglichkeit zur ganzheitlichen Begegnung schaffen. Das heißt für uns, daß wir

- bewußt ans Bett treten und mit dem Patienten Kontakt aufnehmen, in Beziehung treten;
- zu erspüren versuchen, wie es ihm gerade jetzt zumute ist (Stimmung, Befinden usw.). Wir geben ihm Gelegenheit, sich zu äußern (Bedürf-

nisse, Fragen, Schmerzen, Ängste, Freuden);
- unsere Bewegungen der Situation und dem Zustand anpassen, das kann langsam-behutsam oder auch fröhlich-beschwingt sein;
- Handgriffe am Patienten beseelt und kompetent ausführen, nicht etwas, sondern *jemanden* berühren, lagern, einreiben, usw.;
- ganz da sind, d.h. das, was wir tun, ganz tun, dann erfährt der Kranke unsere Pflege als „heilendes Tun" = therapeutische Pflege.

3.7.3. Technik des Bettens

Das leere Bett

- Zwei Stühle (dem Bett zugekehrt) ans Fußende stellen.
- Bettbügel aufhängen, Nachttisch wegschieben.
- Kopfende des Bettes flachstellen (Niveau auf angepaßte Höhe).
- Decke von oben nach unten in die Hälfte falten und auf die Stühle legen (Patientenseite, d.h. die auf dem Patienten direkt aufliegende Seite, nach innen falten → Verhütung der Keimverschleppung).
- Obere Bettücher unter die Kissen strecken.
- Kissen (wenn zwei, diese miteinander) fassen und umgekehrt auf die Decke legen.
- Alle Bettücher ringsherum lösen (von unten nach oben gehend).
- Oberes Bettuch dritteln und ablegen (bei zusätzlicher Decke gleich vorgehen).
- Unterlage wenig gegen sich ziehen und in die Hälfte falten (gebrauchte Seite nach innen), ablegen – oder wenn nötig in den Wäschesack geben.
- Mit der undurchlässigen Unterlage in gleicher Weise verfahren.
- Unterleintuch dritteln, leicht „ausschütteln" und damit zum Kopfteil des Bettes zurückkehren.
- Unterleintuch möglichst weit unter die Matratze einschieben. Die Ecken in zwei Griffen einschlagen (Abb. 3.**14**).
- Unterleintuch am Fußende des Bettes fixieren, dann in der Mitte strecken.
- Undurchlässige Unterlage fixieren.
- Stoffunterlage darüber (Bruchkante nach unten, da hier weniger Druck aufliegt).
- Oberes Leintuch auf das Bett legen (mit einem zweiten, oberen Bettuch würde man gleich verfahren), oben einen zweifachen Umschlag legen.

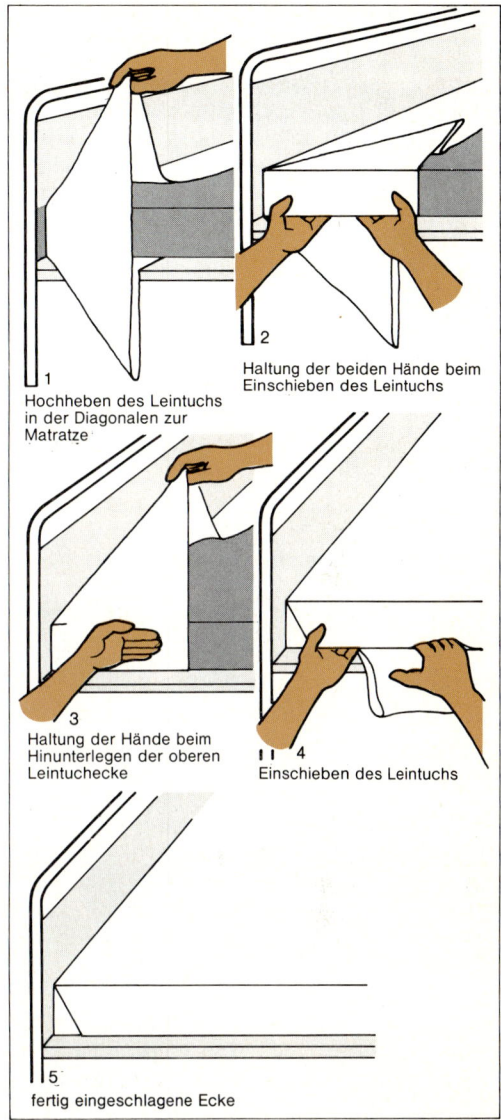

1 Hochheben des Leintuchs in der Diagonalen zur Matratze

2 Haltung der beiden Hände beim Einschieben des Leintuchs

3 Haltung der Hände beim Hinunterlegen der oberen Leintuchecke

4 Einschieben des Leintuchs

5 fertig eingeschlagene Ecke

Abb. 3.**14**   Einschlagen des Leintuchs an den Ecken.

- Oberleintuch (bzw. obere Bettücher) am Fußende des Bettes fixieren, Falte für die Füße vorsehen (wenn nötig korrigieren, sobald der Patient im Bett ist).
- Kissen einzeln leicht mit „Luft füllen" und plazieren.
- Decke auf das Bett legen.

Das Betten des bettlägerigen Patienten

Die Wahl der Methode richtet sich nach der Behinderung oder Bewegungseinschränkung des

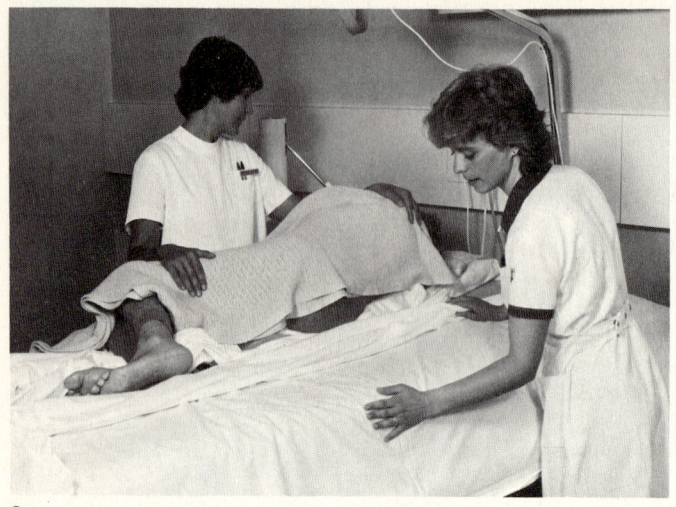

a

Abb. 3.**15 a–b**   Leintuchwechsel seitlich. **a** Altes Leintuch ist eingerollt, das frische wird eingebettet. **b** Altes Leintuch wird entfernt, das frische anschließend über die Matratze gezogen und gestreckt.

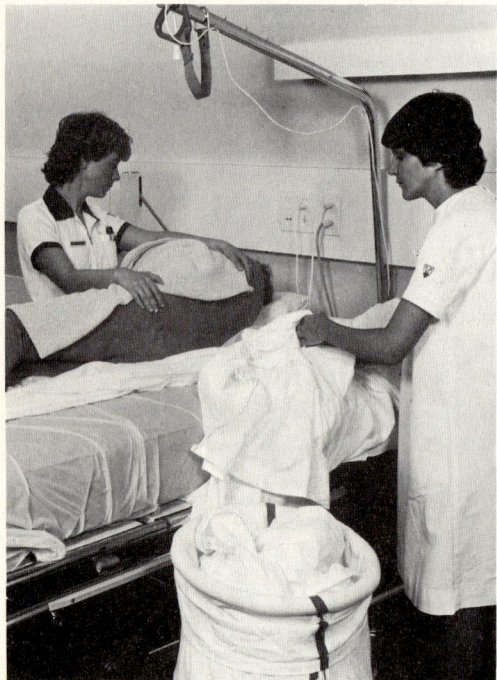

b

Patienten, je nachdem, ob er *sich auf die Seite drehen oder sich hochheben kann*. Es gibt keine Methode, die für alle Patienten gilt. Ausschlaggebend sind immer
- Zustand und Situation des Patienten und
- unser Einfühlungsvermögen.
Aus beiden Aspekten resultiert das individuelle Vorgehen, das sich auf den folgenden Methoden abstützen kann.

Vorgehen

- Zwei Stühle (dem Bett zugekehrt) ans Fußende stellen.
- Bettbügel aufhängen (wenn der Patient diesen nicht gebrauchen kann), Nachttisch wegstellen, Bett auf Arbeitshöhe.
- Decke von oben nach unten in die Hälfte falten und auf die Stühle legen (wie beim leeren Bett).
- Alle Bettücher ringsherum lösen (von unten nach oben gehend).
- Decktuch auf den Patienten legen.
- Oberes Bettuch (bzw. Bettücher) dritteln und auf die Decke legen (oder wenn nötig in den Wäschewagen geben).
- Kopfende des Bettes möglichst flach stellen.
- Kissen, außer dem Nackenkissen, wegnehmen und umgekehrt ablegen.

Das weitere Vorgehen ist bei Variante 1 und 2 verschieden.

Variante 1 – Der Patient kann sich auf die Seite drehen:
- Den Patienten auf die Seite drehen, Kopf mit Nackenkissen stützen.
- Stoff- und undurchlässige Unterlage einzeln raffen und so weit wie möglich zum Patienten schieben.
- Unterleintuch strecken und fixieren (oben, unten, Mitte)
 oder
 durch ein *frisches* ersetzen (Abb. 3.**15 a**).
- Undurchlässige Unterlage darüber strecken und fixieren,

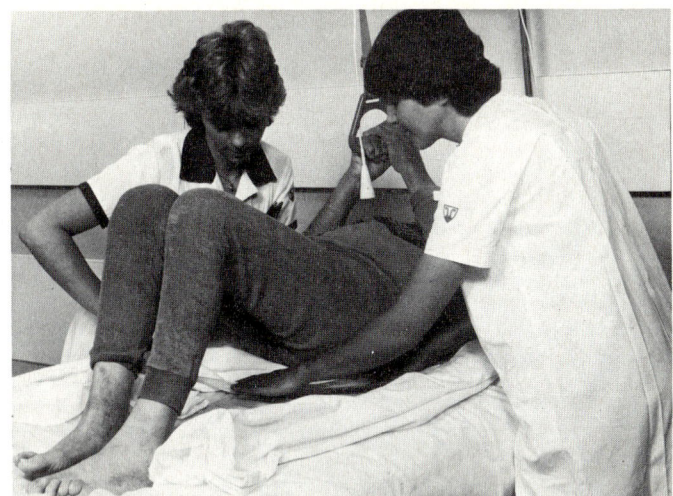

Abb. 3.**16**   Einbetten einer frischen Unterlage (Quertuch). Die frische Unterlage liegt vorbereitet auf dem Bett. Die alte wird unter dem Patienten durch- und die frische nachgeschoben, dann gestreckt (Patient kann beim Hochheben mithelfen).

– *frische* Stoffunterlage einstecken und gerafft an den Patienten heranschieben.
– Den Patienten auf die andere Seite drehen, auf gute Lagerung des Kopfes achten.
– Gebrauchte Unterlage (und Unterleintuch) wegnehmen (Abb. 3.**15b**) und in den Wäschewagen geben.
– Unterleintuch und Unterlagen einzeln strekken und fixieren.
– Patient kann sich wieder auf den Rücken drehen.

Variante 2 – Der Patient kann sich hochheben (ohne Unterleintuchwechsel):
– Unterlagen von einer Seite nahe an den Patienten heranschieben.
– Unterleintuch vom Kopfende her strecken und fixieren.
– Undurchlässige Unterlage strecken und einschieben.
– Frische Stoffunterlage einstecken und an den Patienten heranschieben.
– Patient hebt sich hoch: gebrauchte und frische Unterlage werden durchgezogen (Abb. 3.**16**).
– Gebrauchte Bettwäsche in den Wäschewagen geben.
– Unterleintuch und Unterlagen von der anderen Seite einzeln strecken und fixieren.
Das *Beendigen des Bettens* bleibt sich gleich, ob Variante 1 oder 2 gewählt wurde:
– Den Patienten in die gewünschte Lage bringen.
– Die Kissen einbetten, Kopfende in die richtige Position bringen.

– Oberes Bettuch bzw. (Bettücher) auf den Patienten legen und oben einen zweifachen Umschlag legen, gleichzeitig etwas hinaufziehen. Dann
– am Fußende des Bettes fixieren, Falte für die Füße machen.
– Decke auf das Bett legen.

> **Beachte**
> – Das *Waschen von Rücken und Gesäß* läßt sich beim Schwerkranken am leichtesten und gründlichsten ausführen, wenn er auf der Seite liegt (z. B. beim Betten). Gesäß und Außenseite der Oberschenkel (inkl. Trochantergegend) bedürfen auf *beiden Seiten* der gründlichen Pflege.
> – *Bettgymnastik, Durchatmen* usw. lassen sich mit dem Betten verbinden.
> – Die *Häufigkeit* des frisch Bettens, Waschens usw. muß dem Zustand (Befinden, Befindlichkeit) angepaßt werden.

3.7.4. Wechseln der Patienten- und Bettwäsche

Regeln sind gegenüber dem Bedarf zweitrangig. Die Ansprüche und Bedürfnisse an die Hygiene sind beim heutigen Menschen (auch außerhalb des Krankenhauses) sehr groß. Dazu kommt, daß wir „Kinder einer Wegwerfgesellschaft" sind und gebrauchte Dinge (auch Wäsche) rasch durch neue bzw. frische ersetzen. Es geht darum,

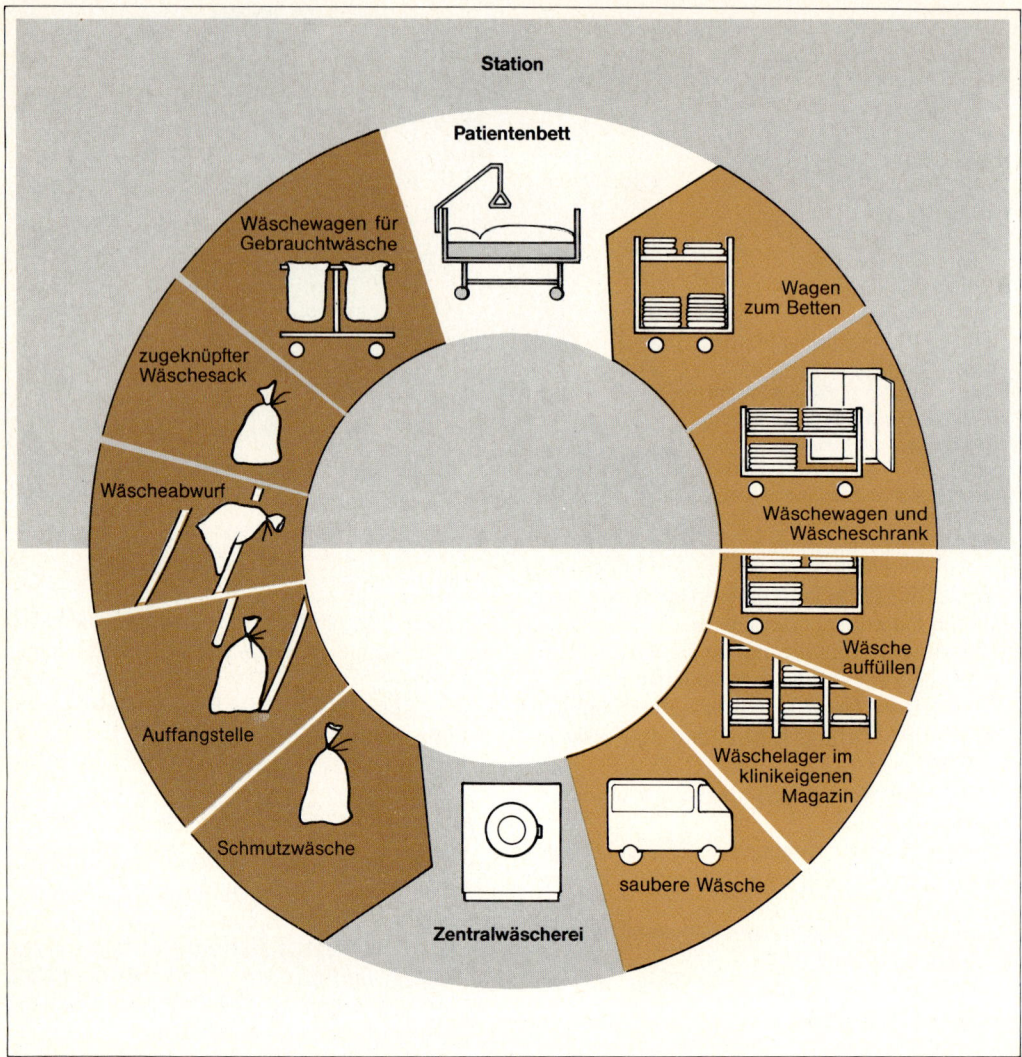

Abb. 3.**17**   Kreislauf der Bett- und Patientenwäsche.

die Mitte zwischen dem Zuviel und dem Zuwenig zu finden.

Ausschlaggebend für den Wäschewechsel sind:
- Bedarf und Bedürfnis des Patienten,
- unser eigenes gesundes Empfinden für Sauberkeit, Frische und Schönheit,
- krankenhausinterne Möglichkeiten und Grenzen (bezüglich Wäscheangebot, Wäscheumlauf, Kapazität der Wäscherei u.a.).

Der Komplex der Wäschefrage hängt sehr stark vom *Wäschereisystem* eines Krankenhauses ab. Der Anschluß an eine Zentralwäscherei ist ratio-

nell, kosten- und personalsparend. Die Einschränkung besteht in der Anpassung an die Normierung (Stoffqualität, Masse u.a.); auch ist der Wäscheverschleiß größer. Sortieren, Verpakken, Abholen und Bringen richten sich nach den Forderungen und Möglichkeiten des Wäschereisystems.

Ein Schema (Abb. 3.17) veranschaulicht den Kreislauf der Bett- und Patientenwäsche von der Zentralwäscherei ans Krankenbett (saubere Wäsche) und vom Krankenbett zur Zentralwäscherei (gebrauchte Wäsche).

Beachte
- Bei allen Arbeiten am Bett, dieses auf Arbeitshöhe stellen.
- Wäschewechsel so schonend wie möglich, bei Schwerkranken zu zweit.
- Beschmutzte Wäsche so rasch wie möglich wechseln.
- Intimsphäre (Schamgefühl) respektieren.
- Gebrauchte oder schmutzige Wäsche nicht auf den Fußboden, sondern direkt in den Wäschesack.
- Infizierte Wäsche vorschriftsmäßig behandeln.

3.8. Beurteilung von Wissen und Können in der Pflege

Ein Lehrbuch hat, da es nur rein theoretische Angaben machen kann, seine Grenzen. Alle vorgeschlagenen Maßnahmen müssen demnach der *standardisierten bzw. generellen Pflegeplanung* zugeordnet werden. Das, was der Kranke *wirklich* braucht, kann jedoch nur in einer *individuellen Pflegeplanung* (S. 74 ff.), die sich den aktuellen Gegebenheiten stets neu anpassen muß, erfaßt werden. Diese *situationsgerechte Anpassung der Pflege* bedarf sowohl der wachen Beobachtung des Kranken als auch der kompetenten Beurteilung der gegebenen Pflege. Die folgende Übung dient der Einübung des Pflegeprozeßdenkens, der Erreichung von Sicherheit in der Pflegeplanung und gleichzeitig der eigentätigen Verarbeitung des Lernstoffes zum Thema bzw. der Umsetzung in die Praxis.

Übung

Machen Sie anhand der vorgegebenen Checkliste (S. 97) bei einem Patienten (den Sie mit Hilfe der zuständigen Vorgesetzten auswählen) eine Situationserhebung in bezug auf den Wach-Schlaf-Rhythmus sowie auf seine Ruhe- und Schlafgewohnheiten.
- Welche Probleme/Störungen können Sie beobachten?
- Wo liegen mögliche Selbsthilfebereiche (Ressourcen)?
Stellen Sie eine Pflegeplanung auf mit dem *Ziel: Der Kranke kann besser schlafen.*
- Welche *Maßnahmen* wollen Sie ergreifen?

Weiterführende Literatur

Dogs, W.: Der gesteuerte Schlaf. Braun, Duisburg 1977

Dogs, W.: Konzentrative Entspannungstherapie, 9. Aufl. Braun, Duisburg 1982

Farady, A.: Deine Träume – Schlüssel zur Selbsterkenntnis. Fischer, Frankfurt/M. 1980

Finke, J., W. Schulte: Schlafstörungen, Ursache und Behandlung, 2. Aufl. Thieme, Stuttgart 1979

Juchli, L.: Heilen durch Wiederentdecken der Ganzheit. Kreuz, Stuttgart 1985

Juchli, L.: Pflegen, Begleiten, Leben. Reinhardt, Basel 1986

Kleinsorge, H.: Selbstentspannung, 6. Aufl. Fischer, Stuttgart 1983

Langen, D.: Sprechstunde: Schlafstörungen. Wieder gut schlafen lernen. Gräfe & Unzer, München o. J.

Lotz, J. B.: Kurze Anleitung zum Meditieren. Knecht, Frankfurt 1973

Luban-Plozza, B.: Schlaf Dich gesund, 6. Aufl. Hippokrates, Stuttgart 1985

Schultz, J. H.: Das autogene Training, 17. Aufl. Thieme, Stuttgart 1982

Tournier, P.: Geborgenheit – Sehnsucht des Menschen, 10. Aufl. Humata, Bern 1983

4. Sich bewegen

Es ginge vieles besser,
wenn man mehr ginge

Sequenzziel/Intention

Bewegung und Mobilisation sind Schwerpunkte der Krankenpflege. Sie bekommen
aber erst dann ihren tiefen Wert, wenn wir da-
hinter mehr sehen als Technik und Mechanik.
Das Sichbewegen dient nicht nur dem Bewe-
gungsbedürfnis des Menschen, sondern
auch dem Ausgleich der Kräfte. Das Unterstützen des dabei behinderten Patienten
durch die Pflegeperson birgt eine Fülle von
seelisch-geistigen Aktivitäten, deren wir uns
bewußt sein sollten. Je bewußter der Helfer
selbst *steht, geht, sich bewegt,* um so wirkungsvoller wird seine *Unterstützung* im Stehen, Gehen, Sichbewegen. Das vorliegende
Kapitel will Ihnen für diese Arbeit an sich
selbst und für die *Pflegeplanung* (S. 74 ff.) bei
bewegungsbehinderten Menschen einige
Grundlagen anbieten.

Kreismodell s. S. 6

Zuordnung zum Kreismodell

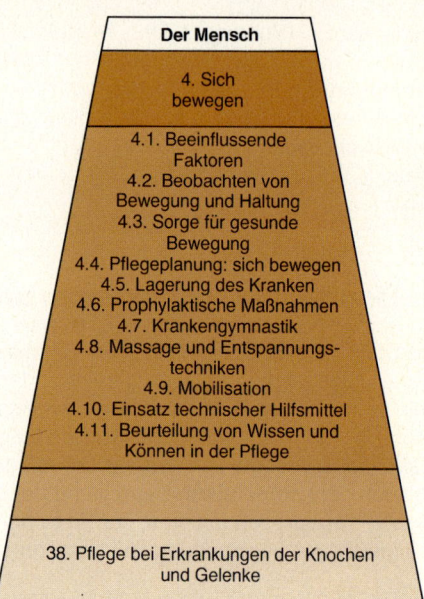

Dynamik des Pflegeprozesses

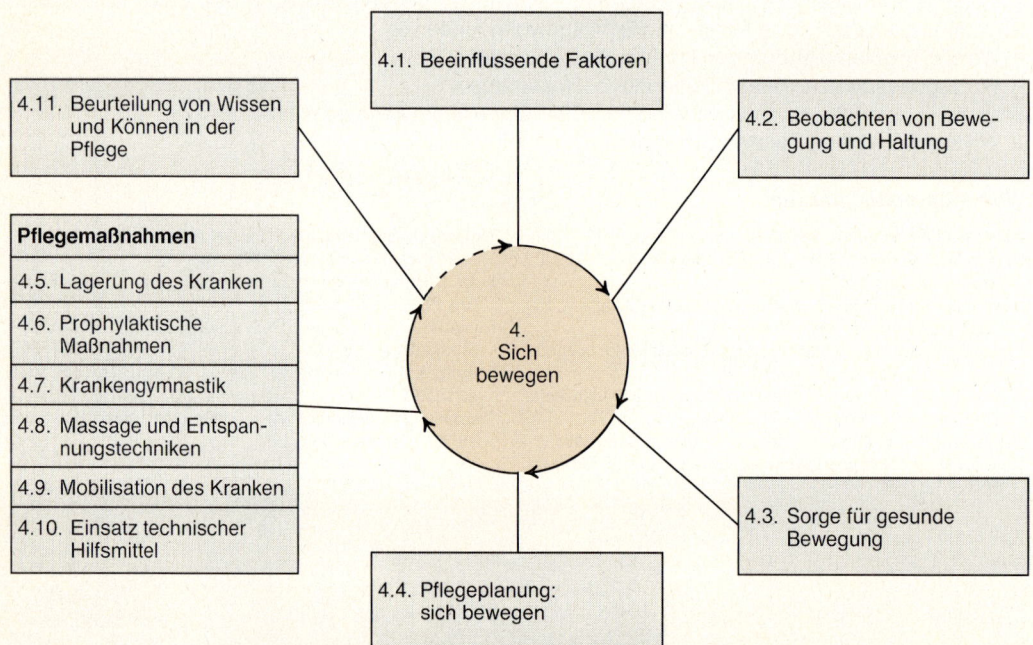

Prinzipien/Impulse

- Der *Mensch* vermag einen Standpunkt und einen Standort in der Welt einzunehmen, der ihm entspricht. Er ist einerseits durch die vorgegebenen Strukturen und Bewegungsachsen begrenzt und muß sie akzeptieren, andererseits vermag er sich durch seinen Geist durch die Stofflichkeit hindurch auszuwirken. Seine Freiheit wirkt sich in eben diesem Spielraum aus, der je nach Alter, Befinden und Befindlichkeit vorgegeben ist: *der Mensch ist Leib.*
- Die *Funktionen* und *Strukturen* sind an intakte Gelenke, Bänder, Sehnen, Knochen und Nerven gebunden. Bewegung dient immer auch dem Zellstoffwechsel, der Blutzirkulation, der Atmung und somit der Homöostase: *der Mensch hat einen Körper.*
- *Bewegung ist Ausdruck des inneren Spannungszustandes* (der somatischen Gestimmtheit). Sie dient demnach auch der Stimmungsausstrahlung und Mitteilung (Mimik, Gestik, Gang usw.) seiner Gestimmtheit an die *Umwelt* und *Mitwelt.*

Lesen Sie: Sich bewegen (N. Roper), im Gleichgewicht sein von Aktivität und Passivität (M. Levine) bzw. Unterstützung des Patienten beim Gehen, Sitzen, Liegen und Lagewechsel (V. Henderson): in V. Henderson: Grundregeln der Krankenpflege, S. 29–31, sowie S. 66 in diesem Buch.

4.1. Beeinflussende Faktoren

4.1.1. Funktion des Bewegungsapparates

Der Bewegungsapparat ist das Instrument, mit dem der Mensch auf die Umwelt zugeht, um einerseits auf sie einzuwirken, andererseits sich selbst in ihr darzustellen.
Muskeln (aktiver Bewegungsapparat), Knorpel, Knochen und Gewebe (passiver Bewegungsapparat) ermöglichen, wenn sie in harmonischer Wechselwirkung sind, all jene Aktivitäten, die unter dem Begriff „sich bewegen" zusammengefaßt sind. Die die Gelenke bewegenden *Muskeln* (gesteuert durch das zentrale Nervensystem) arbeiten nach dem Gesetz der Mechanik. Ihre Wirkung hängt vom Hebelarm ab, d.h. vom Abstand

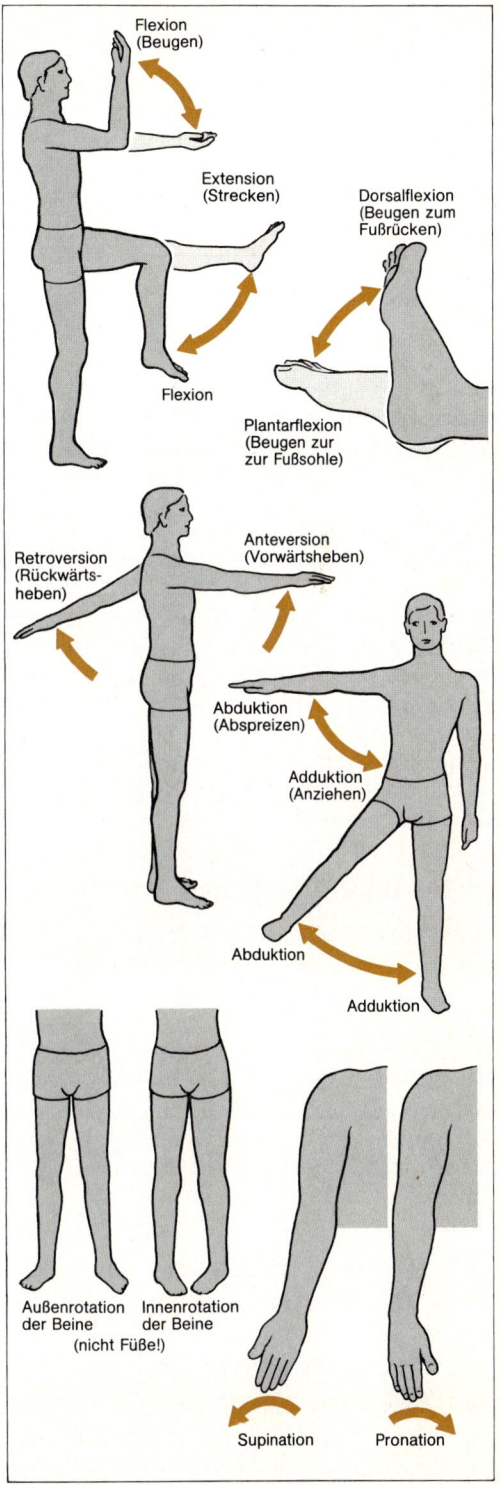

Abb. 4.1   Grundbewegungen.

des Muskelansatzes von der Gelenkachse, sowie vom Gelenktyp (Kugel-, Scharnier-, Ei- oder Drehgelenk). In jeder Ebene können zwei Hauptbewegungen gemacht werden. Da der Raum dreidimensional ist, sind 6 Hauptbewegungen möglich: Beugung, Streckung, Anziehen, Abspreizen, Außen- und Innenrollen (Abb. 4.1). Im übrigen sei auf die weiterführende Literatur (S. 152) verwiesen.

4.1.2.   Psyche und Bewegung

Die Wechselwirkung von Leib und Seele wurde schon von dem Philosophen L. KLAGES sehr eindrücklich formuliert: „Der Leib ist die Erscheinung der Seele, die Seele ist der Sinn des Leibes." Man könnte auch sagen: Der Körper, so wie er sich zeigt, bewegt und ausdrückt, ist der Ausdruck von Seele und Geist, und sie sind es letztlich, die den Körper – die Bewegungen – mit Leben erfüllen. Wenn der Theologe K. RAHNER sagt: „Der Leib ist die raumzeitliche Gestalt des Geistes", dann, so meine ich, sagt er genau das gleiche aus, nämlich daß jede physische Haltung und Bewegung zugleich etwas Psychisches und Geistiges bedeutet. Innere Harmonie oder Disharmonie des Menschen drückt sich in seiner Bewegung und seinem Verhalten ebensosehr aus wie in seinen Worten.

4.1.3.   Umwelteinflüsse

Nicht nur das „Innen" des Menschen, sondern auch die Umwelt, in der er aufwächst, sich entwickelt und sich behaupten muß, beeinflussen und prägen das Haltungs- und Bewegungsbild. Ich erinnere an die großen Unterschiede beim westlichen im Vergleich zum östlichen Menschen oder an Bewegung und Haltung eines bodenverbundenen Bauern im Vergleich zu einem Intellektuellen; des Kindes, der Frau als Gegensätze zum Betagten, zum Mann usw.

4.2.   Beobachtung von Bewegung und Haltung

4.2.1.   Der Gesunde

Die Lebens- oder Vitalkraft des Menschen bewegt sich in einem Hin und Her von Spannung und Lösung. Je nach Entwicklungsstand und momentaner Befindlichkeit steht die eine oder andere Seite mehr im Vordergrund. Sind Span-

nung und Lösung im Gleichgewicht, dann haben wir den Idealzustand des *Spannungsausgleichs*. Die Kräfte zerren dann den Menschen nicht hin und her, er ist ruhig, ausgeglichen.

Wir kennen diesen Zustand unter dem Ausdruck *„im Lot sein"*. Der gesunde Mensch, der zutiefst in seinen ursprünglichen Antriebskräften verankert ist und über einen intakten Bewegungsapparat verfügt, *bewegt* sich harmonisch, mühelos, der Situation angepaßt. Die *Körperhaltung* ist gerade, aufrecht und locker.

Das *Gehen* ist ausgeglichen, beim jungen Menschen leichtfüßiger als beim Betagten. Die Bezeichnung *leichter* oder *schwerer* Gang deutet auf seine Beziehung zum Boden, was großen Aufschluß über den Menschen gibt (Abb. 4.2a).

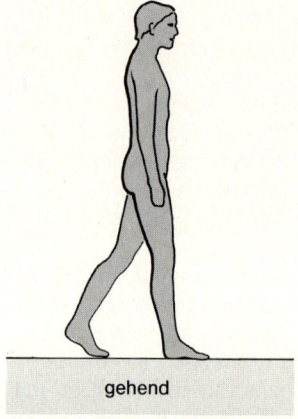

gehend

Abb. 4.2a

Die *Gestik* als Ausdruck seelisch-geistigen Geschehens drückt Freude oder Trauer, Weltzugewandtheit oder Rückzug (Regression) u.a. aus.

Das *Stehen* geschieht auf „beiden Füßen" aufrecht, den Kopf erhoben, die Schultern leicht abduziert und das Abdomen entspannt. Die Arme sind im Ellbogengelenk leicht gebeugt, die Handgelenke gestreckt und die Finger lose gebeugt. Die Beine sind im Kniegelenk locker gebeugt, die Fußspitzen zeigen gerade nach vorn. Wir erkennen den weltzugewandten Menschen mit aufrechtem Kopf, Rumpf, zurückgenommenen Schultern sowie den Insichgekehrten, dessen Oberkörper vorgeneigt ist. Auch die *Standfläche* hat Aussagekraft. Sie ist entwicklungsphysiologisch und -psychologisch zu verstehen: Das Kleinkind richtet sich vom Kriechen auf und benötigt eine sehr breite Standfläche, auch das Schulkind und vor allem der Pubertierende, der sich in der Welt zu behaupten beginnt, stehen breitbeinig, wie es auch der Betagte tut, der mit seinen schwindenden Kräften umgehen muß. Dazwischen steht der reife Mensch mit schmaler bis mittelbreiter Standfläche (Abb. 4.2 b).

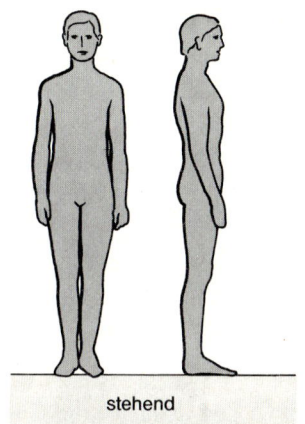

stehend

Abb. 4.**2 b**

Das *Sitzen*. Der Gesunde sitzt mit aufrechtem Oberkörper und erhobenem Kopf. Die Schultern sind leicht nach vorn geneigt, die Arme und Hände in Ruhestellung. Die Oberschenkel sind (im Hüftgelenk) im rechten Winkel zum Körper gebeugt, ebenso die Knie. Der Unterschenkel ist locker, die Füße werden auf dem Boden oder auf einem Schemel abgestützt (Abb. 4.2 c).

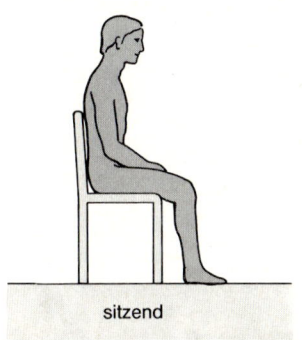

sitzend

Abb. 4.**2 c**

4.2.2. Störungen der Beweglichkeit

Störungen können die physiologische, psychologische oder soziale Ebene betreffen. Geht man vom Wissen um die Leib-Seele-Geist-Einheit aus, gibt es selten ein Entweder-Oder. Sich ausdrücken ist immer ganzheitliches Geschehen.

Folgende Redewendungen sind geläufig:

- Wir erzittern vor Zorn.
- Einer schwebt in den Wolken, während der andere mit beiden Beinen auf dem Boden steht.
- Der eine hat kein Rückgrat, der andere weiche Knie und ein dritter ist halsstarrig oder hartnäckig und beißt dazu die Zähne aufeinander.
- Es gibt das gebrochene Kreuz, den geknickten Nakken, und das kann u. U. den Kopf kosten.

Alle Sprachen kennen solche Redensarten, die auf die Wirkung seelischer Vorgänge auf das Körperliche hinweisen. Die *Körpersprache* (averbale Kommunikation, s. auch S. 329 f.) hat in der Krankenbeobachtung eine große Bedeutung. Wer es einübt, diese Sprache zu verstehen (bei sich selbst und bei anderen), kann helfend und heilend Antwort geben.

Lage

Die Lage, die der Kranke am Bett einnimmt, ist sehr aufschlußreich und gestattet ein Urteil über den Krankheitszustand. Für den Gesunden oder Leichtkranken ist ein mehr oder weniger häufiger Wechsel der Lage charakteristisch. Bei zunehmender Schwäche oder bei Kollaps läßt der Muskeltonus nach; der Kranke liegt in schlaffer Rückenlage zusammengesunken im Bett. Wir können somit zwischen einer *aktiven* und einer *passiven* Lage unterscheiden.

- Die *aktive Lage* ist nur dem Gesunden oder Leichtkranken möglich. In diesem Fall verändert der Mensch seine Lage selbständig – ohne Hilfe und Unterstützung – und ist bei dieser Lageveränderung ganz (oder doch fast) unbehindert. Er kann sich drehen, kann sich aufsetzen, kann sich bewegen.
- Die *passive Lage* ist typisch für bewußtlose oder gelähmte Patienten. Sie sind nicht mehr in der Lage, selber zu bestimmen, wie sie liegen wollen, vor allem können sie selber nichts oder nur sehr wenig daran ändern: *Wie wir sie betten, so bleiben sie liegen.* Bei nicht bewußtlosen Patienten kann dies eine große psychische Belastung bedeuten, auch besteht bei allen Patienten, die passiv liegen, Pneumonie-, Kontrakturen- und Dekubitusgefahr.
- Von *Zwangs-* oder *Schonlage* spricht man, wenn der Patient eine typische Lage einnimmt, um z. B. Schmerzen zu verringern: z. B. *Aufrechtsitzen* bei Atemnot, *angezogene Beine* bei Bauchschmerzen (z. B. Blinddarmentzündung), *überstreckter Nacken* bei Hirnhautentzündung u. a. Der betroffene Körperteil wird

spontan ruhiggestellt → Schmerzlinderung, Heilungsförderung.

Beweglichkeit

Die Beweglichkeit des Kranken kann überschießend, unkoordiniert oder eingeschränkt sein. Sie wirkt sich aus beim Gehen, Handhaben von Dingen, durch Gestik und Mimik.
- *Überschießende Bewegung.* Die Störung liegt zentral und geht von der Steuerzentrale aus. Am häufigsten begegnen wir ihr bei Angst, beim nervösen oder seelisch unerfüllten Menschen. Bei Erkrankungen des Nervensystems ist überschüssige Bewegung meist mit
- *unkoordinierter Bewegung* verbunden. Kleinste Veränderungen sind schon in der Schrift ersichtlich. Dies wird z. B. beim Patienten mit Leberzirrhose berücksichtigt, um den Verlauf der Krankheit zu beurteilen (S. 730).
- *Stereotype Bewegung* = Bewegungsstereotypie. Damit meint man die stets gleichförmige Wiederholung bestimmter zweckloser Bewegungen, z. B. Kopfbewegungen, Schaukelbewegungen. Sie sind u. U. Ausdruck einer psychischen Erkrankung (S. 520 ff.).
- *Eingeschränkte Bewegung.* Sie ist die Folge von Erkrankungen des Bewegungsapparates (Muskeln, Sehnen, Gelenke). Die Muskeln können *lokal* (z. B. Muskelschwund bei langer Immobilität) oder *zentral* (spastische oder schlaffe Lähmung S. 845 f.) betroffen sein.
- Von *Bewegungsverarmung* spricht man z. B. bei Patienten mit Parkinson-Syndrom (S. 846 f.). Es sind die Willkür-, Mit- und Ausdrucksbewegungen eingeschränkt oder im schweren Fall sogar *erstarrt.* Ein eindrückliches Bild von *Bewegungsverlust* haben wir beim depressiven Patienten (S. 526 f.). Nichts kann seine starre Trauer durchbrechen und beleben, es geschieht höchstens eine „gemachte" Reaktion, eine leblose Geste.
- *Verspannung* ist eine häufige Erscheinung beim modernen Menschen. Sie kann mehr oder weniger ausgeprägt, u. U. schmerzhaft sein (Rücken-, Schulter-, Nacken-, Kopfschmerzen). Die Persönlichkeitsstruktur des „immer verspannten Menschen" kann geprägt sein von Angst, Mißtrauen, Perfektionismus oder Leistungsdenken. Oft wirken solche Menschen wortkarg, farblos, verbissen, hartnäckig ruhelos.
- *Krämpfe* sind unwillkürliche Muskelkontrak-

tionen, die nach Ausdehnung und Ablauf verschieden sein können.
- *Schlaffheit* tritt weniger häufig auf als Verspannung. Unsere Erziehung hat da starke Barrieren gesetzt. Erschöpfungszustände, psychische Veränderungen u. a. führen aber auch zu sog. *Auflösungssymptomen.* Der Patient ist dann schlapp, schlaff, zaghaft, passiv, schwankend, unentschlossen, leicht ablenkbar.

Haltung

Einbuße des „Rückgrats" kann organisch (Rückenerkrankungen s. S. 826) oder/und durch psychische Faktoren (Verspannung, Verkrampfung) verursacht sein.
- Das *Stehen* des kranken Menschen kann steif, unharmonisch, unsicher sein. Schwäche (verschiedener Ursache) macht das Aufrechtstehen unmöglich: Der Patient sinkt ein oder zusammen.
- Das *Sitzen* wird durch Erkrankungen der Gelenke beeinträchtigt oder unmöglich, auch Haltungsverlust infolge Rückenerkrankungen, Lähmungen, Depression u. a. wirkt sich rasch auf das Sitzen aus und schafft Probleme.
- *Haltungsschäden.* Unter diesem Begriff werden Veränderungen der Wirbelsäule zusammengefaßt (Kyphose, Lordose, Skoliose s. S. 826). Schwere Behinderungen haben immer auch ganzheitlich wirkende Folgen. Sie können den Menschen charakterlich verformen oder ihn innerlich frei und unabhängig machen.
- *Lähmungen.* Sie sind nicht nur ein medizinisches Problem, sondern können „lähmenden Einbruch" in die Biographie und damit in die Ganzheitsstruktur des betroffenen Menschen bedeuten.

Beachte
Behinderung von Haltung und Beweglichkeit werden unterschiedlich erfahren. Ich weiß nur dann, wie sehr ein Mensch behindert ist, wenn *er* es mir sagt. Für die Pflege ist eigentlich nicht das *Kennen* einer Behinderung (medizinischer Aspekt), sondern das *Erkennen* (menschlicher Aspekt) von Bedeutung. Erkennen kann ich nur, wenn ich mich dem Betroffenen zuwende.

4.3. Sorge für gesunde Bewegung

Es sind eigentlich zwei Ziele damit verbunden:
- *Vorbeugen* bzw. *Verhüten* von Störungen;
- *Erhalten, Stärken* und *Fördern* des Gesunden und somit des Wohlbefindens.

Da beide Aspekte ineinander übergehen, werden sie nicht gesondert behandelt. Der Auftrag der Gesundheitsvorsorge richtet sich in erster Linie an uns selber, denn „keiner kann *vermitteln,* was er nicht für sich selbst besitzt".

4.3.1. Erhalten des Spannungsgleichgewichts

Spannungsausgleich (mittlerer Tonus) ist die Basis zur Gesundheit bzw. Gesunderhaltung des Menschen. „Im Lot sein" heißt nicht, „nie verspannt sein" oder „nie aufgelöst sein", sondern die *Fähigkeit haben, immer wieder in die eigene Mitte zurückzukehren* (Symbol dafür: Stehaufmännchen).

- *Psychohygiene.* Grundsätzlich geht es dabei darum, die Dinge, die Menschen, die Situation anzunehmen, wie sie sind; sich nicht zu lange bei Unerreichbarem oder Verunglücktem aufzuhalten, und das, was man tut, *ganz* zu tun, d. h., wie ein alter Meister es ausdrückt, „nicht so wie es jene tun, die, wenn sie essen, nicht essen, sondern über verschiedene andere Dinge nachdenken; wenn sie gehen, nicht gehen, sondern schon ein neues Ziel vor Augen haben". Eine alte Weisheit, die nur übend gelernt werden kann: Wenn stehen, dann stehen und nichts anderes; wenn gehen, dann gehen – wirklich gehen.
- *Autogenes Training, Eutonie, Meditation* u. a. sind Hilfsmittel, die das Einüben eines Spannungsgleichgewichts unterstützen und zur Streßbewältigung (S. 315 f.) Erhebliches beitragen. Dafür sei auf die entsprechende Fachliteratur hingewiesen.

4.3.2. Ausgleichsgymnastik

Gymnastik oder Muskeltraining sind nur dann wirkungsvoll, wenn sie regelmäßig geübt werden.
- *Belastungssport* dient der Straffung der Muskulatur und der Gesunderhaltung von Herz und Kreislauf. Das Ziel ist nicht in erster Linie

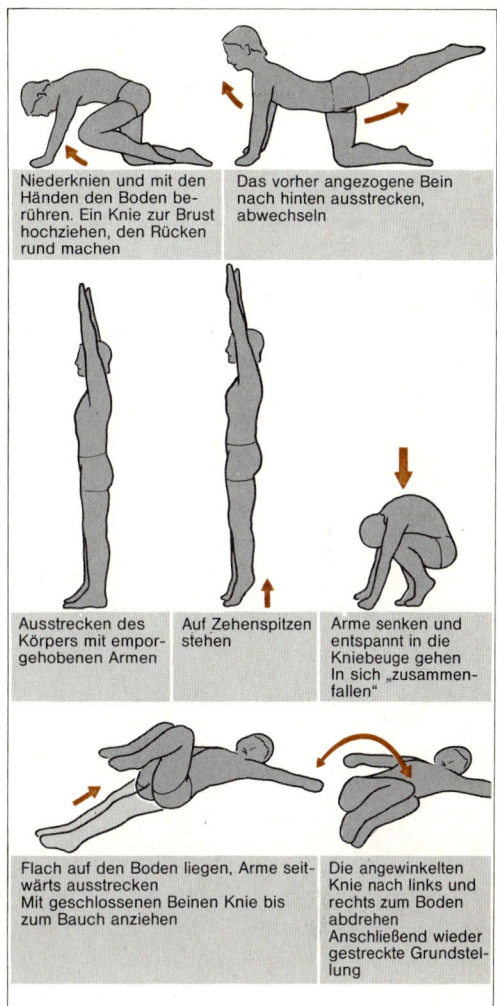

Niederknien und mit den Händen den Boden berühren. Ein Knie zur Brust hochziehen, den Rücken rund machen

Das vorher angezogene Bein nach hinten ausstrecken, abwechseln

Ausstrecken des Körpers mit emporgehobenen Armen

Auf Zehenspitzen stehen

Arme senken und entspannt in die Kniebeuge gehen In sich „zusammenfallen"

Flach auf den Boden liegen, Arme seitwärts ausstrecken Mit geschlossenen Beinen Knie bis zum Bauch anziehen

Die angewinkelten Knie nach links und rechts zum Boden abdrehen Anschließend wieder gestreckte Grundstellung

Abb. 4.3   Rückenturnen.

die Leistung (Leistungssport), sondern der Ausgleich, weshalb man auch von *Spiel* sprechen könnte.
- *Muskeltraining.* Lockerungs-, Streck- und Kräftigungsübungen verhüten (oder beheben) Rücken-Nacken-Schmerzen und kräftigen die Rückenmuskulatur. Die Übungen (Abb. 4.3) sollen wiederholt werden (Rückenturnen).
- Vita-Parcours- und andere „Trimm-dich"-Anlagen (Freizeitsportanlagen z. B. im Wald) bieten ein ausgewogenes Trainingsprogramm für Ausdauer, Kraft und Beweglichkeit an. Doch gilt auch hier: Nur wer regelmäßig davon Gebrauch macht, hat den versprochenen Gewinn.

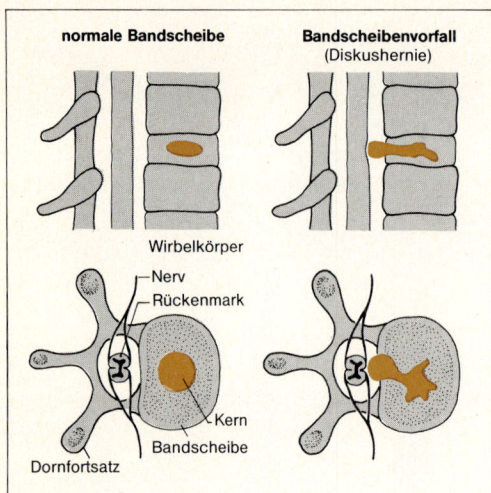

normale Bandscheibe	Bandscheibenvorfall (Diskushernie)

Wirbelkörper
Nerv
Rückenmark
Kern
Bandscheibe
Dornfortsatz

Abb. 4.**4.**   Anatomie der Bandscheibe.

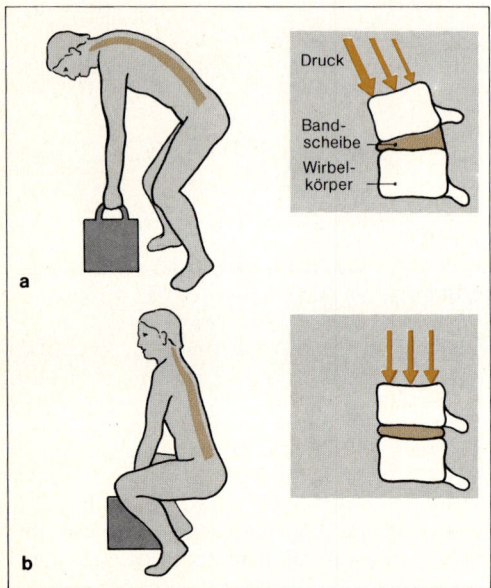

Druck
Bandscheibe
Wirbelkörper

a

b

Abb. 4.**5 a–b**   Falsches und richtiges Heben.
a Beim Heben mit gebeugtem Rücken werden die knorpeligen Bandscheiben keilartig verformt und an den Kanten überlastet, was zu Rückenleiden führen kann. Je stärker der Oberkörper nach vorn geneigt wird, um so größer ist die Belastung der Rückenmuskeln und der Bandscheiben. Mit vorgeneigtem Rumpf besteht schon bei leichten Lasten Gefahr.
b Beim Heben mit flachem Rücken neigt sich der Rumpf im Hüftgelenk; die Bandscheiben werden nicht verformt, sie werden gleichmäßig und nur gering belastet. Mit aufgerichtetem Oberkörper können schwere Lasten gefahrlos gehoben werden.

4.3.3.   Rückenschonende Arbeitsweise und Arbeitshaltung

Bei Rückenbeschwerden (Verspannung, Schmerzen) wie auch bei Bandscheibenschäden (Abb. 4.**4** und S. 873 f.) liegt oft weniger eine Abnutzung als eine *falsche* Benutzung zugrunde, d. h., die physiologischen Gesetzmäßigkeiten werden kaum oder nur ungenügend beachtet.

Falsche Körperhaltung in Beruf und Alltag führen zu Schäden. *Pflegeberufe* gehören zu den Risikoberufen. Das Lernen und Einüben der folgenden Regeln kann das Risiko auf Null senken. Die gleichen Grundsätze gelten für alle *Patienten mit Rückenschmerzen* oder nach *Rückenoperationen*. Aufgabe der Pflegenden ist dann die Anleitung und Überwachung. Der beste Lehrer ist das gute Vorbild.

Arbeitsgrundsätze

- Hebe richtig – schone deinen Rücken.
- Trage richtig – vermeide ermüdende Haltearbeit der Muskeln.
- Stehe richtig – vermeide unnatürliche Arbeitshaltung.
- Sitze richtig – vermeide Verkrampfung und Ermüdung.

Falsches und richtiges Heben werden in Abb. 4.**5 a–b,** falsches und richtiges Arbeiten in Abb. 4.**6 a–b** gezeigt.

Regeln für eine rückenschonende Arbeitsweise

Richtige Ausgangsstellung

- Grätschstellung, Schrittstellung,
- Fußspitzen nach vorne (nicht nach außen),
- ganze Fußsohle am Boden.

Durch die richtige Schritt- und Grätschstellung wird die Unterstützungsfläche größer, dadurch sind Gleichgewicht und Standfestigkeit verbessert (stabiler Stand, eingeübte Stabilisierungshaltung).

Richtige Schwerpunktverlagerung

Sie wird durch die richtige Ausgangsstellung ermöglicht.
Sie wird praktisch erreicht durch
- wechselnde Belastung der Beine (Spielbein-Standbein),
- Mitschwingen des Rumpfes und federndes Nachgeben in Hüft-, Knie- und Fußgelenken.

Beim *Heben einer Last:*
- Abschätzen der Last, richtig zufassen und die Last von den Beinen her durch langsames Strecken der Fuß-, Knie- und Hüftgelenke hochheben.
- Die stabile Bein-Rumpf-Haltung erlaubt ein freies Bewegen des Schultergürtels.
- Die Last so körpernah wie möglich hochheben.
- Schwere Gegenstände müssen zu zweit hochgehoben werden.

Beim *seitlichen Verschieben einer Last:*
- Stabiler Stand.
- Gewichtsverlagerung zur entsprechenden Seite, wobei Beine, Becken und Rumpf die Stabilität übernehmen und die Arme lediglich die Last mitzunehmen haben.

Rhythmisches und koordiniertes Arbeiten

Sind zwei oder mehrere Personen gleichzeitig mit einer Arbeit beschäftigt, so ist rhythmisches und koordiniertes Arbeiten unerläßlich.
- Patient und Hilfspersonal vorher gut instruieren.
- Kräfte und Bewegungen gegenseitig abstimmen.
- Kommando einheitlich befolgen.

Regelmäßiges Atmen

- Regelmäßige Atmung mit ruhigem Ein- und Ausatmen beim Tragen von Lasten über längere Strecken.
- Einatmen und Atmung anhalten bei kurzem, schwerem Anheben. Die Last wird während der Ausatmung abgesetzt.

Geeignetes Schuhwerk

Schuhe müssen bequem und sicher sein. Unzweckmäßiges Schuhwerk gefährdet die Stabilität des Fußes, besonders bei der Schwerpunktverlagerung nach der Seite (Abrutschen der Ferse, Verdrehen des Fußes).

Hilfsmittel einsetzen

Oft ist es eher Bequemlichkeit als überschüssige Kraft, die uns verleitet, Lasten zu tragen. Das Organisieren von Hilfsmitteln (oder von Helfern) ist eine Sache der Disziplin und Selbstverantwortung. Es stehen heute eine große Auswahl von *Mehrzweckwagen, Liftern* und *Hebern* (S. 149 ff.) zur Verfügung.

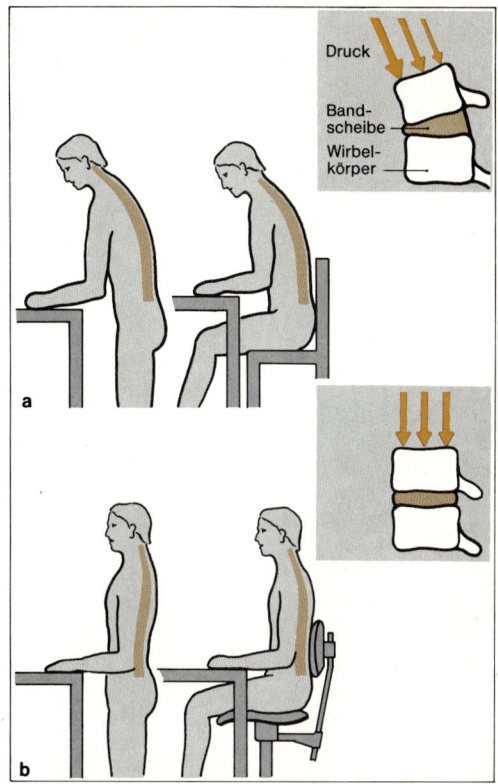

Abb. 4.**6 a–b**   Falsches und richtiges Stehen und Sitzen.
a Beim Stehen und Sitzen in gebeugter Haltung ermüden die Rückenmuskeln. Die knorpeligen Bandscheiben werden keilartig verformt und ungünstig belastet. Die Atmung und die Tätigkeit der Verdauungsorgane werden beeinträchtigt.
b In natürlicher aufrechter Haltung ist die Ermüdung der Rückenmuskeln nur gering. Die Bandscheiben werden nicht verformt und günstig belastet. Die Atmung ist frei, die Tätigkeit der Verdauungsorgane erfolgt ungestört.

Beachte
Ist Heben und Tragen nicht zu umgehen,
- unmißverständliche Kommandos geben.
- Regeln beachten. Sie sind in Abb. 4.**7** zusammengefaßt.
- Krankenbettniveau immer auf Arbeitshöhe einstellen.

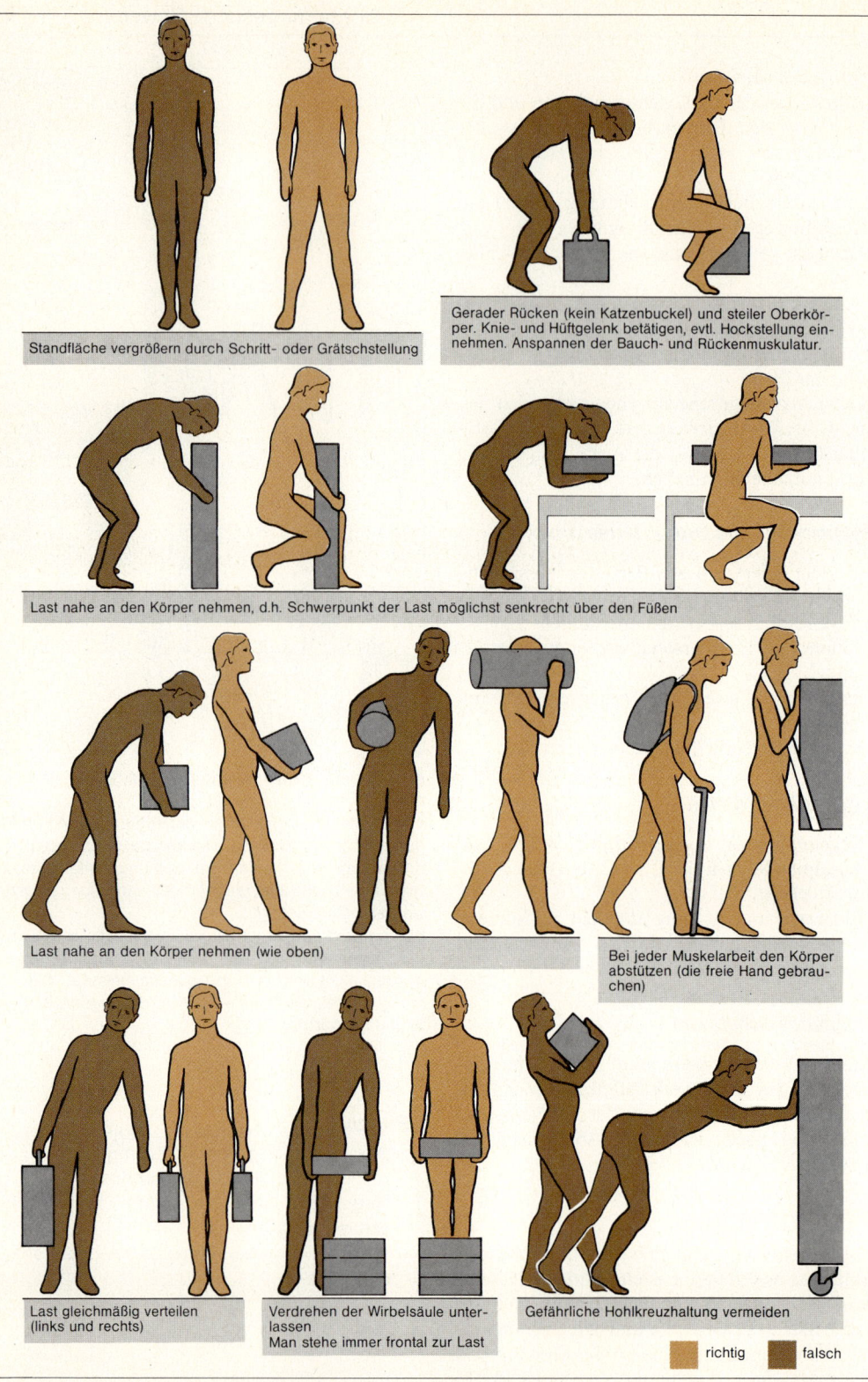

Standfläche vergrößern durch Schritt- oder Grätschstellung

Gerader Rücken (kein Katzenbuckel) und steiler Oberkörper. Knie- und Hüftgelenk betätigen, evtl. Hockstellung einnehmen. Anspannen der Bauch- und Rückenmuskulatur.

Last nahe an den Körper nehmen, d.h. Schwerpunkt der Last möglichst senkrecht über den Füßen

Last nahe an den Körper nehmen (wie oben)

Bei jeder Muskelarbeit den Körper abstützen (die freie Hand gebrauchen)

Last gleichmäßig verteilen (links und rechts)

Verdrehen der Wirbelsäule unterlassen
Man stehe immer frontal zur Last

Gefährliche Hohlkreuzhaltung vermeiden

richtig falsch

Abb. 4.7 Gesetze richtigen Hebens und Tragens.

4.4. Pflegeplanung: sich bewegen

4.4.1. Situationseinschätzung

Die auf S. 113 ff. angeführten Aspekte zeigen, wie vielschichtig und komplex die Lebensaktivität „sich bewegen" ist. Sie kann nie für sich allein betrachtet werden, denn, so sagt v. DÜRCKHEIM, „Es geht dabei nicht um den Körper, den man hat, sondern um den Leib, der man ist". Diese ganzheitliche Betrachtung darf nicht vergessen werden, wenn man den Patienten in seinem Sichbewegen erfassen will. Die untenstehende Checkliste ist als Denkanstoß gedacht.

4.4.2. Pflegeziele

Bestehende Bewegungs- und Mobilisationsprobleme müssen möglichst individuell unter Berücksichtigung des *Abhängigkeitsgrades* des Patienten gelöst werden. Grundsätzlich werden sich die folgenden *generellen Pflegeziele* ergeben:
- erhalten und/oder wiederherstellen der Beweglichkeit,
- vermitteln von Wohlbefinden und optimaler Lebensqualität,
- verhüten und/oder beheben von Schäden,

- einüben eines gesunden Bewegungsverhaltens und Körperbewußtseins,
- mobilisieren von Regenerations- und Selbsthilfekräften,
- ausschöpfen von Ressourcen.

4.4.3. Pflegemaßnahmen

Sie sind individuell und je nach Ziel verschieden. Die noch vorhandene Gehfähigkeit soll so gut wie möglich genutzt werden: *innerhalb des Krankenhauses* → Cafeteria, Aufenthaltsraum; *im Freien* → Spaziergänge im Park, kurze Ausgänge usw. Gehbehinderte Patienten können durch die Angehörigen oder Pflegepersonen in diesen Aktivitäten unterstützt werden. Die auf S. 117 ff. genannten präventiven Maßnahmen sind immer auch therapeutische. Die in den Abschnitten 4.5–4.9 besprochenen Maßnahmen sind individuell den aktuellen und potentiellen Pflegeproblemen des Patienten anzupassen.

Checkliste: sich bewegen

☐ Mobilität	☐ im Bett ☐ im Raum ☐ im Freien

Die folgenden Fragen dienen exemplarisch zur Situationseinschätzung (s. auch S. 74 ff.)

☐ Die Gewohnheiten bezüglich Bewegung, Freizeitaktivitäten und Sport sind erfragt worden

☐ Der Kranke hat alle notwendigen Informationen über seine Bewegungseinschränkung bzw. -therapie

☐ Gespräche über eine evtl. Behinderung sind in die Pflege eingeplant

☐ Das größtmögliche Selbsthilfepotential des Kranken wird ausgeschöpft (immer wieder erfragt)

☐ Alle zur Verfügung stehenden Selbsthilfegeräte, die für den Kranken sinnvoll sind, sind mobilisiert und werden eingesetzt (wissen wir, was es alles gibt, was evtl. in einem Lager liegt, was angeschafft werden könnte?)

☐ Die Schmerzgrenze ist bekannt, wird akzeptiert

☐ Bewegungsmöglichkeiten und Sensibilität der Extremitäten sind bekannt

☐ Anregungen zur Gesunderhaltung sind in die Pflege mit einbezogen

☐ Unterstützung und Hilfe sind der Notwendigkeit (Bedarf) angepaßt (zweckmäßig, gezielt, sinnvoll)

☐ Der Selbständigkeitsgrad ist bekannt (immer neu), und es wird damit gearbeitet

☐ ......

☐ ......

4.5.   Lagerung des Kranken

4.5.1. Voraussetzungen

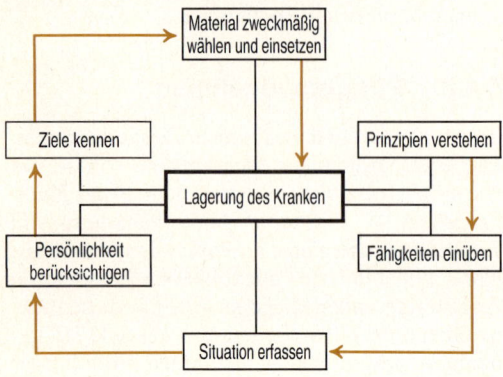

4.5.2. Hilfsmittel zur Lagerung

Lagerungshilfsmittel werden gebraucht zur *Druckentlastung* (verhüten von Schäden) oder zur *Ruhigstellung* (unterstützen der Heilung) (Tab. 4.1).

Tabelle 4.1   Lagerungshilfsmittel

Zur Druckentlastung	Zur Ruhigstellung/ Stützung
– Felle	– Spreukissen
– Wasserkissen, -matratze	– Hirsekissen
– Luftring	– Sandsäcke
– Schaumstoffkissen	– Schienen
– Antidekubitusmatratze	– Knie- und
– Spezialkissen	Nackenrolle
– Fersen-/Ellbogenschützer	
– Bettbogen und -gabel	

Druckentlastung

Druckeinwirkung ist das Hauptproblem beim Lagern von Kranken. Wenn nämlich auf einer Hautstelle über *lange Zeit* von außen ein *ununterbrochener* Druck ausgeübt wird, der über dem Druckwert liegt, mit dem die Kapillaren an dieser Hautstelle durchblutet werden, dann wird die Kapillardurchblutung unterbrochen, und die betroffene Hautstelle sowie die darunterliegenden Gewebe werden geschädigt.
Die *Bestrebungen* gehen demnach dahin, dem Gefährdeten eine Unterlage zu geben, deren Druck kleiner ist als der innen herrschende Ka-

pillardruck = *Druckaufhebung* (z. B. durch Hohl- oder Weichlage). Von ebenso großer Bedeutung ist die *Druckverteilung* bzw. der *Druckausgleich*. Versuche haben gezeigt, daß ein hoher Druck, der nur kurze Zeit einwirkt, keine Schäden hinterläßt, z. B. Sitzen des Gesunden: In dem durch das Sitzen komprimierten Gewebe ist keine Zirkulation und damit kein Stofftransport (O_2, CO_2) möglich. Die liegenbleibenden Abfallstoffe verursachen Schmerzen, die dazu führen, daß der Gesunde diese Stelle entlastet, wodurch die Zirkulation sofort wieder einsetzt. Beim immobilen Patienten geschieht keine Entlastung. Andauernder, schon geringer Druck führt zu Ischämie mit Gewebszerfall (s. Dekubitusprophylaxe S. 127 f.). Einige Beispiele von Druckeinwirkung (ohne Entlastungsbewegungen) sind aus Tab. 4.2 ersichtlich. Sie zeigt, daß eingebettetes Lagerungsmaterial nicht genügt, wenn die betroffene Hautstelle nicht gleichzeitig durch regelmäßiges Umlagern entlastet wird.

Tabelle 4.2   Druckeinwirkungen auf das Gewebe

Unterlage	Druck kPa	(mmHg)
Harte Platte	6,7–67,0	(50–500)
Stuhl aus Holz	6,0–53,0	(45–400)
Harte Platte mit 5 cm Schaumgummi überzogen	6,7–16,7	(50–125)
„Alternating"-Luftmatratze	13,3–36,7	(100–275)
Silikon-Gelatine-Kissen	6,7–16,7	(50–125)
Wasserbett	2,0– 3,3	(15– 25)
Kapillardruck	2,7– 4,0	(20– 30)

Beachte
– Wartung und Reinigung des Lagerungsmaterials nach den auf S. 295 ff. (Krankenhaushygiene) angegebenen Richtlinien (zum Abwaschen eignet sich z. B. Comprox; zur Desinfektion Aldosan 0,5%).
– Kunststoffmaterialien nach vorgegebener Gebrauchsanweisung behandeln (keinen Alkohol verwenden, er ist ein Kunststoffweichmacher).
– Aufbewahren: sauber, trocken, vor Staub geschützt, nicht eingepfercht oder zusammengedrückt. Gummi und gummiähnliche Materialien pudern, Kissen leicht aufblasen (nicht knicken).

Art und Wirkung der Lagerungshilfsmittel

Die *Auswahl* an Lagerungshilfsmitteln ist nicht immer leicht. Das entsprechende Angebot, z. B. auf Fachmessen, ist unübersehbar. Immer neue Materialien – mit Gel, Luft, Wasser gefüllte oder zu füllende Kissen jeglicher Form und Größe – werden angeboten.

Die *alten Gummimaterialien* Wasserkissen, -matratzen, -bett oder Luftringe werden durch neuere, z. T. wirksamere, z. T. pflegeleichtere Materialien ersetzt.

Auch die *Antidekubitusmatratze,* jahrelang als beste Dekubitusprophylaxe propagiert, ist ihrer Nachteile wegen – Luftkammern, die sich zu hart füllen (Besenstiele) oder zu langsam entleeren, teure Anschaffung, schwierige Wartung, geräuschintensiv – mehr und mehr in Vergessenheit geraten.

Die *modernen Spezialmaterialien* sind z. T. Variationen ähnlicher Erkenntnisse, andererseits auch immer wieder neuen Entwicklungen unterworfen. Bei der Entscheidung für ein bestimmtes Material soll entsprechendes Informationsmaterial und/oder die Beratung der Herstellerfirmen in Anspruch genommen werden.

Im folgenden finden Sie eine kurze Übersicht über die gebräuchlichsten Lagerungsmittel.

Übersicht über Lagerungshilfsmittel und deren Wirkung

Art des Hilfsmittels	Material	Wirkung	Zu beachten
Naturfelle verschiedene Größen - für Bett-, Rollstuhleinlage - als Schutz für • Ellbogen • Fersen • Knie	echtes Schaffell = natürliches Wollflies (das Wollmolekül besteht aus Aminosäuren, die sich ähnlich verhalten wie die menschliche Haut)	- Druckausgleich - Temperaturausgleich - Feuchtigkeitsabsorption - Luftzufuhr - gute Verträglichkeit, da knitterfrei, elastisch, behaglich	- keine luftundurchlässigen Zwischenlagen einbetten - Pflege der Felle: auslüften im Freien, waschen 40 °C, Desinfektion mit Heißluft oder Korsohlin - Anwendung vorteilhaft in der Hauskrankenpflege
Synthetische „Felle"	fellähnliches Vlies	wie Felle (ob die Wirksamkeit gleich groß ist, ist fraglich)	leicht wasch- und desinfizierbar
Spezialkissen - *decubitex* Polster, Kissen, Matratze - *Rhombo Fill* Kissenprogramm umfaßt 32 Artikel - *Kubivent* belüftete Sitz- und Liegepolster - *Gel-Kissen* - Superweiche Matratzen - *Roho-Flotationskissen* u. a.	- mit Polystyrolkügelchen gefüllte Kissen - mit rhombisch geschnittenen Luftzellenstäbchen gefüllte Kissen - Schaumstoffeinsätze, die in ein flexibles Netz eingebaut sind - gallertartig elastisches Material - speziell weich gearbeitetes Material - pneumatisches (aufblasbares) Kissen; Gebrauchsanweisung ist zu beachten	bei allen prinzipiell gleiches Ziel: - Druckentlastung und -verteilung - Weichlagerung - Temperaturausgleich - im weiteren s. entsprechende Prospekte	- spezielle Handhabung und Wartung s. entsprechende Prospekte - Anwendung einzeln und kombiniert (Abb. 4.**8**)

Art des Hilfsmittels	Material	Wirkung	Zu beachten
Antidebubitusmatratze (Wechseldruck-Aufla-gematratze) (Abb.4.**9**)	Spezialmatratze mit auto-matischem kontinuierli-chem Wechsel der Druck-zonen. Sie hat 2 Systeme von je 10 Luftkammern in Längs-richtung. Luftsystem 1 um-faßt Kammer 2, 4, 6, 8, 10; Luftsystem 2 umfaßt Kam-mern 1, 3, 5, 7, 9. Jedes der beiden Systeme hat einen Schlauchanschluß am Fuß-ende der Auflagematratze → Anschluß an Aggregat (Stromquelle)	Druckauflagewechsel durch die kontinuierli-che Verlagerung der Druckzonen	– Matratze muß aufgepumpt sein, bevor man deren En-den einbettet – Nur *eine* Stofflage über die Matratze betten – keine Heizkissen (in der Nä-he) verwenden – Defekte verhüten: Schläu-che nicht abklemmen, keine Nadeln (Sicherheitsnadeln!) oder andere spitzen Gegen-stände gebrauchen – rote Signallampe = Warn-lampe, die bei Defekt auf-leuchtet – Wartung s. S. 122
Schaumstoffkissen	Schaumstoff mit Schutzüberzug	nur Druckentlastung, kein Temperaturausgleich	– gelochte Seite nach unten einbetten – Patient schwitzt rasch
Traditionelle Kissen/Rollen – Spreukissen – Hirsekissen – Roßhaarkissen	– Getreidedreschabfälle, grobkörnig – Hirsekornmahlprodukt, feinkörnig – Roßhaarfüllung in Überzug	– Stützung – weiche, anschmiegsame Unterlage – Stützung	– Form, Größe und Material zweckmäßig wählen – hygienisch einwandfreies Handhaben
Sand-, Bleisäcke	Sand oder Blei in Überzug	– Stützung – Kompression von Wunden – Blei ist auch ein Strahlenschutz	sorgfältig und genau an- oder auflegen (Verordnung beachten!)
Fixierungsgurte mit verschiedenen Anteilen (Vielfältiges Gurten-angebot je nach Bedarf)	„Segufix"-Gurtsystem mit magnetischen Verschließ-knöpfen (Abb. 4.**10**). Die-ses sog. Magnet-Druck-knopfsystem ist solide und sicher, ermöglicht flexibles Fixieren	– Fixierung des unruhi-gen Patienten ohne starre Fesselung – Anschnallen im alt-hergebrachten Sinn erübrigt sich dafür: – Fixierung ohne tief-greifende Einschrän-kung für den Patien-ten – nur soviel Fixierung wie unbedingt nötig – viele Variationsmög-lichkeiten	 Stopp Stopp

Art des Hilfsmittels	Material	Wirkung	Zu beachten
Bettbogen, Bettgabel (Deckenheber)	verschieden in Ausführung und Material (Abb. 4.**11**)	Entlastung von oben	

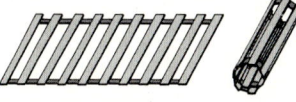

Harte Unterlage	– Brett – Lattenkonstruktion (Abb. 4.**12**)	Stabilisierung des Rük-kens, prophylaktisch und therapeutisch bei Rückenleiden	unter die Matratze einbetten

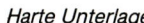

Schienen, z. B. nach – Kramer (Abb. 4.**13a**) – Volkmann (Abb. 4.**13b**) – Keel (Abb. 4.**13c**) – Bewegungsschienen (S. 823 u. 829)	unterschiedlich bezüglich: – Konstruktion – Anwendung – Polsterung	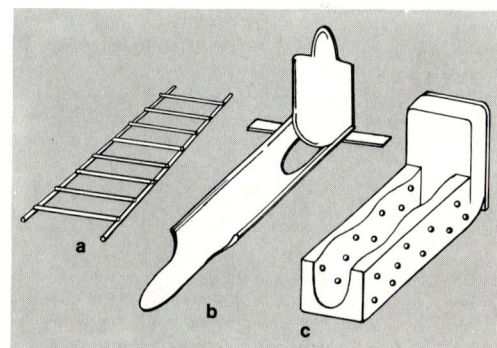

4.5.3. Lagerungsarten

Wenn keine therapeutische Indikation für eine bestimmte Lagerung besteht, bestimmt der Kranke Lage und Lagewechsel selber. Braucht er unsere Unterstützung, so ist es wichtig, daß nicht wir meinen „zu wissen", wie der Kranke sich wohl fühlt. Wir respektieren seine Wünsche, wenn sie den gesundheitsfördernden Regeln nicht zuwiderlaufen.

Ruhelage

Sie entspricht derjenigen, die wir selber einnehmen, wenn wir uns ausruhen möchten. (Auf die eigene Lage und Bewegung achten, sich bewußt wahrnehmen = *Erfahrung*, von der wir die Ruhelage des Kranken ableiten können.)

Therapeutische Lage

Die modernen Krankenbetten erleichtern das Lagern von Patienten. Die Möglichkeiten des Bettes sollen voll ausgenutzt, und es sollen möglichst wenig Kissen gebraucht werden. Zur Stellung des Bettes vgl. Abb. 3.7, S. 103 (dort ist auch die spezielle *Douglas-Lage* ersichtlich).

Lagerungsart	Besonderheiten	Indikation	Kontrolle der Lage (Abb. 4.14)
Flachlagerung „Rückenlage"	– Bett flach – nur kleines Nacken-kissen – evtl. Knierolle – Fußstütze	– einfache Entspan-nungslage – bei Wirbelsäulen-, Beckenfrakturen – nach Rückenopera-tionen – Nach Lumbalpunk-tionen	
Oberkörperhochlage-rung – leicht erhöht – halbsitzend – sitzend als Entlastungslagerung	– Kopfteil des Bettes erhöhen – 1–2 Kissen als Rük-kenstütze – Knierolle oder „Knie-knick" oder Füße ab-stützen zusätzlich: Stützen der Arme, Thoraxraum ist frei	– zum Essen und Trin-ken – bei Herz-Lungen-Er-krankungen; auch als – atemerleichternde Lage (s. dazu S. 248) – nach gewissen Ope-rationen, z. B. Strum-ektomie – nach intrakraniellen Eingriffen und Schä-del-Hirn-Traumen	
Beintieflagerung „schiefe Ebene"	– ganzes Bett schräg/Fußende tief stellen – Fußstütze – evtl. kleines Kniekis-sen oder Knieknick	– Förderung der Durchblutung – bei arterieller Durch-blutungsstörung – nach Gefäßoperatio-nen im arteriellen Sy-stem	
Beinhochlagerung	– ganzes Bett schräg/Fußende hoch stel-len – erkrankte Extremität auf Schiene – Knickung in der Lei-ste vermeiden – weiche Fußstütze	– Förderung des venö-sen Rückflusses – nach Venenoperatio-nen – bei Venenentzün-dungen – nach gynäkologi-schen Operationen	
Bauchlagerung	– Kopfteil flach – kleines Kopfkissen – evtl. flaches Bauch-kissen – Fußkissen (Entla-stung der Zehen!)	– Entlastungslage, z. B. bei Dekubiti – Korrekturlage, z. B. bei Kontrakturen	
Seitenlage	– Bett flach oder leicht erhöht – Stützkissen nach Bedarf: für Nacken, Rücken, Extremitä-ten, Füße – 30°- oder 90°-Sei-tenlage	– nach Lungenopera-tionen (S. 612f.) – bei Hemiplegie (S. 857ff.) – zur Dekubituspro-phylaxe	
Trendelenburg-Lage „Schocklagerung"	– ganzes Bett schräg stellen = Fußende hoch, Kopf tief	– bei Kreislaufversa-gen – bei akuten Blutun-gen – im Schock	

4.6. Prophylaktische Maßnahmen

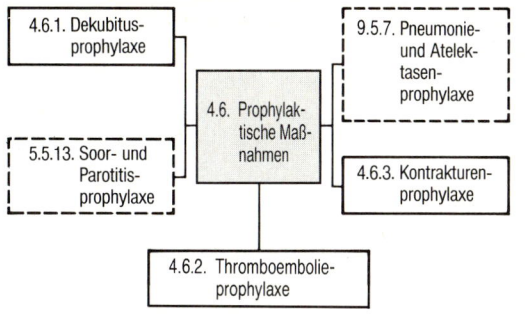

Grundlagen/Definition

Prophylaxe = Vorbeugung; prophylaktisch = verwahrend, schützend, im medizinischen Sinn: vorbeugend, verhütend = Verhüten von Krankheiten.

Jede Gesundheit und Wohlbefinden erhaltende Maßnahme ist zugleich prophylaktische Maßnahme.

Florence Nightingale sagte: „Das Spital soll dem Kranken nicht schaden." Mit den heutigen Erkenntnissen müssen wir diesen Satz nicht nur ernstnehmen, sondern weiterführen (s. auch Für Sicherheit sorgen S. 270 ff.): Das Spital soll dem Kranken einerseits „nicht schaden" und ihm andererseits gesundheitsfördernde Werte (s. Gesundheitserziehung/Hygiene S. 273 f. vermitteln und einüben helfen = *Prophylaxe im weitesten Sinn*. Die Zeit des Krankseins ist mehr als jede andere eine Zeit, die dem Kranken *schaden* kann:

- Angst, Einschüchterung, Verlorenheit;
- Hospitalismus (z. B. Krankenhausinfektion, s. S. 280 ff.);
- Immobilität mit ihren Komplikationen.

Es ist aber auch eine Zeit neuen *Lernens* bezüglich

- Wissen über Krankheit, deren Ursache und Risikofaktoren;
- Leistungsreserven, die ungenutzt sind (Ressourcen);
- Lebensweise, -rhythmus und -qualität.

Prophylaktische Pflege ist „schöpferische", eigenständige und eigenverantwortliche Pflege. Sie kann weniger aus einem Buch erlernt als schauend, hörend, überlegend, fragend und ausprobierend eingeübt werden. Prophylaxe lernt man, indem man sie ausführt. Eine erfahrene Schwester oder Pflegerin ist dabei die beste Lehrmeisterin,

sie verfügt oft über einen großen Erfahrungsschatz, z. B. wertvolle Tips, die in keinem Lehrbuch stehen.

Erfolgreiche Prophylaxe ist abhängig von der
- Intensität = sorgfältig und bewußt, nicht oberflächlich;
- Regelmäßigkeit = über 24 Stunden, nicht nur hie und da;
- Integration = einbezogen in die ganze Pflege, nicht nebenher;
- Kooperation = mit dem Patienten, nicht nur für ihn.

4.6.1. Dekubitusprophylaxe

Definition

Dekubitus = wundliegen = extrem langsam heilende, kompressiv-ischämische Hautläsion. Sie entsteht durch unphysiologische Druckeinwirkung auf das Gewebe. Die kleinen Gefäße (Arteriolen, Venolen) werden zusammengedrückt (Kompression), die Mikrozirkulation wird unterbrochen (Ischämie). Dauert eine lokale Ischämie länger als 2 Stunden an, kommt es zur Nekrose.

Ursachen

Druckeinwirkung

Die obengenannte Druckeinwirkung (S. 122) ist der primäre Entstehungsgrund für Druckstellen. Druckulzera entstehen jedoch nur bei genügend langer und kontinuierlicher Druckeinwirkung auf jene Hautstellen, die nur durch ein dünnes Unterhautgewebe gepolstert sind. Da der Gesunde (beim Sitzen oder Liegen) den dort einwirkenden Druck durch spontane Entlastungsbewegungen immer wieder aufhebt, entstehen bei ihm keine Läsionen. Die Knochenvorsprünge werden nur dann zum Auslöser von Dekubiti, wenn zusätzliche Risikofaktoren dazu kommen.

Risikofaktoren

Sie hängen alle mit der *Abnahme der spontanen Beweglichkeit* und der dadurch oder sonstwie vorgegebenen *mangelnden Blutzirkulation* zusammen. Betagte Patienten neigen infolge Elastizitätsverlust der Haut rascher zu Dekubiti als junge. Das Zusammenspiel von Druck und Risikofaktoren ist in Abb. 4.15 dargestellt.

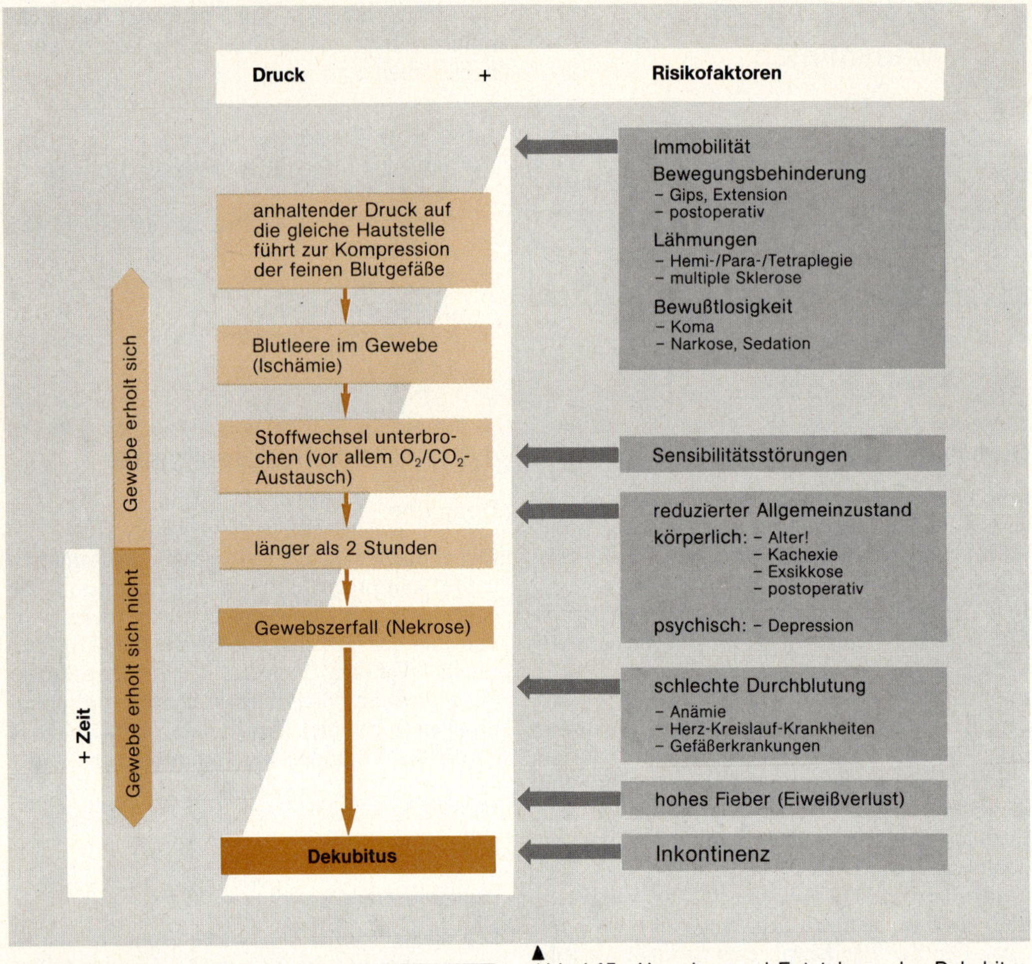

Druck	+	Risikofaktoren

Immobilität
Bewegungsbehinderung
– Gips, Extension
– postoperativ
Lähmungen
– Hemi-/Para-/Tetraplegie
– multiple Sklerose
Bewußtlosigkeit
– Koma
– Narkose, Sedation

anhaltender Druck auf die gleiche Hautstelle führt zur Kompression der feinen Blutgefäße

Blutleere im Gewebe (Ischämie)

Stoffwechsel unterbrochen (vor allem O_2/CO_2-Austausch)

Sensibilitätsstörungen

länger als 2 Stunden

reduzierter Allgemeinzustand
körperlich: – Alter!
– Kachexie
– Exsikkose
– postoperativ

psychisch: – Depression

Gewebszerfall (Nekrose)

schlechte Durchblutung
– Anämie
– Herz-Kreislauf-Krankheiten
– Gefäßerkrankungen

hohes Fieber (Eiweißverlust)

Dekubitus

Inkontinenz

+ Zeit

Gewebe erholt sich

Gewebe erholt sich nicht

Abb. 4.**15** Ursachen und Entstehung des Dekubitus (nach *E. Lustig,* Aarau).

◄ Abb. 4.**16** Lokalisation von Dekubiti.

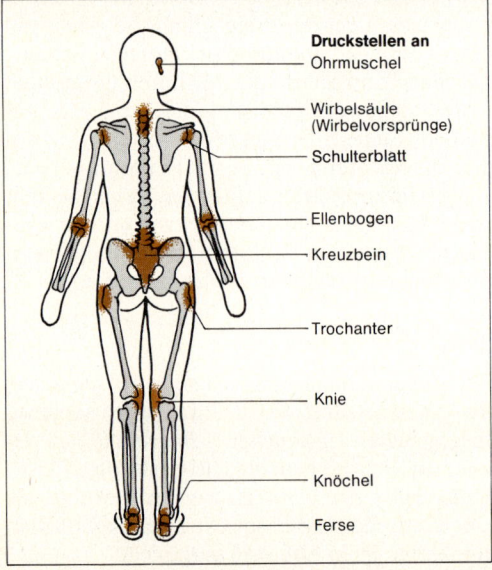

Druckstellen an
Ohrmuschel
Wirbelsäule (Wirbelvorsprünge)
Schulterblatt
Ellenbogen
Kreuzbein
Trochanter
Knie
Knöchel
Ferse

Lokalisation und Gradeinteilung

Die Lokalisation ist in Abb. 4.16 dargestellt. Am häufigsten betroffen sind Kreuzbein und Fersen. *Gradeinteilung nach Tiefenausdehnung.* Sie entspricht derjenigen der Verbrennung:

- *Grad I:* umschriebene Rötung, kein Hautdefekt (verschwindet auf leichten Druck hin).
- *Grad II:* kleiner oder größerer Hautdefekt ohne Tiefenwirkung. Muskeln, Sehnen, Bänder noch nicht betroffen.
- *Grad III:* Hautdefekt (Wunde) reicht bis auf das Periost. Muskeln, Bänder, Sehnen sind sichtbar.
- *Grad IV:* Haut- und Gewebedefekt mit Knochenbeteiligung/Nekrose.

Gefährdete Personen

– Alle Patienten mit *eingeschränkter* oder *aufgehobener Beweglichkeit:*
  • *Bewußtlose* infolge Koma, Schock, Narkose;
  • Patienten mit *Lähmungen* (Paraplegie, Hemiplegie, multiple Sklerose) und *Sensibilitässtörungen;*
  • *Betagte* mit eingeschränkter Aktivität (Sedierung, Altersdepression, körperliche Behinderung).

– *Hohes Fieber* (mit vermehrtem Sauerstoffverbrauch!) ist vor allem bei Betagten ein Risikofaktor.
– *Anämie* führt zu Verminderung der Sauerstoffsättigung des Blutes.
– *Gefäß-Kreislauf-Erkrankungen* mit Verengung des Gefäßvolumens bzw. herabgesetztem Blutdruck führen zu Mangeldurchblutung.
– *Inkontinenz* gilt als zusätzlicher Risikofaktor: Feuchtigkeit ist ein guter Nährboden für Bakterien, die bei leicht vorgeschädigter Haut

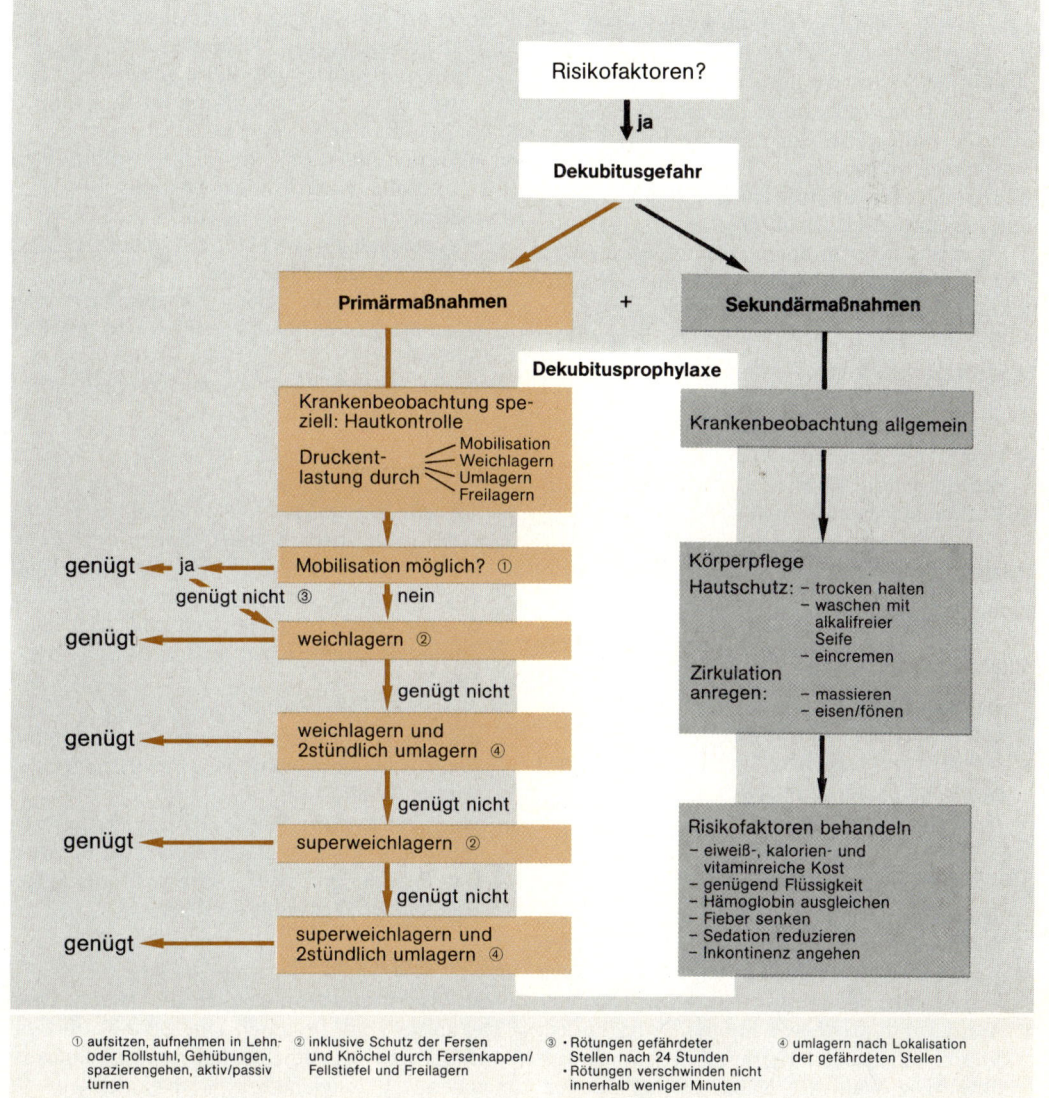

Abb. 4.**17**   Planung der Dekubitusprophylaxe (nach *E. Lustig*, Aarau).

rasch einen ausgebreiteten Gewebezerfall verursachen.
- *Sensible Hauttypen,* z.B. rothaarige Menschen.
- *Kachexie* (schlechter Ernährungszustand): die Haut wird dünn und verletzlich.

Siehe dazu auch Abb. 4.**17**.

Erkennung von Druckgeschwüren

Schon kleinste Anzeichen einer Hautschädigung müssen beachtet werden, da eine sofortige Druckentlastung die Entstehung eines Dekubitus verhindern kann.

Einen ersten Hinweis gibt ein *weißer* Fleck auf der Haut. Er liegt an der Stelle, wo das Blut nicht zirkulieren kann, weshalb er meist übersehen wird. Bei Druckentlastung (Umlagern) erweitern sich die Blutgefäße, um das betroffene Gebiet verstärkt zu versorgen.

Durch diese Gefäßerweiterung tritt eine *Rötung* auf, die dann als erstes auffällt.

Wird nichts unternommen, kommt es rasch zu *Blauverfärbung,* evtl. zu *Blasen* und *Hautdefekt*.

Vorbeugende Maßnahmen

Ziele

- Druck ausgleichen oder aufheben,
- Blutzirkulation fördern,
- Risikofaktoren ausschließen.

Planung der Prophylaxe

Siehe dazu Abb. 4.**17**.

Risikofaktoren angehen

- Rasches Erkennen → unverzügliche, konsequente Dekubitusprophylaxe;
- Beheben wo möglich (Grundkrankheit wird behandelt, Ernährung angepaßt usw.);
- Haut „im Auge behalten".

Druck ausgleichen oder aufheben

- *Weichlagerung* durch Hilfsmittel wie sie auf S. 123 f. zusammengestellt sind. Durch Übereinanderschichten von 2 Matratzen, 2 Lagen Kissen oder das Einbetten entsprechender Antidekubitussysteme kann der Druck auf ein Minimum reduziert werden (Superweichlagerung). Die Wahl des Materials soll überlegt und gezielt für den jeweiligen Patienten erfolgen.

- *Umlagerung* mindestens 2stündlich (Zeitgrenze für die Gewebeschädigung bei einwirkendem Druck).
  Umlagerungsplan: Rückenlage → Seitenlage 30 Grad rechts → Seitenlage 30 Grad links → Rückenlage usw.

Zirkulation anregen

Fördern der Durchblutung durch:
- *Kälte-Wärme-Reiz mit Eiswürfeln und Fön* (nur bei intakter Haut anzuwenden!). Die Wirkung tritt nur ein, wenn die Maßnahme richtig angewandt wird:
  - *Fönen,* bis die Haut deutlich wärmer ist als die Umgebung (2–3 Minuten).
  - *Eisen* (kreisförmige Bewegungen mit Eiswürfeln), bis Abkühlung deutlich; auch 2–3 Minuten.
  - Den Vorgang 3mal im Wechsel durchführen und mit einer Kälteanwendung abschließen.
  - Anschließend die Haut mit fettender Salbe oder Olivenöl massieren.
- Einreiben, z.B. mit hyperämisierenden (Kampfer) oder hautstärkenden (Vitamerfen) Salben.
- Bäder (Kamillosan, Supernaturan-Kohlensäure u.a.).

Haut schützen

- *Gezielte Hautpflege.* Die Pflegemittel richten sich nach der Beschaffenheit der Haut (S. 160); grundsätzlich ist bei gefährdeter Haut nur alkalifreie Seife zu verwenden = Schutz des notwendigen bakterienabstoßenden Säuremantels. *Hautschutzcremes* nach individuellem Plan!
- *Sorgfältige Mobilisation,* nicht zerren, reißen; auf Sitzposition achten: Verzerrungen von äußerer Haut zu tieferen Geweben (Scherkräfte) wirken schädigend.
- *Saubere, trockene, weiche Wäsche;* Falten vermeiden, Krümel sorgfältig entfernen. Schwitzt der Patient, muß u.U. verträglicheres Lagerungsmaterial gewählt werden.

Ernährung anpassen

Den Ernährungsstörungen, die oft Ursache eines Dekubitus sind, ist durch eine eiweiß- und vitaminreiche Kost vorzubeugen. Auch an eine ausreichende Flüssigkeitszufuhr ist zu denken. Als Zwischenmahlzeiten eignen sich Eiweißcocktail, Bouillon mit Ei, weiches Ei usw. Eine Vitaminbereicherung erzielt man durch Früchte, Fruchtsäfte, Gemüse.

Behandlung eines Dekubitus

- Druckentlastung bzw. Weichlagerung intensivieren,
- Arztverordnung für die therapeutischen Maßnahmen.
- Wundbehandlung und -pflege s. S. 378 ff. Grundsätzlich gilt:
  - eventuelle Nekrosen entfernen (Arzt),
  - Desinfektion und Säuberung der Wunde,
  - Wundverband.
- Risikofaktoren behandeln.

4.6.2. Thromboembolieprophylaxe

Definition

Thrombose = Blutpfropfbildung = Gerinnung von Blut innerhalb der Gefäße. Bevorzugte Stellen sind Oberschenkel- und Beckenvenen. Mehr darüber S. 651 ff.

Ursachen

Verlangsamte Blutströmung, verursacht durch lange Bettruhe, Immobilität, Krampfadern, verminderte Herzkraft.
Veränderung der Gefäßwände durch Entzündungen (Phlebitis), Verengung durch Sklerose, Schädigung durch Verletzungen oder nach Operationen.
Beschleunigung der Blutgerinnung durch Bluteindickung, Erkrankungen des Blutes.

Gefährdete Personen

- Bewußtlose, Gelähmte, Schwerkranke, die sich wenig oder kaum bewegen können;
- Patienten mit Venenwandschwäche, Erweiterung und Schlängelung der Venen = Krampfadern;
- Patienten nach Operationen, Frauen im Wochenbett;
- Herzkranke, besonders Patienten mit Herzinsuffizienz;
- Patienten mit Gefäßerkrankungen oder Blutgerinnungsstörungen.

Erkennung von beginnenden Thrombosen

Frühzeichen bei beginnender Thrombose sind:
- Schmerzen entlang der Venen oder Fußsohlenschmerz,

- Überwärmung, später Rötung und Schwellung der betr. Extremität,
- Puls- und Temperaturanstieg (Entzündungszeichen).

Vorbeugende Maßnahmen

Ziele

- *Risikofaktoren* ausschließen
- Durchblutung der Beine fördern,
- Muskeltonus ersetzen,
- Strömungsgeschwindigkeit des Blutes in den Venen beschleunigen
durch:

Frühmobilisation/Bewegung

Von *Frühmobilisation* spricht man vor allem in der Chirurgie. Man meint damit das frühestmögliche Aufstehen des Patienten nach einer Operation. Je nach Größe des Eingriffes schon nach 4, 6 oder 10 Stunden. Zur Frühmobilisation gehören auch die *Bewegungsübungen,* die die Krankengymnastin mit dem Patienten ausführt.
Da der Sohlendruck für den venösen Rückstrom wichtig ist, werden die Beinbewegungen oft gegen Widerstand durchgeführt.
Übungen im Bett sind:
- Fuß heben und senken,
- Füße kreisen (aktivieren der Muskelpumpe),
- Bein aufstellen und strecken,
- Zehen einkrallen und spreizen,
- Beine aufstellen und das Gesäß anheben.
Gezielte isotonische Bewegungs- und isometrische Spannungsübungen s. S. 134 f.
Atemübungen verbessern die Zirkulation und Durchblutung und dienen gleichzeitig der Pneumonieprophylaxe (S. 255 ff.).

Kompression der Venen

Durch Wickeln der Beine, Anlegen eines Stützstrumpfes oder eines Zinkleimverbandes werden die oberflächlichen Venen komprimiert. Das Blut muß über die großen tiefliegenden Venen zurückfließen, wodurch die Strömungsgeschwindigkeit erhöht wird.
Die Venenkompression geschieht vor dem ersten Aufstehen; heute meist *vor* dem operativen Eingriff oder *vor* der Verabreichung einer Prämedikation. Sie wird auch nachts belassen.

Wickeln der Beine

Überziehen eines mit Gummifäden durchzogenen Strumpfrohres (rasche, einfache Handha-

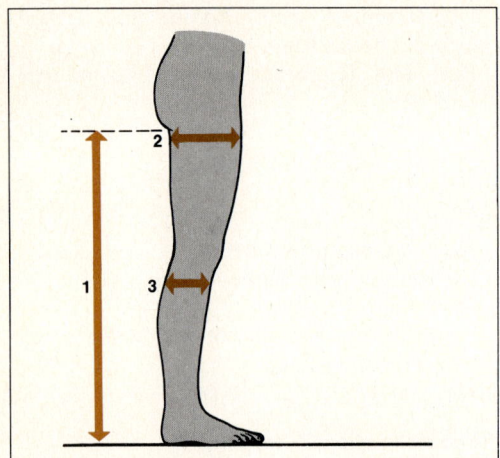

Abb. 4.**18** Bestimmung der Strumpfgröße. Nach Feststellung der drei Maße (1, 2, 3) wird anhand einer Tabelle die Strumpfgröße bestimmt.

bung) oder Einwickeln mit elastischen Binden (z. B. Rhenavaridress-Binden, 8 und 10 cm).
Vorgehen:
- Beginn mit der 8 cm breiten Binde über dem Zehengrundgelenk.
- Binde unter kräftigem Zug (beinahe vollständige Ausnutzung ihrer Elastizität) und bei Rechtswinkelstellung von Fuß- und Kniegelenk straff anwickeln: Zehen, Fuß, Fußgelenk, Wadenansatz. Sie läuft mehrfach vom Fuß über das Fußgelenk zur Fessel und wieder zurück.
- Ab Wadenansatz mit der breiteren Binde weiterwickeln bis zum Kniegelenk, indem man der sich abrollenden Binde ohne Zwang folgt und jede Tour kräftig anzieht.
- So angelegt halten sich die Touren gegenseitig und rutschen nicht.

Anlegen elastischer Strümpfe

Sie werden auch Antithrombose- oder Antiemboliestrümpfe genannt. Strümpfe, die der Patient verschrieben bekommt (Rezept), müssen angemessen werden (Abb. 4.**18**).
Anziehen der Strümpfe:
- Man fährt mit einer Hand in den Strumpf und stülpt die Innenseite nach außen (ohne Fußteil des Strumpfes).
- Dann steckt man den Fuß in den Strumpf und streift diesen über das Bein hoch zur Leistenbeuge.
- Die Öffnung am Zehenteil des Strumpfes dient zur Überwachung der Durchblutung der

Zehen (s. auch den Strümpfen beiliegende Prospekte).

Antikoagulation

Antikoagulantien sind blutgerinnungshemmende Mittel, die *exakt* nach Verordnung des Arztes verabreicht werden.
Sie dienen der *Prophylaxe* und der *Therapie.*
- Die *Sofortantikoagulation* geschieht mittels *Heparin*präparaten als subkutane (in die Bauchhaut) oder intravenöse Injektion bzw. Dauertropfinfusion. Heparin verhindert die Fibrinbildung.
  Die *Wirkung* wird durch die Thrombin- oder Gerinnungszeit kontrolliert.
- Zur *Langzeitantikoagulation* stehen dem Arzt die *Kumarine* (Marcumar, Sintrom) zur Verfügung. Es sind Vitamin-K-Antagonisten, die die Prothrombinbildung verhindern.
  Die *Wirkung* wird mittels Quick-Test kontrolliert (therapeutische Wirkungsbreite liegt bei 15–30%).
  Näheres über die Antikoagulation, insbesondere über die *Verantwortung der Schwester* bei der Pflege antikoagulierter Patienten s. S. 642 ff.
- *Lokal* wird Heparin- oder Hirudoidsalbe prophylaktisch (z. B. bei eingelegtem Venenkatheter) oder therapeutisch (bei aufgetretener Venenentzündung) verwendet.

4.6.3. Kontrakturenprophylaxe

Definition

Kontraktur von contrahere = zusammenziehen = Gelenksteife. Es handelt sich um eine Funktions- und Bewegungseinschränkung von Gelenken, die durch Verkürzungen von Muskeln und Sehnen sowie durch Schrumpfung der Gelenkkapsel verursacht ist. Es kommt zu Beuge-, Streck-, Abduktions- und Adduktionskontrakturen (entsprechende Stellung s. S. 113). Eine besondere Form ist der sog. Spitzfuß, der durch Druck der Bettdecke entstehen kann (Abb. 4.**19**). Kontrakturen führen nicht nur zu Bewegungsbehinderung, sondern auch zu Schmerzen und u. U. zu Invalidität.

Ursachen

- *Falsche Lagerung.* Die Gelenke versteifen in Schonstellung, d. h. in einer Entspannungslage, die zur Gebrauchseinschränkung führt.

- *Lange Ruhigstellung* in Gips- oder Streckverbänden.
- *Fehlendes Wechselspiel* der Muskeln bei Ausfall der Nervenimpulse, z. B. bei Störungen im Nervensystem.

Gefährdete Personen

- Patienten mit entzündlichen Gelenkerkrankungen (z. B. Polyarthritis, Gicht) oder Patienten mit degenerativen Gelenkerkrankungen (Arthrosen);
- Patienten mit Nervenlähmungen: Poliomyelitis, Hemiplegie, Paraplegie;
- Patienten mit Verletzungen oder Verbrennungen in Gelenknähe. Jede Narbe hat Schrumpfungstendenz. Über einem Gelenk hat der Narbenzug oft eine Kontraktur zur Folge.

Erkennung der Kontraktur

Die Bewegung der betroffenen Gelenke ist schmerzhaft und behindert:
- *Beugekontraktur:* Gelenksteife in Beugestellung durch Verkürzung der Muskeln an der Beugeseite → Streckung ist nicht möglich.
- *Streckkontraktur:* Gelenksteife in Streckstellung → Beugung ist aufgehoben.
- *Abduktionskontraktur:* Gelenksteife in Abduktionsstellung mit entsprechender Behinderung.

Vorbeugende Maßnahmen

Ziele

Erhalten der funktionellen Gelenkstellung sowie des harmonischen Bewegungsablaufes.

Physiologische Lage

Wird keine spezielle therapeutische Lage verordnet, ist die mittlere Funktionsstellung zu wählen. Hilfsmittel s. S. 123 f.
- *Schultergelenk:* Oberarm in Abduktionsstellung von 30 Grad.
- *Ellenbogengelenk:* Unterarm im Winkel von ca. 100 Grad, leicht erhöht, Hand in Pronationsstellung.
- *Hand:* leicht zur Streckseite gebeugt, Finger in leichter Schalenhaltung, Daumen in Oppositionsstellung zum Zeigefinger.
- *Hüftgelenk:* möglichst gestreckt; Patient liegt flach und gerade auf harter Matratze (Brett darunter).

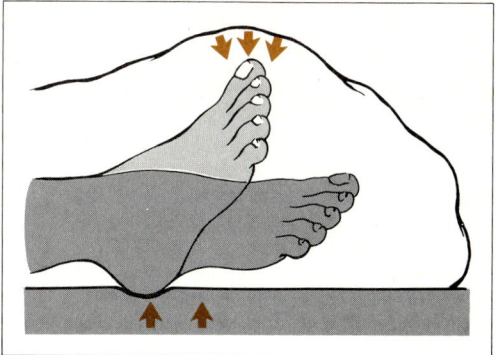

Abb. 4.**19** Spitzfußstellung durch Druck von oben und unten.

- *Kniegelenk:* gestreckt. Bei Schmerzen ganz kleine Polster unterlegen.
- *Füße* liegen an einer weichen Unterlage (Fußstütze) an, ein Bettbogen verhindert den Druck durch die Bettdecke (S. 125 u. Abb. 4.**19**).

Bewegungsübungen

Sie entsprechen den Bewegungsmöglichkeiten im dreidimensionalen Raum (S. 113):
- *Passive Form* bei jedem bettlägerigen Patienten: sofort, regelmäßig (mindestens 2mal täglich), konsequent (auf jedes Gelenk bezogen), sorgfältig ausführen. Die Bewegungen werden langsam, ausholend, und mit beiden Händen ausgeführt. Das nächstliegende Gelenk muß dabei fixiert werden. So bald wie möglich wird die passive Form abgelöst durch die
- *assistive Form,* d. h., der Patient wirkt aktiv mit, sobald er dazu in der Lage ist. Der Übergang zur *aktiven* Form ist fließend. Werden Übungen gegen Widerstand eingebaut, spricht man von *resistiver* Form. Grundsätzlich gehört die Bewegungstherapie in den Aufgabenbereich der Krankengymnastik (Physiotherapie). *Aufgabe der Pflegenden* ist es, die Übungsbehandlung zu unterstützen, weiterzuführen (über 24 Stunden, über das Wochenende) und den Patienten in seinen Bemühungen zu stärken (aufmuntern, anleiten, korrigieren). Jeder Lagewechsel im Bett, das Aufsitzen usw. sind Aktivitäten der Mobilisation und haben funktionelle, therapeutische Bedeutung.

4.7. Krankengymnastik

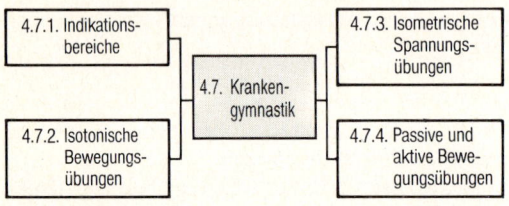

Voraussetzung für eine optimale Funktion des Bewegungs- und Stützapparates unseres Körpers sind angemessene Druck-, Zug- und Spannungsreize auf Muskulatur, Binde- und Stützgewebe sowie Bewegungsreize für die Gelenke. Dieses Wissen wird therapeutisch genutzt. Reizdauer und -häufigkeit müssen für jeden Patienten festgelegt und dosiert werden (Verordnung, Therapieplan, Aufbauprogramme u. a.). Zunehmend werden dabei die von der Sportmedizin aufgestellten Richtlinien zugrundegelegt. Die Unterteilung des Trainings geschieht dann in drei wesentliche Komponenten:

- *Muskelkrafttraining* durch tägliche, sehr wenige maximale Kontraktionen gegen großen Widerstand;
- *Ausdauertraining* durch häufige leichtere Übungen gegen kleinen Widerstand (je nach Kreislaufverhältnissen), aufbauend bzw. steigernd;
- *Reaktionsfähigkeits- und Geschicklichkeitstraining* durch häufige Wiederholung der gleichen Übungen unter gleichen oder verschiedenen Voraussetzungen (s. auch Selbsthilfetraining und Ergotherapie S. 321 f.).

4.7.1. Indikationsbereiche

Die Aufgabenbereiche der Krankengymnastik werden von GILLMANN folgendermaßen beschrieben:

- Gelenkmobilisierung (nach Inaktivität oder Arthropathien verschiedener Genese);

- Kräftigung atrophischer oder geschädigter Muskulatur;
- Straffung erschlafften Bindegewebes;
- Lockerung spastischer Muskelgruppen und begrenzter Myogelosen;
- Behebung peripherer Durchblutungsstörungen;
- Behandlung von Atonien, Kreislaufstörungen, Lungenfunktionsstörungen, primären oder sekundären Fehlhaltungen, allgemeiner Leistungsminderung durch Überbelastung oder nach Erkrankungen, funktionellen Störungen.

Die Behandlung kann daher eine *Lockerung,* eine *Tonisierung,* eine *Anspannung,* eine *Entspannung,* eine *Geschmeidigmachung* oder eine *Kräftigung* zum Ziele haben. Sie kann aber auch darauf ausgerichtet sein, eine eventuell notwendige Umschulung einzuleiten oder die körperlichen Voraussetzungen zu schaffen, um eine Wiedereingliederung in den Alltag nach längerer Krankheit zu ermöglichen.

Wie die Abb. 4.**20** und 4.**21** zeigen, werden bei den Maßnahmen sehr unterschiedliche Anforderungen an die Mitarbeit des Patienten gestellt.

4.7.2. Isotonische Bewegungsübungen

Die isotonischen Muskelanspannung ist *dynamische Arbeit* = Bewegung. Es wird Arbeit im physikalischen Sinne geleistet.

Bei der Anspannung ändert der Muskel seine Lage, er verkürzt sich und wird dicker. Der Muskelbauch drückt auf die Venenwand, was einer Venenmassage gleichkommt. Durch die Gelenkbewegung kommt noch die Druck-Sog-Wirkung auf die großen Venen hinzu. So bewirken isotonische Bewegungsübungen, bei denen Muskelanspannung und -erschlaffung rhythmisch abwechseln (z. B. Radfahren), daß in der Erschlaffungsphase frisches Blut in den Muskel einströmt und das mit Abfallprodukten beladene Blut aus dem Muskel ausströmen kann. *Isotonische Muskelanspannung* in Reinform gibt es praktisch nicht, sie ist immer mit der isometrischen Muskelspannung (s. unten) verknüpft. Wenn wir das an einem Beispiel betrachten, ist es so: Beim Hochheben des Armes erfolgt zunächst eine isometrische Muskelanspannung, bis die aufgewendete Anspannung (statische Anspannung) dem Gewicht des Armes entspricht. Erst jetzt, d. h. bei weiterer Anspannung des Muskels,

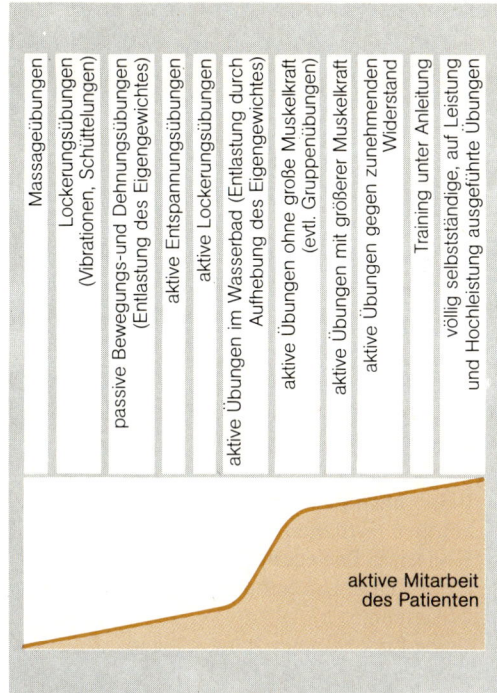

Abb. 4.**20** Aktive und passive Übungen in der Krankengymnastik (nach *Gillmann*).

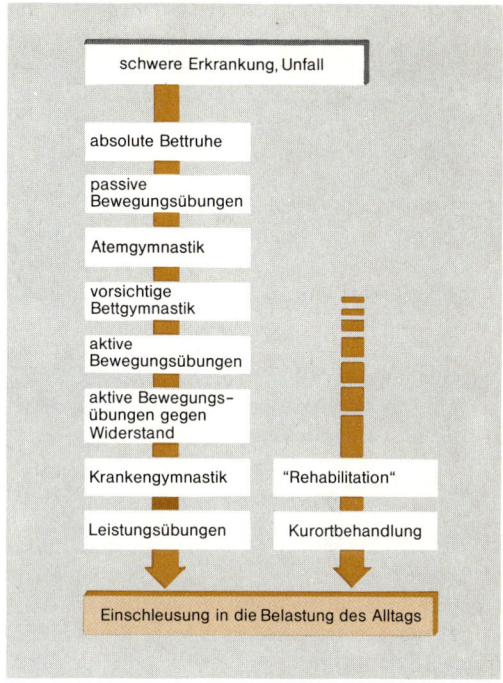

Abb. 4.**21** Stufenweise Steigerung der Intensität
krankengymnastischer Übungen (nach *Gillmann*).

setzt die isotonische Anspannungsform ein: Der
Arm wird bewegt.
Isotonische Übungen können *passive Maßnahmen* sein (durch Bewegung bei völlig entspannter
Muskulatur durch den Helfer) oder *aktive Maßnahmen* gegen Widerstand (manuell oder mittels
Apparaten) oder in physiologischem Milieu (Aktivierung der Muskelgruppen bei normalem äu-
ßerem Milieu).

4.7.3. Isometrische Spannungsübungen

Die isometrische Muskelanspannung ist *statische
Haltearbeit* = Fixation. Es wird also keine Arbeit
im physikalischen Sinne geleistet, sondern lediglich Spannung entwickelt. Bei der isometrischen
Spannungsübung ändert der Muskel seine Spannung, aber die Lage bleibt dieselbe. Es wird eine
höchstmögliche Anspannung der peripheren
Muskelgruppen erzielt. Nach kurzem Wirkenlas-
sen der maximalen Spannung erfolgt die Entspannung der Muskelgruppe.
Diese Übungen haben einen intensiven Reiz auf
den Muskelstoffwechsel. Sie eignen sich beson-

ders zur Mobilisierung der Muskelkraft nach
längerer, durch die Krankheit bedingte Inaktivität, ohne Lungen und Herz zu belasten. Dies ist
immer dann von großem Vorteil, wenn Bewegung angezeigt ist, um einem Muskelschwund
vorzubeugen, aber eine absolute Schonung von
Herz und Kreislauf notwendig ist (Patient mit
Herzinfarkt, Lungenembolie u. a.).
Wichtig ist, daß der Kranke gut angeleitet wird
und die Regeln, die z. B. Prof. Dr. med. TH. HET-
TINGER in seinem Buch *Fit sein - fit bleiben, isometrisches Muskeltraining für den Alltag* erwähnt,
beachtet werden. Ich möchte diese Regeln hier
anführen und für die Übungen auf das Büchlein
verweisen, das in Wort und Bild reichliche Informationen gibt und eigentliche Programme entwickelt (weiterführende Literatur S. 152).
Grundregeln für isometrische Übungen:
1. Die einzelnen Muskelgruppen müssen gegen
   den jeweiligen Widerstand maximal angespannt, und diese Anspannung muß etwa für
   2–3 Sekunden aufrechterhalten werden.
2. Die Muskulatur soll nie ruckartig angespannt
   werden. Bei der Anspannung die Kraft jedoch
   zügig steigern.

3. Bei der Muskelspannung darf keine Bewegung ausgeführt werden. Der Widerstand muß daher so groß sein, daß eine Bewegung verhindert wird.
4. Während der einzelnen Übungen keine Preßatmung durchführen. Den notwendigen Trainingsreiz für die einzelnen Muskelgruppen erhält man auch, wenn man während der Übungen ganz normal atmet.
5. Nach jeder Übung eine kurze Pause von einigen Sekunden einlegen. Die einzelne Übung bringt kaum eine Belastung des Kreislaufes. Durch mehrere Übungen, die hintereinander ohne Pause durchgeführt werden, kann es naturgemäß, vor allem bei Personen mit nicht völlig intaktem Kreislauf, zu einer stärkeren Beeinflussung des Kreislaufs kommen. Herzkranke müssen daher längere Pausen zwischen die einzelnen Übungen legen und sollen möglichst keine Übungen ausführen, bei denen gleichzeitig größere Muskelmassen aktiviert werden.
6. Man sollte nicht mehr als etwa 15 Übungen während einer Übungsperiode durchführen. Das ist einschließlich der Pausen ein Zeitaufwand von etwa 2 Minuten.

4.7.4. Passive und aktive Bewegungsübungen

Passive Bewegungsübungen

Sie werden zur Mobilisation von Gelenken bei längerer Inaktivität (z. B. Fixierung durch Schienen oder Extensionen, bei Gelähmten, Bewußtlosen u. a.) angewandt. *Dehnübungen* verhindern Beugekontrakturen. *Intensivere Übungen* dienen der Tonisierung und Stabilisierung des Kreislaufs. *„Schüttelungen"* bewirken Lockerung des Bindegewebes und Entspannung.

Leichte aktive Bewegungsübungen

Sie dienen der notwendigen Tonisierung, damit auch bei schweren Krankheiten und nach großen Operationen der venöse Rückstrom gewährleistet ist: Aufrichten des Kranken, Pendeln der Beine, leichte Bewegungen. Solches *Kreislauftraining* strengt den Kranken nicht an; es dient der Thrombose- und Emboliprophylaxe sowie der *Stoffwechselgymnastik*.
Stoffwechselgymnastikübungen sind z. B.:
- Ellbogen auf die Matratze aufstellen, Fäuste öffnen und schließen (Daumen nach innen halten).

- Ellbogen aufstützen, Hände kreisen.
- Arme und Hände strecken, Ellbogen beugen und Fäuste schließen.
- Beine hochhalten und strecken, beugen im Kniegelenk, radfahren.

Übungen zur Verbesserung der arteriellen Durchblutung

Durch regelmäßige, täglich mehrmals wiederholte Übungen wird mittels dosierter Fußbewegungen ein leichter Sauerstoffmangelreiz erzielt. Dadurch will man eine Eröffnung der Kollateralen und bessere Durchblutung der betroffenen Extremitäten erreichen.
Die *Gefäßübungen* nach Bürger oder Ratschow (s. auch S. 647 f.) beruhen auf dem gleichen Prinzip:
- Beine hochheben und Oberschenkel mit den Händen festhalten.
- Kreisende Bewegungen der Füße, in jeder Sekunde eine Umdrehung für die Dauer von 2 Minuten.
- Beine für 2 Minuten herabhängen.

Einfache Gymnastikübungen

Einfache Maßnahmen sind Flexions- und Extensionsübungen. Die Belastung kann durch das Einsetzen von Hilfsmitteln (Hanteln, Druck- und Zuggeräte) intensiviert und gesteuert werden. Später kommen Übungen in Frage, bei denen mehrere Bewegungsabläufe zusammenwirken.

Spezielle Gymnastikübungen

In den Aufgabenbereich der Krankengymnastik (Physiotherapie) fallen eine ganze Reihe von Übungsprogrammen, die vom Arzt verordnet und von der Schwester bei den zuständigen Abteilungen angemeldet werden müssen:
- Unterwasserübungen,
- Gruppenübungen,
- Haltungsgymnastik,
- Schwangerschaftsturnen,
- Wochenbettgymnastik usw.

4.8.   Massage und Entspannungstechniken

4.8.1.   Wirkungsweise

Massage und Entspannungstechniken sind uralte - wieder neu entdeckte - Behandlungsweisen. Obwohl man wenig über ihre exakte Wirkung weiß, kann man ihre Erfolge einwandfrei feststellen. Es sind

- *lokale Wirkungen* auf Haut, Bindegewebe und Muskulatur;
- *ganzheitliche Wirkungen,* indem der ganze Mensch davon berührt wird und sich besser fühlt.

Die *Massage* wirkt auf

- den venösen und lymphatischen Rückstrom (Ausstreichungen);
- die Durchblutung (tiefergreifende, sog. erwärmende Griffe und Knetungen);
- den Tonus (Lockerungs- und Schwingungsgriffe);
- den lokalen Muskelstoffwechsel (vorwiegend Zirkelungen = Kreisbewegungen);
- die Reflexzonen, wodurch Blutzirkulation, O_2-Stoffwechsel und Entfaltung von Lebensenergie angeregt werden.

Die *Entspannungstechniken* wirken auf

- die Spannung der verschiedenen Muskelsysteme;
- die Wahrnehmung unterschiedlicher Spannungszustände, die Voraussetzung ist für
- die Veränderung der Spannung: Anspannung und Entspannung, Wärme- und Schwereempfinden, wohlige Müdigkeit und anschließend Frische.

4.8.2. Massage, Entspannung und Krankenpflege

Die Grundlage der Massage ist der *Körperkontakt,* die *Berührung des Kranken. Jede* pflegerische Handlung gibt uns Gelegenheit dazu; wohltuend wird diese Berührung aber nur, wenn wir sie bewußt tun.

Heilend-therapeutische Berührung. Neueste Forschungen aus den USA zeigen, daß das Handauflegen (therapeutic touch) eine nachweisbare Wirkung auf den Gesamtorganismus hat: Nachlassen von Schmerzen, Angstabbau, Entspannung, Anstieg des Hämoglobinspiegels im Blut. Die Begründerin dieser Methode, die Krankenschwester DOLORES KRIEGER, sagt dazu:

„Will man diese Methode richtig anwenden, dann muß sich der Pflegende voll auf den Patienten ‚zentrieren‘." Dieses Zentrieren wird als eine Art anderes Bewußtsein beschrieben, eine Form tiefer Entspannung und intensiver Konzentration, in der alle anderen Gedanken ausgeschaltet werden müssen. Das heißt, gefordert ist waches und konzentriertes Dasein und Dabeibleiben.

Damit ist auch das Wesen der *pflegerischen Berührung* – wenn sie bewußt vorgenommen wird – beschrieben. In ihr liegt die Unterscheidung einer rein technischorientierten Pflege von einer *personzentrierten, ganzheitlichen.*

Spezielle Behandlungsformen sind:

- *Reflexzonenmassage (Reflexologie).* Als *Fußzonenreflexmassage* geht sie davon aus, daß jedes Organ an der Fußsohle eine Entsprechung (Projektionsstelle) hat: Das Herz projiziert sich auf den linken Fuß, die Leber auf den rechten usw. Entsprechend gibt es auch die *Handzonenmassage.* Grundsätzlich werden dabei mittels Reibung oder Druck der Daumenkuppe auf die Fußsohle (Innenhand) schmerzende Stellen ausfindig gemacht und behandelt. Im einzelnen muß auf die entsprechende Fachliteratur verwiesen werden.

- *Entspannungstechniken.* Es können ganz verschiedene Methoden eingesetzt werden. Allen gemeinsam ist die *Stimulierung der Entspannungsreaktion.* Dazu gehören u.a.

  • Entspannungsübung nach Jacobsen,
  • Visualisierungsübung nach Simonton,
  • autogenes Training nach Schultz,
  • meditative Leibarbeit nach v. Dürckheim u.a.

Für alle diese Techniken gelten die gleichen Voraussetzungen:

  • Einübung (erlernen) und das Üben (ausüben durch regelmäßige Wiederholung);
  • Haltung der Ruhe und Passivität, des Geschehenlassens;
  • Ungestörtheit: ruhiger Raum, bequeme Position (Einführung und Übungsangebote ausführlich in JUCHLI s. weiterführende Literatur; S.152).

Ob die Krankenpflege wieder zu dem wird, was sie ihrem Wesen gemäß sein soll, ein *heilend-helfender Beziehungsberuf,* hängt weniger davon ab, daß wir solche Entspannungsübungen und Massagegriffe im einzelnen kennen und anwenden, als vielmehr davon, daß wir den leidenden Menschen, wenn wir ihn ohnehin berühren, wieder bewußter anfassen: beim Betten, Waschen, Mobilisieren – kurz, beim Pflegen, indem wir unsere Hände ganz bewußt gebrauchen. Denn: „Krankenpflege ist auch, wenn wir die eigenen Hände als Schmerzmittel oder als heilende Kraft erfahren" (351 f.).

4.9. Mobilisation

Definition

Mobilisieren = beweglich machen, z. B. eines Gelenkes. Spricht man von der Mobilisation des Patienten, meint man das Aufstehen. Frühmobilisation s. S. 131.

Nach längerer Bettruhe oder postoperativ darf die Mobilisation nur nach Arztverordnung und unter angemessenen Vorsichtsmaßnahmen vorgenommen werden. Beim ersten Aufstehen sind mindestens zwei Personen anwesend, evtl. ist der Arzt und/oder die Krankengymnastin zusätzlich dabei. Die erfahrene Schwester sorgt durch *Anleitung, Anweisung* und *zweckmäßige Kommandos* für den sicheren und schonenden Ablauf. Die Unterstützungsbedürftigkeit des Patienten muß von ihr im voraus abgeschätzt und die Hilfe entsprechend organisiert werden.

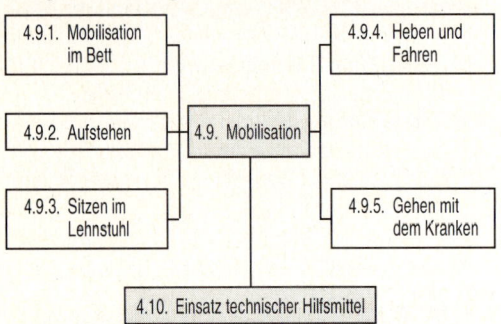

4.9.1. Mobilisation im Bett

Anheben

Durch zwei Pflegepersonen (Abb. 4.22):
- Die eine Pflegeperson faßt mit der einen Hand von vorn unter die Achselhöhle und stützt mit der anderen Hand den Nacken und/oder die Schulter des Kranken.
- Der Helfer faßt mit der einen Hand von vorn unter die Achselhöhle des Kranken und unterstützt mit der anderen den Rücken.
- Gemeinsam richten sie den Kranken vorsichtig auf.

Durch eine Pflegeperson (Abb. 4.23):
- Steht die Pflegeperson rechts vom Patienten, schiebt sie ihren linken Arm (steht sie links, dann ihren rechten Arm) so weit unter Nacken und Schulter des Kranken, bis sein Kopf in ihrer Ellenbeuge liegt.
- Die freie Hand (Daumen nach oben) greift nun unter die rechte Achselhöhle des Kranken und richtet ihn vorsichtig auf.

Heben und Höherrutschen des Patienten

- *Durch den Patienten selbst:* Er wird angehalten, seine Beine anzuwinkeln und die Füße fest auf die Matratze zu stellen und sich dann abzustoßen (er kann evtl. den Bettbügel benutzen) (Abb. 4.24).

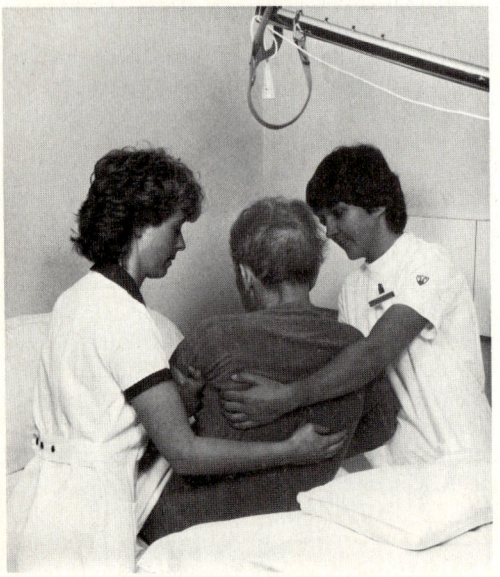

Abb. 4.22   Anheben des Kranken durch 2 Pflegepersonen.

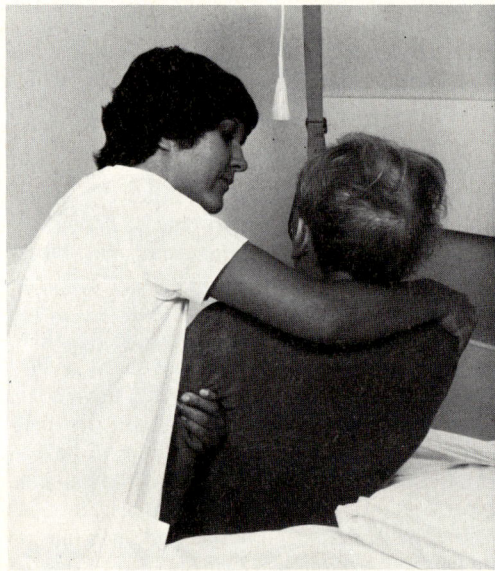

Abb. 4.23   Anheben des Kranken durch eine Pflegeperson.

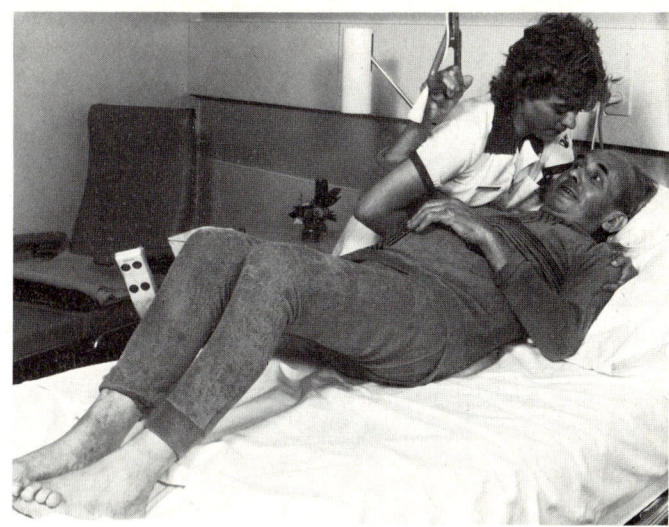

Abb. 4.**24**   Höherrutschen im Bett.

- *Mit Hilfe des Stütz- und Hebegriffs durch eine Pflegeperson:* Die eine Hand liegt von hinten parallel zum Kopf in der Achselhöhle des Kranken (Abb. 4.**25**). Die andere Hand greift von vorn unter die Achselhöhle durch (die Achsel liegt seitlich auf dem Handgelenk = Hebegriff). Beim Anheben hebt der Kranke seinen Kopf mit.
- *Mit Hilfe des Hebekissens* s. S.149.
- *Durch zwei Pflegepersonen mittels Hakengriff* oder *Australia-Griff* (Abb. 4.**26** u. 4.**33**): Die oberen Hände liegen kurz unterhalb der Schulterblätter, die unteren kurz unterhalb des Gesäßes des Kranken. Der Patient hebt seinen Kopf beim Heben mit.
- Kann der Patient gar nicht mithelfen, kann man zu dritt anheben oder den sog. *Haken-Stütz-Griff* anwenden. Hier werden die *rechten* Hände der Pflegepersonen unter der Gesäßmitte ineinander verhakt. Die linke Hand der einen Pflegeperson kommt unter den Nacken, die der anderen unter die Kniegelenke zu liegen. Das Patientengewicht wird so besser verteilt als bei der obengenannten Methode.

Anheben kranker Extremitäten

Wird eine kranke Extremität mobilisiert, so muß dies vorsichtig, mit beiden Händen geschehen.
- Eine Hand hebt gelenknah, die andere am Ende der Extremität an. Die Gliedmaße wird dabei locker gehalten (Abb. 4.**27**).

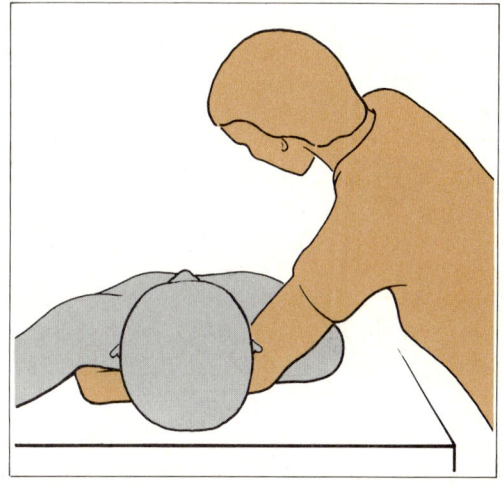

Abb. 4.**25**   Stützgriff.

Drehen und Aufsetzen en bloc

Die Unterstützung ist dem Kräftevermögen des Patienten anzupassen.
- Die Pflegeperson steht auf der Seite, zu der der Patient gedreht werden soll.
- Rückenlage des Patienten bei flachgestelltem Kopfteil des Bettes.
- Seine Beine werden, eines nach dem anderen, angestellt.
- Schultern und Beine rollen *zugleich* auf die Seite, wobei der Arm in die Bewegungsrichtung mitgenommen wird (Abb. 4.**28a**).
- Die Füße werden mit 90 Grad gebeugten Knien vor die Bettkante gebracht (Abb. 4.**28b**).

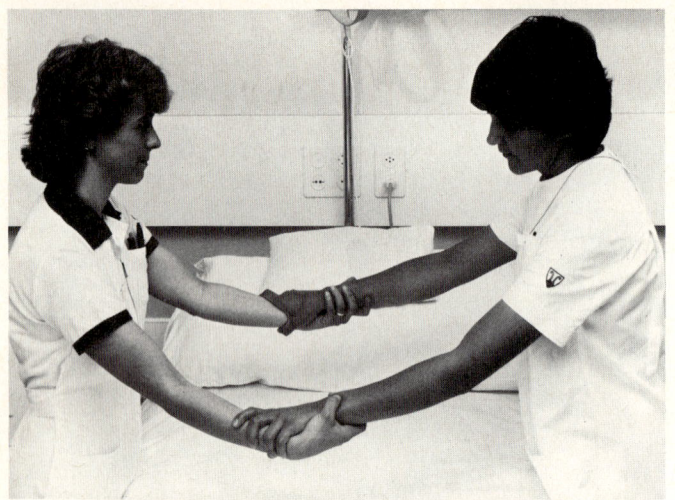

a

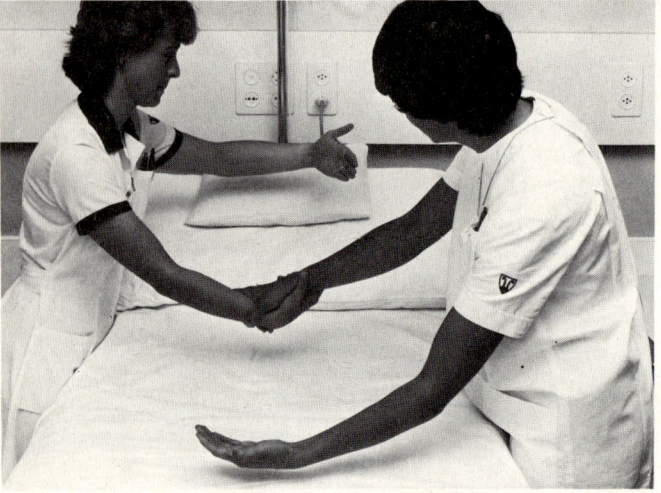

b

c

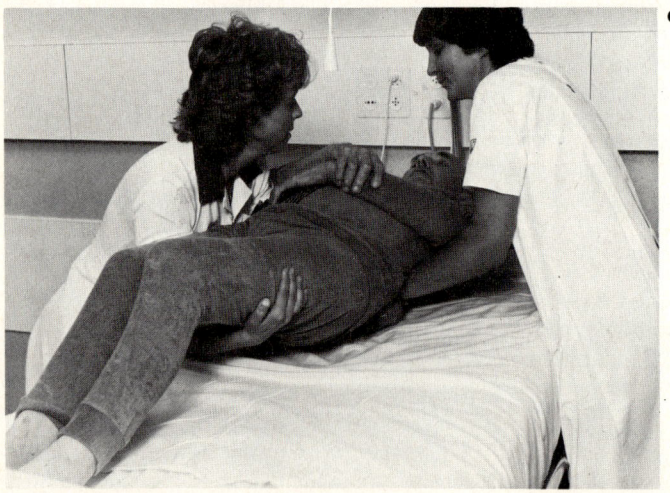

Abb. 4.**26 a–c**   Heben und Höherrutschen durch 2 Pflegepersonen.
a Stellung der Arme und Hände
beim Hakengriff, **b** beim Haken-
Stütz-Griff, **c** am Patienten.

Drehen des Kranken

Beim Drehen soll der Kranke leicht gezogen, nicht gestoßen werden. Ziehen löst weniger Angst- und Unsicherheitsgefühle aus als Stoßen (zu Drehen s. auch S. 858 f.).

4.9.2. Aufstehen

Nach längerer Bettruhe wird das Aufstehen in kleinen Schritten eingeübt:
- an den Bettrand sitzen,
- vor das Bett stehen,
- in den Lehnstuhl sitzen,
- umhergehen.

Vorbereitung:
- Sich über Ableitungen (Drainage, Infusion u.a.) orientieren und zweckmäßige Vorbereitungen treffen;
- Bauchbinde, Beinbinden u.a. anlegen;
- Strümpfe, Hausschuhe, Unterhosen anziehen;
- Morgenrock umhängen oder anziehen;
- Gehhilfen u.a. evtl. benötigte Dinge bereitstellen.

Sitzen am Bettrand

- Der Patient stößt sich mit dem unteren Ellbogen und der oberen Hand an den Bettrand ab.

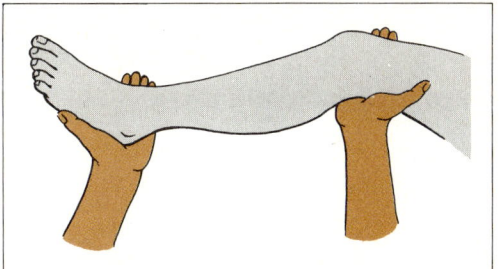

Abb. 4.**27**   Anheben eines kranken Beines. Gleiches Vorgehen beim Anheben des Armes.

Seine Bemühungen in den Kniekehlen und unter der Schulter unterstützen.
- Der Patient sitzt gerade, atmet gut durch und läßt die Beine baumeln.
- Beim korrekten Handhaben der En-bloc-Technik erübrigt sich der Gebrauch des Bettbügels. Der Patient verkrampft sich nicht, strengt sich nicht an, die Operationswunde wird geschont. *Rückenpatienten dürfen nur en bloc aufstehen.*

Vor das Bett stehen

Durch das Aufstehen (in geringem Maß schon durch das Aufsitzen) wirken *statische Einflüsse*

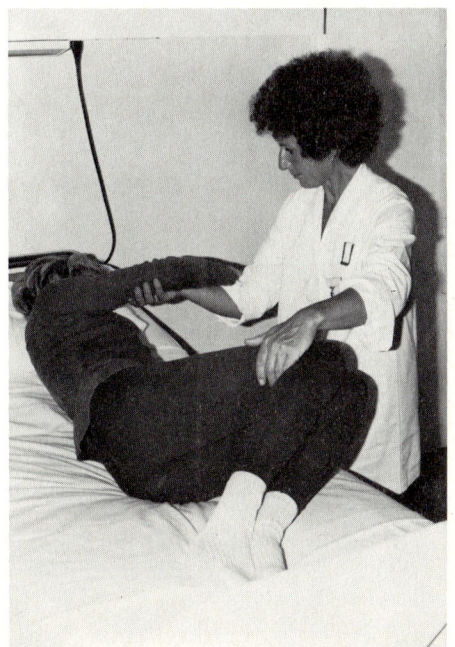

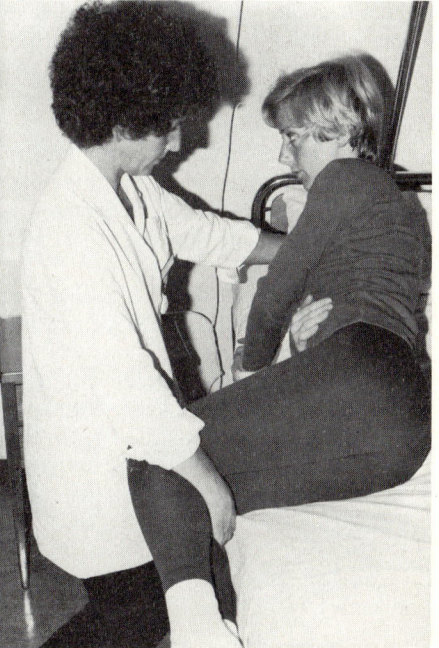

a   b

Abb. 4.**28**   Drehen des Kranken und Hinausdrehen aus dem Bett.

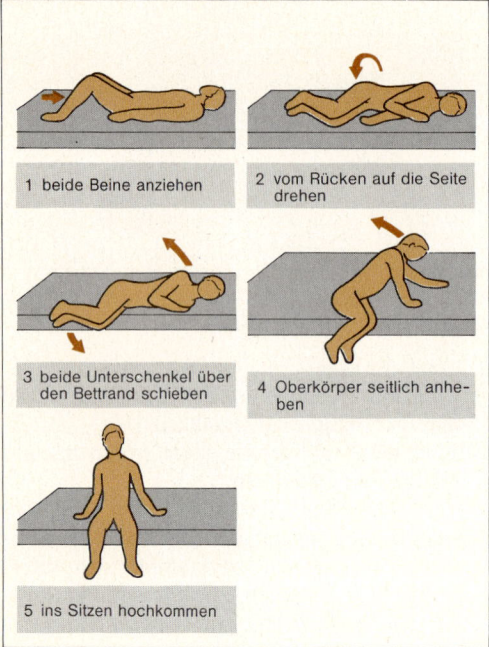

1 beide Beine anziehen

2 vom Rücken auf die Seite drehen

3 beide Unterschenkel über den Bettrand schieben

4 Oberkörper seitlich anheben

5 ins Sitzen hochkommen

Abb. 4.**29**   En-bloc-Aufstehen.

auf die Hämodynamik. Der Patient soll nicht auf den Boden blicken; Gesichtsfarbe und Puls kontrollieren. Wird der Kranke blaß, soll er sofort ins Bett zurückgelegt werden; kollabiert er, legen wir ihn flach auf den Boden. Normalerweise erholt er sich rasch wieder.

- Das Aufrichten und an den Bettrand Sitzen geschieht wie oben, dann Hausschuhe anziehen, Bettniveau tiefstellen.
- Die Pflegeperson faßt mit der linken Hand (oder der rechten, wenn sie rechts steht) unter die linke Achsel und mit der rechten um den Rücken herum unter die rechte Achsel des Patienten.
- Beim Herunterrutschen von der Bettkante stellt sie ihren linken Fuß vor die Füße des Kranken (Sicherheit!).
- Er wird angehalten, gerade zu stehen, gut durchzuatmen und die Augen wandern zu lassen (er hat die Tendenz, sie an den Boden zu heften, was ihn ganzheitlich hinunterzieht).
- Beim Zurückkehren ins Bett wird in umgekehrter Reihenfolge vorgegangen.

En-bloc-Aufstehen des selbständigen Patienten

Das Aufstehen soll so eingeführt werden, daß der Patient in der postoperativen Phase mög-

lichst rasch ohne oder mit wenig Hilfe das Bett verlassen kann.
Die Anleitung erfolgt nach den aus Abb. 4.**29** ersichtlichen Schritten.

4.9.3. Sitzen im Lehnstuhl

Patienten in der Phase der Rehabilitation sollen sich so lange und so häufig wie möglich außerhalb des Bettes aufhalten = *funktionelles Sitzen.* Für Gelähmte ist die Wahl des Stuhles von großer Bedeutung (S. 860).

- Vorbereiten und Aufstehen wie oben.
- Der Stuhl steht neben dem Kopfteil des Bettes (wenn der Patient nicht gehen kann).
- Beim Hinsetzen wird der Kranke unter den Achseln unterstützt.
- Der Stuhl wird so gestellt, daß der Patient ins Zimmer oder nach Wunsch aus dem Fenster sehen kann.
- Er bekommt den Krankentisch mit seinen Gebrauchsgegenständen, evtl. Fußschemel, die Glocke, Kissen und Decken nach Wunsch bzw. Bedarf. Wir überlegen, ob der Patient zum Verbringen der Zeit Unterstützung braucht.
- Die Rückkehr ins Bett geschieht in umgekehrter Reihenfolge. Das Anheben kann von vorn oder von der Seite geschehen (Abb. 4.**30** u. 4.**31**).

> **Beachte**
> Das Mobilisieren von *Gelähmten* verlangt ganz besonders Geschick und Übung. Lagerung und Mobilisation sind am Beispiel des Hemiplegiepatienten (S. 856 ff.) ausführlich beschrieben.

4.9.4. Heben und Fahren

Anheben mittels Rautek-Griff

Der Rautek-Griff (Abb. 4.**32**) kann angewendet werden:

- beim Anheben eines Patienten vom Boden,
- zum Hochheben (z. B. aus der/in die Badewanne),
- zur Korrektur der Lage im Sessel.

Die Pflegeperson steht hinter dem Kranken (Grätschstellung).:

- Beine des Kranken anwinkeln, auch seine Arme bzw. den gelähmten Arm.
- Mit beiden Händen von hinten unter der Ach-

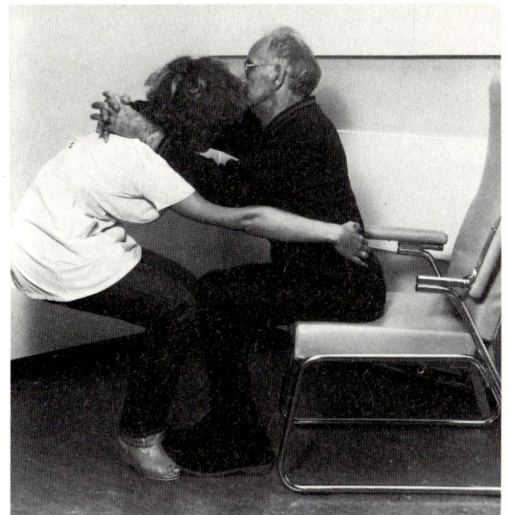

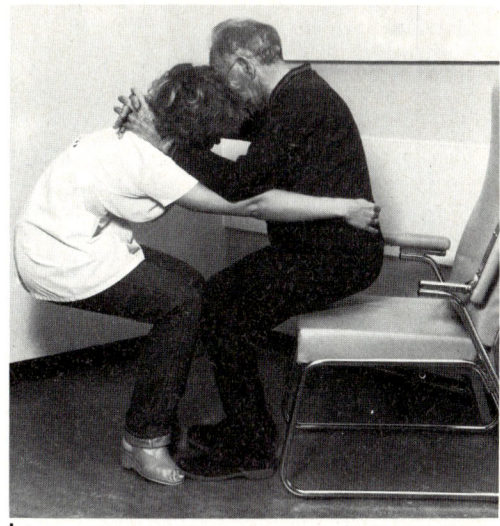

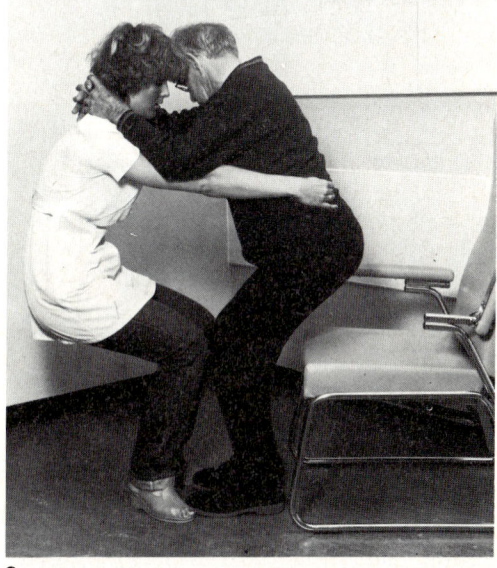

Abb. 4.**30 a–c**   Aufstehen vom Stuhl/Bett mit Hilfe von vorn. Achten Sie auf Füße, Knie, Hände, Rücken von Pflegeperson und Patient. Hat der Patient Mühe, seine Hände um den Hals des Helfers zu legen, eignet sich die Variante, die in Kap. 39 gezeigt ist (s. Abb. 39.**19**, S. 860).

selhöhle durchgreifen (Daumen nach oben), Handgelenk bzw. Unterarm fassen.
– Kommando geben und aufrichten.

Anheben mittels Australia-Griff

Der Australia-Griff (Sesseln des Patienten) kann für den Transfer in verschiedenen Situationen angewendet werden. Richtig gehandhabt ist er kräfteschonend und sicher (Abb. 4.**33 a–b**).

Transfer ohne Hilfsmittel

Heben und Tragen ohne Hilfsmittel soll möglichst unumgängliche Seltenheit sein. Das Umlagern von einem Bett ins andere kann mit dem Patientenheber vorgenommen werden. Ist kein solcher organisierbar, werden die beiden Liegeflächen in die aus Abb. 4.**34** ersichtliche Stellung gebracht. Der Patient wird zu zweit oder zu dritt angehoben (Abb. 4.**35**):
Die zuoberst stehende Schwester gibt das Kommando:

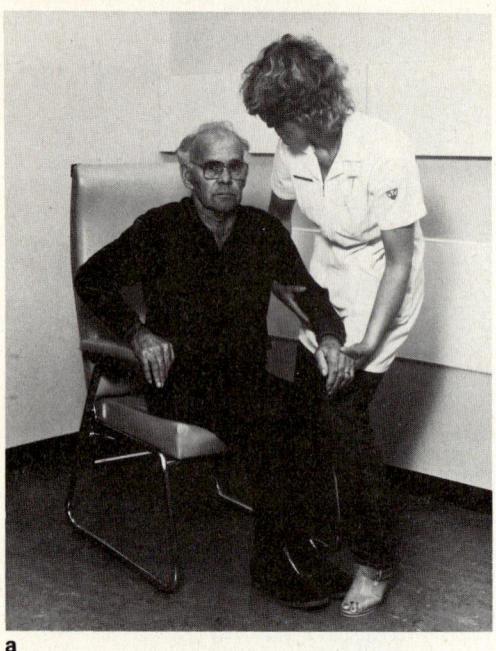

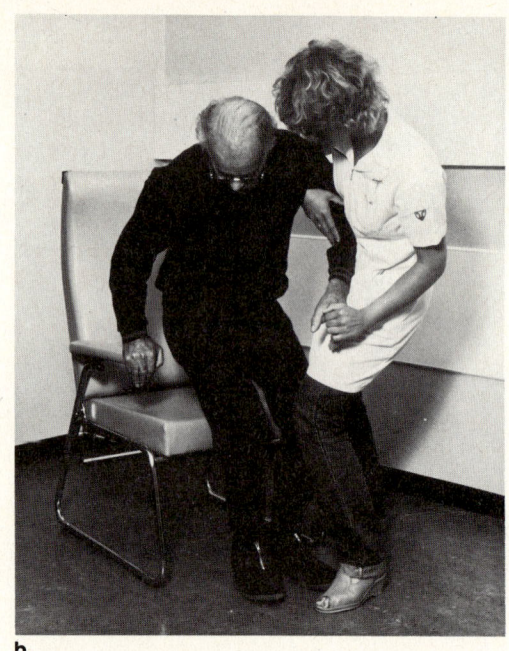

a

b

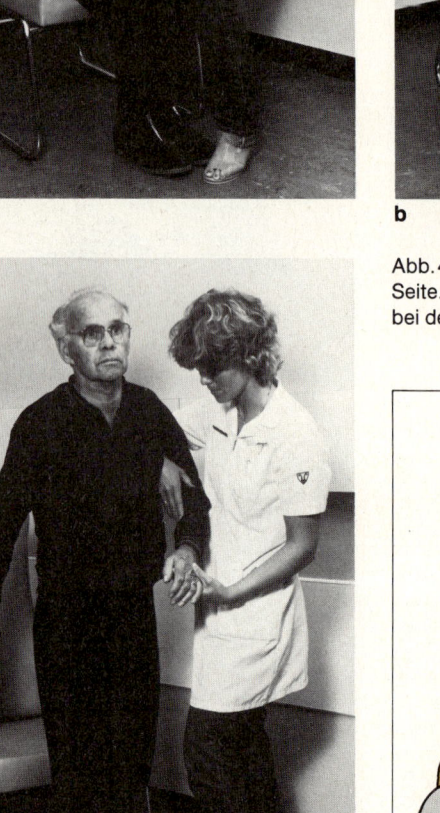

c

Abb.4.**31 a–c**   Aufstehen vom Stuhl mit Hilfe von der Seite. Achten Sie auf Füße, Knie und Kraftverlagerung bei der Pflegeperson bzw. Therapeutin.

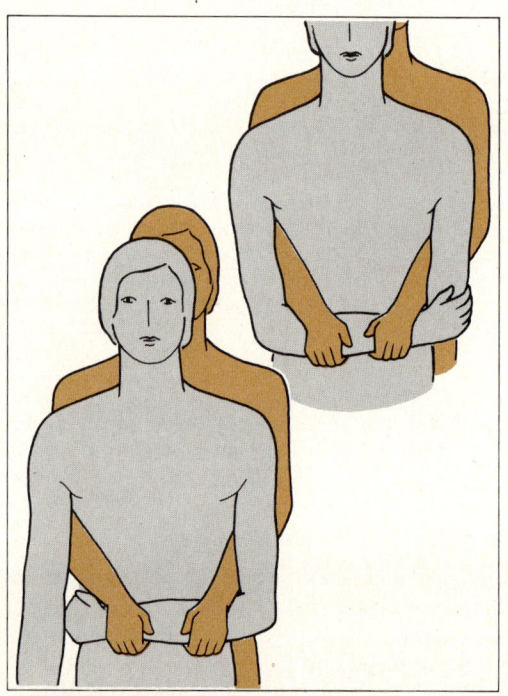

Abb.4.**32**   Rautek-Griff I und II.

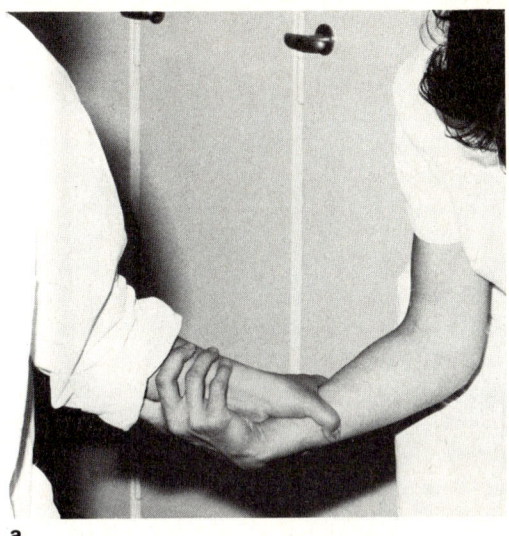

a

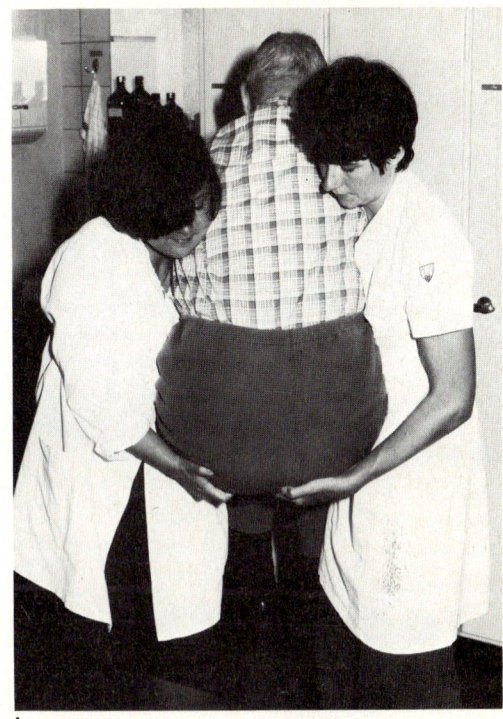

b

Abb. 4.**33 a–b**   Australia-Griff. **a** Griff der Hände, die unter das Gesäß des Patienten zu liegen kommen. **b** Haltung der Pflegeperson und Anlegen der anderen zwei Hände.

- heben von der Bettmitte an den Bettrand,
- leicht zu sich drehen, anheben,
- Transfer und ablegen.

Fahren mit dem Kranken

Der Transport des Kranken (innerhalb des Krankenhauses) geschieht
- mit dem Bett,
- mit dem Liege- oder Umbettwagen,
- mit dem Rollstuhl (Fahrstuhl, Sitzwagen; Abb. 4.**36**).

Ob der Patient in Blickrichtung oder rückwärts transportiert wird, hängt vom Krankheitszustand und der jeweiligen Situation ab. Für den „wachen" Patienten ist die Blickrichtung zu wählen, mit der er den Weg überblicken kann.

Für alle Transporte gilt:
- angemessene Lagerung und Bekleidung des Patienten;
- vorsichtiges Fahren, vor allem um Ecken, durch Türen und über Schwellen;
- muß der Patient überwacht werden, sind immer zwei Begleitpersonen notwendig.

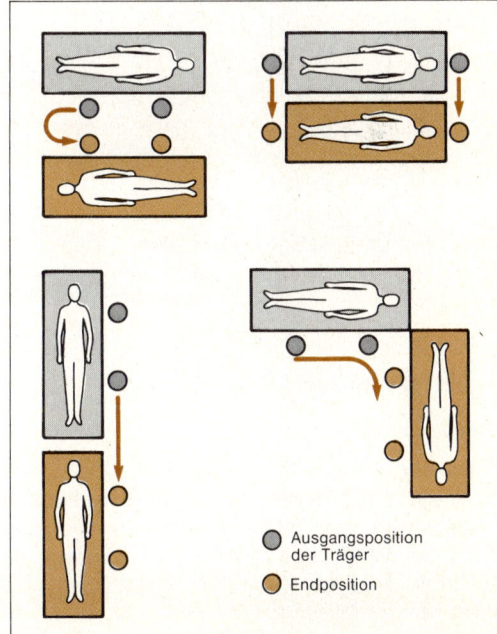

Ausgangsposition der Träger

Endposition

Abb. 4.**34**   Stellung der Betten beim Umbetten von Patienten. Beide Liegeflächen müssen fixiert (arretiert) sein.

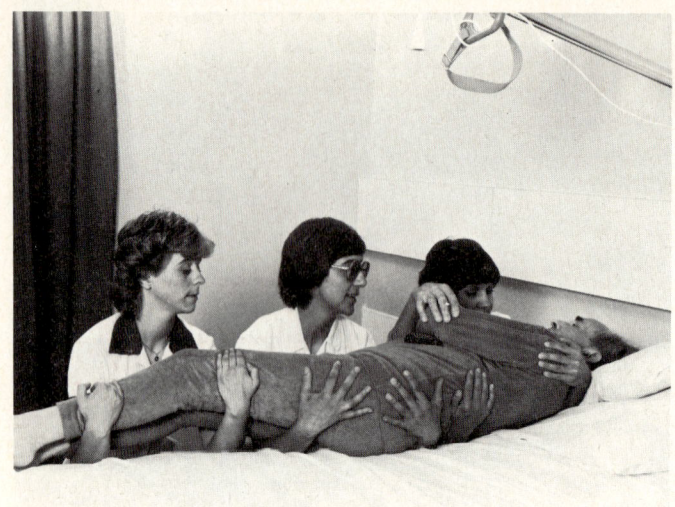

Abb. 4.**35**   Tragen zu dritt: Anheben des Patienten.

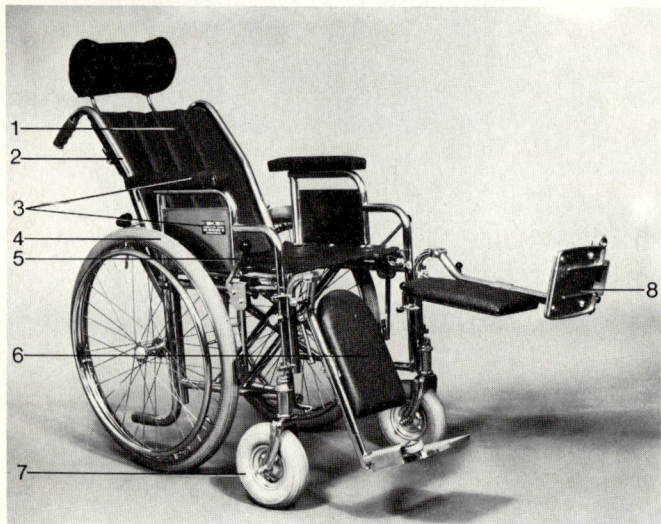

Abb. 4.**36**   Rollstuhl-Modell (SKS Metallbau AG).
1 Sitz- und Rückenlehne: aus Nylon-Kunstleder
2 Rückenteil: um 30 Grad verstellbar
3 Armstützen: gepolstert, abnehmbar
4 Lenkrad: Vollgummi oder luftbereift
5 Bremse: der Bremsdruck kann beliebig verstärkt werden
6 Beinstützen: einzeln hoch- und ausschwenkbar, wegnehmbar, mit drehbaren Wadenplatten
7 Rollrad: luftbereift
8 Fußplatten: in der Höhe verstellbar und aufklappbar

4.9.5.   Gehen mit dem Kranken

Gehhilfegerät

Eulenburg (Abb. 4.37). Dieser Gehwagen ist mehr ein Unterstüzungs- als ein Therapiehilfsmittel. Er ist bei der Mobilisation von betagten und/oder behinderten Menschen eine Sicherheit vermittelnde Hilfe.

Anpassen des Eulenburg:
- Patient geradestellen.
- Schulter locker hängen lassen.
- Achselpolster zwei Finger breit unter der Axilla fixieren.
- Polster ganz an Oberkörper anlegen.

Gehen am Eulenburg:
- Körpergewicht auf Arme und Beine abstützen.
- Becken geradehalten.

Andere Gehhilfen sind z. B. der Gehmeister oder die Reciprocal-Gehhilfe (Abb. 4.**38**).

Gehstöcke

Vor Gebrauch ist der Gummipfropf zu kontrollieren auf Abnützung, Nässe, Staubablagerungen. Abgenützte Pfropfen müssen ausgewechselt, nasse und staubige gereinigt werden.

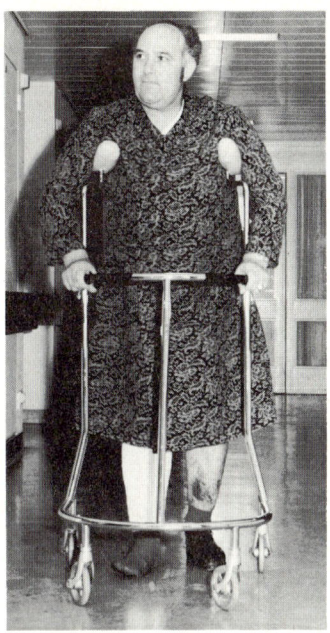

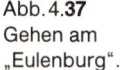

Abb. 4.**37**
Gehen am
„Eulenburg".

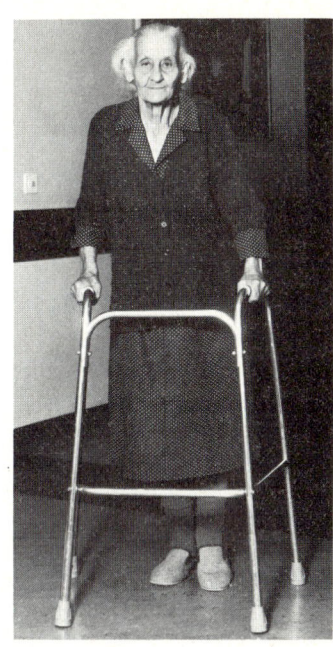

Abb. 4.**38**
Gehen an/mit
Gehhilfe.

Anpassen der Gehstöcke s. Abb. 4.**39**.
Gehen mit den Stöcken in leicht nach vorn geneigter Oberkörperhaltung; nur nach guter Instruktion. Im folgenden ist der Gebrauch der Stöcke für den Zwei-, Drei- und Vierpunktgang beschrieben:

- *Zweipunktgang* wird angewendet, wenn das kranke Bein absolut *unbelastet* sein muß:
  - ○○ 1. *beide Stöcke* nach vorn,
  - ● 2. krankes **Bein** nach vorn, unbelastet,
  - ● 3. Schritt mit dem gesunden Bein.
- *Dreipunktgang = partielle Belastung:*
  - ○○ 1. *beide Stöcke* nach vorn,
  - ● 2. krankes **Bein** nach vorn, abrollen, **Sohlenkontakt** ohne Belastung,
  - ● 3. Schritt mit dem gesunden Bein.
- *Vierpunktgang* kommt später, bei vermehrter Belastbarkeit, in Frage *(volle Belastung):*
  - ●○ 1. linkes **Bein** und rechter *Stock,*
  - ○● 2. rechtes **Bein** und linker *Stock.*

Führen des Kranken

Gehen hinter dem Patienten:
- Am Brustkorb und unter den Armen stützen; die Hände straff anlegen, ziehen vermeiden (Abb. 4.**40**).
- Nur beim Patienten mit stabilen Kreislaufverhältnissen, da er nicht gestützt werden kann, wenn er einknickt oder kollabiert.

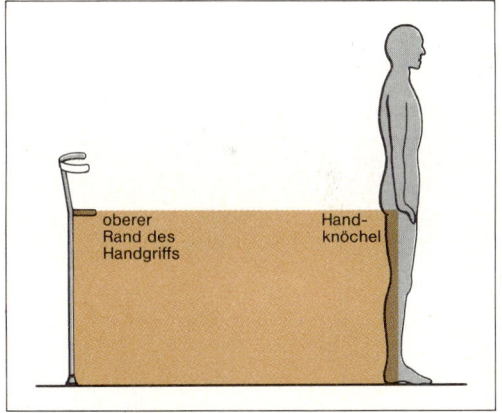

Abb. 4.**39** Anpassen der Gehstöcke:
- Stock neben den Fuß des Patienten stellen.
- Arm hängen lassen.
- Handgriff einstellen: Handgriff des Stockes auf gleiche Höhe wie die Handknöchel des Patienten.
- Unterarmstütze: 3–4 Finger breit unter den Ellenbogen.

Gehen vor dem Patienten:
- Mit beiden Händen stützen (Abb. 4.**41**).
- Nur für kurze Strecken, da weder die führende Pflegeperson noch der Patient den Weg überblicken kann.

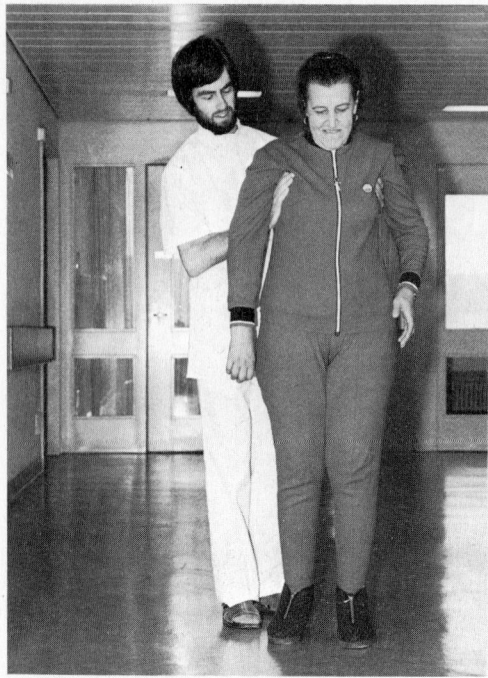

Abb. 4.**40**   Gehen hinter dem Patienten.

Gehen neben dem Patienten:
- Durch eine oder zwei Pflegepersonen stützen (Abb. 4.**42**). Das Führen zu zweit ist bei Schwerbehinderten notwendig, solange Gehhilfegeräte noch verfrüht sind.

Beachte
- Gehen ist für den Patienten eine therapeutische Maßnahme; die Hilfeleistung muß kompetent und situationsgerecht geleistet werden (Belastungsgrad und evtl. Hilfsmittel entscheidet der Arzt).
- Für gut sitzende Schuhe sorgen.
- Einseitiges Gehen verhindern (nach Erreichen der Belastungsfähigkeit den Patienten von beiden Stöcken entwöhnen).
- Gehen und Gehschule für Hemiplegiepatienten s. Kap. 39.

4.10.   Einsatz technischer Hilfsmittel

4.10.1.   Gleitendes Hebekissen

Es handelt sich dabei um einen doppelwandigen „Endlosschlauch" aus schmiegsamem Naturgummi. Inwendig ist das Kissen mit einem Gleit-

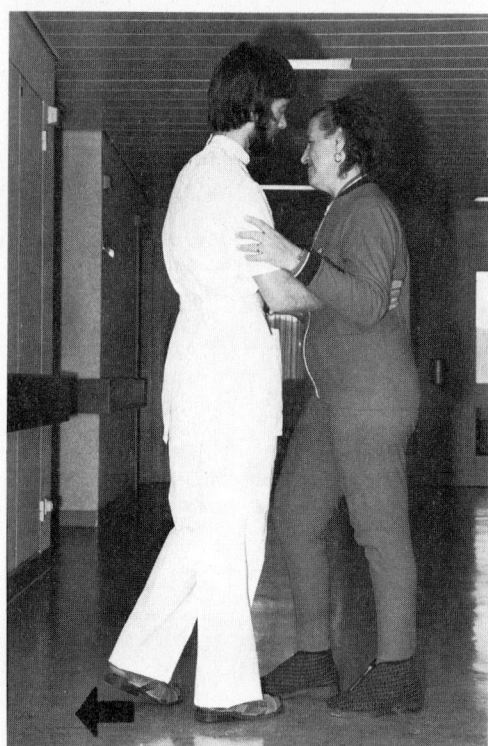

Abb. 4.**41**   Gehen vor dem Patienten.

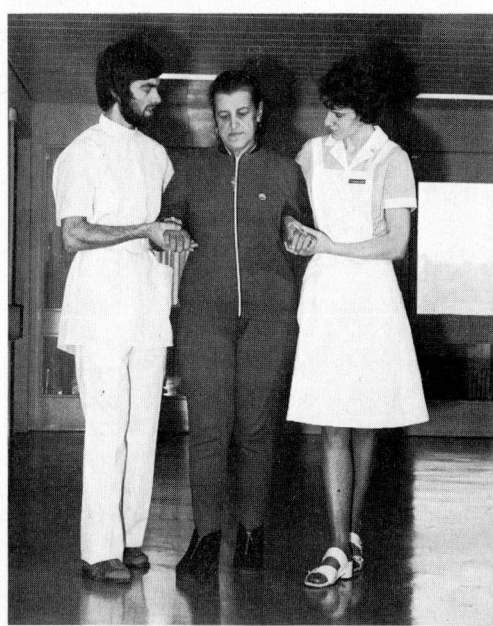

Abb. 4.**42**   Gehen neben dem Patienten.

mittel versehen und hat ein Ventil zur Luftauffüllung. Das Hebekissen (Abb. 4.43) ermöglicht das Anheben und Höherlegen des Patienten, wenn nur eine Pflegeperson zur Verfügung steht (häufiger Einsatz in der *ambulanten Krankenpflege*).

Anwendung:

- Vorbereitung des Hebekissens: Rollstab einführen, Schutzbeutel überziehen und Rollstab soweit zurückziehen, daß noch 8–10 cm vom Schutzbeutel zu sehen sind. Enden umschlagen.
- Hebekissen mittels Rollstab (der ins Kissen hineingeschoben wird) unter dem Körper des Kranken durchschieben.
  (Ansatzpunkt bei *einem* Hebekissen: Gesäß des Kranken, bei *zwei* Hebekissen zusätzlich Schulterblätter.)
- Der Kranke liegt nun auf dem Kissen und kann mittels Hebegriff nach oben gerollt werden.
- Das Entfernen des Hebekissens geschieht, indem der Rollstab zurück, nach außen aufwärts gezogen wird.

4.10.2. Krankenheber, Krankenlifter

Die Entwicklung verschiedener Heber- bzw. Liftersysteme und -stühle hat zur kräftesparenden Pflege viel beigetragen. Entscheidend ist, daß die Pflegenden die verschiedenen Modelle und ihre Funktionen, die sich im Einzelnen zwar unterscheiden, aber im Wesentlichen gleich bleiben, kennen und daß sie damit umgehen können. Die verschiedenen Herstellerfirmen stellen eine reiche Dokumentation in Wort und Bild zur Verfügung. Sie kann jederzeit angefordert werden.
Je nach Firma werden Heber auch *Lifter, Airlift, Portolift, Ambulift* genannt.

Bestandteile des Hebers

- Der *Hebearm.* Er wird je nach Modell mittels ölhydraulischer Pumpe (geschlossenes Ventil zum Heben, geöffnetes Ventil zum Senken) oder durch Kurbel (z. B. beim Meca Lifter) auf- und abwärts bewegt.
- Der *Drehbügel* am Ende des Hebearmes (als Spreiz-, Kreuz- oder Kombibügel) dient zum Einhängen der Gurte.
- Die *Gurtsysteme* sind als Standardausstattung zweiteilig (Rücken- und Sitzgurt), die Arme sind immer außerhalb der Gurte zu legen. Die *Komfortgurte* sind 3- bis 4teilig. Sie bieten für

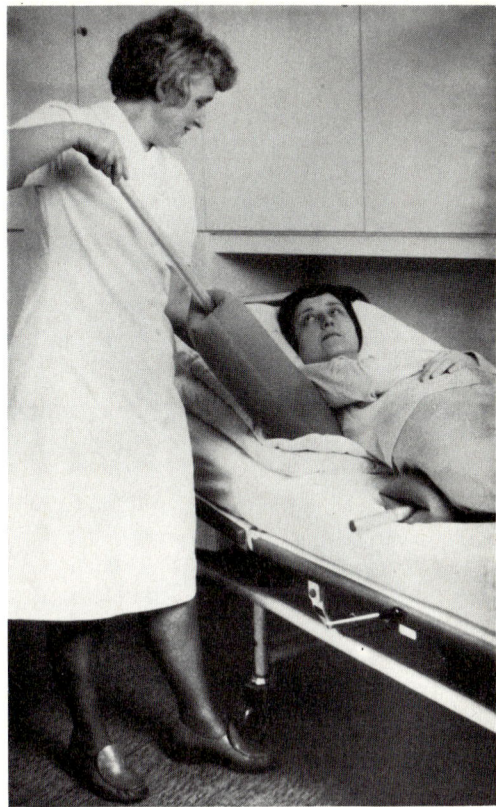

Abb. 4.43   Hebekissen.

Kranke mit stark eingeschränkter Beweglichkeit ein hohes Maß an Sicherheit. Die Arme müssen innerhalb der Gurte liegen.
Spezialgurte sind in Abb. 4.44 zu sehen: Getrennte Schlaufen für die Beine bieten Vorteile für die Toilettenbenutzung sowie die Intimpflege, sie bieten auch mehr Sicherheit.
- Der *Fahrrahmen* hat eine große Standsicherheit, vier (evtl. fünf) Räder, ist verstellbar und hat eine Arretiervorrichtung.

Pflege und Wartung

- Die Gurte nach jedem Gebrauch mit Desinfektionslösung abreiben (wenn nötig mit Seifenlösung waschen).
- Das Gerät täglich desinfizieren und die Räder sauberhalten.
- Nötige Reparaturen durch den Fachmann; den Heber nicht „defekt" herumstehen lassen.

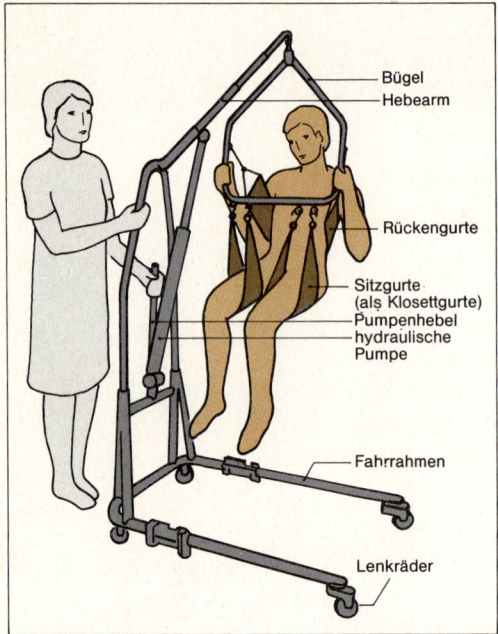

Bügel
Hebearm
Rückengurte
Sitzgurte
(als Klosettgurte)
Pumpenhebel
hydraulische
Pumpe
Fahrrahmen
Lenkräder

Abb. 4.**44**   Patientenheber.

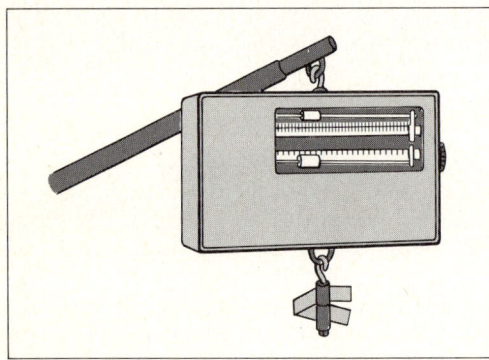

Abb. 4.**45**   Hängewaage.

Einsatzmöglichkeiten

- Anheben und Höherlegen eines Kranken im Bett.
- Betten und Wäschewechsel (Unterlage, Betttuch).
- Benutzung der Toilette, der Bettschüssel, Ausführung der Intimpflege.
- Anheben vom Boden.
- Wiegen des Patienten (Abb. 4.**45**).
- Haarpflege.
- Transport vom Bett in den Sessel oder Fahrstuhl und umgekehrt.

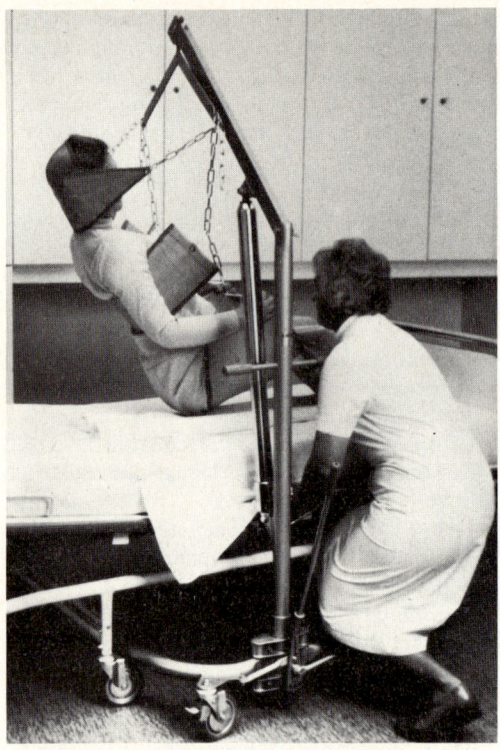

Abb. 4.**46**   Anwendung des Krankenhebers.

- Transport auf die Toilette und zurück.
- Transport in die Badewanne und zurück; spezielle Badelifter (S. 170).

Anwendung bei einer Pflegeverrichtung
(Abb. 4.**46**)

- Prüfung des Hebers auf Funktionstüchtigkeit und Sicherheit.
- Selbstprüfung: Ist ein situationsbezogener, gekonnter Einsatz gewährleistet?
- Information des Kranken (Gerät, Zweck, Anwendung).
- Weitere Vorbereitungen je nach vorgesehener Pflegeverrichtung.
- Bettdecke nach Bedarf zurückschlagen. Decktuch auf den Patienten legen.
- Gurte anlegen. Rückengurt nach Aufrichten des Kranken mittels Stützgriff, Sitzgurt nach Hochheben des Gesäßes bzw. der Oberschenkel. *Variante:* Die Gurte unter den Kranken „rollen", d. h., den Patienten auf die Seite drehen und die Gurte einlegen. Durchziehen von der behinderten Seite her und ausgleichen.
- Arme lagern inner- oder außerhalb der Gurte, je nach Gurtsystem.

- Heber (Grundgestell auf Beckenhöhe des Patienten) plazieren und einrasten.
- Befestigen der Gurte: Hebearm soweit senken, daß sie bequem eingehängt werden können. Die Befestigung auf Sicherheit prüfen.
- Anheben des Patienten durch gleichmäßige Pumpbewegungen über die Liegefläche.
- Ausführung der vorgesehenen Pflegeverrichtung, z. B. Wäschewechsel, Haarwäsche.
- Den Patienten absenken, nachdem überprüft wurde, daß er richtig über der Liegefläche schwebt.
- Gurte vom Heber lösen (Heber zur Seite stellen), entfernen (vgl. Anlegen der Gurte), Patient lagern und zudecken.

Transport in den Sessel und umgekehrt
(Abb. 4.47)

- Anheben wie oben.
- So fahren, daß Blickkontakt möglich ist.
- Mit dem Grundgestell des Lifters den Sessel unterfahren (Weitstellung nach Bedarf) und arretieren.
- Wenn der Kranke mit seinem Gesäß in der Mitte der Sitzfläche schwebt, Ventilschraube lösen und Patienten hinsetzen.
- Gurte vom Dreharm lösen (sie bleiben unter dem Patienten liegen) und den Fahrrahmen zur Seite stellen.
- Lage des Kranken prüfen, nach Bedarf korrigieren.
- Beim Transport vom Sessel ins Bett gleiches Vorgehen in umgekehrter Reihenfolge. Beim Einhängen der Gurte wird die kürzest mögliche Befestigung gewählt (auf beiden Seiten gleich).

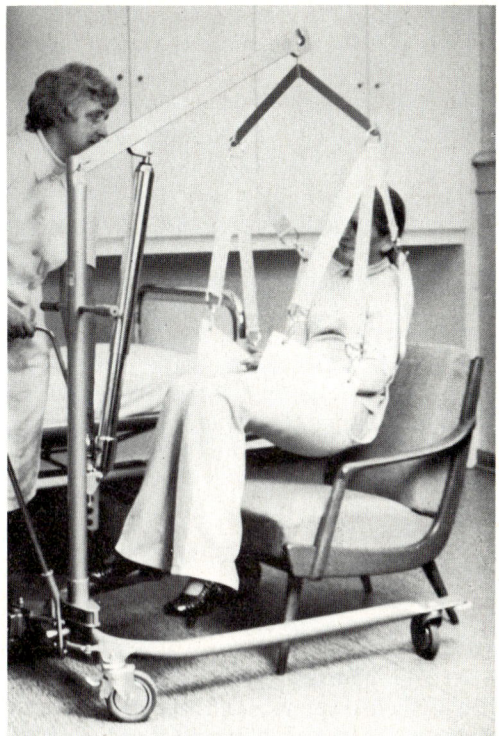

Abb. 4.47 Transport in den Sessel mittels Heber.

4.10.3. Umgang mit pflegetechnischen Hilfsmitteln

Um eine sachgerechte Durchführung einer Pflegemaßnahme mittels pflegetechnischer Hilfsmittel zu gewährleisten, ist es notwendig, daß
- die besondere Situation des Kranken bekannt ist,
- vorausdenkend geplant wird,
- die Vorbereitung und Nacharbeit der Pflegeverrichtung gewissenhaft ausgeführt wird.
Vorbereitung:
- Planung und Entscheidung in bezug auf die Wahl des effizienten Hilfsmittels.
- Prüfung der Funktion und Sicherheit des gewählten Hilfsmittels.
- Bereitstellung aller zur vorgesehenen Pflegeverrichtung notwendigen Gegenstände.
- Selbstvorbereitung der Pflegenden: Einstellung (zum Patienten, zur Pflegeverrichtung), Hygiene und Schutz.
- Information des Patienten über die Pflegeverrichtung und über das geplante Hilfsmittel.

Beachte
Voraussetzung für einen zweckmäßigen Einsatz der Hebegeräte ist die
- überlegte Einschätzung der Situation des Patienten;
- vollständige Vorbereitung der notwendigen Pflegemittel;
- angemessene Information des Patienten über Gerät, beabsichtigte Verrichtung (insbesondere Abheben und Absenken) und Sicherheit der Maßnahme. Dem Kranken Zeit lassen, damit er Ängste verarbeiten kann;
- kompetente Handhabung des Gerätes;
- bei Transfer (z. B. ins Badezimmer) Tuch um den Kranken legen.

Anwendung:
- Gekonntes Handhaben des Hilfsmittels (Kennen des Gerätes).
- Bei Arbeiten am Bett dieses auf Arbeitshöhe einstellen.

- Konzentration über das Gerät hinaus auf den Patienten richten.

Nacharbeit:
- Versorgung des technischen Hilfsmittels nach den Regeln der Hygiene und Sicherheit sowie der Sorgfalt und Wirtschaftlichkeit.

4.11. Beurteilung von Wissen und Können in der Pflege

Die Lebensaktivität „sich bewegen" ist vielschichtig und umfaßt das breite Spektrum
- von der Beobachtung
- über das Berühren
- bis hin zum differenzierten Paket der Unterstützungsmaßnahmen.

Nicht nur die Korrektheit der pflegetechnischen Handhabung ist dabei von Bedeutung, sondern ebensosehr die *ganzheitliche Betrachtungsweise des Menschen* in seiner Beziehung zur Umgebung – auch in seiner Beziehung zur Pflegeperson selbst. So gilt es, nicht nur technische Fähigkeiten zu bewerten, sondern auch die Art der Beziehung, die Wirkung der Berührung sowie der verbalen und averbalen Kontakte.

Übung

Sensibilisierung unseres wichtigsten Kontaktorgans:
Die *menschliche Hand* als wichtigstes Kontaktorgan vermag in der *Berührung* Energien zu beleben (s. 4.9.). Es lohnt sich daher, die Energieströme der eigenen Hand übend wahrzunehmen, damit sie belebt und dadurch wirksamer in die Arbeit mit einfließen können. *Energie* ist Kraft, die fließt oder aber blockiert ist (z. B. bei kalten, unbelebten Händen).

Übungsanleitung: Sensibilisierung für den Energiefluß:
- Setzen Sie sich entspannt auf Ihre Sitzhöcker, das Steißbein ist frei, die Wirbelsäule aufrecht, die Füße sind fest auf dem Boden.
- Schließen Sie die Augen, und lockern Sie Spannungen in Schultern, Armen und Händen.
- Konzentrieren Sie sich einen Augenblick auf sich selbst – lassen Sie den Atem frei fließen.
- Öffnen Sie die Augen, und reiben Sie die Handflächen einige Sekunden lang kräftig gegeneinander.
- Halten Sie die Hände in Bauchhöhe, und lösen Sie die Handflächen ganz langsam, zuerst nur einige Zentimeter, voneinander.
- Konzentrieren Sie sich auf die Hände, und nehmen Sie die strömende Schwingung zwischen ihnen wahr.
- Verändern Sie den Abstand der Hände, und nehmen Sie wahr, ob und wie die Schwingung sich verändert – finden Sie heraus, wo sie am stärksten, wo sie am schwächsten ist.

Weiterführende Literatur

Cooper, H.: Bewegungstraining, 11. Aufl. Fischer Taschenbuch Verlag, Frankfurt/M. 1985

Dürckheim, K.: Übung des Leibes. Lurz, München 1981

Gillmann, H.: Physikalische Therapie. Grundlagen und Wirkungsweisen, 5. Aufl. Thieme, Stuttgart 1981

Hettinger, T.: Fit sein – fit bleiben. Isometrisches Muskeltraining für den Alltag. 7. Aufl. Thieme, Stuttgart 1980

Hufschmid, P., H. Sutter, H. Willimann: Dekubitus. Ein Lehr- und Lernprogramm. RECOM, Basel 1980

Juchli, L.: Heilen durch Wiederentdecken der Ganzheit. Kreuz, Stuttgart 1985

Juchli, L.: Sein und Handeln, 3. Aufl. RECOM, Basel 1985

Juchli, L.: Pflegen, Begleiten, Leben. Reinhardt, Basel 1986

Loehrer, P., A. Neuhaus: Körpererfahrung in der praktischen Krankenpflege-Ausbildung. RECOM, Basel 1985

Marquardt, H.: Reflexzonenarbeit am Fuß, 18. Aufl. Haug, Heidelberg 1984

Morris, D.: Der Mensch mit dem wir leben. Ein Handbuch für unser Verhalten. Droemer, München 1983

Schultz, J. H.: Das autogene Training, 17. Aufl. Thieme, Stuttgart 1982

Schweiz. Unfallversicherungsanstalt (SUVA): Blätter für Arbeitssicherheit, Lastentransport von Hand und Merkblätter zur Verhütung von Unfällen und Berufskrankheiten. SUVA, Luzern

Vogel, A., G. Wodraschke: Hauskrankenpflege, 5. Aufl. Thieme, Stuttgart 1985

5. Sich waschen und kleiden

Vom Schönen
lebt das Gute im Menschen

Sequenzziel/Intention

Ziel dieser Lerneinheit ist die Sensibilisierung für die Bedürfnisse des Körpers nach Sauberkeit, Erfrischung, Gepflegtheit und Schutz sowie die Einübung der Unterstützung des Kranken bei der Körperpflege und Bekleidung. Sie werden aufgefordert, sich mit den physiologischen, psychologischen und umweltbedingten Faktoren des „Äußeren des Menschen" auseinanderzusetzen, gesunderhaltende und krankheitsverhindernde Maßnahmen abzuleiten sowie bei der Pflege von Kranken und Behinderten planend und ausführend mitzuhelfen (s. auch Pflegeplanung S. 74 ff.).

Zuordnung zum Kreismodell

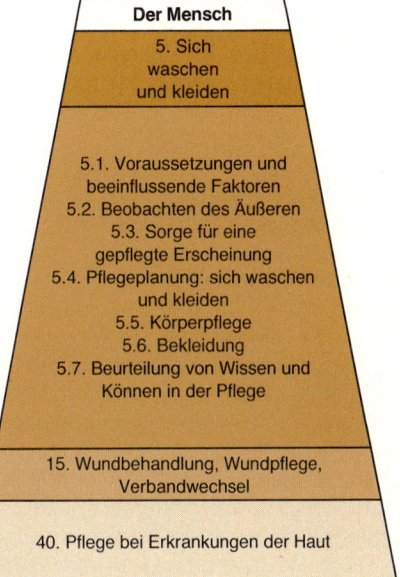

Kreismodell s. S. 6

Dynamik des Pflegeprozesses

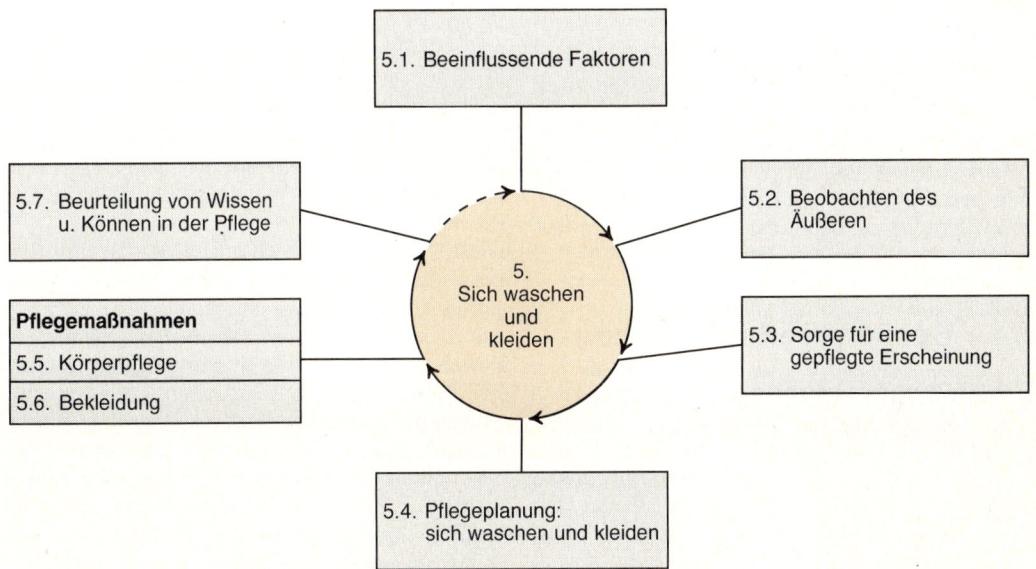

Prinzipien/Impulse

Körperpflege und Kleidung

- *sind Ausdruck einer inneren geistigen Haltung.* Sie gleichen sich den Gesetzen des
Körpers an (Reinlichkeit, Sauberkeit,
Schutz) und überschreiten diese Gesetze
auch, indem sie sich in das geistige Sinngefüge des menschlichen Lebens einfügen. Sie können somit der „Schönheit des
Körpers" oder der „Schönheit des Leibes"
dienen. Im letzteren meint sich der Mensch
ganz (sein Äußeres und sein Inneres) = *Körperkultur.*
Art und Auswahl der Kleidung erlauben es
dem Menschen, sich in seiner Befindlichkeit, seiner Geschlechtlichkeit und seiner
Individualität auszudrücken;

- *dienen der Erhaltung der Strukturen und
Funktionen* der Haut und deren Anhangs-
organe. Sie ermöglichen Schutz (Klima,
Temperatur, Arbeitswelt usw.), dienen der
Anregung der Zellfunktion und der Zirkula-
tion (Reibung beim Waschen, thermische
Reize usw.) = *Körperschutz;*

- *haben Signalcharakter.* Der Mensch
spricht sich aus: seine Zugehörigkeit und
Verbundenheit zu einer Gruppe von Menschen oder seine Abhängigkeit von Gesellschaftsnormen, Modetrends, sozialem
Status usw. Diese Abhängigkeit kann über-
stark betont werden, „normal" sein oder
extrem abgelehnt werden = *Körpersprache.*

Lesen Sie: Sich sauberhalten und kleiden als Lebensaktivität (N. ROPER), unterteilt in die zwei
Aspekte „Unterstützung bei Sauberhaltung, Körperpflege und Schutz des Äußeren" sowie in
„Unterstützung bei der Auswahl von Beklei-
dungsgegenständen beim An- und Ausziehen":
in V. HENDERSON: Grundregeln für Krankenpflege, S. 32–38, sowie in diesem Buch S. 67.

5.1 Beeinflussende Faktoren

5.1.1. Physiologische Bedeutung
von Haut und Kleidung

Die *Haut* (und die Sinnesorgane) sind die Reiz-
empfänger des zentralen Nervensystems. Die
Kontaktrezeptoren nehmen exogene Reize (mechanische oder chemische Berührung sowie

Wärmestrahlung) auf und leiten sie zur Verarbeitung dem zentralen Nervensystem zu. Die Reiz-
antwort ermöglicht uns das zweckmäßige Verhalten in der Umwelt.

Neben der Sinnesreizwahrnehmung erfüllt die
Haut folgende Aufgaben:

- *Schutz* von außen nach innen (exogene Einwirkungen: Hitze, Strahlung, Toxine u. a.) sowie von innen nach außen (Körperflüssig-
keitsbarriere);

- *Anpassung an die Umgebungsverhältnisse:*
Temperaturausgleich durch Durchblutungsre-
gelung, Wasserverdunstung, Muskelarbeit;

- *Entschlackung* durch Absonderung (Sekretion) von Talg sowie durch Abgabe (Exkretion) von Schweiß;

- *Beteiligung an der Atmung* durch Sauerstoffaufnahme und Kohlendioxidabgabe.

Die *zweckmäßige Kleidung* unterstützt alle obengenannten Funktionen.

5.1.2. Psychologische Bedeutung

Die *Körpersprache* (S. 329 f.) bedient sich auch
der Haut. Ihre Ausdrucksfähigkeit umfaßt ein
weites Spektrum:

- Menschen erröten vor Scham oder Zorn. Sie erblei-
chen vor Schreck.

- Gewisse Erlebnisse lassen uns erschauern, und wir
bekommen eine Gänsehaut.

- Es gibt Dinge, die uns unter die Haut gehen oder unter den Nägeln brennen.

- Es kann uns heiß oder kalt den Rücken hinunterlau-
fen.

Wenn wir weiter nachdenken, fallen uns noch
viele ähnliche Lebenserfahrungen ein, denn
nicht nur das *Auge* wird als Spiegel der Seele angesehen, auch von der *Haut* weiß man, daß sie
vielfach inneres Geschehen widerspiegelt.

Die *Motive für die Wahl der Kleidung* liegen fast
mehr in psychologischen als in physiologischen
Bereichen.

Diese Tatsache läßt sich bis in den Beginn der
Bekleidungsära zurückverfolgen. Forschungsergebnisse von Sozialwissenschaftlern bezeichnen
das erste Kleidungsstück als *Amulett.* Sie trugen
Beweise zusammen, die eindeutig aussagen, daß
sich die Kleidung aus *magischen Symbolen* entwickelt hat. Nicht der Stoff oder der Pelz diente
als Schutz, sondern magische Abwehrkräfte, die
bestimmten Kleidungsstücken zugeschrieben
wurden, sollten den Menschen schützen. Ein
weiteres Motiv ist das *Schmuckbedürfnis* des
Menschen, dem sich das Motiv der *künstleri-*

schen *Form* zugesellt. Die Menschen jeder Zeit, von den Anfängen der Kultur des Abendlandes bis heute, haben versucht, ihre Vorstellung von *Schönheit* in Kleidung, Schmuck und Schminke (Make-up) zum Ausdruck zu bringen. *Mode so gesehen ist das Spiegelbild einer Epoche oder eines Landes.* Fast immer besteht ein Zusammenhang zwischen Kleidung und Architektur eines Zeitalters. So ist z. B. das griechische Gewand in seinem Faltenwurf genau so edel und klar wie die Linien eines antiken Tempels. Der reich mit Bändern und anderem Zierat versehene Reifrock paßt zu den Baudenkmälern der Rokokozeit usw. Dieser kurze, bruchstückhafte Rückblick in die Geschichte der Bekleidung sagt uns, daß sich die Kleidung schon immer durch seelisch bedingte Motive beeinflussen ließ. Dies hat sich auch heute nicht geändert. Die Mode muß von daher betrachtet werden, und Modeextreme dürfen nicht einfach als „Modetorheiten" abgetan werden. Extreme in der Mode gab es schon immer, was sich geändert hat, ist der schnelle Wechsel. Früher vollzog sich der Wechsel von einer Lebensform zur anderen (Höhlenbewohner → Pfahlbauer) sehr langsam, ebenso langsam vollzog sich der Kleiderwechsel. Heute geschehen Veränderungen in allen Bereichen viel rascher, was sich auch auf das Bedürfnis des Menschen nach Abwechslung und Vielfalt ausgewirkt hat.

5.1.3. Äußere Beeinflussung

Wie oben ersichtlich, sind Umweltfaktoren stark mit den psychisch-geistigen verquickt.

Der Mensch, insbesondere seine *Haut,* paßt sich aber auch der Umwelt an, Wettereinflüsse haben eine große Bedeutung: Luft und Sonne gerben und bräunen die Haut, Abgeschirmtheit erhält sie blaß, babyhaft (die Haut des Pubertierenden gärt gleichsam: Pickel, Akne). Die *Wahl der Kleidung* entspricht dem *Klima* (Temperatur, Feuchtigkeit, Strahleneinwirkung), der *Zweckmäßigkeit* (Arbeits- und Schutzkleidung) sowie dem *Sozialprestige* (man trägt …).

5.2. Beobachtung des Äußeren

5.2.1. Der gesunde Mensch

Er steht in seinem Äußeren angepaßt und zugleich selbständig in der Welt. Sauberkeit und gepflegtes Aussehen sind ein Grundbedürfnis.

Sie ermöglichen ihm
- Aufwertung des Selbstwertgefühls,
- Sicherheit im sozialen Kontakt,
- Darleben seiner persönlichen Note.

Jeder Mensch entwickelt im Verlauf seines Werdens eigenständige, ihm ganz persönlich zugehörige Gewohnheiten in bezug auf die Körperpflege und Kleidung.

5.2.2. Ausdruck des Kranken

Ausdruck hat viel mit Bewegung zu tun. Grundsätzlich gilt das, was dort gesagt wurde (S. 114ff.) auch für den Gesichtsausdruck.

Gesichtsausdruck

Die *Intensität* der Ausdrucksfähigkeit ist abhängig vom Alter, von der Persönlichkeitsreife und der Konstitution des Menschen.

Der *obere Gesichtsteil* wird geprägt von der Mimik der Augenlider, der Augenbrauen und der Stirnfalten. Je nach Bewegung des oberen Lides sehen wir vertrauend geöffnete oder erschreckt aufgerissene Augen. Das Heben und Senken der Augenbrauen führt zum Zusammenziehen der horizontalen bzw. vertikalen Stirnfalten. Gewohnheitsmäßige Überkreuzung derselben ist ein seelisches Notsignal.

Im *unteren Gesichtsteil* wirken das Rümpfen der Nase, die geblähten Nasenflügel und das Minenspiel des Mundes. Der Mund (weich oder zusammengepreßt) weist auf die Art der Beziehung zwischen Innen und Außen. In den gehobenen oder herabgezogenen Mundwinkeln spricht sich die seelische Gestimmtheit aus.

Krankheit kann ein vertrautes Gesicht zur Unkenntlichkeit verändern, sie kann ihm gleichsam einen Stempel aufdrücken. Solche Ausdrucksstempel können folgendermaßen definiert werden:

- *Schmerzerfüllter Ausdruck* bei langdauernden, schweren Erkrankungen.
- *Verbitterter Ausdruck* bei unbewältigtem seelischem oder körperlichem Leid.
- *Verkrampfter Ausdruck* bei seelischen Krankheiten, z. B. bei Neurosen, oder verschlossen, abweisend bei depressiven Menschen.
- *Verfallenes Aussehen = Facies hippocratia* oder *Facies abdominalis* bei Patienten mit Erkrankungen des Abdomens (z. B. Peritonitis = Bauchfellentzündung). Der Patient hat ein spitzes Gesicht mit eingefallenen Wangen, dunklen Rändern unter den Augen und trok-

kenen Lippen. Sein Blick ist ängstlich oder verstört.

- *Unbewegliches, starres Aussehen = Masken- oder Salbengesicht.* Die Haut ist fettig und glänzend, es handelt sich meist um Patienten mit Parkinson-Syndrom (S. 846 f.).
- *Verzerrtes Gesicht*, z. B. *Facies tetanica* bei Tetanuserkrankten. Der Ausdruck ist grinsend, verursacht durch den Krampf der Kaumuskulatur.

Augen

Das Auge ist ein sensibles Organ, es reagiert rasch auf innere und äußere Einflüsse (s. auch Erkrankungen des Auges, Kap. 42):

- *Der Glanz* erlischt (z. B. bei Depression), flakkert (Nervosität), ist starr (Exophthalmus = Glotzaugen bei Hyperthyreose).
- Die *Pupillen* erweitern oder verengen sich (S. 845).
- Die *Augäpfel* bewegen sich hin und her (Nystagmus = Augenzittern), z. B. bei multipler Sklerose, oder bleiben fixiert (bei bestimmten Psychosen).
- Die *Skleren* verfärben sich (gelb bei Ikterus, rot bei Entzündungen und Blutung u. a.).

5.2.3. Hautveränderungen

Hautfarbe

Blässe

Man kann eine *generelle* Blässe (z. B. konstitutionell oder durch Anämie oder Kreislaufversagen bedingte) von einer *partiellen* Blässe (als Folge von Durchblutungsstörungen an einer Extremität) unterscheiden. *Fahlgraue* Blässe ist Zeichen eines ausgeprägten körperlichen Zerfalls (bei Krebspatienten). Angst und Schreck verursachen eine allgemeine Blässe.

Rötung

Ausgebreitete Rötung vor allem des Gesichts ist bei Fieber und Bluthochdruck typisch, *partielle* Rötung bei Erythemen, Ekzemen (s. Hautkrankheiten, Kap. 40).

Blaufärbung

Blaufärbung (Zyanose) ist ein Zeichen mangelnder Sauerstoffsättigung des Blutes, die durch venöse Stauung oder Störung des Lungengasaustausches verursacht ist. Erste Zeichen eines Sauerstoffmangels sind als bläuliche Verfärbung

der Akren (Fingernägel, Nasenspitze, Ohrläppchen) zu erkennen (S. 601). *Fahlbläuliche, marmorierte* Haut tritt bei verminderter Blutzirkulation, z. B. bei Sterbenden, auf.

Gelbfärbung

Ursache der Gelbfärbung *(Ikterus)* ist der *Gallenfarbstoff* Bilirubin, der sich in der Haut ablagert. Zu Störungen des Bilirubinstoffwechsels kommt es bei Gallenblasen- und Leberkrankheiten (S. 714). Auch Toxine (Arsen, Nitrofarbstoffe) können die Leber so schwer belasten, daß es zu ikterischen Erscheinungen kommt. Die Skala der *Gelbschattierung* variiert, sie kann auf S. 715 nachgelesen werden. Einlagerung von *Urochrom* in die Haut bei gleichzeitiger Anämie führt zu *schmutziggelber* Verfärbung und ist typisches Zeichen bei chronischer Niereninsuffizienz (Urämie, S. 788).

Pigmentveränderung

Hyperpigmentierung führt zu Braunfärbung (Broncehaut) und ist eine charakteristische Erscheinung bei Unterfunktion der Nebennieren (Morbus Addison, S. 760). Pigmentmangel führt zum sog. Albinismus (sehr selten).

Hautspannung

Spannungsverlust

Die Haut ist schlaff, in Falten abhebbar (die Falten bleiben längere Zeit stehen). Physiologische Spannungsabnahme betrifft die Haut des Betagten. Weitere Ursachen sind: *Austrocknung* (Dehydratation bzw. Exsikkose) infolge großen Flüssigkeitsverlustes (Erbrechen, Durchfälle) oder *Mangelernährung* mit Schwund der Fettpolster (Kachexie).

Erhöhte Spannung

Lokal ist die Haut durch Tumoren, Hämatome oder Schwellungen gespannt. Die *generalisierte* Dehnung ist meist die Folge von Ödemen.

Ödeme

Sie sind Wasseransammlung im Gewebe infolge Stauung oder Ungleichgewichtes der Stoffe im Gefäßsystem. Es entwickelt sich eine schmerzlose Schwellung bei glatter, angespannter Haut. Bei Fingerdruck entsteht eine *Delle,* die sich nur langsam wieder ausgleicht.

Je nach Ursache unterscheidet man
- *Stauungsödem* als
  kardiales Ödem bei Herzinsuffizienz. Die Stauung ist eine Folge der Erhöhung des hydrostatischen Druckes im Gefäßsystem. Die Ödeme treten an den tiefsten Stellen des Körpers auf: Fußrücken, Knöchel bei mobilen Patienten, Sakralgegend bei liegenden Patienten (S. 623 f.);
  örtliche Ödeme, z. B. an einem Bein infolge Stauung bei Thrombose, Kompression durch Tumor, Stenose u. a.
- *Renales* Ödem bei Nierenkrankheiten. Es tritt auf bei verminderter Wasserausscheidung und vermehrtem Eiweißverlust = hydrämisches Ödem. Die Flüssigkeit sammelt sich im lockeren Bindegewebe, vor allem des Gesichtes → verquollene Augenlider = Lidödeme; sie treten vor allem morgens auf (S. 782).
- *Hepatogenes* Ödem bei schwerer Leberkrankheit (z. B. Leberzirrhose). Ursache sind das Sinken des kolloidosmotischen Druckes im Gefäßsystem (durch Hypoproteinämie) und die Pfortaderstauung. Betroffen ist zuerst der Bauchraum (Aszites, S. 724), später treten generalisierte Ödeme auf (zu Eiweißmangelödeme s. auch S. 782).
- *Kachektisches* Ödem (bei Mangelernährung) infolge Karzinom, Tuberkulose (konsumierende Krankheiten) oder bei Hunger (Hungerödem). Es besteht ein mangelndes Wasserbindungsvermögen im Gefäßsystem, verursacht durch die Hypoproteinämie.
- *Ödeme durch gestörten Lymphabfluß.* Lymphstauungen gehen mit Bindegewebsvermehrung und Verdickung der Haut einher. *Lymphödeme* treten bei Zerstörung oder Entfernung von Lymphknoten (z. B. nach Lymphknotenexstirpation bei Mammaamputation) auf. Die ausgeprägte, schwere Form ist unter dem Namen *Elephantiasis* bekannt = hartes, schmerzloses Ödem eines oder beider Beine mit bläulicher Hautverfärbung.

Hautblüten

Hautblüten oder Effloreszenzen sind immer unmittelbar durch eine Krankheit hervorgerufene Hautveränderungen. Siehe dazu Kap. 40.

Hautdefekte

Als Kratzspuren (infolge Juckreizes), Schürfungen, Wunden (S. 377); Gewebsdefekte mit sehr schlechter Heilungstendenz sind der Dekubitus (S. 128), das Ulkus cruris (S. 894 f.) und das Gangrän (S. 745 f.).

5.2.4. Hautanhangsorgane

Nägel

Die Nägel bedecken als gewölbte Hornplatten die Finger- und Zehenkuppen, sie bilden sich durch fortschreitende Verhornung im Nagelfalz (Matrix) und haben Schutz- und Tastfunktion. Die rötliche Färbung ist auf das gut durchblutete darunterliegende Gewebe zurückzuführen. Die Nägel sind unempfindlich, schützen aber sehr schmerzempfindliches Gewebe. Schlag auf den Nagel, Quetschung der Fingerkuppen oder Entzündungen in diesem Bereich sind sehr schmerzhaft.

Nagelveränderungen

- *Brüchigkeit* kann Folge von Mangelernährung sein (Kalzium-Eisen-Mangel). Auch Stoffwechselstörungen sowie Erkrankungen von Schilddrüse und Nebenschilddrüse beeinträchtigen die Nägel.
- *Nagelformveränderungen* sind selten. Wir kennen: *Uhrglasnägel* (gewölbte Nägel), meist in Verbindung mit Trommelschlegelfingern. Sie treten bei Sauerstoffmangel (Herz- und Lungenerkrankungen) auf. *Quer- und Längsrinnen* in der Oberfläche entstehen bei Pilzbefall oder Ekzem der Nägel (Weißnagel). *Eingewachsene Nägel,* meist an der Großzehe, sind sehr schmerzhaft und führen rasch zu Entzündungen.
- *Nagelfarbveränderungen* können hervorgerufen werden durch: *mangelnde Durchblutung* (Zyanose); das darunterliegende Gewebe schimmert weiß oder bläulich durch. *Hämatome* unter dem Nagel (verursacht durch Quetschung) sind als blauschwarze Flecken sichtbar. *Nikotin* verfärbt die Nägel (und die Finger, mit denen die Zigarette gehalten wird) bräunlich. *Vergiftungen* (Arsen und Thallium) führen zu quer über den Nagel ziehenden weißen Streifen. (Unregelmäßige weiße Streifen und Flecken sind auch beim Gesunden anzutreffen. Sie sind harmlos und entstehen durch Eindringen von Luft in die Hornlamellen.)

Haare

Die Haare inkl. Barthaare haben für den Menschen eine große Bedeutung. Haarkosmetik, Lebensgefühl und Lebenshaltung hängen sehr stark zusammen. Der *gesunde Mensch* beschäftigt sich gern und häufig mit seiner Frisur, die Haare glänzen, sind füllig.

Krankheit mindert die Vitalkraft, die Haare verlieren Glanz und Fülle, sie wirken leblos.

Veränderungen an den Haaren

- *Haarbeschaffenheit:* ob eher fett oder eher trocken hängt von vielen Faktoren, auch psychischen, ab. Sprödes, struppiges Haar hat der Patient mit Hypothyreose.
- *Haarausfall* ist im Alter physiologisch (besonders bei Männern). Als häufige Nebenwirkung tritt er bei Zytostatikabehandlung (Tumorbehandlung, S. 551) auf. Die Betreuung dieser Patienten erfordert in ganz besonderem Ausmaß unser Einfühlungsvermögen.

5.3 Sorge für eine gepflegte Erscheinung

Sauberkeit und gepflegtes Erscheinen sind in fast allen Kulturen hohe Werte. Das Kind wird schon sehr früh in diese Richtung geführt; vielleicht hie und da zu früh, was dann u. U. zu fast zwanghaftem *Perfektionismus* führt, der weit von einem wohltuenden Eindruck entfernt ist. *„Schlampigkeit"* ist die gegenteilige Erscheinung. Sie ruft eigentlich immer Abwehr hervor. Notfalls wird sie bei den unter 20jährigen Jugendlichen noch geduldet.

Eine Vielzahl von Alltagstätigkeiten stehen im Dienst des gepflegten Aussehens, und eine ganze Industrie lebt von den Hilfsmitteln, die angeboten werden für:

- Baden, Duschen, Hautpflege;
- Hand- und Nagelpflege;
- Intimtoilette, desodorierende Pflege;
- Gesichts- und Haarpflege (Make-up, Frisur);
- Zahn- und Mundhygiene;
- Kleidung und Schmuckbedürfnis.

Äußere Mittel unterstützen, aber ersetzen die inneren Kräfte nicht. *Psychohygiene* (S. 273) ermöglicht und adelt die gepflegte Erscheinung, *Bewegung* erhält die Spannung und Dynamik, *Schlaf* regeneriert die Kräfte, *Ernährung* und *Luft* sind für den Körper lebenerhaltende Elemente.

5.4. Pflegeplanung: sich waschen und kleiden

5.4.1. Situationseinschätzung

Die Einschätzung des Patienten (s. Checkliste S. 159) bezüglich Körper- und Kleiderpflegegewohnheiten wird uns durch seine Erscheinung und durch den Zustand der getragenen oder mitgebrachten Kleider und Gebrauchsgegenstände möglich. Unhygienisches Verhalten oder gar Verwahrlosung von Patienten dürfen aber nie zu unreflektiertem Verhalten unsererseits führen. Hinter einem vernachlässigten Äußeren steht oft ein „vernachlässigtes Innen". Eine „Großreinigung" darf nur behutsam und liebevoll vorgenommen werden, und zwar so, daß die „Seele des betroffenen Menschen die Schritte mitvollziehen kann" und der erkrankte Organismus nicht zusätzlich Schaden leidet. Unter Umständen muß für ein Bad Arztverordnung eingeholt werden. Eine überlegte *Pflegeplanung* (S. 74ff.) hilft uns vor überstürzten Pflegehandlungen, die mehr schaden als nützen. Es geht darum, nicht nur die vordergründigen *Probleme* anzugehen, sondern auch die „verdeckten, verkleideten" sowie die *Ressourcen* zu heben und zu nutzen.

5.4.2. Pflegeziele

Eine *fördernde* Pflege orientiert sich an Zielen, die eine bestmögliche Selbständigkeit des Kranken anstreben. Wer so pflegen will, muß für sich selbst ein hohes Maß an kritischer Wachheit, Initiative, Kreativität und Entscheidungsfähigkeit erarbeiten. *Übergeordnete Ziele,* die die jeweiligen Teilziele begleiten sollen, sind:

- Erhalten / Fördern von Selbstachtung und Selbstwertgefühl,
- Selbständigkeit und Eigentätigkeit in bezug auf Körperpflege und Bekleidung,
- Hygienebewußtsein und Schönheitssinn.

5.4.3. Pflegemaßnahmen

Im Bereich der Körperpflege liegt ein sehr großes Handlungsfeld der täglich zu leistenden Pflege. Im folgenden (Abschnitte 5.5.–5.6.) finden Sie entsprechende Anleitung. Die individuelle Pflege umfaßt:

- *Beobachtung* (5.2.)
  - von Haut und Hautbeschaffenheit,
  - von Umfang (Umfangmessung z. B. bei Ödemen und Entzündungen);

Checkliste: sich waschen und kleiden

☐ Körperpflege	☐ Haut ☐ Haare ☐ Nase ☐ Ohren ☐ Nägel ☐ Intimbereich ☐ Make-up

Die folgenden Fragen dienen exemplarisch zur Situationseinschätzung (s. auch S. 74 ff.)

☐ Die Bekleidungs- und Körperpflegegewohnheiten sind bekannt

☐ Die Informationen über die Tag- und Nachtbekleidung im Krankenhaus sind gegeben

☐ Der Tag-Nacht-Rhythmus wird in der Bekleidung des Kranken berücksichtigt

☐ Die Bekleidung des Kranken entspricht seinen Bedürfnissen und ermöglicht eine zweckmäßige Pflege

☐ Die Textilqualität der Wäsche (Nachthemd, Pyjama) entspricht den Ansprüchen der „atmenden Haut" (keine Synthetikstoffe)

☐ Die Bedürfnisse über die Pflege der Haut, der Haare usw. können geäußert werden und werden respektiert

☐ Die Nägel sind gepflegt

☐ Für die Körperpflege (Selbstaktivität des Kranken!) ist genügend Zeit eingeräumt

☐ „Gesichtspflege" (einfaches Make-up) ist bei Langzeitpatienten in die Pflege integriert und wird soweit möglich vom Kranken selbst vorgenommen (Selbstaktivität)

☐ Angehörige (Freunde) sind bei der Pflege (Hilfe beim Haarewaschen, Nagelpflege usw.) mit einbezogen

☐ Aspekte der Gesundheitserziehung sind zweckmäßig in die Pflegeplanung eingebaut

☐ Die tägliche Körperpflege wird vom Kranken als wohltuend erlebt

☐ Hilfeleistung zur selbständigen Bekleidung wird sorgfältig gegeben (Selbsthilfetraining)

☐ . . . . . .

☐ . . . . . .

– *angepaßte Körperpflege* im weitesten Sinn (5.5.);
– *Sorge für angemessene Bekleidung* (5.6.);
– *Einübung der Selbständigkeit,* soweit möglich und sinnvoll, sowie
– *Unterstützung und Förderung* eines möglichst großen Selbst-Pflege-Bewußtseins.

5.5. Körperpflege

Die tägliche Toilette ist im Tagesablauf des Patienten von großer Bedeutung. Sie kann ein Selbsthilfetraining *oder* Abhängigkeitsritual sein und hat demnach gesundheitserzieherische Bedeutung.

Voraussetzungen

– Die *Situation* des Patienten prüfen, den
– *Abhängigkeitsgrad* abschätzen und die notwendige Pflege anpassen.
– *Pflegemittel,* Toilettenartikel, Waschlappen, Tücher, Becken und evtl. Hilfsmittel vorbereiten.

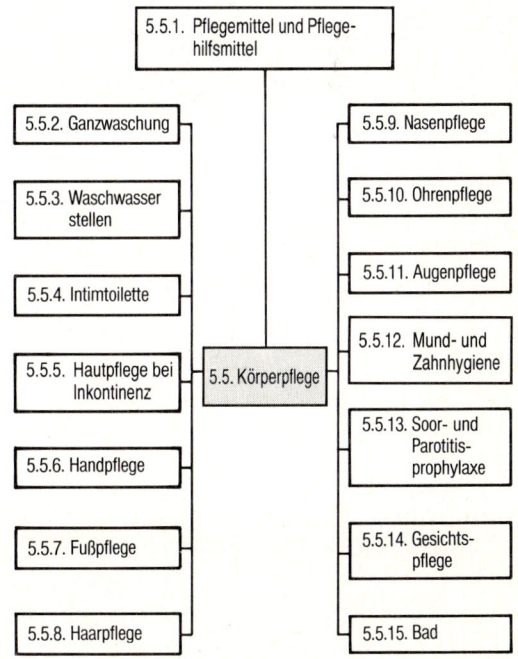

- *Schutz* und *Sicherheit* gewährleisten (angemessene Raumtemperatur, zugluftfrei, Intimsphäre wahren). Selbstschutzmaßnahmen (Schutzkittel, Handschuhe) bei Infektionsgefahr.

5.5.1. Pflegemittel und Pflegehilfsmittel

Pflegemittel

- *Seifen* und seifenähnliche Produkte nur bei gesunder Haut benutzen. Hautschonende Mittel sind z. B.
  Esemtan* = milde   Seifenlösung, *Stellisept** = antibakteriell und desodorierend (günstig für die Intimpflege);
  alkalifreie Seife schont den Säuremantel der Haut und wirkt darum bakterienfeindlich.
- *Hautschutzspray**, z. B. Silikon-Kamille-Azulen, stärkt als Sprayfilm über der Haut deren Widerstandsfähigkeit.
- *Bade- und Waschwasserzusätze, Shampoo* u. ä.; ohne Gegenindikation sollen sie mit dem Patienten ausgewählt werden (wenn er sie nicht schon mitbringt).
- *Hautcreme* für Gesicht und Hände ist Teil der persönlichen Toilettensachen des Patienten. Fehlt sie, soll sie mit dem Patienten oder für ihn besorgt werden. Für aufliegende, dekubitusgefährdete Haut (S. 129 f.) wählen wir je nach Hauttyp bzw. Hautbeschaffenheit eine *Hautschutzcreme*.
- *Mundhygienemittel;* bei Bedarf muß die Zahnpaste durch ein Mundwasser oder eine desinfizierende Lösung ergänzt werden.
- *Make-up, Toilettenwasser,* für Männer *Rasierwasser* u. a. sind nicht Privileg des Gesunden. Einschränkungen bezüglich Make-up sind geboten: vor der Operation, bei Erkrankungen von Herz-, Kreislauf- und Atmungsorganen. Sie erschweren die notwendige Überwachung oder machen sie unmöglich, da sie die effektive Haut-, Lippen- oder Fingernagelfarbe verdecken.

---

* Bezug für Stellisept: Bacillol AG, Hamburg;
  für die Schweiz: Pharmacolor AG, Basel.
  Bezug für Esemtan: Schülke & Mayr GmbH, Hamburg;
  für die Schweiz: Pharmacolor AG, Basel.
  Bezug für Hautschutzspray und Pflegeschaum: Temca Chemische Union GmbH, Nürnberg;
  für die Schweiz: Camelia AG, Gossau.

Pflegehilfsmittel

- *Waschlappen und Handtücher:* Die Handhabung ist unterschiedlich. Grundsätzlich ist jede Variante richtig, die den hygienischen und personrespektierenden Forderungen entspricht:
  • 2 Lappen und 2 Tücher, bezeichnet (z. B. durch Farbe oder Form) in je eine Garnitur für „oben" und für „unten";
  • 1 Lappen und 1 Tuch zum Einmalgebrauch (wegwerfbar, oder waschbar); sie werden nach der Morgentoilette durch frische ersetzt;
  • Wegwerfartikel für die Intimpflege.
- *Waschbecken - Waschräume:* Waschbecken sollen so groß sein, daß genügend Wasser zur Verfügung steht. Entweder
  • 1 großes und 1 kleines Becken (Intimbekken) zum Waschen im Bett, dazu Nierenschale und Zahnglas für die Mundpflege; oder
  • Waschbecken mit fließendem Wasser, im Zimmer oder Waschraum.

Patienten, die mobil sind, können *Dusche* und *Badezimmer* benutzen. Viele Menschen haben die Gewohnheit, täglich zu duschen, sie sollen auch im Krankenhaus nicht darauf verzichten, sobald oder solange es ihr Zustand erlaubt.
Die *Dusche* fördert und unterstüzt die Selbstpflege. Behinderte Patienten haben weniger Mühe und mehr Aktionsraum als am Waschbecken. Ein Hocker und eingebaute Griffe ermöglichen Bequemlichkeit und Sicherheit.

5.5.2. Ganzwaschung

Situation des Kranken

Es betrifft den Patienten, der in ganz besonderem Ausmaß von uns abhängig ist.
Situationserleichternd ist das *einheitliche* Vorgehen in der Ausführung durch alle Pflegepersonen. Der Patient fühlt sich sicher und kann besser in die Mithilfe mit einbezogen werden.

Ausführung

- In *einem Arbeitsgang* (Waschwasser 1mal wechseln); Reihenfolge: Gesicht und Mundpflege, Oberkörper, Arme, Hände, Rücken (wenn sich der Patient aufsetzen oder drehen kann), Beine, Füße, Intimbereich.
- In *geteiltem Arbeitsgang:* Beine und Füße (abhängig z. B. vom Tragen von Antithrombose-

strümpfen) bzw. Rücken und Gesäß werden zu einem anderen Zeitpunkt gewaschen.
- *Prinzipielles Vorgehen:*
  • von oben nach unten (Körper) – in langen Zügen;
  • von vorn nach hinten (Intimbereich);
  • von außen nach innen (Augen),
  • ganz dabei: *ich* wasche, nicht *es* wäscht.

Variante des Vorgehens (Abb. 5.**1**):
- Lagerungskissen entfernen, Bettdecke bis zur Taille zurückschlagen.
- Hemd lösen, den Patienten aus den Ärmeln schlüpfen lassen und das Hemd auf der Brust liegen lassen.
- Das Handtuch (in der Diagonale gefaltet) darüberlegen.
- Gesicht waschen und trocknen (1).
- Hemd bis zur Taille einrollen, Handtuch auf die Brust legen.
- Hals, Brust und Achselhöhlen waschen und trocknen (2).
- Frisches Hemd auf die gewaschene Partie und das Tuch unter den zu waschenden Arm legen.
- Jeden Arm einzeln waschen und trocknen (3, 4), Hände (5), evtl. Handbad (Abb. 5.**2**).
- Den Patienten in das Hemd schlüpfen lassen.
- Zum Waschen des Rückens Patienten aufsitzen lassen oder drehen (ganze Rückenbreite waschen).
- Decktuch über den Patienten legen und obere Bettücher bzw. Decke hinunterdritteln.
- Tuch unter das zu waschende Bein legen. (Abb. 5.**3a**).
- Jedes Bein, an Zehen und Fuß beginnend, einzeln waschen und gut trocknen (6, 7) oder Fußbad ermöglichen (Abb. 5.**3b**).
- Beine zudecken.
- Genitalgegend mit Tuch bedecken.
- Hemd nach innen bis unter die Brust rollen.
- Bauch waschen und trocknen.
- Intimtoilette (9) mit frischem Wasser (s. unten).
- Hemd und Bett in Ordnung bringen; evtl. Lage des Patienten korrigieren!
- Rücken einreiben (Abb. 5.**4**) bzw. entsprechende Prophylaxen vornehmen.

5.5.3. Waschwasser stellen

Situation des Kranken

Es betrifft Patienten, die ans Bett gebunden sind (orthopädische Patienten) oder die kräftemäßig nicht oder noch nicht in der Lage sind (z. B. post-

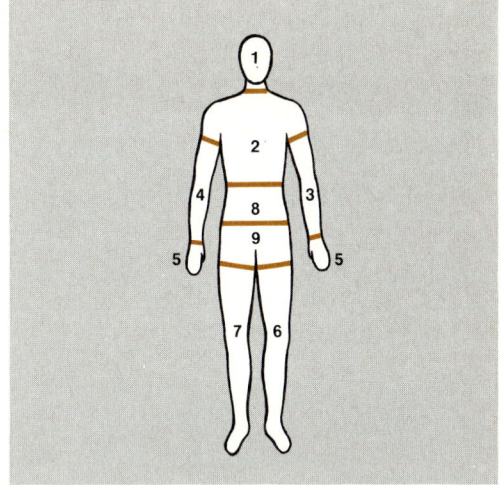

Abb. 5.**1**   Vorgehen bei der Ganzwaschung (s. Text).

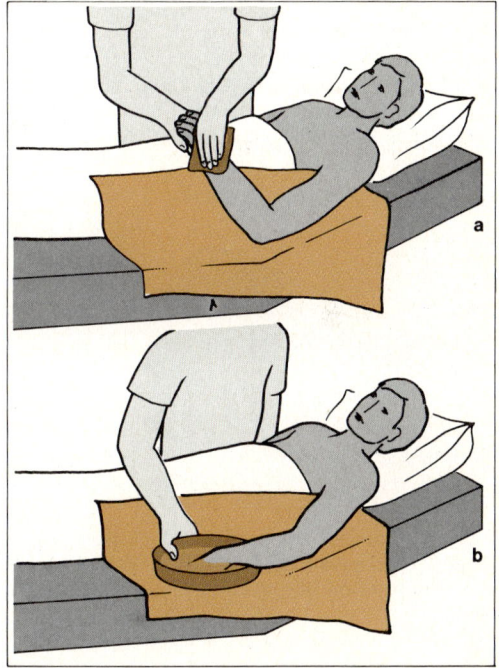

Abb. 5.**2a–b**   Handpflege. **a** Tuch unter den zu waschenden Arm legen. **b** Waschbecken auf das Tuch stellen und dem Patienten Handbad ermöglichen.

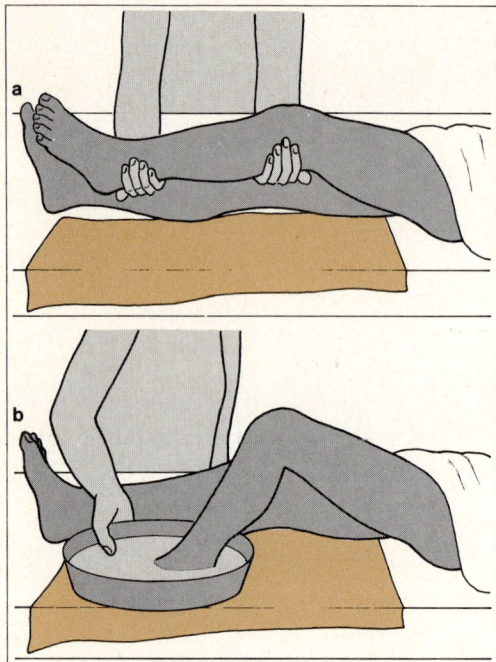

Abb. 5.**3a–b** Fußpflege. **a** Tuch unter das zu waschende Bein legen. **b** Waschbecken auf das Tuch stellen und dem Patienten Fußbad ermöglichen.

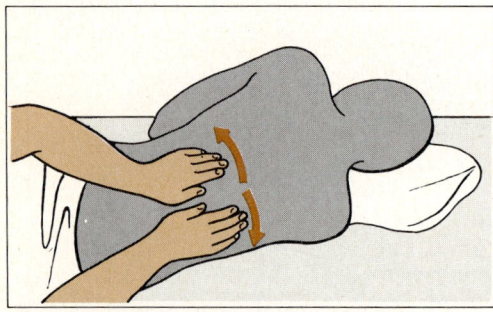

Abb. 5.**4** Einreiben des Rückens. Möglichkeit der Lage des Patienten und der Schwesternhände. Das Einreiben erfolgt von der Wirbelsäule aus nach beiden Seiten.

operativ), ihre Toilette außerhalb des Bettes vorzunehmen. Respekt und Höflichkeit erfordern ein *vollständiges* und *geordnetes* Herrichten aller Gebrauchsgegenstände.
Waschwasser wird gestellt (Abb. 5.**5**)
– für selbständige, ans Bett gebundene Patienten,
– zur Frühtoilette (Gesicht und Hände waschen, Mund spülen) vor dem Frühstück,

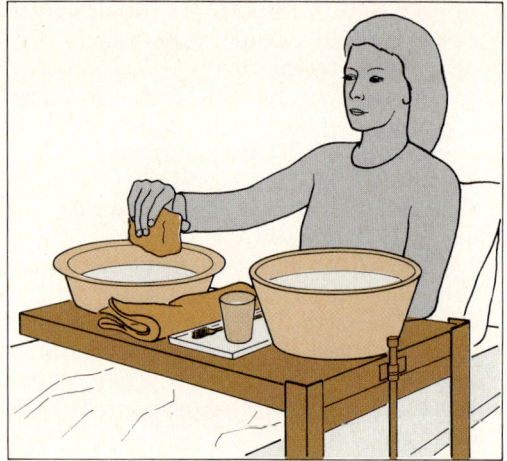

Abb. 5.**5** Waschwasser stellen.

– zur Teiltoilette (für Patienten, bei denen Rükken und Gesäß durch eine Pflegeperson gewaschen werden),
– zur Abendtoilette als Erfrischung für die Nacht.

5.5.4. Intimtoilette

Situation des Kranken

Die Entblößung und Pflege des Intimbereichs setzt Vertrauen, Takt und Einfühlung voraus (s. dazu Schamgefühl S. 190 u. 369).
Soweit möglich, soll die Intimpflege vom Patienten selber vorgenommen werden, die notwendige *Unterstützung* behutsam geschehen.

Vorgehen

– Frisches Wasser (im speziellen „Intimbekken"), Waschlappen, Tuch und Handschuhe vorbereiten.
– Den Patienten bitten, seine Beine aufzustellen; Tuch unter das Gesäß legen.
– *Zur Intimregion gehören:* Bauch, Leisten, Oberschenkel, äußeres Genitale.
Bei der Frau:
– Waschen und trocknen von vorn nach hinten (von der Symphyse zum Anus).
– Bei adipösen Frauen mit Tendenz zu Schwitzen kann man mit dem Fön nachtrocknen, evtl. Baumwoll- oder Gazestreifen in die Hautfalten legen.
– Während der Menstruation u. U. mehrmals täglich waschen oder abspülen und frische Vorlage vorlegen.

Beim Mann:
- Beim Waschen des Penis die Vorhaut zurück-schieben, dann die Eichel gut säubern und die *Vorhaut wieder vorstreifen* (sorgfältig vorgehen, Vergessen des Zurückschiebens kann eine Paraphimose verursachen, s. auch S. 210).
- Bei beginnendem oder vorhandenem Skrotumödem oder nach tiefen Bauchoperationen zur Vorbeugung Skrotum mittels kleinem Kissen, Rolle oder Suspensorium hochlagern.

Intimpflege nach Blasen- und Darmentleerung s. S. 197 ff., bei Inkontinenz s. unten.

5.5.5. Hautpflege bei Inkontinenz

Inkontinenz = Unvermögen zum willkürlichen Zurückhalten von Harn oder Stuhl.

Das *Ziel* der Pflege ist die intakte, trockene Haut, ihr Schutz vor nasser Wäsche und Geruch und dadurch die Sorge für das Wohlbefinden des Betroffenen.
- *Reinigen bei Urin- und Stuhlverschmutzung* mit Sanitas-Pflegeschaum (Gebrauchsanweisung auf der Sprühdose) oder mit Wasser und Seife. Gereizte Haut nur mit Öl und Watte behandeln (z. B. bei Durchfall).
- *Schutz und Fürsorge der Haut,* da Harnstoff, Enyzme und Bakterien des Stuhls die Haut reizen. Öle, Salben, Sprays, s. S. 160.
- *Anwendung von Inkontinentenhilfsmitteln:*
  • *Kondom-Urinale,* Conveen-Tropfenfänger und -Urinbeutel, insbesondere für Männer;
  • *saugfähige Inkontinentenwäsche* (Inkontinenzversorgungssysteme): Höschen, Slips, Einlagen, Unterlagen für verschiedene Inkontinenzgrade.

Das häufige *Wechseln* des Inkontinentenmaterials ist weit wichtiger als die Anwendung von Hautpflegemitteln. Das Ausprobieren und Finden der richtigen Inkontinenzhilfsmittel ist dabei vordergründig. Es lohnt sich aber, da nur so Sicherheit und Wohlbefinden und eine reizlose Haut erreicht werden können. Es gibt Hilfsmittel, die weder auffallen noch behindern. Bei regelmäßigem Wechseln und richtiger Hygiene ist auch kein verräterischer Geruch zu bemerken. Die *Beratung* durch Firmen, die solche Materialien herstellen, und das geduldige Ausprobieren des Zweckmäßigsten lohnt sich (vgl. z. B. das Angebot der Firma Mölnlycke). *Das Prinzip des Produktaufbaus* entspricht demjenigen der Babywindel (Abb. 5.6).

Mehr zur *Pflege bei Inkontinenz* s. Kap. 7, S. 198 f.

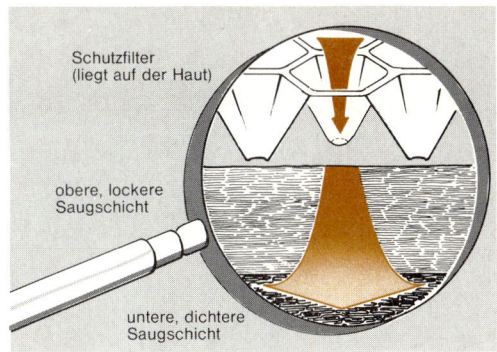

Abb. 5.6 Schichten der Krankenunterlagen: Weicher, anschmiegsamer Schutzfilter, der Urin durchläßt, ohne sich selbst vollzusaugen. Die obere, lockere Saugschicht leitet den Urin in die untere, dichtere Saugschicht. Dort wird der Urin verteilt und von der Haut weit weggehalten.

5.5.6. Handpflege

Auch Patientenhände sind Bakterienträger, die Hygienevorschriften gelten für sie wie für uns. Hände von Gelähmten brauchen ganz besondere Aufmerksamkeit und Pflege:
- Hände gut einseifen (unsere eigenen, eingeseiften Hände benutzen oder dem Patienten die Seife in die Hände geben).
- Den Patienten im Wasser (Waschbecken) „plantschen" lassen (s. Abb. 5.2).
- Einreiben (oder durch den Kranken selber einreiben lassen) einer Handcreme.
- *Nägel* kurz und sauber halten, nicht erst reinigen, wenn sie „Trauerränder" haben.
- Nägel günstigerweise nach einem Handbad schneiden, da sie dann weicher sind: kurz und rund schneiden.
- Zum Schneiden Papierserviette oder Tuch unterlegen.
- Make-up ermöglichen, wenn die Patientin es wünscht und keine Gegenindikation besteht.

5.5.7. Fußpflege

„Die Füße darf man nie waschen, nur baden" ist der Ausspruch einer weisen Frau; sie meint damit, daß wir den Füßen große Sorgfalt und Zuwendung schenken sollen (unseren eigenen und denjenigen des Patienten!). Früher erfüllten Fußpfleger häufig die Aufgabe eines „Seelenbetreuers". Seelisch und körperlich abgespannte Menschen „leisteten" sich einige Stunden beim Fußpfleger, um wieder ins Gleichgewicht zu

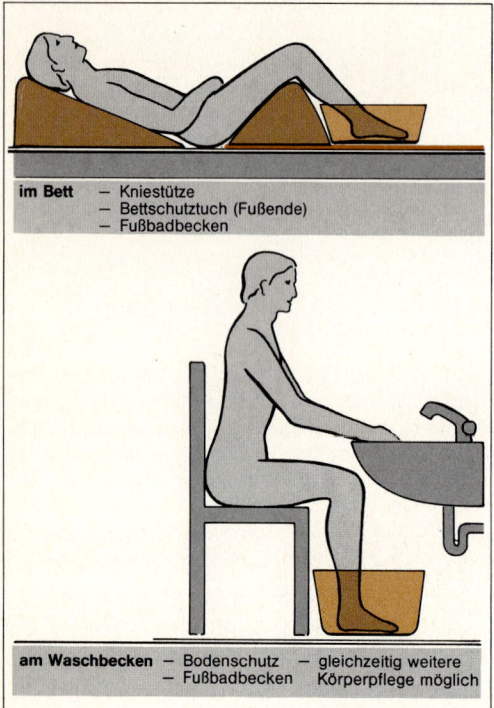

im Bett — Kniestütze
— Bettschutztuch (Fußende)
— Fußbadbecken

am Waschbecken — Bodenschutz — gleichzeitig weitere
— Fußbadbecken Körperpflege möglich

Abb. 5.**7a–b** Verschiedene Positionen des Patienten für das Fußbad.

kommen. Das heißt für uns, daß die Fußpflege bei einem Patienten mehr sein kann als eine „Nur-Pflegeverrichtung". Überliefert ist uns auch die symbolträchtige Fußwaschung Jesu an seinen Jüngern (Joh. 13,5).

Heute ist diese Erkenntnis auch wissenschaftlich untermauert, z.B. durch die Erforschung der Funktion der Reflexzonen, speziell der Füße, und abgeleitet davon die *Theorie und Funktionsweise der Fußreflexzonenmassage* (s. auch Kap. 4, S. 137).

Es kann für eine Pflegeperson vorteilhaft sein, diese Technik zu erlernen (es gibt entsprechende Kurse, speziell für das Pflegepersonal). Noch wichtiger aber, und unabhängig von einer zu erlernenden Praxis, ist *das Einüben der bewußten Hinwendung auf das, was wir tun,* auch in der alltäglichen Arbeit an den Füßen von Patienten (Waschen, Nagelpflege usw.). In solcher Bewußtheit für die alltägliche Pflege geschieht *alternative Pflege* im richtigen Sinn: Nicht neue und andere Dinge tun müssen (z.B. Fußreflexzonenmassage), sondern *das, was wir tun, anders tun;* bewußter, behutsamer, liebevoller (alternativ = anders).

- *Fußbad* ist bei bettlägerigen und mobilen Patienten möglich, s. z. B. Abb. 5.7. Dem Wasser ist ein hautfreundlicher Zusatz beizumischen.
- Sorgfältiges Waschen und Trocknen zwischen den Zehen.
- Haut mittels Öl oder Creme geschmeidig halten.
- Bei Hornhautbildung mit 3- bis 1%iger Salizylsalbe behandeln, z.B. Salbe auftragen und die Füße über Nacht einwickeln, dann Fußbad und Hautpflege.
- *Hühneraugen* und größere Hornhautauflagerungen nur durch Spezialisten oder Fußpflegerin behandeln lassen.
- *Nägel* sorgfältig schneiden. Verletzungen vermeiden (s. auch Nagelpflege beim Diabetiker S. 753).

5.5.8. Haarpflege

Die *tägliche Haarpflege* beschränkt sich auf das Bürsten und Kämmen der Haare. Unter den Kopf oder über die Schultern wird ein Handtuch gelegt.

Ist das Haar lang, wird der Kopf auf die Seite gedreht und das Haar erst auf der einen, dann auf der anderen Seite gekämmt.

Bettlägerigen Patientinnen werden lange Haare nicht aufgesteckt, da Kämme und Nadeln Druckstellen verursachen können. Die Haare werden gescheitelt und seitlich zusammengebunden oder zu Zöpfen geflochten.

Zweckmäßigkeit schließt Schönheit nicht aus. Das eigene Gefühl für Gepflegtheit ist der beste Ratgeber für die jeweilige Situation.

Perücken (sie sind bei Haarausfall, z.B. infolge Zytostatikatherapie, unumgänglich) müssen sorgfältig behandelt werden.

Haare waschen

Sind keine speziellen Einrichtungen vorhanden, wird eine kreative Schwester Mittel und Wege finden, um allen Patienten eine gründliche, regelmäßige Haarpflege zukommen zu lassen.

- *Mobile Patienten:* an Spezialbecken, mit der Bade- oder Duschebrause, am Waschbecken.
- *Bettlägerige Patienten:* Grundsätzlich geht es um folgende Schritte.
  • *Kopf des Patienten anheben,* unter dem Nakken abstützen; Hilfsmittel: Patientenheber und/oder Lagerungskissen.
  • *Auffangvorrichtung* unterschieben: Spezialgefäß mit Ableitung, Becken oder langer,

offener Plastiksack, der in einen Eimer geleitet wird. Bett schützen (Abb. 5.8).

- *Haare netzen* (mit Brause, Wasserkrug, Hahnenschlauch u.a.), einshampoonieren, Haare und Haarboden sorgfältig behandeln, spülen. Haare trocknen: in Frotteetuch einschlagen, Patient bequem lagern, evtl. etwas ausruhen lassen, dann fönen und gut durchkämmen.
- *Frisur* nach Wunsch des Patienten und Geschick der Pflegenden.

5.5.9. Nasenpflege

Meist braucht die Nase keine spezielle Pflege. Der Patient kann sich mit dem Taschentuch schneuzen; u.U. wird er angehalten, dabei jeweils ein Nasenloch zuzudrücken.

Besondere Pflege ist angezeigt bei Bewußtlosigkeit, nach Schädel-Hirn-Traumen (S.865f.) sowie bei liegenden Nasensonden.

Gegenstände zur Nasenpflege (Abb. 5.9):

- Wattestäbchen, Watteträger;
- physiologische Kochsalzlösung;
- Nasensalbe, Olivenöl, Borvaseline;
- bei Sondenträgern zusätzlich hautfreundliches Pflaster, Schere, Benzin, Tupfer, Abwurfsack.

Vorgehen

- Borken mit Olivenöl oder Borvaseline aufweichen, mit Kochsalzlösung reinigen (Watteträger nach hinten, nicht nach oben, und leicht drehend einführen).
- Nasensalbe auf die Schleimhaut auftragen (nach Verordnung).
- *Bei eingelegter Sonde:* Fixierung lösen, Hautstellen mit Benzin säubern, entfetten, dabei die Sonde etwas zurückziehen, Nasenschleimhaut behandeln wie oben, Sonde fixieren (Abb. 5.10).

5.5.10. Ohrenpflege

Die tägliche Ohrenpflege geschieht im Zusammenhang mit der *allgemeinen Körperpflege:*

- Ohrmuschel mit Wasser und Seife waschen.
- Ohrschmalz sorgfältig mit „Watteträger" entfernen.
- Äußeren Gehörgang evtl. mit einem Hautöl behandeln (Zug nach hinten oben erleichtert den Zugang).

Hörgeräte S.906.
Umgang mit Hörgeschädigten S.906ff.
Therapeutische Ohrenpflege S.906.

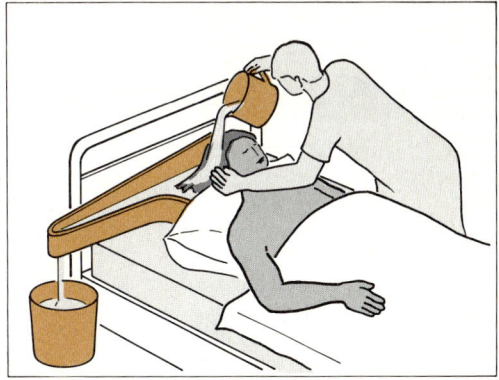

Abb. 5.8 Haarewaschen mit Spezialhaarwaschvorrichtung. Die Wanne aus Kunststoff hat einen verbreiterten Auflagerand, um den Hinterkopf des Patienten abzustützen. Damit wird gleichzeitig verhindert, daß Wasser ins Bett fließen kann. Der Ablaßschlauch befindet sich auf der Seite außerhalb des Bettes (ein unten aufgeschnittener Plastiksack vermag den gleichen Zweck zu erfüllen).

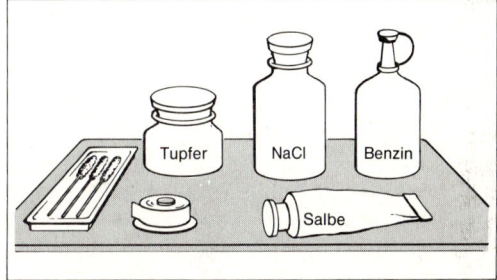

Abb. 5.9 Gegenstände für die Nasenpflege.

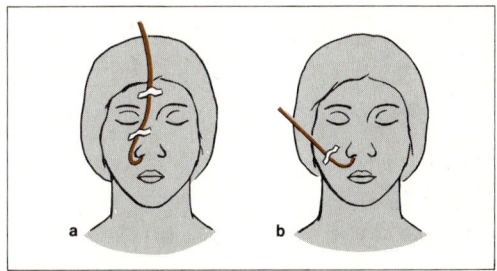

Abb. 5.10 a Fixation der Sonde. b Diese Fixation behindert die Kau- und mimische Muskulatur und ist weniger zu empfehlen.

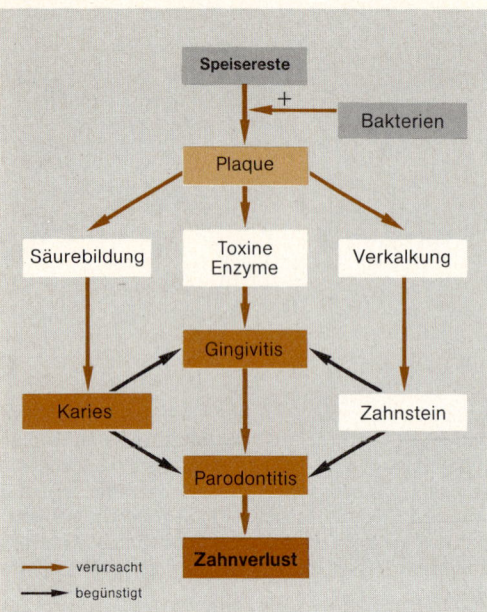

Abb. 5.11 Zusammenhänge von ungenügender Zahnhygiene und Pathophysiologie (nach *E. Lustig*, Aarau).

5.5.11. Augenpflege

Sie wird durchgeführt zur Verhütung von
- Austrocknung der Hornhaut bei fehlendem Lidschlag (Bewußtlose, Hemiplegie) oder bei Augenlidlähmung;
- Verklebung oder Verkrustung der Augen bei vermehrter Sekretion.

Auswischen der Augen

Es soll nur mit sterilem Aqua destillata und Tupfer vorgenommen werden. Mit dem feuchten Tupfer wischt man die Augen vom äußeren zum inneren Nasenwinkel (je frischen Tupfer benutzen, bis das Auge sauber ist):
- sorgfältig auswischen.

Tropfen oder Salben applizieren S. 928 f.
Befeuchtungskammer auflegen S. 930.
Augenprothesen S. 931.
Kontaktlinsen S. 931 f.
Umgang mit Sehbehinderten S. 926 ff.

5.5.12. Mund- und Zahnhygiene

Nur eine tadellos saubere Mundhöhle gewährleistet gesunde Zähne, gesundes Zahnfleisch und gesunde Ernährung.

Ungenügende Mund- und Zahnhygiene

Eine nachlässige Mund- und Zahnhygiene ist nicht nur Ursache für hohe Zahnarztrechnungen, sondern auch Anlaß zu Gesundheitsproblemen verschiedener Art (Abb. 5.11):
- Speisereste, die nicht regelmäßig durch gründliche mechanische Reinigung von Zähnen und Zahnfleisch entfernt werden, bilden in Verbindung mit den in der Mundhöhle angesiedelten Bakterien die sog. *Plaque* (Zahnbelag).
- In der Plaque findet durch die Bakterien eine Vergärung der Speisereste statt. Die dabei produzierte Säure löst den Zahnschmelz auf und führt zu *Karies* (Zahnfäule).
- Durch Verkalkung der Plaque kommt es zur Bildung von *Zahnstein*.
- Weiter führt die Plaque im Bereich der Zahnhälse zur Entzündung des Zahnfleisches, zur *Gingivitis*. Im fortgeschritteneren Stadium kommt es zur Bildung von entzündlichen Zahnfleischtaschen.
- Schreitet die Gingivitis weiter fort, kommt es zu entzündlich-degenerativen Prozessen des Zahnhalteapparates mit Schwund von Knochen und Zahnfleisch, der *Parodontitis*, und schließlich zu Lockerung und Verlust der Zähne.
- Paradontitische Entzündungen im Bereich der Zahnwurzeln können zu Streuherden werden und *Fokalinfektionen* verursachen (Endokarditis, Herdnephritis usw.).
- Infolge mangelnder Zahnhygiene schadhaft und locker gewordene oder ausgefallene Zähne können die Nahrungsaufnahme und -verwertung beeinträchtigen und zu *Verdauungsstörungen, Mangelernährung* sowie weiteren Komplikationen führen (besonders zu beachten bei betagten und geistig behinderten Menschen).

Die Neigung zur Bildung von Belägen an Zähnen und Prothesen ist im Alter wegen der verminderten Speichelsekretion und des bevorzugten Konsums weicher und breiiger Speisen stärker als bei jüngeren Leuten.

Gesunde Zahnhygiene

Zweckmäßiges Material:
- *Zahnbürste* mit kurzem Bürstenkopf (Zugang zu den Mahlzähnen) mit 3–4 Reihen mittelharten abgerundeten Nylonborsten (Naturborsten sind Bakterienreservoir).
- *Zahnpasta,* fluorhaltig.
- *Zahnseide* ist ein ungewachster Nylonfaden.

Er wird gebraucht, um Bakterienbeläge zwischen den Zähnen zu entfernen (*auf* den Zähnen, nicht zwischen den Hohlräumen reinigen).

Systematische Zahnreinigung:
Sie wird 3mal täglich (nach dem Essen) durchgeführt:
1. Kauflächen: mit dem Bürsten am hintersten Zahn beginnen, mit kleinen Bewegungen nach vorn bis zum Eckzahn; oben rechts nach vorn, dann oben links nach vorn. Gleiches Verfahren mit der unteren Kaufläche (10–15 Sekunden).
2. Außenfläche: Wieder mit dem hintersten Zahn beginnen, zuerst von rechts nach vorn, dann von links (kleine Bewegungen machen), auch Zahnfleisch bürsten, obere und untere Zahnreihe (je 20–30 Sekunden bürsten).
3. Innenfläche: An der Hinterfläche des hintersten Zahnes beginnen. Kleine Bewegungen, Reihenfolge wie oben (15–25 Sekunden).
Beim Spülen soll Wasser durch die Zähne hindurchgepreßt werden.
Auf persönliche Wünsche (Temperatur des Wassers, Zugabe von Mundwasser) Rücksicht nehmen.

Umgang mit Zahnprothesen

- Prothesen (auch Teilprothesen) zum Reinigen aus dem Mund nehmen (lassen).
- Pflege durch gründliches Abbürsten mit Reinigungsmittel (1mal täglich) und ausspülen nach jeder Mahlzeit mit kaltem Wasser (heißes → Verformung!). Spezielle Prothesenreinigungsbürste und alkalifreie Seife bzw. chemisches Reinigungsmittel (z. B. Kukident) verwenden. (Um Schäden durch Herunterfallen der Prothese zu vermeiden, sollte im Waschbecken etwas Wasser belassen werden.)
- Wenn immer möglich, den Patienten die Prothesenpflege selbständig durchführen lassen. Er bekommt eine beschriftete Prothesenschale.
- Vor dem erneuten Einsetzen der Prothese wird diese unter kaltem Wasser nochmals gründlich abgespült und dem Patienten dann in der Schale gereicht (Intimsphäre beachten: Vielen Patienten ist das Entfernen und Einsetzen der Prothese vor anderen Menschen peinlich!).
- Bei schlechtsitzenden Prothesen kann ein Haftpulver oder eine Haftplatte helfen (nur auf gut gereinigte Prothesen auftragen). Genügt dies nicht, ist eine Kontrolle durch den Zahnarzt angezeigt.

5.5.13. Soor- und Parotitisprophylaxe

Bei gestörter Abwehrkraft des Organismus (hohes Fieber, ungenügende Ernährung, Bewußtseinsstörungen, Zytostatikatherapie, Bestrahlung u.a.) sind intensive prophylaktische Maßnahmen zur Verhütung von entzündlichen und geschwürigen Erkrankungen der Mundschleimhaut außerordentlich notwendig. Als besondere Gefahrenmomente gelten folgende *Mundkrankheiten* bzw. *Krankheitszeichen:*

- *Stomatitis* (Mundschleimhautentzündung). Die Schleimhäute sind gerötet und angeschwollen. Der Patient klagt über brennende Schmerzen, Trockengefühl, unangenehmen Geschmack im Mund. Wir stellen Mundgeruch fest.
- *Soorpilzbefall* zeigt sich als festhaftender, grau-weiß-fleckiger Belag.
- *Mundaphthen* (Schleimhautdefekte) erkennen wir als kleine rundlich-ovale Erosionen, die einzeln oder gehäuft auftreten (an Zunge, Zahnfleisch, Gaumen- und Wangenschleimhaut). Der Patient klagt über heftige Schmerzen und verweigert die Nahrung; häufig bei mangelnder Abwehr und Zytostatikatherapie.
- *Rhagaden* sind kleine, schmerzhafte Schrunden an Mund- und Nasenwinkel (häufig Ausdruck von Vitamin- und Eisenmangel).
- *Herpes labialis* (Fieberbläschen, s. auch S. 892) sind kleine, schmerzhafte Erhebungen, die bald in Bläschen übergehen. Sie sind, wie auch trockene oder aufgesprungene Lippen, häufige Begleiter bei Fieber.
- *Parotitis* ist eine Entzündung der Ohrspeicheldrüse, die bei mangelnder Kautätigkeit und fehlendem Speichelfluß begünstigt wird. Sie ist gekennzeichnet durch die charakteristische Schwellung der vor dem Ohr liegenden Drüse. Der Patient klagt über starke Schmerzen. Im schweren Fall tritt sogar eine Kieferklemme auf (Unterkiefer ist blockiert).

Prophylaktische Maßnahmen

Die *Ziele* sind
- *Erhaltung* der Kautätigkeit, intakte Schleimhaut, eine belagfreie Zunge und geschmeidige Lippen;
- *Wohlbefinden* des Kranken;
- *beschwerdefreie Nahrungsaufnahme.*

Anregen der Kautätigkeit: Kauen lassen von Kaugummi, Fruchtgummi, Dörrfrüchten, trockener Brotrinde.

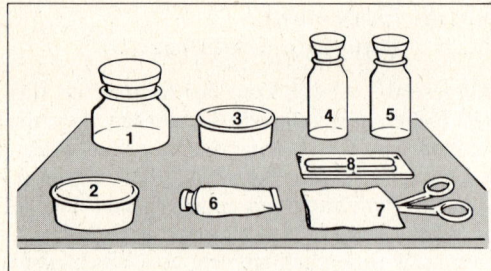

Abb. 5.**12**   Mundpflegeset (s. Text).

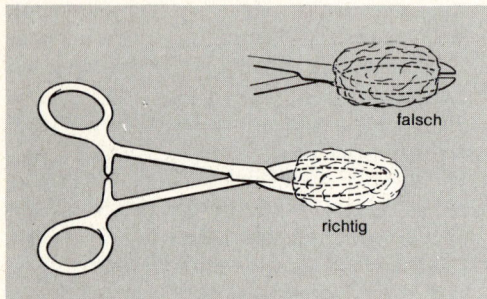

falsch

richtig

Abb. 5.**13**   Péan mit eingeklemmtem Tupfer.

Mundspülungen mehrmals täglich mit antiseptischen oder adstringierenden (zusammenziehenden) Lösungen: Kamillosan 20 Tropfen pro Glas, Myrrhentinktur 5 Tropfen, Hexoral unverdünnt u. a.
Auswischen der Mundhöhle mittels Tupferträger (Péan und Tupfer) und einer geeigneten Lösung (z. B. Hextril, Hexoral, Merfen-Glyzerin, 5%ige Bepanthenlösung, Becozym-Sirup, BVK Roche Sirup); Glyzerinstäbchen (lemon glycerin swabs) = *spezielle Mundpflege*.

Gegenstände (Mundpflegeset, Abb. 5.**12**)

- Péan geschützt (z. B. eingeschlagen in Papiertaschentuch [7]);
- Tupfer in gedecktem Becher (1);
- Wegwerfschälchen für die verdünnten Lösungen (2, 3);
- zweckmäßige Lösungen zum Auswischen der Mundschleimhaut (4);
- Mundwasser zum Nachspülen (5);
- Salben für Lippen: Borsalbe, Vaseline, Bepanthen oder Fettstift (6);
- Zungenspatel (8), Taschenlampe;
- Papiertaschentücher, Abwurfsack.

Ausführung

- Glyzerinstäbchen (für einfache Prophylaxe genügend), sonst
- Tupfer in Péan vorbereiten (Péan *in* Rundtupfer festklemmen; Abb. 5.**13**), mit gewünschter Lösung befeuchten.
- Sorgfältiges und gründliches Auswischen der Mundhöhle von hinten nach vorn (der Zunge, unter der Zunge, der Wangeninnenflächen und Wangentaschen) sowie des harten und weichen Gaumens.
- Tupfer bzw. Stäbchen wechseln, so oft wie nötig.
- Haftende Zungenbeläge mit Wasserstoffsuperoxid 1–2%, einer Zitronenscheibe oder einem Würfelzucker abreiben.
- Nachwischen mit Mundwasser (Geschmacksverbesserung, Erfrischung).
- Lippen mit Salbe oder in Glyzerin getauchten Watteträgern bestreichen.

Therapeutische Maßnahmen

Sind Munderkrankungen aufgetreten, ordnet der Arzt die Therapie an. Bewährt haben sich u. a.:
- Bei Stomatitis und Gingivitis: Bepinseln mit Pyralvex oder Abgabe von Lutschtabletten (z. B. Merfen).
- Bei Soor: 2%ige Gentianaviolett-Lösung.
- Bei Mundaphthen: Betupfen mit Myrrhentinktur, Aphtol, Rosenhonig.
- Bei Rhagaden: lokale und allgemeine Behandlung mit Vitaminen, besonders Vitamin B.
- Bei Fieberbläschen: Himapasta; sie verursacht brennende Schmerzen, wenn sie nicht frühzeitig aufgetragen wird.
- Bei Patienten mit Speichelfluß vorbeugend eincremen.
- Zur Behandlung von schmerzhaften Stellen: Dynexan (Paste) auftragen; hat leicht anästhesierende Wirkung.
- Zur Anwendung des kohlensäurehaltigen Druckluftsprays (Carbatom) s. Kap. 41, S. 909 f.

Beachte
- Prophylaktische Mundpflege *vor* dem Essen und zwischendurch nach Bedarf.
- Therapeutische Mundpflege *nach* dem Essen.
- Mundpflegeset täglich wechseln.

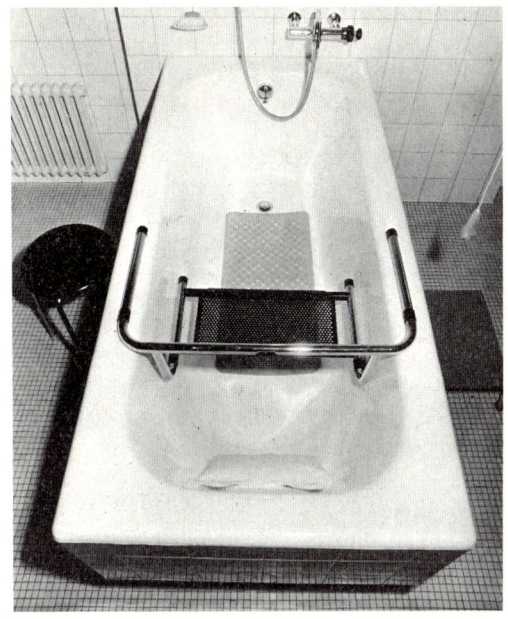

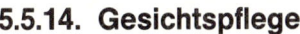

a

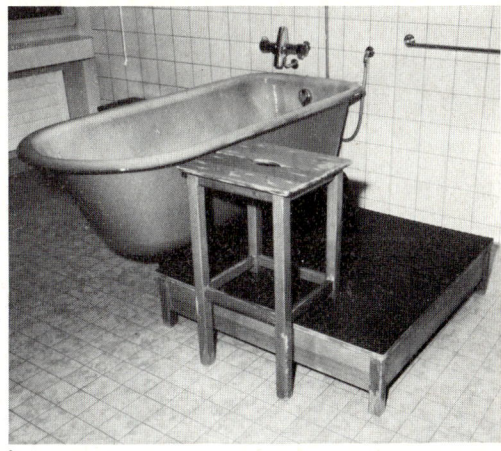

b

Abb. 5.**14 a–b**   Badehilfen. **a** Badewannensitz mit Haltevorrichtung, Gummimatte, Gummikopfkissen, Schemel, Hocker. **b** Speziell hoher Schemel zum Einsteigen ins Bad (die vorderen Schemelfüße können in die Vorlage hineingestellt werden → rutschsicher = Modell Ziegelspital, Bern).

5.5.14. Gesichtspflege

Die *Gesichtshaut* ist sehr empfindlich. Meist hat der Mensch im Verlauf seines Lebens herausgefunden, was seiner Haut bekömmlich ist (Lotion, Seife, Art der Hautcreme usw.). Es sollte selbstverständlich sein, daß seine Wünsche und Gewohnheiten auch im Krankenhaus berücksichtigt werden. Gesichtspflege, Arbeit am eigenen Gesicht, fördert das Selbstvertrauen und ist ein sinnvolles Selbsthilfetraining (z. B. für Hemiplegiker; was tut es, wenn der Patient eine Stunde oder mehr dazu braucht! Für ihn ist es gleichzeitig eine Hilfe zur Strukturierung der Zeit).

Die *tägliche Rasur* (bei Männern) ist durch den elektrischen Rasierapparat sehr erleichtert. Für Patienten, die keinen solchen besitzen, stehen auf der Station (vor allem in geriatrischen Abteilungen) allgemeine Rasierapparate zur Verfügung. Sie müssen nach jedem Gebrauch gründlich desinfiziert und gereinigt werden. Für Bartträger muß u. U. der Friseur bestellt werden.

Gesichtshaare bei Frauen können infolge Krankheit (Nebennierenerkrankung) oder häufiger als Therapienebenwirkung (Hormonbehandlung bei Krebs) auftreten. Eine *Kosmetikberatung* ist in jedem Fall sinnvoll, da unsachgemäßes Handeln (z. B. Rasur) mehr schadet als nützt.

5.5.15. Bad

Bäder dienen der Sauberhaltung, Erfrischung und/oder der Heilung (Heilbäder S. 232).

Badezimmer, Badehilfen

Das *zweckmäßige* Badezimmer enthält
- gut zugängliche (freistehende, unterfahrbare) Badewanne, evtl. niveauverstellbar;
- Halte- und Hebevorrichtungen (Abb. 5.**14 a**), spezielle Schemel (Abb. 5.**14 b**) usw.;
- Haarwaschanlage;
- *Badelifter* (Abb. 5.**15**). Der Hubmast des Lifters ist mittels Bodenplatte installiert. Er wird durch eine Spindelhubvorrichtung angetrieben, die eine Selbst- bzw. Fremdbedienung ermöglicht. Durch Drehung der Kurbel erfolgt das Heben und Senken des schwenkbaren Sitzes (verschiedene Modelle).
- *Behindertenhebewannen* mit elektromechanischer Höhenverstellung. Die Bedienung erfolgt über einen Luftschalter (keine Elektrik!). Der Patient kann sich ggf. selbst in die Wanne helfen und den Schalter im Wasser liegen lassen.

Vorbereitung des Bades

- *Badewasser* einlaufen lassen. Behaglichkeitstemperatur liegt bei 37–38 °C; Badematte und Badetücher bereit legen.

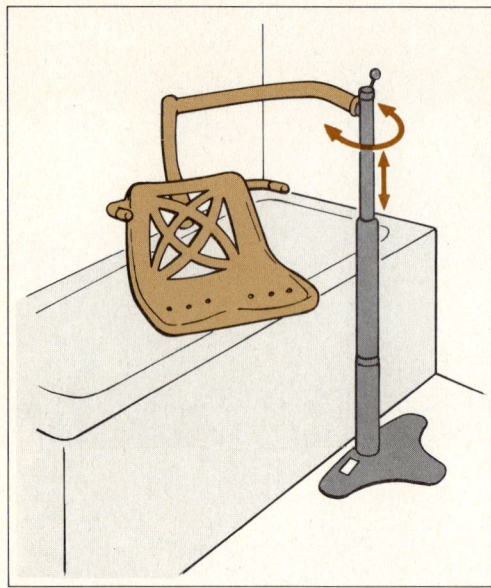

Abb. 5.**15**   Badelifter.

– *Badezusatz* wirkt erfrischend, anregend, hat u. U. therapeutische Wirkung. Wohltuende Extrakte sind u. a. Lavendel-Baldrian (beruhigend), Roßkastanie (anregend), Heublumen oder Kamille (entspannend).

– *Selbständige Patienten* sollen das Bad frei benutzen können (das setzt voraus, daß der Badraum nicht als Abstellraum genutzt wird).
– *Behinderte Patienten* müssen mit den vorhandenen Badehilfen und Hebervorrichtungen vertraut gemacht werden. Das „Tuchbad" (über die Wanne lose gespanntes Leintuch, in das der Kranke aufliegt) vermittelt bei Angst und Verkrampfung ein Gefühl von Sicherheit und Geborgenheit.

Hilfeleistung und Überwachung

Sie entsprechen dem Zustand. Badezimmer sollen vom Patienten nicht mit dem Riegel verschlossen werden. „Besetzt-Schild" vorhängen, Klingelanlage prüfen.

Transfer in die Badewanne und zurück

Phantasie und Einfühlungsvermögen finden die dem einzelnen Patienten gemäße Variante, z. B. *Einsteigen vom seitlichen Rand der Badewanne:*
– Der Patient sitzt auf einem Hocker neben der Wanne (wenn möglich hat der Hocker die gleiche Höhe wie der Rand der Badewanne; s. Abb. 5.**14 b**).
– Beine über den Rand heben (mit oder ohne Hilfe) und auf Wannenrand rutschen (Abb. 5.**16 a**).
– Ins Wasser gleiten (Abb. 5.**16 b**)

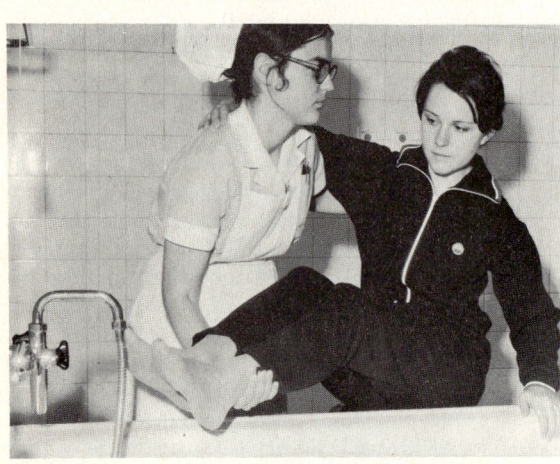

a

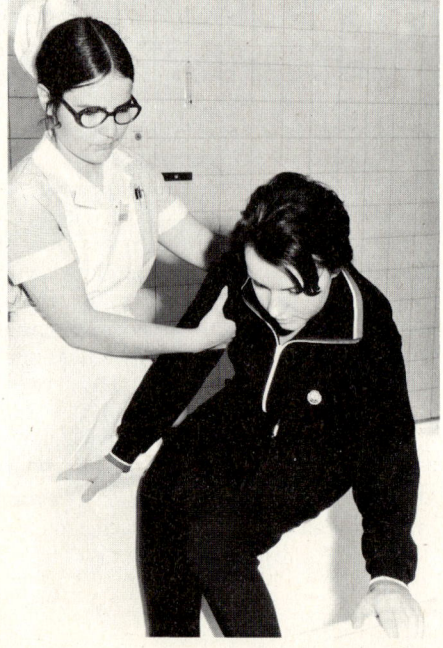

Abb. 5.**16 a–b**   Einsteigen vom seitlichen Rand der Badewanne.

b

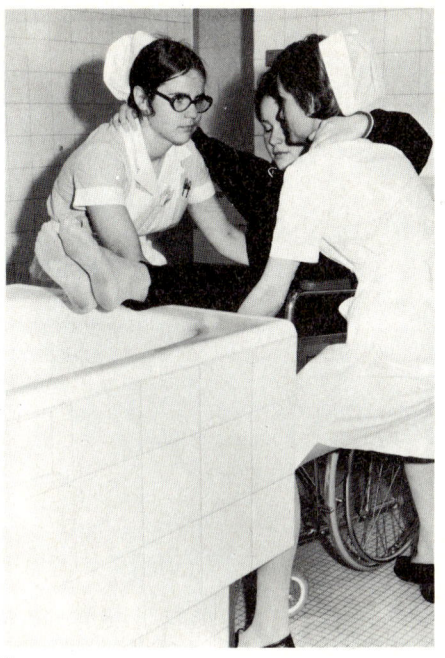
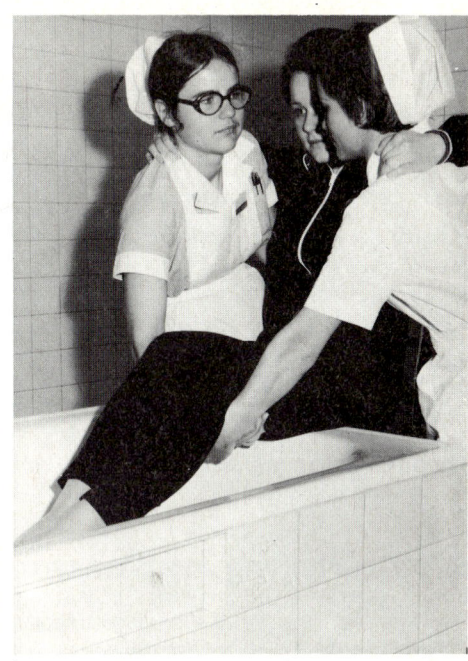

a   b

Abb. 5.**17 a–b**   Einsteigen vom hinteren Rand der Badewanne.

Beim Hinaussteigen geht man umgekehrt vor: vom Wasser auf den Rand der Badewanne → auf den Hocker → Beine über den Rand.

Einsteigen beim hinteren Rand der Badewanne:
- Die Beine des Patienten über den hinteren Rand der Badewanne heben (Abb. 5.**17 a**).
- Der auf dem Rand sitzende Paitent gleitet sodann allein oder mit unserer Hilfe in die Badewanne (Abb. 5.**17 b**).

Transfer schwerstbehinderter Patienten:
- mittels Badelifter (s. Abb. 5.**15**),
- mittels Patientenheber (S. 150),
- mittels Anheben durch 2 Helfer (Rautek-Griff, S. 142).

5.6. Bekleidung

In einer Zeit, da die Industrie alles daran setzt, Kleidung und Wäsche „pflegeleicht" anzufertigen, hat das traditionelle Patientenhemd seine allgegenwärtige Rolle ausgespielt.

Offene Krankenhemden sind notwendig und angezeigt
- für den Operationssaal und in den ersten postoperativen Tagen,
- bei pflegeintensiven Patienten,

- für bestimmte Untersuchungen (wo erwünscht bzw. notwendig).

Sie sind problemlos und rasch zu wechseln, darum sauber und hygienisch einwandfrei. Die gleichen Vorteile bieten die in vielen Krankenhäusern üblichen „Klinikhosen".

Wahl der Patientenbekleidung

- Das Krankenhaushemd ist oft eher Routine als Wahl. Langzeitkranke schätzen das eigene „Nachtkleid", das eine persönliche Note hat (evtl. hinten aufschneiden lassen), wenn sie nicht auf „Krankenhaushemd" fixiert worden sind.
- Bei Patienten, die aus praktischen Gründen das Standardhemd tragen müssen, soll der Festtag, Geburtstag, Feiertag durch eine farbenfrohe Bettjacke oder ein persönliches Nachtkleid hervorgehoben werden. Auch der *Sonntag* könnte durch eine besondere Bekleidungsnote aufgewertet und vom Alltag abgesetzt werden. Der Mensch braucht solche Zeichen, sie sind wohltuend, aufbauend; sie sprechen die inneren Heilkräfte (Ressourcen) an.
- Patienten, die aufstehen können (Behinderte, Betagte) sollen normale Kleider tragen, Kran-

kenhausbekleidung (Hemd und Morgenrock) ist verquickt mit Gefühlen von Abhängigkeit und Kranksein. Kleider der „gesunden Tage" verbinden sich leichter mit den gesundheitsfördernden Kräften.

Unterstützung und Hilfeleistung

Je nach Zustand und Abhängigkeitsgrad betrifft unsere Hilfe die
- Wahl der Bekleidung;
- Unterstützung beim An- und Ausziehen;
- Überwachung, Anleitung und Förderung des Selbsthilfetrainings (s. auch Aktivitäten des täglichen Lebens beim Hemiplegiepatienten, S. 854 ff., beim Betagten, S. 511 ff.);
- Sauberhaltung und den Nachschub von Wäsche und Kleidung.

Beachte
- *Sich sauberhalten und kleiden* sind Aktivitäten, die so lange bzw. so rasch wie möglich vom Patienten selbst ausgeführt werden sollen.
- *Gewohnheiten,* die sich im Verlauf eines Lebens eingespielt haben, dürfen nicht ignoriert werden oder gar einer „sterilen Krankenpflege" zum Opfer fallen.
- *Fremde Kulturen* haben ihren Niederschlag auch in Pflege- und Bekleidungsgewohnheiten. Hier sind Einfühlung und Respekt die besten Berater.
- *Angehörige und Freunde* in die Pflege mit einbeziehen: direkte Hilfeleistung, Sorge für Toilettenartikel, frische Wäsche u. a.

5.7. Beurteilung von Wissen und Können in der Pflege

Die Unterstützung der Körperpflege gehört zu den häufigsten Routinemaßnahmen der alltäglichen Pflege. In vielen Fällen genügt die *generelle Pflegeplanung.* Die Routine ist dabei sowohl eine große Hilfe als auch eine Gefahr.
Die gegebene Pflege soll deshalb immer wieder auf ihre Wirksamkeit und Zweckmäßigkeit *überprüft* werden.
Zur Hinterfragung der eigenen Pflege kann die folgende Übung dienen.

Übung

Nehmen Sie bei einem bettlägerigen Patienten eine *Situationseinschätzung* in bezug auf die Körperpflege vor (s. Checkliste S. 159).
Listen Sie die für diesen Patienten notwendigen *individuellen Pflegemaßnahmen* auf, und vergleichen Sie die gegebene Pflege (orientieren Sie sich auch am Pflegeverlaufsblatt).
Überdenken Sie dabei die *Ziele*
- der Wirksamkeit und Sicherheit,
- des Wohlbefindens und der Selbständigkeit.

Weiterführende Literatur

Bendix, G. J.: Handbuch für die Füße, 4. Aufl. Plejaden, Berlin 1983
Benthem, A., S. Bos, W. Visser, E. de la Houssaye: Krankenpflege zu Hause auf der Grundlage der anthroposophisch orientierten Medizin, 2. Aufl. Freies Geistesleben, Stuttgart 1983
Deuser, E.: Attraktiv und gesund durch natürliche Körperpflege. Econ, Düsseldorf 1981
Gärtner, H., H. Reploh: Lehrbuch der Hygiene. Präventive Medizin, 2. Aufl. Fischer, Stuttgart 1969
Juchli, L.: Sein und Handeln, 3. Aufl. RECOM, Basel 1985

Juchli, L.: Schulung der Sinne. In: Heilen durch Wiederentdecken der Ganzheit. Kreuz, Stuttgart 1985
König, R.: Menschheit auf dem Laufsteg. Zur Kulturgeschichte der Mode. Hanser, München 1985
Schneider, W., F. Sitzmann: Krankenbeobachtung. ROCOM, Basel 1982
Ulrich, W.: Haare pflegen und erhalten. Econ, Düsseldorf 1977
Die zahnmedizinische Grundversorgung von Kranken und Behinderten. Schweizerische Zahnärztegesellschaft, Bern 1985
Zimmermann, W.: Heilendes Baden, 6. Aufl. Drei Eichen, München 1984

6. Essen und trinken

Wenn der Magen knurrt,
knurrt der ganze Mensch

Sequenzziel/Intention

Sie werden angeregt, über die biologischen, psychologischen und soziokulturellen Hintergründe der Ernährung und somit des Essens und Trinkens nachzudenken, das Eßverhalten des Menschen zu beobachten, um verstehend jene Hilfe anzubieten, die er in seiner Krankheit bzw. seiner eingeschränkten Selbständigkeit braucht. Sie werden mit Überlegungen und Hilfsmitteln bekanntgemacht, die Ihnen zeigen, wie Sie dem Kranken die optimal mögliche Unabhängigkeit bewahren bzw. wieder ermöglichen können. Es geht demnach um Hilfe für eine *fördernde* und *individuelle Pflegeplanung* (S. 74 ff.).

Zuordnung zum Kreismodell

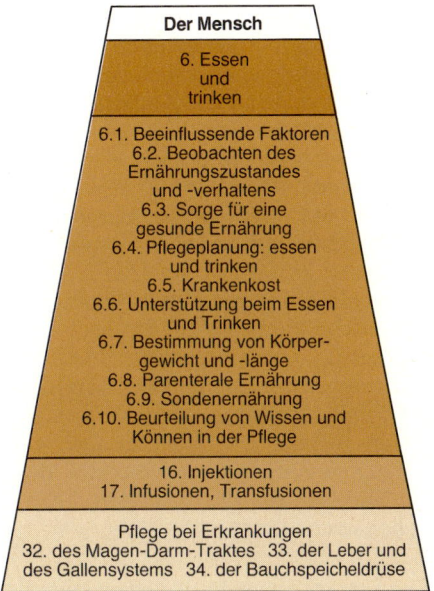

Der Mensch

6. Essen und trinken

6.1. Beeinflussende Faktoren
6.2. Beobachten des Ernährungszustandes und -verhaltens
6.3. Sorge für eine gesunde Ernährung
6.4. Pflegeplanung: essen und trinken
6.5. Krankenkost
6.6. Unterstützung beim Essen und Trinken
6.7. Bestimmung von Körpergewicht und -länge
6.8. Parenterale Ernährung
6.9. Sondenernährung
6.10. Beurteilung von Wissen und Können in der Pflege

16. Injektionen
17. Infusionen, Transfusionen

Pflege bei Erkrankungen
32. des Magen-Darm-Traktes 33. der Leber und des Gallensystems 34. der Bauchspeicheldrüse

Kreismodell s. S. 6

Dynamik des Pflegeprozesses

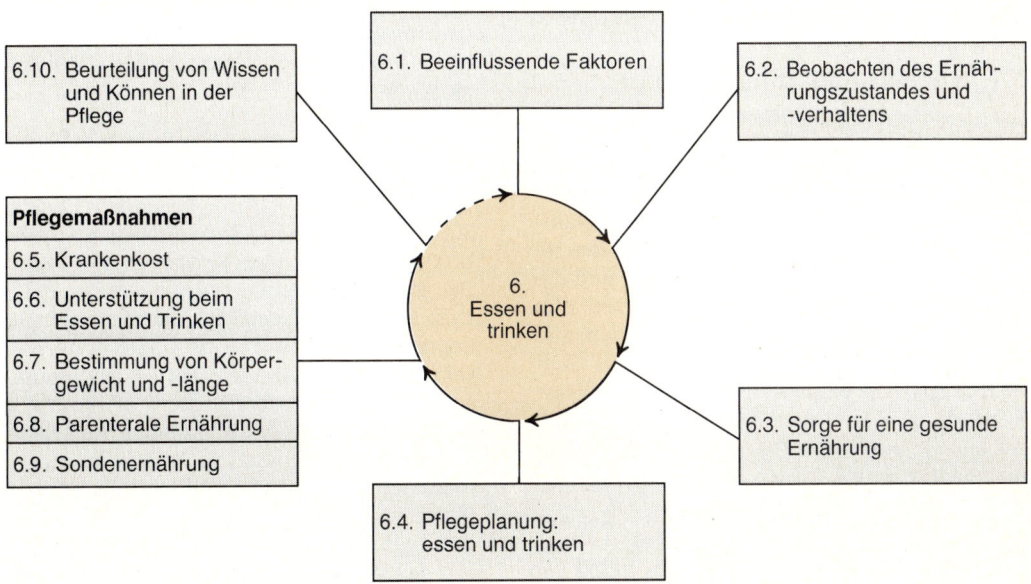

6.10. Beurteilung von Wissen und Können in der Pflege

6.1. Beeinflussende Faktoren

6.2. Beobachten des Ernährungszustandes und -verhaltens

Pflegemaßnahmen

6.5. Krankenkost

6.6. Unterstützung beim Essen und Trinken

6.7. Bestimmung von Körpergewicht und -länge

6.8. Parenterale Ernährung

6.9. Sondenernährung

6. Essen und trinken

6.3. Sorge für eine gesunde Ernährung

6.4. Pflegeplanung: essen und trinken

Prinzipien/Impulse

- *Essen und Trinken befriedigen* in erster Linie den Menschen und nicht einfach den Magen. Sie dienen ebensosehr der Befriedigung, der Lust, der Freude wie der Ernährung des Körpers. Ein gesättigter Mensch fühlt sich wohl und geborgen, wobei das Sättigungsgefühl nicht nur von der Art und Menge der zugeführten Nahrung abhängt, sondern ebensosehr von der inneren Gestimmtheit und Befindlichkeit.
- *Zur Aufrechterhaltung des physiologischen Gleichgewichts* braucht der Organismus Nähr-, Wirk- und Energiestoffe. Normalerweise werden sie durch den Mund aufgenommen, durch die Zähne zerkleinert und im Bereich von Magen und Darm verdaut und resorbiert (chemisch-physikalische Vorgänge zur Stoffwechselregulierung).
- *Mahl-halten* (essen und trinken) hat gesellschaftlichen Charakter und wird in allen Kulturen gepflegt. Das Mahl ist auch ein bevorzugtes transzendentes Symbol, das die „Gemeinschaft mit dem Absoluten" versinnbildlichen kann.

Lesen Sie: Unterstützung des Patienten beim Essen und Trinken: in V. HENDERSON: Grundregeln der Krankenpflege, S. 24–27, sowie S. 68 in diesem Buch.

6.1.   Beeinflussende Faktoren

6.1.1. Nahrungsaufnahme und Nahrungsverwertung

Für den Aufbau und die Erhaltung des Organismus ist eine regelmäßige ausgewogene Ernährung unerläßlich. Die aufgenommenen Nährstoffe (vollwertige Ernährung, S. 177) werden im Verdauungstrakt (S. 682) in eine lösliche und damit resorbierbare Form gebracht, mit dem Blut in die verschiedenen Gewebe transportiert und dort in den einzelnen Zellen mit Hilfe einer Reihe von Enzymen oxidiert: *Verbrennung* → *Energie* wird frei, *Wärme* entsteht, *Abfallprodukte* fallen an, die ausgeschieden werden müssen (Atmung, Urin, Stuhl).

Der *Brennwert* eines Nahrungsmittels wird in Kalorien (kcal) bzw. seit 1978 offiziell in Joule (Wärmeeinheit) gemessen (1 kcal = 4186,8 J = 4,2 kJ). 1 kcal (Kilokalo-

rie) ist als diejenige Wärmenge definiert, die notwendig ist, um 1 l Wasser von 14,5 auf 15,5 °C zu erwärmen. Der Joulegehalt der Grundnährstoffe ist verschieden: 1 g Kohlenhydrate oder 1 g Eiweiß = 17,2 Joule bzw. 4,1 Kalorien, 1 g Fett = 38,9 Joule bzw. 9,3 Kalorien.

Die *Nahrungszufuhr* richtet sich in erster Linie nach dem Energiebedarf des Menschen, dieser wiederum ist abhängig vom jeweiligen Grundumsatz und Arbeitsumsatz.

Grundumsatz. Der Grundumsatz ist die Energiemenge, die der Körper bei völliger Ruhe im Liegen zur Aufrechterhaltung der Körperfunktionen benötigt. Der Grundumsatz ist abhängig von Geschlecht, Alter, Gewicht und Körpergröße. Faustregel: 1 Kalorie/kg Körpergewicht/Stunde.

Arbeitsumsatz. Der Arbeitsumsatz richtet sich nach der Schwere und Dauer der körperlichen Betätigung.

Nährstoffe

- *Eiweiß* ist in erster Linie Baustoff, erst bei unzureichender Energieversorgung wird er auch als Brennstoff herangezogen. Für die menschliche Ernährung ist Eiweiß um so wertvoller, je ähnlicher seine Zusammensetzung derjenigen des menschlichen Eiweißes ist = *biologische Wertigkeit.*
  Zufuhr: 10–15% der Gesamtkalorien (⅔ tierisches, ⅓ pflanzliches Eiweiß).
  Erwachsene: etwa 1 g Eiweiß/kg Körpergewicht/Tag;
  ältere Menschen: etwa 1,2 g Eiweiß/kg Körpergewicht/Tag;
  Säuglinge, Kinder, Jugendliche: etwa 3,5–1,5 g Eiweiß/kg Körpergewicht/Tag.
- *Kohlenhydrate* sind primär Energielieferanten, als Einfachzucker oder Verbindungen von verschiedenen Zuckern: Monosaccharide (Trauben-, Fruchtzucker) Disaccharide (Rüben-, Malz-, Milchzucker), Polysaccharide (Stärke, Zellulose, Glykogen).
  Zufuhr: 50–60% der Gesamtkalorien, als Obst, Gemüse, Brot und brotähnliche Produkte. Kohlenhydrate in „raffinierter Form" (Zucker, Süßigkeiten) sind ungesund; ideal sind grobe Brotsorten.
- *Fett* ist in erster Linie Energiespender, dann auch Reservestoff, der Stütz- und Polsterfunktion zu erfüllen hat. Fett ist Träger notwendiger essentieller Wirkstoffe (fettlösliche Vitamine, essentielle Fettsäuren). Sowohl pflanzliche als auch tierische Fette enthalten (in unterschiedlicher Verteilung) gesättigte Fettsäuren sowie einfach- und mehrfach ungesättigte Fettsäuren (der Cholesterinspiegel wird durch gesättigte Fettsäuren erhöht).
  Zufuhr: 30–35% der Gesamtkalorien.

Die *Zusammensetzung* und der *Nährwert* verschiedener Nahrungsmittel ist den Nahrungsmitteltabellen (s. weiterführende Literatur, S. 187) zu entnehmen. Zur Funktion des Verdauungstraktes s. S. 682 f.; Zähne und Zahnpflege s. S. 166 f.

6.1.2. Ernährung und Psyche

Die Nahrungsaufnahme ist die erste energie- und lustbetonte Aktivität des Menschen. Im Verlauf der Entwicklung verteilen sich die Vitalkräfte auf viele Aktivitäten: menschliche Beziehungen, Sexualität, Beruf, Sozialstatus. Der gesunde Mensch vermag die Kräfte zu steuern und im Gleichgewicht zu halten. Fixierungen und Blockierungen sind in jedem Bereich möglich. Fehlformen gehen aber besonders häufig auf die Ernährung zurück und beeinträchtigen den betroffenen Menschen als Eßsucht (→ Adipositas), Essensunlust, Magersucht (Anorexia mentalis, S. 529) oder Magen-Darm-Störung (z. B. Magenulkus, S. 693 f.). Die spezifischen Konflikte, die nach Angabe vieler Forscher zu Ernährungskrankheiten führen, sind Probleme um Sicherung, Liebe und Geborgenheit. Auch der sich gesund entwickelnde Mensch reagiert auf Belastungen und Störungen (von innen oder außen) mit Symbolen aus dem Spektrum der Ernährung:

- Unangenehme Situationen verschlagen uns den Appetit.
- Es sitzt uns ein „Kloß" im Hals, oder es läuft uns etwas über die Leber, so daß die Galle hochkommt.
- Dinge bleiben im Magen liegen, oder sie schlagen auf den Magen.
- Umgekehrt „fressen" sich Verliebte fast vor Liebe.

6.1.3. Soziokulturelle Einflüsse

Umwelt, Verfügbarkeit von Nahrungsmitteln sowie kultische Einflüsse prägten (und prägen) das menschliche Eßverhalten. Das war immer schon so: Pfahlbauer hatten andere Eß- und Trinkgewohnheiten als Höhlenbewohner. Das ist heute nicht anders: Der Südländer pflegt eine andere Eßkultur als der Mensch im hohen Norden, der Bauer bevorzugt andere Gerichte als der Städter, der Alltagstisch hat eine andere Note als der Festtagstisch oder gar ein Hochzeitsmahl. Das *Mahl* hat in ganz besonderem Maß symbolischen Charakter. So lebt z. B. der gläubige Mensch auf das „ewige Hochzeitsmahl" hin und meint damit das Eins-Sein mit dem Göttlichen.

Aber auch für den profanen Gebrauch hat die Bezeichnung „Mahl" einen anderen Klang als „Essen". Dies wiederum zeigt, daß Tischsitten, Eß- und Trinkgewohnheiten immer auch etwas mit dem menschlichen Zusammen- oder eben Nebeneinanderleben zu tun haben. Die Schnellimbißecke ist eine typische Erscheinung unserer hektischen, leistungsorientierten Gesellschaft. Daß sie ihren Tribut an Gesundheitsstörungen, wenn nicht gar psychisch-geistiger Verwahrlosung fordert, wissen wir aus Statistiken, die sich mit Gesundheit bzw. Krankheit, Drogenszene oder Kriminalität befassen.

6.2. Beobachten des Ernährungszustandes und -verhaltens

6.2.1. Guter Ernährungszustand

Als normal sehen wir das an, was wir durch Gewohnheit, Erziehung und Werbebeeinflussung als gut bzw. schön empfinden. In unseren Breitengraden ist es der schlanke Mensch, der als Idealbild des gesunden und schönen Menschen gilt. Ein Bild entspricht aber nie dem realen

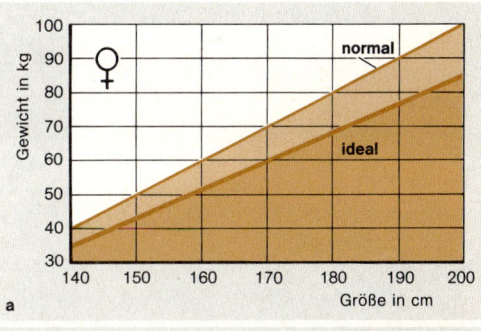

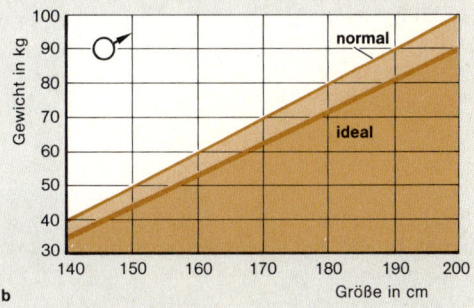

Abb. 6.**1a–b** Normal- und Idealgewicht, **a** der Frau, **b** des Mannes.

Menschen. Grundsätzlich sind Alter, Gewicht und Körpergröße ausschlaggebend für das Normalgewicht, z. B. nach der bekannten Formel: *Normalgewicht* = Körpergröße minus hundert, *Idealgewicht* = Körpergröße minus hundert minus 10% beim Mann, minus 15% bei der Frau. Die entsprechenden Werte können Abb. 6.1a–b entnommen werden.

Auch *Aussagen* über Empfindungen wie *Appetit, Sättigung, Hunger, Durst* hängen mit den obigen Faktoren zusammen. Sie sind aber erst dann meßbare Größen, wenn Mangelerscheinungen bzw. Übergewichtigkeit auftreten.

6.2.2. Abweichungen von der Norm

Nach unten:
- Der *herabgesetzte* oder *reduzierte Ernährungszustand* zeigt sich an dem ungenügend vorhandenen subkutanen Fettpolster. Der Patient ist mager, müde, matt und wenig leistungsfähig. Das Gewicht ist zu tief. Von *Kachexie* spricht man erst bei hochgradiger Abmagerung, bei der die Fettpolster ganz fehlen. Die Haut wird schlaff, faltig, die Wangenhaut fällt ein.
- *Gewichtsabnahme* ist Begleiterscheinung bei vielen Krankheiten: Infektionskrankheiten, Magen-Darm-Störungen, endokrine Funktionsstörungen sowie bei den sog. konsumierenden Krankheiten (Tuberkulose, Malignome).
- *Eßverweigerung,* meist verbunden mit willentlichem Erbrechen, ist Symptom der *Magersucht* (Anorexia mentalis, S. 529). Die Gewichtsabnahme kann lebensbedrohliche Ausmaße annehmen.

Nach oben:
- Die *Adipositas* oder *Fettleibigkeit* ist gekennzeichnet durch eine übergroße Menge an Fettgewebe, das im Körper gleichmäßig oder ungleichmäßig verteilt ist. Der Organismus ist übermäßig belastet, und es können organische Schäden wie Bluthochdruck, Stoffwechselstörungen u. a. auftreten.
- *Bulimie* ist die Bezeichnung für „ungezügelte Freßattacken", bei denen die Betroffenen (meist Frauen) wahllos hochkalorische Nahrung in sich hineinstopfen und anschließend wieder erbrechen.
- *Gewichtszunahme* ist meist eine Folge falscher Eßgewohnheiten und übermäßiger Nahrungszufuhr; neuerdings werden auch die Fettzellen

dafür verantwortlich gemacht. Nur selten ist sie Zeichen einer eigentlichen Drüsenstörung. Es könnte sich aber um Wasseransammlung im Gewebe handeln (Ödem).

6.2.3. Hunger, Appetit, Durst

Die menschliche Sprache unterscheidet zwischen Hunger und Appetit. *Hunger* ist ein rein physiologisches Verlangen nach Nahrung. *Appetit* hingegen stammt vom Wort Appetenz und bedeutet im ursprünglichen Sinn Zuwendung, Offensein für etwas. Appetit ist stimmungsabhängig und im Gegensatz zu Hunger lustbetont.

- Der *Appetitlose* hat die Freude und die Lust am Essen verloren, er sitzt z. B. lustlos vor seinen Speisen, stochert darin herum, ohne davon zu essen. Er äußert kaum einen Essenswunsch oder nur extreme und läßt dann das Gewünschte doch stehen.
  Appetitstörungen beim Kind sind häufig verquickt mit frühkindlichen negativen Erfahrungen mit bestimmten Nahrungsmitteln. Häufig bleibt etwas davon bis ins Erwachsenenleben hängen, es entstehen z. B. Aversionen (Ablehnung) gegen bestimmte Gemüse, oder es entstehen Fixierungen auf Lieblingsspeisen.
  Appetitstörungen als Abneigung gegen Fett können Hinweise auf Leber-Gallen-Erkrankungen sein. Abneigung gegen *Fleisch* ist häufig bei Magenkrebs anzutreffen.
  Mangelerscheinungen (Kachexie) infolge mangelnder Ernährung sind: Kräfteverfall, Abmagerung, Anfälligkeit für Infekte. Es können sog. Hungerödeme (Eiweißmangelödeme) und bei der Frau eine Amenorrhö auftreten.
- *Nahrungsverweigerung* ist eine aktive Form von Appetitverlust. Sie kann eine unausgesprochene, vom Patienten vielleicht nicht einmal ganz bewußt wahrgenommene „Kriegserklärung" gegen das Leben, gegen die bestehende Situation, gegen bestimmte Menschen sein. Im Extremfall ist sie ein nicht bewußt werdender Suizidversuch (S. 530).
  Hungerstreik ist häufig Teil einer politischen oder ideellen Überzeugung, eine Demonstration gegen bestehende Normen, Gesetze oder Einrichtungen (demonstrativer Suizidversuch).
- *Hunger* ist keine Krankheit. Er verschwindet bei richtiger Ernährung. Die Begriffe, die für die Kohlenhydrat-Stoffwechselstörung infol-

ge Hungers stehen, sind dafür kennzeichnend: „Vagantendiabetes, Strohfeuerdiabetes".

Heißhunger (Akorie, Hyperorexie) ist Begleitsymptom bei bestimmten Stoffwechselkrankheiten (Diabetes mellitus, Überfunktion der Schilddrüse) im Stadium des Entgleistseins.

- *Besondere Eßgelüste* melden sich häufig in Umstellungszeiten (Schwangerschaft) oder in Krisenzeiten (Konflikte, Sterben). Sie sind symbolischer Ausdruck für einen Hunger, der nicht materiell allein behoben werden kann.
- *Durst* als Regler für den Flüssigkeitshaushalt animiert den Menschen zum Trinken.

Der *Wasserbedarf* des Organismus wird beeinflußt durch die Außentemperatur, die Luftfeuchtigkeit, die Arbeitsleistung und die Art der aufgenommenen Kost (Salze!). *Vermehrter* Wasserbedarf besteht bei bestimmten Krankheiten, die mit Wasserverlust einhergehen: Fieber, Durchfall, Erbrechen.

Zeichen der Austrocknung (Dehydratation) infolge mangelnder Flüssigkeitszufuhr und/oder vermehrten Verlustes sind schlaffe, rauhe, in Falten abhebbare Haut, trockene, rauhe Schleimhäute, Beeinträchtigung der Stimme, schließlich Bewußtseinstrübung, Apathie.

Anschaulich beschrieben werden die Symptome des Durstes z. B. von ANTOINE DE ST. EXUPÉRY in *Wind, Sand und Sterne*, S. 119–166.

6.3. Sorge für eine gesunde Ernährung

Über gesunde Ernährung wird viel geschrieben, es kann daher auf entsprechende Literatur (S. 187) verwiesen werden. Im folgenden einige Grundsätze.

Ziel der vollwertigen Ernährung

- Befriedigung des Nahrungsbedürfnisses;
- Funktionstüchtigkeit der von der Ernährung abhängigen Organe;
- Wachstum bzw. Erhaltung des Organismus je nach Entwicklungsstand;
- Leistungsfähigkeit für Schule, Beruf und Alltag (körperliche und geistige Lebensfähigkeit);
- Aufrechterhaltung des Normalgewichtes.

Erreicht wird das Ziel durch:
- die richtige Menge aller lebensnotwendigen *Nährstoffe* (Kohlenhydrate, Eiweiß, Fett; S. 174), *Vitamine, Mineralstoffe* (Mengenele-

Tabelle 6.1   Zusammensetzung der vollwertigen Kost

Eiweiß	80 g/Tag
Fett	90–100 g/Tag
Kohlenhydrate	260 g/Tag
Natrium	180–230 mval/Tag (4100–5300 mg)
NaCl	10–13 g
Kalium	90–100 mval/Tag (3500–3900 mg)
Nährwert	9600 kJ/Tag (2300 kcal)

mente: Natrium, Chlor, Kalium, Kalzium, Phosphor, Magnesium und Spurenelemente [Jod, Eisen, Fluor u. a.]) (Tab. 6.1) und *Wasser;*
- ein bestimmtes Mengenverhältnis der Nährstoffe;
- Zufuhr in einer ernährungsbiologischen Art, d. h. so, daß die Leistungsfähigkeit über den ganzen Tag erhalten und konstant gehalten werden kann.

Ernährungs- und Lebensregeln

- *Verteilung* der Joulezufuhr auf *6–7 Mahlzeiten* (anstelle von 3) hält den Blutzuckerspiegel konstanter (was nicht nur für den Diabetiker wichtig ist) und regt den Stoffwechsel an. Dadurch ist die *Gewichtsstabilität* besser gewährleistet. Da jeder Mensch ein potentiell Übergewichtiger ist, ist diese Regel besonders wichtig.
- *Süßigkeiten* (raffinierter Zucker jeder Art), Nüsse und alkoholische Getränke haben einen hohen Energiegehalt, der sich als Gewichtszunahme auswirkt.
- *Faserreiche Kost* ist als Obstipationsprophylaxe von Bedeutung (S. 196).
- *Eßhygiene und Eßkultur* hängen mit unserer Art zu leben zusammen.

Leben und Essen stehen in Wechselwirkung:
- Sich Zeit lassen zum Essen.
- Ärger nicht an den Tisch nehmen, man „ißt ihn mit".
- Gemeinschaft pflegen und einen ansprechenden Eßtisch richten.
- Ausgewogenheit von Nahrung und Bewegung, von Arbeit und Muße, von Ernst und Spiel, von Geben und Nehmen.

6.4. Pflegeplanung: essen und trinken

6.4.1. Situationseinschätzung

Der Patient kommt mit ganz unterschiedlichen Kostansprüchen und Ernährungsgewohnheiten ins Krankenhaus. Herausgerissen aus seiner vertrauten Umgebung befindet er sich in einem Ausnahmezustand. Die Krankenhausorganisation konfrontiert ihn mit ungewohnten Essenszeiten, Menüzusammenstellungen, fremden „Tischgenossen". Sein Wohlbefinden und damit die Gesundung hängen aber auch mit der Verpflegung zusammen:

– mit der Art der Zubereitung
– mit der Art des Vorgesetztbekommens,
– mit dem Verständnis und der Einsicht, die er für die neue Situation und eventuelle Einschränkungen aufbringen kann,
– mit der Berücksichtigung seiner Eßwünsche und -gewohnheiten, soweit dies machbar und sinnvoll ist.

In diesem Zusammenhang ist auch an *„die Fremden"* zu denken. Sie kommen aus uns fremden Kulturen mit fremden Eßgewohnheiten oder sie stammen aus anderen Sozialschichten, gehören einer anderen Generation an. Der einzelne ist durch sein Gewordensein geprägt und ist nicht in jedem Fall bereit, dies zu verändern.

Eine Checkliste (s. unten) kann als Hilfe zur Situationseinschätzung und als Ausgangspunkt zur individuellen Pflegeplanung dienen.

6.4.2. Pflegeziele

So unterschiedlich die *Probleme* im Bereich des Essens und Trinkens liegen können, so unterschiedlich sind auch die Pflegeziele. Sei es, daß der Patient

– wieder normal essen und trinken können,
– neue Eßgewohnheiten einüben,
– an Gewicht zunehmen oder abnehmen muß;
– von einer schweren Krankheit genesen soll;
– Informationen für eine Schonkost, Erhaltungs- oder Reduktionskost braucht.

Letztlich dienen alle Ziele einer ausgewogenen, vollwertigen und dem Patienten entsprechenden Ernährung, auch der Wiederherstellung des

---

Checkliste: essen und trinken

☐ Ernährung   ☐ essen   ☐ trinken   ☐ Eßgewohnheiten

Die folgenden Fragen dienen exemplarisch der Situationseinschätzung (s. auch S. 74 ff.)

☐ Die Eß- und Trinkgewohnheiten und kulturbedingte Eßsitten sind bekannt

☐ Änderungen (Einschränkungen) der Ernährungs- und Trinkmenge sind bekannt. Die Diätassistentin ist für notwendige Informationsgespräche bestellt

☐ Die Situation des Kranken und die angebotene Ernährung entsprechen sich

☐ Die Hilfe beim Essen ist angepaßt (soviel als nötig, so wenig wie möglich)

☐ Wünsche für die Mahlzeiten können geäußert werden

☐ Bei Ausfall der Nahrungsaufnahme durch den Magen-Darm-Trakt ist die Mundtoilette gewährleistet, die Kautätigkeit wird (wenn möglich) angeregt

☐ Die Wirkung/Auswirkung der Diät wird wahrgenommen durch den Kranken selbst und durch uns. Er ist für die Mitarbeit motiviert

☐ Vor der Nahrungsaufnahme wird, wo nötig, für Schmerzfreiheit gesorgt

☐ Das äußere Milieu wirkt „appetitanregend" (Zimmer gelüftet, aufgeräumt, die Lagerung ist angepaßt usw.)

☐ Kostform und Gebißaktivität stimmen überein

☐ Angehörige und Freunde wissen, ob Nahrungsmittel/Getränke mitgebracht werden dürfen (oder nicht)

☐ Gesundheitserziehung (Qualität und Quantität der Nahrung, Lebensgewohnheiten) wird in die Pflegeplanung integriert

☐ ......

☐ ......

Wohlbefindens und der bestmöglichen Selbstverantwortlichkeit des Betroffenen.

6.4.3. Pflegemaßnahmen

Die Unterstützungs- und Pflegemaßnahmen liegen - je nach Situation - in den Bereichen
- der Ernährung selbst: Kostzusammenstellung (Qualität, Quantität), Schonkost usw.;
- in der Unterstützung beim Essen und Trinken als Hilfeleistung bei Behinderung;
- in der Motivation bei Einübung neuer Eßgewohnheiten;
- in der Information über Ernährung und Eßverhalten usw.

In den Abschnitten 6.5.–6.9 finden Sie einige grundlegende Angaben zur Unterstützung des Kranken bei Eß- oder Ernährungsproblemen.

6.5. Krankenkost

Normalkost, Wahlkost

Der größte Teil aller Patienten braucht keine besondere Kostform. Sie sollten ihre Eßgewohnheiten beibehalten können. Ein vorgegebener Menüplan kann diesem Bedürfnis nur bedingt entsprechen. Aus diesem Grunde sind einige Krankenhäuser dazu übergegangen, ein *Wahlkostsystem* einzuführen. Es funktioniert auf dem System der Hotelverpflegung: Der Patient kann anhand einer Menükarte sein Menü (Speisen und Getränke) selber zusammenstellen; er kann das Tagesmenü bestellen oder eine eigene Auswahl treffen. Für die meisten Patienten bedeutet dies eine positive Abwechslung im Krankenhausalltag, andere brauchen dazu die Unterstützung der Pflegegruppe.
- Die *Wahlkost* entspricht einer leicht verträglichen Vollkost mit gewissen Einschränkungen von Nahrungsmitteln und Zubereitungen, welche erfahrungsgemäß bei empfindlichen Patienten zu Verdauungsbeschwerden führen können. Die einfache, *leichte Schonkost* ist somit in die Wahlkost integriert.
  Das Wahlkostsystem, sicher ein Zukunftstrend, ist in seiner ganzen Idee aber noch die Ausnahme. Es gibt viele Zwischenstufen: Zweitmenü, Wunschkost, individuelle Kost bei Patienten mit Eßproblemen u.a. Das Ziel ist die Zufriedenstellung des Patienten mit Eßschwierigkeiten.
- Die *Normalkost* entspricht der auf S.177 besprochenen Zusammensetzung.

- *Schonkost, pürierte Kost.* Beide Kostformen gehören zur Normalkost.
  Die *Schonkost* besteht nur aus leicht verdaulichen, nichtblähenden Nahrungsmitteln. Bei der Zubereitung sind Backen und Braten ausgeschlossen, Gewürze werden sparsam verwendet.
  Die *pürierte Kost* ist z.B. nach Augen- oder Hals-Rachen-Operationen oder bei Tumoren im Bereich des Ösophagus notwendig. Für Patienten mit eingeschränktem Schluckreflex (Hemiplegie) eignet sich die *weiche Kost* u.U. besser als die pürierte.

Diät

Unter Diät versteht man eine besondere Kostform, die der gestörten Funktion eins Organs Rechnung trägt = *therapeutische Kost*. Eine vorübergehende Einschränkung (z.B. postoperativ) schafft meist keine großen Probleme. Anders ist es bei einer Diät, die der Patient über längere Zeit (z.B. Reduktionsdiät bei Übergewicht) oder sogar ein Leben lang einhalten muß.

Die drei wichtigsten betroffenen Krankheitsgruppen sind:
- chronische Stoffwechselstörungen (z.B. Diabetes mellitus),
- Malabsorptionen und Maldigestionen (Zöliakie/Sprue, Morbus Crohn),
- chronische Nierenerkrankungen (chronische Niereninsuffizienz).

Die *Diätetik* (Lehre von der Lebensweise) ist eine eigene Wissenschaft, die sich nicht auf Ernährungsfragen beschränkt. Die *Diätassistentin* ist in der Ernährungswissenschaft ausgebildet; ihr obliegt die Beratung des Patienten und seiner Angehörigen über alle Belange der Ernährung = *Diätberatung*. Die Diätassistentin nimmt an der Visite teil oder wird anschließend durch die verantwortliche Schwester über die Verordnung des Arztes und die Situation des Kranken informiert. Mehr über Diät und Diätformen s. weiterführende Literatur S.187.

Motivation des Patienten für Einschränkungen

- Nahrungskarenz (z.B. im Zusammenhang mit Operationen),
- Nahrungseinschränkung (als Diät),
- Bilanzierung (Kontrolle von Zu- und Ausfuhr), evtl. unter bestimmten Bedingungen

sind Eingriffe in die Entscheidungsfreiheit des Patienten. Die Kooperation und das Verständnis müssen durch entsprechende Information geweckt und unterstützt werden.

Speisenverteilsystem

Es basiert meist auf dem System der *Patienten-karte*. Sie wird auf der Station von der Schwester, beim Wahlsystem vom Patienten selbst ausgefüllt und in der Küche (evtl. durch einen Computer) ausgewertet. Die zur Verfügung stehende Übersicht erlaubt dem Küchenchef, die Dispositionen für die Vorbereitung des Essens zu treffen. Die *Verteilung* erfolgt mittels Transportband (Abb. 6.2). Auf der Patientenkarte sind alle Menüteile einzeln mittels Symbolen (farbige Punkte, Zahlen, Buchstaben, Reiter u. a.) markiert. Die Symbole sind auch ohne Sprachkenntnisse verstehbar, sie entsprechen einem einheitlichen europäischen Code. Am Bandende wird jedes Tablett anhand der Karte kontrolliert, und die warmen Speisen werden zugedeckt. Anschließend fährt ein Transportwagen die Mahlzeiten zur Verteilung auf die Station. Daß das Tablett

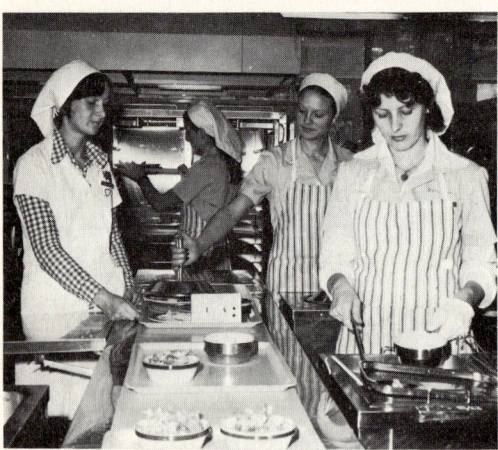

Abb. 6.2   Speisenverteilung am Band.

dann noch eine ordnende Hand braucht, sollte selbstverständlich sein (Abb. 6.3).

6.6.   Unterstützung beim Essen und Trinken

6.6.1. Essen

- *Selbständige Patienten* zur „Tischgemeinschaft" anregen.
  Entsprechende Vorbereitungen treffen oder treffen lassen (Zimmer lüften, Tisch richten, Behinderten an den Tisch helfen, Hilfsmittel bereitstellen usw.).
- *Bettlägerige Patienten* gut aufsitzen lassen, den Krankentisch auf der richtigen Höhe (Abb. 6.4) fixieren.
- *Behinderte Patienten* in die bestmögliche Position bringen, evtl. Zahnprothesen reichen, Hilfsmittel einsetzen. Das Angebot ist heute groß, häufig sind die Pflegenden zuwenig orientiert über vorhandene oder mögliche *Eßhilfen,* die anzufordern sind.
- *Eß- und Trinkhilfen* sind z. B.:
  - Eßgeschirr, das in seiner Formgebung verhindert, daß Speisen über den Tellerrand geschoben werden,
  - aufsetzbarer Tellerrand für Normalteller oder Teller mit extra hohem Rand (Abb. 6.5),
  - Handgriffe für Becher und Tassen,
  - Trinkbecher mit Mundstück, Spezialtassen (Abb. 6.6),
  - Eierbecher mit Saugfuß (verhindert Wegrutschen),
  - Spezialbesteck für die rechte oder die linke Hand (Abb. 6.7),

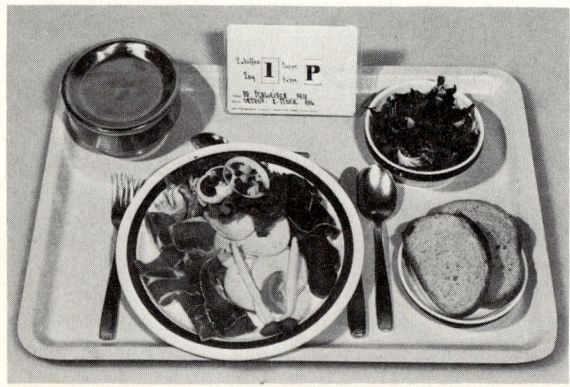

Abb. 6.3   Tablett mit Karte.

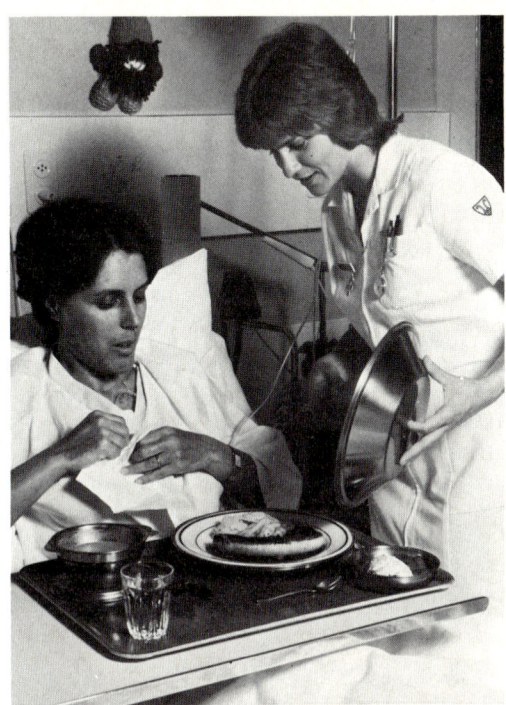

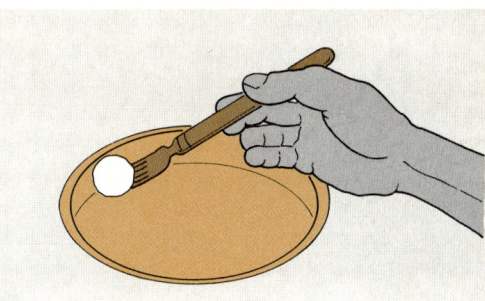

Abb.6.**5**   Teller mit extrahohem Rand, damit die Speisen nicht wegrutschen.

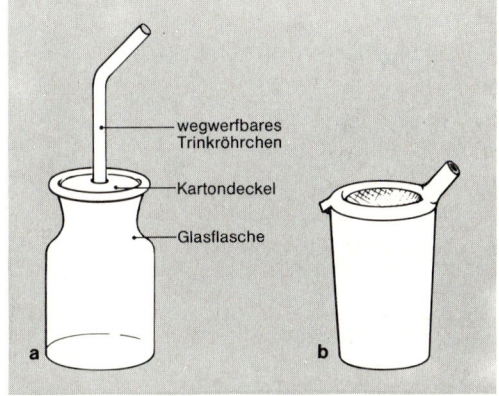

Abb.6.**4**   Servieren des Essens. Kontrolle des bestellten Menüs. Aufmunterung der „appetitlosen Patientin".

Abb.6.**6**   **a** Flaschenglas, **b** Schnabelbecher.

• Besteckhalter mit Handschlaufen,
• Non-Slip-Maps, die das Wegrutschen verhindern.
– *Esseneingeben* erfordert großes Einfühlungsvermögen. Bei der Verteilung der Arbeit sollen einerseits die individuellen Bedürfnisse des Patienten Priorität haben und andererseits die Begabungen und Grenzen des Pflegenden berücksichtigt werden. Esseneingeben ist weniger eine Sache des Könnens als eine Sache des Einfühlens, der Zuwendung und der Geduld. Oft sind auch unter dem Pflegehilfspersonal in diesem Sinn begabte Menschen anzutreffen. Die Schwester soll solche Talente sehen, fördern und einsetzen, ohne die Verantwortung abzutreten. Bevor sie die Aufgabe einer Hilfe

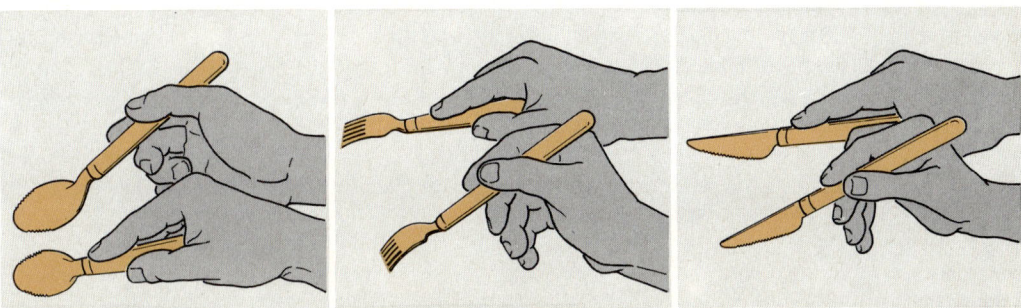

Abb.6.**7**   Löffel, Gabel, Messer für Personen, die beim Essen nur eine Hand zur Verfügung haben.

oder einem Angehörigen überläßt, vergewissere sie sich über den vorhandenen Schluckreflex des Patienten.

> **Beachte**
> *Krankenpflege* ist auch, wenn man das Eßta-
> blett des Kranken (z.B. weil er Geburtstag
> hat, das erste Mal wieder essen darf oder ein-
> fach, um den Alltag aufzuhellen) mit einer
> Blume schmückt. „Ihrem Herzen müßte man
> schenken, nicht ihrer Hand" (nicht ihrem Ma-
> gen) meint Rilke. Und „der Mensch lebt nicht
> vom Brot allein ..." die Bibel.

6.6.2. Getränke und Trinken

Getränke können in der Küche angefordert oder
z. T. in der Teeküche zubereitet werden. Die Ver-
rechnung von Getränken ist unterschiedlich, die
entsprechende Information muß Patienten und
Personal bekannt sein, damit Unstimmigkeiten
vermieden werden können. Bekömmliche Getränke für zwischendurch sind:

– Tee: als Teebeutel in reicher Auswahl oder als
  Blätter, Blüten, Samen, Wurzeln, Rinden. An-
  wendung s. Tab. 6.2;
– Mineralwasser mit und ohne Kohlensäure;
– Frucht- und Gemüsesäfte;
– Milchgetränke, Ovomaltine, Joghurt;
– Bouillon, Schnellsuppen;
– Eiweißcocktail (z. B. 1 Ei, ½ Joghurt oder/und
  Fruchtsaft).

Verabreichung: Glas oder Tasse sind je nach Be-
hinderungsgrad durch Schnabelbecher, Schna-
beltasse oder Spezialgläser (s. Abb. 6.6) zu ersetzen oder durch Trinkröhrchen (gerade, gebogene) zu ergänzen. Bei der Wahl des Hilfsmittels
soll das Empfinden des Patienten mit berücksichtigt werden. Für Patienten, die viel trinken
müssen, sind eine Thermosflasche mit warmen
Tee und/oder eine Flasche Mineralwasser sowie
ein sauberes Trinkgefäß bereitzustellen.

Tabelle 6.2   Teesorten

Arten	Anwendung	Zubereitung	Wirkstoffe
Schwarztee	stimulierend stopfend	übergießen, nicht kochen längere Zeit ziehen lassen, ohne Zucker trinken	
Zinnkraut	diuretisch wirkender Tee, desinfiziert die Harnwege	übergießen, ziehen lassen	
Fenchel	regt die Darmperistaltik an, leicht diuretisch, hustenlösend	kalt aufsetzen und zum Sieden bringen	ätherische Öle
Hagebutten	hauptsächlich als gutschmeckendes Getränk (heute gebrauchsfertig, als Einmalportion zum Übergießen erhältlich)	kalt aufsetzen und kochen (gilt für die gedörrten Früchte)	Vitamin C und Zitronensäure, Zucker
Kamille	krampflösende Wirkung (besonders Magen-Darm-Krämpfe), auch äußere Anwendung mit leicht desinfizierender Wirkung	anbrühen	ätherische Öle
Lindenblüten	fiebersenkende Wirkung, durstlöschend	anbrühen	ätherische Öle
Pfefferminz	anregend auf die Gallensekretion, beruhigend, krampflösend	anbrühen	ätherische Öle
Salbei	entzündungswidrig, besonders zum Spülen und Gurgeln der Mund- und Rachenhöhle	aufsetzen, zum Sieden bringen	ätherische Öle
Wermut	anregend auf die Verdauungssäfte, appetitanregend (in großen Dosen ein Gift!)	Wermutblätter im Sieb übergießen, Tee löffelweise zu sich nehmen	Bitterstoffe ätherische Öle
Sennesblätter Sennesschoten	als Abführtee	am Morgen kalt ansetzen, am Abend kalt oder warm trinken, nicht kochen	harzähnlicher Stoff

Für die *Notierung* der getrunkenen Flüssigkeit ist diejenige Pflegeperson verantwortlich, die das Getränk bringt bzw. abräumt. Der Patient soll möglichst aktiv in die Bilanzierung (S. 420 f.) mit einbezogen werden.

6.7. Bestimmung von Körpergewicht und -länge

Bestimmungen von Körpergewicht und -länge werden beim Eintritt des Patienten oder sobald wie möglich vorgenommen. Die Gewichtskontrolle wird im Verlauf der Krankheit wiederholt (täglich, wöchentlich) und auf Kurve oder Verlaufsblatt vermerkt.

Gewichtskontrolle

Waage. Neben der allgemein üblichen Stehwaage sind im Krankenhaus zusätzliche Spezialwaagen vorhanden:
- *Sitzwaage:* fahrbarer und arretierbarer Stuhl mit Gewichtsbalken (Abb. 6.**8**).
- *Bettwaage:* fahrbares Bettuntergestell mit eingebautem Kraftaufnehmer und Anzeiger.
- *Heberwaage:* s. Patientenheber S. 150.

Regeln zum Gebrauch der Waage:
- Waage auf den Nullpunkt stellen (tarieren).
- Waagen mit Gewichtsbalken müssen nach Gebrauch auf Null zurückgestellt werden (schont die Waage).
- Bettenwaagen sind vor Auffahrt des Bettes ebenfalls auf Null zu stellen.
- Sitz- oder Stehfläche mit Papierserviette abdecken.
- Das abgelesene Gewicht sofort notieren. Auffälligkeiten unverzüglich dem Arzt melden.

Bedingungen zur genauen Gewichtskontrolle:
- immer zur gleichen Zeit,
- auf der gleichen Waage,
- mit der gleichen Kleidung (im Hemd, barfuß).

Längenmessung

Meßbänder sind meist an der Wand von Untersuchungszimmern angebracht. Wir fordern den Kranken auf, geradezustehen und den Rücken fest an die Wand zu drücken. Am Maßstab ist im rechten Winkel ein verschiebbarer Schenkel angebracht, den wir so weit nach unten führen, bis er auf dem Kopf des Patienten fest aufliegt. Tritt der Kranke vom Maßstab weg, kann die Länge bequem abgelesen werden.

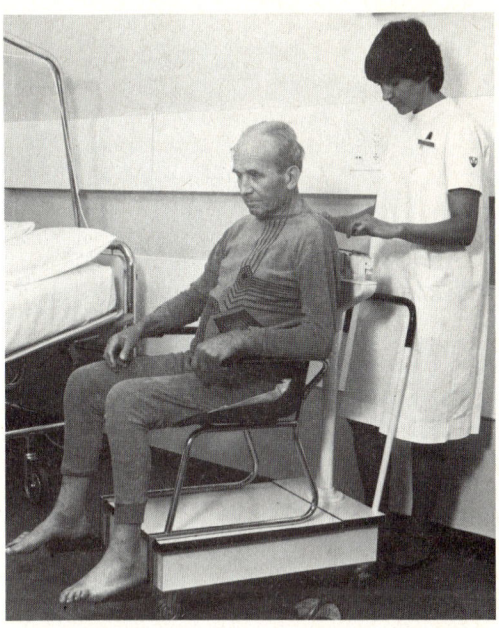

Abb. 6.**8**   Wiegen auf der Sitzwaage. Patient gut nach hinten setzen lassen, Füße auf Fußraster.

6.8. Parenterale Ernährung

Parenteral = unter Umgehung des Magen-Darm-Traktes.

Schwere, langandauernde Krankheitszustände können zu einem inneren Ungleichgewicht der Stoffe (Homöostaseungleichgewicht) führen, das durch die *enterale* Verabreichung bzw. Aufnahme von lebenswichtigen Stoffen evtl. nicht ausgeglichen werden kann. Das bedeutet, daß die fehlenden Energieträger, Elektrolyte, Vitamine u. a. *intravenös* infundiert werden müssen.

Mehr darüber in Kap. 17, Infusionen, Transfusionen.

6.9. Sondenernährung

Zielsetzung der Sondenernährung ist die Zufuhr lebensnotwendiger Nahrungsstoffe unter Umgehung der oberen Abschnitte des Verdauungstraktes = *extraorale Ernährung* (Abb. 6.9). Sie wird angewendet bei Patienten, bei denen die Nahrungszufuhr nicht oder nur ungenügend gewährleistet ist. Voraussetzung ist eine ausreichend vorhandene und funktionierende Darmschleimhaut.

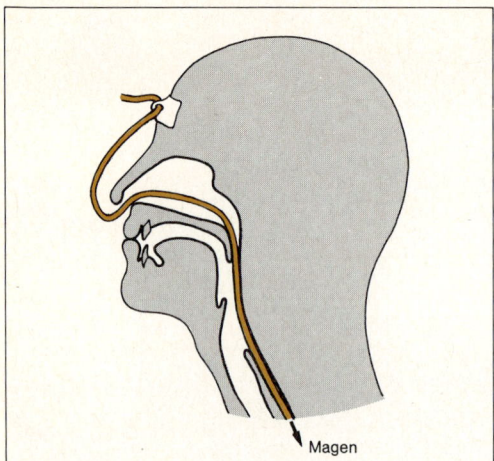

Abb.6.9   Lage der Nährsonde.

6.9.1. Indikation und Lokalisation der Sonde

Häufige *Indikationen für Sondenernährung* sind:
- Störungen des Schluckreflexes (Lähmungen, Bewußtlosigkeit);
- starke Katabolie (Eiweißabbau), z.B. bei Schädelpatienten, Verbrennungen;
- nach Operationen im Mund-Rachen-Bereich, bei Ösophagusstenosen und nach Kehlkopfexstirpation;
- nach Oberbaucheingriffen, bei denen eine Jejunumsonde zur Schonung der Darmanastomose (Nähte) eingelegt wurde.

Je nach Lokalisation der Sondenspitze unterscheidet man die Magensonde, die Duodenal- oder die Jejunalsonde. Eine *intragastrale* Sonde wird als Witzel-Fistel (S.695) nach Ösophagusoperationen und/oder inoperablem Ösophagustumor eingelegt. Die Sonde besteht aus Kunststoff (Silikon-Kautschuk, PVC u.a.) und hat evtl. einen Verschlußdeckel. Spezialsonden mit Führungsmandrin lassen sich besonders gut und leicht einführen (Pfrimmer-, Soft-, Freka-Nährsonde).

6.9.2. Einlegen der Sonde und Prüfen der Lage

Benötigte Gegenstände:
- Nährsonde;
- Gleitmittel, um die Sonde gleitfähig zu machen;

- 20-ml-Spritze zur Aspiration von Magensaft, evtl. Indikatorpapier;
- Pflaster zum Befestigen der Sonde;
- Klemme oder Stöpsel, wenn die Sonde keinen Verschluß hat;
- Schale, Papiertaschentücher, Bettschutz.

Einlegen s. S.443.

Die *Kontrolle der richtigen Lage der Sonde* muß *vor* jeder Sondenkostverabreichung vorgenommen werden (s. Abb.6.**10a**).

Möglichkeiten sind:
- *Aspiration* von Magensaft und Kontrolle mit pH-Indikator. Bei richtiger Lage der Sonde verfärbt sich der Indikator zur sauren Seite hin.
- *Einblasen* von 10 ml Luft in den Magenschlauch, dabei hört man mit dem Stethoskop im Epigastrium ein blubberndes Geräusch.
- *Besichtigung* von Mund und Rachen, evtl. mittels Zungenspatel und Taschenlampe; die Sonde darf nicht aufgerollt sein.

6.9.3. Sondenkost

Bei der Sondennahrung müssen die einzelnen Bestandteile im richtigen Verhältnis zueinander stehen. Sie muß gut löslich und hygienisch einwandfrei sein. Diesen Anforderungen kann man auf zweierlei Weise gerecht werden. Einerseits können Nährstoffkonzentrate durch das *Homogenisieren von normalen Nahrungsmitteln* selbst hergestellt werden (Tab.6.3), oder man benutzt sog. *Formeldiäten,* die in der Diätküche gemischt oder als bereits vorgefertigte Instantprodukte von der Industrie bezogen werden.

Tabelle 6.3   Homogenisiertes Nährstoffkonzentrat

Sondenkost 6000 kJ (1400 kcal)	Eiweiß g	Fett g	Kohlenhydrate g
3 Eier	21	18	
1½ Bananen (150 g)	1		23
50 g Rahm	1	15	1
300 g Milch	10	10	15
100 g Orangensaft	1		9
1 Gala- oder Gervaiskäse	4	10	2
50 g Hafer (200 ml Schleim)	7	3	34
60 g Zucker			60
150 g Joghurt	5	4	6
Eiweißpräparat für 20 g Eiweiß	20		
Total	70 g	60 g	150 g

dazu: Flüssigkeit nach Bedarf

Der industriell gefertigten Sondennahrung wird heute aus Gründen der Wirtschaftlichkeit und der besseren Bilanzierung (Berechnung der effektiven Resorption von Nährstoffen) der Vorzug gegeben.

Die *Zusammensetzung* der verschiedenen Markenprodukte entspricht grundsätzlich immer dem gleichen Prinzip: vollwertige Mischung von kohlenhydrathaltigen Energieträgern (Zucker, Dextrine, Stärke), fetthaltigen Energieträgern (Pflanzenöle, Sahne) und Proteinen, ergänzt durch Ei- und Magermilchpulver. Die meisten Präparate sind ballaststoffarm und können, da sie mit Geschmacksstoffen versehen sind, auch per os eingenommen werden.

Das *Angebot* von Instantprodukten ist sehr groß. Die verschiedenen Firmen legen den Packungen ausführliche Prospekte bei, die über Zusammensetzung, Anwendung und Dosierung der Sondennahrung Auskunft geben.

Fertigprodukte sind z.B.:
- Naga Sonda (Galactina AG, Belp),
- Humana-Aufbauvollkostpulver (Humana-Milchwerke, Herford/Westf.),
- Berodiät V = variabel bilanzierbare Diät (Boehringer, Ingelheim),
- Nutricomp Diätetika (Braun, Melsungen) u.a.

Die vom Arzt verordnete Mischung und Menge wird auf 5–7 Mahlzeiten verteilt.

Die *Beutel-* oder *Büchsensondenkost* muß in Wasser aufgelöst werden. Norm: 250 ml/Beutel.

Die *gebrauchsfertige Flüssigsondennahrung* wird in Flaschen geliefert und kann mittels Überleitungsgerät (geschlossenes System) direkt an die liegende Sonde angeschlossen werden.

> **Beachte**
> Angebrochene Flaschen in den Kühlschrank stellen und innerhalb 24 Stunden aufbrauchen (vor Applikation auf Zimmer- bis Körpertemperatur erwärmen).

Flüssigkeits- und Joulebedarf

- *Flüssigkeit:* Wenn keine Flüssigkeitsbeschränkung indiziert ist, liegt der tägliche Flüssigkeitsbedarf eines Erwachsenen bei 2000 bis 3000 ml/24 Stunden.
- *Kalorienbedarf:* 7500–16700 kJ (1800–4000 kcal), je nach Krankheitszustand bzw. Energieverbrauch. Beispiele: 7500 kJ (1800 kcal)

für einen betagten Hemiplegiepatienten, 16700 kJ (4000 kcal) für einen Schädel-Hirn-Verletzten).

Die *Verordnung* ist genau zu beachten und einzuhalten.

6.9.4. Verabreichung der Sondenkost

- *Situation des Patienten:*
  - Verabreichung *durch die Pflegeperson* bei Behinderten, Gelähmten, Bewußtlosen: Den Patienten in halbsitzende Stellung bringen, Mundpflege ausführen (S.168), Schutztuch vorlegen, Sondenkost zeigen bzw. den Patienten informieren und wenn möglich in den Ernährungsvorgang mit einbeziehen.
  - Patienten, deren Zustand es erlaubt und die dazu in der Lage sind, werden unterrichtet und führen die Ernährung *selbständig* durch.
- *Sondenkost vorbereiten:* auflösen nach Vorschrift; portionieren nach Verordnung.
- *Sondenlage* (Abb. **10 a**) und -durchgängigkeit prüfen. Grundsätzlich soll vor jeder Applikation mittels Aspiration geprüft werden, ob keine Reste der vorhergehenden Portion mehr vorhanden sind (bei Resten Sondenkost nicht verabreichen, neue Arztverordnung einholen).
- *Sondenkost verabreichen:*
  - Beginn mit kleinen Portionen, und Verträglichkeit abwarten, dann Menge steigern bis 250 ml pro Einzelportion durch die Nährsonde (kleinere Mengen bei tiefer liegenden Sonden).
  - Verabreichung durch Trichter oder Infusionssystem (s. unten).
  - Luftzutritt vermeiden, Verbindungsschlauch nicht offen lassen, Trichter nicht leerlaufen lassen (Luft bläht den Magen → aufstoßen, Reflux).
  - Sondenkost mit Tee ergänzen, Zweck: Auffüllen des Flüssigkeitsbedarfs und Spülen der Sonde (zuckerfrei, da sonst klebrig).
  - Sonde verschließen.
  - Den Kranken ca. 20 Minuten in sitzender Stellung belassen.

Verabreichungsarten

- Durch *Trichter oder Zylinder* einer großen Spritze:

- Tablett richten: Kännchen mit Sondenkost, Trichter, Tee.
- Bei abgeklemmter Sonde Trichter ansetzen, füllen, Sonde öffnen, Sondenkost langsam einfließen lassen (Abb. 6.**10**).
- Trichter nachfüllen, solange noch Flüssigkeit darin ist.
- Sonde abklemmen oder verschließen (bevor sie leergelaufen ist).

- Durch *Infusionssystem* bzw. mittels Überleitungsgerät:
  - Sondenkost in Infusionsflasche geben bzw. gebrauchsfertige Flasche mit Überleitungsgerät verbinden, „Schlauchsystem" füllen, anschließen.
  - Tropfenzahl so einstellen, daß die Sondenkost in der verordneten Zeit einläuft (kontinuierliches Einlaufen nur auf spezielle Verordnung).
  - Flasche zwischendurch leicht schütteln zur gleichmäßigen Verteilung der festen Bestandteile = Verhüten von Sondenverstopfung.
  - Überwachung des Einlaufens.

6.9.5. Komplikationen bei Sondenernährung

Häufigste Komplikationen sind *Leibschmerzen, Erbrechen, Dumping-Symptome* (S. 697) und *Durchfälle*. Sie können verschiedene Ursachen haben:
- Unverträglichkeit der Kostform,
- bakterielle Verunreinigung der Sondenkost,
- zu große und/oder zu häufige Portionen,
- zu tiefe Temperatur bzw. zu hohe Konzentration der Nahrung,
- zu tiefe Lage der Sonde.

Therapeutisch: Meist wird eine Teepause eingelegt, man versucht, die Ursache herauszufinden und zu beheben.

Prophylaktisch: Sorgfältige und verantwortungsbewußte Verabreichung der Sondenkost kann

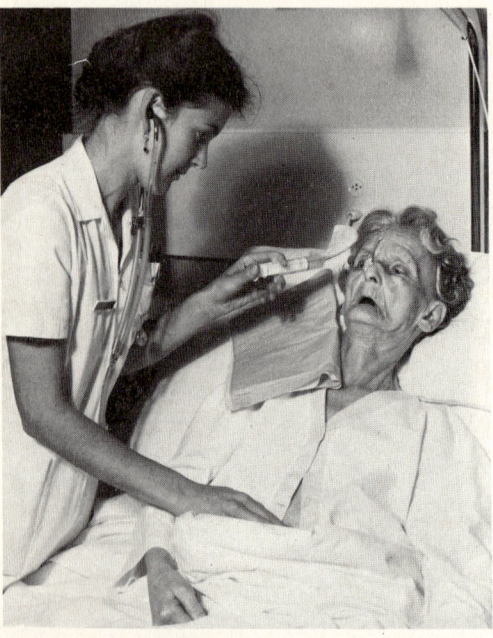

a

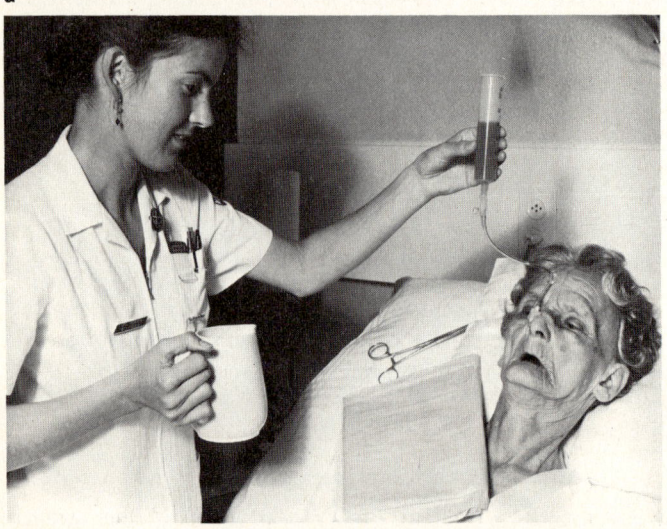

b

Abb. 6.**10 a–b**   Verabreichen der Sondenkost. **a** Prüfen der Lage der Sonde (Luft → Stethoskop). **b** Verabreichen der Sondenkost mittels Trichter oder Spritzenzylinder.

Mißbehagen und zusätzliche Krankheit nicht immer, aber doch zu einem beträchtlichen Teil verhindern.

- *Unsachgemäße Fixierung* führt zu *Nasenflügeldekubitus.*
- *Aspiration* kann durch verantwortungsbewußte Kontrolle der Sondenlage (s. oben) vermieden werden.
- *Beläge auf Zunge* und *Gaumen* sind Zeichen ungenügender Kautätigkeit, sie lassen sich durch konsequente Mundpflege (bei Bewußtlosen und Gelähmten vor jeder Sondenmahlzeit) und wo immer möglich durch Anregen der Kautätigkeit verhindern (S. 167).

Beachte

- Die zur Zubereitung der Kost empfohlene Flüssigkeitsmenge einhalten, damit das Nahrungsgemisch gut verträglich ist.
- Temperatur prüfen (wie Babyflasche: Tropfen über den Handrücken). Nicht über 40 °C aufwärmen, Hitze fällt Eiweiß aus. Verabreichungstemperatur ca. 30 °C.
- Beginn mit kleinen Mengen, vor allem bei bewußtlosen Patienten und wenn von parenteraler auf orale Ernährung umgestellt wird: Einschleichen der Verdauungsbelastung.
- Verteilung der Portionen über den ganzen Tag, Pausen einhalten: 5–7 Mahlzeiten und Tee.
- Elektrolyte und Wasserhaushalt überwachen. Ein zu kleines Wasserangebot führt zu Dehydration. (Der Organismus braucht genügend Flüssigkeit zum Ausscheiden der harnpflichtigen Substanzen. Wird zu wenig zugeführt, nimmt er das notwendige Wasser aus den Geweben.)
- Liegende Sonde nach Bedarf wechseln (je nach Material). Generelle Regel: Eine gut durchgängige, saubere Sonde liegen lassen (2–4 Wochen).
- Trichter, Spritzen usw. sauberhalten.
- Mittel und Wege suchen, um dem Patienten den Verlust des Essenkönnens ertragbar zu machen, ihn bestmöglich in den Ernährungsvorgang mit einbeziehen.
- Beilageprospekt der Firmen auf Spezialinformationen hin beachten.
- Medikamentenzugabe: Medikamente mit säureresistentem Überzug *nicht* vermörsern, da ihr Wirkungsort im Darm liegt.

6.10. Beurteilung von Wissen und Können in der Pflege

Übung

Erheben Sie die Eßgewohnheiten, -störungen oder -behinderungen bei einem Patienten mit „Eßproblemen". Orientieren Sie sich dabei anhand der Checkliste S. 178. Beraten Sie sich mit der verantwortlichen Schwester sowie (wenn möglich) mit der Diätassistentin über zweckmäßige Problemlösungsmaßnahmen (s. auch Pflegeplanung, S. 74 ff.), und stellen Sie einen Pflegeplan für diesen Patienten auf:
- Welche *Ziele* möchten Sie erreichen?
- Welche *Maßnahmen/Hilfsmittel* sind zweckmäßig – warum?
Beurteilen Sie dann die Planung und Ausführung anhand des *Pflegeberichtes* in bezug auf:
- Wohlbefinden des Kranken,
- Wirksamkeit und Zweckmäßigkeit der gegebenen Pflege.

Weiterführende Literatur

Anemueller, H.: Gesund leben – aber wie? 3. Aufl. Hippokrates, Stuttgart 1984

Aubert, C.: Das große Buch der biologisch gesunden Ernährung. Knaur, München 1982

Holtmeier, H.J.: Diät bei Übergewicht und gesunde Ernährung, 7. Aufl. Thieme, Stuttgart 1981

Holtmeier, H.J.: Ernährungslehre für Krankenpflegeberufe, 3. Aufl. Thieme, Stuttgart 1985

Kaspar, H.: Ernährungsmedizin und Diätetik, 5. Aufl. Urban & Schwarzenberg, München 1984

Saint-Exupéry, A.: Wind, Sand und Sterne. Rauch, München 1979 (Durst, S. 119–166)

Welsch, A.: Krankenernährung. Ein Leitfaden, 6. Aufl. Thieme, Stuttgart 1986

Wie funktioniert das? Schlank, fit, gesund. Ein Meyer-Nachschlagwerk, Mannheim/Wien 1981

Zimmermann, W.: Heilendes Fasten, 7. Aufl. Drei Eichen, München 1981

7. Ausscheiden

*Den Wert des Wassers schätzt man erst,
wenn der Brunnen trocken ist*

Sequenzziel/Intention

Der alltägliche Lebensraum der Ausscheidungen ist auch der *Ort zu bewahrender Scham.* Scham verstanden als Schutzgefühl des Individuums und seines individuellen Wertes gegen die Sphäre der Routine, der Versachlichung sowie des Ausgesetztseins. In der Rollensituation Schwester/Pfleger – Patient wird ein Taburaum betreten, in dem sich Dienst am Leib und Sprechen über Intimbelange einerseits sowie Sichäußern und Enthüllen andererseits begegnen. In der Einübung richtigen Berufsverhaltens geht es darum, zu lernen und zu erspüren, daß es oft weniger um die Alternative „verdecken oder enthüllen" geht als vielmehr um die *Diskretion* in Gestalt von Rücksicht, Takt und Feingefühl, der es um die Bewahrung der Person und der Freiheit des anderen Menschen geht. Bei der Einübung der einzelnen Pflegetechniken (über die dieses Kapitel Auskunft und Anleitung gibt) geht es daher *immer auch um das Einüben dieser personalmenschlichen Belange,* damit bei der Situationseinschätzung, Pflegeplanung (S. 74 ff.) und Durchführung der Pflege die stets gebotene Achtsamkeit zwischen Menschen gewährleistet bleibt.

Zuordnung zum Kreismodell

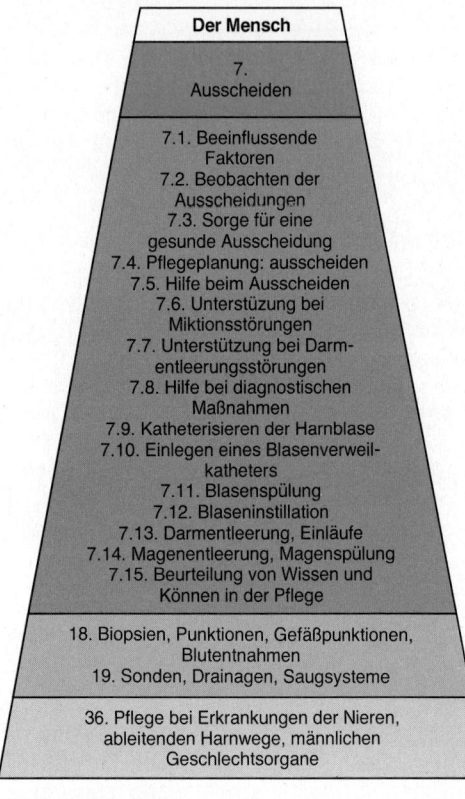

Der Mensch
7. Ausscheiden
7.1. Beeinflussende Faktoren 7.2. Beobachten der Ausscheidungen 7.3. Sorge für eine gesunde Ausscheidung 7.4. Pflegeplanung: ausscheiden 7.5. Hilfe beim Ausscheiden 7.6. Unterstützung bei Miktionsstörungen 7.7. Unterstützung bei Darmentleerungsstörungen 7.8. Hilfe bei diagnostischen Maßnahmen 7.9. Katheterisieren der Harnblase 7.10. Einlegen eines Blasenverweilkatheters 7.11. Blasenspülung 7.12. Blaseninstillation 7.13. Darmentleerung, Einläufe 7.14. Magenentleerung, Magenspülung 7.15. Beurteilung von Wissen und Können in der Pflege
18. Biopsien, Punktionen, Gefäßpunktionen, Blutentnahmen 19. Sonden, Drainagen, Saugsysteme
36. Pflege bei Erkrankungen der Nieren, ableitenden Harnwege, männlichen Geschlechtsorgane

Kreismodell s. S. 6

Dynamik des Pflegeprozesses

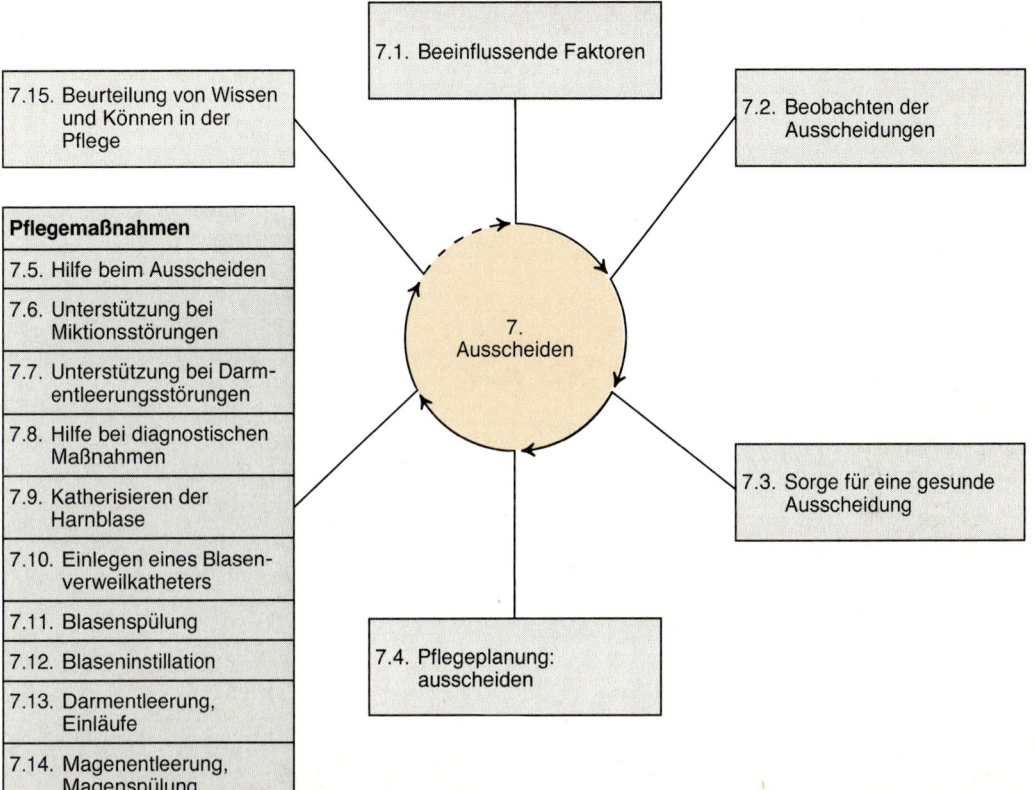

7.1. Beeinflussende Faktoren

7.15. Beurteilung von Wissen und Können in der Pflege

7.2. Beobachten der Ausscheidungen

Pflegemaßnahmen

7.5. Hilfe beim Ausscheiden

7.6. Unterstützung bei Miktionsstörungen

7.7. Unterstützung bei Darmentleerungsstörungen

7.8. Hilfe bei diagnostischen Maßnahmen

7.9. Katherisieren der Harnblase

7.10. Einlegen eines Blasenverweilkatheters

7.11. Blasenspülung

7.12. Blaseninstillation

7.13. Darmentleerung, Einläufe

7.14. Magenentleerung, Magenspülung

7. Ausscheiden

7.3. Sorge für eine gesunde Ausscheidung

7.4. Pflegeplanung: ausscheiden

Prinzipien/Impulse

- Der *gesunde erwachsene Mensch* kann seine Ausscheidungen selbständig – und normalerweise ohne „daran zu denken" – regulieren. Diese Fähigkeit ermöglicht ihm Wohlbefinden und den notwendigen Ausgleich. Psychisch-geistige Gestimmtheit beeinflussen die Blasen-Darm-Funktion ebensosehr wie die körperliche (hemmend oder aktivierend).
- *Je nach Alter des Menschen und Funktionsfähigkeit* der Organsysteme geschieht die Ausscheidung willkürlich/unwillkürlich, selbständig/abhängig.
- *Erziehung und Kultur* haben die Ausscheidungsgewohnheiten und das Schamgefühl zutiefst geprägt. Abweichungen von eingeübten Verhaltensweisen, Verlust der Intimsphäre, die Notwendigkeit des „Darübersprechen-Müssens" sind einschneidende Einbrüche in das Leben des Menschen.

Lesen Sie: Ausscheiden als Aktivität des täglichen Lebens und Unterstützung des Patienten bei der Ausscheidung: in V. HENDERSON: Grundregeln der Krankenpflege, S. 27–29, sowie S. 68 f. in diesem Buch.

7.1 Beeinflussende Faktoren

7.1.1. Physiologische Grundlagen

Alle Kontaktstellen des Körpers von innen nach außen dienen der *Stoffaufnahme* und *-abgabe* und somit der Aufrechterhaltung des *Stoffwechselgleichgewichts*. Es sind dies die Haut (Kap. 40), Lungen-Atem-Wege (Kap. 28), Geschlechtsorgane (Kap. 37), Magen-Darm-Trakt sowie Nieren und Harnwege. Bei letzteren handelt es sich um die *eigentlichen Ausscheidungsorgane* unseres Organismus. Blasen- und Darmentleerung sind beim Säugling und Kleinkind (sowie beim Bewußtseinsgestörten) reflektorische Tätigkeiten, die durch Ansammlung von Urin (Harn, Wasser) in der Blase und von Stuhl (Fäzes, Kot) im Darm ausgelöst werden. Das Erlernen der Kontrolle der Blasen- und Darmentleerung ist eine der wichtigsten Entwicklungsschritte des Kleinkindes. Voraussetzung dafür ist ein intaktes

- *Urinbildungs- und -ausscheidungssystem;* s. dazu Physiologie der Nieren und Harnwege, insbesondere des Glomerulus (Harnkörperchen), S. 773 f.,
- *Fäzesbildungs- und -ausscheidungssystem;* s. dazu Physiologie des Magen-Darm-Traktes, S. 682.

7.1.2. Psychisch-geistige Zusammenhänge

Die psychosomatischen Zusammenhänge sind im Bereich der Ausscheidung überaus offensichtlich. Sie werden in der primitiven Sprache auch sehr direkt ausgesprochen:

- So hat einer z. B. rasch „die Hose voll", wenn die Angst in ihm hochkriecht, dem anderen „fällt" sie gar „herunter".
- Die junge Generation spricht es ohne Hemmungen aus, wenn etwas sie „ankotzt", wenn sie sich „beschissen" vorkommt oder wenn es ihr „stinkt".

Angst ist eng mit der Ausscheidung verquickt. Sie kann reflektorisch zur Blasenentleerung (z. B. als nächtliches Bettnässen) oder zu nervösen Durchfällen (etwa infolge Examensangst) führen.

Vegetativ labile Menschen, d.h. Menschen, bei denen eine Störung im Zusammenspiel des vegetativen Nervensystems (das unsere Lebensvorgänge steuert) vorliegt, neigen häufig zu Störungen, die die primären Lebensfunktionen beeinträchtigen: Atmung, Kreislauf, *Verdauung, Ausscheidung.* Je nachdem, ob der Sympathikus oder der Parasympathikus überwiegt, verschiebt sich die Gleichgewichtsbalance nach *oben = Sympathikotoniker,* oder nach *unten = Vagotoniker.* Sie leiden unter dauernder Verstopfung und haben nicht selten Magengeschwüre oder Gallenkoliken. Häufiger begegnet uns das gemischte Bild, bei dem das Pendel mal nach der einen, mal nach der anderen Seite ausschlägt: Verstopfung wechselt dann z. B. mit raschen Durchfällen.

7.1.3. Soziokulturelle Einflüsse

In den meisten Kulturen werden die Menschen dahin erzogen, die Ausscheidungsprodukte im Verborgenen zu entleeren. *Kultur* meint die Natur des Menschen, „die auf eine kulturelle Art, also nur durch Lernen und Tradition dieses Lernens, natürlich wurde" (SPLETT). *Natürlich* sind demnach erworbene Haltungen und Empfindungen in bezug auf die natürlichen Lebensvorgänge. *Schamgefühl* und *Schamverhalten* sind infolgedessen tief verwurzelt.

Scham ist weder eine Peinlichkeitsreaktion noch Prüderie. Sie hat auch nichts mit Beschämung oder gar Minderwertigkeit zu tun, vielmehr mit dem *Bewahren von etwas für etwas. Person-Sein* will sich bewahren, will auch von anderen respektiert sein, und zwar respektiert als die, die sie mit ihren Lebensgewohnheiten geworden ist. Sie will, daß andere jene Sphären respektieren, die sie bei sich und bei anderen zu respektieren gelernt hat. Schutz- und Schamgefühl sind Wächter, die weder vom Kranken noch vom Betreuer achtlos als nichtexistierend weggeschoben werden dürfen.

Umgehen mit der Scham heißt *Diskretion,* heißt *unterscheiden können,* heißt *taktvoll sein.* Bei der Schwester-Patient-Beziehung geht es in erster Linie um das Verhüten einer Vermischung von allgemeinen und persönlichen Dingen. Das eine darf und soll ohne Scheu enthüllt werden, das andere nicht, d. h., es muß bewahrt bleiben. Bewahren kann aber nur einer, der die eigene Scham akzeptiert. In *Lernziel Menschlichkeit* schreibt JÖRG SPLETT dazu sehr überzeugend: „Vor allem aber gilt von der Scham des Schauenden, daß sie nur sekundär ‚diskret übersieht', sie tut gewiß auch dies, wo geboten, aber schon hierfür trifft zu, daß schamhafter als das ‚Übersehen' das ‚Erst-gar-nicht-Sehen' ist ... Ein solcher Mensch sieht ja weder darum nicht, weil er (übersehenwollend) nicht sehen will, noch darum, weil er unaufmerksam oder blind wäre, sondern im Gegenteil darum, weil ‚er seine Augen ganz woanders hat', weil er *ganz aufmerksam ist,* er sieht nicht, er *ersieht.*" „Nur die Liebe sieht wirklich" sagte schon THOMAS VON AQUIN, und „man sieht nur mit dem Herzen gut" sagt A. DE SAINT-EXUPÉRY. Dieses richtige *Sehen* versteht die u. U. sehr verschlüsselte Sprache eines Kranken, ohne daß es alles übersetzen, verdeutschen, ans Licht zerren oder zerreden muß. *Richtiges Sehen* kann die vielleicht unbeholfene Sprache des Kranken (der Wortschatz für Ausscheidungsbelange ist vor allem bei Betagten klein, bei anderen möglicherweise primitiv) aufnehmen, stützen, neufassen, ohne eine Menge Erklärungen zu brauchen.

7.2. Beobachten der Ausscheidungen

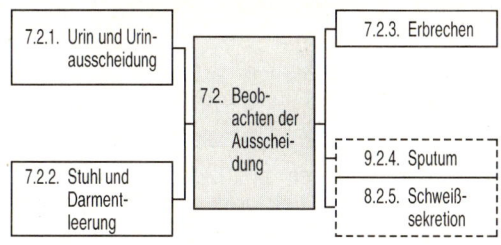

7.2.1. Urin und Urinausscheidung

Urin und Urinausscheidung beim Gesunden

Urin (Harn) ist die von den Nieren gebildete Flüssigkeit, die durch die ableitenden Harnwege ausgeschieden wird und Stoffwechselendprodukte enthält. Die Blasenentleerung wird durch den Urindrang (bei gefüllter Blase) ausgelöst.
Die *Urinmenge* ist abhängig von
- Flüssigkeitsaufnahme,
- Flüssigkeitsabgabe über die Haut, die Lunge, den Darm,
- Blutdruck,
- Funktion der Nieren und aller an der Urinbildung beteiligter Organe, insbesondere des Herz-Kreislauf-Systems.

Die *normale Ausscheidungsmenge* beträgt beim Erwachsenen 1000-2000 ml in 24 Stunden, verteilt auf 4-6 Miktionen.
Die *Miktion* (Blasenentleerung) erfolgt willkürlich, schmerzlos, im Strahl.
Normaler Urin hat ein spezifisches Gewicht von 1015-1025, je nach Verdünnung (bei großer Trinkmenge) oder Konzentration (starkes Schwitzen, Durst). Er ist klar, hell- bis dunkelgelb (je nach *Chromogen* = Urinfarbstoffkonzentration), reagiert schwach sauer (pH 6).
Beimengungen des normalen Urins sind: Stoffwechselprodukte, Salze, Schleim, Zylinder, Epithelien, Farbstoffe und nicht verbrauchte Hormone und Vitamine bzw. deren Abbauprodukte.

Miktionsstörungen

Dysurie

Leitsymptome der Blasenentleerungsstörungen: Das Wasserlassen ist schmerzhaft, erschwert, unter geringem Druck, oft nur tropfenweise. Häufig besteht zusätzlich ein nächtlicher Harndrang

(Nykturie). Neben Blasenerkrankungen kann z. B. auch ein postoperativer Sphinkterspasmus zu erschwertem Wasserlassen führen.

Pollakisurie

Häufiges Wasserlassen in kleinen Mengen, wobei die 24-Stunden-Menge normal sein kann. Sie tritt als neurovegetativer Entleerungsmechanismus bei Erkrankungen der Blase (Blasenentzündung), der Prostata (Adenom) sowie in den ersten Monaten der Schwangerschaft auf. Auch ein Kältereiz kann eine vorübergehende Pollakisurie auslösen.

Harnretention

Harnverhalten trotz gefüllter Harnblase (Harnsperre). Ursachen für eine Abflußbehinderung sind Hindernisse wie Blasensteine, Prostataadenome u. a. Die Folgen davon sind: liegenbleibender Restharn → dauernde Überbeanspruchung des Schließmuskels → chronische Zystitis. Mit zunehmendem Rückstau (maximaler Dehnung der Blase) kommt es zu teilweisem Versagen des Schließmuskels und zu Harnträufeln bei voller Blase = *Überlaufblase* (es tropft soviel Urin aus der Blase, wie durch die Uretheren in sie einfließt). Unter *Resturin* (Restharn) versteht man die Urinmenge, die nach spontaner Miktion (von mindestens 100-150 ml, da sonst nicht aussagekräftig) mittels Katheter noch entnommen werden kann. Normalerweise findet man einen Restharn von 0-20 ml vor. Beträgt der Resturin mehr als 100 ml (Toleranzmenge), muß das Abflußhindernis operativ behoben werden. Restharn entsteht dann, wenn die Blasenmuskulatur durch den Versuch, das Hindernis zu überwinden, bereits erschlafft ist. Die Blasenmuskulatur kann auch atonisch werden durch den übermäßigen Druck des literweise gestauten Urins. Diese Situation ist häufig postoperativ anzutreffen bei Patienten mit Spasmus des inneren Schließmuskels.

Inkontinenz

Harnträufeln = Unvermögen, den Harn willkürlich zurückzuhalten → unwillkürlicher Harnabgang.
Je nach Ursache unterscheidet man:
- *Wahre Inkontinenz* wegen Fehlanlage von Blase, Harnleiter oder Harnröhre u. a. organischer Fehler.
- *Streßinkontinenz,* vor allem als Inkontinenz bei älteren Frauen infolge Bindegewebs-

schwäche des Beckenbodens und Tiefertretens der Urogenitalorgane: *Urinabgang* im *1.Stadium* bei Husten, Niesen, Lachen, im *2.Stadium* beim Treppensteigen und Lastenheben, im *3.Stadium* spontan im Stehen (Therapie: operative Beckenbodenraffung).
- *Drang-Inkontinenz* bei erhöhtem Blasentonus ist Begleiterscheinung bei Harnwegsentzündungen, hypertoner Reizblase (häufig bei Störungen des psychovegetativen oder hormonellen Systems) sowie der sog. Strahlenblase bei Pollakisurie, Dysurie.
- *Neurogene Inkontinenz* bei Querschnittlähmungen, Rückenmarkstumoren, zerebralen Störungen (s. auch S.870f.) u.a. als
  • *autonome spastische Blase* bei Läsion oberhalb der Wirbel S 2–S 4 mit unregelmäßiger, unwillkürlicher Miktion;
  • *atonische, reflexlose, große Blase* (bei tiefer Läsion) als Überlaufblase, Harnträufeln;
  • *ungehemmte Blase* infolge schlechter zerebraler Regulation mit Verlust der Kontrolle der Blasenentleerung.
- *Paradoxe Inkontinenz bei großer Blase.* Das Abflußhindernis liegt neben der Harnröhre (Steiß), typisch bei der Prostatahyerplasie → Harnträufeln,
- *Psychogene Inkontinenz* = psychophysiologischer Vorgang (z.B. bei Angst, Furcht, Erschrecken).

Veränderungen des Urins

Urinmenge

Abweichungen von der normalen 24-Stunden-Menge sind:
- *Oligurie* = Verminderung der täglichen Harnausscheidung auf Mengen von 100–400 ml bei ungenügender Flüssigkeitsaufnahme, bei Dehydration infolge Erbrechen, Durchfall, Exsikkosen, bei starkem Schwitzen, Blutverlust, Schock sowie bei ungenügender Herz- und/oder Nierenleistung.
- *Anurie* = fehlende Harnproduktion, die *prärenal* (Störung liegt vor der Niere), *renal* (Nierenfunktionsstörung) oder *postrenal* (Störung liegt in der Ausscheidung) sein kann. Anhaltende Anurie führt zu *Urämie* = Harnvergiftung (S.783).
- *Polyurie* = krankhafte Vermehrung der Harnmenge (bis auf 10–20 l/Tag). Vorkommen bei Diabetes insipidus, Diabetes mellitus, Schrumpfniere. Eine physiologische Polyurie ergibt sich bei großer Trinkmenge.

- *Nykturie* = gehäuftes nächtliches Wasserlassen kann u.a. Zeichen einer Blasenentleerungsstörung sein, aber auch bei anderen Erkrankungen, z.B. bei Herzinsuffizienz, auftreten.

Farbe und Aussehen

Physiologische Abweichungen

Sie entstehen durch natürliche Farbstoffe in Speisen (z.B. rot bei roten Rüben), häufiger durch chemischen Einfluß bei *Medikamenteneinnahme*, z.B. *rot* bei Prontosil, Phenazon, Phenol, Sulfanol; *braungrün* bei Teer, Karbolsäure; *grünblau* bei Methylenblau, Cuprex; *orange* bei Uro-Gantanol u.a.

Pathologische Abweichungen

- *Milchig:* Fett, Eiter;
- *dunkelgelb bis braun,* evtl. *bierfarben* mit *Schüttelschaum* ist durch Gallenfarbstoffe verursacht (s. dazu Ikterusformen S.715);
- *braun bis dunkelbraun* bei Zerfall der Erythrozyten infolge Hämolyse, bei Hämoglobin- oder Porphyrinegehalt;
- *schwarz* (durch Oxidation beim Stehenlassen) bei Melanom;
- *rot,* blaßrot bis schmutzig-rotbraun: Blutbeimengung = *Makrohämaturie.* Die *Mikrohämaturie* kann nur im Labor ermittelt werden; der Urin ist visuell nicht verändert.

Durch die sog. *Dreigläserprobe* wird die Lokalisation der Blutung ermittelt: *1. Glas:* Beginn des Urinstrahls, *2. Glas:* Hauptmenge des Urins, bis auf einen geringen Rest, *3. Glas:* restliche Menge von 10–30 ml. Beimengungen aus der Harnröhre trüben das erste Glas, blutiger (oder eitriger) Blasenurin färbt das zweite und dritte Glas.
Die Dreigläserprobe wird auch vorgenommen bei Infekten, z.B. bei Epididymitis (Entzündung der Nebenhoden), evtl. unter gleichzeitiger Prostatamassage durch den Arzt.

Geruch, Reaktion

Der *Geruch* bei frischem Urin ist unauffällig. Bei längerem Stehen ist Ammoniak riechbar.
- *Azetongeruch* = obstartig bei Keturie infolge Stoffwechselentgleisung (Diabetes mellitus, Hunger, starkes Erbrechen bei Kindern);
- *übelriechend* bei Entzündungen der Harnwege, bei Vergiftungen.
Die *Reaktion* gibt Auskunft über die Wasserstoffionenkonzentration im Urin. Sie ist normalerweise von der Ernährung abhängig und bei

gemischter Kost schwach sauer, bei pflanzlicher Kost alkalisch. Die Prüfung wird mittels Indikatorstreifen (Schnelltest) vorgenommen.

7.2.2. Stuhl und Darmentleerung

Stuhl und Darmentleerung beim Gesunden

Bei gesunder Ernährung und normaler Peristaltik ist eine regelmäßige Darmentleerung gewährleistet.

Der *normale Stuhl* (Fäzes, Kot, Exkrement) ist eine weiche, homogen geformte Masse, deren anpassungsfähige Beschaffenheit dem Lumen des Darmes entspricht. Farbe und Geruch hängen von der Ernährung und der Schnelligkeit der Darmpassage ab.

Die *Farbe* ist infolge Sterkobilinhaltigkeit (Bilirubinendprodukt) hell- bis dunkelbraun.

Der *Geruch* entsteht durch Fäulnis (Eiweiß) und Gärung (Kohlenhydrate). Er ist z. B. bei kohlenhydratreicher Nahrung leicht säuerlich.

Die *Menge* schwankt sehr stark. Mittelwerte sind 125–300 g/Tag.

Zusammensetzung: 75% Wasser, 10% Abfallprodukte (Zellulose) der Nahrung, 7% abgestoßene Darmepithelien, Salze, Schleim, 8% Bakterien.

Die *Reaktion* ist leicht alkalisch, d.h., der pH-Wert liegt bei 7–8.

Die *Defäkationsfrequenz* ist individuell verschieden, normalerweise 1- bis 2mal täglich.

Beeinflussend sind
- Nahrungszusammensetzung,
- Nahrungsmenge insgesamt sowie
- Bewegungsintensität,
- Gewohnheiten, Erziehung,
- psychische Lage.

Die Darmentleerung wird durch den Stuhldrang (Ankunft der Stuhlmasse im Enddarm) ausgelöst. Die Defäkation, die normalerweise schmerzlos ist, geschieht durch reflektorische
- Kontraktion der Muskulatur des Enddarmes,
- Erschlaffung der Schließmuskeln bei gleichzeitiger Unterstützung durch die Bauchpresse.

Ausbleiben der Defäkation über 2–3 Tage ist als Übergangssymptom (bei Reisen, Aufenthalt in anderer Umgebung wie Ferien, Krankenhausaufenthalt) als physiologisch zu betrachten.

Defäkationsstörungen

Obstipation (Verstopfung)

Man versteht darunter eine verzögerte und erschwerte Darmentleerung. Die Entleerungen sind infolge Wasserentzugs klein, hart, trocken. Die Kotballen führen zu schmerzbereitenden Defäkationen. Es entsteht ein Circulus vitiosus, da der schmerzauslösende Entleerungsvorgang durch Zurückhalten des Stuhls umgangen wird. Die *Stuhlretention* wird chronisch, der Griff nach einem Laxans zur *Gewohnheit*.

Begleiterscheinungen sind
- Völle- und Druckgefühl,
- Appetitlosigkeit und allgemeines Unlustgefühl,
- Kopfweh, Mattigkeit,
- u.U. Hautaffektionen, übler Mundgeruch, Zungenbelag.

Die *primäre (habituelle) Verstopfung* ist *organisch nicht faßbar.* Sie ist keine Krankheit, sondern beruht auf einer Fehlfunktion des Darmes infolge
- einseitiger, zellulosearmer Ernährung,
- mangelnder Bewegung,
- Flüssigkeitsmangel (zu wenig Zufuhr oder großer Verlust, z. B. bei Fieber).

Die *sekundäre Verstopfung* ist *organisch bedingt.* Sie ist ein Begleitsymptom bei Erkrankungen des Darmes (z. B. Dickdarmspasmen, Tumoren) und als Folge von Peristaltikverhaltung immer ein bedrohliches Krankheitszeichen (s. Ileus S. 700 f.).

Diarrhö (Durchfall)

Eine erhöhte Stuhlfrequenz wird als Diarrhö bezeichnet. Bei schweren Formen kommt es bis zu 20 und mehr Entleerungen am Tag.

Der Prozeß der Stuhleindickung wird gestört durch folgende *Ursachen:*
- Diätfehler,
- unzulängliche Kauleistung (Hast, schlechte Zähne),
- nervös-psychische Reize wie Angst, Schrecken, Spannungen,
- Nahrungsmittelvergiftung durch Pilze und andere Toxine,
- entzündliche Darmerkrankungen (Colitis ulcerosa),
- Malabsorptionssyndrom,
- Fehlen der Pankreassäfte und/oder der Galle.

Begleiterscheinungen sind
- beeinträchtigtes Allgemeinbefinden,
- Kräfteverlust,
- Krämpfe bei Dickdarmdurchfällen,

- Austrocknung, Elektrolytverschiebung mit schwerem Krankheitsbild (besonders bei Säuglingen) bei starken Durchfällen (s. auch S. 697).

Inkontinenz

Erschlaffen des Schließmuskels führt wie bei der Blase (S. 191) zu Inkontinenz = Unvermögen, den Stuhl zurückzuhalten.
Ursachen:
- Unfähigkeit, den Schließmuskel willkürlich zu brauchen: Säuglinge, Kleinkinder, Imbezile;
- Lähmungen, z. B. Paraplegie oder Sphinkterlähmung;
- Tumoren im Anus- oder Enddarmbereich.

Tenesmus

Beständiger schmerzhafter Stuhldrang bei sehr geringer oder fehlender Entleerung.
Die *Ursache* liegt in einem krampfhaften Verschluß des Sphinkters bei entzündlicher Reizung (z. B. bei Proktitis, Ruhr).

Veränderungen des Stuhls

Menge und Beschaffenheit

Abweichungen von den normalen Schwankungen betreffen
- *sehr kleine Mengen = Hungerstühle,* bestehend aus Schleim, nicht resorbierbaren Resten von Nahrungsstoffen und Darmzellen. Sie sind von schwarzbraun-grünlicher Farbe (bis 10 g/ Tag) und kommen vor allem bei Säuglingen als sog. Wasserhof in den Windeln vor.
- *Sehr große Mengen = massige Stühle* treten bei Malabsorption (z. B. Zöliakie) auf. Man nennt diese blassen, salbenartigen, beim Erkalten erstarrenden Stühle *Fettstühle = Stearrhö.* Sie treten bei Pankreaserkrankungen auf und sind eine Folge des gestörten Fettabbaus. Fett legt sich um die Eiweißmoleküle = voluminöse Stühle.
- *Trockener, harter, knolliger* Stuhl, kleinbröckelig, schafskotartig, bleistiftförmig bei Dickdarmspasmen bzw. Stenosen (s. auch Obstipation) des Enddarmes.
- *Breiig, wäßrige* Entleerungen (s. Diarrhö).

Farbe und Beimengungen

Farbveränderungen

- *Lehmfarben,* hell, acholisch infolge Fehlens von Gallenfarbstoff;

- *grünlich* bei schwerer Diarrhö infolge Gastroenteritis;
- *schwarz* bei Blutungen im Magen. Das Blut wird durch den Einfluß der Verdauungssäfte verändert. Verdautes Blut wird als homogene schwarze Masse ausgeschieden. Vermischt mit Schleim erscheint es als *Pechstuhl, Teerstuhl* (Meläna). Auch *Medikamente* verfärben den Stuhl dunkel (Eisenpräparate, Kohle), sowie bestimmte *Gemüse* (Randen, Spinat);
- *gelbgrünlich* bei Typhus (klassischer Ausdruck: „schlecht gekochte Erbsensuppe");
- *reiswasserähnlich* bei Cholera.

Beimengungen

Makroskopisch sichtbar sind
- *Schleim* bei entzündeter Darmschleimhaut;
- *Schleim-Blut-Gemisch* bei Colitis ulcerosa, Dysenterie, Darmtumoren;
- *Schleim-Blut-Eiter* sind Alarmzeichen einer schweren Darmschädigung (Colitis ulcerosa, Ruhr);
- *Blutauflagerungen,* Blutspritzer treten bei Erkrankungen im Bereich des unteren Darmabschnittes, insbesondere des Anus, auf: Hämorrhoiden, Analfissuren u. a.;
- *Parasiten: Oxyuren* (Madenwürmer): einige Millimeter lang, fadendünn, häufig viele an einem Knäuel. *Askariden* (Spulwürmer): 10 bis 25 cm lang, regenwurmähnliches, grauweißes Aussehen, meist einzeln oder in geringer Anzahl. *Tänien* (Bandwürmer) erscheinen als einzelne Glieder: weiß, flach, fingernagelgroß. Abgang des ganzen Wurmes nur bei spezieller Kur.

Mikroskopisch nachweisbar sind
- okkultes Blut,
- Wurmeier,
- Ausnutzungsgrad der Nahrung,
- pathogene Keime.

Geruch und Reaktion

Sehr häufig entsprechen sie sich.
Dyspepsien gehen mit stinkenden, übelriechenden Stühlen einher.
- Gärungsdyspepsie: stechend, sauer, pH-Wert unter 6,5 (sauer);
- Fäulnisdyspepsie: faulig, jauchig, pH-Wert über 8 (alkalisch).

Charakteristische Säuglingsstühle

- Mekonium = erste Stuhlentleerung, grünschwarz;

- Frauenmilchstuhl = salbenartig, goldgelb, dünn;
- Kuhmilchstuhl = hellgelb bis lehmbraun, geformt.

7.2.3. Erbrechen

Pathophysiologie des Erbrechens

Das Erbrechen ist ein wichtiger Schutzreflex, der unter Mithilfe der Bauchpresse sowie durch Kontraktionen der Speiseröhre und des Schlundes eine Entleerung von Mageninhalt durch den Mund hervorruft (Magenbewegungen sind nur in geringem Maße daran beteiligt). Der Reflex wird durch das im verlängerten Mark gelegene *Brechzentrum* gesteuert. Unterstützt wird dieses durch die danebenliegende Triggerzone, welche auf Toxine und Zerfallsprodukte, die z. B. beim Bestrahlen entstehen, reagiert → Brechreiz → Erbrechen.

Begleitzeichen

Die Beziehung zu anderen Zentren, wie z. B. zum Atemzentrum, zeigt sich in
- Übelkeitsgefühl,
- vermehrter Speichelabsonderung,
- verlangsamter Atmung,
- Würgen unter unkoordinierten Atembewegungen (tiefes Atmen kann die Brechneigung vermindern!).

Ursachen

Zerebrales Erbrechen bei direkter Einwirkung im Gebiet des Brechzentrums:
- Erhöhung des Hirndrucks: Schädel-Hirn-Traumen, Tumoren;
- Veränderung der Gefäße (Migräne);
- toxische Reize: Bakteriengifte, Alkohol, Narkotika, Brechmittel;
- Reizung durch die Sinnesorgane: Auge, Geruch, Geschmack, Reizung des Rachenraumes und durch Emotionen;
- das Erbrechen bei der Reisekrankheit wird vom Gleichgewichtsorgan im Innenohr (Störung im Labyrinth) ausgelöst.

Peripheres Erbrechen:
- Mageninnendruckerhöhung (infolge Überessens);
- chemische Reizung der Magen-Darm-Schleimhaut.

Hormonelles Erbrechen: z. B. als Schwangerschaftserbrechen.

Brechvorgang

Die Nervenimpulse verbinden das Brechzentrum mit den Atem- und Bauchmuskeln.
Das Erbrechen beginnt mit einer tiefen Einatmungsbewegung bei geschlossener Stimmritze und Abschluß des Nasen-Rachen-Raumes → die Speiseröhre wird weit → der Mageneingang erschlafft → Magen, Zwerchfell und Bauchmuskeln ziehen sich zusammen → Mageninhalt wird herausgeschleudert.

Beobachtungskriterien

Tageszeit und Häufigkeit

- Beziehung zu den Mahlzeiten bezüglich Zeitpunkt des Auftretens;
- Verhältnis des Erbrochenen zu den eingenommenen Mahlzeiten;
- Zusammenhang von bestimmten Nährstoffen zum Auftreten des Erbrechens;
- Kombination von Erbrechen und Durchfall.

Menge und Geruch des Erbrochenen

Die *Menge* muß geschätzt (bei unvorbereitetem, oft explosionsartigem Erbrechen) oder kann in einem Gefäß aufgefangen und gemessen werden. Die Menge ist von der Füllung des Magens abhängig.
Der *Geruch* ist normalerweise säuerlich bis stark sauer.

Beimengungen

Die Beschaffenheit des Erbrochenen kann für den Arzt von diagnostischem Wert sein; es muß daher u. U. aufgehoben werden.
Mögliche Beimengungen sind
- *Speichel* und *Schleim* bei Gastritis und nervösem Erbrechen;
- *Blut* bei Magen- oder Duodenalulkus bzw. bei Ösophagusvarizenblutung. Blut, das mit dem Magensaft in Berührung kam, ist *kaffeesatzartig* verändert, ansonsten ist es *frischrot*.
- *Galle* fließt bei anhaltendem Erbrechen aus oder bei leerem Magen.
- *Nahrungsreste* sind angedaut oder z. B. bei Pylorusstenosen, unverdaut.

Auswirkungen des Erbrechens

Anhaltendes oder sehr häufiges Erbrechen führt zu Dehydration, Elektrolytverschiebung, Entgleisung des Stoffwechselgleichgewichts sowie zu psychischer und physischer Erschöpfung. Es kann sich (z. B. bei Säuglingen, Kleinkindern,

Vorgeschwächten) rasch zu einem schweren Krankheitsbild entwickeln.
Hilfeleistung s. S. 219.

7.3.   Sorge für eine gesunde Ausscheidung

7.3.1. Psychohygiene

Überall, aber bei den Ausscheidungen in ganz besonderem Maß, verlaufen eindeutige Wechselbeziehungen zwischen psychischem/psychosozialem und organischem Geschehen:
Blaseninkontinenz wie *Verstopfung* oder *Durchfall* können eine Folge von Dauerstreßsituationen, Neurosen oder anderweitigen psychischen Belastungen sein.
Probleme, die häufig zu Ausscheidungsstörungen führen, sind Mangel an Anerkennung, Vereinsamungs- und andere Ängste; bei Kindern Schulnot, bei Erwachsenen berufliche Überforderung.
Das *Erkennen* eines Problems ist oft schon der erste Schritt zur Heilung bzw. zu einer Lebensführung, die vorsorgender und verhütender Natur ist, wie
- gesunde Ernährung;
- Ausgleich von Arbeit und Muße, Bewegung und Ruhe, Anspannung und Entspannung (Kap. 11);
- positive Lebenseinstellung, Sinnfindung, Akzeptieren von inneren und äußeren Grenzen, Selbstannahme (Kap. 13).

Ganzheitliche Pflege richtet sich an den ganzen Menschen. Hilfe zur Lebensbewältigung ist meist weniger quantitative Hilfe (Zeit, Wissen, Handeln) als qualitative Bewirkung (Dasein, Zuhören, Ressourcen ansprechen).

7.3.2. Obstipationsprophylaxe

Das häufigste Ausscheidungsproblem des modernen Menschen ist die Verstopfung.
Sie kann auf die zivilisationsbedingt verfeinerte, pflanzenfasernarme Kost einerseits und die Bewegungsarmut andererseits zurückgeführt werden. Die andauernd notwendige „Stuhlpresse" führt auch zu organischen Veränderungen wie Wandausstülpungen (Divertikel), Erweiterung der Analvenen (Hämorrhoiden) u. a.
Prophylaktisch spielt die faserreiche Ernähung eine entscheidende Rolle. Als faserreichster Ballaststoff sind die naturbelassenen Getreideprodukte bekannt: Weizenkleie, Vollkorn, Roggen-

Knäckebrot, Vollreis, Hirse. Wichtig sind auch Obst, Gemüse, Joghurt, Buttermilch. Gesunderhaltend ist die *Eingewöhnung von zweckmäßigem Verhalten:*
- *Eßgewohnheiten:* sich Zeit nehmen, richtig kauen, regelmäßig und genießend essen.
- *Trinkgewohnheiten:* zu jeder Mahlzeit und vor dem Frühstück etwas trinken: ein Glas Mineralwasser, Obstsaft, Gemüsesaft, Buttermilch. *Fencheltee* ist ein guter Tee zur Obstipationsprophylaxe!
- *Körperliche Betätigung* zur Anregung der Darmperistaltik: tägliche Morgengymnastik oder ein halb- bis einstündiger Spaziergang.
- *Gewöhnung des Darmes* an bestimmte Zeiten der Entleerung = Darmtraining.
- *Weizenschrotkleie* ist billig und wirkt auch bei Hartnäckigkeit Wunder: 3mal täglich ein Eßlöffel mit Buttermilch oder Joghurt; Weizenschrotkleie quillt im Darm, füllt ihn, so daß er sich vermehrt bewegen und entleeren muß. Ähnlich wirken Leinsamen, Flohsamen und andere Quellmittel (genügend Flüssigkeit!).
- *Arztkontrolle* ist notwendig, wenn alle diese Maßnahmen, mit Geduld durchgeführt, nicht zum Erfolg führen.

7.4.   Pflegeplanung: ausscheiden

7.4.1. Situationseinschätzung

Viele Patienten kommen nicht vordergründig wegen Ausscheidungsschwierigkeiten ins Krankenhaus. Es geht dann in erster Linie darum, daß sie ihre Selbständigkeit wahren und ihre Gewohnheiten (sofern sie sinnvoll sind) beibehalten können. Bei Eingriffen in diese ganz persönliche Sphäre (aus diagnostischen oder therapeutischen Gründen) ist das Schamgefühl zu respektieren und dem Kranken taktvoll Hilfe anzubieten, deren er in seiner individuellen Situation bedarf.
Die Checkliste auf S. 197 bietet Anhaltspunkte zur Erfassung der Ausscheidungsbedürfnisse.

7.4.2. Pflegeziele

Je nach Abhängigkeitsgrad, Art der Erkrankung und Notwendigkeit einer Diagnosestellung stehen unterschiedliche Ziele im Vordergrund. Der Schutz des Intimbereichs und die Respektierung der menschlichen Würde sind dabei grundlegend und alle anderen Ziele begleitend:

Checkliste: ausscheiden

☐ Ausscheiden   ☐ Stuhl ☐ Urin ☐ andere

Die folgenden Fragen dienen exemplarisch der Situationseinschätzung (s. auch S. 74 ff.)

☐ Die Ausscheidungsgewohnheiten sind bekannt

☐ Notwendige Einschränkungen, Änderungen (bezüglich Ort, Position usw.) sind mit dem Kranken besprochen

☐ Seine individuellen Reaktionen (Schamgefühl, Sprachgewohnheiten, Signale) sind bekannt, oder es bestehen Bemühungen, sie zu erfassen

☐ Information über Zweck einer notwendigen künstlichen Urinableitung/Darmentleerung wurde gegeben, und Fragen können gestellt werden

☐ Der Kranke weiß, wie er bei der Bilanzierung (Flüssigkeitsaufnahme und -ausscheidung) mithelfen kann

☐ Die Intimsphäre ist gewahrt (Mitpatienten und Pflegepersonen verlassen z. B. während der Defäkation das Zimmer)

☐ Die Intimpflege entspricht dem Wohlbefinden und der Notwendigkeit

☐ Die „gesunde Lebensführung", z. B. Obstipationsprophylaxe, ist fester Bestandteil des Pflegeplanes

☐ . . . . . .

☐ . . . . . .

- Wahrung der Intimsphäre, Respektierung der Persönlichkeit und des individuell ausgeprägten Schamgefühls (S. 369 f.);
- Kontrolle der Ausscheidung und (wo möglich) normale Funktion;
- Kenntnis über zweckmäßige Lebensweise und/oder Hilfsmittel;
- Begleitung und Unterstützung der diagnostischen und therapeutischen Maßnahmen;
- Hinführung zur optimal möglichen Selbständigkeit.

7.4.3. Pflegemaßnahmen

Begleitende, unterstützende und fördernde Maßnahmen sind im wesentlichen die folgenden:
- Hilfe beim Ausscheiden (7.5.);
- Unterstützung bei Miktionsstörungen (7.6.);
- Unterstützung bei Darmentleerungsstörungen (7.7.);
- Hilfe bei diagnostischen Maßnahmen (7.8.):
  • Uringewinnung und -untersuchung,
  • Stuhlgewinnung;
- Katheterisieren der Harnblase (7.9.);
- Einlegen eines Blasenverweilkatheters (7.10.);
- Blasenspülung (7.11.);
- Blaseninstillation (7.12.);
- Darmentleerung, Einläufe (7.13.);
- Magenentleerung, Magenspülung (7.14.).

7.5. Hilfe beim Ausscheiden

Hilfe zur Selbsthilfe

- Die Toilette (WC) soll so eingerichtet sein, daß die Patienten sie möglichst selbständig aufsuchen und benutzen können (montierte Haltegriffe, zweckmäßige Höhe der WC-Schüssel).
- Ans Zimmer gebundene Patienten können den *Nachtstuhl* benutzen.
- Bettlägerige bekommen eine individuelle *Bettschüssel*, Männer zusätzlich eine Urinflasche.
- Kranke, die zum ersten Mal im Krankenhaus sind, werden mit den verschiedenen *Ausscheidungsgefäßen* vertraut gemacht.
- Unsere Unterstützung geschehe unter größtmöglicher Respektierung der Gewohnheiten, der Intimsphäre und des Schamgefühls (S. 190 u. 369).

Bettschüssel/Steckbecken

Einschieben:
- Zum Einschieben hebt sich der Kranke im Kreuz oder legt sich auf die Seite (Hilfe für den Hemiplegiepatienten s. S. 859).
- Das Kreuzbein muß auf dem Beckenrand aufliegen.
- Männer bekommen gleichzeitig die Urinflasche eingelegt; Frauen werden angehalten, die

Beine zu strecken, damit der Urin ablaufen kann.
- Zum Anheben des Kranken s. S. 139 f.

Entfernen:
- Bettschüssel am Griff halten, den Kranken auffordern, sich auf die Seite zu drehen, Schüssel wegziehen.
- *Nach Darmentleerung* die Analgegend mit Einmalmaterial reinigen:
  Vorbereiten: Becken mit Wasser und Seife, Zellstoff, Einweghandschuhe, Abwurfsack.
  Säubern: Zellstoffschicht befeuchten → reinigen → in Abfallsack ablegen → so oft wiederholen, bis die Analgegend sauber ist → nachtrocknen.
- *Nach dem Wasserlassen* wird bei Frauen das äußere Genitale mit Zellstoff abgetupft, bei Männern (die es nicht selber können) die Harnröhrenöffnung.

Urinflasche

Anlegen bei Männern:
- Den Penis an seiner Wurzel anfassen und in die Flaschenöffnung einführen (evtl. Zellstoff unter den Flaschenhals legen).
- Nach dem Urinieren Penis mit Zellstoff abtupfen.

Anstelle der Urinflasche kann auch ein *Kondomurinal* angelegt oder angeklebt werden.

Anlegen bei Frauen:
- Die Spezialflasche mit breiter Öffnung wird mit leichtem Druck an die Schamlippen angelegt (seltene Anwendung bei Inkontinenz).

Beachte
- Bettschüssel immer auf der gesunden Seite einschieben (Ausnahme: bei Hemiplegie).
- Korrektes, hygienisch einwandfreies Handhaben: nicht auf den Boden stellen, gut reinigen (moderne Spülmaschinen - Minispolo - reinigen *und* desinfizieren).
- Jeder Patient hat seine eigenen Ausscheidungsgefäße im Nachttisch oder bekommt für jeden Gebrauch frisch desinfizierte.

7.6. Unterstützung bei Miktionsstörungen

Hilfeleistung

Sie umfaßt:
- Assistenz bei diagnostischen und therapeutischen Maßnahmen;
- lokale Wärmeanwendungen (trockene und feuchte Wärme, heißer Tee) bei schmerzhaftem, erschwertem Wasserlassen;
- Reibungen, Klopfungen im Bereich der Blase und der Oberschenkel bei Entleerungsschwierigkeiten;
- Hautschutz und Hautpflege bei Inkontinenz (S. 163);
- Bereitstellen und Sauberhalten der Pflegemittel;
- bestmögliche Miteinbeziehung aller Ressourcen und Hilfen (Umwelt, Mitwelt, Eigenwelt des Kranken).

Blasentraining/Kontinenztraining

Training der Harnblase, sich zu einer stets gleichen Zeit zu entleeren, durch:
- *systematisches Toilettentraining;* dies bedeutet, daß die betreffende Person nach einem ihr entsprechenden Zeitplan die Toilette aufsuchen lernt;
- das Anlegen eines Schemas hilft, Erfolg und Mißerfolg besser zu erfassen (S. 221);
- zusätzliches *Blasentraining* verhilft zu einer vollständigen Entleerung der Harnblase, was das Trockenbleiben mit unterstützt:
  • Blase in sitzender Stellung entleeren,
  • durch Klopfen und Drücken auf den Unterbauch die Entleerung erleichtern, oder
  • pressen lassen.
- *Ausdauer* und konsequente Durchführung sind Voraussetzung für das Gelingen.

Das *Blasenkatheter-Entwöhnungstraining* erfordert vor allem bei Langzeit-Katheterträgern viel Geduld, Ausdauer und Einfühlungsvermögen. Der *erste Schritt* beinhaltet das Einüben der vollen Blase (über 24 Stunden):
- Katheter abklemmen.
- Den Kranken informieren, daß er beim Gefühl der gefüllten Blase läuten soll.
- Den Katheter 2–3, evtl. bis 4 Stunden abgeklemmt lassen, dann die Blase entleeren und wieder abklemmen.
- Wenn der Patient die gefüllte Blase 3–4 Stunden aushalten kann, wird der Katheter entfernt.

Der *zweite Schritt* umfaßt das Toilettentraining (s. oben).

Inkontinentenpflege

Inkontinenz ist keine Krankheit, sondern ein Zeichen (Symptom) für eine Störung im Organismus. Die Beschwerden können unterschiedliche *Schweregrade* aufweisen, weshalb es auch nicht *die Pflege* bei Inkontinenz gibt. Es geht um die individuelle Bewältigung von individuellen Inkontinenz- (bzw. Kontinenz-)Problemen.

Ständig werden neue Hilfsmittel entwickelt. Das Wichtigste ist, daß Pflegende *wissen,* daß es diese Hilfsmittel gibt und daß sie auch Beratung in Anspruch nehmen können, damit eine individuelle Anpassung möglich ist.

Grundsätzlich ist zu beachten:

- Mit dem Betroffenen offen über das Problem sprechen (das Schamproblem bewältigen).
- Ausscheidungsgewohnheiten ermitteln, evtl. ein Miktionsprotokoll erstellen (S. 221).
- Individuelles Kontinenztraining, s. oben.
- Information von Patient und Angehörigen über die Zusammenhänge.
- Schutz der Haut, Anpassung der Hilfsmittel (S. 163) und der Kleidung.
- Anpassung der Höhe von Stuhl und Toilettensitz für Behinderte (Toilettenbesuche erleichtern).
- Anregen und Unterstützen der Aktivität und Mobilität, denn Passivität fördert die Inkontinenz!
- Training der Beckenbodenmuskulatur (S. 810).
- Eß-und Trinkgewohnheiten so anpassen, daß regelmäßiger Stuhlgang gewährleistet ist und der Patient *bis* zum Abendessen genügend Flüssigkeit eingenommen hat.

7.7. Unterstützung bei Darmentleerungsstörungen

Darmentleerungsstörungen müssen, wenn sie Ausdruck einer Erkrankung sind, *medizinisch* behandelt werden. Unsere Unterstützung ist von den jeweiligen *Verordnungen* abhängig.

Pflegerische Hilfe

Bei Durchfällen

- Flüssigkeits- und Salzersatz, besonders bei andauernden Durchfällen (s. auch S. 698).
- Angepaßte Ernährung: stopfend wirken rohe geriebene Äpfel, trockener Reis, Heidelbeersaft.

- Sorgfältige Intimpflege: peinliche Sauberkeit; Hautschutz bei Irritation: reinigen mit Watte und Babyöl (statt Wasser und Seife).

Bei Verstopfung

- *Prophylaktische* Maßnahmen s. S. 196.
- *Darmtraining,* Weichmacher, Quellmittel, ausgewogene Ernährung.
- *Klistiere* nur mit Zurückhaltung anwenden, damit sich der Darm nicht an eine passive Entleerung gewöhnt.
- *Laxantien* nur nach Verordnung:
  - Glyzerin und Bisacodyl-Suppositorien (z. B. Dulcolax);
  - Weichmacher, Quellmittel: Zellulose, Kleie, Agar, Flohsamen, Leinsamen;
  - salinische Mittel: Magnesiumsalz, Karlsbader Salz;
  - Dickdarmabführmittel: Senna (z. B. X-Prep), Aloe, Rhamnus (z. B. Emodella, Franguforton), emulgiertes Paraffinöl (z. B. Agarol).

Der häufige Gebrauch von Laxantien führt zu Gewöhnung. Der Übergang zu *Abusus* und *Sucht* kann fließend sein. Die Information und Aufklärung des Patienten hat gesundheitserzieherischen Wert.

Bei Inkontinenz

Die psychologische Komponente ist bei der *Stuhlinkontinenz* noch viel größer als bei der Urininkontinenz. Die Beschämung des Patienten kann so groß sein, daß sie alle Kräfte absorbiert. Zuwendung und tragende Beziehung finden die richtigen Worte und die zweckmäßige Pflege.

7.8. Hilfe bei diagnostischen Maßnahmen

7.8.1. Stellenwert der Pflege

Urin- und Stuhluntersuchungen gehören mit zu den wichtigsten Laboranalysen (neben Blut und Sekreten). Die Funktionen, die zu zuverlässigen Laborresultaten führen, lassen sich nach HAGEMANN im Sinne eines Regelkreises miteinander verknüpfen (Abb. 7.1). Sie sind im Krankenhaus auf die drei Arbeitsbereiche *ärztlicher Dienst, Pflegedienst* und *Laboratorium* verteilt. In den heute üblichen arbeitsteiligen Organisationsformen sind diese Arbeitsbereiche normalerweise voneinander getrennt. Bindeglied zwischen Arzt

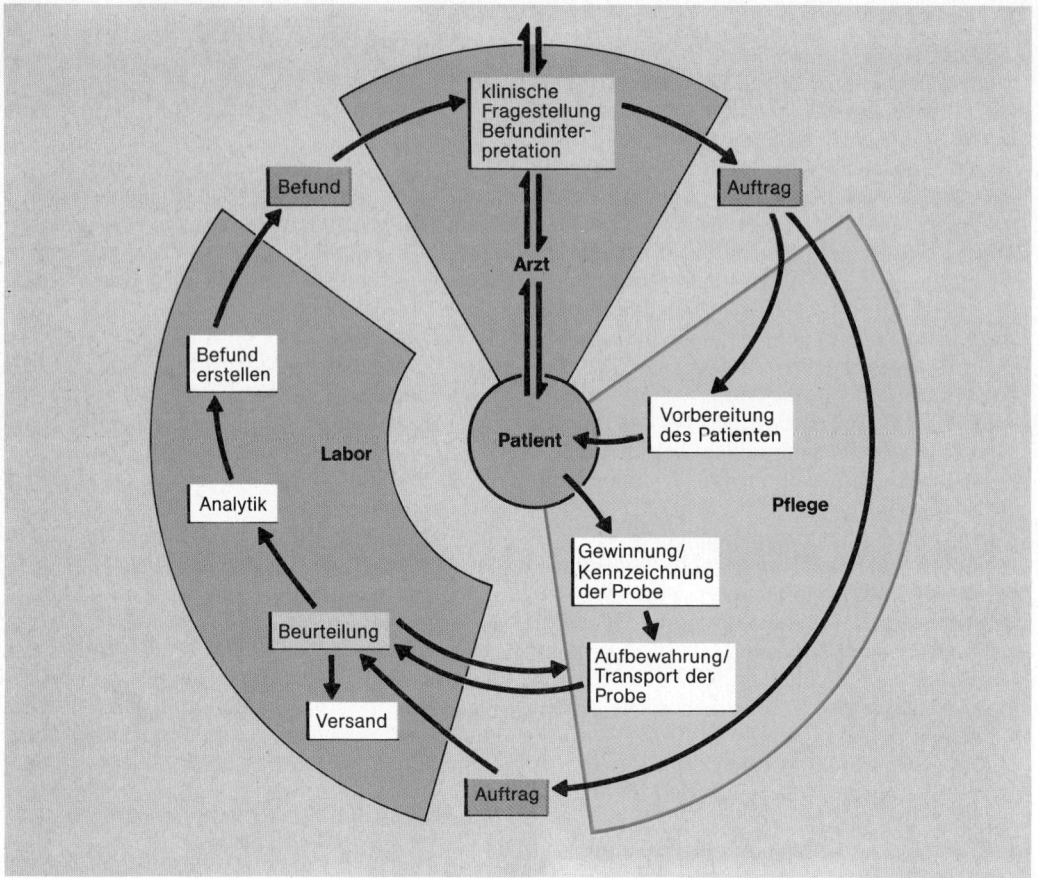

Abb. 7.1   In der Laboranalytik können die Arbeitsbereiche ärztlicher Dienst, Pflegedienst und Laboratorium im Sinne eines Regelkreises miteinander verknüpft werden (nach *Hagemann*). Die Kooperation mit dem Patienten ist insbesondere im Pflegebereich von großer Bedeutung.

und Pflegedienst ist der *Auftrag*. Entsprechend diesem Auftrag obliegt die Gewinnung „der Probe" in der Regel der Schwester. Entscheidend für die Zuverlässigkeit der Resultate sind die
- Vorbereitung und Information des Patienten,
- Gewinnung und Kennzeichnung der Probe (Spezimen),
- Aufbewahrung und Transport der Probe.

7.8.2. Diagnostische Uringewinnung

Uringewinnung durch:
- *Strahlurin/Spontanurin*. Der nach sorgfältiger Reinigung der äußeren Harnröhrenmündung in einem sauberen bzw. sterilisierten Gefäß aufgefangene, spontan gelöste Harn.
- *Mittelstrahlurin*. Getrennt aufgefangener Harn

aus der Mitte des Miktionsvorganges beim Strahlurin (s. unten).
- *Morgenurin*. Erste Entleerung des während der Nacht in der Blase angesammelten Urins.
- *Konzentrierter Morgenurin*. Morgenurin nach einer Durstperiode von mindestens 12 Stunden.
- *24-Stunden-Sammelurin* s. S. 201.

Voraussetzungen:
- Vorbereitetes Auffanggefäß (zweckentsprechend!) mit ausgefülltem Analysezettel.
- Information des Kranken: Zweck, Art des gewünschten Urins bzw. des Entleerungsvorgangs.
- Information anderer Beteiligter, z. B. Nachtwache, Labor, Botendienst.
- Intimtoilette in jedem Fall, bei der Mittelstrahlgewinnung mit zusätzlicher Desinfek-

tion der äußeren Genitalien, der Mann zieht die Vorhaut zurück und reinigt die Harnröhrenmündung.

Mittelstrahluringewinnung

Gegenstände

- Verschlossenes Uringefäß, sterilisiert,
- Gefäß mit Desinfektionslösung,
- 6 Tupfer oder Wattekugeln, sterilisiert.

Ausführung

Bei der Frau:
- Reinigen der äußeren Genitalien durch gründliche Intimtoilette mit Seife und warmem Wasser nach Spreizen der Labien.
- Äußere Genitalien von ventral nach dorsal (für die Patientin von oben nach unten) mit den sterilisierten Tupfern abwischen (1 Tupfer = 1 Bewegung) (Abb. 7.2a).
- In gespreizter Stellung (rückwärts über der WC-Schüssel stehend oder sitzend) den Urin gewinnen.
- Erste Urinportion abfließen lassen, und mittlere Portion in das sterilisierte Gefäß auffangen (Abb. 7.2b).

Beim Mann:
- Reinigung der Harnröhrenmündung nach Zurückziehen des Präputiums (Vorhaut) mit Seife und warmem Wasser.
- Harnröhrenmündung mit sterilisierten Tupfern abwischen (mindestens dreimal).
- Mittelstrahl in sterilisiertes Gefäß auffangen.

7.8.3. Urinuntersuchungen

Messen des Urins

24-Stunden-Urin

Verordnung:
- Zur Bestimmung der *Diurese* = Ausscheidungsmenge,
- zur Errechnung der *Bilanz* = Differenz zwischen Ein- und Ausfuhr (S. 420f.),
- zur *Untersuchung,* wenn das Testergebnis auf 24 Stunden bezogen ist.

Sammeln:
Die vollständige Gewinnung der 24-Stunden-Menge setzt die Kooperation aller Beteiligten voraus (Pflegegruppe, Patient, evtl. Angehörige). Die Schwester hat dafür zu sorgen, daß
- die gesamte Urinmenge aufbewahrt wird;
- die genaue Zeit von 24 Stunden eingehalten ist;

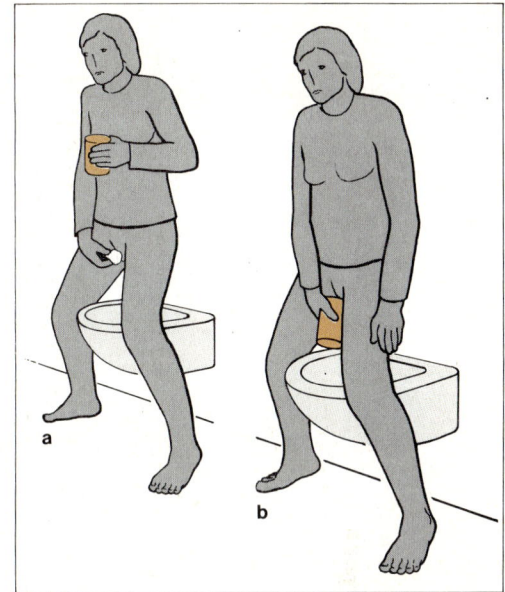

Abb. 7.2a–b   Gewinnung von Mittelstrahlurin. **a** 3mal reinigen. *Frauen* von vorne nach hinten, gegen den After (Männer vor dem Reinigen Vorhaut zurückziehen). **b** In gespreizter Stellung über der WC-Schüssel stehen. In den sterilisierten Urinbecher Wasser lassen.

- das Sammelgefäß nach Vorschrift bereitsteht: groß genug, sauber, mit Deckel, evtl. lichtundurchlässig und/oder mit entsprechendem Konservierungsmittel versehen (mögliche Konservierungsmittel sind je nach Vorschrift des Labors Perchlorsäure, HCl 32%ig, Thymol u.a.);
- die Protokollierung bzw. Bilanzierung exakt gehandhabt wird.

Die *Sammelperiode* dauert in der Regel von morgens 7 Uhr bis 7 Uhr des folgenden Tages, d.h.,
1. Tag 7 Uhr: Blase entleeren lassen, Urin verwerfen, alle folgenden Urinportionen sammeln.
2. Tag 7 Uhr: letzte, zur Sammelperiode gehörende Urinportion.

Regeln für das Messen:
- 24-Stunden-Diuresen: auf 50 ml genau auf- oder abrunden. (Urinbeutel können auf die Federwaage gelegt werden = wiegen statt messen.)
- 1-Stunden-Diuresen: auf 1 ml genau messen.
- Für klinisch-chemische Untersuchungen: auf 5 ml genau messen. Meist muß nur eine kleine Portion ins Labor geschickt (Urin gut umrühren) und die Gesamtmenge auf dem Begleitzettel vermerkt werden.

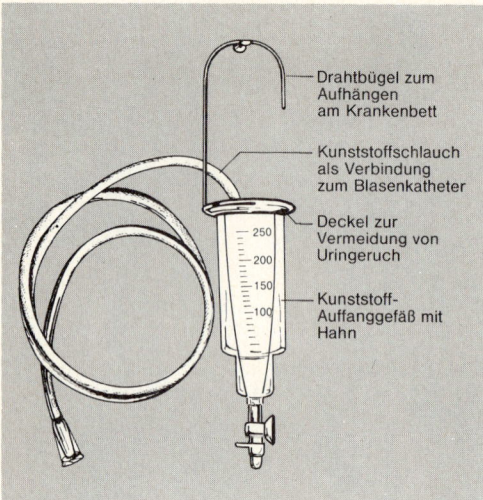

Drahtbügel zum
Aufhängen
am Krankenbett

Kunststoffschlauch
als Verbindung
zum Blasenkatheter

Deckel zur
Vermeidung von
Uringeruch

Kunststoff-
Auffanggefäß mit
Hahn

Abb. 7.3 Urimeter. Einmalgerät, das aber nach entsprechender Desinfektion und Reinigung mehrfach benutzt werden kann.

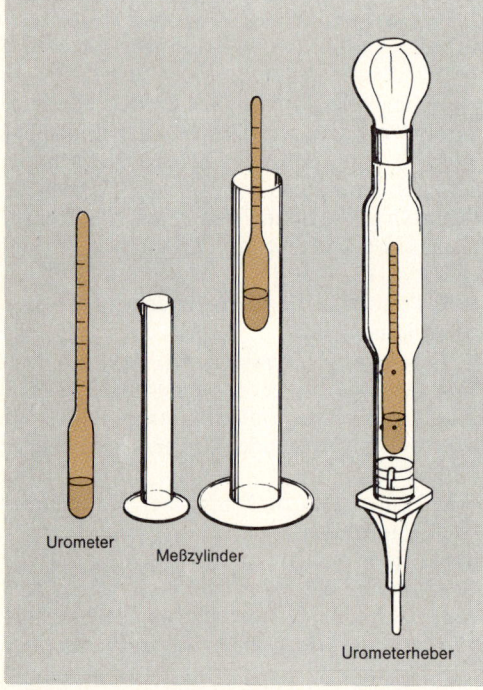

Urometer

Meßzylinder

Urometerheber

Abb. 7.4 Urinmeßgeräte.

Stündliche Urinmessung

Verordnung:
- Überwachung von Patienten in Akutsituationen (drohender Schock, Kreislaufversagen u. a.).

Sammeln:
Es geschieht bei eingelegtem Dauerkatheter (S. 209 f.) oder Cystofix mittels angeschlossenem Urimeter (Abb. 7.3):
- Urinmenge am Gefäß ablesen, protokollieren.
- Hahn am Urimeter öffnen und Urin in Sammelgefäß ablaufen lassen.

Spezifisches Gewicht

Definition und Normalwerte

Das spezifische Gewicht ist das Art- oder Eigengewicht eines Körpers. Es sagt aus, um wieviel schwerer oder leichter ein Stoff ist als das gleiche Volumen Wasser.

1 ml Wasser wiegt bei 4 °C 1 g (1000 mg). „1020" heißt also, daß in 1 ml Urin 0,020 g (20 mg) Stoffe gelöst sind = *Dichte* des Stoffes. Die Dichte ist abhängig von der *Temperatur.* Dieselbe Menge Flüssigkeit braucht bei höherer Temperatur mehr Platz, damit wird die Dichte kleiner und das spezifische Gewicht geringer. Aus diesem Grunde sind die Urometer auf 15 °C geeicht (Urintemperatur in normal gelüfteten Räumen).

Temperaturabweichungen von 3 °C nach oben oder nach unten bedeuten, daß an der Urometerskala ein Teilstrich dazu bzw. weggezählt werden muß.

Tagesschwankungen: 1010–1030 je nach Trinkmenge bzw. Konzentration des Urins. Große Urinmengen haben normalerweise ein niedriges spezifisches Gewicht, kleine Urinmengen sind hochkonzentriert und weisen ein entsprechend hohes spezifisches Gewicht auf.

Verlust des Konzentrierungsvermögens

Bei fortschreitender Niereninsuffizienz scheiden die Nieren einen annähernd isotonischen Harn mit einem spezifischen Gewicht zwischen 1008 und 1012 aus. Diesen Zustand bezeichnet man als *Isosthenurie* = Starrheit der Nieren.

Messen des spezifischen Gewichtes

- *Urometer* (kleine Senkwaage) und *Meßzylinder* in einander entsprechender Größe oder Urometerheber (Abb. 7.4).
- Messung auf ebener Unterlage vornehmen.
- Urometer muß frei schwimmen.

- Schaumblasen, die sich am oberen Rand bilden, mit einem Filterpapier entfernen.
- Ablesen in Augenhöhe, am unteren Rand des Flüssigkeitsspiegels (Urometer gerade halten).

Schnelltests

Die heutige Zuverlässigkeit der Schnelltests ermöglicht es, die herkömmlichen, zeitraubenden Labormethoden auf ein Minimum einzuschränken. Die Harnuntersuchung ist so vereinfacht, daß sie von kooperativen Patienten selber durchgeführt werden kann.

Im Krankenhaus eignen sich die Schnelltests zur Vorkontrolle des Harns auf der Station bzw. im Labor.

Verschiedene Firmen bieten eine breite Palette von Schnellreagenzien als *Teststreifen* (Stix) oder *Reagenztabletten* an.

Schnelltests mittels Teststreifen

Der *Universalteststreifen* (z. B. Combur-9-Test) umfaßt folgende Parameter: Leukozyten, Nitrit, pH, Eiweiß, Glukose, Keton, Urobilinogen, Bilirubin, Blut. Weitere Untersuchungen sind nur beim positiven Ausfall dieser Tests notwendig.

Der *indikationsspezifische Teststreifen* ist
- eine Einzeluntersuchung, z. B. für Zucker, Eiweiß usw., oder
- eine kombinierte Untersuchung z. B. von Zucker und Azeton (für Diabetiker) oder Bilirubin, Urobilinogen, zum Nachweis der Gallenfarbstoffe.

Vorgehen und Ablesen

Da jedes Testfeld alle benötigten Reagenzien in standardisierter und stabilisierter Form enthält, ist die Untersuchung des Harns mit Teststreifen einfach (Abb. 7.5).
- Frischen, unzentrifugierten Harn verwenden, Harnprobe gut durchmischen:
  1. Teststreifen kurz (maximal 1 Sekunde) in den Harn eintauchen.
  2. Beim Herausnehmen seitliche Kante am Gefäßrand abstreifen, um überschüssigen Harn zu entfernen.
  3. Nach 60 Sekunden (Leukozytentestfeld nach 120 Sekunden) Reaktionsfarbe mit der Farbskala vergleichen.
- Ablesen des Combur-9-Teststreifens (Beispiel); s. Abb. 7.5).

Die Teststreifen der verschiedenen Herstellerfirmen entsprechen sich nur grundsätzlich, weshalb

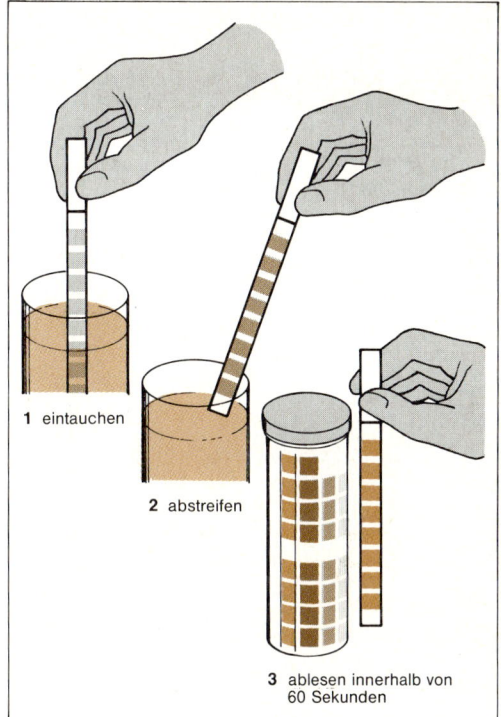

1 eintauchen

2 abstreifen

3 ablesen innerhalb von 60 Sekunden

Abb. 7.**5**   Schnelltest mittels Teststreifen.

bezüglich *Farbskala* und *Zeitfaktor* des Ablesens die einschlägige Verpackungsliteratur zu berücksichtigen ist.

Schnelltests mittels Reagenztabletten

Die Handhabung der verschiedenen Testtabletten ist auf der entsprechenden Verpackung abzulesen. Im folgenden zwei der häufigsten Tablettenproben:

Acetest

Ausführung:
1. Eine Tablette Acetest auf eine saubere, weiße Unterlage legen (Filterpapierstreifen).
2. Einen Tropfen Harn auf die Tablette träufeln.
3. Nach 30 Sekunden die Farbe der Tablette mit der Farbskala des Prospekts vergleichen.

Auswertung. Negativ: keine oder etwas gebliche Färbung (Harnfarbe).

Positiv: Die Tablettenoberfläche wird lavendelfarbig bis violett. Die Intensität der Farbe weist auf die ungefähre Menge der im Harn enthaltenen Ketonkörper hin.

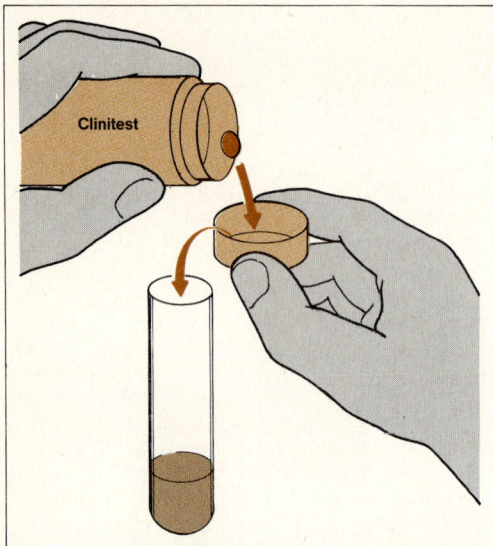

Abb. 7.6   Clinitesttablette nicht in die Hand nehmen. Deckel vom Tablettenbehälter abschrauben. Tablette in den Deckel und von dort direkt in das Reagenzglas fallen lassen.

Auf der Farbskala kann das Resultat als schwach (+) oder mittel (+ +) oder stark (+ + +) positiv abgelesen werden.

Clinitest

Das Clinitestset besteht aus Behälter, Reagenzglas, Pipette, Clinitesttabletten, Kontrollblatt mit Farbskala.
Ausführung:
- Mit dem senkrecht gehaltenen Tropfenzähler 5 Tropfen Harn ins Reagenzglas geben.
- Tropfenzähler ausspülen und 10 Tropfen Wasser beifügen.
- Eine Tablette Clinitest möglichst ohne Berührung mit den Händen (Abb. 7.6) ins Reagenzglas geben und Reaktion beobachten. Reagenzglas während der Reaktion im Halter belassen und *nicht bewegen* (da sonst die durch den Kochprozeß entstehende Gasschicht [CO_2], die einen unerwünschten Sauerstoffzutritt zur Reaktion verhindert, zerstört wird).
- 15 Sekunden nach Beendigung der Reaktion das Reagenzglas leicht schütteln und dessen Inhalt mit der Farbskala vergleichen (Tab. 7.1).
- Farbreaktion auch während des Kochprozesses beobachten, da ein Farbumschlag von orange bis braun auf einen über die 2%-Grenze liegenden Zuckergehalt hinweist.

Tabelle 7.1   Farbskala für Clinitest zum Ablesen der Reaktion

Blau	Dunkel-grün	Trüb-grün	Grün-braun	Braun	Orange
neg.	Spur	+ ½%	+ + ¾%	+ + + 1%	+ + + + 2% und mehr

- Bei größerem Zuckergehalt kann die Clinitestprobe verdünnt werden: 2 Tropfen Urin (statt 5) plus 10 Tropfen Wasser, ablesen nach der üblichen Tabelle und mit 2,5 multiplizieren. Es gibt dafür spezielle Tabellen, dann braucht es keine Umrechnung.
- Clinitesttabletten sind ätzend, Vorsicht vor Spritzern in die Augen.

Haltbarkeit der Teststreifen und -tabletten

Die Teststreifen und -tabletten sind in einem handlichen, mit einem Trockenmittelstopfen verschlossenen Behälter verpackt. Auf diese Art sind sie vor Luftfeuchtigkeit geschützt. Bei vorschriftsmäßiger *Aufbewahrung* sowie sachgemäßem *Gebrauch* ist die Haltbarkeit der Testsubstanzen bis zu dem auf der Packung vermerkten Datum gewährleistet. (Feuchte = blaupunktierte Tabletten ergeben ein verfälschtes Resultat.)

Urinsediment

Fällt im Teststreifen der Leukozyten-, Nitrit-, Eiweiß- oder Bluttest positiv aus, muß eine Urinsedimentuntersuchung durchgeführt werden.

Technik

Vor Abfüllen des Urins in ein Reagenzglas wird dieser kurz aufgeschüttelt. Abfüllmenge 12 ml. Im Reagenzglas wird Urin der während 5 Minuten bei einer Drehzahl von 3000/min zentrifugiert.

Makroskopische Beurteilung

Jedes mit bloßem Auge sichtbare, festgeformte Sediment zuunterst im Sedimentglas wird in Höhe (mm) und Farbe registriert:
- rotbraunes, festes Sediment: Erythrozyten,
- pastellrosa, festes Sediment: amorphe Urate (sog. Ziegelmehl),
- gelbweißgraues, festes Sediment: Leukozyten (Pyurie) oder Plattenepithelien (Fluor) oder amorphe Phosphate oder Restmaterial von Vaginalovula (Stärkekörner).

Anschließend wird das Reagenzglas durch Kippen geleert und sorgfältig abgetropft. Der Restüberstand wird mit dem Sediment gründlich homogenisiert (mit Pasteur-Pipette), ein kleiner Tropfen auf den Objektträger gebracht und mit einem Deckglas zugedeckt.

Mikroskopische Beurteilung

Das angefertigte ungefärbte Sediment wird zuerst mit 100facher Vergrößerung unter dem Mikroskop beurteilt. Dabei wird auf die Verteilung der Zellelemente geachtet und nach Zylindern gesucht.
Die eigentliche Untersuchung wird mit 400facher Vergrößerung durchgeführt.

Wichtigste Befunde

Hämatogene Zellen (Leukozyten, Erythrozyten). Zur semiquantitativen Beurteilung wird die minimale und maximale Zellzahl registriert, die in 5 willkürlich eingestellten Gesichtsfeldern (400fache Vergrößerung) gefunden wurde.
Normwerte:
   0–2 Erythrozyten pro Gesichtsfeld,
   sicher pathologisch: mehr als 5;
   0–5 Leukozyten pro Gesichtsfeld,
   sicher pathologisch: mehr als 10.
Erythrozytenmorphologie: Neuere Untersuchungen zeigten, daß man Erythrozyten glomerulären Ursprungs (bei einer Glomerulonephritis), die beim Durchgang durch Glomeruli typisch verformt wurden, von Erythrozyten anderen Ursprungs (z.B. Nierengeschwulst, Blasenentzündung), die unbeschädigtes Aussehen haben, unterscheiden kann.
Epithelzellen. Man unterscheidet Plattenepithelien (Ursprung Harnröhre, Genitalorgane) und Rundepithelien (Ursprung Urothel der ableitenden Harnwege, tubuläre Nierenepithelien und Basal- und Parabasalzellen des genitalen Plattenepithels).
Normwert:
   „vereinzelt" = 1 Epithelzelle in jedem 5. Gesichtsfeld.
Kommen „mäßig" (1 Epithelzelle in jedem 2.–4. Gesichtsfeld) „viel" (1–3 Epithelzellen pro Gesichtsfeld) oder sogar „massenhaft (mehr als 3 Epithelien pro Gesichtsfeld) vor, so muß man an der korrekten Durchführung der Harngewinnung mit dem sog. Mittelstrahlurin zweifeln und an eine genitale Verunreinigung denken. Kommen solche Befunde auch nach mehrmaliger Harngewinnung vor und werden jedesmal auch Bakterien nachgewiesen, so muß zum sicheren Nachweis der Bakteriurie der Urin durch eine Blasenpunktion gewonnen werden.
Zylinder. Die Zylinder müssen wegen der großen diagnostischen Bedeutung sehr sorgfältig gesucht werden. Hyaline Zylinder kommen auch bei Gesunden vor (Dursten, Diuretika). Wachszylinder sind Ausdruck einer Nierenparenchymerkrankung, die mindestens 4 Wochen dauert.
Granulierte Zylinder geben einen unspezifischen Hinweis auf eine Nierenparenchymerkrankung.
Leukozytenzylinder beweisen die Nierenparenchymherkunft der Leukozyten (meist bei Pyelonephritis).

Erythrozyten- und Hämoglobinzylinder beweisen die Nierenparenchymherkunft der Erythrozyten bei einer Hämaturie (Glomerulonephritis).
Erreger. Bei Harnwegsinfektionen können Bakterien, Pilze (Hefe) und Trichomonaden erkannt werden. Vorteilhaft ist dazu eine Phasenkontrasteinrichtung. Die Trichomonaden erkennt man zuverlässig an ihrer charakteristischen Beweglichkeit. Diese hält jedoch nur so lange an, als der Urin noch warm ist. Aus diesem Grunde ist für die Trichomonadendiagnose eine sofortige Untersuchung nach der Miktion notwendig.
Lipide. Sie kommen bei einer Vielzahl von Erkrankungen (Proteinurie, Hyperlipidämie, Schockniere) vor. Die diagnostische Bedeutung ist nur gering. Cholesterinkristalle leuchten im polarisierendem Licht mit einer Malteserkreuzform auf.
Kristalle. Genaue Identifizierung der Kristalle nach Form ist nur bei Patienten mit Nierensteinen sinnvoll. Sehr wichtig ist die Erkennung der Zystinkristalle (sechseckig). Diese Kristalle kommen im Urin nur bei Zystinose (Stoffwechselerkrankung) und bei tubulären Aminoazidurie (defekte Tubuli, die Aminosäuren mangelhaft resorbieren) vor. Der Urinbefund ist für diese Diagnosen entscheidend.

Bakteriologische Harnuntersuchung

Die Methoden, bei denen mit Hilfe von *Nährboden-Trägereinheiten* gearbeitet wird (z.B. Uricult- und Urifekttest), geben bei Anwendung gewöhnlicher Koloniezähltechnik ein qualitativ und quantitativ zuverlässiges Bild des Bakteriengehaltes im frisch gelassenen Urin. Im folgenden steht der *Uriculttest* exemplarisch für mögliche bakteriologische Untersuchungen.

Uriculttest

Prinzip. Im Urin vorhandene Bakterien bleiben an dem als Nährbodenträger auf beiden Seiten mit einer Agarschicht überzogenen Objektträger haften. Sie wachsen bei der Inkubation in mikroskopische Kolonien aus. Die Koloniendichte ist demnach proportional zur Bakterienkonzentration im Urin.

– Beim Uriculttest ist die eine Seite des Objektträgers mit N-Agar (Nähragar), die andere Seite mit Mac-Conkey-Agar beschichtet. Die Keimzahl wird durch Vergleich der Dichte der gewachsenen Kolonien mit dem Musterbild bestimmt.
– Mit dem *N-Agar* wird die Gesamtkeimzahl erfaßt (grampositive und gramnegative Keime).
– Der *MacConkey-Agar* enthält Gallensalze, die das Wachstum grampositiver Keime hemmen. Es wachsen nur koliforme und andere gramnegative Keime.

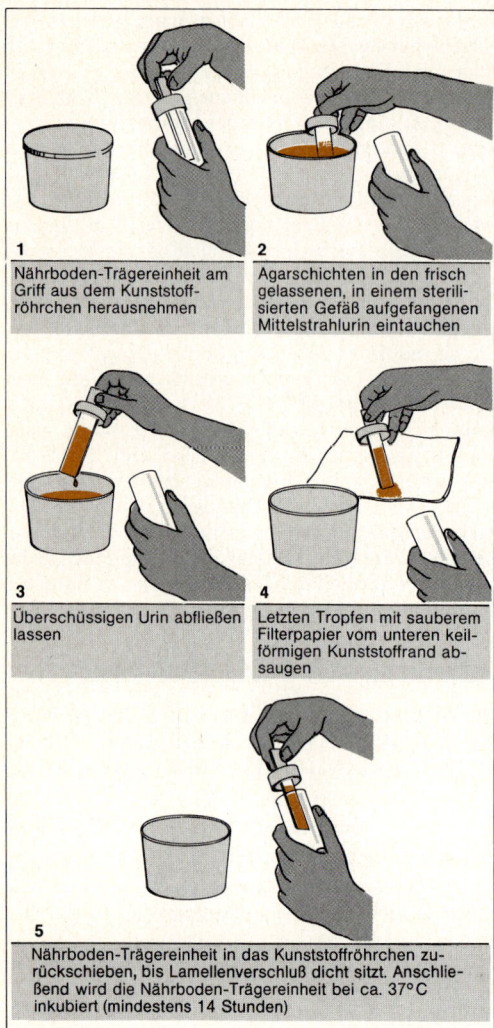

1 Nährboden-Trägereinheit am Griff aus dem Kunststoffröhrchen herausnehmen

2 Agarschichten in den frisch gelassenen, in einem sterilisierten Gefäß aufgefangenen Mittelstrahlurin eintauchen

3 Überschüssigen Urin abfließen lassen

4 Letzten Tropfen mit sauberem Filterpapier vom unteren keilförmigen Kunststoffrand absaugen

5 Nährboden-Trägereinheit in das Kunststoffröhrchen zurückschieben, bis Lamellenverschluß dicht sitzt. Anschließend wird die Nährboden-Trägereinheit bei ca. 37°C inkubiert (mindestens 14 Stunden)

Abb. 7.7 Vorgehen bei Uriculttest. Eine andere Variante, anstelle des Eintauchens, ist das Überschütten der Trägereinheit mit Urin.

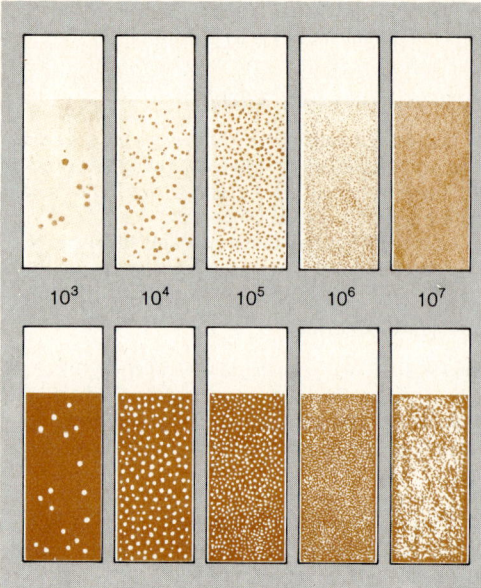

$10^3 \qquad 10^4 \qquad 10^5 \qquad 10^6 \qquad 10^7$

Abb. 7.8 Tabelle für den Uriculttest: Keimgehalt. Oben: MacConkey-Agar (Farbe Rot). Unten: Nähragar (Farbe Orange).

Vorgehen s. Abb. 7.7.

Beurteilung der gewachsenen Kolonien durch den Arzt. Er vergleicht die Nährboden-Trägereinheit mit den Musterbildern der entsprechenden Tabellen (Abb. 7.8). Für den Mittelstrahlurin gilt folgende Faustregel:

– unter 10 000 Keime/ml: Kontamination, die nicht als Infekt zu werten ist;
– 10 000–100 000 Keime/ml: fragliche Bakteriurie. Der Test soll wiederholt werden;
– über 100 000 Keime/ml: Bakteriurie (Infektion). Die Kultur wird zur *Resistenzbestim-*

mung weitergeleitet (Prüfung der Empfindlichkeit der gezüchteten Bakterien gegenüber chemotherapeutischen und antibiotischen Heilmitteln zwecks gezielter Chemotherapie).

Die *Kontamination* geschieht hauptsächlich auf zwei Wegen:

– bei der Miktion durch genitale Verunreinigung. Hinweise dafür liefert der Sedimentbefund (s. dort);
– beim Stehenlassen des Urins. Beim Vorliegen einer fraglichen Bakteriurie (10 000–90 000 Keime/ml) kommt es durch Stehenlassen des Urins zur Keimvermehrung: Nach 1–4 Std. wird in 1%, nach 5 Std. in 2%, nach 8 Std. in 5%, nach 24 Std. in 46% der Fälle im Uricult fälschlicherweise eine signifikante Bakteriurie (mehr als 100 000 Keime/ml) gefunden.

Aus diesen Gründen sollte der Uriculttest möglichst *rasch nach Miktion,* am besten auf der Krankenstation (z.B. beim positiven Ausfall des Leukozytenschnelltests) angesetzt und bei der Beurteilung der Resultate stets der Sedimentbefund mit berücksichtigt werden.

7.8.4. Stuhluntersuchungen

Stuhluntersuchungen werden vor allem bei Erkrankungen des Magen-Darm-Traktes und des

Charakteristikum	Anwendung
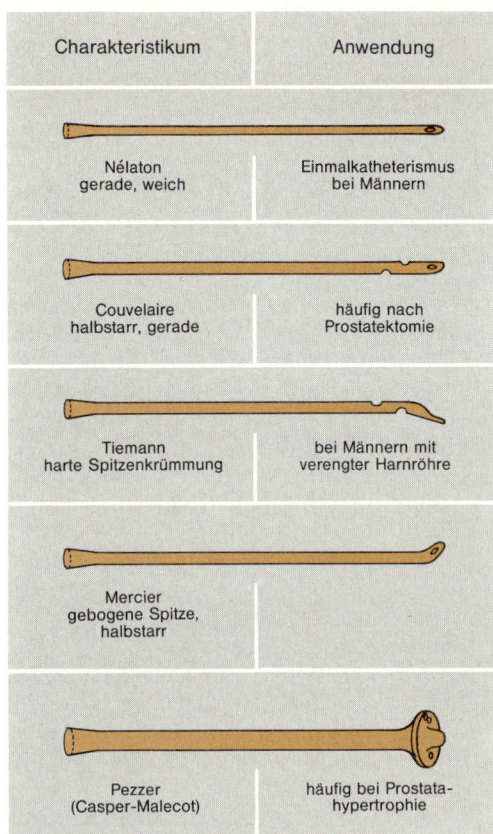	
Nélaton gerade, weich	Einmalkatheterismus bei Männern
Couvelaire halbstarr, gerade	häufig nach Prostatektomie
Tiemann harte Spitzenkrümmung	bei Männern mit verengter Harnröhre
Mercier gebogene Spitze, halbstarr	
Pezzer (Casper-Malecot)	häufig bei Prostata- hypertrophie

Abb. 7.**9**   Einläufige Katheter.

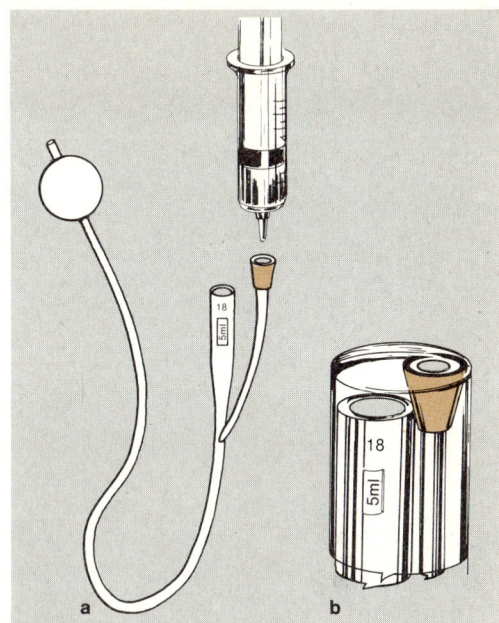

Abb. 7.**10**   **a** Zweiwegekatheter mit gefülltem Ballon. Meist kann der Ballon mittels Spritze gefüllt werden, da ein spezielles Ventil eingelassen ist. **b** Ventil von außen gesehen. Die Bezeichnung „5 ml" sagt aus, daß der Ballon mit 5 ml Aqua dest. gefüllt werden muß. „18" Durchmesser des Katheters nach Charrière.

Pankreas verordnet und sind auf S.684 f. sowie S.737 nachzulesen.

Die *Stuhlprobenröhrchen* enthalten einen Spatel. Häufig ist eine dreimalige Probe erforderlich. Für den *Lamblien-* bzw. *Amöbennachweis* ist körperwarmer Stuhl oder der Gebrauch von Konservierungs-(sog. MIF-)Röhrchen notwendig.

Für *Bilanzierungsuntersuchungen* muß über 3–6 Tage Stuhl gesammelt werden.

Die *Aufzeichnung* der Stuhlentleerungen geschieht im Kurvenblatt. Die Zeichen entsprechen den Besonderheiten (geformt, dünn, wässerig, blutig); sie sind nach den hausinternen Regeln einzutragen.

7.9. Katheterisieren der Harnblase

Urinentnahme mittels Blasenkatheter aus therapeutischen oder diagnostischen Gründen.

Therapeutische Gründe:
- Bei Harnverhalten (S. 191),
- vor Operationen im Bereich der Blase (Rektum, Lendenwirbelsäule, Beckenbereich),
- zur Blasenspülung oder -instillation.

Diagnostische Gründe:
- Zur Bestimmung des Restharns,
- für differenzierte Nierenfunktionsproben,
- bei Bedarf von unverfälschtem Blasenurin.

Katheterarten

- Kurze *Einmalkatheter* für die Frau und den Mann (aus schleimhautfreundlichem Material: PVC, Silkolatex; evtl. mit Auffangbeutel verbunden).
- *Verweilkatheter:* einläufig (Abb. 7.9) und zweiläufig (Abb. 7.**10**).
- *Spülkatheter,* zweiläufig bzw. dreiläufig mit Dreiwegehahn. Er besteht aus Eingangs- und Ausgangskanal und Ballon.

Die *Weite* des Katheters ist nach der *Charrière-Skala* numeriert. Nummer 1 = ⅓ mm Durchmesser, Nummer 2 = ⅔ mm Durchmesser, Nummer 3 = 1 mm, Nummer 4 = 1⅓ mm Durchmesser usw. Somit hat z. B.

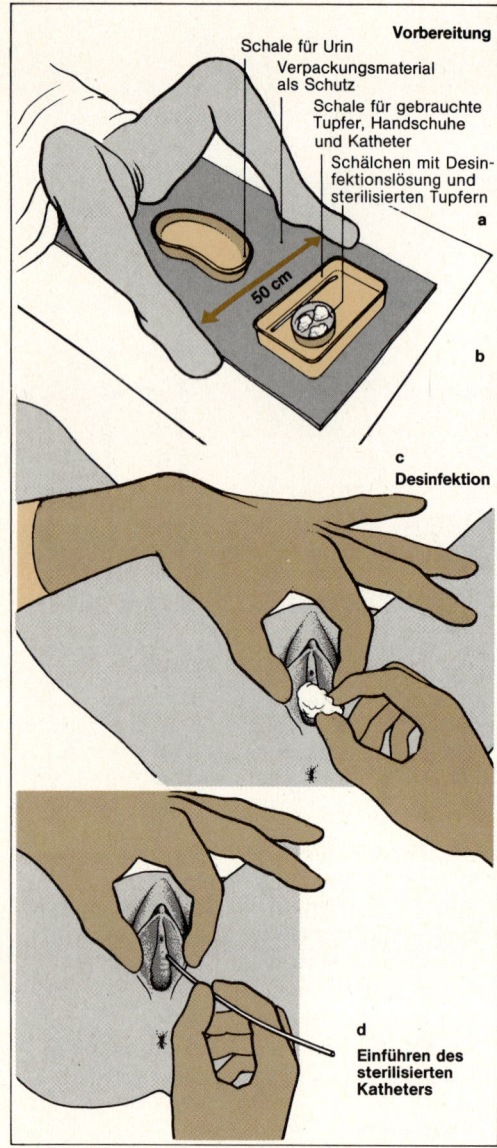

Vorbereitung

Schale für Urin
Verpackungsmaterial als Schutz
Schale für gebrauchte Tupfer, Handschuhe und Katheter
Schälchen mit Desinfektionslösung und sterilisierten Tupfern

a

50 cm

b

c
Desinfektion

d
Einführen des sterilisierten Katheters

Abb. 7.11   Katheterisieren bei der Frau. Die Hand, die den Katheter führt, leicht nach oben heben und beckenwärts einführen.

ein 18er Katheter einen Durchmesser von 6 mm (18 × ⅓ = 6), ein Katheter mit der Nummer 20 (20 × ⅓) = 6⅔ mm.

7.9.1. Katheterisieren bei der Frau

Gegenstände (auf Mehrzweckwagen)

– 2 Katheter (Einmal-Nélaton-Katheter oder Invaginationskatheter „Inva-Byk" Charr 8–10);

– Katheterset mit
  2 Nierenschalen oder 1 Schale und Urinsack;
  Schale mit 6 Tupfern (Wattekugeln),
  Handschuhe, evtl. Lochtuch;
– Feindesinfektionsmittel;
– sterilisiertes Auffangröhrchen (Labor);
– Unterlage als Schutz und zur leichten Hochlagerung des Beckens.

Vorgehen

– Patientin informieren. Intimsphäre schützen.
– Bett flachstellen, Becken leicht anheben (Unterlage oder kleines Kissen unterschieben).
– Füße seitlich aufstellen (Abb. 7.11 a).
– Intimtoilette vornehmen.
– Katheterset öffnen, Schalen zwischen die Beine stellen (Abb. 7.11 b); Desinfektionslösung richten.
– Handschuhe anziehen (Verpackungsmaterial auf dem Wagen lassen. Nach dem Katheterisieren Nierenschalen darauf stellen).
– Katheter griffbereit vorbereiten.
– Desinfektion der äußeren Genitalien. Jeden Tupfer nur einmal (von der Symphyse weg zum Anus) gebrauchen. Mit einer Hand desinfizieren, mit der anderen die Schamlippen spreizen (Abb. 7.11 c).
  1. und 2. Tupfer: große Schamlippen rechts und links;
  3. und 4. Tupfer: kleine Schamlippen rechts und links,
  5. und 6. Tupfer: Desinfektion der Urethraöffnung. Letzten Tupfer auf den Vaginaeingang legen (gebrauchte Tupfer in die hintere Schale).
– Katheter am hinteren Ende fassen und sorgfältig durch die Urethra einführen. (Abb. 7.11 d); sobald Urin fließt, nicht mehr weiterschieben.
– Entleeren der Blase:
  • Mittelstrahl entnehmen für bakteriologische Untersuchung;
  • bei Harnverhaltung nicht die gesamte Urinmenge ablassen (Arztverordnung beachten).
– Zur vollständigen Entleerung Blase leicht andrücken.
– Mit dem Zeigefinger die Katheteröffnung verschließen, Katheter und den auf der Vagina liegenden Tupfer entfernen, in die hintere Nierenschale legen, Intimgegend abtrocknen, Unterlage entfernen.
– Handschuhe ausziehen.

- Sich um das Wohlbefinden der Patientin kümmern. Katheterisieren ist ein beträchtlicher Eingriff in die Intimsphäre.

7.9.2. Katheterisieren beim Mann

Gegenstände

- 2 Katheter (Einmal-Tiemann-Katheter, Charr 10-14);
- Katheterset wie oben;
- 2 anatomische Pinzetten;
- sterilisierte Kompresse, Tupfer, Desinfektionsmittel, Gleitmittel (z.B. Instillagel), das ein Anästhetikum enthält, in Einmalspritze.

Vorgehen

- Patienten informieren, Intimsphäre schützen.
- Bett flachstellen, Becken leicht erhöht (Kissen, Rolle).
- Katheterset öffnen, Gleitmittel- und Katheterverpackung aufschneiden und auf die Unterlage des Sets legen.
- Desinfektionsmittel in die Schale mit Tupfern schütten.
- Evtl. Lochtuch und Penisklemme bereitlegen.
- Handschuhe anziehen, Katheterspitze hervorziehen.
- Vorhaut zurückschieben, Penis desinfizieren 2- bis 3mal mit Tupfern.
- Harnröhrenanästhesie (1 Minute warten), Penis auf eine sterile Kompresse legen.
- Penis nochmals desinfizieren, strecken (Abb. 7.**12**).
- Katheter mit der Verpackung oder mit der Pinzette fassen und ca. 15 cm einführen, dann Penis senken und weiterschieben (bei Tiemann- oder Mercier-Katheter muß die Spitze nach oben zeigen).
- Blasenentleerung wie oben.
- Katheter entfernen, *Vorhaut nach vorn schieben*.

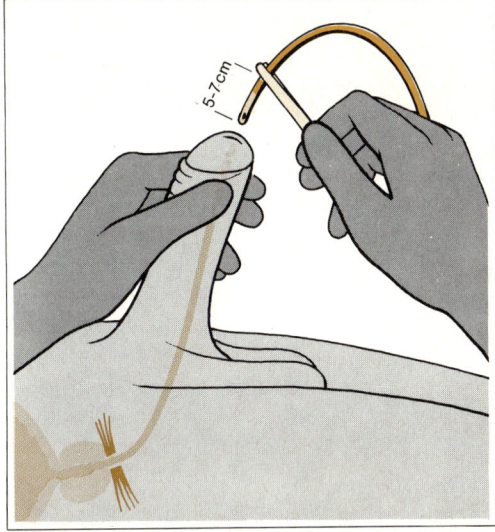

Abb. 7.**12** Katheterisieren beim Mann. Einführung des Katheters mit Pinzette. Den Katheter mit der Pinzette 5–7 cm von der Spitze entfernt fassen, das Ende des Katheters zwischen Klein-, Zeige- und Ringfinger halten, die Spitze gleitfähig machen. Den Penis mit Ring- und Mittelfinger der linken Hand beckenwärts strecken, die Harnröhrenmündung spreizen.

- Für das *Katherisieren bei Männern* wird ein steriles Gleitmittel, das mit einem Anästhetikum gemischt ist (z.B. Instillagel), verwendet.
  - Zuerst einige Tropfen auf das Orifizium träufeln (besonders empfindlich), dann Aufsetzen des Konus der Gleitmittelspritze, Streckung der Harnröhre und Instillation ohne Druckanwendung. Nach Instillation kann eine Penisklemme angesetzt werden.
  - Maximale Streckung des Gliedes erleichtert das Katheterisieren.
  - Nach dem Katheterisieren *Vorhaut nach vorn schieben!* Bei Unterlassen kann ein Penisödem mit Paraphimose auftreten.

Beachte

- Jegliche Kraftanwendung ist beim Katheterisieren zu vermeiden. Bei Widerstand genügt u.U. eine kleine Drehung der Katheterspitze, um aus einer Schleimhautfalte wieder in die Harnröhre zu gelangen.
- Bei korrekter Technik bleibt die rechte Hand steril; unsterile Stellen bzw. Gegenstände werden nur mit der linken Hand berührt.

7.10. Einlegen eines Blasenverweilkatheters

Zur permanenten Katheterableitung von Urin stehen prinzipiell zwei Methoden zur Verfügung:
- transurethraler Verweilkatheter (Dauerkatheter),
- suprapubische Blasenpunktionsfistel.

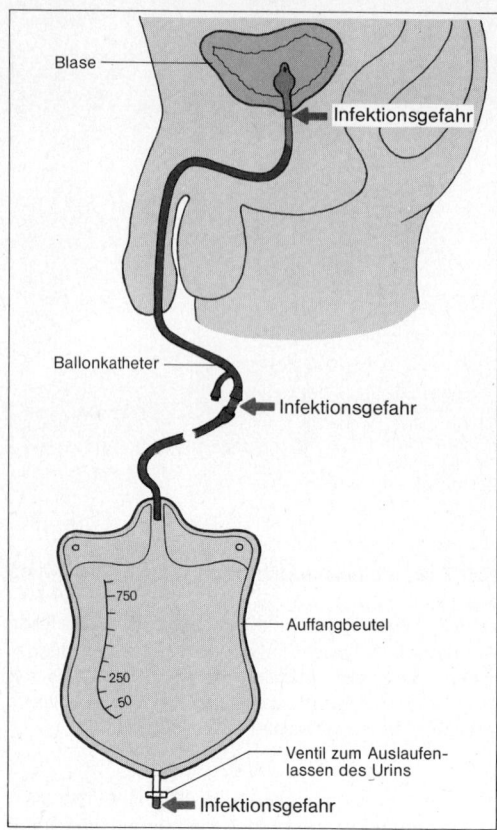

Abb. 7.**13**   Geschlossenes Urinablaufsystem.

Bei der *Wahl* der Methode sind die Situation des Kranken und die Gewohnheiten des Arztes ausschlaggebend.

Indikation

- Harnverhaltung,
- Inkontinenz (in speziellen Situationen);
- organisches Abflußhindernis;
- zur Nierenfunktionskontrolle bei Bewußtlosen, im Schock, bei Vergiftungen;
- bei Operationen im Bereich der Harnorgane (Prostataoperation, gynäkologische Eingriffe u. a.).

7.10.1. Transurethraler Verweilkatheter

Gegenstände

- Alles zum Katheterisieren, wie oben;
- Dauerkatheter (Charr nach Bedarf):
  - Ballonkatheter, Spritze (und evtl. Kanüle), sterilisiertes *Aqua destillata* (*nicht* physiolo-

gische Kochsalzlösung, da diese auskristallisieren kann) zur Ballonfüllung (s. Abb. 7.**10**) oder
- Spezialkatheter ohne Ballon (s. Abb. 7.**9**) und Befestigungsmaterial;
- Katheterstöpsel und/oder Klemme;
- Urinauffangbeutel mit Aufhängevorrichtung (Abb. 7.**13**).

Vorgehen

- *Katheterisieren* wie oben (evtl. Rasur der Schamhaare). Günstigerweise sollen 2 Pflegepersonen zur Verfügung stehen.
- Das Handlungsschema in Tab. 7.**3** zeigt exemplarisch den Ablauf beim *Einlegen eines Dauerkatheters bei Frauen* durch 2 Pflegepersonen.
- *Befestigen* von Katheter ohne Ballon *bei Männern* s. Abb. 7.**15**.

Pflege des Dauerkatheters

- Zur Intimpflege s. S. 162 f. Bei Katheterträgern soll von *Katheterpflege* gesprochen werden (die Patienten sind weniger gehemmt). Zusätzlich zur üblichen Intimpflege:
- Täglich zweimalige Reinigung des Harnröhreneingangs und des unmittelbar daran anschließenden Katheterteils von Sekreten und Krustationen (Krusten) mit geeignetem Desinfektionsmittel.
- Den Dauerkatheter am Körper befestigen (Leiste, Oberschenkel, Bauch).
- Zur Handhabung des Urinableitungssystems s. S. 213.
- *Bei Männern* zusätzlich:
- Penis auf Paraphimose hin kontrollieren (Paraphimose = Einklemmung der Vorhaut des Penis hinter den Eichelkranz → Stauungsschwellung der Eichel mit Nekrosegefahr). Zurückgeschobene Vorhaut (z. B. nach Intimtoilette) immer sofort nach vorn schieben. Wenn nicht möglich → Arzt benachrichtigen, da insbesondere bei Katheterträgern äußerst rasch Komplikationen auftreten.
- Sterilisierte Kompresse mit mikrobieller Salbe (z. B. Betadine) um den Penis legen, um die Harnröhrenöffnung zu schützen (klagt der Patient über Brennen, kann leichtes Auftragen von Nupercainalsalbe Linderung bringen → juckreizstillend).
- Bei Hemiplegikern den Penis senkrecht nach oben fixieren, um einen Dekubitus an der Harnröhre zu verhindern (Dekubitus → Stenosegefahr!).

Tabelle 7.3   Einführen des Dauerkatheters bei Frauen durch 2 Personen

Ausführende Pflegeperson	*Helfende Pflegeperson*
– Intimtoilette vornehmen	– Gegenstände vorbereiten
– sterilisierte Handschuhe anziehen, an der rechten Hand zwei übereinander	– Patientin lagern (s. Abb. 7.**11**) und Schalen zwischen die Beine stellen
– spreizen und desinfizieren (S. 208)	
– sich den oberen rechten Handschuh ausziehen lassen	– Handschuh (den nun unsterilen der rechten Hand) der ausführenden Schwester ausziehen
– Dauerkatheter entgegennehmen (Abb. 7.**14 b**) und einführen	– Dauerkatheter reichen (Abb. 7.**14 a** und **b**)
– beim Füllen des Ballons diesen sorgfältig auf den Blasengrund zurückziehen (Lage s. Abb. 7.**13**)	– Ballon mit vorbereiteter Lösung füllen
	– Urinableitung oder Urimeter anschließen bzw. Katheter mit sterilem Zäpfchen verschließen

Material aufräumen
– sich um das Wohlbefinden der Patientin kümmern

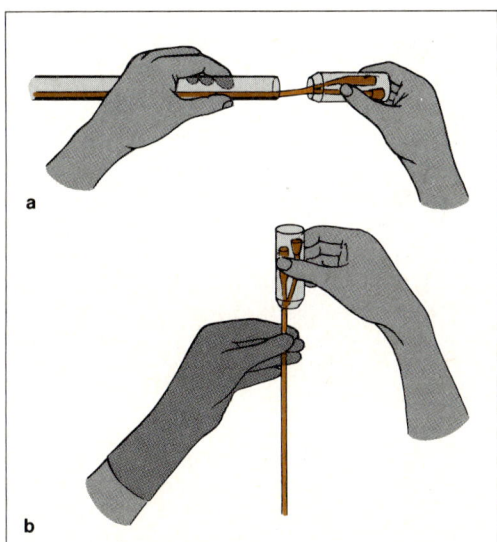

Abb. 7.**14 a–b**   Katheter steril aus der Verpackung nehmen. **a** Hilfe öffnet die Verpackung. **b** Ausführende Schwester übernimmt den Katheter mit steriler Hand (Handschuhe).

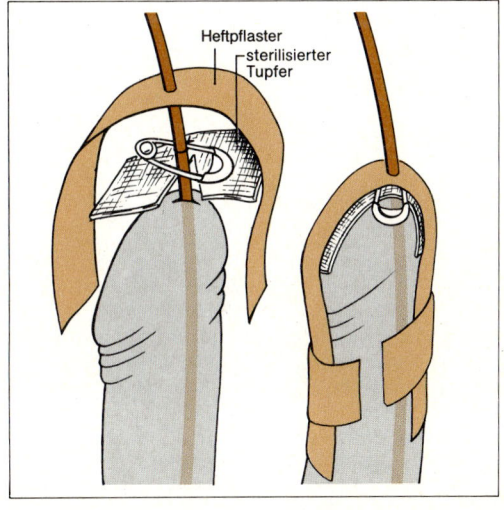

Abb. 7.**15**   Befestigen des Katheters ohne Ballon bei Männern:
– Sicherheitsnadel um den Katheter legen, festknoten bzw. (da die Sicherheitsnadel bei unsachgerechter Polsterung zu Dekubitus führen kann) zwei Pflasterstreifen um den Katheter legen.
– Sterilisierten Tupfer darunter legen (eingeschnitten).
– Heftpflasterstreifen mit eingeschnittenem Loch über den Katheter ziehen und seitlich befestigen; nicht zirkulär verbinden (Strangulationsgefahr).

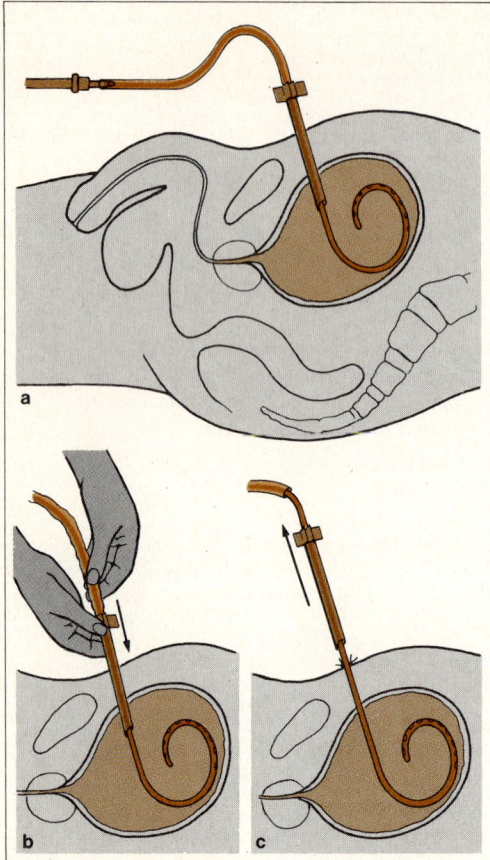

Abb. 7.**16 a–c** Einlegen des suprapubischen Katheters. **a** Einstechen des Trokars, in den der Katheter mit angeschlossenem Urinbeutel eingeschoben ist. **b** Nach Erreichen der Blase (Austritt von Urin in den Beutel) Katheter in die Blase vorschieben, wo er sich selbsttätig aufrollt → bis Markierung auf Hautniveau ist. **c** Kanüle auf dem Katheter zurückziehen → seitliche Flügel nach unten umbiegen, der Länge nach aufreißen und entfernen → Fixation des Katheters mit 2 Nähten an der Haut.

7.10.2. Suprapubische Blasenpunktion und Blasendrainage

Suprapubische Blasendrainage

Vorteile des suprapubischen Zugangs zur Harnblase, sei es zur einmaligen Uringewinnung (Probepunktion) oder zur permanenten Blasenentleerung sind:
- verringertes Risiko einer Harnwegsinfektion,
- Vermeidung von Harnröhrenstrikturen,
- bessere Toleranz durch den Patienten,
- schonende Möglichkeit zur Restharnbestimmung bis zum Wiedereintritt der Spontanmiktion.

Gegenstände zur Punktion

- Alles zur Rasur, Abdecktuch;
- Desinfektionsmittel, Watteträger, Tupfer;
- Anästhetikum (z. B. 1%ige Scandicainlösung), Spritze, Kanüle.
Zur Probepunktion:
- Punktionskanüle (8–10 cm lang), 20-ml-Spritze, Urinauffangröhrchen.
Zum Legen eines Verweilkatheters:
- *Cystofix-Set,* bestehend aus
  - spaltbarem Punktionstrokar, 8 oder 12 cm lang,
  - 10-Charr-Katheter, 65 cm lang, mit selbst aufrollender Spitze,
  - Urinauffangbeutel, Fixierplatte;
- Verbandmaterial, Abwurfsack.

Einlegen eines suprapubischen Katheters

Das Einlegen des Katheters ist Sache des *Arztes.* Unsere Aufgabe ist die *Vorbereitung des Kranken* und die *Unterstützung von Patient und Arzt* bei der Ausführung.
- *Auffüllen der Harnblase* (500–1000 ml Tee trinken lassen, Infusion oder transurethral mittels Blasenkatheter).
- *Lagerung:* flach, Beine gestreckt, leichte Beckenanhebung (Rolle oder Kissen unter das Gesäß).
- *Rasur* des Unterbauches bis zum Nabel.
- *Punktionsstelle* markieren: genau in der Mittellinie, etwa 2–3 cm kranial des Symphysenoberrandes.
- *Hautdesinfektion* und Abdecken des Unterbauches (Lochtuch).
- *Lokalanästhesie* des Subkutangewebes.
- *Punktion der Harnblase:*
  - Probepunktion → sterile Urinentnahme → Schnellverband (anstelle des Einmalkatheterisierens).
  - Probepunktion → Hautinzision → Einlegen des Katheters und Fixieren (Abb. 7.**16 a–c**).
- *Abdichten* der Nahtstelle mit Nobecutanspray und
- *Abdeckung* mit eingeschnittener Kompresse. Der Katheter wird in die dem Set beiliegende Fixierplatte (zur Vermeidung einer Abknickung) eingeklemmt und mit Heftpflaster befestigt.

**Pflege der suprapubischen
Blasenpunktionsfistel**

- Verband täglich kontrollieren; nach Bedarf bzw. Verordnung alle 2–3 Tage erneuern.
- Katheter sorgfältig handhaben, nicht abknikken.
- Urin in einem geschlossenen System ableiten (Spezialsysteme haben Rücklaufventil und eingebaute Urinentnahmevorrichtung).
- Uringewinnung zur bakteriologischen Untersuchung nur durch sterile Punktion des Schlauchsystems mit feiner Kanüle vornehmen.
- Übergang zur Spontanmiktion durch Abklemmen der Blasenpunktionsfistel → normale Blasenentleerung → Bestimmung des Restharns über die Fistel. Entfernung des Katheters bei restharnfreier Entleerung.

7.10.3. Pflege des Urinableitungssystems

Die *Handhabung* des Ablaufsystems bei *transurethralem* und *suprapubischem* Verweilkatheter verlangt größte Sorgfalt, damit eine Kontamination des Systems bzw. ein Harnwegsinfekt vermieden werden kann.

- Geschlossenes Urinableitungssystem nur unter streng aseptischen Bedingungen öffnen: sterilisierte Handschuhe, sterilisierter Stöpsel.
- Versentlich kontaminierte Ableitungssysteme auswechseln.
- Urinauffangbeutel nie über Blasenniveau hängen, um Urinrückfluß zu vermeiden (lange Ableitungen aufrollen und auf Blasenniveau befestigen).
- Reichliche Diurese (viel trinken lassen, wenn keine Gegenindikation besteht) ist beste Katheter-Verstopfungsprophylaxe.
- Bei Verstopfung des Katheters: mit steriler Kochsalzlösung unter streng aspetischen Bedingungen spülen.
- Bei großer Inkrustationsneigung, wo wiederholtes Spülen notwendig ist, sterilisiertes Einmalspülsystem über Y-Stück anschließen (s. unten).
- Periodische Entleerung der Blase (zwischenzeitliches Abklemmen der Ableitung) als Schrumpfblasenprophylaxe. Dauerableitung nur bei spezieller Verordnung.
- *Wechseln des Katheters* nach Bedarf bzw. nach Verordnung. Regel: in Abständen von 2–4 Wochen, Silikonkatheter bis 6 Wochen (gilt für den transurethralen Katheter).

7.11. Blasenspülung

Die Blasenspülung birgt in sich immer eine zusätzliche Kontaminationsgefahr. Sie wird deshalb nur nach strenger Indikation bzw. nach Verordnung ausgeführt.
Gründe für eine Blasenspülung sind:
- trüber Urin → Harnrückstände ausschwemmen;
- alkalischer Urin → guter Boden für Bakterienwachstum,
- starke Inkrustationsneigung → Katheterverstopfung;
- Blasenblutungen → hämostatische Maßnahme.

Die Spülung erübrigt sich bei:
- guter Diurese → Harnrückstände werden ausgeschieden;
- saurem Urin → der Urin ist in sich bakterien- und krustationsfeindlich. Ansäuerung (z.B. mit Phosophorm) bei alkalischem Urin nach Arztverordnung.

Spülarten

Mit Blasenspritze:
- Sterilisierte Blasenspritze (Glas oder Einwegmaterial: verschiedene Typen; Abb. 7.17),

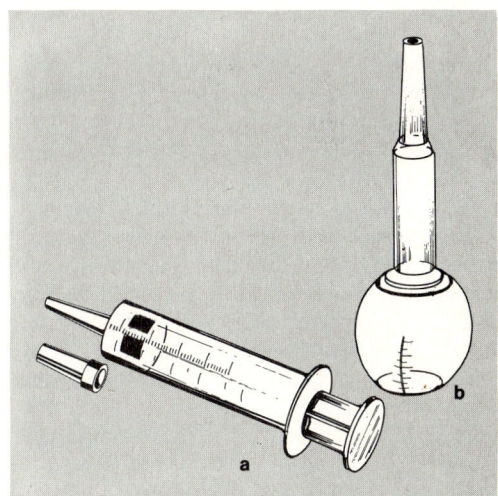

Abb. 7.**17 a–b**   Zwei verschiedene Typen von Spülungsspritzen. **a** Spritze mit Katheteransatzstück und Schutzkappe (Größe 50–100 ml = Styrex- oder Janet-Spritze, für Spülungen). **b** Einteilige „Birnenspritze" (100 ml) und Katheteransatzstück; der flache Boden ermöglicht das Aufstellen der Spritze. Beide Modelle sind aus Kunststoff (Polypropylen) hergestellt, eignen sich zum Einmalgebrauch, sind aber auch sterilisierbar.

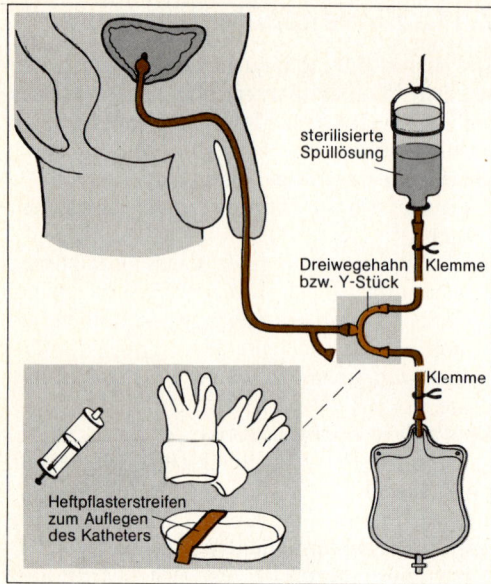

sterilisierte
Spüllösung

Dreiwegehahn   Klemme
bzw. Y-Stück

Klemme

Heftpflasterstreifen
zum Auflegen
des Katheters

Abb. 7.18 Geschlossenes Spülsystem mit doppelläufigem Katheter zur Dauerspülung mit Y-Zwischenstück bzw. Dreiwegehahn zur intermittierenden Spülung mit Infusionssystem oder sterilisierter Spritze. Bei der intermittierenden Spülung wird der Zulauf- oder Ablaufschlauch wechselweise abgeklemmt bzw. der Dreiwegehahn betätigt.

- Blasenspüllösung,
- sterilisiertes Gefäß für die Spüllösung,
- Schale (zum Auffangen der ausfließenden Spüllösung) mit aufgeklebtem Heftpflasterstreifen zum Auflegen des Katheters (Abb. 7.18).
  Mit „geschlossenem System" (Abb. 7.18):
- Gebrauchsfertiges, sterilisiertes Gerät, bestehend aus 2 Plastikbeuteln, die miteinander durch Plastikschläuche verbunden sind. Durch ein T- oder Y-Stück können sie an den Katheter angeschlossen werden, oder
- Flasche mit Spüllösung, Infusionsschlauch und Dreiwegehahn.
Vorteil: absolut aseptische (da geschlossene) Methode.

Spüllösungen

In Frage kommen 0,1%ige Oxycholinsulfatlösung, 0,1%ige Chinosollösung, Chlorhexidin, NaCl 0,9% oder abgekochtes Leitungswasser.
Temperatur der Lösung:
- Zimmertemperatur bis körperwarm im Normalfall;
- kalt: bei Blutungen, postoperativ.

Vorgehen beim Spülen

Bedingung ist absolute Asepsis.
- Vorbereiten des Kranken und des Materials.
- Blase entleeren (Katheter abfließen lassen).
- Beginn der Spülung mit einer kleinen Menge Spülflüssigkeit von 20 ml, langsam steigern.
- Gespült wird so lange, bis die Flüssigkeit klar zurückfließt.
Dauerspülung:
- Über dreiläufigen Katheter,
- über Zystostomie-Drain, z. B. nach TUR-Operation (s. dort).

7.12. Blaseninstillation

Bei der Blaseninstillation (stilla = Tropfen) handelt es sich um eine chemotherapeutische Behandlung des Harnwegsinfektes. Sie kann mittels Spritze und stumpfer Kanüle oder mittels Applikator beim liegenden Katheter (bzw. vorausgegangenem Katheterisieren, s. oben) vorgenommen werden.

Medikamente zur Instillation

In Frage kommen z. B.:
- *Furadantin* = harnwegspezifisches, sulfonamidähnliches Medikament; der 20-ml-Ampulleninhalt wird auf 100 ml verdünnt (sterilisiertes Aqua destillata), davon werden täglich 1- bis 2mal je 20 ml instilliert.
- *Cysto-Myacyne* = Neomycinsulfat (Antibiotikum), instillationsfertig verpackt.

Vorgehen bei der Instillation

Mittels Applikator: Den Doppelstopfenverschluß vor Gebrauch herausdrehen, danach das Ansatzstück auf den liegenden Katheter aufsetzen. Durch Zusammendrücken der Faltsegmente (je 2 Segmente enthalten 10 ml Lösung) kann die Instillation vorgenommen werden (Abb. 7.19).
Mittels Spritze und stumpfer Kanüle (2 Klemmen, Schale, verordnetes Medikament):
- Blasenkatheter hochhalten.
- Kanüle einführen und über derselben Katheter abklemmen.
- Medikament instillieren.
- Vor der Kanüle den Katheter abklemmen, erste Klemme öffnen und Kanüle herausziehen.
- Eingelegten Einmalkatheter entfernen; Dauerkatheter abgeklemmt nach oben legen (damit Medikament nicht in den Katheter fließt).

Verweildauer des Medikaments je nach Arztverordnung, normalerweise ½ bis 1 Stunde. Nach Ablauf dieser Zeit Katheter öffnen bzw. Patient urinieren lassen.

7.13. Darmentleerung, Einläufe

Darmeinlauf, Klistier, Tropfklistier, rektale Instillation, Darmspülung sind Begriffe für das (tropfenweise) Einlaufen von kleineren (100–200 ml) bis größeren (1500–2000 ml) Flüssigkeitsmengen in den Enddarm.

7.13.1. Zweck und Wirkung

Der *Zweck* ist:
- *Entleerung* des Endabschnittes des Darmes
  • bei Verstopfung,
  • als Vorbereitung für Spiegelungen (Endoskopie), Röntgenuntersuchungen und Operationen, vor allem im Bereich des Beckens;
- *Anregung* der Darmtätigkeit bei (postoperativer) Darmatonie;
- *Verabreichung* von Kontrastmitteln, seltener von Medikamenten;
- *Spülung* des unteren Darmabschnittes vor Darmoperationen, bei Vergiftungen, Darmentzündungen.

Die *Wirkung* erstreckt sich auf die Darmschleimhaut oder/und auf die Darmtätigkeit.

Mechanisch: Das eingeführte Darmrohr übt an sich schon einen Reiz aus. Menge und Druck der einfließenden Flüssigkeit regen den Darm zur Peristaltik an.

Chemisch/osmotisch: Die Reizwirkung geschieht durch die osmotischen Kräften. Sie ziehen Wasser an, reizen die Darmschleimhaut und bewirken eine rasche Entleerung.
- *Salinische Mittel* wirken als Reiz- und Netzmittel:
  • Klyx Magnum,
  • Clysmol, Fletchers Reinigungseinlauf, Practo-Clyss,
  • X-Prep (Sennae-Konzentrat),
  • hypertone Kochsalzlösung (1 Eßlöffel Kochsalz je Liter Wasser),
  • 5%ige Glyzerinlösung.
- *Sog. Kontaktmittel* wirken direkt auf die Schleimhaut ein:
  • Dulcolax (2 Suppositorien je Liter Wasser oder 0,2%ige Dulcolax-Speziallösung.
  • Ölextrakte: Rizinusöl, Olivenöl (2–4 Eßlöffel je Einlauf).

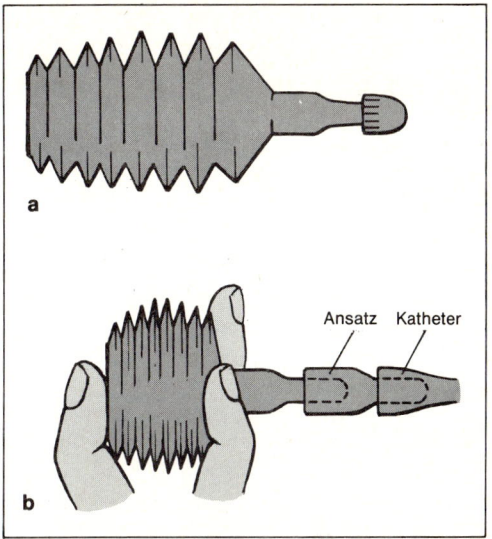

Abb. 7.**19 a–b**   Spezialapplikator für die Blaseninstillation. **a** Gefüllt, **b** bei der Entleerung durch Zusammendrücken des Behälters.

Die Mischungen können selbst hergestellt werden, sind aber zum großen Teil als *Einlaufbeutel* (1–2 l), als Practo-Clyss (100–200 ml), *Microklist* (5 ml) oder *Suppositorien* gebrauchsfertig im Handel.

Thermisch: Durch die Temperatur der einlaufenden Flüssigkeit wird die Reizwirkung gesteuert. Die körperwarme Flüssigkeit bewirkt einen milden Reiz, tiefe Temperaturen (35–34 °C) steigern die Reizwirkung. Ohne Gegenverordnung wird der Einlauf mit lauwarmer Flüssigkeit vorgenommen.

Kontraindikationen

- Erbrechen oder Leibschmerzen unbekannter Genese,
- akute Unterleibserkrankungen,
- Blutungen im Verdauungtrakt,
- Beginn der Schwangerschaft,
- drohender Abortus oder Gefahr einer Frühgeburt.

7.13.2. Einläufe

Reinigungseinlauf, großer Einlauf, hoher Einlauf, Practo-Clyss-Einlauf sind Begriffe für einen Einlauf, dessen Ziel eine sorgfältige und *vollständige* Entleerung des Dickdarmes ist. U. U. wird er mit Laxantien (z. B. S. 199) unterstützt.

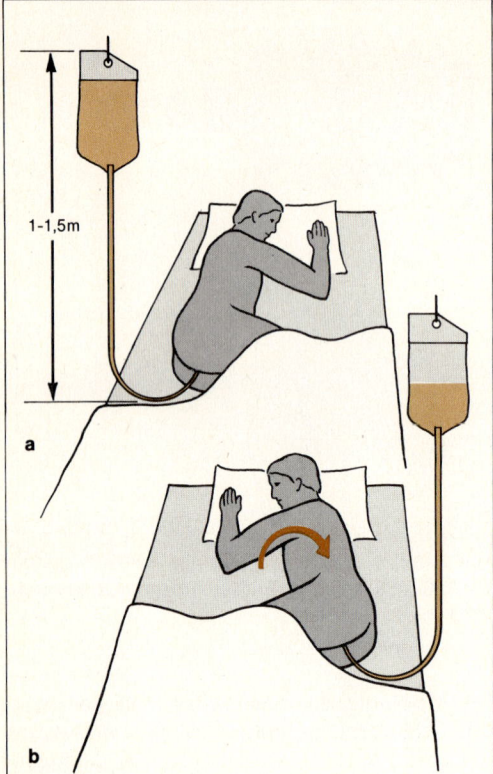

1-1,5m

a

b

Abb. 7.**20a–b**   Einlauf. **a** Linke Seitenlage: Mit ange-
zogenen Knien bleibt das Darmrohr leichter am Platz.
b Nach der ersten Hälfte des Einlaufs (bzw. nach ⅓)
langsam auf die rechte Seite drehen, Rest einfließen
lassen (bzw. nochmals drehen für das letzte Drittel).

Zur Erreichung der gewünschten Wirkung sind
folgende *Voraussetzungen* notwendig:
- genügend Flüssigkeit, 1,5–2 l;
- langsame Verabreichung, ohne Unterbrechung.
- Alle Teile des Dickdarmes müssen erreicht
werden. Man läßt deshalb den Kranken sich
drehen: z. B. die erste Hälfte des Einlaufs auf
der *linken* Seite liegend, dann nach langsamer
Drehung auf der rechten Seite liegend einlaufen lassen. Von Bedeutung ist die *Drehung von
links nach rechts*. Mit dieser Methode ist die
frühere Knie-Ellbogen-Lage überholt.
- Der Einlauf soll mindestens 5 Minuten gehalten werden; der Patient soll sich in dieser Zeit
hin und her drehen und dann, wenn möglich,
auf die Toilette gehen.
- Sich Zeit nehmen (keine Hektik, keine unnötigen Aufregungen, Belastungen, Schmerzen).

Bei vorgegebenen Untersuchungszeiten muß
der Einlauf eine gute Stunde vorher angesetzt
werden.
- Anzahl und Verteilung der Einläufe, z. B. für
präoperative Kolonvorbereitunng, nach Verordnung (z. B. S. 703).
Kontrasteinläufe dienen der röntgenologischen
Darstellung des Dickdarmes. Es handelt sich um
einen hohen Einlauf mittels Bariumsulfatpräpa-
raten (Micropaque, Radiopaque rectal u. a.) mit
eventuellen Zusätzen wie Veripaque (luftbin-
dend). Er wird *nach* gründlicher Darmentleerung
vorgenommen (häufig direkt in der Röntgenabteilung).

Gegenstände

- Einmalbeutel mit Ventil zur Einflußregulie-
rung und Einfülltrichter, durch den der Beutel
mit Wasser gefüllt, d. h. gebrauchsfertig ge-
macht werden kann,
oder
Irrigator, Spüllösung, Schlauchklemme;
- Darmrohr;
- Vaseline (o. a., z. B. Lubo-Gelée) zum Einfet-
ten des Darmrohres;
- Einwegunterlage, Handschuhe, Zellstoff, Ab-
wurfsack;
- Aufhängevorrichtung, Schale;
- Bettschüssel, Nachtstuhl, freie Toilette je nach
Zustand des Kranken.

Vorgehen

- Vorbereitung des Einlaufs (bei Handelspräpa-
raten liegt eine Gebrauchsanweisung bei): Lösung herstellen, Schlauch luftleer machen,
d. h. Flüssigkeit durchfließen lassen, und abklemmen.
- Darmrohr einfetten, Handschuhe anziehen.
- Patient informieren, Intimsphäre schützen.
- Beutel oder Irrigator aufhängen, 1–1,5 m über
dem Kranken.
- Bett flachstellen, linke Seitenlage (Abb. 7.**20a**),
angezogene Knie.
- Einführen des Darmrohres in den After: sorgfältig, möglichst tief, ohne Kraftanwendung.
Widerstand kann mit leichter Drehung behoben werden (das Darmrohr findet dadurch
den Weg aus einer Schleimhautfalte in das
Darmlumen zurück). Das Darmrohrende liegt
über der Schale.
- Verbindung zwischen Darmrohr und
Schlauchsystem herstellen, Ventil oder Klemme öffnen.

- Flüssigkeit einfließen lassen, je nach ortsüblicher Methode
  - ½ linke Seite, drehen, ½ rechte Seite (Abb. 7.20) oder
  - ⅓ linke Seite, drehen, ⅓ rechte Seite, drehen, ⅓ linke Seite
    oder
  - ⅓ linke Seite, ⅓ Bauchlage, ⅓ rechte Seite.
  Grundsätzlich sind alle drei Methoden richtig und wirksam.
- Darmrohr herausziehen, in die behandschuhte Hand wickeln, Handschuh darüber stülpen und in den Abwurfsack geben.
- Den Kranken zum Halten des Einlaufs motivieren; er soll sich weiterhin drehen (s. oben). Ihn bei Problemen unterstützen, zur Eigenaktivität ermuntern, in der Nähe bleiben.

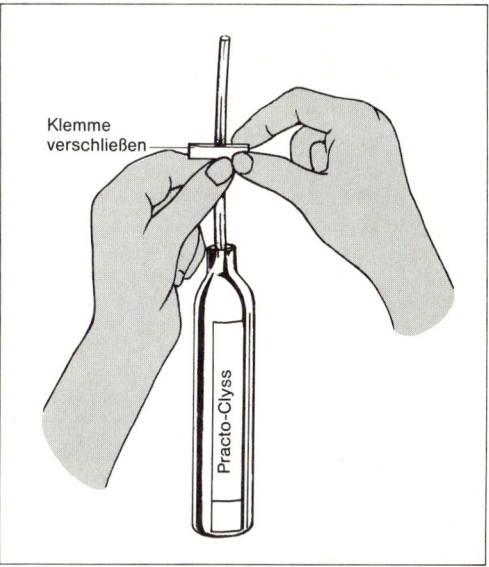

Abb. 7.21   Vorbereitung des Klistiers.

Beachte
- Sollten Störungen während des Einlaufs auftreten, muß der Einlauf unterbrochen werden. Die Ursache liegt meist in zu rascher Verabreichung.
- Bei Kranken, die bei der Zurückhaltung der Flüssigkeit Mühe haben, Ballondarmrohr benutzen.

Besonderheiten beim Einlauf bei Anus praeter s. S. 708.

7.13.3. Klistiere

Das Klistier ist ein *kleiner* Einlauf. Grundsätzlich gilt alles, was beim Einlauf gesagt wurde.

Vorteile

- Der Aufwand und die Belastung sind weniger groß.
- Die Wirkung ist rasch und wenn nicht eine vollständige Reinigung des Dickdarmes, sondern lediglich eine Entleerung des *Endabschnitts* des Verdauungstraktes (bei Verstopfung, postoperativ) gewünscht wird, genügend.
- Gebrauchsfertige Klysmen (Plastikbehälter mit Rektalkanüle), eine Einflaufflüssigkeit enthaltend, können ohne weitere Vorbereitung verabreicht werden.

Entleerungsklistier

Gebrauchsanweisung für Practo-Clyss
(exemplarisch für alle Marken)

- Practo-Clyss in warmem Wasser temperieren.
- Ausflußrohr schließen (Abb. 7.21), Einweghandschuhe anziehen.
- Ende des Ausflußrohrs einschmieren (mit Vaseline, Paraffinöl u. ä.).
- Verschluß durchbrechen.
- Ausflußrohr 7–10 cm tief in den Mastdarm einführen (Lage des Kranken wie oben).
- Ausflußrohr öffnen.
- Eintritt der Flüssigkeit durch Aufrollen des Behälters entsprechend seiner Entleerung erleichtern.
- Vor dem Herausziehen das Rohr zwischen zwei Fingern fest abklemmen.
- Handschuhe über die leere Hülle stülpen → Abwurfsack.

Werden Klysmen selber hergestellt (z. B. Glyzerin-Wasser-Klysma 1:2), so kann eine spezielle Klistierspritze oder eine Einwegspritze mit Olivenansatz verwendet werden.

Microklist

Dies sind Applikatoren (Abb. 7.22), die auf salinischer und/oder Glyzerinbasis einen geringen und sanften Darmreiz auslösen. Sie wirken rasch und sind auch für Kinder oder als *Babylax* für Säuglinge eine günstige Darmentleerungshilfe.

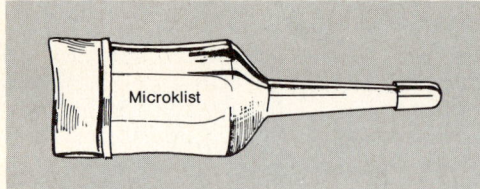

Abb. 7.22   Microklist-Applikator.

Gebrauchsanweisung

- Einweghandschuhe anziehen, Verschluß entfernen.
- Einen Tropfen Flüssigkeit als Gleitmittel herausdrücken.
- Einflußstück einführen, Tube ausdrücken und zusammengedrückt herausziehen, Handschuh darüberstülpen → Abwurfsack.

Medikamentöse Klistiere

Sie dienen nicht der Entleerung des Darmes, sondern haben im Sinne einer *Instillation* lokaltherapeutischen Charakter. Sie entsprechen den Microklists, sollen aber langsamer verabreicht und so lange wie möglich gehalten werden.
Häufigste Anwendung als
- Corti-Clyss bei Colitis ulcerosa.
- Rektiolen in der Kinderkrankenpflege.

7.13.4. Suppositorien, digitale Ausräumung

Suppositorien als Laxantien beruhen auf der Glyzerin-(Glyzerol-Suppositorien, Glycilax-Suppositorien) oder Bisacodylbasis (Dulcolax-Suppositorien). Am Morgen vor dem Aufstehen verabreicht, setzen sie einen Reiz, der die Wiedererreichung des normalen Defäkationsrhythmus untertützt (s. auch Obstipationsprophylaxe S. 196).
Digitale Ausräumung = Kotausräumung mit dem Finger wird notwendig, wenn alle anderen Mittel zur Entleerung des Enddarmes nicht zum Ziele führen, am häufigsten bei querschnittgelähmten Patienten.
Man benötigt: 1 Paar Gummihandschuhe, Fingerlinge, Vaseline zum Einfetten des Fingers, Wegwerfunterlage, Zellstoff, Abwurfsack.
Ausräumung der Kotsteine mit dem durch Handschuh und Fingerling geschützten Finger in linker Seitenlage des Kranken. Das Vorgehen hat `sorgfältig und taktvoll zu geschehen.

7.13.5.   Darmspülung

Sie kommt u. U. als Kolonreinigung im Rahmen einer kurzfristigen Vorbereitung für eine Darmoperation zur Anwendung. Die Spülung erfolgt am Operationsvortag.
Man unterscheidet *rektale* und *orthograde* Spülung (s. unten) sowie die weniger belastende *orale* Spülung (Trinkenlassen einer Speziallösung nach Verordnung).

Rektale Spülung

Der Ablauf entspricht grundsätzlich demjenigen der Blasenspülung (S. 213). Als Spüllösung kommen milde Lösungen in Frage (Kamillosan, Permanganat).

Gegenstände

- Alles wie für einen Einlauf;
- genügend Spülflüssigkeit (ca. 5 l);
- 2 Klemmen, T- oder Y-Verbindungsstück, zusätzliches Schlauchstück, das dem Ablauf in den Auffangeimer dient.

Vorgehen

- Vorbereiten und Einführen des Darmrohres wie beim Einlauf.
- Die Klemme des zuführenden Schlauches öffnen, den Irrigator anheben und 100–200 ml einlaufen lassen. Dann schließt man diese Klemme und öffnet die Klemme zum Eimer.
- Wiederholen bis die Flüssigkeit klar zurückläuft. Die einlaufende Flüssigkeitsmenge darf bis zu 500 ml gesteigert werden, ausschlaggebend sind das Befinden des Patienten und der Zweck der Spülung.

Orthograde Spülung

Diese Darmspülung geschieht mittels eingelegter Magen- oder Salem-Sump-Sonde. Die Spüllösung ist eine genau vorgeschriebene Elektrolytlösung, auf 37 °C erwärmt.

Gegenstände

- Alles zum Einlegen der Sonde (S. 184);
- genügend Spülflüssigkeit (10–12 l), Infusionsbesteck, Klemme;
- Überwachungsblatt, Blutdruckapparat, Stethoskop;
- Antiemetikum (z. B. Primperan, Paspertin i. m.);
- Nachtstuhl, wenn möglich separates Zimmer.

Vorgehen

- Einlegen der Sonde transnasal in den Magen (S. 443).
- Injektion eines Antiemetikums (z. B. 10 mg Primperan, Paspertin i. m.).
- Verabreichung der Spülflüssigkeit durch die Magensonde in einer Geschwindigkeit von 3–4 l/Stunde (nicht zu langsam einlaufen lassen, Gefahr von zu großer Resorption).
- Der Patient sitzt so komfortabel wie möglich auf dem Nachtstuhl (für Wärme, Wohlbefinden, Zeitvertrieb sorgen).
- Bilanzierungsblatt führen: Einfuhr, Ausscheidung, Aussehen der Stuhlgänge, Blutdruck, Puls.
- Beendigung der Spülung, sobald die Darmentleerung klar ist. Dauer meist 2–4 Stunden.
- Keine Diäteinschränkung vor der Spülung; nur noch klare Flüssigkeit (Tee, Bouillon) nach der Spülung, wenn sie als Operationsvorbereitung vorgenommen wird.
- Mögliche Maßnahme bei Nausea, Erbrechen, Spannungsgefühl, Schmerzen: Spülung abstellen, nochmals Antiemetikum verabreichen, Spülung nach 15 Minuten wieder aufnehmen. Bei erneuten Schwierigkeiten: Spülung abbrechen (Arztverordnung einholen).
- Weitere Maßnahmen nach spezieller Verordnung, z. B. Elektrolyt-, Körpergewichtskontrollen.
  Von großer Bedeutung ist die Bereitschaft und Kooperation des Patienten. Er muß genau über Verlauf, Zweck und Dauer des Vorgangs informiert sein.

7.14. Magenentleerung, Magenspülung

7.14.1. Hilfeleistung beim Erbrechen
(Abb. 7.23)

Die Hilfeleistung entspricht der Ursache, der Art, der Häufigkeit und den Begleiterscheinungen des Erbrechens. In erster Linie geht es um den *Menschen,* der erbricht und der *Beistand, Zuwendung* und je nach Abhängigkeitsgrad unsere *Unterstützung* braucht in bezug auf

- *Lagerung:* beim Aufsitzen helfen, Bewußtlose in Seitenlage oder Kopfseitenlage, bei Operationswunde Gegendruck ausüben.
- *Auffanggefäß* (Nierenschale), Papiertaschentücher, Zellstoff, Schutztuch bereitstellen.

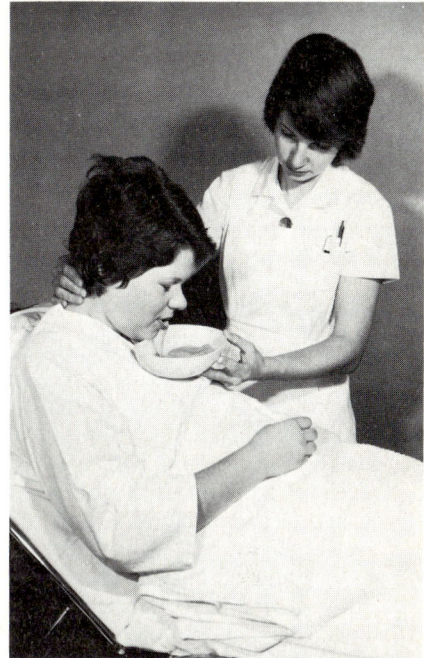

Abb. 7.**23**   Hilfeleistung beim Erbrechen.

- *Antiemetika* = Mittel gegen Brechreiz (Nausea) und Erbrechen. Sie wirken antispastisch und sedierend. Die gebräuchlichsten Medikamente sind:
  - Antihistaminika, z. B. Itinerol B_6, Paspertin, Primperan;
  - Phenothiazine, z. B. Siquil, Stemetil, Torecan.
  Verabreichung als Injektion oder Suppositorien nach Arztverordnung.
- Eventuelle Auffälligkeiten beim Erbrechen oder des Erbrochenen unverzüglich dem Arzt melden.

Nach dem Erbrechen

- Für Erfrischung sorgen: Mund spülen, Gesicht und Hände waschen lassen, Wäschewechsel nach Bedarf.
- Nahrungs- und Flüssigkeitskarenz je nach Zustand und Verordnung; ein Glas Schwarztee wirkt beruhigend und darf, wenn keine absolute Nahrungskarenz besteht, immer gegeben werden.

7.14.2. Magenspülung

Magenausheberung s. S. 684.

Magenspülung = Ausspülung des Magens mittels dickem *Magenschlauch*

- bei Nahrungsmittelvergiftungen,
- nach ernsten Medikamentenverwechslungen und Überdosierung,
- bei Pylorusstenose,
- vor Magenoperationen bei Stenose.

Gegenstände

- Magenschlauch, großer Glastrichter mit Schlauch und Glaszwischenstück;
- Klemme, Schale (evtl. Prothesenschale) Papiertaschentücher;
- 1 Glas Wasser, Schutztücher;
- Krüge mit körperwarmer Spülflüssigkeit (5–6 l Wasser, Kamillenaufguß, Kochsalzlösung), – Auffangeimer, evtl. Meßzylinder;
- bei Vergiftung zusätzlich: Probeglas für Untersuchungszwecke, Neutralisierungsmittel (Kohle, Magnesiumsulfat), evtl. Mundsperre, Intubationsbesteck (S. 574).

Vorgehen

- Schutz des Patienten und der Umgebung.
- Information (Zweck, Ablauf), wenn der Kranke nicht bewußtlos ist.
- *Lagerung:* Wenn es der Zustand erlaubt, sitzt der Patient auf einem Stuhl in der Naßzelle. Der Bewußtlose wird flach gelagert, Fußende hochstellen zur Vermeidung einer Aspiration.
- Einführen des angenetzten Magenschlauches nach den gleichen Grundsätzen wie bei der Magensonde (S. 443).

- Liegt der Schlauch im Magen, wird durch den ausgelösten Reflex Mageninhalt entleert (evtl. verordnete Laborproben auffangen).
- *Spülung:*
  - Trichter und Schlauch mit Spülflüssigkeit füllen, an Magenschlauch anschließen.
  - Klemme öffnen, Trichter hochheben, Spülflüssigkeit einfließen lassen (Trichter leicht schräg halten).
  - Bevor der Trichter ganz leer ist, wird er wieder gesenkt. Aufgrund des Hebergesetzes strömt die Flüssigkeit aus dem Magen zurück. Ist der Trichter voll, klemmt man unterhalb desselben ab und entleert den Inhalt in den Eimer; nachfließenden Mageninhalt in den Trichter laufen lassen.
  - Füllt sich der Trichter nicht mehr, klemmt man ab und füllt neue Spülflüssigkeit ein.
- So oft wiederholen, bis die Spülflüssigkeit klar bleibt.
- Aufgelöste Kohle bzw. Magnesiumsulfat durch den Trichter einlaufen lassen.
- Entfernen der Spülvorrichtung bei hochgehobenem Trichter. Der Magenschlauch wird abgeklemmt, entfernt (wenn möglich, soll der Patient die Luft anhalten).

Nach der Spülung

- Dem Kranken Gelegenheit geben, den Mund zu spülen und sich auszuruhen.
- Bewußtlose überwachen (s. Intensivpflege S. 564 ff.).
- Gewonnenes Material ins Labor bringen, es wird auf Medikamente u. a. verdächtige Stoffe untersucht.

7.15. Beurteilung von Wissen und Können in der Pflege

Übung

1. Vergegenwärtigen Sie sich eine konkrete Schwester-(Pfleger-)Patient-Beziehung, und listen Sie alle Aktivitäten auf, bei denen die Respektierung des Schamgefühls von Bedeutung ist (orientieren Sie sich an der Checkliste S. 197). Beurteilen Sie Ihre einübenden Versuche achtsamen Pflegeverhaltens (als Reflexion für sich selbst oder zusammen mit der zuständigen Verantwortlichen).
2. Nehmen Sie bei einem Patienten mit Inkontinenzproblemen eine Situationeinschätzung vor:
   - Erstellen Sie ein Miktionsschema, um genau zu erfahren, ob der Patient
     - tags oder nachts naß wird oder beides,
     - häufig oder selten naß wird,
     - genügend Hilfe beim Gang zur Toilette erhält,
     - Fortschritte macht oder nicht,
     - wie die Blasenkapazität ist im Vergleich.
   Einen Vorschlag für ein Miktionsschema finden Sie auf der nächsten Seite.

Vorschlag für ein Miktionsschema für einen Patienten der Toiletten- oder Blasentraining braucht				
Datum	Zeit	Urinmenge	Der Patient ist naß	Blasentraining durchgeführt

Weiterführende Literatur

Andres, R., u.a.: Katheterismus der Harnblase. Ein Unterrichtsmittel zu den Prinzipien und der Technik. RECOM, Basel 1986

Beske, F.: Lehrbuch für Krankenpflegeberufe, Bd. I–II, 5. Aufl. Thieme, Stuttgart 1986

Eastham, R. D.: Interpretation klinisch-chemischer Laborresultate, 2. Aufl. Karger, Basel 1981

Hagemann, P.: Auftrag, Specimen, Befund. Kantonsspital, Frauenfeld 1984

Hallmann, L.: Klinische Chemie und Mikroskopie, 11. Aufl. Thieme, Stuttgart 1980

Hollo, A.: Probleme mit der Blasen- und Darmkontrolle. Thieme, Stuttgart 1984

Schneider, W., F. Sitzmann: Krankenbeobachtung. RECOM, Basel 1982

Sökeland, J.: Urologie, 10. Aufl. Thieme, Stuttgart 1987

Splett, J.: Lernziel Menschlichkeit. Knecht, Frankfurt 1976

Wie funktioniert das? Der Mensch und seine Krankheiten, 3. Aufl. Bibliographisches Institut, Mannheim 1984

8. Regulieren der Körpertemperatur

Warme Füße, kühler Kopf

Sequenzziel/Intention

Als lebendige Person ist der Mensch ein kälte- und wärmeempfindliches und -abhängiges Wesen. Das folgende Kapitel gibt Ihnen Informationen über die Möglichkeiten der Temperaturregulierung durch den Organismus selbst sowie die Maßnahmen, die prophylaktisch oder therapeutisch zur Unterstützung genutzt werden können. Sie lernen einen Patienten mit Temperaturregulierungsstörungen – als Hyper- oder Hypothermie – zur Pflege zu übernehmen. Die Nutzung der theoretischen Grundlagen sowie der Grundsätze der *Pflegeplanung* (S. 74 ff.) ermöglicht es Ihnen, zweckmäßig und hilfreich zu denken, zu entscheiden und zu handeln.

Zuordnung zum Kreismodell

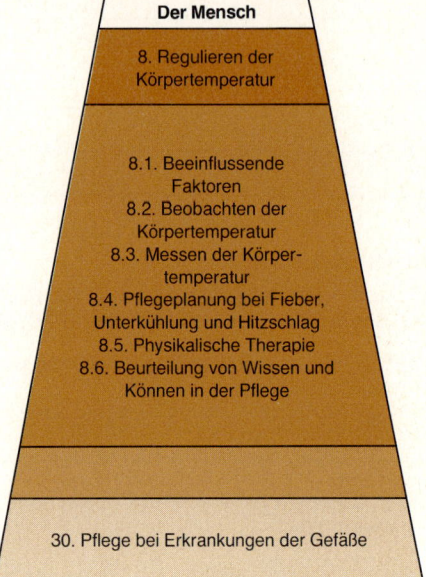

Der Mensch

8. Regulieren der Körpertemperatur

8.1. Beeinflussende Faktoren
8.2. Beobachten der Körpertemperatur
8.3. Messen der Körpertemperatur
8.4. Pflegeplanung bei Fieber, Unterkühlung und Hitzschlag
8.5. Physikalische Therapie
8.6. Beurteilung von Wissen und Können in der Pflege

30. Pflege bei Erkrankungen der Gefäße

Kreismodell s. S. 6

Dynamik des Pflegeprozesses

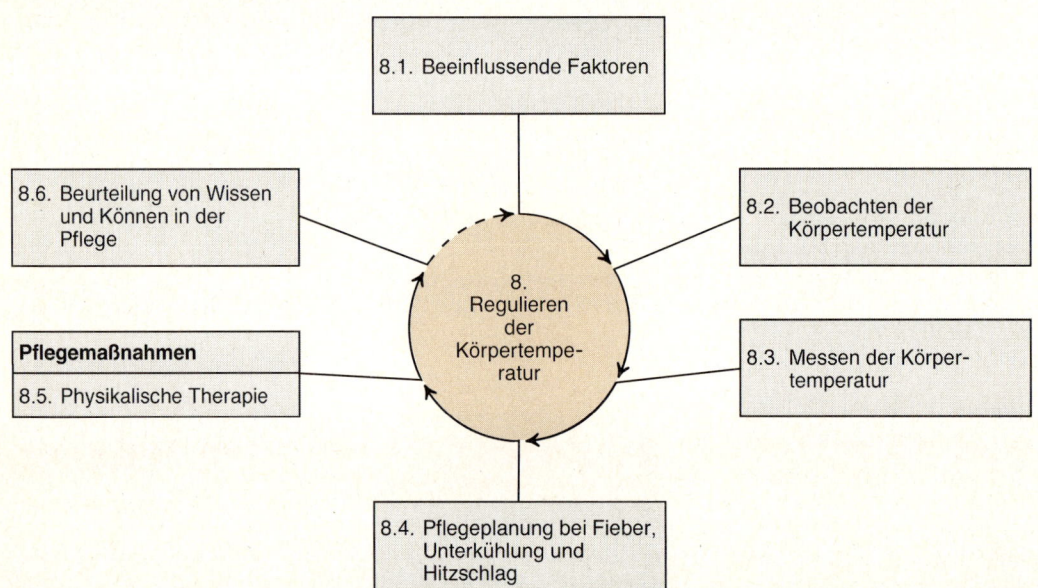

8.1. Beeinflussende Faktoren

8.6. Beurteilung von Wissen und Können in der Pflege

8.2. Beobachten der Körpertemperatur

8.
Regulieren der Körpertemperatur

Pflegemaßnahmen

8.5. Physikalische Therapie

8.3. Messen der Körpertemperatur

8.4. Pflegeplanung bei Fieber, Unterkühlung und Hitzschlag

Prinzipien/Impulse

- *Innere Wärme und äußere Wärme* sind voneinander abhängig und beeinflussen sich gegenseitig. Temperaturregulierung ist deshalb auch von der seelisch-geistigen Gestimmtheit des Menschen abhängig.
- Der *Organismus* besitzt ein zentrales Regulationszentrum (im Zentralnervensystem), wodurch eine konstante Temperatur – nach innen und außen – aufrechterhalten werden kann.
  Körperliche Aktivität erhöht die Temperatur, wodurch die natürliche Wärmeabgabe durch die Haut (Schweißdrüsen) intensiviert wird. Erhöhte Wärmeverluste kompensiert der Organismus z.B. durch Muskelzittern (Gänsehaut) = Balancefähigkeit.
- Durch *geeignete Kleidung* paßt sich der Mensch dem eigenen Wärmeempfinden (Bedarf) sowie der Umgebungstemperatur an.
- *Mitmenschliches Zusammensein* schafft Entspannung und dadurch ein inneres Wärmegefühl, das als Wohlbefinden wahrgenommen wird.

Lesen Sie: Temperaturregulierung und Unterstützung des Patienten bei der Aufrechterhaltung normaler Körpertemperatur: in V. HENDERSON: Grundregeln der Krankenpflege, S.33–34, sowie S.69 in diesem Buch.

8.1   Beeinflussende Faktoren

8.1.1. Temperaturregulation

Unser Organismus kann auch bei großen Schwankungen der Umgebungstemperatur die Körpertemperatur konstant halten. Es haben jedoch nicht alle Körperteile die gleiche Temperatur. Die Körperoberfläche ist üblicherweise kühler als das Körperinnere, auch von proximal nach distal ändert sie sich, Finger und Zehen sind oft viel kälter als der übrige Körper. Es muß deshalb unterschieden werden in:
- Körperoberflächentemperatur = Temperatur der Körperschale,
- Körpertemperatur = Temperatur im Körperinnern = Kerntemperatur.

Oberflächentemperatur und Kerntemperatur entsprechen sich nicht, erstere ist Schwankungen unterworfen, letztere bleibt relativ konstant. Abb. 8.**1** zeigt die Relation von Außen- und In-

nentemperatur bei verschiedenen Außentemperaturen und unterschiedlichem Wärmeaustausch bzw. Regulationsbedingungen.

Als *Kerntemperatur* kann jede in einer Körperhöhle gemessene Temperatur gelten (Mund, Rektum); die Messung in der Achselhöhle ist ungenauer, da sie von der Schalentemperatur mitbeeinflußt ist.

Normalwerte. Axilläre und orale Werte: 36,5–37 °C, rektal liegen sie um ca. 0,5 °C höher. Die *Tagesschwankungen* sind aus Abb. 8.**2** zu ersehen.

Zusätzliche Schwankungen:
- *Hormonelle* Temperaturschwankungen im Verlauf des *Menstruationszyklus* bei Frauen. Mit der Ovulation steigt die Temperatur um 0,5 °C an und bleibt in der zweiten Hälfte des Zyklus erhöht. Tritt eine Schwangerschaft ein, bleibt die angestiegene Temperatur bestehen, ansonsten fällt sie nach der Menstruation wieder ab (s. auch Abb. 37.**4**, S.608).
- *Muskelarbeit* verstärkt die Wärmebildung, die nur langsam wieder abgebaut wird → Temperatur steigt an.
- *Psychische Erregung* sowie Erkrankungen, die mit einer *Grundumsatzerhöhung* (S.174) einhergehen (z.B. Hyperthyreose), führen ebenfalls zu Temperaturanstieg; die Unterfunktion (z.B. Hypothyreose) führt zu Senkung der Temperatur.
- Die *Relation zwischen Oberflächengröße und Körperkern* spielt ebenfalls eine Rolle. Je mehr der Mensch eine Kugel darstellt (Pykniker, Hockstellung), desto kleiner ist die Abstrahl- und Schwitzfläche; die Wärmeabgabe ist reduziert (günstig für kaltes Milieu, ungünstig für heiße Umgebung).

8.1.2. Wärmebildung und Wärmeabgabe

Die Verbrennungsprozesse in unserem Organismus (Muskeltätigkeit und dynamische Wirkung der Nährstoffe) führen zu *Wärmeproduktion*.

Der *Wärmetransport* (Konvektion) geschieht durch den Blutstrom. Die Hautdurchblutung vermag die *Wärmeabgabe* zu beeinflussen, und zwar durch gedrosselte Durchblutung bei Kälte, erhöhte bei Wärme.

Die *Wärmeabgabe an die Umgebung* geschieht durch
- *Wärmeleitung*. Sie erfolgt innerhalb eines festen Körpers und ist verschieden groß. Bei-

	tief bis hoch (trocken)	isotherm, feucht	hoch (feucht)	Unterkühlung sehr tief	Überwärmung sehr hoch (feucht)
Außentemperatur	tief bis hoch (trocken)	isotherm, feucht	hoch (feucht)	sehr tief	sehr hoch (feucht)
Wärmeaustausch mit äußerem Milieu	normal	nicht vorhanden	stark	stark	stark
physikalisches Regulationsvermögen durch Schweiß und Durchblutungsänderung	gut	nicht möglich	nicht möglich	reduziert	nicht möglich
Kerntemperatur	normal	normal	anfänglich normal ansteigende Tendenz	absteigende Tendenz	erhöht
Schalentemperatur	normal (kühler als Kerntemperatur)	der Kerntemperatur entsprechend	höher als Kerntemperatur	kälter als Kerntemperatur	höher als Kerntemperatur

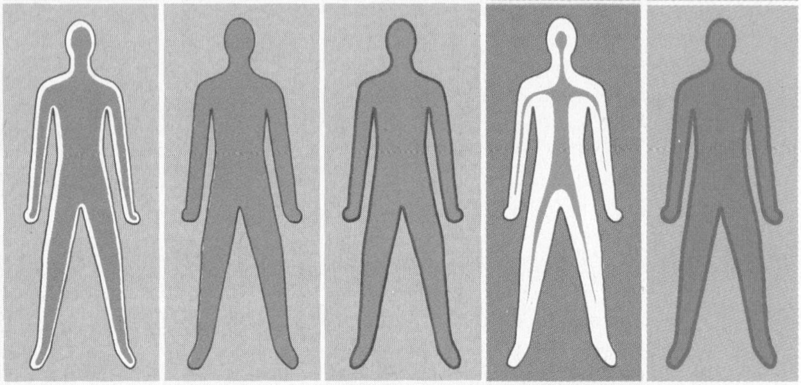

Abb. 8.1 Relation zwischen Kern- und Körperoberflächentemperatur bei verschiedener Außentemperatur (nach *Gillmann*).

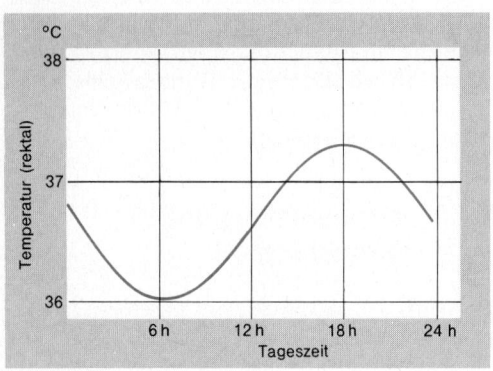

Abb. 8.2 Tagesschwankungen der Körpertemperatur.

spiel: Der Holzgriff einer Pfanne leitet weniger Wärme als ein Eisengriff.

– *Wärmetransport*. Die Wärme wird durch die sich in Bewegung befindlichen Teile (z. B. Gase, Luft) in Bewegung gesetzt. Darum kann Wärme der Körperoberfläche z. B. durch Wedeln mit Fächer, Handtuch, Ventilator vom Körper weggebracht werden.

– *Wärmestrahlung* meint die Wärmeabgabe von einem Körper auf den anderen ohne direkten Kontakt (warmer Körper→kalte Zimmerwand).

– *Wärme- bzw. Wasserverdunstung* an der Körperoberfläche. Sie ist abhängig von der *Temperatur* und spielt eigentlich erst bei Erhöhung derselben eine Rolle. Die Wasserverdunstung ist bei hoher Temperatur ein sehr wirksamer Wärmeabgeber. Bei einer Verdunstung von 1 l Wasser wird dem Körper eine Wärmemenge von ca. 2400 kJ (580 kcal) entzogen; sie gelangt durch *Diffusion* durch die Haut und wird als *Perspiratio insensibilis* bezeichnet.

Zusätzlich hat der Körper *Schweißdrüsen,* die Wasser in großen Mengen an die Körperoberfläche gelangen lassen = *Schwitzen* = *Perspiratio sensibilis* oder aktive Sekretionsbildung. Sie kann sehr hoch sein (z. B. in der Sauna) und ist vorwiegend vegetativ (Sympathikus) gesteuert. Die *Schweißzentren* liegen, wie die *Wärmeregulationszentren,* im Zentralnervensystem (ZNS). Normale Schweißbildung/Tag: 400–1000 ml (extrarenale Ausscheidung).

Das *Gleichgewicht von Wärmebildung und -abgabe* ist in Abb. 8.3 dargestellt.

8.2. Beobachten der Körpertemperatur

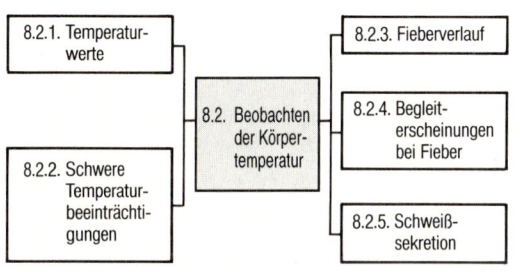

Die Temperatur kann erniedrigt sein (Untertemperatur) oder erhöht (subfebrile Temperatur). Ist sie stark erhöht, spricht man von Fieber.

8.2.1. Temperaturwerte

Untertemperatur – Hypothermie

Die Körpertemperatur liegt unter 36 °C. Untertemperatur wird bei Kollaps, bei bestimmten Krankheiten, z. B. bei Hypothyreose, und bei Erfrierungen gemessen. Die künstliche Unterkühlung (Hibernation) wird zu therapeutischen Zwecken angewendet (Kap. 27).

Erhöhte Temperatur – Hyperthermie

Der Begriff der Hyperthermie wird erst bei hohem Fieber gebraucht. Dazwischen liegen *folgende Stufen* (bei axillärer Messung):

subfebrile Temperatur	37,1 bis 37,7 °C
leichtes und mäßiges Fieber	37,8 bis 39,0 °C
hohes Fieber	39,1 bis 40,0 °C
sehr hohes Fieber	über 40,0 °C

8.2.2. Schwere Temperaturbeeinträchtigungen

Sie sind für den Patienten, sowohl für den Organismus wie auch für sein Personsein, schwere Traumen:

- *Unterkühlung/Erfrierung.* Bei den örtlichen, je nach Schweregrad entstehenden Gewebsschä-

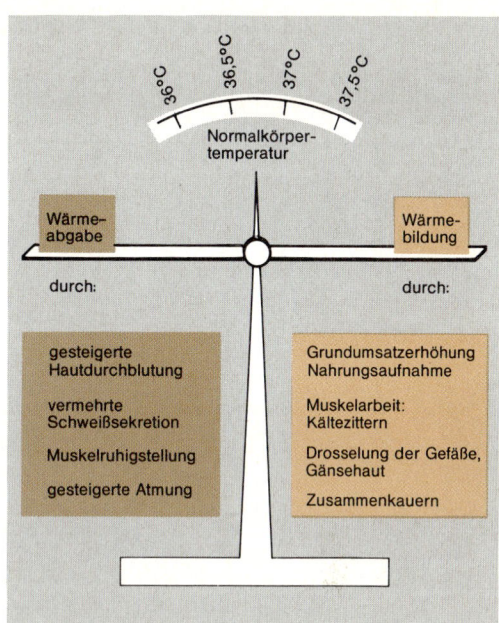

Abb. 8.3   Regulation der Körpertemperatur. Der Fühler mißt den Istwert und meldet ihn an das Zentralnervensystem. Je nach Meldung reagiert die Balance in Richtung Wärmebildung oder Wärmeabgabe.

den unterscheidet man 4 Grade. Sie entsprechen denjenigen der Verbrennung (S. 581). Allgemeine Unterkühlungszeichen sind je nach Schweregrad: Bewußtseinsstörungen, Atem-, Kreislaufbeeinträchtigung (Bradykardie, langsame Atmung, Blutdruckabfall).
- *Hitzschlag.* Wärmestauung im Körper bei intensiver Sonnenbestrahlung oder schwüler Luft bei gleichzeitig verminderter Wasserabgabe und Anstrengung: Gehirnreizung, Bewußtlosigkeit, Krämpfe, Fieber.
- *Fieber* ist eine Sonderform der Temperaturerhöhung. Der Körperthermostat ist durch Toxine (bakterielle Gifte, körpereigene Abbauprodukte, körperfremdes Eiweiß) *nach oben verstellt.* Es besteht *konstant erhöhte Kerntemperatur.*

8.2.3. Fieberverlauf

Die Aufzeichnung der Messung läßt verschiedene *Formen von Fieberanstieg, Fieberverlauf* und *Fieberabfall* erkennen:

- Der *Anstieg* kann plötzlich oder allmählich erfolgen.

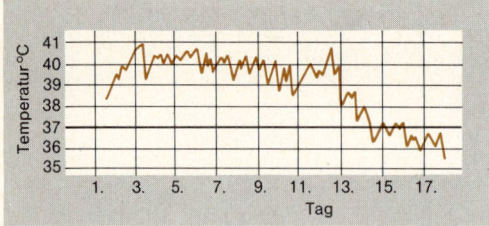

Abb. 8.4   Kontinuierliches Fieber.

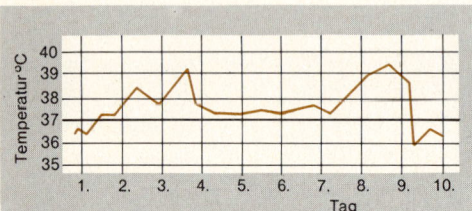

Abb. 8.5   Remittierendes Fieber.

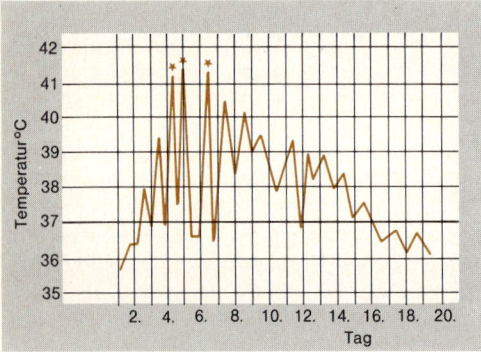

Abb. 8.6   Intermittierendes Fieber. *Schüttelfrost.

- Der *Verlauf* kann gleichbleibend = *kontinuierlich* (Abb. 8.4), auf- und absteigend (ohne auf die Norm zurückzufallen) = *remittierend* Abb. 8.5) sein oder zeitweise auf die Norm zurückgehen = aussetzendes, *intermittierendes* Fieber (Abb. 8.6). Da intermittierendes Fieber häufig bei septischen Prozessen auftritt, wird es auch „septisches Fieber" genannt. Es ist häufig von Schüttelfrost (s. unten) begleitet. Die *Fieberverlaufskurve* ist für die Erkennung der Krankheit, des augenblicklichen Zustandes des Kranken sowie für die Verlaufskontrolle sehr wichtig.
- Der *Abfall* kann rasch, in Minuten bis Stunden erfolgen = *kritische Entfieberung,* die mit

Kreislaufschwäche (Kollapsgefahr!) einhergehen kann. Sinkt die Temperatur langsam, so spricht man von *lytischer Entfieberung.*

8.2.4. Begleiterscheinungen bei Fieber

Neben dem Wärmehaushalt sind auch andere *Regulationen* gestört:
- Die *Pulsfrequenz* steigt parallel zur Körpertemperatur an (s. auch S. 261).
- *Atmung* rasch, oberflächlich.
- *Stoffwechsel* gesteigert → erhöhter Eiweißverbrauch.
- *Allgemeinbefinden* fast immer beeinträchtigt, diffuse Schmerzen an Kopf, Gliedern, Rücken.
- *Bewußtseinsstörungen* bei hohem Fieber und gleichzeitiger Toxinwirkung (Bakterientoxine) auf das Zentralnervensystem. Der Patient ist schläfrig, döst oder ist äußerst erregt. In beiden Fällen ist er zu Sinnestäuschungen geneigt = *Fieberdelirium.*
- *Zeichen der Austrocknung* infolge Schwitzens und/oder Übererwärmung sind *Durst, Oligurie* (Urinmenge klein, konzentriert), *Obstipation.*
- Die *Haut* ist zu Beginn kühl, dann heiß, trocken = Hitzegefühl. Steigt das Fieber weiter an, treten starke *Schweißausbrüche* auf.
- *Weitere Fieberzeichen* sind: glänzende Augen, Fieberbläschen (Herpes labialis), trockene, belegte Zunge, Appetitlosigkeit, Schlafstörungen, Unruhe.
- *Frösteln* ist oft Vorbote eines Schüttelfrostes.
- *Schüttelfrost* (Abb. 8.7), tritt u. a. beim septischen Fieber auf infolge Überschwemmung des Blutes mit Toxinen.

Verlauf des Schüttelfrosts

1. Phase: Temperaturanstieg mit Frösteln, Muskelzittern, Zähneklappern und Schüttelung des ganzen Körpers → Wärmezufuhr: Decken, Wärmeflaschen, heißer Tee, Arzt benachrichtigen, Temperatur messen (sie ist sehr hoch), evtl. Blutentnahme für Blutkultur (S. 439 f.).
2. Phase: Stadium der Fieberhöhe. Unruhe, Angst, großes Unbehagen → für Erleichterung sorgen: Zuwendung und Einfühlung, kühle Abwaschung, kühle Getränke.
3. Phase: Lysis mit Schweißausbruch, Kollapsneigung, Erschöpfung → Überwachung, sorgfältiger Wäschewechsel.

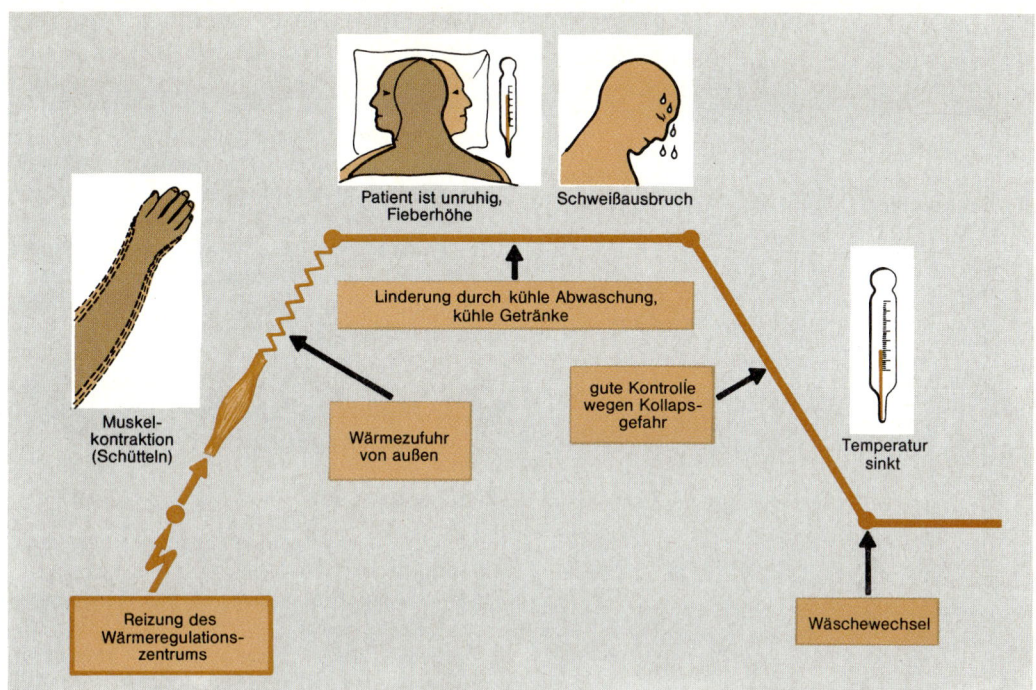

Abb. 8.7   Schüttelfrost. Verlauf und Zuordnung der Hilfsmaßnahmen.

4. Phase: Erschöpfungsschlaf. Der Körper erholt sich von der Strapaze→für Ruhe sorgen. Schüttelfrost auf Kurve einzeichnen.

8.2.5. Schweißsekretion

Schweiß besteht aus Wasser (99%), Kochsalz, Harnstoff, flüchtigen Fettsäuren und Cholesterin. Er ist an sich geruchlos. Die Beimengungen aus Duftdrüsen (Genitalregion, Achselhöhle) und/oder bakterielle Zersetzung in schlecht belüfteten Körperregionen bewirken den individuellen Geruch des Menschen.

Abweichungen von der Norm

- *Hyperhidrosis: generell* bei Fieber, Schwäche, Störungen des Zentralnervensystems; *lokal* an Händen und Füßen = vegetative Funktionsstörung, z.B. als Schwitzen bei Aufregung, Angst, Furcht.
- *Hypohidrosis* = mangelnde, oder *Ahidrosis* = fehlende Sekretion mit Gefahr des Wärmestaus→Hitzschlag: Die Disposition ist häufig vererbt (kleine oder wenig Schweißdrüsen).

- *Kleinperliger, kalter Schweiß* auf Stirn und Brust ist Zeichen eines beginnenden Kreislaufkollapses oder zusammen mit Zittern und Schwächegefühl Vorbote eines hypoglykämischen Komas (der normale Schweiß ist großperlig und warm).

8.3. Messen der Körpertemperatur

8.3.1. Fieberthermometer (Maximalthermometer)

Es besteht aus einer äußeren *Glashülle,* einer *Skala,* die eingeteilt in Zehntelgrade von 35 bis 42 °C reicht, und der luftleeren *Kapillarröhre,* die sich am unteren Ende zu einem Quecksilberdepot erweitert (Abb. 8.8). Oberhalb des Quecksilberdepots besitzt die Kapillarröhre eine Verengung. Beim Abkühlen des Thermometers reißt der Quecksilberfaden an dieser Stelle ab, so daß die Quecksilbersäule auf der erreichten Höhe stehen bleibt. Durch vermehrten Druck (Hinunterschlagen) kann der Quecksilberfaden wieder in den Behälter zurückgebracht werden.

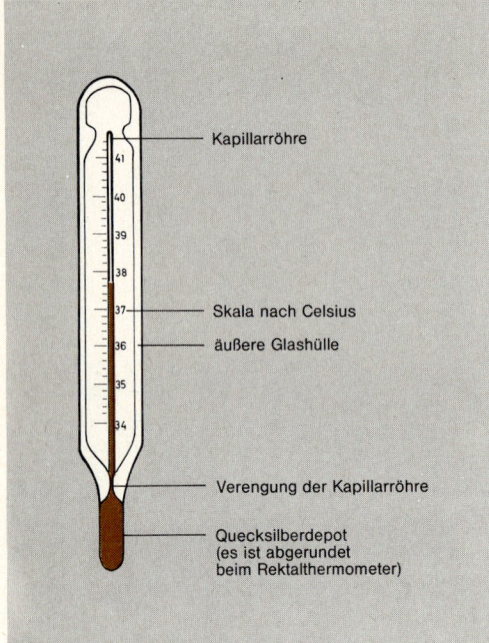

Kapillarröhre

Skala nach Celsius

äußere Glashülle

Verengung der Kapillarröhre

Quecksilberdepot
(es ist abgerundet
beim Rektalthermometer)

Abb. 8.8   Maximalthermometer (Maxima ¹⁄₁₀ °C).

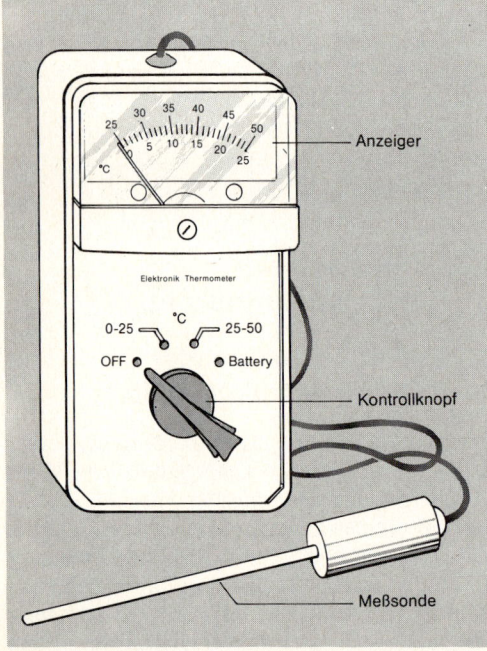

Anzeiger

Elektronik Thermometer

0-25   °C   25-50

OFF   Battery

Kontrollknopf

Meßsonde

Abb. 8.9   Elektromagnetischer Temperaturmesser.

– *Thermometer für die orale Messung* sind kurz, schmal, das Quecksilberdepot ist gerade oder leicht kugelig.
– *Thermometer für die rektale Messung* haben ein abgerundetes Quecksilberdepot.
– *Elektromagnetische Thermometer* (Abb. 8.9) dienen der Hauttemperaturmessung (rasche, sichere Anzeige).

Die *Gradeinteilung* ist in Europa (ausgenommen England) in *Celsius* (C) üblich. Umrechnung von Celsius auf Fahrenheit: dividieren durch 5, multiplizieren mit 9, dann 32 dazu addieren).

8.3.2. Meßarten und Durchführung der Messung

Voraussetzungen

– Messung in der Regel am liegenden Patienten.
– ½ Stunde vor der Messung ruhen lassen, da bei Bewegung und Erregung die Temperatur ansteigt.
– Prüfung des Thermometers: Intaktheit, Quecksilber im Depot.
– Richtiger Zeitpunkt: nach Verordnung, zu regulären Zeiten (z. B. morgens 7 Uhr durch die Nachtwache, nachmittags 15 oder 16 Uhr). Routinemessungen möglichst unterlassen, da unnötiges Messen den Patienten stört oder beunruhigt.
– *Gemessen wird* bei Fieber (bis 3 Tage nach Entfieberung), beim Krankenhauseintritt und postoperativ (bei normaler Temperatur in der Regel während 3 Tagen).

Meßarten

Axilläre Messung – Messung in der Achselhöhle:
– *Dauer:* 8–10 Minuten.
– *Vorteile:* hygienische und angenehmste Messungsart.
– *Nachteile:* lange Meßzeit, bei nicht exakter Durchführung oder Unruhe des Patienten→ Fehlwerte.
– *Vorgehen:* Thermometer in die trockene Achselhöhle einlegen, so daß er ganz von Haut umgeben ist. Der Oberarm wird seitlich an den Oberkörper und der Vorderarm auf die Brust gelegt; evtl. Ellbogen unterstützen.

Rektale Messung – Messung im Rektum bei entleertem Darm:
– *Dauer* 2–3 Minuten.
– *Meßwert* 0,5 °C mehr als bei axillärer Messung.

- *Vorteile:* kurze Meßzeit, sichere Werte, Entzündungen im Darm können frühzeitig erfaßt werden.
- *Nachteile:* Beeinträchtigung der Intimsphäre, bei unsachgemäßer Durchführung→ Gefahr der Keimverschleppung.
- *Vorgehen:* Thermometer in Schutzhülle „Steritemp" stecken, Spitze leicht einfetten oder anfeuchten, damit sie gleitfähiger ist.
- *Einführen:* Säuglinge auf den Rücken legen, Beine nach oben halten. Erwachsene in Seitenlage. Thermometer vorsichtig unter leichten Drehbewegungen einführen. Bei unselbständigen, unkooperativen Patienten das Thermometer während der Messung festhalten.

Orale Messung – Messung in der Mundhöhle unter der Zunge:
- *Dauer:* 5 Minuten.
- *Meßwert* 0,3 °C höher als bei axillärer Messung.
- *Vorteile:* rasch, sicher, einfach.
- *Nachteile:* nicht geeignet bei Unruhe, Spasmen, Fazialisparese.

Thermometerhygiene

Um eine Kontamination zu vermeiden:
- Schutzhülle benutzen oder/und
- Thermometer (für jeden Patienten getrennt) in Desinfektionslösung aufbewahren.

8.4. Pflegeplanung bei Fieber, Unterkühlung und Hitzschlag

8.4.1. Situationseinschätzung

Fieber kann Symptom vieler Krankheiten sein, es gibt deshalb nicht „*den* Fieberkranken". Die Situationseinschätzung geschieht einerseits durch die *Temperaturmessung,* andererseits durch *Beobachtung:* Kälte bzw. Hitze und Farbe der Haut, Frösteln, Schwitzen, Gänsehaut und/ oder Menge der Kleider, die der Patient trägt. Seltener als mit *Fieber* werden Patienten mit *Unterkühlung* ins Krankenhaus eingewiesen. Es handelt sich dann meist um besonders tragische Situationen: um Unfälle, Suizidversuche, Erkrankung Betagter in kalter Jahreszeit, Alleinstehende, die keine rechtzeitige Hilfe bekommen, usw.
Die umfassende Situationseinschätzung hat unter diesen Umständen besonders große Bedeutung (s. Checkliste).

8.4.2. Pflegeziele

Das *Ziel* ist ein dreifaches:
- *Regulierung* der Körpertemperatur im Bereich der Norm und Wiederherstellung des Stoffwechselgleichgewichtes;
- *Wohlbefinden* im physischen und psychischen Bereich;
- *Sicherheit,* d.h. Schutz des Patienten in seinen eingeschränkten Funktionen vor Gefahren bzw. Beheben von aufgetretenen Schäden.

Checkliste: Regulieren der Körpertemperatur

☐ Wärme- und Kälteregulation	☐ Temperatur	☐ Schwitzen	☐ Hautempfindungen

Die folgenden Fragen dienen exemplarisch der Situationseinschätzung (s. auch S. 74 ff.)

☐ Die Gewohnheiten betreffs Temperatur sind bekannt und werden nach Möglichkeit respektiert

☐ Wünsche betreffs Bettflasche, zusätzliche Decke usw. können vom Kranken geäußert werden

☐ Die Temperaturmeßmethode ist dem Kranken vertraut

☐ Die Hautdurchblutung wird beobachtet (z.B. beim Betten) und wenn nötig angeregt

☐ Schweißneigung ist mit dem Kranken besprochen, wo nötig sind gesundheitserzieherische Maßnahmen in die Pflege mit einbezogen

☐ ......

☐ ......

Die *Pflegemaßnahmen* betreffen vor allem den Patienten
- mit Fieber (s. unten),
- mit Hypothermie (S. 580) sowie alle
- physikalischen Maßnahmen (S. 231 ff.).

8.4.3. Pflege bei Fieber

Beheben des Fiebers durch fiebersenkende Maßnahmen

- *Physikalische Maßnahmen:*
  - *feuchtkühle Wadenwickel* (S. 533),
  - *kühle Abwaschungen* mit Alkohol- oder Essigwasser, rasch und gut nachtrocknen,
  - *Abkühlungsbad,* besonders für Kinder geeignet und wirkungsvoll (S. 533),
  - *Anfeuchten der Raumluft* (S. 253).
- *Fiebersenkende Tees:* Lindenblüten, Stechpalmen.
- *Antipyretika* (wie Treupel, Chinin, Aspirin) nach Arztverordnung.
- *Spezifische Pharmaka,* je nach Ursache des Fiebers. *Sulfonamide:* Die Wirkung ist bakteriostatisch, d.h. wachstumshemmend. *Antibiotika:* Sie wirken teilweise bakterizid (bakterientötend) und/oder bakteriostatisch. Die dabei am Leben bleibenden Mikroorganismen werden oft resistent. Zur Problematik der *Resistenz* s. S. 282 f.

Wohlbefinden und Sicherheit schaffen

Fiebersymptome schaffen Unbehagen. Das Ziel liegt in der für jeden Kranken individuellen Erleichterung und Hilfe.
- *Krankenzimmer:* gut gelüftet, nicht zu warm – 17–19 °C –, keine Zugluft. Licht u. U. abgedunkelt (grelles Licht wie auch Lärm tun weh), Luftbefeuchter einstellen.
- *Körperpflege:* vor allem bei Patienten, die schwitzen, Abwaschungen, kurze, kühle Bäder, frische trockene Wäsche; Toilettenwasser, Hautcreme anwenden.
- *Bettruhe* bei hohem Fieber bis nach dem Fieberabfall, dann vorsichtige *Mobilisation* (Kollapsgefahr). Bei mäßigem Fieber ist zwischen Lehnstuhl und Bett abzuwechseln. Immobilität ist möglichst zu vermeiden.
- *Prophylaxen* sind je nach Ursache und Dauer des Fiebers notwendig:
  - *Dekubitusprophylaxe* bei hohem Fieber sofort; gefährdet sind insbesondere Betagte und Körperbehinderte (Häufung der Risikofaktoren S. 127 f.);
  - *Thromboembolieprophylaxe,* sobald der Patient Bettruhe einhalten muß (S. 131 f.);
  - *Pneumonieprophylaxe* bei Erkrankungen der Lungen- und Atemwege sowie bei Betagten (S. 255);
  - *Soor- und Parotitisprophylaxe* bei bestehender Eß- und Trinkstörung, starker Austrocknung (S. 167 f.);
  - *Obstipationsprophylaxe* (S. 196).
- *Überwachung der Vitalzeichen,* des Bewußtseins, der Flüssigkeitszufuhr und -ausscheidung, je nach Zustand des Patienten, Ursache und Dauer des Fiebers.

Angepaßte Ernährung ermöglichen

- *Reichlich Flüssigkeit,* da großer Wasserverlust durch Schwitzen; u. U. werden im Stadium der Fieberhöhe Infusionen mit den notwendigen Vitalstoffen verabreicht.
- *Ernährung:*
  - *kohlenhydratreich* (da großer stoffwechselbedingter Verbrauch): Fruchtsäfte, Gemüsesäfte, Tee mit Zucker und/oder Honig;
  - *kräftigend, anregend:* Bouillon, Fleischbrühe, Eiweiß-Früchte-Cocktail;
  - *aufbauend* so rasch als möglich: Schleim, Joghurt, Puddings, Früchtekompott, Birchermüesli u. ä. Übergang zu leichter Kost. Mit kleinen Mengen beginnen, nett anrichten (die Appetitlosigkeit ist groß), evtl. ist gelegentlich Wunschkost angebracht.

Zuwendung und Einfühlung schenken

Fieber macht den Menschen rasch, innerhalb von Stunden, zum Schwerkranken. Die Symptome können zermürbend und die Erschöpfung kann groß sein; Schüttelfrost „rüttelt am Mark", und Fieberdelirien bedeuten Realitätsverlust. Fieber trifft den *ganzen Menschen.* Pflege hat demnach die physische und psychische Ebene zu berücksichtigen:
- Schweregrad der Erkrankung erspüren und einfühlen.
- Notwendige Unterstützung anbieten, ohne unnötige Abhängigkeit zu schaffen.
- Zu großen Unabhängigkeitsdrang u. U. eindämmen, erforderliche Einschränkungen begründen und erklären.
- Krisen mit durchstehen, die inneren Kräfte ansprechen und unterstützen, den Fiebernden begleiten im Sinne der Sorge des Menschen für einen Menschen.

8.4.4. Hilfe bei Unterkühlung und Hitzschlag

Am Unfallort handelt es sich um *Erste-Hilfe-Maßnahmen,* die vom Schweregrad abhängen.
Unterkühlung:
- Gezuckerte, heiße Getränke, zu Bewegungen auffordern, Kälteschutzmaßnahmen.
- Bei Bewußtlosigkeit: Unter Schutz, Wärme und Vitalzeichenüberwachung wird der Patient ins Krankenhaus transportiert→ Intensivstation→ sofort *Intensivpflege.*

Hitzschlag/Sonnenstich:
- Oberkörperhochlagerung am Schatten (Seitenlage bei Bewußtlosen).
- Abkühlung des Körpers; mit Wasser besprengen, Kleider öffnen, kühle Umschläge auf Brust und Kopf, Salzwasser oder Bouillon zu trinken geben.

Im Krankenhaus sind Situation und Schweregrad der Erkrankung für die Pflege und Behandlung ausschlaggebend. Die Ziele sind die gleichen wie S. 230.

8.5. Physikalische Therapie

Unter physikalischer Therapie (Physiotherapie) versteht man die Anwendung von vorwiegend naturgegebenen Mitteln zu Heilzwecken, nämlich
- Wasser – Hydrotherapie (8.5.1.),
- Wärme und Kälte – Thermotherapie (8.5.2.),
- Licht – Heliotherapie (8.5.3.),
- Reizanwendungen (8.5.4.),
- elektrische Ströme – Elektrotherapie (8.5.5.),
- Massage-, Bewegungs- und Entspannungstherapie (Kap. 3).

Die Maßnahmen sind wahrscheinlich so alt wie die Heilkunst selbst. Sie haben in den meisten alten Behandlungsplänen einen Platz. Eine klare Abgrenzung und Auseinanderhaltung der Wirkung ist oft schwierig, da viele Faktoren zusammenspielen.

8.5.1. Hydrotherapie

Hydrotherapie heißt Wasseranwendung zu Heilzwecken: Waschungen, Abreibungen, Bäder, Wickel, Güsse, Auflagen, Dämpfe.

Die Wassertherapie ist eine *Reiztherapie:*
- schwache Reize regen die Lebensfunktionen an;
- mittelstarke fördern sie;
- zu starke können sie beeinträchtigen.

Maßnahmen der modernen Hydrotherapie sind z. T. sehr alt, andere neu:
- *Kneipp-Kur.* Pfarrer KNEIPP (1821–1897) ist Begründer der Wasseranwendung.
- *Prießnitz-Wickel.* VINZENZ PRIESSNITZ (1799–1851) propagierte die mittels Folie luft- und wasserdichte Abschließung der Wickel → intensivere Wirkung der Erwärmung.
- *Wasserdrucktherapie.* Anwendung von kräftigendem Wasserstrahl aus Düsen (Dusche).
- *Unterwassermassage.* Massierender Wasserstrahl wird unter Wasser zugeführt, z. B. als *Sprudelbad,* Düsenstrahl usw.

Wirkungen

Wasseranwendungen bewirken
- *Anregung der Blutgefäße*→ bessere Durchblutung; Aktivierung des Stoffwechsels→ Ausscheidung von Schlacken.
- *Kräftigung der Nerven*→ günstigere seelische Stimmung, mehr Lebensfreude.

Beim Bad kommen dazu:
- Der *Auftrieb.* Nach dem Archimedischen Prinzip verliert ein Körper im Wasser so viel von seinem Gewicht, wie die von ihm verdrängte Wassermenge wiegt. So beträgt nach speziellen Errechnungen das Gewicht eines 70 kg schweren Menschen im Wasser noch 6,6 kg, wovon auf Kopf und Hals, die aus dem Wasser herausragen, 5 kg entfallen. Im salzigen Meerwasser schwebt der Körper. Der Auftrieb entlastet die Körpermuskulatur von aller Stütz- und Haltearbeit; Bewegungen, die u. U. außerhalb des Wassers unmöglich sind, können im Wasser ausgeführt werden. Diese Wirkung wird bei der Behandlung von Kontrakturen, Lähmungen und anderen Bewegungseinschränkungen ausgenutzt.
- Der *hydrostatische Druck* führt beim eingetauchten Körper eine leichte Kompression aus, die als günstige kreislaufaktivierende Wirkung betrachtet werden kann.
- *Thermische Wirkung.* Die Behandlungstemperatur hängt vom Behandlungsziel ab. Die Kältegrade werden wie folgt definiert:

sehr kalt	10–15 °C
kalt	15–30 °C
indifferent	35–36 °C
warm	37–38 °C
sehr warm	39–40 °C
heiß	über 40 °C

  - *Kälteeinwirkung.* Sie löst eine Erregung der Kälterezeptoren der Haut aus, was zu einer peripheren Vasokonstriktion (Gefäßverengung) und zur Steigerung der Wärmeproduktion führt. Die unter Kältereiz entstehende Konstriktion der Arteriolen, Kapillaren und Venolen führt zu einer Drosselung der Hautdurchblutung. Das Wissen um dieses Prinzip liegt der *lokalen Kälteanwendung* zur *Blutstillung* und zur Anästhesie sowie der *allgemeinen Abkühlung* bzw. der Herabsetzung der Körpertemperatur bei hohem Fieber zugrunde. Kalte Bäder sind dabei sehr wirkungsvoll. Sie dürfen aber nur Sekunden bis Minuten dauern (Tauchbäder). Kälte hat durch den Sympathikotonus auch einen Weckeffekt.

- *Wärmeeinwirkung.* Sie regt die Wärmerezeptoren der Haut an, was zu einer Vasodilatation (Gefäßerweiterung), vermehrter Schweißsekretion und Minderung der Wärmeproduktion führt. Bei Vollbädern treten als Folge der Gefäßreaktion Kreislaufveränderungen im Sinne von Zunahme des zentralen Blutvolumens und der Herzfrequenz auf. Die Muskeldurchblutung nimmt ab, wodurch sich Verspannungen und Spasmen lösen können.
Kurze, warme Bäder lösen reflektorisch eine Erhöhung der Körperschaletemperatur aus. *Längerdauernde warme* Bäder lassen die Temperatur des Körperkerns ansteigen (Überwärmungsbäder); warme Bäder senken den Vagotonus und somit das Wachniveau→ schlaffördernd.
- *Teilbäder* brauchen etwas größere Temperaturabweichungen (nach oben bzw. unten) als Vollbäder, um eine vergleichbare Wirkung zu erreichen. Bei *warmen Teilbädern* ist daran zu denken, daß die Wärmeabgabe aus dem Körper nur bei den Körperteilen im Wasser behindert ist, weshalb es häufig zu Schwitzen des ganzen Körpers kommt (→ entsprechende Bekleidung!).
- *Chemische Wirkung.* Sie liegt in der Benetzung der Haut im perkutanen Austausch von Ionen und je nach Salzkonzentration in der Aufnahme bzw. Abgabe von Wasser. *Lipoidlösliche Stoffe* (Kohlendioxid, Sauerstoff, Schwermetalle u.a.) können durch die Haut diffundieren. *Thermalbäder* wirken zusätzlich auf die Schweißsekretion, die auch nach dem Bad noch angeregt bleibt; deshalb soll der Patient 1–2 Stunden ruhen.

Medizinische Bäder

Sie dienen der Rehabilitation sowie der allgemeinen Kräftigung und Gesunderhaltung.
- *Natürliche Bäder.* Genutzt werden die natürlich vorkommenden (ortsgebundenen) Heilschätze des Bodens wie Heilwasser, Peloide und Heilgase. Ihre Wirkung wird durch den Klimareiz (Aufenthalt in anderer Umgebung, weg von evtl. belastendem Milieu, bei motivierter innerer Einstellung auf Heilung u.a.) unterstützt.
Bekannte Heilquellen sind:
  - *Erdige Quellen,* die Kalzium- und Magnesiumkarbonat enthalten: Leuk und Weissenburg (Schweiz), Wildungen (Deutschland).
  - *Alkalische Quellen,* die Natrium- und Kaliumkarbonat enthalten: Ems und Heustrich (Schweiz), Dürkheim (Deutschland).
  - *Salzige Quellen,* die Natriumchlorid enthalten. Bei einem Gehalt von mehr als 15 g pro Liter werden sie als Solequellen bezeichnet: Rheinfelden, Möhlin (Schweiz), Reichenhall, Friedrichshall (Deutschland).
  - *Bitterquellen,* die Magnesiumsulfat (Bittersalz) und Natriumsulfat (Glaubersalz) enthalten: Bad Schuls-Tarasp (Schweiz), Hersfeld, Salzuflen (Deutschland).
- *Industriell hergestellte Präparate.* Genutzt werden
  - *Heilstoffe von Boden und Wasser:* Moorbadpräparate, Teer, Sole, Schwefel usw.
  - *Essenzen von Pflanzen,* also ihr Wirkstoff in öliger Form. Dieser kann aus den Wurzeln stammen (z.B. Kalmus), aus den Blättern (z.B. Rosmarin), aus der Rinde (z.B. Sandelholz), aus dem Mark (z.B. Myrrhe) oder aus Schalen einiger Früchte (z.B. Orange).
  - *Anwendung ätherischer Öle* als Badezusatz = Aromatherapie. Günstige Wirkung haben z.B. bei
  Fieber: Kampfer, Eukalyptus, Melisse;
  Abgespanntheit: Basilikum, Rosmarin, Thymian;
  nervöser Unruhe: Jasmin, Lavendel, Orangenblüten;
  Ekzem: Kamille, Wachholder, Thymian;
  Verbrennungen: Kamille, Rosmarin, Salbei.

Sauna

Die Sauna oder das Dampfbad erfreut sich zunehmender Beliebtheit unter den gesundheitsbewußten Bevölkerungsschichten. Ihre Wirkung ist ebensosehr der dafür investierten *Zeit* wie dem

Schwitzen zuzuschreiben; sie ist psychologischer sowie kreislaufaktiver Natur.

8.5.2. Thermotherapie

Sie entspricht den oben besprochenen thermischen Wirkungen des Wassers und beruht vorwiegend auf dem Prinzip der *Wärmeleitung* und des *Wärmeaustausches:* Abgabe von Wärme nach außen durch *Kältereiz,* Zufuhr von Wärme durch *Wärmereiz.* Außer bei der trockenen Wärme- oder Kältezufuhr (Bettflaschen bzw. Eisblasen) handelt es sich immer um eine Mischung von Wasser- und Wärme- bzw. Kälteanwendung = *Hydrothermotherapie.*

Die *Wirkungen* der Hydrothermotherapie hängen ab von

- Art, Intensität und Dauer der Einwirkung;
- Verlaufsform, zeitlichem Ablauf und Einwirkungsort;
- Reizwechsel (in bezug auf Dauer, Intensität und Häufigkeit) der Einwirkung.

Maßnahmen der Hydrothermotherapie

Bäder, Güsse, Abreibungen

Anwendung und Zusätze, s. oben.

- Das *Vollbad* wird als Reinigungs- oder medizinisches Bad verabreicht. Die Wanne wird ganz gefüllt, so daß der Patient bis zum Hals im Wasser ist. Zur Durchführung des Bades s. S. 169 f. Badedauer 15–30 Minuten.
- Das *Halbbad* mit kurzer Badezeit eignet sich besonders für Herzkranke. Beklemmungsgefühle, Atemnot und Herzklopfen können so weitgehend vermieden werden.
- Das *Erwärmungsbad* beträgt 2 °C mehr als die Temperatur des Patienten. Unter Zufluß von heißem Wasser wird äußerst vorsichtig auf (höchstens) 39–40 °C gesteigert. Badedauer 15–20 Minuten.
- Das *abkühlende Bad* bei hohem Fieber beginnt man bei 1 °C unter der Körpertemperatur des Kranken. Unter Zufluß von kaltem Wasser senkt man die Badetemperatur allmählich auf 33–30 °C. Dauer höchstens 5 Minuten, dann tüchtig abtrocknen und den Patienten ins vorgewärmte Bett bringen.
- Das *Sitzbad* (in speziellen Badewannen) kommt nach Hämorrhoiden- und Analfisteloperationen, bei Hautausschlägen im Bereich der Genitalien usw. zur Anwendung. Oberkörper, Beine und Füße bleiben bekleidet. Die Wanne wird so weit gefüllt, daß noch Wasser

nachgegossen werden kann. Das Becken und der obere Teil der Oberschenkel des Patienten sollen mit Wasser bedeckt sein. Badedauer 15–20 Minuten.

- *Extremitätenteilbäder* in *Arm-* bzw. *Fuß*badewanne oder Becken für *Finger* sind Teil der Behandlung bei schlecht heilenden Wunden, Abszessen, Panaritien u.a. Badezusätze sind antiseptische Lösungen oder Kamillenextrakt.
- Zum *wechselwarmen Fußbad* braucht man zwei Gefäße. Das eine wird mit Wasser zu 40 °C, das andere mit Wasser zu 20 °C halb gefüllt. Beide Beine werden zuerst 2 Minuten ins heiße, anschließend 20 Sekunden ins kalte Wasser getaucht. Dieser Wechsel wird je nach Verordnung wiederholt und mit kaltem Wasser abgeschlossen.
- *Güsse* sind kreislaufstimulierend und abhärtend. In den Krankenhäusern gibt es entsprechende Wasseranlagen. *Wassertreten* und morgendliches *Taulaufen* haben ähnliche Wirkung und sind zudem kostenlos!
- *Abreibungen, Waschungen* dienen der Zirkulationsanregung, im Krankheitsfall der Entlastung von Herz und Kreislauf.

Wickel, Umschläge, Packungen

Je nach Wirkung unterscheiden wir:

- *Trockenwarme Wickel,* z.B. als *Ruhepackung* nach einem Heilbad = Ganzkörperpackung mit Leintuch und Wolldecke.
- *Feuchtwarme Wickel* als *Schwitzpackung:* Brust-, Teil- oder Ganzkörperpackung, unterstützt mit heißem Lindenblütentee bei grippalem Infekt, Pneumonie, Bronchitis.
- *Feuchtheiße Umschläge,* z.B. auf die Bauchregion bei Magen-, Leber-, Darm- und Menstruationsbeschwerden.
- *Kühle Wickel und Umschläge* zum Wärmeentzug bei lokalen Entzündungen (Venenentzündung, Gelenkaffektionen) oder als Wadenwickel bei Fieber.
- *Eiswasserwickel.* Er besteht aus Eisflocken zwischen zwei nassen Frotteetüchern oder aus in Eiswasser getauchten Tüchern, die auf die zu behandelnde Körperregion aufgelegt werden. Die Wirkung ist wärmeentziehend und anästhesierend.
- *Einschlafwickel* S. 95.

Je nach Lokalisation wird der Wickel angelegt als:

- *Halswickel* oder Halskrawatte mit Wickeltuch 8 × 60 cm und Flanelltuch 10 × 60 cm darüber.

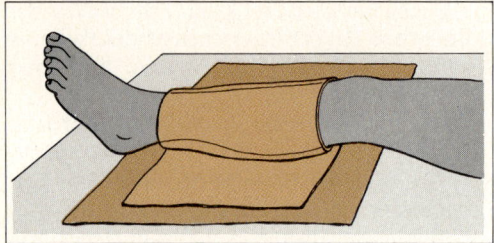

Abb. 8.**10**   Wadenwickel.

- *Brustwickel*. Von Achselhöhle bis Rippenbogenrand; er wird in mittlerer Atemstellung als Schwitz- oder Trockenpackung angelegt.
- *Bauchwickel*. Von Brustbeinspitze bis Leistenregion; er kommt meist als heißer Umschlag zur Anwendung: nasses Wickeltuch, dann Zwischen- und Abschlußtuch darüber und obenauf eine halb gefüllte Gummibettflasche.
- *Lenden-Bein-Wickel,* „Stöckliwickel", mit Eis bei akutem Ischiassyndrom im Schmerzanfall.
- *Wadenwickel*. Zirkulär bei Fieber über 39 °C, als *Schienenwickel* bei akuter Venenentzündung. Die Extremität wird auf eine mit Wasserschutz, Moltex und Wickeltuch ausgekleidete Schiene gelegt. Ein zweites Tuch wird benetzt auf die Extremität gelegt und in kurzen Abständen mit Wickellösung übergossen.
- *Essigsöckli*. Es handelt sich dabei um Fußwickel, die eine sehr alte Tradition haben. „Sie ziehen die Krankheit nach unten", d.h., sie sind fiebersenkend und erleichtern Herz und Kreislauf. Über den Fußwickel zieht man je ein Paar dünne und Wollsocken an.

Wickellösungen

- 20-30%iger *Alkohol:* zusammenziehend, abschwellend;
- *essigsaure Tonerde:* zusammenziehend, kühlend;
- *gemischte Lösung:* je ⅓ 75%iger Alkohol, 3%ige essigsaure Tonerde und Wasser. Sie wird von der Haut gut vertragen.
- Allen diesen Lösungen kann Eis (kühlend) oder Glyzerin (Hautschutz) zugefügt werden.
- *Aufgüsse* von Eichenrinde (gerbend), Heublumen (entspannend, krampflösend), Kamillen (beruhigend, desodorierend).

Belassungsdauer

- Zum *Wärmeentzug* 8-10 Minuten belassen und nacheinander 3- bis 4mal bzw. bis das Fieber um 1-2 °C gesunken ist, erneuern. Bei längerem Liegenlassen wird aus dem Abkühlungswickel eine Wärmepackung;
- zur *Wärmezufuhr* 1-2 Stunden;
- *Ruhepackungen* 1-2 Stunden;
- *Schwitzpackungen* ½-1½ Stunden.

Anlegen eines nassen Wickels

- Es werden 3 verschieden große Tücher gebraucht. Das größte, ein Woll- oder Flanelltuch, wird zuerst ausgebreitet, darüber kommt ein etwas kleineres Leinentuch und darauf das eigentliche, benetzte Wickeltuch.
- Der zu behandelnde Körperteil wird daraufgelegt und eingewickelt.
- Die äußeren Tücher müssen glatt anliegen und so dicht abschließen, daß an den Rändern keine Verdunstungskälte entsteht.
- Immer nur den zu behandelnden Körperteil bedecken, z. B. die Wade (Abb. 8.**10**).

Wärmespender

Wärmflaschen

- *Gummibettflasche*. Sie eignet sich wegen ihrer Schmiegsamkeit zum Auflegen auf den Körper bzw. auf einen Wickel. Gummibettflaschen nur zur Hälfte füllen, luftleer machen und in Schutzhülle stecken. Auf Dichtigkeit prüfen.
- *Stahlbettflasche*. Sie hat eine Dauerölfüllung, die in einem speziellen Wärmeschrank auf ca. 80 °C aufgeheizt wird. Die Flaschen sind sehr *heiß*. Sie müssen mit einem Tuch aus dem Schrank gezogen und in einen dicken Moltonüberzug gesteckt werden. Die Wärmespeicherung hält 6-8 Stunden an. Die erkaltete Flasche wird desinfiziert und in den Schrank zurückgeschoben.

Heizkissen, Heizdecken

Sie sind wegen der Art ihrer Konstruktion Gefahrenquellen und sollen nie unüberlegt gebraucht werden. Einwirkung von Feuchtigkeit oder Einstechen von Sicherheitsnadeln führt zu Kurzschluß, unbeaufsichtigte, auf hoher Wärmestufe eingestellte Heizkissen können Verbrennungen zur Folge haben.

Thermoelemente, Dampfpakete

- *Thermoelemente* sind mit Paraffin gefüllte Kunststoffbeutel, die eine große Hitzebeständigkeit haben. Sie werden bei 70-80 °C im

Wasserbad erwärmt, wobei sich der Beutelinhalt verflüssigt.

- *Dampfpakete* (Steampack) bestehen aus einer speziellen Gelfüllung, die mit einer Stoffhülle umgeben ist. Die beim Aufheizen im Wasserbad gespeicherte Wärme wird anschließend als feuchte Wärme abgegeben.

Vorgehen:
- Aufwärmen während ca. 10 Minuten (längere Aufwärmung schadet dem Beutel).
- Kompresse nach Herausnehmen aus dem Wasser mit Händedruck auf Dichtigkeit prüfen und für den betreffenden Körperteil zu modellieren.
- Auflegen mit oder ohne Unterlage von Heilkompressen.

Anwendung bei neuromuskulären Störungen, Entzündungen u. a.

Kataplasmen (Heilkompressen)

Kataplasmen sind heiß aufgelegte *Brei-* oder *Pastekompressen:* Leinsamen, Peloide, Antiphlogistika (Decongestin, Enelbin).

- *Leinsamen* wird angerührt und gekocht (300 g Leinsamen, 400 ml Wasser).
- *Antiphlogistika* werden im Wasserbad gewärmt (Neo-Decongestin, Enelbin können kalt aufgelegt werden).
- *Peloide* (Moor, Schlamm, Heilerde u. a.) werden bei einer Temperatur von mindestens 45 °C zu Brei angerührt.

Vorgehen:
- Wärme unter Umrühren mit Spatel gleichmäßig verteilen, prüfen.
- Brei oder Paste gleichmäßig auf einen Lappen streichen.
- Auflegen und mit einer Lage Watte oder entsprechenden Tüchern bedecken.
- Fixieren mit Woll- oder Flanelltuch.

Glühlichtbogen, Glühlichtkasten

Der Glühlichtbogen besteht aus einem tunnelförmigen Holzgehäuse (unterschiedlicher Größe), in dem sich zwei Reihen Kohlenfadenglühlampen befinden. Ein eingebautes Thermometer orientiert über die abgegebene Wärme.

Anwendung zur Beschleunigung der Resorption von Ergüssen sowie bei Entzündungen: Bauchpartie, Beinpartie. Der Glühlichtkasten für die Kopfpartie ist kleiner, er wird bei Nasennebenhöhlen-Erkrankungen angewendet.

Wärmelampe, Solluxlampe

Sie enthalten eine Birne mit einer Leistung von 300–1000 Watt, die entsprechend Wärme abgibt.

Anwendung als Wärmestrahlung bei Neugeborenen, in der Augentherapie, bei lokalen Entzündungen oder schlecht heilenden Wunden. Über Lampentyp, Lampenabstand, Dauer und Intensität der Bestrahlung entscheidet der Arzt. Übliche Dosierung: 20 cm Abstand, 20 Minuten Behandlung.

> ### Beachte
>
> Wärmequellen sind Heil- *und* Gefahrenquellen.
>
> Die *kompetente Wärmeanwendung* gehört in den Aufgabenkreis der Schwester, die für sie volle *Verantwortung* trägt.
>
> - *Wärmekörper* (Wärmflaschen, Thermoelemente) nie in direkten Kontakt mit der Haut bringen→ Verbrennungsgefahr.
> - *Wärmestrahler* (Lampen aller Art) genau dosiert und unter Kontrolle anwenden→ bei zu langer oder zu intensiver Einwirkung→ Verbrennungsgefahr.
> - *Anwendungszeit* genau einhalten. Günstig ist eine Zeituhr, an der die verordnete Zeit eingestellt werden kann.
> - Beginn und Ende der Maßnahme im Pflegebericht vermerken, mit eventuellen Beobachtungen bezüglich Wirkung und Nebenwirkung.
> - *Risikopatienten* sind Bewußtseinsgestörte, Empfindungsgestörte, Bewegungsbehinderte, Kinder, Betagte. Sie bedürfen einer besonders intensiven Beobachtung und individuellen Anpassung der Maßnahme.
> - *Elektrische Geräte* nicht in Badezimmern benutzen. Entsteht durch Nässe (Wasser) eine Verbindung zwischen Körper und Stromkreis, kann es zum sofortigen Herztod kommen.

Kältespender

Eisblasen

Sie stehen in Beutel- oder Schlauchform zur Verfügung. Die Eisstücke sind so zu zerkleinern, daß sie nirgends drücken (mit Nadel spalten oder die Spitzen in warmem Wasser abtauen).

Vorgehen:
- Eisblase füllen, Luft entweichen lassen, verschließen (auf Dichtigkeit prüfen) und sie der entsprechenden Körperform anpassen.
- In Tuch einschlagen, auflegen, fixieren.
- Erneuern, sobald die Eisstückchen geschmolzen sind.

Anwendung:
- Als *Eiskrawatte* um den Hals, z. B. nach Mandeloperation. Sie wird unter dem Kinn, dann an den Ohren vorbei mit dem Tuch auf dem Scheitel geknotet. Der vor dem Ohr austretende Trigeminusnerv wird durch ein Wattekissen geschützt.
- Bei *Blutungen* im Bereich des Abdomens. Bei sehr schmerzempfindlicher Bauchdecke kann man die Eisblase am Bettbogen aufhängen.
- Bei *schädelverletzten* Patienten oder nach Kopfoperationen wird die Eisblase an der Bettstange so aufgehängt, daß sie nur ganz lose aufliegt, um keinen Druck auszuüben.
- Zur *Oberflächenkühlung* = therapeutische Hypothermie auf Achselhöhle, Nacken, Hals, Herzregion, Knie-, Ellbogen- und Leistenbeuge, also dort, wo die großen Arterien nahe an der Körperoberfläche verlaufen. Zum intensiveren Wärmeentzug kann das Einschlagtuch befeuchtet werden (s. auch Kap. 27).

Kühlelemente

Sie bestehen aus kältebeständigen Plastikfolien, die ein Gel enthalten, das Kälte bzw. Wärme über längere Zeit speichern kann. Die jeweiligen Formen der Elemente sind weitgehend den Körperpartien angepaßt. Sie tragen Markennamen wie *Frostoforme, Eis-Akkus.* Die Kühlelemente werden im Tiefkühlfach des Kühlschrankes gelagert. Dort wird das Gel hart und kann innerhalb von 3 Stunden eine Temperatur von $-25\,°C$ erreichen. Zur Abkühlung reichen -4 bis $-8\,°C$ (Abb. 8.11).

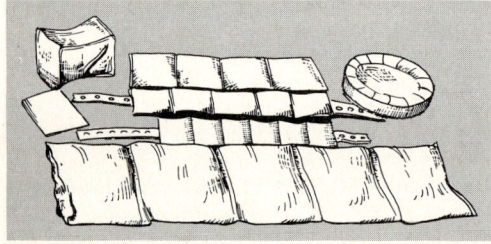

Abb. 8.**11**   Kühlelemente.

Anwendung:
- Mit Tuch umwickeln und auflegen. Bei einer Temperatur von etwa $-4\,°C$ sind Kühlelemente so plastisch, daß sie an die bestimmte Körperstelle anmodellierbar sind.
- Wenn sie weich werden, sind sie auszuwechseln.

Beachte

Grundsätzlich gilt, was schon für die Wärmeanwendung gesagt wurde (S. 233). *Speziell für Kältespender* gilt:
- Kältespender immer mit Tuch umwickeln. Dieses verhütet Kälteschäden.
- Kühlelemente und Eisblasen auswechseln, sobald Kälteeffekt nachläßt, um eine Umkehrwirkung zu vermeiden.
- Kälte- und Wärmespender nach Gebrauch reinigen und desinfizieren.
- *Sorgfältig handhaben:* Spitze Gegenstände (Fingernägel) verletzen die Beutel.

8.5.3. Heliotherapie

Genutzt wird die Heilwirkung des *Sonnenlichts,* insbesondere der ultravioletten und infraroten Strahlen, auf den menschlichen Körper. Es kommen auch technische Lichtquellen zur Anwendung.

Infrarotbestrahlung

Es sind kurzwellige Strahlen, die im Gewebe eine Tiefenwirkung haben. Sie fördern dadurch die Durchblutung und wirken muskelentspannend.
Anwendung z. B. bei Ohren-, Nasen-, Halserkrankungen, Infekten der oberen Luftwege, Gelenkerkrankungen.

Ultraviolettbestrahlung

UV-Strahlen können künstlich in einem Quarzglas durch Quecksilberdampf erzeugt werden.
Anwendung:
- Als *Ganz- oder Teilkörperbestrahlung = Höhensonne* zur Aktivierung des Provitamins D, Steuerung des Kalzium- und Phosphatstoffwechsels im Blut, Lokaltherapie bei Psoriasis.
- Als *Raumluftbestrahlung* zur Einschränkung der indirekten Übertragung von Luftkeimen.
Bestrahlung:
- Schutzbrille tragen.
- Bestrahlungsdauer: Mit 2 Minuten beginnen,

einen Tag aussetzen, dann täglich um 1 Minute steigern bis höchstens 15-20 Minuten.
- Lampenabstand 1 m.
- Nach der Bestrahlung Haut einfetten = Schutz vor Austrocknung.

8.5.4. Reiztherapie

Es wird, meist durch die Haut, dem Organismus eine Reizung zugeführt.
Die Wirkung des Reizes liegt in der
- aktiven Hyperämisierung und
- im Abtransport von Schlackenstoffen und Stoffwechselgiften (z. B. von Viren und Bakterien).

Meist wird die *physikalische* Wirkung durch eine *chemische* unterstützt, weshalb eigentlich auch alle oben besprochenen Kataplasmen (Breiumschläge) dazugehören.
Typische reizerzeugende Maßnahmen sind:

Senfwickel

Ein sehr intensiv hyperämisierendes *Hautreizmittel* ist gestoßener Senfsamen (Senföl, Senfmehl). Bei der *Anwendung* ist Vorsicht geboten. Sehr empfindlich sind blonde bzw. rotblonde Patienten und Kinder. Es müssen die Haut sowie Puls und Atmung kontrolliert werden.
Vorgehen:
- Auflage vorbereiten:
  • Senfmehl in Wasser zu Brei rühren und auf Lappen streichen, dann zu einem Paket formen (100 g Senfmehl, 200-250 ml lauwarmes Wasser);
  • Senfölemulsion (10 Tropfen/200 ml Wasser)→ Wickeltuch benetzen;
  • Senfpflaster gebrauchsfertig.
- Senfwickel auflegen, mit Baumwoll- und Flanelltuch befestigen.
- Zeituhr einstellen. Die Belassungsdauer ist sehr kurz, bei Erwachsenen 5-10 Minuten, bei Kindern 2-3 Minuten.
- Bei Veränderungen des Kreislaufs oder Brennen der Haut muß die Behandlung sofort unterbrochen werden.
- Nach der Behandlung die Haut gut waschen, trocknen, eincremen.

Schröpfen

Es handelt sich um eine (nur noch selten, aber wieder zunehmend durchgeführte) lokale Reiztherapie, die durch Aufsetzen von Schröpfgläsern auf die Haut (meist am Rücken) erreicht wird. Die Schröpfkopfgläser werden an ihren Rändern mit Vaseline bestrichen. Dann wird die Luft im Glas durch kurzes Einführen einer Flamme (Watteträger) erhitzt und der Schröpfkopf sofort aufgesetzt. Die sich nun abkühlende Luft erzeugt ein Vakuum und somit eine lokal begrenzte Hyperämie. Die Schröpfköpfe werden 15-20 Minuten belassen. (Beim Wegnehmen mit Daumen leicht auf die Haut drücken→ der Schröpfkopf fällt weg.) Anschließend Hautpflege mittels Puder.

8.5.5. Elektrotherapie

Es wird die Wirkung des *Stroms* mit seinen unterschiedlichen Frequenzen auf den Organismus genutzt.
Die *Wirkung* hängt ab von
- Stromstärke und -spannung, Elektrodengröße und -abstand;
- Dauer der Stromimpulse;
- bei Gleichstrom von der Stromrichtung und der Impulsverlaufsform;
- bei Wechselstrom von der Frequenz des Richtungswechsels.

Anwendung von Gleichstrom:
- Als Reizstromtherapie auf die motorische Nervenfunktion bei Paresen, Spasmen.
- Als Schmerzlinderung auf die sensiblen Nerven.
- Als Gefäßwirkung mit aktiver Hyperämie mittels Platten (direkter Körperkontakt) oder Wasserelektroden (Vierzellen- oder Stangerbad).

Anwendung von Hochfrequenzströmen:
- Als Kurzwellen- und Ultrakurzwellentherapie bei Erkrankungen, bei denen Wärme unter die Körperoberfläche appliziert werden soll: Myalgien, Arthrosen, Entzündungen u. a.

Die Elektrotherapie ist ausschließliches Gebiet der Physiotherapie, weshalb sie in diesem Zusammenhang nicht weiter beschrieben wird. Siehe dazu weiterführende Literatur.

8.6. Beurteilung von Wissen und Können in der Pflege

Übung

Physikalische Therapie:
Mit der folgenden Übung können Sie verschiedene Reizwirkungen selber testen und Reaktionen beobachten:
Erstehen Sie sich ein Sortiment aromatisch-ätherischer Essenzen (Drogerie, Apotheke).
- Prüfen und unterscheiden Sie deren verschiedene Duftstoffe und ihre Wirkung auf den Organismus.
- Unterscheiden Sie die Wirkung eines Bades im Gegensatz zur Einatmung (warme Dämpfe).
- Wie erfahren Sie die subjektive Wirkung?

Pflegeplanung:
Nehmen Sie bei einem Fieberpatienten die Pflegeanamnese auf. Orientieren Sie sich für die *Situationseinschätzung* auf S. 229, für die generelle *Pflegeplanung* auf S. 74 ff. und leiten Sie die individuelle Pflege davon ab. Diskutieren Sie Ihre Vorschläge mit einer erfahrenen Schwester, und überprüfen Sie gemeinsam die Effizienz der gegebenen Pflege bezüglich Wohlbefinden, Sicherheit, Wirksamkeit und Wirtschaftlichkeit.

Weiterführende Literatur

Benthem, A., S. Bos, W. Visser, E. de la Houssaye: Krankenpflege zu Hause auf der Grundlage der anthroposophisch orientierten Medizin, 2. Aufl. Freies Geistesleben, Stuttgart 1983
Beske, F.: Lehrbuch für Krankenpflegeberufe, Bd. I–II, 5. Aufl. Thieme, Stuttgart 1986
Brüggemann, W.: Kneipptherapie. Springer, Berlin 1980
Gillmann, H.: Physikalische Therapie, 5. Aufl. Thieme, Stuttgart 1981

Leibold, G.: Naturheilkunde. Hallwag, Bern 1981
Schweizerisches Rotes Kreuz: Heilkraft der Natur, 10. Aufl. Hallwag, Bern 1981
Stanway, A.: Das Handbuch der natürlichen Heilmethoden, 2. Aufl. Goldmann, München 1982
Zimmermann, W.: Heilendes Baden, 6. Aufl. Drei Eichen, München 1984

9. Atmen

Atem ist Leben

Sequenzziel/Intention

Inhalt dieses Kapitels ist die allem Leben zugrunde liegende Aktivität des Atmens. Die Atmung als *ganzheitlichen Lebensvorgang* in einem größeren Zusammenhang sehen und verstehen, setzt die Fähigkeit einfühlenden Denkens und Handelns voraus. Das bedeutet: Den Menschen mit *Atemproblemen* individuell sehen und die Pflege entsprechend planen, durchführen und überwachen.

Orientieren Sie sich dabei an den Grundlagen zur Pflegeplanung (S. 74 ff.) und am Angebot von unterstützenden Pflegemaßnahmen im 2. Teil des Kapitels.

Zuordnung zum Kreismodell

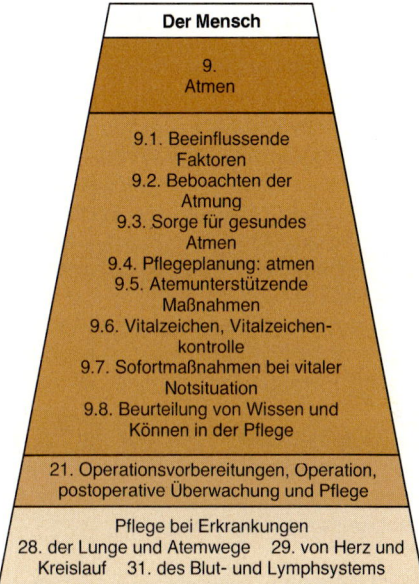

Kreismodell s. S. 6

Dynamik des Pflegeprozesses

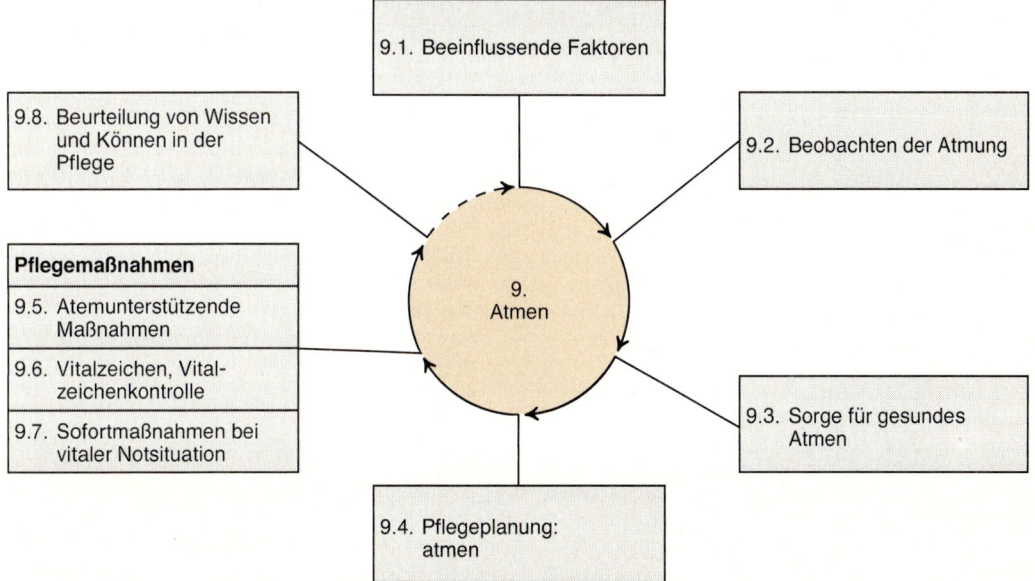

Lesen Sie: Atmen und Unterstützung des Patien-ten bei der Atmung: in V. HENDERSON: Grundre-geln für Krankenpflege, S. 23–24, sowie S. 69 in diesem Buch.

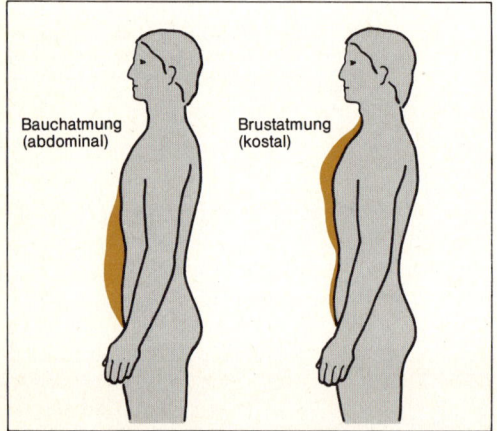

Bauchatmung
(abdominal)

Brustatmung
(kostal)

Abb. 9.**1**   Atemtypen.

9.1.   Beeinflussende Faktoren

9.1.1. Physiologie der Atmung

Die Atmung dient der Versorgung des Körpers mit Sauerstoff (O_2) und dem Abtransport der Kohlensäure (CO_2). Atmung bedeutet infolge-dessen *Gasaustausch.*

Die Begriffe Kohlendioxid (CO_2) und Kohlen-säure (H_2CO_3) werden im allgemeinen Sprachge-brauch meist nicht auseinandergehalten.

Wird Atmung als Gasaustausch definiert, muß zwischen *innerer* und *äußerer* Atmung unter-schieden werden. Mit der *äußeren Atmung* be-zeichnet man die Vorgänge in den Lungen: Sau-erstoffaufnahme und Kohlensäureabgabe. Der Austausch erfolgt in den Alveolen (Lungenbläs-chen) zwischen der Außenluft und dem Blut. Die *innere Atmung* umfaßt die Sauerstoffaufnahme aus dem Blut in die Zellen und die Abgabe von Kohlensäure aus diesen in das Blut, also den Austausch zwischen Blut und Gewebszellen und schließlich die Oxidationsvorgänge im Zellstoff-wechsel.

Äußere Atmung

Sie umfaßt die Einatmung (Inspiration) und die Ausatmung (Exspiration). Damit sie geschehen können, muß ein Druckunterschied zwischen außen und innen erzeugt werden = *Atemmecha-nik.*

Sie besteht in Muskelkontraktionen der Zwi-schenrippenmuskeln, des Zwerchfells und der Bauchmuskulatur. Bei ruhiger Atmung mit über-wiegender Inanspruchnahme des Brustkorbes spricht man von *Brust-* oder *Kostalatmung,* wird vorwiegend das Zwerchfell gebraucht, von *Zwerchfell-, Bauch-* oder *Abdominalatmung = Atemtypus.*

Je nach Gewöhnung, inneren und äußeren Ein-flüssen steht die

- Bauch- oder Abdominalatmung oder die
- Brust- oder Kostalatmung im Vordergrund (Abb. 9.**1**).
- Die *ruhige Atmung* geschieht bei geschlosse-nem Mund, gleich- und regelmäßig, sie ist eher tief und langsam und bewegt sich bis in den Bauchraum.
- Die *angestrengte Atmung* ist rasch, kurz und hörbar, sie bleibt im oberen Thoraxbereich.

Innere Atmung

Sie ist in ihrem Wesen als *Gasaustausch* sehr eng mit dem *Blutkreislauf* verbunden. Der Kreislauf ermöglicht den Sauerstoffmolekülen eine rasche Verteilung im Gesamtorganismus. In seiner Funktion als Transportsystem wird er von der Pumpkraft des *Herzens* aufrechterhalten.

Lungen und Herz sind Vitalorgane mit starker gegenseitiger Abhängigkeit (s. dazu auch Kap. 28 u. 29).

9.1.2 Atem und Seele-Geist

Die Wechselwirkung von Atem und Seele ist sehr groß, das zeigt schon der Begriff *„Pneuma"* der für Atem, Luft und Geist gebraucht wird: „Was ist *Geist?* Was ist Materie? Es ist die verfeinerte Materie, die Geist genannt werden kann", sagten die alten Meister, und vom *Atmen* sagt v. DÜRCK-HEIM: „Es ist der Atem, der mich erfüllt, damit mein Organismus gut funktioniert, und es ist auf einer ganz anderen Ebene die *Inspiration* (Einge-bung): ich werde inspiriert, oder es inspiriert mich". Sowohl auf der geistigen wie auf der bio-logischen Ebene steht der Atem im rhythmischen Wechsel von *Ein* und *Aus*. Das Füllen und Lee-ren der Lunge mit dem Ein- und Ausatmen hat etwas zu tun mit Aufnehmen und Von-sich-Ge-ben und daher im tiefsten mit der Art und Weise, wie ein Mensch dem Leben, den Dingen und den Mitmenschen gegenübersteht. Das illustrieren Beispiele aus dem Alltag:

- Wenn man sich aufregt, „geht man hoch" (die At-mung bleibt im oberen Thoraxraum).
- Wenn man von einem Menschen sagt, daß ihm rasch „die Luft ausgeht", dann meinen wir nicht nur die materielle Luft.
- Dinge, die „atemberaubend schön" sind, sprechen uns auf der Ebene des Geistes an.
- „Atemnot" kann Not des Körpers und der Seele sein, wobei die Wechselwirkung, verstärkt durch die Angst, zu einem lebensbedrohlichen Zustand wer-den kann.

9.1.3 Umwelteinflüsse

Person und soziale Umwelt gehen ineinander über. Der Mensch atmet die Umwelt ein, inte-griert sie. Belastend wirken sich aus:

- qualitativ verunreinigte Luft durch Rauch, Staub, Abgase, Chemikalien;
- quantitativ ungenügend Luft in schlecht gelüf-teten oder zu engen Räumen;
- „unheilschwangere" Luft am Arbeitsplatz, in der Familie, in der Schule;
- zu „dünne Luft" bei sozialer Minderwertig-keit, Arbeitslosigkeit, sozialem Abstieg (z. B. in-folge Krankheit, Unfall oder Wirtschaftskrisen).

9.2. Beobachten der Atmung

9.2.1. Normale Atmung

Der Mensch atmet, ohne daß er ans Atmen den-ken muß. *Atmung geschieht; es* atmet. Die *Atem-frequenz* liegt bei

40-44 Atemzügen beim Neugeborenen,
25-30 Atemzügen beim Kleinkind,
16-20 Atemzügen beim Erwachsenen.

Der *Atemrhythmus* ist regelmäßig.

Physiologische Schwankungen stehen im Zu-sammenhang mit Herzschlag und Wachsein, Ru-he und Bewegung - letztlich mit Geburt und Tod, Leben und Sterben.

9.2.2. Atemstörungen

Abweichungen von der Norm werden im folgen-den beschrieben.

Atemfrequenz

- *Verlangsamte Atmung* = Bradypnoe. Sie ist meist *zentral* bedingt: Gehirnerkrankungen, Vergiftungen, komatöse Zustände, Schlafmit-telwirkung.
- *Beschleunigte Atmung* = Tachypnoe. Sie ist immer ein Kompensationsmechanismus und dient der Aufrechterhaltung der Sauerstoffver-sorgung bei
  • Einschränkung der Atemfläche, z. B. bei Lungenerkrankungen,
  • Mangel an Transportkräften (Blutzellen) bei Anämie,
  • vermehrtem Bedarf an Sauerstoff, z. B. bei Fieber (erhöhter Stoffwechsel).
- *Nasenflügelatmung*. Die Nasenflügel blähen sich bei jedem Atemzug auf, sie werden gleich-sam als Atemfläche mitbenutzt (Säuglinge ha-ben rasch eine Nasenflügelatmung bei Lun-generkrankung, z. B. Pneumonie).

Hyperventilation

Rasche Atmung über Minuten führt schnell zu Begleitzeichen (jeder kann das ausprobieren): kalte Extremitäten, Schwitzen, Kribbeln, Herz-klopfen. Diese Symptome verursachen *Angst:* Die Angst kurbelt die Atmung noch mehr an (Abb. 9.**2**), die Symptome nehmen zu. Im Ex-tremfall kommt es zu Krampfzuständen (Pföt-chenstellung der Finger), zu Bewußtseinsverlust infolge *Hypokapnie* und Alkalose. Angst ist häu-fig die primäre Ursache und auch verantwortlich

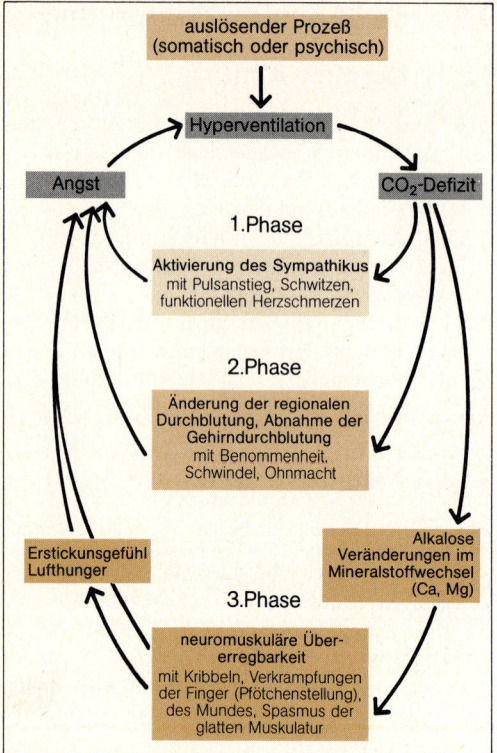

Abb. 9.**2**   Circulus vitiosus (Teufelskreis) im Zusammenhang von Angst und Atmung.

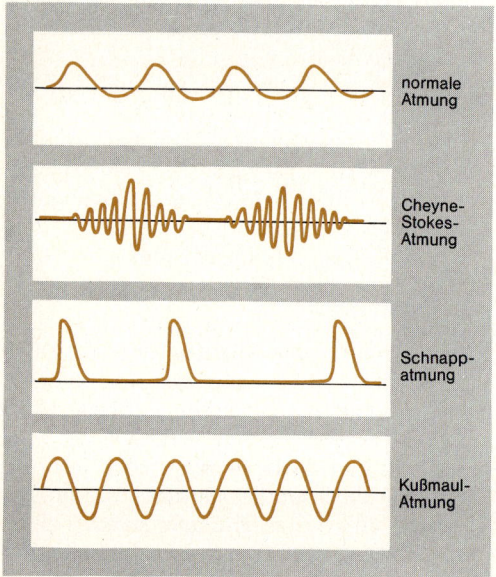

Abb. 9.**3**   Verschiedene Atemtypen.

für die Fixierung von Atemnot. Die Symptome verschwinden, sobald die normale Atmung einsetzt. Im Moment des Anfalls kann man den CO_2-Spiegel wieder ansteigen lassen, indem man den Patienten in einen Plastiksack atmen läßt und/oder die Angst behebt: beruhigen, Sicherheit geben, Zuwendung zeigen. Auf längere Sicht helfen Atemübungen (Hilfe zur Veränderung der Thorax- zur Bauchatmung).

Atemrhythmus und Atemtiefe
(Abb. 9.3)

Oberflächliche und beschleunigte Atmung (Schonatmung)

Sie ist eine normale Reaktion auf Schmerzen im Bereich des Thorax (Rippenbrüche, Pleuritis, Pneumonie). Eine *asymmetrische* Atmung beobachtet man bei einseitigen Erkrankungen oder nach Lungenoperationen.

Vertiefte Atmung

Große Atemzüge mit viel Luftvolumen und *Sinken der Atemfrequenz* treten bei komatösen Zuständen auf. Typisch ist die Kußmaul-Atmung (s. unten).

Cheyne-Stokes-Atmung

Sie ist charakterisiert durch den Beginn mit kleinen flachen Atemzügen, die allmählich immer mehr in tiefere, keuchende Atemzüge übergehen. Langsam schwellen sie wieder ab und verflachen, bis eine Atempause eintritt. Es handelt sich um eine geringere Erregbarkeit des Atemzentrums, die durch funktionelle oder organische Schädigungen, wie chronischer Sauerstoffmangel oder Erweichungsherde und Azidose, verursacht wird. Sie tritt auf bei Erkrankungen des Gehirns, Vergiftungszuständen (Urämie) sowie bei Sterbenden. Das An- und Abschwellen erklärt sich dadurch, daß zunächst bei geringer Atmung der Kohlendioxidgehalt des Blutes ansteigt und das Atemzentrum reizt. Durch die darauffolgenden, stärker werdenden Atemzüge wird CO_2 abventiliert, der Blutdioxidspiegel sinkt damit, das gedämpfte Atemzentrum spricht nicht mehr an, die Atmung wird verkleinert. Gelegentlich tritt sie auch bei Gesunden im Schlaf auf. Auch bei Tieren im Winterschlaf wird sie beobachtet.

Dieser Atemtypus wurde nach zwei Ärzten benannt: nach JOHN CHEYNE (1777–1836) aus Dublin und WILLIAM STOKES, einem englischen Arzt (1804–1878).

Schnappatmung

Sie kann als Extrem der Cheyne-Stokes-Atmung betrachtet werden und wird oft kurz vor dem Tod beobachtet: Das Atemzentrum ist bereits so stark geschädigt, daß nur noch schwerer Sauerstoffmangel und CO_2-Überschuß einen einzelnen Atemzug auslösen.

Kußmaul-Atmung

Sie ist durch eine besonders tiefe, aber regelmäßige Atmung charakterisiert. Die Atemfrequenz ist anfangs verringert, die Atemzüge aber sind tief und später beschleunigt. Der Patient ist meist schläfrig, somnolent oder bewußtlos. Wir finden diesen Atmungstypus bei schweren Stoffwechselerkrankungen, die mit Azidose einhergehen, z.B. im Coma diabeticum. Durch die beschleunigte, vertiefte Atmung (Hyperventilation) wird mehr CO_2 abgeatmet, so daß die Übersäuerung des Blutes abnimmt. Beim Coma diabeticum besteht neben der Azidose meist auch eine Ketose, wodurch die Ausatmungsluft einen typischen, obstartigen Azetongeruch erhält.

Diese Form der Atmung wurde nach dem deutschen Internisten ADOLF KUSSMAUL (1822–1892) benannt.

Atemgeräusche

Atemgeräusche, die bei Schwellungen der Nasenschleimhaut und bei Entzündungen im Rachen auftreten, wie auch Schleimansammlungen in den Luftwegen behindern die Nasenatmung, wodurch die Atmung trotz zusätzlicher Mundatmung erschwert wird. Atemgeräusche können keuchend, schnappend, schnarchend, röchelnd, rasselnd und pfeifend sein.

Stridor

Er äußert sich durch ein pfeifendes Atemgeräusch und tritt bei Verengung der Luftwege auf. Man unterscheidet den *inspiratorischen* Stridor (Pfeifen bei der erschwerten Einatmung) und den *exspiratorischen* Stridor (Pfeifen bei der erschwerten Ausatmung). Siehe dazu auch Atemnot (unten).

Singultus (Schluckauf)

Als Folge unwillkürlicher Zwerchfellkontraktionen (Phrenikusreiz) strömt ruckartig Luft in die Atemwege. Beim Passieren der Stimmbänder entsteht das typische Geräusch. Der Singultus ist eine häufige Erscheinung nach Bauchoperatio-

nen und bei Peritonitis (Näheres darüber sowie über Hilfsmaßnahmen S. 687f.).

Atemgerüche

Atemgeruch und gute/schlechte Mundhygiene stehen in engem Zusammenhang. Typische pathologische Gerüche sind:
- Azetongeruch beim diabetischen Koma,
- Fäulnisgeruch bei eitrigen Bronchiektasen, Lungengangrän,
- Ammoniakgeruch bei Leberkoma, Ösophagusblutungen.

Atemnot

Atemnot (Dyspnoe) ist eine subjektive Empfindung. Ein bewußtloser Mensch hat trotz schwerer Atemstörungen keine Atemnot.

Der *dyspnoische Patient* leidet unter erschwerter Atmung, Lufthunger, Kurzatmigkeit und Beklemmungsgefühl.

Inspiratorische Dyspnoe

Stark erschwerte Einatmung, Kurzatmigkeit. Beim mühsamen Einziehen der Luft entsteht ein langgezogenes Geräusch (s. Stridor). Der Kranke sitzt mit aufgestützten Armen und fixiertem Schultergürtel aufrecht und ringt nach Luft. Diese inspiratorische Atemnot kommt zustande bei Verlegungen und Verengungen des Kehlkopfes und der oberen Luftwege.

Exspiratorische Dyspnoe

Stark erschwerte und/oder verlangsamte Ausatmung, bei normaler Einatmungszeit. Infolge Durchzwängen der Luft durch die verengten Bronchiolen entsteht ein gut hörbares, oft recht lautes Pfeifen. Exspiratorische Dyspnoe tritt bei chronischen Lungenerkrankungen, insbesondere beim Asthma bronchiale, auf (S.604f.).

Gemischte in- und exspiratorische Dyspnoe

Sie ist bei Herzkranken anzutreffen. Bei einer Herzinsuffizienz tritt eine Verlangsamung des Blutstromes auf, die sich auch im Lungenkreislauf auswirkt. Durch den verlangsamten Blutstrom wird zuwenig O_2 aufgenommen und das CO_2 verlangsamt abgegeben. Das Blut wird reicher an CO_2, wodurch das Atemzentrum gereizt wird. Daraus resultiert eine beschleunigte und vertiefte Atmung. Im schweren Stadium tritt eine Lungenstauung ein mit den Zeichen des Asthma cardiale und des Lungenödems. Bei der kardial

bedingten Dyspnoe, z.B. bei Herzinsuffizienz, unterscheidet man folgende Stadien:
- *Arbeitsdyspnoe.* Sie tritt auf bei Anstrengung und verschwindet in Ruhe.
- *Ruhedyspnoe.* Sie ist auch im Ruhezustand vorhanden.
- *Orthopnoe.* Höchste Atemnot, die nur in aufrechter Haltung (ortho = gerade) und nur unter Inanspruchnahme der Atemhilfsmuskulatur einigermaßen kompensiert werden kann.

Die Begriffe *Hypoxie* (relativer Sauerstoffmangel im Gewebe), *Anoxie* (völliger Sauerstoffmangel im Gewebe) und *Apnoe* (Atemstillstand) werden in Kap. 27, Intensivpflege, weiter erläutert.

9.2.3. Begleitsymptome bei Atemstörungen

Angst ist der häufigste Begleiter der Atemnot. Es ist eine Angst, die das Leben meint = *vitale Angst,* Todesangst. Zum Circulus vitiosus (Teufelskreis) s. Abb. 9.2.
Puls- und *Blutdruckveränderungen* bei bestehenden Atemstörungen sind die Regel. Die Atem-Herz-Kreislauf-Funktionen greifen ineinander über (S. 591 ff.).

9.2.4. Sputum

Das *Sekret* oder der Bronchialschleim ist das normale und notwendige Absonderungsprodukt der Becherzellen der Bronchial-, Rachen- und Nasenschleimhäute.
Sputum bedeutet vermehrtes Sekret mit Beimengungen, z.B. von Zellen, Blut, Eiter und Bakterien. Liegt wenig Sputum im Rachen, kann dies durch *Räuspern* nach oben gelangen. Sekrete aus den Luftwegen werden durch *Husten* herausbefördert.
Auffallendes Sputum ist Zeichen einer Erkrankung der unteren Luftwege.

Konsistenz

Sie ist abhängig von den jeweiligen Beimengungen. Je nachdem ist das Sputum eine homogene Masse, gemischt z. B. in Schichten, oder klumpig, dünn bis dickflüssig.
- *Dünnflüssiges, seröses Sputum, hellrot, schaumig* ist das typische Sputum beim Lungenödem, das durch plötzliches Herzversagen entsteht. Das Blut staut sich in der Lunge, die Blutflüssigkeit tritt aus den Kapillaren in die Alveolen über. Die Sauerstoffaufnahme und

dadurch die Arterialisierung des Blutes wird ungenügend. Es treten Husten und Atemnot auf. Schaum entsteht, weil die eingeatmete Luft sich mit der Flüssigkeit vermischt.
- *Schleimiges Sputum* ist durchscheinend und fadenziehend und kommt bei Katarrh der oberen Luftwege vor.
- *Glasiges Sputum* ist meist auch zäh.
- *Zähes Sputum* tritt bei Asthma und Bronchitis auf.
- *Klumpiges Sputum,* oft auch ballenförmig, besteht aus einer Mischung von Schleim und Eiter (Lungenabszeß, Lungengangrän).

Aussehen

Es wird von den Hauptbestandteilen geprägt: *schleimig, eitrig, serös, blutig.*
Dreischichtiges Sputum ist typisch beim Patienten mit Bronchiektasen. Es ist eine deutliche Dreischichtung zu erkennen, d.h., das Sputum setzt sich - je nach Schwere - in verschiedenen Schichten ab: unten eitrig (Zelltrümmer), in der Mitte dünnflüssig, oben schaumig. Das Sputum sammelt sich beim Liegen, vor allem nachts, in den Bronchien an und wird am Morgen in großen Mengen ausgehustet.

Geruch

Üblicherweise ist das Sputum geruchlos. Bei bakterieller Zersetzung infolge längeren Liegenbleibens oder bei Bronchiektasen und Lungenabszeß riecht es fade und süßlich.
Bei Zerfall von Lungengewebe hat das Sputum einen fauligen, üblen Geruch.

Beimengungen

Beimengungen, die nur mikroskopisch gesehen werden können, sind:
- Leukozyten bei entzündlichen Vorgängen;
- eosinophile Leukozyten bei Asthma bronchiale;
- Lymphozyten bei Lymphogranulom und Lymphosarkom;
- Erythrozyten bei Blutbeimengung; kleine Blutungen sind u. U. makroskopisch nicht sichtbar;
- Zylinderepithelien stammen meist aus den Bronchien;
- Plattenepithelien sind Mundhöhle- und Alveolenbestandteile;
- Herzfehlerzellen sind pigmentierte Epithelzellen und Leukozyten aus den Lungenalveolen

im Sputum Herzkranker (besonders solcher mit Mitralfehlern);
- elastische Fasern im Sputum sind Zeichen destruktiver Lungenerkrankungen, z. B. kavernöse Lungentuberkulose, Lungenabszeß, Lungengangrän;
- tumorzellenverdächtiges Sputum wird zytologisch untersucht, die Sputumgewinnung geschieht u. U. bronchoskopisch (S. 467f.);
- Mikroorganismen, z. B. Staphylo- und Streptokokken bei Pneumonie, Tuberkelbakterien bei Lungentuberkulose u. a.

9.3. Sorge für gesundes Atmen

Der Atem ist eine verbindende Kraft. Er schafft im Körper Ausgleich und *Gleichgewicht*. Letzteres wird aber durch unsere Art zu leben und durch die Einflüsse von außen (Umwelt) zunehmend beeinträchtigt.

9.3.1. Bewußtes Atmen

Da die Atemfunktion *unwillkürlich* abläuft, bleibt die *Atembewegung* vorerst unbewußt. Wir werden ihrer erst gewahr, wenn uns Krankheit oder übermäßige Anstrengung daran erinnern: Wir setzen unseren Willen ein und atmen tiefer = *willkürliche* Atmung.
Zwischen dem unbewußten-unwillkürlichen und dem bewußt-willentlichen Atem gibt es eine dritte Möglichkeit, den Atem besser kennen und nutzen zu lernen: der *erfahrbare Atem* (MIDDENDORF):
- Wir entspannen uns im Sitzen (oder Liegen) und schalten das Außen ab.
- Wir lassen unseren Atem kommen.
- Wir lassen ihn gehen, und
- wir warten, bis er von selber wiederkommt. Dann
- legen wir die Hände auf den Bauch (Abb.9.4a) und atmen dorthin. In der Konzentration darauf können wir den Atem spüren und empfinden. Nach ein einiger Zeit
- legen wir die Hände auf die Kreuzbeingegend (Abb.9.4b), dann auf den oberen und mittleren Rücken (Abb.9.4c) und spüren in den Atem hinein.
Das *Wahr-Nehmen* des eigenen Atems ist eine gute Schulung der Empfindungsfähigkeit und fördert das Wohlbefinden.

9.3.2. Atem und Atemfehler

Atemfehler haben viele Ursachen. Einige können wir beim Patienten u.U. beobachten und korrigieren:
- schlechte Körperhaltung mit verspannten Bauchmuskeln, behindertem Zwerchfell, eingefallenen Schultern und/oder eingeengtem Bauch- und Brustraum;
- Atmung durch den Mund statt durch die Nase, wo die Einatmungsluft gereinigt, angefeuchtet und im Winter vorgewärmt wird;

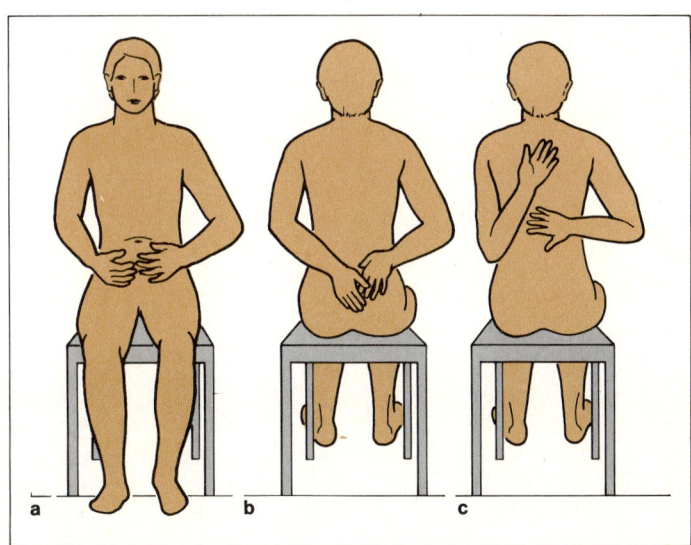

Abb.9.**4a–c** Erspüren der Atembewegungen, **a** in der Leibmitte (Bauchraum), **b** in der Kreuzbeingegend, **c** im oberen und mittleren Rücken.

Tägliche gymnastische Übungen helfen Ihnen, Ihre Beweglichkeit zu erhalten. Gleichzeitig wird Ihre Lunge besser belüftet
Hier ein paar Vorschläge:

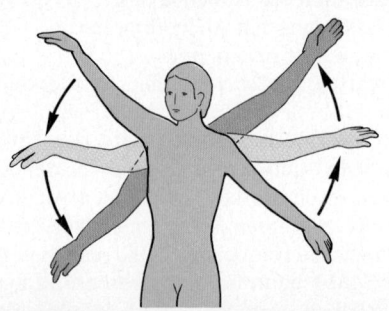

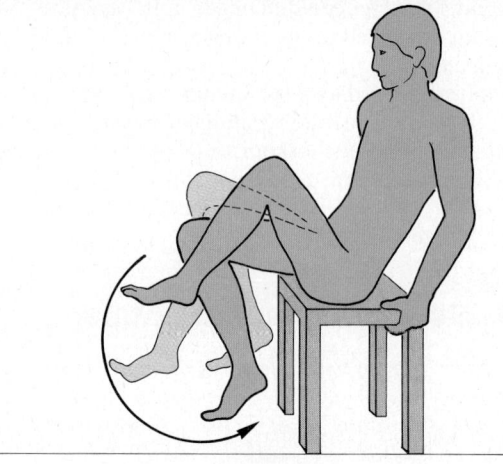

Übungen zur Lockerung
• Arme ganz locker schwingen – einseitig im Wechsel
• mit beiden Armen parallel vor- und zurückschwingen
• mit den Armen kreisen, einseitig im Wechsel –
  parallel

Diese Übungen können auch im Stehen oder Gehen
ausgeführt werden

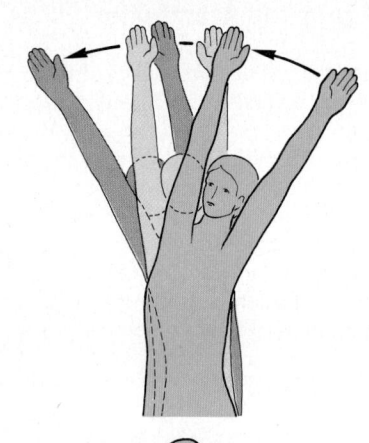

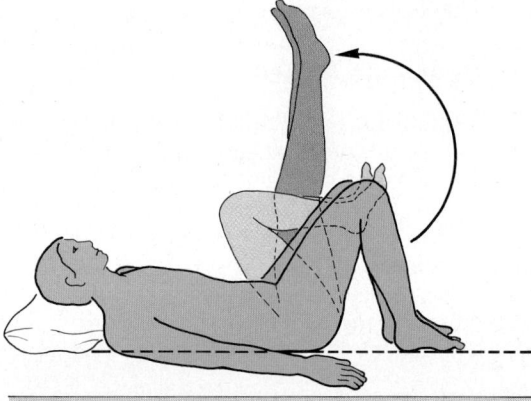

Übungen zur Kräftigung
sitzend
• „radfahren"
• Knie wechselseitig oder parallel in Richtung Schulter hochziehen.
  Dabei sich mit den Händen an Sitzkante des Hockers festhalten

liegend
• Beine anwinkeln
• Knie im Wechsel oder miteinander in Richtung Schulter ziehen
  oder Beine anwinkeln und im Wechsel oder miteinander in die
  Höhe strecken
• „radfahren"

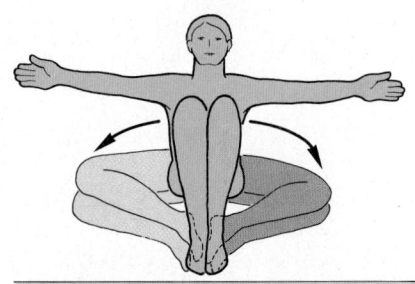

Übungen zur Dehnung
• sitzend
• Arme gut gestreckt in die Höhe führen – einseitig im
  Wechsel oder parallel

Arme dabei gut strecken!

• liegend
• Arme seitlich wegstrecken
• Beine anwinkeln, Füße bleiben auf dem Boden
• Knie parallel zuerst auf die eine und dann auf die
  andere Seite auf den Boden legen

Wichtig:
Achten Sie darauf, daß Sie während dieser Übungen den Atem
nicht anhalten, sondern immer bewußt regelmäßig atmen. Geben
Sie sich das Kommando, so verhindern Sie das Atemanhalten!
Die Schultern sollten immer locker bleiben!

Abb. 9.5   Gymnastische Übungen zur Lockerung, Dehnung und Kräftigung.

- Blockierung des Atems beim Heben, Laufen sowie bei Anstrengung mit entsprechender Kurzatmigkeit.

Atemtraining und *Einüben* einer gesunden Atmung betreffen:
- Fließenlassen der Atmung (s. oben);
- Zwerchfell- und Bauchatmung;
- gutes Durchatmen, volles Ausatmen und gelöstes Einatmen;
- *gymnastische Übungen* zur Lockerung, Dehnung und Kräftigung (Abb. 9.5).

Bei allen gesundheitserzieherischen Bemühungen gilt: Gesundes Atmen hängt mehr mit der *inneren Einstellung* zusammen als mit einem äußeren Gesundheitsprogramm; gesunde Atmung geschieht, wenn der Mensch „im Lot" bzw. im Gleichgewicht ist. Pflege hat auch damit etwas zu tun: Weil Kranksein Ausdruck von innerer und/oder äußerer Gleichgewichtsstörung ist, müßte *ganzheitliche Pflege* den inneren und äußeren Menschen ansprechen (s. auch Berührung des Kranken S. 137).

9.3.3. Gefährdung durch Rauchen

Rauchwaren enthalten Nikotin und Teer und sind deshalb für die Atemorgane schädlich. Teer lagert sich ab, und Nikotin (Gift) wird vorwiegend über die Lungen in den Blutkreislauf aufgenommen und verteilt sich rasch im ganzen Organismus. Die bekanntesten Schäden sind:
- Gefährdung durch Bronchial- und Lungenkarzinome,
- Krampfwirkung auf die Herzkranzgefäße,
- Durchblutungsstörungen in den peripheren Gefäßen, insbesondere der Beine (Raucherbeine!).

Nikotinkonsum führt über ein kurzes Stadium der Gewöhnung rasch zur triebhaften Sucht. Der Mensch ist dann meist nicht mehr in der Lage, die gesundheitsschädigende Wirkung zu sehen, weshalb nur selten die notwendige Konsequenz des *Nikotinverzichtes* gezogen wird. Hier liegt ein großes Feld der *Prävention* für die Pflegepersonen im Sinne von Einschätzung, Planung und Durchführung von individuell notwendigen und möglichen gesundheitserzieherischen Maßnahmen:
- Aufklärung über die schädigende Wirkung;
- gemeinsame Suche nach der Motivation für das Rauchen, um das Übel an der Wurzel fassen zu können;
- Planung von Entwöhnungsschritten und nichtschädigenden Ersatzmöglichkeiten;

- Besprechen von Erfolg und Mißerfolg der Entwöhnungsbemühungen.

Die beste Gesundheitserziehung fängt bei sich selber an. Schwerstern und Pfleger, die selber unkontrolliert rauchen, werden kaum Aufklärung und Verzichthilfe leisten können. Wie überall im Leben gilt auch hier: Wir können nur weitergeben, was wir selber besitzen. Werte, die uns selber fremd sind, können wir im anderen nicht ansprechen, d.h., ich pflege und erziehe als der bzw. diejenige, die ich selber bin.

9.4. Pflegeplanung: atmen

9.4.1. Situationseinschätzung

Der Beobachtung und Befragung zur Feststellung des Atemzustandes kann die Checkliste S. 248 zugrunde gelegt werden.

9.4.2. Pflegeziele und -maßnahmen

Je nach Krankheitszustand, Abhängigkeitsgrad und individueller Lage des Patienten wird der Prioritätsgrad der Ziele festgelegt. Beim Atempatienten stehen im Vordergrund:
- eine freie, ungehinderte Atmung;
- Angstminderung oder Angstfreiheit;
- Sekretaushustung bzw. -entleerung;
- Verhindern von zusätzlichen Schäden (z.B. Pneumonie, Atelektase) durch sinnvoll gewählten Einsatz der folgenden *Maßnahmen*.

9.5. Atemunterstützende Maßnahmen

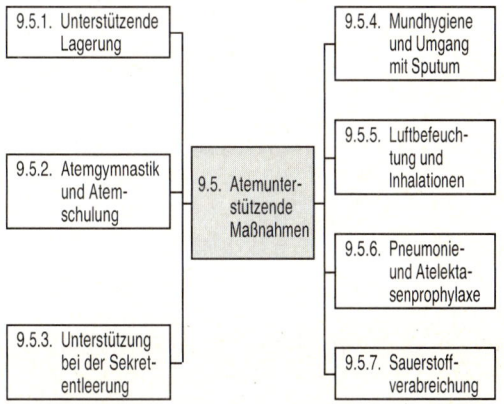

Ziel ist die Entlastung des Thoraxraumes, Unterstützung der Atemhilfsmuskulatur und Erleichterung des Sekretaushustens.

Checkliste: atmen

☐ Atmung/Kreislauf   ☐ Atmung ☐ Puls ☐ Blutdruck ☐ Hautdurchblutung

Die folgenden Fragen dienen exemplarisch der Situationseinschätzung (s. auch 74 ff.)

☐ Die Zusammenhänge von seelischer und körperlicher Befindlichkeit/Reaktionsweise in bezug auf die Atmung sind bekannt

☐ Signale erschwerter Kommunikation (atembedingt) werden von uns wahrgenommen und bekommen Antwort (Sorge für Ruhe, Sicherheit, Geborgenheit)

☐ Die notwendigen Therapien sind dem Kranken bekannt; Selbstwertgefühl, Selbstvertrauen und die Mitverantwortung sind bewußt berücksichtigt

☐ Die Einschränkung der Atmung kann akzeptiert und mit den notwendenden Konsequenzen ins Leben integriert werden (wo unbehebbar)

☐ Die Art und Weise der Atemnot und des Hustens ist bekannt, ebenso die gezielte Hilfeleistung durch den Kranken selbst und durch uns

☐ Die Förderung der Selbständigkeit des Kranken entspricht seinem körperlichen Leistungsvermögen; Anstrengungsgrenzen sind bekannt

☐ Die Lagerung ist zweckmäßig und berücksichigt das Wohlbefinden des Kranken

☐ Risikofaktoren sind eliminiert; die Gesundheitserziehung/Gesunderhaltung ist Teil des Pflegeplanes

☐ Angehörige und Freunde wissen um die Bedeutung der „guten Atmosphäre" für Atembehinderte

☐ Das Verhalten des Pflegeteams ist gesundheitsbewußt, es widerspricht nicht den Anweisungen, die dem Kranken gegeben werden

☐ Die möglichen Signale der Angst sind bekannt (bzw. es wird darauf geachtet)

☐ . . . . . .

☐ . . . . . .

9.5.1. Unterstützende Lagerung

Entlastungslage

– *Rechte Seitenlage:* unter den Flanken ein gerolltes, unter dem Kopf ein kleines Kissen. Dadurch werden Brustkorb und Kopf unter-

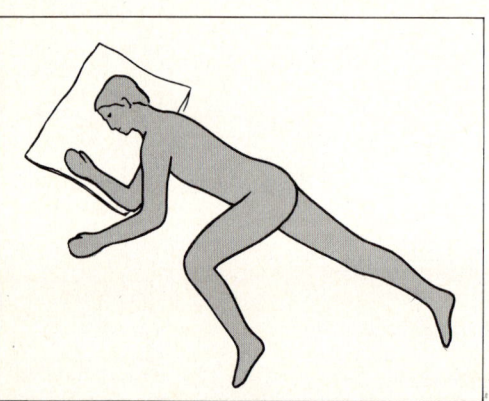

Abb. 9.**6**   Dehnlage.

legt, die Schultern liegen locker im Zwischenraum.
– *Rechte Seitenlage* mit gleichzeitiger *Hochlagerung des Armes* gibt zusätzlich Freiraum für den Schultergürtel = *Dehnlage* (Abb. 9.**6**).
– *Sitzende Stellung* mit *Abstützen der Arme* auf Tischchen oder Kissen, Knierolle oder Knieknick (s. auch S. 126).

Sekretentleerungslage

Quincke-Hängelage (Quincken). Sie wird je nach Befund modifiziert als rechte Lage/linke Lage sowie:
– schräge Lage über das Bett für selbständige Patienten (Abb. 9.**7 a**) *oder* unteres Bettbrett entfernen, Bett schräg nach unten kippen → *Schieflage mit Kopftiefstellung:*
– Der Patient liegt mit dem Kopf nach unten, mit dem Oberkörper über das Bett hinaus; unter den Bauch ein kleines gerolltes Kissen legen.
– Er stützt sich mit den Armen auf einen kleinen

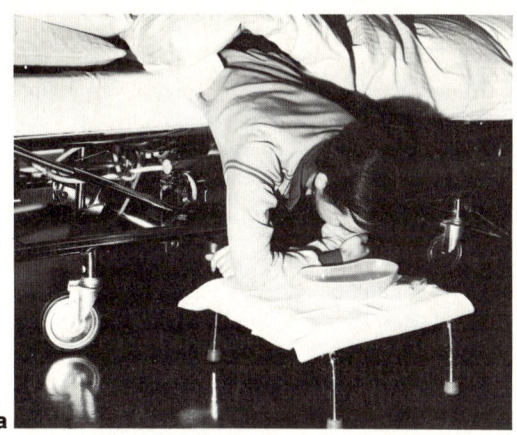

a

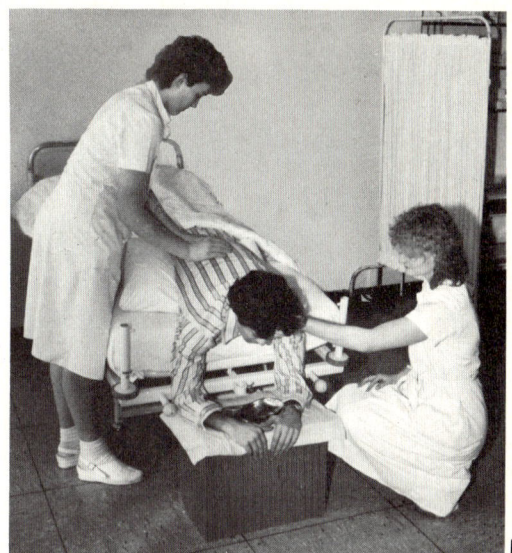

b

Abb. 9.7 **a** Lagerung des Patienten beim Quincken.
b Unterstützung beim Quincken.

Hocker mit Unterlage; Nierenschale und Ta-
schentücher bereitlegen.
Unterstützung wo nötig (Abb. 9.7 **b**):
– Eine Pflegeperson unterstützt den Kopf.
– Eine zweite Pflegeperson fördert den Sekret-
  ausfluß durch Abklatschen des Thorax.

9.5.2. Atemgymnastik und Atemschulung

Die *atemgymnastische Übungsbehandlung* hat ei-
ne große Bedeutung in der *Therapie* von Atem-
störungen, sowohl bei Erkrankungen der At-
mungsorgane als auch bei postoperativer Beeinträchtigung der Atemfunktion (Thorax- und
Bauchoperationen), *und* zur *Prophylaxe* bei allen
bettlägerigen Patienten = *Pneumonie-* und *Atel-
ektasenprophylaxe*.
Das *Ziel* ist:
– Behebung von Fehlatmung,
– Sekretlockerung und -aushustung
– Einübung einer zweckmäßigen Atmung.
Patienten mit chronischen Atembeschwerden
(Asthma bronchiale, Lungenemphysem u. a.,
S. 603 f.) bedürfen einer eigentlichen *Atemschu-
lung*. Sie müssen das richtige Atemverhalten, ins-
besondere bei den Aktivitäten des täglichen Le-
bens (ATL), einüben, z. B. beim
– Aufstehen und Absitzen (Abb. 9.**8**),
– Aufheben und Abstellen von Gegenständen
  (Abb. 9.**9**),

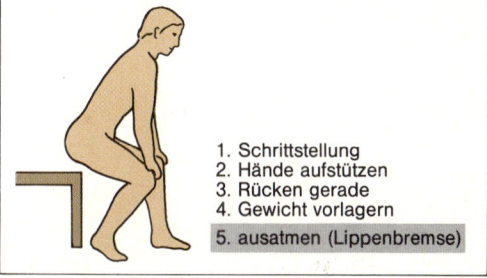

1. Schrittstellung
2. Hände aufstützen
3. Rücken gerade
4. Gewicht vorlagern
5. ausatmen (Lippenbremse)

Abb. 9.**8**   Aufstehen und Absitzen mit dem Atmen.

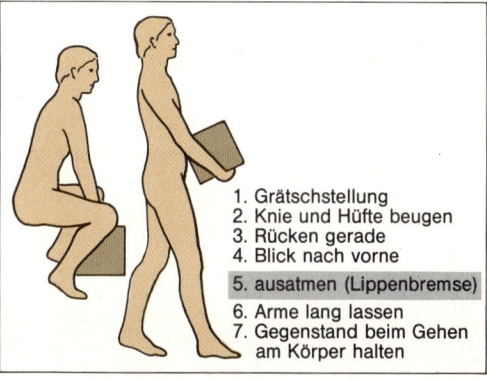

1. Grätschstellung
2. Knie und Hüfte beugen
3. Rücken gerade
4. Blick nach vorne
5. ausatmen (Lippenbremse)
6. Arme lang lassen
7. Gegenstand beim Gehen
   am Körper halten

Abb. 9.**9**   Gegenstand aufheben oder abstellen mit
dem Atmen.

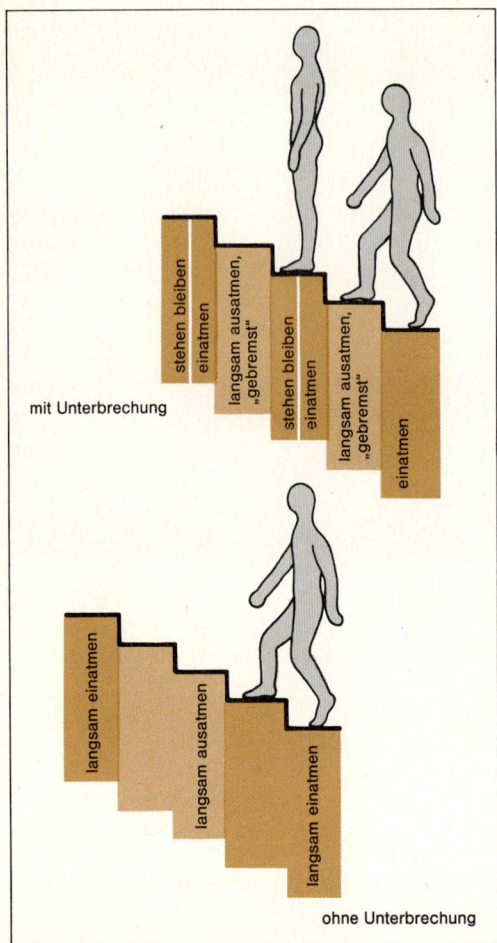

mit Unterbrechung

stehen bleiben
einatmen
langsam ausatmen, „gebremst"
stehen bleiben
einatmen
langsam ausatmen, „gebremst"
einatmen

langsam einatmen
langsam ausatmen
langsam einatmen
langsam einatmen

ohne Unterbrechung

Abb. 9.10 Treppensteigen und Atmen.

- Treppensteigen (Abb. 9.**10**),
- Einnehmen von Ruhe- →Entspannungspositionen (Abb. 9.**11**).

Tägliche gymnastische Übungen helfen, die Beweglichkeit zu erhalten, die Lunge zu durchlüften, Sekretstau zu verhindern (s. Abb. 9.**5**, S. 246).

Atemtherapie durch die Physiotherapeuten

Physiotherapeutisch kommen in Frage:
- heiße Rollungen;
- feuchte Abklatschungen;
- Atmen gegen Widerstand (Kontaktatmung): Epigastrium, Mittelbauch, Flanken;
- Vibration und Klopfungen während der Exspirationsphase (Klopf- und Vibrationsmassage).

Unterstützung der Atemtherapie durch die Pflegegruppe

- Patienten regelmäßig zum Durchatmen anhalten (je nach Bedarf bis ½stündlich); ihm den Atem bewußt machen, ihn *erfahren lassen:* ich atme = ich lebe, ich bin.
- Einfache Atemübungen mit dem Betten verbinden, z. B.
  - Patienten aufrichten – Einatmung,
  - Patienten hinlegen – Ausatmung,
  - Beine anziehen – Einatmung,
  - Beine strecken – Ausatmung.
- Unterstützen und Weiterführen der Kontaktatmung als einfache Übungen zwischendurch:
- Zur *Bauchatmung:* Hände auf den Bauch auflegen und wegatmen lassen bei der Einatmung. Beim Senken ist ein leichter Druck auszuüben.
- Zur *Thoraxatmung:* Hände seitlich des Thorax auflegen und wegatmen lassen bei der Einatmung. Beim Senken einen leichten Druck ausüben.
- Zur *Flankenatmung:* Hände an der Basis der Lungenflügel auflegen (Rücken) und wegatmen lassen, behilflich sein bei der Exspiration. Es ist besser, den Patienten zur gänzlichen Exspiration als zur tiefen Inspiration zu ermuntern.

Künstliche Totraumvergrößerung

Die sogenannte Totraumvergrößerung bewirkt eine Atemsteigerung und eine erwünschte leichte, d. h. dosierte Ventilationssteigerung durch:
- *Totraumrohre nach Giebel* (Giebel-Rohr). Sie bestehen aus beliebig zusammenfügbaren Einzelstücken von je 20 cm Länge (100 ml Volumen). Der zusätzliche Totraum des Mundstükkes beträgt 50 ml. Man beginnt meist mit 300-500 ml für Erwachsene, 200-300 ml für Kinder. Die Atemfrequenz darf 24/Minute nicht überschreiten.
  Anwendung: mehrmals täglich 15-20 Atemzüge, junge Patienten bis 30 Atemzüge.
- *Aufblasenlassen eines Ballons* (oder Plastikbeutels). Blasen hat die gleiche Wirkung; das Volumen der Totraumvergrößerung kann dabei weniger genau dosiert werden, was aber im Normalfall ohne Bedeutung ist.

Die *Aufgabe der Pflegenden* liegt im Unterstützen, Korrigieren und Ermuntern des Patienten in seinen Übungen. Die Instruktion wird meist durch die Physiotherapeuten vorgenommen.

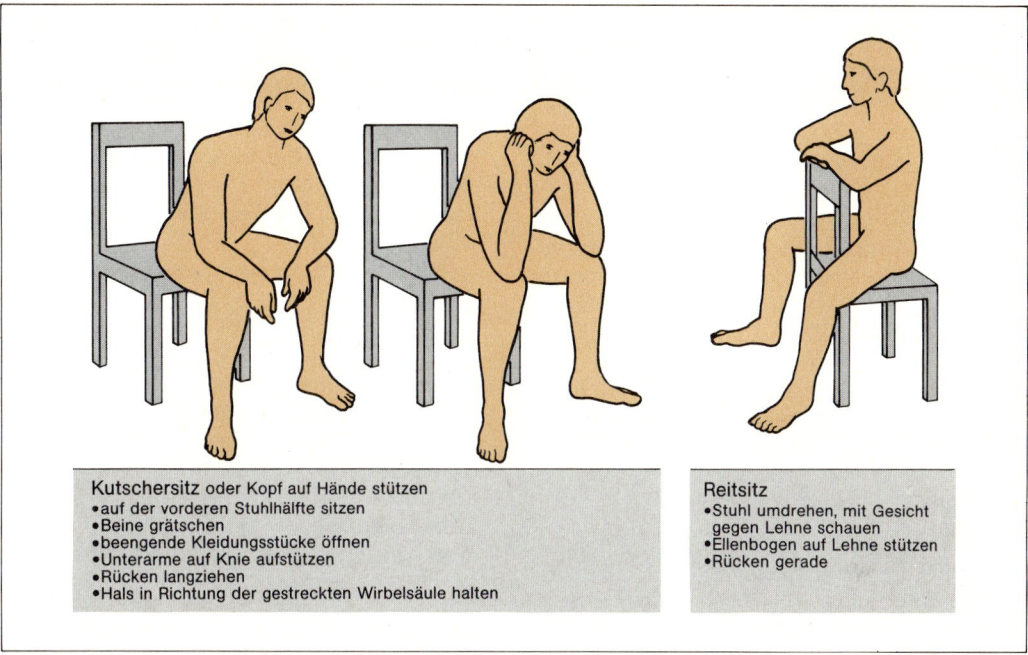

Kutschersitz oder Kopf auf Hände stützen
• auf der vorderen Stuhlhälfte sitzen
• Beine grätschen
• beengende Kleidungsstücke öffnen
• Unterarme auf Knie aufstützen
• Rücken langziehen
• Hals in Richtung der gestreckten Wirbelsäule halten

Reitsitz
• Stuhl umdrehen, mit Gesicht
  gegen Lehne schauen
• Ellenbogen auf Lehne stützen
• Rücken gerade

Abb. 9.11   Entspannungspositionen.

9.5.3. Unterstützung bei der Sekretentleerung

Sekretlösende Maßnahmen

Abreibungen

Abreibungen mit hyperämisierenden *Lösungen* (Kampfer, Spiritus, Franzbranntwein, Wacholdergeist) und *Salben* (Kampfer, Antibronchitissalbe u. a.) wirken *durchblutungsfördernd* und sekretlösend.
Die *Anwendung aromatisch-ätherischer Öle* als entspannende Massage hat eine atemunterstützende Wirkung. Günstig sind: Eukalyptus, Lavendel, Kampfer, Sandelholz, Thymian.

Abklatschen des Thorax

Als Vibrationen durch leichte Klopfungen:
– mit den elastischen Kleinfingerkanten,
– mit der hohlen Hand,
– mit der lockeren Faust.
Dadurch wird ein *Atemreiz* gesetzt und die *Atemhilfsmuskulatur gelockert.*
Gegenindikation für Abklatschungen: Patienten mit Herzfehler, Osteoporose, Knochenmetastasen und Kopfverletzungen. Erschütterungen können für sie schädlich sein.

Zu beachten ist:
– Rücken sorgfältig behandeln (evtl. Handtuch auflegen), Nierengegend und Wirbelsäule auslassen.
– Den Patienten zum gleichzeitigen Durchatmen anhalten.
– *Inhalationen* und *Luftbefeuchtung* s. S. 253 f.

Medikamentöse Hilfe

Entsprechend den pathophysiologischen Vorgängen stehen dem Arzt eine Reihe von Medikamenten zur Verfügung. Bei der Therapie von Atemstörungen werden sie in erster Linie als Aerosole (s. unten) zur Anwendung kommen.
Trägersubstanz (Benetzungsmittel) für die Aerosoltherapie ist normalerweise physiologische Kochsalzlösung.
Hypertone Lösungen bewirken eine Hypersekretion. Pantothensäure (Bepanthen) hat eine günstige Schutzwirkung auf die Schleimhaut.
Broncholytika sind meist Katecholaminderivate. Sie bewirken eine Schleimhautabschwellung und Broncholyse = Lockerung der Bronchialmuskeln (Isoprenalin, Alupent, Berotec, Ventolin u. a.).
Sekretolytika verändern die physikalischen Eigenschaften des Bronchialsekretes im Sinne ei-

ner Verflüssigung (Reduzierung der Viskosität und der Oberflächenspannung des Sekretes) = mukolytische Wirkung (Tacholiquin, Bisolvon, Fluimucil).

Sekretentleerende Maßnahmen

Aushusten von Sekret (Expektoration)

Den Patienten aufsetzen, Knie und Gesäß anspannen lassen. Er holt tief Atem (Zwerchfellatmung) und stößt die Luft kräftig aus (s. dazu die Hustentechnik, die der Asthmapatient zu lernen hat, S. 602 f.). Hat der Patient eine Thorax- oder Abdominalwunde (postoperativ), soll er (oder die Schwester) mit den flachen Händen einen leichten Gegendruck darauf ausüben.

Absaugen von Sekret

Grundsätzlich unterscheidet man:
- *Blindes, intratracheales Absaugen* = blinde Bronchialtoilette. Der Absaugkatheter wird durch die Nase (transnasal, -tracheal) oder den Mund (orotracheal) eingeführt: Mund/Nase → Rachen → Trachea (→ Bronchien. Absaugen in den Bronchien ist dem Arzt oder Intensivpflegepersonal vorbehalten).
- *Endo- oder intratracheales Absaugen* geschieht durch Tubus oder Trachealkanüle. Diese Maßnahme betrifft den Intensivpflegepatienten und bleibt einer geübten und erfahrenen Schwester vorbehalten (S. 575 f.).

Im folgenden wird *nur* das auf den Abteilungen übliche Absaugen beschrieben.

Absaugen durch Mund und Nase

Benötigtes Material:
- Absauggerät komplett (Elektropumpe oder Wandanschluß, S. 451 f.);
- Einwegabsaugkatheter mit endständiger Öffnung (Charrière je nach Viskosität des Sekrets wählen: 10, 12, 14);
- Absaugzwischenstück mit seitlicher Öffnung;
- Plastikhandschuhe, Abwurfsack;
- Flasche mit Aqua destillata.

Vorbereiten der Absaugvorrichtung:
- Desinfektionslösung in Sekretflasche (z. B. 25 ml Ivisolkonzentrat) sowie in den Köcher (kleines Gefäß), der dem Aufbewahren des Schlauchzwischenstückes dient, vorbereiten.
- Gerät am Strom- oder Vakuumstecker anschließen.
- Vakuumregler einstellen: 1–2 m Wassersäule.
- Gerät „betriebsbereit" schalten.

Vorgehen beim Absaugen:
- Hände desinfizieren.
- Flasche mit Aqua destillata bereitstellen und öffnen.
- Katheterhülle aufschneiden.
- Plastikhandschuh an rechte Hand anziehen.
- Mit der linken Hand den Katheteransatz und mit der rechten Hand den Katheter fassen und zusammenstecken.
- Mit der linken Hand Absauggerät in Gang bringen.
- Plastikhandschuh an linke Hand anziehen.
- Katheter in Aqua destillata befeuchten.
- Patienten informieren.
- *Absaugen.* Werden Mund und Nase abgesaugt, mit dem Mund beginnen.
- Katheter vorsichtig ohne Sog einführen (mit der linken Hand abknicken bzw. Loch am Ansatzstück zuhalten).
- Sog herstellen, unter leichten Drehbewegungen den Katheter zurückziehen. Anschließend Katheter gut spülen.
- Absaugvorgang wiederholen, bis die Luftwege klar sind.
- Absaugkatheter um die Hand wickeln, Handschuh darüber stülpen und in den Abwurfsack legen.
- Absaugschlauch und Zwischenstück durchspülen.
- Gerät abstellen, Zwischenstück in desinfizierende Lösung legen, Aqua-destillata-Flasche schließen.
- Hände waschen und desinfizieren.

Zu beachten:
- Aqua-destillata-Flasche täglich wechseln.
- Sekretflasche bei Bedarf, mindestens 1 mal täglich wechseln.
- Im weiteren s. Umgang mit Sonden und Saugsystemen, S. 453 f.

9.5.4. Mundhygiene und Umgang mit Sputum

Mund- und Rachenhygiene

Schlechter Mundgeruch verbreitet Unbehagen für den betroffenen Patienten und seine Umgebung. Die zweckmäßige Mundhygiene (S. 166 f.) dient der Infektionsverhütung und dem Wohlbefinden des Kranken. *Intensive Mundpflege* ist bei Bronchiektasen, Lungentuberkulose und bei Sauerstofftherapie notwendig.

Rachenhygiene: Gurgeln bei Rachenkatarrh und Halsschmerzen mit Gurgellösung, z. B. Hexoral,

Kamillenöl. Günstige Wirkung hat das folgende *Naturheilrezept:* je 1 EL Essig, Honig, Salbeiblätter in ½ l Wasser einmal aufwallen lassen, in Thermosflasche abfüllen, damit es warm bleibt.

Sputum

Es wird aus hygienischen Gründen in Einwegbechern gesammelt, bei kleinen Mengen genügen Papiertaschentücher → Abwurfsack.
Durchsichtige Becher werden gebraucht, wenn das Sputum auf seine Schichtung geprüft, *graduierte* Becher, wenn es gemessen werden muß.
Für diagnostische Zwecke stellt das Labor spezielle Schalen oder Gläser zur Verfügung.
Voraussetzung für die Untersuchung ist
- Nüchternsputum: vor dem Frühstück, vor dem Zähneputzen;
- tief ausgehustetes Sputum (nicht Speichel) (Aushusttechnik S. 602 f.).

Kann der Patient kein Sputum herausgeben, wird u. U. eine *Magensaftentnahme* (geschlucktes Sekret, oder eine *bronchoskopische Absaugung* (S. 467 f.) vorgenommen.

9.5.5. Luftbefeuchtung und Inhalationen

Theoretische Grundlagen

Unter Inhalieren verstehen wir das Einatmen
- von Wasserdampf,
- fein dispergierten Stoffen (dispergieren = zerstreuen, verbreiten),
- zerstäubten Flüssigkeiten und
- von Gasen.

Bei der therapeutischen Anwendung von Inhalationen müssen verschiedene Faktoren berücksichtigt werden:
- die verschiedene Lumenweite des sich ständig verengenden Atmungstraktes (kann durch Erkrankungen verändert sein);
- die Luftgeschwindigkeit in den einzelnen Abschnitten (einengende Prozesse können eine unterschiedliche Belüftung verursachen);
- die Atemfrequenz; bei schneller und flacher Atmung (ca. 30 Atemzüge/Minute) wird nur 10% des eingeatmeten Nebels nutzbar, bei tiefer Atmung etwa 50–60%;
- die Partikelgröße der eingeatmeten Tröpfchen. Unter normalen Verhältnissen können Tröpfchengrößen von
  - 30 µm = Mikrometer (3/100 mm) bis zu den Hauptbronchien,

- 10 µm (1/100 mm) bis in die Bronchiolen,
- 1–3 µm (1–3/1000 mm) bis in die Alveolen dringen.

In der Natur kommen grob- bis feindisperse Inhalate vor in Wolken, Nebel, Dunst, Meeresbrandung, Salinen, Straßenstaub u. a.

Geräte

Übliche Geräte sind Kaltwasservernebler, Verdampfungsapparate, Aeorosolgeräte, Überdruckinhalationsgeräte (Incentive-Spirometer, Bird-Respirator u. a.; S. 577).

Kaltwasservernebler

Wasser wird durch Druckluft, Elektrizität oder Ultraschall versprüht.
Zweck: Anfeuchten der Raum- und Einatmungsluft.
- *Croup-air-Defensor* u. a.: Wasser wird durch elektrischen Strom vernebelt. Die relativ großen Wassertröpfchen befeuchten die Raumluft (Abb. 9.**12 a**).
- *Membrankompressoren* (z. B. Pari-Inhalator): Die Wassertröpfchen dringen bis in die Bronchiolen (Abb. 9.**12 b**).
- *Ultraschallvernebler* (De Vilbiss): Er vermag durch seine Schwingungen die Wassertröpfchen so fein zu zerstäuben, daß sie mit der Einatmungsluft in die tiefen Luftwege bis in die Alveolen gelangen (Abb. 9.**12 c**).

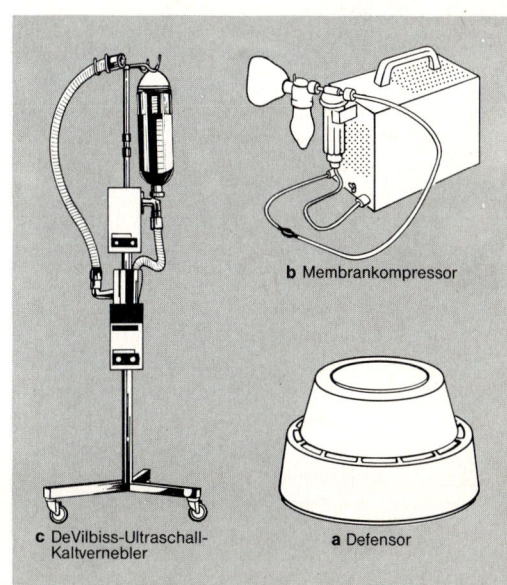

b Membrankompressor

c DeVilbiss-Ultraschall-Kaltvernebler

a Defensor

Abb. 9.**12**   Befeuchtungs- und Aerosolgeräte.

Wasserdampf

- *Kamillendampfbad* (Kopfdampfbad) als einfachste Inhalationsmethode, z. B. bei Schnupfen, Husten, Nebenhöhlenerkrankungen:
  - Eine Handvoll Kamillenblüten oder 50 ml Kamillosan werden mit 21 heißem (nicht mehr kochendem) Wasser überbrüht.
  - Der Patient hat ein Badetuch über Kopf und Schüssel gehängt (damit der Dampf nicht entweicht).
  - Er atmet den aufsteigenden Dampf mit offenem Mund ein (ca. 10 Minuten). Es eignen sich dafür alle auf S. 232 erwähnten *ätherischen Öle.*
  - Nach der Inhalation: Gesicht kalt abwaschen (Gefäße verengen sich wieder), abtrocknen.
- *Bronchitiskessel:* Der Dampf entweicht durch ein Rohr. Die Größe der Tröpfchen beträgt mehr als 30 µm, d. h., es werden nur die oberen Luftwege erreicht.

Beachte

- Dampf ist eine Wärmeanwendung → Verbrennungsgefahr.
- Dampf- und Kaltvernebler setzen Kalk an → destilliertes Wasser verwenden.
- Die Apparate funktionieren unterschiedlich → Betriebsanleitung beachten.

Aerosolapparate

Dosieraerosole (Pümpeli) s. Kap. 28, S. 606.
Elektrisch betriebene Membrankompressoren (s. Abb. 9.12 c) oder Druckluft (S. 452) ermöglichen die *Vernebelung von Medikamenten* zu kleinsten Aerosolen (Schwebeteilchen), bis zu 3–1 µm. Sie gelangen bei Inhalation (durch Maske oder Mundstück) bis in die Alveolen und haben deshalb einen wirkungsvollen prophylaktischen und/oder therapeutischen Wert.
Vorbereitung des Kranken:
- Nie unmittelbar nach dem Essen inhalieren.
- Vor der Inhalation Nase schneuzen, zum Aushusten anhalten, evtl. Thorax abklatschen, für Schmerzfreiheit sorgen.
- Taschentücher und Abwurfsack bereitstellen.
- Zimmer gut lüften.
- Bequeme Position einnehmen lassen (Oberkörper nicht eingeengt, möglichst aufrecht).
- Der Kranke muß die richtige Atemtechnik beherrschen und die Inhalationsdauer kennen.

Durchführung:
- Gerät vorbereiten: Medikamente einfüllen (Asepsis und Verordnung einhalten), Maske aufsetzen, Gerät einschalten.
- Vernebelungsmaske vor den Mund halten oder Mundstück in den Mund geben und Mund schließen lassen.
- Die Inhalationsdauer ist von der Art des Medikamentes bzw. der Medikamentenkombination abhängig (Verordnung beachten).
- Gerät abschalten, Behälter und Maske reinigen, Gerät desinfizieren.

Beachte

- Gewisse *Broncholytika* (Isoprenalin, z. B. Aludrin) haben eine vasodilatierende Wirkung, was u. U. zu Tachykardie und Arrhythmien führen kann. Sie müssen äußerst vorsichtig dosiert und auf Nebenwirkungen überwacht werden (Pulskontrolle). Da eine Resorption durch die Mundschleimhaut möglich ist, soll nach der Inhalation der Mund gespült werden.
- *Inhalationsintervalle* genau einhalten, nicht über- oder unterschreiten. Bei gewissen Medikamenten (z. B. Sultanol) darf die Zeitspanne zwischen 2 Inhalationen 3 Stunden nicht unterschreiten.
- *Wirksamkeit der Inhalation* überprüfen (Rückfragen, Beobachtung von Atmung, Sputum usw.).

Beatmungsinhalation

Die Kombination von Düsenverneblung mit intermittierendem Überdruck ist in der prophylaktischen (prä- und postoperativ) sowie in der therapeutischen (bei Atelektasen, Obstruktion der Bronchien, Emphysem u. a.) Behandlung von zunehmender Bedeutung (s. auch S. 606 f.).
Voraussetzungen für die Anwendung:
- Ausreichende Instruktion und Training des Patienten am Gerät;
- störungsfreie Adaptation des Respirators an den Patienten;
- optimale Einstellung am Respirator;
- Kenntnis des Funktionsprinzips der Apparatur durch das betreuende Personal.

9.5.6. Pneumonie- und Atelektasenprophylaxe

Das Ziel der Bestrebungen geht dahin, eine Anschoppung von Sekret in den Atemwegen und Lungen zu verhindern.

Disponiert sind Patienten

- mit ungenügender Durchlüftung der Lungen (Lungenkranke, Operierte mit Thorax- oder Bauchwunden);
- die ungenügend aushusten und deren Sekret liegenbleibt (Betagte, Geschwächte, Bewußtlose);
- mit fehlendem Schluckreflex (→ Aspirationspneumonie): Gelähmte, Bewußtseinsgestörte.

Den *Entstehungsmechanismus* der Atelektase zeigt Abb. 9.**13**.

Prophylaktische Maßnahmen

Es handelt sich prinzipiell um die besprochenen atemunterstützenden Maßnahmen (9.5.1.–9.5.4.) unter folgender Wertigkeit:

- *Husten und Expektoration*
  - durch den Patienten selber,
  - mit Unterstützung der Pflegenden,
  - evtl. blinde tracheale Bronchialtoilette.
- *Durchatmen und „Blähen" der Lunge*
  - durch den Patienten selber,
  - mit Unterstützung durch die Pflege- und Behandlungsgruppe,
  - mit Hilfe des Blasens (Ballon, Wasserflasche, Giebel-Rohr),
  - mittels Beatmungsinhalationsgerät.
- *Sekretlösung:*
  - Ausklopfen, Vibration;
  - Luftbefeuchtung, Inhalation;
  - zweckmäßige Lagerung, Umlagerung;
  - gute Hydration: viel trinken und/oder Infusionen.

Zur Anwendung der Unterstützungsmaßnahmen – und zur Einübung des Pflegeprozeßdenkens – steht in Tab. 9.**1** und 9.**2** exemplarisch ein *Pflegeplanungsvorschlag* mit generellen (Tab. 9.**1**) und individuellen (Tab. 9.**2**) Maßnahmen.

9.5.7. Sauerstoffverabreichung

Der Körper reagiert auf Sauerstoffmangel mit Atemnot und Zyanose (Sauerstoffdefizit). Bei Beseitigung der Ursache bzw. bei Sauerstoffzufuhr (Sauerstoffbeatmung) kann das bestehende Defizit im Gewebe ausgeglichen werden, Atmung und Hautfarbe normalisieren sich.

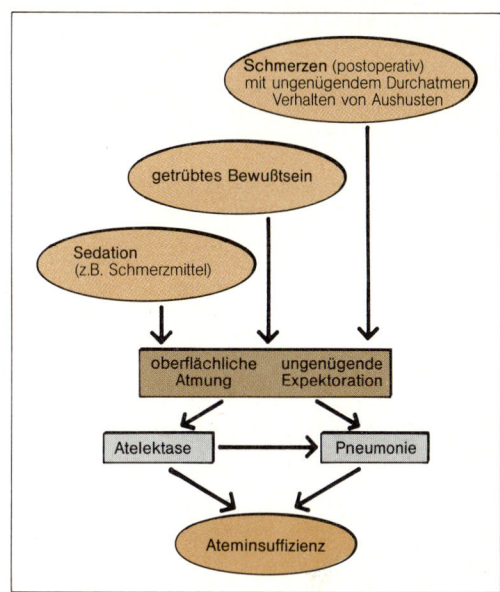

Abb. 9.**13** Entstehungsmechanismus der Atelektase und der Pneumonie.

Sauerstoffversorgungsanlagen

Sauerstoff (O_2) wird durch Kühlung und Verflüssigung mit Hilfe von Spezialverfahren von den anderen Gasen getrennt aus der Luft gewonnen. Die Anlieferung erfolgt in großen Druckflaschen (ganz große Flaschen zur zentralen, kleinere Flaschen zur direkten Versorgung). Der Druck in den Stahlflaschen beträgt 150 atü (S. 447 f.).

Zum Befeuchten des Luft-Sauerstoff-Gemisches stehen verschiedene Geräte zur Verfügung. Das Prinzip besteht darin, den Durchfluß zur Befeuchtung und eventuellen Erwärmung des Gas-Luft-Gemisches zu ermöglichen. Die Befeuchter müssen wegen der Infektionsgefahr täglich erneuert werden (aufsterilisieren), oder man legt ein Kupferplättchen ins sterilisierte destillierte Wasser.

Zentrale Gasleitung mit Wandanschluß

Der Zuleitungsweg ist grundsätzlich der gleiche, wie er aus Abb. 19.**22**, S. 452, ersichtlich ist. Über eine *Steckkupplung* wird der Durchflußströmungsmesser am Wandanschluß befestigt.

Gasflaschen

Sie werden in der Größe von 10 oder 50 l Rauminhalt (bzw. 2 l für Transportgeräte) angeliefert. Die Flaschen sind blau angestrichen und unter-

Tabelle 9.**1**   Standardisierter Pflegeplan zur Pneumonie- und Atelektaseprophylaxe (nach *Erkan*)

Pflegeprobleme	Pflegeziele	Pflegeplan (Maßnahmen)
Ansammlung von Sekret	der Patient kann vorhandenes Sekret entleeren	– Abklopfen des Thorax
– vermehrte Sekretproduktion (z. B. Entzündungen der Atemwege, Operierte)	– Sekret kann gelöst werden	– Einreibungen (Brust und Rücken) mit sekretlösenden Salben
– erschwertes Aushusten (z. B. Betagte, Geschwächte, Bewußtlose, Operierte)	– Sekret kann ausgehustet (abgesaugt) werden	– Inhalation – ausreichende Flüssigkeitszufuhr – Aushusten von Sekret – Absaugen von Sekret durch Mund und Nase
Ungenügende Belüftung der Lunge – Schonatmung (z. B. Lungenkranke, Operierte mit Thorax- und Bauchwunden) – Ventilationsstörungen (z. B. Lungenemphysem)	der Patient kann tief durchatmen	– Frischluftzufuhr – atemerleichternde Lagerung – Atemgymnastik unterstützen – Beatmungsinhalationsgerät einsetzen
Aspiration bei fehlendem oder gestörtem Schluckreflex (z. B. Hemiplegiker, Bewußtlose)	der Patient aspiriert keine Nahrungsreste oder Sputum	– sachgerechte Lagerung (z. B. Oberkörperhochlagerung bei Nahrungsaufnahme) – angepaßte Ernährung bei Schluckproblemen – absaugen, falls Aushusten nicht mehr möglich ist

Tabelle 9.**2**   Individueller Pflegeplan für Herrn M. (nach *Erkan*)
Herr M., 70 Jahre, Rentner, ist heute in Intubationsnarkose (ITN) operiert worden (Bauchschnitt). Er soll am ersten postoperativen Tag mobilisiert werden. Herr M. ist in reduziertem Allgemeinzustand (AZ) und gutem Ernährungszustand. Herr M. ist Zigarettenraucher (30 Stück pro Tag), eine chronische Bronchitis ist bekannt

Pflegeprobleme	Pflegeziele	Pflegeplan (Maßnahmen)
Ansammlung von Sekret – vermehrte Produktion auf Grund der ITN (Reizung der Trachea) und der chronischen Bronchitis – Abhusten ist erschwert aufgrund der Schmerzen (Bauchschnitt) und des reduzierten AZ Ressourcen: Herr M. ist geistig rege und an seiner Gesundung interessiert. Er hat eine gute Konstitution und ist sehr bewegungsaktiv (macht noch regelmäßig Jogging)	Herr M. kann vorhandenes Sekret entleeren – das bei Herrn M. vorhandene Sekret kann gelöst werden – Herr M. kann gut aushusten	– Brust und Rücken 2mal täglich mit Kampfersalbe einreiben – Inhalation mit Ultraschallvernebler 2mal täglich 10 Minuten – Tägliche Flüssigkeitsaufnahme 1,5–2 l (Verflüssigung des Sekrets erleichtert das Abhusten) – Abklopfen mit der hohlen Hand (bei Bedarf) lockert vorhandenes Sekret – zum Abhusten auf die Bettkante setzen – Herrn M. Hinweise zum richtigen Abhusten geben (in kurzen kräftigen Hustenstößen abhusten, vorher tief durchatmen, Hände auf die Bauchwunde legen, um Gegendruck zu erzeugen)
Ungenügende Belüftung der Lunge – aufgrund der zu erwartenden Schonatmung (Bauchschnitt) – aufgrund der Vorschädigung der Lunge (chronische Bronchitis) Ressourcen: s. oben	Herr M. atmet wieder frei und problemlos	– Frischluftzufuhr – täglich 1mal Atemgymnastik durch die Krankengymnastin (Kg) – Herrn M. zum tiefen Durchatmen anleiten. Bezug zu seinen Jogging-Erfahrungen herstellen!

scheiden sich damit von anderen Gasflaschen. Der hohe Druck von 150 atü wird durch einen Druckminderer reguliert und ist am Druckmesser (Manometer) ablesbar. Multipliziert man die am Manometer ersichtliche Zahl mit dem Rauminhalt in Litern, kann der noch vorhandene *Sauerstoffvorrat* errechnet werden.

Inhaltberechnung: Eine Stahlflasche mit 10 l Rauminhalt wird mit 150 atü mit Sauerstoff gefüllt. Das ergibt einen Inhalt von 1500 l Sauerstoff.
Beispiel:
- Bei einem Verbrauch von 2 l Sauerstoff pro Minute ist die Bombe nach 12½ Stunden leer.
- Bei einem Manometerstand von 90 und einem Verbrauch von 3 l pro Minute reicht die Flasche 5 Stunden.

Rechnung: 90 (Manometerstand) × 10 (Rauminhalt): 3 (l/Minute) = 300:60 (Minuten) = 5 (Stunden).

Umgang mit Gasflaschen:
- *Gasflaschen vor Gebrauch kontrollieren.* Ein einheitlich festgelegter Anschluß (DIN 477) kann nur mit dem entsprechenden Gegenanschluß benutzt werden. Damit ist eine Verwechslung des Gases, z. B. Lachgas-Sauerstoff, praktisch ausgeschlossen.
- Volle und leere Flaschen getrennt aufbewahren oder beschriften. Verschiedene Gase getrennt lagern.
- Flaschen anketten oder liegend lagern, um ein Umfallen zu verhindern.
- Nur mit geschlossenem Ventil und Schutzkappe transportieren.
- Wegen Explosionsgefahr darf kein Öl und Fett an die Armaturen gebracht und muß Erwärmung (Heizkörper, Feuer, Sonne) ausgeschlossen werden. An Gasflaschen mit schwergängigen Ventilen nicht mit Zange u. ä. Werkzeugen (außer den besonderen Aufsteckrädern) hantieren, sondern sie an den Lieferanten zurückgeben.
- Flaschen außerhalb des Patientenzimmers wechseln. Mit fahrbarem Untergestell transportieren.
- Flaschenventile vorsichtig handhaben: langsam öffnen, leicht schließen.

Anschließen der Sauerstofflaschen: Folgende Reihenfolge erleichtert das korrekte Vorgehen:
1. Kontrolle der Bombe (Farbe und Aufschrift).
2. Schutzkappe abnehmen (Haupthahn muß geschlossen sein).
3. Ventildeckel abschrauben (Ventilöffnung von sich wegdrehen).
4. Haupthahn kurz öffnen (Entfernen von Staubpartikeln).

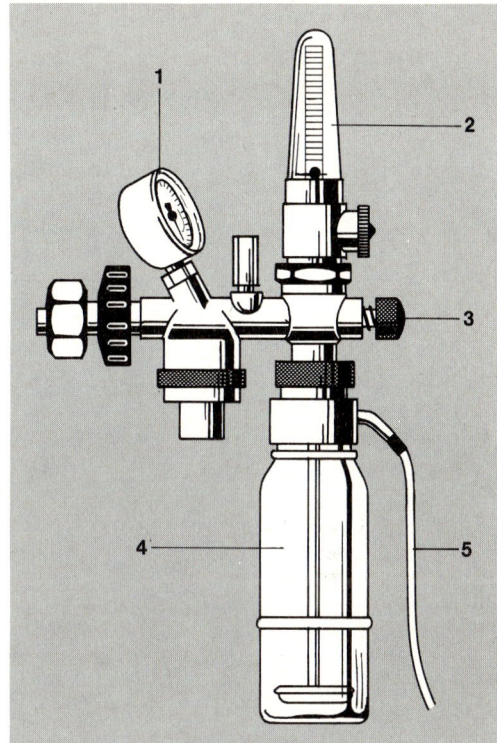

Abb. 9.**14**   Kopf des Sauerstoffspenders.
1 Manometer und Druckminderer (Druckmesser) – bei den Wandentnahmegeräten nicht erforderlich, da der Druck in der zentralen Sauerstoffanlage herabgesetzt wird, 2 Durchfluß-Strömungsmesser mit Literskala und Schwimmer, 3 Feinregulierventil zur Einstellung der verordneten Liter Sauerstoff pro Minute, 4 Anfeuchterbehälter wird bis zur Markierung mit Aqua destillata gefüllt, 5 Verbindungsschlauch leitet den Sauerstoff zum Patienten.

5. Kopf (Abb. 9.**14**) so anschließen, daß er senkrecht steht, und Feinregulator schließen.
6. Wasserbehälter anschrauben (Wasserstand prüfen, evtl. mit Aqua destillata nachfüllen).

Ziel der Sauerstofftherapie

ist die dosierte Anreicherung der Einatmungsluft mit Sauerstoff, damit der zum Leben notwendige Sauerstoffpartialdruck von etwa 8 kPa (60 mmHg) im arteriellen Blut nicht unterschritten bzw. 13,3–16,0 kPa (100–120 mmHg) nicht überschritten wird.

Sauerstoffapplikation braucht, wie jede Therapie, ärztliche Verordnung bezüglich
- Dosierung = Menge des Sauerstoffs in l/min,
- Dauer der Anwendung: kontinuierlich oder intermittierend,

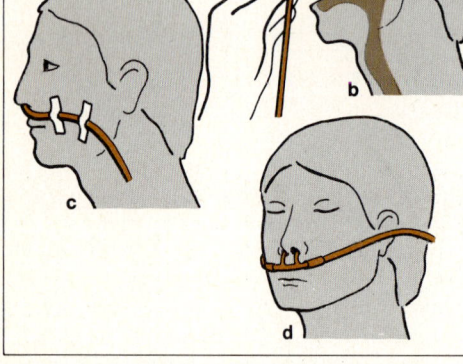

Abb.9.**15a–d**   Sauerstoffverabreichung durch Nasen-katheter. **a** Abmessen. **b** Einführen, mit Taschenlampe kontrollieren und den am Gaumen sichtbaren Katheter 1 cm zurückziehen. **c** Mit Leukoplaststreifen befestigen (häufig auch über Nase/Stirn). **d** Sauerstoffbrille.

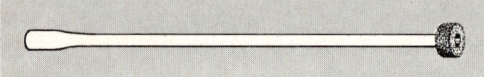

Abb.9.**16**   Sauerstoffkatheter mit Schaumstoffansatz; nur ca. 1 cm einführen.

- Art der Verabreichung durch Maske, Katheter, Zelt.

Sauerstoffverabreichung

Nasensonden, Nasenkatheter

- *Einmalsonden aus Kunststoff* (Charr 8 oder 12),
  - *ohne Schaumgummikissen:* bis zum weichen Gaumen vorschieben = Entfernung von der Nasenspitze bis zum Ohrläppchen (Abb.9.**15a–c**);
  - *mit Schaumgummikissen:* 1 cm weit in den Naseneingang führen. Die Funktion der

Nasenschleimhaut zur Anfeuchtung der Einatmungsluft bleibt ausgenutzt, dadurch wird der Austrocknung der Schleimhäute vorgebeugt (Abb.9.**16**).
- Die *Sauerstoffbrille* hat einen doppelläufigen Kunststoffschlauch, dessen Enden in beide Nasenlöcher eingeführt werden. Der Sauerstoffverlust ist sehr groß, da die Ausflußstutzen nicht tief genug in der Nase sitzen und ein abdichtendes Schaumstoffkissen fehlt (Abb.9.**15d**).

Einmalgebrauchsmasken

Sie sind aus weichem, durchsichtigem Kunststoff, (mit verschiedenen Dosierungseinrichtungen), werden locker auf das Gesicht (Mund, Nase) aufgesetzt und durch ein Gummiband am Hinterkopf fixiert. Die Sauerstoffzufuhr geschieht durch Anschlußstutzen, seitlich sind zwei Öffnungen zur freien Ausatmung. Die Sauerstoffwirkung ist optimal; die Anwendung ist begrenzt, da der wache Patient die Maske als sehr störend empfindet.

Sauerstoffzelt

Croupette für Kinder, Sauerstoffgerät zur *intermittierenden Insufflation* (automatisch gesteuert) für Langzeitbehandlung. Diese und ähnliche *Spezialgeräte* sind sehr wartungsaufwendig. Auch bedarf es zur Handhabung einer spezifischen Instruktion, weshalb sie meist nur auf Intensivüberwachungsstationen zur Anwendung kommen.

Pflegemaßnahmen

Einführen der Nasensonde

- Vor dem Einführen der Sonde Nase schneutzen lassen.
- Einführen und befestigen (s. Abb.9.**15a–d** u. 9.**16**).
- Verordnete Literzahl von Sauerstoff einstellen.
- Sonde mit dem Sauerstoffspender verbinden.

Nasen- und Sondenpflege

- Überprüfen des Systems auf Funktionstüchtigkeit, Wassergefäß auffüllen.
- Sonde nach 12 Stunden von einem zum anderen Nasenloch wechseln, um Ulzerationen der Nasenschleimhaut zu vermeiden.
- Sorgfältige Nasenpflege (S. 165).

Unterbrechen der Sauerstoffzufuhr

Sie geschieht in folgenden Schritten:
Haupthahn schließen → System entleeren → Feinregler schließen → Sonde entfernen → Pflasterreste wegwischen → Nase reinigen.

Überwachen des Patienten

Sauerstoff ist wie ein Medikament auf seine Wirkung zu beobachten; die künstliche Situation (Insufflationssystem) schafft zusätzlich *Gefahren,* die aber bei sorgfältiger Handhabung unbedeutend sind.

Gefahrenmomente

- Ungenügende Befeuchtung führt zu Trockenheit und Reizerscheinungen im Rachen und in den oberen Luftwegen.
- Kontaminiertes System (Befeuchtungswasser!) führt zu Infektion.
- Langanhaltende Sauerstoffzufuhr bläht und schädigt die Alveolen.
- Übersättigung mit Kohlensäure (Hyperkapnie). Diese Patienten reagieren nicht mehr auf ihren CO_2-Gehalt im Blut, sondern nur auf den Sauerstoff. Das mit Sauerstoff übersättigte Zentralnervensystem antwortet auf den Stimulus „genügend Sauerstoff" mit einer Atemdepression (O_2-Narkose) → Atemstillstand infolge Hyperkapnie (zuviel CO_2). Mehr darüber s. Pflege bei chronischen Lungenkrankheiten S. 606 f.

Beachte

Sauerstoff in Notsituationen von akuter Atemnot: U. U. ist es von lebenerhaltender Notwendigkeit, daß der Patient ohne Verzögerung Sauerstoff bekommt. Bis zum Eintreffen des Arztes gilt folgende *Regel:*
- Kein Sauerstoff bei Patienten, bei denen eine chronische, obstruktive Lungenerkrankung (z.B. Emphysem) bekannt ist.
- Bei allen anderen Patienten kann bis zum Eintreffen des Arztes Sauerstoff gegeben werden: Dabeibleiben, gut beobachten, Atmung kontrollieren. Zunehmende Schläfrigkeit ist Zeichen von Kohlensäureübersättigung und gilt als absolute Gegenindikation für Sauerstoff.

9.6. Vitalzeichen, Vitalzeichenkontrolle

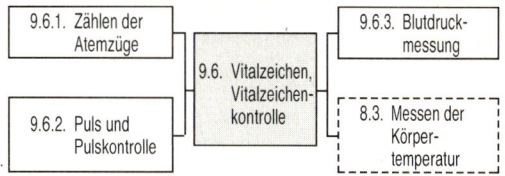

Vitalzeichen nennt man jene vitalen (lebenswichtigen) Lebensvorgänge, die quantitativ und qualitativ meßbar bzw. registrierbar sind.
Bei der *Vitalzeichenkontrolle* werden *Atmung* und *Puls* gezählt und qualitativ beurteilt, der *Blutdruck* und die *Temperatur* (S. 264 u. 228 f.) werden gemessen.
Moderne Monitorgeräte registrieren, speichern und verarbeiten diese und andere meßbare Daten. Sie sind eine große Erleichterung bei der Intensivüberwachung des Patienten (S. 563). Sie ersetzen aber nie den im Beobachten geschulten und geübten Menschen (s. auch S. 81 f.) bzw. den *Menschen,* der nicht nur Lebensfunktionen registriert, sondern den anderen Menschen erkennt. Es gibt dann jeweils nur *diesen einen Menschen* in seinen einzigartigen Lebensäußerungen und in seinem einmaligen Schicksal von Gesundsein bzw. Kranksein.

9.6.1. Zählen der Atemzüge

Die Atmung kann bis zu einem gewissen Grad willkürlich beeinflußt werden. Praktisch bedeutet dies, daß der Kranke nicht wissen sollte, daß die Schwester die Atmung beobachtet. Das *Zählen* der Atemzüge geschieht, während die Hand auf der Speichenarterie liegt (wie für das Pulszählen). Dabei sind die Bewegungen des Brustkorbes bzw. des Abdomens zu beobachten. *Inspiration und Exspiration gelten als ein Atemzug;* es ist während einer ganzen Minute zu zählen.
Bei Bewußtlosen oder Benommenen kann die Hand auf den Brustkorb gelegt und die Bewegungen gezählt werden. Das Beobachten der Atmung umfaßt den ganzen Atemvorgang: die Bewegungen der Nasenflügel, des Thorax und Abdomens sowie die Inanspruchnahme der Atemhilfsmuskulatur des Halses. Das *Registrieren* hat unverzüglich zu erfolgen. Überwachungsblätter haben eine vorgegebene Rubrik, die mit „R" (Respiration) bezeichnet ist.

9.6.2. Puls und Pulskontrolle

Theoretische Grundlagen

Puls - Pulsus von pellere = stoßen = Anstoß der Pulswelle in den Gefäßen, in erster Linie in den Arterien = *Arterienpulse.*

Wenn die linke Herzkammer durch ihre Kontraktion ca. 70-100 ml Blut (Schlagvolumen) in die Aorta oder Hauptschlagader preßt, wird die elastische Aorta erweitert, damit sie dieses Blutvolumen aufnehmen kann. Unmittelbar darauf zieht sich die gedehnte Arterienwand wieder zusammen, so daß das Blut wieder verdrängt wird. Da es nun wegen der geschlossenen Taschenklappen nicht rückwärts fließen kann, wird es gegen die Peripherie gepreßt, so daß jetzt im nächsten Abschnitt die Arterienwand gedehnt wird, um sich gleich darauf wieder zusammenzuziehen und so das Blut weiterzubefördern usw. (s. auch Windkesselfunktion der Arterien S.263, Abb.9.**20**). Auf diese Weise läuft vom Zentrum zur Peripherie eine wellenförmige Bewegung über die Arterien, die sog. *Pulswelle.* Das Pulsieren der Arterie ist mit den Fingerkuppen spürbar, manchmal sogar mit bloßem Auge ersichtlich. Bei gleichzeitigem Tasten des Karotispulses (mit der linken Hand die eigene rechte Halsschlagader tasten) und des Radialispulses (mit der rechten Hand den eigenen linken Radialispuls fühlen) merkt man deutlich die zeitliche Differenz zwischen herznahem und peripherem Puls. Die Geschwindigkeit der Pulswelle ist aber bedeutend höher als die des strömenden Blutes.

Technik der Pulskontrolle

Der Puls (die Pulswelle) kann überall dort getastet werden, wo eine Arterie oberflächlich verläuft und gegen eine harte Unterlage (Knochen oder Muskulatur) gedrückt werden kann, d.h., Druck kann durch Gegendruck mit den Fingerkuppen gemessen werden.

Geeignete Arterien sind:
- A. radialis (Speichenschlagader),
- A. carotis (Halsschlagader),
- A. temporalis (Schläfenschlagader),
- A. femoralis (Leistenschlagader),
- A. poplitea (Kniekehlenschlagader),
- A. dorsalis pedis (Fußrückenschlagader) oder A. tibialis posterior (s. auch Abb. 30.**2**, S. 639).

Weitaus am häufigsten wird der *Radialispuls* palpiert. Man tastet auf der Daumenseite am peripheren Speichenende auf der Hohlhandseite (volar). Die Schwester legt die vier Fingerkuppen mit etwas Druck auf die Arterie, der Daumen liegt gegenüber. Der Patient hält sein Handgelenk gebeugt und entspannt.

Pulszählen

Mit dem Pulszählen setzt man ein, wenn der Uhrzeiger die Viertelminute anzeigt = „Eins" (wer mit „Null" beginnt, setzt so ein, daß er für die richtig plazierte „Eins" bereit ist). Üblicherweise zählt man die Pulsschläge während einer Viertelminute und multipliziert das Ergebnis mit vier. Einen langsamen und unregelmäßigen Puls sowie einen qualitativ veränderten Puls kontrolliert man während einer ganzen Minute.

Die *Registrierung* erfolgt sofort: Kurve, Protokoll-, Überwachungsblatt. Ein unregelmäßiger Puls wird kenntlich gemacht (man erkundige sich nach den üblichen Methoden).

Eigenschaften des Pulses

Je nachdem, ob sich das Herz langsam oder rasch, stark oder schwach kontrahiert, wird der Puls verschieden zu fühlen sein.

Je nachdem, ob die Öffnung zwischen Herz und Aorta groß oder klein ist, und je nachdem, ob die Aortenklappen dicht oder undicht schließen, wird die Pulspalpation verschieden ausfallen. Ob viel oder weniger Blut pro Herzschlag in die Aorta eingepreßt wird, muß sich ebenfalls auf den Puls auswirken. Um die verschiedenen Faktoren bei der Pulspalpation zu erkennen, benötigt man große Übung. Erfahrung sowie einen trainierten Tastsinn (s. auch Ertasten von Venen S.39). *Gezählt* wird die Frequenz; *gefühlt* bzw. *ertastet* werden Rhythmus und Qualität.

Pulsfrequenz

Normalwerte: Sie sind altersabhängig (Tab.9.**3**).

Tabelle 9.**3**   Normalwerte der Pulsschläge pro Minute in Ruhe

Lebensphase	Normal-bereich	Mittel-wert
Neugeborenes	70-170	120
Säugling	80-160	120
Kind	90-120	100
Erwachsener	65- 85	70

Abweichungen:
- *Tachykardie* = Pulsbeschleunigung:
  - physiologisch bei Erregung, Anstrengung;
  - pathologisch bei hohem Fieber, Schock, Herzinsuffizienz, Hyperthyreose.

- *Bradykardie* = Pulsverlangsamung:
  - physiologisch im Schlaf, bei trainierten Sportlern, bei Hunger;
  - pathologisch bei Vagusreizung, z. B. infolge Hirndruckerhöhung (Druckpuls) sowie bei bestimmten Herzkrankheiten (AV-Block), Ikterus, Digitalisüberdosierung.

Puls- und Temperaturverhalten

Puls und Temperatur verhalten sich gleichgerichtet. In der Regel entspricht eine Temperaturzunahme von 1 °C einer Beschleunigung des Pulses von ca. 8-12 Schlägen pro Minute. Bei Rückgang der Temperatur bleibt die Pulsfrequenz meistens noch einige Zeit erhöht.

Pulsdefizit

Normalerweise entspricht die Pulszahl der Zahl der Herzkontraktionen. Bei ungenügender Herzmuskelkontraktion kann eine Bradykardie vorgetäuscht werden, weil nicht jede vom Herzen ausgehende Blutwelle an einer peripheren Arterie fühlbar wird.
Das Defizit ist die Differenz zwischen der Herzfrequenz und der Pulsfrequenz. Sie ist feststellbar, wenn von zwei Personen gleichzeitig der Herzspitzenton *und* der periphere Puls gemessen werden.

Pulsrhythmus

Beim gesunden Menschen folgen sich die Herzschläge und damit die Pulswellen in regelmäßigen Abständen. Eine ungleichmäßige Schlagfolge wird als *Arrhythmie* bezeichnet (Abb. 9.17).
Das Myokard (Herzmuskel) enthält ein spezifisches Gewebe, in welchem die Reize entstehen und geleitet werden. Es ist das Reizleitungssystem. Jeder Herzschlag beginnt normalerweise in Form einer Erregung im Sinusknoten oder Schrittmacher des Herzens. Die Erregung wird über beide Vorhöfe geleitet und führt diese zur Kontraktion. In der Folge erreicht die Erregung den Atrioventrikulärknoten, der nahe der Scheidewand zwischen Vorhof und Kammer liegt. Von hier gehen die Reize über das His-Bündel der Kammerscheidewand entlang zu den Kammern. Die Kontraktion der Kammern wird also durch einen Impuls, der in den Vorhöfen entsteht, ausgelöst (s. auch S. 617 f.).
Sind die Überleitungswege für die Kontraktionsimpulse pathologisch verändert = blockiert, können Vorhöfe und Kammern einen verschiedenen Rhythmus und eine unterschiedliche Frequenz haben. Die Überleitung der Impulse kann

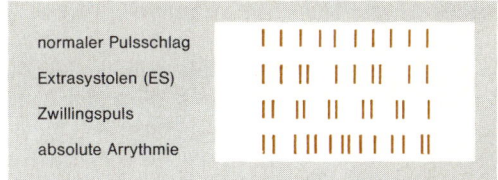

Abb. 9.**17**   Verschiedene Pulsrhythmen.

teilweise oder ganz (vollständig) unterbrochen sein.
- *Sinusarrhythmie* oder *respiratorische Arrhythmie*. Sie ist eine häufig beobachtete Erscheinung, bei welcher die Herzfrequenz während der Einatmung beschleunigt, während der Ausatmung verlangsamt ist. Am häufigsten wird sie bei Kindern und Jugendlichen angetroffen und ist ungefährlich.
- *Extrasystolen (ES)*. Unter *Systole* versteht man die Herzkontraktion, unter *Diastole* die Herzerschlaffung. Beim extrasystolischen Puls ist in den regelmäßigen Grundrhythmus von Zeit zu Zeit ein vorzeitiger Schlag eingeschaltet, dem eine längere, ausgleichende Pause folgt. Extrasystolen können beim Gesunden vorkommen, z. B. bei Verdauungsstörungen, bei übermäßigem Rauchen, bei Angstzuständen, bei Nervosität.
  Oft sind Extrasystolen aber Ausdruck einer Herzkrankheit, z. B. bei Herzinsuffizienz, Herzinfarkt, Klappen- und Herzfehlern.
- *Zwillingspuls - Bigeminus - Pulsus bigeminus*. Jeder Pulsschlag ist von einer Extrasystole gefolgt = Doppelschlägigkeit des Pulses. Der Zwillingspuls ist typisch bei Digitalisüberdosierung.
- *Absolute Arrhythmien*. Die Pulsschläge sind vollkommen unregelmäßig und von ungleicher Größe. Es handelt sich dabei um eine Reizbildungsstörung, die kürzere oder längere Zeit andauern kann. Die Ursache liegt häufig in einer Herzmuskelerkrankung mit Störung der Vorhoftätigkeit: *Vorhofflimmern, Vorhofflattern*.
- *Herzblock*. Darunter versteht man eine teilweise oder gänzliche Blockierung (Unterbrechung) der Reizleitung. Sie kann vorübergehend oder als Dauerzustand auftreten. Durch Kammerautomatismus vermindert sich die Anzahl der tastbaren Pulsschläge auf unter 40/Minute.
- *Paroxysmale Tachykardie* (anfallsweise auftretende Tachykardie). Plötzlich und anfallsweise

auftretende Tachykardie mit einer Frequenz von 180–200 Schlägen und mehr pro Minute. Der Anfall kann Minuten bis Stunden dauern, begleitet von Herzklopfen, Atemnot und Angst. Diese Tachykardieform wird unterschieden in *die essentielle paroxysmale Tachykardie* (Anfallsbeginn überraschend, ohne Vorboten) und *die extrasystolische paroxysmale Tachykardie* (als Vorboten treten Extrasystolen auf, die Anfälle sind kurz). Die Tachykardie hört meistens ebenso plötzlich auf, wie sie begonnen hat. Sie kann durch Auslösung eines Vagusreizes (z. B. durch Vornüberbeugen) aufgehoben werden.

Pulsqualität

Beim Gesunden ist der Puls weich und gut gefüllt. Veränderungen betreffen die *Spannung* und *Füllung:*

- *Spannung* = Widerstand der Pulswelle beim Versuch, diese zu drücken. Die Spannung bzw. Härte ist abhängig vom Druck bzw. von der Intensität der Kammerkontraktionen:
  - *weich* = leicht eindrückbar bei Hypotonie, Fieber, Herzinsuffizienz;
  - *hart* = schlecht eindrückbar bei Hypertonie; hart und langsam ist der Druckpuls (bei Hirnödem, Hirntumor).
- *Füllung* = Blutmenge im Gefäß. Die Füllung bzw. das Volumen ist abhängig vom Schlagvolumen sowie von der zirkulierenden Blutmenge bzw. von der Elastizität der Arterien:
  - *gut gefüllt* = das pulsierende Gefäß fühlt sich voll an (voll und hart beim *Druckpuls*);
  - *schlecht gefüllt* = das pulsierende Gefäß fühlt sich schwach an; „kleiner Puls bei Hypotonie, *fadenförmiger* Puls (beschleunigt, regelmäßig, schwach gefüllt) bei Schock, Kreislaufversagen.

Das *Pulsfühlen* ist eine Kunst, die man nur *einübend* lernen kann.

> ### Beachte
> - Pulsveränderungen sind vitale Veränderungen, die, wenn sie der Mensch subjektiv mitempfindet (Herzklopfen, Herzjagen; s. auch S. 622f.) Unbehagen und Angst auslösen.
> - Alarmierende Abweichungen nach oben oder unten, insbesondere Druckpulse, fadenförmiger Puls, Arrhythmien, sind unverzüglich dem Arzt zu melden (s. auch Kap. 29).

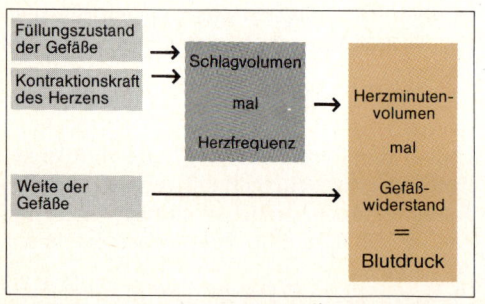

Abb. 9.**18**   Druckverhältnisse im großen Kreislauf. Der Druck nimmt gegen die Peripherie ab und beträgt am Anfang des Kapillarnetzes noch ca. 40 mmHg.

Abb. 9.**19**   Faktoren, die den Blutdruck beeinflussen.

9.6.3. Blutdruckmessung

Theoretische Grundlagen

Durch die Kontraktion der linken Herzkammer wird ihr Inhalt in die Aorta gepreßt. So entsteht der systolische Blutdruck (Arteriendruck), der den Blutstrom vorwärts treibt (Abb. 9.**18**).

Der Blutdruck ist um so höher, je größer das Herzminutenvolumen und je größer der Gefäßwiderstand ist (Abb. 9.**19**).

Wären die Arterien starre Röhren, so würde die Blutsäule nur während der *Kammersystole* durch das ausgeworfene Schlagvolumen weitergeschoben, und während der *Diastole* bestünde kein Blutdruck. Da die Arterienwände aber sehr elastisch sind, werden sie durch das Schlagvolumen erweitert. Nach Beendigung der Systole kontrahieren sie sich wieder, und da nun das Blut wegen der geschlossenen Taschenklappen nicht rückwärts strömen kann, fließt es in Richtung Peripherie.

Durch diese sog. *Windkesselfunktion* der großen Arterien (Abb. 9.20) kommt der *diastolische* Blutdruck zustande. Auf diese Weise wird aus der rhythmischen Herzarbeit eine mehr kontinuierliche Strömung.

Bei der Blutdruckmessung unterscheidet man den *systolischen* und den *diastolischen* Druck. Der systolische Druck ist der höchste, der diastolische der niedrigste meßbare arterielle Druck, der in wellenförmigem Ablauf durch die rhyth-

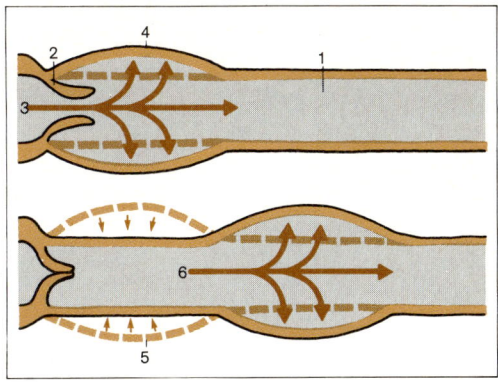

Abb. 9.20   Speicherung der systolischen Herzarbeit durch die Gefäße (Windkesselfunktion).
1 Gefäß, 2 Taschenklappe, 3 Schlagvolumen, 4 Dehnung des elastischen Gefäßes, 5 Kontraktion des elastischen Gefäßes, 6 weitergeschobenes Schlagvolumen.

Manschettendruck	Arterienverhältnisse		ablesbare Druckverhältnisse	Geräusch/Ton
	Systole	Diastole		
1. Straff angelegte Manschette ohne Druck	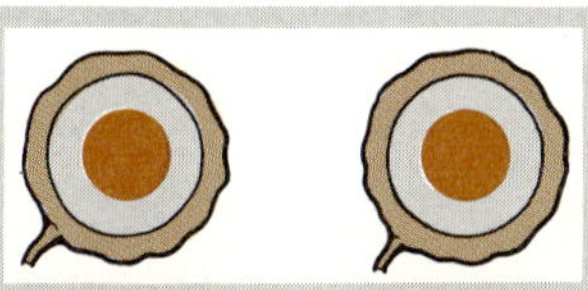 Blutbahn frei durchgängig			**Kein Geräusch** da kein Außendruck überwunden werden muß
2. Manschettendruck bis 250 mmHg	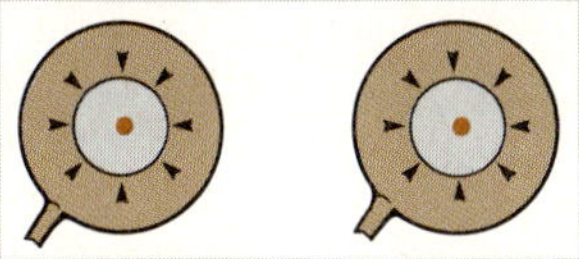 Oberarmschlagader ist ganz komprimiert		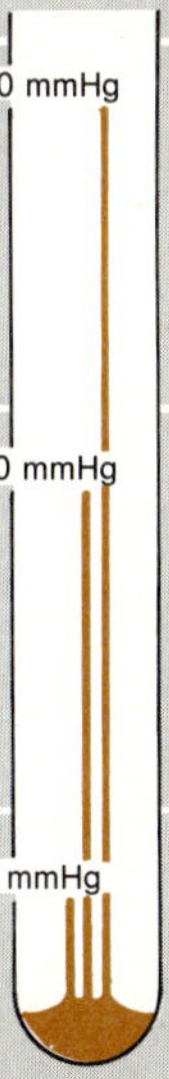 250 mmHg	**Kein Geräusch** Blutströmung ist ganz unterbrochen, keine Pulswellen hörbar
3. Manschettendruck allmählich lockern	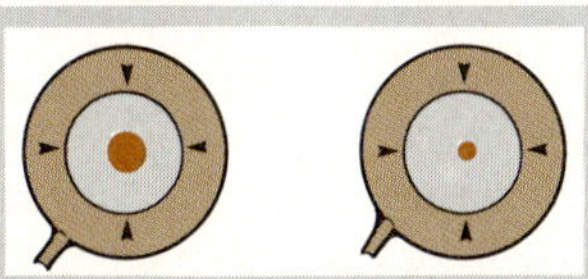 Arterienkompression nicht mehr total, eine erste kleine Pulswelle erscheint unterhalb der Manschette		150 mmHg	**Auftreten des 1. Tones** Diese 1. Pulswelle erzeugt eine hörbare Schwingung und wird als Ton registriert _systolischer Druck_
4. Manschettendruck weiter reduzieren	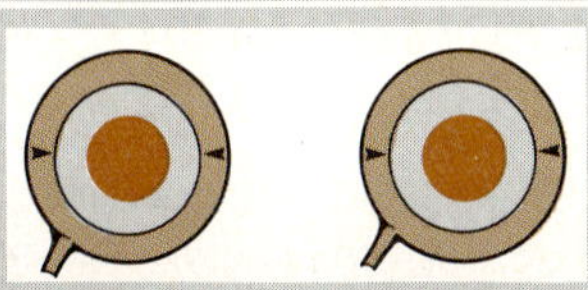 Die Arterie füllt sich wieder, der Blutdruck wird wieder höher als der Manschettendruck. Der Blutstrom wird durch Kompression nicht mehr unterbrochen		90 mmHg	**Der letzte Ton** wird hörbar, wenn die Pulswelle in der Diastole gerade noch einen kleinen Gegendruck überwinden muß. Die Töne verschwinden, wenn der Manschettendruck niedriger ist als der arterielle Druck _diastolischer Druck_

Abb. 9.21   Auftreten (Systole) und Verschwinden (Diastole) des Tones bei Blutdruckmessung.

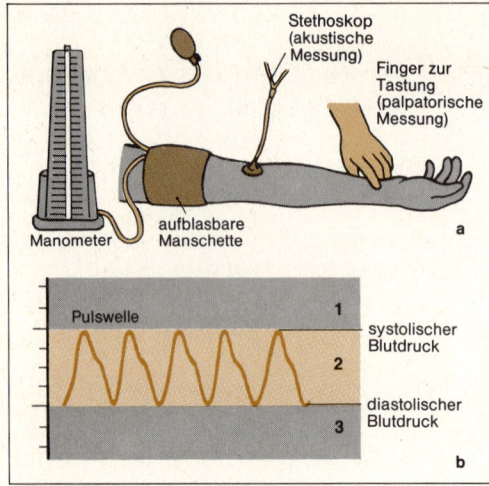

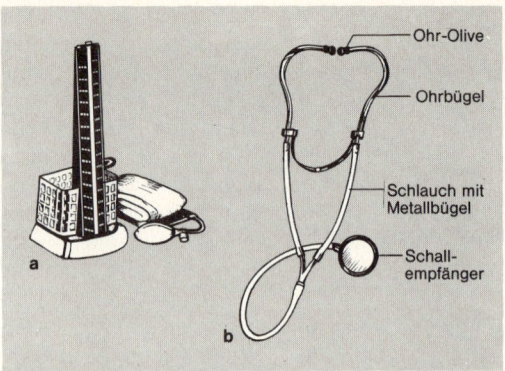

Abb. 9.**24**   **a** Blutdruckapparat nach Riva-Rocci. **b** Stethoskop.

Abb. 9.**22**   Die Blutdruckmessung.
a Methoden, **b** Druckverhältnisse.
1 = Gefäß durch Manschettendruck verschlossen,
2 = Blutdruck überwindet den Manschettendruck,
3 = Manschettendruck besteht nicht mehr.

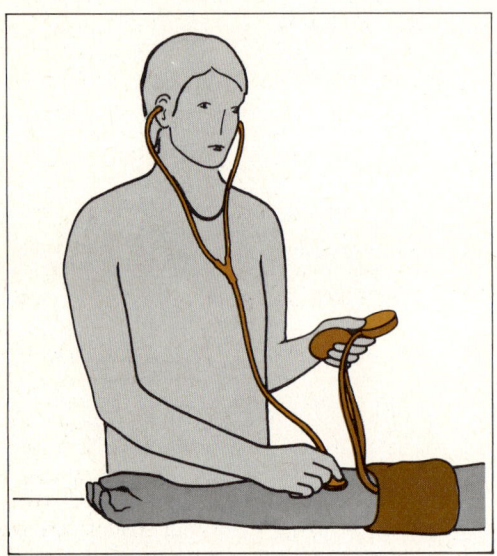

Abb. 9.**23**   Auskultatorische Blutdruckmessung.

Meßarten, Meßgeräte

Meßarten:
- *Auskultatorische Methode.* Messung der diastolischen und systolischen Werte mittels Blutdruckmanschette und Stethoskop (Abb. 9.**22**).
- *Palpatorische Methode.* Sie ergibt nur den systolischen Arteriendruck (in Abb. 9.**22**). Man palpiert den Radialispuls und pumpt die Manschette auf. Sobald der Manschettendruck höher ist als der Arteriendruck, verschwindet der Puls (in der Praxis ermittelt man den *nach* der Stauung wieder auftretenden Puls = systolischer Blutdruckwert).
- *Ultraschallmethode* mittels „Arteriosonde" für Säuglinge und Kleinkinder.
- *Direkte arterielle Blutdruckmethode* mittels Elektromanometer, Druckwandler und arteriellem Zugangsweg.

Die drei ersten Meßarten sind *indirekte* (unblutige) Messungen, die letzte ist eine *direkte* (blutige) Meßmethode, die der Intensivstation vorbehalten ist. In der Regel wird die auskultatorische (akustische) Messung vorgenommen.

Meßgeräte sind die automatischen Monitorsysteme auf der Intensivstation bzw. Stethoskop und Blutdruckmanschette für den üblichen Gebrauch.
- *Blutdruckapparat:*
  - mit uhrförmigem Manometer nach Recklinghausen (Abb. 9.**23**);
  - mit Quecksilbermanometer nach Riva-Rocci (RR, Abkürzung für Blutdruck) als Wand- oder Tischmodell (Abb. 9.**24 a**);
- *Stethoskop* mit Flachmembran oder Trichter (Abb. 9.**24 b**);
- *elektronischer Blutdruckmesser* (Abb. 9.**25**).

mischen Kontraktionen des Herzmuskels in den Arterien entsteht.

Der Blutdruck wird als *Ton* erfaßt und in mmHg (Quecksilber) ausgedrückt. Bei einem Blutdruck von 120/70 mmHg entspricht die Zahl vor dem Schrägstrich dem systolischen, die Zahl nach dem Strich dem diastolischen Druck (Abb. 9.**21**).

Meßwerte

Die Normalwerte sind abhängig von Alter, Geschlecht und Konstitution. Der Blutdruck der Frau ist häufig etwas niedriger als derjenige des Mannes. *Blutdruckbeeinflussende Faktoren* sind Ruhe, Schlaf, Aktivitätsgrad, Körperlage, Stimmungslage.

Mittelwerte:
- Säugling   75/50 mmHg
- Schulkind   95/60 mmHg
- Erwachsener   120/70 mmHg

Begrenzung des Mittelwerts in Ruhe:
- Systole 150 mmHg;
- Diastole nicht über 90 (100) mmHg (nach unten, fließend);
- tolerierbare Schwankungen sind:
  • für den systolischen Druck 110–140 mmHg
  • für den diastolischen Druck 50–85 mmHg.

Abweichungen:
- *Hypertonie* = Blutdruckerhöhung bei Arteriosklerose, Adipositas, Nierenerkrankungen. Man unterscheidet die essentielle Hypertonie = ohne erkennbare Ursache, von der *sekundären* Hypertonie = Blutdruckanstieg aus erkennbaren Gründen, z.B. bei Arteriosklerose, Nierenkrankheiten, endokrinen Störungen.
- *Hypotonie* = Blutdruckerniedrigung, Blutdruckabfall bei Herz- und Kreislauferkran-

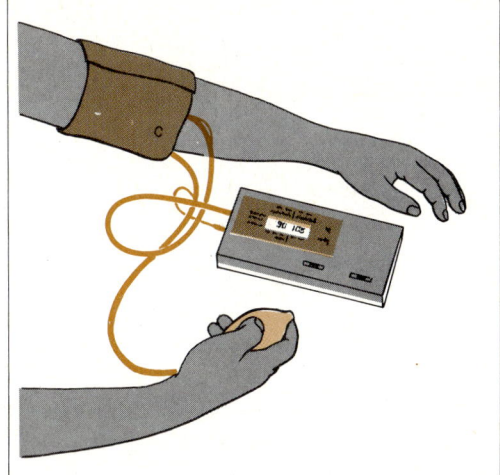

Abb.9.**25** Elektronischer Blutdruck- und Pulsmesser für die Selbstmessung des Patienten (elektronischer Monitor mit Sichtanzeige).

kungen, Schock, Blutverlust, vegetativer Labilität.
- *Blutdruckamplitude* = Differenz zwischen systolischem und diastolischem Wert. Sie ist abhängig vom Schlagvolumen. Großes Schlagvolumen = große; kleines Schlagvolumen = kleine Amplitude. Mittelwert 40 mmHg.

Technik der Blutdruckmessung

Vorgehen (s. Abb.9.**23**)	Ausschließen von Fehlerquellen
- Patienten gewünschte Lage einnehmen lassen	→vor der Messung ½ Stunde ruhen lassen, immer den gleichen Arm wählen (bei Aortenvitien an beiden Armen)
• im Stehen	→frei stehen, nicht anlehnen lassen
• im Sitzen	→für Armauflagefläche sorgen
• im Liegen	→entspannte Lage
- Arm des Patienten leicht beugen und in Herzhöhe abstützen	→keine beengenden Kleidungsstücke, Lärmquellen (Radio) abstellen
- Manschette am Oberarm anlegen und fixieren	→Manschette straff anlegen, sie darf sich nicht vorwölben, Schläuche nicht verwickeln
- Ohransätze des Stethoskops in die Gehörgänge stecken	→richtige Lage: nach vorn gegen die Nase
- Schallempfänger des Stethoskops am Ort der A. brachialis (Ellenbeuge)	→Schallempfänger auf Intaktheit prüfen; er muß über der Arterie liegen, die Schläuche frei
- Ventil am Gebläse schließen	
- Manschette aufblasen, bis der Radialispuls nicht mehr tastbar ist	→Manschette nur wenige Sekunden aufgeblasen lassen, längere Stauungen verändern die Werte
Allgemeine Regel: bei der ersten Messung bis 250 mmHg; bei späteren Messungen: voraussichtliche Blutdruckhöhe + 30 mmHg	
Beispiel: Bei einem zu erwartenden Blutdruck von 120/70 mmHg die Manschette bis 150 mmHg aufblasen	→bei vermuteter Hypertonie entsprechend höher aufblasen

Vorgehen (s. Abb. 9.23)	Ausschließen von Fehlerquellen
– Langsames Öffnen des Ventils und Druckentlastung vornehmen	→bei zu raschem Vorgehen kann der erste Ton verpaßt werden: maximal 2–3 mm/s (normale Pulswelle ca. 0,8 s)
– Beim ersten Ton Quecksilbersäule ablesen = *systolischer Druck*	
– Beim letzten Ton wieder ablesen = *diastolischer Druck*	→gemessene Werte sofort aufschreiben
– Restliche Luft ganz entweichen lassen	→Manometerdruck auf Null
– Manschette aufblasen und Messung wiederholen	bei unklaren, unerwarteten Werten Arzt benachrichtigen und Messung nach 15 Minuten wiederholen
– Gesamte Luft aus der Manschette ablassen, entfernen	
– Meßgeräte desinfizieren	→vor dem Weglegen mit Desinfektionsmittel absprühen
– Werte auf Kurve oder Überwachungsblatt schreiben oder einzeichnen	übliche Abkürzungen anwenden (z. B. st = stehend, l = liegend) bzw. Farben (z. B. rot = im Stehen, blau = im Liegen)

9.7. Sofortmaßnahmen bei vitaler Notsituation

Der Ausfall der Vitalzeichen – Puls, Blutdruck und/oder Atmung – ist lebensbedrohlich und verlangt unverzügliche *Reanimation*. Solche Notsituationen sind auf den gewöhnlichen Krankenabteilungen selten. Trotzdem wird beim Pflegepersonal vorausgesetzt, daß alle im entscheidenden Moment *rasch* und *richtig* handeln. Ein *Notfallset* mit allem für die Notsituation notwendigen Material muß griff- und einsatzbereit und unter allen Umständen komplett sein. Der Standort ist gut sichtbar bezeichnet, z. B. durch ein **SOS- oder Rotkreuzsignet,** und allen bekannt. Nur regelmäßiges Üben des Reanimationsablaufs kann die fehlende Routine im Bewältigen von Notsituationen ersetzen. Eine zusätzliche Hilfe im „Damit-vertraut-Bleiben" ist regelmäßige Kontrolle des Notfallsets.

Notfallset

Laufende Kontrolle. In regelmäßigen Abständen (z. B. alle 2 Wochen) anhand einer vorgegebenen Checkliste.
- Medikamente: Verfalldatum beachten;
- sterilisiertes Material: Farbcode beachten;
- Funktionskontrolle von Laryngoskop, Atmungsbeutel und Saugsystem: richtig zusammengesteckt, funktionsbereit.

Kontrolle und Ersatz nach Gebrauch. Sofort nach Gebrauch muß alles gebrauchte Material ersetzt und der Beatmungsbeutel desinfiziert werden.

Alarmorganisation und Aufgabenzuteilung

Wissen, wie etwas geschieht und abläuft, führt noch nicht zu sinnvoller Ausführung. Dieser pädagogische Grundsatz ist in der Krankenpflege besonders wichtig, wird aber im Ausnahmefall der Notsituation aufgehoben. Hier ist das *Auswendigwissen eines Ablaufs lebensrettend.* Das Schema der Tab. 9.4 folgt der aus dem Englischen übernommenen alphabetischen Gliederung (s. auch Kap. 27, Intensivpflege, S. 571) und kann als *ABC in Notsituationen* betrachtet werden. Es ermöglicht das rasche Abrufenkönnen der notwendigen Sofortmaßnahmen, wodurch die Sicherheit der Betroffenen erhöht und die Angst vor eventuellen Zwischenfällen auf ein Minimum reduziert werden können.

Zusammenfassung

Die Zusammenfassung auf S. 269 ist als *Denkstütze* gedacht. Die drei Punkte umfassen das Wesentliche und sind, da kurz gefaßt, rasch abrufbar. Sie gehören, im Gedächtnis oder als Handzettel, zum Rüstzeug jeder Schwester und jedes Pflegers.

Tabelle 9.4   ABC in Notfallsituationen auf der Krankenstation (nach *Safai*)

Maßnahmen

ABC	Ereignis	Aktion	Arzt	Schwester/Pfleger	Helfer	Hinweise
A Atemwege frei (airway)	*Atem-Kreislauf-Stillstand*	erkennen Uhrzeit!				Sekunden entscheiden Patient nicht alleinlassen
		Alarm		– Atemwege freimachen bzw. freihalten – *Faustschlag auf Thorax*	– Arzt rufen – Notfallset holen	
B Beatmung (breathing)	*Atmung setzt nicht ein*	Beatmung		– *Mund-zu-Nase* – *Maske mit Beatmungsbeutel*	–O₂-Spender einrichten	–Lunge rasch 3- bis 4mal blähen – Kontrolle von *Karotis-puls* oder *Femoralis-puls* –wenn Puls vorhanden, weiter beatmen 12- bis 15mal/Minute (Abb. 9.**26**)
	Maskenbeatmung nicht möglich	Intubation	*Intubieren*	– Laryngoskop bereitstellen – *beatmen* →	– Saugsystem einrichten	
C Zirkulation (circulation)	*kein Puls weite Pupillen*	*Herzmassage*		– *1-3 Faustschläge auf Thorax* – *Herzmassage: beatmen* 1 Person: 15mal Massage 2mal beatmen Frequenz 70-100 2 Personen: 5mal Massage 1mal beatmen	weiterbeatmen	–harte Unterlage/Bett, flach (Bettrahmen muß auf Unterlage aufliegen) – Kopftieflage – Sternum 1mal pro 5 Sekunden nachhaltig drücken (Abb. 9.**27**)
D Drogen (med.) (drug)	keine Vene	zentralen Katheter einlegen	Venenpunktion evtl. Blutentnahme für Blutgase	– Infusion bereitstellen	Notfalltransport zum Labor	– Infusionslösungen und Medikamente Regel: Natrium bic. 1-2 mmol/kg Körpergewicht
E EKG **F** Flüssigkeit (fluid)	Asystolie	medikamentöse Unterstützung	EKG mittels Schnellschreiber	– Infusion rasch einlaufen lassen	Monitor bereitstellen	– Medikamente: Adrenalin, Alupent, Ca-Gluconat u.a.
	Kammerflimmern	*Defibrillation*		– Defibrillator bereitstellen		– Elektroden gut mit Elektropaste einschmieren – alle vom Bett wegtreten
G **H**	*Arrhythmie*	*Schrittmacher (pacing)*	Ösophaguselektrode einlegen evtl. intrakardiale Injektion	– Ösophagussonde bereitstellen – Medikamente richten		
I Intensivpflege	Reanimation erfolgreich	Transport auf Intensivstation				– Monitorüberwachung – Intensivpflege

Mund-Nase-Beatmung
Sofort beginnen!
Lagern:
• eine Hand auf den Scheitel, die andere unter das Kinn des Patienten→Kopf weit nach hinten beugen (retroflektieren), Unterkiefer anheben

Beatmen:
• tief Atem holen
• mit weit offenem Mund in die Nase des Patienten blasen
• wenn Nase verlegt→in den Mund

Beobachten:
• wieder tief Atem holen, dabei die Ausatmung des Patienten
• beobachten→Heben und Senken des Thorax

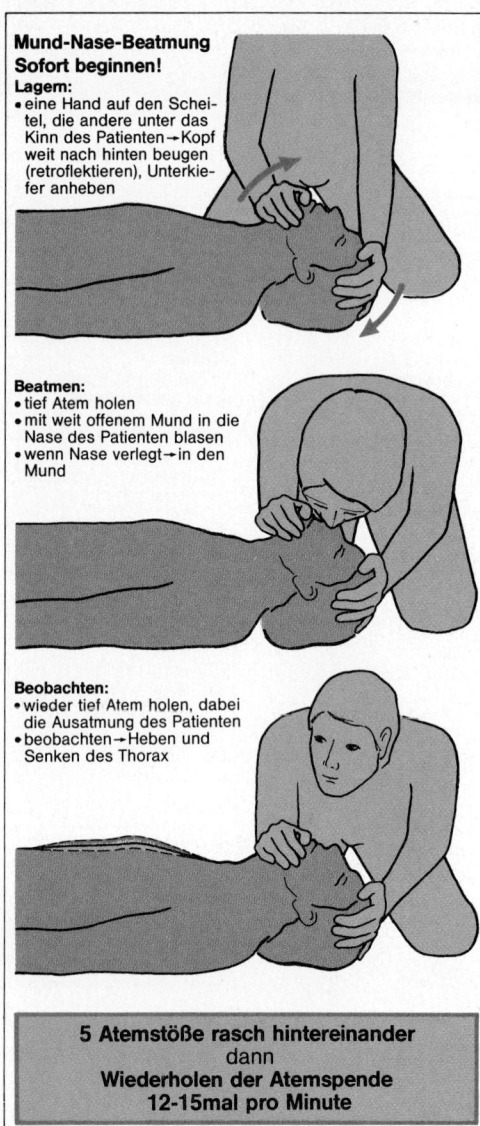

> **5 Atemstöße rasch hintereinander**
> dann
> **Wiederholen der Atemspende**
> **12-15mal pro Minute**

Abb. 9.**26**   Beatmung.

Vorgehen
• beide Handballen auf die untere Hälfte des Sternums legen
• Sternum 3 – 4cm in Richtung Wirbelsäule nach unten drücken, Kraft dosieren (Vorsicht bei Betagten→Rippenfraktur)
• die Ellbogen beim Druckgeben strecken, eigenes Körpergewicht einsetzen
• Massage regelmäßig 80 – 100mal pro Minute wiederholen

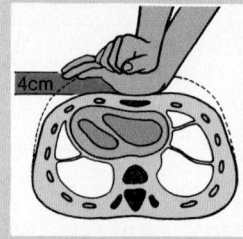
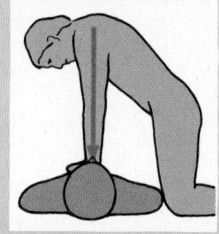

4cm

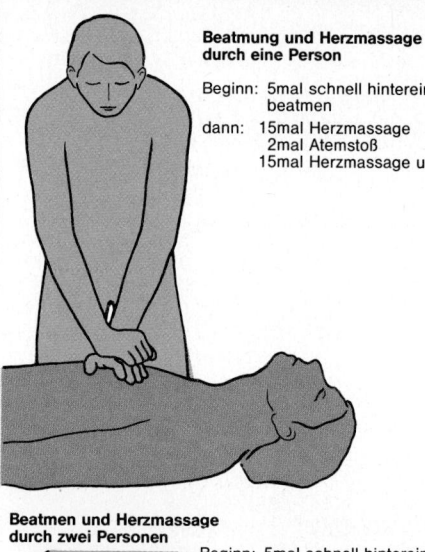

Beatmung und Herzmassage durch eine Person

Beginn: 5mal schnell hintereinander beatmen

dann: 15mal Herzmassage
         2mal Atemstoß
         15mal Herzmassage usw.

Beatmen und Herzmassage durch zwei Personen

Beginn: 5mal schnell hintereinander beatmen durch ersten Helfer
         5mal Herzmassage durch zweiten Helfer

dann: 1mal Atemstoß
         5mal Herzmassage
         1mal Atemstoß usw.

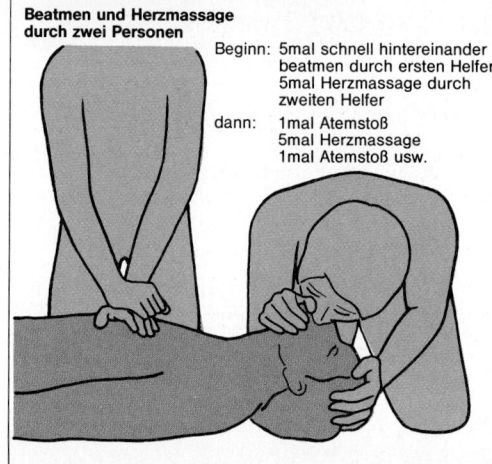

Abb. 9.**27**   Herzmassage und Beatmung.

SOS – handle sofort:

1. Alarm auslösen → delegieren: – Arzt (und Reanimationsteam) benachrichtigen
                                                 – Notfallset holen
2. Schlag auf Thorax
3. Beatmen und Herzmassage: – beginnen mit 5 Atemstößen
                                               – dann 15 Herzmassagen
                                                      2 Atemstöße
                                               usw.
                         – Patienten unter Beatmung und Herzmassage auf Intensivstation bringen

9.8. Beurteilung von Wissen und Können in der Pflege

Um den anderen Menschen – wie auch sein Atmen – richtig wahrnehmen und beurteilen zu können, bedarf es der Sensibilisierung für den eigenen Atem. Wer anderen helfen will, muß wissen, was er tut. Im folgenden werden zwei Übungen angeboten

- die erste dient der Selbstreflexion,
- die zweite der Pflegeplanung bei Patienten mit Atemproblemen.

Übung

Atemtraining und Selbstreflexion (im Liegen – nach *Feyler*):

- Nehmen Sie eine bequeme Rückenlage ein. Beide Hände ruhen auf dem Zwerchfell. Sie spüren Ihren eigenen Atemrhythmus.
- Die linke Hand ruht auf dem Zwerchfell. Mit der rechten Hand markieren Sie durch langsames Hochheben auf dem Ellenbogen den Atemrhythmus des Ein- und Ausatmens.
- Gehen Sie zur *Pendelatmung* über. Atmen Sie drei Sekunden lang gleichmäßig ein, atmen Sie sechs Sekunden lang gleichmäßig aus. Unterstreichen Sie diesen Atemvorgang mit einer Handbewegung. Nicht ruckartig atmen!
- Legen Sie Ihre beiden Daumen leicht unter die Nasenlöcher, um die Atmung zu erschweren. Die Atmung wird jetzt nur durch eine verstärkte Sogwirkung möglich. Sie verlangsamt sich dadurch und wird mühsamer.
- Legen Sie sodann Daumen und Zeigefinger unter die Nasenwurzel und halten dabei das linke Nasenloch zu. Atmen Sie dann durch das rechte Nasenloch ein, das Sie hiernach verschließen, um durch das linke Nasenloch wieder auszuatmen.
- Wiederholen Sie diesen Vorgang etwa dreimal.

Achten Sie während des ganzen Atemtrainings auf die rückkoppelnde Wirkung der vermehrten Sauerstoffzufuhr in Ihrem Nervensystem, in Ihrem Körper und im Kopf! Wie haben Sie sich vor dem Training gefühlt? Wie fühlen Sie sich hinterher?

Pflegeplanung:

Beschreiben Sie anhand eines ausgewählten Patienten die *Probleme* eines atembehinderten Patienten (s. Checkliste S. 248), suchen Sie nach möglichen *Ressourcen* bzw. nach hinweisenden Signalen. *Stellen Sie einen* zweckmäßigen *Pflegeplan* auf (s. auch S. 74 ff.): Probleme und Ressourcen →Ziele →Maßnahmen.

Weiterführende Literatur

Brüne, L.: Reflektorische Atemtherapie, 2. Aufl. Thieme, Stuttgart 1983

Edel, H., K. Knauth: Grundzüge der Atemtherapie, 4. Aufl. Müller & Steinicke, München 1984

Gillmann, H.: Physikalische Therapie, 5. Aufl. Thieme, Stuttgart 1981

Lawin, P.: Praxis der Intensivbehandlung, 4. Aufl. Thieme, Stuttgart 1981

Middendorf, I.: Der erfahrbare Atem. Junfermann, Paderborn 1985

Sitzmann, F.: Krankenbeobachtung. RECOM, Basel 1982

10. Für Sicherheit sorgen

Sicherheit ist Vorsicht und Umsicht

Sequenzziel/Intention

Sicherheit ist eines der wichtigsten Gebote in der Krankenpflege. Ziel dieses Kapitels kann aber nicht eine Aufzählung aller den Menschen, und den Kranken im besonderen, bedrohenden Gefahren bzw. der jeweiligen Sicherheitsmaßnahmen sein. Für ein entsprechendes Studium muß auf die weiterführende Literatur verwiesen werden. Der im folgenden angebotene Stoff ist eine Auswahl aus einem weiten Wissensgebiet, die Sie zum weiterführenden *Denken,* zum sinnvollen *Entscheiden* und zum zweckmäßigen *Tun* in der Ausübung der Pflege anregen möchte. Sie sollen für eine personorientierte, ganzheitliche Einstellung sensibilisiert und für ein dahin führendes einübendes Verhalten motiviert werden. Ziel des Kapitels ist demnach die zunehmende Befähigung zur *sicherheitsgewährenden Pflegeplanung und Durchführung der Pflege* (zur Pflegeplanung s. S. 74 ff.).

Zuordnung zum Kreismodell

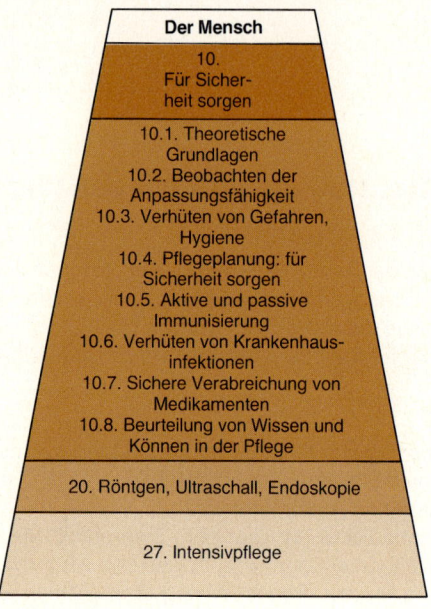

Kreismodell s. S. 6

Dynamik des Pflegeprozesses

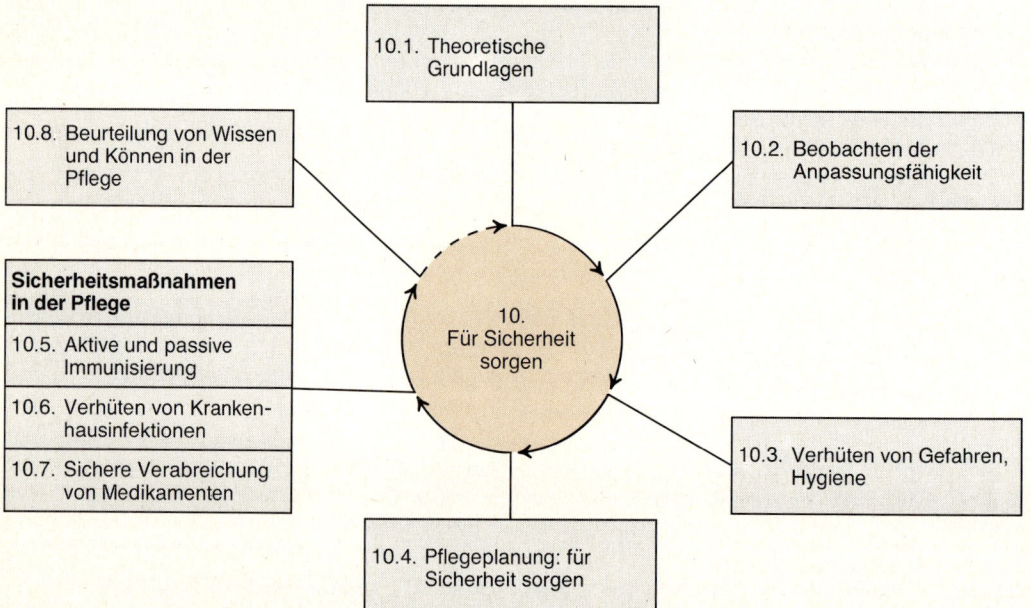

Prinzipien/Impulse
- Das *Gefühl von Sicherheit und Schutz* ermöglicht es dem Menschen, sich auf die Welt und die Menschen einzulassen, Vertrauen aufzubauen und auf Werte wie Zuverlässigkeit, Verläßlichkeit, Geborgenheit und Abhängigkeit zu trauen.
- Der *Sicherheitsgrad beeinflußt die Funktionen des Organismus.* Sicherheit (innere und äußere) unterstützt die normalen Abläufe, Unsicherheit stört sie, d.h., Sicherheit/Unsicherheit wirken als „Stressoren" auf die Anpassungsmechanismen des Organismus (Eustreß/Distreß).
- Die *Gesellschaft als Ordnungsgefüge* ist dringend auf Sicherheit angewiesen. Sicherheit ermöglicht Wachstum und Gedeihen, unterstützt den Selbstwert und das Selbstbewußtsein des einzelnen und der Gruppe und ermöglicht ein Gefüge von Gesetz und Ordnung.

Lesen Sie: Für Sicherheit sorgen; Unterstützung des Patienten bei der Vermeidung von Gefahren in seiner Umgebung und Gefährdung anderer Menschen durch den Patienten, z.B. Infektionen: in V. HENDERSON: Grundregeln der Krankenpflege, S.39–41, sowie S.70 in diesem Buch.

10.1. Theoretische Grundlagen

Sicherheitsbedürfnis

In der Motivationstheorie beschreibt A. MASLOW das Sicherheitsbedürfnis als ein „Bedürfnispaket" (Bedürfnisensemble), das immer dann auftaucht, wenn die physiologischen Bedürfnisse relativ gut befriedigt sind; es umfaßt die Bereiche *Sicherheit, Stabilität, Geborgenheit, Schutz, Angstfreiheit, Bedürfnis nach Struktur, Ordnung, Gesetz, Grenzen, Schutzkraft* usw. Das Bedürfnis nach Sicherheit als Reaktion auf Bedrohung oder Gefahr ist nur beim Kind unmittelbar zu beobachten (Schreien, Flucht). Der Erwachsene in unserer Gesellschaft hat gelernt hat, diese Reaktionen zu unterdrücken, so daß sie häufig an der Oberfläche kaum sichtbar werden. Kompensatorisch hat er sich ein fast alle Lebensbereiche umfassendes Sicherheitssystem aufgebaut.

Sicherheitsrecht

Das Recht auf Sicherheit wird in den *Erklärungen der Menschenrechte* der Vereinten Nationen verschiedentlich aufgegriffen, z.B.
Artikel 3: Jeder Mensch hat das Recht auf Leben, Freiheit und Sicherheit der Person.
Artikel 22: Jeder Mensch hat als Mitglied der Gesellschaft Recht auf soziale Sicherheit . . .
Artikel 25: Jeder Mensch hat Anspruch auf eine Lebenshaltung, die seine und seiner Familie Gesundheit und Wohlbefinden (. . .) gewährleistet; er hat das Recht auf Sicherheit im Falle von Arbeitslosigkeit, Krankheit, Invalidität, Alter (. . .).

Gefahrenbereiche

Wenn wir davon ausgehen, daß der Mensch eine *Ganzheit* ist, ein Individuum in konstanter Wechselbeziehung mit sich selbst (ein Werdender) und mit einer sich stets verändernden Umgebung, wird jede Abgrenzung relativ und unsinnig. Der Übersicht halber muß im folgenden trotzdem eine Gliederung vorgenommen werden. Die Abgrenzung ist aber bewußt relativ gehalten.

10.1.1. Physischer Bereich: Organismus

Der menschliche Organismus hat die Fähigkeit der Selbsterhaltung, Regeneration und Regulation. Von ausschlaggebender Bedeutung für das Verständnis dieser Vorgänge wurde die von CANNON erstmals vertretene Homöostasetheorie.
Homöostase (homoios = gleich, stasis = Stand, Position) = automatische Anstrengung des Körpers, mittels Regelsystemen ein Gleichgewicht der Funktionen und Strukturen trotz aller äußeren Veränderungen aufrechtzuerhalten: durch Energieausgleich, Sauerstoff-Kohlensäure-Austausch, Kälte-Wärme-Regulation, Regeneration durch Ruhe und Schlaf, Ausgleich durch Bewegung, Zufuhr von Vitalstoffen, Ausscheidung von Schlacken usw.
Der gesunde und widerstandsfähige Mensch kann sich dieser Regelsysteme bedienen, wodurch ein *dynamisches Gleichgewicht* gewährleistet ist. *Leben und Überleben* hängen vom Grad des in der jeweiligen Situation erbrachten *Anpassungsvermögens* dieser Regelsysteme ab.
Krankheitszeichen sind immer sekundärer Natur. Sie können Teil des Anpassungsmechanismus (S.315, Streß) sein, oder sie sind als Signal zu betrachten, als Hinweis des Organismus auf tat-

sächliche Mängel, Störungen und/oder Verlust des physiologischen Gleichgewichts = *Anpassungsvermögen.* Die Folge davon sind Stoffwechselstörungen (z.B. Diabetes mellitus), Energieprobleme (Erschöpfung), Elektrolytentgleisungen usw. Alle diese Reaktionen bedeuten für den Organismus Gefahr, Krankheit, u.U. Tod.

10.1.2. Psychisch-geistiger Bereich: Eigenwelt, Personsein

Hier bewegen wir uns in der Eigenwelt des Menschen und umkreisen sein *Personsein.* Das, was damit gemeint ist, ist von M. LEVINE als „Integrität der Person" beschrieben und in der von A. MASLOW bekannt gewordenen Bedürfnishierarchie in der dritten Ebene (nach den physiologischen [1] und den allgemeinen Sicherheitsbedürfnissen [2]) eingestuft worden. Wenn wir uns an seiner Ordnungsstruktur orientieren, ergibt sich folgende Auflistung:
- *Zugehörigkeit* und *Liebe:* Beziehung, Kommunikation, Glauben, Vertrauen, Geborgenheit, Liebe geben und Liebe empfangen, Teilhaben.
- *Achtung:* Wertschätzung, Selbstsicherheit, Selbstachtung, Unabhängigkeit und Freiheit, Würde, Kompetenz (Leistung, Wissen, Können), Status, Anerkennung, Prestige usw. Letztere sind übergreifend auf den sozialen Bereich (psychosoziale Aspekte).
- *Selbstverwirklichung:* Selbstfindung, Selbsttranszendenz und damit Sinnfindung.

Gesundes, aktionsfähiges Leben hängt stark vom Maß der Erfülltheit und Annahme (Selbst- und Fremdannahme) der Eigenpersönlichkeit ab.
Eingeschränktes oder *verhindertes Personsein* infolge Erziehungs- oder Entwicklungsfehlern, ungünstige Umwelteinflüsse u.a. wie auch achtlose *Einbrüche in die Eigenwelt* (s. dazu, was bei der Respektierung des Schamgefühls S. 269f. gesagt wurde) führen zu Verletzungen, Hilflosigkeit, Entmutigung, Lebensunfähigkeit.

10.1.3. Soziologischer Bereich: Umwelt, Mitwelt

Die *Umwelt* ist das *Äußere,* in dem sich der Mensch bewegt, d.h. die Umgebung, die er vorfindet, in der er sich bewegt und die sich auf ihn hin bewegt. Es sind Sachen, Objekte und Lebewesen.
Die *Mitwelt* meint die bereits oben genannten *Beziehungen* zu Familie, Freunden, Kollegen so-

wie die *Stellung* des einzelnen in der Gesellschaft, im Beruf und im Leben. Die sog. Milieutheorien beweisen mit ihren Forschungsergebnissen, wie entscheidend die individuelle Entwicklung vom historischen Hintergrund (Bewußtsein der Gesellschaft, Fortschritt von Kultur und Technik) *und* vom sozialen Umfeld geprägt wird. Umwelt, Mitwelt und Eigenwelt des Menschen formen im Verlauf eines ganzen Lebens eine in sich zusammenhängende Folge von Verhaltensweisen, die auf das Verhalten anderer Personen abgestimmt ist. In dieser Sozietät baut sich die *Rolle* auf (S. 45ff.).
Der *gesunde Mensch* ist solange fähig, sich in bezug auf Umwelt und Mitwelt zweckmäßig zu verhalten, als diese selber nicht destruktiven Charakter annehmen.
Eine *kontaminierte Umwelt* (S. 280ff.) oder eine *ablehnende Mitwelt,* die nicht mehr bewältigt werden können, bedeuten Bedrohung durch Infektion bzw. Krankheit und/oder Verlust der sozialen Integrität.

10.2. Beobachten der Anpassungsfähigkeit

10.2.1. Der Gesunde

Der gesunde Mensch ist in der Lage,
- das *homöostatische Gleichgewicht* seiner Funktionen und Strukturen aufrechtzuerhalten. Er bewegt sich in der Mitte, d.h. er ist fähig, das Pegel der Gegensätze im Gleichgewicht zu halten, ein Zuviel ebenso auszugleichen wie ein Zuwenig;
- die *Eigenwelt* zu wahren und den Bedürfnissen seines *ganzheitlich* orientierten Personseins in vernüftigem Maß zu entsprechen;
- die *Umwelt* aus dem Blickwinkel der Sicherheit zu gestalten und Probleme und Konflikte, die aus den Beziehungen zur *Mitwelt* entstehen, zu bewältigen.

Siehe auch Gesundheit und Gesundsein, S. 49f.

10.2.2. Verlust der Anpassungsfähigkeit

Verlust von Sicherheit und damit von Gleichgewicht, wie einseitige Lebensweise und Stagnation der Dynamik, führen zu Störungen, schließlich zu Krankheit (s. auch Streß S. 315). Der Krankgewordene hinwiederum ist häufig nicht in der Lage, für seine eigene Sicherheit zu sorgen. Er bedarf dann der Unterstützung und Hilfe, sei es in physiologischen, psychologischen oder/und sozialen Belangen.

10.3. Verhüten von Gefahren, Hygiene

Das Wort Hygiene stammt aus Griechenland, wo auch die Göttin Hygieia verehrt wurde. Hygiene, vom Wort *gesund* abgeleitet, bedeutet Gesundheitslehre und im modernen, erweiterten Sinn *prophylaktische Medizin* oder *präventive Medizin* (krankheitsverhütende Medizin).
Hygiene ist Prophylaxe, die den ganzen Menschen in seiner Umwelt meint. Es gibt keine Körperhygiene, die nicht auch den Geist und die Seele sowie die Umwelt beeinflußt. Das gleiche gilt für die Psychohygiene und die Umwelthygiene. Die Wechselbeziehung ist allgegenwärtig.

10.3.1. Individualhygiene

Indidividual = das Einzelwesen betreffend. Im Allgemeingebrauch meint man die Körper- und Kleiderhygiene (persönliche Hygiene, Selbstpflege). Siehe dazu Kap. 5, Sich waschen und kleiden.
Die *persönliche Hygiene im Krankenhaus* hat die zusätzliche Bedeutung des Selbstschutzes und des Schutzes von Drittpersonen vor Infektion bzw. zusätzlicher Erkrankung (s. dazu S. 286 ff.).

Individualhygiene im Krankenhaus

- Saubere, pflegeleichte *Dienstkleidung* ohne Verzierungen, kein Schmuck, keine Armbanduhr;
- Halt und Sicherheit gewährleistende *Schuhe,* die wenig Lärm machen;
- saubere, kurze oder hochgesteckte *Haare;*
- gepflegte Hände (Waschen, Desinfizieren, Eincremen S. 287 f.);
- Abstinenz von Alkohol und Nikotin während der Arbeitszeit (Mundhygiene nach dem Rauchen!).

10.3.2. Psychohygiene

Lehre von der Erhaltung der seelischen Gesundheit; gemeint ist somit die Sorge um das innere Leben, das *Wesen,* die individuelle Eigenart. Das *Wesen* meint immer mehr als das, was allgemein über die leib-seelische Einheit gesagt wird, denn

zur Ganzheit des Menschen gehört auch das Geistige. „Ja dieses Geistige ist sogar das, was die Einheit des Menschen allererst stiftet, gründet und verbürgt" (FRANKL). Von dieser Orientierung aus müßte die moderne Psychohygiene sich in erster Linie an den Kategorien der *Sinn-* und *Werthaftigkeit* orientieren, und dies in einem doppelten Sinn, nämlich vom „Geistigen her, auf Geistiges hin". Nach FRANKLS Überzeugung hat jeder Mensch die Möglichkeit, in seinem Leben Sinn und dadurch die eigene, innere, das Gleichgewicht erhaltende Mitte zu finden. „Das Leben hat einen Sinn und behält ihn unter allen Bedingungen und Umständen; der Mensch hat einen Willen zum Sinn, und wirklich glücklich ist er nur dann, wenn er das Bewußtsein hat, den Sinn seines Lebens erfüllt zu haben."
Lebenssinn kann man niemandem verordnen oder überstülpen, aber man kann dem Menschen helfen, die Möglichkeiten der persönlichen Sinnfindung besser zu sehen und zu verstehen. Siehe dazu Kap. 13, Sinn finden (S. 355 ff.).
Psychohygiene als Teilbereich der Gesundheitsvorsorge beeinflußt demnach *alle* Bemühungen im Bereich der Aktivitäten des täglichen Lebens und durchwirkt die *physiologische* (Ernährung, Schlaf, Freizeit, Arbeit usw.), die *psychologische* (Zugehörigkeit, Liebe, Achtung) und die *geistige* (positive Lebenshaltung, Erfüllung) Ebene des Menschseins.
Dazu ein Wort von A. KNER:

„Leben Sie vernünftig. Dafür gibt es keine allgemeinen und rasch wirksamen Rezepte. Jeder muß seinen vernünftigen Lebensstil finden. Wenn das Vorfeld des Glaubens nicht in Ordnung ist, kann sich die Gnade nicht entfalten. Man muß einatmen und ausatmen können, braucht Lichtblicke und Höhepunkte, ein Minimum an Wohlstand. Überfluß ist nicht überflüssig, und Lust ist kein Luxus. Sorgen Sie für den nötigen Gefühlsspielraum. Das Leben wird anstrengend, wenn man immer eine gute Figur machen und ‚seinen Mann stellen muß'. Müdigkeit und Angst sind keine Schande. Der Mensch braucht Zeit zum Trauern. Er muß auch weinen können."

10.3.3. Umwelthygiene

Gemeint ist das zweckmäßige Umgehen mit den Möglichkeiten und Grenzen der natürlichen unbelebten (Sachen, Luft, Feuer, Wasser, Erde) und belebten (Mikroorganismen, kleine und große Lebewesen) Natur. Der moderne Mensch hat das gesunde, zu Ausgleich tendierende Verhalten zugunsten einer immer größeren Ausbeutung der Natur, immer mehr Produktion und Konsum weitgehend verloren. Es gibt heute Stimmen, die den Menschen aufrufen, „die Orientierung am Haben zugunsten der am Sein" zurückzubinden, damit eine psychische und ökonomische Katastrophe vermieden werden kann (FROMM). Umwelthygiene beginnt aber im Kleinen, weil auch die Katastrophe im Kleinen geschehen kann:

- Sicherheit am Arbeitsplatz (Arbeitsschutz) im Alltag, auf der Straße;
- unfallverhütendes und umweltschützendes Verhalten;
- Schulung für die Erste Hilfe bei Unfällen und Krankheit;
- Teilnahme an Gesundheitsvorsorgebemühungen;
- Infektionsverhütung.

10.3.4. Sozialhygiene

Die Sozialhygiene ist eng mit der Psychohygiene verknüpft. *Belastende Sozialbezüge,* z. B. in der *Familie* (Spannungen, Konflikte), oder im *Beruf* (schlechtes Betriebsklima, Unterbewertung der Leistung, Leistungszwang und Leistungsdruck – „Streß" – usw.), wirken sich sehr rasch auf die Gesundheit aus.

Die *existentielle Bedeutung,* z. B. des Berufes, wird dann am deutlichsten sichtbar, wenn der Mensch aus irgendeinem Grunde die Arbeit und damit den Verdienst (Existenzsicherung) verliert. Gesundheit ist ein Wert, der nur ganzheitlich und dynamisch gesehen werden kann. *Harmonie* ist nicht statisch, nicht etwas, das man *hat.* Harmonisch ist der Mensch, wenn er im Gleichgewicht ist. Gleichgewicht gibt es nicht ohne die Gegensätze, denn die *Polarität der Wechselwirkung* (Aufbau und Abbau, Tätigkeit und Ruhe, Kraft und Erschlaffung, Werden und Vergehen) ist es, die den Menschen bestimmt. Gesund kann nur der Mensch sein, der diese Gesetzmäßigkeiten achtet und beachtet. Alle Maßnahmen der Hygiene zielen demnach auf Ausgleich hin. Echte Hilfe wird letztlich nur *der* Mensch einem anderen geben können, der sich selbst im Gleichgewicht befindet. Psychohygiene im oben besprochenen weitesten Sinn kann nur derjenige vermitteln und lehren, der für sich selbst die Wechselwirkung von Leib-Seele und Geist anerkennt, sich um einen gesunden Spannungsausgleich bemüht, in sich selbst die Ressourcen (Kraftquellen) findet. Denn es ist der eigene innere Heiler, der den inneren Heiler des Kranken anspricht und prophylaktische oder heilende Kräfte freisetzt.

10.3.5. Infektionsschutz

Als natürlicher Schutz vor Infektionskrankheiten stehen dem Menschen folgende Eigenmittel zur Verfügung:

- der äußere Schutzmantel (Haut, Hautflora),
- der Schutzmantel des Verdauungstraktes (Magensäure, Darmflora, Rachen- und Nasenflora),
- die weißen Blutkörperchen und die unspezifischen Antikörper.

Infektionsverhütende Maßnahmen

Sie werden bestimmt einerseits vom *gesunden Menschenverstand* (wie nahen Kontakt mit Erkrankten vermeiden, einwandfreies hygienisches Verhalten) und andererseits von der *Gesetzgebung* (Meldepflicht bei bestimmten Infektionskrankheiten, Isolierung von Kranken, Krankheits- und Ansteckungsverdächtigen [Quarantäne], Desinfektionsverfahren, Schutzimpfungen). Zu *Schutzimpfungen* s. S. 277 f.

10.4.   Pflegeplanung: für Sicherheit sorgen

10.4.1. Situationseinschätzung

Mit dem Krankwerden beginnt u. U. eine ganz neue Situation für den Menschen. Die Fähigkeit, für sich selbst zu sorgen, vorbeugend und Gefahren vermeidend zu handeln, kann erheblich eingeschränkt sein. Neue Gefahren kommen dazu:

- Die *Krankheit* selbst ist eine Gefahrenquelle, da gestörte Organfunktionen zu eingeschränkter oder verhinderten Lebensaktivitäten führen (s. Kap. 3–14).
- Das *Abhängigsein* von anderen (fremden) Menschen und/oder das *Getrenntsein* von vertrauten Bezugspersonen kann zusätzliche Schäden bewirken. Beim Kind sind sie unter dem Namen *„psychischer Hospitalismus"* (Apathie, Kontakt- und Entwicklungsstörungen) zusammengefaßt. Der *Hospitalismus,* der alle körperlichen und seelischen Veränderungen meint, die ein längerer Krankenhausaufenthalt mit sich bringt, trifft aber auch den Erwachsenen. Psychische Belastungen treten besonders rasch in den Bereichen der Distanz (s. auch Intimsphäre und Scham S. 190 u. 369 f.), der Protektion (Vernachlässigung, Überprotektion) und der Persönlichkeit (Respekt, Würde, Rechte) auf.

- Die *Umgebung* birgt situationsbedingte Gefahren, die zu Unfällen (Verletzung, Verbrennung) und *Infektionen* führen können. Letztere entstehen durch resistente pathogene Hauskeime, die an Gegenständen sowie an Menschen (Keimträger) haften und sich ausbreiten. Häufige Krankenhausinfektionen sind u.a. Harnwegsinfekte, Wundinfektionen, Pneumonie, Haut- und Schleimhautdefekte (S. 282).

Wichtigstes Ziel der Situationseinschätzung ist das Erfassen des Grades der *Abhängigkeit,* der Unselbständigkeit und des Gefährdetseins bzw. der verfügbaren Möglichkeiten des Schutzes (Eigenkräfte, Hilfsmittel). Siehe dazu untenstehende Checkliste.

10.4.2. Pflegeziele

Das Zielbündel umfaßt
- Gewährleisten einer gefahrenausschließenden und sicherheitsunterstützenden Pflege (s. Kap. 3–14).
- Integrieren des Kranken unter Miteinbeziehung seiner vertrauten Bezugspersonen in die Pflege und Rehabilitation (s. Kap. 11 u. 12).
- Wahren und Achten der Würde, der Persönlichkeit und der Grundrechte des Menschen (s. Kap. 13–14).
- Einbeziehen der inneren Ressourcen bzw. Kräfte (S. 77 u. 36 f.).

Spezifische Themen im Bereich *Sicherheit gewährleisten* und *Gefahren verhüten* sind die folgenden:
- sichere Pflege und Rechte des Patienten s. unten);
- aktive und passive Immunisierung (S. 277 f.);
- Verhüten von Krankenhausinfektionen (S. 280 ff.);
- sichere Verabreichung von Arzneimitteln (S. 304 ff.).

10.4.3. Sichere Pflege

Sichere Pflege ist jene minimal notwendige Stufe der *Pflegequalität* (S. 79 f.), die den Patienten so versorgt, daß er nicht gefährdet ist und keinen Schaden erleidet (Kriterien S. 82).

Schäden, die bei unsachgemäßer Pflege auftreten, können sein:
- *Lagerungsschäden* (Dekubiti, Kontrakturen, Deformationen);
- *Infektionen* (Wundinfektionen, Infektion von Injektionsstellen, Mundsoor, Pneumonie u. a.);
- *Komplikationen* (z. B. postoperative Blutung), die bei guter Kontrolle und Beobachtung des Kranken und entsprechendem Weitermelden hätten vermieden werden können;
- *Schäden* durch *Verwechslung von Medikamenten, falsches* oder *fahrlässiges Handhaben* von therapeutischen und/oder diagnostischen Maßnahmen oder Pflegemitteln;

Checkliste: für Sicherheit sorgen

☐ Sicherheitsgefühl/Selbstwert   ☐ Selbstbewußtsein   ☐ Selbstvertrauen   ☐ Selbstwert

Die folgenden Fragen dienen exemplarisch der Situationseinschätzung (s. auch S. 74 ff.)

☐ Die Lebensgewohnheiten und der Lebensstil des Kranken sind bekannt

☐ Die wichtigsten Bezugspersonen und die Kontaktadressen sind bekannt

☐ Der Kranke kennt die „Krankenhausgesetze", er ist über die Patientenrechte informiert

☐ Alle für ihn notwendigen Sicherheitsvorkehrungen sind getroffen (Patientenruf eingestellt, Bettrahmen montiert usw.)

☐ Therapieplan und Pflegeplan sind mit dem Kranken (und den Angehörigen) besprochen, sie fühlen sich integriert und sicher

☐ Signale, die auf Ressourcen hinweisen, werden beachtet, Zeichen werden aufgenommen und berücksichtigt; Hilfe zur Selbsthilfe wird gefördert

☐ Besondere Eigenheiten, Bedürfnisse und Probleme sind bekannt und in die Pflegeplanung mit einbezogen

☐ Der Abhängigkeitsgrad ist bekannt

☐ ......

- *Strahlenschäden* durch Nichteinhalten der Schutz- oder Pflegevorschriften;
- *Unfälle* (Fall aus dem Bett, Verbrennungen, Verbrühungen) durch Unachtsamkeit, Unkenntnis oder mangelnde Gerätesicherheit;
- *Brände* durch Elektrizität und/oder menschliches Versagen (Rauch ist häufig ein erstes Zeichen und muß unmittelbare Brandmeldung zur Folge haben);
- *psychische Schäden* infolge Verhaltensweisen, die sich auf das Befinden des Kranken nachteilig auswirkt (Diskretionsverletzung, Gleichgültigkeit).

„Der Mensch ist des Menschen größte Gefahr". Dieses Wort gilt auch in der Krankenpflege im Umgang mit den Risikofaktoren *Mensch* (seiner selbst und des Kranken) und *Technik* (Apparate, Geräte). Die Verantwortung kann nicht abgeschoben werden auf Entschuldigungen wie „unterschätzt, übersehen, nicht gewußt, vergessen, verschoben, überfordert ..." Das Recht des Kranken auf Sicherheit ist eine *unabdingbare Forderung* und verlangt von den Pflegenden die Fähigkeiten des kompetenten Denkens, Handelns und Tuns.

Über *Rechtsfragen* und *Rechtsnormen,* die für die berufliche Tätigkeit bedeutsam sind, gibt Band I, Organisation und Recht, des „Lehrbuchs für Krankenpflegeberufe" von F. Beske Auskunft, über Brandentstehung und Brandbekämpfung das Ecomed-Handbuch „Brandschutz" von Birth u. Mitarb. (s. weiterführende Literatur, S. 308).

10.4.4. Rechte des Patienten

Es ist ein Symptom unserer Zeit, daß die Rechte des Krankenhauspatienten ausformuliert werden mußten. Die Gründe liegen auf der Hand. Einerseits wurden aus den Asylen *früherer Zeiten hochmoderne Gesundheitszentren,* worin sich der einzelne mehr und mehr verloren vorkommt, andererseits kann man bei vielen Menschen eine zunehmende Sensibilisierung für die eigene Person, deren Bedürfnisse und Rechte feststellen. Der Mensch braucht und verlangt mehr Information, Mitsprache und Mitentscheidung, um sich sicher fühlen zu können.

Gesetzliche Verankerung

Es gibt kein Gesetz, in dem Rechtsregeln für Krankheit und Pflege speziell verankert sind. Die Antworten auf solche Fragen müssen aus verschiedenen Rechtsgebieten zusammengetragen werden (s. oben). *Leitlinien* sind dabei das *Gewohnheits-* und das *Persönlichkeitsrecht.* Diese wiederum beruhen auf den allgemeinen Regeln des *Völkerrechts.*

Charta der Krankenhauspatienten

Charta bedeutete im Altertum Urkunde und ist eine Art Grundregel. Die Charta der Patientenrechte wurde 1979 beschlossen (anläßlich einer Versammlung des Ausschusses der Krankenhäuser der Europäischen Wirtschaftsgemeinschaft), gestützt auf die Menschenrechte und internationalen Organisationen, die sich mit Recht und Gesundheit befassen. Sie wendet sich an alle Krankenhauspatienten, wobei sie die Gesetzgebungen jedes Landes respektiert. Wenn sie auch speziell für Krankenhauspatienten ausgearbeitet ist, gilt sie grundsätzlich für alle anderen Patienten auch. Folgende grundlegenden Rechte sind umschrieben und erklärt:

- Recht auf Information,
- Recht auf Selbstbestimmung und Anerkennung der Mündigkeit,
- Recht auf Behandlung, Pflege, Beratung und soziale Hilfe,
- Recht auf Kontakte zur Außenwelt,
- Recht auf Schutz der Privatsphäre,
- Recht auf Respektierung der menschlichen Würde,
- Recht auf Respektierung und Anerkennung seiner religiösen und weltanschaulichen Überzeugung,
- Recht auf Beschwerde.

Zwar bekommt der ins Krankenhaus eintretende Patient Krankenhausordnung und Informationsblatt über die Patientenrechte in die Hände (häufig als ermunternde Broschüre aufgemacht), Gefühle des Ausgeliefertseins und der Unsicherheit können dadurch sicher gemildert, aber nicht weggeblasen werden. Das, was der Kranke zusätzlich braucht, ist das klärende Gespräch, das allein *Rechte* und *Pflichten* ins richtige Licht rücken und ein Gefühl der Geborgenheit, der Zugehörigkeit und der Integration ermöglicht.

10.5. Immunität und Immunisierung

10.5.1. Immunität

Wir unterscheiden:
- *Natürlich erworbene Immunität:*
  - *Durchgemachte Erkrankung.* In diesem Fall bildet der Organismus *Antikörper* gegen die eingedrungenen Erreger. Die Person ist nun gegen eine erneute Erkrankung, hervorgerufen durch denselben Infektionserreger, gefeit (immun).
  - *Wiederholter Kontakt mit dem Erreger.* In diesem Fall wird der Körper immer wieder zur Bildung der Antikörper angeregt, ohne daß es zur Erkrankung kommt (stille Feiung). Eine natürliche Immunität in diesem Sinne erwirbt sich vor allem das Krankenhauspersonal.
  - *Angeborene Immunität.* Das Neugeborene kann während Monaten gegen bestimmte Krankheiten immun sein. Es hat von der Mutter Antikörper über den Plazentakreislauf bekommen.
- *Künstlich erworbene Immunität* durch aktive und passive Immunisierung.

10.5.2. Immunisierung

Unter Immunisierung verstehen wir das *Erzeugen einer Immunität,* d. h. einer spezifischen Unempfänglichkeit gegenüber Infektionen. Wir unterscheiden:
- *Vorübergehende* oder *dauernde Immunisierung.* Sie ist abhängig von der Art der Infektion und der individuellen Reaktionsweise des Organismus.
- *Relative* und *absolute Immunisierung.* Sie ist abhängig von der Art, Menge und Virulenz der Erreger oder deren Gifte wie auch von der Abwehrfähigkeit des Organismus.
- *Aktive* und *passive Immunisierung:*
  Aktive Immunisierung: Schutzimpfung oder Vakzinetherapie. Wir meinen damit die künstliche Erzeugung einer leichten Krankheit durch Einverleibung lebender oder abgetöteter Krankheitserreger bzw. ihrer nicht mehr krankmachenden Toxine. Der Körper bildet die entsprechenden Antikörper.
  Passive Immunisierung: Der Schutz vor Infektionskrankheit beruht auf der Anwesenheit von Antikörpern bzw. Antitoxinen im Körper, die natürlicherweise durch den Kontakt mit den Krankheitserregern oder deren Stoffwechselprodukten gebildet werden. Die Antikörper sind genetisch determinierte Proteine und stellen Gammaglobuline (Immunglobuline) dar. Es werden verschiedene Typen unterschieden z. B. G, A, M = Träger spezifischer Antikörper. Den damit erworbenen Schutz nennt man *Immunität,* die Verabreichung solcher Antikörper = *Immunisierung.*

Aktive Immunisierung

Impfstoffe

Es gibt sog. Totimpfstoffe und Lebendimpfstoffe. *Totimpfstoffe* enthalten entweder inaktivierte Erreger (Bakterien, Viren) oder deren Toxine. Sie werden meistens als Kombinationsstoffe verabreicht, sind aber auch als Einzelvakzine im Handel. *Lebendimpfstoffe* enthalten abgeschwächte, vermehrungsfähige Erreger. Mit Ausnahme der Tuberkuloseschutzimpfung handelt es sich meistens um Virusimpfstoffe.

Die Impfstoffe haben *verschiedene, gleichbedeutende Namen:* Vakzine, Anatoxal, Anatoxin, Impfantigen.

Die Bezeichnung der Impfstoffe geschieht meistens mittels Abkürzungen, die je nach Herstellerfirma unterschiedlich sind, z. B. Tetanus (Te oder T), Diphtherie (Di, D) usw.

Aufbewahrung der Impfstoffe: kühl, trocken, vor Licht geschützt. Sie sind nur beschränkt haltbar (Verfalldatum beachten, im Kühlschrank lagern).

Impfplan, Impfaktionen

Der *Impfplan* gibt Auskunft über die Reihenfolge der Impfungen. Impfexperten prüfen regelmäßig, welche Impfungen nötig sind, welche überflüssig geworden sind und welche neu in den Impfplan aufgenommen werden sollen. Tab. 10.1 gibt Auskunft über den Impfplan bei Kindern und die *Auffrischimpfungen* im Erwachsenenalter. *Impfaktionen* zum Schutz der Gesamtbevölkerung (z. B. Polioschluckimpfung) werden öffentlich durchgeführt.

Applikationswege

Die Impfstoffverabreichungsart ist abhängig vom Impfstoff und von der Art der Herstellung (Vorschriften beachten!). Die häufigste Verabreichungsart geschieht mittels Hochdruck- oder Jet-Injektor (ohne Kanüle).

Tabelle 10.**1**   Empfohlener Impfplan für Kinder und Jugendliche (Stand: 1983)

Alter	Impfung
Nach der Geburt bis zur 6. Lebenswoche (unterschiedliche Regelungen in den einzelnen Bundesländern)	BCG-Impfung gegen Tuberkulose
4. Lebensmonat (die Zweifachimpfung [DT] braucht nur einmal wiederholt zu werden; bei der Dreifachimpfung [DPT] sind zwei Wiederholungen nötig)	1. Impfung gegen Diphtherie und Tetanus (Wundstarrkrampf) + 1. Polio-Schluckimpfung gegen Kinderlähmung oder 1. Dreifachimpfung gegen Diphtherie, Tetanus und Keuchhusten (DPT) + 1. Polio Schluckimpfung
5. Lebensmonat	2. Impfung gegen Diphtherie, Tetanus und Keuchhusten (DPT)
6. Lebensmonat	2. Impfung gegen Diphtherie und Tetanus (DT) + 2. Polio-Schluckimpfung oder 3. Impfung gegen Diphtherie, Tetanus und Keuchhusten (DPT) + 2. Polio-Schluckimpfung
15. Lebensmonat	Impfung gegen Masern, Mumps und Röteln (seit kurzem für alle Kinder empfohlen)
18. Lebensmonat	Auffrischimpfung gegen Diphtherie und Tetanus (DT) + 3. Polio-Schluckimpfung oder Auffrischimpfung gegen Diphtherie, Tetanus und Keuchhusten (DPT) + 3. Polio-Schluckimpfung
6./7. Lebensjahr	Auffrischimpfung gegen Diphtherie
10. Lebensjahr	Auffrischimpfung gegen Kinderlähmung Auffrischimpfung gegen Tetanus
11.–14. Lebensjahr	Röteln-Schutzimpfung (für Mädchen vor Eintritt in die Pubertät)

Routinemäßige Auffrischimpfungen sind gegen Kinderlähmung alle 5–10 Jahre, gegen Wundstarrkrampf alle 8–10 Jahre nötig
Geringe Abweichungen von diesem Impfplan sind möglich, so daß z. B. die Masern-Mumps-Impfung auch später erfolgen kann

---

Durchführung

– Material richten:
  • für die Injektion (intrakutan, subkutan, intramuskulär) Einmalgebrauchskanülen und Spritze oder steriler Jet-Injektor,
  • für die Skarifikation frisch ausgeglühte Lanzette.
– Säubern und desinfizieren der Impfstelle.
– Impfung unter Anwendung der korrekten Technik, z. B. der Injektion (S. 392 ff.) bzw. der Skarifikation (nach Gebrauchsanweisung für den betreffenden Impfstoff).
– Abdecken der Impfstelle mit Schnellverband.

– Kontrolle und Dokumentation der Impfreaktion nach 8 Tagen.

Reaktion, Kontraindikation

Die *Impfreaktion* allgemeiner und lokaler Art ist meist nur geringfügig. Treten störende Symptome auf, so sind u. U. Gaben von Analgetika oder Antipyretika angezeigt (Arztverordnung).
Impfaufschub kann notwendig sein:
– Bei *immunosuppressiver Therapie* (Kortikosteroide, Antimetaboliten, Zytostatika) soll mit dem Impfen bis zum Abschluß der Be-

handlung gewartet werden, da eine verminderte Antikörperbildung vorliegt.

- *Schwangerschaft:* Impfungen sollen in den ersten drei Monaten unterlassen werden, insbesondere bedeuten Lebendvakzine eine Gefahr für das werdende Kind. Totimpfstoffe sind relativ harmlos, als absolut ungefährlich gilt die Poliomyelitis-Schluckimpfung.
- *Diabetes-mellitus-Patienten* bedürfen guter Überwachung. Die Stoffwechsellage soll im Moment der Impfung ausgewogen sein.

Dokumentation

Die Impfdokumentation erfolgt günstigerweise durch einen auf das Impfzertifikat der Weltgesundheitsorganisation (WHO) abgestützten *Impfausweis.* Er ist genormt für Schutzimpfungen, Seruminjektionen, Blutgruppenbestimmung, Allergien und spezielle Therapien.

Passive Immunisierung

Sie kann durch humane Immunglobuline oder, im Einzelfall, durch artfremde Seren erreicht werden.

Artfremde Seren

Immunseren werden meistens vom Pferd, seltener vom Rind gewonnen. Die therapeutische Anwendung tierischer Seren kann intramuskulär, subkutan oder intravenös erfolgen. Heute werden tierische Seren in zunehmendem Maße durch homologes Gammaglobulin ersetzt, da dabei die Verträglichkeit größer und die Schutzwirkung länger ist.

Die noch gebräuchlichen Seren sind Tetanus-, Diphtherie-, Schlangengift- und Tollwutserum. Jede Seruminjektion muß im Impfausweis des Patienten vermerkt werden, da eine eventuelle Zweitinjektion der gleichen Serumart zu einer *Anaphylaxie* (infolge allergischer Antigen-Antikörper-Reaktion, S. 307) führen kann.

Humane Immunoglobuline

Im Handel sind
- polyvalente Gammaglobulinpräparate,
- Spezialglobuline.

Gammaglobuline können ohne Vortestung angewandt werden (i.m. oder i.v. Injektion). Ihre Wirkungsdauer liegt bei 2–4 Wochen. Bei der intravenösen Verabreichung kann ein sofort wirksamer hoher Antikörperspiegel erreicht werden.

Polyvalente Gammaglobuline

Zu ihrer Herstellung wird Serum von *vielen* Spendern gemischt. Dadurch kann ein breites Wirkungsspektrum erzielt werden. Die Immunitätswirkung ist antiviral, antibakteriell, antitoxisch.

Wichtigste Anwendungsbereiche:
- *Prophylaxe* von Viruskrankheiten wie Masern, Hepatitis A, Herpes, Poliomyelitis, Mumps, Röteln u. a.
- *Therapie von Komplikationen* einer Virusinfektion.
- *Prophylaxe und Therapie von bakteriellen Infektionen,* insbesondere bei Auftreten eines sog. Antikörpermangelsyndroms (AMS), als Dauersubstitution bei angeborenem AMS und als unterstützende Therapie bei symptomatischem AMS. Da der Verbrauch von Gammaglobulinen bei akuten Infektionen sehr groß ist und die eigene Antikörperbildung nur langsam verläuft, sind diese Präparate auch von zunehmender Bedeutung bei
- *allen septisch-toxischen Allgemeininfektionen,* z.B. durch Streptokokken, Staphylokokken, Pneumokokken u. a.

Spezialglobuline

Will man humane Immunglobuline mit *hohem Titer gegen bestimmte Krankheiten* herstellen, wird das Serum von gesunden, aktiv gegen diese Krankheit geimpften Personen gewonnen. Die *wichtigsten* Spezialglobuline sind:
- *Tetanus-Immunglobulin.* Es wird, kombiniert mit Tetanol, zur Prophylaxe bei ungeimpften Frischverletzten und als Tetanustherapie angewendet. Bei Unklarheit über die Immunlage des Patienten wird Tetagam in einer Dosierung von 250–500 IE verabreicht. Dadurch kann ein wirksamer Schutz erreicht werden.
- *Pertussis-Immunglobulin* wird als Unterstützung der Antikörpertherapie angewandt. Die Krankheit verläuft unter Immunglobulinbehandlung weniger stürmisch, macht weniger Komplikationen und heilt rascher ab.
- *Mumps-Immunglobulin* verhütet para- und postinfektiöse Komplikationen, die als Meningoenzephalitis oder nach der Pubertät als Orchitis mit Gefahr der Sterilität sehr gefürchtet sind.
- *Vaccina-Immunoglobulin* zur Verhütung sehr starker lokaler Inpfreaktionen.
- *Röteln-Immunoglobulin* hat größte Bedeutung bei exponierten schwangeren Frauen in den

ersten 3 Schwangerschaftsmonaten als Infektionsschutz für Mutter und Kind.
- *Gamma-A- und Gamma-M-Konzentrate* kommen bei schweren bakteriellen Infektionen zur Unterstützung der Antibiotikatherapie zur Anwendung.
- *Anti-D-Immunglobulin* dient der Verhütung der Erstsensibilisierung von Rh-negativen Müttern nach der Geburt eines Rh-positiven Kindes.

10.6. Verhüten von Krankenhausinfektionen

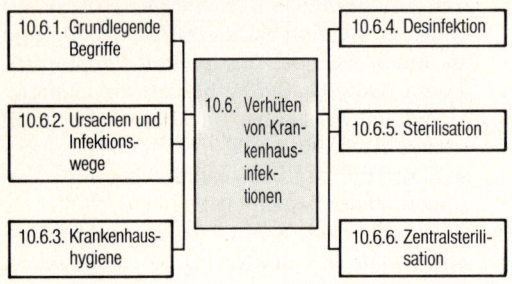

„Der Grad der Wahrscheinlichkeit einer Infektion ist das Maß der Hygiene, die Verminderung dieses Grades ist das Maß des hygienischen Erfolges" (KISSKALT).

10.6.1. Grundlegende Begriffe

Infektion

Unter Infektion (inficere = hineintun) versteht man das Eindringen und die Vermehrung von Erregern im Organismus und die Reaktion darauf.
Für das Zustandekommen einer Infektion sind einerseits Eigenschaften der Erreger (Pathogenität, Virulenz und Keimzahlgröße), andererseits Eigenschaften des Organismus (Empfänglichkeit, Resistenz, Anfälligkeit, Disposition, Immunität) maßgebend.

Krankenhausinfektion

Man versteht darunter eine Infektion, die in kausalem (ursächlichem) Zusammenhang mit dem Krankenhausaufenthalt steht.
Der Entstehungsmechanismus der Krankenhausinfektion kann unterschiedlich sein, dementsprechend sind es auch die Verhütungsmaßnahmen.

Entstehung

- *Endogen:* durch Keime der körpereigenen Flora verursacht (Autoinfektion), z. B.
  • Harnwegsinfektionen (besonders nach Katheterisierung),
  • Wundinfektionen (besonders bei Darmoperationen, Operationen an den unteren Extremitäten),
  • Infektionen bei Verminderung der Abwehrkräfte (z. B. Agranulozytose, Immunsuppression).
- *Exogen:* durch Keime aus der Umwelt des Patienten
  • direkt: Hände
  • indirekt: Geräte, Instrumente, Essen, Medikamente.

Kontamination

Unter Kontamination versteht man die Verunreinigung von
- Oberflächen (Instrumente, Apparate),
- Händen,
- Flüssigkeiten, mit Erregern.

Sepsis

Bei der Sepsis (Septikämie oder sog. Blutvergiftung) handelt es sich um eine bakterielle Allgemeininfektion, die durch Sepsiserreger hervorgerufen wird. Die *Sepsisherde* können in verschiedenen Körperregionen auftreten (Wunden, Urogenitalsystem, Tonsillen, Zähnen usw.). Septische Krankheitserscheinungen (hohes, intermittierendes Fieber) treten dann auf, wenn Mikroben von einem Herd in die Blutbahn gelangen = *Bakteriämie*. Der Nachweis einer Sepsis geschieht mittels Blutkultur. Mit *septisch* bezeichnet man, was mit Sepsiserregern kontaminiert ist (s. aseptisch, antiseptisch S. 288 ff.).

10.6.2. Ursachen und Infektionswege

Schon im Mittelalter gab es in den Spitälern oder anderen medizinischen Institutionen große Probleme mit Krankenhausinfektionen. Besonders gefürchtet waren das „Krankenhausfieber" (Flecktyphus) und der „Hospitalbrand" (Gasbrand u. a.). Mit der Einführung der Antisepsis und aseptischer Techniken verschwanden die schweren Krankenhausinfektionen des Mittelalters ganz, dafür traten andere in den Vordergrund und geben uns heute noch genügend Probleme auf. Zahlreiche Untersuchungen in den verschiedenen Krankenhäusern führten zu der Schlußfolgerung, daß die Krankenhausinfektionen von Klinik zu Klinik und sogar von Abteilung zu Abteilung unterschiedlich sind. Daher sind gezielte Infektionskontrollen im ganzen Klinikbereich von größter Wichtigkeit. Die Krankenhausinfektion ist an folgende *Voraussetzungen* gebunden:

- herabgesetzte Körperresistenz;
- herabgesetzte psychische Resistenz;
- durchbrochener natürlicher Schutz (Verletzung);
- chirurgische, pflegerische, therapeutische Maßnahmen;
- Antibiotikabehandlung: verminderte Immunabwehr, Resistenz;
- Ansammlung von Mikroorganismen und Übertragungsmöglichkeiten (typische Krankenhaussituation).

Krankenhausinfektionen bilden eine Gruppe von Infektionen mit zum Teil sehr unterschiedlichem Charakter. Einige unterscheiden sich im klinischen Bild und der Epidemiologie kaum von Krankheiten, die in Schulen, Kindergärten, Kasernen und sogar Hotels auftreten können und die auf kontaminiertes Wasser, Lebensmittel, Insekten u.a. zurückzuführen sind.

Andere Infektionen beruhen auf der typischen Situation im Krankenhaus.

- Im Krankenhaus erfolgt eine Konzentration von Patienten, die alle eine erhöhte Anfälligkeit für Infektionen haben. Besonders gefährdet sind alte Menschen, die sich chirurgischen Eingriffen unterziehen müssen, aber auch Diabetiker, AIDS- und Krebskranke gehören in diese Gruppe. Neugeborene, speziell Frühgeborene, stehen schutzlos bakteriellen Infektionen gegenüber (Durchfallerkrankungen, Sepsis usw.), die für Erwachsene kaum gefährlich werden können.
- Im Krankenhaus besteht die Tendenz, Patienten mit erhöhter Infektanfälligkeit in Spezialabteilungen zu konzentrieren (Verbrennungsbehandlungsstation, Intensivpflegestation, Neugeborenenstation usw.). Wenn nicht entsprechende pflegerische Maßnahmen ergriffen werden, können sich gefährliche Infektionsquellen bilden.
- Während des Krankenhausaufenthaltes sind die Patienten verschiedensten therapeutischen Maßnahmen ausgesetzt, welche das Risiko für einen mikrobiellen Infekt erhöhen, z.B. diagnostische, therapeutische und chirurgische

Eingriffe, Bestrahlung, Behandlung mit zytotoxischen Medikamenten.

- Patienten mit Infektionskrankheiten und Keimträger werden zur Isolation und Behandlung in gewisse Krankenhausabteilungen aufgenommen und bilden so eine Ansammlung von Menschen, die als Herd für weitere Infektionen aktiv sein können.
- Eine große Zahl von Patienten erhält Antibiotika. Diese Antibiotika können zu einer Änderung des Infektionserregerspektrums und zur Selektion von resistenten Bakterienstämmen führen.

Die *häufigsten Ursachen* sind in Tab.10.2 zusammengestellt.

Tabelle 10.**2**   Ursachen der Krankenhausinfektionen (Beispiele)

- Mangelndes Hygienebewußtsein
- Mangelnde Aufklärung des Personals und der Patienten
- Mangelnde Durchführung der vorbeugenden Maßnahmen wie Desinfektion, Sterilisation, Patientenisolierung
- Vermehrung und Ausbreitung von antibiotikaresistenten und fakultativ pathogenen Keimen
- Ausführung langer, komplizierter Operationen sowie Verwendung winkliger, schwer desinfizierbarer Geräte
- Betreuung von Patienten mit Immundefekten (AIDS-Kranke, Krebskranke, Patienten unter Zytostatika- oder Bestrahlungstherapie, Diabetiker, alte Menschen, Früh- und Neugeborene u.a.)
- Anlegen von Blasen- und Venenverweilkathetern
- Langzeitbeatmung von Patienten sowie Versorgung von Verbrennungswunden
- Zentralisierung von Krankenhauseinrichtungen (z.B. Bettenzentralen, Klimaanlagen)
- Fehlen von Impfstoffen gegen die typischen Erreger von Krankenhausinfektionen (Eitererreger)

Erreger von Krankenhausinfektionen

Krankenhauskeime sind Mikroorganismen, die in ganz besonderer Weise Krankenhausinfektionen verursachen können: wegen ihrer starken Verbreitung, der günstigen Übertragungsmöglichkeiten, der Überlebensbedingungen, der Anspruchslosigkeit sowie der Resistenzentwicklung gegenüber Antibiotika. Die wichtigsten Erreger von Krankenhausinfektionen sind aus Tab.10.3, die häufigsten Krankenhausinfektionen aus Tab.10.4 (S. 282) ersichtlich.

Tabelle 10.**3**   Übersicht über die wichtigsten Erreger von Krankenhausinfektionen

Bakterien
– grampositive Kokken	– Staphylokokken
	– Streptokokken/Entero-kokken
– grampositive Stäbchen	– Gasbrandbazillen
– gramnegative Stäbchen	– Enterobakterien: Koli, Klebsiella, Enterobacter, Serratia, Proteus
	– Pseudomonas
	– Flavobakterien
	– Acinetobacter
– andere	– Mykobakterien
	– Bacteroides

Pilze
– Hefepilze	– Candidagruppe (Soor)
– Schimmelpilze	– Aspergillusarten

Viren
	– Hepatitisvirus
	– Herpes-simplex-Virus
	– Zytomegalovirus
	– Rubellavirus

Tabelle 10.4   Häufigste im Krankenhaus erworbene Infektionen (in % aller im Krankenhaus erworbener Infektionen)

– Harnwegsinfektion	40 %
– Wundinfektionen	25 %
– Atemwegsinfektionen	16 %
– Sepsis	3,5%
– Infektionen der Haut und Subkutis	4,6%
– Infektionen des weiblichen Genitales	2,8%
– Infektionen im HNO-Bereich	2,5%
– Gastrointestinalinfektionen	2,2%
– Kardiovaskuläre Infektionen	1,3%
– Infektionen des Zentralnervensystems	0,3%

Antibiotika und Resistenzprobleme

Bei der antimikrobiellen Therapie wird vielfach die normale Körperflora geschädigt oder sogar eliminiert. Damit geht ein physiologischer Schutzmechanismus verloren. Anstelle der normalen Flora kommt es zur Entwicklung von resistenten Keimen, die schließlich zu einer Infektion führen können.

Diese resistenten Keime sind oft die Folge einer falschen Antibiotikatherapie (unwirksame Dosis, unwirksames Antibiotikum). Daraus ergeben sich Probleme, die für Therapie und Pflege von großer Bedeutung sind:
– Resistente Stämme potentiell pathogener Keime können zu schweren Infektionen führen.

– Mehrfachresistente Erreger führen bei einer Infektion zu schwierigen Therapieproblemen.
– Die resistenten Keime können sich innerhalb des Krankenhauses ausbreiten und zu einer versteckten Infektionsquelle werden.

Infektionswege

Nach der Art und Weise, wie die Erreger in den Organismus gelangen, werden folgende Übertragungsmechanismen unterschieden:
– *Orale Infektionen (via Mund), Schmierinfektion.* Kontaminierte Lebensmittel, Medikamente, Gegenstände und vor allem die *Hände* können zur Infektionsquelle werden. Man spricht von Schmierinfektion, wenn die Erreger mit dem Stuhl, Urin u.a. ausgeschieden, verschmiert und wieder oral aufgenommen werden (z.B. bei Typhus, Ruhr, Hepatitis, Enterovirusinfektionen) = „fäkal-oraler Infektionsweg".
– *Aerogene Infektion (via Luftweg), Tröpfcheninfektion.* Durch Tröpfcheninfektionen (Anhusten, Niesen) werden direkt oder indirekt die Erreger durch schwebende Tröpfchen (Aerosole) oder Staub auf dem Luftweg übertragen.
– *Haut-, Schleimhaut- und Wundinfektionen.* Über den direkten Haut- bzw. Schleimhautkontakt (u.a. Geschlechtskrankheiten) oder auch indirekt im Rahmen einer Wundinfektion ist die Übertragung von Infektionserregern möglich.
– *Trans- bzw. perkutaner Infektionsweg.* Mikroorganismen können durch Insekten (Stich, Biß) oder Verletzungen der Haut (traumatisch, Operationswunde, Injektion u.a.) übertragen werden (hier ist u.a. die Serumhepatitis bei Fixern einzureihen).

In Abb. 10.1 u. 10.2 sind häufige Wege von Krankenhausinfektionen dargestellt, aus Abb. 10.3 sind zusätzlich die Verhütung bzw. Therapie sowie die Auswirkungen auf den menschlichen Organismus ersichtlich.

10.6.3. Krankenhaushygiene

Die Krankenhaushygiene ist ein modernes Teilgebiet des uralten Gebietes der Hygiene.

Die angewandte Krankenhaushygiene von heute will mit allen ihr zur Verfügung stehenden Mitteln den Kreislauf von Erregern (Mikroorganismen), die Infektionen hervorrufen können, unterbrechen. Krankenhaushygiene umfaßt demnach alle Maßnahmen, die den Schutz des

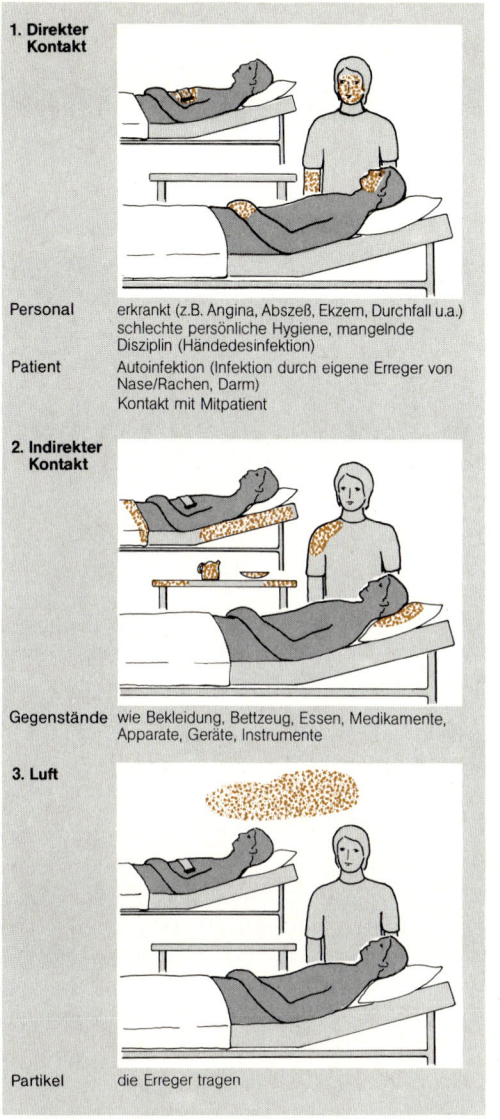

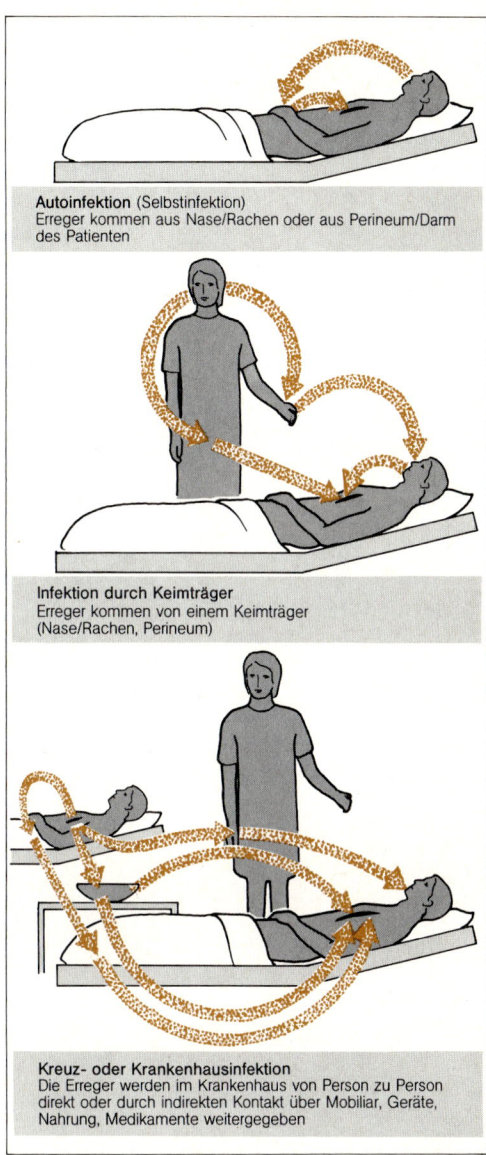

Abb. 10.**1**   Mögliche Übertragungswege pathogener Keime auf der Abteilung.

Abb. 10.**2**   Wundinfektion.   Einige   Infektionswege, über die Erreger zu den Wunden gelangen können.

Patienten und der Umwelt vor unerwünschten Mikroorganismen gewährleisten.

Dieser Aufgabe kann die Krankenhaushygiene nur gerecht werden, wenn die sich daraus ergebenden Maßnahmen *umfassend, lückenlos* und *permanent* durchgeführt werden. Die Krankenhaushygiene ist eine interdisziplinäre Aufgabe. Sie betrifft jedermann im Krankenhaus und kann im Falle von Versagen jedermann treffen. Jede Mitarbeiterin und jeder Mitarbeiter hat deshalb die seiner Funktion entsprechende Aufgabe und Verantwortung im Bereich dieser Verhütungsmaßnahmen zu übernehmen. Von besonderer Bedeutung ist dabei die Art und Weise, wie auf der Krankenstation die Hygiene gehandhabt wird. Wir müssen lernen, mit unserem geistigen Auge die „septischen Momente" in der Kankenstation zu sehen. Denn überall gibt es pathogene Keime, überall Keimverbreitungswege und Keimreservoirs. Jeder auf der Station Tätige ist

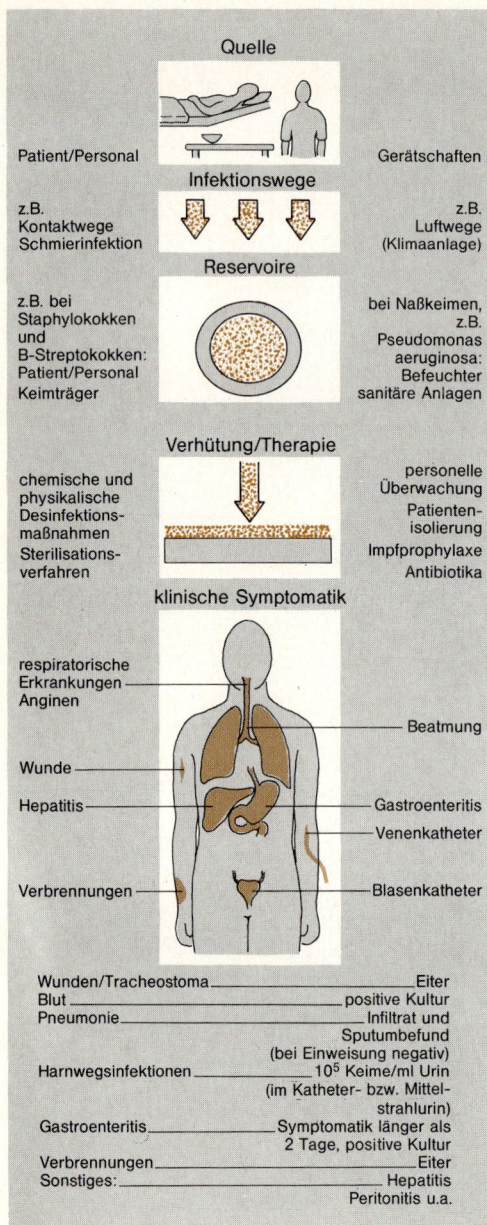

Quelle

Patient/Personal · Gerätschaften

Infektionswege

z.B.
Kontaktwege
Schmierinfektion

z.B.
Luftwege
(Klimaanlage)

Reservoire

z.B. bei
Staphylokokken
und
B-Streptokokken:
Patient/Personal
Keimträger

bei Naßkeimen,
z.B.
Pseudomonas
aeruginosa:
Befeuchter
sanitäre Anlagen

Verhütung/Therapie

chemische und
physikalische
Desinfektions-
maßnahmen
Sterilisations-
verfahren

personelle
Überwachung
Patienten-
isolierung
Impfprophylaxe
Antibiotika

klinische Symptomatik

respiratorische
Erkrankungen
Anginen

Beatmung

Wunde

Hepatitis

Gastroenteritis

Venenkatheter

Verbrennungen

Blasenkatheter

Wunden/Tracheostoma	Eiter
Blut	positive Kultur
Pneumonie	Infiltrat und Sputumbefund (bei Einweisung negativ)
Harnwegsinfektionen	10^5 Keime/ml Urin (im Katheter- bzw. Mittelstrahlurin)
Gastroenteritis	Symptomatik länger als 2 Tage, positive Kultur
Verbrennungen	Eiter
Sonstiges:	Hepatitis Peritonitis u.a.

Abb. 10.3 Infektionsquellen, -wege, -reservoire; Verhütung, Therapie und Symptome.

mitverantwortlich dafür, daß Gefahrenmomente erkannt und ausgeschlossen werden (Abb. 10.4).

Regelkreis der Krankenhaushygiene

Die Abb. 10.5 und die entsprechenden Erläuterungen sollen helfen, eine Übersicht zu gewin-

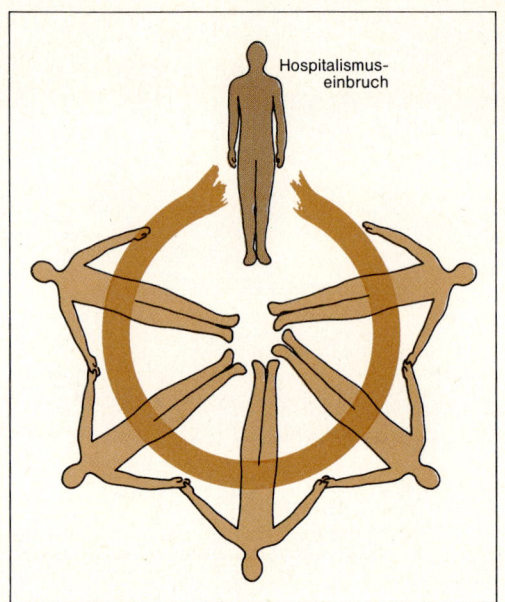

Hospitalismus-
einbruch

Abb. 10.4 Einbruch der Krankenhausinfektion (Hospitalismus). Die Krankenhaushygiene ist so wirksam wie ihr schwächstes Glied.

nen über die Funktion und Aufgabe der Krankenhaushygiene.

Erläuterungen zum Hygieneplan

Organisation

Zur Durchsetzung der Hygienemaßnahmen *braucht es Verantwortliche,* die *ohne* eine minimale *Organisation kaum zum Ziel* kommen werden. Von Vorteil ist es, wenn die Krankenhaushygiene in etwa nach dem aus Abb. 10.6 ersichtlichen Organigramm gegliedert werden kann.

Planung

Die Planung ist eine entscheidende Voraussetzung für das Gelingen der Ausführung.
Bei der Erstellung der Planungsmittel soll darauf geachtet werden, daß neben den Fachleuten möglichst viele Ausführende und Vertreter der Krankenpflegeschulen mit einbezogen werden. Eine ausführliche Hygieneanleitung und übersichtliche Desinfektionspläne sind das Minimum, das an Planungsmitteln erarbeitet werden sollte.

Information und Instruktion

Die Fachkräfte haben die Information und Instruktion so zu gestalten, daß die Ausführenden

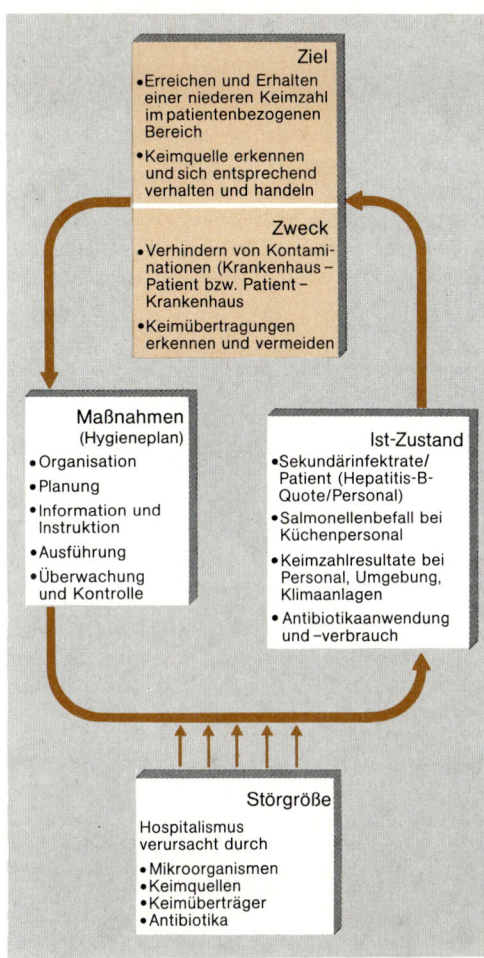

Abb. 10.5   Regelkreis der Krankenhaushygiene.

motiviert und befähigt werden, die vorgeschriebenen Maßnahmen richtig durchzuführen.

Ausführung

Die Ausführung der Hygienemaßnahmen ist Sache *aller*. Jeder im Krankenhaus Tätige hat darin seine Aufgabe zu erfüllen.

Die Ausführung ist das *Herzstück* der Krankenhaushygiene und gliedert sich im wesentlichen in zwei Maßnahmengruppen, wie in Abb. 10.7 dargestellt.

Überwachung und Kontrolle

Diese umfaßt:
- optische Inspektion,
- Erfassung der Sekundärinfekte,

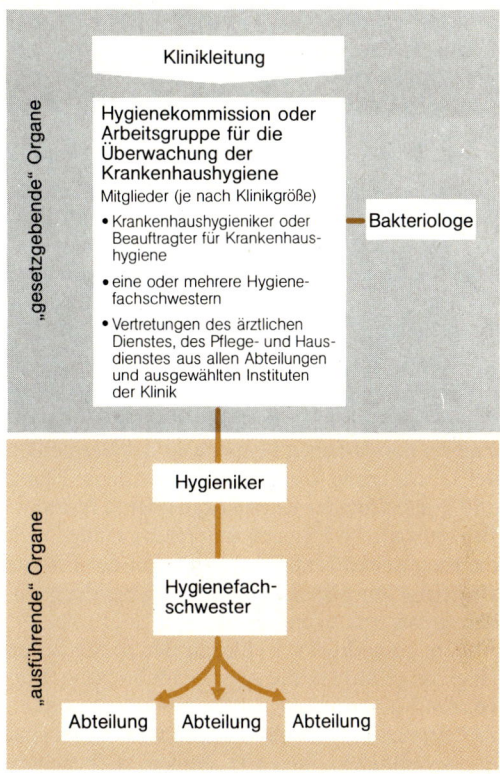

Abb. 10.6   Organigramm Krankenhaushygiene.

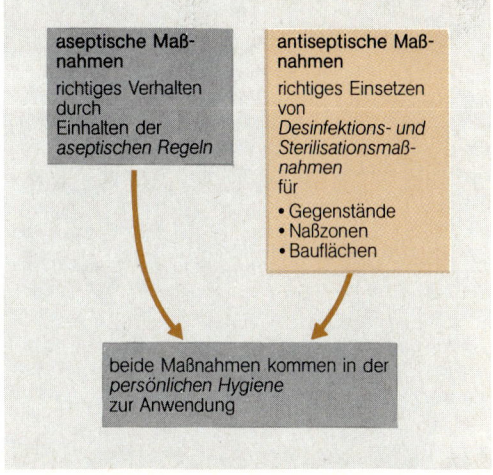

Abb. 10.7   Ausführung der Krankenhaushygiene.

- Überwachung der Antibiotikatherapie,
- Überwachung der Keimresistenzentwicklung,
- Kontrolle von Risikopersonalgruppen (z. B. Küchenpersonal, Personal der Dialysestation),
- Kontrolle von Lüftungs- und Klimaanlagen,
- bakteriologische Umgebungsuntersuchungen.

Die Hygienekommission bzw. die verantwortliche Arbeitsgruppe bestimmt die Verantwortlichen für die einzelnen Aufgaben.

Persönliche Hygiene

Die Krankenhaushgyiene steht und fällt mit der persönlichen Hygiene des einzelnen (s. auch S. 273).

Ziel der persönlichen Hygiene ist das Vermeiden der Übertragung körpereigener (residente Flora) und körperfremder Keime (transidente Flora).

Die persönliche Hygiene unterstützt maßgeblich die aseptischen Maßnahmen, wobei der Einsatz antiseptischer Mittel, insbesondere bei der Händehygiene, unumgänglich ist.

Anders ausgedrückt: Fehler in der persönlichen Hygiene gefährden die Asepsis im höchsten Maße.

Zur Erreichung des oben erwähnten Zieles sind im wesentlichen folgende Punkte zu beachten (Abb. 10.8):

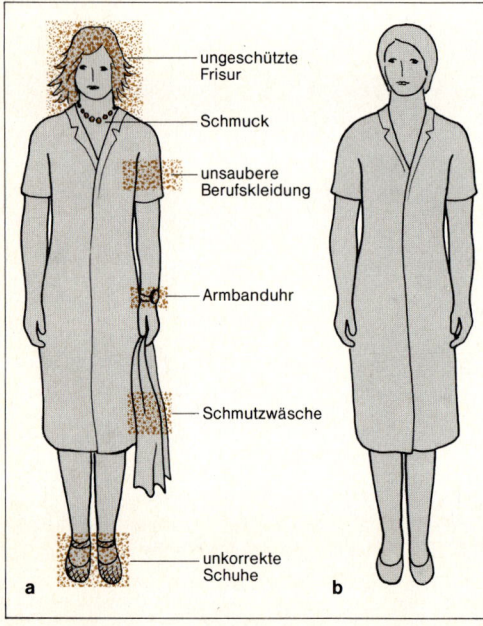

a Schwester als Keimüberträger
b Schwester ohne Keimreservoire

- ungeschützte Frisur
- Schmuck
- unsaubere Berufskleidung
- Armbanduhr
- Schmutzwäsche
- unkorrekte Schuhe

Abb. 10.8 a–b   Persönliche Hygiene. **a** Schwester als Keimüberträger. **b** Schwester ohne Keimreservoire.

Körperhygiene – Haarhygiene – Bekleidungs- und Schuhhygiene – *Händehygiene*

Da die Händehygiene bei der Verhütung von Keimübertragungen eine *zentrale* Stellung einnimmt, wird diese am Schluß des Kapitels ausführlich behandelt.

Im folgenden werden die Anforderungen und Maßnahmen zu den einzelnen Punkten der persönlichen Hygiene aufgezeigt.

Körperhygiene

Körperliche Sauberkeit wird bei allen im Krankenhaus Tätigen vorausgesetzt.

Arbeitsplatzanforderung und die Intensität der eigenen Schweiß- und Geruchsbildung bestimmen die Häufigkeit von Baden oder Duschen.

Haarhygiene

Die Haare müssen sauber und gepflegt sein. Lange Haare müssen hochgesteckt werden. Sie dürfen weder ins Gesicht fallen, noch die Schultern berühren.

Beachte
Die häufigste Kontamination der Haare erfolgt durch die eigenen Hände. Deshalb ist es besonders wichtig, *die Haare während der Arbeit nicht mit den Händen zu berühren.*

Bekleidungs- und Schuhhygiene

- *Berufskleidung.* Sie kann ihre Schutzfunktion während der Berufsausübung nur dann erfüllen, wenn sie
  - häufig gewechselt wird, wenn möglich täglich;
  - schmutzig auf dem kürzesten Weg in den dafür bestimmten Wäschesack gebracht wird;
  - nur im Krankenhaus getragen wird.

Die zusätzliche Verwendung von *Trägerschürzen* bei der Pflege von Kranken und bei Arbeiten am Ausguß muß dringend empfohlen werden. Damit kann die Kontaminationsgefahr der persönlichen Berufskleidung und somit die Keimverschleppungsmöglichkeit reduziert werden. Voraussetzung ist allerdings, daß diese Trägerschürzen nur im Krankenzimmer bzw. am Ausguß getragen und regelmäßig ausgetauscht werden. Es können textile oder Einwegschürzen (Kostenfrage) verwendet werden.

Bei Septisch- oder Infektionskranken, die isoliert werden müssen, sind langärmelige Überschürzen mit Rückenschluß zu tragen (s. dort).

- *Privatkleidung:*
  - Diese ist, wenn immer möglich, in der Personalgarderobe zu deponieren.
  - Wollsachen, wie Jacken und Pullover, sollen in den Krankenstationen nicht getragen werden. Tip für kühlere Tage: warme Unterwäsche und kurzärmelige Leibchen.
- *Anforderung an die Schuhe,* die in der Krankenstation getragen werden:
  - glattes Oberleder, das sich leicht reinigen läßt,
  - rutschsichere Gummisohle;
  - *nicht zulässig* sind Kork-, Stoff- und Wildlederschuhe (nicht desinfizierbar).

Schmuck und Armbanduhren

Wegen Verkeimungs- und Verletzungsgefahr sollen während der Arbeit in Krankenstationen weder Schmuck (Ringe, Armreifen, große Ohrringe, lange Halsketten) noch Armbanduhren getragen werden (ausgenommen Eheringe mit glatter Oberfläche).

Tragen von Gesichtsmasken

Gesichtsmasken haben nur dann einen Sinn, wenn sie korrekt getragen werden. Da sie den Zweck haben, die Ein- und Ausatmungsluft zu filtrieren, müssen sie *Mund* und *Nase* bedecken und nach unten und oben gut abschließen (regelmäßig wechseln). Außer im Operationssaal und auf der Neugeborenenstation sollen Gesichtsmasken getragen werden

- beim Einlegen intravasaler Katheter,
- beim Zumischen von Infusionen (ausgenommen einmalige Applikation),
- bei der Pflege von Patienten mit gewissen Infektionskrankheiten,
- bei Husten und Schnupfen der Pflegeperson,
- beim Handhaben von Trachealtubussen und -kanülen,
- bei der Pflege immungeschwächter Patienten.

Beachte

Schutzmaßnahmen bei Virusinfektionen (Hepatitis, AIDS) s. S. 298.

Händehygiene

Was schon SEMMELWEIS, LISTER u.a. feststellen mußten, trifft auch heute noch zu. *Die Hand ist der häufigste Keimüberträger!* Nur eine diszipliniert durchgeführte Händehygiene kann unsere Patienten und uns selbst ausreichend schützen (Abb. 10.**9** a u. **b**).

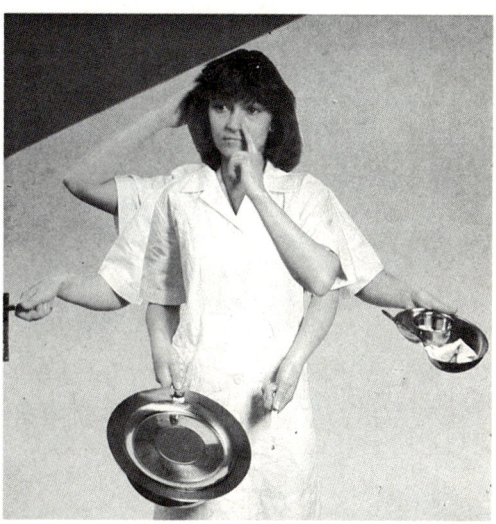

a

b

Abb. 10.**9** a–b   Infektionsübertragung durch die Hand.

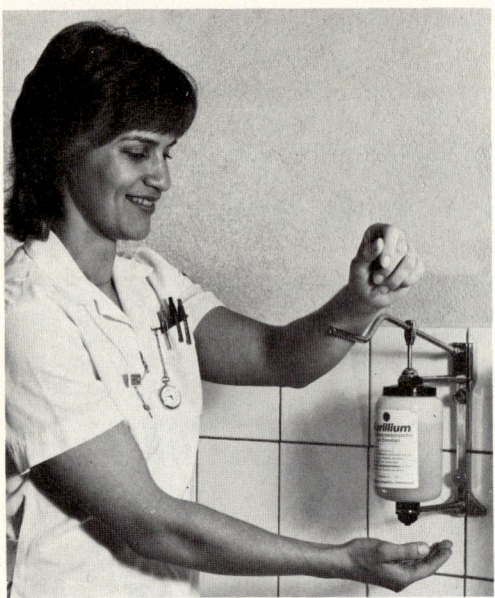

Abb. 10.**10**   Desinfizieren der Hände. Korrektes Handhaben des Desinfektionsmittelspenders.

Untersuchungen haben gezeigt, daß die *gezielte Anwendung alkoholischer Desinfektionsmittel* ein weitaus besseres Resultat erbringt, als das Händewaschen mit Seife und Wasser.

Das *Händewaschen mit einer Desinfektionsseife* kann, bei Beachtung der Vorschriften, dasselbe Ergebnis wie das Desinfizieren mit einer alkoholischen Lösung bringen. Der Vorgang ist aber wesentlich aufwendiger (zeitlich, 1 Minute), komplizierter (Fehlerquellen) und ortsgebunden, da ein Waschbecken benötigt wird (Naßstelle). Die verlangten Kriterien, vor allem die Einwirkungszeit, werden meistens nicht erfüllt, weshalb diese Methode für die hygienische Händedesinfektion in der Regel versagt.

Grundsatz der Händehygiene:
- Hände desinfizieren (s. oben).
- Nur bei optischer Verschmutzung Hände waschen, trocknen *und* desinfizieren.
- Händewaschen allein ist im patientenbezogenen Krankenhausbereich *keine* krankenhaushygienische Maßnahme!

Wann müssen die Hände desinfiziert werden?

- Vor jeder Pflegeverrichtung, insbesondere vor aseptischen Arbeiten;
- nach jeder Pflegeverrrichtung, mindestens

aber vor jedem Verlassen des Krankenzimmers;
- vor Umgang mit Medikamenten;
- vor dem Essenverteilen;
- nach jeder Mahlzeiteinnahme auf der Krankenstation (z. B. nach der Kaffeepause);
- bei Beginn der Arbeit (Schichtbeginn).

Händehygiene ist eine Frage des Anstandes und der Verantwortlichkeit!

Vorgehen

- *Korrekte Händedesinfektion.* Aus dem Wandspender oder der Einzelflasche hohle Hand mit Desinfektionsmittel füllen (ergibt die notwendige Dosis von 3–5 ml), Hände und Unterarme einreiben bis die Haut trocken ist, das Mittel niemals abtrocknen! (Abb. 10.**10**).
- *Korrektes Händewaschen und -desinfizieren.* Hände und Unterarme werden mit Wasser und Seife gründlich gewaschen und anschließend sorgfältig getrocknet. Wasserhahn mit gebrauchtem Papierhandtuch schließen (Abb. 10.**11**). Jeder Händewaschung muß eine korrekte Händedesinfektion folgen!
- *Korrekte Händepflege.* Fingernägel stets kurzgeschnitten halten, nicht Lackieren, da unter dem Nagellack Bakterien gedeihen können. Nach schmutzigen Arbeiten sind die Fingerkuppen mit Seife und Wasser zu bürsten. Hautrisse und -schrunden sind zu vermeiden und wenn vorhanden, sorgfältig zu pflegen. Damit die Haut der häufigen Desinfektion standhalten kann, muß sie gepflegt werden. Bewährt hat sich die Anwendung von pH-regulierenden Emulsionen (während der Nacht einwirken lassen) und fettfreien Hautschutzcremes (häufig anwenden) sowie das Vermeiden von Zugluft (Hände in kalter Jahreszeit schützen).

Aseptische Maßnahmen

Asepsis ist ein *Zustand,* der durch die *Aseptik* erreicht wird. Aseptik umfaßt Maßnahmen und Bemühungen, die eine Keimverschleppung *verhüten.*

Aseptisches Arbeiten bedeutet das strikte Trennen von *nichtsterilisiert* und *sterilisiert.* „Sterilisiertes wird nur mit Sterilisiertem berührt." (*Sterilisiert* und *steril* werden oft als Synonyme gebraucht. „Steril" ist jedoch eine ungenaue Bezeichnung: Ob eine Sache sterilisiert ist, wissen wir, ob sie auch steril ist, wissen wir nie ganz sicher.)

Abb. 10.**11 a–d**   Hände waschen.
a Bedienen des Seifenspenders.
b Waschen von Händen und Vorderarmen.
c Einweghandtuch zum Trocknen, damit wird auch der Wasserhahn zugedreht.
d Die sauberen Hände berühren keine Abwurfbehälter.

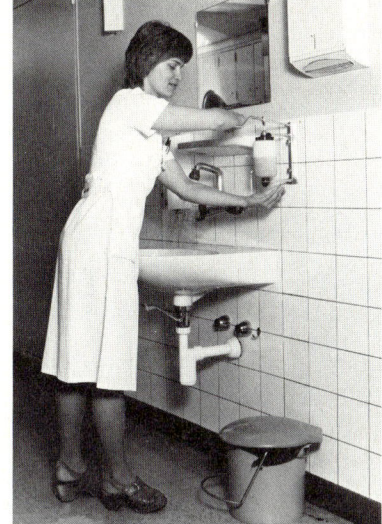

a

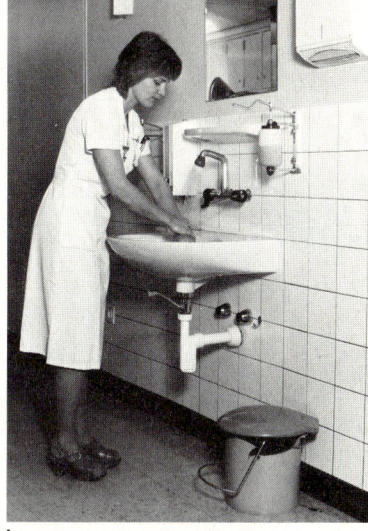

b

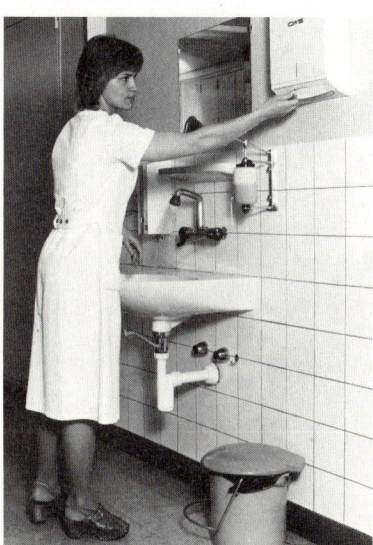

c

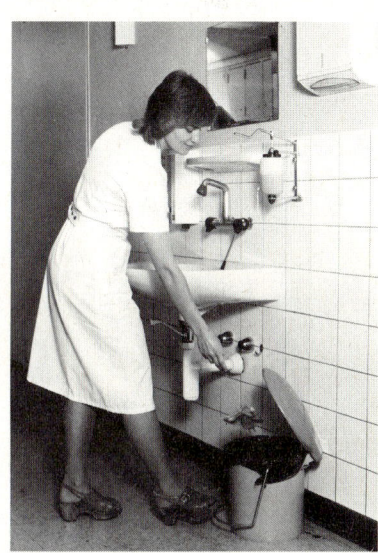

d

Regeln der Asepsis

Wo immer eine Verbindung ins Körperinnere hergestellt oder aufrechterhalten wird (S. 207 ff. u. S. 388 ff. u. a.), ist absolute Asepsis dringende Notwendigkeit:
- bei allen Wunden,
- bei allen Eingriffen durch die Haut: Punktionen, Injektionen usw.,
- bei allen offengehaltenen Verbindungen ins Körperinnere: Blasenkatheter, Venenkatheter u. a.).

Keine Verschleppung körpereigener Mikroorganismen (Abb. 10.**12**)

- Es gilt alles, was im Abschnitt „persönliche Hygiene" nachzulesen ist (S. 286 f.).
- Während des aseptischen Arbeitens ist der Mund (der eigene und derjenige des Kranken) geschlossen zu halten (bei Erkältungen Mundschutz tragen). Informationen sind im voraus zu geben.

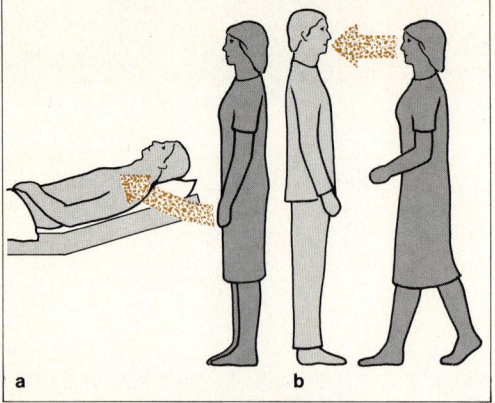

Abb. 10.**12** Verschleppung körpereigener Bakterien (Schmier- und Tröpfcheninfektion).

Keine Verschleppung fremder Mikroorganismen (Abb. 10.**13**)

- Luftbewegungen (mit den Armen) und Durchzug vermeiden.
- Während und in der Umgebung von aseptischen Arbeiten keine unnötigen Gespräche führen.
- Nicht über offenem sterilisiertem Material hantieren.
- Sterilisiertes Verpackungsmaterial und sterilisierte Arbeitsfläche nicht feucht werden lassen.
- Blumen und Pflanzen nicht in Sterilgutnähe stellen.
- Schmutzige Krankenwäsche nicht mit den Berufskleidern in Berührung bringen, Wäscherolli im Krankenzimmer bereitstellen und Schmutzwäsche direkt ablegen.
- Saubere Krankenwäsche nicht von einem Zimmer ins andere tragen (als Vorrat im Zimmer belassen).

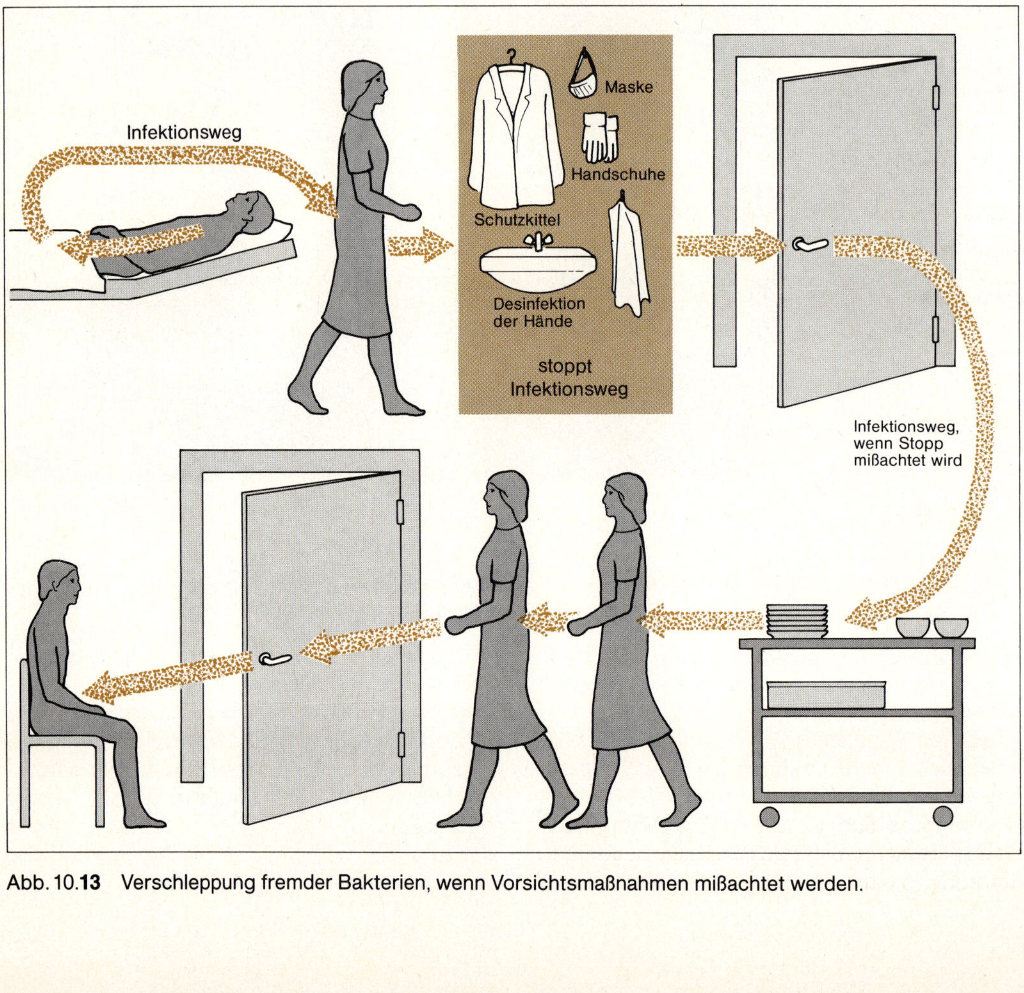

Infektionsweg

Maske

Handschuhe

Schutzkittel

Desinfektion der Hände

stoppt Infektionsweg

Infektionsweg, wenn Stopp mißachtet wird

Abb. 10.**13**   Verschleppung fremder Bakterien, wenn Vorsichtsmaßnahmen mißachtet werden.

- Nach Verlassen einer Naßzone die Hände immer desinfizieren.
- Berührungsflächen auseinanderhalten:
  - Was ins Krankenbett gehört, darf weder mit dem Boden noch mit dem Tisch in Berührung kommen.
  - Was auf Verbandwagen und in Schränke zurückversorgt wird, soll nicht ins Patientenbett gelegt werden, z.B. Heftpflasterrollen, Blutdruckapparate, Dokumentationsmappen, Röntgenbilder usw.
  - Was mit dem Boden in Berührung ist, gehört nicht aufs Bett, z.B. Sekretflaschen, Gehstöcke, Pantoffeln usw.
  - Nach ungewollten oder unvermeidlichen Kontakten sind die Gegenstände zu desinfizieren.

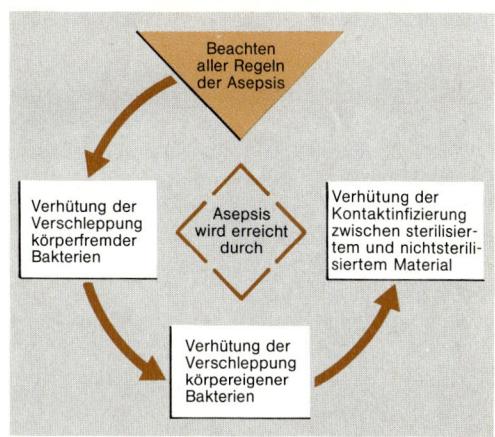

Abb. 10.**14**   Aseptische Maßnahmen.

Keine Kontamination zwischen sterilisiertem und nichtsterilisiertem Material

- Alle Ränder von Kassetten, Salbenkompressendosen usw. sind als nichtsteril zu betrachten.
- Deckel von sterilisierten Gefäßen immer umgekehrt ablegen.
- Sterilisiertes und nichtsterilisiertes Material nicht zu nahe nebeneinander ablegen, nicht außerhalb des Blickfeldes mit sterilisiertem Material hantieren.
- Der Verbandwagen gehört nicht ins Krankenzimmer (S. 382).
- Sterilflächen nicht zu früh vorbereiten, u. U. bis zum Gebrauch mit sterilisierten Tüchern zudecken (wird das sterilisierte Material nicht am Ort des Gebrauchs gerichtet, muß es immer abgedeckt werden).
- Infusionsbestecke, Dreiwegehahn und andere Zusatzanschlüsse müssen mindestens alle 24–48 Stunden gewechselt werden.
- Verrichtungen an Gefäßkathetern dürfen nur unter streng aseptischen Bedingungen erfolgen.
- Hochmolekulare Infusionslösungen sollen nur im „Laminar Flow" (keimfreie Umgebung) zugemischt werden.

Eine *Zusammenfassung* der aseptischen Maßnahmen zeigt Abb. 10.**14**.

Antiseptische Maßnahmen

Antiseptik umfaßt die Anwendung sog. Antiseptika, das sind Substanzen, die die Keime durch Wachstumshemmung (bakteriostatisch) oder Abtötung (bakterizid) unschädlich machen. An-

tisepsis bedeutet somit (Anti + Sepsis) Vernichtung von Krankheitskeimen mit chemischen oder physikalischen Mitteln.

Regeln der Antisepsis

- Ohne korrekte Antisepsis gibt es keine Asepsis, aber
- ohne Wahrung der Asepsis werden alle antiseptischen Maßnahmen in Frage gestellt.
- Aseptik und Antiseptik sind voneinander abhängig und beeinflussen sich gegenseitig.

Beispiel: Injektionstechnik. Es ist heute selbstverständlich, daß Spritze, Nadel, Medikament einwandfrei sterilisiert angeboten werden (und dies für teures Geld!). Man darf sich nun mit Recht die Frage stellen, ob bei der Verabreichung der Injektion ebensoviel Sorgfalt aufgewendet wird (ich denke da z.B. an das Einhalten der Einwirkungszeit bei der Hautdesinfektion). Die wichtigsten antiseptischen Maßnahmen sind
- Desinfektion (s. unten) und
- Sterilisation (S. 300 ff.).

10.6.4. Desinfektion

Nach WOLLHÄUSER bedeutet *Desinfizieren*, einen Gegenstand in einen Zustand zu versetzen, in dem er nicht mehr infizieren kann. *Desinfektion* ist eine Maßnahme zur „selektiven Verminderung der Keimzahl" mit dem Ziel, die Übertragung bestimmter Mikroorganismen zu verhindern (selektiv = auswählend). In diesem Zusammenhang ist die Verminderung der Keimzahl in den für die Sicherheit des Patienten notwendigen Bereichen gemeint.

Desinfektionsverfahren

Die Desinfektion kann durch *physikalische (thermische)* oder durch *chemische* Substanzen erfolgen.
Die entscheidenden Faktoren für eine wirksame Desinfektion sind dabei:
- *Dosierung* der Desinfektionsmittel bei der chemischen Desinfektion,
- *Temperatur* bei der physikalischen oder thermischen Desinfektion,
- *Einwirkungszeit* sowohl bei der chemischen wie auch bei der physikalischen Desinfektion.

Grundregeln zur Desinfektion:
- Die Gegenstände immer zuerst desinfizieren, dann reinigen.
- *Handschuhe* tragen, um Hautkontakte mit dem Desinfektionsmittel zu vermeiden (Vorsicht auch vor Spritzern in die Augen).
- *Richtige Dosierung.* Unterdosierung und Überdosierung der Mittel sind gleicherweise wirkungslos, zudem schadet Überdosierung dem Material bzw. der Haut und belastet die Umwelt.
- *Richtige Temperatur.* Wenn keine Angaben bestehen, soll grundsätzlich kaltes Wasser zum Herstellen von Lösungen genommen werden.
- *Richtige Einwirkungszeit.* Verkürzte Zeiten machen ein Mittel wirkungslos. Bei der Händedesinfektion und Hautdesinfektion geschehen die häufigsten Fehler, die Einwirkungszeiten bei eingelegten Instrumenten u. a. werden meist besser beachtet.

Physikalische thermische Methoden

- *Feuer:* abflammen, verbrennen;
- *feuchte Hitze:* Heißluft, Kochen, strömender Dampf (z. B. Waschmaschinen, Steckbeckenmaschinen).

Chemische Methoden

Häufigste und praktisch bedeutsamste Desinfektion. Man unterscheidet die
- Einlegmethode – einlegen,
- Naßwischmethode – abwaschen,
- Sprühmethode – absprühen.

Bei jeder Desinfektion mit chemischen Mitteln gilt zu beachten:
- Dosierung des Mittels,
- Dauer der Einwirkung,
- Einwirkungstemperatur,
- Durchdringungstiefe (Tiefenwirkung).

Ein gutes Desinfektionsmittel sollte folgenden Anforderungen genügen:
- antimikrobielle Wirksamkeit,
- Haut- (und Schleimhaut-)Verträglichkeit,
- Metall- und Textilienfreundlichkeit,
- Geruchlosigkeit (bzw. gut erträglicher Geruch),
- gute Benetzungsfähigkeit und Reinigungskraft,
- Ungiftigkeit,
- Wirtschaftlichkeit bezüglich Preislage.

In Tab. 10.5 sind einige der wichtigsten Desinfektionsmittel zusammengestellt.

Tabelle 10.5   Einige der wichtigsten Desinfektionsmittel

Gruppen	Desinfektionsmittel	Konzentration/Einwirkungszeit	Anwendung	Wirkung
Säuren	Borsäure Borwasser	3%	Spülungen	schwach wirkend, toxische Nebenwirkung (soll nicht mehr verwendet werden)
	Essigsäure (essigsaure Tonerde)	1–3%	Umschläge, Bäder	geringe Wirkung
Laugen	Kalkmilch (ausgebrannter Kalk = Ätzkalk + Wasser = gelöschter Kalk)	verdünnt mit Wasser: 1:1 /6 Std. 1:4 /6 Std. 1:4 /24 Std. 1:20/6 Std.	Sputumdesinfektion Stuhldesinfektion Abwassergruben Schmutzwasser	Kalkmilch muß jedesmal neu zubereitet werden, da sie durch die Kohlensäure der Luft unwirksam wird

Tabelle 10.5 Fortsetzung

Gruppen	Desinfektionsmittel	Konzentration/ Einwirkungszeit	Anwendung	Wirkung
Oxidationsmittel	Ozon (O_3)		Trinkwasser Raumluft	Freisetzen von O_2
	Wasserstoffsuper- oxid (H_2O_2)	3%	Spülungen Wundbehandlungen	schwach antiseptisch
	Peressigsäure	0,2–0,5% Aerosol oder durch Vergasen	thermolabile Materialien	sehr gute Wirkung, starke Viruzidie sehr korrosiv auf Buntmetalle
	Kaliumpermanganat	1%	Spülungen, Bäder	schwach antiseptisch
	Zucker		Wundbehandlung	altes Mittel
Halogene (salzbildende Mittel)	Chlor Hypochloride	2–5%	Schleimhaut- und Hohlorganspülun- gen	gute Desinfektions- wirkung bei allen Chlorpräparaten
	Javelwasser	2–3 mg/freies Chlor pro m³ Wasser	Badewasserdesin- fektion Krankenwäsche	
	Chlorkalk	5 Teile Wasser 1 Teil Chlorkalk = Chlorkalkmilch	Exkrementendesin- fektion	muß jedesmal frisch zubereitet werden
	Chloramin	5% 3%	Sputumdesinfektion Scheuerdesinfektion bei Tbc	
	Jodophore (Betadine, Ultimex)	Vorschrift beachten	Haut- und Wunddes- infektion Wundspülungen	Vorsicht: alkoholi- sche Jodophore nicht für Wundspülungen!
Metallsalze	*Silbersalze* (AgNO₃) Silbernitrat	1% 1–2 Tropfen	prophylaktisch gegen Augengonorrhö bei Neugeborenen	
	Silbermetem	1%	Blasen- und Wund- spülung	Flecken!
	Silberchlorid- Tabletten	*nach Vorschrift*	*Wasserdesinfektion*	
	Quecksilber: Phenylquecksilber- borat (Merfen) Merbromin (Mercurochrom)	2% nach Vorschrift	Gentialdesinfektion Hautdesinfektion	
Alkohole	Äthylalkohol Isopropanol n-Propanol (Sterillium Desderman)	77–80 Vol% 60 Vol% 45 Vol%	auf trockene Haut Haut- und Hände- desinfektion	stark bakterizid, un- wirksam gegen Spo- ren gewisse Markenprä- parate enthalten zu- sätzliche Desinfek- tionswirkstoffe

Tabelle 10.**5**   Fortsetzung

Gruppen	Desinfektionsmittel	Konzentration/ Einwirkungszeit	Anwendung	Wirkung
Aldehyde und deren Derivate	Formaldehyd (HCHO) = Formalin	8%/3 Std. 2%/12 Std. 5 g/m^3/8 Std.	Grobdesinfektion Wäschedesinfektion Raumdesinfektion	Formalin wirkt konservierend, eiweißschädigend, muß gut verschlossen und lichtgeschützt aufbewahrt werden
	moderne Formalinabkömmlinge sind: Glutaraldehyd- und Glyoxaldehydmittel (Buraton, Kohrsolin, Aldosan, Incides)	0,5–3%	Flächendesinfektion Wäschedesinfektion Raumdesinfektion	
	Spezialmittel: auf Glutarbasis = Cidex Bernsteinsäure = Gigasept	nach Vorschrift	Desinfektion empfindlicher Instrumente und Endoskope	
Phenole und deren Derivate	Karbolsäure Kresol = reine Phenole		Grob- und Wäschedesinfektion	stark ätzend, giftig, daher werden heute nur noch Derivate verwendet
	Lysol (ältestes Markenpräparat) Gevisol Ivisol	½–1% ½–2%	Flächendesinfektion Instrumentendesinfektion	wirkt proteolytisch, daher hohe Eiweißbelastbarkeit
Detergenzien = oberflächenaktive Substanzen	*Chlorhexidine* (Hibiscrup, Hibital, Secalan) Biguanide (Vantropol)	Vorschrift beachten	Haut- und Wunddesinfektion Wundspülungen	Flecken!
	Ammoniumverbindungen = kationische Detergenzien (Desogen)			erhöhen die Benetzbarkeit der Desinfektionsmittel Inaktivierung durch Seife
	Ferner unterscheidet man anionische, amphotere und nichtionische Detergenzien			

Wichtig:
– Dosierung und Einwirkungszeit beachten!
– Beimischen von Zusätzen nur in Absprache mit dem zuständigen Apotheker oder Krankenhaushygieniker.

Desinfektionsarten

Wir unterscheiden:
– fortlaufende Desinfektion,
– Austrittsdesinfektion,
– fortlaufende Desinfektion bei Patienten mit septischen Wunden,
– fortlaufende Desinfektion bei infektiösen Patienten (strengste Isolation),
– Schlußdesinfektion bei septischen und infektiösen Patienten,
– Umkehrisolation (life island) bei immungeschädigten Patienten.

Praktische Anwendung der wichtigsten Desinfektionsarten

Fortlaufende Desinfektion

Das Wort *laufend* bringt zum Ausdruck, daß es darum geht, die laufend, also kontinuierlich, von der Infektionsquelle (Patient) ausgeschiedenen Infektionserreger ebenso laufend, d. h. so schnell wie möglich, zu vernichten (Definition nach Kanz).

Beachte

Desinfiziert werden muß grundsätzlich alles, was mit dem Patientenzimmer oder dem Patienten in Berührung gekommen ist.

Als Beispiel eines angewandten Desinfektionsplanes wird in Tab. 10.6 dargestellt, wie die fortlaufende Desinfektion durchgeführt werden kann. Gleichzeitig ist eine mögliche Arbeitsaufteilung zwischen Pflege- und Hausdienst ersichtlich.

Tabelle 10.**6**   Desinfektionsplan einer Krankenstation. Für Pflegedienst und Hausdienst

Gegenstand	Präparat	Anwendung Pflegedienst	Anwendung Hausdienst	Zubereitung
1. Große Gegenstände: Waschbecken, Nierenschalen, Redonflaschen, Bettschüsseln, Urinflaschen usw.	Ivisol 0,5%	in Desinfektionswanne 3 Stunden einlegen Achtung: Material stets ganz eintauchen!		Desinfektionswanne mit 60 l Wasser füllen (bis oberen Wannenabsatz), 300 ml Ivisolkonzentrat hineingießen Lösung alle 14 Tage wechseln
2. Kleine Gegenstände: Spritzen, Instrumente, Tabletts, weitere kleine Utensilien	Ivisol 0,5% (aus 5-l-Kanister)	in Plastikbecken oder Treteimer 3 Stunden einlegen Achtung: Material stets gut eintauchen!		
3. Krankenmobiliar inkl. Betten, Geräte und Apparate im Gebrauch	Ivisol 0,5% (aus 5-l-Kanister)	täglich feucht abwischen bei Apparaten Gebrauchsanweisung beachten	täglich den unteren Teil des Bettgestells mit Kohrsolin 0,5% feucht abwischen	Ivisol 0,5%
4. Geräte und Apparate, die nicht im Gebrauch sind	Ivisol 0,5% (aus 5-l-Kanister)	1mal wöchentlich feucht abwischen Vorschriften beachten		5-l-Kanister zuerst mit Wasser auffüllen, anschließend 25 ml Ivisolkonzentrat hineingießen Achtung: Die 25-ml-Ivisol-Flasche aufstecken und richtig auslaufen lassen
5. Naßzone: Badewanne	Ivisol 0,5% (aus 5-l-Kanister)	200–300 ml Ivisol in die abgestöpselte Badewanne geben (direkt aus dem Kanister), Wanne fegen und anschließend mit der Brause spülen. Brauseeinrichtung ebenfalls desinfizieren		

Tabelle 10.**6**   Fortsetzung

Gegenstand	Präparat	Anwendung Pflegedienst	Anwendung Hausdienst	Zubereitung
Duschwanne	Ivisol 0,5% (aus 5-l-Kanister)	mit Ivisollösung schruppen und nachspülen. Brauseeinrichtung ebenfalls desinfizieren; täglich die Ivisollösung, die vom Abwischen übrigbleibt, in die Duschwanne leeren		
Waschbecken			mit Desinfektionsmittel auswaschen	
WC-Brillen			mit Desinfektionsmittel naß abwischen	
6. Bodenflächen: Patienten-, Untersuchungs-, Stations-, Badezimmer, Büro	Kohrsolin 0,5%		3mal wöchentlich die Böden naß aufwischen	
Naßzone, Lifte, Eingangshalle	Kohrsolin 0,5%		täglich die Böden aufwischen	auf 1 Eimer mit 8 l Wasser Dosierpumpe 2mal drücken
Wandflächen von WC, Duschen und Baderaum	Kohrsolin 0,5%		täglich abreiben	
7. Bettinhalt, Kleider, Schuhe, thermolabile Artikel, Staukissen	Kohrsolinspray 1%	besprühen Achtung: Griff stets gut durchdrücken. Pro Druck wird bei einem Abstand von 50 cm ca. ½ m² Fläche besprüht		Kohrsolinspray 1% fertige Lösung von der Apotheke in Handzerstäubern
8. Hygienische Händedesinfektion	Sterillium oder Desderman	aus dem Wandspender oder der Einzelflasche hohle Hand mit Desinfektionsmittel füllen (ergibt ca. 3–5 ml) – einreiben öfter anwenden – Merkblatt beachten!	aus dem Wandspender oder der Einzelflasche hohle Hand mit Desinfektionsmittel füllen (ergibt ca. 3–5 ml) – einreiben oder anwenden – Merkblatt beachten!	fertige Lösung aus der Apotheke
9. Austrittsdesinfektion	Ivisol 0,5% Kohrsolinspray 1%	alle Utensilien einlegen. Besprühen von Gegenständen, die nicht eingelegt werden können	die übrige Desinfektion und Reinigung übernimmt der Hausdienst, wie Betten-, Schrank- und Nachttischdesinfektion und -reinigung	wie oben

Tabelle 10.**6**   Fortsetzung

Gegenstand	Präparat	Anwendung Pflegedienst	Anwendung Hausdienst	Zubereitung
Bettgestell	Kohrsolin 0,5%		mit Kohrsolin 0,5% abwaschen	Kohrsolin 0,5% auf 1 Eimer mit 8 l Wasser Dosierpumpe 2mal drücken
Nachttisch und Patientenschrank	Kohrsolin 0,5%		mit Kohrsolin 0,5% abwaschen	wie oben
10. Septische oder infektiöse Patienten	fortlaufende und Schlußdesinfektion s. spezielle Anleitung für Krankenhaushygiene			
11. Exkrementendesinfektion von Stuhl, Sputum und Urin	s. spezielle Anleitung für Krankenhaushygiene			

Austrittsdesinfektion

Auch diese Maßnahmen sind aus dem oben dargestellten Desinfektionsplan ersichtlich. Bei den folgenden Desinfektionsarten wird die Anwendung ebenfalls an einem Beispiel von „Vorschriften aus der Praxis" gezeigt.

Fortlaufende Desinfektion bei Patients mit septischen Wunden

Prinzip: Patient ist Keimquelle.
Maßnahmen: Keimverschleppung verhindern, Patienten mit septischen Wunden in gleiches Zimmer zusammenlegen. Einzelfälle isolieren.
Handhabung:

- Beim *Einrichten* des Isolierzimmers schlecht desinfizierbare Gegenstände aus dem Zimmer entfernen, vor allem die Stoffvorhänge. Immer zuerst die übrigen Patienten pflegen, dann die Patienten im Isolierzimmer. Wenn möglich soll eine Pflegeperson bestimmt werden, die nur die Patienten mit septischen Wunden betreut.
- Die *tägliche Raumreinigung* ist ebenfalls erst am Schluß der täglichen Stationsreinigung durchzuführen. Die Flächen und Naßzellen werden mit Desinfektionsmitteln gereinigt (Hauspersonal entsprechend instruieren).
- Das *Krankenzimmer* darf nur in langärmeliger Überschürze mit Rückenschluß betreten werden (gilt auch für Ärzte, Hausdienstpersonal und Besucher). Je nach Lokalisation der Keimquelle und der Pflegeverrichtung sind zusätzlich Handschuhe und Gesichtsmaske zu tragen.

- *Pflegeverrichtungen koordinieren,* nicht ständig das Zimmer betreten und verlassen.
- *Pflegeutensilien* nur für diesen Patienten verwenden. Alle Gegenstände, die aus dem Zimmer gebracht werden, *sofort* desinfizieren (nicht liegen lassen) und anschließend reinigen.
- *Schmutzige Wäsche* in separaten Wäschesack geben (speziell bezeichneten Plastiksack). Den vollen Wäschesack beschriften mit „septische Wäsche".
- *Vor dem Verlassen des Krankenzimmers* Handschuhe ausziehen und in Plastiksack werfen. Diesen Sack mindestens 1mal täglich auswechseln und in speziellen Abwurfsack legen.
- *Nach dem Verlassen des Krankenzimmers* Überschürzen ausziehen und mit der Innenseite nach außen vor dem Krankenzimmer aufhängen. Sofort Hände waschen und desinfizieren.
- Die Überschürzen müssen täglich gewechselt werden.
- Schuhsohlen mit Formaldehydspray desinfizieren oder Desinfektionsteppich (s. oben) benutzen.
- Türklinke mehrmals täglich mit Desinfektionsmitteln feucht abwischen (beidseitig).
- *Keine unnötigen Gegenstände ins Krankenzimmer bringen bzw. heraustragen.* Wertlose Gegenstände wie Zeitungen und Zeitschriften, die der Patient nicht mehr braucht, im Krankenzimmer in den Abwurfsack werfen und zum Verbrennen geben. Auf keinen Fall solche Gegenstände aus dem Krankenzimmer

nehmen und an andere Patienten weitergeben. Keine Topfpflanzen.

- Der Patient darf das Krankenzimmer nur verlassen, wenn es die Behandlung unbedingt erfordert und dann nur in Begleitung einer Pflegeperson.
- Besucherzahl einschränken, keine Kinderbesuche.

Zur Pflegeplanung bei Patienten mit septischen Wunden: Alle obengenannten Maßnahmen werden vom Kranken als „unnatürlich und einschränkend" empfunden. Sie können je nach Persönlichkeitsstruktur unterschiedliche Empfindungen auslösen (ausgestoßen sein, ansteckend sein, bedroht sein, isoliert sein). Deshalb sind die Desinfektionsmaßnahmen nur als Teilaspekt einer ganzheitlichen Pflege zu betrachten, und es ist gleichzeitig die menschliche (psychisch-geistige) Dimension mit zu berücksichtigen. Die Maßnahmen sind der Situation des einzelnen Kranken anzupassen. Im wesentlichen umfassen sie die folgenden Punkte:

- Den Kranken informieren über Sinn und Zweck der Maßnahmen sowie instruieren über erwartetes Verhalten (Wunde nicht berühren, peinliche Körperhygiene, mehrmals täglich die Hände desinfizieren usw.).
- Sicherheitsbedürfnis beachten und dem Kranken entsprechend entgegenkommen (S. 271 f.).
- Sich selber (trotz Schutzkleidung) so natürlich wie möglich bewegen.
- Einschränkungen überlegen und keine unnötigen Verzichte auferlegen (z. B. nur um der Routine willen).
- Die Zeit so planen, daß eine Pflegeperson auch einmal ruhig etwas länger beim Patienten verweilen kann. Insbesondere gilt dies bei Kindern (S. 501).
- Hilfe zur Strukturierung der Zeit anbieten, wo notwendig (s. Kap. 11, insbesondere S. 317 f.).

Fortlaufende Desinfektion bei infektiösen Patienten (Isolation)

Die Isolation wird vom Arzt angeordnet und muß in der Regel bei fast allen meldepflichtigen Infektionskrankheiten durchgeführt werden.

Maßnahmen: Der Patient wird zur Verhinderung der Keimverschleppung in geeignetem Krankenzimmer (wenn möglich mit eigenem WC) oder auf speziell dafür eingerichteten Abteilungen (Isolierstationen) isoliert. Patienten mit der gleichen Krankheit können ins gleiche Zimmer zusammengelegt werden.

Handhabung: Die Punkte unter „fortlaufende Desinfektion bei Patienten mit septischen Wunden" (s. oben) haben hier ebenfalls Gültigkeit, aber unter verschärften Bedingungen. *Es müssen zusätzlich folgende Regeln beachtet werden:*

- Der Patient darf das Zimmer nicht verlassen.
- Besuchsverbot, Ausnahmen werden vom Arzt festgelegt.
- Es müssen zwei Desinfektionswannen im Krankenzimmer bereitgestellt werden (eine für Pflegeutensilien, Instrumente u.a., die andere für das Eßgeschirr).
- Bei der *Patientenverpflegung* ist folgendes zu beachten:
  • Wo das Tablettsystem eingeführt ist, wird nach den Hauptmahlzeiten das komplette Tablett (mit Geschirr und Besteck) 3 Stunden in die zimmereigene Desinfektionwanne gelegt und dem Wagen der folgenden Mahlzeit mitgegeben.
  • Für die Zwischenverpflegung erhält der Patient stationseigenes Geschirr, welches das Zimmer bis nach der Schlußdesinfektion *nicht* verlassen darf.
  • Eimer für Speisereste. Speisereste werden wie der Stuhl desinfiziert. Sie können auch in einen Plastiksack abgefüllt und zur Verbrennung gegeben werden.
- In vielen Fällen müssen auch die Exkremente desinfiziert werden, nämlich dort, wo keine speziellen Exkrementen-Desinfektionsanlagen zur Verfügung stehen (sich erkundigen!). *Durchführung der Exkrementendesinfektion* (bei nichtvorhandener Spezialeinrichtung):
  • *Urin.* Der Urinmenge ist soviel eines Phenolderivates (z. B. Ivisolkonzentrat) zuzufügen, daß die Gesamtlösung 2% Desinfektionsmittel enthält. Vorgeschriebene *Einwirkungszeit:* 1 Stunde.
  • *Stuhl, Sputum, Körperspülflüssigkeiten und Speisereste* müssen mit einer 5%igen Phenolderivatlösung (Ivisol) gut bedeckt werden, der Stuhl ist allenfalls zu zerkleinern (in geeignetem Gefäß, z. B. Kessel). Vorgeschriebene *Einwirkungszeit:* 5 Stunden.

In speziell eingerichteten Infektionsabteilungen stehen für die Geschirr- und Exkrementendesinfektion in der Regel besondere Apparate und bauliche Einrichtungen zur Verfügung (z. B. Schleusen), was die Arbeit wesentlich erleichtert.

Zur Pflegeplanung bei infektiösen Patienten (Infektionskrankheiten): Es stellen sich die gleichen Probleme wie oben, nur häufig in verschärftem Ausmaß (z. B. Besuchsverbot). Eine individuelle

Situationseinschätzung (S. 274) ermöglicht eine *Pflegeplanung, die sich am Menschen und nicht an der Sache* (Infektionskrankheit) orientiert. Grundsätzlich sind vier Problemkreise zu berücksichtigen:

- Der *Mensch als Person* (mit jeweils eigenen Problemen und Ressourcen) in der jeweiligen Gestimmtheit und Befindlichkeit sowie in seiner individuellen Reaktionsweise auf die Isolation;
- der *Mensch als Organismus*. Je nach Art der Infektion sind mehr oder weniger Funktionen beeinträchtigt (Juckreiz bei Ausschlägen, Durchfälle bei Darminfektionen usw.);
- der *Mensch als Beziehungswesen*. Die Kontakte nach außen sind erschwert, das Beziehungsnetz beeinträchtigt;
- die *Gefahrenmomente gegenüber der Umwelt* (darüber orientieren die Desinfektionsmaßnahmen).

Beachte

Patienten mit *Hepatitis epidemica,* Serumhepatitis und *AIDS* bzw. HTLV-III (erworbene Schwäche des körpereigenen Abwehrsystems) brauchen keine besondere Isolation (außer bei spezieller Verordnung).
Bei der Betreuung ist aber peinlichst darauf zu achten, daß man *nicht* mit Blut und Exkrementen dieser Patienten in Berührung kommt:

- Bei allen Verrichtungen, bei denen ein direkter Kontakt mit Blut und Sekreten möglich ist, sind *Handschuhe* zu tragen, also zur Blutentnahme, beim Einlegen und Pflegen von Venenkathetern, bei Verbandwechsel, Drainagewechsel, beim Absaugen. *Überschürzen* nur bei entsprechender Verschmutzung von Bettwäsche oder Kleidung.
- Sorgfältige *Entsorgung* von gebrauchtem Material (Kanülen in stichfeste Behälter).
- Bei *Verletzung* mit potentiell infektiösem Material (z.B. bei Stichverletzung) sofort mit Alkohol oder Jodpräparat desinfizieren. Meldung beim zuständigen Arzt aus versicherungsrechtlichen Gründen.
- Zur *Hepatitis-B-Prophylaxe* ist Immunisierung der Risikopersonalgruppen mit Vakzinen angezeigt.

Schlußdesinfektion bei septischen und infektiösen Patienten

Bei der Aufhebung der Isolation (wird durch den Arzt bestimmt) oder beim Austritt des Patienten ist wie folgt vorzugehen:

- Der Patient erhält außerhalb des Isolierzimmers (am besten im Badezimmer) eine sorgfältige Ganzwaschung, ein Bad oder eine Dusche, unter Zusatz einer desinfizierenden Seife. Anschließend bekommt er saubere Kleider oder/und ein sauberes Bett.
- Ausnahmslos sämtliche Gegenstände bleiben bis nach der Raumdesinfektion im Isolierzimmer.
- Die *Raumdesinfektion* wird normalerweise von einem geschulten Raumdesinfektor durchgeführt.

Muß die Raumdesinfektion aus irgendeinem Grunde ausnahmsweise durch das Pflegpersonal durchgeführt werden, ist folgendermaßen vorzugehen:

- Bei Krankenzimmern, die einer *Klimaanlage* angeschlossen sind, unbedingt darauf achten, daß während der Raumdesinfektion die Klimaanlage für dieses Zimmer *ausgeschaltet* oder, wo dies technisch nicht möglich ist, die Zu- und Abluft des betreffenden Zimmers *abgesperrt ist*.
- Vor dem Isolierzimmer alles genau vorbereiten, wie Überschürze, Handschuhe, Schutzmaske, Kopfbedeckung, Aerosolapparat (z.B. Mircojet, Atomist - beachte Merkblatt am Apparat), 1- bis 3%ige Formaldehydlösung je nach Präparat. *Achtung:* Für die Raumdesinfektion darf der Alkoholgehalt 40 g% nicht übersteigen. Bei hohem Alkoholgehalt besteht Explosionsgefahr!
- Formaldehydlösungsmenge abmessen = 30 ml pro m^3 Raum, in Aerosolapparat einfüllen, Düse nach Vorschrift einstellen.
- Schutzkleidung anziehen, Aerosolapparat und Restmenge des Desinfektionsmittels mit ins Isolierzimmer nehmen. Zimmertüre schließen.
- Alle Gegenstände so ausbreiten, daß das Desinfektionsmittel optimal einwirken kann. Bettwäsche in speziellem Plastikwäschesack, Matratze längskant aufstellen. Alle Schranktüren und Schubladen öffnen. Den Plastikwäschesack beschriften mit „Infektionswäsche".
- Mit Aerosolapparat Raumflächen und Gegenstände sorgfältig absprühen (Distanz ca. 1 m), beginnend an der Decke über die Wände zum Boden. Die Nachfüllung des Aerosolapparates muß im Zimmer geschehen.
- Ist die gesamte Menge Desinfektionsmittel sorgfältig versprüht, Düsenskala auf Null stellen und Apparat kurz einschalten, damit Restmengen aus der Düse ausgeblasen werden.

- Nun Zimmer mit Aerosolapparat und Desinfektionsmittelgefäß verlassen; Zimmertüre hinter sich rasch schließen.
- *Einwirkungszeit:* 1 Stunde

- *Nach der Raumdesinfektion,* in der Regel nach 1 Stunde Einwirkungszeit, Zimmer gut lüften, alle wertlosen Gegenstände zum Verbrennen in speziellen Abwurfsack geben. Die kochechte Wäsche des Patienten in separatem Plastiksack mit der Aufschrift „infektiöse Patientenwäsche zum Kochen" (mit Patientennamen und Stationsnummer) in die Klinikwäscherei geben. Ist dies nicht möglich, die Wäsche den Angehörigen mitgeben, mit der dringlichen Bitte, die Wäsche ohne zu berühren sofort in die Waschmaschine einzufüllen und im Kochprogramm zu waschen. Diese Maßnahme ist aber nur bei *temperaturgesteuerten Waschmaschinen sicher* (hochinfektiöse Leibwäsche muß u. U. verbrannt werden). Die nicht kochbaren, wertvollen Privatkleider des Patienten werden nach der Raumdesinfektion gut ausgelüftet und in einem Plastiksack den Angehörigen zur chemischen Reinigung nach Hause gegeben.
- Alle klinikeigenen Utensilien zur Desinfektion einlegen, reinigen und sterilisieren lassen.
- Nun kann die *gründliche Zimmerreinigung* vorgenommen werden. Sind die Stoffvorhänge vor der Isolation nicht entfernt worden, sind diese zur Reinigung zu geben.
- *Gegenstände, die nicht eingelegt werden können* (Geräte, Bücher, empfindliche Gegenstände u. a.) sind mit 1%igem Formaldehydspray zu behandeln und wenn möglich zur Gassterilisation zu geben.

Umkehrisolation bzw. Life-island-Behandlung

Diese hochspezialisierte Maßnahme wird bei allen schwer *immungeschädigten Patienten* angewendet:

- bei *AIDS-Patienten,*
- bei *Tumorpatienten* (s. Kap. 26).

Beachte
- Der *immungeschwächte Tumorpatient* ist durch die Umwelt gefährdet.
- Der *immungeschwächte AIDS-Patient* ist wie dieser gefährdet; da er aber selber Infektionsträger ist, gefährdet er auch die Umwelt (jedoch *nur* durch Kontakte mit Blut, Sperma, Sekreten).
Die Forschung über AIDS ist noch im vollen Gang, es sei deshalb auf die *aktuelle* Literatur verwiesen.

Bemerkungen zu besonderen Desinfektionsverfahren

Luftdesinfektion

Bei der Verbreitung der Krankheitskeime spielt auch die Raumluft, je nach Funktionsbereich, eine mehr oder weniger große Rolle. In neueren Krankenhäusern ist man bestrebt, keimarme oder keimfreie Luft mit einem gewissen Überdruck in die aseptischen Räume (z. B. Operationssaal) einströmen zu lassen. Dazu ist eine Klimaanlage erforderlich.

Bettendesinfektion

Jedem neu eintretenden Patienten muß ein frisch desinfiziertes Bett zur Verfügung stehen. Bettendesinfektionsmöglichkeiten sind:

- *stationsgebundene* Bettendesinfektion durch Abwischen und Sprühbehandlung mit Aldehyd-Alkohol-Lösung.
- *zentrale* Bettendesinfektion (in der sog. Bettenzentrale). Diese (teure) Einrichtung ist nur sinnvoll und gerechtfertigt, wenn die notwendigen Voraussetzungen erfüllt sind:
  - getrennte Räume: eine unreine und eine reine Seite,
  - getrenntes Personal,
  - kurze Transportwege (günstig ist das Breitfußkrankenhaus mit Bettenhochhaus und getrennten Transportliften unrein/rein).

10.6.5. Sterilisation

Bei der Wahl der Sterilisationsmethode ist die Art des zu sterilisierenden Materials maßgebend. Das Ziel ist immer absolute Keimfreiheit unter optimaler Schonung des Sterilisationsgutes. Die wichtigsten Methoden sind:

- Dampfsterilisation = Einwirkung von gespanntem Dampf im Autoklaven,
- Heißluftsterilisation = Einwirkung von trockener Hitze,
- Gassterilisation = Einwirkung eines Gasgemisches,
- Einwirkung von Formaldehyd und Dampf,
- Strahlensterilisation.

Desinfektion mittels Gas, kalten Dämpfen und Strahlen wird oft als *Kaltsterilisation* bezeichnet.

Sterilisationsverfahren

Dampfsterilisation

Bei der Dampfsterilisation handelt es sich um die Anwendung des gespannten, gesättigten

Wasserdampfes in Apparaturen, die Autoklaven oder Dampfsterilisatoren genannt werden.

Gespannter, gesättigter Dampf

Erhitzt man Wasser in einem geschlossenen System, so entsteht Dampf, dessen Druck sich erhöht = *gespannter Dampf*. Zugleich steigt die Temperatur des Dampfes (das gleiche geschieht im Schnellkochtopf). Absolute Keimfreiheit wird aber erst erreicht, wenn dem Luft-Dampf-Gemisch mittels einer Vakuumpumpe die Luft entzogen wird. Der Druck des Dampfes und seine dem Siedepunkt des Wassers bei diesem Druck entsprechende Temperatur stehen in einem bestimmten Verhältnis. Man spricht von *gesättigtem Dampf*, solange Wasser für die Dampfbildung vorhanden ist und man von der Dampftemperatur auf den Druck des Dampfes bzw. umgekehrt von dessen Druck auf seine Temperatur schließen kann.
(Druck: 1 Atmosphäre – 1 atü bzw. 2,026 bar = 1 kg/1 cm^2).

> **Sichere Sterilisationszeiten** sind:
> - 12 Minuten bei 121 °C, entspricht 1 atü bzw. 2,026 bar;
> - 6 Minuten bei 134 °C, entspricht 2 atü bzw. 3,039 bar.

Der *Dampfsterilisator* (Autoklav) ist mit einer sog. Vorkammer umgeben, die zuerst erhitzt wird. Dadurch wird die Kondenswasserbildung im Sterilisator verhindert.
Das Nachvakuum trocknet das Sterilgut.
Der Autoklav ist ein Mehrzweckapparat. Außer empfindlichen Textilien und manchen Kunststoffen kann darin fast alles sterilisiert werden. Bei modernen Apparaten läßt sich das Sterilisationsprogramm durch einfaches Drehen an einem Knopf einstellen, z. B. für Instrumente, für Gummi, für Wäsche und Verbandstoff oder Lösungen.
Damit der Dampf gleichmäßig einwirken kann, darf der Autoklav nicht überfüllt werden.
Dampf verteilt sich gleichmäßig und durchdringt das Material schnell.
Das Sterilisationsverfahren im Autoklaven ist schonender als bei trockener Hitze.
Handhabung:
- Gebrauchsanweisung bezüglich Programmen beachten.
- Abkühlungszeit einhalten.
- Handschuhe nach der Sterilisation minde-

stens 24 Stunden „ruhen" lassen (Rückgewinnung der Elastizität).

Heißluftsterilisation

Bei der Heißluftsterilisation handelt es sich um die Anwendung von erhitzter, trockener Luft in Apparaten oder Metallkästen, die Heißluftsterilisatoren genannt werden. Die Luft wird mittels spezieller, mechanischer Einrichtung in Bewegung gehalten. Man spricht von Luftumwälzung.

> **Sichere Sterilisation bei Luftumwälzung** erreicht man bei einer Sterilisationszeit von
> - 20 Minuten bei mindestens 200 °C,
> - 30 Minuten bei mindestens 180 °C,
> - 90 Minuten bei mindestens 160 °C.

Der Heißluftsterilisator wird dann gebraucht, wenn bei einem Artikel der Dampf nicht durchdringen kann oder dieser durch Dampf geschädigt oder verändert würde.
Im Heißluftsterilisator werden sterilisiert:
- Öle, Fette und Salben, Puder;
- Glaswaren;
- Instrumente, die nicht zerlegt werden können;
- Messerklingen, feine Scheren u. a., die bei der Dampfsterilisation Schaden nehmen können.
Der Heißluftsterilisator muß so beschickt werden, daß die Heißluft ungehindert zum Sterilgut gelangen kann und es zu einer Temperaturangleichung im gesamten Innenraum kommt. Die Verteilung der Wärme ist in hohem Maße von der Art und der Lagerung des Sterilisiergutes im Apparat abhängig.
Nachteile:
- lange Sterilisationszeit (trockene Luft ist ein schlechter Wärmeleiter);
- Eignung nur für hitzebeständiges Material (kein Gummi, keine Kunststoffe), ungeeignet für Wäsche (strapaziert das Gewebe).

Gassterilisation

Bei der Gassterilisation handelt es sich um eine sog. *Kaltsterilisation* (Sterilisation bei niederer Temperatur) mittels Gas, das in eine Kammer (Gassterilisator) eingelassen wird. In großen Apparaturen wird die Gas- und Feuchtigkeitskonzentration automatisch sichergestellt. Das verwendete Gas, z. B. Ethylene Oxyde (Äthylenoxid = ÄO) wirkt keimtötend. Eine für den Krankenhausgebrauch zweckmäßige Mischung ist 12% Äthylenoxid – 88% Freon-12 (= Kohlensäure)

Sicherer Sterilisationsablauf bei:
- Dauer 2½–5½ Stunden,
- Temperatur 51,5–57,2°C,
- Feuchtigkeit ca. 40%.

Die Gassterilisation ist eine Methode für alle hitze- und feuchtigkeitsempfindlichen Materialien wie:
- Instrumente mit Optiken;
- Geräte mit Pumpen, Kaltlichtkabel;
- elektrische Geräte usw.

Für die Verpackung dieser Artikel werden speziell für die Gassterilisation bestimmte Beutel und Schlauchfolien verwendet.

Beachte

Alles Sterilgut muß nach der Sterilisation mindestens 24 Stunden in einem trockenen, gut ventilierten Raum „auslüften" können, bevor es zum Wiedergebrauch gelangt. Gasrückstände haften besonders gern in Taschen und Falten. Das Gas reizt die Schleimhäute (Toxizität).

Formaldehyd-Wasserdampf-Einwirkung

Formaldehyd ist ein stechend riechendes, aus Holzgeist gewonnenes Gas, das zur Zimmerdesinfektion und, eingeschlossen in ein Behältnis (Formalinkammer), zur Desinfektion von Bettzeug und Gerätschaften diente.
Beim Vakuum-Formalin-Dampf-Verfahren handelt es sich um die Anwendung von Apparaturen mit einem Gemisch von Formalindehydgas und bei vermindertem Druck erzeugtem Wasserdampf niederer Temperatur, das die sporenbildenden Keime nicht erfaßt. Neuerdings werden Apparaturen mit verbesserten Strömungsverhältnissen und Temperaturen bis zu 80°C gebaut, Faktoren, die das schwache Penetrationsvermögen des Gases überbrücken. Damit können auch Sporen beeinflußt werden. Solche Sterilisationsapparate sind für hitzeempfindliches Material (Anästhesiezubehör, Artikel aus Plastik und Gummi u.a.) im Einsatz.

Strahlensterilisation

Bei der Strahlensterilisation kommen meist Gammastrahlen zur Anwendung, die eine hohe Eindringungstiefe mit bakterizider Wirkung aufweisen. Diese Sterilisationsmethode wird in der Industrie angewendet und eignet sich vor allem für Einwegmaterialien und für Medikamente, die in bakteriendichten Verpackungen auf einem Fließband unter der Strahlenquelle vorbeigeführt werden.

Überprüfung der Sterilisation

Auftretende Mängel am Sterilisator müssen sofort erfaßt werden:
- physikalisch durch Temperaturmessungen mittels Maximalthermometer, das Klingelkontaktthermometer oder durch andere Methoden wie die schreibenden Meßgeräte u.a.;
- biologische Tests (Reaktionstest auf eingebrachte Sporen oder Keime), die routinemäßig, z.B. monatlich, durchgeführt werden müssen;
- Kontrolle durch einen Fachmann, mindestens alle 2 Jahre und immer dann, wenn eine größere Reparatur notwendig wurde oder das Bedienungspersonal Mängel festgestellt hat.
- Eine relative Überprüfung erreicht man durch die Klebebänder mit Farbindikatoren. Es sind dies mit einer chemischen Verbindung imprägnierte Streifen, welche bei einer bestimmten Temperatur einen Farbumschlag zeigen.

10.6.6. Zentralsterilisation

Aufbereitung und Transportweg des Sterilgutes

Zu den zentralen Versorgungsdiensten im modernen Krankenhaus gehört die Zentralsterilisation, d.h. die Aufbereitungs- und Ausgabestelle für sterilisierte Gebrauchs- und Verbrauchsgüter. Der Weg vom Gebrauch über die Sterilisation bis zum Wiedergebrauch ist ein Kreislauf, der aus Abb. 10.**15** ersichtlich ist.

Desinfektion

Um eine Verschleppung von pathogenen Keimen zu verhindern, müssen gebrauchte Injektionsspritzen, Kanülen, Instrumente usw. sofort nach Gebrauch auf der Station in eine Desinfektionslösung eingelegt werden. (Das Ab- und Durchspülen unter fließendem Wasser trägt zur Keimverschleppung bei, wodurch das Krankenhauspersonal unnötig gefährdet wird und die Krankheitserreger ins Abwasser gelangen.) Durch das sofortige Einlegen wird auch das Antrocknen von eiweißhaltigem Material (Blut, Stuhl, Schleim u.a.) verhindert.

Reinigung

Die nachfolgende Reinigung des Materials erfolgt in der *unreinen* oder *Naßzone* der Zentralsterilisation mittels Waschmaschinen oder spezieller Ultraschallgeräte. Kanülen, Schläuche, Katheter usw. müssen durch- und nachgespült werden, um festsitzende Verschmutzungen zu lösen. Viel Arbeit ersparen Trockungsapparate für das Instrumentarium.

Verpackung

In einer *reinen Zone* werden das saubere Instrumentarium sowie Handschuhe und Operationswäsche geprüft und verpackt.
Kriterien für das Verpackungsmaterial:
- Durchlässigkeit für Hitze, Dampf oder Gas (je nach voraussichtlicher Sterilisationsmethode).
- Keimundurchlässigkeit; außerdem muß die Verpackung als Staubfilter dienen und das Ein- und Austreten von Luft verhindern.
- Dauerhaftigkeit; das Verpackungsmaterial muß den ganzen Ablauf vom Einpacken, Sterilisieren, Lagern, Verteilen bis zum Gebrauch ohne Schaden zu nehmen, überstehen können.
- Bequem im Gebrauch; eine Verpackung ist dann gut, wenn sie leicht geöffnet und der Inhalt ohne Gefährdung der Sterilität herausgenommen werden kann.

Die *gebräuchlichsten Verpackungsmaterialen* sind:
- Sterilisierbehälter mit Filter und Ventilen,
- Einschlagtücher aus Baumwolle,
- verschiedene Sorten Sterilisationspapiere,
- Beutel aus Sterilisationspapier,
- Beutel aus transparenter Kunststoffolie,
- Beutel aus Papier und transparenter Kunststoffolie.

Zum *Verschließen* der Verpackungsmaterialien eignen sich für Tuch und Sterilisationspapier die Klebebänder mit und ohne Indikatorenstreifen, für speziell präparierte Beutel und Kunststoffolien die Verschweißungsapparate (Büroklammern und Postichklammern sind ungeeignet).

Aufbewahrung

Nach der Sterilisation gelangt das Sterilgut in die Sterilzone oder das Sterillager. Im Sterillager müssen optimale staub- und keimarme Bedingungen für die Lagerung des Sterilgutes geschaffen sein.

Sterilitätsgarantie

Auch mit Türen verschlossene Schränke oder Lagergestelle vermögen die Sterilitätsgarantie nicht über eine zu lange Zeitspanne zu gewähr-

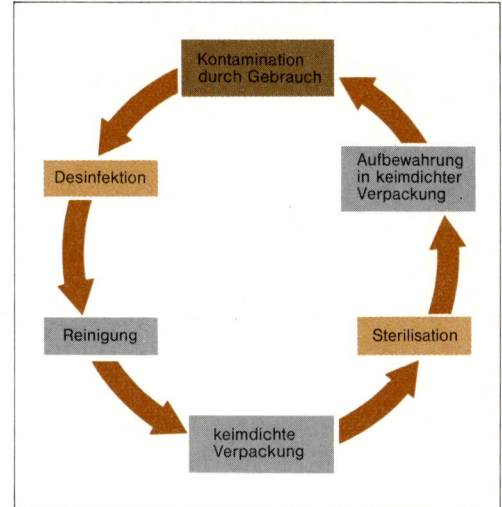

Abb. 10.**15**   Sterilgutkreislauf.

leisten; sie bieten zu wenig Schutz vor den drei obengenannten Faktoren.

Wiederholte Untersuchungen haben gezeigt, daß bis zu 30 Tage nach der Sterilisation an einem vorschriftsmäßig behandelten sterilisierten Artikel bei der Herausnahme aus der Verpackung keine Keime gefunden worden sind. Gestützt auf diese Tests werden in den Krankenhäusern allgemein 30 Tage (1 Monat) Sterilitätsgarantie für Sterilgut festgehalten. Diese Zeitspanne kann bei guten Lagerbedingungen verlängert werden; die Verantwortung dafür liegt bei der Leitung der Zentralsterilisation.

Für einen gut eingespielten Betrieb mit durchschnittlicher Bettenbelastung sollte es möglich sein, den Bedarf an Sterilgut so zu berechnen, daß nicht zuviel Material aufsterilisiert werden muß, denn Kontrolle und Aufsterilisation sind zeitraubend.

Faktoren, die die Sterilitätsgarantie beeinflussen

- Ungeeignetes Verpackungsmaterial und Verpackungsmethode;
- Insekten (Fliegen, Mücken u.a.);
- Eindringen von Mikroorganismen durch das Verpackungsmaterial; es ist schwer zu ermitteln, unter welchen Bedingungen dies geschehen kann. Sicher ist, daß atmosphärische Veränderungen in unmittelbarer Nähe des Sterilgutes (feucht - trocken, warm - kalt) allmähliche Veränderungen am Verpackungsmaterial

wie Austrocknen, Brüchigwerden, Auflösen
der Verschweißungsstelle oder Lösen des Kle-
bestreifens hervorrufen.

10.7. Sichere Verabreichung von Arzneimitteln

Als Arzneimittel, Heilmittel und Medikament
gilt jeder Stoff oder jedes Stoffgemisch mit heilender, lindernder oder vorbeugender Wirkung
bei Krankheit eines Menschen.
Je nach Wirkungsart können sie
- symptomatisch (z. B. Schmerzlinderung durch
  Analgetika),
- kausal (z. B. Bekämpfung von Infektionserregern durch Antibiotika) oder
- substitutiv (z. B. Ersatz von Hormonen und
  Elementen)
in den Organismus eingreifen.

10.7.1. Aufbewahren von Medikamenten

Der Arzneimittelvorrat wird im dafür vorgesehenen Medizinschrank (Stationsdispensarium) aufbewahrt. Dieser muß
- stets verschlossen sein; der Schlüssel darf für
  Unbefugte nicht erreichbar sein;
- übersichtlich und sauber sein;
- für Betäubungsmittel ein spezielles Fach haben, das mit einem Sicherheitsschloß versehen
  ist;
- für temperaturempfindliche Präparate ein
  Kühlabteil (z. B. Kühlschrank) haben. Alle
  Medikamente mit dem Vermerk „kühl lagern"
  sind im Kühlschrank bei 2–8 °C kühl zu lagern. Die Arzneimittel dürfen jedoch auf keinen Fall gefroren aufbewahrt werden. Kühlla-
  gerung ist erforderlich für:
  • Seren und Impfstoffe,
  • Eiweißpräparate wie Insuline, Albumin
    usw.,
  • gewisse Antibiotika,
  • gewisse Zytostatika,
  • weiche Suppositorien,
  • kohlenhydrathaltige Präparate zur Konser-
    vierung.
- *Für lichtempfindliche Arzneimittel* (z. B. Äther,
  Wasserstoffsuperoxid) sind dunkle Glasflaschen oder mit dunklem Papier oder Folien
  umhüllte Gefäße notwendig.
- *Für feuergefährliche Stoffe* (Alkohol, Äther,
  Benzin u. a.) ist sichere Aufbewahrung (nie in

der Nähe von Heizkörpern!) notwendig. Es
besteht Explosionsgefahr!

10.7.2. Handhaben von Betäubungsmitteln

Aufbewahren

Die dem Betäubungsmittelgesetz unterstellten
Arzneimittel, welche an der roten Vignette erkennbar sind, müssen wegen des Mißbrauchpo-
tentials gesondert und dauernd unter Verschluß
aufbewahrt werden. Den Schlüssel trägt die Sta-
tions- oder Gruppenleiterin mit sich. Bei Mißbrauch (Abusus) führen Betäubungsmittel zu
physischer und psychischer Abhängigkeit. Der
Arzneimittelmißbrauch geht jedoch über die Betäubungsmittel hinaus, denn auch einfache
Schlafmittel, Hustensirupe, Tranquilizer oder
Laxantien führen mißbräuchlich zu Toleranz
und Gewöhnung. Dies belegt die Notwendigkeit
des Verschließens des Medizinschrankes. Dem
Betäubungsmittelgesetz sind unterstellt:
- Opium in all seinen Formen,
- Morphin sowie dessen natürliche und synthe-
  tische Derivate,
- Weckamine.

Verordnung

Die Verordnung wird vom Arzt auf einem Spe-
zialformular (Formblatt, Rezeptblatt) vorgenommen.
Formblätter müssen diebstahlsicher, günstigerweise im Betäubungsmittelschrank, aufbewahrt
werden. (Die Durchschriften sind bis 3 Jahre
nach Ausstellungsdatum aufzubewahren.)

Ist-/Soll-Stand-Kontrolle

Alle Ein- und Ausgänge müssen im *Betäubungs-
mittelbuch* mit Unterschrift der entsprechenden
Pflegeperson protokolliert werden:
- Art, Menge, Verabreichungsform des Medika-
  mentes;
- Name des Kranken;
- Name des verordnenden Arztes.
Bei jedem Verändern des Bestandes (Auffüllen,
Entnehmen) muß von der betreffenden Pflege-
person der Ist-/Soll-Stand kontrolliert werden.
Er wird zudem vom zuständigen Arzt monatlich
gegengezeichnet.

10.7.3. Verabreichen von Medikamenten

Medikamente dürfen nur auf ärztliche Verordnung verabreicht werden. Die *schriftliche Verordnung* muß ferner enthalten:
- Verabreichungsform,
- Dosis,
- Zeitpunkt der Verabreichung.

Bei der Vorbereitung der Arzneimittelapplikation sind nach Möglichkeit die einzelnen Arzneiformen in der Schutzverpackung, z. B. Blister oder Zäpfchenhülle zu belassen. Erst vor der unmittelbaren Verabreichung ist die Arzneiform z. B. aus der ausgeschnittenen Blistereinheit zu drücken. Dadurch ist die Identifikation der Arzneimittel bis zum Patienten gewährleistet und den Hygieneforderungen Rechnung getragen. Auf keinen Fall dürfen Arzneimittel im voraus aus der Verblisterung gelöst und in Gläschen abgefüllt werden.

Verabreichte Medikamente werden sofort auf dem Verlaufsblatt (Pflegeblatt, Protokollblatt) vermerkt und täglich in die Kurve eingetragen.

Bei jeder Verabreichung sind stets und strikte *5 Kontrollen* durchzuführen:
- Name des Patienten – richtiger Patient.
- Unabgekürzte Bezeichnung des Medikaments – richtiges Medikament.
- Dosierung in 24 Stunden – richtige Dosierung.
- Applikationsart – richtige Applikation.
- Zeitpunkt der Verabreichung – richtiger Zeitpunkt.

Richtiger Patient

Der Name des Patienten muß mit demjenigen auf dem Verordnungsblatt und dem Medikamententablett (Abb. 10.16) übereinstimmen. Eine Schwester, die den Patienten nicht kennt, vergewissere sich durch Rückfragen.

Richtiges Medikament

Viele Medikamente haben ähnlich klingende Namen, andere sind neu oder ungewohnt. Die *dreimalige* Kontrolle, wie sie aus Abb. 10.17 ersichtlich ist, ist deshalb unerläßlich. Die *vollständige Bezeichnung eines Medikaments* besteht aus dem ungekürzten Namen, der Verabreichungsform und der Dosierungseinheit, z. B. Valium

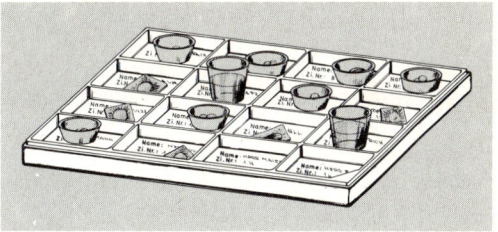

Abb. 10.**16**   Das Medikamententablett mit exakter Beschriftung.

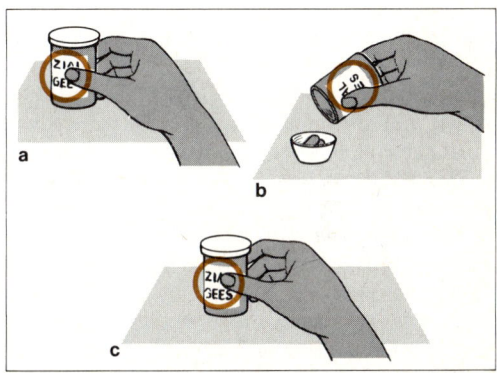

Abb. 10.**17 a–c**   Die dreimalige Kontrolle des Medikaments, **a** beim Griff nach dem Medikament, **b** bei der Entnahme des Medikaments, **c** beim Zurückstellen der Dose.

Suppositorium 10 mg. Für Kombinationspräparate genügt der ausführliche Markenname, z. B. *Brinerdin mite.*
Zusätzlich gilt:
- Verfalldatum beachten.
- Aufbewahrungsort und -art bedenken. Wer weiß, was im Kühlschrank aufbewahrt ist, erspart sich langes Suchen und Fragen.

Richtige Dosierung und Konzentration

Die Dosis ist abhängig von
- Alter des Patienten,
- Art der Erkrankung und der gewünschten Wirkung,
- Allgemeinzustand des Patienten,
- Körpergewicht des Patienten.

Besonders zu beachten sind:
- richtige Verdünnung bei Lösungen;
- korrektes Handhaben von Meßglas und Tropfenzähler;
- Angabe der Konzentration: g, mg, ml, usw. Sind Umrechnungen notwendig, lasse man

sich wenn nötig beraten bzw. kontrollieren (falscher Ehrgeiz ist hier fehl am Platz!).

Bezeichnungen, die bekannt sein sollen, sind:

- *Normdosis* (Normaldosis) = die normalerweise von einem Patienten eingenommene, gut vertragene Menge.
- *Initialdosis* = einmalig zu Beginn der Behandlung zu verabreichende Menge.
- *Einzeldosis* = auf ein Mal verabreichte Menge.
- *Tagesdosis* = Menge, die innerhalb von 24 Stunden eingenommen werden muß.
- *Sättigungsdosis* = Menge, die ein Patient so lange erhält, bis ein bestimmter Medikamentenspiegel im Blut erreicht ist (bei Herzmitteln von Bedeutung).
- *Erhaltungsdosis* = Menge, die verabreicht werden muß, um den durch die Sättigungsdosis erreichten Medikamentenspiegel zu erhalten. Sie ist abhängig von der Geschwindigkeit des Abbaus und der Ausscheidung des Medikamentes.
- *Maximaldosis* = höchstmögliche noch tolerierbare Dosierung.
- *Letaldosis* = Menge einer Arznei, die in der Regel den Tod eines Menschen herbeiführen würde.

Richtige Applikationsart

Man unterscheidet:
- orale Applikation (oder Applikation per os) (s. unten);
- rektale Applikation (S. 215 f.);
- vaginale Applikation (S. 811);
- urogenitale Instillation (S. 214);
- perkutane Applikation (S. 886 f.);
- Anwendung durch Injektion (S. 393 ff.), Infusion (S. 407 ff.), Inhalation (S. 253 f.);
- Anwendung an Auge (S. 928 f.), Ohr, Nase (S. 906 ff.), Mundschleimhaut (S. 167 f.).

Bei der *oralen Applikation* unterscheidet man die feste, halbflüssige und flüssige Form:
- *Tablette* ist eine zu Tafeln (tabula) gepreßte Arzneiform (Zylinder, Linse, Kugel), die eine genaue Einzeldosierung erlaubt. Zur besseren Teilungsmöglichkeit haben viele Tabletten eine Bruchlinie. Sie können bei Bedarf mit dem Mörser „verpulvert" werden.
- *Dragées* sind überzogene Tabletten, die oft eine schlecht schmeckende Wirksubstanz enthalten. Sie sollen ganz geschluckt werden.
- *Linguetten* sind Tabletten, die durch Resorption über die Mundhöhle, lingual (z. B. Nitroglyzerin) oder sublingual (z. B. Ergo sanol) zur Wirkung kommen.

- *Pastillen* sind lokal wirkende Lutschtabletten (Halstäfelchen).
- *Granulate* sind Medikamentenkörnchen, die mittels Meßlöffel dosiert und in Wasser gelöst werden. Werden sie ganz geschluckt, soll viel Flüssigkeit nachgetrunken werden.
- *Kapseln* sind dosierte Arzneiformen, die in eine Weich- oder Hartgelatinekapsel eingepackt sind, welche im Magen oder im Darm (letzteres bei magenresistenter Kapsel) verdaut werden. Sie werden unzerkaut geschluckt.
- *Pulver* zum oralen Gebrauch werden messerspitz- oder teelöffelweise eingenommen.
- *Tropfen* sind zum innerlichen und äußerlichen Gebrauch im Handel, weshalb das Etikett gut gelesen werden muß. Ist als Lösungsmittel Wasser verwendet worden, so entsprechen ca. 20 Tropfen 1 ml. Die Tropfvorrichtung oder Pipette muß peinlich sauber gehalten werden (Keimträger!). Tropfen genau zählen.
- *Mixturen* sind Lösungen mehrerer Wirkstoffkomponenten, häufig mit Zuckerzusatz. Sie werden tee- oder eßlöffelweise eingenommen (z. B. Mixtura solvens). Saft, Sirup ist nur eine andere Bezeichnung.

Plazebo ist ein wirkstoffloses Medikament (Scheinmedikament). Man spricht von *Blindversuch,* wenn nur der Patient nicht weiß, daß er ein Scheinmedikament bekommt, bzw. von *doppeltem Blindversuch,* wenn dies auch dem behandelnden Arzt unbekannt ist. Plazeboversuche erhärten die Annahme der psychologischen Wirkung von Medikamenten.

Richtiger Zeitpunkt

Der richtige Zeitpunkt betrifft
- die festgesetzte Zeit,
- die verordneten Intervalle,
- die Abstände zu oder zwischen den Mahlzeiten (vor, nach, während des Essens).

10.7.4. Wirkung und Nebenwirkungen

Die *Wirkung* der Arzneistoffe basiert auf erforschten Wirkungsmechanismen, die für den verordnenden Arzt von großer Bedeutung sind. Jede erwünschte Wirkung ist häufig von unerfreulichen oder gar gefährlichen *Nebenwirkungen* begleitet.

Man unterscheidet:
- *Durch Hauptwirkung bedingte Nebenwirkungen.* Das Medikament wirkt auf mehrere Or-

gane, auch wenn man nur eines beeinflussen will. *Beispiel:* Die Ausschaltung des Parasympathikus mit Atropin behebt zwar die Spasmen der Gallenwege, führt aber gleichzeitig zur Hemmung der Speichel- und Schleimhautsekretion und zu Tachykardie.

- *Überempfindlichkeit.* Nie reagieren alle Menschen gleich auf ein bestimmtes Medikament, es gibt immer einige wenige, die überempfindlich (anders, mehr) reagieren. Eine übermäßige Empfindlichkeit kann auch infolge toxischer Wechselwirkung zwischen zwei verschiedenen Medikamenten oder durch Alkoholeinfluß entstehen. Das Medikament wird dann nicht den Erwartungen entsprechend abgebaut. Die Reaktionen sind dosisabhängig, d. h., sie nehmen mit zunehmender Dosis zu.

- *Arzneimittelallergie.* Sie entsteht durch eine Antigen-Antikörper-Reaktion. Diese Reaktion ist dosisunabhängig und kann schon bei kleinsten Mengen auftreten. Das *Antigen* wird vom Pharmakon (Hapten) und einem körpereigenen Eiweiß gebildet. Es reagiert mit einem vom Körper reaktiv gebildeten oder bereits vorhandenen *Antikörper.* Dadurch werden körpereigene Substanzen freigesetzt (Histamin, Serotonin u.a.), die die allergischen Symptome auslösen (Kettenreaktion).
  Allergische Symptome betreffen
  - die Haut → Urtikaria, Exantheme, Ödeme;
  - die Schleimhäute → Schwellung, Entzündung;
  - das Blutsystem → Thrombozytopenie, Agranulozytose;
  - das Kreislaufsystem → anaphylaktischer Schock = gefährliche akute Erscheinung.

- *Gewöhnung, Abhängigkeit.* Gewöhnung an Medikamente führt zu immer größerer Medikamenteneinnahme und schließlich zu Abhängigkeit (S. 530f.).

Beachte

- Medikamente nur mit frisch gewaschenen Händen richten oder austeilen.
- Das gerichtete Medikamententablett bleibt bis zur Medikamentenverabreichung im Arzneimittelschrank.
- Unterlaufene Fehler bei der Medikamentenverabreichung müssen sofort dem zuständigen Arzt gemeldet werden. Er wird u.U. ein Antidot (Gegenmittel) verordnen.
- Medikamente, die getrübt oder verfärbt aussehen, Lösungen, die einen Bodensatz bilden oder gären, dürfen nur nach Rücksprache mit dem Apotheker verwendet werden. Im Zweifelsfall nie.
- Medikamentenschrank nicht offen lassen, auch nicht für Augenblicke → Diebstahlgefahr.
- Für sich selber keine Medikamente entnehmen. Der Griff nach der Tablette führt rasch zu unkontrollierbarer Gewöhnung und Abhängigkeit. Abhängig gewordene Pflegekräfte müssen den Beruf wechseln und bedürfen oft einer langen Entwöhnungs- und Rehabilitationszeit (s. dazu S.530f.).

Beobachtung, Protokollierung

Der *Arzt* verordnet die Medikamente. Wirkung und Nebenwirkungen treten häufig in seiner Abwesenheit ein. *Schwestern* und *Pfleger* müssen deshalb für eine kompetente Überwachung befähigt sein. Das *Ziel* ist ein dreifaches:
- Sicherheit für den Kranken,
- Therapieerfolgsmeldung an den Arzt,
- rasche Hilfe bei u.U. gefährlichen Nebenwirkungen.

Auffälligkeiten sind zweckdienlich zu melden und exakt zu protokollieren → Pflegeverlaufsblatt.

10.8. Beurteilung von Wissen und Können in der Pflege

Übung

Wählen Sie einen neu eintretenden Patienten aus und erforschen Sie seine besonderen Sicherheitsbedürfnisse bzw. das Ausmaß bestehender Unsicherheitsfaktoren
- im körperlichen Bereich und bezogen auf das Umfeld,
- im psychisch-geistigen Bereich.
Wo braucht er besondere Unterstützung?
Wo kann er selbst für sich sorgen?
Ordnen Sie die gewonnenen Informationen und vergleichen Sie
- die Pflege, die der Patient bekommt,
- die Selbsthilfe und Ressourcen, die berücksichtigt sind.
Zur Situationseinschätzung s. Checkliste S. 275.

Weiterführende Literatur

Sicherheit, Rechte

Engelhardt, K., A. Wirth, L. Kindermann: Kranke im Krankenhaus. Enke, Stuttgart 1973

Glaus, B.: Deine Rechte als Patient. Regina-Verlag, Zürich 1979

Gross, J.: Die persönliche Freiheit des Patienten. Stämpfli, Bern 1977

Internationale Dokumente zum Menschenrechtsschutz. Reclam, Stuttgart o. J.

Maslow, A.: Motivation und Persönlichkeit. Rowohlt, Reinbek 1981

Unfallverhütung, Brandschutz

Beske, F.: Lehrbuch für Krankenpflegeberufe, Bd. I, 5. Aufl. Thieme, Stuttgart 1986

Birth, K., E. Lemke, K. Polter: Handbuch Brandschutz. Ecomed, Landsberg 1980

Dreifuss, H.: 100 Notfallsituationen und lebensrettende Maßnahmen, 6. Aufl. Fachverlag, Zürich 1974

Köhnlein, H. E., S. Weller, W. Vogel, J. Nobel, K. Pabst: Erste Hilfe. Ein Leitfaden. 7. Aufl. Thieme, Stuttgart 1985

Hygiene, Krankenhaushygiene

Adam, W.: Zentrale Sterilgutversorgung. Hygiene und Infektionen im Krankenhaus. Fischer, Stuttgart 1983

Ahmadiar, N.: Kleine Infektionslehre. Fischer, Stuttgart 1986

Borneff, J.: Hygiene, 4. Aufl. Thieme, Stuttgart 1982

Burkhardt, F., W. Steuer: Infektionsprophylaxe im Krankenhaus, Leitfaden für Pflegeberufe. Thieme, Stuttgart 1980

Krankenhaushygiene. Ein Sicherheitshandbuch. VESKA, Aarau o. J.

Preuner, R.: Hygiene für Krankenpflege- und medizinisch-technische Berufe, 2. Aufl. Thieme, Stuttgart 1982

Remschmidt, H.: Psychologie für Krankenpflegeberufe, 4. Aufl. Thieme, Stuttgart 1984

Steuer, W.: Krankenhaushygiene. Fischer, Stuttgart 1979

Studt, H.: Allgemeine Infektionslehre. 10. Aufl. Kohlhammer, Stuttgart 1984

Immunisierung

Bösel, B., K. Hartung: Praktikum des Infektions- und Impfschutzes. Hoffmann, Berlin 1976

Lindenmann, J.: Immunologie, 2. Aufl. Thieme, Stuttgart 1979

Spiess, H.: Impfkompendium, 3. Aufl. Thieme, Stuttgart 1986

Umgang mit Medikamenten

Kretz, F. J., P. Kretz, P. Schroedl: Medikamentöse Therapie. Arzneimittellehre für Krankenpflegeberufe, 2. Aufl. Thieme, Stuttgart 1985

Kuschinsky, G.: Taschenbuch der modernen Arzneibehandlung, 8. Aufl. Thieme, Stuttgart 1980

Lüllmann, A. H., K. Mohr: Arzneimittellehre. In F. Beske: Lehrbuch für Krankenpflegeberufe, 5. Aufl., Bd. I. Thieme, Stuttgart 1986

Melzer, H.: Wichtige Arzneimittel. Urban & Schwarzenberg, 5. Aufl. München 1984

11. Raum und Zeit gestalten – sich beschäftigen

Zeit ist Seele
Raum ist Körper

Sequenzziel/Intention

Sie finden in diesem Kapitel Denk- und Diskussionsanstöße für die eigene Auseinandersetzung mit Ihrem Leben in Raum und Zeit und für die biographische und räumliche Einschätzung Ihrer Patienten. Es befaßt sich mit dem Rhythmus der Zeit und der Gestaltung des Raumes sowie mit den Problemen, die sich daraus ergeben und die den Gesunden wie den kranken Menschen betreffen, also auch uns selbst.
Für die *Pflegeplanung* finden Sie Impulse sowohl zu den Themen „Umgehen mit der Zeit", „Strukturierung der Zeit" und „Gestaltung des Raumes", als auch einige grundlegende Angaben zur Wiedereingliederung von Erkrankten ins aktive Leben (Alltag, Beruf, Gesellschaft).

Kreismodell s. S.6

Zuordnung zum Kreismodell

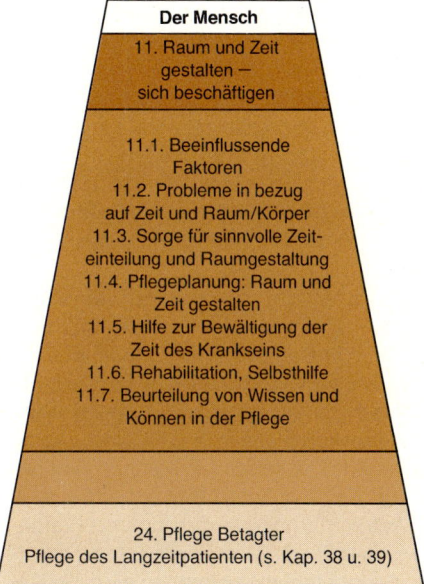

Der Mensch

11. Raum und Zeit gestalten – sich beschäftigen

11.1. Beeinflussende Faktoren
11.2. Probleme in bezug auf Zeit und Raum/Körper
11.3. Sorge für sinnvolle Zeiteinteilung und Raumgestaltung
11.4. Pflegeplanung: Raum und Zeit gestalten
11.5. Hilfe zur Bewältigung der Zeit des Krankseins
11.6. Rehabilitation, Selbsthilfe
11.7. Beurteilung von Wissen und Können in der Pflege

24. Pflege Betagter
Pflege des Langzeitpatienten (s. Kap. 38 u. 39)

Dynamik des Pflegeprozesses

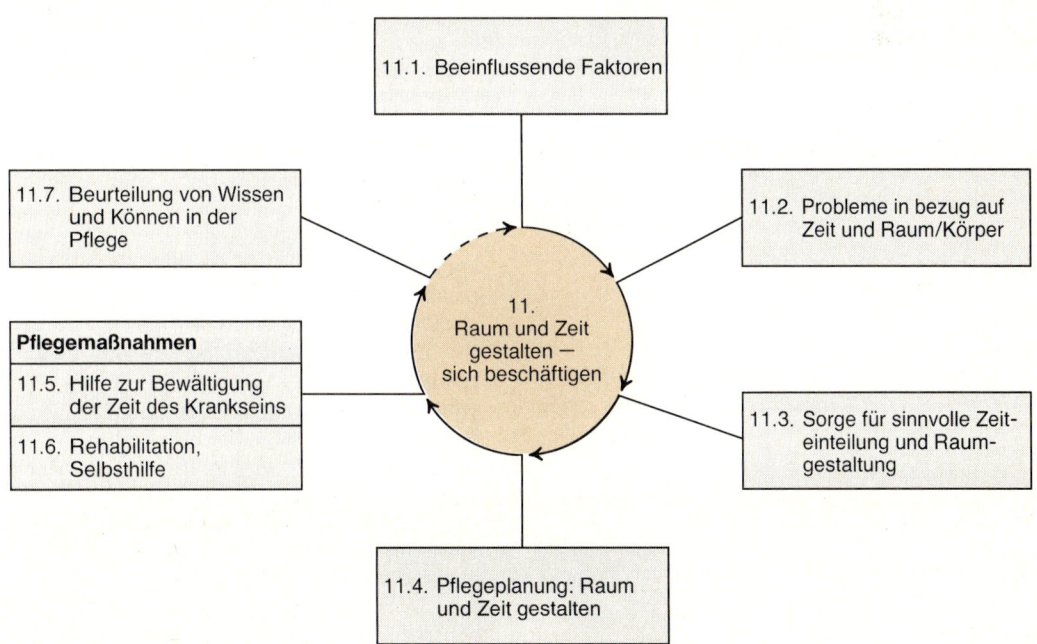

11.1. Beeinflussende Faktoren

11.7. Beurteilung von Wissen und Können in der Pflege

11.2. Probleme in bezug auf Zeit und Raum/Körper

Pflegemaßnahmen

11.5. Hilfe zur Bewältigung der Zeit des Krankseins

11.6. Rehabilitation, Selbsthilfe

11. Raum und Zeit gestalten – sich beschäftigen

11.3. Sorge für sinnvolle Zeiteinteilung und Raumgestaltung

11.4. Pflegeplanung: Raum und Zeit gestalten

Prinzipien/Impulse

- Der *Mensch* ist eingebettet in Raum und Zeit, er erlebt die Gegenwart zwischen Vergangenheit und Zunkunft.

  Jedem von uns ist täglich die gleiche *Zeit* zugemessen: 24 Stunden. Ungleich ist nur die Anwendung dieser Zeit in den vom einzelnen (freiwillig oder gezwungenermaßen) übernommenen Aufgaben, Tätigkeiten, Beschäftigungen.

  Der *Raum,* der dem einzelnen zur Verfügung steht, besteht aus verschiedenen vorgegebenen Komponenten: Gesellschaftskreis und Kultur, Wohnort (Stadt, Land), Wohnverhältnisse, Arbeits- und Freizeitgestaltung (wollen, sollen oder müssen).

- Der *menschliche Organismus* ist selbst Teil in Raum und Zeit. Der Frühmensch wußte um dieses Eingebundensein des Mikrokosmos im Makrokosmos, er fühlte die Lebensrhythmen in sich und stellte seine Lebensgewohnheiten intuitiv und richtig darauf ein. Der moderne Mensch, abhängig von vielen äußeren Bedingungen, muß zur Aufrechterhaltung des inneren Gleichgewichtes das äußere gestalten und erhalten. Gelingt ihm dies nicht, so wird die Balance gestört, es kommt zu Disharmonie, Dysfunktion (Streß) und Krankheit.

- Die *Gestaltung von Raum und Zeit* verbindet den Menschen mit seinen Artgenossen. Hier liegt der soziale Anteil: Erhaltung und Gestaltung der Welt (oder Ausbeutung und Zerstörung) und damit Förderung (oder Behinderung) der Evolution. Der Mensch steht verantwortlich (oder eben nicht) im Entwicklungs- und Bewußtwerdungsprozeß, und darin verändert er die Welt = positive oder negative Schöpfung.

Lesen Sie: Gestaltung von Raum und Zeit: in N. ROPER: Arbeit und Spiel; V. HENDERSON: Grundregeln der Krankenpflege, S. 44–48, sowie S. 70f. in diesem Buch.

11.1. Beeinflussende Faktoren

11.1.1. Zeitempfinden und Zeitgestaltung

Zeitrhythmen

Das eigentliche Kriterium der Zeit ist ihre Vergänglichkeit: sie verrinnt, entgleitet, geht vorüber. Dieses Vorübergehen jedoch nehmen wir je nach Umständen in sehr unterschiedlicher Qualität wahr. In der Jugend ist das Zeitempfinden anders als im Alter, in dem die Jahre immer schneller zu schwinden scheinen.

Meßbare Zeit unterscheidet sich von der *erlebbaren* Zeit. Die meßbare Zeit entspricht der *Quantität:* Sekunden, Minuten, Stunden. Die erlebbare Zeit ist *Qualität.* Sie resultiert aus der Art, wie wir die Zeit ausfüllen. Wir erfahren sie subjektiv als kurz (sie fliegt) oder lang (sie dehnt sich). Ihre Uhr ist eine innere.

Eine weitere Relativierung der meßbaren Zeit ist die biologische Zeit:

Chrono|biol|logie: Lehre von der „Zeitgestalt" des Lebens bzw. einzelner Lebensvorgänge, Lehre von den Rhythmen des Lebens. Daß Rhythmen, die sich über den ganzen Tag (zirkadian) verteilen, vorhanden sind, ist ein biologisches Gesetz. Die einzelnen Phasen dieser Rhythmen werden von äußeren (externen) „Zeitgebern" geordnet. Die wichtigsten Einflüsse sind der tägliche Licht-Dunkel-Wechsel, Temperatur, Umgebungsfeuchtigkeit, elektrische Felder der Atmosphäre sowie Verhaltensfaktoren.

Diese Erkenntnisse werden heute auch in der Verhütung und Behandlung von Gesundheitsproblemen angewandt:

- in der *Schlafkybernetik* = Schlafsteuerung bei Schlafstörungen infolge Rhythmusverschiebung (z. B. bei Schichtarbeit;

- in der *modernen Streßforschung,* da Streßkrankheiten immer mit Rhythmusproblemen zusammenhängen;

- in der *Beobachtung der Biorhythmen* des Patienten, um die bestmögliche Behandlungszeit zu nutzen (Zeitpunkt, an dem von den biologischen Voraussetzungen her die größte Wirkung zu erwarten ist);

- in der *Feststellung und Berücksichtigung des Eigenrhythmus,* um sich in Tiefphasen besser zu schützen (gilt z. B. für das prämenstruelle Syndrom der Frau, S. 365) oder um leistungsstarke Phasen für schwierige Aufgaben zu nutzen → Selbstprogrammierung, positive Lebensplanung.

Zeitgestaltung/Lebensgestaltung

Zeitgestaltung ist *Lebensgestaltung* in Aktivität und Passivität, Anspannung und Entspannung, *Arbeit* und *Muße*.

Physiologische Aspekte

Tätigsein (Sichbeschäftigen) ist in erster Linie ein biologisches Phänomen. Der Bewegungstrieb, der allen Lebewesen mitgegeben ist, ist eine existenzerhaltende Lebensnotwendigkeit. Denn um sich seine Grundbedürfnisse (Essen, Trinken, Bekleiden, Wohnen) erfüllen zu können, muß der Mensch sich das, was er dazu braucht, zuerst *beschaffen*. Dieser Notwendigkeit steht das Gesetz der *Trägheit* gegenüber (Drang nach Bequemlichkeit, beschaulichem Nichtstun, Faulenzen). So entsteht ein Grundzwiespalt zwischen vitalen Bedürfnissen und naturhafter Trägheit, welcher der Wechselwirkung zweier antagonistischer Kräfte, wie wir sie in der Homöostasetheorie (S. 271) bereits kennengelernt haben, entspricht. *Gesundheit* beruht einerseits auf dem *Ausgleich dieser Polaritäten* (Aktivität-Ruhe), andererseits auf der *Aktionsfähigkeit* der Körperstrukturen (Bewegung, Kraft) sowie der Sinnesorgane (Sehen, Hören, Tasten).

Psychologisch-geistige Aspekte

Arbeit ist solange Frondienst und Mühsal, als sie nicht von geistigen Werten beseelt wird. Der Mensch ist eben mehr als ein bloßer Bewegungsroboter, der Leistung erbringt. Kommen *geistige* Werte wie Freude, Phantasie und Kreativität, künstlerische Neigung oder Wille zu Existenzsicherung und Pflichterfüllung dazu, wird die Arbeit zu einer Tätigkeit, die motiviert und zielorientiert ist. Auf dieser materiell-geistigen Grundlage basiert jede Ideologie der Arbeit, die marxistische Arbeitsphilosophie ebensosehr wie die christliche Arbeitsethik. Da Arbeit ein elementares Grundbedürfnis des Menschen ist, heißt die Frage nicht, *ob* wir arbeiten, sondern *wie* wir arbeiten sollen.

Je mehr der Mensch versucht, sich selbst und das Leben zu verplanen und einseitigen Leistungszielen zu unterwerfen, desto größer wird die Gefahr, daß er das Gesetz der Polarität vergewaltigt und daran zu leiden beginnt. Es gibt keine Arbeit ohne Arbeitsruhe, aber auch kein rechtes Verständnis für die Arbeit ohne Verständnis der Untätigkeit. „Der Mensch ist nur dort ganz Mensch, wo er spielt" (SCHILLER).

Freizeit als empfangend-reaktive Lebensform – im Gegensatz zur gestaltend-aktiven der Arbeit – ermöglicht einen Ausgleich, der, wenn er (in unseren Breiten meist zugunsten einer Überbewertung der Leistung) verlorengeht, zum Zusammenbruch der körperlichen und seelischen Gesundheit führt. Ausdrücke wie die folgenden weisen auf das Wesen des Problems hin:

- Der Mensch brennt aus und wird innerlich ausgedörrt.
- Er ist gestreßt, genervt.
- Er ist „außer sich" und nicht mehr ansprechbar.
- Er geht „drauf".

Hält eine solche chronische Gespanntheit an, wird sie – ebenso wie die Spannungslosigkeit eines untätigen Lebens – zu *Langeweile* führen. Nichts ist dem Menschen auf die Dauer so unerträglich wie die Langeweile. BLAISE PASCAL sagte schon im 17. Jahrhundert in seinem Nachlaß „Pensées": „Nichts ist dem Menschen so unerträglich, als in völliger Ruhe zu sein, ohne Betrieb, ohne Zerstreuung, ohne Aufgabe. Er spürt alsdann ein Nichts, seine Verlassenheit, sein Ungenügen, seine Abhängigkeit, seine Ohnmacht, seine Leere. Sogleich wird dem Grund seiner Seele die Langeweile entsteigen, die Düsternis, die Traurigkeit, der Kummer, der Verdruß, die Verzweiflung." Es scheint fast, als hätte PASCAL das Bild der Erschöpfungsdepression (KIELHOLZ) des modernen Menschen beschrieben. Auch SELYE beschreibt die Langeweile als tödlich. ROMAN BLEISTEIN zieht in einem Taschenbuch Bilanz aus seinen Erfahrungen als Touristenseelsorger und bietet eine *Therapie der Langeweile* an, unter der Fragestellung: „Wie findet der moderne Mensch wieder zurück in die Totalität seiner Welt?" Er sieht in der Langeweile ein Problem der Ganzheit des Menschen, „aus der man nicht blind und willkürlich Metaphysik, Transzendenz und Glaube tilgen kann". Sein Ziel ist der Mensch, der seinen Sinn gefunden hat, und wieder anfängt, von allein zu spielen (ohne Spieltips einer Freizeitindustrie).

Soziokultureller Hintergrund

Über Jahrtausende dürfte die Arbeit ausschließlich der Lebenserhaltung gedient haben. Später kamen spielerische, schöpferische und künstlerische Werte dazu. Die individuelle Freiheit in der Gestaltung der Arbeit war sehr groß. Obwohl sie Hauptbeschäftigung des Tages war, blieben viele Freiräume, die durch den Rhythmus des Jahres und des Tages (ohne künstliches Licht) vorgegeben waren. Erst mit der Fremdnutzung der Arbeitskraft und dem Schaffen von Arbeitsstätten (losgelöst von Freiraumstätten) begann das Auseinanderklaffen der bipolaren Grundstrukturen von Arbeit und Freizeit.

Der *Feiertag* (Sabbat, Sonntag), anfangs „um des Menschen willen geschaffen" (Mk. 2,27), hat seinen ursprünglichen Wert im Sinn einer gleichgewichtshaltenden Balance weitgehend verloren. Der Mensch aber, der zuviel auf die eine Seite setzt und die andere vernachlässigt, wird ruhelos, friedlos, unerfüllt. Er hat mit der einseitigen Überbewertung den Anschluß an jahrtausendealtes Brauchtum mit befreiendem und daher präventivem Wert, den *Kult* (Kult = *Pflege*), verloren. Kultisches Brauchtum *pflegt etwas.* Kult pflegt ein Zweifaches: die *Gemeinschaft* (das Bergende, Trost-, Vertrauen-, Beistand-Spendende) auf der einen Seite und das Absolute (das Prophetische, Aufrufende, Anrufende) auf der anderen Seite. Beide zusammen ermöglichen die gleichgewichtschaffende Balance, die dem Menschen Harmonie und Befreiung schenkt. Darum wurde dem Menschen der Sabbat (Ruhetag) gegeben, der Tag, an dem er das Heraussteigen aus der Einseitigkeit und das Übersteigen *(Transzendieren)* der Vereinzelung *zu pflegen* hätte. Die Sehnsucht danach liegt letztlich jedem Versuch des Menschen nach Befreiung aus Zwängen zugrunde. Rausch (Droge, Alkohol), Freizeitkonsum, und Arbeitssucht wären dann nichts anderes als eine unechte, nur scheinbare Transzendenz, ein Pseudokult, eine Pseudoreligion.

Auf den ersten Blick mag es scheinen, als ob diese Überlegungen nichts mit Krankenpflege zu tun hätten. Dem ist aber nicht so, denn die Krankenschwester/der Krankenpfleger von heute hat den in dieser Welt krank gewordenen Menschen zu pflegen. Statistiken beweisen, daß die Ursachen von Krankheit mit der Lebensgestaltung bzw. mit der Art und Weise von Arbeits- und Freizeitverhalten zusammenhängen.

Die traditionellen „Berufskrankheiten" (Staublunge, Bleivergiftung) sind heute durch die „Managerkrankheit" (Herzinfarkt, Erschöpfungsdepression) überholt. Gesundheit und Heilung bzw. deren Unterstützung hängen mit dem Wissen und Verstehen obiger Zusammenhänge eng zusammen.

11.1.2. Raumerfahrung und Raumgestaltung

Raumerfahrung

Raum ist Lebensraum, Wohnraum, Arbeitsraum. Sie bestimmen maßgeblich unsere Lebensqualität mit. Die vier Wände sind, nach den Kleidern, unsere nächste Umwelt. Bis zu 90% unseres Lebens verbringen wir darin. Sie beeinflussen infolgedessen auch Lebenskraft und Energie.

Für viele, insbesondere sensible Menschen können *Standortprobleme* (z. B. sog. Reizzonen über Wasseradern oder Erdstrahlen) zu eigentlichen gesundheitlichen Störungen führen. Das Tier hat die Fähigkeit (die auch der Frühmensch hatte), instinktiv die günstigsten Schlafstellen zu finden und schlechte zu meiden. Der moderne Mensch hat dieses Empfinden nicht mehr und weiß auch nur wenig davon. (Eine Ausnahme sind sog. Rutengänger oder Pendler, die heute wieder mehr zur Ausschaltung von störenden Einflüssen, z. B. bei Schlafstörungen, herangezogen werden.)

Zur Raumerfahrung gehört auch der Aspekt, daß der Mensch *sich selbst* als Raum im Raum erfährt: als Körper im Raum der Umgebung, der Welt, des Kosmos. Diese Wahrnehmung, die dem heutigen Menschen nicht selbstverständlich ist, kann sensibilisiert werden (ausführlich in JUCHLI: Heilen durch Wiederentdecken der Ganzheit).

Raumgestaltung

Während an äußeren Gegebenheiten des Lebensraumes wie Klima, geographischer Lage willkürlich nichts verändert werden kann, ist die individuelle Gestaltung des persönlichen Lebensraumes, das Herstellen eines bestimmten „Wohnklimas" für das Wohlbefinden des Menschen ausschlaggebend. Neben Baumängeln aller Art sind es oft *unhaltbare Bedingungen,* die besonders in *Krankenhäusern* und *Heimen* „als gottgegeben" (WELTER) hingenommen werden, obwohl sie von den gewohnten Lebensbedingungen weit abweichen:

- eintönige Gleichförmigkeit (Architektur, Farben);
- Mehrbettzimmer (Bett nicht an einer schützenden Wand – und wer lebt zuhause in einem Vierbettzimmer?).

Vor der Idee, nach Verbesserung des Lebensraumes und der Erlebnisabläufe von Kranken und/oder Heimbewohnern zu trachten, steht die Frage nach den Lebensgewohnheiten des betroffenen Menschen und die Bereitschaft zur ganzheitlichen Pflegeplanung, in der auch die *räumliche Umwelt* mit berücksichtigt wird. Nur dann kann nach Bedarf verändert werden, was sich ändern läßt.

Zum Beispiel braucht der stationäre Patient in einem Krankenhaus (Heim) zwei Bereiche, in denen er sich vertraut fühlt und wo er sich nach dem Maß seiner Mobilität frei bewegen kann:

- das Krankenzimmer und die Pflegeeinheit mit entsprechender *Wohnlichkeit* und *Intimsphäre;*
- der Beziehungsbereich mit Einrichtungen wie Sitzecken, „Marktplatz", Patienten- und Besuchercafé, die auch *genutzt* werden können.

11.2. Probleme in bezug auf Zeit und Raum/Körper

11.2.1. Zeitprobleme

Die Zeit ist zum wichtigsten Bestimmungsfaktor des modernen Menschen geworden. Sie mißt unseren Alltag, und weil wir mit der Zeit gehen wollen, rennen, sputen, hasten und hetzen wir mit der Zeit:

- wir möchten Zeit gewinnen;
- wir möchten keine Zeit verlieren;
- wir haben für so vieles keine Zeit; denn
- Zeit ist Geld - allerdings können wir mit diesem Geld keine Zeit kaufen.

Das Problem ist darum eigentlich nicht: Zeit haben oder keine Zeit haben, sondern:
- wofür habe ich Zeit - keine Zeit;
- wofür muß (möchte, will) ich Zeit haben;
- wofür will ich keine Zeit haben.

Zeit ist Seele, sagt der Kulturphilosoph JEAN GEBSER, und so ist es geradezu erschreckend, zu hören,
- daß wir die Zeit totschlagen;
- daß wir uns die Zeit stehlen lassen.

Wenn Zeit Seele ist, ist sie auch Teil unseres Lebens, und das bedeutet, daß wir „das Leben totschlagen", uns „das Leben stehlen lassen". Letztlich stimmt das, denn Zeitdruck erzeugt Streß, und dieser nagt am Leben.

Zeitprobleme nagen auch dann, wenn sie versteckt und uns kaum bewußt sind. Die folgende Checkliste kann helfen, Zeitprobleme besser in den Griff zu bekommen, um sie (erkennbar durch die Ja-Antworten) zu verändern.

Checkliste: Einschätzung von Hektik und Streß	Ja	Nein
- Es fällt mir schwer, mich wirklich zu entspannen	☐	☐
- Ich fühle mich eigentlich ständig unter Zeitdruck	☐	☐
- Ich kann mich oft kaum auf eine Tätigkeit konzentrieren, weil ich mir bereits überlege, was ich als nächstes tun müßte	☐	☐
- Auch wenn ich den ganzen Tag gearbeitet habe, bin ich abends oft unzufrieden mit mir selbst, weil so vieles unerledigt geblieben ist	☐	☐
- Ich schlafe oft schlecht, weil ich an bevorstehende Arbeiten/Aufgaben denke	☐	☐
- Längerfristige, größere Arbeiten kann ich kaum planen, weil ich vom täglichen Kleinkram ständig voll beansprucht werde	☐	☐
- Ich habe oft das Gefühl, daß alles an mir hängen bleibt und ich an alles denken und alles erledigen muß	☐	☐
- Ich wundere mich oft, daß andere Leute noch Zeit für Hobbies oder Weiterbildung finden	☐	☐
- Ich weiß oft kaum, wie ich alle Termine einhalten kann	☐	☐
- Ich habe selten einen wirklich freien Abend ohne Verpflichtungen	☐	☐
- Ich habe oft das Gefühl, ständig einen riesigen Arbeitsberg vor mir herzuschieben	☐	☐
- Unvorhergesehene Probleme oder Verzögerungen (Stau im Straßenverkehr, Verspätungen von Zug/Flugzeug) bringen mich völlig aus der Fassung	☐	☐
- Ich muß oft Abmachungen absagen oder verschieben, weil andere Verpflichtungen dazwischenkommen	☐	☐

11.2.2. Probleme von Raum und Körper

Neben den oben angesprochenen Raumproblemen als Umwelt und Wohnklima möchte ich hier auf einen weiteren Aspekt hinweisen, nämlich auf *den Menschen* als Körper – Raum im Raum. Von v. DÜRCKHEIM stammt das Wort: Der Mensch *hat* einen *Körper,* aber er *ist Leib.* Als Körper nimmt der Mensch wie jeder andere Körper einen bestimmten Raum ein, ist luft- bzw. wasserverdrängend (letzteres kann jeder z. B. in der Badewanne selbst nachprüfen). Jeder Körper als solcher steht im Raum, ist aber außerdem im Ablauf der linearen Zeit (Vergangenheit, Gegenwart, Zukunft) der Abnutzung, Gefährdung und Funktionsstörung ausgesetzt. Unter Umständen entsteht dadurch für den menschlichen Körper Krankheit, die, wenn sie nur als Angelegenheit des Körpers betrachtet wird, nur körperlich angegangen werden muß. Wir sprechen dann vom „körperlich behinderten Menschen", als ob dieser Körper eine absolute Größe wäre.

Bleibt diese Auffassung Grundlage der Pflege, orientiert sich diese nur am Körper, so wird sie eine funktionale, objektbezogene (gegenständliche) Pflege sein.

Dagegen können wir in einer *ganzheitlichen Betrachtungsweise* – der Mensch *ist* Leib (s. Kap. 2) – „die Krankheit" und das, was wir als Pflege anbieten, von der Beschränkung auf das Gegenständliche lösen. Auch eine *Behinderung trifft immer den ganzen Menschen,* nicht nur die Extremitäten (Lähmung, Amputation), die Augen (Blindheit), die Ohren (Taubheit) oder das Gehirn (zerebrale Funktionsstörung), den Geist oder Psyche (geistige, psychische Störung).

Die Auswirkungen der Störungen hängen deshalb von vielerlei Faktoren ab:
- vom Grad der Behinderung,
- von der Art der Einschränkung,
- von der Art und Weise, wie der Betroffene damit umgehen kann,
- von den Möglichkeiten und Grenzen der Umwelt,
- vom Verhalten der Mitwelt.

11.3. Sorge für sinnvolle Zeiteinteilung und Raumgestaltung

11.3.1. Arbeits- und Freizeithygiene

Der Experte für Sozialhygiene und Präventivmedizin K. BIENER nennt folgende Schwerpunkte, die das Pflegepersonal für sich selbst und zur gesundheitserzieherischen Einwirkung auf andere Personen kennen soll:
- *Langzeitunterbrechung* = Ferien- und Urlaubszeit. Sie soll für eine Erholung mit positiver Nachwirkung sinnvollerweise 3–4 Wochen betragen.
- *Kurzzeitunterbrechung* = Pausen am Wochenende, Feierabend und Schlafzeiten. Sie dienen der laufenden Regeneration.
- Die *Pause* umfaßt die Minimalpause bis zu 30 Sekunden, die Kurzpause bis zu 5 Minuten und die Langpausen über 5 Minuten. Sie sind leistungsphysiologisch von großer Bedeutung, wenn sie als regelmäßige Pausenrhythmik gepflegt werden.
- Die *Wochenendfreizeit;* die heute übliche 5-Tage-Woche ist im Trend zu immer größerer Arbeitszeitverkürzung (4-Tage-Woche, 3-Tage-Woche) mehr und mehr im Gespräch. Von größerer Bedeutung ist aber die Art und Weise der Gestaltung des Wochenendes. Nur die echt transzendente (den Alltag übersteigende) Feiertags- oder Wochenendgestaltung (s. oben) dient der wirklichen Erholung und kann als echte individuelle präventive Möglichkeit betrachtet werden.
- Der *Feierabend* wird heute durch unregelmäßige Arbeitszeit, lange Arbeitswege sowie durch geplante Freizeitbeschäftigungen (angebundene Freizeit) für viele Familien zum Problem. In soziologischen Kreisen sind dadurch Begriffe wie „Vater ohne Zeit", „durch Schicht- und Kollektiverholung vaterlos gemachte Familie" geprägt worden.
- *Schlafzeiten* (s. auch S. 94). Schlaf dient der Regeneration von Ermüdungserscheinungen, die teilweise somatisch-körperlich, zunehmend auch zentralnervös bedingt sind. Schlaf und Nichtstun als Freizeitverhalten (passiv) dienen aber ebensowenig der Erholung wie anhaltende Aktivität.
- *Freizeitaktivitäten.* Die Freizeitindustrie mit ihrem Angebot an Kursen und Aktivitäten ermöglicht einerseits die Pflege und Ausbildung von musischen Fähigkeiten und erschwert

gleichzeitig durch immer neue Angebote eine positive erholsame Freizeitgestaltung.
Aktive Freizeitgestaltung (Sport, Basteln, Musik, Lesen) birgt gegenüber der *passiven* Gestaltung (Kino, Fernsehen, Musikberieselung) mehr bildende, sinnerfüllende Möglichkeiten.

11.3.2. Streßprophylaxe

Streß, so sagt der bekannte Streßforscher SELYE, ist lebensnotwendig. Es geht nur darum, ob der Streß unser Leben beherrscht oder ob wir den Streß beherrschen. Streß muß als zweckmäßiges *Anpassungssyndrom,* das in drei Phasen (Abb. 11.1) abläuft, verstanden werden (unspezifische Antwort des Körpers auf die ihm gestellten Anforderungen). Er ist an die *Erlebnisfähigkeit* des Menschen gebunden und ermöglicht ein Erlebniskontinuum zwischen den beiden Polen *äußerst unangenehm* und *äußerst angenehm* (der Nullpunkt wäre dann die Abwesenheit von Erlebniseindrücken, die absolute Ungerührtheit, die Tod bedeutet). Erlebenkönnen bedeutet Lebenkönnen. Streß muß demnach von *Distreß* (schädlicher und grundsätzlich unangenehmer Streß) unterschieden werden und müßte richtigerweise *Eustreß* genannt werden, wenn er positiv erlebt wird.
Streßprophylaxe meint demnach nicht Ausschalten des Streß (bzw. der Stressoren), sondern sinnvolles Damitumgehen. Die an- oder ablaufenden Anpassungsmechanismen des Organismus können vom Menschen gesteuert und/oder unterstützt werden:
- Vermeiden von unsinnigen Stressoren (Hektik, Hast, Arbeitssucht);
- Auffangen von Reaktionen, die aus Erfahrung eine Kettenreaktion von Verhalten und Gegenverhalten auslösen (Schweigen kann wirklich Gold sein);
- positive Gefühle pflegen (Wohlwollen, Freude, Freundlichkeit u. v. a.). Sie lösen verändernde Möglichkeiten im Eigen- und Fremdverhalten aus (MURPHY: positives Denken);
- negative Gefühle beherrschen (Mißtrauen, Vertrauenslosigkeit, Feindseligkeit u. a.). Sie beeinträchtigen das Sicherheitsgefühl (S. 271), lösen Angst, Spannung und Aggressionen aus und sind kraftkonsumierend;
- Ausschöpfen der dem Leben innewohnenden Kräfte (Ressourcen): „Geschäftigkeit ist nur äußeres Getue, aber Tätigkeit ist das, was von *innen* her wirkt", sagte Meister ECKEHART schon zu Beginn des 13. Jahrhunderts;

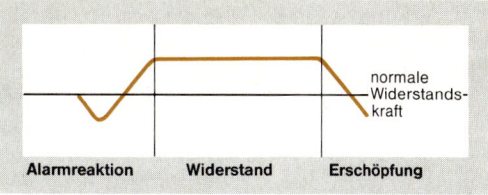

Abb. 11.1 Die drei Phasen des allgemeinen Anpassungssyndroms (engl.: general adaptation syndrome = GAS) nach *Selye.*
- Der Körper weist die für die erste Einwirkung des Stressors charakteristischen Veränderungen auf. Gleichzeitig sinkt der Widerstand und wenn der Stressor stark genug ist (schwere Verbrennungen, extreme Kälte oder Hitze), kann der Tod eintreten.
- Wenn sich die anhaltende Einwirkung des Stressors mit einer Anpassung vereinbaren läßt, setzt der Widerstand ein. Die charakteristischen körperlichen Merkmale der Alarmreaktion verschwinden gänzlich, und die Widerstandsfähigkeit steigt beachtlich über die Norm an.
- Wenn sich die Einwirkung des Stressors, an den sich der Körper angepaßt hat, unbegrenzt fortsetzt, kommt es schließlich zur völligen Verausgabung der Anpassungsenergie. Die Symptome der anfänglichen Alarmreaktion stellen sich wieder ein, sind aber nun nicht mehr rückgängig zu machen, und das Individuum stirbt.

- dem Leben Sinn und Inhalt geben: „Wer ein Wozu zu leben hat, erträgt fast jedes Wie" (NIETZSCHE). „Der Sinn meiner Existenz ist, daß das Leben eine Frage an mich hat. Oder umgekehrt, ich selber bin eine Frage, die an die Welt gerichtet ist, und ich muß meine Antwort beibringen, sonst bin ich nur auf die Antwort der Welt angewiesen" (C. G. JUNG);
- alle Bereiche des Menschseins berücksichtigen: Leistung ist nur ein Blatt am Lebensbaum, nicht der Baum selbst. Das Leben hat viele Bereiche, das sagte schon SHAKESPEARE: „Arbeit, Gebet, Mahl, Schlaf und Spiel sind die fünf Finger unserer Lebenshand";
- für Entspannung (S. 137), gute Atmung (S. 245 f.), Köpertraining (S. 117) sorgen.

11.4. Pflegeplanung: Raum und Zeit gestalten

11.4.1. Situationseinschätzung

Wie bei jeder Lebensaktivität gilt hier besonders, daß zunächst einmal die *eigene Situation* geklärt und, wo nötig, eine positive Lebensgestaltung angestrebt werden muß.

Für die *Situationseinschätzung beim Kranken* ist eine ganzheitliche Betrachtungsweise Voraussetzung. Im folgenden einige Impulse:
Die Art und Weise, wie der Kranke von seiner Arbeit, von Freizeitaktivitäten, Terminen u. a. spricht, kann Hinweise auf seine Lebensgestaltung, u. U. auf Ursache (oder Mitursache) seiner Krankheit bzw. seines Unfalls geben. Die Krankheit sowie die Einweisung ins Krankenhaus bewirken neue *Probleme,* können aber auch zur *Chance der Neuorientierung* werden, z. B. durch:
– Abstand von Familie, Arbeitsplatz, gewohnten Freizeitaktivitäten;
– Zeit für sich selbst bei langdauernder Krankheit;
– Neubesinnung auf eigene Kräfte (Ressourcen) bei der Rehabilitation.
Zur Situationseinschätzung insbesondere bei Langzeitkranken s. Checkliste.

11.4.2. Pflegeziele und -maßnahmen

Die Ziele orientieren sich sowohl an der Prophylaxe als auch an der Therapie.

Prophylaktisch geht es darum, daß
– eine gestörte Beziehung zur Zeit und zu den Zeitrhythmen verbessert wird;
– Hektik und Betriebsamkeit hinterfragt und gewohnheitsmäßige, aber unnötige Arbeitsspitzen abgebaut werden;
– der Tagesrhythmus und damit die Strukturierung der Zeit der Situation angepaßt ist;
– Zeitfehler, wie überlange Arbeitszeit, Verzicht auf Pausen, hastiges, unkoordiniertes Arbeiten ausgemerzt,
– Räume und Strukturen auf ihre Wirkung (positiv, negativ) beurteilt und, wo nötig, verändert werden.
Therapeutisch ist es die Unterstützung des Kranken in
– Wiedererlangung verlorener Fähigkeiten;
– Rehabilitation ins Berufs-, Familien- und Gesellschaftsleben (Umschulung, Sozialhilfe, Lebenshilfe);
– Strukturierung der Zeit des Krankseins;
– Einüben einer (u. U. neuen) Einstellung zu den Werten von Arbeit, Erholung, Leben;
– Hinführung zur gesunden Lebensgestaltung.

Checkliste: Raum und Zeit gestalten

☐ Strukturierung der Zeit   ☐ Beschäftigung   ☐ Impulse   ☐ Behinderung

Die folgenden Fragen dienen exemplarisch der Situationseinschätzung (s. auch S. 74 ff.)

☐ Arbeits- und Freizeitgewohnheiten des Kranken sind bekannt (Lieblingsbeschäftigung)

☐ Anregungen und Wünsche werden wahrgenommen und entsprechend erfüllt; das Interesse, Neues zu lernen, wird gefördert

☐ Gezielte Information über den Zweck der Ergotherapie wurde gegeben

☐ Funktionsschwächerer Körperteil wird gezielt in Spiel und Arbeit integriert

☐ Motivation zum Ausdruck des seelisch-geistigen Lebens ist vorhanden/wird gefördert

☐ Vorhandene Aktivität wird überlegt gefördert und erhalten, Impulse werden gegeben

☐ Der Freiraum außerhalb des Krankenzimmers wird bewußt wahrgenommen und soweit möglich genutzt

☐ Die Angehörigen und Freunde werden in den Rehabilitationsplan bzw. in die Gesundung mit einbezogen

☐ Hilfsmittel, die zur Gestaltung der Rehabilitation und der Freizeit eingesetzt werden können, sind dem Pflegeteam bekannt, sie werden genutzt

☐ Die gesunden Organe, die zur Rehabilitation eingesetzt werden können, werden gefördert (Sehen, Hören, Fühlen, Tasten, Riechen)

☐ Das Alter und das Befinden des Kranken werden bei der Rehabilitation berücksichtigt

☐ Eine Bezugsperson (Pflegeperson, Angehörige, Freund) steht dem Kranken als Begleiter (Betreuer) zur Seite

☐ Institutionen für Beratung (Beruf, Versicherung) und Selbsthilfeorganisationen sind bekannt

☐ ......

☐ ......

Gefördert wird die Erreichung der Ziele durch *Maßnahmen,* wie sie im folgenden beschrieben werden.

11.5. Hilfe zur Bewältigung der Zeit des Krankseins

„Doch könnt ihr es nicht vermeiden, die Zeit in eurem Denken nach Zeitbegriffen zu messen, so lasset eine jegliche Zeiteinheit alle übrigen umfassen." Dieses Wort von K. GIBRAN scheint mir in sich selbst und für unseren Beruf ein prophetisches Wort zu sein.

Für den Kranken habe sich mit der Einführung der Schichtarbeit und der Kurzarbeitszeit nichts geändert, so wird häufig argumentiert. Oberflächlich gesehen, stimmt das auch. Wer aber genauer hinsieht, realisiert, daß der normale Tagesrhythmus und der Überblick über (bzw. das Gefühl für) das Gesamtgeschehen während der 24 Stunden leichter verlorengehen. Wenn wir den 24-Stunden-Tag des Kranken in die Schicht der 8–9 Stunden pressen, verliert er die Harmonie, wird teilweise hektisch, teilweise leer, es entstehen Zeiten der Überforderung und Zeiten der Langeweile. Stellt sich die Frage: Planen wir die Pflege des Kranken, oder *verplanen* wir unsere und seine Zeit? Planen ist etwas Sinnvolles. Pflegeziele sind eine große Hilfe, wenn sie nicht nur auf dem Papier stehen, sondern jeder weiß, wie sie zu erreichen sind. Aber wie erreichen wir Ziele wie:

- positive Einstellung zum Leben,
- größtmögliches Wohlbefinden, Lebensqualität
- Kompensation von eingeschränkten Funktionen,
- Erhaltung oder Wiederfinden eines gesunden Selbstwertgefühls?

Wie erreicht der *Kranke* solche Ziele? Ist es überhaupt richtig, solche Ziele zu formulieren? Weiß er, was gemeint ist? Wissen wir es, die wir für ihn (im besten Fall mit ihm) solche Ziele formulieren? Diese und noch viele andere Fragen müssen von uns und vom Kranken eine Antwort bekommen. Wollen wir aber diese Antwort wirklich?

Nachdenken

Diese Forderung gilt vorerst für uns selbst. Wir müssen schon darüber nachdenken, ob wir den Kranken zum Nachdenken anregen und ihn dabei unterstützen wollen.

Das Nachdenken könnte Dinge zutage fördern, von denen wir lieber nichts wissen möchten. Es könnte an unseren so karg berechneten Zeiteinheiten nagen und unsere Zeitbegriffe durcheinanderbringen.

Zum Beispiel könnten wir (oder der Patient) herausfinden, daß

- es für den Kranken besser ist, wenn er seine Ganzkörpertoilette gegen Abend durchführen kann;
- er für seine täglichen Lebensaktivitäten viel mehr Zeit zugeteilt haben muß;
- er seine Hautpflege (oder was immer) selbständig ausführen könnte, wenn wir ihm genügend Zeit und eine bequeme Position ermöglichen;
- die Bastelarbeit, auf die wir so stolz sind, den Kranken belastet und bedrückt;
- ihn Dinge langweilen, die uns wichtig sind, und umgekehrt;
- Lebenssinn und Wohlbefinden nicht unbedingt an sichtbare und meßbare Leistung geknüpft sind;
- Lebensqualität von ganz kleinen Dingen abhängt;
- der Kranke Zeit braucht zum Nachdenken, Gelegenheit, um darüber zu sprechen, Verständnis für die ganz kleinen Schritte, wenn Bereiche wie Lebenssinn, Leidensannahme, Trauerarbeit usw. durch unsere Ziele beeinflußt werden sollen;
- viele kleine Chancen verpaßt werden, Chancen, die das Können in den Dienst des Werdens und das Tun in den Dienst des Seins stellen.

Rezepte können keine angeboten werden. Es kann nur darum gehen, daß wir das, was wir tun, in Frage stellen können, daß wir nicht Sklave unserer Zeiteinheiten werden und daß wir uns immer wieder bewußt werden, was das bedeutet, wenn wir „in einer jeglichen Zeiteinheit alle übrigen umfassen sollen". Wer nachdenkt und nachdenken läßt, hat die Übersicht.

Impulse setzen

Impulse bedeuten Antrieb, Anstoß, Anreiz, Beweggrund. Impulse hängen von Einfällen ab, sie sind kreative, schöpferische Werte, die uns aus unseren eigenen Ressourcen zufallen und die etwas beim Kranken bewirken.

Die kreative Begabung, die jeder hat und die ein unabdingbarer Bestandteil unseres Berufes ist, liegt häufig brach und ist daher in ihrer Entfaltung gehemmt. Krankenpflegepersonen sollten nicht nur einüben, wie man Pflegetechniken ausübt, sondern auch, wie man *kreativ ist* und *kreativ wird*. Kreativität hat den Blick nach vorn, den Blick, der die Zeiteinheiten verbinden kann. Der Kreative gibt Impulse zur produktiven Bewältigung konkreter Aufgaben, zum Versuch neuer Modelle anstelle des Bekannten, Gewohnten, durch Routine Entleerten. Impulse gibt man, oder man empfängt sie. Impulse, die den Krankenhausalltag verändern können, sind z.B. Impulse

- für die sinnvolle Bewältigung des Krankseins, des Alltags;
- für die kleine Feier des Geburtstags, Namenstags oder einfach eines Festes mit oder für die Kranken;
- zur Abhebung des Sonntags vom gewöhnlichen Alltag;
- zum Einstieg in ein Gespräch über Lebensfragen, Problemlösung u.a.;
- als Denkanstoß zur Lebensgestaltung;
- für …

Auch diese Liste läßt sich fortsetzen, Ziele wie „Einüben neuer Verhaltensmuster" sind sehr wohl Ziele, die u.U. nicht nur für den Kranken, sondern auch für die Betreuer erstrebenswert sind.

Spielen, basteln, meditieren

Die „Freizeit" des Kranken ist die Zeit, die er nicht braucht für die Erledigung seiner Alltagsaktivitäten, die therapiefrei ist und in der keine Besucher da sind.

In dieser Zeit „müsse der Patient beschäftigt werden". Diese Behauptung sagt aus, daß Freizeit

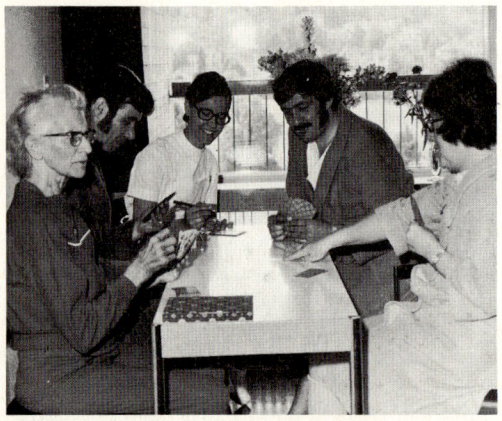

Abb.11.**2** Ablenkende Beschäftigung. Patienten beim Spiel.

Langeweile bedeutet, daß sie leerer Raum ist, der künstlich ausgestopft, schlecht und recht mit Leistung gefüllt werden muß.

Bei einer solchen Haltung geht es aber doch kaum um die *Muße,* sondern um die Ablenkung, nicht um die *sinnvolle Auseinandersetzung und das Hinfinden zu sich selbst,* sondern um das Ausschalten, ja die Betäubung seiner selbst, vielleicht auch um die Befriedigung des eigenen Leistungs- und Zweckdenkens. Diese Einstellung kann aber nicht ganz richtig sein, denn Zeit soll man nicht füllen, sondern „sich erfüllen lassen". Sie darf nicht unüberlegt mit immer neuen Aktivitäten gefüllt werden, denn

- „*Muße* ist das Gegenteil von Nichtstun. Es ist die anspruchsvollste aller Beschäftigungen, weil sie ohne Seitenblick auf Lohn, Ehre und Erfolg getan wird" (H. ZBINDEN). Es ist schwerer, dem Kranken Hilfe anzubieten, um die Muße (Meditation) zu lernen, als Anleitung zu einer Bastelarbeit zu geben.
- *Bastelarbeit,* Handarbeit u.a. kann, richtig gewählt, zur richtigen Zeit nützlich sein (s. Ergotherapie S. 321 f.).
- *Spielen* ist ein Tun, das über den Menschen hinausweist. Im Spiel können Raum und Zeit vorübergehend vergessen werden. Im Spiel verfliegt die Zeit, oder sie bleibt stehen. Die „Uhr" läuft auf jeden Fall nach anderen Gesetzmäßigkeiten ab, denn „jede Lust will Ewigkeit, will tiefe, tiefe Ewigkeit" (NIETZSCHE). Der Mensch wird über sich selbst hinausgeführt. Eine solche Erfahrung des Überstiegs (Transzendenz) aus dem alltäglichen in die „Welt ohne Zeit" müßte wieder bewußt eingeübt werden; Spiel als Einübung für das Glücklichsein, die Freude, das Staunen, das Ergriffensein, auch das Sterben. Das Spiel ergibt sich unter Kranken (z.B. im Aufenthaltsraum), oder es kann/muß geplant und gefördert werden (z.B. durch die Pflegeplanung) Abb.11.2 möchte als *Impuls* verstanden werden.
- *Meditieren*=betrachten, bedenken, sich sinnend versenken. Als Meditationsgegenstand kann alles in Frage kommen, *materielle* (eine Blume, ein Bild) wie *geistige Bereiche* (Sinnfinden, Leben, Sterben) (Abb.11.3). Meditieren kann jeder, denn jeder hat es als Kind geübt! Mythen, Märchen, Sagen, Symbole und „Bilder" haben ihren Wert, ihre Tiefe und ihre Lebensweisheit auch heute nicht verloren. Literaturhinweise zum besseren Verständnis s. S.324.

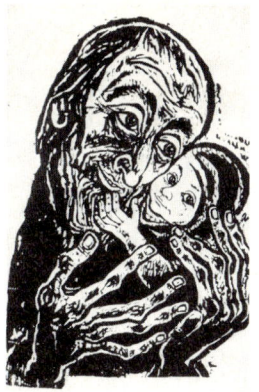

Abb. 11.**3**   Meditationsbild. „Simeon" von W. Habdank.

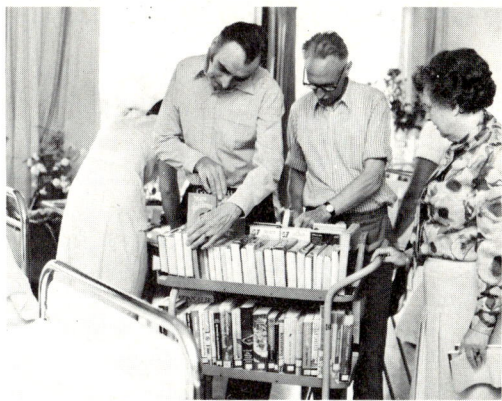

Abb. 11.**4**   Der Patient hat die Möglichkeit, die Lektüre selbst auszuwählen oder sich beraten zu lassen.

Lesen

Das Lesen setzt genügend Sehfähigkeit, ausreichende Lesefähigkeit und ungeteilte Aufmerksamkeit voraus. Sind diese Voraussetzungen nicht erfüllt, soll der Kranke nicht zum Lesen ermuntert werden. *Lesestoff* ist heute leicht zugänglich. Unter Umständen kann der Kranke zu neuen Lesegewohnheiten (z. B. bezüglich Wahl des Lesestoffes) geführt werden. Nützlicherweise kann die Betreuerin der *Krankenhausbibliothek* (Abb. 11.4) in die Pflegeplanung mit einbezogen werden. Bei den angebotenen Büchern unterscheidet man:

- *Ablenkende Bücher.* Ablenkung wird erreicht durch
  • *unterhaltende Lektüre:* Bücher, die von Menschen und Tieren erzählen, Familiengeschichten u. a.;
  • *erheiternde Lektüre:* Bücher, die zum Lächeln oder Schmunzeln Anlaß geben;
  • *spannende Lektüre:* Dazu gehören in erster Linie die Kriminalromane, Abenteuergeschichten, Berichte über Forschungsreisen, See- und Bergabenteuer usw.
- *Hinlenkende Bücher.* Es sind Bücher und Schriften, die Hilfe zur Lebens-, Leidens-, Trauer- und/oder Sterbensbewältigung geben. Die Auswahl muß sehr sorgfältig geschehen.
  • *Anregende Bücher* sprechen den Interessenbereich des Kranken an (Bücher zu Lebensfragen);
  • *bildende Bücher* sind sinnvolle Zeitfüller und Hinführung zu Rehabilitation, Umschulung (Sach- und Fachbücher);
  • *beeinflussende Bücher* sind vor allem bei Jugendlichen, die sich noch stark mit einem Vorbild identifizieren, wichtig (Biographien, Legenden, Sagen).

Das *Vorlesen* (Abb. 11.5) bringt für alle Beteiligten eine Fülle von Erlebniswerten: *Wer* vorlesen

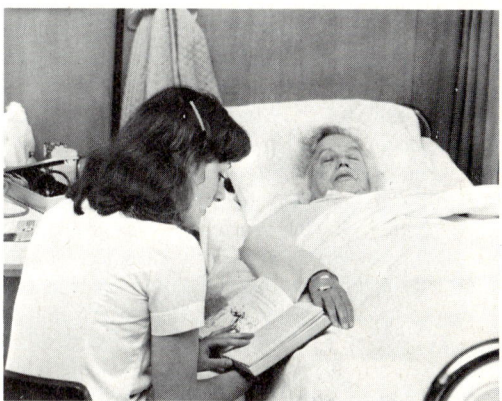

Abb. 11.**5**   Vorlesen.

kann (es gibt freiwillige Helfer, die uns diese Tätigkeit gerne abnehmen), *wann* vorgelesen werden soll, *wo* und *wie* man zusammensitzt, kann ebenfalls Thema der Pflegeplanung sein.

Kontakte nach außen

Kontakte dürfen nicht abbrechen, sie müssen gepflegt, u. U. gefördert oder wieder angeknüpft werden.
Das alte Bild des Krankenbesuches, „einen Blumenstrauß mitbringen und Konversation machen" sollte einem neuen, aktiven und heilungsfördernden Verhalten Platz machen.
- *Angehörige, Freunde, Nachbarn* als Teil des Sozial- und Beziehungsnetzes des Kranken sollten vermehrt, nicht nur auf dem Papier, in die *Pflege mit einbezogen werden:*

- Mithilfe bei den Aktivitäten des täglichen Lebens, soweit möglich und hilfreich
- Begleiten in den Park, in die Cafeteria, in die Therapieräume, zu kleinen Einkäufen usw.;
- Versorgen und Entsorgen von Wäsche, Kleidern u. a. Dingen; usw.
- *Massenmedien:* Radio, Fernsehen, Tonband sollen nicht nur vorhanden, sondern sinnvoll eingesetzt werden; das gleiche gilt für das *Telefon.*

Grenzen erfahren, Grenzen annehmen

Jede Krankheit setzt Grenzen. Grenzen erschrekken und hindern vorerst. Sie schützen aber auch und weisen auf eine neue Dimension hin, die es zu integrieren gilt.

Die Grenzerfahrung hat mit Sinn (S. 346 f.) etwas zu tun.

Im Zusammenhang mit der Raum- und Zeitgestaltung geht es darum, daß wir annehmen, daß das Wünschbare, das Machbare, das Erreichbare immer begrenzt ist. Wir müssen das ehrlicherweise akzeptieren, sonst rennen wir einem utopischen Berufsbild nach, dem wir nie gerecht werden können. Es ist richtig, die Pflege an den Bedürfnissen des Patienten zu orientieren. Die *Ehrlichkeit* verlangt aber, daß wir uns bewußt bleiben, daß vieles geprägt und mitbeeinflußt ist
- von unseren eigenen Bedürfnissen und Wünschen;
- von denjenigen der Gruppe, der Krankenhausstruktur und -organisation;
- vom Wissens- und Forschungsdrang der Ärzte;
- vom Kostenträger, von der Gesellschaft überhaupt.

Grenzen sehen heißt nicht, daß man einfach resignieren soll.

Grenzen - selbst- und fremdgesetzte - können verschoben, aufgehoben und überschritten werden. Sie sind Anreiz zu Veränderung und Verwandlung, *für uns selbst* und *für den Kranken.*

Das *Annehmen von Grenzen* hat mit Lebensfreude, innerer Freiheit und Glück etwas zu tun. In diesem Sinn hängt Lebensqualität nicht so sehr (oder gar nur!) von der Gesellschaft ab, sondern in erster Linie von uns selbst, von unserer eigenen inneren Kraft. Es braucht Mut, ein „handlungsentschlossener Optimist" zu werden bzw. zu sein.

11.6.   Rehabilitation, Selbsthilfe

11.6.1. Rehabilitation

Rehabilitation = Eingliederung, Wiedereingliederung. Unter Rehabilitation versteht man die Gesamtheit aller medizinischen, beruflichen und sozialen Maßnahmen, welche unmittelbar der bestmöglichen Förderung der Arbeits-, Erwerbs- und Berufsfähigkeit von Menschen mit angeborener oder erworbener Behinderung dienen oder welche für die Erhaltung dieser Fähigkeiten bei unmittelbar drohender Invalidität (körperliche oder geistige Gesundheitsschäden) nötig sind (WEBER u. Mitarb. 1964).

Man kann demnach eine medizinische, berufliche und soziale Rehabilitation unterscheiden, die in der Praxis ineinander übergehen.

Medizinische Rehabilitation

Sie umfaßt alle ärztlichen oder ärztlich verordneten Maßnahmen zur Rehabilitation des Behinderten. Sie betrifft im wesentlichen chirurgische und orthopädische Maßnahmen, medikamentöse Therapie, Ergotherapie, Arbeitstraining, Psychotherapie, Anwendung von Hilfsmitteln usw. sowie die dazu gehörenden diagnostischen Maßnahmen.

Berufliche Rehabilitation

Alle Maßnahmen, die zur unmittelbaren Vorbereitung und Durchführung der Eingliederung des Behinderten in das Berufsleben nötig sind. Es handelt sich im wesentlichen um Berufsberatung und Stellenvermittlung aufgrund der ärztlichen Beurteilung, um Berufsschulung durch Berufsfachleute sowie um technische und finanzielle Maßnahmen zur Ermöglichung der Berufsausübung (angepaßte Werkzeuge u. a.).

Soziale Rehabilitation

Alle Maßnahmen zur psychischen, familiären, gesellschaftlichen und wirtschaftlichen Eingliederung des Behinderten sind hier angesprochen. Das Eingliederungsziel und der Weg dazu werden in den verschiedenen Ländern unterschiedlich gesehen:

In der *Schweiz* wird die Hauptanstrengung auf die berufliche Eingliederung verwendet. Folgende *Grundsätze* sind dabei richtungsweisend:

- *Freiwilligkeit:* Es gibt in der Schweiz keinen Eingliederungszwang.
- *Zusammenarbeit von Arzt und Berufsberater:* Die Feststellung der Leistungsfähigkeit eines Behinderten verlangt eine sehr enge Zusammenarbeit von Arzt und Berufsberater.
- *Ablehnung des Kolonienprinzips:* Die Behinderten sollen weder räumlich noch seelisch isoliert leben. Optimale Eingliederung bedeutet, wenn immer möglich unter Gesunden und in der Nähe des Arbeitsplatzes wohnen zu können. Daraus erfolgt ein weiterer Grundsatz:
- *Verkehrstüchtigkeit des Behinderten:* Er soll seinen Arbeitsplatz möglichst selbständig erreichen können.

Dies alles verlangt vom behinderten Menschen, von seinen Angehörigen und Betreuern große Bereitschaft und Offenheit für die Konsequenzen, die oft sehr groß sein können.

Die Kosten werden von der Invalidenversicherung (IV) übernommen.

In *Deutschland* ist die Wiedereingliederung Aufgabe des Arbeitsamtes. Es besteht hier wie auch in den folgenden Ländern Eingliederungszwang. Die Kosten übernimmt der Staat in Zusammenarbeit mit den Sozialversicherungen.

In den *angelsächsischen Ländern* ist der behandelnde Arzt für die Lösung der Wiedereingliederungsprobleme verantwortlich. Der Staat trägt die Kosten.

In *Finnland* sind die Behindertenverbände zuständig. Finanzielle Probleme gibt es für den einzelnen keine, da das nordische Gesundheitswesen vom Staat voll unterstützt wird.

Rehabilitationsstätten

Der Weg von der „Krüppelfürsorge" über erste „Spezialanstalten" zu Beginn des 19. Jahrhunderts (z. B. Blindeninstitut Zürich, gegründet 1810) bis zu den nach dem 2. Weltkrieg entstandenen und zunehmend spezialisierten Rehabilitationszentren war lang. Untenstehend exemplarisch einige der heute zur Verfügung stehenden *Eingliederungsstätten/Rehabilitationszentren:*

In der Schweiz:
- Eingliederzungsstätte *Milchsuppe* in Basel (sozialmedizinische Abteilung des Kantonsspitals). Sie steht Behinderten aller Art offen und dient der medizinischen und beruflichen Wiedereingliederung.
- Eingliederungsstätte *Appisberg* in Männedorf/Zürich. Sie nimmt körperlich Behinderte auf und dient vorwiegend der beruflichen Eingliederung durch ärztlich kontrolliertes Arbeitstraining, Heilgymnastik, Prothesentraining u. a.
- Eingliederungsstätte der SUVA, Bellikon. Sie dient vor allem der Schulung und Umschulung von Unfallpatienten.

In Deutschland:
- Unfallkrankenhäuser *Bergmannsheil I und II* in Bochum und Gelsenkirchen-Buer. Sie dienen der Behandlung Frischverletzter, auch Querschnittgelähmter aus dem Bergbau und der Industrie. Das Schwergewicht liegt auf der physikalischen Therapie, der Übungsbehandlung, der Beschäftigungstherapie und der orthopädischen Werkstätte.
- *Friederikenstift* Hannover mit Spezialabteilung für Querschnittgelähmte.
- Institut für Physiotherapie und Rehabilitation des Staatsbades *Salzuflen* in Bad Salzuflen.

In Österreich:
- Rehabilitationszentrum *Tobelbad* in Graz. Es dient der Wiedereingliederung körperlich Behinderter.

11.6.2. Ergotherapie, Selbsthilfetraining

To ergon, gr. = Tätigkeit, Aufgabe, Handwerk. Dem Berufsbild (herausgegeben vom Schweizerischen Roten Kreuz) entnehme ich die folgende Beschreibung:

Ergotherapie ist eine ärztlich verordnete Behandlung von körperlich oder psychisch Kranken und Behinderten. Durch ausgewählte, dem einzelnen Patienten angepaßte Tätigkeiten trägt die Ergotherapie zur Förderung der Selbständigkeit, zur Aktivierung und zur Rehabilitation bei. Sie richtet sich an Erwachsene und Kinder und hat zum Ziel,
- dem durch Krankheit abhängig Gewordenen seine Selbständigkeit wieder zu ermöglichen;
- dem durch ein progredierendes Leiden von der Unselbständigkeit bedrohten Kranken seine Fähigkeiten so lange wie möglich zu erhalten.

Die Ergotherapie umfaßt 3 Hauptgebiete:
- funktionelles Training,
- Selbsthilfetraining,
- berufsorientiertes Training.

Funktionelles Training

Es umfaßt:
- Gelenkmobilisation und Gelenkschutztraining,
- Koordinations- und Sensibilitätstraining,
- Feinmotorik- und Prothesentraining,

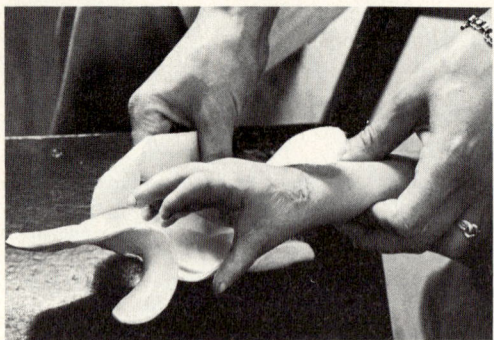

Abb. 11.6   Anpassen von individuellen Schienen.

– Steigerung der Muskelkraft,
– Wechsel der Handdominanz und angewandte Bewegungsübungen beim Hemiplegiker.
Angewandte Mittel sind:
– handwerkliche Tätigkeiten: Weben, Hobeln, Kneten, Flechten, Knüpfen usw.
– Individuell angefertigte Arbeits- und Lagerungsschienen unterstützen die Therapie und/oder verhindern Kontrakturen und Fehlstellungen bei peripheren Läsionen (Abb. 11.6).

Selbsthilfetraining

Es bewirkt Unabhängigkeit in den Aktivitäten des täglichen Lebens (ATL):
– Essen, Ankleiden, Hygiene usw. (Abb. 11.7);
– Kommunikation und intellektuelles Wahrnehmen (Abb. 11.8);
– Instruktion der Angehörigen;
– Bereitstellen von Hilfsmitteln, Adaptationen.

Berufsorientiertes Training

Es bewirkt:
– berufsbezogene Anwendung der verbesserten Funktionen;
– Steigerung der Arbeitstoleranz, Haushaltstraining (Abb. 11.9);
– Abklärung der Möglichkeiten im Beruf/Haushalt;
– Anpassung von Arbeitsplatz/Haushalt an die Behinderung;
– Erwägung einer Umschulung.

Die Übungen werden gezielt in ein individuelles Arbeitsprogramm übergeleitet.
Durch Haus- und Arbeitsplatzbesuche wird geprüft, wie das Wiedererworbene ins Alltagsleben übertragen werden kann.

11.6.3. Rehabilitation und Pflege

Pflege ist ihrem Wesen nach rehabilitativ, sie ist ein Prozeß, der von Abhängigkeit zu Unabhängigkeit führt. Das Maß und die Art der Pflege sind vom Schnittpunkt der Linien abhängig, auf der *Mensch* und *Pflege* aufeinanderstoßen. Aktivierung, Selbsthilfetraining und Rehabilitation sind nie an *eine* bestimmte Pflegestufe gebunden, sondern sind immer ein „Mehr-oder-weniger". Aus Abb. 11.10 sind diese Beziehungen ersichtlich. Rehabilitation beginnt in dem Augenblick, wo der Patient seine Situation wahrnehmen kann und zu wissen und verstehen beginnt, daß Genesung nicht ein passiver Vorgang ist, sondern sei-

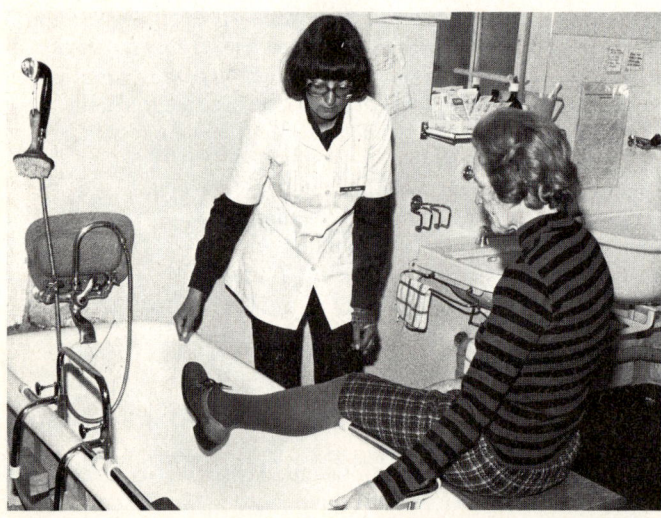

Abb. 11.7   Instruktion für das Einsteigen ins Bad.

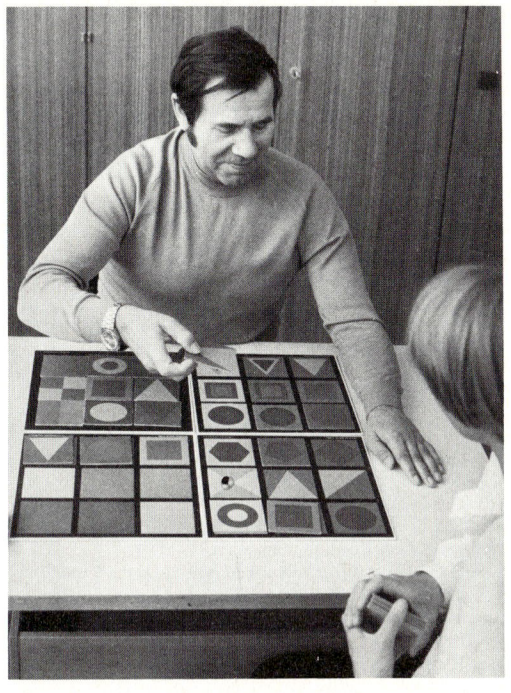

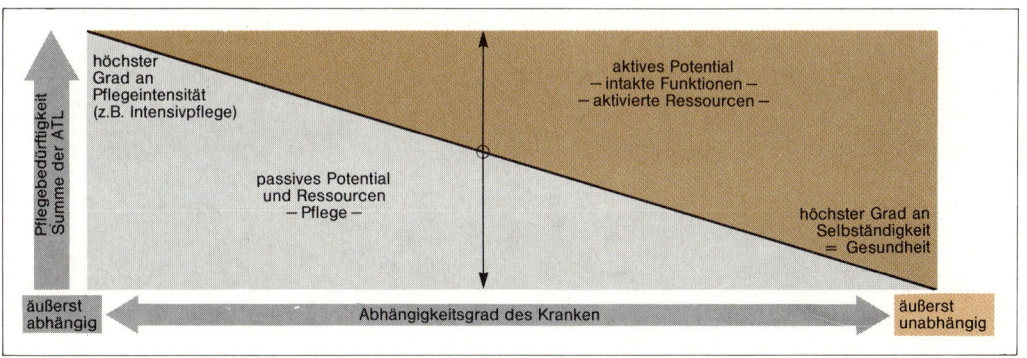

Abb. 11.**9**   Haushalttraining.

Abb. 11.**8**   Trainieren der intellektuellen Fähigkeiten.

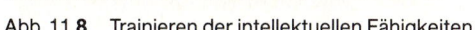

Abb. 11.**10**   Pflegekontinuum. Im Schema ist die Summe der Lebensaktivitäten (ATL) enthalten. Der Schnittpunkt zeigt das Maß an notwendiger Pflege (passives Potential) und das Maß an möglicher Selbsthilfe (aktives Potential). Als Summe ergibt sich die situationsgerechte rehabilitative Pflege↔(s. auch Abb. 2.**25**, S.74, und Abb. 2.**26**, S.75).

ne aktive Mitarbeit verlangt. So gesehen verlagert sich unsere Tätigkeit vom unreflektierten Angebot an Pflege zur Organisation aller erreichbarer Hilfsmittel und Hilfsquellen (Ressourcen), die nur zum Teil, und wenn möglich nur vorübergehend, von uns selbst angeboten werden.

11.7. Beurteilung von Wissen und Können in der Pflege

Übung

Wählen Sie mit Hilfe der zuständigen Vorgesetzten einen Kranken aus, der längere Zeit im Krankenhaus bleiben muß, und lösen Sie die folgende Aufgabe:
- Nehmen Sie eine individuelle Situationseinschätzung vor (benutzen Sie als Grundlage die Checkliste S. 316).
- Überlegen Sie die Situation, und geben Sie dem Patienten einige Impulse, die ihn zur aktiven Beteiligung an der Pflegeplanung ermuntern (regen Sie das Nachdenken an!).
- Beurteilen Sie anhand der erhaltenen Informationen den Ist-Stand der Pflege, erwägen Sie in Zusammenarbeit mit der ganzen Pflegegruppe (oder Ihrer zuständigen Vorgesetzten) mögliche Änderungen (s. dazu Pflegeplanung S. 74 ff.).

Weiterführende Literatur

Beer, U., W. Erb: Entfaltung der Kreativität, 3. Aufl. Katzmann, Tübingen 1974

Bleistein, R.: Therapie der Langeweile. Herder, Freiburg 1972

Bretschneider, F.: Verhaltenstraining für Streßsituationen. Hippokrates, Stuttgart 1982

v. Dürckheim, K.: Vom doppelten Ursprung der Menschen, 9. Aufl. Herder, Freiburg 1985

Gibran, K.: Der Prophet, 18. Aufl. Walter, Olten 1985

Heim, E.: Praxis der Milieutherapie. Springer, Berlin 1985

Jentschura, G., H. W. Janz: Beschäftigungstherapie, Grundlagen und Praxis, 2 Bde., 3. Aufl. Thieme, Stuttgart 1979

Juchli, L.: Sein und Handeln, 3. Aufl. Ein ABC für Schwestern und Pfleger. RECOM, Basel 1985

Juchli, L.: Heilen durch Wiederentdecken der Ganzheit. Kreuz, Stuttgart 1985

Juchli, L.: Pflegen, Begleiten, Leben. Reinhardt, Basel 1986

Kelber, M.: Schwalbacher Spielkartei, 12. Aufl. Arbeitsstätte für Gruppenpädagogik, Wiesbaden 1977

Mohler, A.: Der produktive Mensch. Erfolgreiches und erfülltes Leben durch bewußte Lebens- und Arbeitsplanung. Langen-Müller, München 1982

Ravensburger Hobbybücher, diverse Titel. Maier, Ravensburg

Schräder-Naef, R.: Keine Zeit? Ein Ratgeber für sinnvolle Zeiteinteilung im Alltag. Beltz, Weinheim 1984

Schweizerische Arbeitsgemeinschaft für Invalide: Hilfsmittel für das tägliche Leben und den Haushalt. Zürich o. J.

Selye, H.: Streß. Rowohlt, Reinbek o. J.

Sölle, D.: Lieben und arbeiten. Eine Theologie der Schöpfung. Kreuz, Stuttgart 1985

Staehelin, B.: Glaube und Arbeit. Novalis, Schaffhausen 1981

Steuer, W.: Sozialhygiene. Öffentliches Gesundheitswesen: Sozialmedizinische Grundlagen, Gesundheitsfürsorge und -vorsorge, 2. Aufl. Thieme, Stuttgart 1982

Tillmann, K.: Die Führung zur Meditation, Bd. I/II. Benziger, Zürich 1978/1983

Volk, G.: Entspannung, Sammlung, Meditation, 4. Aufl. Grünewald, Mainz 1983

Wolters, W.: Psychosoziale Betreuung im Krankenhaus. Enke, Stuttgart 1986

12. Kommunizieren

*Man kann einen Menschen nur verstehen,
wenn man zuhören kann*

Sequenzziel/Intention

Kommunikation ist als Schlüsselelement der
Pflege eine Kunst, die gelernt und *eingeübt*
werden muß. Das vorliegende Kapitel kann
deshalb nicht den Anspruch erheben, Ihnen
richtiges und somit helfendes Kommunikationsverhalten zu vermitteln. Sie sollen aber
befähigt werden, über besseres Verstehen
einiger grundlegender Gesetzmäßigkeiten,
die einer guten zwischenmenschlichen Beziehung zugrunde liegen, sowie über Ihre
Einstellungen und Haltungen zum Menschen
zu reflektieren. Dadurch können Sie eigenes
und fremdes Kommunikationsverhalten besser einschätzen, analysieren und u. U. verändern. Kommunikationsfähigkeit ist die Grundlage jeder individuellen Pflegeplanung (s.
dazu S. 74 ff.).

Kreismodell siehe S.6

Zuordnung zum Kreismodell

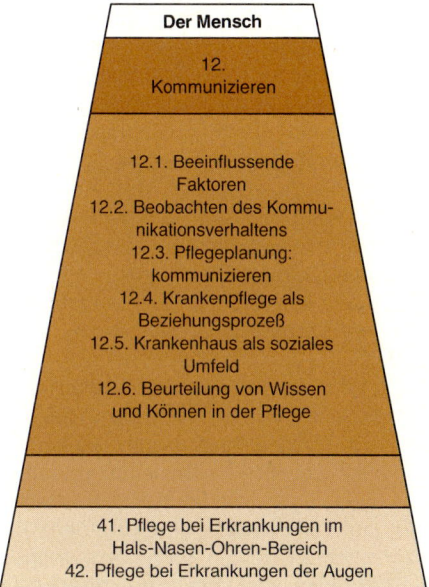

Der Mensch

12.
Kommunizieren

12.1. Beeinflussende
Faktoren
12.2. Beobachten des Kommunikationsverhaltens
12.3. Pflegeplanung:
kommunizieren
12.4. Krankenpflege als
Beziehungsprozeß
12.5. Krankenhaus als soziales
Umfeld
12.6. Beurteilung von Wissen
und Können in der Pflege

41. Pflege bei Erkrankungen im
Hals-Nasen-Ohren-Bereich
42. Pflege bei Erkrankungen der Augen

Pflege als Beziehungsprozeß

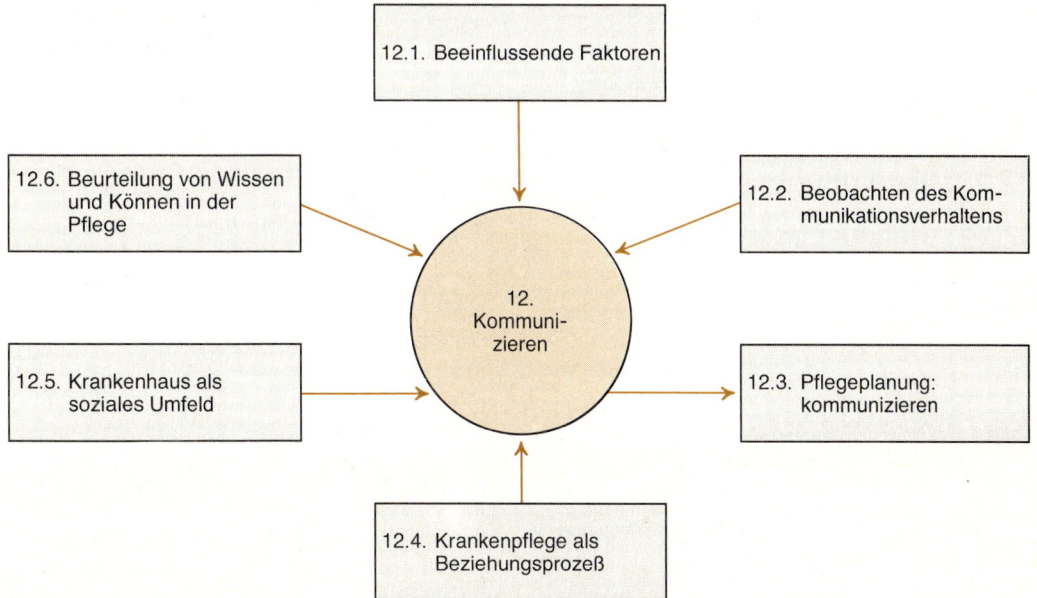

12.1. Beeinflussende Faktoren

12.6. Beurteilung von Wissen
und Können in der
Pflege

12.2. Beobachten des Kom-
munikationsverhaltens

12.
Kommuni-
zieren

12.5. Krankenhaus als
soziales Umfeld

12.3. Pflegeplanung:
kommunizieren

12.4. Krankenpflege als
Beziehungsprozeß

Prinzipien/Impulse

Kommunizieren ist eine Tätigkeit

- der *Seele-Geist-Ebene;* Sprache ist ein geistiges Lebensprinzip und Ausdruck der Individualität und des Personseins. Der Mensch, der in seiner Mitte verankert ist, erfährt Sprache als Mittel schöpferischer und heilender Kraft und als Ausdruck seiner Persönlichkeit;
- des *Organismus* (Sprachorganismus): Sprachbildung, Sprachsteuerung, Sprachgebung. Seine Funktionstüchtigkeit ermöglicht das Sprechen = verbale Sprache. Damit ist die Aussagekraft des Körpers aber nicht erschöpft. Die Fülle der Körpersprache ist mannigfaltig und vom einzelnen Individuum geprägt. Der Mensch spricht sich aus und lebt sich dar: Er hat nicht so sehr einen Körper, er *ist* vielmehr Körper bzw. Leib;
- der *Sozialität.* Sprache ermöglicht dem Individuum, sich der Mit- und Umwelt zuzuwenden, in Beziehung zu treten. So kann der Mensch Du–Wir–Es-Beziehungen aufbauen und pflegen (zu Menschen, Sachen, Tieren und zur Überwelt [Transzendenz]). Er kann auch schweigen, Barrieren aufrichten, Blockaden erstellen. Eine tragende Beziehung ist therapeutisch (heilend). Isolation ist lähmend, ja tödlich.

Lesen Sie: Kommunizieren, S. 71 in diesem Buch, sowie Unterstützung des Patienten beim Umgang mit anderen, um Nöte und Empfindungen kundzutun: in V. HENDERSON: Grundregeln der Krankenpflege, S. 41–43.

12.1.   Beeinflussende Faktoren

12.1.1. Kommunikation und Organismus

Sprache als bestes menschliches Verständigungsmittel wird durch ein komplexes System gebildet. Man könnte von einem *Sprachorganismus* sprechen. Dazu gehören:

- das *Wort.* Es ist mehr als eine Abstraktion, es ist höchste psychisch-geistige Tätigkeit (s. unten);
- die *Beziehungsmittel.* Gemeint sind damit alle Möglichkeiten, die dem Aufbau der Rede dienen. Das sind Tätigkeiten wie Wahrnehmen, Sprachverständnis, Begriffs- und Sprachbil-

dung, Sprachbesitz, sprachliches Denken, Sprachverwendung u. a.;
- die *Sprache* (und dazu gehören auch alle sprachverwandten Tätigkeiten wie Lesen, Schreiben, Rechnen) ist eine der wichtigsten Funktionen des Zentralnervensystems (ZNS), der sog. Sprachregionen oder Sprachzentren. Sie liegen normalerweise in der linken Großhirnhemisphäre, von wo aus sie gemeinsam mit anderen Bewußtseinszentren die Lautbildung koordinieren und kontrollieren = *Sprachsteuerung;*
- die *Sprechmittel.* Sie umfassen den Stimmapparat, der die *Formgebung* der Sprache, das *Sprechen,* ermöglicht. Das Sprechen ist geprägt vom Strömen der Atmung (Atemgebung), vom Kehlkopf (Stimmgebung und Klangbildung), von Mundhöhle und Lippenverschluß (Sprachformung) sowie von der oben erwähnten Sprachsteuerung (s. dazu Abb. 41.2, S. 899).

Erkrankungen in allen diesen Bereichen führen zu Behinderung der Sprache bzw. des Sprechers. Eng mit dem Sprechen/der Sprache verbunden sind

- das *Bewußtsein:* Sprache ist vom Bewußtsein abhängig, umgekehrt ist das Bewußtsein auf die Sprache angewiesen, um sich auszudrükken. Die Bewußtseinszentren liegen, wie die Sprachregion, im ZNS (Bewußtsein S. 836);
- *Bewegung und Ausdruck des Körpers;* „alles spricht mit"; Mimik und Gestik unterstützen das gesprochene Wort, werten es ab oder verändern seinen Sinn.

12.1.2. Kommunikation und Psyche

Die Psyche hat eine Menge Kommunikationsmittel zur Verfügung:

- die *Sprache* = verbale Kommunikation: Sprechweise, Sprechrhythmus, Stimmqualität u. a.;
- die *Körpersprache* = averbale Kommunikation: Gestik, Mimik, Blickkontakt, Körperkontakt, Körperbewegung;
- die *Objektsprache:* Art des Umgehens mit Kleidung, Frisur, Make-up, Schmuck, Statussymbolen (Auto, Wohnungseinrichtung usw.);
- die *Raumsprache:* Distanz und Nähe.

Das *subjektive Erleben* (Emotionen) beeinflußt die objektive Sprache und hat eine Fülle von Redewendungen (s. Kap. 3–9 u. 11) geprägt, die natürlich auch die Sprache als solche betreffen. Vertraute Redewendungen sind z. B.:

- Es verschlägt einem die Sprache, oder es bleibt einem der Ton weg.
- Die Worte sprudeln und überschlagen sich. Der Schwätzer fabuliert = erzählt phantastisch ausgeschmückte Geschichten, die meist nicht wahr sind (der hirnorganisch Erkrankte konfabuliert; der jeweilige Gedankengang ist unterbrochen durch meist zufällige bezuglose Einfälle).
- Der Begeisterte redet mit Händen und Füßen; der Traurige bleibt stumm wie ein Fisch.

12.1.3 Kommunikation und Geist

Das Wort ist etwas vom *menschlichen Geist* Gebildetes, Benutztes und Erfaßtes und somit Ausdruck jener geistigen Initiative, die *aktive Impulse* (S. 36 f.) zu setzen vermag (verstehen, erkennen, denken, sprechen). Das Wort enthält Leben, es vermag die innere mit der äußeren Wirklichkeit zu verbinden und hat daher eine beeinflussende und verändernde Kraft. Worte können

- beglücken, erfreuen, beschenken, aufrichten, segnen, wünschen;
- langweilen, traurig machen, weh tun, beschimpfen, niederdrücken, fluchen, verwünschen.

F. WEINREB ist der Auffassung, daß nicht der Mensch in seiner körperlichen Erscheinung das Wort macht, sondern das Wort zu ihm kommt aus seiner seelischen Verborgenheit. „Von dort wird es inspiriert. Der Spiritus ist doch eben der Geist. Also kann man sagen: ‚Es‘ spricht von dort. Doch nicht nur ‚spricht es sich‘, so ‚schreibt es sich auch‘ und ‚tut es sich auch‘. Denn das Gesetz der Dualität (Polarität) gilt auch hier … Nichts ist nur kausal, es gibt auch das Unmeßbare, das Unermeßliche.“ Dieses Unermeßliche ist erfahrbar und spürbar und meint jene inneren *Ressourcen,* die als ordnende, organisatorische, koordinierende Kraft die eigentliche Mitte des Menschen ausmachen. Diese Seinsmitte meint auch B. STAEHELIN, wenn er von der „zweiten Wirklichkeit" spricht, oder MARTIN BUBER, der in einem seiner Bücher schreibt: „Wenn ich Du sage, dann strömt die wirkende Kraft, das Werk entsteht, und die Gestalt, die mir entgegentritt, kann ich nicht beschreiben, nur verwirklichen kann ich sie." Konkret verstanden heißt das für uns als Pflegende: Wenn ich „Du" sage, „Du" als *In-Beziehung-Treten* zum Beruf, zur Pflege, die ich gebe, zum Menschen, an dem und mit dem ich arbeite, wenn ich wirklich „Du" sage, dann *geschieht die gute Pflege* („Du" selbstverständlich nicht als Anrede, sondern als Haltung und Einstellung der Zuwendung verstanden). Das ist ein

uraltes Wissen, das wir uns wieder neu zunutze machen sollten. Es geht um das Sowohl-Als-auch: *um die Integration von außen* (handeln, machen, haben) *und von innen* (sein, ruhen, lassen) als Selbstverwirklichung im Sinne von „sich selbst hineinbringen": Ich pflege, spreche (mich aus) als der, der ich bin (s. dazu Persönlichkeit und Person, S. 23 ff.).

12.1.4. Kommunikation und Mitwelt

Gesprochene Sprache ist von der Mitwelt geprägt: *Muttersprache, Fremdsprache.* Der Mensch kommuniziert normalerweise am leichtesten in seiner Muttersprache. Diese beherrscht er nicht nur verstandesmäßig, *sondern* auch in ihrem Symbolgehalt. Ausdrucksvermögen und Sprachschatz, die ein Mensch besitzt, lassen Rückschlüsse zu bezüglich der Kommunikationspartner, die seine Entwicklung und Bildung geprägt haben. Je nachdem hat er einen „kleinen Wortschatz" (Menschen aus ungeborgenem Milieu, z. B. die Broken-home- oder Schlüsselkinder), einen mittleren (bürgerliches Milieu) oder einen weiten (intellektuelles Milieu). Diese Prägung beeinflußt einerseits die Art und Weise, wie der Kranke sein Krankwerden erfährt und mitteilt (s. unten), andererseits die Art und Weise, wie die Pflegenden diese Mitteilung entgegennehmen, verstehen, reflektieren und darauf antworten können. Umgang mit *fremdsprachigen Patienten* ist darum nicht nur vom Verstehen einer Fremdsprache abhängig, sondern ebensosehr vom Maß der geistigen Initiative (z. B. der Kreativität und der Offenheit gegenüber dem Fremden).
Störungen der Kommunikation bzw. des Informationsflusses können ihre Ursache beim Sender oder beim Empfänger haben (Tab. 12.1).

12.1.5. Kommunikation und Umwelt

Wie nie in der Geschichte hat der heutige Mensch eine Fülle von Einrichtungen zur Verfügung, die die Kommunikation beeinflussen. Sie dienen als *Vermittler* innerhalb der Kommunikationskette, als *Kommunikations-Verbindungswege* oder als *Informationsträger. Information* (lat. Belehrung, Auskunft) will eine Nachricht mit möglichst wenig Aufwand möglichst verständlich mitteilen. Dieses Prinzip haben sich die Hersteller der administrativen und technischen Informationsträger zunutze gemacht. Das Ziel ist

Tabelle 12.**1**   Störungen des Informationsflusses beim Sender bzw. Empfänger

Störungen beim Sender: Pflegepersonal	*Störungen beim Empfänger:* Patient
– mißverständliche Anweisung – eigene Unsicherheit – Angst vor Fragen des Patienten – Gleichgültigkeit – Unterschätzung des Informationsbedürfnisses des Patienten – falsche Erwartungen („er weiß es schon" oder „er versteht es doch nicht") – unsystematisches, ungeordntes, unklares Sprechen – fehlende Beziehung – Zeitdruck – Machtanspruch	– Hörbehinderung, geistige Passivität – emotionelle Lage (Angst, Hoffnung, Wünsche, Ärger) – mangelnde Aufmerksamkeit oder Interesselosigkeit – ungünstige äußere Umstände (Lärm oder andere Ablenkung) – Nicht-wahrhaben-Wollen – Nicht-zuhören-Wollen (Trotz) – falsches Verstehen, weil keine Rückfragen ermöglicht werden – Angst, Rückfragen zu stellen
Störungen beim Sender: Patient	*Störungen beim Empfänger:* Pflegepersonal
– Unfähigkeit, sich auszudrücken, Sprachbehinderung, Aphasie – versteckte Äußerungen – Angst vor der Antwort – Angst vor der Autorität, fehlende Beziehung – falsche Erwartungen („man versteht mich doch nicht") – Hemmungen, Scham- und Schuldgefühle – Regression, Depression – Aggression	– Interesselosigkeit, Zerstreutheit – keine Zeit haben, sich keine Zeit nehmen – fehlende Beziehung – Nicht-zuhören-Können – stereotype Antworten (leer, nichtssagend) – fehlende Echtheit – fehlende Rückfragen (kein Feedback) – Entmutigung ausströmen durch Gesten oder Mimik

der rationelle, wirkungsvolle Geschäftsverkehr, in unserem Fall des *Krankenhausbetriebes.*
Administrative Informationsträger sind
- Krankengeschichte (Krankenblatt);
- Dokumentations- und Rapportsysteme;
- Formulare als Datenträger (Labor-, Röntgen- und andere Befunde);
- Karteien, Weisungsbücher, Informationswände usw.;
- Bestellzettel usw.

Technische Informationsträger sind u. a.
- Computeranlagen (Datenverarbeitungssysteme = EDV);
- vollautomatische Rohrpost;
- Sprech- und Gegensprechanlage;
- Personensuchanlage, Alarmsysteme;
- Patientenüberwachungsanlagen;
- Telefon-, Fernseh-, Radio- und Lautsprecheranlagen.

Steuerer der Hilfsmittel ist und bleibt aber der Mensch; somit steht und fällt jede Kommunikationskette mit dem Medium *Mensch.*

12.1.6. Kommunikation und Kranksein

Menschliches Befinden artikuliert sich in der Sprache (S. 23), es spricht sich aus. Auf dieses „Es", als etwas Unbestimmtes, Mächtiges, sind wir oben gestoßen. Wir begegnen ihm wieder in der Sprache des Kranken. Was ihn plagt, kann er oft nur unklar und unbestimmt ausdrücken:
- *es* tut weh, *es* beißt, *es* brennt, *es* kribbelt;
- *es* hat sich etwas verändert, *es* ist einem so elend usw.

Noch etwas fällt auf: Der Kranke gebraucht im Beschreiben des Krankseins die Dimension des *Habens* und *Machens:*
- er *hat* Flecken bekommen, er *hat* Bauchweh;
- das Bein *tut* weh und der Fuß *macht* Beschwerden usw.

Es sind die körperlichen Sinne, die sich zuerst melden, das naturhafte Körpergefühl: Ich habe einen Körper, der nicht mehr richtig funktioniert. Das löst Angst aus.

Angst beeinflußt die Kommunikation und erschwert sie. Dies wiederum wirkt auf die Befindlichkeit und umgekehrt. Diese Wechselwirkung ist aus Abb. 12.**1** ersichtlich (s. dazu auch S. 353 f.).

12.2. Beobachten des Kommunikationsverhaltens

12.2.1. Ungestörte Kommunikation

Die Merkmale des gesunden Kommunikationsverhaltens liegen in der Fähigkeit des Umgehen-Könnens mit den unter 12.1.1.–12.1.4. genannten Möglichkeiten→ *Beziehungsfähigkeit* nicht als statischen Besitz verstanden, sondern als dynamische Gabe und Aufgabe, mit der wir Beruf und Alltag zu bewältigen vermögen.

12.2.2. Verbale und nonverbale Kommunikation

Sprache und Beziehung

Nach WATZLAWIK werden in jeder Kommunikation sowohl *Inhalte* vermittelt (1. Ebene) als auch *Beziehungen* gestiftet (2. Ebene). In der Pflege, wie in jeder Begegnung, teilen wir infolgedessen immer zweierlei mit:
- eine inhaltliche Sachinformation und
- eine soziale Beziehung.

In der Regel wird der Inhalt sprachlich (verbal), der Beziehungsgehalt nichtsprachlich (averbal, nonverbal) mitgeteilt. Nach E. GROND sind hier vier Anteile zu unterscheiden:
- Der *Sender* verschlüsselt seine Mitteilung mit Worten und Körpersprache.
- Die *Mitteilung,* Nachricht oder Botschaft setzt sich aus den folgenden Aspekten zusammen:
  - inhaltliche Sachebene: was mitgeteilt wird,
  - Beziehungsebene: wie es mitgeteilt wird,
  - Appell: was der Sender bewirken will,
  - Selbstoffenbarung: wie sich der Sender fühlt.
- Der *Empfänger* muß fähig sein, die Botschaft zu entschlüsseln.
- Die *Rückmeldung* (Feedback) hilft Kommunikationsmißverständnisse zu klären, wenn der Empfänger mitteilt, was er verstanden hat.

In der *Krankenpflege als Beziehungsprozeß* ist das heilend-helfende Verhalten deshalb oft mehr davon abhängig, *wie* etwas gesagt wird, als davon, *was* gesagt wird. Nicht nur die Mitteilung als solche schafft und trägt diese Beziehung, sondern gegenseitiges Verstehen wird entscheidend mitgeprägt vom Aufnehmen und bewußten Wahrnehmen auch der nonverbalen Signale. Erst die Gesamtheit dieser Komponenten ermöglicht wirkliche Kommunikation. So ist hinter der sachlichen Frage eines Kranken vielleicht die Angst verborgen, die er nicht in Worte faßt. Umgekehrt kann eine unklare Einstellung zu eigenen Absichten und Wünschen beim anderen Menschen Unsicherheit oder Aggression auslösen. In beiden Fällen entsteht eine *paradoxe Kommunikation,* die nicht auf das Verstehen des einzelnen hinzielt.

Ein *Beispiel:* Die Pflegeperson fragt den Kranken: „Wie geht es Ihnen?", hat aber nicht die ernstliche Absicht, eine Antwort anzuhören. Der Patient hört die Worte, spürt aber am Tonfall und sieht an der Geschäftigkeit, daß sein Befinden „nicht gefragt ist". Er weiß nicht, wie er reagieren kann; er sitzt wie in einer Falle.

Man spricht von einer Beziehungsfalle, wenn die nonverbale Sprache der verbalen widerspricht. Eine so gestellte Frage kann weder beantwortet werden, noch kann der Patient sie einfach ignorieren, indem er sich abwendet, fortgeht o. ä., da er ja evtl. ans Bett gefesselt in seiner Situation als Kranker ausgeliefert ist. Sein Vertrauensverhältnis leidet. Wiederholen sich derartige Vorkommnisse, entstehen Aggression und Rückzug aus der Beziehung.

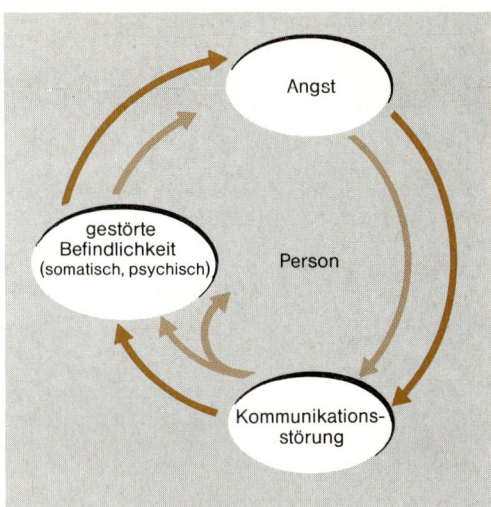

Abb. 12.**1**   Wechselwirkung von gestörter Befindlichkeit und Kommunikation.

Körpersprache und Pflege

Nach GROND hat die nonverbale Körpersprache in der Pflege folgende Bedeutungen, die den Beziehungsprozeß wesentlich beeinflussen: Sie
- *vermittelt Sachverhalte,* indem sie
  - die verbale Sprache ersetzt (z. B. durch Laute wie ah, oh, hm, Räuspern),
  - das Gesprochene begleitend erläutert durch Lächeln, Kopf- und Handbewegungen;
- *vermittelt Einstellungen:*
  - Sympathie oder Interesse durch Vergrößerung der Pupillen, Blickkontakt, Nähertreten,
  - Wut und Zorn durch Drohgebärden, laute Stimme, Zurücktreten;
- *drückt Gefühle aus:*
  - Freude, Überraschung, Furcht, Trauer, Ärger, Abscheu, Interesse, Verachtung werden durch Mimik, Gestik, Körperhaltung und Stimmqualität ausgedrückt.
  - Angst zeigt sich z. B. wie folgt:
    im Tonfall der Stimme: leise, gepreßt,
    im Gesichtsausdruck: gespannt, weite Pupillen,
    in der Haltung: starr, angespannt,
    in Gebärden: Umfassen von Gegenständen,
    im Blick: kurz, abgewendet,
    im Geruch: infolge Schweißausbruchs;
- *ermöglicht und erhält Beziehung,* erschwert oder erleichtert sie. Immer wirkt Unausgesprochenes mit. Beispiele:
  - Die Körpersprache verrät *Übertragungsphänomene.* Der Kranke wiederholt unbewußt mit mir die Beziehung zu seinen früheren Bezugspersonen, er behandelt mich wie eine von diesen (Übertragung). So, wie er mir begegnet, löst er in mir Empfindungen aus, so daß er mich an eine Person aus meinem Leben, z. B. an meine Mutter, erinnert (Gegenübertragung).
  - Die Körpersprache verdeutlicht *Statusgefälle:* der Statushöhere sitzt eher zurückgelehnt mit asymmetrischer Körper- und Armhaltung und entspannt, der Statusniedere aufrecht und gespannt. Die Pflegeperson steht, der Kranke liegt usw.
  - Mit der Körpersprache drücken wir Distanzbedürfnisse oder Sympathie aus. Wenn ein Pflegender Sympathie oder Antipathie zum Kranken entwickelt, verändern sich seine Sprechweise und Haltung.
  - Wenn ein Kranker seine Angst verbergen möchte, so sickert sie unausgesprochen

durch; wir können sie gleichsam sehen oder doch spüren.

Da die Körpersprache weniger von der Situation abhängig ist als Worte und weniger zu steuern oder zu unterdrücken ist, ist sie echter, wahrhaftiger, aussagekräftiger und eindeutiger für – die Beziehung.

Deutung der nonverbalen Sprache

Wer gelernt hat, Körperhaltung und Sprechweise zu verstehen, für den sind sie ein ergiebiges Informationsmaterial. Die in Tab. 12.2 u. 12.3 sowie Abb. 12.2 zusammengefaßten Deutungen geben dazu einige Impulse. Zum Thema auch EIBL-EIBESFELD (s. weiterführende Literatur S. 344).

Tabelle 12.2   Deutung der Sprechweise
(aus *E. Grond:* Altenpflege 1985, H. 10)

	Freude	Trauer	Erregung	Ausgeglichenheit
Tonhöhe	hoch	niedrig	unterschiedlich	mittel
Melodievariationen	stark	gering	stark	mittel
Tonhöhenverlauf	erst auf, dann ab	abwärts	stark auf und ab	gemäßigt
Klangfarbe Obertöne	viele	weniger	kaum	eher mehr
Tempo	schnell	langsam	mittel	mittel
Lautstärke	laut	leise	stark schwankend	mittel
Rhythmus	ungleichmäßig	gleichmäßig	unregelmäßig	gleichmäßig

Tabelle 12.3   Deutung der Körperhaltung
(aus *E. Grond:* Altenpflege 1985, H. 10)

	Körperhaltung	Mögliche Deutung
Arme	verschränkt	Selbstschutz
	sich umfassen	Rückzug
	die Taille festhalten	Angst
	Achselzucken	Hilflosigkeit
	Handflächen nach außen	Hilflosigkeit
Beine	übergeschlagen	Selbstschutz, Rückzug
Rumpf	steif	unterdrückte Angst
	schlaff, unbeweglich	Hilflosigkeit

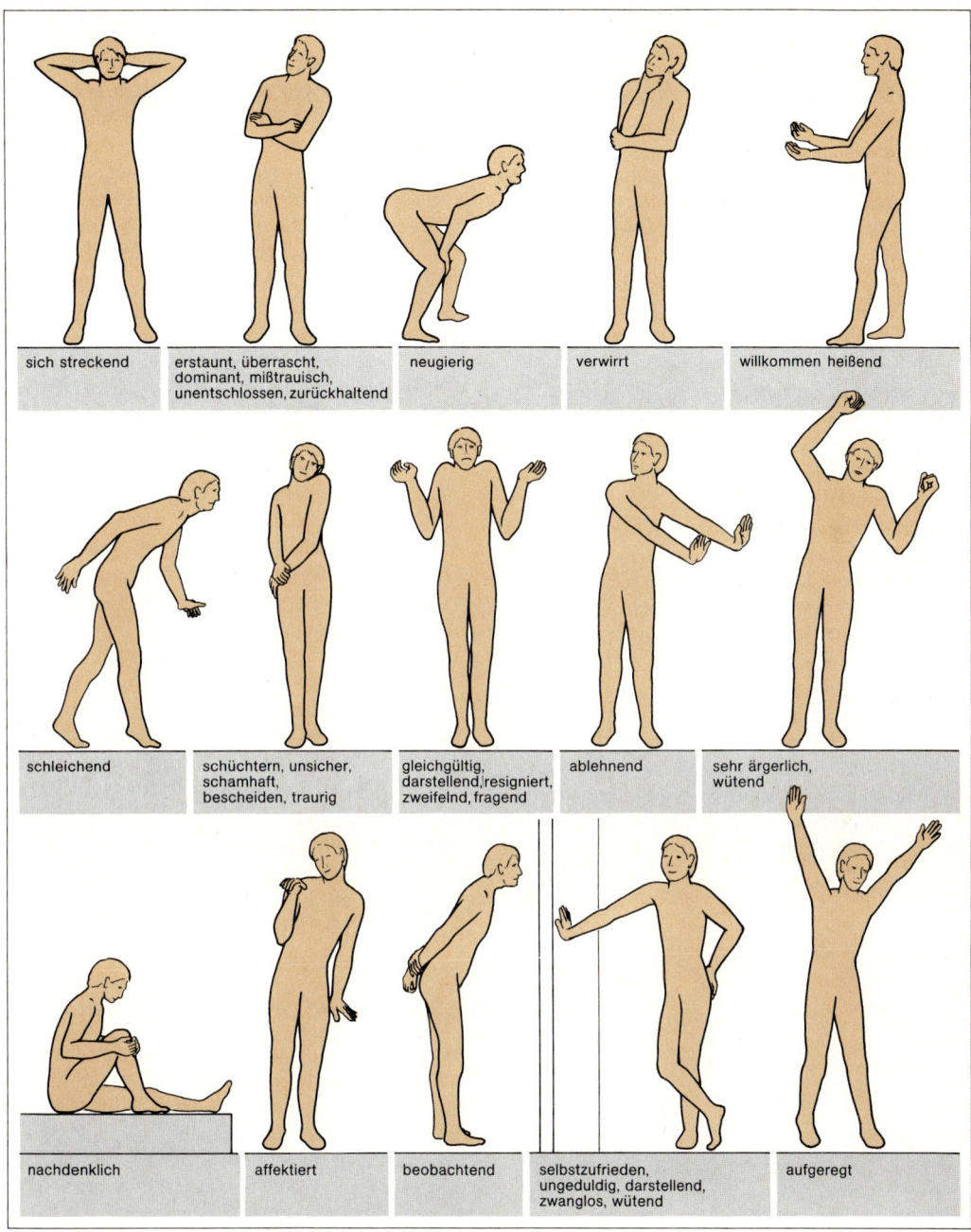

Abb. 12.**2**   Deutung sprechender Haltung (nach *Grond*).

12.2.3. Sprech- und Sprachstörungen

Der Sprachorganismus kann als gesamter oder in seinen Teilen gestört bzw. behindert sein:

- *Erkrankungen des Zentralnervensystems* können zu Störungen der *Sprache* und/oder des *Bewußtseins* führen (Abb. 12.3) (s. dazu Aphasie, S. 847 f., sowie Bewußtseinsstörungen S. 848 f.).
- *Erkrankungen der Sprechorgane* beeinflussen die *Stimme:* Sie wird
  - abgehackt, schwach, tonlos bei Atembehinderung;
  - rauh bis klanglos bei Entzündungen des Rachens und des Kehlkopfes sowie bei Lähmungen oder Tumoren, die die Stimmbänder betreffen. Im letzteren Fall kann sie ganz ausfallen (S. 916 f.).
- *Beeinträchtigungen der psychisch-geistigen Kraft* beeinflussen
  - die *Stimme.* Sie verändert sich sehr rasch, da sie kaum oder überhaupt nicht willkürlich kontrolliert werden kann. Emotionen (Ärger, Freude) sind leicht ablesbar. Die Veränderungen betreffen den *Klang* (ängstlich, verhalten, schrill, gepreßt) oder die *Fülle* (leise, laut, monoton). Stimme und *Gestimmtheit* hängen zusammen.
  - Die *Sprache* kann unverständlich, stotternd, zögernd, verwaschen, entleert werden oder gar verlorengehen (Sprachlosigkeit).

12.2.4. Kommunikation Behinderter

Behinderte entwickeln je nach ihren Erfahrungen mit der Umwelt eigene, oft charakteristische Kommunikationsmuster. Drei der wichtigsten *Problemkreise* sind:

- *Schwerhörigkeit und Sehbehinderung als Kommunikationsbarriere.* Schwerhörigkeit ist eine sich sozial negativ auswirkende Behinderung. Schlechtes Sprachverständnis führt zu falscher Interpretation, zu Mißtrauen und zu gegenseitigem Fehlverhalten: Der Schwerhörige tut, als ob er versteht, was beim Gegenüber Ungeduld auslöst. Sehbehinderte können häufig die Umgebung und den Kontext nicht wahrnehmen, wodurch die spontane Reaktions- und Kommunikationsfähigkeit erschwert ist.
- *Information über die Behinderung.* Behinderte haben oft Probleme in der Steuerung der Information. Sie stehen immer neu vor der Frage, was, wieviel, wem und wie sie über ihre Behinderung informieren wollen/können.
- *Dissimulieren (Verheimlichen) der Behinderung.* Eine als „Stigma" empfundene Behinderung wird, wenn sie nicht offensichtlich ist, versteckt. Behinderte setzen u. U. viel Energie ein, damit ihr Anderssein nicht gesehen, nicht erkannt, nicht registriert wird. Andere versuchen über das Maß der Behinderung hinweg zu *täuschen.* Bei der *Pflegeplanung,* insbesondere bei der Situationseinschätzung und Problemanalyse bei Behinderten, sind diese Aspekte mit zu berücksichtigen.

12.3. Pflegeplanung: kommunizieren

12.3.1. Situationseinschätzung

Niveau, Art und Ausmaß der Kommunikation sind von allen Beteiligten abhängig. In der Beziehung Gesunder-Kranker, Helfender-Hilfesuchender ist es der Begleiter, der sich anzupassen hat. Das gilt in bezug auf das Kommunikationsverhalten, die Wahl des Sprachschatzes, das Maß des Informationsangebotes und den Einsatz eventueller Hilfsmittel. Die Checkliste auf S. 333 kann als Hilfe zum Abschätzen des Kommunikationsbedürfnisses dienen.

12.3.2. Pflegeziele

Alle Pflege- und Behandlungsziele, begleitend oder weiterführend, sind folgende Kommunikationsziele:

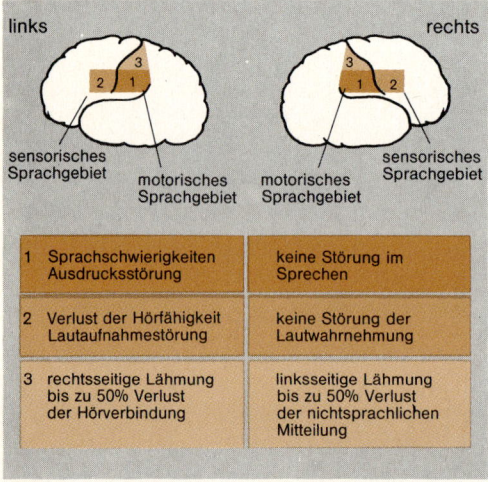

Abb. 12.3 Störungen des Sprachorganismus bei Erkrankungen des Gehirns (Hemiplegie rechts oder links).

Checkliste: kommunizieren

☐ Kommunikation (Muttersprache)	☐ verbale Sprache ☐ averbale Sprache ☐ Schreiben
☐ Sinnesfähigkeit	☐ Hören ☐ Sehen ☐ Riechen ☐ Tasten
☐ seelisch-geistige Tätigkeit/Motivationen	☐ Denken ☐ Erkennen ☐ Verstehen ☐ Bewußtsein
☐ Beziehungsfelder/Umwelt	☐ Familie ☐ Freunde ☐ Mitpatienten ☐ Medien ☐ Sozialarbeiter
☐ Risikofaktoren	

Die folgenden Fragen dienen exemplarisch der Situationseinschätzung (s. auch S. 77 ff.)

☐ Die Sprach- und Ausdrucksgewohnheiten sind bekannt; Eigenheiten, Motivationen, die für die Pflege von Bedeutung sind, sind in das Pflegeprotokoll aufgenommen

☐ Hilfen für Kommunikationsverständigung (z. B. bei Fremdsprachigen) sind bekannt

☐ Alle mit dem Kranken in Beziehung kommenden Pflegepersonen (und Hausdienst) kennen das Berufsgeheimnis (es wird auch in unseren „Berufsgesprächen" gewahrt und respektiert)

☐ Der Kranke hat Gelegenheit, Beziehungen aufzunehmen, seine Gefühle auszudrücken. Seine Wünsche werden respektiert

☐ Die Fähigkeiten und Grenzen der Sinnesorgane sind bekannt. Das Wissen darum ist in die Pflegeplanung mit einbezogen (Augen, Ohren, Tastorgane)

☐ Der Kranke kennt Ursachen und Auswirkungen von Ausdrucks- und Sprachstörungen, es wird therapeutisch damit gearbeitet (z. B. Sprachtherapie)

☐ Das Beziehungsnetz des Kranken ist bekannt; Angehörige (Familie, Freunde) sind in die Pflege integriert

☐ Die soziokulturelle Situation (Beruf, Wohnort u. a.) ist bekannt

☐ Soziale Probleme sind beim Sozialarbeiter angemeldet und können besprochen werden

☐ ......

☐ ......

- ein Klima und eine Atmosphäre, in der ein gegenseitiges Sicheinfühlen und -mitteilen möglich ist;
- eine Haltung von Fürsorglichkeit (Wärme), Verantwortlichkeit und Respekt;
- eine Beziehung, die nicht nur einfühlend und respektierend, sondern auch anerkennend, wissend und daher offen und ehrlich ist.

12.3.3. Pflegemaßnahmen

Sie richten sich nach dem vordergründigen Kommunikationsproblem. Zwei Beispiele:
Für verwirrte Menschen hat GROND ein eigenes Pflegekonzept entwickelt. Es basiert auf dem Ernstnehmen der Körpersprache und der nonverbalen Signale, wodurch die Fähigkeiten des Fühlens, der Sinne, der Eigenaktivität gefördert werden = *Förderpflege* bzw. *Pflege als Anregung und Aktivierung:*
- des *Fühlens:* die nonverbalen Gefühlsäußerungen ansprechen oder darauf antworten;

- der *Sinne:* Aktivierung durch Anregung:
  - motorisch durch Bewegungsübungen,
  - musisch durch Spielen, Malen, Tanzen,
  - taktil durch Berühren, Streicheln,
  - akustisch durch Hören von Musik,
  - visuell durch Augenkontakt, Brille prüfen, evtl. Lupe,
  - geruchlich mit Auswahl von Toilettewasser o. ä.

Für sprechunfähige Menschen sind zweckmäßige Hilfsmittel einzusetzen, z. B. die Sprechtafel (Abb. 12.4 a u. b, S. 334 f.).

Schwerkranke und Sterbende sollten nach Möglichkeit in der ihnen vertrauten Umgebung gepflegt werden. Um diesem Anliegen entgegenzukommen, entwickelte die Basler Gruppe „Shanti Nilaya" auf Anregung und in Zusammenarbeit mit der Schweizer Sterbepsychologin ELISABETH KÜBLER-ROSS eine einfache Sprechtafel, welche die Verständigung mit Kranken, die nicht mehr sprechen können, erleichtert. Mit Zahlen und Buchstaben sowie mit einfachen Wörtern und Symbolen aus dem täglichen Leben rund um das Kranken-

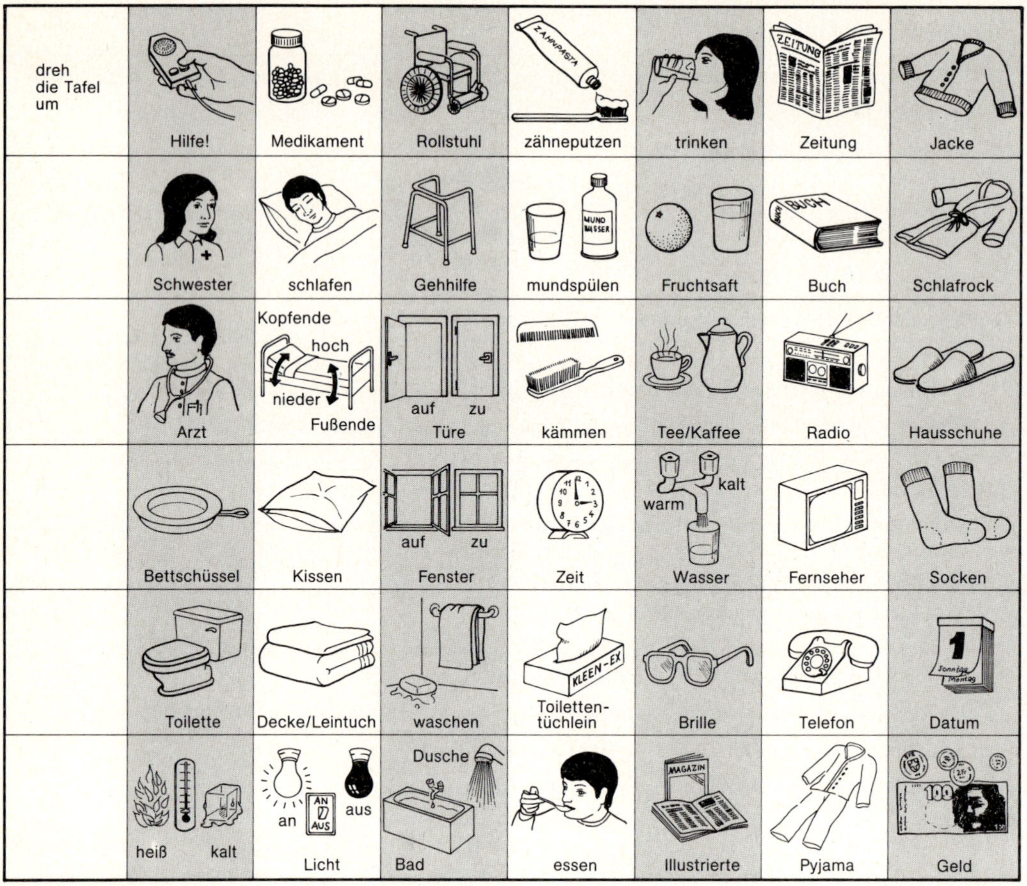

dreh die Tafel um
Hilfe!
Medikament
Rollstuhl
ZAHNPASTA
zähneputzen
trinken
ZEITUNG
Zeitung
Jacke
Schwester
schlafen
Gehhilfe
MUND WASSER
mundspülen
Fruchtsaft
BUCH
Buch
Schlafrock
Arzt
Kopfende
hoch
nieder
Fußende
auf
zu
Türe
kämmen
Tee/Kaffee
Radio
Hausschuhe
Bettschüssel
Kissen
auf
zu
Fenster
Zeit
kalt
warm
Wasser
Fernseher
Socken
Toilette
Decke/Leintuch
waschen
KLEEN-EX
Toiletten-tüchlein
Brille
Telefon
1
Datum
heiß
kalt
AN
AUS
an
aus
Licht
Dusche
Bad
essen
MAGAZIN
Illustrierte
Pyjama
100
Geld

Abb. 12.**4** Sprechtafel für Sprachbehinderte und Sprachlose der Basler Gruppe „Shanti Nilaya“ in Zusammenarbeit mit E. Kübler-Ross. **a** Vorderseite, **b** (S. 335) Rückseite der Sprechtafel.

bett, die dem Kranken auf der Sprechtafel gezeigt und von ihm mit einer Augenbewegung oder einem einfachen Laut bestätigt werden können, soll die notwendige Kommunikation ermöglicht werden. Die Sprechtafel wurde als beidseitig bedruckter Kartonsteller so konzipiert, daß sie den jeweiligen Bedürfnissen angepaßt werden kann. Es werden z. B. leere, aufklebbare Felder mitgeliefert, die mit den individuell notwendigen Namen, Gegenständen usw. beschriftet werden können; damit werden die nicht gebrauchten Felder der Tafel überklebt. (Zu beziehen bei Frau A. Seeger, Oberdorf 30, CH-4458 Eptingen, zu einem Unkostenbeitrag von 8 sfrs.)

12.4. Krankenpflege als Beziehungsprozeß

12.4.1. Einübung der Kommunikation
12.4.2. Helfendes Gespräch
12.4.3. Themenzentrierte Interaktion (TZI)
12.4. Krankenpflege als Beziehungsprozeß
12.4.4. Transaktionsanalyse nach Berne (TA)
12.4.5. Kunst des Liebens
12.4.6. Information und Instruktion

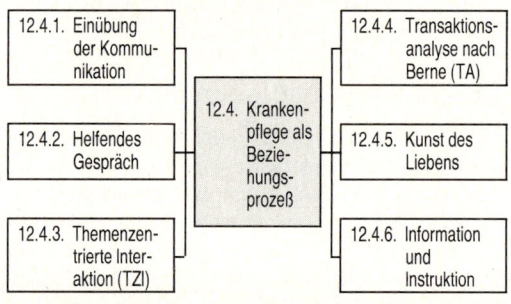

	0	1	2	3	4	5	6	7	8	9	
A	dreh die Tafel um	ich liebe dich	ja	schmerzt	waschen	pflegen	kratzen	nein	Doris	lies mir vor	Z
B	Schmerz-mittel	es geht mir gut	Kopf	Mund	Kinn	Brüste	Gesäß	Arm	Willi	sprich mit mir	Y
C	Nasen-spray	ich bin traurig	Stirne	Lippen	Ohren	Magen	Beine	Ellbogen	Ursula	ich bin müde	X
D	Ohren-tropfen	laß mich nicht allein	Augen	Zähne	Nacken	Bauch	Knie	Hand	Edi	ich will schlafen	W
E	Augen-tropfen	ich habe Angst	Wange	Gaumen	Schulter	Vagina	Füße	Finger	Kurt	laß mich allein	V
F	Laxativ	es würgt mich	Nase	Zunge	Brust	Rücken	Zehe	Nägel	Christin	brauche Bewegung	U
G	an	aus	vorne	hinten	links	rechts	oben	unten	innen	außen	T
H	I	J	K	L	M	N	O	P	Q	R	S

die einzelnen Begriffe und Namen sind austauschbar

Kommunikation ist ein wichtiges Schlüsselelement in der Pflege und Voraussetzung für eine positive Dynamik im Pflegeprozeß. Die Krankenpflege als Beziehungsprozeß muß mehr als bisher das Kommunikationsverhalten der Pflegenden fördern. Jede Pflegehandlung setzt eine Wechselwirkung – eine Interaktion und Transaktion – voraus, ist *Beziehung.* In dieser Beziehung zum Patienten und zu seiner Familie, übt die Schwester eine therapeutische Rolle aus. Um dieser Aufgabe gewachsen zu sein, bedarf sie eines gründlichen *Kommunikationstrainings.* Um darin weiterzukommen, bieten sich verschiedene Möglichkeiten an.

12.4.1. Einübung der Kommunikation

Kommunikationsfähigkeit ist zwar eine Begabung, die jeder Mensch mehr oder weniger mitbringt, aber die Begabung allein genügt nicht.

Kommunizieren will gelernt und geübt werden. Es gibt eine Vielzahl von *Methoden.* Ich greife drei davon heraus:

- das *helfende oder personorientierte Gespräch* nach CARL ROGERS (12.4.2.),
- die *themenzentrierte Interaktion* (TZI) nach RUTH COHN (12.4.3.),
- die *Transaktionsanalyse* (TA) nach ERICH BERNE (12.4.4.).

Wesentlicher als jede Technik der Gesprächsführung ist die Haltung und Einstellung gegenüber dem Gesprächspartner. So sind z.B. für ROGERS (s. unten) die folgenden Kriterien am wichtigsten:

- *Zuwendung* = positive Wertschätzung (Respekt),
- *Wohlwollen* = empathisches Verstehen (Einfühlen),
- *Echtheit* = Kongruenz im Verhalten gegenüber dem anderen Menschen.

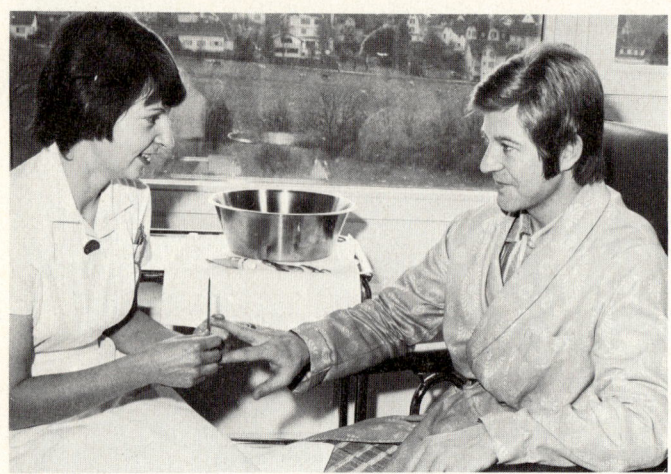

Abb. 12.**5**   Zwischenmenschliche Beziehung, ein wichtiger Teil der Pflege.

Das Klima, das damit geschaffen wird, ermöglicht eine *tragende Beziehung,* die Konflikte nicht zu verdrängen braucht, sondern auszutragen vermag. Das heißt aber konkret: *einfühlend, echt und respektierend zu sein.* Vielleicht müßte man, um das zu erfahren, bei den Dichtern in die Lehre gehen. Sie wissen von einem „dritten Ohr" und einem „dritten Auge" zu berichten oder von „einer Stimme, die im Inneren eurer Stimme zum Ohr seines Ohres (des anderen Menschen) redet" (K. GIBRAN). Rezepte gibt es dafür keine, und die folgende Auflistung von „helfendem Verhalten" kann nur als Impulsgebung verstanden werden (Abb. 12.**5**):
- *zuhören können,* hinhören, um zu hören, wie der Kranke die Dinge sieht, spürt, erfährt;
- *anteilnehmen* an den Wünschen, Sorgen, Problemen und Freuden des Kranken und ihm zeigen, daß das, was er sagt, uns interessiert;
- *ansprechen können* von potentiellen (möglichen) oder verdeckten (vermuteten) Problemen, wenn man erspürt, daß die vordergründigen die Tragweite der Situation nicht abdecken;
- *zuschauen können,* ohne sofort eingreifen zu wollen;
- *Phantasie entwickeln:* neue Fragen stellen, andere (alternative) Lösungsversuche suchen bzw. akzeptieren;
- *respektieren* der Werte wie Selbstbestimmung, Selbständigkeit, Mündigkeit, Würde, Menschlichkeit, Achtung usw.;
- *Vertrauen schaffen,* Zugehörigkeit und Integration ermöglichen, Geborgenheit schenken, Hoffnung wecken. Dies alles sind Werte, die

keine Maske tragen. Gemachte Freundlichkeit wirkt nur oberflächlich und bewirkt nichts;
- *sich selber sein* ist eine Kunst des reifen Menschen und kein Freibrief für unhöfliches, rücksichtsloses oder gar aggressives Verhalten.

12.4.2. Helfendes Gespräch

Der Ursprung des helfenden Gesprächs liegt in der von CARL ROGERS 1942 als klientenzentrierte (jetzt personzentrierte genannte) Gesprächspsychotherapie eingeführten Gesprächs- und Verhaltensformen. Ihr Anwendungsbereich hat sich im Sinne des Beratungsgesprächs weit über die eigentliche Psychotherapie hinaus ausgebreitet. In der Pädagogik, in Sozialarbeit, Krankenpflege, Seelsorge, Betriebsführung, eigentlich überall, wo es um Umgang mit Menschen geht, wird versucht, die wesentlichen Elemente dieses Gesprächsverhaltens nutzbar zu machen. Grundsätzlich geht es dabei um die oben erwähnten Eigenschaften (Zuwendung, Wohlwollen, Echtheit), dann – wo nötig und sinnvoll – um die folgenden verbalen *Gesprächshilfen:*
- *Verbalisieren.* Der Berater greift die vom Klienten gemeinten Gesprächsinhalte auf und wiederholt sie, um ihm Verständnis zu signalisieren und um seine Aufmerksamkeit auf sein Eigenerleben zu richten.
- *Konfrontieren.* Der Berater führt dem Klienten Widersprüche in seinen Aussagen vor Augen, ohne ihn zu kritisieren oder zu belehren.
- *Nicht-Direktivität.* Der Berater vermeidet es, von sich aus Vorschläge zur Problemlösung zu

machen. Sein Verhalten hat führenden Charakter.

Solche Gesprächsführung darf nicht unreflektiert eingesetzt werden. So ist sie z. B. dann, wenn es darum geht, Probleme zu lösen, unangepaßt und fehl am Platz. Angemessen und richtig ist sie, wenn es beim Kranken um seine Beziehung zu sich selbst und um mehr Selbstkongruenz (Selbstfindung, Selbstverständnis) geht.

Die *Einübung* des „helfenden Gesprächs" bedarf in erster Linie der *Persönlichkeitsbildung,* da die personal-menschlichen Werte (Zuwendung, Wohlwollen, Echtheit) ein größere Rolle spielen als die „verbalen Techniken". Zur Schulung eignen sich sog. Kommunikationstrainings, die ein Minimum an Übungsmöglichkeit und Supervision gewährleisten.

12.4.3. Themenzentrierte Interaktion nach Cohn (TZI)

RUTH COHN begründet ihre Theorie mit der Erfahrung, daß Beziehung ebenso wie Lernen in Interaktion geschieht. Die Interaktionen spielen sich zwischen dem einzelnen (Ich), der Gruppe (Wir), der Sache (Aufgabe, Thema) und der Umgebung ab. Keines dieser Elemente darf über- oder unterbewertet werden, wenn sie zueinander im Gleichgewicht stehen sollen.

Als *Elemente der TZI gelten* also:
- Ich – die einzelne Person in ihrer Individualität und Eigenständigkeit = *Eigenwelt;*
- Wir/Du – die Gruppe oder der andere Mensch, der mir gegenübersteht = *Mitwelt;*
- Es – die Sache, um die es geht, Gesprächsgegenstand, Informations- oder Lernthema = *Sachwelt;*
- Umgebung – die Gesamtheit der äußeren Einflüsse der an der Interaktion beteiligten Personen, z. B.
  • familiäre und soziale Verhältnisse und Entwicklungen,
  • kulturelle, religiöse und philosophische Einflüsse = *Umwelt – Überwelt.*

Graphisch dargestellt entsteht beim *TZI-Modell* ein gleichschenkliges Dreieck (Interaktionsdreieck), dessen Endpunkte die drei Ebenen Ich-Wir-Es darstellen, umschlossen von einem Kreis als der Umgebung, dem Ort, an dem Interaktion stattfindet und der diese beeinflußt (Abb. 12.**6**).

Die von RUTH COHN vertretene Auffassung, daß beim Lernen die Persönlichkeits-, die Beziehungs- und die Sachebene zusammenwirken

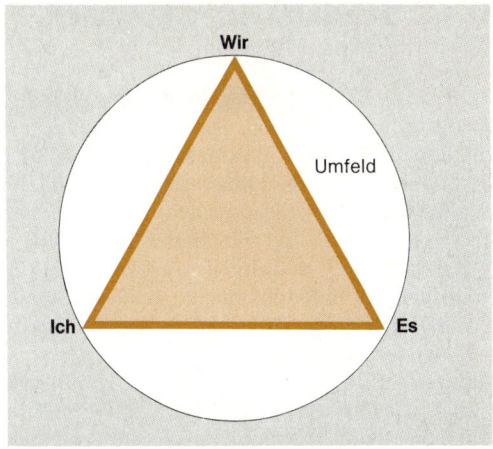

Abb. 12.**6** Modell der themenzentrierten Interaktion (TZI).

müssen, damit eigene Kräfte (Potentiale, Energien, Ressourcen) entwickelt werden können, kann problemlos in die Krankenpflege, die als Beziehungsprozeß ihrem Wesen gemäß in allen diesen Ebenen verwurzelt ist, umgesetzt werden. Es gilt, ihnen allen die gleiche notwendige Beachtung zu schenken, denn alle Lebensprozesse spielen sich entweder im Menschen selbst (Ich), zwischen mehreren Menschen (Ich-Du-Wir) und in einem umgebenden Umfeld (Umwelt) ab.

- Der *intrapersonale Bereich* (im Menschen selbst) umfaßt alles, was sich *im* Menschen (Pflegeperson oder Patient) zuträgt: Gefühle, Erwartungen, Angst, Hoffnungen, Wünsche.
- Der *interpersonale Bereich* (zwischenmenschliche Begegnungen) betrifft alles, was sich abspielt zwischen Patient–Pflegeperson, Patient–Patient, Patient–Arzt usw.
- Der *sachbezogene Bereich* erstreckt sich auf das gemeinsame Ziel (Gesundung), die Sache, um die es geht (Gesundheit, Krankheit) und die Bedingungen des Zusammenlebens, die sich daraus ergeben, und ihre Bewältigung sowohl in den Pflegegruppen als auch in den Patientengruppen (Mehrbettzimmer).
- Der *Umweltbereich* schließlich wird sichtbar in dem *Ort,* wo gepflegt wird (Krankenhaus, Heim, Familie) und in all den vielen Einflüssen, durch die dieser Ort bestimmt und geprägt wird.

Zum näheren Einarbeiten in die TZI sei die weiterführende Literatur empfohlen.

12.4.4. Transaktionsanalyse nach Berne (TA)

Auch sie kann Hilfe bieten, um besser mit Kommunikationsmustern und -problemen umgehen zu können. Gleichzeitig kann sie eine Grundlage geben, um das eigene Pflege- und Kommunikationsverhalten bewußtzumachen, zu analysieren und zu verändern, und zwar in den Bereichen

- der Strukturen und der Energieverteilung innerhalb des Individuums;
- der Transaktionen oder des zwischenmenschlichen Energieaustausches;
- der sog. verdeckten Transaktionen, von BERNE als „Spiele der Erwachsenen" bezeichnet, in denen Konflikte aufgebaut und Energien nutzlos verschleudert werden;
- der dem Menschen im allgemeinen verborgenen Kräfte, die ihn aber daran hindern, das zu tun, was er eigentlich tun möchte (BERNE: „Lebensskript-Analyse").

Im *TA-Modell* sind diese Kräfte und Energien als Eltern-Ich, Erwachsenen-Ich, Kindheits-Ich bezeichnet (Abb. 12.7).

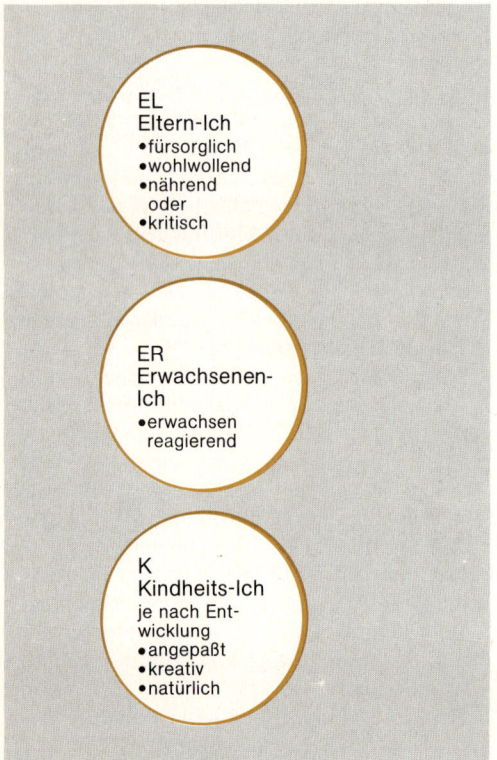

Abb. 12.7 Modell der Transaktionsanalyse (TA).

Die TA kann hier nicht im einzelnen beschrieben werden, es sei auch hier auf die weiterführende Literatur verwiesen.

12.4.5. Kunst des Liebens

Beziehungspflege ist therapeutische, und das heißt *heilende* Pflege. Heilen bedeutet auch, „den Kranken in die Gesundheit hineinzulieben". Gesundheitsförderndes Kommunikationsverhalten hat daher auch etwas zu tun mit der Einübung der Fähigkeit zu lieben. Das Buch von ERICH FROMM: „Die Kunst des Liebens" könnte als ein Brevier gelten, als ein Wegweiser zum Einüben einer *tragenden Beziehung,* die jeder echten Hilfe (Gesundheitserziehung wie Krankenpflege) zugrunde liegen muß. Wenn FROMM von *Liebe* spricht, meint er vorerst und über allem das Annehmen seiner selbst und das Annehmenkönnen des anderen in der Realität des gewordenen Seins und des Alltags. Es geht um die alltägliche Beziehung des Menschen zum Menschen; konkret sind das während 8–9 Stunden am Tag die Kranken und die Mitarbeiter. Sie sind das vorgegebene Feld, wo die Liebe geübt werden muß: mutig, ehrlich und rücksichtsvoll. Denn keiner wird zur individuellen Liebe gelangen, der nicht das Grundgesetz menschlichen Verhaltens versteht: „Liebe deinen Nächsten wie dich selbst." Voraussetzung des Auf-den-Menschen-zugehen-Könnens ist das Erreichen innerer Reife und die Entwicklung der Gesamtpersönlichkeit; das aber bedeutet: wissen, wer man selber ist, die eigene Bedürftigkeit und seine meist unausgesprochenen Ansprüche kennen. Wer sich selber kennt, erkennt auch den anderen und erfährt, daß echte Liebe mehr ist als „getrieben sein zum Dienst", mehr als ein vages „für den Menschen da sein", mehr als „Freude an Kontakten" usw. Echte Liebe ist aktives, engagiertes „In-der-Welt-Stehen" und trägt in sich die Grundelemente mitmenschlichen Verhaltens: Fürsorglichkeit, Verantwortlichkeit, Respekt und Wissen.

Polarität von Geben und Nehmen

Das *Geben* ist die tragende Säule einer so verstandenen Liebe. Nicht das Geben materieller Dinge ist gemeint, sondern daß man etwas von sich selber hergeben kann. Nicht daß einer sein „Leben zum Opfer bringen muß", sondern daß er etwas von seinem Lebendigsein, etwas von dem, was in ihm lebendig ist, hergeben kann, von der Freude der Hoffnung, der Heiterkeit wie auch vom Schmerz oder von der Trauer.

Ein solches Geben bereichert in fließender Wechselwirkung das Leben dessen, der gibt, und dessen, der empfängt. Nie ist einer nur Empfangender, nur hilfsbedürftig, denn wir alle stehen im Kontinuum zwischen Hilfsbedürftigkeit und Starksein. Nur weil der Starke auch schwach ist, ist er überhaupt fähig, Mitleid zu haben. Im echten Mitleid (Mitleid als wissendes sich zum anderen Hinneigen) fängt der helfende Mensch an, in jene Liebe hineinzuwachsen, die aus der Kraft der echten Liebe zu sich selbst all jene liebt, die auf der anderen Seite des Kontinuums stehen: die Hilfsbedürftigen, die Schwachen, die Ungesicherten. Ein solcher Mensch weiß sich eingebettet in den Kreislauf des ewigen Gebens und Nehmens, er wird nicht maßlos, weder im Geben (bemuttern, bevormunden) noch im Nehmen (Abhängigkeit, Unselbständigkeit). Aus der Harmonie von Geben und Nehmen wächst das liebende Verhalten, wachsen die Grundelemente der Liebe.

Grundelemente der Liebe

- *Fürsorglichkeit.* Fürsorge ist Sorge für das Leben und das Wachstum dessen, was wir lieben. Diese Sorge kann einer Pflanze gelten, um die wir uns annehmen. Auf der Ebene unseres Berufes ist es die Sorge um den kranken Menschen, für dessen Wohlergehen und Schutz (vor Gefahren) wir uns einsetzen.
- *Verantwortlichkeit.* Die Fürsorge muß mit der Verantwortlichkeit gepaart sein. Verantwortlich sein, verstanden als Antwortgeben auf ausgesprochene und unausgesprochene Wünsche des Hilfsbedürftigen und Schwachen; nicht als Pflichterfüllung, sondern als Fähigkeit und Bereitschaft zum „Antworten" auf physische und psychische Bedürfnisse. Die Bedürfnisse eines anderen können wir aber nur dann richtig einschätzen, wenn wir ihn richtig sehen.
- *Respekt.* Dem eigentlichen Wortsinn nach heißt respektieren nichts anderes als „richtig sehen", den anderen so sehen, wie er ist, (vielleicht auch durch die Krankheit) geworden ist. Mehr darüber kann unter dem Stichwort *Scham* (S.190 u. S.369f.) nachgelesen werden. Dem Respekt fehlt jede Tendenz des Verfügens über einen anderen Menschen oder über das, was man von ihm weiß oder erfahren hat. Respekt macht eine Diskussion über die Notwendigkeit der Wahrung der *beruflichen*

Schweigepflicht (das Berufsgeheimnis ist verankert in Artikel 321 des schweizerischen bzw. in Artikel 203 des deutschen Strafgesetzbuches [StGB]) überflüssig, da sie größte Selbstverständlichkeit ist. Am Schweigen- oder Nichtschweigen-Können zeigt sich die Reife der selbständigen Persönlichkeit. Der reife Mensch weiß, worüber er zu schweigen hat, auch wenn keine gesetzlichen Vorschriften bestehen würden. Er kann aus sich selbst verantwortlich mit dem umgehen, was er in der Ausübung seines Berufes hört und sieht.
- *Solches Wissen* hängt stark mit dem Wissen um sich selbst, der Selbsterkenntnis und der Erkenntnis über das eigene Sein und Werden in dieser Welt zusammen. Wer sich selbst kennt und mit sich umgehen kann, ist der beste „Therapeut", die beste Schwester, der beste Pfleger für den Kranken.

12.4.6. Information und Instruktion

Das Bedürfnis des Menschen nach *Information* ist groß. Er braucht Information,
- um sich wohlfühlen zu können;
- um zweckmäßig handeln und sich richtig verhalten zu können;
- weil er durch das Informiertsein in seinem Selbstwertgefühl bestärkt wird;
- weil er sich sicher fühlen will und weil angemessenes Wissen Sicherheit gibt;
- weil der Mensch ein soziales Wesen ist und daher über das, was rund um ihn geschieht, Bescheid wissen will;
- weil er von Natur aus neugierig, wißbegierig und auch lernwillig ist.

Information braucht der Kranke
- beim Krankenhauseintritt (S.341f.),
- in bezug auf die Rehabilitation (S.320f.),
- vor jedem Eingriff diagnostischer oder therapeutischer Art.

Ziele der Information sind:
- Der Kranke weiß um Zweck, Ziel, Wirkung und eventuelle Unannehmlichkeiten (Nebenwirkungen, Risiken von Pflege und Therapie).
- Er erlangt Verständnis, Bereitschaft, Kooperationsfähigkeit.
- Er fühlt sich wohl, sicher und als Mensch respektiert (s. auch Rechte, S.276).

Nicht informieren ist eine subtile Form von Manipulation und Machtausübung.

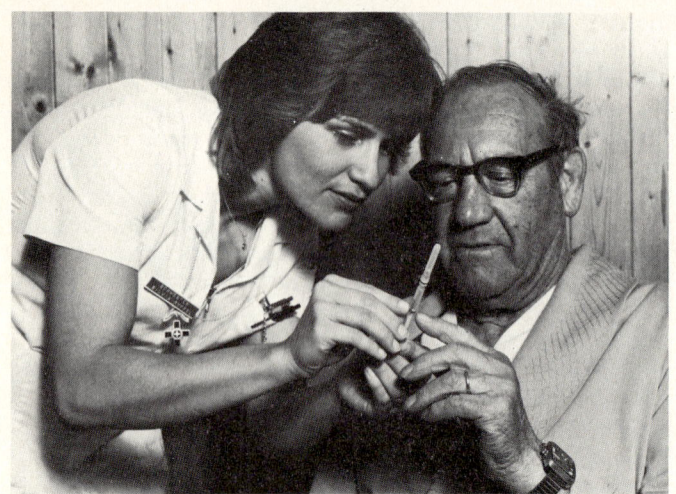

a

Abb. 12.**8 a–b**   Instruktion. Die
Schwester begleitet, unterstützt und
hilft nach Bedarf, fördert aber
gleichzeitig Selbstvertrauen und
Selbständigkeit.

Die folgenden *Phasen* der Instruktion sind
Strukturierungshilfen, die z. B. in einem Instruk-
tionskurs eingeübt werden sollen.
- *Vorbereitung.* Material, Raum, Patient, eigene
  Vorbereitung (wissen um den Informationsstand des Kranken).
- *Erklären und vormachen.* Es ist dabei wichtig,
  011073n etappenweise vorgeht, kleine Schritte
  macht, nicht zuviel voraussetzt, auf wichtige
  Punkte hinweist.
- *Nachmachen und erklären lassen.* In diesem
  Stadium werden Fehler korrigiert, der Patient
  wird ermuntert, und er lernt selber festzustellen, worauf es ankommt, damit die Handlung
  gelingt (Schlüsselpunkte).
- *Einüben lassen und kontrollieren.* Bei der Kontrolle sollen Fortschritte gelobt werden; die
  gelungene Leistung hebt das Selbstwertgefühl
  des Patienten, er entwickelt Interesse und
  Freude an der Tätigkeit.

12.5.   Das Krankenhaus als soziales Umfeld des Patienten

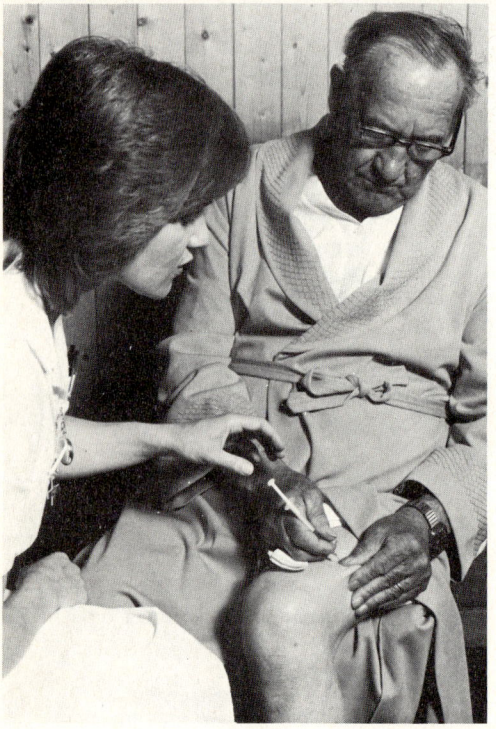

b

Instruktion hat konkretes *Wissen* und *Können*
zum Ziel und ist Teil der Gesundheitserziehung
und/oder Rehabilitation. Siehe dazu z. B. die Instruktion des Diabetikers S. 753 und Abb. 12.**8**.
Die Instruktion des einzelnen Kranken oder von
Patientengruppen darf nicht dem Zufall überlassen werden.

Das Krankenhaus ist eine formale und komplexe
Organisation, die als soziale Dienstleistung die
Bewältigung von Krankheit erbringt (ROSEMEI-
ER). In diesem Rahmen haben sich Kommunika-
tionsstrukturen entwickelt, die je nach Größe des
Krankenhauses mehr oder weniger flexibel und
individuell gehandhabt werden oder die durch
ein starkes Autoritätsgefälle fixiert sind. Ob die
organisierte Therapie für den Kranken zu einer

Kommunikationsbarriere wird oder zu einer Möglichkeit gegenseitiger Beziehung, die seiner Genesung und Rehabilitation dient, hängt nicht nur von den vorgegebenen Strukturen und Baulichkeiten ab, sondern in erster Linie von den Menschen, die darin beteiligt sind.

12.5.1. Krankenhauseinweisung

Die Krankenhauseinweisung ist für die meisten Menschen ein einschneidendes Erlebnis. Viele einwirkende Faktoren führen zu einem Reaktionsgebäude, das das Kommunikationsverhalten beeinflußt und erschwert. Dazu gehören u. a.:
- die Krankheit, die zur Einweisung führt;
- das Herausgelöstwerden aus dem vertrauten Umfeld und den psychosozialen Beziehungen;
- die Eingliederung in eine fremde Welt, mit neuen, ungewohnten Rollenbezügen.

Damit werden einige der Situationen beschrieben, die beim Kranken häufig mit spezifischen *Ängsten* beladen sind und die zu Regression (Rückzug auf sich selbst) führen können. Fast alle empirischen Untersuchungen, die in diesem Zusammenhang gemacht wurden, zeigen eine Wechselwirkung zwischen *unzureichender Kommunikation mit dem Kranken* und *emotionaler Belastung* (welche zu Verschlechterung des Allgemeinzustandes und verzögerter Heilung führen). Genannt werden nicht nur fehlende Information, sondern auch Widersprüche in den Anweisungen und Erwartungen von Ärzten und Pflegepersonen sowie das Gefühl des Kranken, daß seine Bedürfnisse und diejenigen seiner Angehörigen zu wenig berücksichtigt werden. Diese Erhebungen bestätigen die Grundthese: Der Kranke reagiert nicht nur als erkranktes Organ, sondern als Gesamtpersönlichkeit, er braucht deshalb ganzheitliche, individuelle, d. h. persönliche Pflege und Betreuung.

Diese Wechselwirkung von Pflegeverhalten und Befinden des Kranken zeigt Abb. 12.**9**.

12.5.2. Therapeutisches Team

Wenn verschiedene Behandlungsgruppen zusammenarbeiten, spricht man vom therapeutischen Team. „Teamwork" meint, gemeinsam etwas tun, sich gegenseitig ergänzend ein Ziel erreichen, nicht nur miteinander, sondern füreinander.

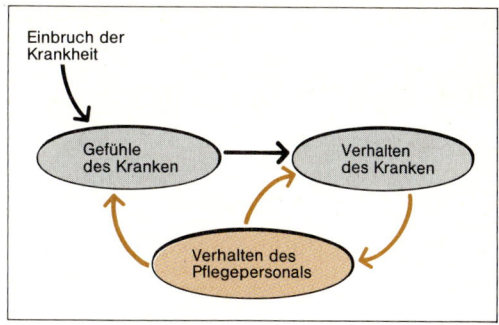

Abb. 12.**9**   Wechselwirkung von Krankheit und Verhalten.

Wichtigstes Teammitglied und zugleich Empfänger der Teambemühungen ist der *Kranke,* der so gesehen die nur passive Rolle des Pflegeempfängers (Patient) übersteigt und zum aktiven Mitgestalter und Mitverantwortlichen für seine Gesundung und Rehabilitation wird. In der Abb. 12.**10** ist der sog. *Beziehungskreis um den Kranken* zu sehen (Abb. 12.**10**):

In *enger Beziehung,* gleichsam in direkter Zusammenarbeit mit dem Kranken stehen die
- *Ärzte.* Sie tragen die oberste Verantwortung für die Diagnostik und Therapie (Behandlung des Kranken). Unterstützt werden sie von der
- *Pflegegruppe* (Angehörige verschiedener Pflegeberufe und Pflegehilfspersonal), der die direkte Pflege (Pflege S. 51 ff.) obliegt und die gleichzeitig Drehscheibe und Nahtstelle zu allen anderen Diensten ist.
- *Ergo-* und *Physiotherapeuten* sind vor allem bei Langzeitkranken und im Zusammenhang mit der Rehabilitation (S. 320 ff.) von großer Bedeutung.
- *Angehörige,* die mit zunehmender Institutionalisierung des Gesundheitsdienstes immer mehr in die Passivität abgedrängt worden sind, müssen wieder in ihre angestammte Aufgabe an der Seite des Kranken zurückgeholt werden (s. auch S. 60).

Nicht weniger von Bedeutung, aber in einer loseren Beziehung stehen:
- Sozialdienst (für die Vor- und Nachsorge);
- Seelsorge (S. 350) und psychologischer Dienst (S. 519);
- Spezialdienste und Beratungsstellen wie Diabetesberatung (S. 753), Kolostomieberatung (S. 709), Sprachtherapie (S. 862 ff.) u. v. a.;
- Labor- und Röntgenabteilung;
- Verwaltung, Haus- und Küchendienst.

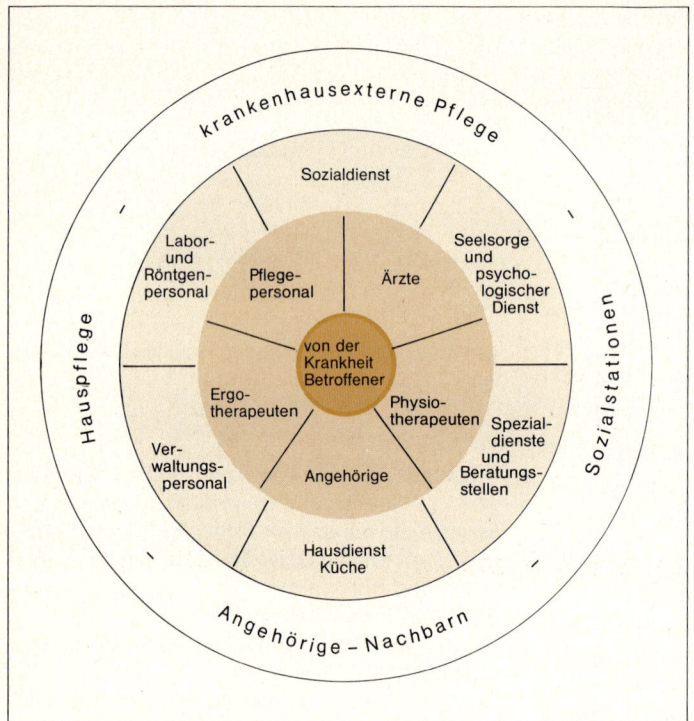

Abb. 12.**10**   Die Beziehungskreise des Kranken.

Nach außen muß ein nahtloser Übergang zu den
- krankenhausexternen beruflichen Gesundheitsdienststellen (Spitex, Sozialstationen usw., S. 59 f.) sowie zu den
- nichtberuflichen Hilfe- und Selbsthilfeorganisationen gewährleistet sein.

12.5.3. Interaktionsformen

Neben der traditionellen Arztvisite sind zusätzliche, z. T. neue Beziehungs- und Kommunikationsmodelle üblich:
- *Erstgespräch durch den Arzt* = Anamnese. Sie umfaßt die *persönliche Anamnese* (Frage nach der individuellen Persönlichkeits- und Krankheitsgeschichte), die *Familienanamnese* (Fragen nach Eltern, Geschwistern usw. im Zusammenhang mit Gesundheit und Krankheit) sowie die *soziale Anamnese* (Fragen nach Beruf und Sozialstatus) dazu kommt die Erhebung des *klinischen Befundes,* die sog. Eintrittsuntersuchung.
- *Erstgespräch durch die Schwester* = Pflegeanamnese oder Situationseinschätzung (1. Schritt der Pflegeplanung, s. S. 74 ff. und Checklisten in den Kapiteln 3–14).

- *Arztvisite* = täglich er Besuch des Kranken durch den Arzt, der von der Schwester begleitet wird (Abb. 12.**11**). Sie wird heute häufig unterteilt in eine
  - *patientenzentrierte Visite,* die sich mit dem Befinden des Kranken im Sinne des Aufarbeitens seiner Situation und seiner Probleme befaßt, und in eine
  - *Kardex-Visite,* die die medizinischen Probleme, den Krankheits- und Therapieverlauf betreffen. Diese Visite wird außerhalb des Krankenzimmers vorgenommen.
    Je nach Situation und Notwendigkeit nimmt die Schwester nur an einer oder an beiden Visiten teil. Ihre wichtigste Aufgabe ist das wache Begleiten der Interaktion Arzt–Kranker. Häufig hat sie dabei die Funktion des Moderators.
  - *Oberarzt-, Chefvisite* finden kursorisch, häufig wöchentlich statt. Sie wird vom Stationsarzt und der Schwester begleitet.
- *Teambesprechungen, Patienten- oder Situationsbesprechungen* sind vor allem bei Langzeitkranken notwendig. Sie finden wöchentlich, oder den einzelnen Patienten betreffend, z. B. alle 4–6 Wochen statt. Teilnehmer sind

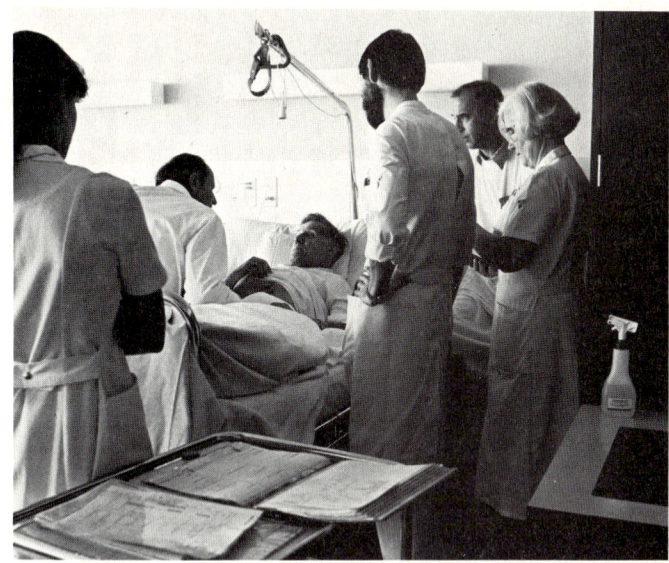

Abb. 12.**11**   Traditionelle Arztvisite.
Gespräche, Therapie- und Pflegedokumentation bilden die Grundlage.

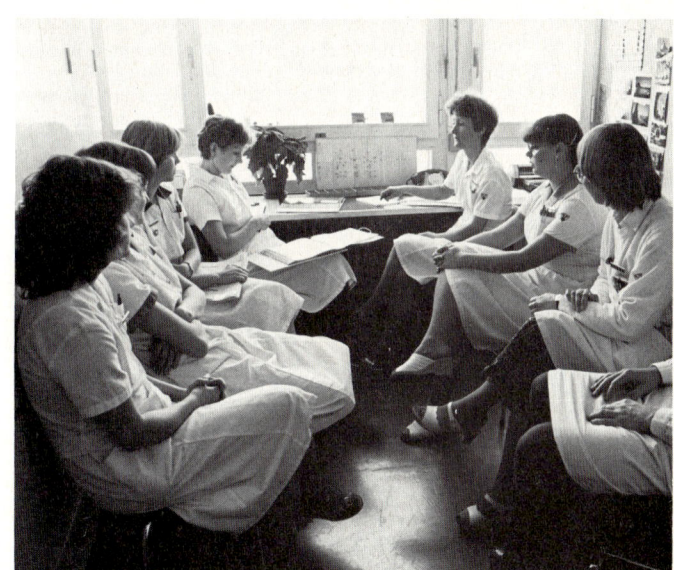

Abb. 12.**12**   Gruppenrapport. Auf
der Basis der Pflegedokumentation
werden Pflegeprobleme und
Arbeitsverteilung besprochen.

der Kranke selbst, die betreuende Schwester oder/und Pflegerin, die Therapeuten (je nachdem Ergo-, Physio-, Sprachtherapeuten), evtl. der Sozialarbeiter und die Angehörigen. Exemplarisch s. S. 514 f. u. S. 855 f.

Rapporte, Übergabegespräche

Sie dienen der gegenseitigen Kommunikation und Information innerhalb der Pflege- und Behandlungsgruppe und sind ein wichtiger Teil der Pflege. Die Berichterstattung gehört zu den notwendigen sozialen Interaktionen im Pflegewesen und muß eingeübt und gelernt werden (langatmiges Beschreiben von Beobachtungen strapaziert die Nerven der Beteiligten und beansprucht wertvolle Pflegezeit, die dem Kranken verlorengeht). Wichtigste Rapportarten, z.B.:

– Der *Morgenrapport* dient dem Überblick über Besonderheiten im Tagesgeschehen sowie der

Koordination und Kooperation. Innerhalb der Gruppenpflege dient er auch der Anpassung in bezug auf Arbeits- und Patientenzuteilung.
- Das *Übergabegespräch* bezweckt die Kontinuität der Pflege von einer Schicht zur anderen.
- Die *Gruppenbesprechung* hat zum Ziel: die Planung und Beurteilung der Pflege und des Arbeitsablaufes sowie die Fruchtbarmachung von Beobachtungen, Erkenntnissen, Erfahrungen für den Patienten und für die Pflegepersonen selber.

Voraussetzung für alle Besprechungen ist eine exakte, vollständige und kontinuierliche *Pflegedokumentation* (s. dazu Pflegebericht S. 78 f. sowie Abb. 12.**12**).

12.6. Beurteilung von Wissen und Können in der Pflege

Um Kommunikation und Beziehung ganzheitlich wahrzunehmen, zu beurteilen und der gegebenen Situation anzupassen, bedarf es großer Übung. Zur Einübung diene die folgende Beobachtungsübung.

Übung

Beobachten Sie ein alltägliches Schwester-Patient-Gespräch. Schreiben Sie es schwerpunktmäßig auf, und reflektieren Sie die Aussagen im Hinblick auf die S. 355 f. beschriebenen Variablen.

Weiterführende Literatur

Abermeth, H.-D.: Patientenzentrierte Krankenpflege, 3. Aufl. Vandenhoeck & Ruprecht, Göttingen 1983

Argyle, M.: Körpersprache und Kommunikation. Junfermann, Paderborn 1978

Berne, E.: Spiele der Erwachsenen. Psychologie der menschlichen Beziehung. Rowohlt, Reinbek o. J.

Berne, E.: Was sagen Sie, nachdem Sie „Guten Tag" gesagt haben? Fischer Taschenbuch Verlag, Frankfurt/M. 1978

Birkenbihl, V.F.: Signale des Körpers. Körpersprache verstehen. MVG, München 1985

Buber, M.: Das dialogische Prinzip, 5. Aufl. Schneider, Heidelberg 1984

Cohn, R.C.: Von der Psychoanalyse zur themenzentrierten Interaktion. Klett, Stuttgart 1981

Eibl-Eibesfeld, J.: Die Biologie des menschlichen Verhaltens. Piper, München 1984

Engelhardt, K., A. Wirth, L. Kindermann: Kranke im Krankenhaus. Enke, Stuttgart 1973

Fromm, E.: Die Kunst des Liebens. Ullstein Taschenbuch, Berlin 1980

Gibran, K.: Der Prophet, 18. Aufl. Walter, Olten 1985

Grond, E.: Nonverbale Kommunikation. Altenpflege 1985, H. 10

Hilfen für die Praxis – Anregungen, Arbeitsmaterialien, Orientierungshilfen. Fachverband des Diakonischen Werkes der EKD

Poletti, R.: Wege zur ganzheitlichen Krankenpflege. RECOM, Basel 1985

Rogers, C.R.: Therapeut und Klient. Fischer Taschenbuch Verlag, Frankfurt/M. 1983

Rogers, C.R.: Entwicklung der Persönlichkeit, 5. Aufl. Klett, Stuttgart 1985

Rosemeier, H.P.: Medizinische Psychologie, 2. Aufl. Enke, Stuttgart 1978

Watzlawick,. P.: Die Möglichkeit des Andersseins. Zur Technik der therapeutischen Kommunikation, 2. Aufl. Huber, Bern 1982

Watzlawick, P., J.H. Beavin, D.D. Jackson: Menschliche Kommunikation, 6. Aufl. Huber, Bern 1982

Weber, W.: Wege zum helfenden Gespräch, 5. Aufl. Reinhardt, München 1980

Weinreb, F.: Vom Sinn des Erkrankens, 2. Aufl. Origo, Bern 1979

13. Sinn finden

im Werden, Sein, Vergehen:
Selbstwerdung, Selbsttranszendenz,
Sterben

Nicht im Ziel liegt das Glück,
sondern im Weg dahin

Sequenzziel/Intention

Sich beschäftigen mit der Sinnfrage ist eine Tätigkeit auf der geistigen Ebene, die ebenso zum Menschen gehört wie die Biosphäre. Letztere ist uns vertrauter, Bedürfnisse auf ihrer Ebene sind leichter zu erfassen, und es ist einfacher, Hilfe zu leisten. Der Mensch als ganzheitliches Wesen *ist* aber Soma, Psyche und Geist. Lebensäußerungen können auf der ganzen Linie behindert, eingeschränkt oder verdrängt sein. Wenn die Pflege den Anspruch *ganzheitlich* erfüllen will, sind bei der Situationseinschätzung, Planung und Durchführung der Pflege auch die Probleme rund um die Sinnfrage mit zu berücksichtigen (zur Pflegeplanung s. S.74ff.). Das vorliegende Kapitel ist als Denkanstoß gedacht. Ich gehe dabei von der Annahme aus, daß eine Schwester/ein Pfleger ein Mensch ist, der *denken* und *lieben* und aus Denken und Lieben sinnvolle *Entscheidungen treffen* kann.

Zuordnung zum Kreismodell

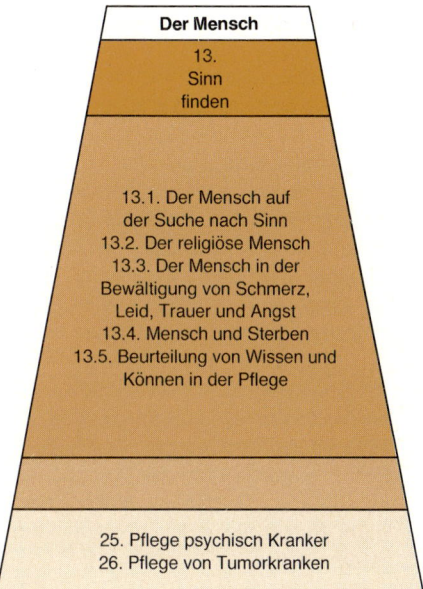

Dynamik der Sinnfindung

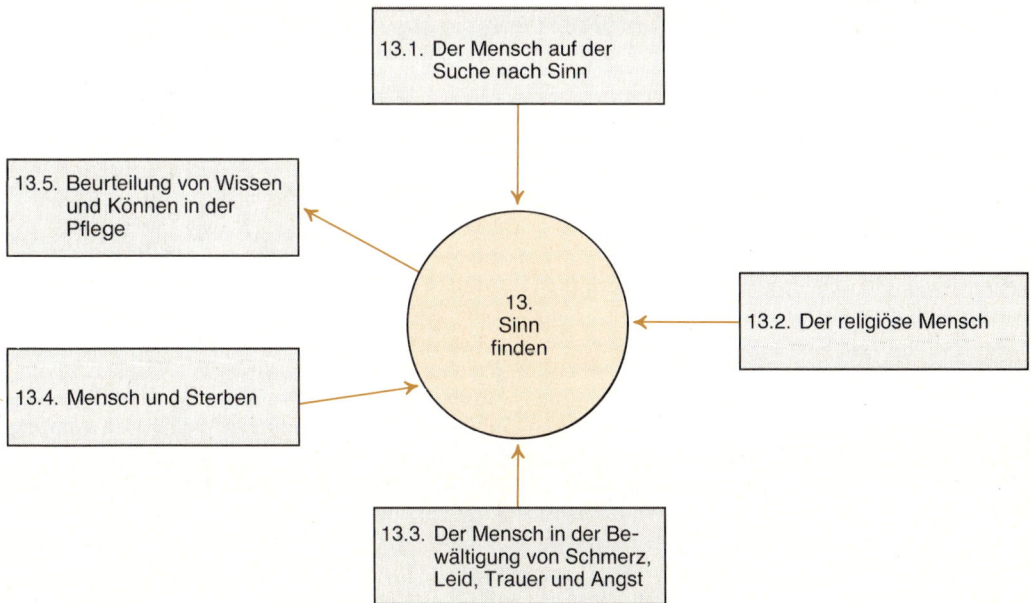

Prinzipien/Impulse

- Der *Mensch als Person* trägt in sich eine Sinnmitte, eine Seinsmitte, eine Erlebnismitte und eine Handlungsmitte. Das Maß seines Bewußtseins bewirkt die Art seines Daseins in der Welt. Bewußtwerden ist Reife und echte, geglückte Selbstentfaltung Jeder Mensch ist in diesem Sinne Werdender.
- Der *menschliche Organismus* ist dem Naturgesetz des Stirb und Werde unterworfen. Dem Leben folgt unweigerlich der Tod, dem Tod in irgendeiner Form das neue Leben. Der Körper ist Träger (Gefäß) des Geistes, daher beseelt, Ausdruck des Seins.
- Der *Mensch kann sich selbst übersteigen* und mit einem *Du* in Beziehung treten. Dieses Du kann eine höhere Macht sein (Gott), andere Menschen (Mitwelt) oder Sachen (Umwelt). Der Mensch kann für die Welt und ihre Gesetze – die Evolution – offen sein (Antennen besitzen), oder er ist sich dieser Werte und Möglichkeiten nicht bewußt. Der Mensch kann dem Menschen Begleiter (Lehrer, Therapeut, Heiler) sein auf seinem Weg in dieser Welt (er kann ihn auch hemmen).

Lesen Sie: V. HENDERSON: Grundregeln der Krankenpflege; Ausüben der Religion: S. 45, Lernen: S. 48. Bei N. ROPER: Sterben. – Sinnfindung umfaßt aber weit mehr als diese Aspekte. S. dazu auch Kap. 2, insbesondere Menschenbild S. 14 ff., Sinn finden S. 72.

13.1.   Der Mensch auf der Suche nach Sinn

13.1.1.   Die Sinnfrage

Der heutige Mensch fragt mehr und bewußter nach dem Sinn des Lebens denn je zuvor. Man kann die Sinnfrage zwar aufschieben, ver-schieben auf die letzte Frage des Lebens (im Sterben), wegschieben läßt sie sich nicht. Die Bedrohung (die sich der heutige Mensch teilweise selber geschaffen hat), die das Individuum und ganze Völker immer wieder in Krisensituationen gelangen läßt, drängt den Menschen mehr und mehr zur Auseinandersetzung mit der Frage nach dem Sinn dieses Lebens.

Was bedeutet aber diese Frage? H. GOLLWITZER geht in seiner Sprachanalyse in „Krummes Holz – aufrechter Gang" den Inhalten des Wortes Sinn nach. Man sieht dann, daß der *Sinninhalt* eine uralte Frage, der Gebrauch des Wortes selber für die konkrete Frage nach dem *Wozu des menschlichen Lebens* aber neueren Datums ist. VIKTOR FRANKL, der Begründer der Logotherapie, hat die Frage nach dem Sinn bzw. den Willen des Menschen zum Sinn dem geistigen (als Gegenpol des von FREUD entdeckten triebhaften) Unbewußten zugeordnet. Er greift damit eine schon früher (z. B. durch M. SCHELER) geprägte Definition der Person auf „die nicht nur Triebwesen, sondern Träger und Zentrum geistiger Akte ist". *Der Mensch „hat" ja nicht Person, sondern „ist" Person* (vgl. z. B. auch v. DÜRCK-HEIM) und *„erst die geistige Person stiftet die Einheit und Ganzheit des Wesens Mensch"* (Leib-Seele-Geist-Einheit). Wenn der Mensch so gesehen wird, mit einer Geistmitte, die wie vieles andere in ihm unbewußt (vergessen, nie gewußt) ist, aber bewußt werden kann, bewegt sich die Frage nach dem Sinn des Daseins von der theoretischen (philosophischen, theologischen, anthropologischen) Ebene weg auf die konkrete praktische des Alltags. Wenn der Mensch ein „Wozu" zu leben hat, dann stellt sich die Frage nach dem „Wie" und dem „Freisein-Müssen wovon", um sinnerfüllt (denn das heißt doch nichts anderes als innerlich frei) leben zu können. Hier findet sich eine Parallele zum Denken FROMMS über die Liebe (S. 338 f.): Das, „wovon" der Mensch frei sein kann, ist das „Getriebensein zu etwas" und das, „wozu" er die Freiheit gebraucht, ist das bewußte Dasein in Verantwortlichkeit, Respekt, Wissen (Ge-Wissen haben; denn Gewissen ist Wissen um die Werte der Tiefe). So gesehen, können Aspekte der Logotherapie auch für die Krankenpflege nutzbar gemacht werden. Pflege richtet sich an den *ganzen* Menschen, und *Ganzheit* meint sowohl den *Körper* (Soma) und die *Psyche* (Psychosomatik) als auch den *Geist*. Krankenpflege befaßt sich zwar nicht in erster Linie mit der Seele des Menschen (das ist der Bereich der Seelsorge und zunehmend auch der Psychotherapie), aber die Seele ist immer *mit anwesend,* und zwar ist es diejenige der Pflegenden und diejenige des Kranken. Beide stehen in der Wechselwirkung des Anwesendseins, wodurch Ressourcen angesprochen und befreit werden können (oder eben nicht). Diese Wirkung scheint mir analog zur Wirkung von Psychotherapie und Seelsorge, wie sie FRANKL in „Der Mensch auf der Suche nach Sinn" aufgezeigt hat (Abb. 13.1).

13.1.2. Krankenpflege als Hilfe zur Sinnfindung

Dies ist ein hoher Anspruch, der als solcher gar nicht gestellt werden dürfte, wüßten wir nicht um die Kraft der Wechselwirkung innerer Ressourcen. Die Pflege, die wir geben, ist dabei Mittel zum Zweck oder besser, Weg zum Ziel. Denn es kann ja nie darum gehen, daß wir jemandem einen Sinn zu geben hätten (weil wir ihn selber besitzen und mehren wollten = Dimension des Habens), sondern darum, daß ein Klima bereitet ist, in dem *Sinnfinden* möglich wird (weil Sinn geschieht, der Mensch davon ergriffen wird = Dimension des Seins). *Sinn kann man auch nicht vorschreiben oder für andere einplanen,* wohl aber die förderlichen Mittel zur Verfügung stellen, denn

- *Sinn kann nicht gegeben, nur gefunden werden.* Fragen, auch die Lebensfragen, müssen beantwortet werden, aber keiner kann das letztlich für den anderen tun (s. dazu JUNGS Äußerung S.315).

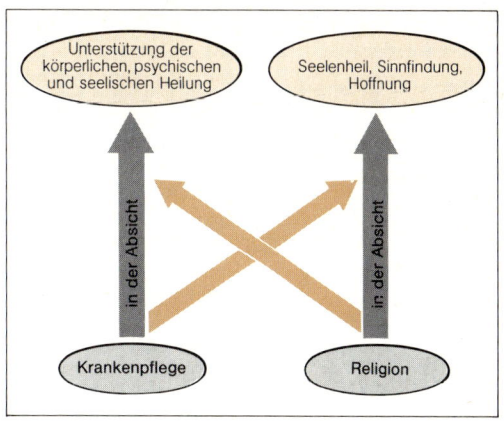

Abb. 13.**1** Die Wirkung geschieht direkt (beabsichtigt) und ungeplant (unbeabsichtigt) = ganzheitlich (nach *Frankl*).

- *Sinn muß gefunden, kann aber nicht erzeugt und gemacht werden;* denn machen könnte man höchstens ein bloßes Sinngefühl, das nichts verändern kann.

Checkliste: Sinn finden

☐ Religion/Glaube ☐ Sinnfrage/Befindlichkeit	☐ religiöse Bräuche ☐ Ängste ☐ Trauer ☐ Freuden	☐ Seelsorge ☐ Schmerzen/Leid ☐ Ressourcen

Die folgenden Fragen sind als *Impulse* gedacht und wollen eine Hilfe sein, damit die seelisch-geistigen (religiösen) Werte und die Ressourcen (Kräfte und Fähigkeiten von Patient und Angehörigen) bewußter in die Pflege integriert werden können

☐ Die Lebenssituation und die Lebensgewohnheiten des Kranken sind soweit nötig und not-wendend bekannt

☐ Die Religionszugehörigkeit und eventuelle religiöse Wünsche/Bedürfnisse sind bekannt und soweit nötig dem Seelsorger gemeldet

☐ Über Gottesdienstmöglichkeiten, Besuche des Seelsorgers u. a. ist er informiert

☐ Eine Bezugsperson (innerhalb der Pflegegruppe) ist für den Kranken bestimmt (wo möglich bzw. nötig)

☐ Der Kranke kennt seine Betreuer; er weiß um Schichtwechsel u. a.

☐ Die Angehörigen nehmen am Zustand (Befinden, Sterbeprozeß usw.) Anteil und werden von uns nach Bedarf begleitet

☐ Intimsphäre und Würde des Patienten ist gewahrt (bis über den Krankenhausaustritt bzw. über das Sterben hinaus)

☐ Das Umfeld des Kranken ist so, daß er Ängste, Sorgen, Trauer, Leid äußern kann

☐ Die Schmerztoleranzgrenze ist bekannt, wird respektiert

☐ Ressourcen werden „erhorcht", „erschaut"; die Signale werden mit Hilfe der Pflegeplanung kreativ zur Wirkung gebracht

☐ ......

☐ ......

- *Sinn muß nicht nur, sondern kann auch gefunden werden,* wenn der Mensch lernt, auf die innere Stimme zu hören, denn die Sinnerfüllung liegt (verborgen, unbewußt) in der eigenen Mitte. Es geht darum, den Zugang zu finden, d. h. um Wege der Sinnfindung zu wissen.

Krankenpflege hätte dann auch zum Ziel, den Menschen auf dem Weg zur Sinnfindung zu begleiten und auf den einen oder anderen Weg hinzuweisen (s. dazu die Checkliste S. 347).

13.1.3. Wege zur Sinnfindung

Wenn ich mich im folgenden an FRANKL orientiere, nicht deshalb, weil dieser Weg der einzig richtige wäre, sondern weil ich mich einerseits bei der Fülle der Philosophien und Theorien beschränken muß (auslesen muß) und weil andererseits diese Denkweise für mich einsehbar, verständlich und vor allem praktisch anwendbar ist. Tatsache ist, daß im Umgang mit dem Menschen, insbesondere mit dem kranken Menschen, immer wieder sichtbar wird, daß der Mensch einen Sinn sucht und ihn auch zu finden vermag:

- Er sieht doch einen Sinn darin, etwas zu tun (wozu erlernte er sonst einen Beruf).
- Er sieht doch einen Sinn darin, etwas zu erleben (wozu reiste er sonst in alle Welt).
- Er sieht doch einen Sinn darin, eine scheinbar hoffnungslose Situation zu bewältigen, unausweichliches Schicksal zu meistern, Leiden und Zwänge in Leistung und Erfolg umzuwandeln und durch Haltung und Einstellung zu zeigen, wessen er fähig ist (wozu würde er sich sonst in den vielen Krisensituationen durchsetzen).

Sind diese Realitäten des Alltags nicht ein Zeichen dafür, daß nicht nur die positiven, lebenerhaltenden Elemente, sondern auch schwerwiegende bedrohliche Lebenssituationen (wie Leid, Schmerz, Angst, Tod und Trauer) in sich Sinn haben und verwandelt, d. h. verändert werden können?

So gesehen beginnt die Suche nach dem Sinn des Daseins in den ganz kleinen Aktivitäten des täglichen Lebens, in der *Art und Weise,* wie wir uns bewegen, essen und trinken, arbeiten oder ruhen usw., bzw. in der *Art und Weise, wie wir den Kranken dabei unterstützen,* ihn wieder dazu hinführen, ihm helfen, eine Behinderung zu übersteigen oder unumgängliche Angst (z. B. vor einer Operation) durchzustehen. Wenn der betreffende Mensch zusätzlich zu begreifen beginnt, daß die jeweilige Situation nur Teil eines Ganzen ist und

daß es immer nur darum gehen kann, das allernächste Stück Weg zu bewältigen und mit Sinn zu füllen, dann wird es ihm leichter fallen, sein Hier und Jetzt bzw. seinen Auftrag als Ganzes zu meistern. Er lernt dann eine zu einseitige Wertfixierung (z. B. befriedigende Arbeit ist der höchste Wert) zu relativieren, er wird wendig genug, um zu einer anderen Wertgruppe hinüberzuwechseln, falls dies notwendig sein sollte. Denn es gibt nicht nur Werte, die sich durch Tun und Handeln verwirklichen (schöpferische Werte), sondern auch solche, die sich durch Erleben (Erlebniswerte) und solche schließlich, die sich in der eigenen Mitte (Einstellungswerte) erfüllen.

Im Alltag geschieht die Verwirklichung

- *schöpferischer Werte* in jeder Tätigkeit, im Beruf, in der Hingabe an eine Sache, die dann durch eben diese Hingabe beseelt, erhalten und gestaltet wird;
- von *Erlebniswerten* in der Begegnung mit etwas Schönem, Kunst, Literatur, Musik, im Naturerlebnis, in der liebenden Begegnung mit einem Menschen oder im verstehend-liebend-handelnden Dienst;
- von *Einstellungswerten,* die alles verändern können, die ein Leben frei machen und die die Hoffnung ermöglichen. Der Mensch lernt zu begreifen (wenn auch nur langsam, vielleicht erst beim Älterwerden), daß er wirklich „seines Schicksals Schmied ist".

Dort wo das Leben schwer wird, wo Behinderung und Krankheit fast unannehmbare Einschränkungen auferlegen, wird der Mensch verbittern, wenn es ihm nicht gelingt, das nur abwehrende Erleiden zu übersteigen und in einer Haltung von Tapferkeit und Mut Meister des Schicksals zu werden. Denn spätestens dann, wenn der Mensch an die Grenzen der Selbstregulation gelangt, wenn es nicht mehr nur um die Aufrechterhaltung oder Wiederherstellung der Homöostase (physiologisches Gleichgewicht) gehen kann und wenn Probleme nicht mehr auf der Ebene des Handelns lösbar sind, stellt sich die Frage nach dem Sinn, nach dem Übersteigen (Transzendieren) und der Möglichkeit des Sichausrichten-Könnens auf die bleibende „innere geistige Realität", auf das *Sein.* Selbstverwirklichung stellt sich dann von selbst ein als eine Wirkung der Integration des *Selbst* (Mitte, Wesen) in das Ich, als eine Wirkung, die nur in diesem Übersteigen auf die inneren Werte geschehen kann und die darum notgedrungen bei allen nur nach außen gerichteten Bemühungen verfehlt werden muß. *Sinnfindung* und *Selbstverwirkli-*

chung stehen nah beieinander. Das eine ist ohne das andere nicht möglich. Hier liegen auch die Chancen für das Einüben helfenden Berufsverhaltens, für die Entwicklung der eigenen Persönlichkeit und für das Reifwerden in der Liebe, die ja, wie schon LEONHARDO DA VINCI feststellt, „die Tochter der großen Erkenntnis ist" (Selbstwerdung, Selbstaktualisierung und Bedürfnishierarchie S. 40 f.).

13.2. Der religiöse Mensch

Religion als Gottbezogenheit (Bezogenheit auf ein höchstes Wesen) ist einerseits die Sphäre der Theologie und andererseits eng mit der Psychologie verknüpft.

13.2.1. Religion und Theologie

Theologisch betrachtet kann man eine Religionsgeschichte und die lebenden Religionen (Religionen von heute) unterscheiden.

Religionsgeschichte

Die Religionsgeschichte reicht zurück bis zu den Urreligionen, die unter dem Namen Natur- oder Primitivreligion bekannt sind. Der Naturmensch lebt in seiner Ganzheit noch außerhalb der Absplitterung voneinander unabhängiger Bezirke. Für ihn gibt es keine Teilung in eine profane und in eine religiöse Sphäre, und die Bezüge sind so sehr religiös, daß man von einem *Homo religiosus* spricht. Religiöses Handeln ist naturhaft aufs Ganze gerichtet und hat im sozialen Leben des Naturmenschen einen wichtigen Platz. Dies äußert sich vor allem bei Geburt, Reife und Tod. Diese Phasen werden als Übergang betrachtet in einem Weltbild, in dem der Mensch ein Kontinuum besitzt, das pränatal und über den physischen Tod hinaus wirksam ist. Die religiöse Gebundenheit und *Einbettung* prägt diesen Menschen in allen Aktivitäten des täglichen Lebens, die ihrerseits wieder das kultische Geschehen (S. 312) beeinflussen.

Religionen von heute

Es gibt viele Religionen. Zahlenmäßig am bedeutendsten sind:
- die großen *Weltreligionen:* Hinduismus, Buddhismus, chinesischer Universismus (mit Konfuzianismus und Taoismus), Islam, Judentum und Christentum;

- *kleinere Religionsgemeinschaften* mit alter Vergangenheit, z. B. die Drusen, die Mandäer, die Parsen.
- *Neureligionen der Gegenwart* sind die Mormonen, die Bahai u. a. Ihre Zahl kann nicht festgestellt werden. Manche kommen und vergehen rasch, andere behaupten sich und gewinnen einen festen Platz in der Religionsgeschichte.
- *Nachklassische Religionen oder Bewegungen* sind Strömungen, die sich aus einer der klassischen Weltreligionen entwickeln, abspalten und selbständig werden. *Bewegungen christlicher Herkunft* entstammen allen Kirchen, häufiger der evangelischen als der katholischen. Sehr oft sind sie thematisch orientiert, z. B. die Großkirchen des Heilens, die Geistkirchen u. a.

Entwicklung der Religionen

Zum besseren Verständnis der Religionsprobleme der Gegenwart sei noch kurz auf die Art der Entwicklung hingewiesen.
- Die *Naturreligion* ist nicht reflektiert. In ihr wird gehandelt, und zwar nach *bestimmten Verhaltensweisen, Riten* und *Kulten.* Sie birgt daher die Gefahr der Abhängigkeit und Unselbständigkeit und ist statisch.
- Die *heutigen Religionen* haben sich aus einer *Lehre* entwickelt, die auf eine einmalige, abschließende Offenbarung zurückgeht. Die Verkündigung ist unantastbar (Koran für den Islam, die Bibel für das Christentum), ist aber trotz ihrer Konstanz steten Veränderungen unterworfen, die von Eigengesetzlichkeiten (Polarität des „Auf und Ab") und vom Zeitgeist beeinflußt sind.
- Der *Gläubige* (Anhänger einer bestimmten Glaubensrichtung): Der im Abendland verwurzelte Mensch ist der *Christ.* Der Christ von heute steht entschieden kritischer seinem Glauben gegenüber, als dies früher der Fall war. Vor allem Jugendliche hinterfragen die Lehre nach ihrer Brauchbarkeit für die gegenwärtige Situation in der Welt und/oder nach alternativen Wegweisern für die Gestaltung des persönlichen Lebens. Für viele bedeutet die Religion einen absolut unabdingbaren Teil des menschlichen Lebens, und das Nebeneinander so vieler Religionen löst in ihnen Unbehagen und eine vage Sehnsucht nach einer *Einheitsreligion* (weltumspannend) aus. Andere dringen tiefer vor, sehen in den Kirchen bloß äußere Strukturen, durch die hindurch

sie zu einem *personalen Gott* vorstoßen. Der heutige Mensch gibt sich häufig konfessions-unabhängig, ist aber ebenso häufig zutiefst religiös.

13.2.2. Religion und Psychologie

Die Psychologie kommt nicht an der Religion vorbei. Sobald Bereiche des Unbewußten berührt werden, tauchen religiöse Bilder auf. „Die Naturwissenschaft kann heute das Numinose, Unbedingte feststellen, wenn auch nicht beweisen, und in der medizinpsychologischen Wissenschaft kommt man ohne diese nicht mehr länger aus, das im Gegensatz zu Freud. Es ist die Größe von C.G.Jung, mit seiner Psychologie auf die Notwendigkeit der Anerkennung dieses Numinosen unablässig hingewiesen zu haben" (B.STAEHELIN: Die Welt als Du). Wo der Medizinpsychologe (STAEHELIN) von einer *zweiten Wirklichkeit* spricht, spricht der Psychotherapeut (FRANKL) vom *transzendenten Du* oder von der unbewußten Religiosität. Diese, so sagt er, ist ebenso verdrängte Wirklichkeit auf der Seite des Geistes, wie für FREUD die Sexualität verdrängte Wirklichkeit der Triebebene war. Solche und ähnliche Erkenntnisse könnten somit das Phänomen des Tabus, dem das Sprechen über Religion noch mehr unterworfen ist, als dies beim Sprechen über Sexualität der Fall ist, erklären. In der Arbeit mit dem Unbewußten (Psychotherapie) bedürfen beide Wirklichkeiten gleicherweise der Bewußtwerdung und der Integration.

Immer mehr führen auch solche Erkenntnisse zur ganzheitlichen Sicht des Menschen. *Nur in der Integration beider Pole, der Triebebene wie der Geistebene,* wird der Mensch zum Menschen als Person – wird er wirklich Mensch.

13.2.3. Religion und Krankenpflege

Die Frage, ob Religion mit Krankenpflege etwas zu tun hat, läßt sich aus dem oben Gesagten und vor dem Hintergrund einer ganzheitlichen Sichtweise nur bejahend beantworten. Verhalten und Haltung betreffen:

- *Toleranz.* Wo auch immer die Pflegeperson in ihrer eigenen Weltanschauung steht, ist sie zu bedingungsloser Toleranz dem Kranken gegenüber verpflichtet. Als religiös Orientierte und Eingebundene in eine christliche Kirche beurteile sie die Einstellung eines anderen nicht leichtfertig als irreligiös oder areligiös und umgekehrt.

- *Sorge für die religiöse und geistige Dimension.* Die geistigen Lebensaktivitäten dürfen bei der Situationseinschätzung und Planung der Pflege nicht zu kurz kommen. Der Kranke kann seine Bedürfnisse nur dann äußern, wenn er spürt, daß sie erwartet und entgegengenommen werden.

- *Spontaneität* ist ein Grundzug der Religiosität. Das zu wissen, ist Voraussetzung für das Hören und Sehen der oft verschlüsselten Worte und Gesten sowie von Wünschen um ein Gespräch, um ein Gebet, um den Besuch des Gottesdienstes u. a.

- *Fragen um die Transzendenz.* Fragen, die die Nur-Natur und den Verstand des Menschen übersteigen, sind ihrem Wesen nach transzendente Fragen: Fragen nach dem Sinn des Lebens, nach Glauben, nach dem Sterben, nach Gott soll der Kranke, wenn er dies wünscht, mit der Schwester/dem Pfleger oder dem Krankenhausseelsorger besprechen können.

- *Seelsorge kann jedermann leisten.* Trotzdem gibt es den Bereich, der dem priesterlichen Seelsorger vorbehalten ist. Es gibt speziell *seelsorgerlicheDienste,* die eben nur der Seelsorger verrichten kann. Der *Seelsorger* gehört zum therapeutischen Team und soll (wenn sinnvoll und zweckmäßig) in die Pflegeplanung mit einbezogen werden. Auf Stationen, wo Lebensfragen einen großen Platz einnehmen (z.B. Onkologie), nimmt er vorteilhaft an Gruppengesprächen teil. Der Seelsorger versteht seinen Dienst ja nicht nur als „Austeiler von Sakramenten oder Verwalter von religiösen Bräuchen". Es ist auch für ihn wichtig zu wissen, daß er zum Team gehört.

- *Ermöglichen der Teilnahme an Gottesdiensten.* Ein initiatives Pflegeteam findet Mittel und Wege, um den Wünschen von Kranken zu entsprechen. Gottesdienste können sinnvollerweise auch auf der Station stattfinden.

13.3. Bewältigung von Schmerz, Leid, Trauer und Angst

Schmerz/Leid, Angst und Trauer sind eine *Trias,* die den Menschen in allen Dimensionen trifft. Die Symptome widerfahren dem ganzen Menschen, weshalb die Hilfe und Unterstützung nie nur auf der Ebene der biologischen Bedürftigkeit geschehen kann.

13.3.1. Schmerz und Schmerzbehandlung

Schmerz ist ein vielschichtiges Phänomen, dessen Bewertung mit der individuellen Schmerzempfindung, der Schmerztoleranzgrenze, der Anwesenheit von anderen Menschen (denn Schmerz hat Mitteilungscharakter) sowie dem Bewußtseinszustand des Betroffenen zusammenhängt.

Schmerz ist keine Krankheit, sondern ein Symptom. Schmerz macht eine Krankheit bewußt, lokalisiert sie, grenzt sie ein. *Schmerzreiz.* Er wird durch unterschiedliche Einwirkungen ausgelöst, durch die sensiblen Fasern ins Gehirn geleitet, gelangt in das sog. Integrationszentrum (Thalamus) des Zentralnervensystems, wo eine Umschaltung auf Motorik die Gemütsbetonung in Gesichtsausdruck und Gebärde auslöst und reflektorisch gezielte Abwehrmechanismen in Gang kommen.

Schmerzschwelle. Schmerz tritt auf = physiologische Komponente. Sie ist bei allen Menschen gleich.

Schmerztoleranzgrenze. Schmerz wird empfunden = pyschologische Komponente. Sie ist individuell verschieden (personenabhängig, gesellschaftlich, kulturell geprägt). Schmerz ist nicht meßbar. Er muß beschrieben und/oder ausgedrückt werden. Das setzt voraus, daß wir auch die nonverbale Sprache mit in Betracht ziehen müssen (s. Kap. 12).

Bedeutung des Schmerzes aus dem Blickwinkel der modernen Schmerz- und Verhaltensforschung

Forscher haben sich die Frage gestellt, warum manche Verletzte schreien und andere nicht, und welchen tieferen Sinn der *Schmerzschrei* hat: „Es steht fest, daß Schmerz genau das *nicht ist,* wofür wir ihn unwillkürlich immer halten: Er ist keine sinnliche Wahrnehmung wie Hitze, Kälte, Hören, Sehen. Er ist auch nicht das Eintreffen einer Verletzungsnachricht im Gehirn. Schmerz ist das Bewußtwerden, daß etwas ganz Bestimmtes dringend benötigt wird. Und das, was dringend benötigt wird, ist Bewegungslosigkeit der beschädigten Körperregion, damit sie heilen kann. Schmerz ist demnach das zwingende Bewegungsverbot bzw. das Bedürfnis nach Zuwendung, das dem Verletzten als Schmerz bewußt wird. Schmerz wäre demzufolge kein Leiden, sondern eine vom Körper selbst auferlegte Heilanweisung (die auch dann noch wirksam bleibt,

wenn für einen Kranken nach normalem Ermessen keine Heilung mehr besteht – hier wird der Schmerz sinnlos)" (F. STREMPEL).

Schmerzmeldung im Gehirn

Die Öffnung des „Schmerztores" (Bewußtwerdung des Schmerzes) hängt davon ab, ob Ruhe und Pflege möglich sind oder ob das Überleben vordergründigeres Bedürfnis ist. Im zweiten Fall wird z. B. der Soldat auf dem Schlachtfeld solange keine Schmerzen spüren, bis er ins Lazarett gebracht werden kann; erst dort öffnet sich das „Schmerztor" → der Schmerz kann zugelassen werden. So ergibt sich das folgende Muster:

- Verletzung tritt ein, wird dem Gehirn gemeldet.
- Überlebenskampf ja oder nein?
  Ja: kein Schmerz, Energien werden anders gebraucht, Bewegung ist lebensnotwendig.
  Nein: Bewegungsverbot wird mit dem Signal Schmerz angeordnet:

Schmerz ist ein „Benötigungsschrei". Damit nimmt der Erwachsene ein Muster aus der frühen Kindheit auf. Er teilt seinen Zuhörern gleichsam mit: Ich muß umsorgt werden, ich brauche Zuwendung, Hilfe. Es ist erwiesen, daß mit dieser Zuwendung allein Schmerzerleichterung, ja Schmerzfreiheit erreicht werden kann. Der Schmerz als „Benötigungssignal" ist dann nicht mehr nötig, der Betroffene kann ihn gleichsam loslassen und entlassen.

Schmerzwahrnehmung und -beschreibung

Die Schmerzbeschreibungsfaktoren sind abhängig von der

- *Wahrnehmung:* Intensität, Ort Dauer usw.,
- *Gefühlslage* und Einstellung zum Schmerz,
- *rationalen Verarbeitung* von vergangenem Schmerz bzw. früheren Reaktionen.

Schmerzarten werden unterschieden nach:

- *Lokalisation:* streng lokal, diffus (ausgebreitet) oder ausstrahlend (s. auch Begleitschmerz);
- *Empfindung:* klopfend, stechend, bohrend, ziehend, brennend, zuckend, hämmernd, flatternd, durchbohrend, einschießend, beißend, schneidend, wehen- oder krampfartig;
- *Intensität und Dauer:* kurz oder andauernd, heftig, wellenartig, in Abständen auftretend, plötzlich akut, alarmierend;
- *Zeitpunkt und Auswirkung:*
  • *Initialschmerz:* tritt gleichzeitig mit der Verletzung auf,

- *verzögert und andauernd:* bei Schädigung des Gewebes, z. B. Entzündung, Sonnenbrand usw.,
- *Begleitschmerz:* infolge Muskelverspannung oder segmentaler Ausstrahlung, z. B. Armschmerz bei Herzinfarkt

Die *Reaktion* des Menschen auf Schmerz ist *Abwehr*, Verspannung, Verneinung. Abwehr und Spannung hemmen die Durchblutung, was wiederum den Schmerz unterhält und verstärkt. Wir haben einen „Circulus vitiosus": Schmerz → Abwehr → Schmerzverstärkung → Abwehr → usw.

Schmerzlinderung, Schmerzbehandlung

- *Psychologisch:* Schmerz darf nicht nur als destruktiver Mechanismus, sondern muß auch als Helfer betrachtet werden. Schmerz, der bewußt angenommen wird, kann verschwinden und einem Gefühl von Wärme und Durchblutung Platz machen. Schmerzannahme führt durch Lösung von Verkrampfung häufig zu einem neuen Lebensgefühl.
  Linderung geschieht durch Berührung und Zuwendung, aber auch durch die Erlaubnis, daß der Schmerz geäußert, gleichsam „losgelassen" werden darf (s. S. 351). Damit wird das Sicheinlassen auf den Schmerz (im Sinne des Zulassens, des Annehmens) möglich, was eine enorme Heilkraft freisetzt.
- *Physikalisch:* Erwärmung wirkt entspannend und ein intensiver Kältereiz anästhesierend:
- Kälteauflagen beim akuten Schmerz.
- Wärmeauflagen beim chronischen Schmerz.
- *Medikamentös:* Medikamente haben nicht nur eine chemische, sondern auch eine psychologische Wirkung (s. auch Plazeboeffekt, S. 306). Ihre Wirkung kann daher durch den Menschen, der sie verabreicht, erheblich gesteigert werden. In Frage kommen
- Schmerzmittel, die das zentrale Nervensystem dämpfen;
- Beruhigungsmittel, die entspannen;
- Lokalanästhetika, die die peripheren sensiblen Nervenfasern blockieren;
- Spinalanästhesie, als medikamentöse Anästhesie (S. 475) oder als Durchtrennung von Nervenfasern mit dem Ziel der dauernden Schmerzfreiheit z. B. für Tumorpatienten = *Schmerztherapie im engeren Sinn.*

Schmerzkliniken sind eine relativ neue Einrichtung. Sie dienen der *Schmerzkontrolle,* der *Schmerztherapie* und der *Schmerzforschung.* Im Vordergrund steht die optimal mögliche Schmerzbehandlung unter Anwendung von traditionellen (den obengenannten) *und* alternativer Maßnahmen, z. B. Akupunktur, Alexandertechnik, autogenes Training = *additive Therapie.*

13.3.2. Leid und Leidensbewältigung

Das Leiden wird vom bloßen Schmerz, der sich häufig nur in der physischen Dimension bewegt, unterschieden. Ein nur körperlicher Schmerz hinterläßt keine Spuren, wohl aber einer, der in die psychisch-geistige und/oder soziale Dimension hineinreicht.

Der Mensch drückt das, was er erfährt, oft mit treffenden Worten aus:

- Die *Trauer* drückt nieder, lähmt die Bewegung, macht sprachlos.
- Das *Unglück* legt sich wie eine Klammer um das Herz, beklemmt die Atmung.
- Der *Kummer* nagt an einem, der Betroffene hat u. U. unstillbaren Hunger, ein dauerndes „Bedürfnis nach etwas".
- *Soziale Not* wurmt, dörrt aus, isoliert und engt ein.

Trauerarbeit

Leiden kann nicht einfach weggenommen, vergessen, höchstens verdrängt werden. Leiden muß weggearbeitet werden. Ob er sich dessen bewußt ist oder ob es unbewußt abläuft, der Mensch muß

- das *Leiden bekämpfen,* wo es bekämpfbar ist, die Ursachen beseitigen, wo nicht unausweichliche Verluste, unheilbare Krankheit, unbehebbare Verletzung vorliegt;
- die *Trauer bearbeiten,* wo Unausweichliches den Menschen trifft. Trauerarbeit hat etwas zu tun mit annehmen, integrieren, verwandeln, auffangen, transformieren, Trauer muß „ausgetrauert" werden.

Das *Ziel* des *Trauerprozesses* ist die Verarbeitung, d. h. das schließliche Akzeptieren des Erlittenen. Ob die Verarbeitung des Verlustes gelingt oder ob der Trauerprozeß in Hilf- und Hoffnungslosigkeit endet und schließlich zur Erkrankung führt, ist von verschiedenen Faktoren abhängig. Eine wesentliche Rolle spielen die bisherige persönliche Entwicklung, Flexibilität, Verletzbarkeit und Verarbeitungskapazität der psychischen Kräfte im Moment des Verlustes sowie das soziale Spannungsfeld, in dem der Betroffene steht. Der Trauerprozeß läuft in 3–4 Phasen ab:

1. Phase: Der *Schock* kann zum Ausbruch von heftigen Gefühlsreaktionen führen oder macht den Menschen stumm, dumpf, der Ohnmacht preisgegeben. Nach einem Todesfall wird diese Phase meist rasch durch die Phase der *Kontrolle* (Vorbereitung auf die Beerdigung) abgelöst.

2. Phase: Der *Rückzug* (die Regression) ist notwendig, damit der Mensch sich mit dem Leiden befassen kann. Der Schmerz muß, vielleicht vorerst nur für sich selbst, artikuliert, analysiert und reflektiert werden. Zur Überwindung dieser Phase braucht der Mensch ein Gegenüber (andere Menschen, Gott), an das er sich klagend, fluchend oder betend wenden kann (vgl. Psalmengebete).

3. Phase: Die *Adaptation* geschieht unterschiedlich und ist abhängig von den Ressourcen, die zur Verfügung stehen. Annahme kann durch Überwindung oder durch Änderung äußerer Strukturen geschehen.

Trauer- und Leidensbewältigung läuft nicht kontinuierlich ab. Die scheinbare Annahme wird immer wieder unterbrochen durch Anfälle von Apathie und Verzweiflung, die vom Menschen durchgestanden werden müssen, bis nach einer meist langen Zeit die *wirkliche Annahme der Realität* geleistet werden kann.

„Die Voraussetzung der Annahme ist eine tiefere Liebe zur Wirklichkeit, eine Liebe, die darauf verzichtet, der Wirklichkeit Bedingungen zu stellen." Dieses Wort von DOROTHEE SÖLLE (in „Leiden") zeigt, wie sehr jemand, der einem Leidenden in seiner *Trauerarbeit beistehen* will, wissen muß, worum es wirklich geht. Auch trösten können ist eine Kunst, die eingeübt werden muß.

Mitleid, mit leiden

Es gibt kein Leid, das fremdes Leid ist, sagt der russische Dichter SIMONOW. Dieser Satz, so meint DOROTHEE SÖLLE, kann nicht begründet, nicht erklärt, er kann einem denkenden und fühlenden Wesen nur zugemutet werden. Man kann fremdem Leid ausweichen, man kann vorübergehen, man kann die alte Frage „Wer ist mein Nächster?" stellen, und man kann sich hinter dem sozialen Fortschritt verstecken. Das Leid aber bleibt Leid, bleibt Teil der Menschheit. Der Mensch kann aber nicht an der Menschheit vorübergehen, ohne das eigene Menschsein zu verlieren, das weiß er aus Erfahrung. Echtes Mitleid ist immer mehr als nur sentimentales Erschauern oder „Verbinden von Wunden", mehr als natürliches Reagieren. Mit leiden übersteigt das bloß

Selbstverständliche, ist Teil eines bewußt vollzogenen *Beziehungsprozesses,* ein Akt des freien Wollens, ein sich öffnendes Engagement. „Ich erfahre in mir, was der andere erfährt, und in dieser Erfahrung sind wir eins. Wenn dies nicht der Fall ist, und der andere bleibt nur Gegenstand, ein Objekt, dann weiß ich vieles über ihn, aber ich kenne ihn nicht. Wer mitleidend und mitfühlend die Menschen wirklich kennen will, muß in jene Tiefe der menschlichen Wirklichkeit vordringen, in der wir alle nichts anderes als Menschen sind" (FROMM).

Mit leiden setzt demnach Einfühlungsvermögen voraus und das wiederum, wie könnte man sich sonst einfühlen, *Interesse, Zuwendung, Zärtlichkeit.* Damit wird wieder jene Dimension des Menschseins angesprochen, die das nur Körperliche übersteigt (transzendiert), die auf der Du-Ebene in eine dialogische Beziehung (wie BUBER sie meint) eintritt, die nicht nur behandelt, sondern *den Menschen in die Hand nimmt, be-rührt.* Dann kann es geschehen, daß der so zärtlich berührte Mensch sich in seinem Schmerz annehmen kann und der sein kann, der er wirklich ist, ein kranker, verletzter, verwundeter Mensch ohne Maske - nicht ein Patient, sondern eine Person, ein Gegenüber, ein Du.

13.3.3. Angst und Angstbewältigung

Angst gehört in das menschliche Leben. Sie hat einen zweifachen Aspekt: Sie kann aktiv machen, sie kann aber auch lähmen. Angst ist immer ein Signal und eine Warnung bei Gefahren und enthält gleichzeitig einen Aufforderungscharakter, nämlich den Impuls, sie zu überwinden. Annehmen und Meistern der Angst bedeutet jedesmal ein Stück Reifen, das Ausweichen vor ihr und vor der Auseinandersetzung mit ihr läßt uns dagegen stagnieren, es hemmt unser Weitergehen, unsere Entwicklung. Angst tritt immer dann auf, wenn wir uns in einer Situation befinden, der wir nicht, noch nicht oder nicht mehr gewachsen sind. Alles Neue, Unvertraute, Unerprobte, jede Bedrohung - und Krankheit ist eine Bedrohung - löst Angst und Furcht aus. Angst ist ein ungerichtetes, beklemmendes Gefühl. Furcht ist auf etwas gerichtet (z.B. Furcht vor der Spritze, vor der Operation). Der Kranke, der oft während langer Stunden sich selbst ausgeliefert ist und der wenig Ablenkungsmöglichkeiten hat, ist der Angst mehr ausgesetzt als der Gesunde.

Äußerungen der Angst

Direkte Äußerungen der Angst sind weniger häufig als die *indirekten, versteckten.* F. RIEMANN („Grundformen der Angst") ordnet die individuelle *Angstreaktion* der jeweiligen Charakterstruktur des Menschen zu. Angst äußert sich dann z. B. als

- Anerkennungsbedürfnis, Theatralik in Haltungen von Anpassung oder Aufsässigkeit (bei hysterischer Grundstimmung);
- Blockierung mit Sturheit oder Gehemmtheit im Verhalten, häufig mit Unzufriedenheit (bei zwangshafter Grundstimmung);
- Mißtrauen mit Depression oder Gefühlslabilität (bei schizoider Grundstimmung);
- Regression mit Passivität und Niedergeschlagenheit (bei depressiver Grundstimmung).

Körperliche Begleiterscheinungen und Formen der Angst

Das Wissen um die *Symptome und Formen der Angst* (Tab. 13.**1** u. 13.**2**) ist für die Einschätzung der Situation des Kranken sowie für die zweckmäßige Pflegeplanung von großer Bedeutung.

Leid, Schmerz, Angst und Sprache

Leid, Schmerz, Trauer, Angst sind Lebensäußerungen, die der *Sprache* bedürfen. Die Klage des vom Schicksal heimgesuchten muß einen Ort finden, wo sie ankommt. „Ich meine zu beobachten, daß unser Leid deshalb doppelt so schwierig wiegt, weil wir die Sprache des Leids so schlecht zu sprechen und zu hören vermögen" (PIPER) und weil wir (so scheint es doch) es so schlecht aushalten, beim leidenden Mitmenschen *dabeizubleiben,* ohne Hantieren an Infusionen, Schläuchen, Verbänden usw. Wir sollten vielleicht auch wieder vermehrt daran denken, daß wir dann, wenn unsere eigene Sprache in Hilflosigkeit versagt, ein Buch zur Verfügung haben, das seinem Wesen nach die „Sprache des Leidenden" wie auch „des von Leid Erlösten" spricht: das *Buch der Psalmen;* z. B. Psalm 102: „Herr höre mein Gebet, mein Rufen dringe zu Dir. Vor lauter Stöhnen und Schreien bin ich nur noch Haut und Knochen. Ich liege wach und klage, wie ein einsamer Vogel auf dem Dach . . ."

Tabelle 13.**1**   Begleiterscheinungen der Angst (nach *Kielholz*)

Reizsymptome des sympathischen Nervensystems

- Pupillenerweiterung
- Gespannte Mimik
- Trockener Mund
- Feinschlägiger Tremor
- Schweißausbrüche
- Blässe des Gesichts
- Tachykardie, Präkardialangst, Extrasystolie
- Magenbeschwerden, Darmspasmen, Diarrhö, Anorexie
- Tachypnoe, muskuläres Atemkorsett, Würggefühle im Hals
- Pollakisurie, Harndrang
- Einschlafstörung
- Blutdrucksteigerung
- Erhöhung des Blutzuckers, Lipämie

Tabelle 13.**2**   Formen der Angst und deren medizinische Behandlung (nach *Kielholz*)

Depressions-angst	tritt häufig auf, ist mit sedierend-anxiolytischen Antidepressiva und psychotherapeutisch zu behandeln
Neurotische Angst	auch als Gewissensangst bezeichnet, entsteht aus frühkindlichen Konflikten; verlangt vor allem Psychotherapie, zusätzlich Anxiolytika
Psychotische Angst	bei schizophrenen und organischen Psychosen; Neuroleptika, gegebenenfalls Behandlung der Grundkrankheit
Existential-angst	bei existentiellen Bedrohungen von außen, die faktisch vorhanden sind oder nicht: eine spezielle Angst, das Dasein, eine Prüfung, eine Aufgabe nicht meistern zu können; evtl. Anwendung eines Betablockers, Hilfe durch Gespräch
Realangst	geht von aktuellen Bedrohungen durch die Umwelt aus, z. B. bei nächtlichem Gang durch eine einsame, unbeleuchtete Straße; eine Signalangst, die keine Behandlung braucht
Vitalangst	bedroht die Persönlichkeit vom eigenen Körper her, z. B. bei Herzinfarkt, bei beginnender Herzinsuffizienz, Arteriosclerosis cerebri, Asthma bronchiale; primär Behandlung des zugrundeliegenden Leidens, Zuwendung

Bei allen diesen Angstformen bedarf es neben der *Behandlung* in erster Linie der *Begleitung* des betroffenen Menschen: Zuwendung, Verständnis, Mitsein

13.4. Mensch und Sterben

Die Literatur über Sterben und Tod nimmt derartig zu, daß man fast sagen könnte, der heutige Mensch hat das Sterben neu entdeckt, und er ist daran, herauszufinden, wie man die uralte Kunst des Sterbens wieder lernt.

ELISABETH KÜBLER-ROSS hat nach ihrer einschneidenden Veröffentlichung „Interviews mit Sterbenden" nicht aufgehört, mit Sterbenden und für sie zu arbeiten. Sie (und mit ihr viele andere) hat uns ihr reiches Wissen über das Sterben und die Sterbevorgänge zur Verfügung gestellt.

Erkenntnisse über das Sterben

- *Sterben ist unausweichliche Folge unseres Entwicklungsprozesses,* der in einem übergeordneten Kreislauf des „Stirb und Werde" steht. Unser ganzes Leben bewegt sich in einem Kontinuum von Spannung und Lösung. In rhythmischer Folge vollzieht sich der Wechsel, der sich die Waage halten muß. Dieses Gesetz der Polarität ist unumstößlich und wurde immer schon gewußt (überliefert z. B. auf alten ägyptischen Tafeln - den Tabula smaragdina): Der Tod folgt dem Leben mit der gleichen Sicherheit wie das Ausatmen dem Einatmen folgt.
- *Sterben ist Loslassenkönnen,* und dies auf beiden Seiten. Der Sterbende muß Menschen, Dinge, Ungetanes, Unerledigtes zurücklassen, und die Angehörigen müssen ihrerseits den Scheidenden loslassen. Ohne das Akzeptieren des Loslassenmüssens kann der Mensch nicht sterben, sagt E. KÜBLER-ROSS.
- *Sterben ist Abschiednehmen,* ein Weggehen, das häufig verknüpft ist mit dem Bild einer Wanderung zu neuem Dasein und neuem Leben (s. Überlieferungen der Primitivreligion, S. 349, östliche Religionen usw.).
- *Sterben ist ein noch (erfahrbares) Auf-dem-Wege-Sein,* der Tod ist das Ziel. „Von dem Eigentlichen des Todes kann niemand eine unmittelbare Erfahrung machen, es sei denn vielleicht der Sterbende selbst" (PIPER). Auch BOROS setzt Sterben gleich mit *Durchgang* (Weg), den Tod bezeichnet er als *Tor zur jenseitigen, eigentlichen Welt:* „Der Mensch hat vom Tod keine unmittelbare Erfahrung. Was man bei einem Sterbenden erfährt, ist nicht der Tod in seiner inneren Wirklichkeit, sondern nur der äußere Aspekt des Todes."
- *Sterben ist Übergang in ein anderes Leben.* Das ist eine These, die über Jahrhunderte von religiösen Menschen geglaubt, von der Wissenschaft aber verdrängt, weggeschoben oder heftig bestritten wurde. Durch die modernen Reanimationsmethoden sind nun immer mehr Menschen, sogenannte klinisch tot gewesene Individuen in der Lage, über ihre Erfahrungen mit dem Sterben zu berichten. R. A. MOODY ist nur einer der bekanntesten Erforscher dieser unerklärten Erfahrung (s. weiterführende Literatur S. 361).

Tabuisierung des Todes

Obwohl so viel über Sterben und Tod geschrieben und gesprochen wird, wird der eigentliche Tod, wenn er wirklich am Lebendigen angreift, möglichst weit weg geschoben. Die Menschen sterben im Krankenhaus, und erst dann, wenn die Medizin den Kampf um das Leben aufgegeben hat.

Der Mensch weiß zwar viel über Tod und Sterben, aber er kann nicht mehr auf *Erfahrungen* zurückgreifen. Das war nicht immer so. Noch vor 100 Jahren erlebte der Mensch, der 35 Jahre alt wurde (mittlere Lebenserwartung jener Zeit) mindestens vier Todesfälle in der Verwandtschaft. Epidemien - und dadurch Krankheit und Tod - waren nichts Außergewöhnliches. Schon das Kind erlebte den Tod, denn die Anwesenheit Betagter und Sterbender in der Familie war selbstverständlich. Der Tod ist aber auch mit einem *gesellschaftlichen Tabu* umgeben. Es werden Barrieren errichtet, weil der Tod ganz einfach nicht in das Denken unserer Leistungsgesellschaft hineinpaßt. Er bedeutet Niederlage und eignet sich nicht für unser Vernunftdenken. Weder die Technik noch die Wissenschaft können ihn letztlich erfassen. Das sind Gründe, weshalb man den Tod entweder verschweigt oder unter Ausschaltung von Gefühlen rein kognitiv, d. h. verstandesmäßig darüber redet. In beiden Fällen betreibt der Mensch ein Ausweichmanöver, eine Tabuisierung, die eine gesunde Auseinandersetzung mit dem Sterben erschweren und die „Wahrheit" zum Problem machen.

Definition des Todes

Häufig wird der Individualtod - man versteht darunter Leben ohne Bewußtsein (psychischer Tod) - vom biologischen Tod unterschieden. Ersterer tritt früher ein als das Auslöschen der Körperfunktionen. Trotz moderner Apparaturen, mit denen Herz- und Gehirnströmungen erfaßt und registriert werden können, kann niemand mit Sicherheit sagen, *wann* der Tod *wirklich* eintritt. Die Frage, wann der Übergang vom Sterben zum Tod geschieht, bleibt offen, und man behilft sich mit abstrakten Begriffen.

- *Psychischer Tod.* Verlust des Bewußtseins (Eintritt der Bewußtlosigkeit). Wann das geschieht, ist nicht meßbar, oft *scheint* der Kranke bewußtlos, ist es aber nicht, weshalb dem „Bewußtlosen" die gleiche Achtung und Beachtung entgegengebracht werden muß, wie dem ansprechbaren Patienten.
- *Klinischer Tod.* Die Vitalzeichen erlöschen. Herz- und Atemfunktionen setzen aus, wobei die Zellen und somit auch die Organe noch eine bestimmte Zeit weiterleben. In dieser Zeit kann der Mensch noch reanimiert (wiederbelebt) werden.
- *Biologischer Tod.* Es treten Veränderungen am Organismus auf, die mit dem Leben nicht mehr vereinbar sind. Eine Reanimation ist nicht mehr möglich (absoluter Tod).
- *Juristischer Tod.* Die Hirnfunktion ist erloschen (flache Kurve im Elektroenzephalogramm [EEG]). Der juristische Tod ist nur bei Organverpflanzungen von Bedeutung.

Phasen des Sterbens

Bei jedem wichtigen Entwicklungsschritt des menschlichen Lebens wird die Verknüpfung von Geist, Seele und Leib besonders offensichtlich. Solche wichtigen Einschnitte sind die Geburt, die Pubertät, der Übergang in die zweite Lebens-

hälfte (JUNG spricht bei der letzteren von einem Individuationsprozeß = Selbstwerdungsprozeß), das Klimakterium, die Pensionierung sowie das Auftreten einer unheilbaren Krankheit und der Tod.

E. KÜBLER-ROSS hat diese Krisenbewältigung an Hunderten von Menschen, die an einer unheilbaren Krankheit litten (meist Krebskranke), studiert und die Auswirkungen auf die Gesamtperson sowie auf die Umgebung eindrücklich beschrieben. Der physische Zerfall und das Ahnen oder Wissen um den bevorstehenden Tod löst einen psychischen Reaktionsprozeß aus, der individuell unterschiedlich verläuft, aber im allgemeinen vergleichbare Schritte erkennen läßt. *Der Tod wird gleichbedeutend mit dem Verlust der eigenen Person erlebt.* Die psychische Verarbeitung einer unheilbaren Krankheit, also letztlich des Todes, ist der letzte und meist auch schwierigste Trauerprozeß, den der Mensch durchmachen muß. Nach E. KÜBLER-ROSS können folgende 5 Schritte unterschieden werden:

1. Nicht wahrhaben wollen, verleugnen.
2. Auflehnung, Aggression, die sich gegen den Kranken selber richten können (Suizid) oder häufiger gegen die Mitwelt (Angehörige, Pflegepersonal).
3. Verhandeln mit dem Schicksal.
4. Depression. Verfallen in tiefes Trauern über den bevorstehenden Verlust des eigenen Lebens.
5. Verarbeitung der Unheilbarkeit des Leidens, akzeptieren des Todes.

Diese 5 Phasen laufen nicht streng chronologisch ab. *Trauerarbeit* (s. auch S. 352 f.) ist ein äußerst dynamischer Prozeß. Das Überspringen einzelner Schritte und/oder das Zurückpendeln auf eine frühere Stufe sind dabei die Regel. Sterben ist wie das Leben selbst nichts gradliniges, sondern ein Vorwärts und immer wieder neues Beginnen (s. Abb. 13.2). Der unaufhörliche Stimmungswandel, der dabei zu bewältigen ist, ist dem Kranken häufig gar nicht bewußt, er äußert sich aber fortwährend (spricht sich aus!), gibt Signale (verschlüsselte Sprache), die von den Begleitenden gehört werden müssen (Tab. 13.3).

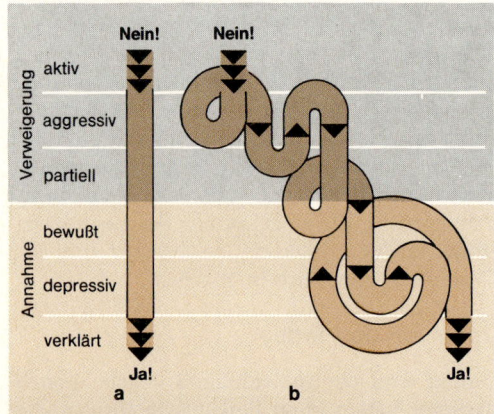

Abb. 13.**2 a–b** Trauerprozeß. **a** Theoretischer Verlauf von der Verweigerung zur Annahme. **b** Realer, d. h. wirklicher Verlauf im Hin und Her und Auf und Ab der seelischen Dynamik. Jeder hat seinen eigenen, individuellen Trauerprozeß zu leisten.

Sterbebegleitung

Der Sterbende braucht unsere Hilfe

- Zur Unterstützung der Lebensaktivitäten, die er selber nicht mehr oder nur noch ungenügend wahrnehmen kann;
- zur Bewältigung körperlicher Beschwerden,

Tabelle 13.3   Reifungsprozeß des Sterbenden (zur Verfügung gestellt von *H.P. Bertschi*, Spitalpfarrer und Diplompsychologe, Uster/Schweiz)

Verweigerung	Stadien des Reifungsprozesses				Helfendes Verhalten
aktive	**Panik** Verlust des Sinnes für Realität: impulsives, unkontrolliertes Verhalten; Suizidgefahr	← **Schock** → Diagnose Trauma Tod naher Angehöriger	**Verdrängung** Nicht-wahrhaben-Wollen Negation dämpft Schock, sammelt innere Kräfte zum Damit-fertig-Werden	*Nicht ich!*	*abwarten, nicht mitagieren,* aber Person voll annehmen! (Verdrängen ist normal! Akzeptieren heißt nicht billigen. Widersprechen hilft nichts)
aggressive	**Depression** zu starke Kontrolle → neurotische Entwicklung	← **Emotionen** → Flut der Gefühle nach innen oder nach außen	**Katharsis** schwierig, unzufrieden, nörgelnd, aggressiv, zornig, wütend; Scham, Tendenz zur Selbstbeschuldigung, -bestrafung; Beschuldigung anderer (Sündenböcke)	*Warum ich?*	*herhalten, aktiv zuhören* nichts persönlich nehmen negative Gefühle zulassen! hellhörig sein (trainierten Helfer in die Pflege mit einbeziehen)
partielle	**Ausverkauf** massive Insuffizienzgefühle Ausschalten der Eigenkräfte: Bankrotterklärung	← **Verhandeln** → ja aber ..., erst wenn ... Aufschub	**Feilschen** mit Arzt, Gott und der Welt, weil Verdrängen nicht mehr möglich ist: der Körper sagt „die Wahrheit" Mobilisierung der Eigenkräfte Hoffnungskrücken	*Vielleicht ich doch nicht!*	*verstehen, aber nicht beteiligen* die Hoffnung lassen, aber nicht falsche Hoffnung machen
depressive	**Verzweiflung** stoische Bitterkeit → Katharsis ermöglichen	**Erkennen** Kein andrer Ausweg mehr!	**Realitätsarbeit** in zwei Bereichen – Sachwelt: Testament usw. – Schicksals-, Sinnwelt: Einstellungsveränderung „Glaube" (auch nichtkirchl.) Sterben ist „Erlösung"	*Was bedeutet das für mich?*	*nicht „aufmuntern"* aber zum Trauern ermutigen Realitätsarbeit ermöglichen; (evtl. Pfarrer, Notar, usw.) Angehörige beiziehen Euthanasieproblem anerkennen!
bewußte	**Verdunkelung** emotionell besiegelte Verzweiflung Bewußtlosigkeit als Resignation	**Verbindlichkeit** Es wird sein müssen	**Annahme** Tod = natürliche Erfüllung des Lebens Todesangst als Angst vor Neuem angenommen, darum weniger schrecklich	*Ja, wenn es sein muß!*	*da-sein: den Patienten mit sich allein, doch nicht im Stich lassen* Gesten reden: „versehen, mit-sein" eigene Einstellung wird registriert (hohe Sinneswahrnehmung der Sterbenden!)
verklärte	**Hilflosigkeit** Bewußtlosigkeit als Schwäche	**Abschluß** Es darf sein	**Erfüllung** Ergebenheit in das Ende des Leids (Schmerzen, Einsamkeit, Elend) Ruhe, Erwartung	*Ja, ich kann!*	*mit-sein* personale, ganzheitliche Kommunikation: Gemeinschaft
Annahme					

Tabelle 13.4   Bedeutung der Bräuche in verschiedenen Konfessionen zu Sterben und Tod (aus Schweiz. Ärzte-Ztg. 1978, Nr. 49)

Fragen	Röm.-kath. Kirche	Protestantische Kirche	Jehovas Zeugen	Jüdischer Glaube	Islam
1. Was bedeutet der Tod für den Gläubigen Ihrer Kirche: Vernichtung/Ende Aufbewahrung/Ruhe Verwandlung zu neuem Leben, zu ewigem Leben? Wie stellen Sie sich die Aufbewahrung bzw. das Leben nach dem Tode vor?	Verwandlung in einen neuen, heilen Menschen, zu neuem Leben in Vollendung, Unverweslichkeit, Kraft, Freude, Gemeinschaft (1. Kor. 15,42–43) „Er, Christus, wird unseren hinfälligen Leib seinem verherrlichten Leibe gleichgestalten." (Phil. 3,21, Auferstehung)	*Persönl. Einstellung* Verwandlung zu neuem ewigem Leben Gott wird durch den Tod hindurch das, was er selbst schon im irdischen Leben geschaffen hat, vollenden, d. h. mich selbst zur Vollendung führen. Das Wichtigste wird die volle Gemeinschaft mit Gott sein, „... ihn sehen, wie er ist" (1.Joh. 3.2)	Der Mensch *ist* eine Seele. (1. Mose 2:7). Tod bedeutet: Der *ganze* Mensch kehrt zum Staube zurück. Aufbewahrung nur in Gottes Gedächtnis Auferstehung: Rückkehr aus dem Tod zur Zeit des Tausendjährigen Reiches unter Gottes Herrschaft (Joh. 5: 28, 29). Diese Zeit steht nahe bevor	Die Seele ist göttlich und deshalb unsterblich; so wird dem Menschen nach seinem Tode ein geistiges Dasein in Gott zuteil Die jüdische Religion lehrt den Glauben an die Auferstehung der Toten zur Zeit, welche der Schöpfer nach Seinem Willen bestimmen wird	Verwandlung Der Tod trennt die Seele vom Körper. Die Seele erlebt eine Entwicklung gemäß der Lebensweise, die der Verstorbene im Diesseits geführt hat. Die nachtödlichen jenseitigen Belohnungen und Strafen sind als geistige Wirklichkeiten aufzufassen (Qualen der Hölle/Freuden des Paradieses). Das letzte Ziel des menschlichen Lebens ist die Begegnung mit Gott, dem allmächtigen Erschaffer und barmherzigen Herrn
2. Welche religiösen Vorschriften/Bräuche muß die Krankenschwester kennen, um den Sterbenden/seine Angehörigen in seiner/ihrer Situation zu verstehen?	Ernstlich Kranke erhalten das Sakrament der Krankensalbung (Jak.5, 14–15)	Keine Vorschriften. Auf Wunsch feiert der Pfarrer das Abendmahl mit dem Sterbenden	Keine Bräuche. Keine besonderen Vorschriften, keine Zeremonien. Der Glaube an die Auferstehung ist für den Zeugen Jehovas die tragende Kraft in der Sterbestunde	Unbedingt Familie oder jüdische Gemeinde benachrichtigen. Diese übernehmen die religiöse Begleitung. (Gebete, Sündenbekenntnisse werden üblicherweise auf hebräisch von Juden gesprochen) Man soll den Sterbenden nicht allein lassen, ihn nicht bedrängen und nicht auf ihn einreden. Man soll sich still und gefaßt verhalten und so beruhigend wirken	*Essensbräuche* – kein Schweinefleisch – keine Wurstwaren aus Schweinefleisch oder Schweinefett – keinen Alkohol
3. Was erwarten Sie von der Krankenschwester, wenn sie Ihren sterbenden Glaubensbruder/-schwester pflegt? Was aus Ihrer Sicht soll/kann die Krankenschwester tun, damit dem Sterbenden/seinen Angehörigen zusätzliche Nöte erspart bleiben?	Den zuständigen Seelsorger benachrichtigen Wenn nötig Brücke zwischen Patient/Angehörigen und Seelsorger bauen Klären, ob Patient die hl. Kommunion (Abendmahl) empfangen will Auf Gottes Erbarmen, Macht, Treue und Gegenwart hinweisen Beim Patienten sein, auf ihn hören	Vor allem menschliche Anteilnahme und Nähe (evtl. die Hand des Sterbenden halten). Entsprechend den Bedürfnissen des Sterbenden handeln Evtl. einen dem Sterbenden vertrauten Bibelabschnitt oder ein Kirchenlied vorlesen, etwa Ps. 23,46 1–4, 91 oder 103 Joh. 10, 27–30 Röm. 8, 38–39	Daß sie auch in dieser Stunde, wenn der Patient kraftlos ist, seinen Glauben respektiert, also: – keine Bluttransfusionen – keine Plasmainfusionen – keine evtl. plasmahaltigen Speisen, wie Wurstwaren, Aufschnitt usw. Besuch durch Geistliche anderer Religionsgemeinschaften nicht angezeigt	Ein Verhalten, das dem Sterbenden die Würde wahrt Jede praktische Hilfe in der Einhaltung der Speisegesetze und der Sabbatweihe wird hochgeschätzt und ist auch von psychologischem Wert. Familie, jüdische Gemeinde, Rabbiner geben Auskunft über Vorschriften und konkrete Ausführungsmöglichkeiten Alle therapeutischen Maß-	Äußere Sauberkeit ist Symbol für innere Sauberkeit – Alles was in Berührung mit Urin und andern Exkrementen gekommen ist, muß peinlich sauber gewaschen werden wie Hände des Patienten/der Krankenschwester, Utensilien, Wäsche – Patient darf nie bloßliegen, also nie ganz abdecken (Keuschheit) – Patient und Angehörige vom

4. Was hat die Krankenschwester zu beachten, nachdem der Patient gestorben ist?	Auf Wunsch des Patienten ein ihm bekanntes Gebet sehr langsam sprechen (z. B. „Vater unser")	Seelsorger nur rufen: bei plötzlichem Tod, wenn Patient vorher keine Betreuung hatte (für Gebet, nicht für Sakrament); wenn Angehörige Trost brauchen und Gebet wünschen. Kerze im Zimmer anzünden (sofern vom Spital erlaubt) als Symbol des Glaubens für die Auferstehung. Angehörigen, falls nötig, Hinweise geben über Aufbahrungsort und Formalitäten.	Keine Vorschriften. Hilfreich ist, die Verbindung zum Gemeindepfarrer herzustellen, falls die Angehörigen dies nicht selbst tun können, um ihnen die Gelegenheit zu verschaffen, die Bestattung bzw. Kremation frühzeitig mit diesem besprechen zu können.	Die Angehörigen/jüdische Gemeinde benachrichtigen, die den Toten (nach der Überführung auf den Friedhof) waschen und ankleiden. Der Familie Möglichkeit zur Totenwache geben. Die Autopsie ist gemäß der religiösen Auffassung unerwünscht. Nur aus zwingenden gerichtsmedizinischen Gründen und im Einvernehmen mit der Familie durchführbar	Strenges Ritual: Füße dürfen nicht nach Südosten gerichtet sein! (im Grab: Kopfende nach Südwesten, Fußende gen Nordosten. Gesicht schaut nach rechts, also gen Südosten)
	Off. 7, 14-17 Lieder 37, 275, 370, 373		Dem Leichnam dürfen keine Organe entnommen werden Angehörige müssen wegen Autopsie gefragt werden	nahmen und Medikamente, die das Leben retten bzw. das Leiden lindern, sind erlaubt	„Tod ablenken", denn es gibt keinen Tod! – auf ewiges Leben hinweisen

die die Krankheit begleiten oder die Zeichen des Zerfalls der Körperkräfte sind: Müdigkeit, Mattigkeit, Beschwerden beim Liegen, Schmerzen, Atemnot, Beklemmungsgefühle u. a.;

- zur Verarbeitung der psychologisch-geistigen Probleme, die der Reife- und Sterbeprozeß mit sich bringt.

Für die Betreuung gibt es keine festen Regeln. Der *bewußt* Pflegende erspürt, was der Kranke braucht. Schwerpunkte, die bei der Pflegeplanung zu beachten sind:

- *Aufrechterhaltung der Lebensgewohnheiten* so gut wie möglich. Die Situationseinschätzung in bezug auf alle Lebensaktivitäten (Kap. 3-14) muß sorgfältig vorgenommen werden.
- *Erhaltung oder Wiederherstellung der Kontakte* mit den Angehörigen (Verwandten und Freunden). Auch die beste Pflege kann die Beziehung zu Lebenspartner und/oder Familienangehörigen nicht ersetzen. Der Sterbende muß Gelegenheit haben, Abschied zu nehmen.
- *Linderung von Schmerzen.* Die heute praktizierte Schmerztherapie will den Sterbenden weder betäuben noch einschläfern.
Schmerzlinderung und relative Schmerzfreiheit haben eine große Bedeutung für die bewußte (weder von Schmerzen noch von Schmerzmitteln betäubte) Sterbearbeit.
- *Sprechen über transzendente Fragen.* Die Nähe des Todes bringt die geistige Ebene des Menschseins in die Nähe. Wo sie nicht künstlich verdrängt wird, sind Gespräche über die Sinnmitte sowie Fragen über Leben und Tod keine tabuierten Themen. Der Anteil der Betreuer ist in erster Linie das Zuhören und Hinhören und weniger das Reden, mehr das Entgegennehmen von verbalen und symbolisch-verbalen Signalen als das Analysieren. Die sog. *Wahrheit am Krankenbett* ist dann nicht mehr etwas, worüber intellektuell debattiert werden muß. Der Kranke spürt sehr oft, was mit ihm geschieht, es ist dann besser, wenn er weiß, daß die anderen auch wissen, daß sich etwas verändert. Sterbende wachsen oft unmerklich in die Wahrheit hinein.
- *Bewahren der Hoffnung.* Jedes Wort, jeder Blick, jede Berührung wird für den Sterbenden wichtig. Selber hoffnungsvoll sein ist Grundvoraussetzung für ihre Pflege. Wie sollten wir sonst den Kranken zu einem wahren Hoffenden bereiten. Hoffnung kann man nicht predigen und nicht aufschwatzen. Man

kann nur durch sein Verhalten Hoffnung leben, wodurch Hoffnung bewirkt wird.

- *Dasein und Dabeibleiben* und damit auch Körperkontakt, Berühren, Streicheln ist das Wichtigste überhaupt.
- *Sorge um die Seele.* Gemeint ist das Zulassen der individuellen religiösen Bedürfnisse, sei es als Aufrechterhaltung der gewohnten Übungen oder die Einhaltung religiöser Vorschriften und Gebräuche, die mit Krankheit und Tod zusammenfallen. Die gute *Zusammenarbeit mit dem Seelsorger* erübrigt es, daß man selber über alles Bescheid weiß. Es genügt, daß wir das religiöse Klima ermöglichen. Der Kranke wird uns dann sagen, was er braucht (Tab. 13.4).
- *Ermöglichung der Intimsphäre.* Sterben ist ein höchst persönlicher Vorgang. Der individuelle Raum für den Sterbenden ist nicht deshalb notwendig, weil man ihn von anderen isolieren muß, sondern weil der Respekt vor dem Akt des Sterbens eine private Sphäre fordert. Es gibt nicht nur eine leibliche Scham (S. 190 u. 369 f.), sondern auch eine seelische und seelisch-geistige. Die Frage des „Wer, Wie und Was des hüllenlosen Gesehenwerdens" stellt sich beim Sterben auch. Es geht um die Bewahrung dessen, was die Hingabe von der Preisgabe unterscheidet. Sterben ist ein Geheimnis „undurchschaubarer Offenheit", d. h., der Sterbende schreitet vom Ahnen zum Wissen, ohne daß die Tiefen enthüllt werden können. Es genügt, daß da Menschen sind, die das Geheimnis schützen und bewahren.

Nahen des Todes

Es ist begleitet vom Schwinden der *Vitalzeichen:*
- Die Atmung wird unregelmäßig, schnappend (S. 243).
- Der Puls ist schwach, setzt zeitweise aus.
- Der Blutdruck fällt, die Durchblutung der Peripherie nimmt ab, die Haut wird blaß oder bläulich-marmoriert.
- Das Bewußtsein trübt sich, schwindet.

- Die Temperatur steigt oder sinkt.
- Unruhe, Verwirrtheit, Angst können das Bild prägen oder fehlen.

Eintritt des Todes

Er kann plötzlich oder langsam erfolgen. Unsere Aufgabe ist dann:
- *Arzt* benachrichtigen, er hat den Tod festzustellen und zu bescheinigen.
- *Uhrzeit* festhalten, sie wird für die amtlichen Formulare benötigt.
- *Dienststellen* informieren (Verwaltung, Oberschwester, Transportdienst u. a.).
- Den *Angehörigen* zur Seite stehen. Der Trauerprozeß (S. 352 f.) hat bei langer Krankheitsdauer des Verstorbenen schon früher eingesetzt. Bei plötzlichem oder unerwartetem Hinscheiden trifft der Schock die Angehörigen oft heftig. Dem Pflegepersonal fällt es häufig zu, als erste die Trauerreaktion aufzufangen bzw. durch schonende Übermittlung der Todesnachricht einen allgemeinen emotionalen Zusammenbruch zu vermeiden bzw. zu mildern.
- *Beratung der Trauernden* als Gespräch über den Tod und die zu leistende Trauerarbeit, Erledigen der administrativ notwendigen Angelegenheiten, das Vorbereiten der Bestattungsfeierlichkeiten usw. fällt im Krankenhaus nicht mehr in den Aufgabenbereich der Pflegegruppe. Gemeindeschwestern haben hingegen oft die Aufgabe, die Begleitung der trauernden Familie über den Tod hinaus wahrzunehmen. Je besser der kirchliche und der soziale Dienst koordiniert sind, um so wirkungsvoller läßt sich die Arbeit mit Trauernden gestalten.

Zusammenfassend und abschließend ein Wort, das, obwohl vor 30 Jahren geschrieben, uns heutigen Menschen viel über *den Sinn eines schweren Lebens* zu sagen hätte: „Alles Leiden, aller Tod sind stellvertretend und dienen eben damit dem Leben, ohne Schmerz und Tod keine Höherentwicklung" (M. SCHELER).

13.5. Beurteilung von Wissen und Können in der Pflege

Die Sinnfrage und Sinnfindung kann bei anderen Menschen erst dann wahrgenommen werden, wenn man zuerst einmal für sich selbst diese Frage stellt.

Übung

- Lesen Sie in diesem Zusammenhang das, was im 2. Kapitel über „den Menschen" gesagt wurde (S. 14 ff.).
- Reflektieren Sie die Fragen „Wer bin ich?", „Wozu lebe ich?", „Was will ich?", „Wer möchte ich werden?".
- Formulieren Sie einen Sinnspruch für Ihren Dienst am Kranken oder für Ihr Sein in dieser Welt. (Wenn Sie es getan haben, freuen Sie sich daran!)

Weiterführende Literatur

Sinnfindung, Religion, Leiden

Bonhoeffer, D.: Widerstand und Ergebung, 2. Aufl. Kaiser, München 1979

Brantschen, N.: Was ist wichtig? Meditation für den Alltag. Benziger, Zürich 1980

Buber, M.: Das dialogische Prinzip, 5. Aufl. Schneider, Heidelberg 1984

Dammann, E.: Grundriß der Religionsgeschichte, 2. Aufl. Kohlhammer, Stuttgart 1978

v. Dürckheim, K.: Vom doppelten Ursprung des Menschen, 9. Aufl. Herder, Freiburg 1985

Eid, V.: Euthanasie oder Soll man auf Verlangen töten? 2. Aufl. Matthias-Grünewald, Mainz 1985

Fish, S., J. A. Shelly: Ein Kranker braucht mehr als Tabletten, 3. Aufl. Brockhaus, Wuppertal 1983

Frankl, V. E.: Der Wille zum Sinn, 3. Aufl. Huber, Bern 1982

Frankl, V. E.: Der unbewußte Gott. Psychotherapie und Religion, 6. Aufl. Kösel, München 1985

Fromm, E.: Haben oder Sein. Deutscher Taschenbuch Verlag, München 1979

Fromm, E.: Religion. Gesamtausgabe Bd. 6. Deutsche Verlagsanstalt, Stuttgart 1980

Gerbershagen, M. U., H. A. Baar: Schmerz, Schmerzkrankheit, Schmerzklinik. Springer, Berlin 1974

Gollwitzer, H.: Krummes Holz, aufrechter Gang. Zur Frage nach dem Sinn des Lebens, 10. Aufl. Kaiser, München 1985

Guardini, R.: Vom Sinn der Schwermut. Grünwald, Mainz 1983

Juchli, L.: Sein und Handeln. Ein ABC für Schwestern und Pfleger, 3. Aufl. RECOM, Basel 1985

Jung, C. J.: Psychologie und Religion, 4. Aufl. Walter, Olten 1984

Kielholz, P.: Weihnachten - die programmierte Depression? Arche, Zürich 1979

Kner, A.: Der heiße Draht zum Herzen. Wenn das Leben schwer wird, 3. Aufl. Süddeutsche Verlagsanstalt, Ulm 1978

Moser, R.: Selig die Zärtlichen, 4. Aufl. Rex, Luzern 1983

Scheler, M.: Liebe und Erkenntnis, 2. Aufl. Francke, Bern 1970

Schoeps, H. J.: Die großen Religionen der Welt. Knaur, München 1973

Sölle, D.: Leiden, 6. Aufl. Kreuz, Stuttgart 1984

Staehelin, B.: Haben und Sein, 11. Aufl. Theologischer Verlag, Zürich 1981

Vetter, H.: Der Schmerz und die Würde der Person. Knecht, Frankfurt 1980

Wunderli, J.: Stirb und Werde. Wandlung und Wiedergeburt in der Pubertät und in der Lebensmitte. Bonz, Fellbach 1980

Sterben und Tod

Ansohn, E.: Die Wahrheit am Krankenbett, 3. Aufl. Pustet, Salzburg 1978

de Beauvoir, S.: Ein sanfter Tod. Rowohlt, Reinbek 1972

Boros, L.: Erlöstes Dasein, 4. Aufl. Grünewald, Mainz 1984

Diggelmann, W.: Schatten, Tagebuch einer Krankheit. - Fischer Taschenbuch Verlag, Frankfurt/M. 1981

Evans, J.: Leben mit einem der stirbt. Klett, Stuttgart 1973

Ford, A.: Bericht vom Leben nach dem Tode. Droemer, München 1980

Glaser, B., A. L. Strauss: Interaktion mit Sterbenden. Vandenhoeck & Ruprecht, Göttingen 1974

Greshake, G.: Stärker als der Tod, 8. Aufl. Grünewald, Mainz 1984

Herrmann, N.: Ich habe nicht umsonst geweint. Eine Krankenhausseelsorgerin erzählt. Kreuz, Stuttgart 1980

Herzig, E.: Beiträge zur Begleitung Sterbender im Krankenhaus. RECOM, Basel 1978

Jüngel, E.: Tod, 2. Aufl. Gütersloher Verlagshaus, Gütersloh 1983

Kast, V.: Trauern. Kreuz, Stuttgart 1985

Kautzky, R.: Sterben im Krankenhaus. Aufzeichnungen über einen Tod. Herder, Freiburg 1976

Kübler-Ross, E.: Interviews mit Sterbenden, 12. Aufl. Gütersloher Verlagshaus, Gütersloh 1984

Kübler-Ross, E.: Was können wir noch tun? 2. Aufl. Gütersloher Verlagshaus, Gütersloh 1984

Kübler-Ross, E.: Reif werden zum Tode. Kreuz-Verlag, Stuttgart 1976

Meyer, J. E.: Todesangst und das Todesbewußtsein in der Gegenwart, 2. Aufl. Springer, Berlin 1982

Moody, R.: Leben nach dem Tod. Rowohlt, Hamburg 1977

Noll, P.: Diktate über Sterben und Tod. Pendo, Zürich 1984

Piper, H. C.: Gespräche mit Sterbenden, 3. Aufl. Vandenhoeck & Ruprecht, Göttingen 1984

Reed, E.: Kinder fragen nach dem Tod, 2. Aufl. Quell, Stuttgart 1973

Sporken, P.: Was Sterbende brauchen, 3. Aufl. Herder, Freiburg 1984

Staehelin, B.: Hoffnung. Engadiner Kollegium. Theologischer Verlag, Zürich 1979

Tausch, A.: Sanftes Sterben. Rowohlt, Reinbek 1985

Wiesenhütter, E.: Blick nach drüben. Selbsterfahrung im Sterben, 4. Aufl. Gütersloher Verlagshaus, Gütersloh 1977

Wunderli, J.: Euthanasie oder Über die Würde des Sterbens. Klett, Stuttgart 1974

Zickgraf, C.: Ich lerne leben, weil du sterben mußt. Ein Krankenhaustagebuch. Kreuz, Stuttgart 1980

14. Sich als Mann oder Frau fühlen und verhalten

Ohne Mann keine Frau,
ohne Frau keinen Mann

Sequenzziel/Intention

Der Mensch ist ein Geschlechtswesen. Davon ist auch die Pflegeperson nicht ausgenommen. Sie ist als Schwester oder als Pfleger berufsausübende(r) Frau oder Mann, die/der eng mit der Leiblichkeit und damit auch mit der Intimsphäre des Menschen in Berührung kommt. Unwissen und Vorurteile behindern eine gute zwischenmenschliche Beziehung ebensosehr, wie die positive Auseinandersetzung mit den Gesetzmäßigkeiten der Geschlechtlichkeit ein reifes Verhalten fördert. Ziel und Inhalt des vorliegenden Kapitels ist es, Impulse zu setzen, damit auch diese Sphäre des Menschseins bewußter in die Pflege mit einbezogen werden kann.

Kreismodell s. S.6

Zuordnung zum Kreismodell

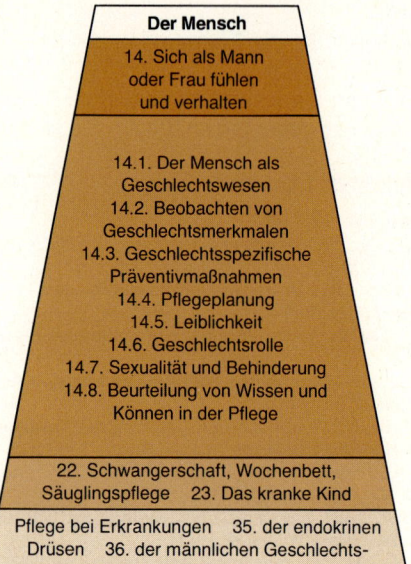

Der Mensch

14. Sich als Mann oder Frau fühlen und verhalten

14.1. Der Mensch als Geschlechtswesen
14.2. Beobachten von Geschlechtsmerkmalen
14.3. Geschlechtsspezifische Präventivmaßnahmen
14.4. Pflegeplanung
14.5. Leiblichkeit
14.6. Geschlechtsrolle
14.7. Sexualität und Behinderung
14.8. Beurteilung von Wissen und Können in der Pflege

22. Schwangerschaft, Wochenbett, Säuglingspflege   23. Das kranke Kind

Pflege bei Erkrankungen   35. der endokrinen Drüsen   36. der männlichen Geschlechtsorgane   37. der weiblichen Geschlechtsorgane

Dynamik des Pflegeprozesses

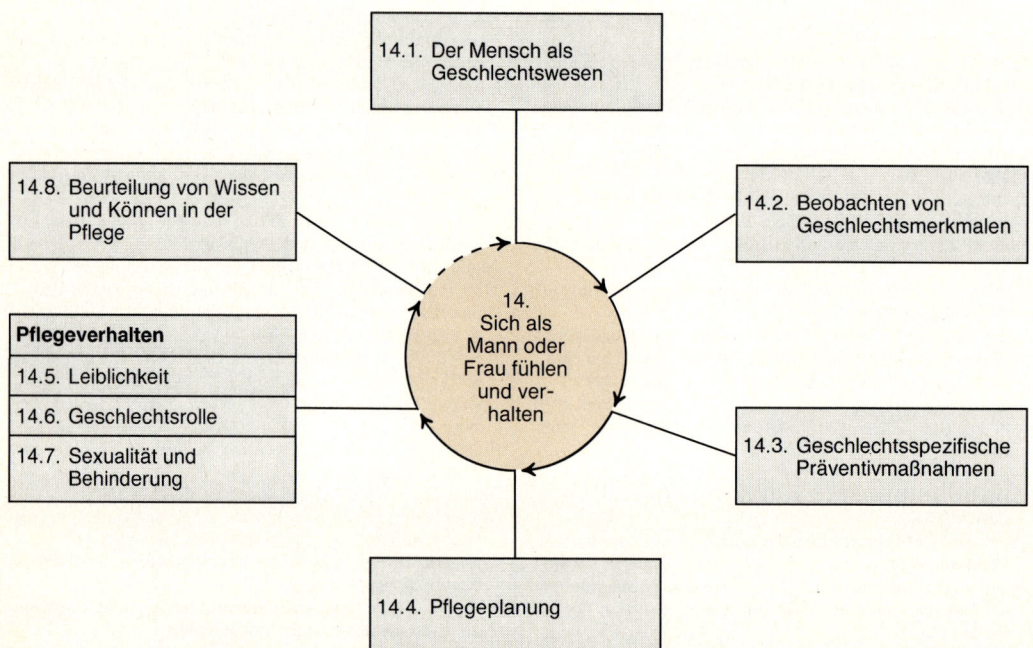

14.1. Der Mensch als Geschlechtswesen

14.8. Beurteilung von Wissen und Können in der Pflege

14.2. Beobachten von Geschlechtsmerkmalen

14.
Sich als
Mann oder
Frau fühlen
und verhalten

Pflegeverhalten

14.5. Leiblichkeit

14.6. Geschlechtsrolle

14.7. Sexualität und Behinderung

14.3. Geschlechtsspezifische Präventivmaßnahmen

14.4. Pflegeplanung

Lesen Sie: N. Roper hat sinnvollerweise die Sexualität als Aktivität des täglichen Lebens in ihr Pflegemodell aufgenommen. Bei den Grundbedürfnissen nach V. Henderson fehlt sie. Siehe dazu auch S. 72 f.

14.1. Der Mensch als Geschlechtswesen

14.1.1. Biologische Gesetzlichkeit

Das Geschlecht einer Person ist neben ihrem Alter das wichtigste Merkmal ihrer Identität, die sie ein Leben lang begleitet. Sie ist entwicklungsgeschichtlich bedingt und durch die hormonale Wirkung der *Geschlechtsdrüsen* geprägt. Damit sind die *sekundären Geschlechtsmerkmale* (Geschlechtsinstinkt, ableitende Geschlechtswege mit ihren Anhangdrüsen, die äußeren Geschlechtsorgane und die Schambehaarung) und somit die Bestimmung des menschlichen Körpers zur männlichen oder weiblichen Rolle vorbestimmt.

Geschlechtsspezifisch sind zudem Merkmale außergeschlechtlicher Natur: die unterschiedlichen Maßverhältnisse der Körperteile, die Verteilung der Fettpolster, die Entwicklung der Brustdrüsen, die Verschiedenheit im Wachstum des Kehlkopfs.

Der *Geschlechtsakt* ist die spezifische Aktivität der erwachsenen Geschlechtlichkeit, ohne den es keine *Fortpflanzung* gibt. Sie ist aber nur der biologische Anteil geschlechtsspezifischen Verhaltens.

14.1.2. Psychologische Gesetzlichkeit

Die geschlechtsspezifische bzw. geschlechtstypischen Verhaltensweisen hängen zusammen mit

- der *Geschlechtsidentität* = überdauernde Erfahrung der eigenen Individualität, des eigenen Verhaltens und der eigenen Erlebnisweisen, die normalerweise eindeutig männlich oder eindeutig weiblich erlebt werden;
- der *Geschlechtsrolle* = entwickelte Verhaltensmerkmale (Einstellungen, Interessen, Fähigkeiten, Motive, Verhaltensweisen), die typischerweise von der kulturellen und gesellschaftlichen Umwelt erwartet werden.

In der Realität haben die Verhaltensweisen der beiden Geschlechter weit mehr Ähnlichkeiten, als allgemein angenommen wird, d. h. Mann und Frau sind psychologisch gesehen gar nicht so verschieden, wie es zu sein scheint. Der Unterschied wird zu einem großen Teil anerzogen, d. h. durch einseitige Entwicklung der männlichen oder weiblichen bzw. der Unterdrückung der weiblichen (im Mann) oder männlichen (in der Frau) Komponente geprägt. Die Entwicklung des geschlechtstypischen Verhaltens ist psychologisch von großer Bedeutung und daher ein häufiger Inhalt empirischer Untersuchungen. Tab. 14.1 steht exemplarisch für viele andere.

Wie sehr die Gegensätze Mann-Frau innerpsychisch lediglich *zwei Seiten der Gesamtpersönlichkeit* sind, hat die *Tiefenpsychologie* nachge-

Tabelle 14.**1** Geschlechtstypische Unterschiede zur Zeit der Adoleszenz (aus *A. Degenhardt, H. M. Trautner:* Geschlechtstypisches Verhalten. Beck, München 1979)

	Weiblich	Männlich
Kognitiver Bereich	– verbale Fähigkeiten	– quantitative Fähigkeiten
	– Wahrnehmungsgeschwindigkeit	– räumliche Wahrnehmung
	– Wahrnehmungsgenauigkeit	
Sozialer Bereich	– Konformität	– Vertrauen in die eigene Leistung
	– Personorientiertheit	– Berufsorientiertheit
	– sozialbezogene Interessen	– sachorientierte Interessen
Selbstbild	– interaktionsbezogen	– machtbezogen

wiesen. Das Prinzip, daß das Ganze den Gegensatz in sich trägt, hat C.G. JUNG wie folgt formuliert: „Es gibt keine Energie, wo keine Gegensatzspannung besteht; daher muß der Gegensatz zur Einstellung des Bewußtseins gefunden werden." Er geht davon aus, daß in der Keimanlage der Mensch *ganz* ist, in der Entwicklung dann naturgemäß nur ein Teil, u.a. eben die männliche oder weibliche Seite, entwickelt wird. Die andere bleibt minderwertig, aber nicht inaktiv. In diesem Zusammenhang hat er die Begriffe Anima und Animus geprägt. *Anima* als weibliche, innerseelische Instanz beim Mann, der sich im gesellschaftlich-kulturellen Reifungsprozeß typisch männlich, und als *Animus,* das ist die männliche Komponente der Frau, die sich typisch weiblich entwickelt hat. Die zwischenmenschlichen Beziehungen sind von diesen inneren Gesetzmäßigkeiten ebenso geprägt wie von den äußeren, d.h., das individuell Weibliche im Mann muß ebenso berücksichtigt und gepflegt werden wie das individuell Männliche in der Frau. Es gibt eben doch nicht einfach den typischen Mann oder die typische Frau.

14.1.3. Gesellschaftsstrukturelle Gesetzmäßigkeiten

Es sind aber nicht nur innerpsychische Polaritätsstrukturen oder genetische (erbliche) Faktoren, die das geschlechtsspezifische Verhalten beeinflussen, sondern auch die *Gesellschaftsstruktur.* Eine solche ist nicht einfach vorgegeben, sie entwickelt sich und kann sich ändern. In matriarchalen Strukturen hat die Frau die führende Rolle, in patriarchalen ist es der Mann. Das Abendland ist ganz von der patriarchalen Denkweise geprägt, was natürlich einen großen Einfluß hat auf die Vorstellungen und Erwartungen über geschlechtsspezifische Verhaltens- und Persönlichkeitsmerkmale, die ein Kind zu entwickeln oder eben zu unterdrücken hat.

Der Knabe hat sich auf die Rolle des Mannes (mit stereotypen Bedeutungsinhalten wie Kraft, Erfolg), das Mädchen auf die Rolle der Frau (Gemüt, Liebe) einzuüben.

14.2. Beobachten von Geschlechtsmerkmalen

14.2.1. Geschlechtsunterschiede im Ausdruck und Verhalten

Männer sind im Durchschnitt größer und stärker, Frauen sind feinfühliger und ausdauernder. Es gibt auch die Unterschiede der Interessen. Grundsätzlich aber muß man davon ausgehen, daß sich die Geschlechter nach ihren intellektuellen Stärken und Schwächen unterscheiden. Man kann diese Unterschiede nicht aufheben, man kann sie ausgleichen (z.B. durch entsprechende Gewichtung des Unterrichts bei Kindern), man kann aber keine *Gleichheit* erreichen und soll das auch nicht. *Gleichberechtigung* hat nichts mit *Gleichheit* zu tun, sondern doch eher mit dem *gleichen Bewerten* von Dingen, die von Frauen oder von Männern häufiger getan werden und dadurch als typisch weiblich bzw. typisch männlich eingestuft werden. Kranke pflegen ist ein typisch fraulicher Beruf, und trotzdem ist es nicht die Frau, die am besten pflegt, sondern der *ganzheitliche Mensch,* der in sich und für sich das Gesetz der Polarität akzeptiert und „sich im Lot hält". Ob das eine Frau oder ein Mann ist, ist dann unbedeutend.

14.2.2. Zeichen der Geschlechtsreife

Männer und *Frauen* gelten als geschlechtsreif, wenn sie fähig sind, Kinder zu zeugen. Da beide Geschlechter dabei eine unterschiedliche Rolle spielen, weisen auch ihre Körper wesentliche Unterschiede auf. Infolgedessen unterscheiden sich auch die Zeichen der Geschlechtsreife.

Geschlechtsreife setzt in der Pubertät ein, beim Mädchen zwischen dem 11. und dem 13., beim Knaben zwischen dem 13. und dem 15. Lebensjahr. Ihr Eintritt zeigt sich an

- beim *Mädchen* durch die Menstruation (Monatsblutung, Monatsfluß),
- beim *Knaben* durch die Ejakulation (Samenerguß, Ausspritzung) und den Stimmbruch.

Bei beiden erfolgt jetzt die Ausformung der sekundären Geschlechtsmerkmale.

Die *Dauer der Geschlechtsreife* reicht bei der *Frau* bis zum Alter von ungefähr 45–50 Jahren, dann kommt es zur Menopause (s. unten). Beim *Mann* bleibt sie länger erhalten.

Konzeption und Schwangerschaft

Lesen Sie dazu unter Schwangerschaft und Wochenbett S. 486 ff.

14.2.3. Menstruationszyklus

Eine Befruchtung ist nur innerhalb der ersten 24 Stunden nach der Ovulation (Eisprung) möglich. Trifft das Ei nicht innerhalb dieser Zeitspanne auf Samenzellen, so stirbt es ab und wird aufgelöst. Das Gebärmuttergewebe, das für die Einnistung vorbereitet ist, wird dann nicht benötigt und löst sich ab – es kommt zur Menstruation (Abb. 14.**1**). Die bei der Menstruation abgesonderte Flüssigkeit besteht in der Hauptsache aus Schleim, Geweberesten und einer jeweils unterschiedlichen Menge von Blut. In der Umgangssprache werden diese Tage als Periode bezeichnet.

Körperliches Unwohlsein während dieser Tage äußert sich in Rücken- oder Kopfschmerzen sowie Krämpfen im Unterleib. Treten diese Beschwerden vor dem Eintritt der eigentlichen Menstruation auf, so spricht man vom *prämenstruellen Syndrom*. Es ist häufig von psychischer Verstimmtheit begleitet.

Menstruationsstörungen

Beurteilt wird die Menstruation bezüglich
- *Dauer:* Normalerweise beträgt sie 3–5 Tage. Blutungen, die länger als eine Woche dauern, sind nicht normal. Der Blutverlust hält sich normalerweise in der Schranke von 20–100 ml.
- *Intensität der Blutung* (Abb. 14.**2**):
  - *Hypermenorrhö* = zu starke Regelblutung mit hohem Blutverlust→chronische Anämie.
  - *Menorrhagie* = verstärkte *und* verlängerte Blutung (z. B. bei Myom und Gerinnungsstörungen).
  - *Hypomenorrhö* = schwache Blutung (Dauer nur einige Stunden); sie tritt nach Geburten und häufig zu Beginn des Klimakteriums auf und ist unbedeutend.
  - *Polymenorrhö* = häufige Regelblutung, sie kann bei schneller Follikelreifung physiologisch bedingt sein.
  - *Oligomenorrhö* = zu seltene Regelblutung, sie kann physiologisch durch langsame Follikelreifung verursacht sein.
  - *Amenorrhö* = Ausbleiben der Blutung: *physiologisch* bedingt während der Schwangerschaft, während der Laktation (Zeit des Stillens), nach der Menopause; *künstlich* herbeigeführt, z. B. durch Hormonbehandlung; *pathologisch* kann sie organisch (Tumor) oder funktionell (psychogen) bedingt sein.

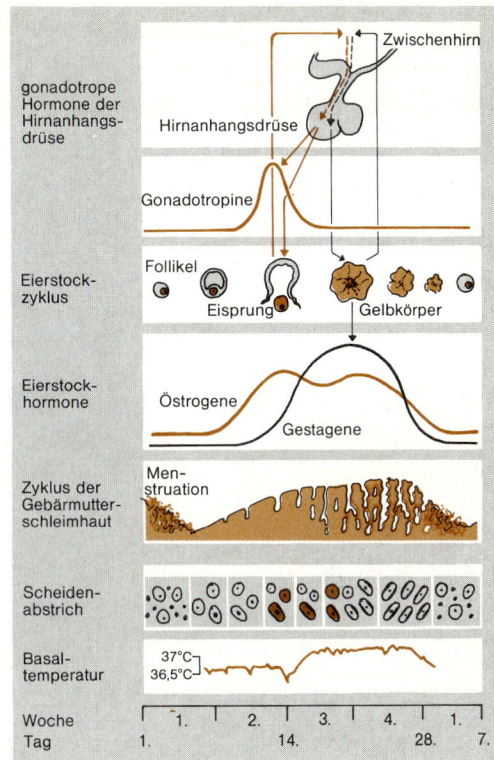

Abb. 14.**1** Der weibliche Zyklus als Funktion des sexuellen Zentralsystems.

- *Zusatzblutungen* sind hormonell oder organisch verursacht. Sie treten als Vorblutung oder Nachblutung auf.
- *Zwischenblutung* = Metrorrhagie ist häufig Zeichen eines Myoms oder Karzinoms.

Alle auffälligen Veränderungen sind eine Indikation für eine gynäkologische Untersuchung (S. 805 f.). Störungen des Zyklus können durch Veränderungen an Scheide, Gebärmutter, Eileiter und Eierstöcken verursacht werden. Außerdem sind zentrale und somit auch psychogene Faktoren mitverantwortlich. Seelische Probleme können das Sexualzentrum so sehr hemmen, daß die Regelblutung ausbleibt (z. B. bei der Anorexia mentalis).

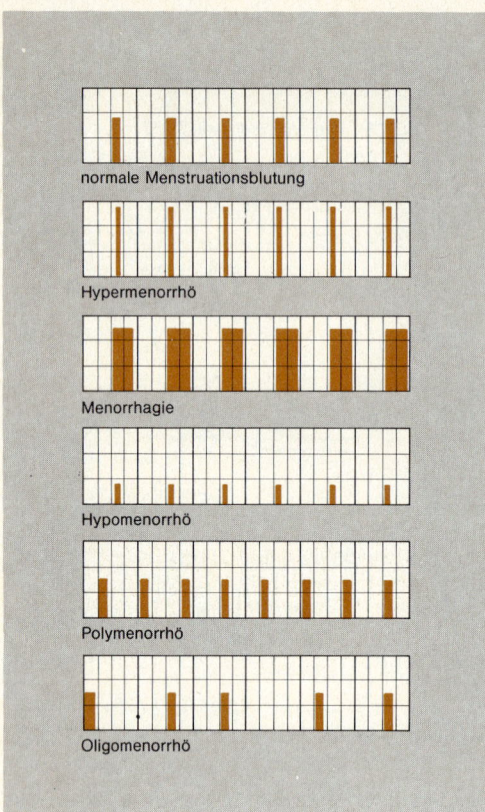

normale Menstruationsblutung

Hypermenorrhö

Menorrhagie

Hypomenorrhö

Polymenorrhö

Oligomenorrhö

Abb. 14.2 Darstellung von Blutungstypen im Kaltenbach-Schema.

Menstruation und Schmerz

- *Mittelschmerz,* häufig begleitet von einer sog. kurzen, 1–2 Stunden dauernden *Mittelblutung,* kann zur Zeit des Eisprungs oder mitten in der Periode auftreten. Er ist meist durch einen vorübergehenden Follikelhormonabfall verursacht und harmlos. (Bei starken Beschwerden kann eine Hormonbehandlung Linderung bringen.)
- *Schmerzhafte Regelblutung.* Leichte Beschwerden, Gefühle des Unwohlseins, vorübergehender körperlicher und geistiger Leistungsabfall halten sich bei den meisten Frauen in annehmbarem Rahmen. Treten heftige Schmerzen auf, begleitet von größerem Unwohlsein, spricht man von *Dysmenorrhö.* Die Ursachen sind verschieden und können körperlich-organisch (Geschwülste, Polypen u.a.), neurovegetativ (vegetative Dystonie) oder psychisch bedingt sein.

- *Kreuzschmerzen,* auch unabhängig von der Regelblutung auftretend, sind häufige „Frauenbeschwerden". Sie können als *Begleiterscheinung* bei fast allen gynäkologischen Erkrankungen (S. 808) auftreten, weshalb eine Untersuchung durch den Arzt notwendig ist. Ein Befund muß nicht vorliegen, da sich *seelische* Spannungen vielfach im Rücken manifestieren (S. 114 ff.). Auch Störungen des weiblichen Halte- und Stützapparates, (S. 826), z.B. infolge Osteoporose, können durch örtlichen Druck oder Zug zu Schmerzempfindungen Anlaß geben.

14.2.4. Menopause, Klimakterium

Bei der Frau: Die letzte Blutung (Menopause) beendet die Geschlechtsreife der Frau. Die Phase vor und nach der Menopause bezeichnet man als Prä- und Postmenopause, Wechseljahre oder *Klimakterium,* d.h., es handelt sich um eine Übergangszeit, die eine neue Anpassung erfordert. Die Umstellung des Hormonhaushaltes kann vorübergehend zu Beschwerden führen (Hitzewallungen, Schweißausbrüche, Herzjagen, Müdigkeit, Schlaflosigkeit, Reizbarkeit, Gemütsverstimmungen, auch Depressionen). Man nimmt an, daß die psychischen Symptome Anzeichen einer seelischen Fehlverarbeitung der körperlichen (hormonalen) Ereignisse sind (vorübergehender Balanceverlust der Hormone). Denn die Erfahrung zeigt, daß das Klimakterium um so beschwerdefreier erlebt wird, je bewußter die Frau sich auf die zweite Lebenshälfte vorbereitet, einstellt und sie annimmt.
Beim Mann: Ein eigentliches Klimakterium tritt nicht auf, jedoch erlebt auch er eine Umstellung mit entsprechenden Symptomen.
Bei beiden Geschlechtern spricht man von der *Krise der Lebensmitte* (midlife crisis).

14.3.   Geschlechtsspezifische Präventivmaßnahmen

14.3.1. Sexualhygiene

Themenkreise der Sexualhygiene sind:
- sinnvolle Sexualaufklärung;
- Familienplanung und Methoden der Konzeptionsverhütung;
- Information über Geschlechtskrankheiten;
- Lebenshilfe, da *Sexualstörungen* (Potenz- bzw. Orgasmusstörungen) häufig eine Folge von

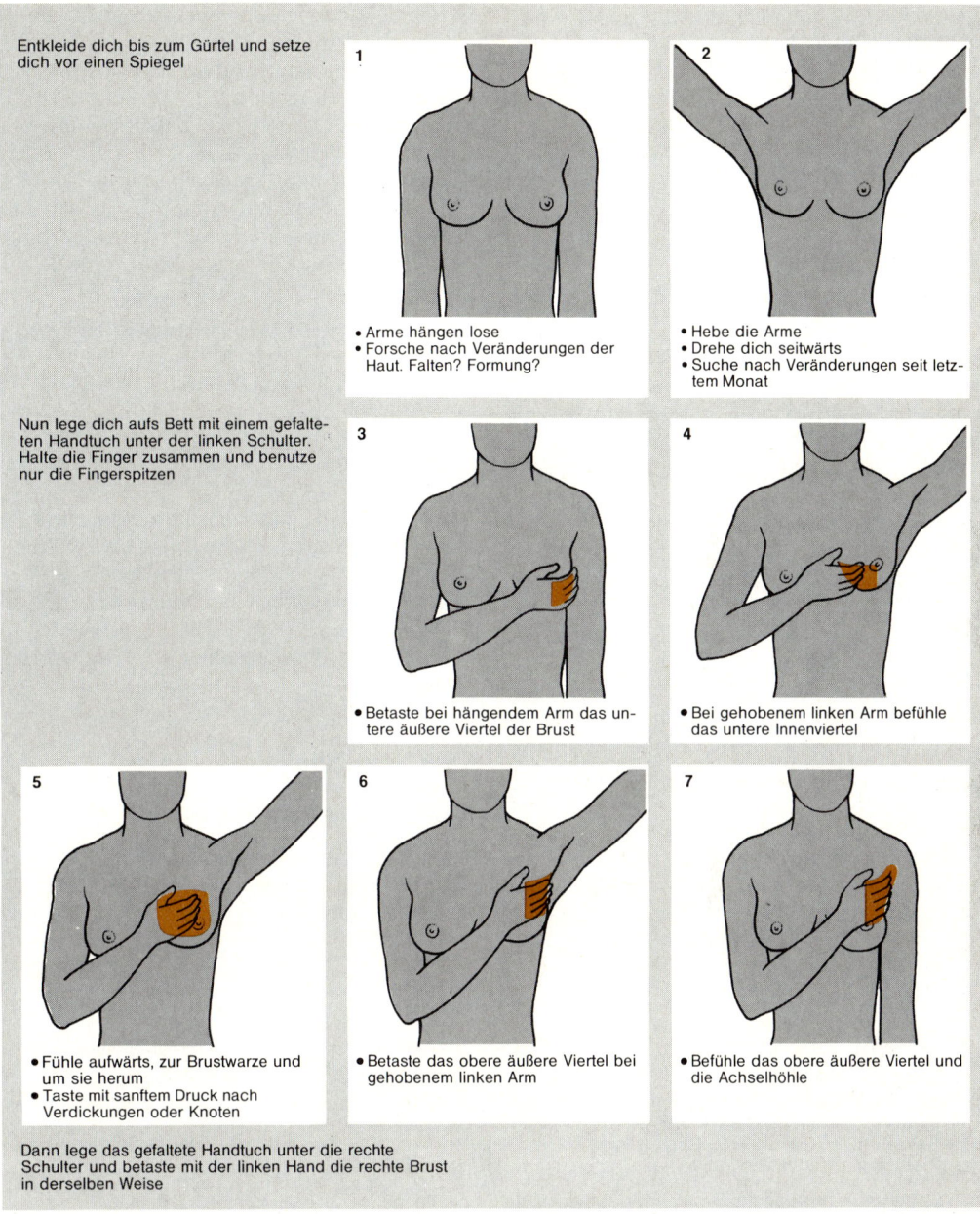

Entkleide dich bis zum Gürtel und setze dich vor einen Spiegel

1
- Arme hängen lose
- Forsche nach Veränderungen der Haut. Falten? Formung?

2
- Hebe die Arme
- Drehe dich seitwärts
- Suche nach Veränderungen seit letztem Monat

Nun lege dich aufs Bett mit einem gefalteten Handtuch unter der linken Schulter. Halte die Finger zusammen und benutze nur die Fingerspitzen

3
- Betaste bei hängendem Arm das untere äußere Viertel der Brust

4
- Bei gehobenem linken Arm befühle das untere Innenviertel

5
- Fühle aufwärts, zur Brustwarze und um sie herum
- Taste mit sanftem Druck nach Verdickungen oder Knoten

6
- Betaste das obere äußere Viertel bei gehobenem linken Arm

7
- Befühle das obere äußere Viertel und die Achselhöhle

Dann lege das gefaltete Handtuch unter die rechte Schulter und betaste mit der linken Hand die rechte Brust in derselben Weise

Abb. 14.**3**   Selbstuntersuchung der Brust.

Zivilisationsschäden unserer hektischen, reizüberladenen Zeit sind und *Abtreibung* nicht die Lösung von Lebensproblemen bringen kann.
Siehe dazu weiterführende Literatur S. 373.

14.3.2. Frühdiagnose des Krebses

Brustkrebs

Mammakarzinome sind die häufigste Krebslokalisation bei Frauen. Die Heilungschancen sind um so besser, je eher eine Diagnose gestellt werden kann. Die regelmäßige Kontrolle durch die

Frau selber ist die wichtigste und wirksamste Präventivmaßnahme (Abb. 14.3).

Prostatakarzinom

Zur Früherfassung des geschlechtsspezifischen Krebses beim Mann s. S. 800.

14.4. Pflegeplanung

14.4.1. Situationseinschätzung

Auch wenn die Krankheit nicht direkt mit Geschlecht und Fortpflanzung zu tun hat, ist es notwendig, sich mit der Situation des Kranken als *Frau* oder *Mann* auseinanderzusetzen. Im folgenden einige *Impulse* (s. auch untenstehende Checkliste):
- *Geschlechtsreife* steht im Kontinuum von der Pubertät bis zum sog. Senium. Die (der) junge, aufblühende Frau (Mann) steht anders im und zum Leben als die (der) reife, in der Lebensmitte stehende, und diese(r) wieder anders als die (der) betagte, alt gewordene.
- Die *Frau* ist nicht nur Frau, sie ist vielleicht auch Mutter, hat Kinder, einen Gatten, Haus und Garten, um die sie sich sorgt. Eine andere leidet an der Doppelbelastung von Familie und Beruf, die alleinstehende Berufstätige bringt wieder andere Probleme mit.
- Der *Mann* ist meist auch der Erwerbstätige. Das Geschäft, die Firma nimmt einen wichtigen Platz ein und kann (häufig unbewußt)

mehr Raum beanspruchen als die Familie, was u. U. zu krankheitsauslösenden Konflikten führt. Sozialer Abstieg trifft den Mann in seiner geschlechtsspezifischen Rolle mehr als die Frau. Statussymbole haben für ihn eine größere Bedeutung als für die Frau.
- *Entwicklung* und *Erziehung* prägen das allen Menschen innewohnende *Schamgefühl* zu einem individuell erfahrenen Wert, der Rücksicht und Schutz beansprucht (s. unten).

14.4.2. Pflegeziele und -maßnahmen

Fast immer handelt es sich um begleitende und unterstützende *Pflegeziele* wie die
- Integration der geschlechtsspezifischen Gesetzlichkeiten und Akzeptieren des Kranken als Frau/als Mann,
- Wahrung und Schutz der Intimsphäre und Respektierung des individuellen Schamgefühls.
Die *Maßnahmen* liegen im Bereich der
- Leiblichkeit (14.5.),
- Rolle (14.6.),
- Integration der Sexualität bei Behinderung (14.7.).

14.5. Leiblichkeit

Ganzheitliche Erfahrung

Sexualität, Leiblichkeit und Erotik als *ganzheitliche Erfahrung* ist eine notwendige Brücke in der Beziehung von Mensch zu Mensch. Wo immer

---

Checkliste: sich als Mann oder Frau fühlen und verhalten

□ Sexualität	□ Geschlechtsreife	□ Menstruationsprobleme
□ Geschlechtsrolle	□ Rollenbewußtsein	□ Rollenprobleme

Die folgenden Fragen dienen exemplarisch zur Situationseinschätzung (s. auch S. 74 ff.)

□ Die spezifischen Rollenfunktionen sind bekannt, werden respektiert

□ Spezifische Geschlechtsprobleme sind (wenn sie für die Pflege von Bedeutung sind) bekannt

□ Neu auftretende, durch Krankheit oder Operation hervorgerufene Probleme werden bearbeitet (Psychologe oder Beratungsstellen sind, wo nötig, mit einbezogen)

□ Dem Kranken steht ein Intimbereich (ein Ort für sich allein) zur Verfügung (Nachtkästchen, Schrank usw.)

□ Über separate Räume (Bad, Toilette) ist informiert

□ Die Schambereiche werden respektiert und geschützt, das individuelle Schamverhalten (Schamgefühl) wird berücksichtigt

□ ......

□ ......

sich Menschen begegnen, kann sie als Schwingung wirksam werden, und dies nicht nur zwischen Mann und Frau, sondern in jeder mitmenschlichen Beziehung, z.B.:
- wenn ich bemerke, daß meine Leistungen am Arbeitsplatz in Gegenwart einer bestimmten Kollegin oder eines Vorgesetzten besser oder kreativer werden;
- wenn ich mich in einer Gruppe von Menschen ganz besonders wohl fühle;
- wenn ich mich von einem anderen Menschen angenommen und geschätzt weiß.

In solchen und vielen ähnlichen Situationen hat mich die Ausstrahlung eines Menschen berührt, dessen Art, wie er Mann oder wie sie Frau ist, mich in meinem eigenen Mannsein oder Frausein wohltuend anspricht.

Leiberfahrung

Im Unterschied zum *Körper, den wir haben* (S.19f.) steht der *Leib, der wir sind,* dem Leben näher (das Wort Leib hat sich entwickelt aus dem germanischen Wort für Leben). Leib meint also, im Leben dasein, und ist auf ganzheitliche Erfahrung des Lebens gerichtet. Die Befreiung des Leibes aus der Unterdrückung (Leibfeindlichkeit) hat in den letzten Jahren auch zu neuen Fragestellungen in der Krankenpflege geführt. Man versucht, in neuen Wegen (Atemarbeit, Fußreflexzonenmassage, Entspannungstechniken) das Leibbewußtsein in die Pflege zu integrieren und dadurch hinzuführen auf mehr Ganzheitlichkeit und auf „die Ahnung von dem Leib, der wir sind und der unsere letzte endliche Wirklichkeit und Heimat ist" (PETZOLD).
Wo es um den Menschen in dieser Ganzheit geht, darf auch die Sexualität nicht isoliert und abgespalten werden. In der von PETZOLD gemeinten „letzten Wirklichkeit" ist *Liebe* als Grundhaltung gegen den Schöpfer und seine Geschöpfe unabdingbar mit inbegriffen. Geschaffen sind wir als Mann und Frau, und diese Geschlechtszugehörigkeit *ist* Hauptmerkmal unserer Identität.
In dieser *Identität* – als Mann oder als Frau – begegnet mir, der ich selbst Mann oder Frau bin, der Patient. Hier geht es nicht um die Sexualität als solche, sondern um die Bedürfnisse, Wünsche und Abhängigkeiten, die der Kranke auch – vielleicht sogar gerade – in seinem Leib ausdrückt, verdrängt oder blockiert.

Scham und Schamgefühl

Wenn die *Schutzzone der Scham* in den Zusammenhang mit Leiblichkeit und Sexualität gestellt wird, darf nicht übersehen werden, daß auch die seelisch-geistige Scham (S.190) eine typisch menschliche Dimension ist, und als solche Ausdruck des Grundbedürfnisses nach Schutz und Sicherheit.
Scham und *Schamgefühl* haben ihren „Ort" in der Krankenpflege, weil Pflege sich mit dem Menschen befaßt und weil „die Existensweise des Menschen und die Scham zusammengehören" (SCHELER). Grundbedingung und Wesen der Scham (bzw. des echten Schamgefühls) sind die Dimensionen des Geistes (Denken, Schauen, Wollen, Lieben sowie deren Seinsform, die Persönlichkeit), die die nur körperliche Sphäre des Menschseins übersteigen, aber nicht neben ihr, sondern *in ihr* als Bewußtseins- und Erlebnisgehalte anwesend sind. Diskretes und taktvolles Umgehenkönnen mit der Scham und dem Schamgefühl anderer Menschen ist daher bedingt durch ein reifes Kommunikationsverhalten (s. Geist und Sprache S.327) und setzt voraus, daß sie in der Pflege – z.B. in Zusammenhang mit der Ausscheidungsfunktion, der Pflege der Intimsphäre, in Gesprächen über persönliche Probleme und Fragen um Leben (Zeugung) und Tod (Sterben) – ihren entsprechenden Platz findet.

Berührung und Tabuzonen

Die Geschlechtlichkeit des Menschen – und damit Intimität und Berührung – sind mit Schutzzonen verbunden, durch die uns ein hoher Grad an Sicherheit im sozialen Bereich gewährleistet wird. Zonenübergreifende Berührung und Körperkontakt sind aber in der Pflege unumgänglich. Die Pflegenden nehmen an Körperbereichen Kontakt auf, die normalerweise sogar für Eltern und intime Freunde tabuisiert sind (Abb. 14.4).
Diese Zonen werden auch unterteilt in:
- *Sozialzonen:* Hände, Arme, Schulter, Rücken. Die Berührung ist allgemein gestattet.
- *Übereinstimmungszonen:* Mund, Handgelenk. Der Berührung soll die Frage „darf ich?" vorausgehen.
- *Verletzbarkeitszonen:* Gesicht, Hals, Körperfront (beim liegenden Patienten). Hier sollte nicht ohne Erlaubnis berührt werden. Der Betroffene fühlt sich leicht „überfahren", „in Be-

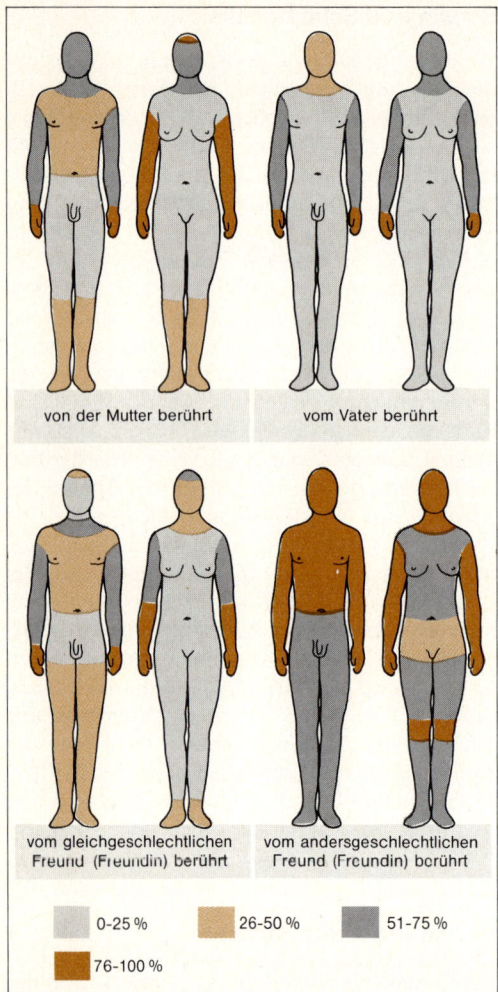

von der Mutter berührt   vom Vater berührt

vom gleichgeschlechtlichen   vom andersgeschlechtlichen
Freund (Freundin) berührt   Freund (Freundin) berührt

0–25 %   26–50 %   51–75 %

76–100 %

Abb. 14.4   Tabuzonen, abgestufte Skala. Die in den Vereinigten Staaten durchgeführte Studie ergab 4 Stufen von Berührungstabus: von sehr häufig bis so gut wie keine Berührung durch Kontaktpersonen (nach *Morris*).

stand und Abgrenzung schafft (er setzt sich Distanz oder Nähe). Der Kranke hat oft keine Möglichkeit zu dieser Wahl; im Mehrbettzimmer ist kaum ein Territorialbereich gewährleistet; er muß es aushalten, wenn Pflegepersonen dauernd an seinem Bett anstoßen, an seinem Nachttisch herumhantieren oder daß Mitpatienten seinen persönlichen Bereich antasten, und sei es nur mit den Augen, usw.

Pflege als Beziehungsprozeß respektiert Grenzen ebenso, wie sie Nähe ermöglicht. Je mehr die Pflegenden sich selbst und die eigene Leiblichkeit ernst nehmen, desto eher sind sie in der Lage, dem Kranken die ihm gemäße Distanz bzw. Nähe zu schaffen. „Man muß bei sich selbst gewesen sein, um zum anderen ausgehen zu können" (BUBER).

Aus der Auseinandersetzung mit dem eigenen Selbstverständnis, der eigenen Leiblichkeit, der eigenen Liebesfähigkeit, aus dem *Anwesendsein als ganzer Mensch* erwächst die Haltung, die E. KÜBLER-ROSS als „bedingungslose Liebe" bezeichnet, die allein den Schwerkranken oder Sterbenden noch erreichen kann.

Kranke Menschen zu pflegen heißt einen Beruf zu haben, in dem die Leiblichkeit eine große Rolle spielt. „Es heißt immer wieder zu erfahren, was vom kranken Menschen her auf uns zukommt, seine Ausstrahlung zu spüren, sein ganzes Wesen, das uns im Falle der Krankheit mehr ausgeliefert ist als in gesunden Zeiten und das uns meist auch appellativer anspricht. Gerade das Verletzliche ist etwas, das nicht nur der Patient, sondern wir alle in uns tragen. Es mag sein, daß uns die Verletzlichkeit und Hinfälligkeit aus diesem Grunde sogar zärtlich stimmt" (C. BISCHOF).

14.6. Geschlechtsrolle

Frau und Mann unterscheiden sich sowohl
- in ihrem *biologischen Geschlecht,* den weiblichen oder männlichen Geschlechtsmerkmalen
  - er *ist* Mann, sie *ist* Frau – als auch
- in der *Geschlechtsrolle,* der sozialen Rolle als Mann oder Frau. Man spricht hier von der *Maskulinität* (Männlichkeit) und der *Feminität* (Weiblichkeit).

Geschlecht und Geschlechtsrolle stehen nicht immer in Einklang miteinander. Ein Mann kann feminin sein und eine Frau maskulin. Ausschlaggebend für das wirkliche Rollenverständnis ist deshalb

sitz genommen", abhängig gemacht wie ein Kind.
- *Intimzone:* Genitalbereich. Hier bedarf es der größten Behutsamkeit, Einfühlung, letztlich des Vertrauens.

Eine weitere Zone, die wir im Pflegebereich immer wieder antasten müssen, ist der sog. *Territorialbereich.* Das ist der Raum, den Menschen wie Tiere als unmittelbaren Lebensraum für sich in Anspruch nehmen. Die normale *Schutzdistanz* beträgt ca. einen halben Meter. Der Gesunde nimmt sich diesen Raum, indem er selbst Ab-

- die *Geschlechtsidentität,* d.h. die Einschätzung der eigenen Person als männlich oder weiblich.

Bei den meisten Menschen stimmen Geschlechtsrolle und -identität überein. So spielen die meisten Krankenschwestern nicht nur eine feminine Rolle – Schwester-sein –, sie fühlen sich auch als Frauen. In der bewußten Auseinandersetzung mit der eigenen Weiblichkeit werden schöpferische Kräfte und Ressourcen frei, die bei Unbewußtheit oder Unsicherheit nie zum Tragen kommen können. (Das gleiche gilt für den Mann in seiner Rolle.)

Je bewußter der Mensch seine Geschlechtlichkeit lebt, desto mehr kann sie verknüpft werden mit der *Dimension des Lebenssinnes,* die die biologische, psychologische und soziale Ebene übersteigt. Eine akzeptierte Geschlechtsrolle und integrierte Sexualität gehören zu einer harmonischen Leiblichkeit und damit zu einem gesunden Körper. Das heißt, daß Geschlechtlichkeit und Zärtlichkeit nicht abgetrennt werden dürfen von den anderen Lebensbezügen und Lebensaktivitäten. Eingebettet in den ganzheitlichen Beziehungsprozeß wird dann möglich, was die Rolle und das Rollenverhalten übersteigt: die *Menschenliebe.*

14.7. Sexualität und Behinderung

Körperliche Behinderung

Die Weltgesundheitsorganisation sieht körperliche Behinderung unter folgenden Gesichtspunkten:

- die medizinische Diagnose, die den körperlichen Defekt, also die Krankheit und deren unmittelbare Folgen definiert;
- die daraus resultierende Funktionsstörung,
- die Behinderung als Störung zwischen dem Individuum und seiner sozialen Umwelt.

Diese dritte Dimension erstreckt sich auf all die Bereiche, in denen der Mensch sich – sei es als Individuum, sei es als soziales Wesen – zu seiner Umgebung und in ihr verhält. Hierzu gehören nach PAESLACK:

- die Fähigkeit, sich zu dieser Umgebung hin zu orientieren;
- die Fähigkeit, in dieser Mitwelt eine unabhängige Existenz zu führen;
- das Vermögen, sich erfolgreich und gezielt in der räumlichen Umgebung zu bewegen;
- die Möglichkeit, eine dem Geschlecht, dem Lebens-

alter und dem kulturellen Herkommen entsprechende Tätigkeit auszuüben;
- die Fähigkeit, partnerschaftliche und soziale Bezugssysteme aufzubauen, an ihnen teilzunehmen und sie aufrecht zu erhalten und schließlich;
- die Fähigkeit einer Person, eigenständig zu handeln, sozioökonomische Aktivitäten zu entwickeln und dadurch Unabhängigkeit zu erlangen.

In einem solchen Ordnungssystem, das so, wie wir es hier formulierten, etwas abstrakt wirkt, sind tatsächlich all die Kommunikationsebenen, die Leistungsfähigkeiten, die Entwicklungsmöglichkeiten angesprochen, aus denen sich menschliche Existenz entfaltet. Wenn diese Bereiche gestört sind, wenn eine Behinderung – handicap – vorliegt, geht es also um weit mehr als nur um den unmittelbaren, durch medizinische Diagnostik erkennbaren körperlichen Schaden. Aus diesem Schema wird deutlich, daß Behinderung seinen Ausdruck vor allem in den vielfältigen Handlungs-, Befindens- und Erlebensmöglichkeiten findet, durch die der Mensch in seine räumliche, dingliche und vor allem seine soziale Umgebung eingebunden ist.

Sicherlich zentrale Bedeutung besitzt dabei die durch einen vorliegenden körperlichen Schaden verursachte Beeinträchtigung der unmittelbaren und mittelbaren physischen und psychischen Beziehungen zwischen dem Individuum und anderen Personen.

Betrachten wir nun die sexuelle Beziehung, die geschlechtliche Bindung, die sich zwischen zwei Menschen aufbaut, als die äußerste, intensivste und gleichzeitig intimste Form der mitmenschlichen Begegnung, so wird deutlich, daß Veränderungen der körperlichen Voraussetzungen sich nachhaltig auf eine solche Beziehung auswirken müssen."

Was hier für den körperlich Behinderten gesagt ist, gilt letztlich auch für den psychisch Behinderten, und darüber hinaus für *jeden Menschen,* der in seiner freien Beweglichkeit und der Wahl des Lebensmodus eingeschränkt ist, also für

- betagte Menschen,
- Heimbewohner jeglichen Alters,
- Menschen, die längere Zeit in einer Institution leben müssen (Psychiatrische Klinik, Krankenhaus).

Behinderte Sexualität

Je nach Behinderung kann die Sexualität als solche beeinträchtigt sein, sei es die

- biologische Funktion (Entspannung des Sexualtriebes),
- Lustfunktion (menschliche Erfüllung und Hingabe),
- Sozialfunktion (Kommunikationsmittel, Mitteilung von Gefühlen),
- Fortpflanzungsfunktion (Mutter/Vater werden).

Körperbehinderungen, die die biologischen oder/und Fortpflanzungsfunktion beeinträchtigen, sind vor allem Erkrankungen, die mit Spasmen, Lähmungen oder Hyperreflexie einhergehen. Es betrifft u. a. Patienten mit

- *zerebralen Bewegungsstörungen.* Behindernde Symptome sind beschleunigte oder verstärkt ablaufende Reflexe, Spasmen, häufig auch übermäßige Spannungen und Emotionen;
- *Hemiplegie.* Behinderung durch die Lähmung, häufig auch durch Spasmen. Männer leiden u. U. zusätzlich an Impotenz;
- *multipler Sklerose.* Grundsätzlich macht die multiple Sklerose keine Sexualprobleme. Erst auftretende Spasmen u. a. führen zu entsprechenden Schwierigkeiten;
- *Querschnittlähmung* (Paraplegie, Tetraplegie) führt je nach Lähmungsart zu Ausfallserscheinungen, z.B. reflektorischer Art bei schlaffer Lähmung, u. U. zu Verlust der Fortpflanzungsfähigkeit.

Eine geistige Behinderung verursacht häufig soziale Probleme:

- Die eingeschränkte verbale Kommunikation weicht auf den körperlichen Kontakt aus. So versuchen geistig Behinderte ihre Leiblichkeit als Kommunikationsmittel zu gebrauchen, wodurch große Probleme entstehen können (Distanzlosigkeit, mangelnde Triebkontrolle).
- Die Diskrepanz zwischen geistiger und körperlicher Reife kann sehr groß sein (das „geistige Kleinkind" ist häufig zugleich ein Mann/eine Frau mit großen genitalsexuellen Bedürfnissen).

In der *Pflege kranker und behinderter Menschen* geht es u. a. um die Anerkennung, daß der Kranke, Behinderte, Heimbewohner ein Mensch mit menschlichen Grundbedürfnissen, also auch mit

sexuellen Bedürfnissen, ist und daß dieses Bedürfnis mit Krankheit, Behinderung oder Alter nicht einfach verschwindet.

Die *Einstellung* der Pflegepersonen zur Sexualität von Behinderten und Heimbewohnern hängt ab

- von den *vorgegebenen Strukturen* und situativen Bedingungen der Umwelt,
- von der eigenen *persönlichen Lebensgeschichte,* vom persönlichen Verhältnis zur eigenen wie zur fremden Geschlechtlichkeit.

Es liegt oft an den Betreuern, ob die Sexualität von Behinderten oder Betagten eine behinderte Sexualität ist bzw. bleiben muß. *Pflege* und *Rehabilitation* meinen stets den ganzen Menschen, auch dessen Sexualität.

Aus der persönlichen *Einstellung* des Pflegenden resultiert die *Haltung,* in der er dem Patienten auch in diesem Bedürfnis begegnet. Diese Haltung hat helfend-heilenden Charakter, wenn sie zum Ziel hat

- unverstellte Offenheit gegenüber den Problemen einzuräumen;
- Bereitschaft, Wärme und Nähe zu geben unter der Voraussetzung der Wahrung der nötigen Distanz;
- nonverbale Signale zu erkennen und aufzunehmen (s. auch Kap. 12);
- kreatives Ausschöpfen von Möglichkeiten zur Hilfestellung: Einräumen eines Minimums an Privatsphäre z.B. für Eheleute, Gesprächsbereitschaft, Anregen und Unterstützen von fachlicher, therapeutischer oder seelsorgerischer Beratung, Unterstützung im Umgehen mit der Notsituation u. a.

In dieser Weise beschränken sich Pflege und Rehabilitation nicht nur auf die körperliche Ebene, sondern berücksichtigen auch in diesem Bereich die leib-seelische Ganzheit des Patienten.

14.8. Beurteilung von Wissen und Können in der Pflege

Übung

- Wählen Sie (mit Hilfe des zuständigen Vorgesetzten) eine(n) Patientin/Patienten aus, und versuchen Sie, im Gespräch mit ihr/ihm eine Situationseinschätzung in bezug auf
  • die Geschlechtsrolle und
  • die Geschlechtsidentifikation vorzunehmen.
- Listen Sie die gefundenen Eigenschaften auf, und versuchen Sie herauszufinden, wie weit dieser Patient
  • in seiner Individualität und Integrität ernstgenommen,
  • in seinen Schutzzonen (S. 369 f.) respektiert,
  • in seiner Leiblichkeit (S. 368 f.) angenommen und gepflegt wird.

Weiterführende Literatur

Degenhardt, A., H. M. Trautner: Geschlechtstypisches Verhalten. Mann und Frau in psychologischer Sicht. Beck, München 1979

Häeberle, E. J.: Die Sexualität des Menschen. Handbuch und Atlas. de Gruyter, Berlin 1983

Jung, C. G.: Über die Entwicklung der Persönlichkeit, 5. Aufl. Walter, Olten 1985

Merz, F.: Geschlechtsunterschiede und ihre Entwicklung. Hogrefe, Göttingen 1979

Morris, D.: Der Mensch mit dem wir leben. Droemer, München 1983

Olbricht, J.: Verborgene Quelle der Weiblichkeit. Die Brust, das enteignete Organ, Kreuz, Stuttgart 1975

Paeslack, V.: Sexualität und körperliche Behinderung. Schindele, Heidelberg 1983

Scheler, M.: Über Scham und Schamgefühl. In: Schriften aus dem Nachlaß, Bd. 1. Francke, Bern 1957

Sporken, P.: Begleitung in schwierigen Lebenssituationen. Ein Leitfaden für Helfer. Herder, Freiburg 1984

Sporken P., V. Jacobi, A. v. d. Arend: Die Sexualität im Leben geistig Behinderter. Patmos, Düsseldorf 1980

III. Diagnostische und therapeutische Maßnahmen

Diagnostische und therapeutische Maßnahmen sind Maßnahmen der Behandlungspflege (S. 62). Die Behandlung ist nur ein Teil der Gesamtpfle-ge. Sie steht im Regelkreis eines ganzheitlichen Pflegeprozesses innerhalb der Pflegeplanung wie folgt:

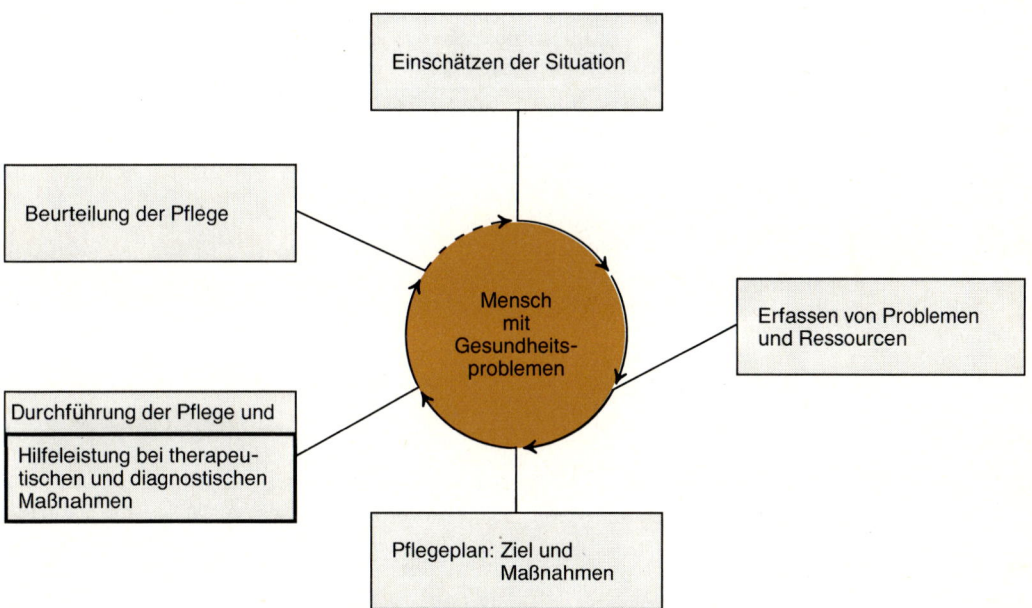

Die wichtigsten Gruppen der Diagnostik- und Therapiemaßnahmen sind aus dem untenstehenden Strukturnetz ersichtlich. Alle anderen Maßnahmen sind in den Bereichen der Aktivitäten des täglichen Lebens (ATL), der speziellen Pflegesituation oder im Zusammenhang mit den Organkrankheiten zu finden. Zum Aufsuchen dienen das Sachregister und das Inhaltsverzeichnis.
Alle im folgenden Strukturnetz aufgelisteten Maßnahmen müssen daher in diesem größeren Zusammenhang gesehen werden. In der realen Pflege sind sie Teil der *ganzheitlichen Pflege*, die immer drei Aspekte enthält: *Begleiten, Betreuen* (Unterstützen und Hilfe zur Selbsthilfe im Bereich aller ATL) und *Behandeln.* Die Behandlung erwächst aus den *therapeutischen Konsequenzen,* die sich aus Abweichungen von der Gesundheit bzw. als Folge eines diagnostischen oder therapeutischen Eingriffs ergeben.

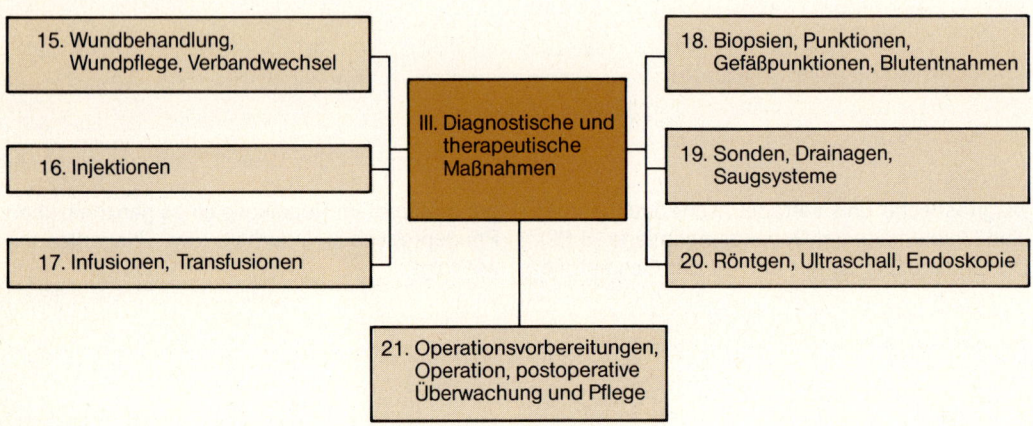

15. Wundbehandlung, Wundpflege, Verbandwechsel

16. Injektionen

17. Infusionen, Transfusionen

III. Diagnostische und therapeutische Maßnahmen

18. Biopsien, Punktionen, Gefäßpunktionen, Blutentnahmen

19. Sonden, Drainagen, Saugsysteme

20. Röntgen, Ultraschall, Endoskopie

21. Operationsvorbereitungen, Operation, postoperative Überwachung und Pflege

15. Wundbehandlung, Wundpflege, Verbandwechsel

Sequenzziel/Intention

Die Kenntnisse über die Prinzipien der Wundheilung sowie das Einüben einer soliden Verbandtechnik befähigen Sie, einen Verbandwechsel zweckmäßig vorzubereiten und unter Wahrung der Pflegekriterien (Wohlbefinden, Sicherheit, Wirksamkeit, Wirtschaftlichkeit) durchzuführen.

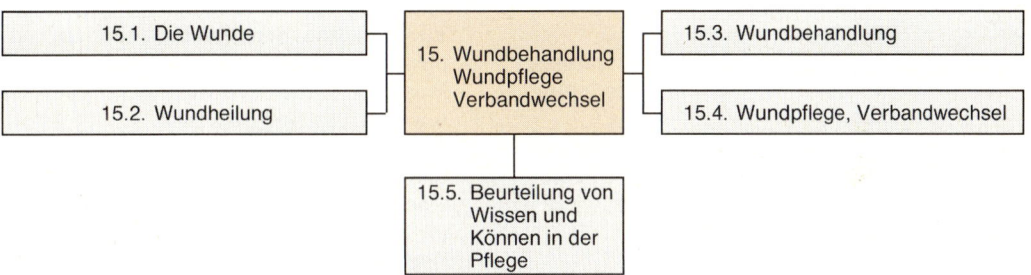

Prinzipien/Impulse

- Der *Organismus* reagiert auf eine gesetzte Wunde durch rasche Adaptation des Gewebes (Heilung) oder (bei Keimbesiedlung) durch eine langsame Regeneration über einen klaffenden Wundspalt: Reinigung→Granulation→Epithelisation.
- Die *menschliche Person* fühlt sich in ihrer Ganzheit verletzt, reagiert mit Gefühlen von Angst, Trauer (Regression), übermäßiger Abwehr (Aggression) oder angemessener Anpassung (Adaptation), die zur Unterstützung der Heilung führt.
- Die *Wechselbeziehung zur Mitwelt* ist bei einer sichtbaren bzw. angstauslösenden Wunde beeinflußt. Die *Umwelt* (Mikroorganismen, Träger von pathogenen Keimen) kann eine Gefahrenquelle darstellen oder (wenn der Kranke selbst Keimträger ist) gefährdet sein.

15.1. Die Wunde

Definition

Die Wunde ist eine unfallbedingte (Gelegenheitswunde) oder iatrogene (durch den Arzt hervorgerufen →Operationswunde) umschriebene oder flächenhafte Gewebszerstörung.

Eine weitere Unterscheidung, die in der Krankenpflege von Bedeutung ist:

- *aseptische Wunde* = Operationswunden, die unter keimfreien Bedingungen in nicht infiziertem Gewebe gesetzt wurden (z. B. Wunden nach Strumektomie, Herniotomie);
- *septische Wunde* = infizierte Wunden, z. B. Wunden nach Abszeßeröffnung, Dekubiti, Verbrennungswunden usw.

15.2. Wundheilung

Entscheidend für den Heilungsverlauf ist die Besiedlung der Wunde mit Keimen. Dadurch wird die Heilungsart bestimmt:

- *Primäre Wundheilung* - per primam heißt Adaptation des Gewebes ohne Zwischengewebsnarbe. Sie wird mit Naht-, Pflaster- oder Klammerverschluß der Wunde erreicht.
- *Sekundäre Wundheilung* - per secundam heißt Heilung über einen klaffenden Wundspalt, der sich zuerst reinigt, dann *granuliert* und danach *epithelisiert*.

Dieses Prinzip macht man sich bei der Wundbehandlung zunutze, indem man diese Vorgänge therapeutisch unterstützt. Im Stadium der Granulation ist bei Nekrosefreiheit das Setzen einer Sekundärnaht möglich.

Man spricht von

- *Regenerationsheilung* bei Endothel- (z. B. Pleura), Epithel- und Schleimhautdefekten = völlige Wiederherstellung des normalen Gewebes;
- *Reparationsheilung* bei allen anderen Geweben (Haut, Muskeln, Knochen usw.); es entsteht Ersatzgewebe = *Narbe*.

15.3. Wundbehandlung

Ziel der Behandlung ist

- Ruhigstellung des Wundgebietes zur rascheren Wundheilung und Verhütung/Linderung von Schmerzen;
- Behebung bzw. Ausschließung der Keimbesiedlung und aller sie begünstigenden Faktoren (Schutz für Umwelt und Patient);
- Wundverschluß.

15.3.1. Unfallwunden

Sie werden raschmöglichst durch eine *Wundversorgung* behandelt. Kleine Wunden: Jodierung und Verband; größere Wunden: operative Versorgung.

Da jede Wunde potentiell tetanuskontaminiert ist, wird gleichzeitig ein *Tetanusschutz* je nach Stand der Grundimmunisierung (S. 277) vorgenommen. Bei fehlender Grundimmunisierung wird in der Regel 0,5 ml Tetanus-Adsorbat-Impfstoff (TAI) verabreicht (wird nach 14 Tagen wiederholt) = aktive Immunisierung. Eventuell werden gleichzeitig 250 IE Tetanus-Immunglobulin (S. 279) zur passiven Impfung verabreicht. Liegt eine Grundimmunisierung vor, wird eine Wiederauffrischung mit 0,5 ml Tetanus-Adsorbat-Impfstoff s. c. oder i. m. vorgenommen.

15.3.2. Komplizierte Wunden

In diese Gruppe könnte man alle *schlecht heilenden Gewebsdefekte* einordnen: infizierte Wunden nach Verbrennung, Gangrän (Dekubiti), *Ulzera* usw.

Die Behandlung ist oft langwierig und erfordert Ausdauer und solide Kenntnisse über die Grundsätze der Wundheilung und Wundbehandlung.

- *Nekrosen entfernen,* da sie eine Infektion unterhalten und sich oft unter einer Kruste in die Tiefe ausdehnen:
  - Nekrosen oder haftende schmierige Beläge mit Trypsin (Trypure) oder kollagenhaltigen (Iruxol) Präparaten auflösen;
  - große Nekrosen chirurgisch ausschneiden.
- *Reinigung und Desinfektion* zur Bekämpfung der Lokalinfektion:
  - *reinigen* durch Spülung, feuchte Kompressen auflegen; es eignen sich Kochsalz- oder Ringer-Lösung oder Dextranomer-(Debrisan, Debrisorb)Perlen; dann
  - *desinfizieren:* Man verwendet heute häufig die neueren hochwirksamen *Jodophorlösungen* (Betadine, Betaisodona, Jodobac, Ultimex), *alternative Lösungen* (Merfen, 3%ige Wasserstoffsuperoxidlösung, Chlorhexidin u. a.) oder *Epigard*-Auflagen.

    Je nach Notwendigkeit wird die Wunde in dieser Phase 1- bis 3mal täglich behandelt: einen mit Jodophorlösung getränkten Tupfer läßt man 1–2 Stunden liegen, Debrisan (Debrisorb) oder Debrisan-Glyzerin-Mischungen, bis sie mit Wundsekret gesättigt sind, Epigard 12–24 Stunden.
  - Der *Wundverband* (in dieser Phase) geschieht grundsätzlich in der folgenden Reihenfolge: Reinigen oder Spülen der Wunde →Auflegen der Wirksubstanz bzw. der feuchten Gazekompresse →lockerer poröser Verband als Abschluß nach außen.
- *Unterstützung der Granulation und Epithelisation.* Sie kann bei kleineren, relativ sauberen Wunden sofort oder bei infizierten nach der oben genannten Säuberung einsetzen. Bewährte Mittel sind
  - Paraffingazen: Jelonete, Adaptic, Sofra-Tüll u. a.,
  - Stomahesive-Adhäsivverband, bestehend aus Gelatine und Wirkstoffen. Diese Mittel sind antibiotika- und farbstofffrei, sie kleben nicht und verhindern das Austrocknen des Granulationsgewebes. Die Ernährung des Gewebes ist in dieser Phase der Heilung durch die Mikrozirkulation wieder gewährleistet.
  - Der *Wundverband* umfaßt nun 3 Schritte: Anfeuchten mit Kochsalzlösung → Auflegen des Heilverbandes → locker, porös abschließender Verband.

Anwendung von Spezialverbänden

Werden Spezialverbände angewendet, ist die jeweilige Gebrauchsanweisung, die dem Produkt beiliegt, genau zu beachten. Das gilt z.B. für:

- *Epigard,* ein nichttextiler, mikroporöser Spezialverband ohne medikamentöse Imprägnierung. Das Material ist zweischichtig. Die Unterseite bildet eine offene Matrix aus elastischweichem Polyurethan-Schaumstoff. Die Oberseite besteht aus dünner, mikroporöser Polytetraflouräthylen-Folie.
  Zur *Wundreinigung* sollte *Epigard* täglich mindestens einmal gewechselt werden.
  Zur *Interimsdeckung* nach vollständiger Wundreinigung kann Epigard (als synthetischer Hautersatz) mehrere Tage auf der Wunde bleiben.
- *Debrisan* (Debrisorb = Dextranom) besteht aus sterilisierten Mikroperlen ohne zusätzliche Wirkstoffe. Nach Applikation einer 3–4 mm dicken Debrisanschicht auf die feuchte Wunde saugen sich die Perlen mit Exsudat voll und quellen auf. Toxine, Bakterien, Sekrete werden nach oben, also vom Wundgrund weg, abtransportiert. Es bildet sich zusätzlich ein Drainageweg zu den darunterliegenden Ödemen.
  Verwendung nur bei nässenden Wunden.
  Verbandwechsel, sobald Debrisan (Debrisorb) saturiert (vollgesaugt) ist.

Zusätzliche Basistherapie

Man meint damit das Schaffen der Voraussetzungen, damit Heilung überhaupt möglich ist. Sie ist bei allen schlecht heilenden Wunden notwendig.

- *Beheben der Ursache:* Druckentlastung bei Dekubitus (S.129f.); Verbesserung der Blut-

versorgung, z.B. durch Kompressionsverbände bei Ulcus cruris (S.895) usw.
- *Verbesserung des Allgemeinzustandes* durch eiweiß-, kohlenhydrat- und vitaminreiche Ernährung, Hebung des Hämoglobingehaltes (u.U. Transfusionen) usw.

15.3.3. Operationswunden

Nähte, Klammern

Der Verschluß der Wunde geschieht meist durch *Nähte* (fortlaufend oder Einzelstiche), seltener durch *Klammern*. Nach der Operation wird ein *trockener, luftdurchlässiger (poröser), sekretaufsaugender Wundverband* angelegt. Bei komplikationslosen Wunden kann nach 24–48 Stunden der Verband durch einen luftdichten Wundspray ersetzt werden.

Drainagen

Drainagen dienen der Ableitung von Sekreten wie Blut, seröser Flüssigkeitsansammlung (aus Gelenken und Körperhöhlen), Eiter sowie von Urin und Magen-Darm-Sekreten. Man unterscheidet

- *kurative Drainage* = Ableitung nachlaufender Flüssigkeiten, wie z.B. bei der Thoraxdrainage nach Lungenresektion (S.446) oder bei Fisteln;
- *präventive Drainage,* die als kurzfristige, 24–48-Stunden-Blutungsdrainage die vorübergehenden Blut- und Sekretaustritte ableitet. Der Drain wird meist nach 24–48 Stunden mobilisiert (gekürzt) bzw. gezogen.
  Als *Blutungsdrains* dienen Redon-Drains; als *Sekretdrains* werden häufig mit Kunststoff ummantelte Mulldochte, sog. Penrose-Drains, Wellengummidrains oder Kunststoffrohre eingelegt (offene Ableitung).

Manipulationen an Drainagen dürfen nur unter streng aseptischen Bedingungen vorgenommen werden.

- Die *Drainaustrittstelle* ist aseptisch abzudecken (eingeschnittene Kompresse um die Austrittstelle legen).
- Der *Drain ist angenäht;* wird er mobilisiert, ohne ganz gezogen zu werden, muß eine sterilisierte Sicherheitsnadel gesteckt werden (Abb. 15.**1**).
- *Ableitungen* kontrollieren, *Sekrete* messen und protokollieren (S.420f.).
  - *Redon-Drains* = Ableitung mit Vakuumsog (Abb. 15.**2**). Die Flaschen sind 1- bis 2mal täglich (oder nach Bedarf) zu wechseln.

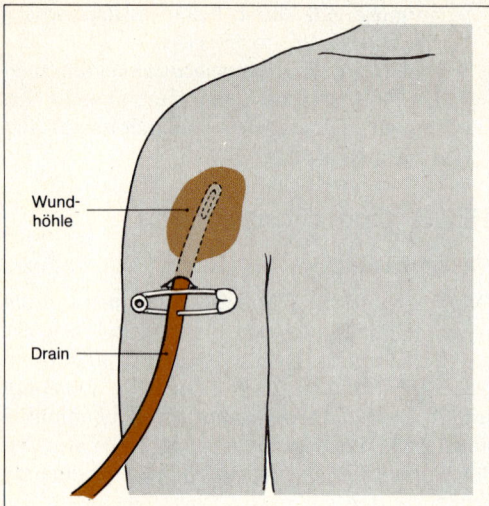

Abb. 15.1   Schema einer drainierten Wundhöhle. Der Drain ist durch eine Sicherheitsnadel fixiert, damit er nicht in die Tiefe rutschen kann.

Beim Wechseln alle Leitungen abklemmen →zusammenzusteckende Enden - liegender Drain (1 in Abb. 15.2) und Manometerpfropfen der neuen Flasche (3 in Abb. 15.2) - mit Wattestäbchen und Feindesinfektionsmittel desinfizieren → gut zusammenstecken → Leitung öffnen.
- *Offene Ableitungen,* z. B. Penrose-Drains, werden in einen aufklebbaren Adhäsivbeutel (Coloplast, Ureteroplast) abgeleitet; Kunststoff- und Gummirohre können mit einem Ableitungssystem analog der Urinableitung (S. 213) verbunden werden.

15.4. Wundpflege, Verbandwechsel

Pflegeziele

- Aseptisches bzw. antiseptisches und gewebeschonendes Erreichen der Behandlungsziele (S. 378):
  - *aseptisches* Anlegen des Verbandes = Fernhalten und Ausschließen aller Krankheitskeime,
  - *antiseptisches Vorgehen* beinhaltet zusätzlich alle Maßnahmen zur Bekämpfung vorhandener Erreger sowie zur Verhütung der Keimverschleppung;

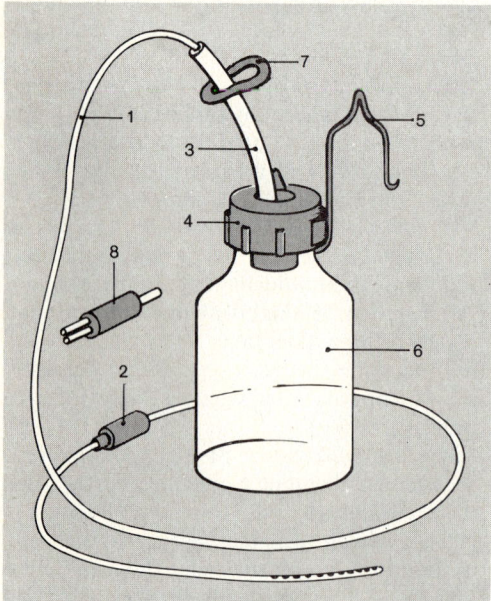

Abb. 15.2   Redon-Vakuumflasche mit Zubehör. 1 Redon-Drain, 2 Gummiverbindungsstück, 3 Manometerpfropfen, 4 Schraubverschluß, 5 Haken zum Aufhängen der Flasche, 6 Standardflasche, 500 ml, 7 Clevid-Schlauchklemme, 8 Zweiwegeverbindungsstück aus Gummi (wenn mehr als ein Drain liegt).

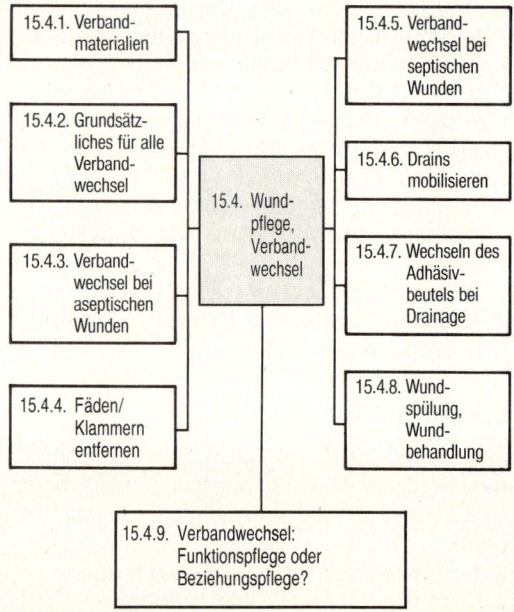

- Wohlbefinden und Sicherheit des Kranken in seiner individuellen (psychisch-physischen) Situation, integriert in die Gesamtpflegeplanung;
- wirtschaftlicher Einsatz der Pflegemittel.

15.4.1. Verbandmaterialien

Der moderne, den Ansprüchen der Krankenhaushygiene entsprechende Verbandwagen ist geschlossen, d.h., das Material wird z.B. in Schubladen *staubfrei aufbewahrt*. Die obere Fläche des Wagens dient als Abstell- und Arbeitsfläche. Wird das *tägliche Gebrauchsmaterial* – Flaschen mit Lösungen, Sprays, Salben, Puder, Einwegmaterial (Handschuhe, Abwurfsäcke, Masken), Schalen, Verbandschere u.a. – offen auf dem Wagen aufbewahrt, muß er täglich gereinigt und desinfiziert werden.

Instrumente

Die Versorgung und Entsorgung mit den notwendigen Instrumenten wird üblicherweise von der Zentralsterilisation übernommen (S. 302 f.). Die auf der Station gebräuchlichsten Instrumente (Abb. 15.3) sind in der Reihenfolge von rechts nach links:
- gerade, spitz-stumpfe Schere,
- gerade Fadenschere,
- gebogene Fadenschere,
- anatomische Pinzette,
- chirurgische Pinzette,
- Klammersetzer und -entferner,
- gebogene Klemme nach Kelly,
- gerade Péan-Klemme,
- Knopfsonde,
- Knopfkanüle.

Vorrätig und sofort erreichbar sein müssen auch *sterilisierte*
- Spritzen und Kanülen,
- Schalen für Spüllösungen,
- Spatel, Watteträger, Sicherheitsnadeln,
- Fadenschneider, Klingen.

Verbandstoffe

Grundsätzlich stehen 4 Gruppen von Verbandstoffen zur Verfügung:
- natürliche Fasergewebe (Leinen, Baumwolle),
- Vliesstoffe (Faserverbundstoffe aus Natur- und Kunststoffasern),
- synthetische Fasergewebe (Polyamid, Polyester),
- synthetische Sprühverbände (z.B. Nobecutan).

Alle Materialien werden einem Sterilisationsverfahren unterzogen. Je nach Aufbewahrung und Handhabung spricht man von
- *nichtsterilisiertem Material*. Material für äußere Verbände oder zur Fixierung: Mullbinden, Schnell- und Fertigverbände (Surgifix, Retelast, Hansamed, Elastoplast u.v.a.) sowie die Heftpflaster verschiedener Qualität und Breite;
- *sterilisiertem Material*. Kompressen, Tupfer, Saugeinlagen, Spezialkompressen (z.B. Telfa-Wundkompressen) u.a. Alle Materialien, die mit der Wunde in mittelbare oder unmittelbare Berührung kommen, müssen frisch sterilisiert (Datum beachten!), in Einzel- oder Mengenverpackung (z.B. 4 Tupfer) als standardisierte Pakete (industriell oder hausintern genormte Sets oder Pakete) vorliegen;
- *therapeutischen Verbänden*. Sie sind mit einem Wirkstoff präpariert: Salbenkompressen, Paraffingazen, Vioformmêchen u.a.

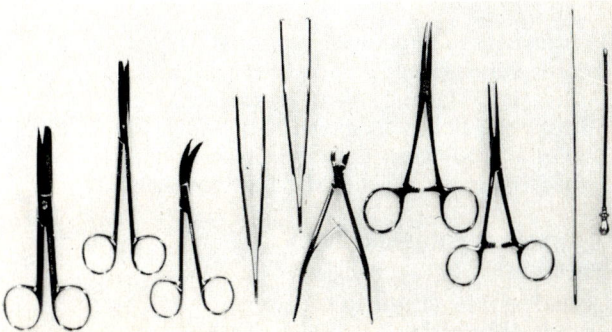

Abb. 15.**3** Gebräuchlichste Instrumente (s. Text).

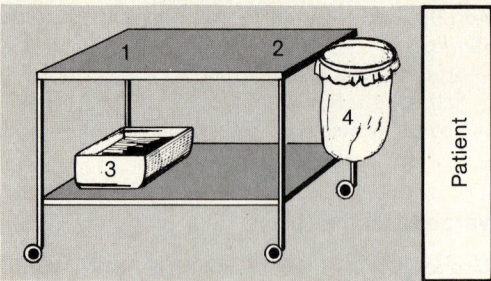

Abb. 15.4   Verbandwagen. 1 und 2 Abstellfläche oder Arbeitsfläche, 3 Schale mit Desinfektionslösung für die gebrauchten Instrumente, 4 in Ring eingeklemmter Plastiksack für das gebrauchte Verbandmaterial (der Sack muß nach jedem Verbandwechsel geschlossen in den Abwurfsack gegeben werden).

15.4.2. Grundsätzliches für alle Verbandwechsel

Wohlbefinden – Sicherheit – Wirksamkeit – Wirtschaftlichkeit

Wohlbefinden ermöglichen:
- umfassende Information, so daß der Kranke versteht, was gemacht wird, und er sich entsprechend verhalten kann;
- Schutz der Intimsphäre in bezug auf Abdekken des Körpers, Sprechen über die Wunde usw.;
- Erleichterung durch saubere Wunde, bestmögliche Bewegungsfreiheit durch korrekt angelegten Verband.

Sicherheit gewährleisten:
- korrekte und sichere Verbandtechnik,
- Wahren der Asepsis und der Krankenhaushygiene (Kap. 10).

Wirksamkeit unterstützen:
- Beobachten des Wundgebietes und angepaßtes Handeln,
- korrekte Anwendung der therapeutischen Maßnahmen,
- klare Berichterstattung mündlich und schriftlich.

Wirtschaftlichkeit berücksichtigen:
- überlegtes Arbeiten; grundsätzlich gilt: möglichst wenig Material kontaminieren, um möglichst wenig dekontaminieren zu müssen; nur soviel Material wie nötig vorbereiten;
- gezielter, verantwortlicher Materialverbrauch.

Allgemeines Vorgehen beim Verbandwechsel

- Händehygiene überlegen:
  • Händedesinfektion S. 287.

- Handschuhe tragen, nach Bedarf wechseln.
- Benötigtes Material richten: vom Verbandwagen (der nicht ins Krankenzimmer gefahren wird) auf entsprechenden Boy; erforderliche Vorinformationen einholen.
- Plazierung der Gegenstände (Abb. 15.4):
  • Abfallsack patientennah (4),
  • nichtsterilisiertes Material patientennah (2) (Flaschen, Tuben, geschlossene Sets, Heftpflaster usw.),
  • sterilisiertes Material patientenfern (1),
  • gebrauchtes Material in Desinfektionsbekken unten (3).
- Die Arbeitsfläche (Boy, ausgezogener Nachttisch) immer neben der Pflegeperson, nie hinter ihr.
- Informieren des Patienten, je nach Situation.
- Fenster schließen (kein Durchzug), störende Gegenstände wegstellen (Blumen u. ä.).
- Patient in die richtige Lage bringen, vor Zuschauern schützen; Bett auf Arbeitshöhe stellen, Patient soweit nötig abdecken.
- Hände waschen, bei septischen oder heiklen Wunden Mundschutz tragen.
- Material fertig vorbereiten, zuerst die nichtsterilisierten, dann die sterilisierten Gegenstände (Abb. 15.5).
- Wundbehandlung s. unter Vorgehen. Grundsätzlich gilt:
  • trockene Wunde trocken verbinden,
  • feuchte Wunde feucht verbinden.
- Gebrauchtes Material sofort entsorgen:
  • Instrumente in Desinfektionslösung einlegen,
  • Verbandmaterial in Abwurfsack,
  • äußere Verbände wie elastische Binden zur Wiederaufbereitung aussortieren,
  • Verbandwagen mit Desinfektionsmittel abwaschen.

Beachte

Zur Wunddesinfektion:
- *Aseptische* Wunden:
  • gut benetzen mit Desinfektionsmittel,
  • mit Tupfer nur einmal über dieselbe Stelle wischen (mindestens 3 Tupfer brauchen),
  • von der Wunde nach außen, d. h. von innen nach außen desinfizieren.
- *Sezernierende* Wunden:
  • Sekret mit desinfektionsmittelgetränktem Tupfer sorgfältig abtragen.
  • Rest wie oben.

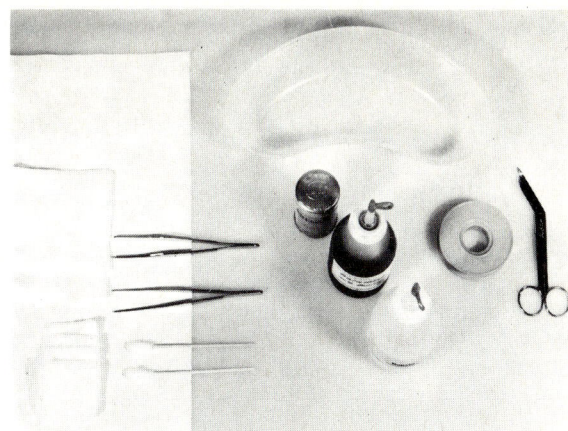

Abb. 15.**5** Verbandwechsel bei aseptischer Wunde. Das sterilisierte Material liegt auf einer sterilisierten Unterlage. Alles übrige Material steht daneben.

15.4.3. Verbandwechsel bei aseptischen Wunden

Situation einschätzen (in bezug auf den Kranken als Person, die Wunde, auf das zur Verfügung stehende Material, die Umgebung) und entsprechende *Vorbereitungen* treffen.

Gegenstände

- 2 anatomische Pinzetten, sterilisiert;
- 4-6 Tupfer, 2-3 Kompressen, sterilisiert;
- Benzin, Hautdesinfektionsmittel;
- Verbandschere, Pflaster;
- sterilisierte Handschuhe, evtl. Gesichtsmaske;
- Abwurfsack, Schale (s. Abb. 15.**4**).

Durchführung

- Grundsätze wie oben beachten!
- Hände desinfizieren (evtl. Gesichtsmaske anziehen).
- Gegenstände richten (Abb. 15.**5**), Abwurfsack aufs Bett legen.
- Einweghandschuhe anziehen.
- Verband bis auf unterste Gaze entfernen (Heftpflaster mit Benzin lösen).
- Verband und Handschuhe in den Abwurfsack werfen.
- Unterste Gaze mit Pinzette entfernen.
- Mit neuer Pinzette und Tupfer Wunde von innen nach außen reinigen und desinfizieren.
- Neuen Verband mit derselben Pinzette auflegen.
- Oberste Gaze von Hand auflegen und fixieren (Gaze nur an einer Ecke anfassen!).
- Patienten zudecken und in die gewünschte Lage bringen.

Aufräumen

- Plastiksack zuknüpfen und in den Abwurfsack bringen.
- Instrumente und übriges Material nach Vorschrift der Krankenhaushygiene behandeln.

15.4.4. Fäden/Klammern entfernen

Vorbereiten und Verband wie oben.

Für Fäden

Zusätzliches sterilisiertes Material:
- Pinzette und Fadenschere oder
- Pinzette und Fadenklinge oder
- Pinzette und spitzes Skalpell für tiefsitzende, verwachsene Nähte.

Vorgehen:
- Faden mit Pinzette am Knoten hochziehen und ein Fadenteil knotennah durchtrennen (Abb. 15.**6**).
- Abgeschnittenen Faden in Wundnähe auf Gaze ablegen → Abwurfsack.

Für Klammern

Zusätzliches sterilisiertes Material:
- Klammerentferner oder
- spezielle Klammerpinzette.

Vorgehen:
- *Wachenfeldt-Klammern* (Abb. 15.**7 a**): aufstehende Enden mit Klammerpinzette zusammendrücken;
- *Michel-Klammern* (Abb. 15.**7 b**): in der Mitte mit Klammerzange fassen und zusammendrücken.

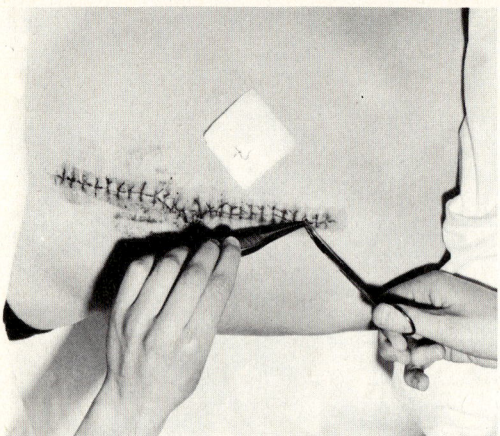

Abb. 15.**6**   Entfernung der Fäden.

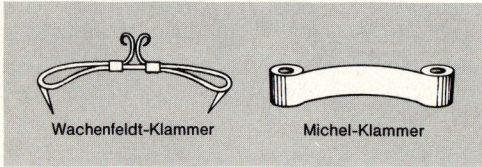

Wachenfeldt-Klammer   Michel-Klammer

Abb. 15.**7**   Wundklammern.

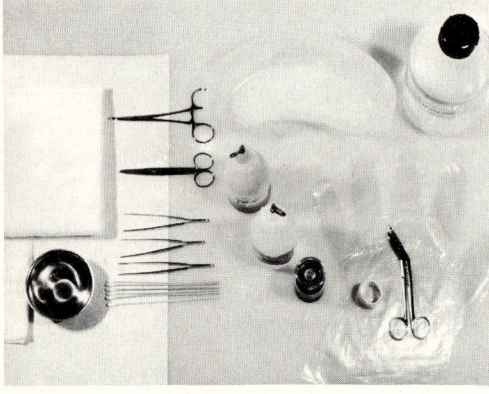

Abb. 15.**8**   Vorbereitete Fläche für den Verbandwechsel bei septischer Wunde.

15.4.5. Verbandwechsel bei septischen Wunden

Situation einschätzen und entsprechende *Vorbereitungen* treffen, Material und Instrumente richten, Bettschutz bereitlegen.

Durchführung

- Grundsätze wie S. 382.
- Hände desinfizieren, Schutzkittel und Gesichtsmaske anziehen.
- Gegenstände richten (Abb. 15.**8**).
- Handschuhe anziehen.
- Verband bis auf unterste Gaze entfernen, in Abwurfsack legen.
- Handschuhe wechseln (neue anziehen).
- Unterste Gaze (Mêche) mit Pinzette entfernen und wegwerfen.
- Mit neuer Pinzette und Tupfer Wunde von außen nach innen reinigen und desinfizieren. Pinzette und Handschuhe weglegen.
- Verband mit neuer Pinzette auflegen.
- Oberste Gaze mit der sauberen Hand auflegen und fixieren (Gaze nur an einer Ecke anfassen!).
- Patienten zudecken und in die gewünschte Lage bringen.

Aufräumen

- Plastiksack zuknüpfen und in den Abwurfsack bringen.
- Instrumente und übriges Material nach Hygienevorschrift behandeln.
- Gebrauchte Gegenstände gründlich desinfizieren, angebrochene Packungen nicht zurückstellen.

15.4.6. Drains mobilisieren (kürzen)

Vorbereitung und Verband wie oben.
Zusätzliche sterilisierte Gegenstände:
- 1 Schere, Sicherheitsnadeln;
- 2 eingeschnittene Kompressen oder Adhäsivbeutel;
- 1 Paar Handschuhe.

Durchführung

- Verband entfernen wie oben.
- Drain mit Pinzette soweit als nötig herausziehen.
- Wundgebiet mit Pinzette und Tupfer reinigen und desinfizieren.
- Pinzette in Schale legen.
- Handschuhe anziehen.
- Neue Sicherheitsnadel ca. ½ cm oberhalb des Wundrandes befestigen.
- Drain 2–3 cm oberhalb der Wunde abschneiden.
- Schere in Schale legen, Handschuhe ausziehen, →Abwurfsack.

- Mit neuer Pinzette Wunde desinfizieren.
- Eingeschnittene Kompresse zwischen Wunde und Sicherheitsnadel legen *oder* Adhäsivbeutel aufkleben (s. unten).
- Wunde abdecken und aufräumen wie oben.

15.4.7. Wechseln des Adhäsivbeutels bei Drainage

Situationseinschätzung und Vorbereitung wie S. 382 bzw. 384.
Zusätzliches sterilisiertes Material:
- Adhäsivbeutel (z. B. Coloplast);
- anatomische Pinzette, Schere;
- Watteträger;
- Bettschutz, Schale.

Durchführung

- Verband entfernen wie oben.
- Beutel sorgfältig entfernen, in die Schale legen.
- Mit Pinzette und Tupfer die Haut reinigen.
- Mit Benzin den Klebstoff entfernen.
- Umgebung des Drains desinfizieren (z. B. mittels Watteträger und Mercurochrom), gut antrocknen lassen, evtl. fönen.
- Beutel aus der Verpackung nehmen.
- Wenn nötig mit sterilisierter Schere die Öffnung dem Drain entsprechend vergrößern.
- Beutel sorgfältig auf die Haut legen und gut andrücken.
- Verband fertig machen.

15.4.8. Wundspülung, Wundbehandlung

Vorbereitung und Verband wie S. 384.
Zusätzliches sterilisiertes Material (Abb. 15.9):
- 20-ml-Einwegspritze;
- Knopfkanüle oder feiner Katheter;
- Gefäß für/und Spüllösung;
- Wirksubstanz (S. 378 f.);
- Handschuhe, Bettschutz, Schale.

Spülen

- Spülflüssigkeit in sterilisiertem Gefäß richten.
- Nierenschale auf Bettschutz in Wundhöhe stellen.
- Spülflüssigkeit in Spritze aufziehen.
- Knopfsonde oder Katheter sorgfältig in die Wunde (Wundtaschen) einführen.
- Spülen nach Bedarf.
- Nach dem Spülen Wundumgebung sorgfältig säubern und trocknen (Handschuhe wechseln oder ohne Handschuhe mit Pinzette weiterarbeiten).
- Wundränder desinfizieren, antrocknen lassen (evtl. fönen).
- *Wundbehandlung* applizieren (S. 378 f.).
- Kompresse auflegen, fixieren.

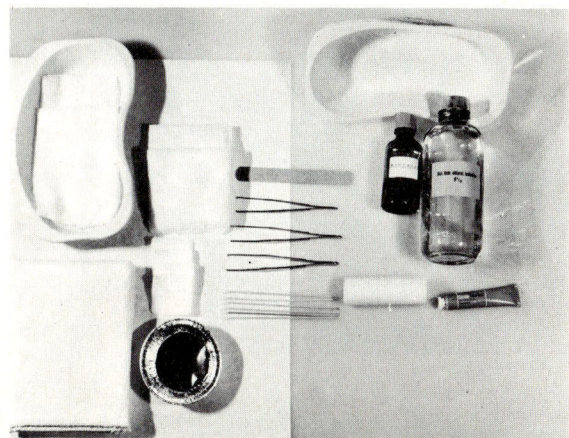

Abb. 15.**9**   Vorbereitete Fläche für den Verbandwechsel, exemplarisch bei Ulcus cruris in der Säuberungsphase. Instrumente, Verbandmaterial, Kochsalzlösung, Öl und Salbe zum Schutz der umgebenden Haut und der Wundränder, Schalen für die Lösungen.

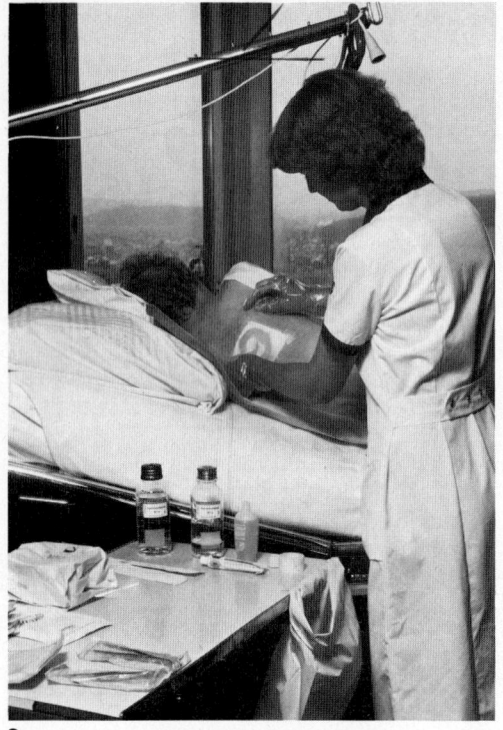

a

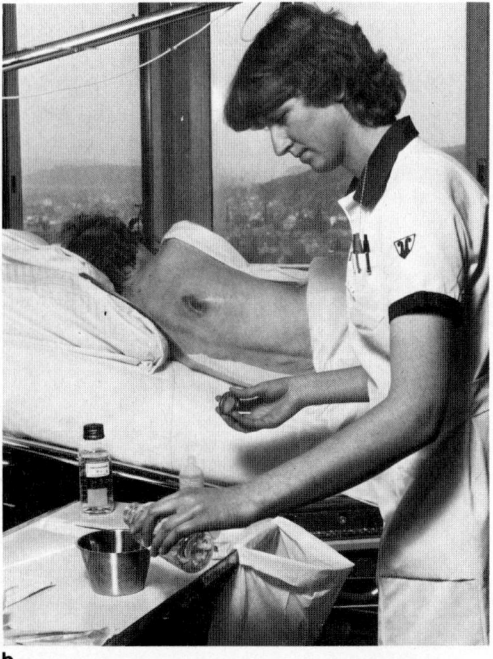

b

15.4.9. Verbandwechsel: Funktionspflege oder Beziehungspflege?

Ob die Wundbehandlung (Verband anlegen oder wechseln) eine isolierte Maßnahme bleibt, also Funktionspflege ist, oder integraler Teil einer ganzheitlichen Pflege, hängt weitgehend von der Art und Weise der Durchführung der Behandlung ab. Sie kann technisch-korrekt, rein objekt-bezogen vorgenommen werden oder in *bewußter Zuwendung zum Patienten* geschehen. Wenn letzteres geschieht, wird der Verbandwechsel (wie es jede andere Maßnahme der Behandlungspflege auch sein kann) in der Geste der Zuwendung zur helfend-heilenden Pflege wie auch zum integralen Teil einer persongerechten Pflegeplanung.

Abb. 15.**10a–b**   Verbandwechsel. **a** Stellung von vorbereiteter Arbeitsfläche zu Bett/Patient: links sterilisierte Gegenstände, rechts nichtsterilisierte. Entfernung des Verbandes. **b** Der Verband ist entfernt. Vorbereitungen zum Anlegen des neuen Verbandes.

15.5. Beurteilung von Wissen und Können in der Pflege

Übung

Überprüfen Sie in der Praxis (möglichst in Zusammenarbeit mit einer erfahrenen Pflegeperson) einen Verbandwechsel und reflektieren Sie Ihr Tun:

- Studieren Sie die Pflegeplanung für den Patienten, und beurteilen Sie den Stellenwert der Wundbehandlung sowohl objektiv als auch subjektiv.
- Planen Sie die Vorbereitung und überlegen Sie dabei
  - die Situation des Kranken, seine Bedürfnisse, Wünsche, Ängste;
  - die Situation der Wunde und die entsprechenden Materialien usw.
- Reflektieren Sie nach der Pflegehandlung, und beurteilen Sie Ihr Tun: War es Funktions- oder Beziehungspflege?

Weiterführende Literatur

Fries, M., u.a.: Der Verbandwechsel. Ein Unterrichtsmittel. RECOM, Basel 1986

Köhnlein, E., E. Müller, H.D. Seitz: Spezielle Methoden in der Behandlungspflege. Urban & Schwarzenberg, München 1981

Most, E., D. Havemann: Kompendium der Verbandlehre, Thieme, Stuttgart 1984

Reifferscheid, M., S. Weller: Chirurgie, 7. Aufl. (Kapitel: Die Lehre von der Wunde.) Thieme, Stuttgart 1986

Rütten, L.: Der elastische Klebeverband. Enke, Stuttgart 1981

Stenger, E.: Verbandlehre, 4. Aufl. Urban & Schwarzenberg, München 1985

16. Injektionen

Sequenzziel/Intention

Ziel dieses Kapitels ist es, Ihnen als angehender(m) Schwester/Pfleger das grundlegende Wissen anzubieten, damit Sie eine fachlich einwandfreie und sichere Handhabung der Injektionstechnik einüben können. Sie wissen, wofür Sie kompetent und verantwortlich bzw. durch Ihre Ausbildung befähigt und zuständig sind. Sie kennen die Abgrenzung zur ärztlichen Tätigkeit und sind daher in der Lage, Eigen- und Fremdverantwortung abzugrenzen.

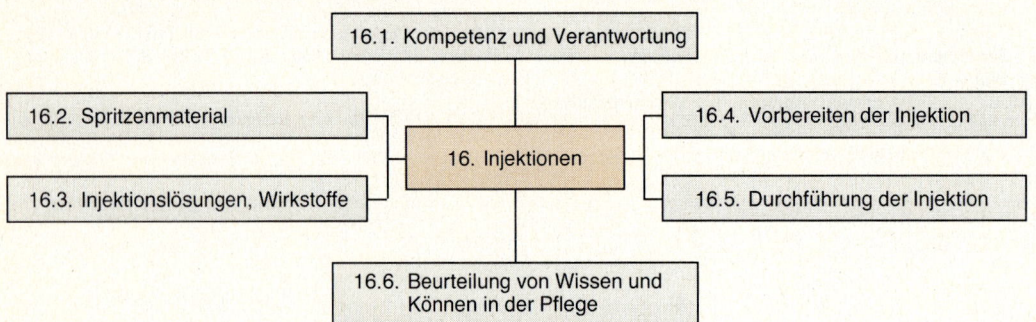

Prinzipien/Impulse

- Für den *Organismus* bedeutet Injektion: Verletzung der Haut, Eindringen einer Hohlnadel ins Gewebe oder in ein Hohlorgan (Venen, Arterien), Entgegennehmen und Verarbeiten von körperfremden Stoffen.
- Die *menschliche Person* wünscht und/oder fürchtet die Injektion. Als Verletzung (Eindringen der Kanüle) löst sie Angst und Furcht aus, als therapeutische Maßnahme weckt sie Hoffnung und ist u. U. Träger der Heilung (Wirksubstanz).
- *Involvierte Umwelt* sind die gebrauchten Dinge (Spritzen, Kanülen), die, wenn sie Träger von Krankheitskeimen sind, zur Gefahrenquelle werden.

16.1. Kompetenz und Verantwortung

Injektionen sind Teil des Behandlungsplans. Der Arzt führt die Injektion selber durch oder ordnet sie an. Bei der Anordnung handelt es sich um rein diagnostische oder therapeutische Entscheidungen, sie ist daher immer *Arztsache*. Die Durchführung der Verabreichung einer Injektion, also der Einstich und das Geben der Spritze, sind dagegen *keine* therapeutischen oder diagnostischen Maßnahmen, sondern eine *Technik* (Handhabung, Handfertigkeit). Damit ist die rechtliche Regelung gegeben: Krankenschwestern und -pfleger sind grundsätzlich berechtigt, Injektionen zu applizieren, wenn sie sich das notwendige Wissen und Können (Kompetenz) erworben haben und wenn eine eindeutige, schriftliche Arztverordnung vorliegt. Das Erlernen der Injektionstechnik gehört zum Ausbildungsplan. Praktisch bedeutet das, daß die Pflegeperson während ihrer Ausbildungszeit die Durchführung einer einwandfreien und sicheren Injektionstechnik lernt, und zwar in bezug auf die intramuskuläre (i. m.) und subkutane (s. c.) Injektion, vielerorts auch für die intrakutane (i. c.) und intravenöse (i. v.) Applikation. Für die i. m., s. c. und i. c. Injektion ist die Pflegeperson kraft ihrer Ausbildung *kompetent*. Sie ist daher auch voll verantwortlich. Lernende dürfen erst dann Injektionen vornehmen, wenn sie von ihren zuständigen Vorgesetzten die Zustimmung (wenn möglich schriftlich) erhalten haben. Die Entscheidung, ob die Durchführung einer intravenösen Injektion immer vom Arzt vorgenommen oder ob sie an qualifizierte Pflegekräfte delegiert werden soll, entscheidet in der Regel der Chefarzt gemeinsam mit der Leiterin des Pflegedienstes. Die Weisungen sollen schriftlich festgehalten und jederzeit einsehbar sein. Intraarterielle Gefäßpunktionen bleiben immer dem Arzt vorbehalten (ärztlicher Eingriff). Aufgabe der Pflegenden ist dabei die Assistenz und die Überwachung des Kranken.

16.2. Spritzenmaterial

Das für eine Injektion notwendige Material sind in erster Linie die *Injektionsspritze* und die *Kanüle*. Sie müssen sterilisiert und keimundurchlässig verpackt sein.

16.2.1. Injektionsspritzen

Gebräuchlichste Spritzenmodelle

– *Rekord-* oder *Luer-Injektionsspritzen* (Abb. 16.**1a**). Sie bestehen aus Glaszylinderteil und Kolbenteil mit Kolben (Stempel aus Metall).
– *Standard-Injektionsspritze* (Abb. 16.**1b**). Sie ist in ihren Teilen voll austauschbar: Glaszylinder, Hülse, Kegelschaft (Konus), Kolbenstange mit Kolben und Abschlußring (Baukastensystem).
– *Einmal-Injektionsspritzen* (Abb. 16.**1c**) als zweiteilige Standardspritze. Die Führungsschienen für den Kolben werden beim Aufziehen, wenn man sie mit den Fingern berührt, unsteril. Beim zweimaligen Aufziehen (Auflösung aus Stechampulle) ist daher äußerste Sorgfalt notwendig, damit die Sterilität gewahrt bleibt.

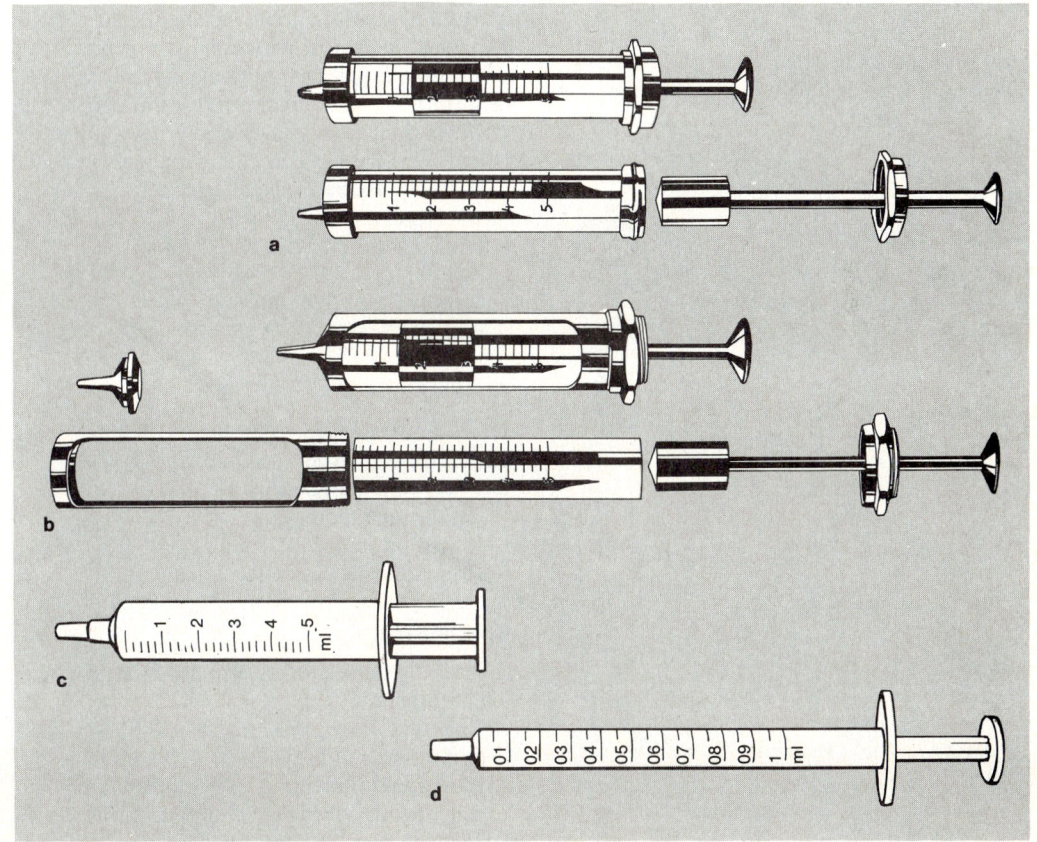

Abb. 16.**1a–d**   Injektionsspritzen. **a** Rekordspritze, in Einzelteile zerlegbar. **b** Standardspritze, vollaustauschbare Teile. **c** Einmalspritze, in 2 Teile zerlegbar. **d** Tuberkulinspritze.

- *Insulin-* und *Tuberkulin-Injektionsspritzen* mit spezieller Graduierung (ml/U = Einheiten) oder als langes Modell mit Millilitereinteilung (Abb. 16.1 d).
- *Spezialspritzen*. Wie der Name aussagt, handelt es sich dabei um Spezialanfertigungen, die z. B. als Ohren- oder Augenspritzen, Blutsenkungsspritzen, Saugspritzen, Wund-, Klistier- und Blasenspritzen u. a. zur Anwendung kommen. Sie sind als Einmalspritzen oder im Baukastensystem erhältlich. Das Besondere betrifft das Fassungsvermögen und die Ansätze.

Ansatz (Kegelschaft, Konus)

Die meisten Spritzen gibt es je nach Ausführung mit unterschiedlichen Ansätzen, wie z. B. Luer, Rekord, Luer-Lock. Wichtig dabei ist, daß dieser sog. männliche Teil zum entsprechend weiblichen, der Kegelhülse (z. B. der Kanüle), paßt = *Kegelverbindung* (Abb. 16.2). Der Ansatz ist meist in der Mitte (zentrisch), der Loeb-Ansatz ist seitlich.

Der *Luer-Ansatz* gewährleistet durch seine größere Auflagefläche einen festeren Kanülensitz. Aus diesem Grunde haben die meisten Krankenhäuser von Rekord- auf Luer-Ansatz umgestellt. Das *Luer-Lock-System* bietet zusätzlich Sicherheit durch eine feste Verschraubung der Kanüle am Konus. Durch eine spezielle Herstellungstechnik ist das Lock-Gewinde besonders stark ausgeprägt und hält so die Kanüle sicher fest (wichtig bei zentral liegendem Venenkatheter, S. 416f.).

Ob Metall-Glas- oder Einmal-Injektionsspritzen gebraucht werden, hängt vom Versorgungs- und Entsorgungssystem eines Krankenhauses ab. Die modernen Einmalspritzen sind in ihrer Ausführung den traditionellen ebenbürtig. Folgende Kriterien müssen an eine Spritze gestellt werden:
- gute, zuverlässige Dichtigkeit;
- leichtes, ruckfreies Gleiten des Kolbens;
- präzise Graduierung, gute Ablesbarkeit;
- zuverlässige Arretierung.

16.2.2. Injektionskanülen

Injektionskanülen sind Hohlnadeln, bestehend aus *Kanülenschaft* in unterschiedlicher Länge, der meist auch die Spitzenlänge entspricht; es gibt normale *Spitzen* (intramuskulär), kurze Spitzen (intravenös), extrakurze (intrakutan). Die Größen sind nach teilweise internationalen Tabellen (Konversionstabelle genannt) genormt und durch Farben gekennzeichnet (∅ mm/L mm = Durchmesser/Länge):
- kürzeste Kanüle: 0,30 mm/3 mm;
- Kanüle für s. c., i. c.: 0,45/13;
- Kanüle für i. v.: 07/25;
- Kanüle für i. m.: 07/32–09/38 usw.

Kanülenansatz

Der Kanülenansatz (Kegelhülse, Konus) muß zur Spitze passen (s. oben und Abb. 16.2).
Die Auswahl der Kanüle ist abhängig von der
- Art der Injektion,
- Konstitution des Patienten,
- Konsistenz der Injektionslösung.

Kanülentypen

- Pravaz- oder Platinkanülen aus Stahl zur Wiederaufbereitung;
- Einwegkanülen, bestehend aus Stahlschaft und farbigem Plastikansatz (Abb. 16.3 a);
- Punktionskanülen mit eingeschliffenem Mandrin oder anderen Vorrichtungen (s. bei der jeweiligen Biopsie oder Punktion);
- Verweilkanülen für die Venen (S. 412).

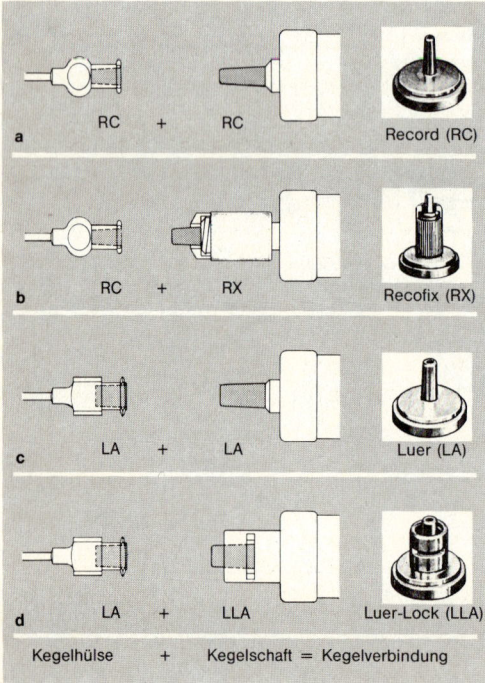

RC + RC   Record (RC)   a

RC + RX   Recofix (RX)   b

LA + LA   Luer (LA)   c

LA + LLA   Luer-Lock (LLA)   d

Kegelhülse + Kegelschaft = Kegelverbindung

Abb. 16.2 Kegelhülse und Kegelschaft müssen zusammenpassen. **a–d** Mögliche Kombinationen.

16.2.3. Zwischenstücke, Ansätze

Das Angebot ist groß und entspricht den verschiedenen Spritzenmodellen und dem Bedarf. Erhältlich sind u.a.:
- Spritzenverschlüsse (Abb. 16.3b),
- Kanülendeckel,
- Kanülenansätze, z.B. als Verbindungsstücke RC/LA (Abb. 16.3c) oder als Durchflußhahn, Dreiwegehahn usw.

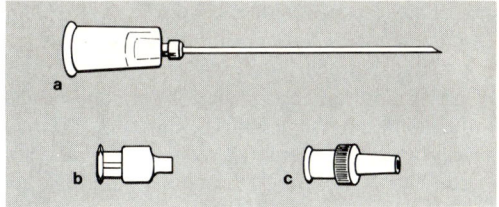

Abb. 16.3 **a** Kanüle 09/38 (∅ mm/L mm), **b** Spritzenverschluß, **c** Zwischenstück (z.B. RC → LA).

16.2.4. Spritzentablett

Es enthält die für eine Injektion notwendigen Gegenstände:
- Einmaltupfer und Feindesinfektionsmittel oder/und
- Fertigtupfer (Steri-swab, Skin-Cleanser),
- Spritze, Kanüle, Aufziehkanüle,
- Ampullenfeile,
- Injektionslösung;
zusätzlich für die i.v. Injektion:
- Stauschlauch, Schnellverband.

16.3. Injektionslösungen, Wirkstoffe

Von Injektionslösungen spricht man bei Mengen bis zu 20 ml. Größere Mengen werden als Infusionen (S. 408 ff.) bezeichnet.

Die injizierbare Arzneimittelform bietet gegenüber der äußeren (oralen, rektalen) wesentliche Vorteile:
- Wirkungseintritt, -dauer und Lokalisation lassen sich durch die Wahl des Injektionsortes beeinflussen.
- Der Magen-Darm-Trakt kann umgangen werden, was bei Stoffen, die dort inaktiviert (z.B. Insulin), unvollständig und/oder unkontrolliert resorbiert bzw. nicht aufgenommen würden oder nicht verabreicht werden könnten (z.B. bei Bewußtlosigkeit) eine große Rolle spielt.
- Bei spezieller Bearbeitung der Wirkstoffe kann eine Depotwirkung erzielt werden, die bei oraler Verabreichung unmöglich ist.

Voraussetzungen

Für Injektionen (und Infusionen) gilt, was für die Arzneistoffe bezüglich Wirkung und Nebenwirkung allgemein gesagt wurde (S. 306). Dazu kommt, daß

- der Wirkstoff absolut steril, d.h. frei von Schwebestoffen und Keimen sein muß;
- der vorgeschriebene Applikationsweg (z.B. nur i.v., nur i.m. eingehalten wird und
- eine schriftliche Arztverordnung (Menge, Applikationsart) vorliegen muß.

Nebenwirkungen (Injektionszwischenfälle) treten bei korrekter Einhaltung der Vorschriften relativ selten auf. Eine lokale Unverträglichkeit führt zu Gewebeschädigung (aseptische Nekrose), eine allgemeine Unverträglichkeit entspricht der auf S. 307 besprochenen Reaktion.

Aufbewahrung

Die Aufbewahrung von Injektionsstoffen geschieht in
- *Glasampullen*. Sie enthalten eine Einzeldosis. Eine Einengung am untern Teil des Ampullenhalses ermöglicht das Aufsägen (mit Ampullenfeile oder mittels Cupfix-Gerät) bzw. das Aufbrechen der Ampulle.
- *Manolen* sind Ampullen mit einer Kanüle. Sie können direkt in ein Spritzengestell gelegt werden (z.B. Zahnarztspritzen).
- *Spritzampullen* enthalten die spritzfertige Lösung in einem Einmalbehälter, der mit Stempel und Kanüle versehen ist (z.B. Terravenös-Steraject, Heparin).
- *Trockenampullen* enthalten Trockensubstanzen, die erst unmittelbar vor Gebrauch gelöst werden dürfen, weil die Lösung instabil ist (z.B. Refobacin-L). Sie sind auch als Zweikammerampullen im Handel.
- *Zweikammerspritzen* sind Spritzen, die in zwei hintereinander geschalteten Kammern Wirkstoff bzw. Lösungsmittel enthalten. Bei Stempeldruck vermischen sich die beiden und die Spritze ist injektionsfertig.
- *Stechampullen/Injektionsflaschen* gestatten die mehrmalige (höchstens 10malige) Entnahme von Einzeldosierungen (z.B. Insulin). Die

Flasche ist mit einem Gummistopfen verschlossen. Ein gebördelter Aluring gewährleistet den sicheren Verschluß.

Vor Entnahme muß die Gummioberfläche desinfiziert werden, auch ist darauf zu achten, daß die Entnahmenadel nicht zu dick ist, um den Stopfen nicht zu beschädigen. *Angebrochene Ampullen* günstigerweise im Kühlschrank aufbewahren. Datum der 1. Entnahme vermerken.

– *Infusionsflaschen* entsprechen den Injektionsflaschen, außer daß sie größer sind (bis 1000 ml). Infusionslösungen kommen häufiger in Plastikbeuteln oder -flaschen in den Handel (Infusionen S. 408 f.).

16.4. Vorbereiten der Injektion

Überprüfen des Medikamentes

Es gilt alles, was auf S. 503 ff. gesagt wurde (5-R-Regel einhalten!).

Aufziehen der Injektionslösung

– Sorgfältige Händedesinfektion;
– alle Gegenstände bereitstellen (S. 391).
– Ampulle öffnen:
  • auffeilen und/oder aufbrechen (Glasampulle),
  • Gummistopfen desinfizieren (Stechampulle).
– Spritze aus der Verpackung nehmen, Aufziehkanüle daraufstecken.
– Injektionslösung in die Spritze saugen:
  • aus der Glasampulle aufziehen (Abb. 16.4).
  • Trockenampullen: Lösungsmittel aufziehen und in die Trockensubstanz geben →vollständige Auflösung abwarten (Stechampul-

len kippen, nicht schütteln)→Mischung aufziehen.
• *Stechampullen:* Soviel Luft in die Spritze ziehen, wie Lösung zu entnehmen ist →Luft in die Ampulle spritzen→Injektionsflaschen mit der Verschlußkappe schräg nach unten halten→gewünschte Menge aufziehen.
• *Mischspritzen* (Mischen von zwei verschiedenen Medikamenten in einer Spritze) dürfen nur nach ausdrücklicher Verordnung des Arztes und bei absolut sicherer Beherrschung der Aufziehtechnik vorgenommen werden.
– Aufziehkanüle entfernen und Injektionskanüle fest auf dem Konus befestigen.

Vorbereiten des Kranken

– *Information* je nach Situation. Es gibt keine Regeln, da jeder Mensch andere Erwartungen und/oder Befürchtungen hat. Je besser man den Kranken kennt und um seine Lage weiß, desto besser werden wir erspüren, was er braucht.
– Die *Lagerung* entspricht der Injektionsart und dem Befinden des Kranken (liegend, sitzend).
– *Schmerzen* bzw. Schmerzempfindungen sind individuell (S. 351).
  Auslöser sind:
  • der *Stich* durch die Haut (objektiv kaum wahrnehmbar),
  • der *lokale Reiz* durch das Medikament, z. B. bei gewebsunfreundlichen Stoffen (z. B. Vitamine, Impfstoffe) oder bei größeren, muskelzellgewebeverdrängenden Mengen.
  Schmerzvermindernd sind:
  • Desinfektionsmittel antrocknen lassen, damit es nicht in den Stichkanal gelangt (löst Brennen aus).

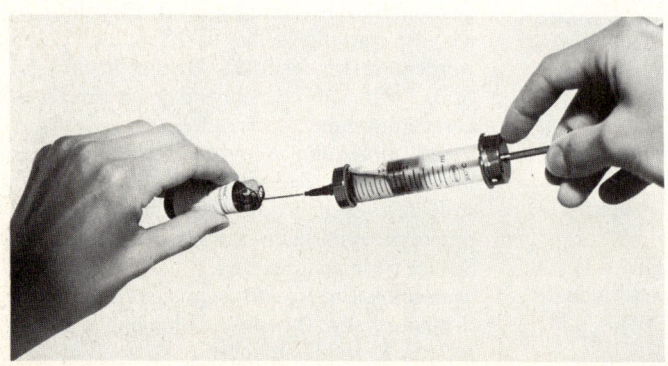

Abb. 16.**4**   Aufziehen des Medikaments aus der Glasampulle.

- Medikamente körperwarm injizieren (Ampullen aus dem Kühlschrank in der Hand erwärmen).
- Injektion größerer Mengen langsam vornehmen.
- Bestimmten Körperkontakt herstellen: die Injektionsstelle nicht „zaghaft anfassen", sondern *in die Hand nehmen* und während der Injektion einen sanften Druck ausüben.

16.5. Durchführung der Injektion

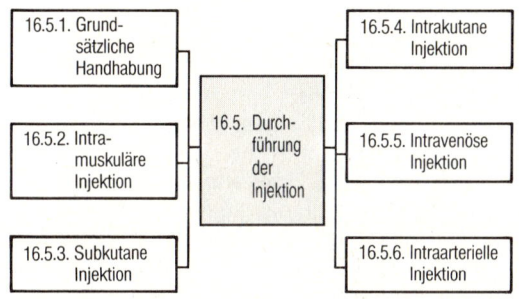

16.5.1. Grundsätzliche Handhabung

→Kontakt mit dem Kranken aufnehmen/Situation einschätzen, sich entsprechend verhalten.
→Hautstelle desinfizieren.
→Haut spannen, oder Hautfalte abheben, je nach Injektionsart.
→Kanüle einstechen, sich vergewissern, daß sie richtig liegt.
→Stempel zurückziehen, beobachten auf aspiriertes Blut = Aspirationsversuch (Blut ist nur bei der Injektion in Gefäße erlaubt).
→Injektionslösung sorgfältig verabreichen. Den Kranken *gut beobachten.*
→Kanüle entfernen (Spritze und Kanülenansatz festhalten).
→Mit Tupfer Stichkanal verschließen: Kreisbewegungen bei Injektion ins Gewebe, Kompressionsdruck nach Gefäßpunktion.
→Sichtkontakt zum Kranken herstellen, Befinden ablesen, Bedürfnisse zu erkennen suchen.
→Gebrauchtes Material sorgfältig entsorgen:
- Kanülen in die Schutzhülle zurückstecken und in Spezialbehälter abwerfen (z.B. in leere Infusionsflaschen)→Schutz vor Verletzung→Schutz vor Serumhepatitis, AIDS.
- Spritzen in Desinfektionslösung zur Aufbereitung, Einmalspritzen in Abwurfsack geben.

- Tablett und Flasche mit Desinfektionsmittel (eventuell Stauschlauch) desinfizieren.
→Verabreichte Injektion protokollieren (Zeit, Dosis, Verabreichungsart, Reaktion des Patienten).

Die meisten Injektionen werden intramuskulär verabreicht. Erfahrungsgemäß stehen die intravenösen an zweiter Stelle. Subkutane und intrakutane Injektion sind seltener.

16.5.2. Intramuskuläre Injektion

Die Resorptions- und Zirkulationsgeschwindigkeit in der Muskulatur ist abhängig von der Art des Lösungsmittels, der Konzentration und der Dosierung. Im Schnitt rechnet man mit 30–50 Minuten.

Applikationsorte

Die bevorzugten Einstichstellen sind:
- mittlerer Gesäßmuskel,
- Oberschenkelmuskel,
- Oberarmmuskel.

Kanülenwahl

Bei normalgewichtigen Menschen besteht nur ein geringer Unterschied der Gewebedicke, weshalb im allgemeinen eine 6 cm lange Kanüle benutzt werden kann. Bei adipösen Patienten muß die Stärke des Fettpolsters berücksichtigt werden, weshalb eine Länge von 8 cm benötigt wird, um sicher den Muskel zu erreichen (Abb. 16.5).

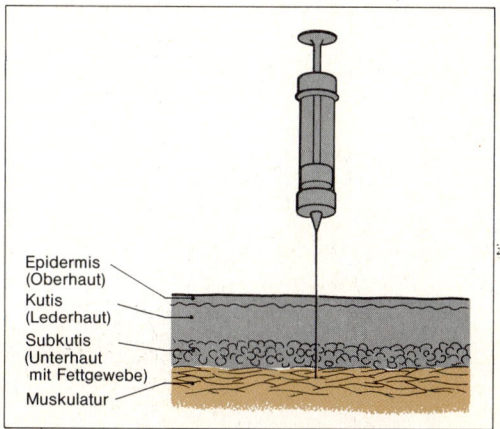

Abb. 16.5 Intramuskuläre Injektion. Einführen der Kanüle in einem Winkel von 90 Grad.

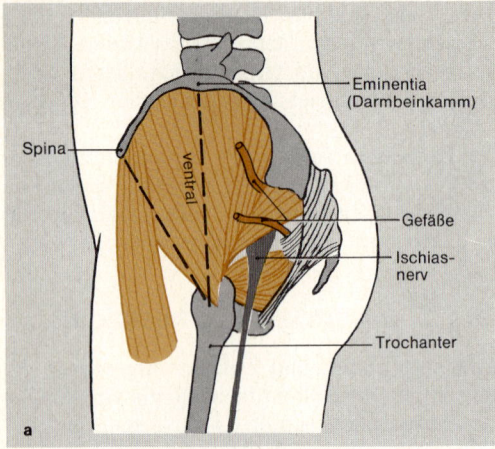

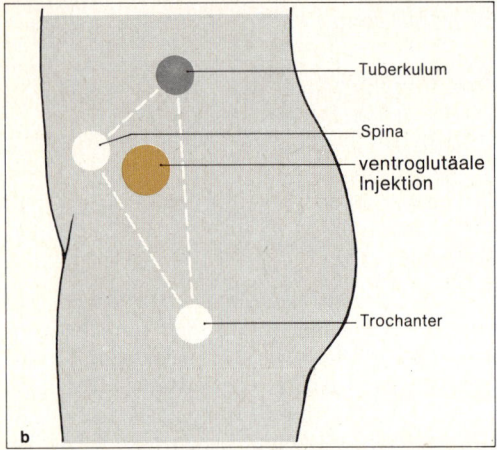

Abb. 16.6 **a** Gesäßmuskulatur nach Entfernung des großen Gesäßmuskels mit eingezeichnetem Dreieck: S, E, T (Spina, Eminentia, Trochanter). **b** Die drei Markierungspunkte und die Einstichstelle.

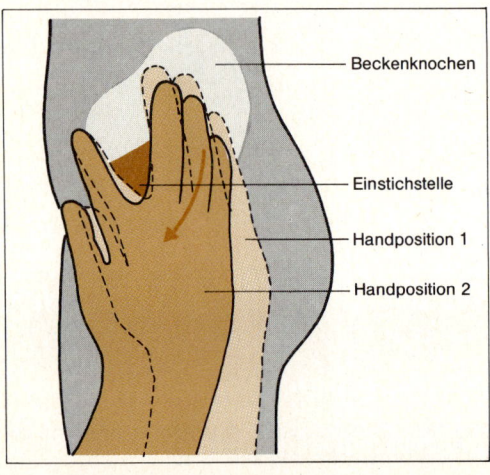

Ventroglutäale Injektion nach v. Hochstetter

Diese häufigste Einstichstelle für die intramuskuläre Injektion ergibt sich aus den idealen anatomischen Verhältnissen des Muskelgebietes, das sich zwischen drei Knochenhöckern, die normalerweise leicht getastet werden können, ausspannt = ventroglutäale Injektion (Abb. 16.6**a** u. **b**).

Durchführung

- Der Patient liegt möglichst flach auf der Seite, das obere Knie leicht angezogen, damit die Muskulatur entspannt ist.
- Abtasten der drei Knochenvorsprünge Spina-Eminentia-(Tuberculum-)Trochanter wie in Abb. 16.7 sichtbar.
- Damit der Handballen gut auf den Trochanter zu liegen kommt, ist die Hand auf der Achse der Spina um ca. 2 cm ventral zu verschieben.
- Die gespreizten Finger bilden mit dem Darmbeinkamm ein Dreieck, an dessen Spitze die Einstichstelle liegt. (Abb. 16.**8a**)
- Desinfektion der Einstichstelle (Abb. 16.**8b**) und Injektion senkrecht zur Körperachse in Richtung Bauchnabel, d. h. bauchwärts tief in den Glutäus-Muskel. (Abb. 16.**8c**)

Crista-Methode

Der Injektionsort entspricht der von Hochstetter bezeichneten Stelle, also die *seitlich-laterale* Partie des Gesäßes, nur das Abmessen wird anders gehandhabt. Es ist etwas einfacher und problemloser auf Kinder und Säuglinge zu übertragen.

Durchführung

- Der Patient dreht sich auf die Seite, sein Kopf soll links von uns zu liegen kommen.
- Die linke Hand in die Flanke (Taille) des Patienten legen so daß der Zeigefinger auf die Knochenleiste des Darmbeinkammes zu liegen kommt.
- Rechts vom Zeigefinger liegt das *Injektionsgebiet:*
  - beim Erwachsenen drei Finger breit unterhalb des Beckenkammes,

◄ Abb. 16.7 Handgriff zur ventroglutäalen Injektion nach v. Hochstetter. Abtasten der Knochenvorsprünge (1). Durch leichtes Abdrehen von ca. 2 cm kommt der Handballen auf den Trochanter zu liegen (2). Richtige Einstichstelle: unterer Teil des abgegrenzten Dreiecks.

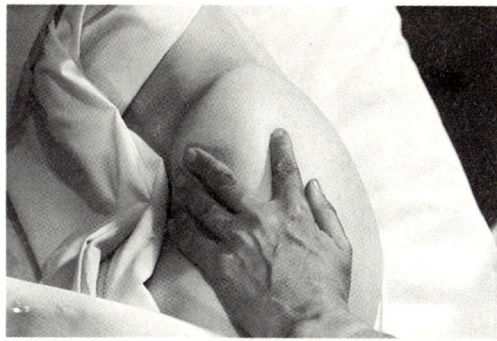

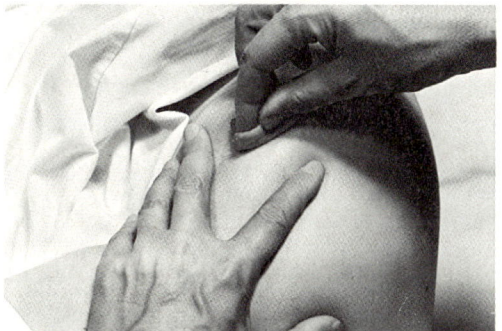

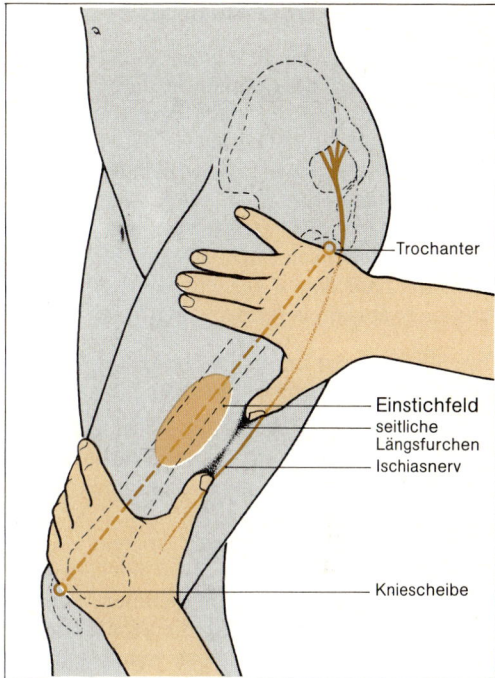

Abb. 16.**9**   Intramuskuläre Injektion. Einstichstelle in der Mitte des seitlichen Oberschenkels.

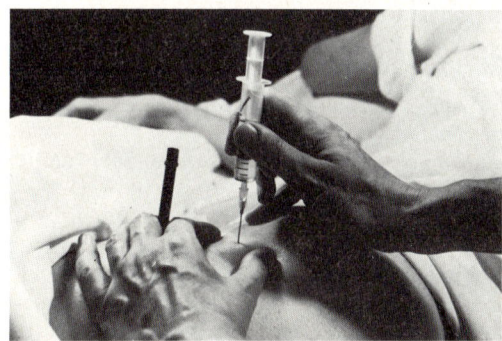

Abb. 16.**8 a–c**   Ausführung der ventroglutäalen Injektion. **a** Die Einstichstelle liegt zwischen den Fingern. **b** Desinfektion der Einstichstelle. **c** Einstich bauchwärts tief in den Muskel (mit freundlicher Genehmigung von RECOM, Basel).

- • bei Kindern zwei Finger breit,
- • bei Säuglingen ein Finger breit.
- • Grundsätzlich kann man pro 50 cm Körperlänge eine Fingerbreite rechnen (Durchschnittslänge beim Erwachsenen 150 cm = 3 Finger, Säugling 50 cm = 1 Finger).
- - Abmessen der Einstichstelle durch Auflegen der Finger.
- - Desinfektion und Einstich senkrecht zur Körperachse tief in den Glutäusmuskel (Nadel-

richtung nach kranial-lateral = oben-außen, Richtung Bauchnabel, wie oben).

Injektion in den Oberschenkelmuskel

Zur Injektion eignet sich das mittlere Drittel der Vorderseite, da der Ischiasnerv dorsal liegt (s. Abb. 16.**6 a**). Weil die großen Gefäße medial verlaufen, sticht man etwas lateral der Mittellinie (Bügelfalte) (Abb. 16.**9**).
Der Einstich erfolgt senkrecht in Richtung Femur.

> **Beachte**
> Das Bein darf nicht außenrotiert liegen, da sich dadurch die Injektionsrichtung verschiebt und Gefäße getroffen werden können.

Die Injektion in den Oberschenkel wird von vielen Patienten als schmerzhafter empfunden als die ventroglutäale Injektion, weshalb letztere häufiger zur Anwendung kommt.

Injektion in den Oberarmmuskel

Es eignet sich das obere mittlere Drittel Außenseite der Mediallinie (mediolateraler Anteil). Je nach Autor wird der M. deltoideus oder der M. biceps als günstigste Einstichstelle bezeichnet. Von großer Wichtigkeit ist die Kanülenführung, d.h., die Injektion muß so vorgenommen werden, daß der medial/lateral gelegene Gefäßnervenstamm nicht beeinträchtigt wird (Abb. 16.10). Auch hier muß darauf geachtet werden, daß der Arm nicht abgedreht (außenrotiert) wird.

Durchführung der intramuskulären Injektion in den Oberschenkel oder Oberarm

- Vorbereitung s. S. 392 f.
- Mit der linken Hand die aufgesuchte Injektionsstelle mit sanftem Druck umgreifen, dadurch wird
  - die Injektionsstelle leicht abgehoben, die Muskulatur entfernt sich von den in der Tiefe liegenden Nerven und Gefäßen;
  - die Haut wird gespannt, die „Schmerzempfindung" konzentriert sich auf den Handgriff, wodurch der Einstich häufig nicht empfunden wird.
- Mit der rechten Hand die Kanüle mit sanftem, raschen Druck einführen, jedoch nie ganz bis zum Ansatz (wenn sie bricht, bricht sie zwischen Kanülenansatz und -schaft).
- Aspirationsversuch vornehmen.
- Medikament sorgfältig injizieren. Klare, kleine Mengen können rasch, größere Mengen, vor allem ölige Medikamente, müssen langsam verabreicht werden. Dann
- Kanüle schnell herausziehen, Injektionsstelle sofort mit einem Tupfer abdecken. Mittels rotierender Bewegung wird das Injektionsdepot verteilt.

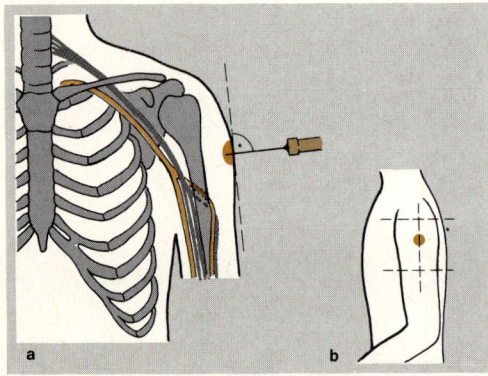

a   **b**

Abb. 16.**10 a–b**   Injektion in den Oberarmmuskel.

Kontraindikation für intramuskuläre Injektionen

Wegen Hämatombildung und/oder Blutungsgefahr *keine* i.m. Injektionen bei
- Patienten mit Gerinnungsstörungen,
- antikoagulierten Patienten.

Wegen ungenügender oder verzögerter Resorption bei
- Patienten im Schock,
- schlechten Kreislaufverhältnissen.

Komplikationen

Sie sind selten und bei korrekter Technik vermeidbar:
- *Abbrechen der Injektionskanüle:* Sie wandert rasch in die Tiefe.
- *Anstechen eines Gefäßes und Hämatombildung:* Die Behandlung wird mit Heparinsalbe eingeleitet.
- *Anstechen eines Nervs* mit Sofortschmerz und Sofortlähmung oder subakut (langsam) auftretend. Folge des direkten Verletzens oder über die Ausbreitung eines Injektionsdepots.
- *Abszeßbildung* (Spritzenabszeß) als Folge einer primären oder sekundären Infektion der Injektionsstelle bzw. eines Hämatoms (häufig bei bestehenden sog. konsumierenden Krankheiten, wo die Abwehrkraft fehlt).
- *Aseptische Nekrose:* Unverträglichkeit des Gewebes gegenüber dem eingespritzten Medikament.

16.5.3. Subkutane Injektion

Die subkutane Injektion (Abb. 16.11) ist seltener, weil im subkutanen Gewebe
- die Resorptionszeit schlecht abschätzbar ist,
- viele Mittel subkutan unverträglich sind.

Applikationsorte

Die bevorzugten Einstichstellen sind aus Abb. 16.**12** ersichtlich.
- Oberarm: Streck- und Beugeseite des medio-lateralen Bizepsbereichs,
- Vorder- und Außenseite des Oberschenkels,
- Rücken- und Bauchpartien.

Kanülenwahl

Da es sich nur um kleine Mengen wäßriger Lösungen handelt und das subkutane Gewebe viele Schmerzpunkte aufweist, soll eine dünne Kanüle gewählt werden.

Durchführung

- Vorbereiten der Spritze und des Patienten wie S. 392 f.
- Haut desinfizieren und mit der linken Hand leicht abheben (bei mageren Patienten Haut spannen).
- Mit der rechten Hand in einem Winkel von höchstens 45 Grad zur Hautoberfläche in die Hautfalte einstechen (Abb. 16.**13**). Kanüle im subkutanen Gewebe parallel zur Haut etwas vorschieben.
- Blutaspirationsprobe vornehmen.
- Applikation des Medikamentes und Beendigen wie S. 393.
- Spezielles zur *Insulininjektion* S. 752.

16.5.4. Intrakutane Injektion

Die intrakutane Applikation (Abb. 16.**14**) von Wirkstoffen spielt vor allem für die die BCG-Impfung und für die Testung von Substanzen (Allergieprobe, Tuberkulintests) eine Rolle.

Applikationsorte

Wie subkutane Injektion.

Kanülen- und Spritzenwahl

Die Technik erfordert infolge des geringen Arzneimitteldepots ein spezielles Instrumentarium
- Tuberkulinspritze (s. Abb. 16.**1d**),
- feine, kurze Injektionskanüle.

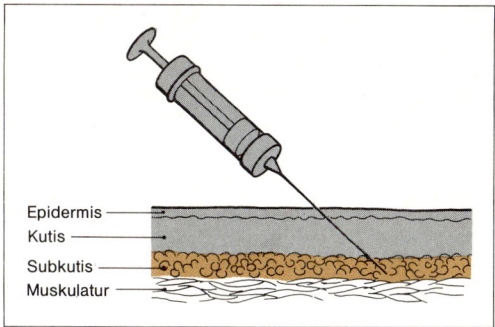

Epidermis
Kutis
Subkutis
Muskulatur

Abb. 16.**11**   Subkutane Injektion.

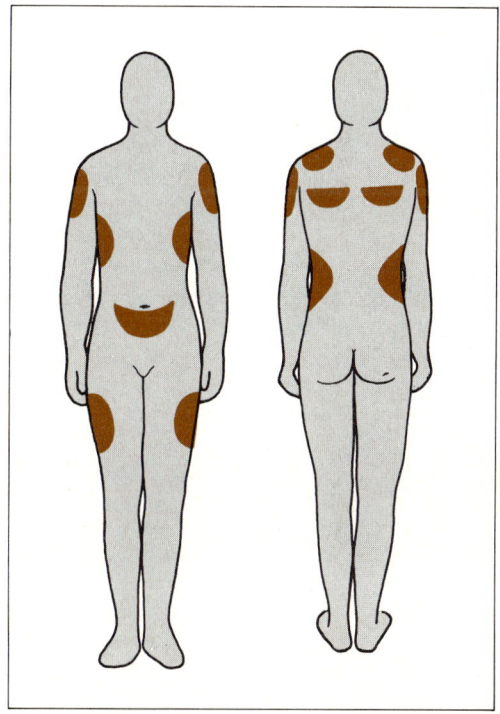

Abb. 16.**12**   Einstichstellen für die subkutane Injektion.

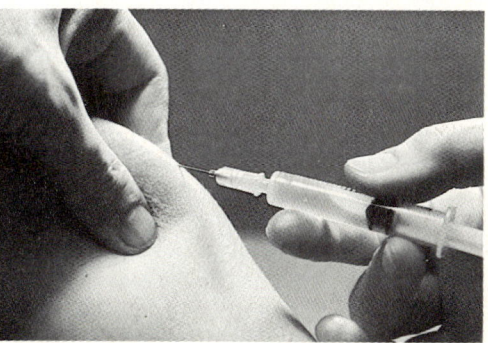

Abb. 16.**13**   Ausführung der subkutanen Injektion. ►
Einführen der Kanüle in einem Winkel von höchstens 45 Grad (mit freundlicher Genehmigung von RECOM, Basel).

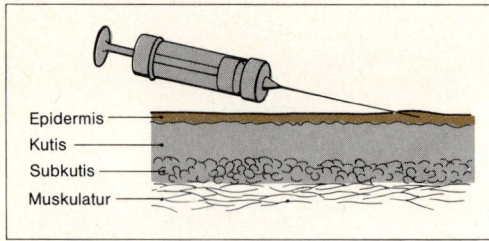

Abb. 16.14   Intrakutane Injektion.

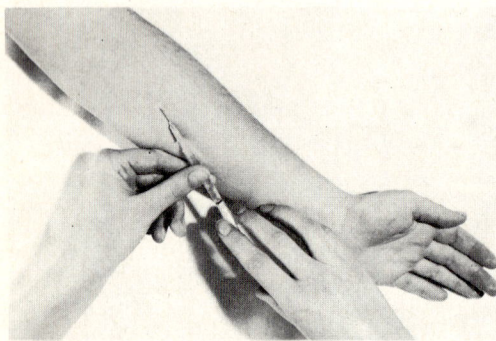

Abb. 16.15   Ausführung der intrakutanen Injektion. Einführen der Kanüle flach zur Hautoberfläche.

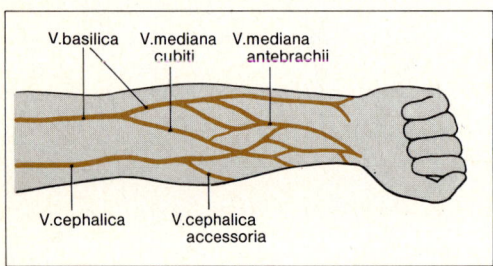

Abb. 16.16   Venen des Vorderarms.

Durchführung

- Haut reinigen (Äther, Alkohol).
- Ganz kleine Hautpartie (4–5 mm) umgreifen und emporheben (Epidermis und Korium ohne subkutanes Fettgewebe) bzw. Haut spannen.
- Spritze beinahe parallel zur Haut einführen (Abb. 16.15). Ein gewisser Druck ist notwendig, um die kurzgeschliffene Kanüle einzubringen.
- Die Entleerung von 0,1 ml Lösung bewirkt eine sofortige Quaddelbildung, die weiß erscheint (kommt es nicht zur Quaddelbildung, liegt die Kanüle subkutan!).

- Kanüle herausziehen, Injektionsstelle mit Tupfer abtupfen und markieren.
- Bei Tuberkulin- und Allergieproben den Patienten informieren, daß er die Stelle nicht waschen soll, bis die Reaktion abgelesen ist.

16.5.5.   Intravenöse Injektion

Die intravenöse Injektion und Dauertropfinfusion (S. 407 ff.) sind häufige und zunehmend wichtige Therapieverfahren. Der Wirkungseintritt eines intravenös zugeführten Medikamentes ist außerordentlich schnell, weshalb die Applikation grundsätzlich durch den Arzt vorgenommen werden soll.

Pflegepersonen, die diese Tätigkeit übernehmen, vergewissern sich, daß eine eindeutige und klare Verordnung sowie die schriftliche Delegation der *Kompetenz vorliegt.*

Applikationsorte

Typische Applikationsorte sind (in der Reihenfolge der Punktionshäufigkeit) die Venen
- der Ellenbeuge,
- des Vorderarms (die entsprechenden Venen sind in Abb. 16.16 ersichtlich),
- des Handrückens,
- des Fußrückens (möglichst zu umgehen) →Thrombosegefahr mit gefährlicheren Auswirkungen als bei den oberen Extremitäten,
- Schädelvenen beim Säugling.

Kanülenwahl

Länge und Dicke der Kanüle hängen vom Zweck der Venenpunktion ab:
- kurze dünne Kanüle für die einmalige Injektion,
- Verweilkanülen oder -katheter für die Infusion (S. 412),
- dicke Nadel oder Spezialset für die Blutentnahme (S. 434).

Aufsuchen der Venen

- Zum Aufsuchen und Punktieren der Venen ist die eigene innere Ruhe Voraussetzung. Man soll nicht nur äußerlich, sondern gleichsam auch *„innerlich absitzen".* Hast ist ein schlechter Berater.
- *Wärme* – vor allem feuchte Wärme (Handbad, warmer Wickel) – fördert die periphere Durchblutung, schlecht sichtbare Venen füllen sich. Auch Pumpbewegungen (öffnen und schließen der Faust) oder Herunterhängenlas-

sen des Armes können die Venenfüllung fördern.

- Dem *Fingerspitzengefühl* kommt eine erhebliche Bedeutung zu. Wer sich Zeit nimmt, das Fingerspitzengefühl einmal zu testen, wird erfahren, daß Unterschiede bestehen zwischen links und rechts, zwischen den einzelnen Fingern überhaupt. (Übung: Welcher Finger ertastet am leichtesten eine unter eine nicht zu dünne Tischdecke gelegte Nähnadel? Mit diesem Test können wir *denjenigen* unserer Finger herausfinden, mit dem wir am besten nicht oder schlecht sichtbare Venen palpieren können.)
- *Einwandfreie Stauung* mittels Stauschlauch oder Staubinde (eine Handbreit über der Punktionsstelle): Der arterielle Zufluß muß ungehindert verlaufen, der venöse Rückfluß völlig gestaut sein (Hilfe: Blutdruckmessung →Manschettendruck etwas höher als beim diastolischen Druck beibehalten).
- *Anstechen der Vene.* GABKA schlägt vor, die Vene prinzipiell nicht direkt, sondern indirekt anzustechen (Abb. 16.17). Gründe: Eine Vene, die direkt angestochen wird, weicht logischerweise zurück (Kontraktion des Gefäßes), oder sie kann durch einen nicht gut abgeschätzten Stich durchstochen werden. Idealerweise wird die Haut 3–6 mm neben der zu punktierenden Vene durchstoßen, dann wird die Kanülenspitze der Vene genähert, und man läßt sie hineingleiten.

Durchführung

- Vorbereitung wie S. 392f.
- Aufsuchen und Punktieren der Vene (s. oben).
- Der kontinuierliche Blutrückfluß zeugt von der richtigen Lage der Kanülenspitze.
- Staubinde vorsichtig öffnen.
- Medikament langsam injizieren (wenn keine Spezialvorschrift besteht: 1 ml/min), evtl. zwischendurch aspirieren, dabei den Kanülenansatz halten und die Kanüle nicht verschieben.
- Während der Injektion den Patienten und die Einstichstelle beobachten.
- Nach beendigter Injektion einen trockenen Tupfer auf die Einstichstelle legen, die Kanüle schnell herausziehen, einige Zeit einen leichten Druck auf die Einstichstelle ausüben.
- Hat die Injektion am Arm stattgefunden, soll er eine Weile hochgehalten werden.
- Schnellverband anlegen.

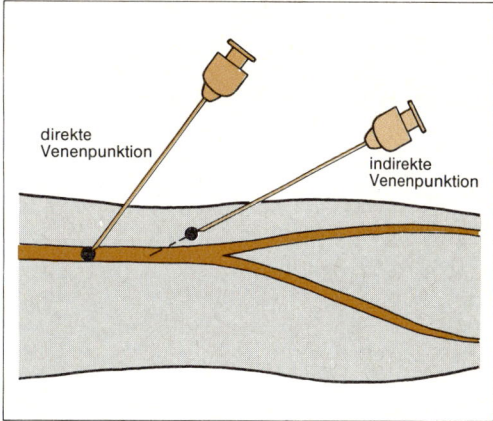

Abb. 16.17   Schematische Darstellung einer direkten und indirekten Punktion der Vene.

Beachte

- Sobald sich an der Einstichstelle eine Schwellung entwickelt oder der Kranke über brennende Schmerzen klagt, ist die Injektion abzubrechen.
- Erstinjektionen eines Medikamentes sind *immer* vom Arzt durchzuführen, auch die Injektion von Herzglykosiden und Zytostatika soll die Schwester nicht oder nur nach ausdrücklicher Absprache mit dem Arzt übernehmen. Die schriftliche Kompetenzbescheinigung *muß* vorliegen.
- Die Beobachtung des Kranken während und nach der Injektion ist sehr wichtig, damit Reaktionen rasch wahrgenommen werden können.

Komplikationen

- Durchstechen der Vene mit Verletzung des umliegenden Gewebes: paravenöse Injektion oder Hämatombildung;
- Nekrosegefahr durch paravenöse Injektion (schon kleinster Mengen!), z.B. bei Eisenpräparaten, Zytostatika;
- Nekrose→Abszeßbildung bei Unverträglichkeit des Medikamentes (aseptischer Abszeß);
- örtliche Gefäßschädigung als Phlebitis oder Thrombophlebitis;
- irrtümlich intraarterielle Injektion (macht rasch große Schmerzen).

Diese Komplikationen können geringfügiger oder gravierender Natur sein. Sie sind Gründe, weshalb diese Injektionsart grundsätzlich in die Hand des Arztes gehört.

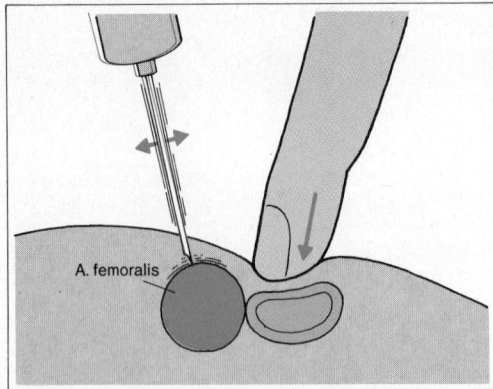

Abb. 16.**18**   Erreicht die Injektionskanüle die A. femoralis, so kommt es zu deutlichem Pulsieren der Kanüle (nach *Gabka*).

16.5.6. Intraarterielle Injektion

Die intraarterielle Injektion ist weitgehend eine *diagnostische* Maßnahme, z. B. die Injektion von Kontrastmitteln, die Blutentnahme für die Bestimmung der Blutgase oder die Punktion des Gefäßes zur intraarteriellen Druckmessung (Intensivstation) u. a. Bei arteriellen Durchblutungsstörungen können Medikamente direkt intraarteriell verabreicht werden = *therapeutische* Maßnahme.

Applikationsorte

Die Mehrzahl der therapeutischen Arterienpunktionen werden an der *A. femoralis* vorgenommen. Zur Druckmessung wird die *A. radialis* und zur Arteriographie häufig die *A. carotis* benutzt.

Kanülenwahl

Die Länge der Kanüle richtet sich nach der zu durchdringenden Gewebedicke.

Aufsuchen der Arterie

Das Aufsuchen und Punktieren der Arterie ist immer Sache des Arztes. Wir können seine Be-

mühungen durch zweckmäßige *Lagerung* und *Vorbereitung* des Kranken unterstützen:
Zur Punktion der *Leistenarterie:* Der Patient liegt flach, unter dem Gesäß ein hartes Kissen oder eine Rolle, damit die Leistenbeuge gestreckt und gehoben wird. Die Umgebung der Punktionsstelle muß wenn nötig rasiert werden.

Durchführung (bei A. femoralis)

- Lagerung s. oben.
- Nach Desinfektion der Haut sticht der Arzt die Kanüle ein und schiebt sie vor. Bei Annäherung an die Arterie bzw. beim Anliegen des Kanülenlumens am Gefäß werden die Pulsationen der Arterie auf die Kanüle übertragen (Abb. 16.**18**).
- Nach Anstechen der Arterie fließt Blut aus der Kanüle, nach Ansetzen der Spritze läuft es ohne Aspiration pulsierend in die Spritze.
- Die Injektion bzw. die Blutentnahme kann vorgenommen werden.
- Nach Entfernen der Kanüle muß die Punktionsstelle der Arterie während 2–3 Minuten mit Fingerdruck (Mittel- und Zeigefinger) komprimiert werden. Anschließend ist für ca. 20 Minuten ein Sandsack aufzulegen.

Arterielle Blutentnahme

Arterielle Blutentnahmen werden vorgenommen;
- zu diagnostischen Zwecken (Blutgasanalysen),
- zur Therapieerfolgskontrolle (Blutgase bei Beatmungspatienten).
Die *Durchführung* entspricht der intraarteriellen Injektion. Zusätzlich gelten die Angaben S. 595.

Beachte
- Die sachgerechte Kompression liegt im Verantwortungsbereich der Pflege.
- Falsches oder ungenügendes Komprimieren kann zu erheblichen Hämatomen führen. Zur Erinnerung sei gesagt, daß nicht die Haut, sondern die darunterliegende Arterie komprimiert werden muß.

16.6. Beurteilung von Wissen und Können in der Pflege

Übung

Lassen Sie sich von der zuständigen Schwester eine ärztliche Verordnung geben (Verordnung einer Injektion).
- Wählen Sie Kanüle und Spritze, überlegen Sie insbesondere die Kanülenwahl und schreiben Sie eine Begründung.
- Sammeln Sie Informationen zum verordneten Medikament, und bringen Sie es in Beziehung zur Situation des Kranken.
- Überprüfen Sie die Injektion selbst:
  - subjektiv: Wie war die Beziehung zum Patienten;
  - objektiv: Ablauf der Injektion.
- Stellen Sie ein Protokoll auf, und besprechen Sie es mit der zuständigen Pflegeperson oder der Unterrichtsschwester.

Weiterführende Literatur

Andres, R., D. Mäder: Injektionen. Unterrichtsmittel zu den Injektionstechniken. RECOM, Basel 1985

Gabka, J.: Injektions- und Infusionstechnik, 2. Aufl. De Gruyter, Berlin 1983

Kaiser, H.: Techniken der Injektion, 4. Aufl. Selecta, München 1984

Morger, R.: Die intramuskuläre Injektion beim Säugling und Kind. Kinderspital Basel/Ostschweiz. Säuglings- und Kinderspital St. Gallen o. J.

17. Infusionen, Transfusionen

Sequenzziel/Intention

Die Infusionstherapie nimmt einen breiten Platz im modernen Krankenhausalltag ein; Infusionen gehören gleichsam zur Tagesordnung. Aus diesem Grunde finden Sie in diesem Kapitel nicht nur Angaben über die Technik der Infusionstherapie, sondern auch einige grundlegende und weiterführende Erläuterungen. Sie sollen nach eingehendem Studium und entsprechender Einübungszeit in der Lage sein, eine Infusion vorzubereiten bzw. zu überwachen, einen Infusionsplan zu verstehen sowie durch ihre praktische Mitarbeit dem Kranken *Wohlbefinden* und *Sicherheit* und von der Sache her *Wirksamkeit* und *Wirtschaftlichkeit* zu gewährleisten.

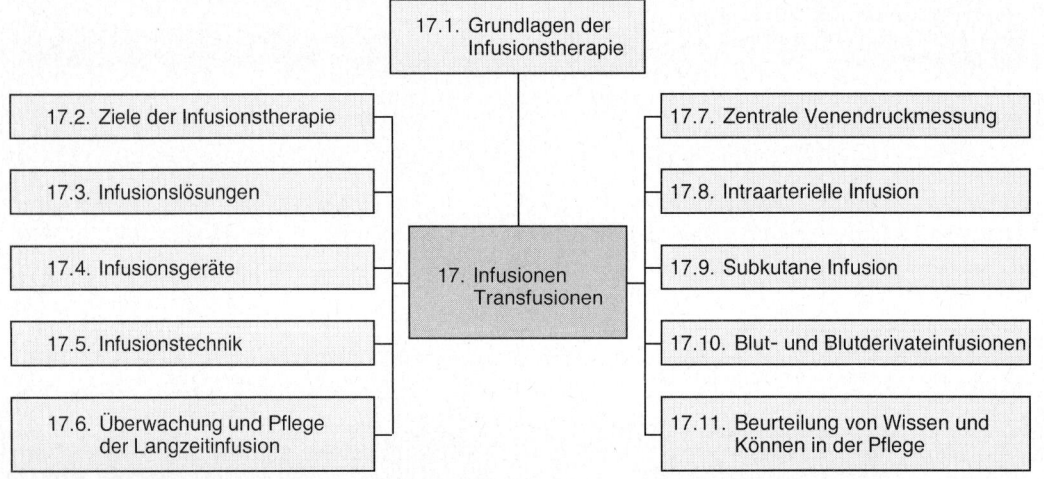

Prinzipien/Impulse

Homöostase, Stoffwechselgleichgewicht und Vitalkraft des menschlichen Organismus sind wesentlich von der Funktionstüchtigkeit der Regelmechanismen des Wasser-Salz- und Säure-Basen-Gleichgewichts sowie von der Aufrechterhaltung des Energie- und Eiweißpotentials abhängig.
- *Therapeutisch* gehören die Infusionen zu den wichtigsten Reglern in diesen Systemen, sie müssen genau darauf abgestimmt sein.
- *Praktisch* bedeutet Infusion ein – meist tropfenweises – Einfließenlassen größerer Flüssigkeitsmengen in den menschlichen Organismus (meist in die Vene, seltener in die Arterie oder unter die Haut). Siehe dazu Abb. 17.**36** am Schluß des Kapitels.

17.1. Grundlagen der Infusionstherapie

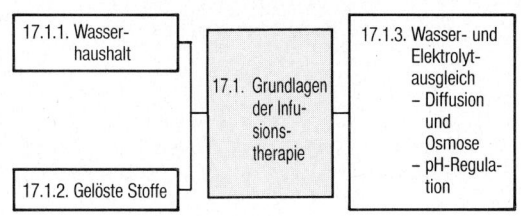

17.1.1. Wasserhaushalt

Der Mensch besteht zu 40% aus fester und zu 60% aus flüssiger Substanz. Bei einem 60 kg schweren Menschen ergibt sich somit folgende Verteilung:
- feste Substanz 24 kg,
- flüssige Substanz 36 l.

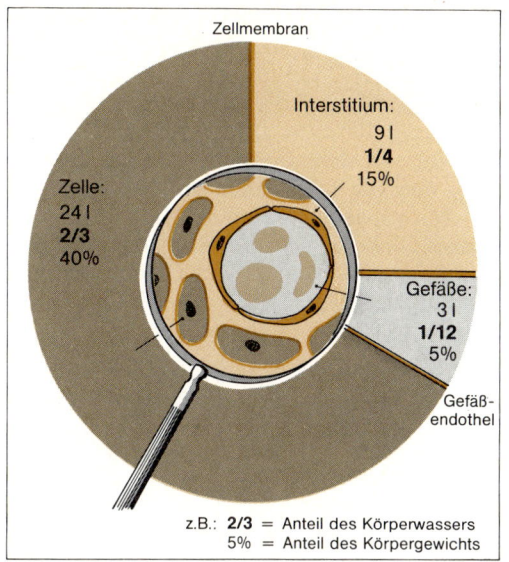

Abb. 17.**1**   Verteilung des Körperwassers im Dreikammersystem.

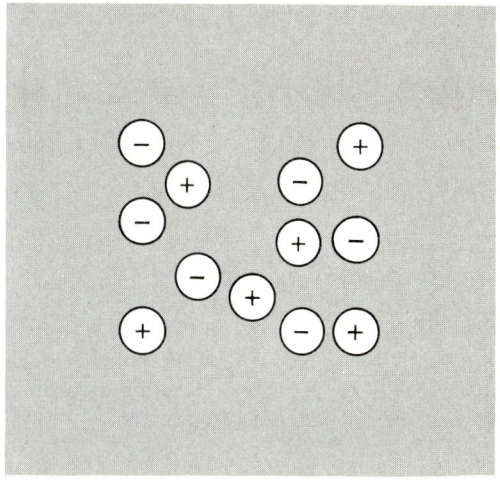

Abb. 17.**2**   Elektrolyte.

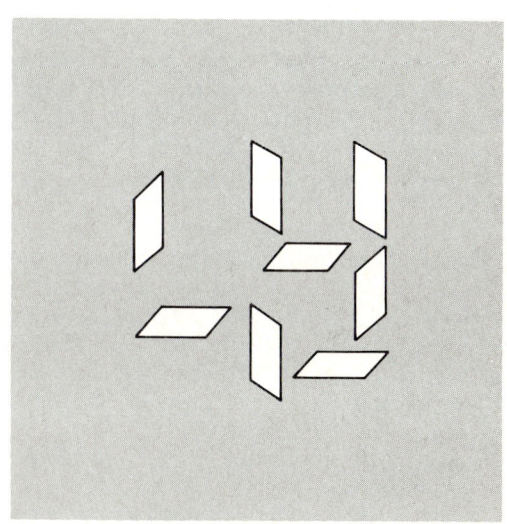

Abb. 17.**3**   Kristalloide.

Diese 36 l Körperwasser verteilen sich auf drei durch Membranen getrennte Räume, weshalb man auch vom *Dreikammersystem* spricht (Abb. 17.**1**).
Beim Säugling ist der Wasseranteil erheblich größer als beim Erwachsenen (bis zu 90%).

17.1.2. Gelöste Stoffe

Zusammensetzung und Bestandteile des Körperwassers

- *Ionen oder Elektrolyte* (Abb. 17.**2**). Kochsalz in Trockenform besteht aus den Elementen Natrium (Na) und Chlor (Cl). Die beiden Elemente verbinden sich zu dem Molekül Natriumchlorid (NaCl). Gibt man Kochsalz in Wasser, so zerfällt es in ein positiv geladenes Na-Teilchen und ein negativ geladenes Cl-Teilchen. Solche elektrisch geladenen Teilchen nennt man *Elektrolyte* oder *Ionen;* die positiv geladenen heißen Kationen (z. B. Na^+), die negativ geladenen Anionen (z. B. Cl^-). Die wichtigsten Elektrolyte sind Natrium, Kalium, Chlorid, Kalzium, Magnesium und Phosphat.
Außer diesen Elektrolyten enthält die Körperflüssigkeit auch:
- *Kristalloide* (Mikromoleküle, Abb. 17.**3**); das sind ungeladene Teilchen, sie werden deshalb auch als Nichtelektrolyte bezeichnet, z. B. Glukosemoleküle, Harnstoffmoleküle.
Infundierte *Kristalloidlösungen* verteilen sich im Gesamtkörperwasser.
- *Kolloide* (Makromoleküle, Abb. 17.**4**) sind großmolekulare Teilchen mit unterschiedlichen elektrischen Ladungen, z. B. Eiweißmoleküle.
Infundierte *Kolloidlösungen* (Blut, Plasma, Dextran), verteilen sich nur im Intravasalraum.

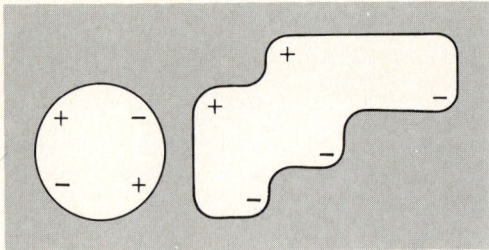

Abb. 17.4   Kolloide.

Extra- und Intrazellulärraum unterscheiden sich wesentlich in ihrer Elektrolytzusammensetzung. Intrazellulär ist Kalium das wichtigste Kation, extrazellulär Natrium.
Normalwerte von Natrium und Kalium im Serum:
Natrium 136–141 mmol/l (314–326 mg/100 ml), Kalium 4,1–5,6 mmol/l (16–22 mg/100 ml).

Millimol als Einheit

Der Körper erträgt nur geringe Konzentrationsschwankungen der gelösten Stoffe. Dabei kommt es nicht auf das Gewicht der pro Liter gelösten Stoffe an, sondern auf die Anzahl der pro Liter gelösten Teilchen, d. h. Ionen oder Moleküle.
Die Teilchenzahl eines Stoffes pro Liter Lösungsmittel kann man errechnen, wenn man die Gewichtskonzentration und das Molekulargewicht des betreffenden Stoffes kennt. Dabei ist klar, daß 100 mg eines Stoffes mit hohem Molekulargewicht weniger Teilchen ergeben als 100 mg eines Stoffes mit niedrigem Molekulargewicht.
Die Einheit, die sich auf die Teilchenzahl bezieht, ist das Millimol.
Für die Umrechnung brauchen wir das *Atomgewicht* (Periodisches System), z. B. Kohlenstoff C = 12, Sauerstoff O = 16 (wobei das Element Wasserstoff H = 1 ist, d. h., ein Kohlenstoffatom ist 12mal schwerer als ein Wasserstoffatom).
Das *Molekulargewicht* bekommen wir, wenn wir die Atomgewichte addieren, z. B. für Glukose $C_6H_{12}O_6 \cdot 12 + 12 \cdot 1 + 6 \cdot 16 = 180$.
Das *Mol* (Einheitszeichen mol) ist das Molekulargewicht in Gramm ausgedrückt, also 1 mol Glukose = 180 g, 1 mol Harnstoff = 60 g. 1 mol enthält immer $6 \cdot 10^{23}$ (Eins mit 23 Nullen!) Teilchen, also enthalten 180 g Glukose und 60 g Harnstoff gleich viele Teilchen, nämlich jeweils $6 \cdot 10^{23}$.
1 *Millimol* (mmol) ist ¹⁄₁₀₀₀ mol, im Fall der Glu-

kose 180 mg. Früher wurde die Glukosekonzentration in mg% (mg pro 100 ml) angegeben, nach internationaler Übereinkunft jetzt in mmol/l.
1 mmol Glukose je Liter = 0,1 mmol/100 ml = $0,1 \cdot 180$ mg/100 ml = *18 mg% Glukose.*
Die Konzentrationsangabe in mmol/l sagt also etwas über die Teilchenzahl pro Liter, z. B. sind die Normalwerte 140 mmol Na/l gegenüber 5 mmol Glukose/l 28mal mehr Natriumteilchen als Glukoseteilchen. Aus der Gewichtskonzentration 320 mg% Na zu 90 mg% Glukose wird dieses Verhältnis nicht ersichtlich.

Das *Äquivalent* (val) bezieht sich auf die chemische Bindungsfähigkeit eines Teichens. Ein einwertiges Ion, z. B. das einfach positiv geladene Na^+, kann nur 1 einwertiges anderes Ion binden, z. B. das einfach negativ geladene Cl^-. In diesem Fall ist val gleich mol. Ein zweiwertiges Ion hingegen, z. B. Mg^{2+}, kann 2 Cl^--Ionen binden, oder ½ mol Mg^{2+} bindet 1 mol Cl^-. Das Äquivalent, das 1 mol eines einwertigen Stoffes bindet, erhalten wir also, wenn wir das Mol durch die Wertigkeit dividieren. Das *Milliäquivalent* (maeq oder mval) ist ¹⁄₁₀₀₀ val.
Mit Ausnahme von Ca^{2+} und Mg^{2+} sind fast alle für uns wichtigen Elektrolyte einwertig, so daß das mmol gleich dem mval ist.

Ionogramm

Jede Elektrolytlösung ist elektrisch neutral, d. h., den positiven Ladungen der Kationen stehen gleich viele negative Ladungen von Anionen gegenüber.
In Abb. 17.5 sind links die Kationen, rechts die Anionen dargestellt, je ca. 150 mmol/l ($\approx$ 150 mval/l), zusammen also ca. 300 mmol/l ($\approx$ 300 mval/l). Wie man aus dem Ionogramm ersieht, machen Na^+ und Cl^- den größten Anteil aus. Im Vergleich zu diesen 300 mmol/l ($\approx$ 300 mval/l) der Elektrolyte ist die Teilchenzahl der kleinen organischen Moleküle (Glukose, Cholesterin usw.) mit ca. 10 mmol/l sehr gering.
Unter einer dem Serum *isotonen Lösung* versteht man eine Lösung, die pro Liter ca. 300 mmol gelöste Teilchen enthält, gleichgültig welcher Art. Eine isotone Glukoselösung enthält 280 mmol Glukose/l = $280 \cdot 180$ mg/l = 50 g/l = 5 g/100 ml = 5%ige Lösung. Wenn alle Teilchen aus Na und Cl bestehen, so ergibt nach analoger Rechnung die 0,9%ige Gewichtskonzentration eine isotonische Kochsalzlösung.
Diese isotonischen Lösungen werden auch physiologische Lösungen genannt. Das bedeutet aber nicht, daß die Glukose- bzw. NaCl-Konzen-

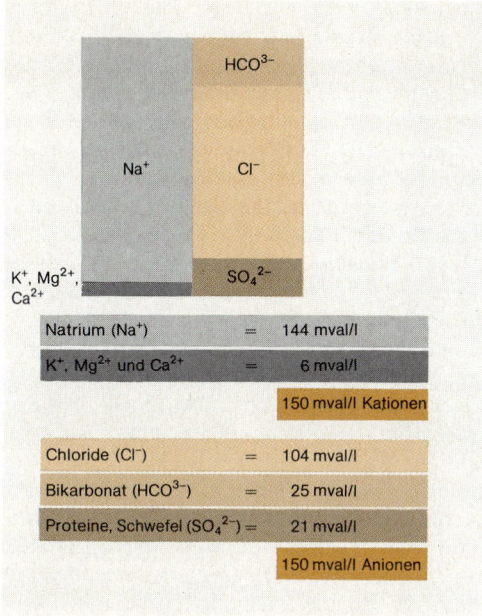

Abb. 17.**5**   Ionogramm.

Natrium (Na$^+$)	=	144 mval/l
K$^+$, Mg^{2+} und Ca^{2+}	=	6 mval/l
		150 mval/l Kationen

Chloride (Cl$^-$)	=	104 mval/l
Bikarbonat (HCO^{3-})	=	25 mval/l
Proteine, Schwefel (SO$_4^{2-}$) =		21 mval/l
		150 mval/l Anionen

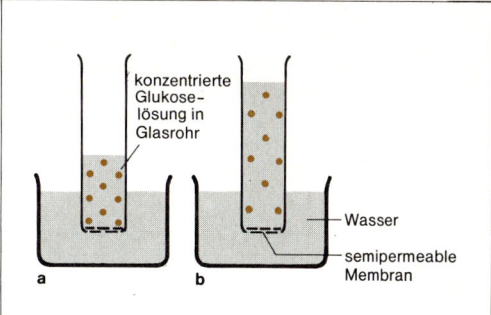

Abb. 17.**6 a–b**   Osmose. **a** Ein Glasrohr, das unten mit einer semipermeablen Membran verschlossen ist, wird mit konzentrierter Glukoselösung gefüllt und in ein Gefäß mit Wasser gehängt. **b** Obwohl die semipermeable Membran Wasser durchläßt und der Spiegel im Rohr bei **a** höher war als im Glas, ist nach einiger Zeit der Spiegel der Glukoselösung gestiegen, weil durch ihre osmotische Wirkung Wasser aus dem Glas angesaugt wurde.

tration dieser Lösungen mit der Normalkonzentration des betreffenden Stoffes im Serum übereinstimmt (Glukose im Blut normal ca. 5 mmol/l = 90 mg/100 ml!), denn im Serum bildet dieser Stoff ja nur einen Teil der insgesamt 300 mmol. Eine *hypertonische Lösung* enthält mehr als 300 mmol Teilchen pro Liter, eine *hypotonische Lösung* weniger als ca. 280.

17.1.3.   Wasser- und Elektrolytausgleich, Regulationsmechanismen

Diffusion und Osmose

Wenn wir ein Stück Zucker auf den Grund einer Tasse Kaffee geben, wird nach einiger Zeit auch die oberste Kaffeeschicht süß, weil sich die gelösten Zuckermoleküle langsam verteilen, auch wenn wir nicht umrühren. Weil alle gelösten Moleküle dauernd kleine Bewegungen in zufälliger Richtung ausführen (Molekularbewegung), ist es eine einfache physikalische Gesetzmäßigkeit, daß sie mit der Zeit von einem Ort höherer Konzentration zu einem Ort mit niedrigerer Konzentration wandern (unabhängig von der Schwerkraft). Es besteht also immer die *Tendenz zum Konzentrationsausgleich*. Diese passive Verschiebung von Molekülen nach physikalischen Gesetzen nennt man *Diffusion*.

Wenn eine Lösung mit hoher Konzentration von einer solchen mit niedriger Konzentration durch eine poröse Membran getrennt ist, deren Poren sowohl Lösungsmittel als auch die gelösten Stoffe durchlassen, so diffundiert der hochkonzentrierte Stoff auf die andere Seite. Wenn aber die Poren der Membran zu klein sind für die gelösten Moleküle und nur das Lösungsmittel durchlassen, so erfolgt der Konzentrationsausgleich, indem Lösungsmittel von der weniger konzentrierten Seite in die stärker konzentrierte Lösung hinüberdiffundiert und diese damit verdünnt (Abb. 17.**6**).

Diese Diffusion durch eine halbdurchlässige (semipermeable) Membran nennt man *Osmose*. Man könnte sagen, daß die konzentrierte Lösung auf die weniger konzentrierte einen Sog ausübt, der um so größer ist, je größer das Konzentrationsgefälle ist.

Diese Sogwirkung heißt *osmotischer Druck* (ein Sog ist ja ein negativer Druck).

Dem osmotischen Druck entgegen wirkt der Flüssigkeitsdruck, den die Glukoselösung in Abb. 17.**6** auf die Membran ausübt, denn die Flüssigkeit hat ja ein Gewicht, das auf die Membran drückt. Wenn osmotischer Druck und Flüssigkeitsdruck gleich groß sind, verändert sich der Spiegel im Rohr nicht mehr.

Im Organismus sind die Zellmembranen semipermeabel, d. h., sie lassen nur Wassermoleküle passiv durchtreten. Bringt man Erythrozyten in eine isotonische Lösung (isotonisch = gleicher osmotischer Druck), so verändert sich nichts. Bringt man sie aber in eine hypotonische Lösung oder in Wasser, so diffundiert Wasser in die Zellen, bis der Flüssigkeitsdruck im Innern so groß wird, daß sie platzen (Hämolyse: das Hämoglobin tritt ins Wasser und färbt dieses homogen rötlich). Bringt man die Erythrozyten in hypertonische Lösung, so tritt Wasser aus, und die Zellen schrumpfen (Stechapfelform unter dem Mikroskop; im Reagenzglas sinken sie ab und geben einen roten Bodensatz in der farblosen Lösung). *Wenn wir also Flüssigkeit infundieren wollen, ohne die Zellen zu schädigen, so muß diese isotonisch sein* (das heißt aber *nicht*, daß sie die gleiche *Zusammensetzung* wie das Serum haben muß).

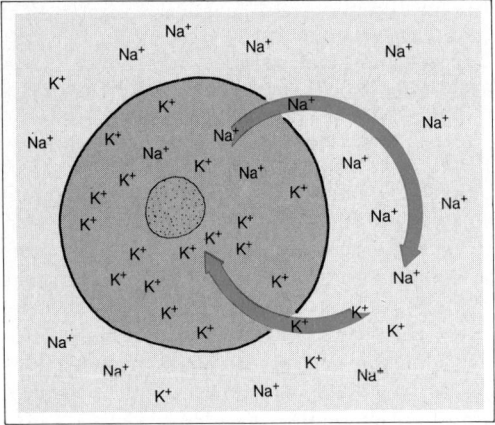

Abb. 17.**7**   Stoffausgleich durch die Natriumpumpe. Intrazellulär ist K^+ hoch und Na^+ tief, extrazellulär ist es umgekehrt: K^+ ist tief und Na^+ ist hoch. Ununterbrochen wird Na^+ aus der Zelle gepumpt. Umgekehrt wird durch einen aktiven Transportvorgang K^+ in der Zelle angereichert.

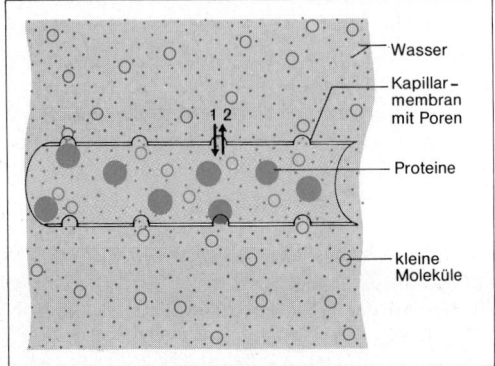

Abb. 17.**8**   Wirkung von onkotischem Druck (1) und Blutdruck (2) auf die Kapillarmembran.

Neben diesen passiven physikalischen Vorgängen der Diffusion und Osmose an der Zellmembran gibt es auch aktive, energieverbrauchende Prozesse, die nur die *lebende* Zelle ausführen kann. Wie bereits erwähnt, ist im Innern der Zelle die Kaliumkonzentration höher und die Natriumkonzentration niedriger als außerhalb. Um dieses lebensnotwendige Konzentrationsgefälle aufrechtzuerhalten, braucht es aktive (im einzelnen sehr komplizierte) Transportmechanismen (Abb. 17.7).

Während die Zellmembran die intrazelluläre von der interstitiellen Flüssigkeit trennt, bildet die Kapillarmembran die Trennung zwischen Interstitium und Blut (s. Abb. 17.1). Auch die Kapillarmembran ist semipermeabel, doch sind ihre Poren größer als die der Zellmembran: Sie lassen nicht nur Wasser, sondern auch kleinmolekulare Stoffe (Elektrolyte, Glukose, Aminosäuren u. a.) durchtreten, sind aber zu klein für große Moleküle (Proteine = Kolloide) und Blutkörperchen. Demnach *wirken die Proteine osmotisch:* Sie üben einen Sog auf die interstitielle Flüssigkeit aus. Diesem *kolloidosmotischen* oder *onkotischen Druck* (oder besser „Sog") wirkt wieder der Flüssigkeitsdruck, d. h. der Blutdruck in den Kapillaren, entgegen (Abb. 17.**8**).

Therapeutische Konsequenz:
Wir leiten davon ab, daß
- Elektrolyte, Glukose- und Aminosäurelösungen aus dem Gefäßsystem ins Interstitium austreten.
  Sie sind daher zur Erhaltung des Wasser- und Elektrolytgleichgewichts und als Ersatzlösung bei vermehrten Wasserverlusten geeignet.
- Großmolekulare Lösungen oder Kolloidlösungen (Blut, Plasma, Dextranlösungen) bleiben im intravasalen Raum.
  Will man den Kreislauf auffüllen, z.B. bei Schockzustand, wird man demnach diese Lösungen anwenden müssen.

Physiologische Differenzen zwischen onkotischem Druck und Blutdruck führen übrigens zum dauernden Flüssigkeitsaustausch zwischen Kapillaren und Interstitium. Am Anfang der Kapillaren überwiegt der Blutdruck, so daß Flüssigkeit aus den Kapillaren ins Interstitum austritt. Im Verlauf der Kapillaren nimmt der Blutdruck infolge Reibung des Blutes an den Gefäßwänden ab, bis er kleiner ist als der onkotische Druck (Sog), so daß am Ende der Kapillaren wieder Gewebsflüssigkeit in die Kapillaren übertritt.

Bei Eiweißmangel im Blut ist der onkotische Druck gegenüber dem Flüssigkeitsdruck zu gering, so daß Flüssigkeit ins Interstitium austritt (sog. Eiweißmangelödeme; vgl. S. 157).

pH-Regulation, Regulation des Säure-Basen-Haushaltes (Abb. 17.9)

pH = Maßeinheit für die Konzentration von Wasserstoffionen in wässerigen Lösungen, die den Säure- bzw. Laugengehalt der Lösung bestimmt. Eine Lösung, die weder sauer noch basisch, sondern neutral ist wie Wasser, hat ein pH-Wert von 7,0.
pH über 7,0 – alkalische Reaktion (Lauge),
pH unter 7,0 – saure Reaktion (Base).
Dabei bedeutet eine pH-Verschiebung um 1 eine Verstärkung oder Abschwächung des Säuregrades um das Zehnfache, d.h., eine Lösung mit pH 5 enthält 10mal mehr Wasserstoffionen als eine Lösung mit pH 6.
Der *Blut-pH-Wert* entspricht demnach einer Wasserstoffionenkonzentration (H^+-Ionen-Konzentration) im Plasma und gibt Auskunft über dessen Säure-Basen-Gehalt.
Normalerweise übernehmen die Nieren und die Lungen die Ausscheidung der im Körper anfallenden überschüssigen Säuren. Bei Störungen eines oder beider Organe, bei übermäßiger Belastung des Organismus mit sauren bzw. basischen Stoffen oder durch abnormen Verlust von Säuren und Basen kommt es zu einer *Abweichung des pH-Wertes von der Norm:*
- pH unter 7,35 = *Azidose,* Anstieg der Säuren (Erhöhung der H^+-Ionen-Konzentration des Blutes),
- pH über 7,45 = *Alkalose,* Anstieg der Basen (Erniedrigung der H^+-Ionen-Konzentration des Blutes).
Damit eine solche Abweichung möglichst rasch behoben werden kann, verfügt der Körper über *Puffersysteme,* die je nach Bedarf H^+-Ionen binden (bei pH-Erniedrigung) oder abgeben (bei pH-Erhöhung). Diese Pufferkapazität hat aber ihre Grenze erreicht, wenn die Puffersubstanzen aufgebraucht sind (Puffersubstanzen sind Bikarbonat, Phosphat, Proteine; am wichtigsten ist Bikarbonat HCO_3^-: zusammen mit H^+ gibt es H_2CO_3 = Kohlensäure, die zerfällt in H_2O und CO_2, welches abgeatmet wird).
Die mittel- und langfristige Regulation des pH geschieht durch *Ausscheidung* der überschüssigen sauren bzw. basischen Stoffe durch die Lungen (kurzwirkend: mehr oder weniger starke

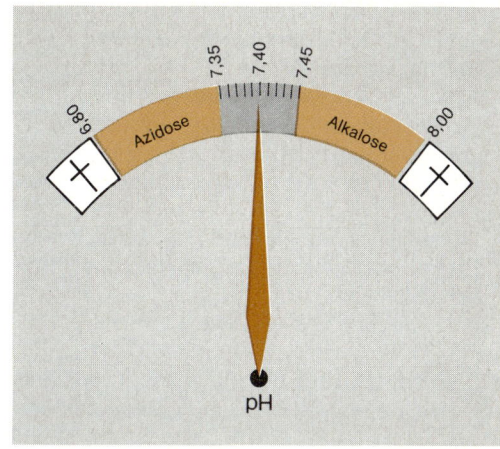

Abb. 17.**9** Säure-Basen-Haushalt. Der normale pH-Wert des menschlichen arteriellen Blutes beträgt 7,40. Ersichtlich sind die physiologischen Schwankungen (7,35–7,45), die Azidose und die Alkalose.

Abatmung von CO_2) und die Nieren (langsam wirkend: Ausscheidung von sauren bzw. basischen Stoffen durch die Harnkanälchen).
Versagen die Ausscheidungsmechanismen und ist die Pufferkapazität erschöpft, so kommt es zur *Störung des Säure-Basen-Gleichgewichts* (zur pH-Verschiebung). Liegt die Ursache in einem pulmonalen (atmungsbedingten) Versagen, spricht man von einer *respiratorischen,* anderenfalls von einer *metabolischen* (stoffwechselbedingten) *Azidose* bzw. *Alkalose.*

Therapeutische Konsequenz:
- Durch die Zufuhr von geeigneten Infusionen kann außer dem Wasser- und Elektrolythaushalt auch der pH-Wert des Blutes reguliert werden.
- *Alkalisierende Substanzen* sind z.B. Bikarbonat, Laktat, THAM. H^+-*Lieferanten* (ansäuernde Substanzen) sind z.B. Ammoniumchlorid und Argininhydrochlorid. Die Lösungen sind als gebrauchsfertige Infusionen oder als Zusatzampullen, die der Infusion nach Bedarf beigegeben werden können, im Handel.

17.2. Ziele der Infusionstherapie

Die Ziele gehen die Störungen der oben besprochenen Regelmechanismen an. Sie korrigieren *Bilanzstörungen* (Ungleichgewicht von Aufnahme und Verlust), *Verteilungsstörungen* (Extrazellulärraum – Intrazellulärraum) und *Defizite.* Infusionen dienen demnach der *Erhaltung,* der *Korrektur* und dem *Ersatz:*

- Ausgleich von Wasserverlusten,
- Herstellung und Erhaltung normaler intra- und extrazellulärer Elektrolytkonzentration,
- Normalisierung des Säure-Basen-Gleichgewichtes,
- Deckung des Energie- und Eiweißbedarfs,
- Ersatz von Defiziten an Albumin, Blut, Blutbestandteilen.

Die *Verordnung* von Infusionslösungen ist immer Sache des Arztes. Die folgenden Informationen dienen lediglich dem besseren Verständnis und damit einer sicheren, *bewußteren Überwachung.*

17.3. Infusionslösungen

Das Angebot an Infusionslösungen ist sehr groß, sie werden industriell oder in der krankenhauseigenen Apotheke hergestellt und müssen absolut steril (frei von Keimen und Schwebestoffen) und *pyrogenfrei* (frei von fiebererregenden Stoffen) sein.
Tab. 17.1 gibt einen *Überblick* über Bedarf und Angebot von Infusionslösungen.

17.3.1. Basislösungen

Sie dienen
- der Flüssigkeitszufuhr,
- als Ergänzungslösung (zusätzlich zu den Korrekturlösungen),
- als Trägerlösung für Medikamente,
- zum Offenhalten von Gefäßen (offene Leitung).

Die *drei Hauptgruppen* sind:
- elektrolytfreie Infusionslösungen: Glukose 5%, Fruktose 5%;
- Elektrolytinfusionslösungen mit Glukose (Sorbitol) = Mischinfusion; sie deckt bei genügender Dosierung den Tagesbedarf an Wasser und Elektrolyten;
- reine Elektrolytlösungen, isotonisch (nur in kleinen Mengen zu infundieren).

17.3.2. Korrekturlösungen

Es sind je nach Bedarf
- *korrigierende Elektrolytlösungen* = isotone, kalium- und chloridreiche Lösungen (Darrow-Lösung) oder Pufferlösungen (z.B. Trometamol).

- *Elektrolytkonzentrate:* Natrium-, Kalium-, und Chloridkonzentrate, die in mmol/l milliliterweise der Basislösung *zugegeben* werden *(nie direkt intravenös!).*
Wichtig: Zu hohe Dosierungen führen rasch zu lebensbedrohlichen Zuständen, weshalb bei einer verordneten Zumischung genaue Angaben vorliegen müssen.
- *Osmodiuretika:* Osmotherapeutika zur Prophylaxe und Therapie von Ausscheidungsstörungen sowie zur Ausschwemmung von Ödemen und Hirnödemen. 40%ige Sorbitollösung, 10- bis 20%ige Mannitollösung.
Wichtig: Dosierung, Einlaufzeit und Urinproduktion sind wichtige Therapiemaßstäbe und können sehr variieren. Die Dosierung bei der Prophylaxe ist anders als bei der Therapie, u. U. wird der sog. *Mannitoltest* verordnet: 75–100 ml 20%ige Mannitollösung werden innerhalb von 5–10 Minuten intravenös verabreicht. Steigt die Urinproduktion danach auf 30–40 ml/Stunde an (positiver Mannitoltest), wird die Behandlung fortgesetzt.

17.3.3. Lösungen für die parenterale Ernährung

Durch die Entwicklung geeigneter Lösungen ist heute eine *vollkalorische hochwertige intravenöse Ernährung* möglich.
Indiziert ist sie grundsätzlich bei allen Kranken, die nicht essen können, wollen oder dürfen:
- *prä- und postoperative Zustände,* bei länger als 3 Tage dauernder Nahrungskarenz zur Verhütung oder Behebung einer katabolen Stoffwechsellage;
- *posttraumatische Zustände;* bei Patienten nach Schädel-Hirn-Traumen, Verbrennung u. a. tritt häufig eine hypermetabole, d.h. überaktive Stoffwechsellage auf, die eine Zufuhr von 9000–13 000 kJ (4000–5000 kcal) im Tag erforderlich macht.
- *Die Überwindung* eines durch Erkrankung, Unfall oder Operation bedingten *Stresses* hängt ab vom vorhandenen Energiepotential, der Situation im Proteinhaushalt, der Funktionstüchtigkeit des Herzens und der Stoffwechselschlüsselorgane (Leber, Lunge, Nieren) sowie der Effizienz der therapeutischen Maßnahmen, u.a. auch der „Ernährungstherapie" (HARTIG).
Hochkalorische Infusionen werden nach Kilogramm Körpergewicht (KG) pro Tag berechnet.

Tabelle 17.1   Systematisierung der Infusionstherapie (nach *Schmitz*)

Erwünschte Zufuhr	Gruppe	Auswahl an Infusionslösungen

- Freies Wasser mit geringem Kohlenhydratanteil 5%, 7,5%
- Wasser und Elektrolyte
	- elektrolytfreie Kohlenhydratlösung
	- Elektrolytlösungen mit ausschließlich Natrium als Kation
		Basislösungen
		- Glukose
		- Elektrolyte mit oder ohne Sorbitol
		  • Tutofusin, Sterofundin
		  • Kochsalzlösung 0,9%

- Wasser, Elektrolyte und Kohlenhydrate	- Elektrolytlösungen mit Kationenkonzentraten	

- Energie und Wasser (partielle parenterale Ernährung = ppE)
- Energie, Elektrolyte und Wasser (ppE)
- Proteinbausteine (Aminosäuren, Eiweißhydrolysate) Elektrolyte und Wasser (ppE)
- Proteinbausteine, Elektrolyte, Energie und Wasser (ppE)
- Proteinbausteine, Elektrolyte, Energie und Wasser (komplette parenterale Ernährung)
	- hochkonzentrierte Zuckerlösungen
	- Aminosäurelösungen Eiweißhydrolysate
	- Fettlösungen
		Lösungen für die parenterale Ernährung
		- *Zucker- und Zuckeralkohollösungen*
		  • Glukose 5–20%
		  • Fruktose 5–20%
		  • Sorbitol 5%
		  • Mannitol 10–20%
		   u. a.
		- *Aminosäurelösungen*
		  • Alvesin
		  • Aminofusin
		  • Aminoplasmat
		  • Aminosteril
		   u. a.
		- *Fettemulsionen*
		  • Intralipid 10%, 20%
		  • Lipofundin

- Osmo- und Onkoosmotherapie	- Lösungen zur Osmotherapie	- *Osmotherapeutika* • Dextran = Plasmaexpander, z. B. Macrodex, Rheomacrodex, Physiogel
	- Lösungen zur Onkoosmotherapie	- *hyperonkotische Präparate* • s. dazu S. 427

- Korrektur des Säure-Basen-Haushaltes (Azidose, Alkalose)
 	
- Korrektur des Elektrolythaushalts
	- Lösungen zur Korrektur des Säure-Basen-Haushaltes
	
	- Konzentrate
		- *Korrekturlösungen* je nach Priorität der Störung
		  • Elektrolytkonzentrate
		  • Puffersubstanzen
		  • Osmotherapeutika

- Volumensubstitution (hämoproteinfrei)	- Volumensubstitutionslösungen (hämoproteinfrei)	- *Hämoderivate*
		  • Humanalbumin 5–20%
		  • Plasmaproteinlösung
		  • Fibrinogen
		  • antihämophiles Plasma

- Blut- und Blutderivate	- Blut, Blutderivate	- *Blutkomponenten*
		  • Erythrozyten
		  • Thrombozyten
		  • Leukozyten

Nährlösungen

Aminosäuren

0,6-1,0 g Aminosäuren/kg·Tag. Bei katabolen Zuständen werden bis 2,0 g/kg·Tag benötigt.
Aminosäure-Infusionslösungen sind meist mit Zuckeralkohol gemischt

Beispiel: Aminofusin L 600: Aminosäure 50 g, Sorbitol 50 g = 2520 kJ (600 kcal) sowie Elektrolyte: Na^+ 40, K^+ 30, Mg^{2+} 10, Azetat 10, Cl^- 14 mval.

Wichtig: Langsam einlaufen lassen (0,1 g/kg·Std.), da sie sonst durch die Nieren ausgeschieden werden und unwirksam sind.

Nebenwirkungen sind keine zu erwarten, selten beobachtet man Übelkeit, Erbrechen, Fieber.

Zucker, Zuckeralkohol

Sie stehen als Glukose, Fruktose (Lävulose), Sorbitol, Xylitol sowie als Mischungen zur Verfügung.

Zucker spielt bei der Bewältigung von Streßsituationen sowie bei der Ernährung überhaupt eine große Rolle. Die Tagesdosis muß der Stoffwechsellage angepaßt werden.

Wichtig: Die Infusionsgeschwindigkeit darf höchstens 7,5 ml/kg/Stunde für Glukose (im Streß nur 2,5 ml/kg), 2,5 ml/kg/Stunde für Fruktose und Sorbitol, 1,25 ml/kg für Xylitol betragen. Werden hohe Dosen infundiert, muß die *Toleranzgrenze* durch häufige Blut- und Urinzukkerkontrollen ermittelt werden, u. U. sind *Insulingaben* notwendig.

Fette

Gut verträgliche Fettemulsionen bestehen aus Triglyzeriden (z. B. Sojabohnenöl). Ihr Wert liegt vor allem im hohen Kaloriengehalt (1 g = 37,7 kJ = 9,0 kcal), Erwachsene benötigen 1-2 g Fett pro kg Körpergewicht/Tag

Beispiel: Intralipid 10% Vitrum: Sojaöl 100 (Fettanteil g/l), Eilezithin 12 (Emulgator g/l), Glyzerol 25 (Zuckeralkohol g/l) = 4600 kJ (1100 kcal).

Wichtig: Langsam infundieren. Beginn mit einigen Tropfen; bei guter Verträglichkeit steigern bis 1,0 ml/kg/Stunde. Fettinfusionen (je 500 ml) sollen nur in Abständen von 2-3 Tagen infundiert werden (Plasmalipide kontrollieren!). Es ist vorteilhaft, wenn Fett- und Aminosäurelösungen parallel einlaufen. Eventuell wird zur Steigerung des Stoffwechsels und zur Minderung der Koagulationsbereitschaft bei hohem Fettspiegel im Blut *Heparin* verabreicht.

Nebenwirkungen sind möglich: Temperaturanstieg, Hitze- oder Kältegefühl, Gesichtsrötung, Übelkeit, Erbrechen, Kopf-, Rücken-, Brust- und Knochenschmerzen = *Frühreaktionen*→Infusion langsamer laufen lassen.

> **Beachte**
> Die vollständige parenterale Ernährung enthält: Flüssigkeit, Nährstoffe (Eiweiß, Fett, Kohlenhydrate), Mineralien, Spurenelemente, Vitamine.
> Spurenelemente und Vitamine sind Substitionszusätze, die durch Zusatzinjektionen verabreicht werden müssen.

17.4.   Infusionsgeräte

17.4.1. Infusionsbehälter und -zubehör

Infusionsbehälter sind Glasflaschen, Kunststoffflaschen, Kunststoffbeutel.

Infusionsgeräte (Sytem, Besteck) sind in ihrem Aufbau in Abb. 17.**10** dargestellt.

Spezialzubehör sind u. a.
- Mehrfachverbindungsstücke für Simultaninfusionen: 2-, 3- oder 4fach (Abb. 17.**11**);
- Zwei-, Dreiwegehahn;
- Einstichkappe für Zusatzinjektionen (Abb. 17.**12**);
- Spezialregulierventil (Dial-A-Flow). Es gewährleistet bei konstanter Einlaufhöhe und gleichbleibendem Einlaufwiderstand die eingestellte Tropfrate (Abb. 17.**13**).

17.4.2. Kanülen, Katheter

Ausschlaggebend für die Wahl sind:
- Viskosität (Zähflüssigkeit) der Infusionslösung,
- vorgesehene Lage der Kanülen- bzw. der Katheterspitze,
- Verweildauer in der Vene.

Kurzzeitige Infusionen

- *Braunülen, Venülen* = Verweilkanülen (Abb. 17.**14**). Sie bestehen aus Kunststoff und haben einen eingelegten Metalldrain. Letzterer wird nach der Venenpunktion entfernt, so daß nur die Kunststoffhülle in der Vene liegenbleibt (s. Abb. 17.**17**).

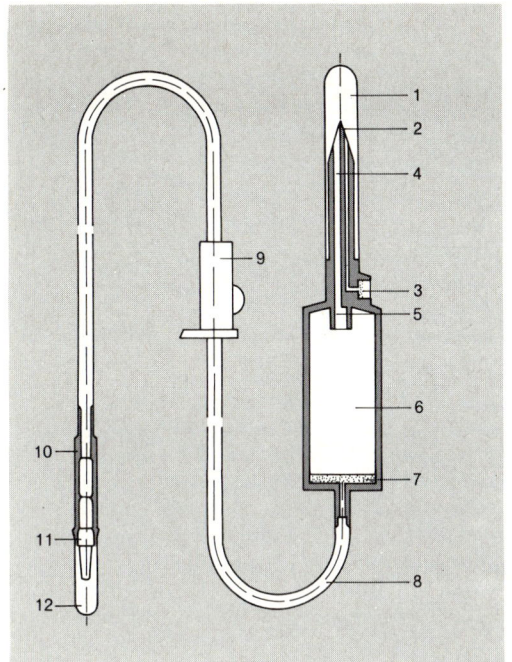

Abb. 17.**10**   Schematische Zeichnung eines Infusions-
gerätes nach DIN 58362 (DIN = Deutsche Industrie-
Norm).
1 Schutzkappe, 2 Einstechteil, 3 Belüftungsteil mit Fil-
ger, 4 Flüssigkeitskanal, 5 Tropfrohr, 6 Tropfkammer,
7 Flüssigkeitsfilter, 8 Schlauch, 9 Durchflußregler (Roll-
klemme, Schraubenklemme), 10 elastisches Verbindungsstück, 11 Anschlußstück mit Außenkegel,
12 Schutzkappe.

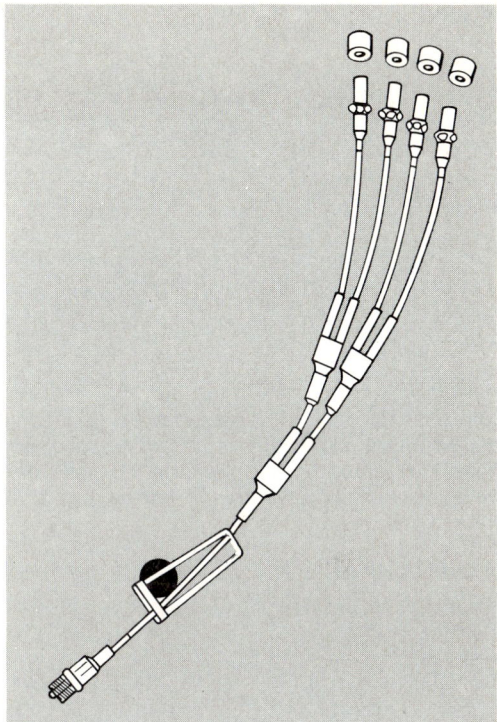

Abb. 17.**11**   Mehrfachverbindungsstück mit Y- bzw. V-
förmig angeordneten Anschlußstutzen (auch Mehrfachkonnektoren genannt).

- *Butterfly-Kanülen* (Abb. 17.**15**) sind silikoni-
  sierte Dünnwandnadeln mit kurzem, ul-
  trascharfem Lanzettenschliff. Sie haben
  einen handlichen, semiflexiblen Führungs-
  und Fixierungsflügel und eine extrem kurze
  Nadel.

Langzeitige Infusionen

Bei Verweildauer von mehr als einer Woche
spricht man von Langzeitkatheterismus. Es wird
ein Venenverweilkatheter (Abb. 17.**16**) verwendet, der
- *perkutan* wie eine Verweilkanüle eingelegt und
  in der Vene vorgeschoben wird (Abb. 17.**17**);
- *implantiert* wird (Implantation = Einpflanzen
  von Fremdteilen in den Organismus, in diesem Fall des Katheters): implantierte Kathe-
  tersysteme sind bei bestehenden Venenproble-
  men (z. B. bei Zytostatikatherapie) notwendig;

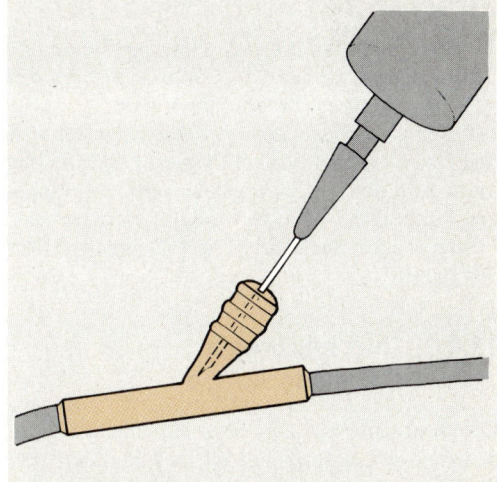

Abb. 17.**12**   Infusionsleitung mit Einstichkappe für Zusatzinjektionen.

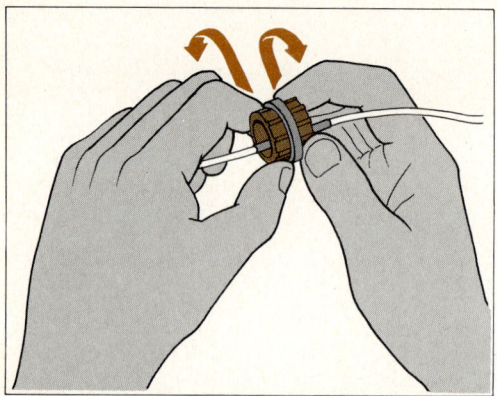

Abb. 17.**13**   Dial-A-Flow, Zusatzgerät zur Regulation der Einflußrate. Durch Drehen an den Einstellrädern können bei voraus definierter Potentialhöhe konstante Einlaufraten von 5 bis 250 ml pro Stunde eingestellt werden.

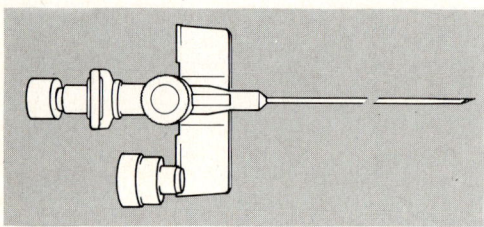

Abb. 17.**14**   Verweilkanüle.

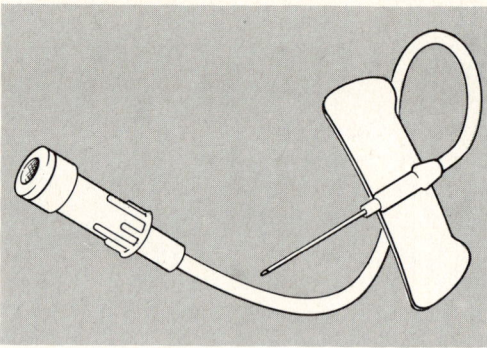

Abb. 17.**15**   Butterfly-Kanüle.

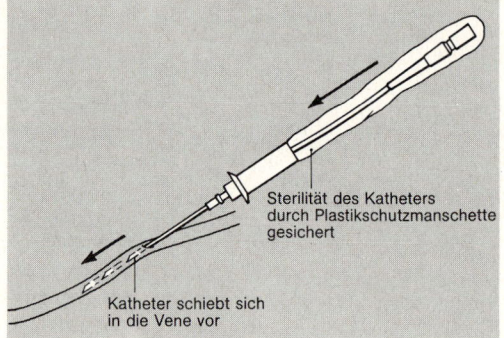

Sterilität des Katheters durch Plastikschutzmanschette gesichert

Katheter schiebt sich in die Vene vor

Abb. 17.**16**   Venenkatheter.

- durch *chirurgische Venenfreilegung* (Venae sectio), die bei nichtauffindbaren Venen infolge Venenkollapses vorgenommen wird.

Der Verweilkatheter kann *peripher* eingelegt werden, wird aber, wenn er länger liegenbleiben muß, vorteilhaft in eine große Vene vorgeschoben = *zentraler Katheter* oder *Kavakatheter*. Letzterer kann auch *direkt zentral* eingelegt werden (S. 416 f.).

17.4.3. Durchflußregler, Infusionspumpe

Die Aufrechterhaltung einer konstanten Infusionsrate ist ein großes Problem. Die verordnete Dosierung liegt meist in ml/Stunde oder ml/Tag vor und muß in Tropfenzahl/Minute umgerechnet werden (S. 415). Da die Infusionssysteme nicht standardisiert sind, kann diese Berechnung schwierig sein. Es gibt Infusionsbestecke die 10 Tropfen/ml, andere 15 oder 20 Tropfen/ml

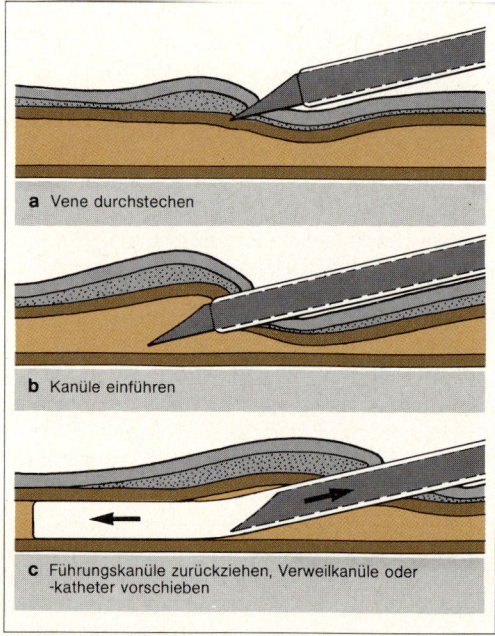

a Vene durchstechen

b Kanüle einführen

c Führungskanüle zurückziehen, Verweilkanüle oder -katheter vorschieben

Abb. 17.**17 a-c**   Einführen der Verweilkanüle bzw. des -katheters in die Vene.

ergeben. Dazu kommen weitere Faktoren, die die Einlaufzeit beeinflussen:
- Höhe der Infusionsflasche in bezug auf den Kranken bzw. die Vene;
- Zusammensetzung der Infusionslösung (spezifisches Gewicht);
- Druckänderung in der Infusionsflasche (bei Volumenabnahme);
- Störungen der Belüftung der Infusionsflasche;
- Änderung des venösen Druckes (durch Aufsetzen oder Aufstehen des Kranken steigt der venöse Druck, die Tropfenzahl nimmt ab);
- unkontrolliertes Öffnen des Durchflußreglers (Schlauch- und Rollklemmen bieten keine absolute Sicherheit);
- Durchmesser und Durchgängigkeit der Kanüle bzw. des Katheters (Pfropfenbildung);
- Lage der Kanülenspitze (sie kann an der Venenwand anstoßen);
- Veränderung der Venenwand (durch beginnende Thrombose).

Bei wenig differenzierten Lösungen spielen kleine Einlaufunregelmäßigkeiten keine allzu große Rolle. Ein einfacher Fahrplan (Abb. 17.**18**) ermöglicht die Übersicht über die Einlaufzeit. Wo aber hochwirksame Medikamente, z.B. Akrinor, Dopamin oder Heparin, eine *zeitgesteuerte* Zufuhr notwendig machen, genügen solche einfache Hilfsmittel nicht. Es müssen spezielle *Infusionsregler* oder *-pumpen* eingesetzt werden, die eine gleichmäßige Einstellung einer *Infusionsmenge pro Zeiteinheit* gewährleisten (s. auch Abb. 17.**13**).

Man unterscheidet vier verschiedene Reglersysteme:
- zeitgesteuerte Zufuhr kleiner Infusionsmengen durch motorgetriebene Kolbenpumpen (z.B. Perfusor, Vario-Infusor);
- Infusionsregler durch Tropfenzähler (z.B. IVAC 231, Dropmeter);
- elektromechanische Rollenpumpen mit zeitgesteuerter Applikation bestimmter Infusionsmengen (z.B. Infusomat, Vario-Infusor);
- elektronisch geregelte tropfenzahlgesteuerte Peristaltikpumpen (z.B. IVAC 351). Dieses äußerst sichere Pumpgerät vergleicht ständig die vorgewählte Tropfenrate (Soll-Wert) mit der tatsächlich verabreichten Tropfenrate (Ist-Wert). Weichen die Werte voneinander ab, veranlaßt die Steuerelektronik das Pumpwerk zur Anpassung. Dadurch werden Abweichungen, die durch Störungen von außen auftreten, automatisch aufgehoben.

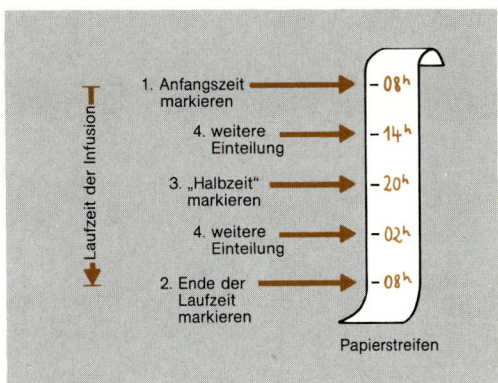

Abb. 17.**18** „Fahrplan" für die Infusionseinlaufzeit. Dauer der „Laufzeit" markieren, z.B. 8 bis 8 Uhr→Mitte des Streifens = Halbzeit, also 20 Uhr (markieren), Streifen nochmals unterteilen: 14 Uhr und 2 Uhr. Damit hat man 5 Orientierungszeiten. Der Streifen wird auf die Flasche geklebt.

Gebrauch von Infusionsreglern

- Das *Prinzip* – eingebauter Regler – ist bei allen Systemen gleich. Die *Anwendung* im einzelnen ist von der Konstruktion vorgegeben. Die Gebrauchsanweisung und eventuell notwendige Zusatzteile (z.B. Spezialbestecke) liegen den Geräten bei.
- Auch moderne Apparate gewähren keine absolute Sicherheit, weshalb eine Kontrolle der applizierten Infusionsmenge in bestimmten Zeitabständen vorgenommen werden muß.
- Das eingebaute Alarmsystem ist meist optisch und akustisch. Wenn Alarm eintritt, soll die Pumpe gestoppt (wenn dies nicht automatisch geschieht) und das System kontrolliert werden.
- Eine Batterie ermöglicht einen netzunabhängigen Einsatz (Abb. 17.**19**).

17.5.   Infusionstechnik

17.5.1. Vorbereiten der Infusion

Bereitstellen der Gegenstände
- Infusionsständer oder -haken;
- Infusionslösung mit Aufhängevorrichtung und Infusionsbesteck;
- Tablett mit
  - Venenpunktionskanülen (Venülen oder Katheter), 2-ml-Spritze;
  - Feindesinfektionsmittel, Tupfer, Kompressen;
  - Staubinde;

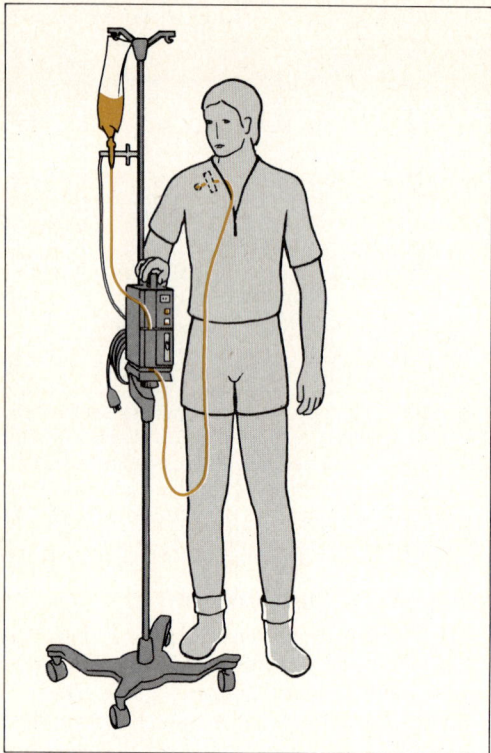

Abb. 17.**19**   Infusionspumpe mit eingebauter Batterie. Mobile Patienten sind dadurch „netzunabhängig".

- Leukoplast, evtl. Netzverband oder Folienverband (z. B. gebrauchsfertiger, transparenter Katheter- und Kanülenverband „Tegaderm" der Firma 3M);
- Medikamentenbeigabe; evtl. verordnete Medikamente in Zusatzampullen, entsprechende Spritzen und Kanülen;
- Lagerungskissen mit Schutz.

Bereitstellen der Infusion

Sind Beutel und Besteck gebrauchsfertig verbunden, erübrigt sich das *Zusammenstecken,* das unter absolut *aseptischen* Bedingungen vorgenommen werden muß. Je nach System oder Fabrikat variiert das Vorgehen im einzelnen.
Grundsätzlich gilt folgendes Vorgehen:
- Einstichstelle am Behälter desinfizieren.
- Schlauchklemme am Infusionsbesteck schließen.
- Einstichkanüle langsam drehend einstechen, soweit wie möglich einschieben, damit sie gut im Behälter sitzt.

- Bei hängendem Behälter durch kurzen Druck auf Tropfenzähler Flüssigkeitsspiegel auf ⅔ der Tropfkammer einstellen.
- Schutzkappe am Konus leicht lockern und Schlauch vollständig füllen, bis keine Luftblasen mehr feststellbar sind (Schutzkappe wieder aufsetzen, bis die Infusion angelegt wird.

Zugabe von Zusatzlösungen in Flasche oder Beutel:
- In die *Glasflasche:* Die Medikamente vor der Herstellung der Verbindung mit dem Infusionsbesteck durch die desinfizierte Gummikappe spritzen.
- In den *Plastikbeutel* mittels Kanüle oder spezieller Einlaßkanüle an desinfizierter, markierter Einstichstelle am Beutel einspritzen; Schutzkappe auf Kanüle lose anbringen.

Um eine homogene Durchmischung zu erreichen, müssen Infusionsbehälter nach dem Zuspritzen von Zusätzen sorgfältig bewegt oder gekippt werden; dies ist besonders wichtig, wenn die Behälter in Infusionsposition sind oder die Beutel die Zugabestelle unten haben. „Infusionszusätze haben in der Regel ein höheres spezifisches Gewicht als die Infusionslösung, bleiben also im unteren Teil der Lösung oder setzen sich. Versuche zeigen, daß sogar bis 80% der zugemischten Lösung mit den ersten 60 ml der Infusion infundiert werden können" (HAUSMANN, Kantonsapotheke St. Gallen).

Die Durchmischung von Infusions- und Zusatzlösung ist abhängig von der
- Dichte von Infusion und Zusatz,
- Position des Behälters: hängend (Infusionsposition), aufrechtstehend oder liegend (Vorbereitungsposition),
- Art des Behälters und Kanülenlänge.

Unsachgemäße Durchmischung kann für den Patienten gefährliche Folgen haben.

Vorbereitung des Kranken

Der Kranke soll vom Arzt so gut als möglich über Zweck, Ziel und vorgesehene Dauer der Infusionstherapie informiert werden. Die weiteren Maßnahmen sind situationsabhängig und müssen jedesmal neu erwogen werden. Sie betreffen
- Information über technische Einzelheiten, je nach Bedürfnis des einzelnen;
- Entleeren von Blase und Darm;
- Lagerung, Einbetten von Hilfsmitteln und Schutzvorlage;
- Wahl und Vorbereitung der Vene (S. 398 f.):
  - Unterarm für Kurzzeitinfusion (wenn möglich den linken Arm wählen),

- Klavikulagegend für die Punktion der V. subclavia oder V. jugularis bei Kavakatheter;
- Rasieren der Einstichstelle im Umkreis der notwendigen Fixierung (besonders bei Männern).

17.5.2. Kurzzeitinfusion

Legen der Infusion

Das Legen der Infusion ist grundsätzlich Aufgabe des Arztes. Kurzzeitinfusionen mittels *Verweilkanülen* oder *kurzem Venenkatheter* werden vielerorts auch von qualifizierten Pflegepersonen eingelegt, Kavakatheter nie (s. unten).
- Desinfektion und Punktion der Vene (S. 399); anschließend:
  - bei *Verweilkanüle* Führungskanüle zurückziehen und Verweilkanüle gut einführen (s. Abb. 17.**17**),
  - bei *Katheter* s. Abb. 17.**21**.
- Einstichstelle verbinden und Kanüle (Abb. 17.**20**) bzw. Katheter fixieren (Abb. 17.**21**).

Überwachung bei Infusionstherapie

Die *Infusion* wird beobachtet auf
- Tropfenzahl und Einlaufzeit (S. 413);
- Lage und Funktion von Dreiwegehahn oder Mehrfachkonnektoren bei Simultan- oder Shuntinfusionen (man kann eine zweite Infusion auch durch Anstechen des elastischen Zwischenstückes mit einer Kanüle anschließen);
- Lage der Kanüle, des Katheters;
- Einstichstelle, Verband (Verbandwechsel S. 382);
- Dichtigkeit und freie Lage des Einlaufsystems.

Der *Kranke* braucht Beobachtung und Pflege bezüglich
- der Venen und der Einstichstelle (Venenpflege S. 418 f.);
- Beschwerden, Schmerzen; sie können durch eine ungünstige Lage des Armes (der Kanüle) verursacht sein →Lagewechsel;
- Verträglichkeit der Infusionen (s. mögliche Nebenwirkungen S. 410). Bei Unverträglichkeitserscheinungen Infusion abstellen, Arzt benachrichtigen.

Das *Protokoll* betrifft Infusionsmenge, Verträglichkeit (s. auch S. 481).

Formeln zur Tropfenberechnung:

Sind Infusionsmenge und Infusionsdauer angeordnet, so rechnet man nach der Formel:

$$\text{Tr./min} = \frac{\text{Infusionsmenge in ml}}{\text{Infusionsdauer in Std.} \cdot 3}$$

Soll die Einlaufzeit errechnet werden, so verwendet man die Formel:

$$\text{Std.} = \frac{\text{Infusionsmenge in ml} \cdot 20}{\text{Tropfenzahl/min} \cdot 60}$$

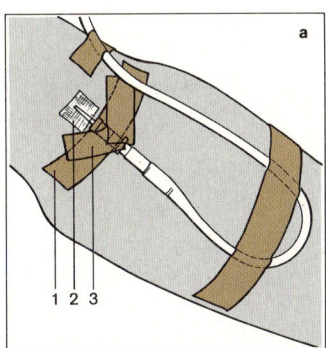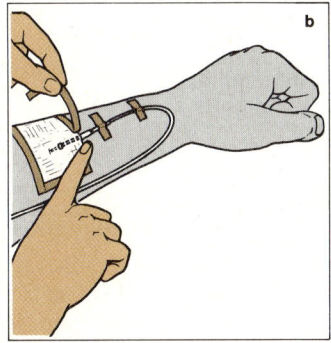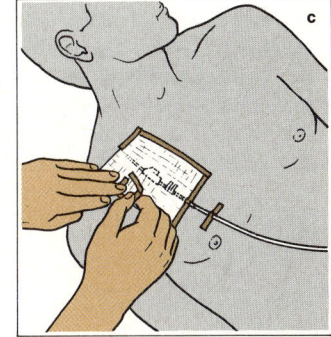

Abb. 17.**20** a–c   Fixieren der (des) austretenden Kanüle (Katheter). **a** 1 Unterlegen eines Heftpflasterstreifens, 2 Austrittstelle mit eingeschnittener Kompresse abdecken (eine zweite wird darüber gelegt), 3 Kanüle gut fixieren. Weitere Fixation nach Bedarf. Günstig ist ein kleiner Surgifix-Elastverband über der Einstichstelle (ca. 10 cm breit). **b** Applikation eines Transparentverbandes (Tegaderm): Vorbereiteten Verband auflegen, andrücken. Beim Ablösen des Patentrahmens leicht über den Rand des Tegadermverbandes streichen und ihn gut an den Kanülenschaft anmodellieren. Zusätzliche Fixierung der Infusionsleitung mit Heftpflasterstreifen. **c** Verband in der Klavikulagegend.

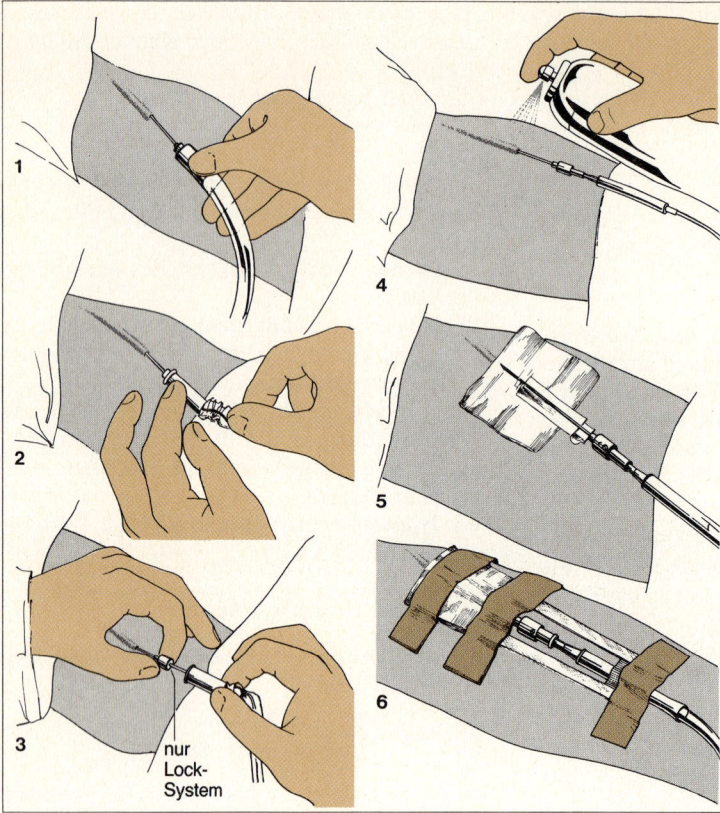

Abb. 17.**21**   Venenkatheter
– Einlegen und Verband:
1 Einführen der Führungs-
  nadel in die Venen.
2 Vorschieben des Kathe-
  ters.
3 Zurückziehen der Kanüle
  und der Schutzhülle→An-
  legen des Infusionsschlau-
  ches.
4 Schutz der Einstichstelle.
5 Abdecken der Einstich-
  stelle nach Setzen einer
  Naht.
6 Fixierung (Platte, Straße)
  und abschließen mit Heftpflasterstreifen, evtl. Sur-
  gifixverband darüberzie-
  hen.

Wechseln des Infusionsbehälters

Die neue Flasche wird vorbereitet (wie oben), ein neues Besteck ist nur alle 24 Stunden notwendig. Müssen in der Zwischenzeit leer werdende Behälter ausgewechselt werden, ist darauf zu achten, daß

- der Infusionsschlauch nicht leer läuft (läuft er leer, muß auf jeden Fall das Besteck gewechselt werden),
- das Wechseln des Beutels unter streng aseptischen Bedingungen vorgenommen wird,
- die Tropfenzahl neu kontrolliert, evtl. neu eingestellt wird.

Entfernen der Infusion

Ist die Infusionstherapie abgeschlossen oder muß die Infusion wegen geschädigter Vene entfernt werden:

- Infusionsschlauch abklemmen.
- Pflasterstreifen lösen.
- Sterilisierten Tupfer auf die Punktionsstelle legen, Kanüle entfernen.

- Punktionsstelle komprimieren.
- Schnellverband oder wenn erforderlich Venenpflegeverband anlegen.
- Einwegmaterial vernichten, restliches Gebrauchsmaterial desinfizieren (Aufbereiten S. 302 f.).
- Abschluß der Infusionstherapie protokollieren.

17.5.3. Langzeitinfusion und Kavakatheter

Gefahren, Komplikationen

Eine Vene, die über längere Zeit offengehalten werden muß, bedeutet:

- eine künstlich offengehaltene Haut- und Gewebeverletzung und
- einen Kommunikationsweg von außen ins Körperinnere →Infektionsgefahr;
- einen andauernden Reiz der Venenwände mit Gefahr der Phlebitis;
- eine Behinderung und Bewegungseinschränkung für den Patienten.

Da es sich bei der Langzeitinfusionstherapie meist um einen zentralen Venenkatheter (z. B. als Kavakatheter) handelt, kommt dazu die Gefahr der
- Luftembolie im Zusammenhang mit der Punktion oder bei Diskonnektion (Auseinanderfallen der Schlauchverbindung);
- Thrombosen, Embolie;
- Pneumothorax, Hämatothorax (punktionsbedingte Verletzung).

Aus diesen Gründen
- werden zentrale Venenkatheter nur durch Ärzte und speziell geschultes Anästhesiepersonal eingelegt,
- verlangt die Pflege von Langzeitvenenkathetern von allen Beteiligten Erfahrung, Sicherheit und Verantwortlichkeit.

Indikation

Indikationen für zentrale Venenkatheter zum Schutz der peripheren Venen sind u.a.:
- voraussehbare Langzeitinfusionen,
- parenterale Ernährung mit hyperosmolaren Lösungen,
- repetierte Injektionen von Pharmaka mit stark vom Physiologischen abweichendem pH-Wert (z. B. 8,4%ige Natriumbikarbonatlösung);
- Notwendigkeit der zentralen Venendruck-(ZVD-)Messung.

Zugänge

Man unterscheidet grundlegend zwischen *peripheren* und *zentralen* Zugängen zur V. cava superior (darum Kavakatheter genannt):
- peripher: V. basilica, V. cephalica (Ellbeuge) oder V. femoralis (Leiste);
- zentral: V. subclavia oder V. jugularis.
Details über die Punktion oder die Punktionsstellen betreffen den Arzt und werden hier nicht näher erläutert. Zum besseren Verständnis zeigt Abb. 17.22 die Lage des Venenkatheters.

Legen des Kavakatheters

Gegenstände

- Bereitgestellte Infusion (evtl. mit speziellem Bakterienfilter);
- Hautreinigungs- und Feindesinfektionsmittel;
- Anästhetikum, 0,9%ige NaCl-Lösung;
- Tupfer, Watteträger, Venenkatheter;
- Injektionsspritzen 2 ml, 5 ml und Kanülen.

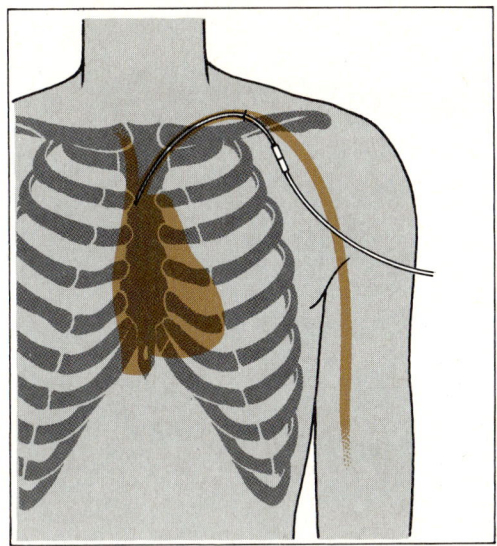

Abb. 17.**22**   Lage des zentralen Venenkatheters. Wegen seiner Lage auch Kavakatheter genannt.

- *Instrumentarium:* 2 Klemmen, Messerklinge, atraumatisches Nahtmaterial, 1 chirurgische und 1 anatomische Pinzette, Schere.
- Set mit Schlitztuch, Abdecktücher, 5 Kompressen, 8–10 Tupfer, Handschuhe.

Vorgehen

Nach den Grundsätzen des Verbandwechsels (S. 382) wird eine sterile Fläche gerichtet; die benötigten sterilisierten Gegenstände werden so angeordnet, daß sie leicht erreichbar sind und die Sterilität gewährleistet bleibt (wie z. B. in Abb. 17.**23**).
- Information und Vorbereiten des Kranken wie S. 414 f.
- Hände desinfizieren.
- Gesichtsmaske anziehen.
- Sterile Fläche richten (Abb. 17.**23**).
- Desinfektionsmittel und 0,9%ige NaCl-Lösung sowie Anästhetikum vorbereiten.
- Bett auf Arbeitshöhe einstellen, Kopfteil in Tieflage stellen →dadurch erreicht man einen positiven Venendruck →Minderung der Emboliegefahr (das gleichzeitige Anhalten des Atems wird teilweise gefordert, teilweise nicht).
- Kopfkissen entfernen, Tücher auslegen.
- Der Arzt punktiert nach Desinfektion und Anästhesie die gewünschte Vene und schiebt den Katheter ins Kavasystem vor (s. Abb. 17.**21**-1, 2).

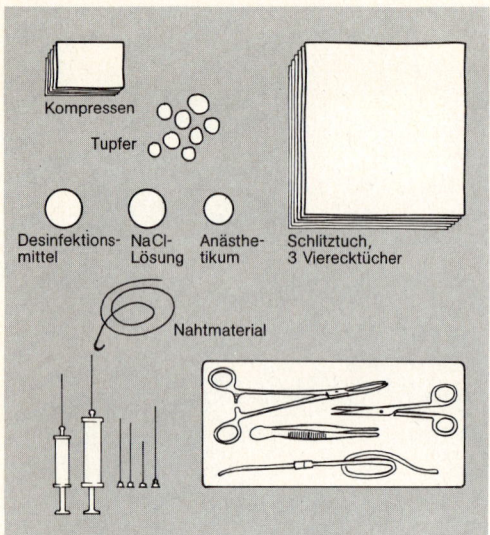

Abb. 17.**23** „Sterile Fläche" für das Einlegen eines Kavakatheters. Alle Gegenstände sind sterilisiert.

- Die Punktionskanüle wird zurückgezogen.
- Verbinden des Katheters mit der Infusion *immer* durch ein Lock-System (3) →Sicherheit!
- Der Katheter wird durch einen Hautstich fixiert, die Einstichstelle antiseptisch behandelt (Antibiotikaschaum, Betadinelösung) (4) und sorgfältig abgedeckt (5 und S. 415).
- Verbinden und Fixieren des Kavakatheters verlangen Erfahrung und Geschick. Der Katheter darf sich nicht verschieben →Thrombosegefahr. Liegt die Einstichstelle in der Schlüsselbeingegend, so ist das Fixieren oft schwierig. Es eignen sich:
  • spezielle Fixierverbände (Tegaderm, s. Abb. 17.**20d**);
  • Fixierstraße durch Heftpflaster (s. Abb. 17.**21**-6).
- Die Lage des Katheters im Hohlvenensystem muß röntgenologisch überprüft werden.

17.6. Überwachung und Pflege der Langzeitinfusion

17.6.1. Prophylaktische Maßnahmen

Sie haben ein zweifaches Ziel:
- Verhüten einer Infektion,
- Verhüten von thrombotischen und embolischen Komplikationen.

Infusion und Zusätze

- Regelmäßiges Einlaufen, Tropfenzahl und/ oder Infusomat kontrollieren.
- Differente mit indifferenter Lösung gleichzeitig einlaufen lassen (z. B. Aminosäurelösung mit Fettemulsion).
- Infusionsprogramm (Reihenfolge der Lösungen, Infusionsgeschwindigkeit, Zusätze u. a.) schriftlich protokollieren (auch die Flaschen bezeichnen).
- Zusätze nur unter streng aseptischen Bedingungen applizieren.

Besteck und Ansätze

- Infusionsbesteck täglich erneuern.
- Keine unnötigen Zwischenstücke; ungebrauchte Zugänge gut verschließen.
- *Dekonnektierung* nur bei dringender Notwendigkeit (Patient dabei in flache, besser in Kopftieflage bringen). Nach jeder Manipulation Ansätze desinfizieren (jodieren), dafür *Tablett richten* mit Watteträger, Tupfer, Klemme.
- *Blutentnahmen* aus dem Kavakatheter sollen auf das Nötigste beschränkt werden. Das entnommene Blut muß frei von Infusionslösung sein. Folgendes Vorgehen versucht dieser Bedingung gerecht zu werden:
  • Blutentnahme durch zwei Personen, damit die Sicherheit gewährleistet ist.
  • Patienten in flache oder Kopftieflage bringen.
  • Katheter dekonnektieren, sofort Spritze ansetzen, Infusionsansatz mit Schutz (Hütchen oder sterilisiertem Spritzenverschluß [s. Abb. 16.**3b**]) versehen, Katheteransatz mit sterilisiertem Tupfer unterlegen.
  • Mit 10 ml 0,9%iger NaCl-Lösung spülen.
  • Blut aspirieren, die ersten 10 ml verwerfen, anschließende Entnahme für Untersuchung benutzen.
- *Spülen des Venenkatheters* im übrigen nur nach Arztverordnung, unter Wahrung absoluter *Asepsis* (sterilisiertes Material, gründliches Desinfizieren) und unter *positivem Venendruck* (d. h. bei Kopftieflage).

Venen und Wundgebiet

- Den Verbandwechsel nach Bedarf durchführen, in der Regel jeden 2. Tag. Feuchte Verbän-

de sofort wechseln, da sie die Haut aufwei-
chen = Infektionsgefahr!
- Gleichzeitig Einstichstelle und umgebende
  Haut kontrollieren, gründlich desinfizieren; je
  nach Verordnung antimikrobielle Salbe oder
  Schaum auftragen.
- Lokale Venenpflege mit antiphlogistischen
  Salben (Heparin, Ichthyol), wenn zweckmäßig.
- Ob eine Heparinisierung zur Prophylaxe von
  Gerinnungsvorgängen an der Katheterspitze
  und in der Vene vorgenommen wird, entscheidet der Arzt.
- *Bei auftretender Entzündung* müssen der Katheter entfernt (Arzt!) und die Venen mit Alko-
  hol- oder Antiphlogistikaverbänden behandelt
  werden. (Evtl. wird die Katheterspitze bakteriologisch untersucht.)

Beachte
- Die Infusion ist wichtig, der Kranke ist
  wichtiger. Anspruchsvolle Infusionspro-
  gramme verlangen viel *Kopf-* und *Hand*arbeit. Kommt das *Herz* gleicherweise zum
  Zug, kann der „technische Dienst" ausgewogen werden.
- Der Kranke spürt, ob wir *ihn* oder die Infusion meinen.
- Jedes *offene* Gefäß bedeutet Infektionsgefahr und beim *zentralen* Venenkatheter
  auch Luftemboliegefahr. Die Vorsichtsmaßnahmen haben oberste Priorität
  (Asepsis, Kopftieflage bei Manipulationen
  an Kavakathetern).
- Bei Katheterlage in der Halsgegend *nie* mit
  Rasiermesser oder -klinge rasieren oder
  rasieren lassen; würde der Katheter un-
  glücklicherweise dabei durchschnitten,
  könnte eine Luftembolie zu verheerenden
  Folgen führen. Der elektrische Rasierapparat ist gefahrlos.
- Eine volle *parenterale Ernährung* bedeutet
  anspruchsvollste Berechnungen, da
  gleichzeitig mehrere Substanzen infundiert
  werden müssen. Möglichkeiten sind der
  Bypass (Y-Stück, Mehrfachkonnektor), die
  Anwendung von sog. Komplettlösungen
  (z.B. TPE 1800 = einfachste Handhabung)
  oder das Mischen der Tagesdosis in
  Mischbeuteln (z.B. in Infumix-Pfrimmer-
  Beuteln).
- Das *Zumischen* von Substanzen (Antibiotika, Vitamine u.a.) ist möglichst zu vermei-

den, da die Infusionslösungen dadurch ihre
Stabilität verlieren. Sie werden besser in
Kurzinfusionen (z.B. 100 ml physiologische Kochsalzlösung) im Bypass infundiert.

17.6.2. Infusionsplan

Der Therapieplan wird vom Arzt anhand der
ihm zur Verfügung stehenden Informationen
aufgestellt und täglich (oder mehrmals täglich)
modifiziert (Abb. 17.24). Bei der Informationsbeschaffung ist er auf die Unterstützung der Pflegegruppe angewiesen.

Summe der Informationen

Sie setzt sich zusammen aus
- *Beobachtungen am Kranken:*
  - Ernährungs- und Allgemeinzustand, sub-
    jektives Befinden, Durst-, Hungergefühl;
  - Hautelastizität;
  - Feuchtigkeit von Zunge und Schleimhäu-
    ten;
  - Ödembildung, Gewichtskurve;
  - Funktionstüchtigkeit der vitalen Organe,
    Ausscheidung (Nieren), Puls, Blutdruck,

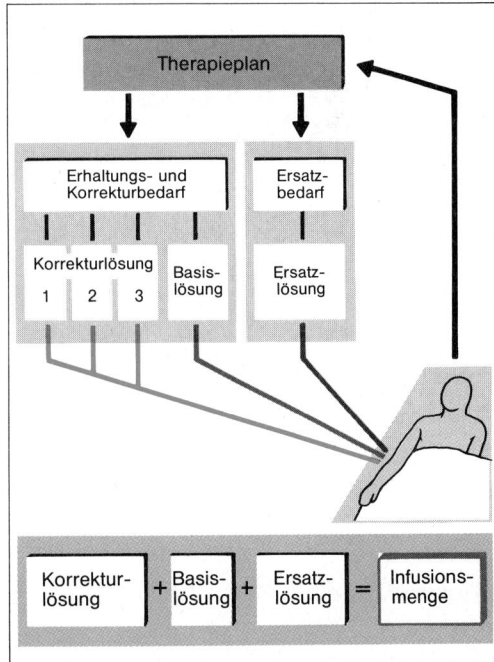

Abb. 17.**24** Therapieplan nach Hartig. Überlegungen
des Arztes zur Festlegung der Infusionsmenge.

Venendruck (Herz/Kreislauf), Atmung (Lungen).

- *Sammeln des 24-Stunden-Urins:*
  - Messen, Bilanzerstellung (s. unten);
  - pH-Bestimmung (Schnelltest), Elektrolytnachweis (Labor).
- *Blutkontrollen:* Eine Infusionstherapie ist ohne regelmäßige, häufig täglich Blutkontrolle nicht steuerbar. Der Arzt braucht Resultate bezüglich
  - Elektrolyte (Bestimmung im Plasma oder Serum),
  - Säure-Basen-Haushalt (Blutgase),
  - Hämoglobin-, Hämatokritwerte,
  - (evtl.) Plasmaosmolarität

17.6.3. Bilanzierung

Mit der Bilanzierung können Teilfunktionen gemessen werden. Gegenübergestellt werden:
- *Aufnahme* von Wasser, Elektrolyten, Stickstoff u. a. mit der Nahrung, mit Getränken oder parenteral sowie
- *Ausscheidung* von Wasser, Elektrolyten, Stickstoff u. a. im Urin und Stuhl.
- Auch *Sekretableitungen* werden quantitativ und in ihrer Zusammensetzung genau bestimmt.
- Weitere an der Bilanz beteiligte Faktoren müssen überschlagmäßig mitgerechnet werden, nämlich auf der Plus-Seite das Oxidationswasser (Wassergewinn durch Einschmelzung von Körpergeweben) innerhalb 24 Stunden = ca. 300 ml. Auf der Minus-Seite die Flüssigkeitsabgabe durch Haut und Lungen (Perspiratio insensibilis und Perspiratio sensibilis) innerhalb 24 Stunden = ca. 1000 ml.

Bilanzen werden für die einzelnen Anteile des Gesamtstoffwechsels getrennt aufgestellt, z. B.

als Wasser-, Natrium-, Kalium-, Stickstoffbilanz. Die häufigste Bilanzierung, die von der Pflegegruppe durchgeführt werden muß, ist die *Wasser-* bzw. *Flüssigkeitsbilanz.* Man unterscheidet die *positive* (Zufuhr übertrifft den Verlust), die *ausgeglichene* (Zufuhr entspricht dem Verlust) und die *negative Bilanz* (Verlust übertrifft die Zufuhr).

Die *registrierbare* Bilanz entspricht bei einer Plusbilanz von ca. 700 ml der *effektiven* (zu kalkulierenden) Bilanz (Tab. 17.2).

Eine Ergänzung zur Flüssigkeitsbilanz bietet die tägliche *Gewichtskontrolle,* bei Bettlägerigen evtl. mit der Bettwaage. So kann der Wasserbestand des Körpers noch besser beobachtet werden.

Das *Protokollblatt* (Überwachungsblatt, Bilanzkarte) hält alle laufenden Informationen und Therapien fest. Es vermittelt dem Arzt einen raschen Einblick in den Behandlungsablauf. Unserer Verantwortung obliegt zu einem großen Teil die Vollständigkeit und Übersicht solcher Bilanz- und Beobachtungsbogen. Die vorgegebenen Formulare variieren je nach Zweck und Informationsbedarf. Grundsätzlich enthalten sie je eine Rubrik für die
- *Vitalzeichen:* Puls, Blutdruck, Atmung sowie für andere Messungen wie Temperatur, ZVD u. a.;
- *Flüssigkeitsbilanz,* geteilt in Einfuhr (Infusionstherapie, orale Zufuhr, Sondenernährung) und Ausfuhr (Urin, Drainagen, Stuhl, Erbrechen);
- *Therapie* und spezielle *Beobachtungen.*

17.7. Zentrale Venendruckmessung

Der zentrale Venendruck (ZVD) ist eine dynamische Größe des zirkulierenden Blutvolumens im

Tabelle 17.2   Positiva und Negativa bei der Bilanzierung von Flüssigkeit

	Registrierbare Bilanz		Effektive Bilanz	
	+	−	+	−
Flüssigkeitszufuhr (oral, Infusionen)	2000		2000	
Oxidation			300	
Ausscheidung (Urin, Drainagen, Stuhl)		1300		1300
Perspiratio insensibilis Perspiratio sensibilis				1000
	2000	1300	2300	2300
Bilanz	+700		ausgeglichen	

Verhältnis zur Leistungsfähigkeit des rechten Vorhofes. Dieser Druck kann im oberen Hohlvenensystem mit Hilfe eines in die V. cava superior vorgeschobenen Katheters durch Flüssigkeitsmanometrie gemessen werden.

17.7.1. Theoretische Grundlagen

Nachdem das Blut das Kapillarnetz passiert hat, ist der Druck in den Venen nur noch gering (vgl. Blutdruck S. 262, Abb. 9.**18**).
Der zentrale Venendruck, d. h. der Druck in den Hohlvenen und dem rechten Vorhof, wird von verschiedenen Faktoren beeinflußt, die in Abb. 17.**25** dargestellt sind. Vereinfacht läßt sich sagen, daß der ZVD das Verhältnis zwischen dem venösen Angebot und der Förderleistung des rechten Herzens darstellt.

Werte

Norm: 4–11 cmH$_2$O.
Der zentrale Venendruck ist
erniedrigt bei
- Hypovolämie;
erhöht bei
- Hypervolämie,
- Rechtsherzinsuffizienz (verminderte Förderleistung),
- Stauung im rechten Herzen
  - wegen Behinderung des Blutstroms im Herzen selbst (z. B. Pulmonalstenose) oder
  - wegen Veränderungen in der Lungenstrombahn.

17.7.2. Prinzip der Messung

Aus der nachstehend genau beschriebenen Meßmethode ergibt sich, daß der ZVD nicht in mmHg oder Pascal gemessen wird, sondern in cmH$_2$O. Wenn man aus einem offenen Infusionsschlauch Flüssigkeit in die obere Hohlvene des liegenden Patienten einlaufen läßt, bleibt der Spiegel auf einer gewissen Höhe über der Hohlvene stehen (vgl. Abb. 17.**25**); das Gewicht dieser Flüssigkeitssäule entspricht dem Gegendruck, der in der Vene herrscht. Ein ZVD von 10,6 cmH$_2$O entspricht einem Quecksilberdruck von nur 8 mm (weil das spezifische Gewicht 13,6mal höher ist als dasjenige von Wasser) oder 1060 Pascal = 1,06 kPa.
Sechs Schritte sind für die ZVD-Messung einzuhalten, wie Abb. 17.**26** zeigt.

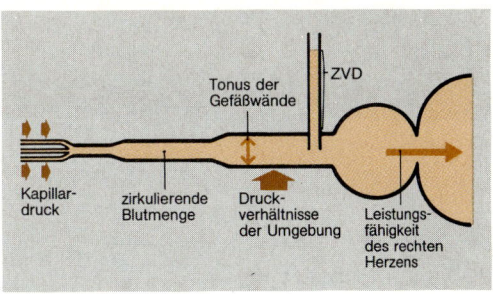

Abb. 17.**25**   Faktoren, die den zentralen Venendruck (ZVD) beeinflussen.

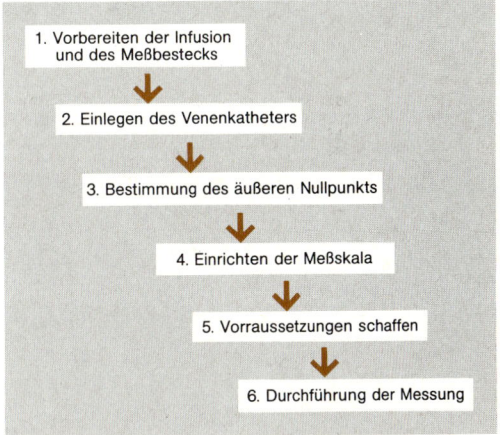

Abb. 17.**26**   Messung des zentralen Venendrucks.

17.7.3. Benötigtes Material

- Alles zum Legen eines Kavakatheters (S. 417 f.), wenn er nicht schon liegt.
- *Zur Bestimmung des äußeren Nullpunktes:*
  - Thoraxschublehre (Abb. 17.**27**),
  - Fett- oder Filzstift zur Markierung des Nullpunktes am Thorax des Patienten.
- *Zur Venendruckmessung:*
  - Venendruckbesteck, Infusionsständer,
  - Meßskala.

17.7.4. Einrichten des Meßsystems

- Vorbereiten der Infusion mit dem Meßsystem (Abb. 17.**28**).
- Legen des Venenkatheters und/oder Verbinden des Meßsystems mit dem Katheter.

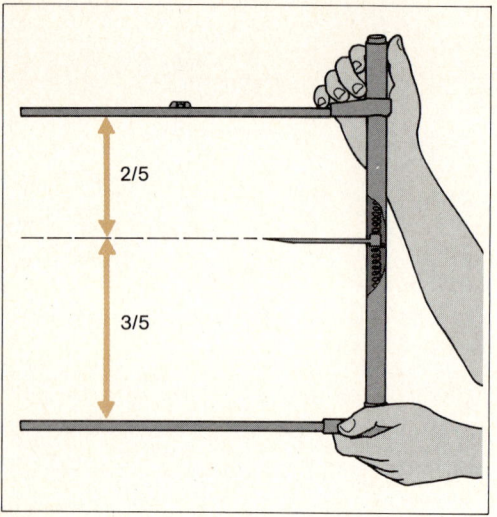

Abb. 17.27   Thoraxschublehre nach Burri u. Perren.

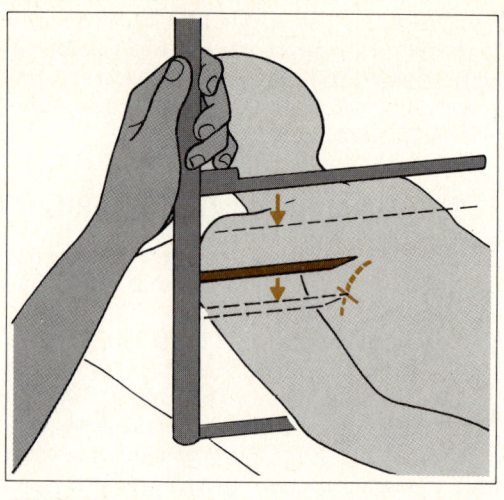

Abb. 17.29   Anlegen der Thoraxschublehre zur Lokalisierung des Nullpunktes.

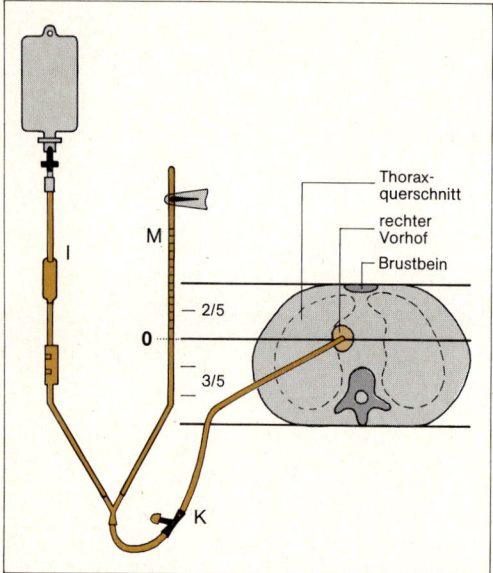

Abb. 17.28   Venendruckmeßbesteck und -messung. Der erste Schenkel (I) trägt einen Einstichteil, der in den Infusionsbehälter eingestochen wird. Man befestigt den zweiten Meßschenkel (M) neben dem Behälter am Infusionsständer. Der dritte Schenkel (K), der die Verbindung mit dem Katheter herstellt, wird anschließend geöffnet und so das System gefüllt. Luftblasen müssen aus allen Teilen entfernt werden. K muß eine Schlaufe bilden.

– Bestimmung des äußeren Nullpunktes: Für die Bestimmung der Vorhofhöhe geht man davon aus, daß der rechte Vorhof sich etwas oberhalb der Mitte des Thoraxdurchmessers befindet (Abb. 17.28). Die Ermittlung dieses Punktes kann durch eine Thoraxschublehre sehr vereinfacht werden. Sie unterteilt den Thoraxdurchmesser automatisch in ⅖- und ⅗-Abstände:

• Schublehre unterschieben.
• Den oberen Arm des Gerätes auf der oberen Thoraxwand anlegen und die Schublehre mit Hilfe der kleinen Wasserwaage ins Lot bringen.
• Der rote Zeiger weist nun auf den äußeren Nullpunkt (Abb. 17.29).
• Markieren des Nullpunktes an der seitlichen Thoraxwand (Abb. 17.29).

– *Einrichten der Meßskala.* Sie wird am Infusionsständer angeklebt oder aufgehängt. Die beiden Nullpunkte müssen sich für die Messung exakt entsprechen (Abb. 17.30 u. 17.31).

17.7.5. Durchführung der Messung

Voraussetzungen

– Während 30 Minuten (vor der Messung) soll der Kranke ruhig liegen: keine Anstrengung, keine Erregung.
– Für die Messung liegt er flach.
– Kontrolle und evtl. Korrektur des Nullpunktes vornehmen.

- Die Lage des Katheters muß frei und die Infusionsströmung unbehindert sein. Man läßt vor der Messung die Infusion während einiger Sekunden rascher laufen, damit der Venenkatheter durchgespült wird.
- Der Infusionsschlauch soll bei der Messung eine Schlaufe aufweisen, da bei negativen Druckwerten die Gefahr einer Luftembolie besteht (s. Abb. 17.**28** u. 17.**31**).
- Für die Messung wird eine physiologische Lösung (z. B. 0,9%ige NaCl-Lösung) verwendet. Sie muß zusätzlich angehängt werden, wenn Nährlösungen infundiert werden.

Messung

Durch Abklemmen von K kann das Meßsystem gefüllt, durch Öffnen von K und Abklemmen von I die Messung durchgeführt werden (s. Abb. 17.**28** oder 17.**30**). Dies entspricht folgendem *Vorgehen*:
- K abklemmen.
- I abklemmen, K öffnen.
- In Schenkel M senkt sich die Flüssigkeitssäule zunächst rasch, dann langsamer. Sie stabilisiert sich unter atemsynchronen Schwankungen auf der Höhe, die dem Druck im oberen Hohlvenensystem entspricht.
- Wert ablesen und als Plus- oder Minuswert (ausgehend vom Nullpunkt) aufschreiben.
- M abklemmen.
- I öffnen und gewünschte Tropfenzahl einstellen.

Häufigkeit der Messung. Nach Arztverordnung z. B. stündlich oder bei großen Infusionsmengen nach jeweils 1000 ml. Übersteigt der ZVD Werte von 12–15 cm Wassersäule, so muß die Einlaufgeschwindigkeit der Infusion gedrosselt werden (Arzt!).
Elektronische Messung. Moderne Infusionspumpen (mikroprozessorgesteuert) ermöglichen eine automatische ZVD-Messung ohne manuelle Betätigung.

17.8. Intraarterielle Infusion

Indikationen sind:
- lokale Langzeitbeeinflussung der distalen Arterien, z. B. Verbesserung der Mikrozirkulation mit Rheomacrodex,
- kontinuierliche direkte arterielle Blutdruckmessung oder wiederholt notwendige Blutgasbestimmung (nur auf Intensivstation).

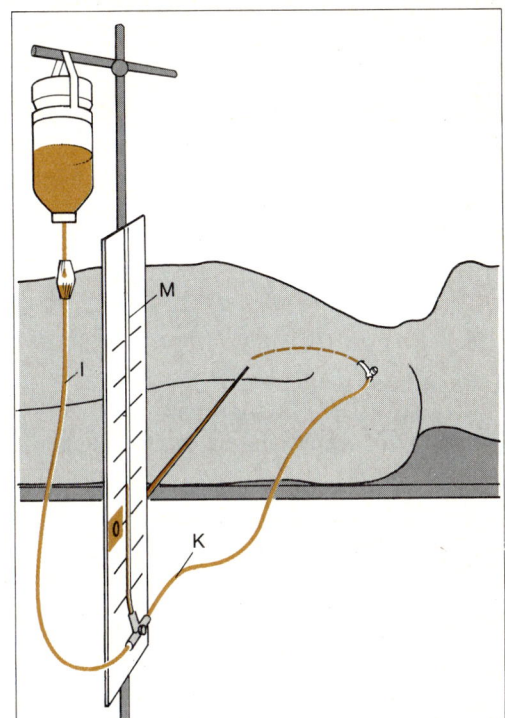

Abb. 17.**30**   Der Nullpunkt am Patienten muß vor der Messung exakt dem Nullpunkt am Meßschenkel entsprechen (Bettniveau anpassen).

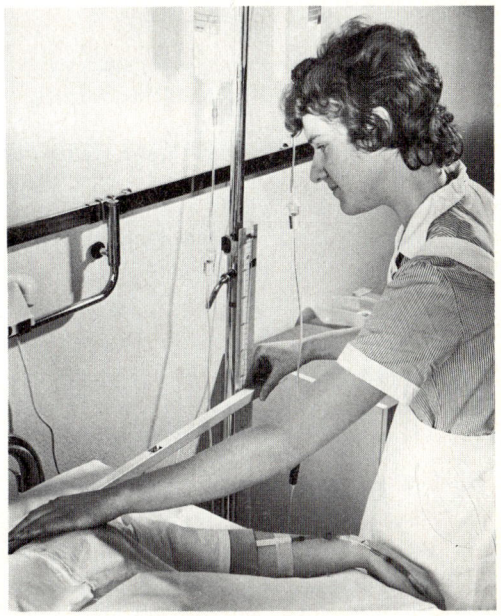

Abb. 17.**31**   Kontrolle des Nullpunktes Meßschenkel-Patient mittels Wasserwaage.

Voraussetzungen

- Die arterielle Blutversorgung distal des Punktionsortes muß gewährleistet sein.
- Eine eventuelle Blutung an der Einstichstelle muß gut einsehbar und leicht beherrschbar sein (→Entfernen der Kanüle bzw. des Katheters, Kompression und/oder Abbinden des Gefäßes mit einem *bereitliegenden großen Stauschlauch*).
- Der Kranke soll möglichst wenig eingeschränkt sein.

Durchführung

- Punktion der Arterie wie S. 400.
- Kanüle (Katheter) mittels Lock-System mit Infusionsschlauch verbinden (Dekonnektion muß unbedingt vermieden werden).
- Die intraarteriell liegende Leitung gut sichtbar als „arterieller Weg" bezeichnen.
- Zur Überwindung des Arteriendrucks eine Infusionspumpe (S. 412) einschalten.

Überwachung

Zur Vermeidung von Komplikationen ist eine sorgfältige Pflege der Einstichstelle und eine gute Überwachung des Infusionssystems und des Kranken notwendig.

17.9. Subkutane Infusion

Einspritzung größerer Mengen (1000–1500 ml) von physiologischer Kochsalz-Traubenzucker-Lösung unter die Haut. Die *Einstichstellen* liegen im Bereich der Oberschenkel (je die Hälfte der Flüssigkeit in einen Oberschenkel – gleichzeitiges Infundieren) als Variante, wenn keine Venen mehr zugänglich sind. *Anwendung* in der Geriatrie und in der Hauskrankenpflege.

17.10. Blut- und Blutderivateinfusionen

17.10.1. Blutgruppensysteme

AB0-System

Dieses zuerst entdeckte Blutgruppensystem (LANDSTEINER 1901) ist auch heute noch für die Transfusionspraxis am wichtigsten. Die *Merkmale* (Antigene) findet man an der Oberfläche der Erythrozyten und an fast allen Zellmembranen des menschlichen Organismus. Sie sind

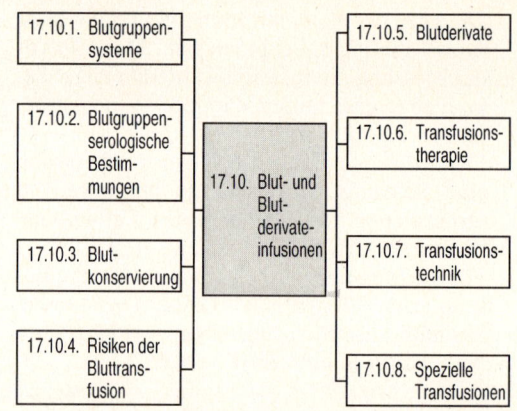

durch entsprechende Erbanlage (Gene) kontrolliert, und zwar sind es A, B und 0, von denen jeweils eines den dafür zuständigen Chromosomenplatz besetzt. Das Gen A bewirkt, daß alle Körperzellen (also nicht nur die Erythrozyten) die für die serologische A-Eigenschaft spezifische Gruppensubstanz (Mukopolisaccharid) ausbilden. Man spricht von *Antigen,* Agglutinogen oder von antigenen Haftstellen, da sie mit dem entsprechenden *Antikörper* in Form einer *Agglutination* der Zellen reagieren. Dasselbe trifft auch für das B zu. Das 0 hat hingegen keine nachweisbare antigene Eigenschaft, es gibt kein Anti-0. (Für die Untergruppen sei auf die weiterführende Literatur S. 431 verwiesen.) So entsteht das aus Abb. 17.**32** ersichtliche Muster.

Antikörpersystem

Neben der AB0-Eigenschaft müssen auch die für die einzelnen Blutgruppen typischen Antikörper im Serum (Anti-A und Anti-B) = *reguläre* Antikörper sowie die selteneren sog. *irregulären* Antikörper (Kälteagglutinine) bestimmt werden. Die Antikörper werden *Isoagglutinine* genannt.

Rh-System

Dieses von LANDSTEINER u. WIENER (1940) entdeckte System hat eine entscheidende Bedeutung und hat die komplikationslose Transfusion erst richtig ermöglicht.
Die Rhesusantigene (es sind deren sechs: D, d, C, c, E, e) sind ebenfalls Erbanlagen, die als Genpaare Dd, Cc, Ee gekoppelt sind. Bestimmte Genpaare sind häufiger, andere seltener. Der mit dem großen Buchstaben bezeichnete Faktor ist stets dominant und unter diesen hat D die stärkste Ausprägung. Daher werden D-Träger als

Rhesus-positiv (Rh$^+$) bezeichnet. Das D-Antigen ist bei 83% der weißen Bevölkerung vorhanden, fehlt es, spricht man von Rhesus-negativen Personen (rh–).

Die *Antikörper* des Rh-Systems sind vorwiegend *Immunantikörper* (sie entstehen durch Transfusion oder Gravidität). Der häufigste Antikörper ist das Anti-D oder Anti-Rho. Insgesamt gibt es über 30 Antikörper im Rh-System.

Neben diesen wichtigsten Blutgruppensystemen gibt es noch eine große Anzahl *seltener Gruppen* (z. B. das Kell-, Duffy-, Kidd-, MNSs-System u. a.).

17.10.2. Blutgruppenserologische Bestimmungen

Blutgruppenbestimmung

Grundsätzlich müssen zur Bluttransfusion die AB0-Blutgruppe und das Rhesusmerkmal D bekannt sein.

Blutserologisch wird
– die Rhesusbestimmung sowie
– die AB0-Blutgruppenbestimmung
vorgenommen. Es werden dafür staatlich geprüfte Testseren verwendet. Sind die Resultate nicht eindeutig (Abb. 17.**33**), müssen zusätzlich die Spezialsysteme ermittelt werden.

Benötigte Blutmenge: 5–10 ml Nativblut (zusatzfrei), begleitet von den vollständigen Personalien des betreffenden Patienten. →Erstellen der *Blutgruppenkarte*.

Verträglichkeitsproben

Bei der Verträglichkeitsprobe handelt es sich um Tests zur Sicherung der serologischen Verträglichkeit zwischen Spender- und Empfängerblut. Die wichtigsten Tests sind unter dem Namen *Kreuzprobe* zusammengefaßt (als Dreistufentest, als Enzymtest, als Eilfallserologie).

Benötigtes Blut: 5–10 ml Nativblut (zusatzfrei) mit Begleitzettel.

17.10.3. Blutkonservierung

Blutkonservierungen sind erst möglich, seitdem die gerinnungshemmenden Substanzen wie das Natriumzitrat (DAGOTE u. Mitarb. 1914) und das Heparin (MC LEAN 1916) entdeckt wurden.

Natrium citricum 3,13% vermag das Blut im Verhältnis 1:9 für einige Stunden und im Verhältnis 1:5 für einige Tage ungerinnbar zu machen. Will

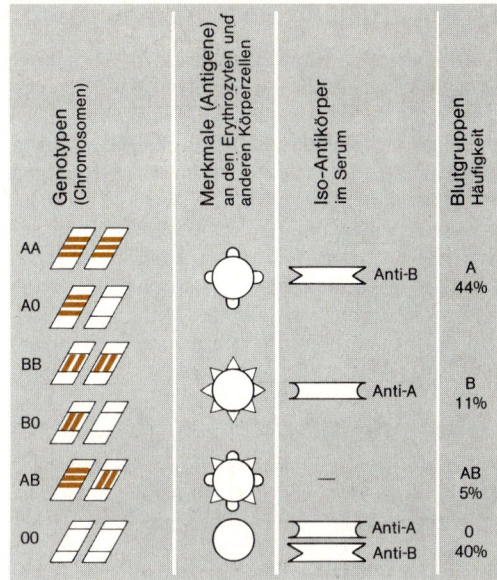

Abb. 17.**32** Die Beziehungen von Genen, Antigenen und Iso-Antikörpern zu Genotypen und Blutgruppen im ABO-System (aus *W. Spielmann, S. Seidl:* Einführung in die Immunitätshämatologie und die Transfusionskunde, 2. Aufl. Verlag Chemie, Weinheim 1980).

Blut-gruppe	Iso-agglutinine	Testserum		
		Anti-A	Anti-B	Anti-A + B
A	Anti-B	Agglutination	keine	Agglutination
B	Anti-A	keine	Agglutination	Agglutination
AB	keine	Agglutination	Agglutination	Agglutination
0	Anti-A Anti-B	keine	keine	keine

Agglutination   keine Agglutination

Abb. 17.**33** Einfaches Reaktionsschema für die AB0-Blutgruppenbestimmung.

man eine längere Haltbarkeit, so ist der Zusatz eines *Konservierungsmittels* erforderlich. Die so entstandene Konservierungslösung ist als *ACD-Stabilisator* bekannt (A = Acidum citricum, C = Natrium citricum, D = Dextrose).

Die zulässige *Konservierungsdauer* beträgt bei +4 bis +6 °C drei Wochen.

17.10.4. Risiken der Bluttransfusion

Trotz der großen Fortschritte auf dem Gebiet der Transfusionsmedizin lassen sich Transfusionszwischenfälle (bis zu 2% aller Transfusionen) nicht ganz vermeiden. Die häufigsten Risiken sind aus Tab. 17.3 ersichtlich, die Anforderungen an den Blutspender aus Tab. 17.4.

Ein neuerer *Risikofaktor* ist die Übertragung der als AIDS bekannt gewordenen Immunschwäche (Immundefektkrankheit); entsprechende Vorsichtsmaßnahmen sind von den Blutspendediensten getroffen worden, wodurch eine höchstmögliche Sicherheit gewährleistet ist.

17.10.5. Blutderivate

Um das Übertragungsrisiko möglichst gering zu halten, wird heute die Anwendung von *Vollblut* zunehmend durch die Verabreichung von Blut-

Tabelle 17.**3**   Risiken der Blutübertragung (aus *W. Abdulla, R. Frey:* Bluttransfusion und Blutgerinnung. Fischer, Stuttgart 1979)

Immunologisches Risiko:	– pyretische Reaktion – anaphylaktische Reaktion – hämolytische Reaktion
Metabolisches Risiko:	– Hypothermie – Gerinnungsstörung, Mikroaggregation – Azidose – Hämolyse – Hyperkaliämie – Ammoniakerhöhung – Zitratüberschuß
Infektionsrisiko:	– Kontamination – Hepatitis – AIDS – Lues – Malaria – Entero-, Herpesviren

Tabelle 17.**4**   Anforderungen an den Blutspender

Gesundheitszustand:	– gute Gesundheit – nicht unmittelbar nach Impfungen – nicht unmittelbar nach Krankheit
Alter:	18 bis ca. 65 Jahre
Gewicht:	über 50 kg
Risikoträger:	müssen bekannt sein: – durchgemachte Risikokrankheiten, insbesondere Hepatitis – AIDS-Antikörper-Träger
Häufigkeit:	2–3 Spenden pro Jahr

bestandteilen als *Hämotherapie nach Maß* ersetzt. Dadurch wird eine größere Wirkung bei kleinerem Risiko ermöglicht. Man muß dabei zwischen Blutkomponenten (Erythrozyten, Thrombozyten, Leukozyten) und den Plasmafraktionen unterscheiden (Abb. 17.**34**).

Blut, Blutkomponente

Die Transfusion von Blut ist immer eine *Ersatztherapie,* wobei folgender Grundsatz gilt: „Ersetzt werden muß, was fehlt" (s. auch Tab. 17.1, S. 409). Dazu stehen folgende Blutpräparate zur Verfügung:

– *Vollblut.* Normale Blutkonserve, die bis 3 Wochen haltbar ist.
  Anwendung bei Blutungen.

– *Frischblut.* Die Frischblutkonserve unterscheidet sich von der normalen Blutkonserve dadurch, daß die maximale Lagerung höchstens 3 Tage betragen darf. Wenn möglich soll sie im Verlauf der ersten 24 Stunden transfundiert werden. Die Überlebensrate der Erythrozyten beträgt dann noch 90–100% des Ausgangswertes.
  Anwendung bei Gerinnungsstörungen, Ösophagusvarizenblutungen, Massivtransfusionen.

– *Erythrozytenkonzentrat.* Vollblut ohne Plasma, mit einem Hämatokrit von 75% (normaler Hämatokrit 45%).
  Anwendung bei Anämien jeder Genese, d. h. immer dann, wenn der Patient vorwiegend Erythrozyten benötigt.

– *Gewaschene Erythrozyten.* Blut, von dem ein Großteil der Leukozyten, Thrombozyten und des Plasmas entfernt worden ist.
  Anwendung bei Patienten mit Eiweißunverträglichkeit und bei bestimmten Allergieformen sowie bei großem Blutbedarf.

– *Thrombozytenkonzentrat* oder thrombozytenreiches Plasma. Anreicherung von Thrombozyten im Plasma ohne Leukozyten und Erythrozyten. Man unterscheidet zwischen dem *plättchenhaltigen* oder -reichen Plasma (PRP) und dem *Thrombozytenkonzentrat* (PC).
  Anwendung bei thrombozytär bedingten Blutungen, vor allem bei Bildungsstörungen.

– *Leukozytenanreicherungen,* z. B. als Granulozytenkonzentrat. Sie werden durch Sedimentationsbeschleunigungen hergestellt. Wie alle anderen oben genannten zellhaltigen Konserven ist sie mit dem *Hepatitisrisiko* behaftet, sie dient bei Leukozytopenie als wirksames Therapiemittel.

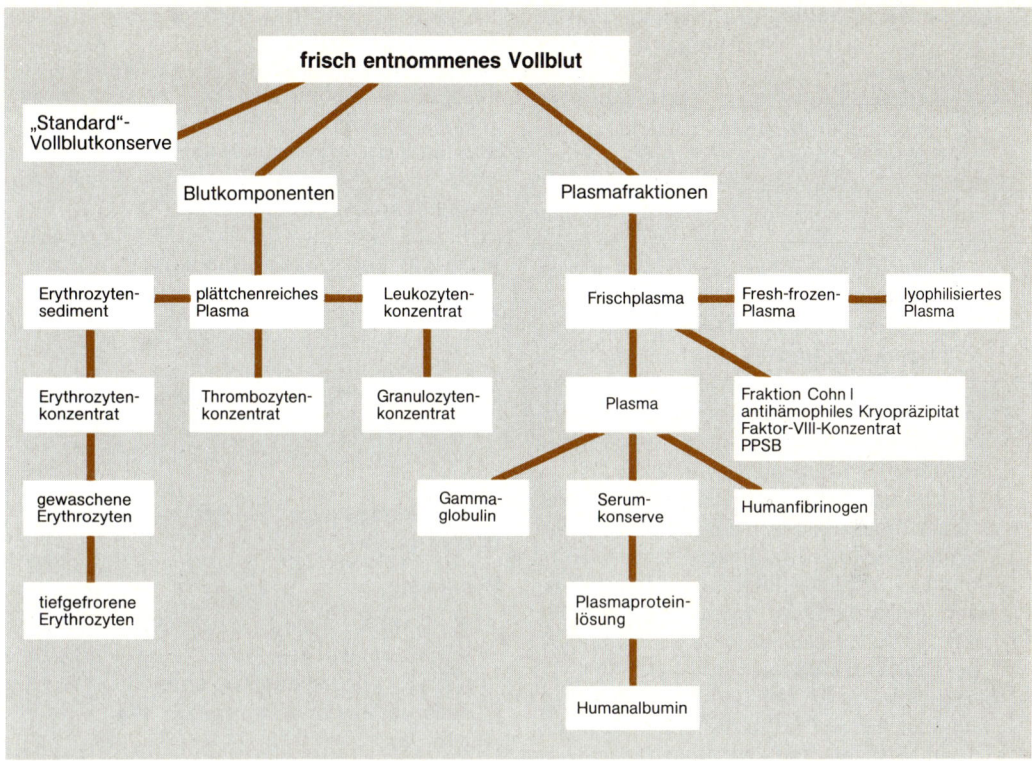

Abb. 17.**34**   Schematische Aufgliederung der Blut- und Plasmaderivate (aus *W. Abdulla, R. Frey:* Bluttransfusion und Blutgerinnung. Fischer, Stuttgart 1979).

Plasmafraktionen

Plasma wird durch Zentrifugieren der Blutkonserve oder durch Plasmaphorese gewonnen. Der Eiweißgehalt liegt zwischen 7 und 8 g/100 ml, davon sind 4–5 g Albumine und 0,2–0,4 g Fibrinogen, der Rest setzt sich aus den Globulinen zusammen.

Frischplasma

Es wurde früher in großem Umfang als flüssiges, gefrorenes oder lyophilisiertes Plasma gelagert und zur Volumen- und Eiweißsubstitution gebraucht. Da die Gefahr der Hepatitisübertragung groß ist, wird es heute nur noch in Ausnahmefällen (Substitution labiler Gerinnungsfaktoren) angewendet.

Plasmaderivate

Plasma wird durch physikalisch-chemische Methoden in sog. Plasmafraktionen aufgetrennt = *Plasmafraktionierung.* Die wichtigsten Produkte, die zur Volumensubstitution (s. Anwendung von Hämoderivaten S. 409) gebraucht werden, sind:

– *Albuminlösungen.* Albumin ist der wichtigste Bluteiweißkörper mit der besten Fähigkeit, Wasser zu binden. Dank des sog. kolloidosmotischen Druckes des Eiweißes kann *Flüssigkeit in der Blutbahn zurückgehalten werden.* Es stehen zwei Präparategruppen zur Verfügung:

• *isoonkotische Präparate* wie die 5%ige Humanalbuminlösung, die Plasmaproteinlösung (PPL) und die Serumkonserven. Sie unterscheiden sich hinsichtlich ihrer Zusammensetzung, sind aber grundsätzlich 5%ige Eiweißlösungen, die vor allem zur Substitution bei Volumenmangel eingesetzt werden;

• *hyperonkotische Präparate* (20 oder 25%). Sie dienen zur Korrektur von Hypoalbuminämie und des damit verbundenen onkotischen Defizits und sind somit auch hochwirksame Mittel zur Therapie von Ödemen.

– *Gerinnungspräparate.* Sie enthalten einen oder mehrere Gerinnungsfaktoren. 1 IE des Gerinnungsfaktors entspricht 1 ml Frischplasma. Die wichtigsten Präparate sind:

• *Fraktion Cohn I* = durch die Cohn-Fraktionierung ausgefälltes Fibrinogenkonzentrat, gefriergetrocknet. Die Ampulle enthält 1 g Fibrinogen.

- *Kryopräzipitate* = Träger des Faktor VIII. Sie werden durch rasches Einfrieren und langsames Auftauen von Frischplasma, wobei die Kryoglobuline (Faktor-VIII-Träger) ausfallen, gewonnen. Die Kryoglobuline werden lyophilisiert und kommen als Trockensubstanz in den Handel. Beim Auflösen muß Schaumbildung vermieden werden, da diese einen Faktor-VIII-Verlust bewirkt. Die Handelspräparate enthalten 3 IE/ml.
- *Faktor-VIII-Konzentrate* = angereicherte, fibrinogenfreie, lyophilisierte Trockensubstanz, die nach Auflösung 20–40 IE/ml Faktor-VIII-Konzentrat enthält.
- *Prothrombinkomplex* (PPSB) enthält die Gerinnungsfaktoren II (Prothrombin), VII (Prokonvertin), X (Stuart-Prower-Faktor) und IX (antihämophiler Faktor B) als Trockensubstanz. In der aufgelösten Ampulle sind 15 IE/ml der Faktoren II, IX und X, der Rest ist fakultativ.

- *Immunglobuline* (früher Gammaglobuline genannt). Sie werden durch das Cohn-Fällungsverfahren isoliert und enthalten die natürlichen oder/und spezifischen (bei geimpften Spendern) Antikörper gegen Erreger. Wir unterscheiden demnach
  - gewöhnliche Immunglobuline,
  - Hyperimmunglobuline.
  Sie werden fast ausnahmslos intramuskulär verabreicht und gehören deshalb nicht zur Infusionstherapie. Mehr darüber s. passive Immunisierung S. 279 f.

Beachte

Bei allen Plasmaderivaten
- Verfalldatum beachten.
- Trockensubstanzen unter streng aseptischen Bedingungen auflösen. Beiliegendes Lösungsmittel oder Aqua destillata verwenden.
- Präparate bei einer Temperatur von 20–25 °C auflösen, ohne Rückstände, ohne Schaum (Substanzverlust).
- Aufgelöste Substanzen innerhalb 10 Minuten infundieren, angebrochene Ampullen verwerfen.
- Applikation (Infusionsgeschwindigkeit) der Ampullenpackung entnehmen oder Arztverordnung einholen.

17.10.6. Transfusionstherapie

Der Begriff Transfusion (transfundere = hinübergießen) stammt aus der Zeit der *direkten* Transfusion (Blut wurde von einem Menschen zum anderen *herüber* geleitet. Heute wird nur noch die *indirekte* Transfusion, d. h. die Infusion einer Blutkonserve, angewendet.

Ziele der Transfusionstherapie

Die Transfusionstherapie dient innerhalb der Gesamtinfusionstherapie (S. 407) neben der
- Volumensubstitution der
- Erhöhung der Sauerstofftransportkapazität und dem
- Ersatz von fehlenden Blutbestandteilen.

Anforderungen und Bereitstellung der Blutkonserve

Bestellung

- Blutkonserven werden durch einen speziellen Anforderungsschein (von Arzt, evtl. zusätzlich von der Oberschwester unterschrieben) im Blutspendelabor (Blutzentrale, Blutbank) angefordert.
- Ist die Blutgruppe nicht bekannt, wird sie bestimmt (S. 425).
- Dem Kranken wird Blut für die Verträglichkeitsprobe (S. 425 f.) entnommen und ins Labor geschickt.

Kühlung

- Vollblutkonserven und zellhaltige Präparate bedürfen einer ständigen Kühlung.
- Die Kühlkette (zentrale Kühlräume →Kühlraum Blutlabor →Kühlschrank der Abteilung) darf nicht unterbrochen werden. Eine entnommene Konserve muß innerhalb von 24 Stunden infundiert werden.
- Verantwortliches Handhaben erfordert, daß eine Unterbrechung der Kühlung (Liegenbleiben einer Konserve, Ausfall der Kühlkette) der zuständigen Stelle unverzüglich gemeldet werden muß.

Erwärmung

- Konserven brauchen in der Regel *nicht* angewärmt zu werden. Eine Ausnahme bieten sog. Massivtransfusionen (mehr als 3 Einheiten in rascher Folge) und Austauschtransfusionen. Hier besteht die Gefahr einer Hypothermie mit Herzrhythmusstörungen.

- Erwärmung kann durch ein Diathermie- oder Durchlauf-Blutaufwärmegerät vorgenommen werden. Stehen keine solchen Spezialgeräte zur Verfügung, so muß man sich mit einem Wasserbad bei +37 °C behelfen.
- Bei regulären Tropftransfusionen können auftretende subjektive Beschwerden durch das Auflegen eines Wärmekissens behoben werden.

17.10.7. Transfusionstechnik

Material und Durchführung

- Konserve 30 Minuten vor der Transfusion aus dem Kühlschrank nehmen.
- Gegenstände wie für die Infusion richten (spezielles *Besteck mit Filter*).
- *Kontrolle von Blutgruppe und Rhesusfaktor* des Patienten mit der Verträglichkeitsprobe (Kreuzprobe), der Konservenbeschriftung, der Konservennummer, dem Verfalldatum und dem Begleitformular vergleichen. Diese Prüfung muß von zwei qualifizierten Pflegepersonen oder/und gemeinsam mit dem Arzt vorgenommen werden.
- Je nach Krankenhaus ist zusätzlich ein sog. *Bedside-Test* oder die Kontrolle mit der Eldon-Karte Vorschrift. Bei der Durchführung muß die der Testkarte beiliegende Gebrauchsanweisung genau beachtet werden.
- *Kontrolle der Konserve.* Plasma und feste Bestandteile müssen beim ruhigen Stehen der Flasche scharf voneinander getrennt sein (beim Beutel ist die Kontrolle erschwert). Rötliche Verfärbung ist Zeichen einer Hämolyse und darf normalerweise nicht vorliegen →Rückfrage!
- *Infusionsbereitschaft herstellen.* Grundsätzlich gleiches Vorgehen wie bei der Infusion:
  - *Glasflasche* heute eher selten. Gründliche Desinfektion der Gummikappe und Verbindung herstellen. Transfusionssysteme haben einen Belüftungsschlauch oder eine Belüftungskanüle.
  - *Beutel:* Abreißlasche aufziehen und Dorn des Transfusionssystems sorgfältig (ohne Außenberührung) einstechen. Da die Beutel fabrikatabhängige kleinere Unterschiede aufweisen, ist die beiliegende Gebrauchsanweisung zu beachten. Eine spezielle Belüftung ist normalerweise nicht nötig.
- *Vorbereiten des Kranken* (Information, Lagerung usw.) wie S.414f. und *nochmalige Kontrolle* der Transfusion im Vergleich zum Patienten (Personalien, Bettschild) und im Vergleich zu den Daten der Konserve bzw. der Begleitformulare.
- *Venenpunktion* (S.415) und etwas Blut aspirieren.
- Vornehmen des Bedside-Tests (wo vorgeschrieben) mit dem Blut des Kranken und dem Konservenblut.
  Wenn Kontrollen abgeschlossen sind,
- Transfusionssystem anschließen, fixieren wie bei der Infusion (S.415).
- Tropfgeschwindigkeit regulieren: Zu Beginn nur wenige Tropfen pro Minute, dann verordnete Tropfenzahl einstellen.

Überwachen der Transfusion

Die Beobachtung muß so gewährleistet sein, daß ein Transfusionszwischenfall rasch und sicher erkannt werden kann.

- Tropfgeschwindigkeit (ohne spezielle Verordnung beträgt sie 40-60 Tropfen/Minute) und Einlaufzeit vergleichen.
- Kontrolle der Vitalzeichen nach Bedarf (Puls, Blutdruck, Atmung, Temperatur); immer vornehmen und aufzeichnen, wenn objektive und/oder subjektive Symptome auftreten.

Zeichen einer Transfusionsreaktion

- *Unverträglichkeit oder Hämolyse:*
  - Kopf-, Gelenk-, Gliederschmerzen;
  - Unruhe, Beklemmungsgefühl, evtl. Atemnot;
  - Übelkeit, Erbrechen;
  - evtl. Schockzeichen: Tachykardie, Blutdruckabfall, Oligurie.
  Sofortmaßnahmen: Transfusion abbrechen →Arzt →Schockbehandlung.
- *Allergie,* kann bei wiederholter Transfusion auftreten:
  - Urtikaria, Hautrötung;
  - Temperaturanstieg, Blutdruckabfall.
  Sofortmaßnahmen: Transfusion langsam stellen →Arzt →weitere Weisungen abwarten (meist symptomatische Hilfe).
- *Bakterielle oder pyrogene Reaktion* bei kontaminiertem Blut oder System:
  - Schüttelfrost, Fieber;
  - evtl. septische Spätfolgen.
  Sofortmaßnahmen: Transfusion unterbrechen →Arzt →symptomatische Therapie und Pflege dem Befinden entsprechend.
Bei allen Zwischenfällen:
- Blutkonserve, Begleitformular, Transfusionsbericht und 10 ml Empfängerblut sofort zur

Klärung der Ursache in die Blutzentrale schikken.
- Genaue Protokollierung.

Beendigen der Transfusion

Verläuft die Transfusion normal, soll sie so beendet werden, daß noch ca. 10 ml Restblut für Kontrolluntersuchungen zurückbleiben. Dieses darf frühestens nach 24 Stunden vernichtet werden, falls bis dahin keine Zwischenfallsymptome eingetreten sind.
Im übrigen gilt das gleiche wie bei der Infusion (S. 416).
Zusätzlich: Transfusionsbericht ausfüllen über Beginn, Verlauf, Ende und Reaktionen, vom Arzt unterschreiben lassen und an die Blutzentrale zurückschicken. Ein Exemplar wird an das Krankenblatt geheftet.

17.10.8. Spezielle Transfusionen

Drucktransfusion

Schnelltransfusionen unter Überdruck, z. B. bei Massentransfusionen. Es sollen dafür nur spezielle emboliesichere Methoden angewendet werden:
- *Druckinfusionsgeräte* (S. 412);
- *Druckmanschetten,* die speziell für die Beutel angefertigt sind. Die Handhabung ist ähnlich wie bei der Blutdruckmessung: Der Druck entsteht durch Zusammendrücken des Beutels.
- *Ungesicherte Luftgebläse,* die mit einem zwischengeschalteten V-Stück angeschlossen werden, dürfen *nur* von geübten Personen angewandt werden. Der Druck entsteht durch Einblasen von Luft in den Beutel/Flasche, wodurch infolge Überdruck der Blutstrahl in die Vene gepreßt wird. Der Druck muß vor dem Leerlaufen der Konserve aufgehoben sein, da sonst eine Luftembolie entsteht.

Austauschtransfusionen

Man versteht darunter einen schrittweisen Ersatz bzw. Austausch des Patientenblutes mit Spenderblut. Die (Neugeborenen-)Austauschtransfusion ist durch die Prophylaxe (Anti-D-Gaben an die Mutter nach der Geburt eines Rh-positiven Kindes) sowie durch die Einführung der Phototherapie (Ganzkörperbestrahlung des Neugeborenen mit Licht zur Senkung der Hyperbilirubinämie, wobei Augen und Nabel abgedeckt sind) sehr selten geworden.
Die Kinderkrankenschwester, die bei diesem Eingriff zu assistieren hat, findet entsprechende Weisungen in der Fachliteratur.

Eigenbluttransfusionen

Eigenbluttransfusionen sind bei ganz seltenen Blutgruppen, wo kaum ein Spender gefunden wird, oder bei Kranken, die aus religiösen Gründen kein Fremdblut akzeptieren (Zeugen Jehovas) eine zwar organisatorisch aufwendige, aber zweckmäßige Alternative zur Spendertransfusion, als
- *reguläre Transfusion.* Die Blutentnahmen werden in den Wochen vor dem geplanten operativen Eingriff vorgenommen. Die Kühlkonservierung entspricht der Spenderblutkonservierung (S. 425);
- *unmittelbare Retransfusion* patienteneigenen Blutes aus dem Operationsgebiet. Es stehen spezielle Aufbereitungssysteme (Bentley-Bluttransfusionssystem) zur Aspiration, Entschäumung, Filtrierung und Retransfusion zur Verfügung. Der Einsatz solcher Systeme ist heute noch auf speziell eingerichtete Unfallzentren beschränkt.

17.11. Beurteilung von Wissen und Können in der Pflege

Übung

Beschriften Sie die nebenstehende Abb. 17.**35**:
- die einzelnen Teile des Infusionssystems;
- das Prinzip der Infusion und die davon ableitbaren Probleme bzw. Handlungs- und Vorsichtsmaßnahmen.
Üben Sie die praktische Handlung auf der Station, indem Sie jeden Schritt bewußt vollziehen: *Wissen-Können-Vergleich.*

Prinzip: Probleme:

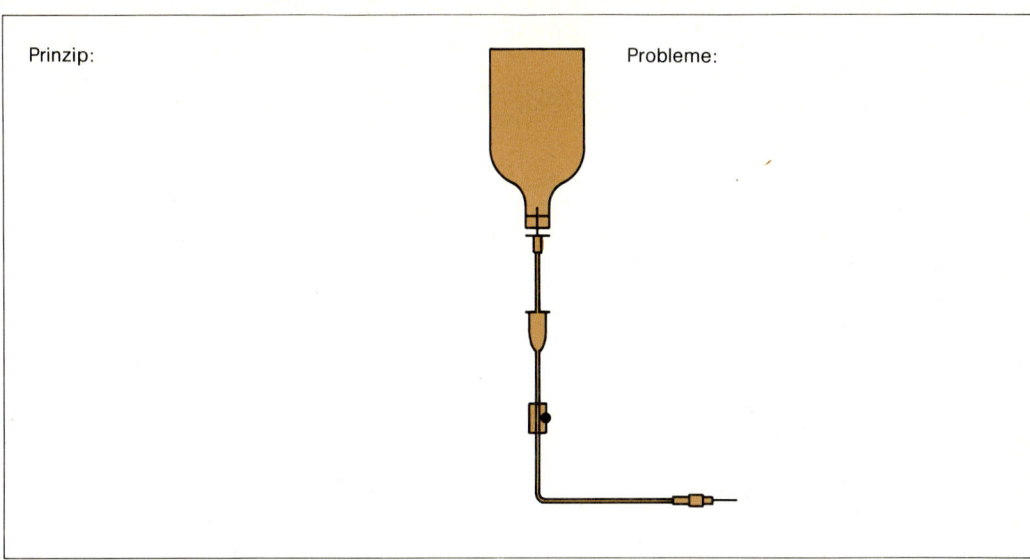

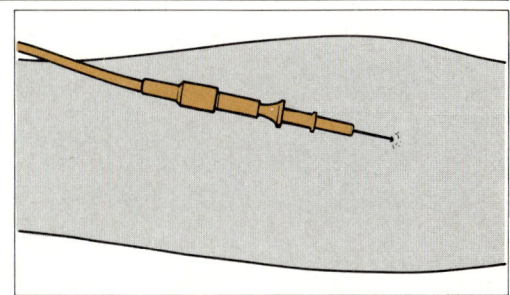

Abb. 17.**35**   Beschriften Sie auf dieser Abbildung Prinzip und Probleme der Infusion!

Weiterführende Literatur

Abdulla, W., R. Frey: Praxis der Bluttransfusion und Blutgerinnung in der operativen Medizin. Fischer, Stuttgart 1982

Ahnefeld, F. W., H. Bergmann, C. Burri u.a.: Klinische Anästhesiologie und Intensivtherapie, Bd. 13: Fortschritte der parenteralen Ernährung. Springer, Berlin 1977

Ahnefeld, F. W., H. Bergmann, C. Burri u.a.: Klinische Anästhesiologie und Intensivtherapie, Bd. 14: Infusionslösungen. Springer, Berlin 1977

Gabka, J.: Injektions- und Infusionstechnik, 3. Aufl. De Gruyter, Berlin 1982

Gofferje, H.: Leitfaden der Infusionstherapie. Schattauer, Stuttgart 1979

Haase, H.: Transfusionsmedizin für Assistenzberufe. Schattauer, Stuttgart 1982

Halmágyi, M., T. Valerius: Weiterbildung 2. Praktische Unterweisung: Punktion, Injektion, Infusion, Transfusion. Springer, Berlin 1986

Hartig, W.: Moderne Infusionstherapie. Parenterale Ernährung, 5. Aufl. Urban & Schwarzenberg, München 1984

Kaiser, H.: Techniken der Injektionen, 4. Aufl. Selecta, München 1982

Krüger, J. M.: Fortbildung 2. Überwachung des zentralen Venendrucks. Springer, Berlin 1978

Lutz, H.: Plasmaersatzmittel, 3. Aufl. Thieme, Stuttgart 1980

Spielmann, W.: Transfusionskunde, 3. Aufl. Thieme, Stuttgart 1982

Spielmann, W., S. Seidl: Einführung in die Immunitätshämatologie und die Transfusionskunde, 2. Aufl., Verlag Chemie, Weinheim 1980

Zumkley, H.: Wasser-, Elektrolyt- und Säure-Basen-Haushalt. Thieme, Stuttgart 1976

18. Biopsien, Punktionen, Gefäßpunktionen, Blutentnahmen

Sequenzziel/Intention

Biopsien und Punktionen werden, außer der Venenpunktion, vom Arzt durchgeführt. Aufgabe der Pflegeperson ist die Vorbereitung und Nachbetreuung des Kranken sowie die Assistenz bei der Durchführung.
Ziel dieses Kapitels ist daher nicht eine Abhandlung über alle Biopsien und Punktionen, sondern lediglich eine grundsätzliche Einführung und Übersicht. Im einzelnen sei auf die entsprechenden Organsysteme verwiesen.
Die *Venenpunktion* zur Blutentnahme fällt in den Aufgabenbereich der Pflegeperson. Aus diesem Grunde wird diese Punktion exemplarisch so weit besprochen, daß Sie eine Blutentnahme selbständig vornehmen können.

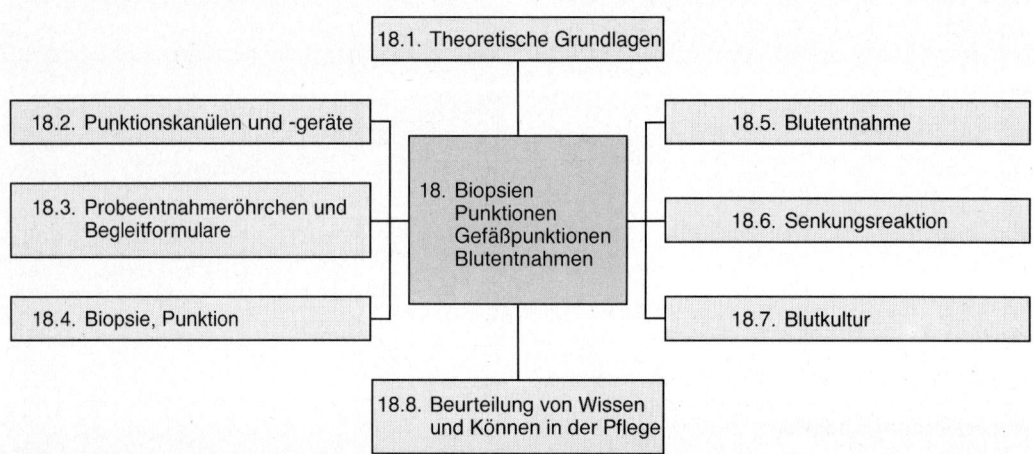

Prinzipien/Impulse

Punktion bedeutet
- für die *menschliche Person* ein subjektiv erlebter Eingriff, an dem sie in ihrer Ganzheit teilnimmt. Je nach Gestimmtheit steht das objektiv Meßbare (Verletzung, Gewebeentnahme) oder das subjektiv Erfahrbare (Angst, Hoffnung) im Vordergrund;
- für den *menschlichen Organismus* eine iatrogen gesetzte Verletzung von Haut und Gewebe sowie eine kurzfristige Verbindung eines Organs bzw. Hohlorgans nach außen (s. auch S. 474);
- für die *Mitwelt* (an der Punktion Beteiligte, Mitpatienten, Angehörige) eine Herausforderung zur Begleitung (Zuwendung, Nähe), die auch abgelehnt werden kann. (Distanz, Abstand);

- die *Umwelt* (das sind die Sachen, Gegenstände, die dazu dienen) wirkt, je nachdem wie wir sie handhaben, fördernd oder schädigend ein (zu Infektionsgefahr s. S. 280 ff.).

18.1. Theoretische Grundlagen

Definition und Begriffe

Biopsie (bios = Leben, opsis = Betrachtung): Untersuchung von beim Lebenden entnommenem Material (durch die Punktion); im engeren Sinn: mikroskopische Untersuchung von Gewebe, das dem lebenden Organismus entnommen wurde.
Punktion (pungere = stechen): *Entleerung* von Flüssigkeiten aus Körperhöhlen zu diagnosti-

schen (Probepunktion) oder zu therapeutischen Zwecken mit Hohlnadel (Kanüle) oder Trokar (Troikart). Punktion bedeutet aber auch einfach *Einstich* in ein Blutgefäß oder ein Organ.

In der Praxis werden die beiden Begriffe vereinfacht so gehandhabt:

Biopsie: Entnahme von Gewebe (Gewebszylinder, Gewebslamellen) für die histologische Untersuchung;

Biopsiematerial: Leber-, Haut-, Schleimhaut-, Muskulatur-, Lymphknoten-, Gewebezylinder.

Punktion: Entnahme von Flüssigkeit (Punktat);

Punktionsmaterial: Blut, Liquor, Knochenmark, Erguß (Transsudat oder Exsudat).

Punktat, Erguß

Das durch Punktion gewonnene Material (Punktat) kann demnach *physiologischer Natur* (Blut, Liquor u.a.) oder unter pathologischen Bedingungen (Erguß) entstanden sein.

Der *Erguß* ist entzündlich verursacht (Exsudat) oder entsteht bei dekompensiertem Kreislauf (Transsudat) (Tab. 18.1.).

18.2. Punktionskanülen und -geräte

Für die Punktion sind sterilisierte Spezialkanülen, Spezialspritzen und entsprechende Bestecke notwendig.

Punktionskanülen

- Injektionskanülen (S. 390),
- Venenverweilkanülen (S. 411),
- Blutentnahmekanülen (s. unten),
- Spezialkanülen, z.B. nach Rossegger für die Sternalpunktion (S. 666 f.),
- Feinnadelpunktionskanülen für die Gewebspunktion, z.B. nach Silvermann für die Nierenpunktion (S. 778), nach Menghini für die Leberpunktion (S. 720) usw., die Länge richtet sich nach der Tiefe der zu punktierenden Stelle.

Spezialspritzen und Bestecke

- Injektionsspritzen (S. 389 f.),
- Blutanalysenset (s. unten),
- Blutsenkungsbesteck (s. unten),
- Lumbalpunktionsbesteck (S. 839),
- Saugspritzen für Gewebebiopsien (z.B. Leber, Nieren, Muskeln).

Tabelle 18.1   Gegenüberstellung von Transsudat und Exsudat

	Transsudat	Exsudat
Ursache	lokale und allgemeine Stauungen, z.B. - Stauungserguß bei Herzinsuffizienz - hämorrhagische Ergüsse bei Traumen	- Begleiterscheinung bei Entzündungen, wo es zur Mitbeteiligung der Pleura kommt = Pleuritis - Pneumonie, Tuberkulose u.a. - Tumormetastasen, vor allem bei Mamma-, Bronchial- und Magenkarzinom
Aussehen	klar, hellgelb bis grünlich, fast immer serös, selten bluthaltig	serös im Anfangsstadium, später serös-eitrig, fibrinös, hämorrhagisch oder jauchig
Menge	große Mengen bis mehrere Liter	unterschiedlich: wenig – viel
Spez. Gewicht	entspricht dem Blutplasma und schwankt zwischen 1005–1015	immer über 1015
Eiweiß	Eiweißgehalt ist gering, da die Flüssigkeit eiweißarm ist, meist unter 2,5%, Rivalta-Probe ist negativ	Eiweißgehalt ist je nach Menge der enthaltenen Entzündungsprodukte (Zellen, Eiter) mehr oder weniger hoch, jedoch immer über 3%, Rivalta-Probe ist positiv
Sediment	enthält wenig Zellen, vorwiegend Epithelien, keine Bakterien	sehr zellreich: Leukozyten, Erythrozyten, Endothelzellen u.a., evtl. Tumorzellen bakterienhaltig, je nach Erreger: Strepto-, Staphylo-, Pneumokokken, Tuberkelbakterien u.a.

Blutentnahmegeräte

Zur Blutentnahme braucht man grundsätzlich
- Kanüle,
- Ansaug- oder Auffangbesteck.

Man unterscheidet
- das *offene System:*
  - *Injektionsspritze* und *Kanüle,*
  - *Flügelkanüle* aus Stahl oder Kunststoff, Größe 0,9–1,2: (Tropfmethode Abb. 18.**1**);
- das *geschlossene System:*
  - *Monovette* und *Kanüle* (Abb. 18.**2**). Die Monovette ist eine Kombination von Spritzenkolben und präparierten Probeentnahmeröhrchen (s. unten).

  Vorteile: Nach dem Ansaugen des Blutes kann der Spritzenkolben abgebrochen und der Konus wieder mit dem Schutzhütchen verschlossen werden. Das Blut ist laborfertig.
  - *Vacutainer* (Abb. 18.**3**). Einweg-Blutentnahmesystem, bestehend aus präpariertem (s. unten), vakuumhaltigen Probeentnahmeröhrchen (hermetisch verschlossen), Vacutainerhalter (Führungshülse) und Doppelkanüle. Das Vakuumröhrchen ersetzt das Saugkolbenprinzip und ist aus hygienischen Gründen das idealste System (kein Auslaufen von Blut).

18.3. Probeentnahmeröhrchen, Begleitformulare

Probeentnahmeröhrchen

Das entnommene Punktat bzw. Biopsiematerial muß möglichst rasch ins Labor geschickt werden, in
- *Biopsieröhrchen.* Sie enthalten ein Konservierungsmittel (Fixierlösung). Das aspirierte Gewebematerial wird unverzüglich hineingegeben→Labor→Ausstrichpräparate.
- *Kulturröhrchen* (für Blut, Urin u. a.). Sie sind mit einer Agarsubstanz beschickt. Für die Blutkultur z. B. mit einem aeroben und einem anaeroben Nährboden (für Urin s. S. 205 f.).
- *Rundboden-, Zentrifugen-, Mikro-* und *Pipettenröhrchen.* Sie dienen der Aufnahme von Blut, Urin, Liquor, Gewebeflüssigkeit usw. Die Wahl der Röhrchen entspricht der vorgesehenen Analysemethode. Sie sind meist mit dem notwendigen Zusatz präpariert (s. unten).

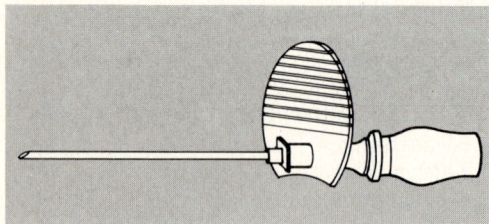

Abb. 18.**1**   Flügelkanüle.

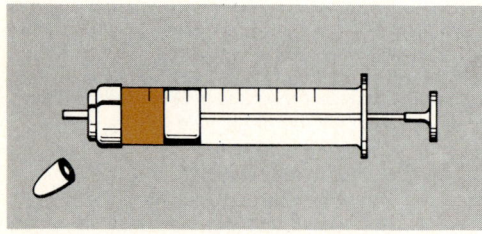

Abb. 18.**2**   Einmalgebrauch-Monovette.

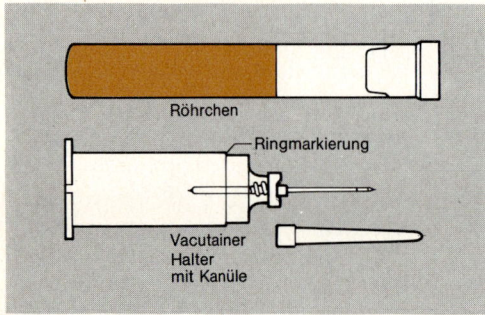

Abb. 18.**3**   Vacutainer mit Zubehör.

Blutentnahmeröhrchen

Je nach Untersuchungsmethode wird *Vollblut* (arteriell, venös, kapillar), *Plasma* oder *Serum* gebraucht.

Serum = von Blutkörperchen und Fibrin befreite, nicht mehr gerinnbare Blutflüssigkeit. Es wird aus nicht vorbehandeltem Blut = *Nativblut* oder aus mit *gerinnungsförderndem Material* (Glasfasern, Kaolin) beschicktem Blut gewonnen.

Plasma = von Blutkörperchen befreite Blutflüssigkeit. Es bildet sich nur im ungerinnbar gemachtem Blut. Hierzu dienen *Gerinnungshemmer* (Äthylendiamintetraessigsäure = EDTA, Natriumfluorid, -zitrat, -oxalat, Natriumheparinat u. a.).

Vorbereiten der Blutentnahmeröhrchen. Diese Arbeit ist bei den *präparierten* Röhrchen (Monovet-

ten, Vacutainer) bereits erledigt. Die Röhrchen sind entnahmebereit und enthalten die notwendigen Substanzen. Man unterscheidet dann Röhrchen für die
- *Serumgewinnung* für die klinische Chemie, präpariert mit einem gerinnungsfördernden Trennmittel (Kaolin, Glasperlen);
- *Plasmagewinnung* für die klinische Chemie, sie enthalten Heparin u. ä.;
- *Hämatologie* – EDTA-Röhrchen;
- *Gerinnungsanalysen*. Sie enthalten Natriumzitratlösung.

Sind keine präparierten Röhrchen vorhanden, muß der notwendige Zusatz in der vorgeschriebenen Dosierung vor der Blutentnahme beigemischt werden, z. B. Zitratlösung 1:4 für die Quick-Bestimmung (exakte Dosierung!).

Begleitformulare, Analysekarten
Die Begleitformulare für die Laboranalysen enthalten u. U. Angaben über die für die Analyse benötigte(n)
- Menge des Untersuchungsmaterials,
- Bedingungen der Entnahme,
- Zusätze bzw. Spezialröhrchen (Spezialglas),
- Transportbestimmungen, Aufbewahrungsort u. a.

Begleitformulare und Aufklebeetiketten für das Proberöhrchen müssen exakt und vollständig beschriftet sein: Name und Vorname des Patienten, Geburtsdatum, Station, gewünschte Untersuchung, u. U. Zeit der Entnahme. Siehe dazu auch Abb. 7.1 und allgemeine Angaben zur *Mitarbeit bei Laboranalysen* S. 199 f.

18.4. Biopsie, Punktion

Das Prinzip einer Punktion bleibt sich immer gleich, egal welches Organ punktiert wird (Abb. 18.4). Unterschiedlich ist das *Maß* der Vorbereitung, Unterstützung und Nachsorge. Grundsätzlich kann man dabei davon ausgehen, daß eine periphere Punktion (z. B. Hautbiopsie, Venenpunktion) weniger Aufwand erfordert als eine Punktion in der Tiefe (Leber, Nieren); hier muß in der Regel „unter Sicht" gearbeitet werden (endoskopisch, röntgenologisch, durch Ultraschall). Die Vorbereitungs- und Nachsorgemaßnahmen richten sich nach der Art der gewählten Zugangsmethode (Feinnadelbiopsie oder Endoskopie).
Prinzipiell kann das folgende für alle Biopsien/ Punktionen gelten.

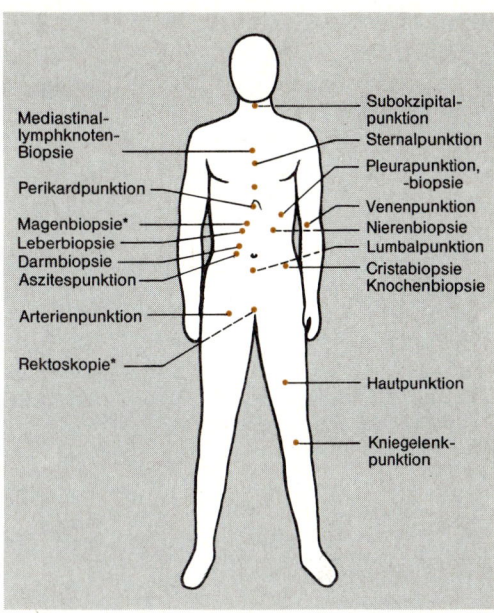

Abb. 18.4   Übersicht über die wichtigsten Punktionen und Biopsien. *In Zusammenhang mit Endoskopie.

Vorbereitung des Kranken

- Situationseinschätzung in bezug auf seinen Zustand und seine Belastbarkeit, seine Gestimmtheit und sein Informationsbedürfnis (s. auch unter Injektionen S. 392 f.)
- Information über Zweck, Ziel, Dauer und evtl. zu erwartende Unannehmlichkeiten oder Mißempfindungen
- Lagerung entsprechend den anatomischen Gegebenheiten
- Vorbereiten der Punktionsstelle soweit notwendig
- prophylaktische und unterstützende Maßnahmen nach Bedarf, wie z. B. Bestimmung der Blutgerinnung.

Durchführung der Punktion
Gegenstände

- Für die Desinfektion: Desinfektionsmittel, Tupfer, Watteträger;
- für die Lokalanästhesie (wenn nötig): 2–5 ml-Spritze, feine Kanülen, Anästhetikum;
- für die Punktion: Punktionskanülen, Spezialspritzen und -bestecke bzw. Zubehör (evtl. Nahtmaterial);
- Probeentnahmeröhrchen, evtl. zusätzliches Auffanggefäß, Begleitzettel;
- Schnellverband, Deckverband oder Kompressionsverband.

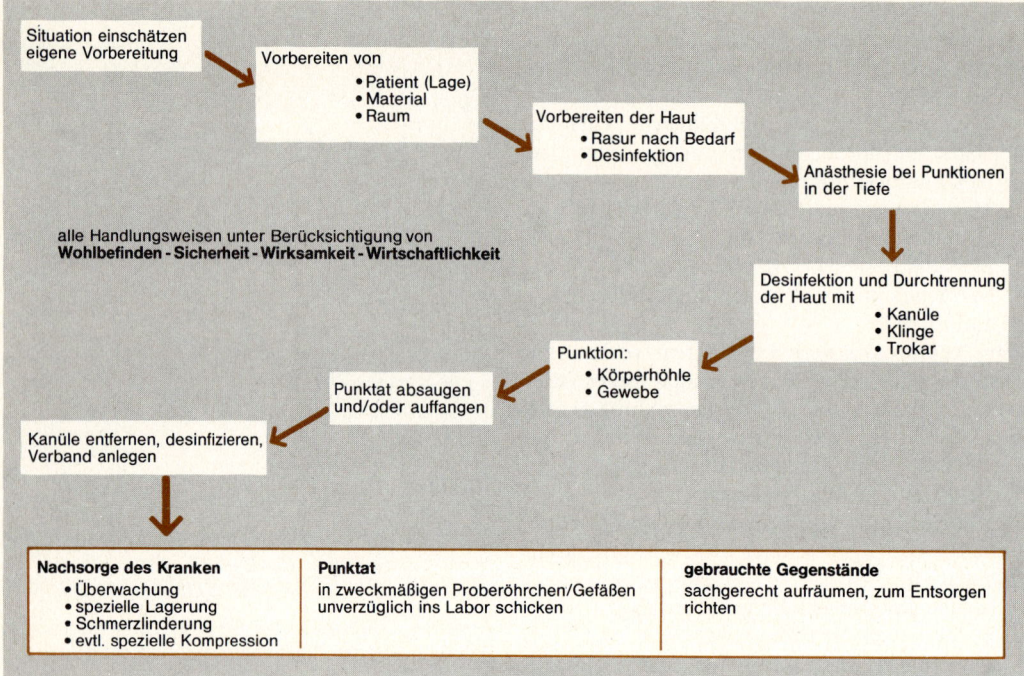

Abb. 18.**5**   Ablauf einer Punktion.

Durchführung, Nachsorge

Die Maßnahmen sind entsprechend dem Ablaufschema in Abb. 18.**5** zu planen.

18.5. Blutentnahme

Je nach gewünschter Blutuntersuchung *punktiert* man die

- *Venen* = venöse Blutentnahme durch die/den Schwester/Pfleger, den Arzt oder die Laborantin;
- *Arterien* = arterielle Blutentnahme nur durch den Arzt (S. 400);
- *Kapillaren* = kapilläre Blutentnahme durch die Laborantin oder die qualifizierte Pflegeperson.

18.5.1. Venöse Blutentnahme

Gegenstände auf Tablett

- Blutentnahmegeräte: Monovette und Kanüle oder Vacutainerset oder Flügelkanüle bzw. Spritze und Kanüle und Blutröhrchen;
- Desinfektionsmittel, Tupfer;
- Staubinde, Schnellverband;
- Lagerungskissen, Einmalschutztuch.

Punktionsstellen

Man wähle zweckmäßigerweise eine gut gefüllte, leicht tastbare Vene. Die *bevorzugten Punktionsstellen* sind wie bei den i. v. Injektionen:
- Ellenbeuge, Unterarm, seltener
- Handrücken (Rist).

Durchführung

- Hände gründlich desinfizieren.
- Kontrolle von Blutröhrchen, Beschriftung, Verordnung, Name des Patienten.
- Lagerung des Armes, so daß der Zugang unbehindert ist.
- Aufsuchen und Punktion der Vene:
  • stauen
  • aufsuchen ⎱ s. dazu i. v. Injektion, S. 398 f.
  • desinfizieren ⎰
  • punktieren
- Blut sorgfältig ansaugen (Abb. 18.**6**, 18.**7** sowie 18.**11**) bzw. tropfen lassen (Abb. 18.**8**).
- Staubinde öffnen, Kanüle herausziehen; gleichzeitig
- trockenen Tupfer auf die Punktionsstelle drücken (Arm hochhalten).
- Schnellverband anlegen.
- Blutröhrchen
  • verschließen,

- sofort gut kippen (bei allen Zusätzen notwendig),
- nochmals Kontrolle (Röhrchen, Bestellzettel),
- Transport an den richtigen Ort, sobald als möglich.
- Material im Ausguß entsorgen:
  - Tablett, Staubinde, Lagerungskissen in Desinfektionslösung einlegen;
  - Einwegmaterial in die entsprechenden Abwurfsäcke geben (Kanülenspitze geschützt).

Fehlerquellen

Die *Hämolyse* (S.671) ist die häufigste Fehlerquelle bei Blutanalysen. Fehlresultate betreffen vor allem die Eiweiß-, Bilirubin-, und Lipasebestimmungen sowie das Kalium und gewisse Enzyme.
Sie entstehen infolge
- unsachgemäßer Blutentnahme durch Überdruck bei zu stark gestauten Gefäßen oder durch Unterdruck bei unsorgfältigem Aspirieren mit der Spritze,
- Schütteln des Blutes (z. B. beim Transport),
- langes Stehenlassen der Blutprobe.
- *Blutgerinnungsanalysen* werden durch den unerwünschten Gewebefaktor III gestört. Er tritt in das angesaugte Blut über, wenn die Vene nicht sofort getroffen wird. Wird nämlich mit der Kanüle im Gewebe herumgestochert, evtl. sogar unter ständigen Aspirationsversuchen nach der Vene gesucht, so setzt der angesaugte Gewebefaktor die Gerinnung des Blutes in Gang, was zu erheblichen Fehlresultaten führt.

18.5.2 Kapillare Blutentnahme

Kapillarblut entspricht in seiner Zusammensetzung fast dem arteriellen Blut (weniger Kohlensäure, mehr Sauerstoff, mehr Glukose als im venösen Blut).
Für die *Blutgasanalyse* (S.595) kommt deshalb neben dem *arteriellen* Blut u. U. das *kapillare* in Frage. Nur für die vereinfachte *Astrup-Analyse*

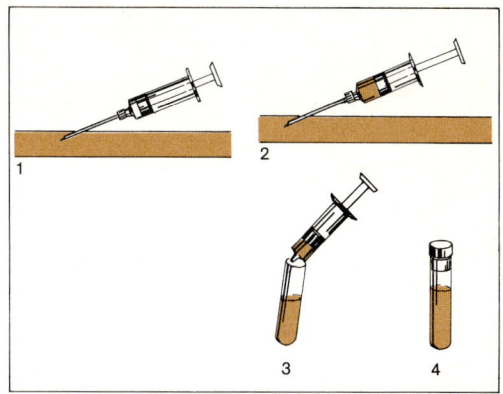

Abb. 18.6 Blutentnahme durch Aspiration in die Spritze. 1 Kanüle einführen. 2 Langsam, sorgfältig aspirieren. 3 Blut dem Röhrchen entlang einspritzen. 4 Röhrchen verschließen, kippen.

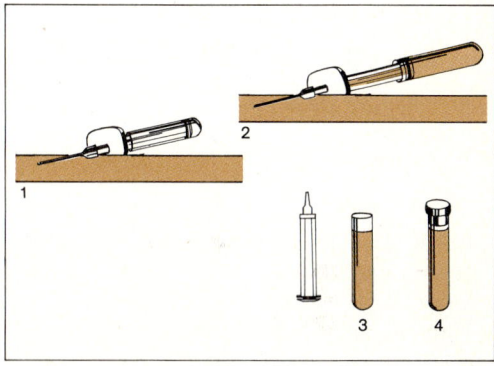

Abb. 18.7 Blutentnahme mittels Monovette. 1 Kanüle einführen. 2 Langsam, sorgfältig aspirieren. 3 Kolbenteil abbrechen. 4 Monovetteröhrchen verschließen und kippen.

Abb. 18.8 Blutentnahme durch Tropfenlassen direkt ▶ ins Röhrchen. 1 Kanüle einführen. 2 Blut in Röhrchen tropfen lassen.
3 Für Röhrchenwechsel: Schliffstelle oder Nadel gegen Venenwand anheben (↑) und Ringfinger auf Schliffstelle legen→Blutstrom gestoppt. 4 Röhrchen schließen, kippen.

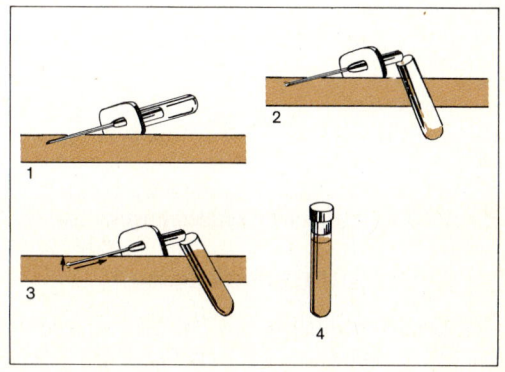

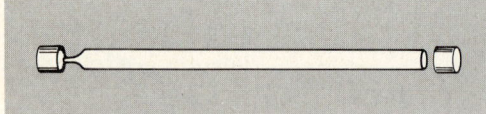

Abb. 18.9   Glaskapillare mit Hütchen.

(Bestimmung des Basenüberschusses und des Bikarbonats) wird auch Venenblut verwendet.

Neben dieser eher seltenen Blutentnahme für Blutgase kommt die kapillare Blutentnahme für die *Blutzucker-* und die *Hämatokritbestimmung* in Frage.

Gegenstände auf Tablett

- Blutentnahmepipette oder Glaskapillare (Abb. 18.9):
  - unbehandelt für Blutzucker, Hämatokrit,
  - heparinisiert für Blutgasanalyse;
- Stichlanzette, sterilisiert,
- Hautreinigungsmittel, Tupfer.

Punktionsstellen

- Fingerkuppe (Ring- und Kleinfinger),
- Ohrläppchen,
- Ferse beim Säugling.

Durchführung

- Lokale Hyperämisierung durch leichtes Reiben mit den Fingern.
- Desinfektion (Alkoholtupfer) oder Reinigung (Äther).
- Stichinzision mit Lanzette.
- Wegwischen des ersten Bluttropfens.
- Ansaugen des Blutes aufgrund des kapillaren Sogs in die zur Hautoberfläche leicht schräggestellte Pipette bzw. Glaskapillare.
- Glaskapillare verschließen und beschriftet ins Labor schicken.

Fehlerquellen

Zu starkes Pressen bei der Blutgewinnung führt zu Hämolyse und zu *Verdünnung* des Blutes mit Gewebeflüssigkeit. Davon sind u. a. die Erythrozyten-, die Leukozyten- und die Eiweißkörperbestimmungen betroffen. Die kapillare Blutentnahme wird deshalb für die Bestimmung der Blutzellen nur noch in Ausnahmefällen angewendet.

18.6. Senkungsreaktionen

Gemessen wird die Geschwindigkeit des Absinkens der roten Blutkörperchen im ungerinnbar gemachten Blut. Die Senkungsreaktion (BSR oder SR) ist abhängig

- vom Albumin-Globulin-Verhältnis im Blut. Bei einer Eiweißverschiebung zugunsten der Globuline sinken die roten Blutkörperchen rascher;
- vom elektrischen Ladezustand der Erythrozyten, deren Membran normalerweise negativ geladen ist;
- von der Menge und der Größe der Erythrozyten.

Westergren-Methode

Vollblut (1,6 ml) wird mit 3,8%iger Natrium-citricum-Lösung (0,4 ml) vorsichtig gemischt und in 200 mm lange Spezialpipetten des Westergren-Apparates aufgezogen.

Die *Senkungswerte* können bei *Senkrechtstellung in normalen Zeitabständen,* d. h. nach 1 und evtl. nach 2 Stunden abgelesen werden (es wird die Grenze der festen und flüssigen Bestandteile festgestellt). *Bei der Schnellmethode erlaubt die Schrägstellung* des Pipettenständers von 60 Grad ein Ablesen der Werte in 10 Minuten.

Benötigtes Material

- Gegenstände zur Venenpunktion,
- 3,8%ige Natrium citricum-Lösung,
- Blutentnahmegerät:
  - 2-ml-Spritze oder
  - Spezialspritze mit Mischkolben und Zweiwegehahn zum Verschließen der Spritze oder
  - Vacutainersystem.
- Pipettensystem:
  - Senkungsständer nach Westergren (Abb. 18.10a) oder
  - Pipetten und Pipettenhalter für das Vacutainersystem (Abb. 18.10b)

Vorgehen

- Spritze oder Vacutainerröhrchen vorbereiten: 0,4 ml Natriumcitrat auf 2 ml Blut.
- 1,6 ml Venenblut entnehmen.
- Spritze vorsichtig schwenken bzw. Vacutainerröhrchen 8- bis 10mal kippen.
- Blut in die Pipette einfüllen (Vorgehen je nach Pipettensystem, Gebrauchsanleitung beachten) und in den Ständer einhängen.
- Blutniveau auf die Nullinie an der Skala ausrichten.
- Wecker stellen und nach 1 Stunde (und nach

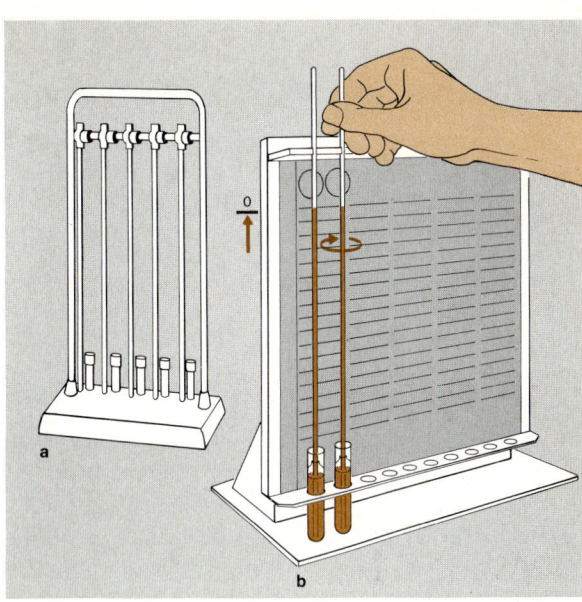

Abb. 18.**10**   Senkungsständer mit Pipetten.
a Nach Westergren, **b** für Vacutainersystem.

2 Stunden) die Werte in Millimeter ablesen und notieren.

Werte

Normalwerte der Blutsenkung:
- Männer nach 1 Stunde: bis 6 mm,
- Frauen nach 1 Stunde: bis 10 mm.

Der Zweistundenwert liegt im allgemeinen etwas höher als der verdoppelte Wert der ersten Stunde.

Beschleunigt ist die Senkung bei den meisten fieberhaften Erkrankungen, bei ausgedehnten Entzündungen, Gelenkrheumatismus, konsumierenden Erkrankungen wie aktive Tuberkulose, Tumoren sowie bei Dys- und Paraproteinämien.

Verzögert bei Polycythaemia vera, manchen Ikterusformen sowie bei vegetativ bedingten Erkrankungen (bei letzteren schwankt sie sehr stark, häufig sogar innerhalb eines Tages).

Auffallende Plasmaveränderungen

- Dunkelgelb bei Ikterus,
- sehr hell bei Eisenmangelanämie,
- milchig bei hohem Cholesteringehalt.

18.7 Blutkultur

Unter einer Blutkultur versteht man die Keimzüchtung aus dem strömenden Patientenblut; sie wird bei unklaren Fieberzuständen vorgenommen. Die Einschwemmung der Bakterien ins Blut erfolgt meist schubweise.

Die Kultur wird ausgeführt
- zum Nachweis von Bakterienstämmen,
- zur Prüfung bakterieller Keime auf deren Stabilität gegenüber Antibiotika und Sulfonamiden = Sebas-Test (Plättchentest) zur Resistenzbestimmung.

Der Zeitpunkt der Blutentnahme für eine Kultur liegt bei Fieberanstieg oder bei Beginn eines Schüttelfrostes. Sie wird gewöhnlich 3mal in kürzeren Abständen wiederholt.

Die Durchführung der Blutentnahme ist durch die Vacutainermethode (S. 440) sehr vereinfacht (dieses System ist fertig präpariert im Handel).

Benötigtes Material

- Gegenstände für die Blutentnahme,
- Vacutainer-Entnahmeeinheit mit
- 2 Blutkulturröhrchen (enthalten Nährbouillon).

Vorgehen

- Ruhige, hygienisch einwandfreie Atmosphäre schaffen.
- *Desinfektion* der Punktionsstelle, des palpierenden Fingers und der Gummistopfen der Röhrchen *während 2 Minuten.*

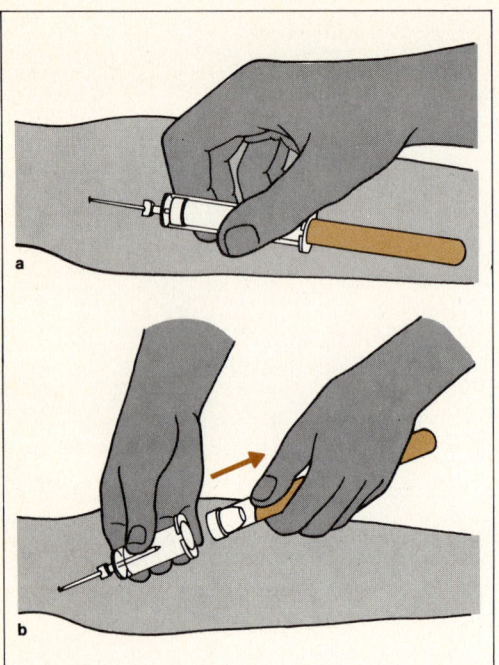

Abb. 18.**11 a–b** Blutentnahme mittels Vacutainer.
a Ansaugenlassen des Blutes. **b** Fixieren des Halters
→ Röhrchen herausziehen → nach Bedarf 2. Röhrchen einstecken (auch mehrere) → Schluß Kanüle mit
Halter entfernen.

– *Blutentnahme:*
   • 1. Röhrchen mit Gummistopfen nach oben
     bis zur Ringmarkierung (s. Abb. 18.**3**) in den

Halter einführen (das Röhrchen federt beim
Loslassen des Halters leicht zurück).
• Staubinde anlegen, Venenpunktion wie
  S. 398.
• Röhrchen ganz über die Ringmarkierung
  hinaus in den Halter einschieben, Staubin-
  de lösen.
• Das Röhrchen füllt sich automatisch
  (Abb. 18.**11 a**).
• Gefülltes Röhrchen sorgfältig aus dem Hal-
  ter ziehen (Abb. 18.**11 b**).
– Kippen des Röhrchens zur Vermischung des
  Blutes mit der Nährbouillon.
– 2. Röhrchen einschieben.
– Wenn kein Blut fließt, Röhrchen aus dem Hal-
  ter ziehen.
– Erst jetzt Kanüle aus der Vene entfernen, um
  eine Belüftung des Kulturröhrchens zu ver-
  meiden.
– Röhrchen beschriften, inkl. Zeit der Blutent-
  nahme.
– Blut sofort ins Labor bringen, dort wird die
  Kultur bei optimaler Wärme von 37 °C bebrü-
  tet.

Beachte
Muß die Blutentnahme für eine Kultur *ohne*
geschlossenes System (Vacutainer, Monovette) vorgenommen werden, sind zusätzliche Vorsichtsmaßnahmen zur Wahrung der
Asepsis notwendig. Hausinterne Weisungen
sind genau zu beachten.

18.8. Beurteilung von Wissen und Können in der Pflege

Übung

Beobachten Sie 6–10 Senkungsreaktionen. Zeichnen Sie die Senkungspipetten nebeneinander auf
ein Blatt Papier:
– Zeichnen Sie die Höhe der Senkungsreaktion ein.
– Malen Sie die Farbe des Plasmas.
– Schreiben Sie Diagnose, Situation und Zustand des betreffenden Kranken dazu.
– Ziehen Sie Schlußfolgerungen, und überprüfen Sie Ihr Wissen (Literatur, Fragen an verantwortliche
  Schwester, Arzt, Patient).

Weiterführende Literatur

Beske, F.: Lehrbuch für Krankenpflegeberufe, 5. Aufl., Bd. I:
    Theoretische Grundlagen. Thieme, Stuttgart 1986
Boerlin, M., u.a.: Entnahmen am Patienten. Ein Unterrichts-
    mittel zu den Prinzipien und Techniken. RECOM, Basel
    1985

19. Sonden, Drainagen, Saugsysteme

Sequenzziel/Intention

Dieses Kapitel vermittelt Ihnen die Grundlagen zum Umgang mit Sonden, Drainagen, Saugsystemen. Die *Anwendung* erfolgt auf chirurgischen, medizinischen u. a. Fachabteilungen und ist Teil des ärztlichen Therapieplanes. Grundlegendes Wissen und Verstehen sowie die Einübung von Können (technisches Geschick) ermöglichen Ihnen eine *situations-* und *persongerechte* Ausführung der entsprechenden Maßnahmen und eine individuelle Pflegeplanung.

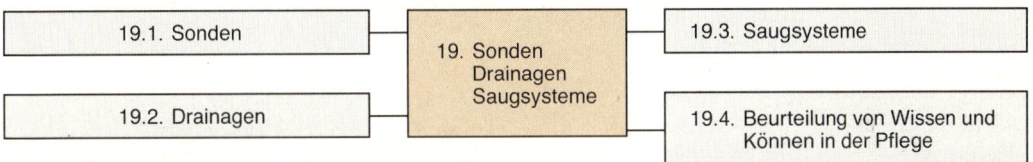

Prinzipien/Impulse

Sonden, Drainagen sind künstliche Verbindungswege ins Körperinnere. Es können Flüssigkeit, Nahrung und Gase zugeführt bzw. Flüssigkeiten (Sekret, Blut) und Luft weggeleitet werden.
- Das *Individuum* fühlt sich in seiner Sicherheit und Ganzheit gestört und antwortet mit subjektiven und objektiven Symptomen.
- Für den *Organismus* ist die liegende Sonde (der Drain) ein Fremdkörper, der Druck und Reiz ausüben, Ulzeration und Scheuerstellen hervorrufen kann.
- Die *Umgebung* (Mitwelt, Umwelt) ist von dieser künstlichen Situation mit betroffen:
  - Offengehaltene Verbindungen ins Körperinnere bedeuten zusätzliche Kontaminations- bzw. Infektionsgefahr.
  - Liegende Drains und Sonden erschweren die Pflege und sind u. U. für die Angehörigen nur schwer zu verkraften.

19.1. Sonden

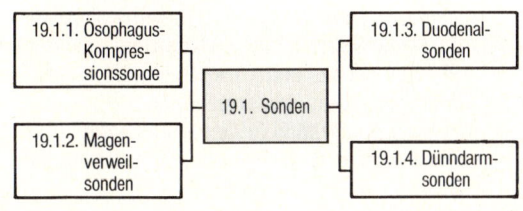

Sonden sind stab- oder schlauchförmige Instrumente zur Einführung in die Körperkanäle und Hohlräume. Das Wort Sonde wird von subundare = untertauchen abgeleitet.

19.1.1. Ösophagus-Kompressionssonde

Sondentypen

- Sengstaken-Sonde,
- Sengstaken-Blakemore-Sonde,
- Linton-Nachlas-Sonde.

Die Unterschiede sind geringfügig.

Zweck und Aufbau der Sonde

Sie dient der *Tamponade blutender Ösophagusvarizen* als Unterstützung der medikamentösen Therapie (Abb. 19.**1**).
- Der große, langgezogene Ballon ermöglicht die Tamponierung der Blutung.
- Der dreilumige Sondenaufbau gestattet getrenntes Absaugen oder Spülen im Magen (bei der Linton-Sonde auch des Ösophagusbereichs) und die Lokalisation etwaiger Nachblutung:
  - ein Lumen dient zum Aufblasen des Ösophagusballons,
  - ein Lumen bedient den Magenballon,
  - ein Lumen endet mit seitlichen Öffnungen (distal des Ballons) im Magen.

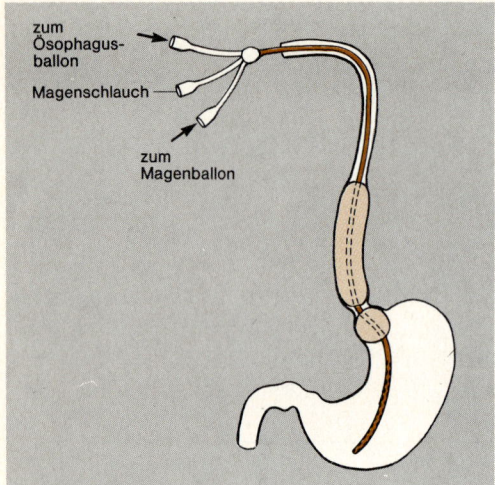

zum
Ösophagus-
ballon

Magenschlauch

zum
Magenballon

Abb. 19.**1** Ösophagus-Kompressionssonde: Seng-staken-Blakemore-Sonde.

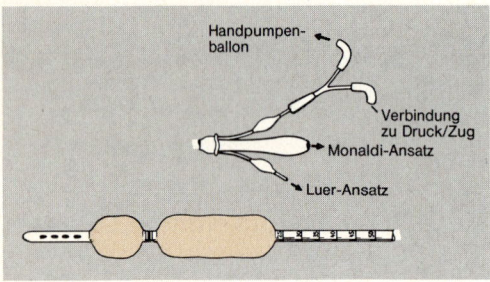

Handpumpen-
ballon

Verbindung
zu Druck/Zug
Monaldi-Ansatz

Luer-Ansatz

Abb. 19.**2** Montierte Ösophagussonde.

Material zum Einlegen der Sonde

- Montierte Sonde (Abb. 19.**2**),
- Handschuhe,
- Spritze 50–100 ml,
- 3 Klemmen (Greifende mit Gummischlauch-stück überzogen),
- Druckmanometer,
- Laryngoskop, Magillzange,
- Absauggerät, Absaugkatheter,
- anästhesierendes Rachenspray,
- anästhesierendes Gel oder Silikonspray,
- Watteträger und Watte,
- Gefäß mit Wasser,
- Zungenspatel,
- 2 Nierenschalen,
- Auffangbeutel, Schutztuch,
- Zellstoff/Papiertaschentücher, Leukoplast.
Wird die Kompressionssonde unter Zug gesetzt:
- Rolle mit Befestigungsvorrichtung,
- Band, Gewicht.

Einführen der Sonde

Es wird vom Arzt vorgenommen.
- Vor dem Einführen Sonde und Ballons auf Dichtig-keit prüfen.
- Anästhesieren der Nasenschleimhaut mittels Spray (z. B. Novesinspray).
- Sonde gleitfähig machen.
- Einführen der Sonde durch die Nase bis zur Marke 50 cm.
- Aufblasen des Magenballons mit 100 bzw. 150 ml Luft, dann sofort abklemmen. Klemme mit Leuko-plast umwickeln, um ein irrtümliches Öffnen zu ver-hindern.
- Sonde bis zum federnden Widerstand an der Kardia zurückziehen und nach Unterlegen des Schaum-gummistückes unter Zug an der Nase fixieren.
- Ösophagusballonverbindung
  - an Quecksilbermanometer anschließen. Druck 35–45 mmHg für die ersten 6 Stunden, dann nach Vorschrift senken, z. B.:
  6–24 Stunden 30–35 mmHg,
  ab 24 Stunden 25–30 mmHg, oder
  - mit Luft füllen (je nach Kapazität) und Verbin-dung mit einer Extension von etwa 1 kg herstellen. Das Zugseil wird über ein Rollensystem geleitet und befestigt. Höchstens 36 Stunden belassen.

Kontrolle und Pflegemaßnahmen

Das *Ziel* ist die raschmögliche, komplikationslo-se Blutstillung durch
- *wirksame Tamponade.* Sie wird kontrolliert durch
  - ¼-, ½-, 1stündliche Messung von Blutdruck und Puls, Bewußtseinslage;
  - Kontrollspülungen (Eiswasser) geben Auf-schluß über den Stand der Blutung;
  - ½- bis 1stündliche Kontrolle der Druck- oder Zugwerte zum Ösophagusballon.
- *Vorbeugen gegen Komplikationen* wie
  - *Nasenulzerationen* durch richtige Lage der Sondenansätze sowie durch Vermeiden von Druck- und Scheuerkontakt mit dem Na-senloch (Polsterung täglich erneuern).
  - *Ösophagusulzerationen* durch strenge Rük-kenlage des Patienten. Den Druck im Bal-lon alle 6 Stunden auf Null ablassen (spä-testens nach 24 Stunden). Bei Unruhe den Kopf evtl. mit Sandsäcken keilen; bei Be-darf sind Sedativa zu verabreichen (Arzt).
  - *Aspiration durch Speichel.* Er wird nach Be-darf mindestens alle 30 Minuten aus dem Pharynx abgesaugt. Nichtbewußtlose wer-den zum Ausspeien angehalten.
- *Sorge um das Wohlbefinden des Kranken:*
  - Einschätzen der Situation, Betreuung an-passen;

- bei Nasen- und Pharynxschmerzen wird der Arzt Analgetika verordnen;
- Pflege s. Ösophagusvarizenblutung S.731f.

Entfernen der Sonde

- Die Sonde darf nicht länger als drei Tage liegen bleiben.
- Steht die Blutung (Zeichen dafür: es wird kein Blut mehr aspiriert) während der ersten 24 Stunden, so wird der Ösophagusballon entleert und die Sonde bei gefülltem Magenballon etwas in den Magen vorgeschoben.
- Nach weiteren 24 Stunden kann der Magenballon entleert und die Sonde vorsichtig entfernt werden.
- Sonde und Zubehör in desinfizierende Lösung einlegen, reinigen, sterilisieren.

19.1.2. Magenverweilsonden

Zweck und Art der Sonde

Die Wahl der Sonde richtet sich nach dem *Ziel* der Anwendung:
- Die *kurzfristige Verweilsonde* aus Kunststoff oder Gummi (Abb.19.**3**) dient diagnostischen Zwecken, z.B. für die einmalige oder fraktionierte Magenaushebung (S.684).
- Die *langfristige Verweilsonde* besteht aus Kunststoff (Abb.19.**4**). Sie dient therapeutischen Zwecken als
  • *Nährsonde* mit Verschluß (s. dazu S.184ff.),
  • *Magensekretsonde* zum Absaugen von Mageninhalt, z.B. postoperativ (S.478). Da sich die Sonde bei kontinuierlichem Sog gern festsaugt (→Schleimhautläsionen, Ablaufstörung), wird meist ein *intermittierender Sog* angewendet. Der dabei zwischen Vakuumregler und Sekretglas eingeschaltete Unterbrecherapparat gibt periodisch eine Öffnung zum atmosphärischen Druck frei. Dadurch wird der Sog zur Sonde immer wieder aufgehoben. Saugphase und Pause dauern je etwa 1 Minute und sind häufig nicht regulierbar.
    • Einstellen des Sogs: 1,2-1,5 mH$_2$O. Die Sogstärke ist am Manometer des Unterbrechers ablesbar.
    • Der Sog kann auf intermittierend oder kontinuierlich eingestellt werden.
    • Zu Saugsystem s. S.447ff.
- Die *Salem-Sump-Sonde* (Abb.19.**5**) ist eine Zweiwegesonde, die ein gleichzeitiges Spülen (z.B. bei der Magenblutung) ermöglicht.

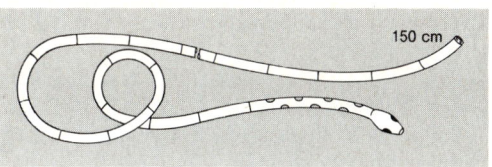

Abb.19.**3**   Kurzfristige Verweilsonde.

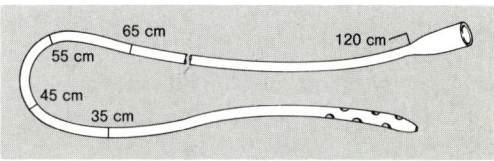

Abb.19.**4**   Langfristige Verweilsonde.

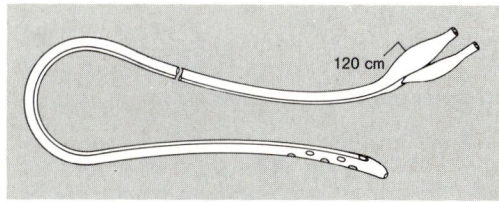

Abb.19.**5**   Salem-Sump-Sonde.

- Die *dicke Magensonde* oder der *Magenschlauch* (Schlundrohr) wird für die Magenspülung (S.220) verwendet.

Material zum Einlegen der Sonde

- Magensonde nach Wahl;
- Anästhesiesalbe oder Anästhesiespray;
- große Spritze (20-50 ml);
- Mund- und Prothesenschale, ein Glas Wasser;
- Schutztuch, Papiertaschentücher;
- Leukoplast und Schere, Klemme;
- Ansätze und Glaszwischenstück nach Bedarf.

Einführen der Magensonde

- Den Patienten so informieren, daß eine bestmögliche Kooperation erreicht werden kann.
- Lagerung je nach Situation: halbsitzend oder liegend.
- Schutztuch umlegen und den Patienten anhalten, die Nase zu schneuzen (wenn die Sonde durch die Nase eingelegt wird).
- Evtl. Zahnprothese entfernen und dem Patienten die Mundschale in die Hände geben.
- Die angefeuchtete Sonde durch den Mund oder durch die Nase einführen. (Eine Sonde, die über längere Zeit liegen bleiben muß, wird

durch die Nase eingeführt, da sie auf diese Weise weniger stört.)
- Den Patienten anhalten, gut durchzuatmen und zu schlucken.
- Bei jedem Schluckakt die Sonde wenig vorstoßen, bis ca. 50 cm.
- Den Patienten während des Einführens der Sonde gut beobachten. Starker Husten oder Zyanose sind Zeichen, daß die Sonde nicht richtig liegt. In diesem Fall müßte sie sofort wieder zurückgezogen werden.
- Sitz der Magensonde kontrollieren:
  • Aspiration von Magensaft (Kontrolle mit Indikatorstreifen) oder
  • Luft einblasen und mit dem Stethoskop in der Magengegend das entstehende Geräusch abhorchen oder
  • durchleuchten.
- Sonde fixieren.

Kontrolle und Pflegemaßnahmen

Das *Pflegeziel* bei Verweilsonden ist ein dreifaches: *Wirksamkeit, Sicherheit, Wohlbefinden*. Es wird durch die folgenden Maßnahmen erreicht:

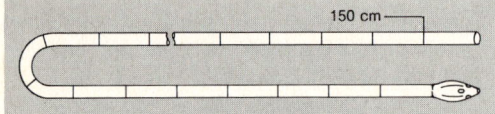

Abb. 19.6   Einläufige Duodenalsonde.

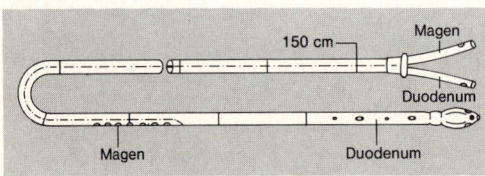

Abb. 19.7   Zweiläufige Duodenalsonde.

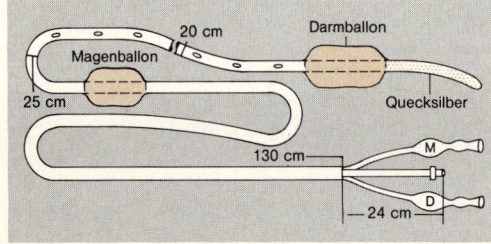

Abb. 19.8   Barthelheimer-Sonde.

- *Sicheres und sachgerechtes Handhaben.* Je nach dem therapeutischen Ziel geht es um
  • die Ernährung (S. 183 ff.),
  • das Absaugen von Magensekret, was am besten durch einen gut funktionierenden intermittierenden Sog (s. oben) erreicht wird.
- *Verhüten von Komplikationen:*
  • *Nasendekubiti:* durch sorgfältige Nasenpflege (S. 165), regelmäßige Lockerung und neue Fixierung der Sonde;
  • *Soor und Parotitis:* durch Anregen der Kautätigkeit und Maßnahmen der Mundpflege nach Bedarf (S. 167 f.);
  • *Pneumonie.* Sondenträger fühlen sich häufig in der Atmung behindert (Atemtherapie S. 249 ff.).
- *Wohlbefinden ermöglichen:*
  • Sonde wirksam und ästhetisch befestigen.
  • Die weiteren Maßnahmen richten sich nach der Situation des Kranken und sind vom Zweck der liegenden Sonde abhängig.

Entfernen der Sonde

- Die Sonde sorgfältig, aber rasch herausziehen. Beim Zurückziehen in der Hand aufwickeln, Handschuh darüber ziehen und in den Abfallsack legen (*Gummisonden* in desinfizierende Lösung einlegen, durchkneten, durchspülen, zum Aufbereiten geben).
- Dem Kranken Gelegenheit geben, den Mund zu spülen (Nase schneuzen lassen).

19.1.3. Duodenalsonden

Zweck und Art der Sonden

Es handelt sich ausnahmslos um kurzfristige Verweilsonden zu diagnostischen Zwecken:
- *Einläufige Duodenalsonde* aus Weichgummi (röntgendicht) oder Kunststoff mit Olive (Abb. 19.6). Sie dient der Duodenalsondierung, meist zur Gewinnung von Galle.
- *Zweiläufige Duodenalsonde* aus Weichgummi mit oder ohne Olive (Abb. 19.7).
  Magen- und Duodenalsaft können getrennt aufgefangen werden. Sie dient diagnostischen Zwecken.
- *Dreiwegesonde nach Barthelheimer* (Abb. 19.8). Sie hat einen Magenballon und einen Ballon für das Duodenum. Gefüllt wird zuerst der obere (vor dem Magenausgang liegende), dann der untere (im Duodenum liegende) Ballon mit je 30–35 ml Luft.

Dieses Verfahren bewirkt einen dichten Abschluß des Magenausganges und des Dünndarms. Nach Versiegen der Gallensekretion kann Pankreassaft aspiriert werden.

Einführen der Sonde

Siehe Dünndarmsonden, unten.

19.1.4. Dünndarmsonden

Zweck und Art der Sonden

Es handelt sich normalerweise um therapeutische, röntgendichte Verweilsonden:
- *Eudel-Sonde* aus Weichgummi mit abschraubbarer Olive (Abb. 19.9),
- *Miller-Abbot-Sonde, Dennis-Sonde,* (Abb. 19.10) sind lange, doppelläufige Darmsonden, die der Darmschienung und dem Absaugen der liegenbleibenden Sekrete (z.B. bei Ileus, S. 700f.) dienen. Sie wird auch intraoperativ bei Peritonitis (S. 710f.) zur Verhütung eines postoperativen Adhäsionsileus eingelegt. Wenn möglich wird sie bis zur Ileozäkalklappe vorgeschoben (Abb. 19.11).

Einführen der Sonde

Wenn sie nicht intraoperativ eingelegt wird, ist folgender Handlungsablauf zu beachten:
- Material richten und vorbereiten wie bei der Magensonde (S. 443).
- Gewünschte Sonde mit Zubehör bereitlegen.
- Einführen der Sonde in den Magen wie S. 443.
- Den Patienten Rechtsseitenlage einnehmen lassen, evtl. Becken hochlagern. Auf diese Weise erreicht man ein leichteres Passieren der Sonde vom Magen in den Zwölffingerdarm.
- Sonde weiter schlucken lassen (sehr langsam).
- Lage der Sonde kontrollieren - durchleuchten.
- Ist die Sonde im absteigenden Dünndarm sichtbar, kann der Ballon gefüllt werden (je nach Verordnung mit Luft, Wasser, physiologischer NaCl-Lösung).
- Je nach Verordnung wird die Sonde an einen Dauersog oder an einen intermittierenden Sog angeschlossen (S. 451f.).
- Fixieren der Sonde nur nach Verordnung.

Kontrolle und Pflegemaßnahmen

Das *Pflegeziel* unterstützt das Therapieziel. Grundsätzlich gelten die gleichen Maßnahmen wie für die Magensonde (S. 444).

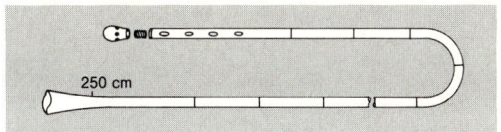

Abb. 19.**9**   Einläufige Darmsonde: Eudel-Sonde.

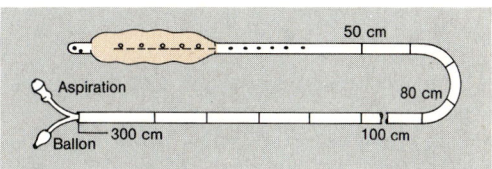

Abb. 19.**10**   Doppelläufige Darmsonde: Dennis-Sonde.

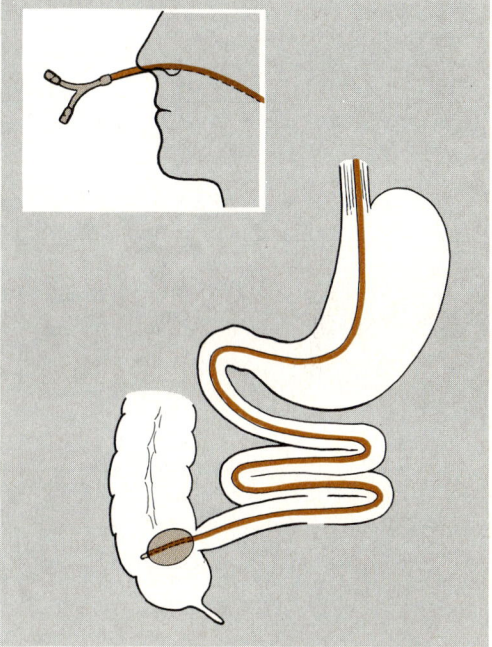

Abb. 19.**11**   Bis zur Ileozäkalklappe vorgeschobene Miller-Abbot- bzw. Dennis-Sonde zur intra- oder postoperativen Leersaugung des Darmes. (Eine Rückwanderung von Kot ist nicht zu befürchten, da die Klappe die Sonde umschließt und die Peristaltik ein Aufsteigen von Bakterien verhindert.)

Zusätzliche Maßnahmen:
- Darmsonde erst fixieren, wenn sie die erwünschte Tiefe erreicht hat (Arztverordnung!).
- Darmsekrete und Absaugvorrichtung kontrollieren (S. 453).

- Spülen der Sonde nach Bedarf und Verordnung.

Entfernen der Sonde

- Ballon entleeren (wenn entleerbar).
- Sorgfältiges, intermittierendes Entfernen der Sonde, d.h., die Sonde wird stündlich ca. 20 cm zurückgezogen (bei raschem Herausziehen besteht die Gefahr der Darminvagination).
- Sonde jedesmal neu fixieren und das zurückgezogene Stück der Sonde reinigen.
- Den Patienten Mund spülen lassen.
- Die letzten 50 cm werden auf einmal herausgezogen (Vorsicht beim Passieren des Ballons durch die Nase).
- Sonde in desinfizierende Lösung einlegen, reinigen, sterilisieren bzw. vernichten.

> **Beachte**
> - Sonden sind vorsichtig (mit drehenden Bewegungen) einzuführen und zu entfernen.
> - Sonden dürfen nicht ohne spezielle Arztverordnung mobilisiert oder entfernt werden.
> - Länger gelegene Sonden sind, auch wenn es sich nicht um Einwegmaterial handelt, zu vernichten.
> - Sondensekrete werden gemessen und in der Bilanzierung (S.420) mitgerechnet.

19.2. Drainagen

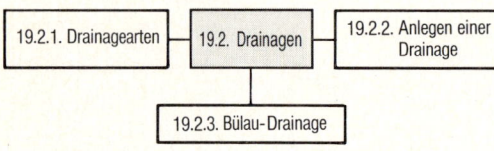

Drainagen (englisch = Entwässerung). In der Medizin versteht man darunter die Ableitung einer Körperflüssigkeit, meist Wundsekret, mit einem Drain, d.h. einer Gummi-, Kunststoff- oder Glasröhre bzw. durch einfache Gazestreifen.

19.2.1. Drainagearten

Neben den S.379f. besprochenen Blutungs- und Wunddrains, die intraoperativ eingelegt werden, können auch Hohlräume, Hohlorgane und Aus-

führungsgänge sowie Gewebe, das sich mit Flüssigkeit gefüllt hat, punktiert und drainiert werden.

Häufig werden die Drainagen nach dem *betroffenen Organ* benannt, in dem sie liegen, z. B.:
- Gastrostomiedrain – im Magen (S.696),
- Ileostomiedrain – im Ileum (S.702f.),
- Zystostomiedrain – in der Blase (S.796f.),
- Nephrostomiedrain – in den Nieren (S.797f.),

oder nach ihrer Form:
- T-Drain (nach Gallenwegrevision, S.734),

oder nach ihrem Erfinder:
- Bülau- oder Monaldi-Drain (Lungenchirurgie S.447).

19.2.2. Anlegen einer Drainage

Art des Einlegens

- Als chirurgischer Eingriff = *intraoperativ*.
- Im Zusammenhang mit einer *Punktion* (S.435), wenn die Punktionsstelle offengehalten werden muß.

Zweck

- Absaugen von Sekreten,
- Absaugen von Luft.

Durchführung

Sie entspricht der auf S.435f. besprochenen Punktion; zusätzlich ist an die Ableitung und Absaugvorrichtung zu denken. Exemplarisch wird im folgenden die Bülau-Drainage bei Pneumothorax beschrieben.

19.2.3. Bülau-Drainage

Die Bülau-Drainage ist eine Thoraxdrainage. Sie dient der fortlaufenden Entleerung eines Pleuraergusses, eines Pleuraempyems oder eines Pneumothorax (Erguß, Eiter oder Luft im Pleuraspalt).

Technik

Thoraxdrains werden oft „blind" oder geschlossen eingelegt. Dazu wird die Brustwand zwischen zwei Rippen mit einem Trokar durchbohrt und der Drain in die Pleurahöhle vorgeschoben. Bei Thorakotomien (S.611ff.) werden die Drains unter Sicht eingelegt. Sie werden an ein luftdichtes, geschlossenes Ableitungssystem angeschlossen (Unterwasserdrainage mit Heberwirkung, Abb. 19.**12**) oder mit einem Saugsystem verbun-

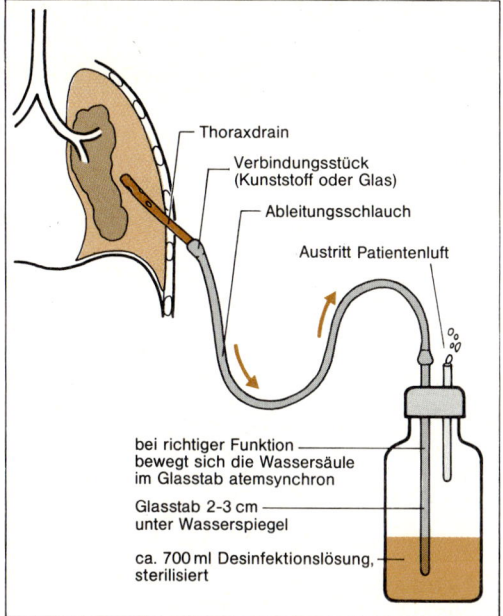

Thoraxdrain

Verbindungsstück
(Kunststoff oder Glas)

Ableitungsschlauch

Austritt Patientenluft

bei richtiger Funktion
bewegt sich die Wassersäule
im Glasstab atemsynchron

Glasstab 2-3 cm
unter Wasserspiegel

ca. 700 ml Desinfektionslösung,
sterilisiert

Abb. 19.**12**   Prinzip der Bülau-Heberdrainage, „saugen und sammeln" in einer Flasche.

den (s. Abb. 19.**22,** S. 452). Thoraxdrains enthalten einen röntgendichten Faden, damit röntgenologische Lagekontrollen vorgenommen werden können.

Gegenstände (sterilisiert) zum Einlegen der Drainage sind aus Abb. 19.**13** ersichtlich:
- Abdeck- und Lochtücher, Tuchklammern,
- Schälchen für Desinfektionslösung, Péan-Klemme, Tupfer,
- Kanülen und Spritze zur Anästhesie,
- Skalpell für den Hautschnitt,
- Nadelhalter und Faden,

- Bülau-Drain mit innengeführtem Trokar,
- Pinzette, Schere, Klemmen.
Dazu:
- Sekretflasche mit Zubehör,
- Anästhetikum und Desinfektionsmittel,
- Heftpflaster.

19.3. Saugsysteme

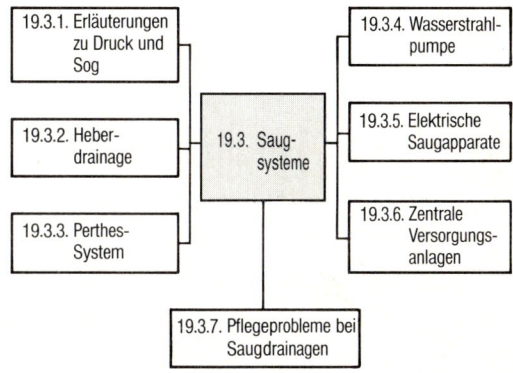

Das Ansaugen von Flüssigkeit dient der Entleerung von Körperflüssigkeit (z. B. Wundsekret) nach außen. Es geschieht mittels Vakuum oder Sog. Bei allen heute angewendeten Methoden kann der am Patienten angelegte Unterdruck mehr oder weniger fein reguliert werden (Fein- oder Grobsog).

19.3.1. Erläuterung zu Druck und Sog

Überall auf der Erdoberfläche ist ein bestimmter Luftdruck vorhanden. Dieser variiert je nach Höhenlage.

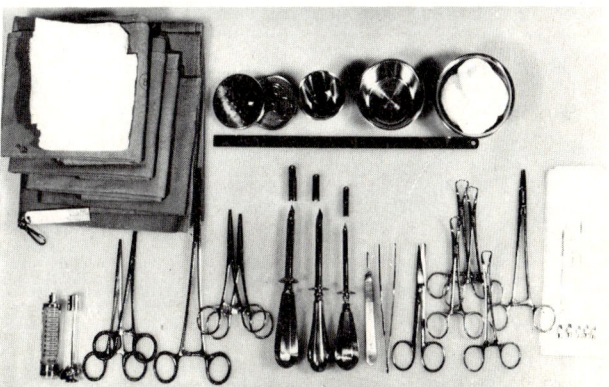

Abb. 19.**13**   Gegenstände für die Bülau-Drainage.

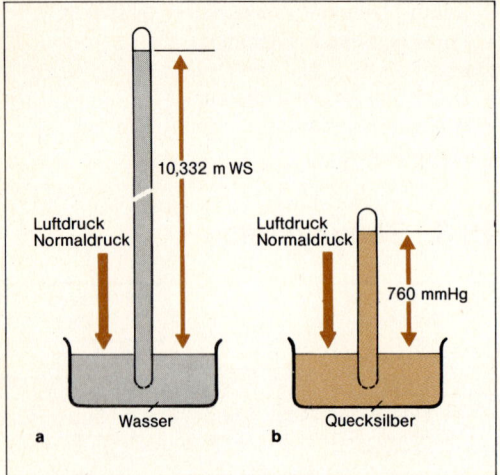

10,332 m WS

Luftdruck Normaldruck

Luftdruck Normaldruck

760 mmHg

a   Wasser

b   Quecksilber

Abb. 19.**14a–b**   Luftdruck, bezogen auf Meereshöhe.

Auf Meereshöhe beträgt er ziemlich genau 1 kg/cm², d.h., auf eine Fläche von 1 cm² drückt eine Kraft von 1 kg. Taucht man ein vollständig mit Quecksilber (Hg) gefülltes Glasrohr, das an einem Ende zugeschmolzen, am anderen Ende jedoch offen ist, mit dem offenen Ende senkrecht in ein mit Quecksilber gefülltes Gefäß, so wird aus dem Rohr soviel Quecksilber abfließen, daß nur eine Säule von 760 mm Höhe über der Quecksilberoberfläche des Gefäßes übrig bleibt (Abb. 19.**14b**). Wird der gleiche Versuch mit Wasser durchgeführt, so wird die stehende Säule 10,332 m lang, da das spezifische Gewicht von Wasser 13,6mal kleiner ist als dasjenige von Quecksilber. Die genannten Werte beziehen sich auf Meereshöhe, was einem Druck von 1,0332 kg/cm² entspricht (Abb. 19.**14a**).

Im Zusammenhang mit der Einführung der international gültigen SI-Maßeinheiten ist für den Druck die Maßeinheit Pascal festgelegt worden (Einheitszeichen Pa). Da es sich um eine sehr kleine Größe handelt, werden Drücke häufig in Kilopascal (kPa; 1 kPa = 1000 Pa) angegeben. Um die Umstellung etwas zu er-

leichtern, werden während einer Übergangsperiode an Druckmeßgeräten doppelte Meßskalen aufgeführt (Beispiel: bei Sogmeßgeräten Pa bzw. kPa und cmWS bzw. mWS). Die für den Klinikgebrauch wichtigsten Umrechnungsfaktoren und Äquivalente sind aus Tab. 19.1 ersichtlich.

Wird der Luftdruck (Normaldruck) verkleinert, z.B. durch Absaugen der Luft aus einem luftdichten Behälter, so spricht man von Unterdruck, Vakuum oder Sog (Abb. 19.**15a u. b**).

Wir unterscheiden in der Medizin zwei Arten von Sog:

– *Grobsog*. Darunter versteht man denjenigen Unterdruck, der ein Absinken der Wassersäule (WS) um 1–4 m bewirkt. Ein solcher Sog ist notwendig für das Absaugen von Sekreten aus offenen Operationswunden und für die Schleimentfernung aus Mund, Rachen und Trachea. Der Mittelwert des Endvakuums beträgt ca. 2,5 mWS.

– *Feinsog*. Darunter versteht man denjenigen Unterdruck, der ein Absinken der Wassersäule um 5–50 cm bewirkt. Ein solcher Sog ist notwendig für das Absaugen von Sekreten aus sekundär verheilenden Tiefwunden mittels Sonden und Drainagen, z.B. nach Lungenoperationen. Mittels Regulierventil läßt sich das Endvakuum einstellen.

Bei jeder Saugvorrichtung muß nachstehende Reihenfolge beachtet werden:

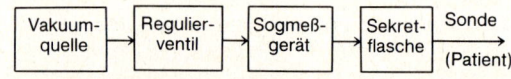

Vakuumquelle → Regulierventil → Sogmeßgerät → Sekretflasche → Sonde (Patient)

19.3.2. Heberdrainage

Heberprinzip

Der Luftdruck wirkt in der Darstellung Abb. 19.**16a** auf die Wasseroberfläche des Behälters und auf die

Tabelle 19.**1**   Umrechnungstabelle für die Einheiten von Druck und Sog

Druck	Umrechnungsfaktor								
	Pa	bar	kp/cm²	kp/m²	Torr	mmWS	mWS	atm	psi
1 Pa	1	10^{-6}	$1,01972 \cdot 10^{-5}$	0,101972	$7,5 \cdot 10^{-3}$	0,101972	$1,01972 \cdot 10^{-4}$	$9,87 \cdot 10^{-6}$	$1,45 \cdot 10^{-4}$
1 bar	10^5	1	1,01972	$1,01972 \cdot 10^4$	750,062	$1,01972 \cdot 10^4$	10,1972	0,98692	14,5038
1 kp/cm²	$9,80665 \cdot 10^4$	0,9807	1	10^4	735,56	10^4	10	0,96784	14,2223
1 kp/m²	9,80665	$9,807 \cdot 10^{-5}$	10^{-4}	1	$7,356 \cdot 10^{-2}$	1	10^{-3}	$9,6784 \cdot 10^{-5}$	$1,422 \cdot 10^{-3}$
1 Torr	$1,33322 \cdot 10^2$	$1,33322 \cdot 10^{-3}$	$1,359 \cdot 10^{-3}$	13,5951	1	13,5951	$1,35951 \cdot 10^{-2}$	$1,32 \cdot 10^{-3}$	$1,934 \cdot 10^{-2}$
1 mmWS	9,807	$9,807 \cdot 10^{-5}$	10^{-4}	1	$7,35556 \cdot 10^{-2}$	1	10^{-3}	$9,7 \cdot 10^{-5}$	$1,42 \cdot 10^{-3}$
1 mWS	$9,807 \cdot 10^3$	$9,807 \cdot 10^{-2}$	0,1	10^3	73,5556	10^3	1	$9,678 \cdot 10^{-2}$	1,4223
1 atm	$1,0133 \cdot 10^5$	1,01325	1,03323	$1,03323 \cdot 10^4$	760	$1,0332 \cdot 10^4$	10,332	1	14,6966
1 psi	$6,89476 \cdot 10^3$	$6,895 \cdot 10^{-2}$	$7,031 \cdot 10^{-2}$	$7,0306 \cdot 10^2$	51,714	$7,0306 \cdot 10^2$	0,70306	$6,8043 \cdot 10^{-2}$	1

Pa	= Pascal (= N/m²)	kp/m²	= Kilopond pro Quadratmeter	atm	= physikalische Atmosphäre
bar	= Bar	Torr	= Torr (= mmHg)	psi	= pound-force per square inch
kp/cm²	= Kilopond pro Quadratzentimeter	mmWS	= Millimeter Wassersäule		(= lb/in² = psig)
	(= at = techn. Atm.)	mWS	= Meter Wassersäule		

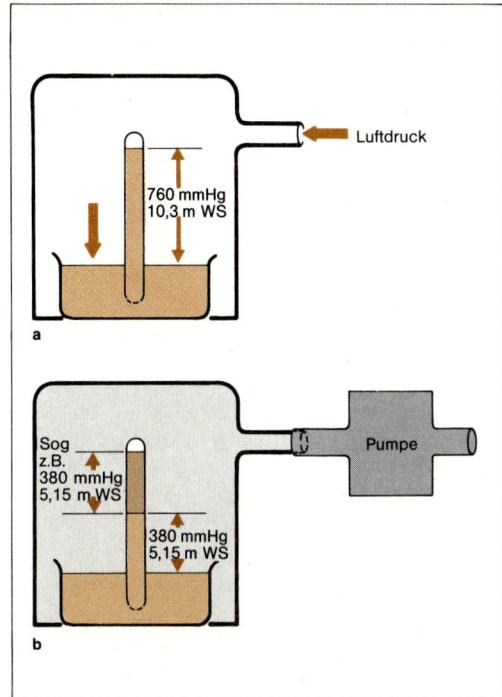

Abb. 19.**15a–b**   Unterdruck, Vakuum oder Sog.

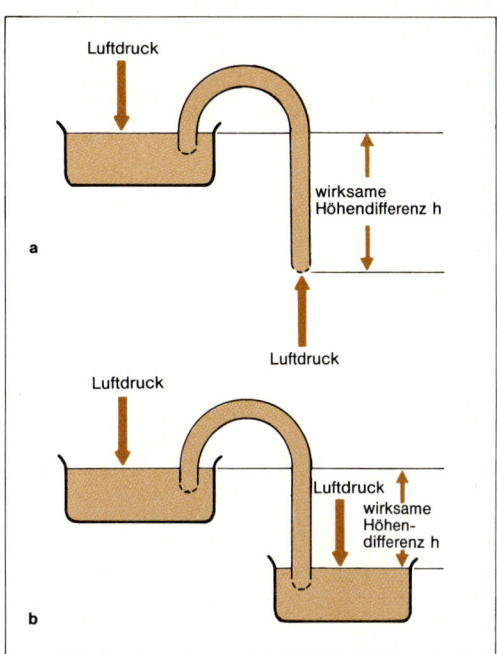

Abb. 19.**16**   Das Heberprinzip.

Austrittstelle am Rohr- oder Schlauchende, bei Darstellung Abb. 19.**16b** auf die Wasseroberfläche des oberen und unteren Behälters. Da sich Flüssigkeiten nicht komprimieren lassen, wird dieser Druck auch gleichmäßig weitergeleitet. Betrachten wir nun die Austrittsstelle in Abb. 19.**16a** oder die Wasseroberfläche in Abb. 19.**16b**, so kommt noch das Gewicht der Wassersäule mit der Höhe h dazu. Der Druck von oben setzt sich also aus dem Luftdruck und dem Druck der Wassersäule zusammen. Diesem genannten Druck setzt sich aber in beiden Anordnungen (Abb. 19.**16a** u. **b**) nun der Luftdruck entgegen. Die oberen Gefäße können somit entleert werden. Das ganze System funktioniert aber nur, wenn das ganze Rohr oder der ganze Schlauch mit Flüssigkeit gefüllt und eine Höhendifferenz h vorhanden ist.

Eine weitere Möglichkeit besteht durch Ansaugen der Flüssigkeit mittels Spritzensog oder Ballonpumpe. Herrscht im abzusaugenden Gebiet ein Überdruck, so erübrigt sich das Ansaugen.

Anwendung der Heberdrainage

– Magenausheberung, Magenspülung, Duodenal- und Dünndarmsondierung, Gallengang- und Blasendrainage (Abb. 19.**17**);
– Lungen- bzw. Bülau-Drainage (s. Abb. 19.**12**).
Das System funktioniert mittels Schwerkraft (Gefälle, Heber).

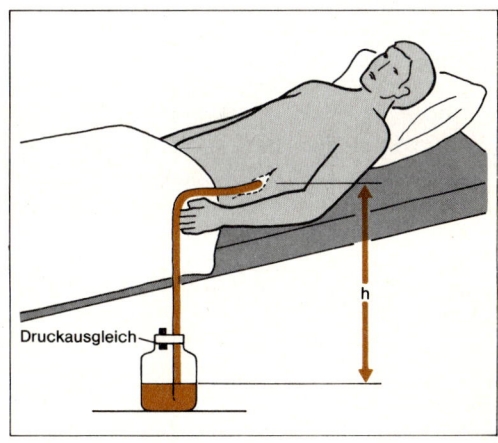

Abb. 19.**17**   Drainage des Abdomens. Zur Wirkung kommen der Gewebedruck und das Heberprinzip.

Das Sekret wird nach unten in die Sekretflasche gesogen. Der mit Flüssigkeit gefüllte Schlauch mündet unterhalb des vorgegebenen Flüssigkeitsspiegels in die Sekretflasche.
Vorteile:
– billiges System;
– keine Schleimhautreizung, da nur geringe Sogwirkung;

- feiner, jedoch nur ungefähr einstellbarer Sog (Variation der Höhe h).

Nachteile:
- Eine genaue Messung und Kontrolle des Sogs ist nicht möglich;
- nur kleine Saugwirkung.

19.3.3. Perthes-System

Anwendung

Das Perthes-System arbeitet nach dem *Heberprinzip.*
Es wird zur *Prüfung der Dichtigkeit der Pleura* vor Entfernung einer Thoraxdrainage angewendet.

Notwendiges Material

- 2 Perthes-Flaschen mit Anschlußstutzen für die Schläuche,
- 2 Verbindungsschläuche,
- 2 große Klemmen, Heftpflaster,
- Untersatz (20 cm hoch), um Niveau-Unterschied der Flaschen A und B herzustellen.

Vorbereitungsarbeiten

- Aufstellen und Verbinden der beiden Flaschen wie Abb. 19.**18**.
- Verbindungsschlauch 1 abklemmen.
- Flasche A mit Wasser füllen. Anschließend Verbindungsschlauch 1 öffnen und etwas Wasser in die Flasche B einlaufen lassen. Der Höhenunterschied der beiden Wasserspiegel muß dem Wert entsprechen, den das Mano-

meter (Druckmesser) des Saugapparates aufweist, z. B. 20 cmWS.
- Verbindung Sonde Patient–Sekretflasche abklemmen.
- Verbindungsschlauch Sekretflasche–Saugapparat abziehen und Verbindungsschlauch 2 zur Perthes-Flasche A ansetzen.
- An Flasche A Wasserspiegel mit Heftpflasterstreifen markieren.
- Klemmen am Verbindungsschlauch Flasche A –Flasche B entfernen.
- Prüfen des Systems während einer halben Stunde. Der Wasserspiegel der Flasche A sinkt nun ca. 2–3 cm. Über dem Wasserspiegel der Flasche A entsteht ein Unterdruck entsprechend der Höhendifferenz h. Ist das System dicht, so sinkt der Wasserspiegel in Flasche A nicht mehr weiter ab, und wir können die Dichtheit der Pleura prüfen.

Prüfen des Pleuraraumes auf Dichtigkeit

- Nochmals den Wasserspiegel der Flasche A markieren und die Zeit dazu notieren.
- Klemme der Verbindung Pleurasonde–Sekretflasche öffnen.
- Bleibt der Wasserspiegel während mindestens 4–6 Stunden konstant, so darf angenommen werden, daß der Pleuraraum dicht ist und die Pleurasonde entfernt werden kann.

19.3.4. Wasserstrahlpumpe

Prinzip der Wasserstrahlpumpe

Strömt Gas oder Flüssigkeit durch ein Rohr mit einer Verengung, so kann beobachtet werden, daß der Druck p des strömenden Mediums auf die Wand des Rohres im Bereich der Verengung kleiner ist als im Bereich des weiten (normalen) Querschnittes. Bestimmt man die Strömungsgeschwindigkeit im weiten und engen Rohrteil (Abb. 19.**19**), so läßt sich feststellen, daß die Strömungsgeschwindigkeit V im weiten Rohrteil kleiner ist als im verengten Teil. Die Beziehung zwischen Rohrquerschnitt und Strömungsgeschwindigkeit ergibt die sog. Kontinuitätsgleichung, die für inkompressible Flüssigkeiten besagt, daß das Produkt aus Rohrquerschnitt F und Strömungsgeschwindigkeit V immer konstant und gleich dem Durchflußvolumen Q (pro Zeiteinheit) ist. Bei kleinem Querschnitt muß also die Geschwindigkeit größer sein, damit Q konstant bleibt. BERNOULLI konnte auch nachweisen, warum im großen Rohrquerschnitt (V_1 klein) der

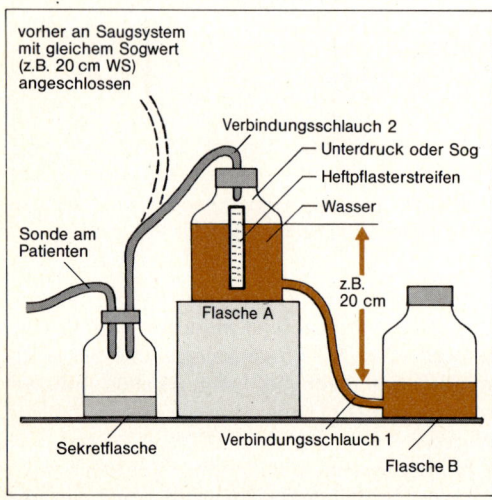

vorher an Saugsystem mit gleichem Sogwert (z.B. 20 cm WS) angeschlossen

Verbindungsschlauch 2
Unterdruck oder Sog
Heftpflasterstreifen
Wasser

Sonde am Patienten

z.B. 20 cm

Flasche A

Sekretflasche
Verbindungsschlauch 1
Flasche B

Abb. 19.**18**   Perthes-System.

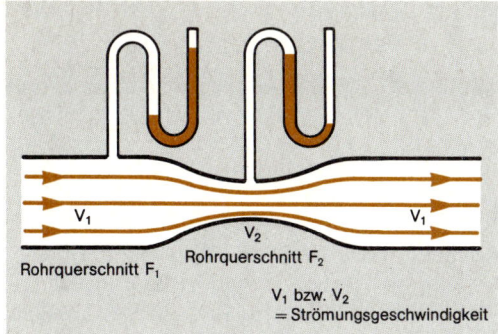

Abb. 19.**19**   Prinzip der Wasserstrahlpumpe (s. Text).

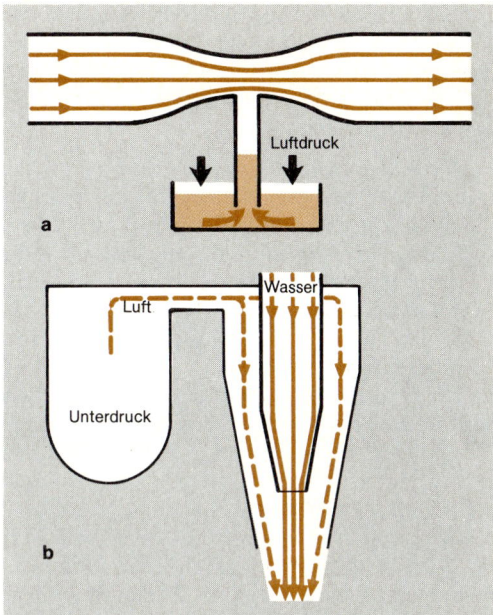

Abb. 19.**20 a–b**   Möglichkeiten der Wasserstrahlpumpe (s. Text).

Druck größer sein muß als im kleineren (V_2 groß).

Eine Anwendungsmöglichkeit dieser Gesetze ist in Abb. 19.**20 a** dargestellt. Wird der Druck an der eingeschränkten Stelle geringer als der äußere Luftdruck, so wird aus dem Becherglas Wasser angesaugt; das Glas leert sich schnell. Diesen Effekt benützt man bei der Wasserstrahlpumpe. Durch die Düse fließt ein Wasserstrahl mit großer Geschwindigkeit in ein erweitertes Rohr. Den Stutzen schließt man an ein geschlossenes Gefäß an. Weil der Wasserstrahl einen größeren Teil der Luft im Gefäß und der Zufuhrleitung mitreißt und mit sich wegführt, wird der Behälter „luftleer" gepumpt; es entsteht ein Unterdruck oder Sog (Abb. 19.**20 b**).

Vorteile:
- keine Raumluftverschmutzung,
- genaue Dosierung des Vakuums,
- billig und sicher in der Anwendung.

Nachteile:
- blockiert den Wasserhahn (fällt bei fester Montage von Wasserstrahlpumpen an separate Anschlüsse weg);
- mehrere Wasserstrahlpumpen belasten das Wassernetz (Trinkwasser); sie werden deshalb heute nur noch selten gebraucht.

Ist das Rohr z. B. 30 cm in das Wasser eingetaucht (Abb. 19.**21**), so muß an der Wasserspiegeloberfläche mindestens ein Unterdruck (Sog) von 30 cm WS herrschen, damit Luft in der eingezeichneten Richtung eintreten kann.

Vorgehen beim Einschalten: Zuerst Rohr bis zum gewünschten Wert in das Wasser eintauchen, anschließend Wasserhahn (Wasserstrahlpumpe) oder Ventil (Regelventil bei Zentralvakuumanlagen, Wandanschluß) langsam öffnen, bis Luftblasen sichtbar werden. Streng genommen ist der Unterdruck in diesem Moment etwas kleiner als der eingestellte Wert.

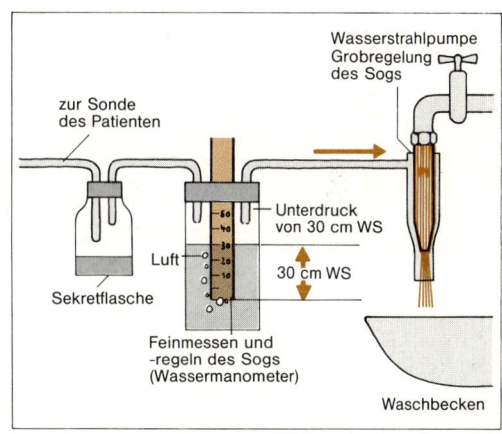

Abb. 19.**21**   Anwendung der Wasserstrahlpumpe. Anstelle der Wasserstrahlpumpe wird heute meist ein elektrischer Saugapparat angeschlossen.

19.3.5. Elektrische Saugapparate

Prinzip der Elektrosaugpumpe

Bei der Elektrosaugpumpe handelt es sich um eine Luftpumpe mit einer konstanten Saugleistung. Diese kann auf einen beliebigen Wert eingestellt werden, entweder durch Variation der Tourenzahl, Membranregler oder Wassermanometer.

Einsatzmöglichkeiten

– Für den *kurzzeitigen Sog ohne Druckregulation* (Grobsog) bei der Trachealtoilette, offenen Wunden (intraoperativ) u.a.;
– für den *Dauersog mit Druckregulation* (Grob- oder Feinsog) zum Absaugen von Sekreten, Luft, Spülflüssigkeit;
– für den *intermittierenden Sog*. Die Saug- und Ruhezeiten sind variabel.

Vor der Elektrosaugpumpe muß zur Sicherheit des Motors eine *Überlaufsicherungsflasche* eingebaut werden. Der gewünschte Sog wird bei nur einstufigen Saugpumpen mittels *Wassermanometer* und *Reduzierventil* eingestellt. Das Rohr des Wassermanometers wird auf den Soll-Wert ins Wasser getaucht. Anschließend wird die Pumpe eingeschaltet und das Reduzierventil so weit geöffnet, bis im Wassermanometer nur noch eine schwache Luftblasenbildung vorhanden ist.

19.3.6. Zentrale Versorgungsanlagen

Es handelt sich um *Vakuumanlagen* oder um *Druckluftanlagen* mit konstanter oder intermittierender Saugleistung (Abb. 19.**22**). Bei letzterer muß ein *Druck-Sog-Umwandler* (Abb. 19.**23**) eingeschaltet werden.

Der Druck-Sog-Umwandler arbeitet nach dem gleichen Prinzip wie die Wasserstrahlpumpe. Anstelle von Wasser strömt Druckluft durch die Düse. Da jede Zwischenschaltung eine zusätzliche Gefahrenquelle bedeutet, werden Druck-Sog-Umwandler zunehmend selten eingesetzt.

19.3.7. Pflegeprobleme bei Saugdrainagen

Auswirkungen auf den Patienten

Saugdrainagen können sich positiv und negativ auf den Patienten auswirken.
Positive Auswirkungen:
– Die Drainage bedeutet eine Entlastung für den Patienten, sie fördert einen evtl. störenden Sekretabfluß und unterstützt die Heilung.

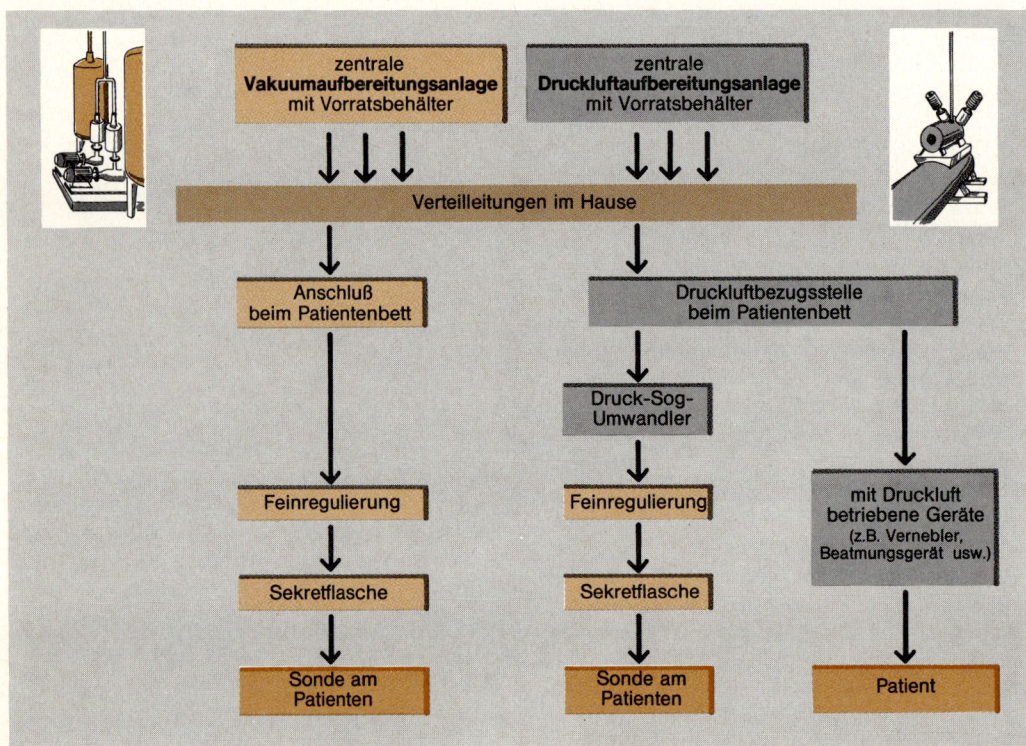

Abb. 19.**22a–b**   Schematischer Aufbau je einer zentralen Vakuum- und Druckluftaufbereitungsanlage.

- Saugsysteme müssen regelmäßig kontrolliert werden, was die Kontakte Patient–Schwester fördern und verbessern *kann*.

Negative Auswirkungen:

- *Der Patient kommt sich sehr krank vor,* ausfließende Sekrete erinnern ihn dauernd an sein Kranksein. Er kann daran leiden, darüber nachgrübeln.
- *Der Patient hat Angst.* Er sieht Apparate, Schläuche, Anschlüsse, Klemmen. Das Gefühl der Bedrohung nimmt vor allem dann zu, wenn er ungenügend informiert wird oder wenn jemand sich unsicher im Umgang mit dem Saugsystem zeigt.
- *Der Patient schläft evtl. schlecht,* sei es, daß die Geräusche, die durch das Saugsystem verursacht werden, ihn stören oder daß er das Gefühl hat, er müsse den Apparat überwachen und es könne etwas passieren, wenn er einschläft.
- *Der Patient empfindet Schmerzen.* Die Drains können ungünstig liegen oder ziehen. Manipulationen können zu Reizungen an der Einstichstelle und am Ort des liegenden Drains (Wundbett) führen.
- *Der Patient verspürt Abneigung und Ekel vor dem Sekret,* dies besonders dann, wenn die Sekretflasche in seinem Gesichtsfeld hängt oder wenn man beim Wechseln der Flasche rücksichtslos damit umgeht.

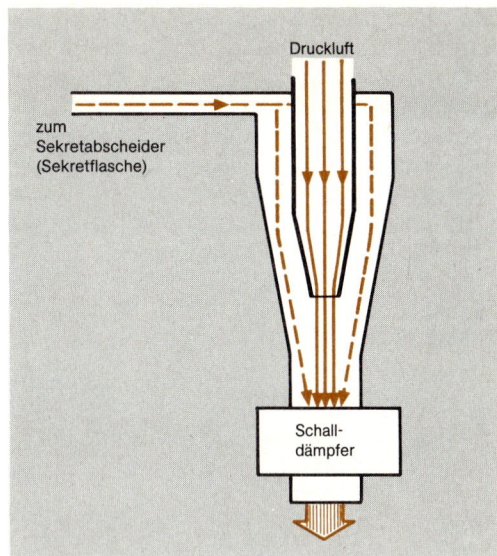

Abb. 19.**23**   Druck-Sog-Umwandler.

- *Der Patient wagt sich nicht zu bewegen;* er fühlt sich durch Drains und Ableitungen eingeengt, fürchtet auch, diese bei unkontrollierter Bewegung zu verschieben oder gar aus dem Wundbett zu zerren. Aus dem gleichen Grund ist auch *das Betten* erschwert.

Überwachung der Saugdrainage

Gefahren	*Vorbeugende oder helfende Maßnahmen*
Austrittstelle des Drains:	
• der Verband kann feucht sein	• regelmäßige Kontrolle, Verbandwechsel nach Bedarf
• der Drain kann sich lösen und verschieben (Undichtigkeit)	• Drain gut fixieren, Fixation und Zusammensetzung des Schlauchsystems regelmäßig überprüfen
Ableitungen:	
• sie können verstopfen	• regelmäßig durchkneten, nicht durchhängen lassen, Sekretablauf kontrollieren
• sie können abknicken, ziehen	• zweckmäßige Fixation
Sekret und Sekretflasche:	
• Menge fällt auf (sehr wenig, sehr viel)	• kontrollieren, messen, registrieren; Auffälligkeiten sofort dem Arzt melden
• Verlust von lebensnotwendigen Stoffen (Elektrolyte, Eiweiß u. a.)	• diese müssen ersetzt werden (Laboranalysen)
• Sekret kann ins Saugsystem gelangen (teure Reparaturen!)	• Sekretflasche regelmäßig auswechseln; sie darf sich nicht mehr als ⅓ mit Sekret füllen

Gefahren	*Vorbeugende oder helfende Maßnahmen*

Sogerzeuger:
- Defekt an elektrischer Leitung
- Unterbrechung der Leitung (z. B. herausziehen des Steckers durch eine Person der Putzkolonne)
- Sogregulation ist ungenau oder entspricht nicht mehr der Verordnung

- Defekt rasch erkennen und beheben lassen
- vorbeugen durch Befestigen des Steckers mittels Heftpflaster
- regelmäßige Kontrolle des Sogs und neueinstellen nach Bedarf und Verordnung

Unsere Hilfeleistung

Sie muß dort einsetzen, wo die Nöte und Ängste des Patienten sind, z. B. durch
- angemessene, verständliche Information;
- sichere Handhabung von Drains, Sekretflaschen, Saugsystem;
- regelmäßige Überwachung der Drainagen, verbunden mit persönlichem Kontakt zum Patienten;
- Schmerzäußerungen ernst nehmen, nach der Ursache suchen (ziehende, eingeklemmte Drains), wenn nötig dem Arzt melden;
- Sekretflasche außerhalb des Gesichtsfeldes des Patienten hängen; sorgfältiges und unauffälliges Auswechseln der Flaschen, vor allem dann, wenn das Sekret unansehnlich ist;
- dem Patienten zu erholsamer Nachtruhe verhelfen (beruhigendes Gespräch, Oropax, Medikamente nach Arztverordnung);
- Drains und Ableitungen so fixieren, daß der Patient sich sicher fühlt und er möglichst viel Bewegungsfreiheit hat;
- sorgfältiges Betten und Lagern, verbunden mit allen notwendigen Prophylaxen.

Beachte
- Bei allen motorbetriebenen Geräten auf das Vorhandensein von Überlaufsicherungen achten.
- Unterbrecherapparat für intermittierenden Sog zwischen Sekretglas und Vakuumregler einbauen.
- Schläuche nicht durchhängen lassen. Sie sollen nötigenfalls mit Heftpflaster in Schleifen ohne Durchhang fixiert werden.
- Wassermanometer so keimfrei wie möglich halten (Kupferplättchen ins Wasser legen, Wasser erneuern).
- Vor Beginn des Absaugens das System auf Funktionstüchtigkeit kontrollieren (Apparat zuerst anschließen, dann erst einstellen).
- Nach Gebrauch Geräte desinfizieren (einlegen), reinigen, aufbereiten und staubfrei aufbewahren.

19.4. Beurteilen von Wissen und Können in der Pflege

Übung

Suchen Sie sich auf der Station einen Patienten aus, der an ein Absauggerät angeschlossen ist, und beantworten Sie die folgenden Fragen:
- Um was für ein Absaugsystem handelt es sich?
- Wie ist der Sog (Dauer, Stärke)?
- Woraus besteht das Sekret?
- Welche Information hat der Patient bekommen?
- Wie erlebt er diese Behandlung?
- Was erfahren Sie aus dem Pflegeverlaufsblatt (Pflegeplan, Pflegebericht)?

Weiterführende Literatur

Helmâgyi, M., T. Valerius: Weiterbildung 4. Praktische Unterweisung. Sonde, Drainage, Katheter, Endoskopie. Springer, Berlin 1980

Marsch, F., D. Marsch: Physik für Krankenpflegeberufe, 3. Aufl. Thieme, Stuttgart 1986
Wie funktioniert das? Der Mensch und seine Krankheiten, 3. Aufl. Bibliographisches Institut, Mannheim 1984

20. Röntgen, Ultraschall, Endoskopie

Sequenzziel/Intenion

Ziel dieses Kapitels ist nicht das Angebot eines Röntgenkurses (dafür sei auf den entsprechenden Unterricht beim Radiologen und auf die weiterführende Literatur verwiesen), sondern die Zusammenstellung einiger grundsätzlicher Aspekte, die für das Verständnis der Vorbereitungs- und Nachsorgemaßnahmen am Patienten sowie für eine gute Zusammenarbeit zwischen Krankenstation und Röntgeninstitut Voraussetzung sind.

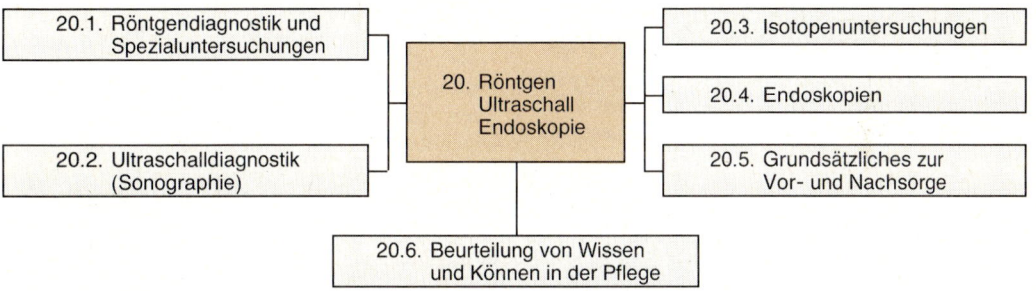

20.1 Röntgendiagnostik

20.1.1. Röntgenstrahlen

Röntgenstrahlen sind elektromagnetische Schwingungen (ähnlich Lichtstrahlen, Wärmestrahlung oder Radiowellen, aber mit anderer Wellenlänge). Sie entstehen in der Röntgenröhre dadurch, daß die an einem Heizfaden an der Kathode erzeugten Elektronen in einem Spannungsfeld mit großer Geschwindigkeit an die Anode prallen, wobei Energie als Röntgenstrahlung frei wird (Abb. 20.**1**).

20.1.2. Strahlenwirkung

Röntgenstrahlen haben – wie Licht – die Fähigkeit, einen Röntgenfilm zu schwärzen. Die verschiedenen Gewebe eines Köpers lassen die Röntgenstrahlen verschieden gut durch. Für Röntgenstrahlen

- *gut durchgängig* sind Luft, Fett;
- *weniger gut* Flüssigkeiten, Muskulatur, parenchymatöse Organe (Milz, Leber, Niere usw.);
- *schlecht durchgängig* Knochen, Verkalkungen.

Praktisch bedeutet das, daß der Röntgenfilm hinter Knochengewebe durch die Strahlung rela-

Prinzipien/Impulse

- Ionisierende Strahlen sind seit jeher ein Umweltfaktor auf unserer Erde. Sie sind vermutlich sogar mitbeteiligt an der Entwicklung der Biomoleküle und der Lebewesen überhaupt, sie leiten und fördern die Evolution der lebendigen Materie und damit auch des *Menschen*. Künstlich erzeugte Strahlenbelastung führt dazu, daß die Lebewesen zusätzliche, nicht eingeplante Energie absorbieren müssen, und diese ist prinzipiell lebensfeindlich.
- Medizinische Strahlen sind diagnostisch und therapeutisch wertvolle Elemente, sofern sie gezielt, dosiert und äußerst vorsichtig, also dem *Organismus* entsprechend, angewendet werden.
- Die Medizin „liefert" den Hauptanteil an künstlicher Strahlenbelastung; bei unvorsichtiger Handhabung kontaminieren diese Strahlen die *Umwelt*.

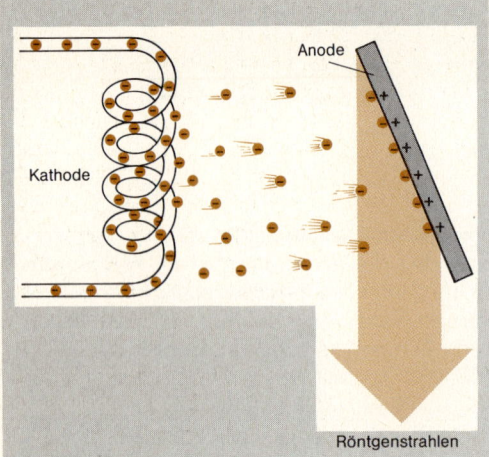

Abb. 20.1 Schematische Darstellung der Erzeugung der Röntgenstrahlen. Elektronen (−) prallen mit hoher Geschwindigkeit auf die Anode (+); dabei entsteht Röntgenstrahlung (nach *Laubenberger*).

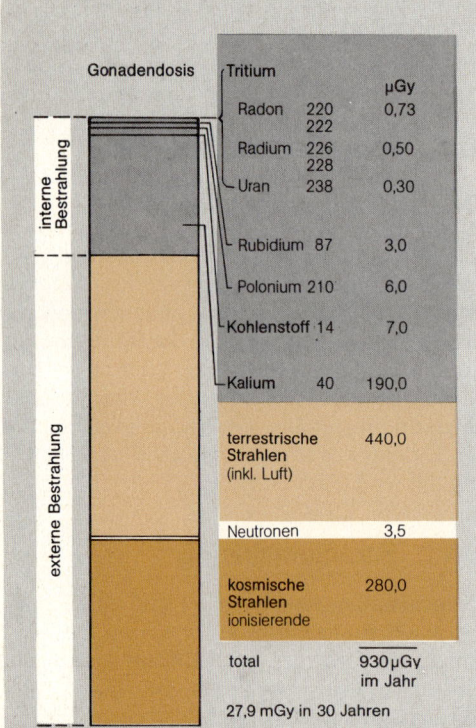

Abb. 20.2 Natürliche Strahlenbelastung (Mittelwert) des „Weltbürgers" in µGy. Mit „Gonadendosis" ist die von den Keimdrüsen empfangene Strahlendosis gemeint. Sie wird aus der „Energiedosis" berechnet, also aus der Menge der Energie, die durch Strahlung in Materie umgewandelt wird, bezogen auf die Masse der Materie (nach *Fritz-Niggli*).

tiv ungeschwärzt bleibt. Durch diese Tatsache ist die Möglichkeit der Röntgendiagnostik gegeben. Werden *Kontrastmittel* verwendet, so können zusätzliche Informationen gewonnen werden (S. 458f.).

Auf weitere Wirkungen der Röntgenstrahlen (RX) kann an dieser Stelle nicht eingegangen werden (s. dazu weiterführende Literatur S. 469).

20.1.3 Strahlenbelastung

Natürliche Strahlenbelastung

Die Abb. 20.2 zeigt die Anteile der natürlichen Strahlenbelastung des Menschen („Weltbürger"). Unterschieden wird in:
- interne Bestrahlung durch Radionuklide im Menschen selbst,
- externe Bestrahlung aus kosmischen und terrestrischen Quellen.

Angegeben ist die „Energiedosis" (absorbed dose).

Die *kosmische Strahlung* kommt aus unserer Galaxie und aus der Sonne und wird beim Eintreten in die Atmosphäre verändert. Je nach Höhe über dem Meer überwiegen die einen oder die anderen Strahlenarten (Nuklide). Mißt man die Äquivalentdosis, dann beträgt sie auf Meereshöhe $35 \cdot 10^{-5}$ Sv (hängt ab vom Breitengrad), diese Dosis verdoppelt sich mit 1500 m Höhengewinn.

Die *terrestrische Strahlung* ist abhängig von der jeweils in der einzelnen Gesteinsart konzentrierten Anzahl der Radionuklide. Die Gammastrahlung dieser Nuklide variiert. Mißt man die Ionendosis (früher R), dann gilt für Kalk $4,6 \cdot 10^{-6}$ C/kg/Jahr, für Granit hingegen $65 \cdot 10^{-6}$ C/kg/Jahr.

Um die Werte für den „Durchschnittsschweizer" zu errechnen, müssen Bodenbeschaffenheit und Höhenlage mitgerechnet werden. Das ergibt eine Gesamtbelastung von 1400 µGy/Jahr; nämlich 300 µGy durch kosmische Strahlen, 900 µGy durch terrestrische Strahlen und 200 µGy durch die interne Bestrahlung.

Aus Abb. 20.2 ergibt sich für den „Weltbürger" eine durchschnittliche Gonadenbelastung von 930 µGy/Jahr.

Medizinische Strahlenbelastung

Den größten Anteil an der künstlichen Strahlenbelastung des Menschen liefert die medizinische Anwendung ionisierender Strahlen (Diagnostik und Therapie).

Sie kann als Haut- oder Gewebedosis, als Knochenmarkdosis oder als Gonadendosis gemessen werden. Genetisch von Bedeutung ist die *Gonadendosis,* da die Gonaden für die Fortpflanzung die ausschlaggebende Funktion innehaben.

Aus Tab. 20.1 sind exemplarisch einige Röntgenuntersuchungen im Vergleich zur Strahlenbelastung ersichtlich = *diagnostische Strahlung.* Im Verhältnis zur *therapeutischen Stahlung* ist sie sehr klein. Diese liegt bei Werten von 30–200 Gy, wobei die nur *lokal* wirksame *Gewebedosis* gemessen wird.

> **Verwendete SI-Einheiten:**
>
> Gy = Gray, Einheit für Energiedosis
> Sv = Sievert, Einheit für Äquivalentdosis
> C = Coulomb, Einheit für Ionendosis

20.1.4. Strahlenschutz

Beim Strahlenschutz ist an zwei Personengruppen zu denken:
- Strahlenschutz der *exponierten Personen* (Röntgenpersonal, Patientenbegleitpersonal). Grundsätzlich geht es dabei darum, daß die *Strahlenexposition* möglichst gering gehalten wird. Dies wird durch die folgenden Maßnahmen erreicht:
  - Der Abstand zwischen exponierter Person und Strahlenquelle muß möglichst groß gehalten werden (je größer, desto besser).
  - Zwischen Strahlenquelle und exponierter Person muß eine Abschirmung vorhanden sein (Bleiglas, Schutzschürzen aus Blei).

- Strahlenschutz des *Patienten.* Im Prinzip geht es auch hier darum, daß jede unnütze und unnötige Strahlenbelastung so niedrig wie möglich gehalten wird. Der Arzt wird
  - nur bei *gezielter Indikation* röntgen lassen, d. h. er wägt ab, welche und wieviele Röntgenaufnahmen für die Diagnose und Verlaufskontrollen notwendig sind.
  - Bei Frauen im gebärfähigen Alter sollten Untersuchungen des unteren Abdomens und des Beckens, wenn immer möglich, auf die ersten 10 Tage nach Einsetzen der Menstruation beschränkt werden (d. h. vor der Ovulation und vor einer eventuellen Befruchtung).

Ein *Gonadenschutz,* eine Abdeckung der Hoden oder der Eierstöcke ist ein wirkungsvoller Schutz für den Patienten und darf – wo möglich – nicht unterlassen werden (s. dazu auch Kap. 26).

20.1.5 Konventionelle Röntgendiagnostik

Röntgenbild (Übersichtsbild)

Röntgenbilder sind *Negative.* Die Gewebeteile mit verminderter Strahlenabsorption kommen *dunkel* zur Darstellung (sog. Aufhellungen: Teile mit verstärkter Absorption werden *hell* abgebildet; man spricht von Transparenzminderungen). Röntgenbilder werden nach der Strahlenrichtung bezeichnet (Strahleneintritt und -austritt). Daher kommen die Bezeichnungen wie anterior-posterior (a.-p.), posterior-anterior (p.-a.) oder dorsoventral (d.-v.) oder Seitenbilder, Schrägbilder usw. Röntgenbilder müssen zum „Lesen" sei-

Tabelle 20.1 Mittlere Gonadendosen pro Untersuchung (nach *Fritz-Niggli*)

	Mann		Frau	
	Mittelwert µGy	Bereich µGy	Mittelwert µGy	Bereich µGy
Hohe Gonadendosis:				
– Bariumbrei	300	50– 2300	3400	600– 8300
– Urographie (absteigend)	4300	150–20900	5900	2700–11600
– Kolon (Bariumeinlauf)	3000	950–15900	8700	4600–17500
Mittlere Gonadendosis:				
– Cholezystographie	80	13– 390	1200	140– 3800
Niedrige Gonadendosis:				
– Schirmbild, Thorax	4	2– 13	30	9– 110
– Thorax, Herz, Lunge	7	1– 130	20	2– 80

tenverkehrt betrachtet werden, also so, wie man den Patienten anschauen würde.

Kontrastmitteldarstellungen

Durch Kontrastmittel (KM) werden Röntgenstrahlen stärker (positive KM) oder schwächer (negative KM) als durch das körpereigene Gewebe absorbiert. Sie geben zu dem umgebenden Gewebe Kontraste und markieren die von ihnen ausgefüllten Räume im Durchleuchtungsbild oder auf der Röntgenaufnahme.

Kontrastmittel müssen möglichst unschädlich sein. Sie werden teils abgebaut und ausgeschieden, teilweise müssen sie soweit wie möglich entfernt (abpunktiert) werden. (KM haben meist ein hohes spezifisches Gewicht.)

Negative Kontrastmittel

– *Luft*. Zur Darstellung des Magen-Darm-Traktes und der Gelenke, meist in Kombination mit einem positiven Kontrastmittel = *Doppelkontrast* (z.B. die Doppelkontrastdarstellung des Kolons).

Positive Kontrastmittel

– *Wasserlösliche Kontrastmittel*. Sie werden je nach dem Ausscheidungsweg in *gallengängige* oder *nierengängige* unterteilt.
Vorwiegend durch die Nieren ausgeschiedene Kontrastmittel werden somit z.B. für das intravenöse Pyelogramm (Urogramm) verwendet, vorwiegend durch die Galle ausgeschiedene für das intravenöse Cholangiogramm oder für das orale Cholezystogramm. Ein weiteres wasserlösliches Kontrastmittel ist das Dimer-X, das zur lumbalen Myelographie verwendet wird.
– *Ölhaltige Kontrastmittel* werden nur selten verwendet (zur Lymphographie, u.U. zur Myelographie).
– *Wasserunlösliche Kontrastmittel* sind die *Bariumpräparate*. Sie werden in Form eines Salzes als Bariumsulfat verwendet, und zwar ausschließlich zur Untersuchung des Magen-Darm-Traktes (Bariumbrei für die orale Magen-Darm-Passage, Bariumeinlauf für die Kolonuntersuchung).

Kontrastmittelinjektionen

Kontrastmittelinjektionen dürfen nur vom Arzt vorgenommen werden. Grundsätzlich muß der Patient nüchtern sein und gut überwacht werden, da immer die Gefahr einer Kontrastmittelallergie besteht, die leicht sein (Hauterscheinungen) oder schwerste Laryngospasmen auslösen kann.
Bei *Auftreten von Reaktionen ist unverzüglich* der Arzt zu benachrichtigen. Er wird sofort eine geeignete Therapie einleiten (Kortisontherapie, Kreislaufunterstützung usw.).

Wichtigste Kontrastmitteluntersuchungen

– Im Bereich des Magen-Darm-Traktes die Hypopharynxpassage, die Ösophagus-Magen-Darm-Passage, die Kolon-Kontrastmitteluntersuchung;
– im Bereich des Gallensystem die orale Cholezystographie und die intravenöse Cholangiographie;
– im Bereich der Nieren und der Harnwege das intravenöse Pyelogramm (Urogramm), das retrograde Pyelogramm, die Miktionszystourethrographie;
– im Bereich der Atemwege die Bronchographie;
– im Bereich des Skelettsystems die Arthrographie;
– im Bereich des Rückenmarks und Gehirns die Myelographie;
– im Bereich der Gefäße die Angiographie der Arterien (Arteriographie), der Venen (Phlebo- oder Venographie), der Lymphgefäße (Lymphographie).

Vorbereitung des Patienten

Das Gelingen von Röntgenaufnahmen hängt außer vom technischen Geschick des Röntgenpersonals weitgehend von der einwandfreien Vorbereitung des Patienten ab. Dies gilt insbesondere für Röntgenuntersuchungen der Abdominalorgane (Magen-Darm-Trakt, Nieren, Beckenbereich).
Die Vorbereitungs- und Untersuchungszeit nehmen je nach Art der Untersuchung verschieden viel Zeit in Anspruch. Das Pflegepersonal sollte darüber genau orientiert sein, damit es den Patienten
– *optimal vorbereiten* (abführen, nüchtern lassen; s. dazu bei den jeweiligen Organsystemen),
– *umfassend informieren* (Dauer, Zweck, Umgebung bzw. Ort und Untersuchungsapparate) sowie
– *angemessen begleiten* (Ängste und Unsicherheit erspüren, zulassen, soweit möglich abbauen)
kann (s. auch S. 468 f.).

20.1.6. Spezialuntersuchungen

Schirmbildphotographie

Ein Leuchtschirmbild (Durchleuchtung) wird mittels Spiegel- und Linsensystem verkleinert und auf einen Film (der Größe 70 oder 100 mm) abgebildet. Anwendung bei der Thoraxreihenuntersuchung. Der Nachteil im Vergleich zum normalen *Thoraxröntgenbild* ist die leicht größere Strahlenbelastung, der Vorteil die geringeren Kosten.

Tomographie

Schichtungsverfahren, wodurch eine bestimmte Gewebeschicht überlagerungsfrei dargestellt werden kann. Zur Anwendung kommt es z. B. bei der Lungentomographie oder bei der Nierentomographie.

> **Beachte**
> - Die ...-*graphie* ist immer die Durchführung, z. B. Urographie, Computertomographie.
> - Das ...-*gramm* ist immer das Bild, z. B. Urogramm, Computertomogramm.

Funktionsdiagnostik

Die Funktionsdiagnostik ermöglicht die Beurteilung der Funktion (z. B. der Nieren im intravenösen Pyelogramm), oder es erlaubt die Beurteilung ossärer Elemente des Bandapparates durch Aufnahmen in Extremstellungen (z. B. extreme Beugung und Streckung der Wirbelsäule).

Computertomographie

CT oder CAT (computer assisted – oder axial – tomography) oder Catscanner. Es handelt sich dabei um ein elektronisches Röntgenschichtverfahren.
Die Entstehung eines CT-Bildes ist in Abb. 20.3 u. 20.4 dargestellt.

Vorteile der Computertomographie

- Die Informationen sind sofort verfügbar.
- Die Strahlenbelastung ist relativ gering (ähnlich einer adäquaten konventionellen Untersuchung).
- Es lassen sich ein Einzelbild (Einzelscan) oder eine Serie von Bildern (bis zu 25 Scans in rascher Folge) herstellen.

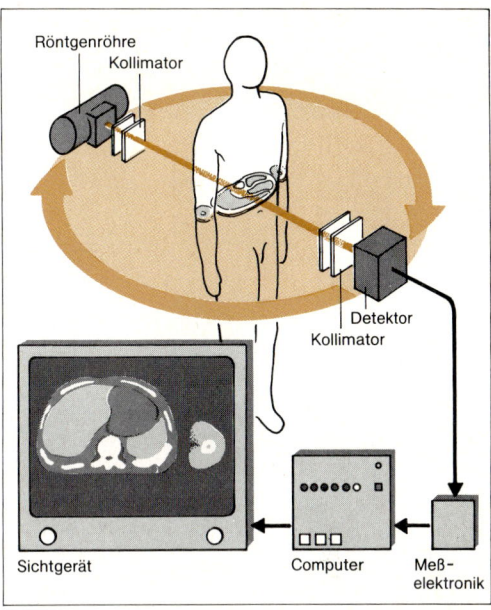

Abb. 20.3   Entstehung eines CT-Bildes. Die Röntgenröhre und der Detektor sind fest miteinander gekoppelt. Das System führt eine Translations- und Rotationsbewegung aus und durchstrahlt den Patienten aus verschiedenen Projektionsrichtungen. Mit Hilfe von Kollimatoren wird ein bleistiftförmiger Strahl ausgeblendet. Ein Detektor wandelt die Röntgenstrahlung in ein elektrisches Signal um. In einer Meßelektronik werden die elektrischen Signale verstärkt und in Digitalwerte umgewandelt. Ein Computer berechnet aus den Meßwerten eine matrixförmige Dichteverteilung, die auf einem Monitor als Graustufenbild wiedergegeben wird.

- Es sind Übersichts- und Funktionsstudien im Schädel (Schädel-CT) und im Körper (Ganzkörper-CT) möglich.
- Eine zusätzliche Datenverarbeitung ermöglicht Dichtemessungen der Gewebe zur eventuellen Differenzierung eines raumfordernden Prozesses u. a.
- Kontrastmittelverabreichung ermöglicht zusätzliche Informationen.

Abb. 20.**5 a** zeigt das Bild eines kranialen Computertomogramms und Abb. 20.**5 b** ein Ganzkörper-CT des Abdomens.

Kernspintomographie

Dieses bildgebende Diagnoseverfahren – auch *Magnetresonanz* (MR) oder Magnetic resonance imaging (MRI) oder Nuclear magnetic reso-

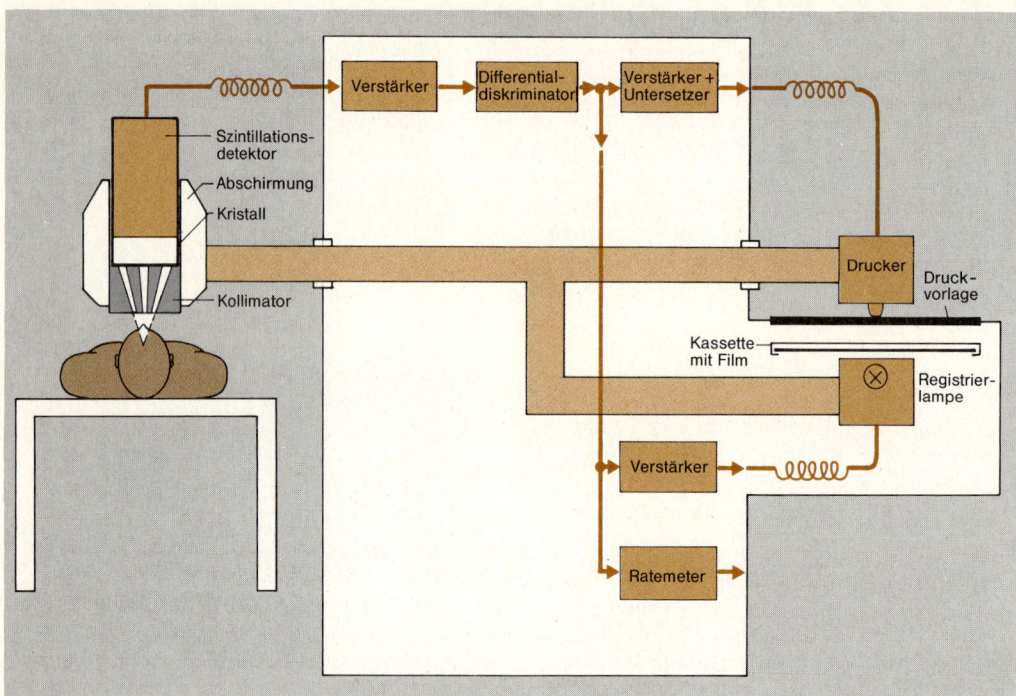

Abb. 20.**4**   Funktioneller Aufbau eines Scanners. In brauner Farbe ist die Informationsgewinnung und -verarbeitung zu sehen.

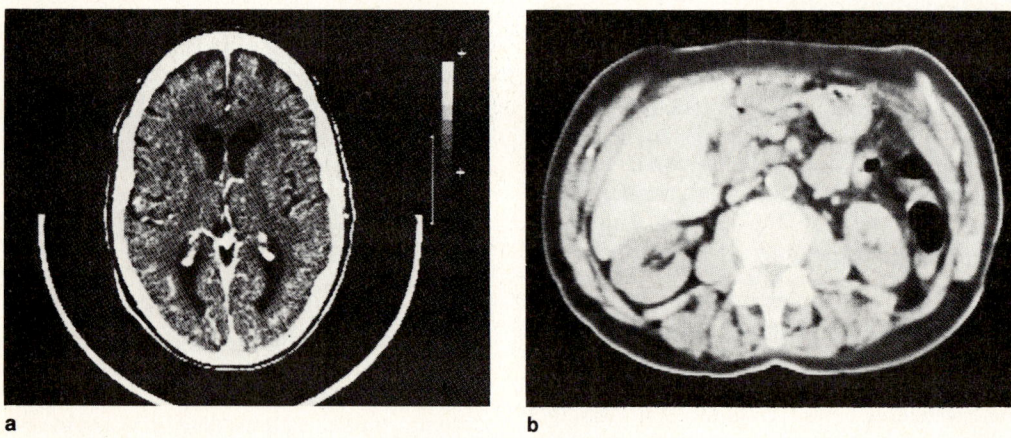

a   b

Abb. 20.**5a–b**   CT-Bild. **a** Schädel-CT: Schnitt in Höhe der Ventrikel nach i. v. Kontrastmittelgabe. **b** Ganzkörper-CT: Schnitt Abdomen.

nance (NMR) genannt – nutzt die magnetische Kernresonanz langwelliger elektromagnetischer Felder bzw. die Resonanzeigenschaft von Atomkernen. Die gewonnenen Meßdaten werden (wie beim CT) zu einem Bild errechnet, sowohl im Schädel als auch im Körperbereich.

Vorteile gegenüber der CT

- Bessere Qualität des Bildes im Vergleich zu anderen Verfahren;
- Darstellung der Weichteilgewebe mit sehr hohem Kontrast; genauere und sichere Unter-

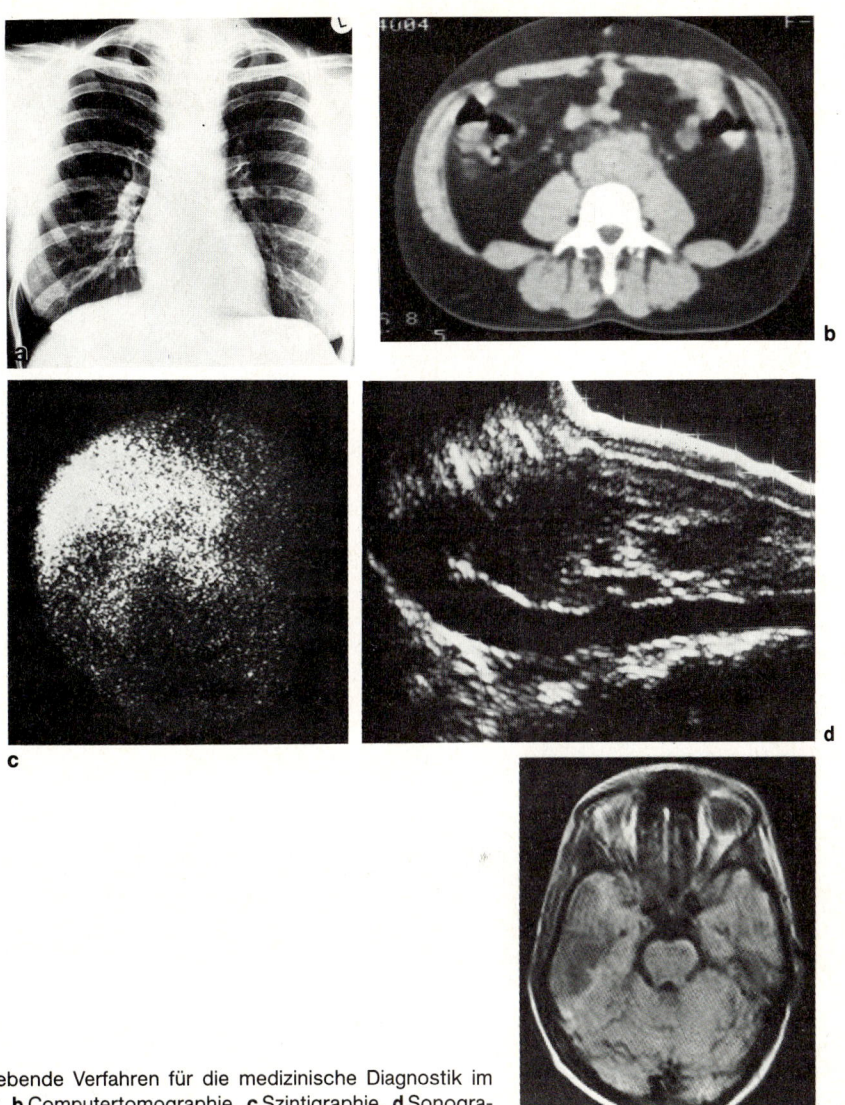

Abb. 20.**6a–e** Bildgebende Verfahren für die medizinische Diagnostik im Vergleich. **a** Röntgen, **b** Computertomographie, **c** Szintigraphie, **d** Sonographie, **e** Kernspintomographie.

scheidung der Gewebearten und Anzeige kleinster Veränderungen;
- keine Strahlenbelastung für den Patienten = risikofreie Untersuchung;
- durch das moderne Magnetom sind Schichtbilder jeder Position möglich, ohne daß der Patient umgelagert werden muß.
Vergleich zu anderen Untersuchungsverfahren in Abb. 20.**6.**

20.2. Ultraschalldiagnostik (Sonographie)

Die sonographischen Untersuchungsverfahren nehmen einen zunehmenden Stellenwert in der medizinischen Diagnostik ein.

Abb. 20.7 Ultraschallaufnahme: Gallenblase mit Stei- ▶
nen.

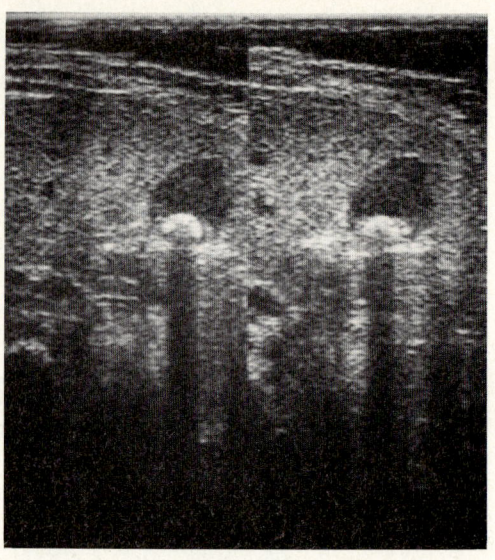

Prinzip

Ultraschallwellen werden in den Körper ge-
sandt, dort reflektiert und wieder aufgefangen.
Da die Gewebe verschieden durchlässig sind
und verschieden reflektieren, erhält man auf
dem Bildschirm ein aussagekräftiges Bild über
- Lokalisation und Abgrenzung von Konturen
  (Grenzschichten);
- Differentialdiagnose raumfordernder Prozesse (solide, flüssig, d.h. Gewebewucherung, Zyste);
- Binnenstruktur gesunder, parenchymatöser
  Organe;
- Reflexverhalten der Gallenblase und des Pankreas;
- Differenzierung von Portal- und Lebervenen-
  system;
- intra- und extrahepatische Gallenwege usw.

Es gibt verschiedene Sonographiesysteme.
Grundsätzlich arbeiten alle auf der Basis automatischer Bilderfassung und analoger oder digi-
taler Bildverarbeitung.

Die Sonographie kann oft als eine Alternative
zur Computertomographie gelten. Die Untersuchungszeiten sind ebenfalls kurz, die Strahlenbelastung durch Röntgenstrahlen fällt weg, so daß
die Untersuchung bei Schwangerschaft durchgeführt werden kann.

Die Ultraschallbilder werden auf dem Bildschirm aufgenommen und dokumentiert (Pola-
roid, Röntgenfilm). Die elektronische Bildver-
messung umfaßt Distanzangaben sowie Um-
fangs- und Flächenberechnungen.

Wichtigste Darstellungen sind
- Leber,
- Gallenwege und Gallenblase,
- Pankreas,
- Milz,
- Nieren.

Abb. 20.7 zeigt eine Gallenblase mit Steinen,
Abb. 20.8 einen Oberbauchschnitt mit entsprechender Darstellung. Zusätzlich zur Bilddarstel-
lung kann durch den Schallkopf eine feine Nadel eingeführt und eine *Feinnadelbiopsie* des
gewünschten Organs (s. auch S.435f.) vorgenommen werden.

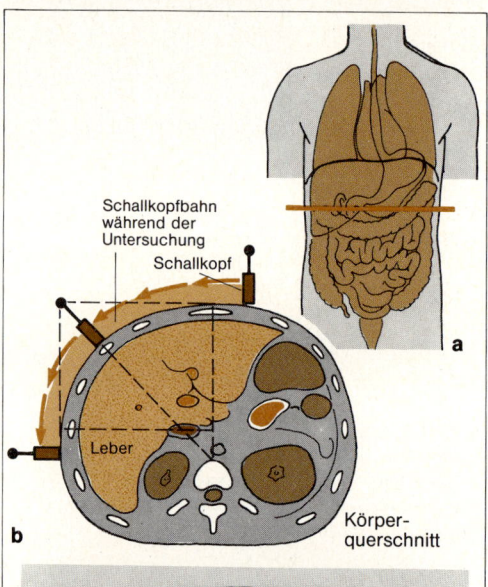

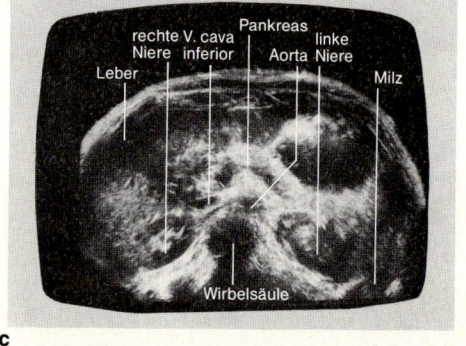

Abb. 20.8a–b Abbildungen eines Körperschnittes ▶
durch die Leber und das Pankreas mit Angabe der
Schallkopfbahn. c Das dazugehörige B-Scan.

Vorbereitung des Patienten

Störfaktoren für die Aufnahme sind Luft im Schallweg (z. B. Meteorismus), Adipositas, Knochen- und Knorpelgewebe.

Maßnahmen:

- Der Patient bleibt nüchtern (damit Gallenblasenkontraktionen vermieden werden können).
- Für gynäkologische Untersuchungen soll die Patientin viel trinken und die Blase nicht entleeren (die Untersuchung ist nur bei prall gefüllter Blase ergiebig).
- Bei Meteorismus sollen am Vortag ein Antiblähmittel sowie nichtblähende Speisen verabreicht werden.

20.3. Isotopenuntersuchungen

Prinzip

Eine radioaktive Substanz wird zu diagnostischen oder therapeutischen Zwecken einem Organismus zugeführt, oral, z. B. für den Radiojodtest (Schilddrüse), intravenös, z. B. für die Leberdarstellung, intramuskulär für die Muskeldurchblutungsmessung, subkutan für die Szintigraphie von Lymphknoten usw. Danach verteilt sich die Substanz in einem ihr spezifischen Raum. Bestimmt wird dann die Konzentrationsänderung (Aktivitätskonzentration) in einem bestimmten Körperteil.

20.3.1. Methoden

Grundsätzlich unterscheidet man 2 Gruppen von Untersuchungen:

- *In-vivo-Methode:* Hier werden die Radiopharmaka appliziert und die Untersuchung in zeitlicher Folge als *Funktionsdiagnostik* (Radiojodtest, S. 763, Schilling-Test u.a.) oder als *räumliche Darstellung* der Radioaktivitätsverteilung (Szintigraphie) durchgeführt.
- *In-vitro-Tests:* Hier werden vom Patienten gewonnenen Proben, z. B. Serum (T_3- und T_4-Test S. 763) oder Urin (Clearance-Methode, S. 775), radioaktive Testsubstanzen zugesetzt. Patient und Pflegepersonal kommen mit der Substanz selber nicht in Berührung.
- Die *Screening-Tests* (Suchtests) sind die häufigsten In-vivo-Methoden. Nach Applikation einer radioaktiven Substanz läßt sich deren Verteilung, die spezifische Anreicherung und die Ausscheidung in einem Organ oder Organsystem in einer bestimmten Zeit (Zeitabhängigkeit) verfolgen.

- Bei der *Radiokardiographie* (Herz) werden sehr rasche Zeitabläufe gemessen (20–30 Sekunden).
- Bei der *Leberszintigraphie* mit ^{131}J-Sulphthalein geschieht die Verarbeitung langsam (Norm 45 Minuten).

Die Darstellung geschieht mittels Szintigraphiegerät (Scanner). Je nach Meßart erfaßt man die

- Lokalisation = Lokalisationsdiagnostik (Szintigramm, s. unten),
- Funktion = Funktionsdiagnostik (Abb. 20.**9**). Die Aufnahmedaten werden gespeichert und zu Funktionskurven verarbeitet (z. B. Isotopennephrogramm),
- Kombination, Funktion und Lokalisation,
- Sequenzierung = Anfertigen von mehreren Szintiphotos (Sequenzszintigraphie).

20.3.2. Szintigraphie, Lokalisationsdiagnostik

Mittels Szintigraphie wird die Form, Lage und Größe eines Organs zweidimensional (flächenhaft) dargestellt, zusätzlich wird die Radioaktivitätsverteilung in diesem Organ beurteilt. Dies gilt grundsätzlich für alle Organszintigraphien. Was unterschiedlich ist, ist die Testsubstanz, z. B. geschieht die Darstellung der/des

- *Schilddrüse:* mit radioaktivem Jod (^{131}J),
- *Leber,* mit radioaktivem Bengalrosa oder Goldkolloid (^{198}Au),

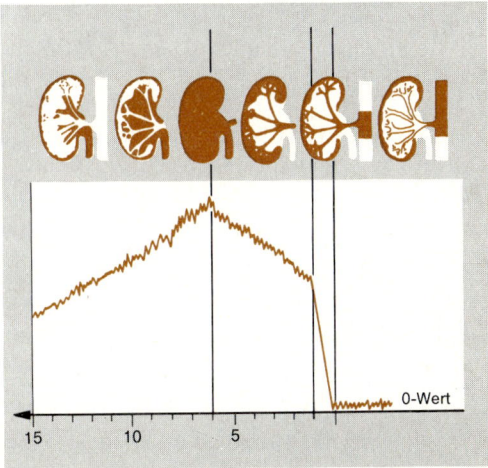

Abb. 20.**9** Funktionsuntersuchung der Nieren. Entstehung der normalen Kurve des Isotopennephrogramms. Die braun gezeichneten Gewebeteile stellen die Organabschnitte mit hohem Aktivitätsgehalt dar.

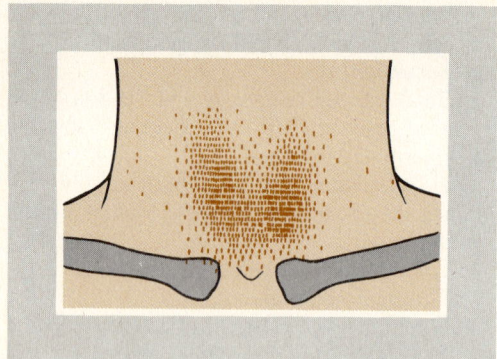

Abb. 20.**10** Strichszintigramm einer normalen Schilddrüse. Lokalisationsdiagnostik.

- *Milz:* mit präparierten Erythrozyten (Wärmeanwendung und Chrom = ^{51}Cr),
- *Nieren:* mit Jod- oder Quecksilberverbindungen (z.B. ^{131}J-Hippuran),
- *Pankreas:* mit einer Selenverbindung (^{79}Se-Methionin),
- *Lungen:* als *Perfusionsszintigraphie* (Durchströmung der Lungengefäße) mit ^{131}J-markierten Humanalbuminteilchen oder als *Inhalationsszintigraphie* (Einatmen von ^{133}Xe = Edelgas),
- *Hirn:* mit Arsen (^{74}As) oder Quecksilber (^{203}Hg-Neohydrin),
- *Knochen:* mittels Ganzkörperscanner (Strontium-Radionuklide, z.B. ^{85}SR u.a.).

In Abb. 20.**10** ist ein normales Szintigramm dargestellt. Das Bild zeigt sehr gut, daß es sich um eine Lokalisationsdiagnostik handelt.

Vorbereitung des Patienten

- Information über den Ort der Untersuchung sowie über Zweck und Dauer: Eine Untersuchung dauert (normale Wartezeit inbegriffen) 1–1½ Stunden.
- Unruhige Patienten nach Bedarf sedieren (Arztverordnung).
- Sehr ängstliche Patienten begleiten bzw. begleiten lassen (s. auch S. 469).

20.3.3. Isotopische Funktionsdiagnostik

Die Untersuchung (Radioaktivitätsmessung) erfolgt im allgemeinen mit einem Bohrlochszintillationszähler oder, wenn sie von außen durchgeführt wird, mit einer Szintillationsmeßsonde.

(Auf die Beschreibung der Apparaturen und deren Funktion muß hier verzichtet werden. Angehende Schwestern und Pfleger sollen von der Möglichkeit der Patientenbegleitung Gebrauch machen, um sich an Ort und Stelle selber „ein Bild machen" zu können.)

Gemessen wird der Durchfluß einer radioaktiven Substanz im Blut (direkte Methode) oder die Verlaufslokalisation mittels Meßsonden von außen (indirekte Methode = Kurvenaufzeichnung).

Häufigste Untersuchungen sind

- im Bereich der *Schilddrüse:* das Radiojodstudium, der Suppressionstest (TSH- oder TRH-Test) der T_3- und T_4-Test (s. auch S. 763);
- im Bereich des *roten Blutsystems:* Aussagen über das Blutvolumen bzw. Erythrozytenvolumen (mit ^{131}J oder ^{113}In), Erythrozytenüberlebenszeit (^{51}Cr), Eisenstoffwechsel (^{59}Fe), Funktion der Erythrozyten und des erythropoetischen Systems;
- im Bereich des *Herzens* die Radiokardiographie (Zeitaktivitätskurven) u.a. (S. 621);
- im Bereich der *Lungen* sind es die oben erwähnten Perfusions- und Inhalationsszintigraphien sowie die Radiospirometrie (Spirometrie S. 594f.);
- im Bereich der *Nieren:* Hier kann mit sog. nierengängigen Substanzen eine Radionephrographie vorgenommen werden sowie Clearance-Techniken mittels radioaktiver Stoffe (S. 777);
- im Bereich des *Magen-Darm-Traktes:*
  - Messung der Leberdurchblutung und der Funktionstüchtigkeit des Lebergewebes (mit radioaktivem Kolloid oder durch Edelgasmethode (^{133}Xe),
  - Messung der exokrinen Pankreasfunktion mittels Doppelradionuklid-Verfahren (Scannermethode);
- im Bereich des *Gehirn-* und *Schädelraumes* sind mit den modernen Computermethoden auch Zeitaktivitätskurven möglich = Funktions- und Sequenzszintigraphie.

Vorbereitung des Patienten

Sie ist von der Funktionstätigkeit der betreffenden Organe (natürlich auch vom Zustand und von der Befindlichkeit des Kranken) abhängig.

- Nahrungskarenz (2–3 Stunden) ist bei Schilddrüsen- und Pankreasfunktionsproben notwendig.
- Die Untersuchungsdauer schwankt zwischen Stunden und Tagen, d.h. es müssen in be-

stimmten Abständen Blutentnahmen bzw. Messungen vorgenommen werden. Der Patient muß darüber sowie über die Zusammenhänge orientiert sein.

Aufgaben der Pflegegruppe

Die Pflegegruppe muß genau informiert sein über ihre Mitarbeit sowie über speziell zu beachtende Punkte wie:
- Keine jodhaltigen Medikamente einnehmen lassen vor Untersuchungen mit radioaktivem Jod.
- Eventuelle Vorsichtsmaßnahmen nach Einnahme des radioaktiven Stoffes durch den Patienten.
- Einhalten des Zeitplans: betreffs Applikation des Stoffes, Blutentnahmen, Urinsammlung und/oder Messung am Szintillationszähler (je nach Untersuchung bzw. Anordnung der Verantwortlichen).
- Begleiten des Patienten. Für ihn ist die ganze Untersuchung wichtig: Er befaßt sich nicht nur im Moment der Blutentnahme oder der Isotopenaufnahme damit, sondern auch in den Zwischenzeiten. Es ist gut für ihn zu spüren und zu erfahren, daß wir es nicht einfach vergessen.

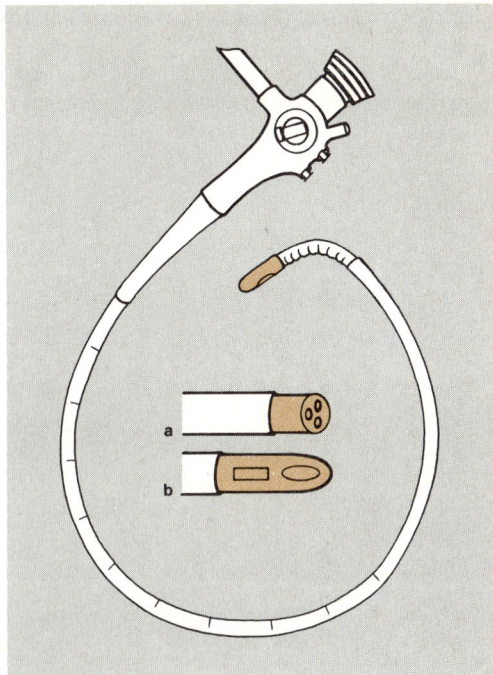

Abb. 20.11   Endoskop **a** mit prograder Optik, **b** mit Seitenblickoptik.

20.4. Endoskopien

Prinzip

Von außen zugängliche Organsysteme sind mittels Spezialinstrument (Endoskop) optisch einsehbar = Endoskopie (Innenspiegelung).
Zugangswege sind gegeben zum:
- Magen-Darm-Trakt: Gastroskopie, Koloskopie, Anoskopie;
- Urogenitalsystem: Zystoskopie;
- Bronchialbaum: Bronchoskopie.

20.4.1. Endoskop, Fiberskop

Endoskop = Spiegelinstrument mit elektrischer Lichtquelle und optischer Vorrichtung (Linsensystem) = konventionelles Endoskop. Das *Fiberskop* ermöglicht Licht und Sicht über hauchdünne Glasfasern (Lichtleitfasern), ist heller und hat eine sehr hohe Flexibilität (Abb. 20.11). Es hat prograde Optik (Abb. 20.11a) oder Seitenblickoptik (Abb. 20.11b), ist kurz (Anoskop), lang (Gastroskop) oder sehr lang (Enteroskop). Die *Inspektion,* die früher wegen der verwende-

ten starren Rohre nur für die dem Ein- bzw. Ausgang nahen Abschnitte möglich war, ist heute dank der flexiblen Instrumente für den gesamten Gastrointestinal-, Bronchial- und Urogenitalraum durchführbar. Das an eine Lichtquelle angeschlossene Endoskop ermöglicht sowohl die Spiegelung des gewünschten Abschnittes als auch das Einschieben von kleinen Zangen zur *Biopsie* von Gewebe.

20.4.2. Einführungsweg und Ziele

- *Oral* für Ösophagus, Magen, Duodenum und die oberen Darmabschnitte sowie für das Bronchialsystem;
- *anal* vom Anus her für Anus, Rektum und Kolon,
- *Harnröhre:* für das Urogenitalsystem.

Das *Ziel* der Endoskopie kann ein zweifaches sein:
- *diagnostisch:* Inspektion = Betrachten (Spiegelung) sowie u. U. Biopsie (S. 435 f.) der Schleimhaut;
- *therapeutisch* mit Hilfe von Spezialzubehör (Schlingen, Zangen, Papillotome) zur Entfer-

nung von Fremdkörpern, Gewebewucherungen u. a.

Endoskopien werden in speziell dafür eingerichteten Räumen (häufig in der Nähe der Röntgenabteilung) vorgenommen.

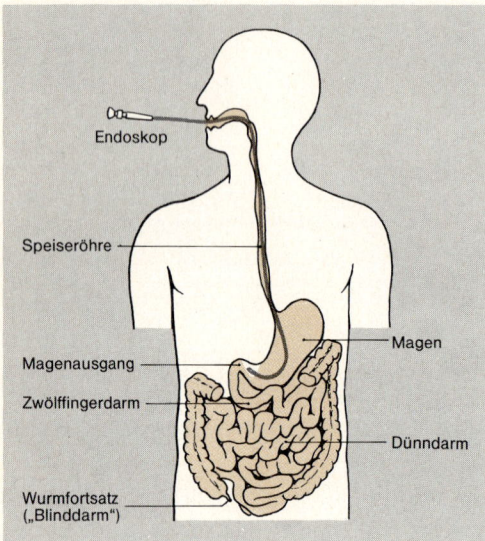

Abb. 20.**12**   Prinzip der Gastroskopie.

20.4.3. Endoskopien des Magen-Darm-Traktes

Sie können selektiv sein (nur kleine Abschnitte betreffend) oder ein größeres Gebiet umfassen. Die häufigsten diagnostischen und therapeutischen Endoskopien sind aus Tab. 20.**2** ersichtlich. Zum Prinzip s. auch Abb. 20.**12**.

Vorbereitung des Patienten

Orale Endoskopie (Ösophagus, Magen, Duodenum)

Sie wird in Linksseitenlage vorgenommen.
- Nüchtern lassen, Zahnprothesen entfernen.
- Trinken eines Entschäumers (Endo-Paractol) direkt vor der Einführung des Endoskops.
- Anästhesie des Rachens (Novesinespray) und bei unruhigen und nervösen Patienten i. v. Sedierung mit Benzodiazepine (Valium).

Anale Endoskopie

Lagerung:
- *Steinschnittlage* bei starrer Endoskopie (Rückenlage, gespreizte, in Knie- und Hüftgelenk gebeugte Beine).

Tabelle 20.**2**   Endoskopien des Gastrointestinalraumes

	Spiegelung mit oder ohne Biopsie	Therapeutische Endoskopie
Ösophagus	– Ösophagoskopie	– Dilatation oder – Bougierung von Stenosen – Einführung von Endoprothesen (S. 691) – Varizensklerosierung (Verödung)
Magen-Duodenum	– Gastroskopie – Gastroduodenoskopie – obere Panendoskopie	– Fremdkörperentfernung – Polypektomie – Stillen einer Blutung
Dünndarm	– Duodenoskopie – Enteroskopie	
Kolon	– Rektosigmoidoskopie – Sigmoidoskopie – Koloskopie	– Polypektomie (schneiden und bergen des Polyps mit Faßzange) – Stillen einer Blutung
Rektum/Anus	– Rektosigmoidoskopie – Rektoskopie – Anoskopie	– Hämorrhoidensklerosierung – Hämorrhoidenligatur – Fistelspaltung
Duodenum-Pankreas-Gallengang	– endoskopisch-retrograde Cholangiopankreatographie (ERCP, Abb. 20.**13**) – endoskopisch-retrograde Pankreatographie (ERP)	– Papillotomie mit Gallensteinextraktion (Abb. 20.**14**) – Gallendrainage – medikamentöse Auflösung von Gallensteinen

– *Seitenlage* bei flexibler Endoskopie.
– *Koloskopie.* Voraussetzung ist eine optimale *Darmreinigung,* die am *Vortag* beginnt:
  • flüssige (ballastarme) Kost: süßer Tee, Bouillon, Mineralwasser;
  • morgens und abends 1 Glas Magnesiumsulfatlösung (1 Beutel Salax) und 2 Drg. Cascara (Cascara-Salax).

  Untersuchungstag:
  • nüchtern, evtl. Clyx-Magnum-Einlauf 1 Stunde vor der Untersuchung;
  • Prämedikation nur bei unruhigen, ängstlichen Patienten.
– Für die *Rektosigmoidoskopie* und *Anoskopie* ist keine besondere Vorbereitung des Darmes nötig, außer
  • Klistier oder Microklist 15–60 Minuten vor der Untersuchung sowie Darmentleerung.

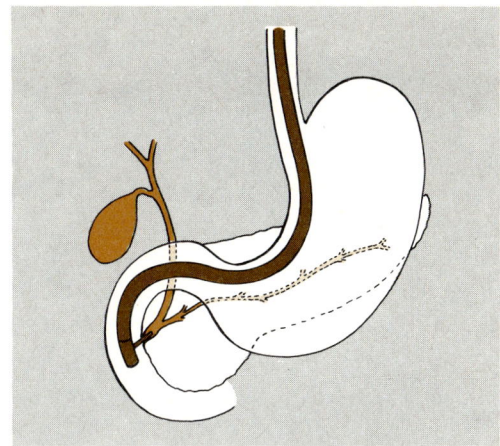

Abb. 20.**13**   Prinzip der ERCP.

Zusätzlich bei allen Endoskopien

– Ausschluß einer hämorrhagischen Diathese: Bestimmung von Quick-Wert, Thrombozyten, partieller Blutungszeit.
– Blutgruppe muß bekannt sein; vor therapeutischen Eingriffen: Blut testen.
– Schaffen eines venösen Zugangs (Venflon stecken, Infusion anlegen).
– Dazu allgemeine Vorbereitung (S. 468 f.). Die Endoskopien sind heute so verfeinert, daß die Belastung für den Patienten minimal ist.
– Information und Begleitung je nach Zustand des Kranken.

Nachsorge

– Nach Rachenanästhesie 1–2 Stunden nüchtern lassen (Aspirationsgefahr), nach Magenbiopsie 3 Stunden.
– Beobachtung der Nachwirkung der Prämedikation (4–6 Stunden) und Kreislaufkontrolle.
– Achten auf evtl. Nachblutung nach Biopsie.

Komplikationen

Siehe S. 468.

20.4.4. Endoskopie der Bronchien

Die größeren Äste des Bronchialbaumes sind mit einem durch den Mund-Rachen-Raum eingeführten *Bronchoskop* (Metallrohr mit Optik oder flexibles Fiberbronchoskop) einsehbar = *Spiegelung* (Abb. 20.**15**).
Zusätzliche Spezialinstrumente ermöglichen die

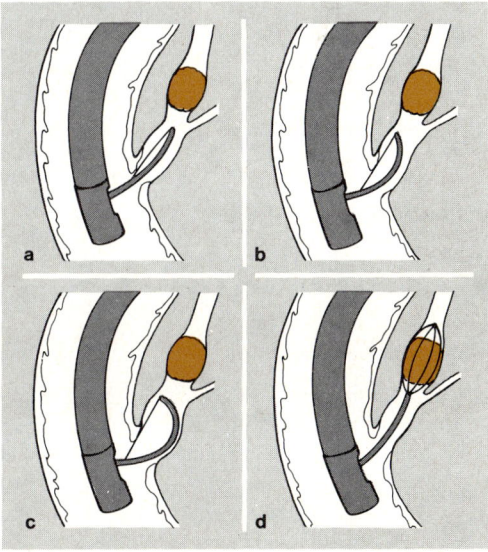

Abb. 20.**14 a–d**   Lage des Duodenoskops während der ERCP bei der Einführung des Katheters in die Papilla Vateri. Nun kann der Gallen- bzw. Pankreasgang dargestellt werden (Injektion eines Kontrastmittels durch einen feinen Katether). **a–c** Nach Papillotomie (Aufschneiden der Papille mittels Papillotom) kann mit dem Steinfänger (**d**) ein Stein entfernt werden.

Entfernung von Fremdkörpern oder Schleimpfropfen sowie die Entnahme von Gewebe.
Das gewonnene Material kann bakteriologisch oder zytologisch untersucht werden (Diagnostik eines Bronchuskarzinoms). Das heute verwendete biegsame *Fiberbronchoskop* kann wegen seiner Flexibilität bis weit in die Bronchien vorgeschoben werden.

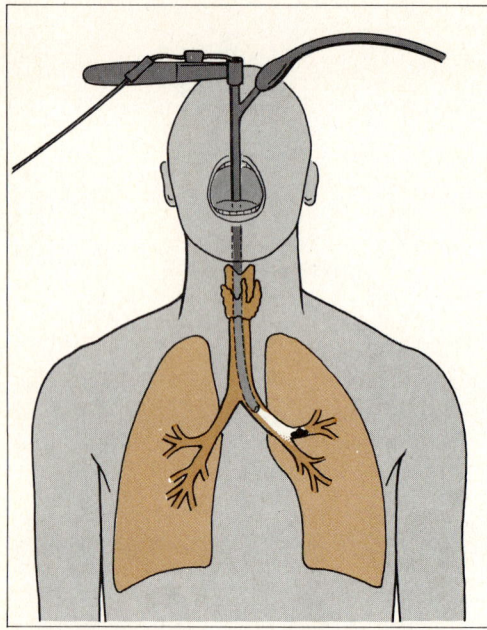

Abb. 20.**15**   Prinzip der Bronchoskopie.

Vorbereitung des Patienten

Je nach Zustand und Situation des Patienten; im allgemeinen gilt das oben Gesagte (S. 466).

Nachsorge

- Beobachtung von Vitalzeichen (Puls, Blutdruck, Atmung) Aussehen;
- Nahrungs- und Flüssigkeitskarenz während 2 Stunden;
- auftretende Schmerzen, Atemnot oder Blutung sind sofort dem Arzt zu melden, kleine Blutbeimengungen im Sputum sind ohne Bedeutung.

20.4.5. Endoskopien des Urogenitalsystems

Die zur *Zystoskopie* oder *Urethrozystoskopie* verwendeten Endoskope sind einfache Sichtinstrumente mit oder ohne Spülvorrichtung, sog. *Resektoskope*. Letztere erlauben zugleich die Entnahme von Gewebsproben oder therapeutische Eingriffe wie Steinzertrümmerung, Prostataresektion, Verschorfung von Papillomen u. a. *Vorbereitung und Nachsorge* s. unten (20.5.)

20.4.6. Komplikationen bei Endoskopien

- *Perforation* durch das Endoskop mit organabhängigen Zeichen und Problemen.
- *Blutung* nach Exzisionen, Polypektomie (selten nach einfachen Biopsien).
- *Schmerz* ist abhängig von der Lokalisation der Maßnahme, dem Geschick des Arztes, eventuellen Vorbeschwerden und der Schmerzschwelle des Patienten.

20.5. Grundsätzliches zur Vor- und Nachsorge

Die in diesem Kapitel besprochenen Eingriffe gehören neben den Operationen (s. Kap. 21) und Punktionen (s. Kap. 18) zu den häufigsten Maßnahmen, denen sich ein Patient zu unterziehen hat. Für die Vorbereitung und Nachsorge bei diagnostischen Maßnahmen können in einem Lehrbuch nur allgemeine Regeln angeboten werden. Sie haben exemplarischen Charakter und sind

- den Gepflogenheiten des Hauses (hausinterne Weisungen),
- der vorliegenden Situation und
- den individuellen Bedürfnissen des Kranken anzupassen.

Grundsätzlich gilt für alle diagnostischen Maßnahmen, daß individuelle Verordnungen *über* hausinternen Weisungen und diese wieder *über* allgemeingültigen Regeln stehen. Diagnostische Maßnahmen sollen in die Pflegeplanung mit einbezogen werden, da das Maß der individuellen Betreuung und Begleitung von der Situation bzw. vom Zustand des einzelnen Kranken abhängt (zu Pflegeplanung s. S. 74 ff.). Liegen keine speziellen Weisungen vor, so können evtl. untenstehende Merkpunkte richtungsweisend sein.

Beachte

Für *alle diagnostischen Maßnahmen* gilt in bezug auf die

Vorbereitung:

- Patienten so informieren, daß er Zweck, Ausführung, Dauer der Untersuchung und eventuelle Schmerzen verstehen und akzeptieren kann (evtl. ist eine schriftliche Einverständniserklärung einzuholen).
- Blase und Darm entleeren lassen, wenn die Untersuchung länger als 15 Minuten dauert oder mit einer Wartezeit gerechnet werden muß (gilt nicht für die Sonographie).
- Dokumente vollständig ausgefüllt mit dem Patienten oder Untersuchungsmaterial mitschicken.
- Bei unruhigen Patienten für eine entsprechende Prämedikation sorgen: Sedieren bei Unruhe und Angst, ein Schmerzmittel bei Patienten mit Schmerzen (dies gilt vor allem vor Untersuchungen, bei denen das Ruhigliegen oder Ruhigstehen des Patienten für das Gelingen Voraussetzung ist (Röntgen, Szintigraphie, Endoskopie u.a.).
- Begleiten und Abholen des Patienten planen und in den Zeitplan mit einbeziehen. Für angemessene, zweckmäßige Bekleidung sorgen.

Nachsorge:

- Sich um das Wohlbefinden des Patienten kümmern, und sich für Fragen und Probleme Zeit nehmen.
- Abschätzen – sich einfühlen –, welche Auswirkungen der Eingriff für den Patienten haben könnte, die notwendige Unterstützung ermöglichen und Nachinformationen anbieten.
- Aufräumen (aufbereiten, ordnen usw.) des gebrauchten Materials, der Transportmittel, Dokumente u.a.

20.6. Beurteilung von Wissen und Können in der Pflege

Übung

Beobachten Sie auf der Station einen Handlungsablauf in bezug auf eine Röntgenuntersuchung:
- Studieren Sie die Verordnung des Arztes in bezug auf die Untersuchung und die Vorbereitungsmaßnahmen.
- Wiederholen Sie die Physiologie des betreffenden Organsystems (physiologische Kenntnisse sind Voraussetzung für das Verstehen der Abläufe und für das richtige Handeln).
- Begleiten Sie den Patienten zur und während der Untersuchung; beurteilen Sie die gegebene Unterstützung.
- Schreiben Sie einen zweckmäßigen Pflegebericht.

Weiterführende Literatur

Felix, R., B. Ramm: Das Röntgenbild einschließlich Computer-Tomographie, Nuklearmedizin, Ultraschall, NMR, Thermographie, Digitale Radiographie, Strahlenbiologie, Strahlenschutz, 2. Aufl. Thieme, Stuttgart 1982

Fritz-Niggli, H.: Strahlengefährdung – Strahlenschutz. Huber, Bern 1975

Hundeshagen, H.: Radiologie. Springer, Berlin 1978

Laubenberger, T.: Technik der medizinischen Radiologie, 4. Aufl. Deutscher Ärzteverlag, Köln 1985

Linde, O., H.J. Knigge: Physik, Strahlenkunde und Chemie. Kohlhammer, Stuttgart 1986

Siemens-Dokumentationsmappe: CT und Sonographie. Siemens AG, Erlangen 1982

Siemens Dokumentationsmappe: Kernspintomographie. Siemens AG, Erlangen 1985

21. Operationsvorbereitungen, Operation, postoperative Überwachung und Pflege

Sequenzziel/Intention

Prä- und postoperative Maßnahmen gehören auf chirurgischen Stationen zum Alltag. Rasches, routiniertes Handeln kann in Notfallsituationen lebensrettend sein, ist aber, wenn es zum seelenlosen Funktionieren wird, bedenklich, weil gefährlich. Das vorliegende Kapitel will daher einerseits Wissen und Techniken vermitteln, die ein *sicheres und rasches Handeln ermöglichen,* und andererseits Denkanstöße und Impulse setzen, um der *seelenlosen Routine entgegenzuwirken.*

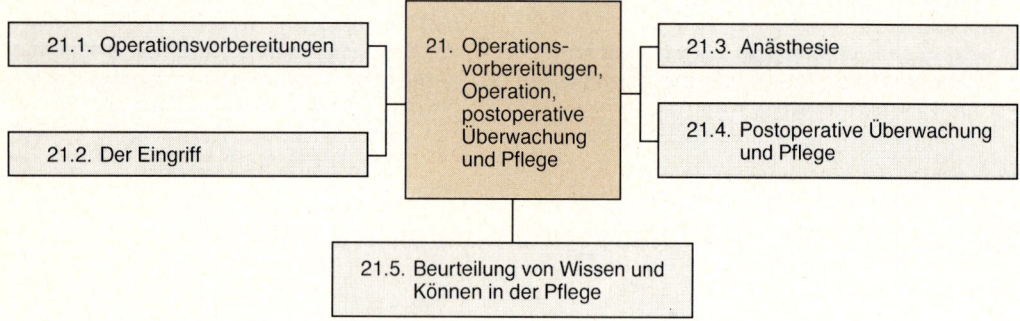

- 21.1. Operationsvorbereitungen
- 21.2. Der Eingriff
- 21. Operationsvorbereitungen, Operation, postoperative Überwachung und Pflege
- 21.3. Anästhesie
- 21.4. Postoperative Überwachung und Pflege
- 21.5. Beurteilung von Wissen und Können in der Pflege

Prinzipien/Impulse

Die Operation ist ein Eingriff,
- der die *seelisch-geistigen Dimensionen* des Menschseins indirekt und mittelbar betrifft, wodurch die Erlebnisebene der menschlichen Person betroffen wird und Gemütsreaktionen (Emotionen) wie Angst und Furcht ausgelöst werden;
- der in die *Strukturen des menschlichen Organismus* direkt und unmittelbar eingreift, wodurch das innere Gleichgewicht (auch Homöostase genannt) gestört oder beeinträchtigt wird;
- der in einer *Umwelt* stattfindet, die, wenn nicht speziell vorbereitet, Träger von Mikroorganismen ist, die eine Infektion hervorrufen können.

21.1. Operationsvorbereitungen

21.1.1. Operation und Menschsein

Jede Operation, und sei sie noch so klein, ist ein nicht zu unterschätzender Eingriff in das Leben eines Menschen.

Sie steht nie isoliert, sondern im Kontinuum von Gesundheit und Krankheit, d.h., die Notwendigkeit einer Operation wurde vielleicht durch eine längere Zeit des Krankseins oder des sich „Darauf-Einstimmens" vorbereitet, oder sie bricht akut bedrohend in das Leben des Individuums ein.

Der Kranke, der zu uns kommt, erwartet (auch wenn er es nicht ausspricht), daß wir um diese seine Situation *wissen,* uns dafür *interessieren* und für all das die *Fürsorge* übernehmen, was er nicht (mehr) selber besorgen kann, und dies auf eine Art und Weise, in der er sich *respektiert* fühlt (s. dazu auch tragendes Kommunikationsverhalten S.335ff.).

Die Situationseinschätzung beinhaltet demnach

u. a. die Frage nach der individuellen Ausgangslage. Je nachdem handelt es sich um
- *gesunde Menschen,* die für einen zwar notwendigen, aber nicht akut dringenden Eingriff ins
Krankenhaus eintreten (z. B. Korrekturen von
Fehlstellungen, Hernien, Narben usw.). Die
Gestimmtheit dieser Menschen gleicht häufig
einer Mischung von Furcht/Angst und erwar-
tungsvoller Offenheit;
- *äußerlich gesunde Menschen,* bei denen anläßlich einer Routineuntersuchung ein *Befund*
(z. B. ein Knötchen in der Brust) festgestellt
wurde, der einen Eingriff nötig macht. Hier
nimmt die Erwartungsangst oft einen sehr großen Raum ein;
- *akut erkrankte Menschen,* die sich einer plötzlich oder schleichend einsetzenden Krankheit
gegenüber sehen, wo die Operation unausweichliche Notwendigkeit wird. Die Hoffnung und Erwartung auf Schmerzbehebung
und/oder Heilung ist hier häufig größer als
die Angst;
- *verunglückte Menschen,* die von der Straße
weg ins Krankenhaus eingewiesen werden
und die häufig nicht einmal „ihr Krankenhaus" selber wählen können. Sie fühlen sich
als „ohnmächtig Ausgelieferte", lehnen sich
dagegen auf oder resignieren.
Die Gefühle des Kranken und somit seine Befindlichkeit sind von dieser Ausgangslage geprägt, und sie beeinflussen sein Verhalten bzw.
die Art und Weise, wie er mit Krankheit,
Schmerz und einer neuen Situation umgehen
kann. Die Frage nach dem Menschen als *Person*
(Individuum und gewordene Persönlichkeit)
stellt sich daher *vor* der Frage nach der *Diagnose*
oder der vorgesehenen *Operation.*

21.1.2. Situationseinschätzung

Die Einschätzung der Situation des Kranken hat
rasch und möglichst umfassend zu geschehen
(S. 74 f.).
Günstigerweise soll das Eintrittsgespräch mit
den üblichen Vorbereitungsmaßnahmen wie
Blutdruckmessung, Blutentnahme verbunden
werden (man sitzt dann schon beim Patienten, und es kommt leichter ein Gespräch in
Gang).
- *Eintrittsgespräch.* Es gilt, was S. 76 nachzulesen ist.
- *Vorbereitungsplan.* Dabei kann es sich um einen allgemeingültigen Elementarvorberei-
tungsplan handeln (Schema für die Opera-

Elementarvorbereitung für	Name: *X. Y.* Diagnose: *Inguinalhernie re.* *Raucherbronchitis*			
	Operation: *Herniotomie*			
Gewünschtes ankreuzen und präzisieren				
x	Nahrungskarenz	*ab Vorabend 18.00 h*		
x	Darmreinigung	*abends: Reinigungseinlauf*		
x	Atemtraining	*mit dem Bird-Respirator inhalieren 2stündlich ab sofort*		
	spezielle Krankengymnastik			
x	Desinfektion und Rasur des Operationsfeldes	*lokale Hautbehandlung mit Physiohex-Waschung*		
x	Thromboseprophylaxe	*Heparinisierung mit Heparin-Dihydergot 2500 E s.c. alle 12 Stunden*		
x	Befragung nach Allergiebereitschaft			
	parenterale Ernährung			
x	Blutdruck	EKG	x Blutgruppe	Blut bestellen
x	Gewicht	Thorax	Testblut	
x	Urinstatus	*postoperative Diurese*		
x	Blutbild			
	Gerinnungsfaktoren			
x	Quick			
x	Blutchemie	*s. Laborkarte*		
x	Prämedikation	*s. Anästhesieverordnung*		

Abb. 21.1 Ausgefülltes Schema der Operationsvorbereitung für eine Herniotomie.

tionsvorbereitung), und/oder es liegen individuelle Verordnungen vor (Abb. 21.1).

Operationsvorbereitung

Man unterscheidet grundsätzlich:
- *Elementarvorbereitungen,* die sich auf die Operation beziehen und die dem einzelnen Patienten angepaßt werden (Abb. 21.1).
- *Spezielle Vorbereitungen* sind vom Grundleiden und vom Zustand des Kranken abhängig.
Sie erfordern meist eine längere präoperative
Phase (z. B. wenn eine parenterale Ernährung
zur Hebung des Allgemeinzustandes notwendig ist).
- *Notfallvorbereitung.* Der Arzt handelt nach
dem Prinzip: „So viel wie nötig, so rasch als
möglich".
Im folgenden werden nur die allgemein üblichen
Vorbereitungsmaßnahmen besprochen.

21.1.3. Therapieplan

Der *Arzt* hat u. U. bereits die notwendigen Befunde, anhand derer er die Operations- und Nar-

kosefähigkeit einschätzt. Im wesentlichen hat er dabei zwei Ziele:

- *Erkennung von vorhandenen Leistungsminderungen,* vor allem bezüglich der Vitalorgane und des Stoffwechsels:
  - *Herz/Kreislauf:* Puls-, Blutdruck-, EKG-Kontrollen;
  - *Nieren:* Ausscheidungsfähigkeit (S. 775 ff.);
  - *Leber:* Funktionstüchtigkeit (S. 718 ff.);
  - *Atemwege:* Thoraxröntgenübersicht, Lungenfunktionsprüfung (S. 594 f.), Blutgasanalyse (S. 595);
  - *Gerinnungs-* und *Blutsystem:* Blutbild (S. 662 f.), Gerinnungsstatus (S. 663 f.) sowie Blutgruppen und bei größeren Eingriffen Entnahme von Testblut für die Verträglichkeitsproben.
- *Einleitung evtl. notwendiger Behandlungsmaßnahmen,* z. B.
  - Herzunterstützung durch Digitalisierung (S. 624 f.);
  - Einstellung eines Diabetes (S. 747 ff.), Blutersatz bei Anämie (S. 426 f.);
  - parenterale Ernährung bei Mangelzuständen.

21.1.4. Pflegeplan

Das Ziel ist die bestmögliche Operationsvorbereitung unter Berücksichtigung der individuellen Bedürfnisse, der vorhandenen Aktivitätseinschränkungen, des vorliegenden Therapieplans

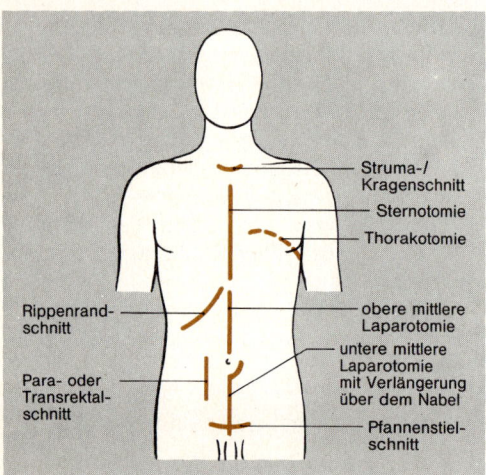

Abb. 21.2 Typische Schnittführungen im Bereich des Abdomens und des Thorax. Das Rasurfeld kann davon abgeleitet werden. Regel: je 20 cm im Umkreis.

und der psychisch-geistigen Gestimmtheit des Kranken. Besonders letztere ist von außerordentlich großer Bedeutung und stellt eigentlich die *größten* Anforderungen an die Pflegegruppe. Eine chirurgische Station ist wie kaum eine andere der Gefahr der entseelten Routine ausgesetzt. Eine engagierte Pflegegruppe birgt aber auch ein sehr großes Potential an Ressourcen, d. h. Kräften, die gerade dann frei werden und wirken können, wenn ein Mensch für eine Operation bzw. für die Zeit seines physischen und psychischen Ausgeliefertseins sich uns anvertraut: *Vertrauen verpflichtet.*

Die *Operationsvorbereitungsmaßnahmen* betreffen

- den Patienten in seinem individuellen Menschsein,
- das Operationsgebiet,
- die Darmreinigung und Nahrungskarenz,
- die prophylaktischen Maßnahmen.

Im folgenden die Schwerpunkte:

Einüben postoperativer Fähigkeiten

Verrichtungen, die für den Kranken postoperativ wichtig oder die voraussichtlich erschwert sind, werden vorteilhaft vor der Operation eingeübt und besprochen.

Einige Beispiele:
- Erlernen richtiger Atemtechnik und richtigen Aushustens,
- Miktion in flacher Rückenlage,
- postoperatives Aufstehen,
- Gehen an Krücken usw.

Operationsgebiet

- *Sauberkeit* ist oberstes Gebot und meint den ganzen Körper. Der Kranke soll Gelegenheit zum Baden oder Duschen haben. Dem Wasser wird günstigerweise ein Hautdesinfektionsmittel (z. B. pHisoHex) beigegeben.
- *Spezielle Desinfektion* des Operationsgebietes ist bei vielen Operationen notwendig. Man legt am Vorabend einen desinfizierenden Verband an.
- Die *Rasur* muß weit um das Operationsfeld herum vorgenommen werden (Haare sind bevorzugte Bakterienträger, weshalb sie aus der Umgebung des Operationsschnittes entfernt werden müssen). In vielen Krankenhäusern gibt es *Rasurschemen.* Da es im Prinzip immer darum geht, das vorgesehene Operationsgebiet vorzubereiten, ist die Rasur von der

Schnittführung des Operateurs (Abb. 21.2) abzuleiten (Rasur im Durchschnitt 15–20 cm im Umkreis).

- Bei geringem Haarwuchs (z. B. Extremitäten) genügt die trockene Rasur; bei der Schambehaarung ist die nasse angenehmer und sicherer. Für das Einseifen und Nachwaschen ist eine desinfizierende Emulsion zu benützen (z. B. Hexachlorophen als pHisoHex). Verletzungen vermeiden!
- Anstelle der Rasur kann spezielle *Haarentfernungscreme* angewandt werden: Mit Handschuhen auftragen → einwirken lassen → abduschen (Prospekt beachten).
- *Inspektion* des Operationsfeldes. Auffälligkeiten, auch kleinste Verletzungen infolge der Rasur sind dem Arzt zu melden.

Darmreinigung

Sie wird nach Vorschrift bzw. nach üblichem Schema vorgenommen. Grundsätzlich soll der Darm leer sein. Erreicht wird die Darmentleerung mittels Laxantien, Einläufen, Klysmen (S. 215 ff.). Siehe dazu die jeweiligen Vorschläge bei den einzelnen Operationen.

Nahrungskarenz

Mindestens ab *6 Stunden* vor der Operation bleibt der Patient nüchtern. Wurde diese Grenze aus irgendeinem Grunde nicht eingehalten, ist entsprechende Information an den Arzt bzw. den Anästhesisten notwendig. Er entscheidet, ob die Operation verschoben wird oder ob eine Magenspülung vorgenommen werden muß.
Bei größeren Operationen ist eine längere Nahrungskarenz, u. U. eine parenterale Ernährung, notwendig. Im einzelnen gilt die jeweilige Verordnung oder grundsätzlich, was bei den einzelnen Organen nachgelesen werden kann.

Prämedikation

Der Anästhesist macht am Vortag die sog. Anästhesievisite. Er nimmt Kontakt mit dem Kranken auf, orientiert sich über seine physische Lage und psychische Gestimmtheit und verordnet schriftlich die Prämedikation. Sie umfaßt
- *für den Vorabend* (Nachtwache informieren):
  - ein Schlafmittel oder Sedativum, zusätzlich
  - bei Schmerzen ein Analgetikum,
  - bei Fieber ein Antipyretikum.
- *Vor der Operation* (45–30 Minuten vor Narkosebeginn):

- ein Sedativum (z. B. Thalamonal) und
- Atropin als Vagolytikum (zur Vermeidung von Bronchospasmus, Bradykardie, Arrhythmie und zur Verminderung der Speichelsekretion).

Die Applikation ist mit Angabe der Uhrzeit und Unterschrift auf dem Anästhesieblatt zu protokollieren.

Thromboembolieprophylaxe

Die für eine Operation notwendige Venenstabilisierung und Thromboembolieprophylaxe wird u. U. schon präoperativ eingeleitet.
- Injektion von Heparin oder Heparin-Dihydergot s. c.;
- Anlegen von sog. Antithrombosestrümpfen (z. B. TED-Strümpfe, s. dazu S. 132). Die Strümpfe werden so gewählt, daß sie gut sitzen, denn sie werden in den ersten Tagen auch nachts belassen.

Operationstag

Dem Kranken ist Ruhe und ein Klima der Geborgenheit zu ermöglichen. Hast ist ein schlechter Operationsbegleiter.

Für den Patienten gilt:
- Nüchtern bleiben, Rauchen unterlassen.
- Morgentoilette gründlich aber ruhig vornehmen (ihm genügend Zeit einplanen).
- Kosmetika und Nagellack entfernen (sie verhindern eine klare Situationseinschätzung bezüglich Hautfarbe).
- Alle „Anhängsel" ablegen: Schmuck, Prothesen jeder Art (Zahnprothesen, Kontaktlinsen, Brillen usw.).
- Offenes Krankenhaushemd anziehen (andere Kleidungsstücke nur mit ausdrücklicher Erlaubnis).
- Wertgegenstände wegschließen (keine Geldbeutel u. ä. im Nachttisch liegen lassen).
- Blase und Darm entleeren; ein evtl. notwendiger Dauerkatheter wird normalerweise intraoperativ eingelegt.

Für die Pflegeperson gilt:
- Dem Patienten in seiner individuellen Situation begegnen. Es gibt nicht „die Gallenblasenoperation" es gibt nur *den einzelnen Menschen,* für den die Stunden vor der Operation oft eine große Belastung sind. Es sind kleine Dinge, die ihm helfen können: ein aufmun-

ternder Blickkontakt, ein Händedruck, ein paar gute Worte usw. Der Kranke soll spüren: Ich bin gemeint, nicht die Gallenblase.
- Kontrolle von Temperatur, Puls, Blutdruck, Befinden. Auffälligkeiten sind zu melden.
- Alle Unterlagen (Krankenblatt, Begleitscheine für Anästhesie usw.) für den Transport vorbereiten.
- Prämedikation zeitlich und bezüglich Art und Dosierung nach Verordnung. Die Injektionsverabreichung soll so geplant werden, daß sie mit großer Ruhe vorgenommen werden kann, damit ein Klima der Geborgenheit und Sicherheit gewährleistet ist, in dem der Kranke Angst aussprechen, Anliegen vorbringen und letzte, bedrängende Fragen stellen kann.
- Transport in den Operationssaal. Begleiten muß eine qualifizierte und, wenn immer möglich, die für den Patienten zuständige Pflegeperson.
- Übergabe des Patienten an die Anästhesieschwester, sei es im Vorbereitungsraum oder an der Schleuse. Der Kranke soll die Übergabe mitvollziehen können und spüren, daß er erwartet wird.

Für das Operationsbett wird bereitgelegt:
- Bettschutz, das Bett wird flach gestellt;
- Lagerungsmaterial je nach Operation;
- Aufhängevorrichtung für Infusionen, Sekretflaschen, Urinbeutel u. a.;
Je nach Situation und Einrichtung kommt der Kranke nach der Operation
- ins Zimmer zurück (kleinere Eingriffe);
- in den Aufwachraum (für die ersten Stunden);
- auf die Wachstation oder die Intensivstation (nach großen Eingriffen).
Der Kranke bekommt die entsprechende Information *vor* der Operation.

21.2.   Der Eingriff

Als Eingriff sind alle in die Struktur und Ganzheit des Organismus eingreifenden therapeutischen Maßnahmen zusammengefaßt (Injektionen, Punktionen, Eröffnungen von Körperhöhlen usw.). Allen gemeinsam ist die direkte mittelbare oder unmittelbare *Verbindung mit dem Körperinnern* und damit die *Infektionsgefahr.*
Der *Aufwand an Vorsichtsmaßnahmen* wie
- Desinfektion, Sterilisation (Geräte, Instrumente usw.),

- Raumwahl (Krankenzimmer, Untersuchungszimmer, Operationssaal),
- Schutzkleider, Abdecktücher, Masken usw.
richtet sich nach dem Ausmaß bzw. der Größe und/oder Tiefe des Eingriffs.
Der *Operationssaal* bietet als keimärmster Raum des Krankenhauses die anspruchsvollsten prophylaktischen Möglichkeiten zur Infektionsverhütung. Das Prinzip der Keimarmut wird auch innerhalb der Operationsabteilung genau beachtet.
- „Aseptische" und „septische" Operationsräume sind streng voneinander getrennt.
- Personal- und Patientenschleusen bilden notwendige Barrieren.
- Der Waschraum bietet Gelegenheit für die sog. chirurgische Händedesinfektion.
- Intubations- und Extubationsräume ermöglichen Vorbereitungs- und Nachsorgearbeiten außerhalb des eigentlichen Operationssaales.

21.3.   Anästhesie

Anästhesie = Ausschaltung der Schmerzempfindung als
- örtliche Betäubung = Lokalanästhesie,
- allgemeine Betäubung = Narkose.

21.3.1. Lokalanästhesie

Bei der Lokalanästhesie wird die Nervenleitung für die Impulsübertragung zum Gehirn blockiert, so daß die Schmerzempfindung ausgeschaltet wird. *Wirkungseintritt* nach Minuten. Je nach Dosierung kann zunächst nur die Schmerzempfindung unterbrochen sein, während mit höheren Dosen auch die Motorik der betreffenden Region ausgeschaltet wird. Die *Wirkungsdauer* hängt von der chemischen Struktur, der Resorptionsgeschwindigkeit und dem Abbaumechanismus ab. Durch den Zusatz von Adrenalinsubstanzen (Suprarenin) wird eine Vasokonstriktion und dadurch eine verzögerte Resorption mit länger dauernder Anästhesiewirkung erreicht (dadurch sind auch weniger Nebenwirkungen zu erwarten).
Für die Wahl der Lokalanästhesieart sind die anatomischen Gesetzmäßigkeiten ausschlaggebend.

Oberflächenanästhesie

Sie dient der Betäubung von sensiblen Nervenendigungen in Haut und Schleimhaut. Der häufigste Anwendungsbereich sind Mundhöhle, Nasen-Rachen-Raum sowie für die Endoskopie und in der Augenheilkunde (für das Auge als Anästhesielösung, für die Schleimhäute als Spray oder Gel, häufig in 4%iger Lösung). Es werden nur kleine Mengen benutzt, da die Resorption sehr rasch ist.

Infiltrationsanästhesie

Sie dient der örtlichen Betäubung kleiner umschriebener Bezirke (häufig in der Unfallchirurgie, Zahnheilkunde). Das Medikament (z. B. ½- bis 2%ige Xylocainlösung) bewirkt durch eine horizontal um das Gebiet verlaufende Einspritzung und durch Infiltration tieferer Gewebsschichten die Blockade von Nervenendigungen und endständigen Nervenbahnen.

Leitungsanästhesie

Durch Blockade großer Nervenstämme können größere Gebiete unempfindlich gemacht werden, indem alle Nervenleitungen blockiert werden, die diesen Bezirken entsprechen, z. B. Plexusanästhesie für chirurgische Eingriffe an Arm und Hand. Es werden 1- bis 2%ige Anästhesielösungen verwendet.

Periduralanästhesie

Bei dieser Methode wird das Anästhetikum in den Periduralraum, also außerhalb des Durasakkes, in den Wirbelkanal injiziert = epidural (darum auch Epiduralanästhesie genannt). Tut man das im Bereich der Lumbalwirbelsäule, so spricht man von *lumbaler Periduralanästhesie,* injiziert man dagegen durch den Sakralkanal, so wird das als *Kaudal-* oder *Sakralanästhesie* bezeichnet.
Das Anästhetikum trifft dort auf die austretenden Nervenstränge, wodurch ein gürtelförmiger Bezirk schmerzunempfindlich wird. Die Periduralanästhesie wird heute häufig auch zur postoperativen *Schmerztherapie* angewandt. Es wird ein feiner Katheter in den Epiduralraum eingeführt, den man beliebig lang liegen lassen kann. Durch Injektion von Analgetika oder Anästhesielösung kann eine Schmerzfreiheit über Stunden erreicht werden. Nachinjektionen meist durch den Arzt, Blutdruckkontrollen ¼stündlich während der jeweils 1. Stunde durch das Pflegepersonal.

Spinalanästhesie

Darunter versteht man die Injektion von Lokalanästhetika in den Liquorraum.
Die Punktionsstelle entspricht derjenigen der Lumbalpunktion (S. 839 f.). Der anästhesierte Bezirk hängt von den Bereichen des Rückenmarks ab, die direkt mit dem verabreichten Anästhetikum in Kontakt stehen. Die aus diesem Bereich abgehenden Nerven werden blockiert, und dadurch wird ihr typischer Versorgungsbereich anästhesiert (Becken, untere Extremitäten).

Durchführung der Spinalanästhesie

Sie entspricht grundsätzlich der auf S. 839 besprochenen Lumbalpunktion. Sie erfolgt nach Setzen einer Hautquaddel und subkutaner Infiltration (z. B. mit Procain) mittels *extrafeiner Lumbalkanüle* → Aspiration von Liquor → Injektion des Anästhetikums (z. B. 1%ige Tetracainlösung). Die Dosierung hängt von der gewünschten Ausbreitung und Intensität der Anästhesie ab. Wird dem Anästhetikum 10%ige Glukoselösung beigemischt, so entsteht gegenüber dem Liquor eine sog. hyperbare (überschwere) Lösung mit einem höheren spezifischen Gewicht. Dadurch vermag der Arzt die Spinalanästhesie gut segmental begrenzt einzustufen.

Vorsichts- und Überwachungsmaßnahmen

- Prophylaxe und Therapie von Blutdruckabfall; Verabreichung von Vasokonstriktoren (Ephedrin) und häufige Blutdruck- und Pulskontrollen.
- Verhüten von Kopfschmerzen (Übelkeit, Erbrechen) durch Verwendung von extradünnen Kanülen.
- Die vorübergehende vasomotorische Lähmung im betreffenden Körperareal ist nicht zu vermeiden, wohl aber Angst und nervöse Spannungen infolge ungenügender Information. Unwissende, d. h. schlecht orientierte Patienten erleiden unnötige existentielle Ängste.
- Das Wasserlassen kann in den ersten Stunden erschwert sein.

21.3.2. Narkose

Unter Narkose versteht man
- das Ausschalten von Bewußtsein und Schmerzempfindung,
- Dämpfung oder Ausschaltung der Reflexe,
- Erschlaffung der Muskulatur.

Das Narkosemittel kann auf verschiedenem Weg dem Organismus zugeführt werden. Es bewirkt immer einen gezielten Lähmungszustand am zentralen Nervensystem, der bei richtiger Dosierung nach Abklingen der Wirkung schadlos in den normalen Wachzustand zurückführt.

Narkosearten

Inhalationsnarkose

Dämpfe flüssiger Narkotika (z.B. Halothan) oder Gase (Lachgas) werden eingeatmet = inhaliert.

Injektionsnarkose

Narkosemittel werden intravenös (selten auch intramuskulär) verabreicht.

Kombinationsnarkose

Die Narkose wird durch die Injektion eines kurzwirkenden Präparates eingeleitet und durch Inhalation von Gasen fortgesetzt. Diese Narkosekombination wird heute am meisten angewendet.

Intubationsnarkose

Diese Narkose ist eine spezielle Form der *Kombinationsnarkose* und hat gegenüber den obengenannten große Vorteile. Sie wird deshalb *bei allen größeren Operationen* angewendet. *Eingriffe, bei denen der Thorax eröffnet wird,* können nur unter Anwendung dieser Narkoseform vorgenommen werden. Bei der Intubationsnarkose wird dem Patienten, der bereits eine Prämedikation erhalten hat, i.v. ein Narkotikum gespritzt. Anschließend erhält er ein kurzwirkendes, muskelerschlaffendes Mittel. Nun kann mittels Kehlkopfspiegel der Kehlkopfeingang sichtbar gemacht und ein *Endotrachealtubus* eingeführt werden. Dieser wird nach Abdichtung (mit Luft gefüllte Abdichtungsmanschette) an das Narkosegerät angeschlossen. Die Beatmung erfolgt durch ein Sauerstoff-Lachgas-Gemisch. Die Narkosetiefe richtet sich nach dem Verlauf der Operation, und zwar so, daß der Patient kurz nach Beendigung der Operation wieder ansprechbar ist.

Die *Vorteile* der Intubationsnarkose liegen darin, daß die Beatmung gesteuert werden kann. Das Sekret der Luftröhre kann jederzeit abgesaugt werden. Blut, Schleim und Mageninhalt können nicht aspiriert werden, da die Manschette des Tubus dies verhindert.

Die Wirkung der muskelerschlaffenden Medikamente kann nach Bedarf (Ende der Operation) durch Verabreichung von Prostigmin aufgehoben werden.

Narkoseüberwachung

Im Vordergrund steht intraoperativ die Überwachung von Atmung und Kreislauf, besonders bei relaxierten Patienten, um sofort eine Beatmungsunterbrechung oder eine Kreislaufveränderung irgendwelcher Ursache zu erkennen. Therapeutische Hilfe muß unmittelbar und zweckmäßig einsetzen. Mehr zu Narkose und Narkoseüberwachung s. auch unter weiterführender Literatur S. 482.

21.4. Postoperative Überwachung und Pflege

Behandlungs- und Pflegeziel

Die raschmögliche Wiedererlangung der Selbständigkeit und Unabhängigkeit wird in zwei Etappen erreicht:
1. durch kontinuierliche *Überwachung* in der ersten postoperativen Phase (Phase, in der die Aufrechterhaltung und Wiederherstellung des inneren Gleichgewichts (Homöostase) im Vordergrund steht (s. unten);
2. durch unterstützende *Therapie* (Arztverordnung) und *begleitend-unterstützende Pflege* im Sinne der Hilfeleistung nach Bedarf in allen Bereichen der täglichen Aktivitäten sowie durch eine tragende *Beziehung,* die ein heilendes (heilungförderndes) Klima bewirkt.

21.4.1. Postoperative Überwachung

Aufwachraum

Der Aufwachraum ist normalerweise direkt an die Operationsabteilung angegliedert. Er enthält z.B. 3-5 Betten, denen zweckgleiche Überwachungsgeräte zugeordnet sind, wie dies auf der

Intensivpflegestation der Fall ist (S.5f.). Hier werden die durch die Narkose teilweise ausgeschalteten oder beeinträchtigten Funktionen (Atmung, Kreislauf, Bewußtsein) so lange überwacht, bis sie voll wiederkehren und sich stabilisiert haben.

Übernahme des Frischoperierten

Der Anästhesist begleitet den Operierten zum Aufwachraum und informiert über etwaige Besonderheiten, den Verlauf der Narkose und die weiterführenden Maßnahmen. Folgende Informationen sollen mündlich *und* schriftlich erfolgen:

- Infusionslösungen, Infusionsgeschwindigkeit;
- bei Bedarf zu verabreichende Schmerzmittel, Antiemetika u.a.;
- Hämoglobin- und Hämatokrit, evtl. Elektrolytkontrollen;
- eingelegte Drainagen, Sonden, zu erwartende Sekret- bzw. Blutmengen sowie Verordnungen betreffs Ersatz, Sogstärke usw.;
- Vermerk bezüglich der Verlegung des Patienten usw.

Atmung

Die meisten Patienten kommen extubiert und unter Spontanatmung aus dem Operationssaal. Die Atemkontrolle ist nötig, weil der aus der Narkose erwachte Patient in einen tiefen Nachschlaf versinkt, sobald die Stimulation durch Operation, Absaugen und Extubation vorbei ist (dies besonders nach längeren Narkosen). Dadurch kann die Spontanatmung wieder insuffizient werden, und bei Erschlaffung der Kiefermuskulatur kann auch der Atemweg durch die zurückfallende Zunge wieder verlegt werden. Aus diesem Grund wird für die Nachschlafzeit ein Güdel-Tubus eingelegt und *Dauerüberwachung angeordnet* (Atemkontrolle auf Frequenz und Rhythmus S.241ff.). Patienten mit *schwacher Spontanatmung* bleiben vorerst intubiert, bis eine sicher ausreichende Atmung vorhanden ist, u.U. wird sie vorübergehend maschinell unterstützt.

- *Schmerzen* beeinträchtigen die Spontanatmung, vor allem bei thorakalen Eingriffen; umgekehrt bewirken auch Analgetika eine Atemdepression, weshalb die Wahl und Dosierung der Schmerzmittel äußerst vorsichtig gehandhabt werden muß.
- Die *Sauerstoffzufuhr* in der ersten postoperativen Phase dient der Vermeidung einer Hyp-

oxie (O_2-Mangel). Die Sauerstoffmenge beträgt in der Regel 4 l/Minute und wird mittels Kunststoffmaske oder Nasensonde zugeführt (S.258f.).
- Die *Befeuchtung der Raumluft* dient ebenfalls der Atemunterstützung. Es sollen Anfeucht- oder Ultraschallverneblergeräte zur Verfügung stehen (S.253f.).
- *Atemkomplikationen*. Eine der häufigsten Formen ist die *Rekurarisation* oder der *Relaxansüberhang*. Gemeint ist die Nachwirkung der Muskelrelaxantien über die Dauer der eigentlichen Narkose hinaus. Das bedeutet, daß nachdem die Wirkung der Narkosemittel abgeklungen ist und der Patient das Bewußtsein erlangt hat, immer noch eine extreme Ateminsuffizienz besteht. Es kann ein Atemstillstand eintreten. Als *Antidot* steht Prostigmin zur Verfügung. Damit kann die relaxierende Wirkung rasch aufgehoben werden. Die Überwachung solcher Patienten muß auch nach Besserung des Zustandes intensiv weitergeführt werden, da nach Abklingen der Prostigminwirkung eine erneute Rekurarisation eintreten kann.
- Für Zwischenfälle muß ein Beatmungsgerät (Ambu-Beutel), ein Tubussortiment und ein funktionstüchtiges Intubationsbesteck griffbereit sein (Reanimation S.266ff.).

Herz- und Kreislauffunktion

Zur Herz-Kreislauf-Überwachung wird der Patient u.U. an einen EKG-Monitor mit Herzfrequenzmesser angeschlossen. Außerdem werden in Abständen von 15 Minuten Kontrollen vorgenommen:

- Pulsfrequenz,
- Blutdruck, evtl. Venendruck,
- Hautdurchblutung, -farbe und -feuchtigkeit.

Patienten mit bestehender Kreislauflabilität und/oder Kollapsbereitschaft werden medikamentös unterstützt (z.B. durch Vasokonstriktoren). *Blutdruckabfall* ist häufig ein Zeichen von Volumenverlust. Zur Therapie stehen Plasmaersatz- und Expanderlösungen zur Verfügung (S.409).

Bewußtsein

Die Ansprechbarkeit und Reaktionsfähigkeit des Patienten wird wie die obigen Kontrollen in regelmäßigen Abständen geprüft. Besonderer Aufmerksamkeit bedürfen

- neurochirurgische Patienten. Bei ihnen besteht in ganz besonderem Maße die Gefahr

einer Eintrübung durch Komplikationen (S. 848 f.). Eine notwendige Sedierung muß äußerst vorsichtig gehandhabt werden.
- An dieser Stelle soll auch auf die unbedingt erforderliche Ruhe für alle Patienten in der Ausschlafphase nach „Ketalar-(Ketanest)Narkose" hingewiesen werden.

Überwachungs- und Therapieplan

Neben den oben erwähnten Beobachtungsgrößen sind je nach Ausmaß und Schwere des Eingriffs weitere Kontrollen und Therapiemaßnahmen notwendig:
- Temperaturüberwachung, besonders bei Säuglingen und Kleinkindern oder nach Hypothermie.
- Infusionstherapie fortsetzen entsprechend der Verordnung.
- Drainage und Sonden ableiten und auf freie Durchgängigkeit achten. Thoraxdrainagen an Sog anschließen (S. 446 f.).
- Verbandkontrolle.
- Bilanzierung zwischen Infusionstherapie und Ausscheidung - einschließlich Verlust aus Drainagen, Sonden und evtl. Nachblutungen (S. 420) - einleiten.
- Kontrolle von Blutwerten (Hämoglobin, Hämatokrit, Elektrolyte, Blutgase u. a.) nach Verordnung.

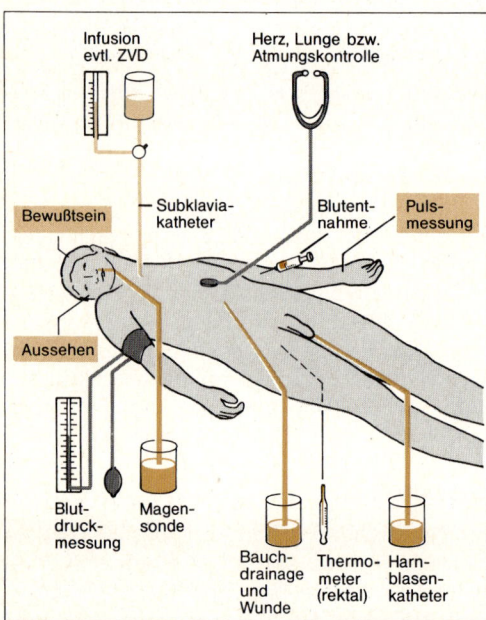

Abb. 21.3   Postoperative Überwachung (nach *Reifferscheid*).

Abb. 20.3 zeigt schematisch die zu überwachenden Parameter nach größeren Eingriffen.

21.4.2. Unterstützende Pflege

Bewegung, Mobilisation

- Die *Lagerung* im Bett erfolgt je nach Operation abwechselnd halb sitzend oder flach, außerdem mit Drehen auf die rechte oder linke Seite. Ausnahmen sind
  • *Thoraxoperierte:* Seitenlage je nach operierter Seite bzw. Art der ausgeführten Operation;
  • *Rücken-* und *Schädeloperierte:* flache Rückenlage, evtl. Kopftieflage;
  • *Orthopädie:* Die Lage wird von Schienen und/oder Extension bestimmt.
- Die *Physiotherapie* ist ein wesentlicher Teil der *Frühmobilisation* (S. 131) und der Prophylaxen. In der Regel umfaßt sie
  • Atemgymnastik - atmen, aushusten, abklopfen - sowie
  • Bettgymnastik - Stoffwechselgymnastik, passive und aktive Bewegungstherapie.
- Das *erste Aufstehen* erfolgt so rasch als möglich, meist am Operationsnachmittag: Bettrand → neben das Bett stehen → gehen (S. 141 f.).

Körperpflege

Das Maß der Hilfeleistung ist vom Zustand und den beeinträchtigenden Bedingungen (Drainagen, Sonden, Kathetern) abhängig. Grundsätzlich gilt: „So viel Hilfe als nötig, so wenig wie möglich, so liebevoll wie denkbar." Das Maß wird dann gefunden, wenn die Situation des Kranken ernsthaft eingeschätzt und die Pflege geplant wird (S. 74 ff.). Besondere Aufmerksamkeit ist auf die Prophylaxen zu richten (S. 127).

Ruhen und schlafen

Der Schlaf ist in der ersten postoperativen Phase fast immer gestört. Daran sind viele Faktoren beteiligt: ungewohnte Lage, eingeschränkte Bewegung, behindernde Leitungen, Schmerzen, psychische Beeinträchtigung u. a.
- *Schlaf-, Beruhigungs-* oder *Schmerzmittel* (in den ersten Tagen als Injektion) sind so einzusetzen, daß nicht ein *Zuwenig* zu schmerzvollen Nächten oder ein *Zuviel* zur Betäubung auch tagsüber Anlaß geben.

- *Ruhezeiten.* Der Frischoperierte braucht viel Ruhe, damit sich sein Organismus und seine seelisch-geistigen Funktionen erholen bzw. stabilisieren können. In Mehrbettzimmern kann nur das disziplinierte Einhalten der Ruhezeiten (durch Besucher *und* Personal!) die notwendige Ruhe gewährleisten.

Ausscheidung

Die Ausscheidungsfunktion ist neben der Kontrolle der Vitalzeichen die größte Aufmerksamkeit zu schenken.

Blasenfunktion

Miktionsschwierigkeiten sind, wenn kein Katheter liegt, sowohl nach Lokalanästhesie wie nach Narkose häufig. Sie beruhen auf der anfänglich geringen Urinproduktion und auf Anpassungsschwierigkeiten körperlicher und psychischer Natur. Vielfach kann der Entleerungsreflex durch einfache Hilfsmittel unterstützt werden: warmes Wasser in Bettschüssel geben, hörbar Wasser laufen lassen, private und gelöste, d.h. angst- und schmerzfreie Atmosphäre schaffen. Helfen diese Mittel nicht, wird der Arzt u.U. Gaben von Doryl i.m. oder i.v. verordnen. Wenn alle Mittel versagen, muß katheterisiert werden, denn *spätestens 8 Stunden nach der Operation muß der Patient Wasser gelassen haben.*
Bei *Dauerkatheter* (transurethral oder retropubisch) wird die Durchgängigkeit geprüft. Weitere Pflege dabei s. S.210ff.
Die *Urinkontrolle* erfolgt zu Beginn stündlich (evtl. mittels Urimeter, S.202), dann als 24-Stunden-Diurese. Urin ist der wichtigste Anteil der Minusseite einer Bilanzierung (S.420f.).
Bei *ungenügender Urinausscheidung* ist auch an ein *Kreislaufversagen* zu denken. Mangelnde Urinproduktion ist ein wichtiges Schock- bzw. Kreislaufsymptom.

Darmfunktion

Nach jedem abdominellen Eingriff muß mit einer vorübergehenden Darmatonie gerechnet werden (s. unten).
Zur Anregung der Darmtätigkeit kann das Darmrohr eingelegt oder lokale Wärme angewendet werden. Abführmittel, Klysmen und Einläufe werden nach ärztlicher Verordnung am 2. bis 3. postoperativen Tag verabreicht.

Sekrete

Sekrete aus Sonden und Drainagen müssen mit zu den Ausscheidungen gerechnet werden. Gleichzeitig wird das *Wundgebiet* kontrolliert und werden die notwendigen Verbände vorgenommen (postoperative Wunde S.382f.).

Essen und trinken

Die Ernährung bzw. Nahrungskarenz richtet sich nach der Art der ausgeführten Operation und dem Zustand des Kranken.
- *Nach Operationen außerhalb des Abdomens* (bzw. ohne Eröffnung des Peritoneums) kann der Patient trinken, sobald er will, wach ist und keinen Brechreiz verspürt (üblicherweise ab 4 Stunden nach dem Eingriff). Beginn mit kleinen Mengen Tee, steigern und Übergang auf Suppe/Creme und normale, gut bekömmliche Kost bei normalem Verlauf nach Einsetzen der Darmtätigkeit (Windabgang).
- *Nach Operationen im Bereich des Magen-Darm Traktes* ist eine längere Nahrungskarenz notwendig: im Bereich *des Ösophagus* bis 8 Tage, des *Magens* 2–4 Tage und des *Darmes,* insbesondere des Dickdarmes 5–8 Tage, d.h. solange, bis einerseits die Magen- und/oder Darmatonie behoben ist, andererseits die Nähte (insbesondere Ösophagus- und Darmnähte) verheilt sind. Der Aufbau geschieht langsam nach vorgegebenem Schema bzw. individueller Verordnung (s. dazu die Angaben auf S.692, 703).
- *Infusionen, Ersatztherapie.* Bei kleineren Eingriffen kann die Infusion nach 24 Stunden entfernt werden. Bei großen Eingriffen bedeutet sie u.U. eine aufwendige Berechnungs- und Angleichungsmaßnahme. Ersetzt wird, was fehlt: Volumen, Elektrolyte, Blutzellenpräparate, Plasmafraktionen, Vitamine usw. (s. dazu Infusionstherapie S.407ff., insbesondere parenterale Ernährung S.408, und Infusionstherapieplan S.419).

Temperaturregulierung

Die Temperatur ist ein Parameter für die Anpassungsvorgänge im Organismus. Die Operation wirkt im Sinne eines Stressors (S.315), der die Homöostase bedroht und somit die Anpassungsmechanismen aktiviert. Dadurch kommt es vorübergehend zu unspezifischen Reaktionen wie Temperaturanstieg, Kräfteverlust, Gefühl des Krankseins. Eine *leichte, vorübergehende Tempe-*

raturerhöhung ist daher die Regel. *Anstieg auf Werte* über 37,8 °C sind ein Hinweis auf einen Infekt. Der Arzt wird therapeutisch, u. U. auch prophylaktisch, Antibiotika verordnen. Sehr *hohes Fieber* kann zentral bedingt sein und ist z. B. bei hirnoperierten Patienten Hinweis auf eine hyperaktive Stoffwechsellage. Therapeutisch werden hypothermische Maßnahmen verordnet (S. 235).

Seelisch-geistige Gestimmtheit

Eine Operation ist nicht nur, wie fälschlicherweise oft angenommen wird, ein Eingriff in das *unmittelbare Gefüge des Organismus,* sondern ebensosehr ein Eingriff in die *Strukturen der menschlichen Person.* Betroffen ist die Leib-Seele-Geist-Einheit. *Homöostase,* um diesen Begriff von CANNON zu gebrauchen, ist eine *gleichgewichtserhaltende* Fähigkeit der menschlichen Person auf der Bios- *und* auf der Psyche-Geist-Ebene. Die Beeinträchtigung der Regelmechanismen ist daher nie genau voraussehbar. Die Reaktionen sind individuell und abhängig von vorhandenen Ressourcen, von Dispositionen, Anfälligkeiten usw. Dieses Gesetz ist vor allem in der Chirurgie deutlich erfahrbar. Wird ein „Gesunder", d. h. ein im Gleichgewicht wenig oder nicht gestörter Mensch operiert, verläuft die Wiederherstellungsphase meist rasch und komplikationslos. Anders beim reduzierten, schon kranken Menschen, bei dem die Ressourcen klein oder nur schwer aktivierbar sind. Er braucht oft viel Zeit, sein Befinden ist veränderlich, häufig schwankend, nicht immer steuerbar. Diese und ähnliche Überlegungen helfen uns, den postoperativen Verlauf in seinem Auf und Ab, insbesondere die Phasen der häufig eintretenden Erschöpfung (2–4 Tage nach dem Eingriff und nachdem es dem Patienten doch so gut ging!) zu verstehen. *Unsere Enttäuschung* über schwierig zu bewältigende Tage (Mißbehagen, depressionsähnliche Zustände, Auftreten von Fieber u. a.) wirkt sich auf den Kranken ebensosehr aus wie *unsere Hoffnung* auf Besserung und auf Heilung und unser *Glaube* an innere, mobilisierbare (weil vorhandene) Ressourcen. „Psychische Betreuung" ist nicht etwas, was auch noch dazu gehört, sondern intensive Tätigkeit, die alle anderen Aktivitäten durchdringen und bestimmen (beseelen) muß und von der die Heilung oft ebensosehr beeinflußt wird wie von der Operation selbst.

Für Sicherheit sorgen

Thromboembolieprophylaxe

Sie dient der Verhütung von *Thrombosen* und *Embolien,* wozu besonders adipöse Menschen sowie Patienten mit Varizen, Polyglobulie u. a. neigen. Die Maßnahmen haben ein zweifaches Ziel:

- *Steigerung der Blutstromgeschwindigkeit* durch Bewegung, Ausstreichen (nicht massieren) der Venen, Atemübungen, Tragen von Kompressionsstrümpfen sowie die Frühmobilisation (s. auch S. 131 f.). Beim Aufstehen soll der Kranke dazu angehalten werden, auf den Zehen einige Male auf und ab zu wippen.
- *Medikamentöse Maßnahmen zur Gerinnungshemmung.* In der Chirurgie wird üblicherweise, wie bereits erwähnt, die Heparinisierung präoperativ (S. 473) angewendet. Auch die Infusionstherapie wirkt durch Verdünnung des Blutes (Hämatokritsenkung) prophylaktisch.

Lungen- und Herz-Kreislauf-Unterstützung

- Für *Pneumonie* und *Atelektase* infolge ungenügend belüfteter Lungenbezirke sind vor allem Raucher, adipöse, betagte Menschen und sog. Vorgeschädigte (z. B. der Asthmatiker) disponiert. Die *Prophylaxe* (und eine evtl. Therapie) besteht in Atemgymnastik, gezieltem Aushusten, Schmerztherapie, Aerosoltherapie (S. 255), evtl. Trachealtoilette (s. dazu auch S. 575).
- *Andere Lungenkomplikationen* sind die Insuffizienz (Atemdepression, Atemstillstand S. 566 f.), das Lungenödem bei Linksherzversagen (S. 629), die Übersättigung mit Kohlensäure (Hyperkapnie S. 566 f.) oder der Sauerstoffmangel (Hypoxie S. 566) u. a. Zur *Behandlung* solcher Störungen muß der Kranke auf die Intensivstation verlegt werden.
- *Kardiale Störungen* können neben leichten Kollapsneigungen schwere, lebensbedrohliche Formen annehmen, die ebenfalls eine Verlegung auf die Intensivstation notwendig machen (Herzinsuffizienz, Rhythmusstörungen, Herz-Kreislauf-Stillstand S. 567 f.).
- *Blutungen* führen rasch zu lebensbedrohlichen Kreislaufsituationen. Die Blutung nach innen (ins Körperinnere) äußert sich durch einsetzende Schockzeichen (S. 671), nach *außen* (durch die Wunde) zusätzlich durch Blutung in den Verband oder durch große blutige Sekretmengen. *Prophylaktisch* werden gestörte

Gerinnungsmechanismen behandelt. Eine Blutung muß rasch erkannt (genaue Kontrolle von Zustand, Befinden, Wundgebiet) und zweckmäßig behandelt werden (→ Blut- und Blutersatztherapie).

Diureseunterstützung

Zur Erfassung einer postoperativ auftretenden Störung der Herz-Kreislauf-Funktion, der Nieren und Harnwege ist die exakte Überwachung der Ein- und Ausfuhr von Flüssigkeit (Bilanzierung S. 420) sowie die regelmäßige Elektrolytbestimmung notwendig. Eine *postoperative Anurie* als Zeichen eines akuten Nierenversagens kann verschiedene Ursachen haben (S. 192). *Prophylaktisch* gelten alle oben besprochenen Maßnahmen zur Unterstützung der Ausscheidung. Die *Therapie* der Anurie richtet sich nach der Ursache (S. 788 ff.).

Magenatonie- und Ileusprophylaxe

- Die *postoperative Magenatonie* (Atonie = fehlender oder stark herabgesetzter Tonus) äußert

sich als akut auftretendes Überlauferbrechen von Galle, Magen und/oder Darmsekreten. Sie ist die Folge einer Lähmung der motorischen Funktion der Magenmuskulatur mit Organerweiterung, Sekretstau und Reflux (S. 697).
Prophylaktisch wird eine Magenverweilsonde eingelegt, meist mit intermittierendem Sog. Auch *therapeutisch* ist die Absaugung (und Spülung) des Magens die erste Maßnahme, gleichzeitig müssen die verlorenen Sekrete ersetzt (Flüssigkeit, Elektrolyte) und die Peristaltik angeregt werden.

- *Übelkeit und Erbrechen.* Übelkeit beeinträchtigt das Wohlbefinden. Erbrechen führt zusätzlich zu Flüssigkeits- und Elektrolytverlust; die dabei hervorgerufene Bauchpresse ist eine Gefahr für die frische Wunde. *Prophylaktisch* sind Antiemetika zu verabreichen (Siquil, Marzine). Die eingelegte Magensonde dient der Prophylaxe *und* der Therapie.

- Die *postoperative Darmträgheit* ist eine häufige Operationsfolge. Sie wird mit Klysmen, Einläufen und/oder Laxantien angegangen. Von

							Überwachungsblatt Therapie und Flüssigkeitbilanz			
Name B. B.					Geb.-Datum 28.2.19..	Patienten-Nr.	Zimmer-Nr. A2 Z 15		Blatt-Nr. 1	
Datum und Zeit	Puls	Blut-druck	Tempe-ratur	At-mung	Medikamente/ Infusionen	Beobachtungen/ Pflegemaßnahmen	Flüssigkeitszufuhr		Ausscheidung	
							per os	Infusionen	Urin	Varia
12.7.					Macrodex 6% 300			300		
					in NaCl 9‰					
					Glukose 5% 1000 ml					
11 h	80	115/90		18		zurück vom Op				
12 h	84	120/90			Novalgin 2 ml i. v.					
13 h	96	120/80								Erbr. 100
14 h	84	120/80				Seitenlage		500		
15 h	88	125/90	37,2	25			100			
18 h	80	120/90						1000		
20 h	76	120/80		20	Hartmannsche Lösung ⎯ 1000 ml ⎯					
22 h	80	120/80			Novalgin 2 ml i. v.		200			
2 h	84	125/90				schläft gut				
6 h	76	115/80	37,0	20		stand gut auf		1000	1200	
							300	2300	1700	100
					Einfuhr 2600					
					Ausfuhr 1800					
					Bilanz + 800					

Abb. 21.4   Beispiel eines Überwachungsblattes.

großer *prophylaktischer* Bedeutung ist neben der Anregung der Darmträgheit die raschmögliche Wiederaufnahme alltäglicher Aktivitäten und der normalen Lebensgewohnheiten. Schwere Störungen führen rasch zu Ileuserscheinungen, die eine intensive konservative und/oder operative *Therapie* (S.701) benötigen.

Zusammenfassend sei auf das *Überwachungsblatt* hingewiesen, das in den ersten postoperativen Stunden oder Tagen der *Protokollierung* der wichtigsten Meßwerte, Beobachtungen und Therapien dient. Abb.21.4 zeigt exemplarisch ein einfaches Therapie- und Bilanzblatt.

21.5. Beurteilung von Wissen und Können in der Pflege

Übung

Wählen Sie (mit Hilfe der zuständigen Vorgesetzten) einen neueintretenden Patienten aus, und
- eruieren Sie in einem 1.Schritt seine Situation und Lage (s. dazu S.470f.).
- Stellen Sie einen individuellen Vorbereitungsplan auf (S.471f.).
- Begleiten Sie, wenn möglich, den Kranken in den Operationssaal.
- Stellen Sie nach der Operation anhand der vorgegebenen Daten (Situation, Befinden, Verordnungen, Verlauf) einen Pflegeplan auf. Orientieren Sie sich dafür an den Grundlagen (S.74ff.) und den allgemein gültigen postoperativen Maßnahmen (S.476ff.).

Weiterführende Literatur

Auberger, H.C., H.C.Niesel: Praktische Lokalanästhesie, 4.Aufl. Thieme, Stuttgart 1982
Fass, H.: Lehrbuch der Chirurgie für Unterricht und Praxis in der Krankenpflege, 4.Aufl. Springer, Berlin 1982
Fiechter, V., M.Meier: Pflegeplanung. Eine Anleitung für die Praxis. RECOM, Basel 1981
Golestan, C., D.Merckling, G.Lill: Chirurgie in Frage und Antwort für Krankenpflegeberufe, 4.Aufl. Thieme, Stuttgart 1986
Lebowitz, P.W., J.L.Clark, D.F.Dedrich, J.R.Zaidan, R.K.Crone: Praktische Anästhesie. Thieme, Stuttgart 1982
Reifferscheid, M., S.Weller: Chirurgie, 7.Aufl. Thieme, Stuttgart 1986
Schindler, H.: Arbeitsgebiet Operationssaal. Enke, Stuttgart 1985

IV. Spezielle Pflegesituationen

Mit speziellen Pflegesituationen ist nicht eine „spezielle Pflege" gemeint, da Pflege nie speziell sein kann oder eben immer speziell ist, wenn man damit die *individuell notwendige, situationsgerechte Pflege* meint. Speziell ist dann aber nicht die Pflege, sondern die jeweilige Situation. So gesehen müßten die folgenden Kapitel eigentlich unter dem Titel: „Pflege unter besonderen Umständen" oder „Pflege bei jeweils typischen Bedingungen" genannt werden. Ausgangslage ist die allgemein typische Situation einer bestimmten Gruppe von Plegeempfängern, deren Probleme

nicht wie in den Kapiteln 3–14 einer bestimmten Aktivität des täglichen Lebens zugeordnet sind, sondern als sog. Problembündel betrachtet werden. So können sowohl Ressourcen als auch Probleme möglichst ganzheitlich situiert, reflektiert und der Pflegeplanung zugänglich gemacht werden. Die Auswahl der Kapitel entspricht den Wünschen, die im Verlauf der vergangenen Jahre immer wieder an mich herangetragen wurden. Sie geschieht jeweils *exemplarisch,* im Sinne einer Hinführung. Für vertieftes Lernen muß auf die weiterführende Literatur verwiesen werden.

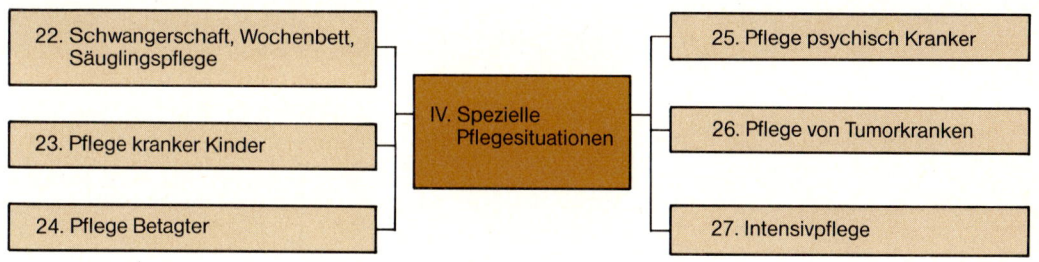

22. Schwangerschaft, Wochenbett, Säuglingspflege

Wenn die Frauen doch begreifen und spüren würden:
„Ich bin seine Mutter" und nicht: „Es ist mein Kind".
Zwischen beiden liegt eine Welt und die ganze Zukunft des Kindes.

F. Leboyer

Sequenzziel/Intention

Ziel dieses Kapitels ist *nicht* die Vermittlung des für die Betreuung von Mutter und Kind notwendigen Wissens (dafür muß auf die weiterführende Literatur bzw. auf die notwendige Zusatzausbildung verwiesen werden), *sondern die Hinführung zu Fragenkomplexen*, die sich rund um die Geburt eines kleinen Erdenbürgers ergeben. Dadurch soll die Bereit-schaft und Fähigkeit erwachsen, für die Probleme und Bedürfnisse einer schwangeren Frau bzw. einer Wöchnerin offen zu sein (wenn sie z. B. außerhalb von Spezialabteilungen versorgt werden muß). Im weiteren soll das Kapitel eine knappe Einführung in die Pflege von „Mutter und Kind" anbieten, *ohne Anspruch auf Vollständigkeit zu erheben.*

Dynamik des Pflegeprozesses

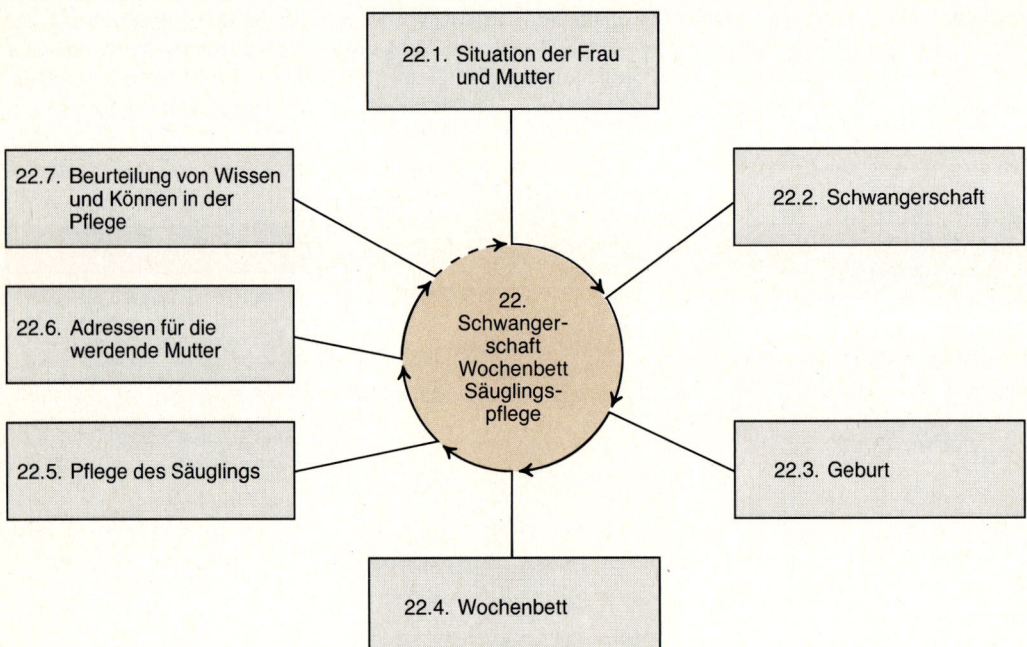

Prinzipien/Impulse

- *Schwangerschaft* und *Geburt* sind physiologische Vorgänge, deren gesetzmäßiger Ablauf sich von Generation zu Generation fortpflanzt.
- Die *Mutter-Kind-Beziehung* prägt sich sofort unmittelbar nach der Gebut in einer Phase erhöhter Empfindsamkeit von Mutter und Kind.
  Die Mutter liebt das Kind als Teil von sich selbst. Bei der Geburt trennt sie sich von diesem Teil, dem Baby „innen", und sie begegnet dem Baby „außen". So überträgt sie ihre Eigenliebe auf das Kind, liebt und umsorgt das Kind als einen geliebten Teil von sich selbst = primäre Mütterlichkeit.
- Das *vorherrschende Welt- und Menschenbild* prägt das ursprüngliche, naturhaft angelegte Verhalten des Menschen, verändert es und kann ganze Generationen zu einem naturfremden Verhalten führen (z. B. Geburtsverhalten einer industrialisierten Gesellschaft in einer Zeit der Enteignung der Gesundheit *[Illich]*).

22.1. Situation der Frau und Mutter

Die instinktive Sicherheit, die mit zur Voraussetzung für die Erwartung und die Geburt eines Kindes gehört, ist heute nicht mehr so selbstverständlich gegeben wie zu Zeiten, da sich das natürliche Wissen um Schwangerschaft, Geburt, Wochenbett und Säuglingspflege in der Anschauung des Alltags von Generation zu Generation fortpflanzte. Zugleich ist die Erwartung eines Kindes nicht mehr so eingebettet in eine miterwartende Umwelt, so daß trotz moderner technischer Hilfsmittel viel mehr Probleme zu bewältigen sind, als dies früher der Fall war. Schwangerschaft, Geburt und Wochenbett sind physiologische Abläufe, und sie bedürfen als solche eigentlich viel mehr des *einfühlenden Verstehens* als einer komplizierten technischen Einrichtung. Für die Betreuung der werdenden und gewordenen Mütter und deren Kinder stehen eine Vielzahl ausgebildeter Fachkräfte zur Verfügung (Geburtshelfer, Hebamme, Säuglingsschwester, Physiotherapeutin). So kommt es, daß eine nichtspezialisierte Pflegeperson kaum einmal mit den Fragen rund um die Geburt konfrontiert wird, es sei denn, sie werde selber Mutter (bzw. Vater).

Eine andere Konsequenz, die durch die Spezialisierung aufgetreten ist, ist die *Aufteilung der Wöchnerinnenpflege* in „*eine Pflege unten*" (die Hebamme besorgt die Genitalien) und in „*eine Pflege oben*" (die Säuglingsschwester besorgt die Brüste), was natürlich einer ganzheitlichen Pflege zuwiderläuft. Gemeinsames Reflektieren wird uns helfen, in Zukunft eine *ganzheitlichere Pflege* zu finden.

Liegen Schwangere oder Wöchnerinnen aus medizinischen Gründen auf einer internistischen, chirurgischen oder anderen Station, führt gerade diese Spezialisierung und das Gefühl der betreuenden Pflegeperson, nicht kompetent zu sein, zu Problemen und Risiken, die bei einfühlendem Verstehen, Offenheit für die Frau als Mutter sowie einem Minimum an Fachwissen vermieden werden können.

Jede Frau ist potentiell eine Mutter. Jede Patientin im Reifealter könnte demnach Schwangere, Wöchnerin oder Stillende sein. Dies muß wahrgenommen und bei der Behandlung und Pflege im Sinne von Vorsichtsmaßnahmen berücksichtigt werden. Zur Sorge für Mutter und Kind gehören Vorsichtsmaßnahmen bezüglich

- Arzneimitteln, Strahlen und Giftstoffen aller Art (Nikotin, Alkohol);
- Ernährung (alles, was die Frau in sich aufnimmt, geht über die Plazenta bzw. die Milch auf das Kind über);
- Hygiene, insbesondere Intimhygiene, sowie Brusthygiene bei der Stillenden.

Besonderer Aufmerksamkeit bedürfen Frauen mit sog. *Risikoschwangerschaften*. Das sind Frauen mit EPH- oder Spätgestose (schwangerschaftsspezifische Krankheit mit Eiweiß- und Blutdruckproblemen), nach Kaiserschnitt, Abort, Frühgeburten, bei Mehrlingsschwangerschaft, über 40jährige sowie Frauen mit vorbestehendem chronischen Leiden, insbesondere Erkrankungen der Vitalorgane (Herz/Kreislauf, Lungen, Nieren), sowie des Stoffwechsels (Diabetes mellitus).

Die verantwortungsbewußte Sorgfalt und Vorsicht kann diesen Frauen nur dann geboten werden, wenn die betreuende Pflegeperson dafür das notwendige Fachwissen hat bzw. sie sich bei ihren speziell ausgebildeten Kolleginnen erkundigt, um sich deren Erfahrungen zunutzezumachen. *Sich bewußt sein,* was werdendes oder noch ganz junges (oder verlorenes) Leben für eine Mutter bedeutet, ermöglicht eine situationsgerechte und sichere Pflege. Denn auch in diesem Zusammenhang kann davon ausgegangen werden, daß *Bewußtsein* und *Verantwortlichsein* verschwistert sind und daß echtes *Wissen* um die Zusammenhänge immer auch mit *Respekt* und *Fürsorglichkeit* verbunden ist. Einfühlendes Verstehen wäre dann gleichzusetzen mit „der Kunst des Liebens", wie E. FROMM sie meint (S. 338 f.).

22.2. Schwangerschaft

22.2.1 Schwangerschaftszeichen

Man unterscheidet drei Gruppen von Zeichen, die mit unterschiedlicher Sicherheit eine Schwangerschaft anzeigen:
- *Unsichere* Schwangerschaftszeichen: Veränderungen des Gesamtorganismus (Übelkeit, Erbrechen, Vergrößerung des Bauches).
- *Wahrscheinliche* Schwangerschaftszeichen: von den Genitalorganen ausgehende Veränderungen (Amenorrhö, Anschwellen der Brüste, Vergrößerung des Uterus).
- *Sichere* Schwangerschaftszeichen: Nachweis eines Kindes. Herztöne (Sonicaid ab 12. Schwangerschaftswoche [SSW], Stethoskop ab 24. SSW), Kindesbewegungen (ab 18.–21. SSW), palpable Kindsteile (spät); ferner Ultraschalluntersuchungen.

Die geläufigen Schwangerschaftstests (Gravindex, Pregnosticon usw. beruhen auf dem Nachweis von HCG (Plazenta!) und können aufgrund ihrer Treffsicherheit von 98% als fast sicher bezeichnet werden. Ein positiver Schwangerschaftstest ist ab 40. Tag nach Beginn der letzten Periode zu erwarten.

22.2.2. Terminbestimmung

Die menschliche Schwangerschaft dauert 267 Tage nach der Befruchtung bzw. 281 Tage nach Beginn der letzten Menstruation (40 Wochen = 10 Lunarmonate = etwas mehr als 9 Kalendermonate). Schwangerschaften, welche nach 37–42 Wochen enden, werden als Termingeburten bezeichnet. Vor der 37. SSW handelt es sich um Frühgeburten, nach der 42. SSW um Übertragungen.
Der zu erwartende Geburtstermin kann anhand folgender Angaben bestimmt werden:
- *Menstruation:* Nach der Naegel-Regel zählt man zum 1. Tag der letzten Periode 9 Monate und 7 Tage hinzu.

- *Schwangerschaftstest:* Ein positiver oder noch negativer Schwangerschaftstest kann als Zeitmarke dienen.
- *Kindsbewegungen* werden von Erstgebärenden meistens etwa in der 20. SSW, von Mehrgebärenden ab der 18. SSW bemerkt.
- *Uterusgröße:* Die Kuppe der Gebärmutter (Fundus) steigt mit dem wachsenden Uterus folgendermaßen: 12. SSW Symphysenrand, 24. SSW Nabel, 36. SSW Rippenbogen, 40. SSW 2 Fingerbreiten unter dem Rippenbogen.
- Mittels *Ultraschall* kann aus dem Durchmesser des kindlichen Kopfes ein Rückschluß auf das Alter der Schwangerschaft gezogen werden.

22.2.3. Veränderungen des mütterlichen Organismus

Die Schwangerschaftsumstellung erstreckt sich auf *alle* Zellen, Organe und Funktionen. Ursache dafür sind u. a. die von Ovar und Plazenta gebildeten Hormone und die neurovegetative Umstellung. Im Vordergrund stehen die folgenden Veränderungen.
- *Genitalorgane* und *Brüste:* Sie werden größer, besser durchblutet und bereiten den Geburtsvorgang vor.
- *Haut und Hautanhangsorgane:* Vermehrte Pigmenteinlagerung führt zu braunen Flecken der *Haut,* die Schweiß- und Talgdrüsen arbeiten vermehrt, die *Haare* wachsen schneller. Im Wochenbett kommt es dann zu einer Lockerung der Haarwurzeln, überalterte Haare fallen aus (in dieser Zeit soll die Haarpflege vorsichtig vorgenommen werden). Die *Nägel* werden oft brüchig.
- *Kreislauf, Herz, Gefäße:* Die Blutmenge nimmt um rund 1 Liter zu. Eisen- und Folsäurekonsum des wachsenden Fetus begünstigen eine Anämietendenz. Der Blutdruck neigt zu Labilität, nach oben darf der Wert von 135/85 mm Hg nicht überschritten werden. Die erhöhte venöse Belastung der unteren Körperhälfte fördert das Auftreten von Hämorrhoiden und Varizen.
- *Verdauungstrakt:* Die erhöhte Kariesanfälligkeit erfordert vermehrte Zahnpflege und evtl. Einnahme von Fluortabletten. Vermehrter Speichelfluß, Druckgefühl im Magen, Brechreiz, Obstipation können sich störend auf das Wohlbefinden der Schwangeren auswirken.

- *Körpergewicht:* Die Gewichtszunahme beträgt durchschnittlich bis höchstens 12 kg vom Beginn der Schwangerschaft bis zum Termin oder 300 g pro Woche. Die Gewichtszunahme ist gegen Ende der Schwangerschaft stärker als zu Beginn. Liegen die Werte höher als 400 g pro Woche, muß an eine Störung gedacht werden.
- *Psyche:* Schwankungen in der seelischen Verfassung der Schwangeren sind die Regel. Freude und Ängste, Appetit auf bestimmte und Ablehnung anderer Speisen usw. wechseln miteinander ab. Gegen Ende der Schwangerschaft und in den ersten Wochen nach der Geburt kann man bei Müttern manchmal eine *erhöhte Sensibilität* beobachten, die als „primäre Mütterlichkeit" bezeichnet wird. Es ist ein Zustand des „Entrücktseins" (die Frauen sind wie geistesabwesend, sie leben mehr nach innen, zum Kind hin, als nach außen). Dieser Zustand geht vorüber, sobald die Bindung an das Kind lockerer wird. Die Natur erleichtert es offensichtlich der Mutter, sich eine Zeitlang ganz ihrem Kind zuzuwenden und für es dazusein. Diese erhöhte Sensibilität vermag auch vorübergehende Gemütsschwankungen (Wochenbettpsychose) auszulösen.

22.2.4. Verhalten während der Schwangerschaft

Schon ARISTOTELES schreibt: „Schwangere Frauen müssen für ihren Körper Sorge tragen. Ihr Gemüt aber sollen sie freihalten von Sorgen, denn das werdende Kind nimmt vieles von der tragenden Mutter an wie die Pflanze von dem Erdreich, in dem sie wurzelt."
Idealerweise nimmt nicht nur die Mutter, sondern auch der werdende Vater an der Geburtsvorbereitung teil. Es ist in dieser Zeit ganz besonders wichtig, daß die angehenden Eltern Vertrauen in die Vorgänge des Körpers gewinnen. Für die Mutter gilt in dieser Zeit (unterstützt vom Vater):

- sorgfältige, bewußte (auch innerlich nachvollzogene) Körperpflege und Bekleidung;
- gesundes Bewegungsverhalten (ausgiebige Spaziergänge, Schwimmen u.a.);
- Schwangerschaftsgymnastik, Atemtraining;
- Körperwahrnehmungs- und partnerschaftliche Entspannungsübungen;
- Gespräche mit anderen Paaren (in Geburtsvorbereitungsgruppen).

Dadurch und durch allgemein körper- und schwangerschaftsbejahendes Verhalten und Üben bekommen Mann und Frau Antennen für die körperlichen Signale und lernen, darauf einfühlsam und geduldig einzugehen.
Die *Schwangerschaftsberatung* und -begleitung durch einen Arzt ermöglicht den Eltern,

- *informiert* zu sein über die notwendigen Einschränkungen, die für die Gesundheit von Mutter und Kind ausschlaggebend sind;
- *sich sicher zu fühlen,* da der Verlauf der Schwangerschaft von kompetenter Seite mit überwacht wird;
- die *Unterstützung* bei der *Suche* nach einer *geeigneten Klinik* mit Berücksichtigung der eigenen Vorstellungen und Wünsche betreffs Geburt, Rooming-in oder bei der *Planung einer Hausgeburt.*

22.2.5. Pflegeplanung bei Schwangerschaftsstörungen

Kleinere, leichte Schwangerschaftsbeschwerden sind normal und brauchen lediglich die symptomatische Behandlung. Treten eigentliche *Störungen* auf, sind sie immer ernst zu nehmen und bedürfen der ärztlichen Kontrolle, u. U. der Krankenhausaufnahme. Es kann dann notwendig werden, daß solche Frauen über Tage und Wochen im Krankenhaus liegen. Wird ihre Lage von der Pflegegruppe nicht realisiert, kann es sein, daß man annimmt, die Frau bedürfe kaum der Pflege, „da sie ja, außer einigen Kontrollmaßnahmen, selbständig sei". Eine solche *Einschätzung der Pflegebedürftigkeit* (s. dazu S. 74 f.) geht eindeutig an der ganzheitlichen Auffassung von Pflege vorbei. Es stimmt zwar, daß solche Frauen kaum der *Behandlung* bedürfen, vielleicht auch wenig *Betreuung* brauchen (sie sind selbständig und sollen es bleiben). Das, was sie dafür um so mehr brauchen, ist *Begleitung,* die das werdende Kind mit einschließt und die Elternbeziehung unterstützt (angepaßte Besuchszeit). *Wissen* um die Bedeutung der Schwangerschaft und damit um die drückende Last der Sorge und Ängste bei Komplikationen ist Voraussetzung für jenes *Einfühlungsvermögen,* das für eine *situationsgerechte Pflegeplanung* (s. auch S. 74 ff.) Bedingung ist.

22.3. Geburt

Die Geburt ist mehr als „die Entleerung des Uterus von seinem gesamten Inhalt nach der 38. SSW" (medizinische Definition). Die Geburt ist auch die Ankunft eines neuen Menschen, der an- und aufgenommen werden muß; und das ist grundsätzlich etwas anderes als die „Entleerung des Uterus". F. LEBOYER, einer der Begründer der „sanften Geburt", spricht von einer Doppelaufgabe des Geburtshelfers oder der Hebamme:

„1. Dafür zu sorgen, daß der Übergang vom intrauterinen Leben zum Leben an der Luft ohne Schädigung der empfindlichen Organe vonstatten geht, insbesondere des Gehirns, dessen Sauerstoffversorgung immer sichergestellt werden muß.

2. Nichts zu tun, was die Entstehung der Eltern-Kind-Beziehung unnötig behindern könnte. Nichts zu tun, was unnötig die ersten Phasen in der Libido-Entwicklung des Neugeborenen stören könnte."

22.3.1. Geburtsvorgang

In einem stark vereinfachten mechanistischen Denkmodell kann der Geburtsvorgang reduziert werden auf ein Geschehen, das von 3 Faktoren bestimmt wird: Geburtskanal - Kind - Wehen. Unter dem Druck der Wehen versucht das Kind, sich den Gegebenheiten des Geburtskanals (knöcherner Beckenring mit Weichteilauskleidung) anzupassen. Die relative Verformbarkeit des Kopfes und die Biegsamkeit der Körperachse helfen ihm dabei. Das Kind verhält sich stets so, „wie es muß".

Die Geburt verläuft in drei Phasen: Eröffnungsperiode, Austreibungsperiode und Plazentaperiode (s. dazu weiterführende Literatur).

Die *Geburtsdauer* ist von Frau zu Frau verschieden und hat sich im Lauf der letzten 100 Jahre wesentlich verkürzt. Bei der Erstgebärenden beträgt die Eröffnungsperiode im Durchschnitt 10–14 Stunden, die Austreibungsperiode 1–1½ Stunden (Abb. 22.1). Bei der Mehrgebärenden liegen die Werte bei 6–10 Stunden bzw. 10–40 Minuten.

Nach der Geburt des Kindes ist die *Plazenta* noch an ihrem Platz in der Gebärmutter. Durch weitere Wehen wird sie gelöst und dann ausgestoßen.

Blutverlust und Vollständigkeit der Plazenta werden dabei genau kontrolliert.

Heute wird viel über die *Hausgeburt* im Gegen-

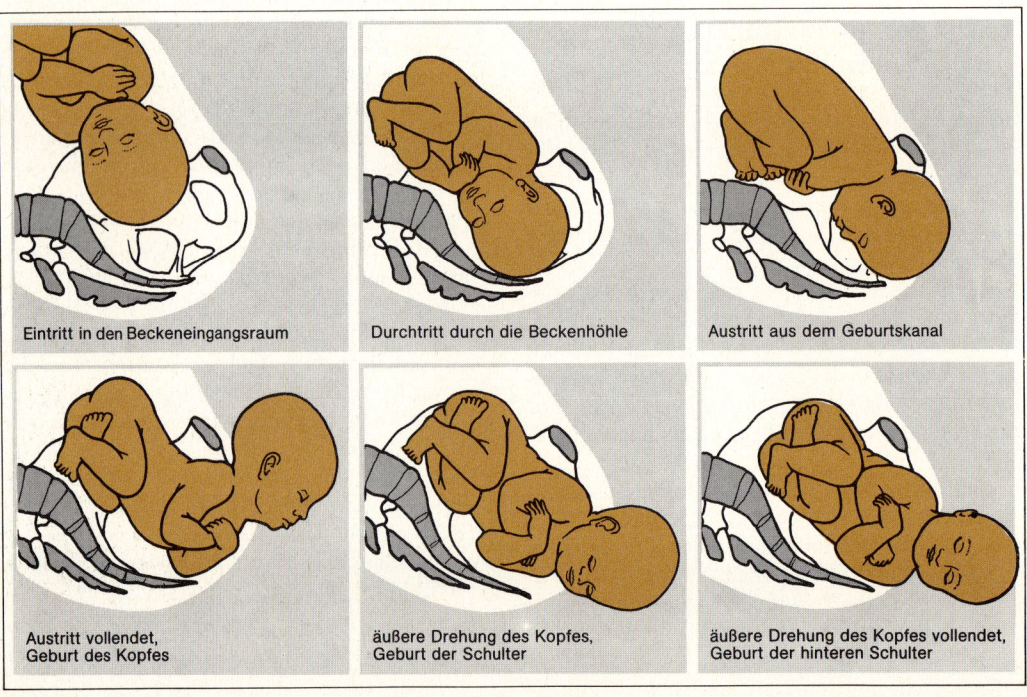

Eintritt in den Beckeneingangsraum

Durchtritt durch die Beckenhöhle

Austritt aus dem Geburtskanal

Austritt vollendet, Geburt des Kopfes

äußere Drehung des Kopfes, Geburt der Schulter

äußere Drehung des Kopfes vollendet, Geburt der hinteren Schulter

Abb. 22.1   Verlauf der normalen Entbindung bei Hinterhauptslage.

satz zur *Klinikgeburt* diskutiert. Allgemein anerkannt ist, daß die Umgebung des Krankenhauses ein Maximum an Sicherheit bietet, daß aber die voranschreitende Entwicklung mobiler und zuverlässiger Überwachungseinrichtungen die Rückkehr zur Hausgeburt begünstigt. Das heute zunehmend übliche *Rooming-in* (bzw. Baby-in) bietet eine ideale Möglichkeit, den Schutz und die Sicherheit der Klinik mit einer möglichst privaten Sphäre, wo Mutter und Kind beisammenbleiben und sich kennenlernen können, zu verbinden.

In diesem Zusammenhang ist auch auf die *ambulante Geburt* hinzuweisen als einer empfehlenswerten Alternative zur *Hausgeburt* (ambulante Geburt = Geburt im Krankenhaus, Wochenbett daheim). Viele junge Eltern hinterfragen heute wieder viel bewußter die Möglichkeiten für die Geburt ihres Kindes und befassen sich aktiv mit diesem bevorstehenden Ereignis. *Entscheidungen* sind nur *gemeinsam* möglich: Eltern, Hebamme, Arzt. Sie sind zunehmend wieder bereit, altes, verlorengegangenes Wissen neu zu entdecken, und dies nicht nur bezüglich der körperlichen Vorgänge, sondern auch der psychisch-geistigen:

- die Entstehung einer guten Eltern-Kind-Beziehung,
- Die Beziehung zur Mutterbrust und zur Mutter (Abb. 22.2),
- die spezifische Rolle des Vaters bei der Geburt,
- die durch Generationen vererbten „Muttereigenschaften" usw.

22.3.2. Das Neugeborene

Das gesunde Neugeborene weist als *Zeichen der Reife* Merkmale auf, die in Tab. 22.1 aufgeführt sind.

Die *Zustandsbeurteilung* des Neugeborenen wird *nach Apgar* vorgenommen, d.h., 1, 5 und 10 Minuten nach der Entbindung werden fünf Kriterien mit den Zahlen 0, 1 oder 2 bewertet. Die Summe 10 bedeutet optimale Bedingungen. Die Beurteilungskriterien sind Puls, Atmung, Muskeltonus, Reflexe beim Absaugen, Hautfarbe. Das Neugeborene ist aber trotz dieser Messungen in erster Linie ein *Mensch*. Von ihm hat schon 1930 die berühmte Pädagogin MARIA MONTESSORI geschrieben:

Tabelle 22.1   Reifezeichen des Neugeborenen

Gewicht:	3000–3500 g
Körperlänge:	48–50 cm
Hautfarbe:	rosig, samtigweich
Fettpolster:	gut entwickelt
Bewegungen:	„stramm"
Schreien:	kräftig
Nagelwachstum:	bis an Finger- und Zehenkuppen
Ohr- und Nasenknorpel:	gut tastbar
Schluck- und Saugreflex:	funktioniert einwandfrei
Äußere Geschlechtsorgane:	Hoden im Skrotum, große Schamlippen decken die kleinen
Kopf:	relativ groß, ca. ¼ der Körpergröße (beim Erwachsenen nur ⅛), Fontanellen durch straffe Membran verschlossen

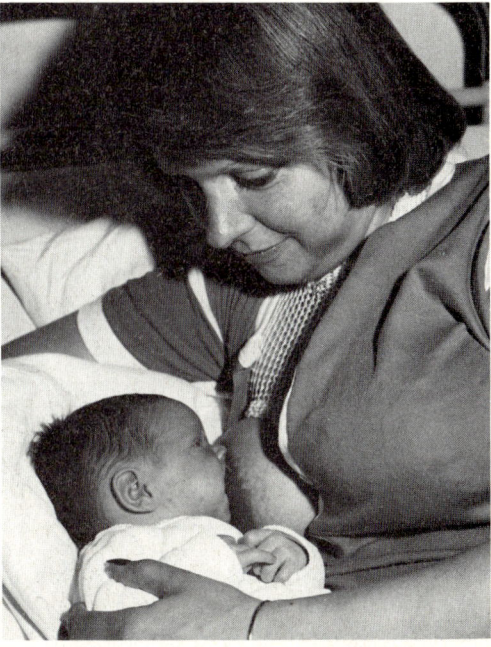

Abb. 22.2   Mutter-Kind-Beziehung beim Stillen.

„Es betritt die Welt der Erwachsenen mit seinen zarten Augen, die noch nie den Tag erblickt haben, mit seinen Ohren, die bislang vom Lärm verschont geblieben sind. Sein Leib, der noch nie einen Stoß erlitten hat, ist nun der brutalen Berührung durch die seelenlosen Hände des Erwachsenen ausgesetzt, der seine verehrungswürdige Zartheit nicht achtet ... also wir verstehen es nicht. Für uns ist es kein Mensch. Wenn es in unsere Welt tritt, wissen wir ihm keinen Empfang zu bereiten; und doch ist diese Welt, so wie wir sie geschaffen haben, ihm zugedacht, und es ist das Kind, das sie über unsere Fortschritte hinaus wird weiterführen müssen."

Seither sind 50 Jahre vergangen, und es hat sich durch die Bemühungen um die „Geburt ohne Angst" manches verändert. Die Erkenntnis der Bedürfnisse des Neugeborenen nach Wärme, Geborgenheit, nach ungestörtem Hautkontakt, nach Saugen an der Mutterbrust werden in vielen Gebärkliniken ernstgenommen und berücksichtigt. Es wird großer Wert auf den ersten Kontakt im Gebärsaal gelegt; d. h., das frisch geborene Kind wird unmittelbar nach der Geburt der Mutter auf die entblößte Brust gelegt. Es darf saugen, wenn es will, denn es findet die Brust spontan.

22.4. Wochenbett

Das Wochenbett (Puerperium) dauert von der Ausstoßung der Plazenta bis zur Erreichung des Zustandes vor der Schwangerschaft, im allgemeinen 6–8 Wochen nach der Geburt. Seine Besonderheiten liegen in den folgenden Vorgängen:
- Rückbildung (Uterus, Weichteile des kleinen Beckens). Sie wird durch die Still- und Nachwehen unterstützt, durch die Schwangerschaftsgymnastik gefördert.
- Wundheilung der Plazentahaftstelle. Als Wundreaktionsreste treten sog. Lochien aus.
- Auftreten neuer Funktionen (Laktation, Prägung der Mütterlichkeit).

22.4.1. Rückbildung und Wundheilung

Die physiologischen Vorgänge bedürfen der Unterstützung und des Schutzes.
Die *Wöchnerinnenpflege* ist daher nichts anderes als die Schaffung eines idealen Milieus zur Rückbildung von nicht mehr notwendigen Bedingungen und zur Verhütung von Komplikationen.

- *Viel Ruhe und Schlaf* dienen der Erholung, wobei die Liegezeiten schon unmittelbar nach der Geburt durch *Aufstehen* und *Gymnastik* unterbrochen werden sollen (Thromboembolieprophylaxe!)
- Die *Ernährung* soll ausgewogen sein. Stillende Frauen sollen viel trinken.
- *Hygiene:* Schon ab dem 1.–2. Tag kann die Wöchnerin duschen (evtl. Closomat benützen). Kurze Sitzbäder ab ca. 5. Tag werden bei schmerzenden Wunden als wohltuend empfunden. Vollbäder sind erst nach ca. 6 Wochen erlaubt.
- Der *Uterus* ist auf seinen Stand zu kontrollieren (Kontraktion). Nach der Geburt ist der Uterus auf Nabelhöhe, dann senkt er sich pro Tag 1–2 Querfinger. Fühlt er sich weich an, kann Blutungs- oder Entzündungsgefahr bestehen.
- Die *Lochien* (Wochenfluß) sind in den ersten zwei Stunden sehr stark und blutig. In der Regel soll die Vorlage zu Beginn 1- bis 2stündlich gewechselt werden, später nimmt die Blutung ab. In der 2. Woche wird der Ausfluß gelblich, dann mehr oder weniger klar und verschwindet nach 4–6 (evtl. 8) Wochen (peinliche Sauberkeit ist oberstes Gebot!). *Kontrolle* der Lochien auf Menge, Beimengungen, Farbe, Geruch.
- Die *Nachwehen,* die vorwiegend während des Stillens auftreten (Stillwehen), begleiten die ersten 4–5 Tage. Sie dienen der Rückbildung des Uterus. Unter Umständen können sie sehr schmerzhaft sein (zunehmend bei Mehrgebärenden).
- *Episiotomie* (Dammschnitt): Je nach Wunde können mehr oder weniger starke Schmerzen auftreten. Mehrmaliges Abspülen der Vulva (ohne die Labien zu spreizen), evtl. Sitzbäder, Wärmeapplikationen, Sitzring oder andere Hilfsmittel lindern die Beschwerden. Die Fäden lösen sich von selber auf.
- Die *Blasenfunktion* ist zu überwachen. Eine rasch nach der Geburt einsetzende Harnflut (bis zu 300 ml stündlich) kann schon nach wenigen Stunden zu einer Überdehnung der Blase führen, wenn die Entleerung gestört ist. Nach 6 Stunden muß die Blase entleert sein (es gilt, was für die postoperative Blasenentleerung auf S. 479 gesagt wurde). Zweckmäßige Wochenbettgymnastik (S. 810) unterstützt und fördert auch die Blasentätigkeit.
- Die *Darmfunktion* muß sich den veränderten nachgeburtlichen Bedingungen anpassen.

Prophylaktisch ist auf eine regelmäßige Darmentleerung ab dem 2.–3. Tag zu achten:
- orale Abführmittel sind *nicht* zu empfehlen, da sie via Milch auf das Kind übergehen, wo sie entsprechende Reaktionen auslösen.
- Suppositorien sind günstig.
- Hämorrhoiden als häufige Begleiterscheinung bei Schwangerschaft sind eine zusätzliche Schmerzquelle, die einer problemlosen Darmentleerung im Wege stehen; entsprechende Salben und Zäpfchen verabreichen.

22.4.2. Brust und Stillen

Während der Schwangerschaft wird die Brust der Mutter von einem ruhenden Zustand durch hormonelle Einflüsse in eine aktive Drüse umgewandelt, die zur Milchbildung befähigt ist. Für die eigentliche Milchbildung spielt dann aber das Saugen des Kindes eine entscheidende Rolle. Je häufiger das Kind an der Brust saugt, um so größer wird die Milchmenge.

Das Saugen des Kindes an der Brust löst bei der Mutter zwei Reflexe aus. Der eine führt zur Ausschüttung des Hormons Prolaktin aus der Hirnanhangdrüse, welches die Milchdrüsen zur Produktion anregt. Der andere bewirkt eine Freisetzung von Oxytozin (Abb. 22.3). Dieses Hormon bewirkt ein Zusammenziehen der Muskelfasern, die um die Drüsensäckchen liegen, und führt so zu einer besseren Entleerung. Oxytozin wirkt auch auf die Muskelfasern der Gebärmutter und begünstigt die Reinigung und Rückbildung der noch vergrößerten Gebärmutter.

In den ersten Stunden nach der Geburt sind Mutter und Kind für den gegenseitigen Kontakt besonders empfänglich. Eine bequeme Lage, Intimität, eine entspannte Atmosphäre und das Gefühl, viel Zeit zu haben, sind die besten Stillbedingungen. Mutter und Kind brauchen Zeit, um sich gegenseitig kennenzulernen, sich zu verstehen und auf die gegenseitigen Bedürfnisse einzugehen. „Das Stillen und die ganze Elternschaft sind in der Tat – wie jede Form der Liebe – eine Entdeckungsreise", sagt die erfahrene Mutter und Stillberaterin HANNY LOTHROP in ihrem „Stillbuch" (s. dazu sowie zur Sorge für die Brüste die weiterführende Literatur).

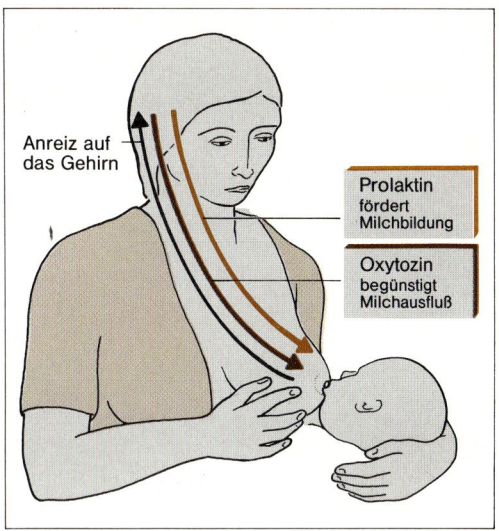

Abb. 22.3   Milchflußreflex.

22.5.   Pflege des Säuglings

22.5.1. Überwachung

Die Besonderheiten, die die Anpassung des kindlichen Organismus an die neue Situation außerhalb des Uterus mit sich bringt, verlangen von der Kinderschwester besondere Aufmerksamkeit, insbesondere in bezug auf
- die *Wärmeregulation,* die von gleichmäßig warmer Innentemperatur auf äußere Einflüsse umstellen muß:
  - Wärmelampe über dem Wickeltisch,
  - in den ersten Tagen Temperatur messen,
  - Bettchen vorwärmen, gleichmäßige Raumtemperatur (um 20 °C).
- *Umstellen zur selbständigen Atmung* auf eine Frequenz von 45–55 Atemzügen pro Minute:
  - Seiten- oder Bauchlagerung,
  - Überwachung.
- *Umstellung des Herz-Kreislauf-Systems* auf eine selbständige Frequenz von 120–140 Schlägen pro Minute:
  - Pulskontrolle,
  - Hautfarbe und Durchblutung der Extremitäten beobachten.
- *Das noch im Wachstum befindliche Nervensystem:*
  - Beobachten von Verhalten, Schreien, Bewegungen, Reflexen (Saug- und Schluckreflex, Greifreflex u. a.).
- *Blasen- und Darmfunktion* setzen langsam ein.

Die erste Entleerung erfolgt im Verlauf der ersten 24 Stunden:
- Beobachtung und Protokollierung.
- *Physiologischer Ikterus* mit Gelbfärbung der Haut und Skleren (Auftreten ab dem 3. Tag, Abklingen am 8. Tag):
  - Beginn, Dauer und Stärke beobachten.

Abweichungen von der Norm müssen sofort dem Arzt gemeldet werden, da schon kleine Unregelmäßigkeiten ein Risiko für das Leben und die Entwicklung des Kindes bedeuten.

22.5.2. Nabelpflege

Die Nabelpflege soll das komplikationslose Eintrocknen des Nabelschnurrestes begünstigen und eine Infektion der Nabelwunde verhindern. Das Wesentliche bei der Nabelpflege:
- Solange die Nabelwunde besteht, Ganzwaschung.
- Wenn der Nabel trocken ist, Bad.
- Die Nabelpflege soll mit sterilisiertem Material vorgenommen werden; was die dazu verwendeten Mittel betrifft, soll man sich den jeweiligen Gegebenheiten anpassen.

22.5.3. Prophylaktische Maßnahmen

Die *Neugeborenenuntersuchung,* die Maßnahmen zur *Früherkennung* von *Stoffwechselkrankheiten* sowie spezifische *Verhütungsmaßnahmen* werden heute bei allen Kindern vorgenommen.
- *Geprüft werden* Gesamteindruck, Herz-Lungen-Tätigkeit, Hüftgelenk- und Fußstellung, Entwicklungsstand bzw. Reifezeichen, Bauch- und Geschlechtsorgane, Sinnesorgane.
- *Konakionprophylaxe:* Infolge Mangels verschiedener Gerinnungsfaktoren (teils bedingt durch Vitamin-K-Mangel im Darm) kann eine Blutgerinnungsstörung vorliegen, die zu Darm- und Hirnblutung führen kann. Prophylaktisch wird daher dem Neugeborenen Konakion verabreicht.
- Die *Credé-Prophylaxe* dient der Verhütung der Gonoblennorrhö (bei jedem Neugeborenen!).
- Der *Guthrie-* und *Hypothyreosetest* vermag eine Phenylketonurie und andere Stoffwechselstörungen sowie eine Unterfunktion der Schilddrüse zu erfassen.
  Vorgehen: Zwischen dem 5.-6. Tag wird aus der Ferse Kapillarblut entnommen und auf ein Spezialfilterpapier gebracht (pro Kreis ein Blutstropfen).
- *BCG-Impfung* (s. auch Impfplan S. 278).

- *Rachitis-* und *Kariesprophylaxe* wird ab der 2. Lebenswoche bis Ende des 1. Jahres täglich durchgeführt (Vitamin D und Fluor, z. B. in Form von D-Fluoretten).

22.5.4. Betreuung des Säuglings, Rooming-in

Die Betreuung des Säuglings wird heute weitgehend durch die Mutter (und auch durch den Vater) selbst gewährleistet. Die Eltern sind durch die Schwangerschaftskurse bestens darauf vorbereitet worden. Was ihnen fehlt, ist – vor allem bei Erstgebärenden – die Erfahrung. Deshalb haben ausgebildete und erfahrene Säuglings- oder Kinderkrankenschwestern auch heute eine große Aufgabe. Die Art der Tätigkeit hat sich durch das Rooming-in vom Selberdurchführen zum *Anleiten, Überwachen* und *Unterstützen* der Mutter gewandelt. Das *Ziel* liegt in der Befähigung der Mutter zur selbständigen und sicheren Pflege und Beobachtung ihres Kindes. Die *Anforderungen* an die *Schwester* haben sich demnach geändert:
- Sie bedarf des *pädagogischen Geschicks,* damit sich die Mutter bei ihr wohlfühlen kann, auch wenn sie zu Beginn das Kind ungeschickt anfaßt.
- Sie muß Kind und Mutter *lieben* können ohne Besitzanspruch.
- Sie muß die richtige *Distanz* wahren können, spüren, wann sie gebraucht wird und wann sie die Intimität nur stören oder gar verhindern würde.
- Sie braucht einen *geübten Blick,* Reaktions- und Kombinationsvermögen, um Gefahren oder Störungen rasch zu erfassen (auch wenn sie das Kind nicht selber versorgt).
- Sie ist mehr eine kompetente *Begleiterin* und *Betreuerin* der Mutter als Pflegerin; mehr diejenige, die Ressourcen ansprechen und aktivieren kann, als Wissen-Austeilende usw.

Um dieser Aufgabe gerecht zu werden, bedarf die Schwester einer fundierten Ausbildung. Schein- oder Teilwissen sind nicht nur ungenügend, sondern schädlich, da die eigene Unsicherheit die Mutter nervös und hilflos, u. U. sogar stillunfähig macht. Aus diesen sehr ernsten Gründen muß ausdrücklich auf die Spezialausbildung verwiesen werden.

Das *Grundwissen* umfaßt
- den entwicklungsfördernden Umgang: Halten und Tragen, Lagerung, Säuglingsgymnastik, Spielzeugwahl;

– das Säuglingsbad;
– die Gesäßpflege: Trockenlegen, Wickeln, Pflegen der Haut;
– die Ernährung: Stillen, künstliche Ernährung, Nahrungsverabreichung (Flasche, Löffel).

Die Broschüre „Ein Leben beginnt..." (Nestlé-Produkte AG, 8050 Zürich) gibt einen äußerst knapp gefaßten, aber brauchbaren Überblick über das Grundwissen, das für das Wohlergehen von Mutter und Kind unerläßlich ist. Diese oder eine ähnliche Broschüre kann auch für den Lernenden ein nützlicher Begleiter für das Säuglingspflegepraktikum sein.

22.6. Adressen für die werdende Mutter

Hilfreiche Kontaktadressen für werdende Eltern sind:

„Rooming-in" auf der Neugeborenenstation. Die Adressen der Krankenhäuser, die das Rooming-in anbieten, sind z.B. im Büchlein von H. SCHETELIG (s. weiterführende Literatur) zusammengestellt.

La-Lèche-League-Gruppen. In LLL-Gruppen können sich Schwangere und stillende Frauen informieren, sich aussprechen, Erfahrungen austauschen und sich Ermutigung holen. Die LLL entstand 1956 in Chicago, als sieben Mütter sich zufällig beim Picknick trafen und im Gespräch miteinander erkannten, daß sie sich gegenseitig unterstützen können. Sie gaben ihrer Gruppe den poetischen Namen *La Lèche League* nach einer spanischen Madonna „der guten Entbindung und der reichhaltigen Milch". Heute existieren mehr als 5000 LLL-Gruppen in 43 Ländern.

– *Schweiz:* Briefadresse LLL Schweiz, Postfach 197, 8053 Zürich.
– *Bundesrepublik Deutschland:* In jeder größeren Stadt, z.B. M. Korporal, Leonhardstr. 1, 1000 Berlin 19; W. Hörz, Stöcklstr. 8, 8000 München 60.
– *LLL International,* 9616 Minneapolis Avenue, Franklin Park, Illinois 60131, USA.

Andere Hilfe- und Selbsthilfegruppen können im Telefonbuch gesucht werden u. a.:
– Pro Familia,
– Liga für Kind und Familie,
– Mütterberatungsstellen.

22.7. Beurteilung von Wissen und Können in der Pflege

Übung

Besorgen Sie sich ein Buch aus der Liste der weiterführenden Literatur, und stellen Sie ein eigenes Merkblatt für *werdende oder stillende Mütter* zusammen. Wählen Sie nur ein Thema, und bilden Sie sich ein eigenes Urteil.

Weiterführende Literatur

Brehm, H. K.: Frauenheilkunde und Geburtshilfe für Krankenpflegeberufe, 6. Aufl. Thieme, Stuttgart 1985
Kitzinger, S.: Natürliche Geburt, 2. Aufl. Kösel, München 1981
Leboyer, F.: Geburt ohne Gewalt, 3. Aufl. Kösel, München 1984
Lothrop, H.: Das Stillbuch, 8. Aufl. Kösel, München 1984
Martius, G., U. Cammann: Gynäkologie, Geburtshilfe und Neonatologie, 7. Aufl. Kohlhammer, Stuttgart 1986
Odent, M.: Die sanfte Geburt. Die Leboyer-Methode in der Praxis, 5. Aufl. Kösel, München 1982
Schetelig, H.: Entscheidend sind die ersten Lebensjahre, 3. Aufl. Herder, Freiburg 1984
Steidinger, K., K. Uthicke: Frühgeborene - Babys, die nicht warten können. Mosaik, München 1985
Wichmann, V.: Kinderkrankenpflege, 2. Aufl. Thieme, Stuttgart 1986

23. Pflege kranker Kinder

Denn wir können die Kinder nach unserem Sinne nicht formen.
So wie Gott sie uns gab, so muß man sie haben und lieben.

J. W. v. Goethe

Bereiten wir also dem Kind eine offene, seinem Lebensmoment
entsprechende Umwelt, so wird sich die kindliche Seele
spontan offenbaren; das Geheimnis des Kindes muß sich
enthüllen.

M. Montessori

Sequenzziel/Intention

Die Pflege kranker Kinder läßt sich aus dem Verständnis des Menschen im Kontinuum zwischen Geburt und Tod zum Teil ableiten. Das Kind ist in erster Linie ein Mensch (häufig zwar noch ein kleiner) im Werden. Es ist *Werdender* aber auch *Seiender,* d.h. eine in sich geschlossene Person mit sich entwickelnder Individualität und Persönlichkeit. *Die Pflegegrundsätze die den ganzen Menschen meinen, gelten darum auch für das Kind* (nur die Maßstäbe sind dabei viel kleiner). Andererseits bedarf die Pflege kranker Kinder eines *Spezialwissens,* das dieses Kapitel nicht anbieten kann und will. Es sei dafür auf die entsprechende Fachliteratur (S. 502) verwiesen. Damit ist das Ziel dieses Kapitels umschrieben: Es will Ihnen helfen, Ihr Pflegeverständnis auf die Situation kranker Kinder anzuwenden, wie auch Ihr Interesse zu wecken, sich durch weiterführendes Studium zusätzliches Wissen zu erwerben.

Dynamik des Pflegeprozesses

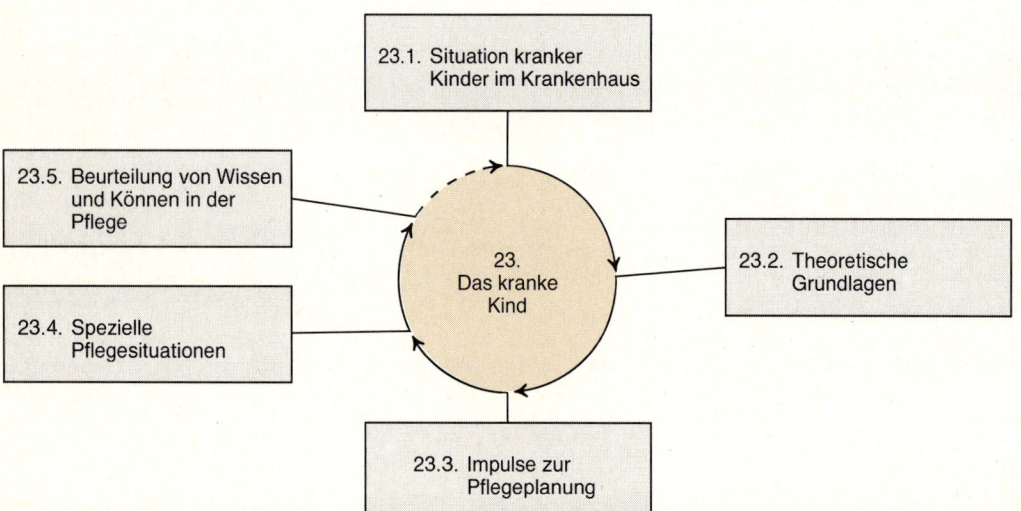

Prinzipien/Impulse
Kinder stehen noch am Anfang des Lebensweges. Sie sind deshalb in ganz besonderer Weise von den Gesetzen des Werdens geprägt und von den Bedingungen der Mit- und Umwelt abhängig.

- Der *Körper* wächst langsam der Gestalt des Erwachsenen entgegen, besitzt alle Funktionen, ohne schon über alle frei und willkürlich verfügen zu können.
- Die *Seele* (Psyche) ist immer schon anwesend, ist Teil des Befindens und der Befindlichkeit des Kindes. Sie reagiert auf äußere Ereignisse mit Wachstum und Entwicklung oder Regression und Stillstand.
- Der *Geist*, an dem auch das kleine Kind schon teilhat, bedarf eines Klimas, das Wachstum ermöglicht, damit er sich frei entfalten und den brachliegenden Initiativen zum Leben verhelfen kann.

Krankheit gehört zum Leben – auch zum Leben eines Kindes

„Die Konfrontation mit einer Krankheit, mit einer körperlichen Einschränkung, vor allem auch mit einer Behinderung, bringt den sonst so selbstsicheren Menschen unserer Zeit aus dem Gleichgewicht. Da gibt es etwas, wogegen man machtlos ist, das nicht in der Kraft der Menschen steht. Und für den Betroffenen ist kein Platz in dieser Gesellschaft.

So wie man bei einem Behinderten auf der Straße schnell wegsieht, so ignoriert man Krankheit und Gebrechen, solange man ihnen ausweichen kann. Dabei ist das deutliche oder auch geistige „Wegsehen" keineswegs lieblos gemeint. Es ist vielmehr ein Zeichen der Angst und Unsicherheit.

Nun kann man sich andererseits auch nicht ständig mit Krankheit und Elend auseinandersetzen und in dauernder Furcht beobachten, ob sich bei einem selbst nicht dieses oder jenes Krankheitszeichen zeigt.

Wenn Sie dabei an *Ihr Kind* denken, so gehören Krankheit und auch der Aufenthalt in einer Klinik unbedingt zum Gesprächsthema. Ist Kranksein ein Tabu, wird das Krankenhaus stets umgangen und möglichst schnell verdrängt, so trifft ein notwendiger Klinikaufenthalt doppelt hart.

Krankheit und Behinderung sind Einschränkungen, die jeden Menschen unweigerlich einmal, zumindest im Ansatz, treffen. Sie sind ein Bestandteil dieses Lebens. Ignorieren nützt nichts. Nimmt man sie in seinen Alltag mit hinein, so kann man mit Friedrich Schiller feststellen: ‚Kein Übel ist so groß wie die Angst davor!‘ "

Nachwort zu Christine Merz: Schnupfen, Masern ... und was jetzt? (Herder-Bücherei).

23.1. Situation kranker Kinder im Krankenhaus

Das kranke Kind kann nicht ohne Eltern, insbesondere nicht ohne die Mutter gedacht werden. Noch vor 10–15 Jahren war es üblich, daß Eltern ihr krankes Kind ins Krankenhaus brachten, gleichsam in einer geschlossenen Institution ablieferten. Dort wurde das Kind entgegengenommen, eventuell mitsamt seinem Lieblingsspielzeug; die Eltern aber wurden ausgeschlossen, sie durften höchstens ein- bis zweimal in der Woche zu Besuch kommen. Die Folgen waren oft verheerend: verzweifeltes Weinen, Schreien, Rufen nach Mutter oder Vater, das früher oder später in das Stadium der Resignation und Apathie (kindliche Trennungsdepression) überging, welches u. U. auch nach dem Krankenhausaufenthalt noch lange nachwirkte. Unterdessen hat sich das Kinderkrankenhaus „geöffnet". Die Eltern können ihr Kind begleiten, besuchen, häufig rund um die Uhr; an manchem Ort ist sogar die Mitaufnahme der Mutter (Rooming-in im Kinderkrankenhaus) möglich. Die vertraute, anwesende Mutter *schafft Beruhigung* und *mindert Angst.* Die Kinder haben sichtbar die *Gewißheit,* nicht vergessen worden zu sein. Die Einbeziehung der Mutter in die Pflege und Therapie der Kinder innerhalb der Klinik läßt die zur Heilung notwendigen Maßnahmen leichter erdulden, und häufig tritt dadurch auch die Genesung rascher ein.

Die anwesende Mutter kann zu einem großen Teil die *Betreuung* und *Begleitung* ihres kranken Kindes übernehmen – meist ist sie durchaus kompetent dazu – (Abb. 23.**1**); sie kann auch bei der *Behandlung* assistierend mitwirken.

Umgekehrt können anwesende Eltern für die Therapie- und Behandlungsgruppe zum *Problem* werden, sei es, daß sie (häufig mehr als das Kind selber) von Ängsten und Unsicherheit geplagt sind und der Hilfe bedürfen oder daß sie unkooperativ und gefährdend ins Pflegekonzept eingreifen (Nüchterngebote überschreiten, unsinnige Schleckwaren mitbringen usw.). Diese kurzen Hinweise zeigen, wie sehr sich die Situation des Kindes im Krankenhaus und somit auch die Aufgabe der Pflegepersonen, insbesondere der Kinderkrankenschwester, gewandelt hat und eigentlich eine zweifache geworden ist:

- Verantwortung für die Planung, Durchführung und Auswertung der Pflege (pflegerischer Aspekt);
- Beratung und Begleitung der Eltern, insbeson-

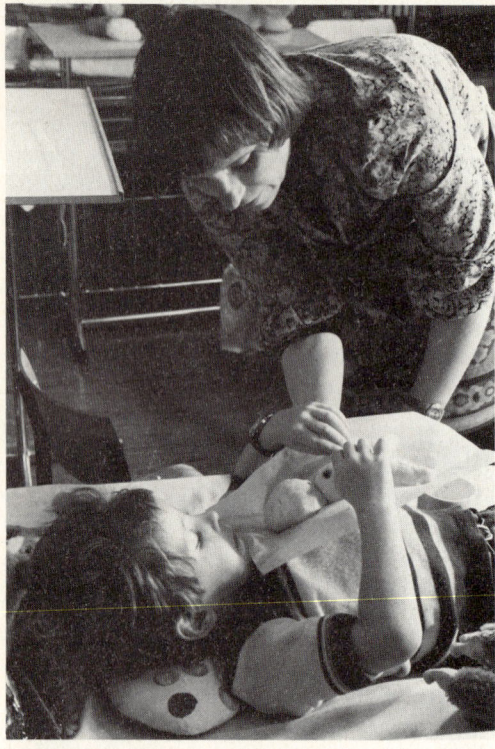

Abb. 23.**1** Aufrechterhaltung der Eltern-Kind-Beziehung im Krankenhaus.

dere der Mutter (pädagogischer, gesundheitserziehender Wert).

Die wichtigsten Voraussetzungen sind aber auch heute die Fähigkeit und Bereitschaft zur *Zuwendung* und die *Liebe* zum Kind.

23.2. Theoretische Grundlagen

Für die Pflege kranker Kinder ist das Kennen und Verstehen der kindlichen Verhaltensweisen, seiner Bedürfnisse und Reaktionen ebenso wichtig wie medizinisches Fachwissen. Schwestern, die in der Pflege Erwachsener (allgemeine Krankenpflege – AKP) ausgebildet sind, müssen lernen, sich in die kindliche Welt hineinzudenken und hineinzufühlen. Im folgenden einige Impulse.

23.2.1. Unterschiede zur Erwachsenenpflege

Die Unterschiede liegen in der kindspezifischen Bedürftigkeit, Abhängigkeit und Entwicklungs-

fähigkeit und betreffen vorwiegend die folgenden Aspekte:

- *Alter* und *Entwicklungsstand* des Kindes. Seine Aussagemöglichkeiten und Verständnisfähigkeiten sind anders als beim Erwachsenen. Sie sind beim unter 4jährigen z. B. noch kaum entwickelt. Das Kind bedarf deshalb einer differenzierten und gezielten Beobachtung.
- *Reaktionsweisen.* Kinder sind unberechenbar, sie folgen ihren Impulsen und bedürfen einer sicheren Umgebung und eines risikofreien Bewegungsraumes. *Gefahren* müssen vorausgesehen, und es muß entsprechend vorgesorgt werden (sichere Aufbewahrungsorte für Medikamente, technische Geräte, Desinfektionsmittel u. a.).
- *Informationsbedürfnis* und *-verarbeitungsfähigkeit* hängen vom Alter und Entwicklungsstand ab. Es braucht großes Einfühlungsvermögen, um die altersspezifische „Sprache" zu verstehen bzw. in einer dem Kind verständlichen Sprache zu sprechen.
- *Beschäftigung.* Spiel und Bewegungsdrang sind fundamentale Lebensbedürfnisse des Kindes. Der Beschäftigung muß daher große Bedeutung beigemessen werden. Sie muß einerseits den Fähigkeiten, den Bedürfnissen und Wünschen des Kindes entsprechen und zugleich gesundheits- und entwicklungsfördernden Charakter haben. Das bedeutet, daß die Beschäftigung (Spiel, Lernen) bewußt und gezielt in die Pflegeplanung einbezogen, durchgeführt und kritisch gewertet werden muß.
- Die *Zusammenarbeit* mit der Kindergärtnerin oder der Lehrerin zusätzlich zu den therapeutischen Diensten bedarf großer Flexibilität, Kooperations- und Teamfähigkeit. Der Schwester fällt die Aufgabe der Vermittlung und der Kontinuität zu. An ihr liegt es, ob das Kind eine Basis des Vertrauens zu einer Bezugsperson aufbauen kann, ohne von der Vielzahl der Kontaktpersonen verwirrt zu werden.
- Die *Integration der Eltern* in die Pflege hängt häufig weniger von der vorgegebenen Struktur als von der Bereitschaft der Pflegepersonen ab. Man kann die Kinder *neben* den Eltern (Mutter) oder *mit* den Eltern betreuen, die Schwerpunkte können beim „Ich" oder beim „Wir" gesetzt werden. Letzteres bedarf einer reifen Persönlichkeit. Die Pflegeperson hat die Mutter bei deren Abwesenheit zu *vertreten* und keineswegs zu verdrängen.

– *Klarheit und Konsequenz in erzieherischen Be-langen* sind ebenso notwendig wie eine gewissenhafte Sachpflege. Kinder brauchen Liebe, aber kein Verwöhnen; Aufbauen und Weiterführen der elterlichen Erziehung und nicht eine Umerziehung; ein liebevolles auf das Kind Eingehen und Zugehen, nicht ein Abhängigmachen; Sorge und taktvolle Lenkung, nicht Bevormundung und Überbesorgtheit usw.

23.2.2. Kindliche Reaktionen auf den Krankenhausaufenthalt

Infolge der Alters- und Entwicklungsunterschiede hat der Krankenhausaufenthalt für jedes Kind eine andere Bedeutung. Besonders Kinder zwischen 6 Monaten und 5 Jahren werden durch eine längere Trennung von den Eltern seelisch stark belastet, weil sie bereits eine personale Beziehung aufgebaut haben, von deren Beständigkeit und Zuverlässigkeit sie in ihrem Wohlbefinden noch sehr abhängig sind. Die Trennungsreaktionen verlaufen in verschiedenen Phasen:

1. Proteststadium (Schreien, Rufen nach der Mutter).
2. Beginnende Depression (Rückzug von der Umgebung, den Eltern).
3. Manifeste Depression (äußerliche Anpassung mit Abwehr von Gefühlsbeziehungen).
4. Hospitalismuserscheinungen bei langdauerndem Aufenthalt mit Auftreten von kinderneurotischen Symptomen wie Nägelbeißen, Wiedereinnässen usw.
5. Nach der Entlassung aggressiver Protest gegen die engsten Beziehungspersonen, meist die Mutter.
6. Regression in eine enge, anklammernde Mutterbindung.
7. Allmähliche Stabilisierung und Normalisierung oder dauernde Fixierung an die Mutter mit Störungen der Persönlichkeitsentwicklung (vgl. Deutsche Krankenpflegezeitschrift 10 [1975] 575).

Die Empfindungen, denen das krankgewordene Kind ausgesetzt ist, können sehr verschieden sein. Im folgenden einige bezeichnende kindliche Erfahrungen bzw. *Reaktionen,* die mit der Aufnahme ins Krankenhaus verbunden sind:

– Einschränkung der Motorik bremst (vor allem in den ersten Lebensjahren) die Entwicklung im körperlichen und geistigen Bereich.
– Die Einengung des Lebensraumes hat eine Verminderung der Interessen zur Folge.

– Gefühle, welche nicht abreagiert werden können, sowie Mangel an Kontakt bewirken, daß das Kind müde und lustlos oder nervös und gereizt wird.
– Die u. U. eben erst errungene Selbständigkeit muß preisgegeben und eine erneute Abhängigkeit akzeptiert werden. Dies bewirkt eine Regression auf eine unreifere Altersstufe.
– Das Kind fühlt sich verlassen und äußert dies in seinem veränderten Verhalten: Apathie, Abkapselung, Aggression u. a.

Eine wesentliche Rolle spielt dabei die Art der Krankheit und deren Auftreten, akut oder chronisch, und damit vor allem die Art und Weise der *Vorbereitung des Kindes auf den Krankenhausaufenthalt.* Grundsätzlich gilt, daß das Kind darauf vorbereitet und hingeführt werden sollte, d.h., daß Klinikaufenthalte, die nicht akut notwendig sind, von den Eltern weitsichtig geplant werden müssen. Die Kinder sollen altersgemäß informiert werden, denn was bekannt ist oder wo Zusammenhänge und Handlungsabläufe verstanden werden, entsteht weniger Angst. Mal- und Bilderbücher (z. B. A. WEBER, J. BLASS: Elisabeth wird gesund. Herder, Freiburg 1978; G. BIERMANN, R. BIERMANN: Gabi geht ins Krankenhaus. Reinhardt, München 1973; M. GYDAL u.a.: Ole kommt ins Krankenhaus. Carlson, Reinbek), aber auch das Spiel mit dem Spielzeug-Arztkoffer u. a. lassen Fremdes und Unbekanntes vertrauter werden. Ein Besuch im Krankenhaus zum Kennenlernen und eine kurze Begegnung mit den Schwestern ermöglichen das Einfühlen in die Atmosphäre, die auf das Kind zukommt. Die Zeit, die für solche vorbereitende Besuche investiert wird, ist für beide Seiten (Kind/Mutter und Pflegegruppe) von großem Wert und kann viel Not verhindern.

23.3. Impulse zur Pflegeplanung

23.3.1. Situationseinschätzung

Grundsätzlich gilt auch für das Kind, was auf S. 74ff. nachzulesen ist (allgemeingültige Aspekte zur Situationseinschätzung). Der wesentliche Unterschied liegt darin, daß wir nicht nur mit *einer* Person vertraut werden müssen, nämlich dem Kranken (dem Kind), sondern in ebenso großem Ausmaß auch mit der Mutter des Kindes. Diese beste (und wichtigste) Informationsquelle spielt nicht nur bei der Aufnahme des

Kindes eine Rolle, sondern während des ganzen Krankenhausaufenthaltes. Niemand kennt die kindlichen Bedürfnisse, Wünsche, Nöte und Probleme besser als die Mutter, niemand vermag so gut wie sie, kindliche Reaktionen zu verstehen und zu beantworten. Die Frage, was man denn vor allem über das Kind wissen müsse, läßt sich nicht mit einem Rezept beantworten. Umgekehrt werden intuitiv die richtigen Fragen gestellt, wenn man sich in die „Welt des Kindes" hineinversetzt. *Einige Denkanstöße als Ergänzung bzw. Modifizierung der allgemeinen Checkliste* (S.76) sind z.B. die Fragen bezüglich

☐ Vorbereitung auf den Krankenhausaufenthalt,
☐ Entwicklungsstand des Kindes,
☐ Zeitbegriff und Denkvermögen,
☐ Stellung in der Familie (Einzelkind), Stellung in der Geschwisterreihe, andere Familienmitglieder,
☐ Alter und Namen der Geschwister,
☐ gebräuchliche Ausdrücke, wichtige Bezeichnungen (Kosenamen, Rufname für Mutter und Vater usw.),
☐ Gewohnheiten (Schlafritual, Lieblingsspeisen, Aversionen, Ausscheidungsverhalten usw.),
☐ Lieblingsspielzeug,
☐ bei größeren Kindern: Sozialkontakte, Kindergarten, Schule, Hobby, Freunde,
☐ spezielle Probleme infolge Krankheit.

Da sich das Kind häufig nicht (noch nicht) selber mitteilen kann, ermöglicht nur eine gezielte Informationssammlung das *Erfassen und Beurteilen der Pflegeprobleme sowie der möglichen Ressourcen* bei Mutter und Kind (letztere sind naturgemäß bei einem Kleinkind vorwiegend bei der Mutter zu suchen).

23.3.2. Pflegeziele und -maßnahmen

Die *Pflegeziele* sind allgemeiner Natur (S.77 f.). Sie beinhalten aber immer neben den Zielen, die der *Erhaltung und/oder Wiederherstellung der Gesundheit* dienen, auch Ziele, die der *Aufrechterhaltung der Mutter-Kind-Beziehung* sowie der *Entfaltung des kindlichen Geistes* dienen.
Die *Pflegemaßnahmen* müssen alle drei Ziele abdecken.
- *Behandlung.* Grundsätzlich handelt es sich um die gleichen Maßnahmen wie beim Erwachsenen. Die *Anpassung an das Kind,* insbesondere an das Kleinkind, bedarf einer einfühlsa-

men und geschickten Hand sowie der Fähigkeit, den Konsequenzen, die durch die „Kleinheit des Menschen" gegeben sind, zu entsprechen (sie zu kennen, zu verstehen und entsprechend handeln zu können). Idealerweise dient dazu die Fachausbildung zur Kinderkrankenschwester.
- *Betreuung.* Im Gegensatz zum Erwachsenen müssen beim Kind vielfach neben den durch die Krankheit eingeschränkten Aktivitäten des täglichen Lebens *auch die noch nicht erlernten Aktivitäten* ganz oder teilweise durch die Pflegeperson ausgeführt werden. Dafür ist die Mutter der beste Partner, was eine gegenseitig sich akzeptierende und kooperative Zusammenarbeit erfordert. Das bestmögliche Miteinbeziehen der Mutter in die Pflege setzt eine flexible Handhabung der Besuchszeit voraus (oder u.U. das Rooming-in, s. dazu S.492). Die Vor- und Nachteile bzw. die individuell notwendige bzw. mögliche Variante muß gemeinsam (Pflege- und Therapiegruppe *und* Eltern) gesucht werden.
- *Begleitung.* Die Mutter ist normalerweise die beste Begleitung. Das bedeutet, daß der Pflegeperson in erster Linie vermittelnde und kontakterhaltende Funktion zukommt. Nicht Mutterersatz, sondern situationsgerechte Überwachung und Förderung der individuell notwendigen und wünschbaren Pflege ist das Ziel einer Mutter-Kind-gerechten Pflege.

Beschäftigung

Der Beschäftigung ist innerhalb der Pflegeplanung viel Gewicht beizumessen.
Das Spiel
- entfaltet die Persönlichkeit,
- hilft emotionale Eindrücke zu verarbeiten,
- schult die Sinnesorgane,
- fördert die Sprachentwicklung,
- entwickelt die körperliche Beweglichkeit,
- gibt der kindlichen Phantasie neue Impulse und vermittelt Freude an schöpferischer Betätigung,
- führt zur Selbstbehauptung und zur Anerkennung der eigenen Persönlichkeit,
- schafft Beziehungen zu Mitmenschen und zur Umwelt,
- hilft Krankheit und Behinderung zu bewältigen.
Bei der Wahl des Spielzeugs ist uns die Kindergärtnerin und/oder die Ergotherapeutin behilflich (vgl. auch S. STÖCKLIN-MEIER: Kranksein

und spielen. Orell Füssli, Zürich 1982). Bei der *therapeutischen Spielzeugwahl* ist außer den allgemeingültigen Kriterien auch der Aspekt der Funktion und Rehabilitation von Bedeutung; d.h., daß neben dem Lieblingsspielzeug auch zweckgerichtetes Funktionsspielzeug eingesetzt und dem Kind zugänglich und „liebgemacht" werden muß (Spielzeug zum Bewegen, Sichausdrücken, Gestalten, Konstruieren, Lernen usw.) (s. auch Kap. 11).

Geschenke

Die Geschenke werden dann zum Problem, wenn das Kind damit überhäuft wird. Im Krankenhaus ist der Platz, den das Kind als Eigenraum und individuellen Spielplatz (Kuschelecke) zur Verfügung hat, auch bei besten Voraussetzungen klein. Die Eltern müssen daher wissen, daß teure und große Spielzeuge ungünstig sind. Umgekehrt kann man aber davon ausgehen, daß „unsinnige Geschenke" eine kompensierende Reaktion der Eltern ist, die ihr Kind allein lassen (müssen). Das bedeutet: Je selbstverständlicher die Eltern im Krankenhaus ein- und ausgehen können, je kontinuierlicher ihre Anwesenheit gewährleistet ist, um so kleiner wird das Problem der „Überhäufung" des Kindes mit Geschenken sein. Die Eltern bedürfen u. U. einiger helfender Gedanken, damit ihre Ideenfindung angeregt wird (eine einzelne Blume aus dem Garten, ein Zweig aus dem Wald, ein Stein aus dem Fluß, leere Kalenderblätter für jeden neuen Tag usw.). Wichtiger als die täglichen Mitbringsel ist die Geschichte, die dazu gehört, der Beziehungspunkt mit der vertrauten Umwelt, aus der das Kind kommt und in die es wieder zurückkehrt.

23.3.3. Dokumentation und Anpassung der Pflege

Eigenheiten bei der Pflegedokumentation (s. dazu S. 78 f.) sind auf der Kinderabteilung z. B.
- kinderspezifische Ernährungs- und Gewichtsprotokolle,
- spezifische Beschreibung kindlicher Funktionen und Verhaltensweisen (z. B. Spielverhalten),
- Reaktionen (Verhalten und Probleme) der Mutter,
- Beziehung von Mutter und Kind usw.
Die *Besprechung* der Pflege (gegebene Pflege, Auswirkung und Anpassung S. 342 f.) ist beim heute üblichen Schichtwechsel - der notgedrun-

gen immer auch einen Wechsel der für das Kind so notwendigen Bezugsperson mit sich bringt - unumgänglich. Ohne gezielte Rapporte gehen notwendige (u. U. wirklich Not-wendende) Informationen verloren, und das Kind vermißt jene Geborgenheit und Sicherheit, die nicht nur für die Genesung, sondern für seine ganze weitere Entwicklung unabdingbare Voraussetzung sind.

23.4. Spezielle Pflegesituationen

23.4.1. Der Langzeitpatient

Bei Kindern, die über Wochen und Monate im Krankenhaus sein müssen, stehen die erzieherischen Aspekte im Vordergrund. Das Kind steht in einem Reifeprozeß, der durch den Krankenhausaufenthalt nicht gestoppt oder unterbrochen werden darf.
- Erziehungsziele und -maßnahmen sind von der Pflegegruppe gemeinsam mit den Eltern und der Kindergärtnerin/dem Lehrer zu besprechen.
- Bei Schulkindern muß die Gewähr für die lückenlose Aufarbeitung des Schulstoffes gegeben sein.
- Kontakte mit dem Lehrer und den Mitschülern des Kindes sollen gefördert und Besuche eingeplant werden.
- Überwachung der Schulaufgaben, wenn die Mutter z. B. aus Gründen der weiten Entfernung des Wohnorts diese Aufgabe nicht wahrnehmen kann.
- Größere Kinder brauchen größtmögliche Selbständigkeit und altersentsprechende Medien (Telephon, Tonband, geeigneter Lesestoff) sowie zweckmäßiges Spiel- und Hobbymaterial.
- Wichtigste Vorbeugungsmaßnahmen sind diejenigen gegen die Langeweile, den Krankenhauskoller, die sinnentleerte Routine, die Entwicklungsstagnation.
- Viel Zeit für die Gespräche - auch Gespräche über Religion und Gott - sowie liebevolle Zuwendung sind unerläßlich (Abb. 23.2).

23.4.2. Der Jugendliche im Krankenhaus

Der Jugendliche hat außer den Krankheitsproblemen die Probleme der Pubertät zu bewältigen.

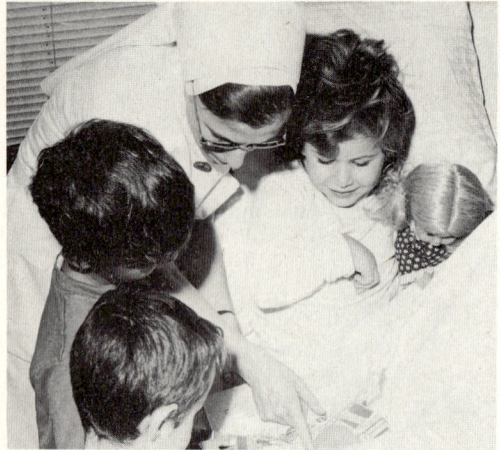

Abb. 23.**2**   Das Kind im Krankenhaus. Es bedarf der Zuwendung und Liebe.

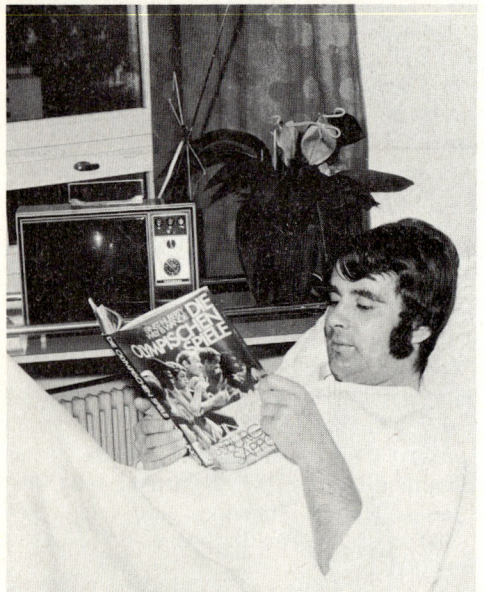

Abb. 23.**3**   Der Jugendliche im Krankenhaus. Er braucht seinen persönlichen „Lebensraum".

Unter Umständen steht er sogar in einer Phase der seelischen Überforderung aufgrund der schnellen körperlichen Entwicklung. Dieser Entwicklungsaspekt muß immer beachtet und berücksichtigt werden. Umgekehrt ist der Krankenhausaufenthalt für den Jugendlichen, solange er kein Schwerkranker, Unheilbarer oder besonders Belasteter (Suizidversuch, Drogenabhängigkeit u. a.) ist, ein „Abenteuer", das er genießt. Im folgenden einige Bedürfnisse des Jugendlichen, die meist leicht zu erfüllen sind:

- Ein Zwei- oder Mehrbettenzimmer empfindet er als angenehm, er möchte aber mit anderen Jugendlichen oder jüngeren Erwachsenen zusammen sein.
- Er will nicht „bemuttert" werden, erwartet vielmehr, daß er auch im Krankenhaus als Erwachsener betrachtet wird.
- Er verlangt Toleranz seinem „So-Sein" gegenüber, schätzt aber dabei eine konsequente Haltung der Schwester.
- Er will über seine Krankheit gut informiert sein und verlangt ausführliche Erklärungen über alle Maßnahmen der Therapie und Pflege.
- Er beansprucht eine gewisse Großzügigkeit vom Pflegepersonal in bezug auf seine ablenkenden Beschäftigungen (z. B. Hören von Musik) und seinen privaten Lebensraum (Abb. 23.**3**).
- Er diskutiert gerne über aktuelles Geschehen, über Filme, Sport usw. und versucht herauszufinden, wie weit die Pflegeperson, vor allem wenn es sich um eine jüngere, vielleicht gleichaltrige Schwester handelt, darüber informiert ist und mitsprechen kann. Hier bestehen viele Möglichkeiten der positiven Beeinflussung im Sinne der Gesundheitserziehung und der gesunden Lebenshaltung.
- Schüler und Studierende, vor allem wenn es sich um Langzeitpatienten handelt, bedürfen der Ruhe, damit sie ihr Studium ungestört fortsetzen können.

23.4.3. Behinderte Kinder im Krankenhaus

Bei behinderten Kindern ist die Situationseinschätzung, d. h. die Information (Eltern, Heimleiter usw.) über Entwicklungsstand, Möglichkeiten und Grenzen, Gefahrenmomente usw. ganz besonders wichtig. Die Eltern bedürfen einer verständnisvollen Begleitung. Sie werden bestmöglich in die Pflege mit einbezogen, sollen wenn nötig auch Ermutigung bekommen, für sich selber eine kurze Verschnaufpause einzulegen. Dies kann bedeuten, daß sich eine Mutter ohne Schuldgefühle zwischendurch einen wirklich freien Tag ohne Krankenhaus und ohne behindertes Kind leisten soll. Je besser sich das Vertrauensverhältnis einspielt, um so leichter kann gemeinsam die *für Mutter und Kind ideale Lösung* gefunden werden.

Von besonderer Bedeutung ist die Förderung des Kindes, die durch den Krankenhausaufenthalt nicht gehemmt oder gar unterbrochen werden darf. Es müssen auch zusätzlich Therapien (Ergo-, Physio-, Logotherapie u. a.) in den Pflege- und Behandlungsplan integriert werden. Allgemeingültige Aspekte zum Langzeitpatienten und Behinderten s. auch S. 871.

Neben den *offensichtlichen Behinderungen* (körperlich, psychisch) bedürfen auch die Kinder mit sog. *unsichtbaren Behinderungen* der besonderen Beachtung und der situationsgerechten Pflege. Es sind dies z. B.

- gehörlose Kinder,
- sehgeschwächte Kinder,
- Kinder mit psychoorganischem Syndrom (POS),
- zuckerkranke Kinder,
- Bluterkinder.

Lesen Sie dazu, was in den entsprechenden Kapiteln (Kap. 28 ff.) gesagt wird, z. B.:

- Umgang mit sehbehinderten Kindern S. 928;
- Umgang mit hörgeschädigten Kindern S. 908.

23.4.4. Fremdsprachige Kinder im Krankenhaus

Die Vermischung der Völker macht sich auch auf der Kinderabteilung bemerkbar. Die fremdsprachigen Kinder sind Kinder von Gastarbeitern, Ferien- oder Erholungskinder oder Kinder, die aus der dritten Welt, z. B. durch die Organisation „Terre des Hommes", für ein spezielles Behandlungsverfahren nach Europa gebracht wurden. Sind Gastarbeiterkinder häufig schon in etwa mit unserer Art zu leben und zu sprechen vertraut, so sind es diese letzteren überhaupt nicht. Neben der Entwurzelung bestehen Sprachbarrieren, die oft unüberwindlich scheinen. Es ist dann notwendig, daß die Kontakte mit den für die Kinder zuständigen Stellen aufrechterhalten und gepflegt werden. Für die Kommunikation ist viel Zeit und Phantasie zu investieren (Symbole, Zeichen, averbale Kommunikation usw.), u. U. findet sich unter dem heute häufig internationalen Hilfspersonal jemand, der die Sprache des Kindes versteht, spricht und der uns zusätzliche Informationen über Mentalität, Sitten und Gebräuche des betreffenden Landes sowie über die individuellen Bedürfnisse und Probleme des Kindes vermittelnd Auskunft geben kann.

23.4.5. Das Kind als Notfall

Für das Kind ist die Notfalleinweisung infolge Unfalls oder akut bedrohlicher Erkrankung eine viel größere Bedrohung als für den Erwachsenen. In dieser Situation sind auch die Eltern häufig nicht in der Lage, dem Kind Sicherheit und Geborgenheit zu vermitteln. Sie bedürfen vorerst selber der Hilfe, um Angst und Schrecken zu verarbeiten. Voraussetzung dafür ist eine möglichst klare Information über den Zustand des Kindes durch den Arzt sowie die Unterstützung der Informationsverarbeitung durch die Pflegepersonen. Sich widersprechende Informationen führen zu einem extremen Vertrauensverlust, der sich auf das Kind negativ auswirkt.

Verständnis, Zuwendung und Geduld können diese schwierige Zeit für Eltern und Kind erträglich machen. Bei Kinder, die *isoliert* oder auf *Intensivstationen* verlegt werden müssen, ist die situationsgerechte mit der kindgerechten Pflegeplanung bestmöglich zu verbinden.

23.4.6. Das Kind in der Isolationspflege

Die Hauptprobleme liegen im mangelnden Kontakt nach außen und im Nichtbegreifen der Hygienevorschriften. Dazu kommen häufig architektonische Barrieren, insbesondere dort, wo Glaswände noch fehlen. Die Probleme sind um so größer, je kleiner die Kinder sind, auch bei fremdsprachigen erschwert sich die Verständigung.

Problemlösung:

- Genügend Zeit einräumen.
- Wenn möglich immer die gleiche Schwester.
- Eltern in die Pflege mit einbeziehen (sie mit den Hygienevorschriften vertraut machen); uneingeschränkte Besuchszeit ermöglichen.
- Für eine attraktive Beschäftigung sorgen; Tagesablauf und Pflege so planen, daß Pflegende auch einmal länger im Isolierzimmer verweilen können. Älteren Kindern Telefon, TV, Radio u. a. ermöglichen.
- Evtl. ein zweites Kind mit isolieren (wo möglich und machbar).

Die Isolation soll nur so lange sie *wirklich nötig ist* aufrechterhalten werden.

23.5. Beurteilung von Wissen und Können in der Pflege

Übung

Lösen Sie anläßlich Ihres Kinderpflegepraktikums die folgende Aufgabe:

- Nehmen Sie bei einem Kind (das Sie wenn möglich mit der zuständigen Vorgesetzten auswählen) eine gezielte Situationseinschätzung vor, und analysieren Sie die Probleme und möglichen Ressourcen.
- Formulieren Sie die sich daraus ergebenden Pflegeziele, und stellen Sie einen situationsgerechten Maßnahmenkatalog auf.
- Dokumentieren Sie die gegebene Pflege sowie die Reaktionen des Kindes (bezogen auf die Krankheit, die Pflege selbst, die Beziehungen usw.).
- Nehmen Sie nach einigen Tagen eine Überprüfung der realen Pflegesituation vor, vergleichen Sie die Resultate mit den allgemeingültigen Maßnahmen (S. 74 ff.) sowie den auf S. 495 ff. gegebenen Impulsen und Denkanstößen.
- Formulieren Sie eine kritische Stellungnahme, oder besprechen Sie die weitere Pflegeplanung mit der zuständigen Schwester oder wo möglich in der Pflegegruppe selbst.

Weiterführende Literatur

Hertl, M.: Kinderheilkunde und Kinderkrankenpflege für Schwestern, 6. Aufl. Thieme, Stuttgart 1983

Janosch: Ich mache dich gesund, sagte der Bär. Diogenes, Zürich 1985

de Meyer, M.: Familien mit autistischen Kindern. Enke, Stuttgart 1986

Orff, G.: Orff-Musiktherapie. Aktive Förderung des Kindes. Kindler, München 1978

Robertson, J.: Kinder im Krankenhaus, 2. Aufl. Reinhardt, München 1982

Ude-Pestel, A.: Ahmet. Geschichte einer Kindertherapie. Deutscher Taschenbuch Verlag, München 1983

Wichmann, V.: Kinderkrankenpflege, 2. Aufl. Thieme, Stuttgart 1986

24. Pflege Betagter

> Wenn man versteht und fühlt, daß man schon in
> diesem Leben an das Grenzenlose angeschlossen ist,
> ändern sich Wünsche und Einstellung.
> Letzten Endes gilt nur noch das Wesentliche.
>
> *C. G. Jung*

Sequenzziel/Intention

Alles, was bei den Aktivitäten des täglichen Lebens gesagt wurde, und in den Kapiteln 3–14 nachzulesen ist, gilt grundsätzlich auch für den Betagten. Berücksichtigt werden muß aber die jeweils *alters-, person-* und *biographiespezifische Situation* des einzelnen alten Menschen. Es gibt nicht „den alten Menschen", denn Altern als Entwicklungsprozeß des Lebens hängt von vielen Faktoren ab, und die Art und Weise, wie der alte Mensch mit der Bewältigung der Lebensaktivitäten zurechtkommt, ist sehr individuell. Das folgende Kapitel will einige Impulse geben sowohl zur Situation des Betagten als auch zur individuellen Pflegeplanung (s. auch S. 74 ff.) bei Krankheit und Behinderung. Im Vordergrund steht dabei die Rehabilitation bzw. Gesunderhaltung/Gesundheitsförderung des Betroffenen; das bedeutet, daß die Pflegeplanung sinnvollerweise auch *Rehabilitations-* bzw. *Förderungsplanung* genannt werden kann.

Dynamik des Pflegeprozesses

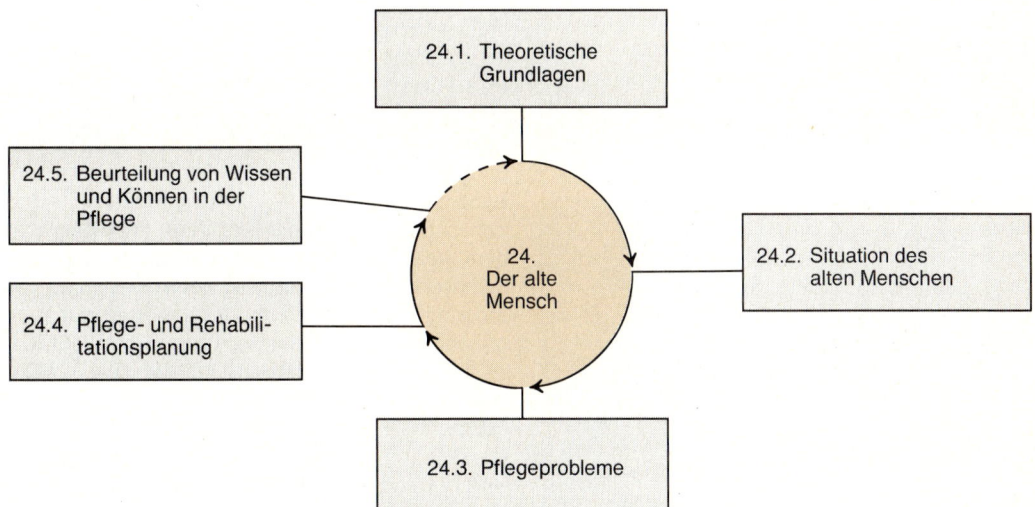

Prinzipien/Impulse

- Der *Mensch* steht im Kontinuum des Lebens als Werdender, Seiender, Vergehender. *Altern* ist Teil dieses Entwicklungsprozesses, der seinerseits von biologischen, sozialen und gesellschaftlichen Faktoren beeinflußt wird. Betagte Menschen haben einen großen Teil dieses Weges hinter sich. Sie gehen mehr oder weniger bewußt auf das Sterben zu. Die Probleme der Trennung, des Abschieds, des Loslassenmüssens sind zu unausweichlichen Begleitern geworden und bedürfen der aktiven Bewältigung.
- Die *Strukturen* und *Funktionen des Organismus* nehmen ab, verlieren an Vitalkraft und Regenerationsvermögen. Die Dynamik läßt nach, das Stoffwechselgleichgewicht ist leichter störbar, der Betagte ist anfälliger für beeinträchtigende Veränderungen.
- Die *Mitwelt* und *Umwelt* entwickeln sich ohne Rücksicht auf das Individuum. Je nach Gesellschaftsstruktur und Wertbewußtsein der umgebenden Menschen behält der Betagte einen ihm entsprechenden sinnerfüllten Platz, oder er wird an die Peripherie „abgeschoben".

Älter werden

Immer mehr betagte Menschen leben in unserer Gesellschaft. Es sind Menschen, die auf ein aktives, erfüll-

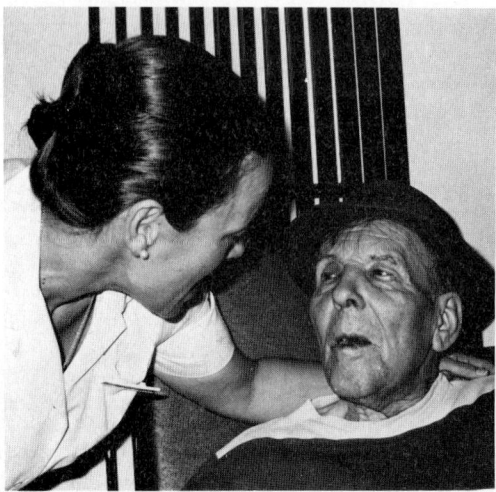

Abb. 24.1   „Selig, die bei mir verweilen."

tes Leben zurückblicken können und die gleichzeitig die Schwerpunkte ihres Menschseins von den Dimensionen des „Habens und Handelns" auf die Werte des „Seins und Werdens" (wobei es sich um ein anderes Werden als beim Werden des Kindes und Jugendlichen handelt) verlegen müssen. Wie sie sich dabei fühlen können und was sie von uns erwarten, zeigt der folgende afrikanische Text „Seligpreisungen eines alten Menschen" (Abb. 24.1):
„Selig, die Verständnis zeigen für meinen stolpernden Fuß und meine lahmende Hand.
Selig, die begreifen, daß mein Ohr sich anstrengen muß, um alles aufzunehmen, was man zu mir spricht.
Selig, die zu wissen scheinen, daß meine Augen trüb und meine Gedanken träge geworden sind.
Selig, die mit freundlichem Lachen verweilen, um ein wenig mit mir zu plaudern.
Selig, die niemals sagen: ‚Diese Geschichte haben Sie mir schon zweimal erzählt'.
Selig, die es verstehen, Erinnerungen an frühere Zeiten in mir wachzurufen.
Selig, die mich erfahren lassen, daß ich geliebt, geachtet und nicht alleingelassen bin.
Selig, die in ihrer Güte die Tage erleichtern, die mir noch bleiben auf dem Weg in die ewige Heimat."

24.1.   Theoretische Grundlagen

24.1.1. Allgemeine Grundlagen

Alles Leben lebt und stirbt. Auch der Mensch hat seinen Platz in diesem steten Kreislauf von Stirb und Werde. Das körperliche Leben, wie wir es erfahren, ist vorerst ein werdendes (Kind, Jugendlicher). Es erreicht seinen Höhepunkt, die endgültige reife Gestalt, in der Lebenshöhe, im Lebensmaximum (Erwachsener, Mensch in der Lebensmitte) und schreitet dann unweigerlich dem Sterben entgegen (Betagter, Greis). Die medizinischen Erfolge und die besseren Lebensbedingungen vermögen zwar das Sterben hinauszuschieben und die Lebenserwartung beträchtlich zu steigern (in den letzten 50 Jahren ist sie in Mitteleuropa um ca. 25 Jahre gestiegen). Daher leben immer mehr alte Menschen in der heutigen Gesellschaft, und immer mehr alte Menschen sind die potentiellen Patienten, die Pflege brauchen. Im gesellschaftlichen Verhalten hat sich ein Wandel vollzogen. Die Großfamilie wurde zugunsten der Kleinfamilie aufgegeben. Das Kind und der junge Erwachsene haben kaum mehr Gelegenheit, sich mit alternden Menschen auseinanderzusetzen, weil die Großeltern nicht im gleichen Haushalt leben. Es entsteht eine Distanz, wodurch dem jungen Menschen die physischen und emotionellen Erlebnisse des Betagten nicht vertraut werden können. Gleichzeitig verliert das Altwerden die familiäre Vertrautheit, wird fremd, schafft Angst.

Junge Menschen, die einen sozialen Beruf, insbesondere einen Pflegeberuf, ergreifen, müssen sich mit diesem Erbe auseinandersetzen. Sie müssen die einst normale Zuwendung und Vertrautheit zum alten Menschen erst wieder lernen und einüben.

Der Weg dazu ist ein zweifacher:
- Sichaneignen von Wissen über das Alter und die Alterungsvorgänge;
- Schaffen von Begegnungen mit Betagten und Einüben des Umgangs mit ihnen als Voraussetzung für die eigentliche Pflegetätigkeit.

24.1.2. Sachspezifische Grundlagen

Die Literatur über Alter, Gerontologie und Geriatrie ist heute sehr groß und leicht zugänglich. Ich beschränke mich daher auf einige grundlegende Definitionen und verweise im folgenden auf weiterführende Literatur (S. 516).

Gerontologie

Sie befaßt sich mit den Altersvorgängen und mit der Grundlagenforschung über die Prozesse des Alterns. Versuche, die das Altern als „eine von Verhaltensmodifikationen begleitete Entwicklung zu einem höheren Lebensalter" beschreiben, nennen folgende Aspekte über das Alter (VOGEL u. WODRASCHKE):
- chronologischer Aspekt (kalendarisches Alter),
- biologischer Aspekt (Lebensalter der Organe),
- psychologischer Aspekt (geistig-seelisches Befinden),
- soziologischer Aspekt (Altern in der Gesellschaft),
- anthropologischer Aspekt (Menschsein und Alter).

Die verschiedenen Aspekte ergänzen sich einerseits, können andererseits aber stark auseinanderklaffen (wie z. B. kalendarisches und biologisches Alter).

Chronologischer Aspekt des Alterns

Das chronologische Alter meint das jeweilige Lebensalter (Lebensjahr) mit seinen bestimmten körperlichen und psychischen Erscheinungsweisen. Problematisch wird eine solche Sichtweise,

wenn z. B. das aus ökonomisch-politischen Erwägungen gewählte 60. bzw. 65. Lebensjahr (Ruhestandsalter) von der Gesellschaft allgemein als Beginn des Alters angesehen wird. Ein derartiges kalendarisches Datum gibt wenig Auskunft über die tatsächliche physische und psychische Verfassung des Menschen. So kann ein 80jähriger mit guter Konstitution evtl. körperlich jünger und in seiner Gesamtverfassung frischer erscheinen als ein früh gealterter 60jähriger.

Biologischer Aspekt des Alterns

Altern in anatomisch-physiologischer Sicht ist ein alle Lebensalter umfassender Veränderungsprozeß. Dieser Vorgang bezieht sich auf den ganzen Menschen und hat im Laufe des Lebens Veränderungen der Organ- und Funktionssysteme zur Folge. Solche Funktionsminderungen des Körpers führen vor allem im hohen Alter zu alterstypischen Beschwerden bzw. zu medizinisch-somatischen Problemen.

Psychologischer Aspekt des Alterns

Auch das psychische Alter ist als Veränderungsprozeß nicht an ein bestimmtes Lebensalter gebunden. Die Veränderungen des geistig-seelischen Lebens, speziell die Veränderungen der geistigen Leistungsfähigkeit des alternden Menschen, sind vor allem durch Biographie, Persönlichkeitsstruktur, intellektuelle Leistungsfähigkeit, sozialen Status, Schulbildung, Berufserfahrung, Gesundheitszustand sowie durch die persönliche Wahrnehmung der Welt bestimmt. Die Einstellung zum eigenen Selbst, d. h. die Art und Weise, wie sich das Individuum selbst innerhalb eines sozial bedingten Bezugssystems wahrnimmt, aber auch der Wandel des Selbstbildes im Laufe des Lebens sowie die Verarbeitung einer möglichen Diskrepanz zwischen Selbstbild und Fremdbild sind für Ablauf und Ausgestaltung des Alterns entscheidend.

Soziologischer Aspekt des Alterns

Mit dem Verlust sozial wichtiger Rollen und Bezüge sowie mit der Annahme der Altersrolle wird der Mensch „alt", d. h., er wird in seiner sozialen Umwelt als alter Mensch angesehen und als alter Mensch behandelt. Nicht immer entsprechen die eigenen Empfindungen dieser Zuschreibung, und so können Zuschreibungsprozesse u. U. zu zusätzlichen Problemen führen. Dies vor allem dann, wenn die materiellen Lebensbedingungen dadurch frühzeitig eingeschränkt und die Be-

zugs- und Betätigungsfelder entscheidend eingeengt werden. Das kann zu Statusunsicherheit, zu
Verlust an Selbstwertgefühl, zu Unzufriedenheit
und Isolierung führen.

Anthropologischer Aspekt des Alterns

Die anthropologische Betrachtungsweise des Alterns sieht den alten Menschen mit der unabdingbaren, für ihn schicksalhaften Tatsache des
Alterns konfrontiert. Vor allem in der Zeit des
Ruhestandes erlebt der Mensch sehr oft das Gefühl eines „existentiellen Vakuums", das nicht
selten zu Langeweile, Resignation und schließlich zum Gefühl eines nun sinnentleerten und
sinnlosen Dahinlebens führt. In der positiven
Beantwortung der Frage nach Selbsterfüllung
kann dem alternden Menschen die Kraft erwachsen, Altern anzunehmen: die Grenzen und
Einschränkungen zu akzeptieren und schließlich
die „Endlichkeit des Daseins in der redlichen
Auseinandersetzung auch und zuletzt mit der
Realität des Todes" zu bejahen. Diese Auseinandersetzung kann geführt werden

- *im transzendenten Sinne* (GUARDINI), der Altern als ein „Leben mit dem Tode" deutet, dessen Nähe gerade den älteren Menschen zur
Beschäftigung mit überzeitlichen und jenseitigen Dingen herausfordert;
- *im immanenten Sinne* (DE BEAUVOIR): „Wollen
wir vermeiden, daß das Alter zu einer spötti-
schen Parodie unserer früheren Existenz wird,
so gibt es nur eine einzige Lösung, nämlich
weitere Ziele zu verfolgen, die unserem Leben
einen Sinn verleihen: das hingebungsvolle Tätigsein für einzelne, für Gruppen oder eine Sache; Sozialarbeit, politische, geistige oder
schöpferische Arbeit."

Einer Auseinandersetzung kann durch Verdrän-
gungsmechanismen aber auch ausgewichen werden.

Geriatrie

Die Geriatrie (Altersheilkunde) umfaßt die ganzheitliche Betreuung des Betagten und versucht
Hilfe in *medizinischen, psychologischen* und *sozialen* Schwierigkeiten anzubieten. Dazu gehören die *Präventivmaßnahmen* (es haben sich bereits Begriffe wie „Gerohygiene" und „Gerypro-
phylaxe" gebildet) und die *Rehabilitation*. Diese
haben zum Ziel, dem Betagten zu ermöglichen,
daß er so lange, so gut und so selbständig wie
möglich in seiner vertrauten Umgebung leben
kann = geriatrische Rehabilitation (CH. CHAPPI-
US).

Geriatrische Rehabilitation

Die neben der Krankheit bestehenden Leistungsreserven (Ressourcen) auszuschöpfen und
in angepaßter Weise zu erhöhen im Sinne einer
aktivierenden Pflege, ist eine Erkenntnis, die bereits in den 60er Jahren formuliert wurde (STEIN-
MANN). Diese Zielsetzung wird in den heutigen
geriatrischen Stationen verfolgt: Die Pflege richtet sich nicht „an einen *chronisch Kranken* als ein
passives, entscheidungsunfähiges Pflegeobjekt"
oder an einen wieder zum Kind gewordenen Erwachsenen, den es in allem zu versorgen gilt,
sondern *an den mehr oder weniger betreuungsbedürftigen Menschen,* wie es im folgenden *Ziel*
(Abteilung für Geriatrie und Rehabilitation, Zieglerspital, Bern) formuliert wird:

„Abklärung, Therapie und Rehabilitation von akut erkrankten Betagten oder kontinuierlich betreuungsbedürftigen Patienten mit akuten Komplikationen. Speziell werden dabei berücksichtigt: die Aufgabe der
Nachsorge, physische und psychologische Probleme
des Betagten, seine Stellung in der Gesellschaft, ethische und religiöse Fragen."

Mit Hilfe dieser Maßnahmen soll der Patient,
wenn immer möglich, nach Hause entlassen werden können: ganz selbständig oder doch zum
Teil selbständig. Damit eine größtmögliche Unabhängigkeit gewährleistet werden kann, müssen
evtl. notwendige Hilfen (Angehörige, Haushilfe,
Hauspflege u. a.) entsprechend informiert und
erforderliche Hilfsmittel (Pflegemittel, Pflegehilfsmittel) organisiert werden. Nur wenn das
Ziel der Hilfe zur Selbsthilfe nicht erreicht werden kann, erfolgt die Umsiedlung in eine Alters-
institution (Altersheim, Pflegeheim, Kranken-
heim).

Weiterführende Grundlagen habe ich im ergänzenden Buch zu diesem Kapitel – JUCHLI: Alt
werden – alt sein. RECOM, Basel 1985 – zusammengetragen. Sie sind dort nachzulesen.

24.2. Situation des alten Menschen

Um der Situation des alten Menschen gerecht zu
werden, müssen wir zur Kenntnis nehmen, daß
bei den sog. alten Menschen, d. h. den über
60jährigen, junge, ältere und zunehmend ganz
alte Alte zu finden sind. Die Statistik gibt folgende Zahlen: Seit 1950 hat die Gruppe der

- 80- bis 85jährigen um 216%,
- 85- bis 90jährigen um 330%,
- 90- bis 95jährigen um 605%

zugenommen. Und man nimmt an, daß im Jahre 2000 auf der ganzen Welt doppelt so viele über 80jährige leben werden wie heute.

Wie verschieden Vitalität und geistige Verfassung von 70- bis 90jährigen sein können, weiß jeder, der mit alten Menschen zu tun hat. Die gegenwärtige Situation des alten Menschen wird nach den Erkenntnissen des psychologischen Institutes der Universität Bonn von folgenden Faktoren mitbestimmt:

- *Biologisches Schicksal:* Die körperliche Veranlagung, Verfassung und die Krankheitsgeschichte beeinflussen den gegenwärtigen Gesundheitszustand. Von ihm hängen Lebensstil und Zukunftspläne in erster Linie ab.
- *Soziales Schicksal:* Ebenso stark wie von der Gesundheit wird Älterwerden von den Altersstereotypen der Gesellschaft bestimmt. Allerdings lassen sich Menschen mit einem positiven Selbstbild weniger beeinflussen.
- *Finanziell-ökonomisches Schicksal:* Wie man altert, ist nicht zuletzt eine Sache des Geldes. Von den finanziellen Mitteln hängt es ab, ob man seinen Freundeskreis und seine Interessen aufrechterhalten kann. Nicht selten findet eine geistige Stagnation oder Rückentwicklung nur deshalb statt, weil der ältere Mensch sich die erwünschten Kontakte und Anregungen nicht leisten kann. Das gilt besonders für die älteren Frauen der unteren Schichten, die oft auf eine almosenhaft kleine Witwenrente oder auf Sozialhilfe angewiesen sind.
- *Epochales Schicksal:* In welchem Alter man Kriegs- und Notzeiten erlebt hat, wirkt sich auf das Leben im Alter aus. Die Biographien der Frauen machen das besonders deutlich. In Kriegszeiten, wenn „Not am Mann" war, bot sich ihnen öfter die Möglichkeit, berufstätig zu sein, als in Zeiten der Arbeitslosigkeit. Berufstätigkeit aber fördert die Selbständigkeit und das Durchsetzungsvermögen – Eigenschaften, die für die Bewältigung der Situation im Alter sehr wichtig sind.
- *Ökologisches Schicksal:* Die Bedeutung einer anregenden Umwelt für die geistige Entwicklung des Kindes kennt heute jeder. Das gleiche gilt für den alten Menschen. Von der Zimmereinrichtung bis zur Verkehrslage und allgemeinen Umgebung der Wohnung wirkt sich die Umwelt auf sein Verhalten aus. Fehlen zum Beispiel Zeitungen, Bücher, Fernseher, Aufzug im Haus, können geistige und soziale Aktivitäten verkümmern, und dies kann zu einem vorzeitigen Abbau seelischer und körperlicher Kräfte führen.

24.3. Pflegeprobleme

Sie sind unterschiedlich und vielfältig, je nachdem, welches Bedürfnis bzw. welche Hilfsbedürftigkeit im Vordergrund steht und/oder ob die Betreuungsbedürftigkeit vorübergehend oder kontinuierlich notwendig ist. Je nach Situation steht der eine oder andere (oder mehrere) Aspekt(e) im Vordergrund:

- *Medizinischer Aspekt:* Im Mittelpunkt stehen die Probleme, die durch die Organsysteme verursacht sind – die körperliche Aktivität.
- *Psychologischer Aspekt.* Vordergründig sind Probleme, die den Betagten in seinem Personsein treffen – die geistige Aktivität.
- *Sozialer Aspekt.* Es sind Probleme, die den Sozialkontakt betreffen – die soziale Aktivität.

24.3.1. Medizinische/somatische Probleme

Die Funktionseinbußen, denen ein Organ oder Organsystem (z. B. Herz, Nieren) im Verlaufe des Lebens unterliegt, sind altersbedingt oder/und krankhaft. Da viele Veränderungen sich mit zunehmendem Alter häufen, sind die Symptome des Patienten oft durch viele Krankheiten verursacht = *Polymorbidität*. Die Symptome sind meist auch nicht typisch, und es bedarf geschulter Beobachtung, um Veränderungen zu erfassen und zu verstehen. Der Arzt, der die *Therapie* verordnet, ist auf aufmerksame Beobachtung und Situationsbeurteilung durch die Pflegenden angewiesen. Von ganz besonderer Bedeutung ist dies bei einer Behandlung mit *Medikamenten*. Betagte reagieren häufig paradox (unerwartet, zuwiderlaufend, d. h. ganz anders, als dies zu erwarten wäre) auf Medikamente, z. B. auf Schlafmittel, Sedativa usw. (u. U. können sie Ursache einer auftretenden Desorientiertheit sein). Sind *diagnostische Maßnahmen* notwendig, ist eine gemeinsame Absprache dessen, was für den Patienten zumut- und verantwortbar ist, erforderlich. Eine gute, einheitlich-zielorientierte Zusammenarbeit von Arzt und Pflegegruppe ist Voraussetzung. Neben den *Alterskrankheiten* sind es sog. typische physische Einschränkungen, die die Wachsamkeit der Betreuenden erfordern. Solche *Alterserscheinungen* sind z. B.:

- *Bedürfnisverschiebung* (z. B. weniger Durst) und *Verkümmerung der Geschmacksorgane*, die zu ungenügender Flüssigkeitszufuhr und/ oder zu unkontrollierter Zucker- oder Salzaufnahme führen. Die Folge davon sind u. U. schwere Dehydrationserscheinungen und/ oder Stoffwechselentgleisungen.
- *Verlangsamte Reaktionsgeschwindigkeit* und vermindertes Empfindungsvermögen können zu Verbrennungen und zu Stürzen mit Verletzungen führen.
- *Berührungssensibilität* wird größer, der alte Mensch wird empfindlich bis überempfindlich auf Berührung (Aufschreien beim Waschen, Bewegen usw.).
- *Schmerzschwelle sinkt* → größere Schmerzbereitschaft.
- *Verlust des normalen Schlaf-Wach-Rhythmus* und Abnahme des Schlafbedürfnisses können Anlaß zu Ermüdungserscheinungen und Passivität sein. Die Patienten „verdösen den Wachzustand". Besondere Aufmerksamkeit ist bei Medikamentengabe notwendig, um Symptome von Desorientiertheit rasch erfassen zu können.
- *Beeinträchtigung der Sinnesorgane* (Ohren, Kap. 41; Augen, Kap. 42) schafft Kommunikationsprobleme und erschwert Kontakte und Beziehungen.
- *Schlecht sitzende Zahnprothesen* machen eine gesunde Ernährung unmöglich und beeinträchtigen das Selbstwertgefühl und die sozialen Kontakte.

Die Liste solcher *Altersbehinderungen* könnte verlängert werden. Sie weisen auf die möglichen Bedürfnisse und somit auf die Bedürftigkeit der Unterstützung des Betagten bei den Aktivitäten des täglichen Lebens (ATL) hin.

24.3.2. Psychisch-geistige Probleme

Einschränkung/Minderung

Die Art und Weise, wie der einzelne Betagte (das gilt aber grundsätzlich für jeden Menschen) mit Einschränkungen umgeht, ist sehr unterschiedlich. Typische beobachtbare Verhaltensmuster sind:
- der *Rückzug,* die Regression, oder gar die Depression;
- die *Fassade,* das Überspielen „tun als ob";
- die *Neuadaptation* als Ausschöpfen vorhandener Reste oder als Aktivieren von Ressourcen.

Zuerst gilt es, die individuelle Verhaltensstrategie zu *respektieren* (sogar die Depression ist eine Leistung des Umgehenkönnens mit einer Situation = Kompensation). Wo immer möglich, ist die Neuadaptation *anzustreben.*

> **Beachte**
> Echte Hilfe geschieht in der individuellen Reaktion auf die Situation (und nicht in einer Diagnosestellung). Denn jeder Mensch hat eine Geschichte (Biographie), aus der heraus er *seine* (gerade diese!) Reaktionsform auswählt.

Orientierungsverlust

Die Abnahme der psychisch-geistigen Kraft ist nicht unbedingt eine Erscheinung des Alterns. Treten sie als *Desorientiertheit* (Orientierungsverlust in bezug auf Zeit, Ort, Person) auf, gelten in erster Linie die auf S. 851 f. besprochenen Maßnahmen. Auslösende Faktoren sind grundsätzlich die gleichen, wie sie bei psychoorganischen Störungen auf S. 850 nachzulesen sind. Beim Betagten genügt oft ein *Milieuwechsel* (Krankenhauseintritt) oder das Abgeschnittensein von Bezugspersonen (das häufig depressive Verstimmungen zur Folge hat) für das Auftreten von Orientierungsstörungen. Diese wiederum führen oft zu großer Pflegebedürftigkeit, die beträchtliche Ansprüche an die Geduld und das Verständnis der Betreuer stellt.

Sinnfrage

Die Frage nach dem Sinn des Daseins (s. auch anthropologische Aspekte des Alterns S. 506) hat bei Betagten und deshalb auch bei der Altersbetreuung eine ganz besondere Bedeutung. P. TOURNIER widmet diesem Thema das empfehlenswerte Buch „Die Chance des Alters". Wie auch FRANKL (s. dazu auch S. 346 ff.) sieht er die Sinnfrage als wichtigen Bestandteil menschlichen Seins, „denn es gehört zum Wesen des Menschen, daß er weltoffen ist ... Menschsein heißt immer schon ausgerichtet und hingeordnet sein auf etwas oder auf jemanden, sei es an ein Werk, dem sich der Mensch widmet, an einen Menschen, den er liebt, oder an Gott, dem er dient." Damit sind existentielle Fragen des Daseins und der Transzendenz angesprochen. Nie gehen sie den Menschen mehr an, als wenn er als Betagter dem Tod entgegengeht. Leben, Alter,

Gebrechlichkeit, Tod, alle sind sie Begleiter des Betagten (s. dazu Tod und Sterben S. 354 ff.). Die Betreuung muß diese Frage mit einschließen, ihnen Raum geben, ein Klima schaffen, in dem *Pflege zur Entlassung zum Leben oder zum Tod* gleicherweise akzeptiert wird.

Emotionen, Gefühle

Sie prägen das Wohlbefinden, auch das körperliche, des Betagten; Einsamkeit und Verlassenheit bedrücken ebensosehr, wie Angenommensein und Wertschätzung aufmuntern. Der Hilfe geht das Erspüren, das Einfühlungsvermögen voraus. Der Betagte erfährt das Dasein und die Nähe einer Bezugsperson heilend und heilsam. Es sind dabei oft die kleinen Dinge, die eine große Wirkung haben. *Humor* hilft nicht nur dem Patienten, sondern auch dem Pflegenden selbst. *Hoffnung* ist ein innerer Lebensquell, der die Pflege für alle Beteiligten befruchten kann, *Körperkontakt* (S. 137) kommt auch dort noch an, wo Worte unverstanden bleiben.

24.3.3. Soziale Probleme

Sie stehen nie isoliert, sondern sind mit den psychisch-geistigen eng verknüpft: *psychosoziale Probleme.* Die Umwelt wirkt zwar auf jeden Menschen, aber nicht jeder kann in gleicher Weise auf sie reagieren. Betagte sind wegen ihrer zunehmenden Abhängigkeit vermehrt auf das Verständnis anderer Menschen angewiesen. Es besteht die Gefahr, daß sie rasch etikettiert und abwertend eingestuft werden. Die Gesellschaft – das sind wir alle – muß wieder vermehrt lernen, Betagte zu integrieren und nicht zu isolieren. Das Heim sollte ein Notbehelf sein. Die Betagten und deren Angehörige (besonders sie!) bedürfen der Ermutigung und Unterstützung für ein Leben daheim.

Soziale Hilfeleistung

Sie geschieht durch den einzelnen und die Gesellschaft (s. auch extramuraler Gesundheitsdienst S. 59 f.).
- *Sozialinstitutionen* sind unabdingbarer Bestandteil einer modernen Geriatrie. Die Hilfe ist individuell und betrifft u. a.
  - die Verbesserung der Wohnsituation,
  - stundenweise Betreuung durch Haushalt- oder Pflegehilfe,
  - Mahlzeitendienst,
  - Aktivierungs- (Turnen, Schwimmen) und Freizeitbeschäftigung,
  - finanzielle Unterstützung.
- *Nachbarschaftshilfe.* Oft muß daran erinnert werden, denn das Nichthelfen ist häufiger eine Folge von Unkenntnis der Lage, Unsicherheit über den Bedarf bzw. den Wunsch nach Hilfe und Hemmung, sich in etwas einzumischen, als daß es fehlende Hilfsbereitschaft ist.
- *Beratungsstellen für Betagte* sind u. a.
  - Schweizerische Hilfe für Betagte: Pro Senectute, Zentralsekretariat Zürich;
  - Bundesarbeitsgemeinschaft „Hilfe für Behinderte", Kirchfeldstraße 149, 4000 Düsseldorf.

24.4. Pflege- und Rehabilitationsplanung

Je nach Zustand kann der Betagte
- daheim,
- in der Tagesklinik (z. B. 3mal pro Woche für 2 Monate)
- auf der Pflegestation,
- im Altenheim

betreut werden. Es gelten die gleichen Grundsätze wie bei der Pflegeplanung S. 74 ff.

24.4.1. Situationseinschätzung

Wird ein Patient in die Tagesklinik für Betagte oder stationär aufgenommen, sollen alle zugänglichen und erhaltbaren *Informationen* zu einer ersten Beurteilung des Zustandes und als Ausgangspunkt für die Gesundheits- und Rehabilitationsplanung ausgewertet werden. Im folgenden stütze ich mich auf die Erfahrungen, die in der Abteilung für Geriatrie und Rehabilitation des Zieglerspitals, Bern, gemacht wurden. Sie können exemplarisch für die Situationseinschätzung bei Betagten stehen:
- *Informationen vom Patienten* über Lebensgewohnheiten, Befinden, Erwartungen, Befürchtungen, Hoffnungen. In einem ersten Gespräch wird er angehalten, darüber zu sprechen und seine Hospitalisationsziele zu formulieren. Dieses Vorgehen ist nicht utopisch, denn der Patient spürt oft sehr gut, was möglich und erreichbar ist.
- *Informationen der Angehörigen und des zuweisenden Arztes.* Sie kennen den Patienten und sind in der Lage, realitätsbezogene Angaben zu machen (bezüglich Lebensgewohnheiten,

Befinden, Rehabilitationserwartungen und -ziele).

Diese Informationen liefern die Grundlage zu einer umfassenden *Pflegeanamnese.* Schwerpunkte für die Ist-Zustand-Erfassung sind

☐ die körperliche Aktivität,
☐ die geistige Aktivität,
☐ die soziale Aktivität,
☐ das Verhaltensspektrum,
☐ das „Bild von sich selbst" (in Kleidung, Gebaren usw.).

24.4.2. Ziele der Pflege und Rehabilitation

Es werden Nahziele formuliert in Hinsicht auf die

- medizinische Behandlung und eine evtl. notwendige Diagnosestellung;
- Pflege, Physiotherapie und Ergotherapie;
- soziale Rehabilitation.

Die gemeinsam erarbeiteten Ziele sowie der Ist-Zustand in bezug auf die Aktivitäten des täglichen Lebens (ATL) werden schriftlich festgelegt und sind allen Mitarbeitern bekannt. Sie dienen den gezielten Pflege- bzw. Rehabilitationsbemühungen.

24.4.3. Maßnahmen der Pflege und Rehabilitation

Sie liegen in erster Linie und schwerpunktmäßig bei den *Aktivitäten des täglichen Lebens,* die Ausdruck der *Aktivität* bzw. *Abhängigkeit* des alten Menschen sind.

- Die *körperliche Aktivität* ist nach neuesten Untersuchungen eine wichtige Voraussetzung für ein zufriedenes Altwerden und Altsein (LEHR). Das Beweglichbleiben oder aber Wieder-bewegen-Lernen muß jedoch trainiert werden. Besser als das „Bewegenmüssen" ist das „Bewegen, weil es Spaß macht" oder weil man für einen anderen etwas Hilfreiches tun kann. Es müssen kleine Ziele gesetzt und das Erreichte soll honoriert werden, sei es als äußeres Lob und Anerkennung, sei es als innere Zufriedenheit. „Fördern durch Fordern" heißt nicht Aktivismus um jeden Preis, sondern *aktive Lebensgestaltung,* durch welche der alte Mensch für seine eigene Lebensqualität mit verantwortlich sein kann. Es gilt das, was schon HIPPOKRATES vor mehr als 2000 Jahren gesagt hat: „Alle Teile des Körpers, die zu einer Funktion bestimmt sind, bleiben gesund, wachsen und haben ein gutes Alter, wenn sie mit Maß gebraucht werden und in den Arbeiten, an die jedes Teil gewöhnt ist, geübt werden. Wenn man sie aber nicht braucht, neigen sie eher zu Krankheiten, nehmen nicht zu und altern vorzeitig."

- Die *geistige Aktivität:* „Fördern durch Fordern" gilt auch hier. Je größer die Interessenvielfalt, je besser der alte Mensch informiert und orientiert ist über die Vorgänge in der Welt, in seiner kleinen wie in der großen Welt, desto größer ist sein geistig-seelisches Wohlbefinden. Geistige Fähigkeiten, die nicht gebraucht werden, verkümmern, der Mensch wird passiv, fühlt sich ausgeschlossen. Hier gilt es, Anregung und Stimulation zu geben (Zeitung lesen, Nachrichten hören, Besuche machen lassen bei anderen, die auch oder noch mehr behindert sind usw.).

- Die *soziale Aktivität:* Einsamkeit und Isolation (häufig auch die Inkontinenz) im Alter sind laut LEHR oft „eine Funktion der Erwartungshaltung und der Langeweile". Gegen beides kann man angehen. Ob ein alter Mensch wirkliche Sozialkontakte hat, hängt aber weniger mit der Quantität als mit der Qualität der Kontakte zusammen. Eine reife Beziehungspflege fördert gute Kontakte oder stellt sie her, wo sie fehlen bzw. verloren gegangen sind:
  • zu den Pflegenden selbst,
  • zu den Mitpatienten/Mitbewohnern,
  • zu den Angehörigen.

Worin unterscheidet sich die Pflege alter Menschen von den allgemeinen Richtlinien – was ist dabei spezifisch? Im folgenden einige Impulse aus dem Pflegealltag *für* den *Pflegealltag.*

Altersspezifische Reaktionen

Alte Menschen leben in einer anderen Welt, einer besseren, wie sie oft meinen; zu ihrer Zeit war alles ganz anders, der Wirklichkeitsbezug geht ganz oder teilweise verloren. Sie finden sich durch Nachlassen der Flexibilität im Hier und Jetzt nicht mehr zurecht (wollen es vielleicht auch gar nicht). Sie leben in Erinnerungen, erzählen gern von früher, immer wieder. Diese ständigen Wiederholungen stellen die Betreuenden manchmal auf eine harte Probe ihrer Geduld.

Alte Menschen möchten lieber von älteren Menschen versorgt werden. Es fällt ihnen dann leichter, sich bei Pflegemaßnahmen, die den Intimbereich betreffen, helfen zu lassen. Das Schamge-fühl ist bei ihnen ausgeprägter als bei jüngeren Menschen heute.

Sie reagieren auch verstärkt auf Einflüsse, die mit der Umwelt im Zusammenhang stehen, z. B. Mond (Vollmond) →Unruhe, Schlaflosigkeit, Mondsüchtigkeit, Verwirrtheit. Föhneinbruch →Unruhe, Schlaflosigkeit, tiefere Schmerztole-ranzgrenze.

Der *Beobachtung* kommt daher bei der Betreu-ung alter Menschen eine besondere Bedeutung zu (ähnlich wie in der Kinderkrankenpflege), da die Aussagen des alten Menschen nicht immer zuverlässig sind bzw. er sich nicht entsprechend ausdrücken kann, was ihn bewegt, was ihm weh tut. Anzeichen von Nichtwohlbefinden sind Un-ruhe, Berühren bestimmter Körperregionen, Wimmern, Klagen, Schreien, auffallendes Still-sein, Veränderung von Mimik und Gestik, Haut-veränderungen, vor allem Farbveränderungen, Ablehnung von Essen und Trinken.

Krankenhaus und Altenheim lassen sich kaum vergleichen, es sind zwei Welten, auch wenn hier wie dort alte Menschen gepflegt werden. Hier der vorübergehende Aufenthalt, wo auch der alte Mensch bereit ist, kurzzeitig Zugeständnisse zu machen; dort das Heim, in dem er sich wohlfüh-len soll und in dem er selbst sein Leben, soweit er noch dazu in der Lage ist, gestalten möchte.

Der alte Mensch hat sein Leben zum größten Teil gelebt und dadurch auch seine Prägung er-halten. Eigenheiten sind Ausdruck seiner Per-sönlichkeit und wollen respektiert und angenom-men werden.

Altersspezifische Abweichungen zu den Aktivitäten des täglichen Lebens

Je besser der *Ist-Zustand* bzw. der *Abhängigkeits-grad im Bereich der einzelnen ATL* erfaßt und in der Pflege berücksichtigt wird, um so besser kann eine rehabilitative (S. 320 f.) bzw. fördernde (S. 333) Pflege erreicht werden, eine Pflege, die Pflegende und Gepflegte befriedigt. Dies ist eine Pflege, in der dem alten Menschen eine ihm gemäße Lebensqualität ermöglicht wird (Abb. 24. 2).

Ruhen und schlafen (Kap. 3)

- Älteren Patienten muß man erklären, daß der Körper nicht auf einen Schlaf von 7–8 Stun-den angewiesen ist, daß im Alter häufigeres Erwachen normal ist und Schlafstörungen kei-ne Krankheit verursachen. Das Defizit wird in Nickerchen nachgeholt. Schlafstörende Fak-toren sind oft seelischer Natur, wie Leidens-druck, Gefühl der Vereinsamung usw.
- Bei Schlafstörungen aufklären und beraten; Zurückhaltung mit Medikamenten. Alle na-türlich den Schlaf fördernden Maßnahmen sind bei alten Menschen sinnvoll (S. 95 f.). Schlafstörungen können als Nebenwirkung ei-nes verabreichten Medikamentes auftreten.
- Wirkung von verabreichten Schlafmitteln am Morgen nachprüfen.
- Trotz des erhöhten Ruhebedürfnisses so oft und lang wie möglich aufstehen und anziehen lassen. Besuche sind hilfreich und positiv, soll-ten aber nicht zu lange dauern (sonst große und rasche Ermüdung).

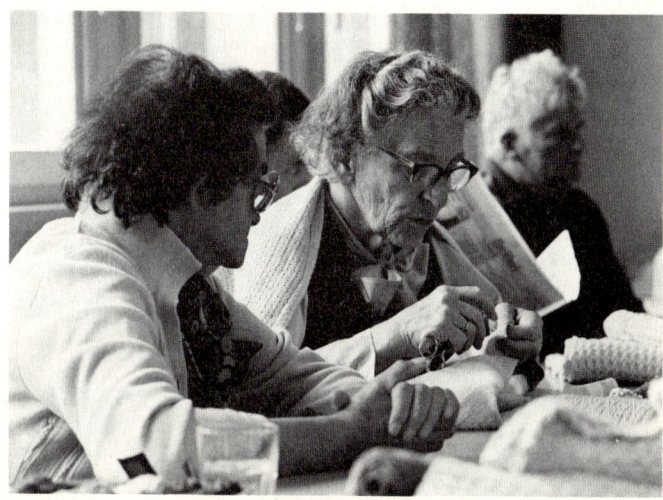

Abb. 24.2 Lebensqualität ist Leben in Beziehung.

- Gewohnheiten und eventuelle Einschlafrituale erfragen und beibehalten.
- Bei nächtlicher Desorientiertheit (durch Absinken des Blutdrucks, Wetterfühligkeit usw.) Nachtlicht brennen lassen.

Bewegen (Kap. 4)

- „Sich regen bringt Segen" – ein Sprichwort, das durch die moderne Altersforschung erhärtet wurde.
- Im Rahmen der Möglichkeiten viel bewegen: spazieren, tanzen, Gymnastik usw. Nur durch ständige Inanspruchnahme bleiben die Organe funktionstüchtig.
- Einschränkungen berücksichtigen, um Unfälle (Stolpern, Stürzen) infolge verlangsamter Reaktion zu vermeiden.
- Hemmnisse, Barrieren gegenüber körperlicher Aktivität ergründen und bearbeiten. Solche Barrieren sind oft Ängstlichkeit, Risikoscheu, Furcht vor Blamage.
- Alterstypische Unrast kann gedämpft, Aktivität stimuliert, Starre gemildert werden. Hier hilft nur Phantasie, denn oft sind es kleine Anreize, die den alten Menschen in Bewegung bringen (z. B. Neugier auf etwas Neues).
- Hilfeleistung beim Aufstehen, Gehen usw. mit dem Ziel der Selbsthilfe anbieten (angepaßte Gehhilfen, zweckmäßige Sicherheitsvorkehrungen).

Körperpflege (Kap. 5)

- Sinnvolle Auswahl der Körperpflegemittel. Alte Haut ist trocken: alkalifreie Seife verwenden, Haut eincremen, evtl. Massageöle verwenden.
- Besuch bei Friseur wie Fußpfleger unterstützen oder anregen.
- Technische Hilfsmittel: Hörgerät, Brille, Zahnersatz überprüfen, nach Bedarf einstellen bzw. erneuern lassen.
- Auch ältere Menschen freuen sich, gut gekleidet zu sein (Sonntags- und Festkleidung), Schmuck zu tragen, Parfum zu gebrauchen.
- Insbesondere hier gilt, daß alle Bemühungen, die alte Menschen selbst unternehmen, honoriert werden sollen.
- Grundsatz: Soviel Hilfe wie nötig – so wenig wie möglich.
- Körperkontakt ist eine Sprache, die bis zuletzt verstanden wird. Körperpflege *ist* Körperkontakt, wenn sie liebevoll geschieht.

Essen und trinken (Kap. 6)

- Aufmerksamkeit gegenüber einer möglichen Bedürfnisverschiebung und Verkümmerung der Geschmacksorgane, um Fehlernährung und Flüssigkeitsmangel (kein Durst) zu steuern.
- Altersbedingte Schwierigkeiten beim Essen und Trinken fürsorglich begleiten. Die Hilfe zur Selbsthilfe ist der beste Berater. Hast (z. B. beim Essen-Eingeben) bewirkt Eßprobleme bis zu Eßverweigerung.
- Eßkultur: schön gedeckter Tisch (Eßtabletts) bei Festen, an Sonntagen usw. sind ebenso wichtig wie eine ruhige, freundliche Atmosphäre.

Ausscheiden (Kap. 7)

- Kontrolle ist unumgänglich, da der alte Mensch u. U. die Übersicht verliert und rasch vergißt.
- Neigung zu Obstipation ist häufig; vorbeugen möglichst mit natürlichen Mitteln (S. 196).
- Inkontinenz hängt oft ebenso mit dem psychischen wie mit dem physischen Zustand zusammen. Studien haben gezeigt, daß Langzeitpatienten auf Stationen mit und solchen ohne individuelle Pflegeplanung beträchtliche Unterschiede aufweisen; gezielte aktivierende Pflege fördert auch die Kontinenz.

Körpertemperatur (Kap. 8)

- Das Bedürfnis nach äußerer Wärme nimmt beim alten Menschen zu; er fröstelt leichter, auch bei Erregung, Angst, Unwohlsein; die Erkältungsgefahr ist größer.
- Die Reizempfindung ist herabgesetzt – Vorsichtsmaßnahmen im Umgehen mit Wärmespendern sind daher besonders wichtig.
- Fieber erschöpft alte Menschen schneller und stärker als jüngere; eine entsprechend verlängerte Erholungsphase ist notwendig.
- Rektale Temperaturmessung ist der axiliaren vorzuziehen, da die Hautdurchblutung geringer und die Hohlraumbildung in der Achselhöhle größer ist; auch ist „10 Minuten dran denken müssen" u. U. eine Überforderung.

Atmen (Kap. 9)

- Infolge flacherer Atmung im Alter ist die Anfälligkeit für Erkrankungen der Atemwege größer; Pneumonieprophylaxe ist besonders wichtig.

- Bei Husten, überhaupt bei allen Anzeichen von Erkankungen der Luftwege, sind sofort entsprechende Maßnahmen einzuleiten: abhusten lassen, Inhalationen (S. 247 f.) usw.

Sicherheit, Beschäftigung, kommunizieren (Kap. 10–12)

- Gute Vorbereitung auf einen Milieuwechsel (Krankenhaus, Heim) oder den Wechsel einer Bezugsperson unterstützt das Vertrauen und verhindert Verwirrtheit, die schon bei kleinen Veränderungen auftreten kann (z. B. im Krankenhaus).
- Je mehr Gewohntes der alte Mensch in fremder Umgebung beibehalten kann, desto eher findet er sich zurecht. Er leidet darunter, wenn er nicht weiß, ob er wieder entlassen werden und nach Hause zurückkehren kann oder ob er in ein Heim verlegt werden muß.
- Das soziale Netzwerk mit einbeziehen (Angehörige, Freunde, jüngere Senioren). Möglichkeiten und Grenzen der Familie vernünftig - ohne Schuldgefühle hervorzurufen - einsetzen.
- Vergnügen, Fröhlichkeit, spielerisches Tun anregen und fördern.
- Informations- und Orientierungsbereitschaft oder -bedürfnis unterstützen; auch der alte Mensch soll Zeitung lesen, sich eine Meinung bilden und darüber sprechen können.
- Kulturelle Programme sind dann sinnvoll, wenn gleichzeitig die Motivation zur Eigeninitiative gestärkt wird.
- Örtliche Orientierung durch altengerechte Räumlichkeiten und Weghilfen (Farben, Symbole, Bilder) erleichtern.

- Zeitliche Orientierung durch Fixpunkte im Tagesablauf unterstützen; Vergeßlichkeit einkalkulieren.
- Bei Schwerhörigkeit langsam sprechen, nicht ungeduldig reagieren.

Sinnfindung, Sterben (Kap. 13)

- Altern im positiven Sinne des Reifens gelingt dort, wo Enttäuschungen und Abnahme der Leistung nicht zu Resignation führen, sondern wo die Kunst des Auskostens des Noch-Möglichen wachsen kann.
- Altersheime und Langzeitstationen dürfen deshalb nicht in erster Linie „Bewahranstaltscharakter" haben; sie sollen vielmehr ein Klima bieten, in dem die letzte Lebensphase wirklich „gelebt" werden kann.
- Der Tod gehört zum Leben, auch im Krankenhaus und im Altenheim. Der alte Mensch weiß das, auch wenn er es oft nicht wahrhaben will, verdrängt, Angst hat. In dieser Situation hilft nur eine tragende Beziehung und echter seelsorglicher Beistand.

Mann/Frau sein (Kap. 14)

- Der alte Mensch ist nicht einfach alt, er ist als Mann oder Frau ein älterwerdender Mensch.
- Sexualität spielt auch im Alter noch eine Rolle. Den asexuellen alten Menschen gibt es nicht. Er hat das Recht auf Zuwendung, Nähe und selbstgewählte Partnerschaft (Leben im Heim und Sexualität S. 371 f.), auch darauf, daß seine Sexualität respektiert wird und er

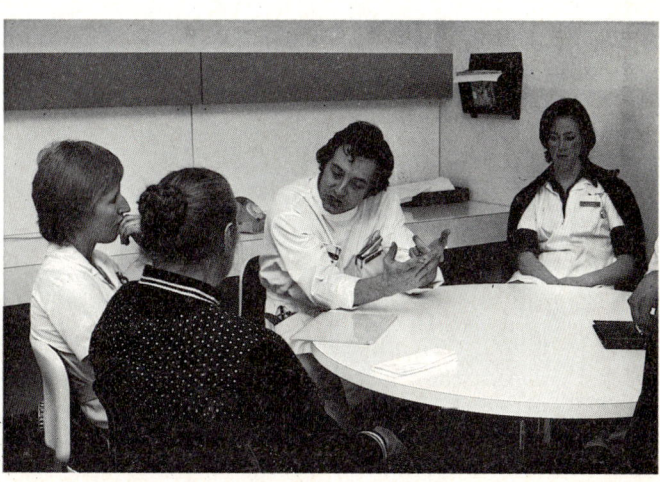

Abb. 24.3 Der Patient als Mittelpunkt der Rehabilitationsbesprechung.

Ernährung
- 0 Sonde
- 1 Einlöffeln
- 2 braucht noch Hilfe beim Zerschneiden
- 3 ißt allein, Hilfe beim richtig Hinsitzen, Schöpfen, Hilfsmittel anbringen
- 4 ganz selbständig, evtl. mit Hilfsmitteln

Ausscheidung
- 0 stuhl- und urininkontinent
- 1 Urininkontinenz/Katheter
- 2 Topf/Flasche
- 3 Nachtstuhl/Toilette mit Hilfe
- 4 Nachtstuhl/Toilette allein

Waschen
- 0 Ganzwaschung im Bett (Pflegeperson)
- 1 Oberkörper selbst (im Bett), Intimwäsche/Beine durch Pflegeperson
- 2 oben am Waschbecken, unten noch unselbständig
- 3 Ganzwaschung am Waschbecken, z. T. noch etwas nötig
- 4 ganz selbständig inkl. Zähneputzen, Rasieren, Frisieren

An- und Ausziehen
- 0 ganz unselbständig
- 1 teilweise Ausziehen allein, Anziehen unselbständig
- 2 Ausziehen allein, Anziehen oben teilweise
- 3 Anziehen oben allein, unten teilweise
- 4 ganz selbständig

Beweglichkeit
- 0 bettlägerig/Bettrand
- 1 Lehnstuhl/Rollstuhl, mit Hilfe
- 2 Gehen mit viel Hilfe/Rollstuhl, unselbständig
- 3 wie 2, wenig Hilfe
- 4a Fortbewegung selbständig, aber mit Hilfsmitteln
- 4b Fortbewegung selbständig

Sozialkontakte
- 0 kein Kontakt
- 1 wenig Kontakt auf Anregung
- 2 wenig Kontakt spontan
- 3 guter Kontakt, instabil
- 4 guter Kontakt, stabil

Verbale Kommunikation
- 0 kein Sprechen, kein Verstehen
- 1 kein Sprechen, aber z. T. Verstehen
- 2 Sprechen: einzelne Wörter, einfachste Sätze
  Verstehen: z. T. oder gut
- 3 komplexe Sätze (sprechen) mit vereinzelten Ausfällen
- 4 Kommunikation ungestört

a

Abb. 24.**4 a–b** Code zum Rehabilitationsblatt (**a**) und praktisches Beispiel für einen Rehabilitationsverlauf (**b**) (aus der Abteilung für Geriatrie – Rehabilitation, Zieglerspital, Bern).

die Möglichkeit hat, sie auch zu leben. In der Gesellschaft wird dies heute durch die allgemeine Toleranz im sexuellen Bereich leichter, im Alters- und Pflegeheim, wo der Betagte praktisch immer von anderen beobachtet wird, sind dazu Reife, Diskretion und viel Einfühlungsvermögen von seiten der Betreuer notwendig, auch muß eine entsprechende Privatsphäre ermöglicht werden.

24.4.4. Rehabilitationsbesprechung, Pflegebericht

Rehabilitationsbesprechung

Sie findet in regelmäßigen Abständen statt. Es nehmen daran teil: der Patient, die Schwester (Pfleger oder Pflegerin), die für ihn zuständig ist, die Ergo- und Physiotherapeuten, der/die Sozialarbeiter/in, der Arzt sowie die krankenhausexternen Betreuer (Angehörige, Gemeindeschwester).

- Der *Patient* wird aufgefordert (und unterstützt!), über seine Erfahrungen zu sprechen. Es ist dabei wichtig, ihm zuzumuten, daß er dies kann und daß die Betreuer sich bemühen, richtig zuzuhören, ohne „alles schon besser wissen zu wollen" (Abb. 24.**3**).
- Die Beurteilung durch den Patienten wird *durch die Behandlungsgruppe kommentiert.*

Geriatrie-Rehabilitation, Zieglerspital, Bern   Rehabilitationsblatt Geriatrie

Name des Patienten   *Herr X*

Datum der Ist-Zustand-Aufnahme/ Situationseinschätzung	28.1	13.2.	25.2.	14.3.	5.4.	24.4.	Bemerkungen
Ernährung	3	3	3	3	3	3	braucht „Ergomesser" und Teller mit Rand
Ausscheidung	1-2	1-2	2*	2*	2-3	2-3	*meldet sich teilweise
Waschen	2	2	2	1-2*	1-2*	2-3	*ist nicht bei der Sache, hilft nicht recht mit
An- und Ausziehen	2	1	1*	0-1*	1	2	*will nicht mehr mitarbeiten, sagt, daß er nicht mehr heim will
Beweglichkeit	2	1-2	1*	1-2	1-3**	3	*weigert sich, die Gehübungen zu machen **macht zeitweise Fortschritte
Sozialkontakte/ geistige Regsamkeit	2-3	2-3	2	2	2-3	3	
Verbale Kommunikation	4	4	3	3	4	4	
Sonstiges			*	*			*depressive Verstimmung infolge Konflikt mit dem Ehepartner
(Abzeichnung Pflegerin/Pfleger)	St.	B.	An.	fri	W.G.	I.L.	

b

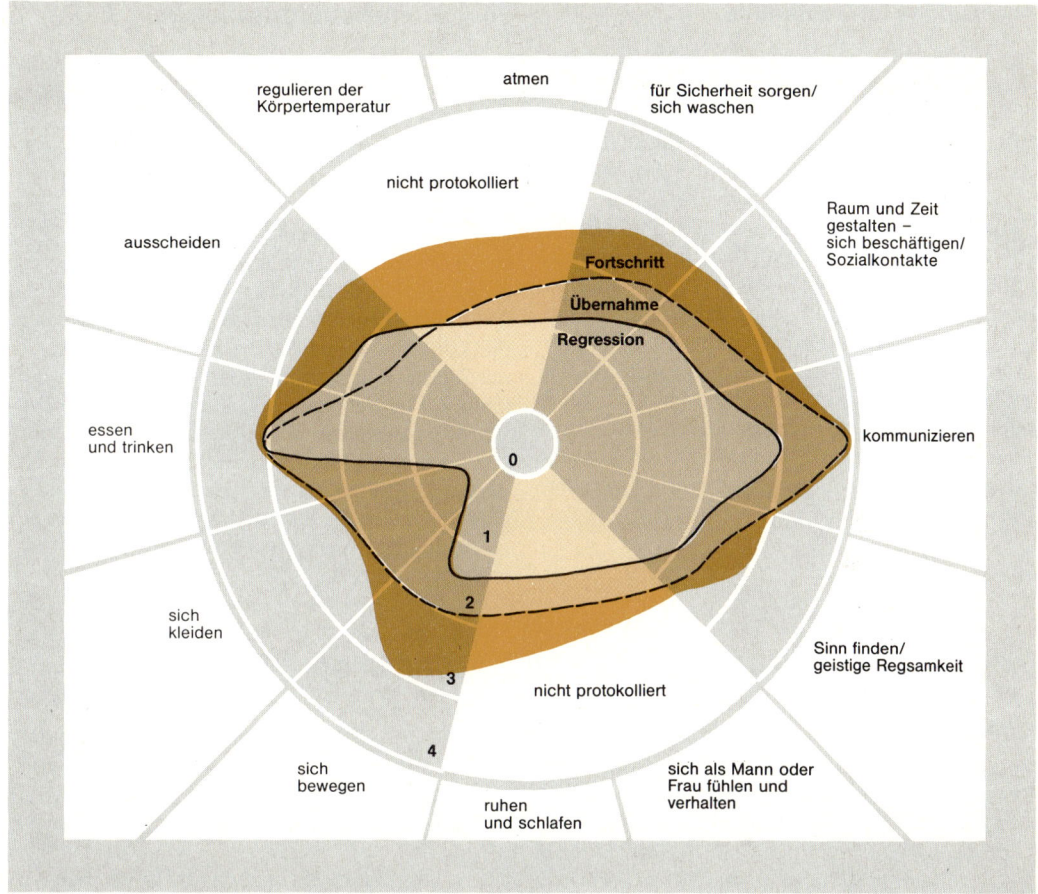

Abb. 24.5 Situationseinschätzung und Verlauf (s. dazu auch Abb. 24.4 b). Erste Situationseinschätzung bei der *Übernahme* des Kranken (am 28.1.). Die *Regression* des Patienten infolge Partnerkonflikts ist im Bild klar zu erkennen (Protokoll vom 14.3.). Erst nach Aufarbeiten der Situation konnten *Fortschritte* in der Rehabilitation erreicht werden (24.4.).

Dies ist aber nur möglich, wenn ein kontinuierlicher Pflegebericht vorliegt. Neben dem auf S. 79 f. besprochenen Kardex-Dokumentationsformular kann dabei ein einfaches, die vordergründigen Aktivitäten des täglichen Lebens umfassendes Rehabilitationsblatt gute Dienste leisten.

Pflegebericht mittels Rehabilitationsblatt

Das in Abb. 24.4 b vorgestellte Rehabilitationsblatt umfaßt die folgenden Aktivitäten des täglichen Lebens: Ernährung (Essen und Trinken), Ausscheidung, Waschen, An- und Ausziehen, Beweglichkeit, Sozialkontakte, verbale Kommunikation und geistige Beweglichkeit. Für jede der

angeführten Tätigkeiten besteht ein Code-Verzeichnis, mit dem man von 0 bis 4 (unselbständig bis ganz selbständig, s. Abb. 24.4 a) werten kann. Das Rehabilitationsblatt wird von der Pflegegruppe bzw. vom jeweils zuständigen Betreuenden in regelmäßigen Abständen ausgefüllt. Abb. 24.4 b und 24.5 zeigen exemplarisch den Verlauf von Zustand und Abhängigkeit eines Patienten

Das Rehabilitationsblatt wird so für alle Beteiligten ein *Arbeitsinstrument,* an dem sie sich *orientieren* können und an dem rückblickend der Rehabilitationserfolg *beurteilt* werden kann.

Analyse des Ist-Zustandes

Der Ist-Zustand ist veränderlich. Anhand der bestehenden (alten oder neuen) Probleme werden die Ziele analysiert und die *pflegerischen Bemühungen jeweils neu angepaßt.* Die Analyse des Ist-Zustandes ermöglicht zusätzlich das *Erfassen der Zusammenhänge* zwischen medizinischen, psychologisch-geistigen und sozialen Problemen. Das Gruppengespräch kann den Grund für Mißerfolg (s. Beispiel Abb. 24.**4b** bzw. 24.**5**) aufdekken und die Beteiligten zum Verstehen, warum eine Bemühung nicht erfolgreich sein kann, hinführen. Es schafft Klarheit in der Frage, ob die Zielerwartung zurückgenommen werden muß oder ob sie u. U. auf einem anderen Weg, unter Einsatz von anderen Mitteln (bzw. durch Ausschalten von Hindernissen), realisiert werden kann.

24.4.5. Rehabilitationserfolg

Die Dokumentation durch das Rehabilitationsblatt macht Erfolge scheinbar *meßbar.* Meßbar sind aber immer nur die sichtbaren Erfolge, d. h. der erzielte, sichtbare Fortschritt.
Nicht meßbar sind Engagement/Einfühlung und menschliche Wärme und Nähe, die vor allem dann zum Zuge kommen müssen, wenn der Zustand des Patienten keine sichtbaren Erfolge im Sinne einer Rehabilitation zuläßt und die Stufe 0-1 kaum überschritten wird. Auch dann bleiben die konsequenten Bemühungen hinsichtlich einer Zielsetzung sinnvoll, denn auch das *Erhalten* kann ein erstrebenswertes Ziel sein, wenn Fortschritt unerreichbar ist. Es ist dann für die Pflegenden motivierend, daß auch das *Erhalten behinderter Lebensaktivitäten* bzw. das geduldige und ausdauernde Betreuen sowie das *Begleiten zu einem friedlichen Sterben* ein dokumentationswürdiges Pflegeziel ist.

24.5. Beurteilung von Wissen und Können in der Pflege

Übung

Betagte Patienten sind häufig Langzeitpatienten, weshalb sich diese Pflege besonders eignet zum Einüben der Pflegeplanung (S. 74 ff.) und der Pflegedokumentation.
- Wählen Sie (mit Hilfe Ihrer Vorgesetzten) einen Patienten aus, und nehmen Sie eine sorgfältige Situationseinschätzung vor (s. z. B. Checkliste S. 76).
- Legen Sie ein Rehabilitations-Dokumentationsblatt an (orientieren Sie sich dazu an Abb. 24.**4a** u. **b**), und
- nehmen Sie in regelmäßigen Abständen (z. B. wöchentlich) eine neue Einschätzung vor. Besprechen Sie die Pflegeanalyse mit Ihrer Vorgesetzten oder der Pflegegruppe.

Weiterführende Literatur

de Beauvoir, S.: Das Alter. Rowohlt, Reinbek 1977
Böger, J., S. Kanowski: Gerontologie und Geriatrie für Krankenpflegeberufe, 2. Aufl. Thieme, Stuttgart 1982
Fachbericht zur Situation älterer Menschen in der Bundesrepublik Deutschland. Deutsches Zentrum für Altersfragen, Berlin 1982
Guardini, R.: Die Lebensalter. Werkbund, Würzburg o. J.
Hohmeier, J., H. Pohl: Alter als Stigma. Suhrkamp, Frankfurt 1978
Juchli, L.: Alt werden, alt sein. Ein ABC für die Begleitung und Betreuung Betagter, 2. Aufl. RECOM, Basel 1985
Juchli, L.: Pflegen, Begleiten, Leben. Reinhardt, Basel 1986
Kielholz, P., C. Adams: Der alte Mensch als Patient. Deutscher Ärzte-Verlag, Köln 1986
Lehr, U.: Seniorinnen. Steinkopff, Darmstadt 1978

Lehr, U.: Psychologie des Alterns, 5. Aufl. Quelle & Meyer, Heidelberg 1984
Martin, E., J. P. Junod: Lehrbuch der Geriatrie, 2. Aufl. Huber, Bern 1986
Scharll, M.: Bewegungstraining mit alten Menschen. Gruppengymnastik, Aktivpflege, 2. Aufl. Thieme, Stuttgart 1982
Schneider, H. D.: Sexualverhalten in der zweiten Lebenshälfte. Kohlhammer, Stuttgart 1980
Tournier, P.: Die Chance des Alters, 2. Aufl. Herder, Freiburg 1981
Vogel, A., G. Wodraschke: Hauskrankenpflege, 5. Aufl., Thieme, Stuttgart 1985
Weakland, J. H., J. J. Herr: Beratung älterer Menschen und ihrer Familien. Huber, Bern 1984

25. Pflege psychisch Kranker

Der Mensch ist der grundsätzlich ins Wagnis Gesandte.
Das Scheitern schadet ihm weniger
als das vermeintliche Abgesichertsein.

Herbert Fritsche

Sequenzziel/Intention

Dieses Kapitel will keinen Psychiatrielehrgang ersetzen. Schwestern und Pfleger, die ausschließlich mit psychisch Kranken arbeiten möchten, bedürfen einer gut fundierten Spezialausbildung. Was das Kapitel leisten kann, ist eine *Einführung in die Welt* (Befindlichkeit) *des psychisch Kranken.* Sie sollen dadurch seine Bedürfnisse und Probleme besser verstehen, in der Pflegeplanung (S. 74 ff.) berücksichtigen und sich in der realen Pflegesituation therapeutisch und hilfreich verhalten können.

Dynamik des Pflegeprozesses

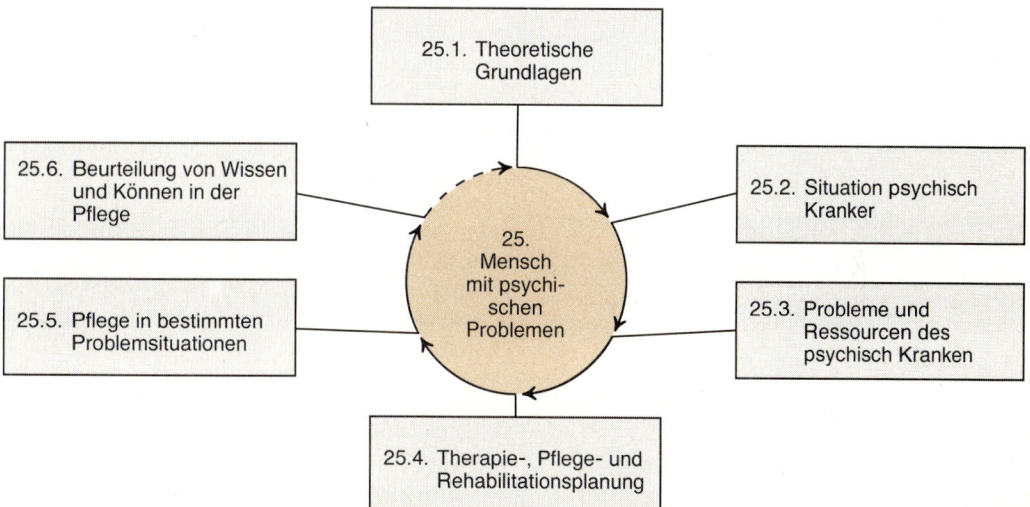

25.1. Theoretische Grundlagen

25.6. Beurteilung von Wissen und Können in der Pflege

25.2. Situation psychisch Kranker

25. Mensch mit psychischen Problemen

25.5. Pflege in bestimmten Problemsituationen

25.3. Probleme und Ressourcen des psychisch Kranken

25.4. Therapie-, Pflege- und Rehabilitationsplanung

Prinzipien/Impulse

- Das *Leben* steht in einer Spannung zwischen Innen und Außen, zwischen physischem Geschehen einerseits und psychischer Gestimmtheit andererseits.
- Das *Innen* ist ein Bereich, dessen Komponenten - Seele/Psyche/Geist - nicht leicht zu fassen sind. Da sie menschliches Leben wesentlich bestimmen, sind sie reale Gegebenheiten, deren Äußerungen wir beobachten müssen, um von daher auf den inneren Zustand Rückschlüsse ziehen zu können.
- Das *Außen* als *Träger* von Geist und Seele - Soma/Körper/Leib - ermöglicht es dem Menschen, zum Du und zur Umwelt in Beziehung zu treten.
- *Störungen,* wo immer sie ihre Ursache haben, treffen den ganzen Menschen, sowohl in sich selbst (Eigenwelt) als auch in seinen Bezügen zu Umwelt, Mitwelt, u. U. auch zur Überwelt.

**Psychische Gesundheit als Weg –
der Weg als Ziel**

Gelebte und erfüllte Zeit oder ungelebte, leere und tote
Zeit sind entscheidend für das Lebensgefühl eines
Menschen; es richtet sich z. B. danach, ob er bedeutsa-
me Begegnungen mit sich selbst und anderen Menschen haben kann. Wie es der Philosoph MARTIN BU-
BER ausdrückt: „Begegnung liegt nicht in Raum und
Zeit, sondern Raum und Zeit liegen in der Begegnung." AMMON sagt: „Die Lebenszeit hängt von uns
selber ab. Die echte Lebenszeit liegt in der Begegnung
und im Tätigsein."

Die Dimension, die die Persönlichkeit eines Menschen
kennzeichnet und umspannt, ist die Identität. Die dynamische Psychiatrie versteht unter Identität einen le-
benslangen, nie abgeschlossenen Prozeß, was an die alte chinesische Weisheit erinnert: Der Weg ist das Ziel.
„Identität ist das Bleibende in einer Persönlichkeit und
sie ist gleichzeitig nichts Bleibendes. Identität ist ein
Prozeß, ein fortwährendes Suchen, eine fortwährende
Entwicklung, die aber jeweils Spuren hinterläßt." Aus
dieser Sicht kommt dem Werden im Verhältnis zum
Sein größere Bedeutung zu. Die Begriffe Dynamik und
Energie haben in diesem Denken Vorrang vor den Begriffen Struktur und Materie, letztere sind lediglich
sichtbarer Ausdruck einer prozeßhaften Dynamik. Unter prozeßhafter Dynamik versteht AMMON den Menschen als ein offenes System, das im sozialenergeti-
schen Austausch mit der Umwelt ständig Neues
erfährt, sich verändert, seine Grenzen erweitert und
überschreitet, was letztlich seine Kreativität ausmacht.
Denn „Kreativität bedeutet immer, etwas ganz Neues,
bisher nicht Gedachtes zu denken, zu tun und zu gestalten und somit auch noch völlig unbekannte Möglichkeiten aus dem nichtbewußten Persönlichkeitsre-
servoir (Ressourcen) freizulegen" (HEIDI MÖNNICH).

25.1. Theoretische Grundlagen

25.1.1. Abgrenzung der Psychiatrie

Die Abgrenzung der sog. *psychischen* Erkrankungen gegenüber den *somatischen* ist sehr schwierig. In der Mitte liegt das große Gebiet der *psychosomatischen Medizin*. Im allgemeinen definiert man heute die *Psychiatrie* als den Zweig der
Medizin, in welchem *psychologische* Phänomene
im allgemeinsten Sinn bei Krankheits- und Lei-
denszuständen bedeutsam sind: als Ursache, als
Zeichen (Symptom) und als therapeutisch wirksame Methode. Das Behandlungsziel liegt demzufolge darin, dem Betroffenen (und seiner Umwelt) jene Hilfe anzubieten, die er braucht, um
mit seinen Schwierigkeiten und Problemen fertigzuwerden. Es handelt sich immer um eine unterstützende Hilfe, womit die Selbsthilfe, d. h. die

in der eigenen Psyche bereitliegenden Mittel
(Ressourcen) aktiviert bzw. wieder aktiviert werden können.

Andere Abgrenzungsversuche basieren auf
Theorien über die Entstehung von psychischen
Störungen bzw. das von der Norm abweichende
Verhalten des Patienten, in bezug auf die Um-
welt   (Rollenverhalten) = *sozialpsychologischer
Aspekt* oder in bezug auf die zwischenmenschli-
che Beziehung = *Beziehungsaspekt*.

25.1.2. Hilfen und Institutionen für psychisch Kranke

Ambulante Behandlung

Die Zahl der Menschen, die in irgendeiner Form
therapeutische Hilfe brauchen, nimmt sprunghaft
zu. Die wenigsten finden den Weg zu einem *Spezialisten* (Nervenarzt, Psychiater). Meist liegt die
Behandlung in den Händen der *Allgemeinpraktiker*, da somatische Störungen häufig im Vordergrund stehen. Neben dieser medizinischen Betreuung hat (und hatte schon immer) die nichtmedizinische Hilfeleistung eine große Bedeutung. Früher wurde diese Aufgabe vorwiegend
durch den *Priester* oder Pfarrer wahrgenommen = *Seelsorge*. Je differenzierter die Gesellschaft wurde, um so vielfältiger wurde auch die
Not des einzelnen und von Menschengruppen,
was zu immer neuen Angeboten von *Hilfe-* und
Beratungsstellen führte. Diese werden häufig von
kirchlichen oder gemeinnützigen Institutionen
unterhalten und haben oft eine bestimmte Zielsetzung: Familienberatung, Eheberatung, Tele-
fonseelsorge, Drogenhilfe u. a. Dazu gehören
verschiedene Selbsthilfeangebote, z. B. für Alkoholiker (AA-Gruppen).

Auf psychologischer Basis hat der *Psychologe* oder
Psychotherapeut die „Sorge für die Seele" über-
nommen. Die Hilfe geschieht an den einzelnen
(durch Gesprächstherapie, analytische Therapie,
Maltherapie, Leibtherapie u. a.) oder in Gruppen
(Gruppentherapie).

Stationäre Behandlung

Je nach Krankheitszeichen, gestellter Diagnose
oder einweisendem Arzt wird der Patient zum
„psychiatrischen Patienten", d. h., er wird in eine
psychiatrische Klinik eingewiesen, oder er wird
regulärer Patient in einem gewöhnlichen Krankenhaus (medizinische oder psychosomatische
Station).

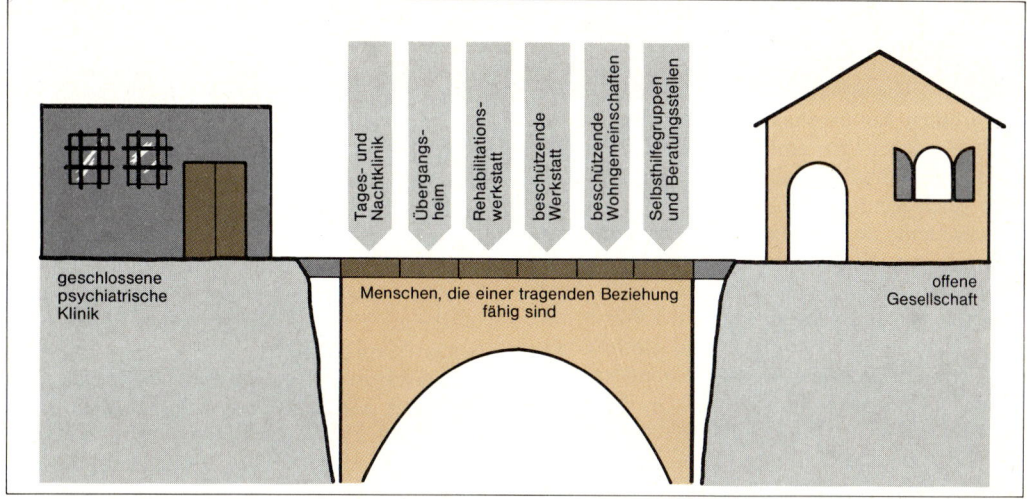

Abb. 25.1 Der „Weg zurück" bedarf einer verbindenden Brücke von Krank zu Gesund, von Klinik zu Integration in die Gesellschaft.

- Das *psychiatrische Krankenhaus* hat den Auftrag, psychisch kranken Menschen Behandlung, Betreuung und Begleitung zu gewährleisten. Man unterscheidet (häufig abseitsliegende) psychiatrische Großkrankenhäuser, Spezialabteilungen an Universitätskliniken und Privatkliniken.
- *Viele Patienten mit psychiatrischen Alterskrankheiten* befinden sich in Alters- und Pflegeheimen. Daneben gibt es
- *Kurhäuser* oder Heime mit Spezialauftrag, z. B. für Alkoholiker oder Drogenabhängige;
- *teilstationäre Einrichtungen* (Nachtklinik, Tagesstätten, Wohngemeinschaften, geschützte Werkstätten; s. dazu S. 61).

Von ausschlaggebender Bedeutung ist das Zusammenwirken aller Institutionen, die der Prävention, der Therapie, der Begleitung und der Rehabilitation dienen (Abb. 25.1): = Sozialpsychiatrie.

25.1.3. Psychiatrischer Dienst im Akutkrankenhaus

Größere Krankenhäuser unterhalten einen eigenen psychiatrischen Dienst, der nach Bedarf in Anspruch genommen werden kann als
- *Liäsiondienst:* Der Psychiater ist im Krankenhaus selber angestellt;
- *Konsiliardienst:* Der Psychiater wird als Konsiliararzt von außen zugezogen.

Der Psychiater bietet fachmännische Beratung an:
- *patientenzentriert* als Hilfe für den Patienten zur Krankheits- bzw. Situationsbewältigung im einmaligen oder wiederholten Gespräch (S. 525);
- *arztzentriert* als Hilfe für den Arzt im Umgang mit Patienten, die Probleme haben oder machen;
- *teamzentriert:* Eine Pflegegruppe, die mit einem einzelnen Patienten oder mit der Patientengruppe (besonders häufig auf Dialysestationen, onkologischen Zentren, Verbrennungszentren u. a.) überfordert ist („stuff burnt out" = ausgebrannt), kann die psychologische Hilfe in Anspruch nehmen.

Die Einsicht und das Wissen darum, daß es keine rein körperlichen oder rein psychischen Krankheiten gibt, sondern nur *Menschen, die leiden* und Hilfe brauchen, haben die Bemühungen um eine *helfende Beziehung* gefördert. Bahnbrechend für die „Hilfe zur adäquateren Hilfeleistung" war M. BALINT. Nach ihm sind die *Gesprächsgruppen* benannt, in denen die Gruppenteilnehmer in Zusammenarbeit mit einem Fachmann über Probleme mit Patienten diskutieren. Damit wird eine Reflexion über die konkreten Schwierigkeiten ihrer Arbeit unter psychologischen Gesichtspunkten möglich (Balint-Gruppen gibt es heute für Ärzte und für das Pflegepersonal, für krankenhausinterne und krankenhausexterne Gruppen).

25.1.4. Psychiatrische Krankheiten

Psychosen, Neurosen, psychosomatische Krankheiten, psychogene Reaktionen sind Begriffe, die den größten Teil psychischer oder psychisch beeinflußter Störungen umfassen. Bei der Verwendung dieser Begriffe sollten wir sehr vorsichtig sein. Auch wenn sie als Diagnose in der Krankengeschichte des Patienten vermerkt sind, müssen wir unter allen Umständen verhüten, einen Menschen „diagnostisch zu etikettieren". Auch wir sind abhängig von der Macht der Worte, von Vorurteilen und Meinungen und deshalb geneigt, uns der „Diagnose entsprechend" zu verhalten. Dies ist aber immer falsch, denn der Mensch läßt sich weder in ein Schema noch in eine Diagnose pressen. Begriffe sind notwendig (besonders für den Arzt, der anhand der Diagnose eine Therapie einleiten muß), *für die Pflege* des kranken Menschen sind sie unnötig und wenn sich das Begriffsdenken verselbständigt, sogar schädlich.

Tab. 25.1 gibt eine *Übersicht über die psychiatrischen Krankheiten,* deren Ursache, Erscheinungsformen, Therapie- und Rehabilitationsmöglichkeiten.

Offensichtlich dabei ist die Ausrichtung auf den *Befund.* Würde die Pflege nur vom Befund abgeleitet (der für den Arzt notwendig ist), müßten wir von einer befundzentrierten Pflege sprechen (wie sie vielerorts noch üblich ist!). Die Pflege, die sich auch – und vor allem – am *Befinden des Kranken* (seiner Angehörigen) und seiner *Biographie* orientiert, ist eine wirklichkeitsgerechtere und damit auch wirksamere Pflege. Bei vielen Kranken kann der Befund nicht gebessert werden – es gibt keine Heilung im medizinischen Sinn –, was aber durch eine *kompetente* und *bewußte Pflege* gebessert werden kann, ist das Befinden und damit das Wohlbefinden und die Lebensqualität des Patienten, häufig auch seiner Angehörigen.

25.2. Situation psychisch Kranker

„10% aller Patienten, die einen Arzt konsultieren, sind depressiv, und bei etwa der Hälfte von ihnen liegt eine larvierte Depression vor" (hinter somatischen Störungen verdeckte Depression). „Chronische Krankheiten sind in etwa 20% der Fälle von depressiven Erscheinungen begleitet." „Jedes vierte Spitalbett wird für einen psychisch Kranken gebraucht." Solche und ähnliche Ergebnisse von Umfragen und Statistiken aus der neueren Zeit zeigen, wie groß die Zahl psychisch leidender Menschen ist.

Schon 1974 haben Experten der WHO die Häufigkeit allein der Depression auf 3% der Weltbevölkerung geschätzt. Diese Zahl ist im Steigen begriffen, und zwar aufgrund von vier Tatsachen:

- die Zunahme der Lebenserwartung in den meisten Ländern und dementsprechend eine steigende Zahl der mit erhöhtem Risiko belasteten Menschen;
- die rasch sich wandelnde psychosoziale Umwelt des Menschen mit einer ganzen Reihe von Streßsituationen;
- die Lebensverlängerung bei chronischen Erkrankungen oder bei solchen, die früher zu einem raschen Tod führten (Kreislaufstörungen aller Art, Niereninsuffizienz u. v. a.), die häufig von psychischen Reaktionen, vor allem von Depressionen begleitet sind;
- der exzessive Konsum von Medikamenten wie Neuroleptika, Kortikoiden, oralen Kontrazeptiva, die bei langfristiger Medikation psychische Störungen hervorrufen können.

Mit diesem steigenden Risiko, ein psychisch Leidender zu werden, sieht sich vor allem der Betroffene selbst einer sich nur langsam wandelnden, abwehrenden Einstellung der Gesellschaft gegenüber. Trotz einer bemerkenswert hohen Anstrengung, den psychisch Kranken der Gesellschaft bewußt zu machen, Vorurteile abzubauen, den Sozialisierungsprozeß zu fördern, ist für die meisten Betroffenen „der Weg zurück" sehr schwer. (Schon in diesem Wort liegt die ganze Problematik, denn was heißt schon „zurück"? Woher zurück? Wohin zurück?) Dies trifft vor allem jene Menschen, die für kürzere oder längere Zeit in einer psychiatrischen Klinik hospitalisiert waren. Die „Etikette" bleibt häufig haften, erschwert ihnen die Rückkehr ins Gesellschafts- und Berufsleben (eben den Weg zurück). Das führt dazu, daß viele Betroffene den Weg des „Verheimlichens" wählen, was aber häufig zu noch größeren Problemen führt, oder aber der Kranke wählt „unbewußt" einen gesellschaftsfähigeren Weg. Das bedeutet, daß er der Seele (Psyche) gleichsam nicht erlaubt, krank zu werden, so daß sich die Störung auf der Ebene des Körpers (Soma) ausdrücken muß. Solche Menschen kommen dann mit einer „legalen" Erkrankung zum Arzt oder ins Krankenhaus. Man spricht dann von einer Konversion der Sympto-

Tabelle 25.1   Übersicht über die psychiatrischen Krankheiten (nach *R. Schwarz*)

Psychische Gefähr-dungen, Krankheiten und Behinderungen	Ursachen		Wesentliche Symptome und Erscheinungsformen	Therapie und Rehabilitation
Endogene Psychosen – Schizophrenie	Ursprung nicht ausreichend geklärt	Erb- und Umweltfaktoren tra-gen zu Ent-stehung und Verlauf bei	Denkstörungen, Wahrneh-mungsstörungen, Störun-gen des Gefühlslebens und der Kontaktfähigkeit, Persönlichkeitsverände-rungen, Unruhe, Antriebs- und Konzentrationsstö-rungen, Wahnvorstellun-gen, starke Stimmungs-schwankungen, Störun-gen des Gefühlslebens, Wahrnehmungsstörun-gen, häufig in abgrenzba-ren Phasen verlaufend	psychiatrische Betreuung, medikamentöse, sozio- und psychotherapeutische Behandlung, Kette rehabili-tativer Maßnahmen bis hin zur beruflichen Wiederein-gliederung
– affektive Psychosen (endogene Depression, Manie)	Ursprung nicht ausreichend geklärt			
Exogene Psychosen	Infektions- und Stoffwechsel-krankheiten, direkte Schädi-gung oder Erkrankung des Gehirns		Unruhe, Angst, Wahnvor-stellungen, Bewußtseins-störung, Gedächtnis-schwund, Persönlichkeits-veränderung	medikamentöse Behand-lung, psychiatrische Be-treuung, Behandlung der auslösenden Schädigung
Psychische Alterskrankheiten	Vereinsamung, Isolierung, Entwurzelung, hirnorganische Abbauprozesse, Krankheiten		Unsicherheit, Angst, Ver-einsamung, Depressio-nen, Verwirrtheitszustän-de, Erinnerungsstörun-gen, Bewußtseinstrübung	soziale und familiäre Bin-dungen und Aufgaben er-halten, psychotherapeuti-sche Betreuung, Behand-lung auslösender Krank-heiten
Suchtkrankheiten Drogen-, Arzneimit-telabhängigkeit, Al-koholismus	Umwelteinflüsse bei labiler psychischer Struktur, Auswei-chen vor Konflikten		Angst- und Unruhezustän-de, Sinnestäuschungen, Delirien, Depressionen, Wesensveränderungen, Körperschäden (Herz-Kreislauf, Leber)	Entziehungsbehandlung, psycho- und soziothera-peutische Betreuung, The-rapiegemeinschaften
Neurosen – Persönlichkeits-störungen	Störung der frühkindlichen Sozialentwicklung, Konflikte mit der Umwelt		quälende Zwiespältigkeit, Angst, unangemessenes (z. B. infantiles, unechtes, stimmungslabiles, zwang-haftes) Verhalten	psychotherapeutische Be-handlung
– Verhaltensstörun-gen	Störung der frühkindlichen Sozialentwicklung, Umwelt-einflüsse		Apathie, Hemmungen, Kontaktschwierigkeiten, Aggressivität, Bettnässen, Nägelbeißen	psychotherapeutische Be-handlung
Psychosomatische Krankheiten	körperliche Störungen (faßba-re Organstörungen), die psy-chisch (mit) bedingt sind		Störungen des Magen- und Verdauungstraktes (Ulkus), der Atmung (Asthma), des Herz-Kreis-lauf-Systems (Blutdruck-krankheiten) u. a.	Behandlung der Organstö-rungen bei gleichzeitiger psychotherapeutischer Be-treuung
Psychische Gefähr-dung in Lebenskri-sen (psychogene Reaktionen)	Konfliktsituation, menschliche und berufliche Enttäuschung, Pubertät, Klimakterium, Alter		Depressionen, Verzweif-lungsausbrüche, Kontakt-störungen, Lebensüber-druß (Suizidversuch)	Beratung, psychothera-peutische Behandlung

me (körperlicher Ausdruck von psychischen Störungen), von einer larvierten Depression oder von psychosomatischen Erkrankungen. Es gibt auch Störungen (dies gilt vor allem für viele Formen von Neurosen), die über lange Zeit unauffällig bleiben oder die nur in einzelnen, ganz bestimmten Situationen, z. B. dann, wenn sich bestimmte Umstände im Erleben belastend auswirken, sichtbar werden. Sie äußern sich dann z. B. als jähe, unkontrollierbare Angst, als Zwang usw. Solche Menschen sind häufig im zweifachen Sinn Leidende: Man erwartet von ihnen die Leistung des Gesunden, obwohl sie innerlich behindert sind. Unangepaßte Reaktionen stoßen auf Unverständnis und Ablehnung (obwohl sie eigentlich ein Signal der Hilfsbedürftigkeit setzen). Der Situation des offensichtlich psychisch Kranken (Psychosen) steht der Mensch des Leistungszeitalters völlig hilflos gegenüber. Diese Kranken haben darum häufig keinen Platz in der Gesellschaft und werden in psychiatrische Kliniken „abgeschoben". Aber auch jene Menschen, die sich in großer Zuwendung um solche Kranke bemühen, stoßen bei ihnen auf Grenzen, die u. U. nie mehr verschoben werden können, und auf ein inneres Erleben, das nur schwer einfühlbar, zu verstehen und zu beantworten ist. Damit stehen wir vor dem Grundproblem des psychisch Kranken, einem Problem, das mehr oder weniger auch den sog. Gesunden betrifft: *Die innere Welt (Wirklichkeit) entspricht nicht der äußeren.* An dieser Gespaltenheit leiden heute viele Menschen, letztlich auch Helfer und Betreuer selbst. Hier liegt die Not, aber auch die Chance der Annahme und Integration krank Gewordener wie auch der Bemühungen um die Gesunderhaltung und die Aufrechterhaltung des inneren Balancevermögens (s. dazu auch Psychohygiene S. 273).

25.3. Probleme und Ressourcen des psychisch Kranken

Der psychisch kranke Mensch ist ein *Leidender* und als solcher *Träger von Symptomen,* die ihn in seiner Aktivität, seiner Beziehungsfähigkeit und seiner Realitätsbewältigung hindern und die schließlich zu einem Zustand des Krankseins oder zu akuten Notsituationen führen können. Die Störungen treffen somit den Betroffenen in sich selbst *(Eigenwelt)* oder in seinen Beziehungen zur *Umwelt* und *Mitwelt.*

25.3.1. Problemgruppen

Störungen der Alltagsbewältigung: Es sind Störungen in der Bewältigung der Aktivitäten des täglichen Lebens (ATL). Sie werden häufig durch andauernde Hektik, belastendes Arbeitsklima, Sorgen und Konflikte verursacht. Sie äußern sich u. a. als
- Arbeitsstörungen,
- Lernstörungen oder Einschränkung der intellektuellen Funktionen (Gedächtnis, Konzentration usw.),
- Schlafstörungen als Einschlaf- oder Durchschlafstörungen,
- Verdauungs- und Appetitstörungen,
- Erschöpfungszustände,
- sexuelle Störungen, Störungen während der Schwangerschaft, im Wochenbett.

Störungen der Gefühlswelt:
- Angstzustände,
- Depressionen/Aggressionen,
- Zwänge, Phobien.

Störungen der Realitätsverarbeitung:
- Verwirrungszustände,
- Wahnideen, Halluzinationen,
- Stimmenhören, Verfolgungswahn,
- totaler Rückzug (Isolation).

25.3.2. Ressourcen und heilende Pflege

„Krankheit ist ein Mangel des inneren Wesens", sagt Meister ECKEHART. Als Mangel ist sie vorerst negativ, als Signal für etwas, das wieder gefunden werden muß, ist sie aber auch positiv zu werten.

Es liegt im Wesen des Menschen, daß er auf zu große und anhaltende Lebensprobleme oder auf tiefgreifende Verluste mit Ängsten, Aggression, Depression und/oder somatischen Störungen reagiert. Das innere Gleichgewicht ist gestört.

Das heißt nun aber nicht, daß der Mensch psychisch krank ist, wird oder bleibt. Probleme können, wenn sie verarbeitet werden, zu Auslösern von tiefgreifenden Reifeprozessen werden. „Kranksein als Chance" ist nicht ein Schlagwort, sondern eine Realität, die der Mensch nutzen kann oder nicht. Die Verarbeitung von Lebensproblemen - ob dies nun bewußt oder unbewußt geschieht - braucht innere Kraft. Je größer die Problematik oder je länger sie anhält, um so mehr Kraft ist notwendig. Der Betroffene wird dann u. U. genötigt, Hilfe in Anspruch zu nehmen. Es braucht dazu nicht immer den Fach-

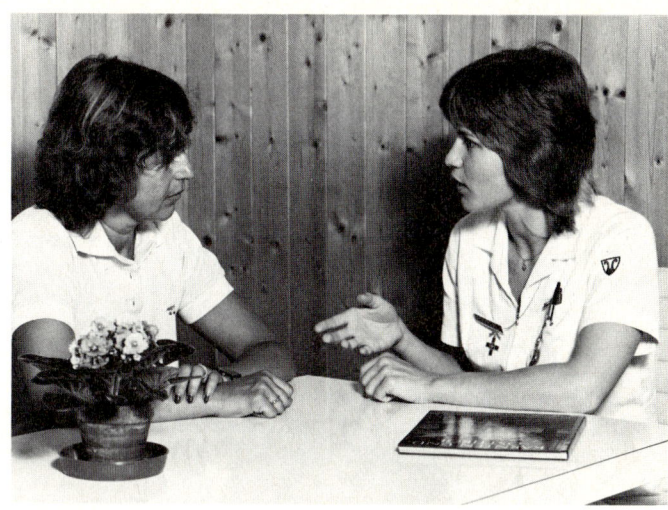

Abb. 25.**2**   Das helfende Gespräch:
Beziehung und Bindung auf Zeit.

mann (Psychiater, Psychologen), es braucht oft einfach den *Mit-Menschen* (Seelsorger, Freund, Pflegeperson), der psychisches Leid ernst nimmt, auf Signale zu antworten und dadurch helfende und heilende *Ressourcen* freizusetzen vermag (zu Ressourcen S. 36). Diese Patienten könnten mit DIOGENES verglichen werden. Von ihm heißt es: „Er zündete am hellichten Tag eine Lampe an. ‚Ich suche‘, sagte er, ‚einen Menschen.‘ “ (Abb. 25.**2**).

Dieser Mensch, der heute als *Therapeut* bezeichnet wird, ist, dem griechischen Stammwort (therápón) entsprechend, ein Diener, ein Gefährte, „ein Mensch, der für einen anderen Menschen begleitend da ist“. In diesem Sinne wurden die ersten Christen Therapeuten genannt, und in diesem Sinn kann eine begleitende Pflege (Beziehungspflege) zur *heilenden Pflege* werden.

25.4. Therapie-, Pflege- und Rehabilitationsplanung

25.4.1. Situationseinschätzung

In *psychiatrischen Kliniken* steht dem Kranken heute vielfach ein therapeutisches Team zur Verfügung. Die Situationseinschätzung geschieht dann im wesentlichen nach den bei der Rehabilitationsbesprechung bei Betagten besprochenen Grundsätzen (S. 514 f.). Anders im *Akutkrankenhaus,* wo häufig die somatische Störung im Vordergrund steht. Hier hängt es u. U. von der Fähigkeit und Bereitschaft der Pflegegruppe ab, wieweit die psychisch-geistigen und die psychosozialen *Probleme* integriert und Signale, die innere *Ressourcen* anzeigen, aufgenommen und aktiviert werden.

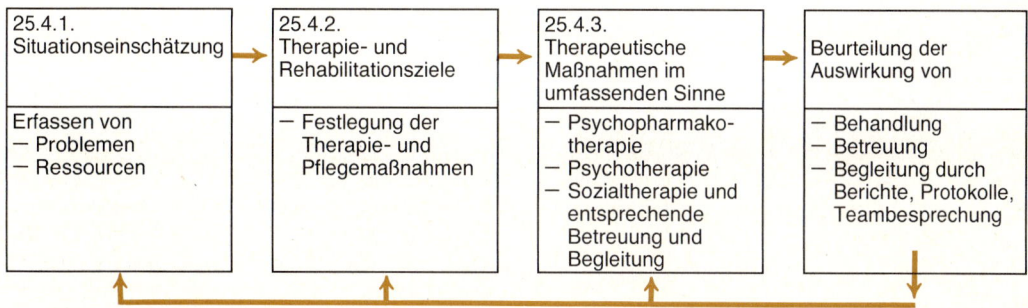

25.4.1. Situationseinschätzung	25.4.2. Therapie- und Rehabilitationsziele	25.4.3. Therapeutische Maßnahmen im umfassenden Sinne	Beurteilung der Auswirkung von
Erfassen von – Problemen – Ressourcen	– Festlegung der Therapie- und Pflegemaßnahmen	– Psychopharmakotherapie – Psychotherapie – Sozialtherapie und entsprechende Betreuung und Begleitung	– Behandlung – Betreuung – Begleitung durch Berichte, Protokolle, Teambesprechung

25.4.2. Therapie- und Rehabilitationsziele

Die übergeordneten Ziele erstreben
- Wiederherstellung der größtmöglichen Unabhängigkeit und Lebensqualität,
- Befreiung von störenden Symptomen bzw.
- Einübung der Fähigkeit und der inneren Kraft, mit Einschränkungen und Grenzen zu leben.

Die individuellen Ziele sind von der Situation des Kranken (Lebensumstände, Befinden, geistige Fähigkeiten usw.) sowie von den therapeutischen Möglichkeiten abhängig. Sie müssen realistisch sein und allen Beteiligten (inkl. Patienten und Angehörigen) bekannt sein.

25.4.3. Therapeutische Maßnahmen

Psychiatrische Therapie muß ganzheitlich gesehen werden. Sie umfaßt die *Behandlung,* die *Betreuung* und die *Begleitung,* häufig über eine sehr lange Zeitspanne.

Grundsätzlich ruht sie auf drei Säulen, die sich gegenseitig beeinflussen:
- den *somatischen* Verfahren: Psychopharmakotherapie, Physiotherapie, Leibtherapie;
- den *psychotherapeutischen* Verfahren als Einzel- und Gruppentherapie;
- den *sozialtherapeutischen* Verfahren.

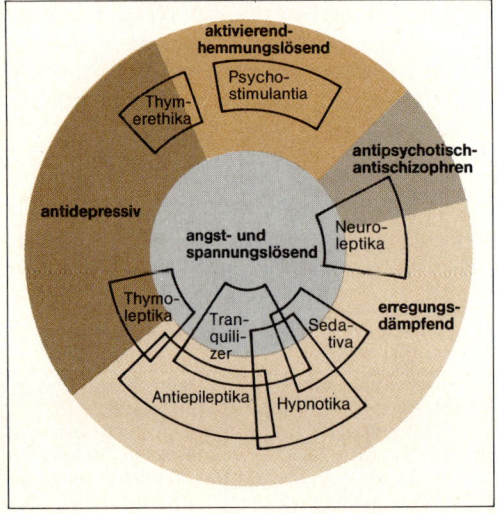

Abb. 25.3   Wirkung von Psychopharmaka (nach *Pöldinger*).

Psychopharmakotherapie

Als Psychopharmaka bezeichnet man ZNS-wirksame Stoffe, die sich in der psychiatrischen Therapie als nützlich erweisen. Sie verändern – dämpfend oder anregend – Stimmung, Gefühle und Antrieb, Erleben und Handeln der Menschen, die eben in diesen Bereichen leiden. Psychopharmaka lösen nicht die Probleme (psychiatrisch) erkrankter Menschen, sie machen sie aber häufig erst der Problembearbeitung zugänglich. In diesem Sinne fördert ihre Anwendung die gemeindenahe (ambulante und rehabilitative) Psychiatrie (s. Abb. 25.1). Aus Tab. 25.2 und Abb. 25.3 sind Gruppierung und Wirkung der

Tabelle 25.2   Klassifizierung der Psychopharmaka

Gruppe	Synonyme	Therapeutische Charakteristika
Neuroleptika	Neuroplegika Psychoplegika Psycholeptika Major tranquilizers	Beruhigungsmittel ohne schlaferzwingenden Effekt, mit antipsychotischer Wirkung
Tranquilizer	Ataraktika Minor tranquilizers	Beruhigungsmittel ohne schlaferzwingenden Effekt und ohne antipsychotische Wirkung
Antidepressiva		
– Thymoleptika	Thymoanaleptika Psychoanaleptika trizyklische Antidepressiva	vorwiegend stimmungsaufhellende Antidepressiva
– Thymeretika	Monoaminoxidasehemmer (MAOH) Thymoanaleptika Psychoanaleptika Psychic energizers	vorwiegend aktivierende, hemmungslösende Antidepressiva
– Lithiumsalze		zur Prophylaxe von Rezidiven bei manisch-depressiven Psychosen oder periodischen Depressionen
Psychostimulantia	Psychotonika Weckamine	antriebssteigernde Pharmaka, welche Schlaf und Hunger unterdrücken

heute gebräuchlichen Psychopharmaka ersichtlich.

Der verantwortungsbewußte Umgang mit Psychopharmaka verlangt differenzierte Kenntnisse, die zu vermitteln den Rahmen dieses Lehrbuches sprengt. Im Vordergrund stehen:
- das Wissen um Wirkung, Begleit- und Nebenwirkungen sowie die entsprechende Überwachung und Information des Patienten;
- die regelmäßige Blutbildkontrolle bei Neuroleptika, Antiepileptika und Lithiumsalzen (bei letzteren ist zusätzlich der Lithiumblutspiegel zu bestimmen).

Im weiteren gelten die allgemeinen Regeln auf S.304ff.

Die sog. Kuren (Schlaf- und Dämmerkur, Elektroschockbehandlung) sind heute durch die Psychopharmaka weitgehend verdrängt.

Psychotherapie

Mit der Psychotherapie wird versucht, bei psychischen Störungen mittels psychologischer Mittel Besserung oder Heilung zu erreichen. Meist geschieht dies durch klärende Gespräche und das Schaffen einer Vertrauen ermöglichenden Beziehung = *Gesprächstherapie* oder/und durch das Vermitteln von *Erlebnissen* oder *Lernerfahrungen* in Gruppen.

Psychotherapie ist immer „Arbeit am Menschen und mit dem Menschen". Es ist viel mehr eine *Beziehung* zwischen zwei (oder mehreren) Menschen als eine Technik. Therapeut ist immer der sog. Gesunde, Klient oder Patient der sog. Kranke. Heilung geschieht durch das Aktivieren und Freisetzen der inneren, gesunden Kräfte.

Die Psychotherapie erfordert eine gute Mitarbeit des Patienten und letztlich die Bereitschaft zur Veränderung. Die wichtigsten Verfahren sind:
- *Klientenzentrierte Gesprächstherapie* nach Rogers (S.336).
- *Stützende Verfahren.* Bei diesen Methoden will man dem Patienten das zugrundeliegende Problem seines Leidens nicht bewußt machen, sondern „zugedeckt" lassen. Solche Methoden sind alle Maßnahmen, die Suggestivwirkung haben. Man nimmt auf das Denken, Fühlen und Wollen des Patienten Einfluß. Die wichtigsten Verfahren sind die Verhaltenstherapie, z.B. als Selbstsicherheitstraining, und die „kleine Psychotherapie" (Gesprächstherapie; S.528).
- *Aufdeckende Verfahren.* Diese *analytischen* Verfahren basieren auf den Erkenntnissen der *Tiefenpsychologie.* Die bedeutendsten Richtungen sind die Psychoanalyse nach *Freud,* die Individualpsychologie nach *Adler,* die analytische Psychologie nach *Jung,* die biofunktionale Therapie nach *Reich,* die Existenzanalyse und Logotherapie nach *Frankl,* die initiatische Therapie nach *v. Dürckheim* u. v. a.
- *Entspannungsprogramme* sind die Eutonie, das autogene Training, Yoga, Meditationstechniken usw.
- *Persönlichkeitsbildende Verfahren* nennen sich die Gestalttherapie, die Transaktionsanalyse, die themenzentrierte Interaktion (TZI), die Primärtherapie, die Bioenergetik u. v. a.

Die theoretischen Grundlagen zu den verschiedenen Psychotherapien sprengen den Rahmen dieses Buches. Es wird auf die weiterführende Literatur verwiesen.

Sozialtherapie

Alle sozialtherapeutischen Maßnahmen haben die Rückführung und Einordnung des Patienten in die Gesellschaft zum Ziel (Arbeit in Gruppen, Beschäftigungs- und Arbeitstherapie). Neueren Datums sind die sog. *sozialpsychiatrischen Dienste.* Sie entsprechen dem Bedürfnis, langzeitkranke Patienten und solche, die einer begleiteten sozialen Wiedereingliederung bedürfen, langfristig, gezielt und unter Einbeziehung aller Möglichkeiten der Sozialtherapie zu behandeln und zu betreuen. Dadurch kann häufig eine Verhinderung oder Verkürzung der Hospitalisierung erreicht werden: *Verhinderung der Ausgliederung* aus der Gesellschaft (Familie, Beruf, Gemeinschaft) und *Förderung der Wiedereingliederung* ausgegliederter Patienten in die Gesellschaft (s. Abb. 25.1).

25.5. Pflege in bestimmten Problemsituationen

Ich beschränke mich im folgenden auf einige Hinweise zu Problemsituationen (Krankheiten oder Symptome), die auch im Akutkrankenhaus oder in der krankenhausexternen Pflege anzutreffen sind (s. Strukturnetz S. 526).

25.5.1. Psychosen

Eine akute Psychose liegt vor, wenn ein Mensch unter dem Eindruck krankhafter Gedanken und Vorstellungen die Wirklichkeit verkennt und nicht mehr einsehen kann, daß er sich täuscht (Wahnvorstellungen).

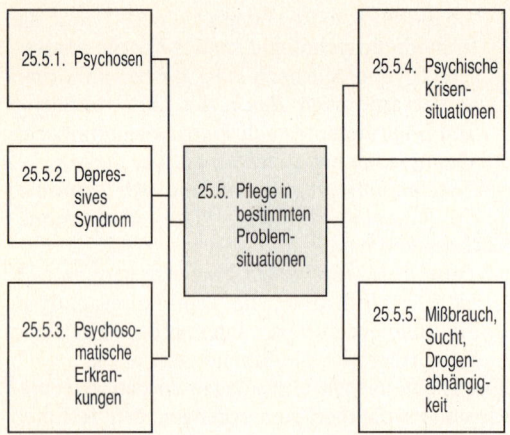

Man unterscheidet körperlich nicht begründbare *endogene* Psychosen (z. B. Schizophrenie, manisch-depressives Irresein) und organisch begründbare *exogene* Psychosen (z. B. Alkoholdelirium, senile Demenz).

Schizophrene Psychosen

Erscheinungsbild und *Verlauf* schizophrener Erkrankungen sind vielfältig. Die Kranken können sich verfolgt und beobachtet fühlen; sie leiden oft unter Sinnestäuschungen und Wahnideen. Viele haben Kontaktschwierigkeiten, sind mißtrauisch, sie ziehen sich in sich zurück und sprechen kaum oder gar nicht mehr mit anderen. Beginnt jemand, sich abzusondern, seine gewohnte Arbeit, seine bisherigen Interessen zu vernachlässigen, sich in Haltung und Gesichtsausdruck zu verändern, plötzlich vor sich hinzusprechen, dann können das Anzeichen für eine Schizophrenie sein.
Für den Laien besonders augenfällig sind die folgenden Anzeichen: Jemand gibt an, Stimmen zu hören, von fremden Mächten und Kräften beeinflußt zu werden, äußert Verfolgungs- und Vergiftungsangst, fühlt sich grundlos von seiner Umgebung beobachtet und hintergangen.

Affektive Psychosen

Zu den affektiven Psychosen zählt man die Manie. Die Manie tritt häufig im Wechsel mit Depressionen in Erscheinung, kann aber auch isoliert bestehen. Im Gegensatz zum depressiven Patienten ist der Maniker gehobener Stimmung. An eine manische Erkrankung muß man denken, wenn jemand ohne verständliche, einfühlbare Erklärung entgegen seinem früheren Verhalten plötzlich leichtsinnig, großsprecherisch, enthemmt und gereizt auftritt. Dem Maniker droht der soziale Ruin, wenn nicht Hilfe eingeleitet wird. Die Überschätzung seiner physischen Kräfte und das fehlende Gefühl von Müdigkeit führen häufig zu totaler körperlicher Erschöpfung, in Extremfällen sogar zum Tod.
Eine weitere Form affektiver Psychosen ist die *endogene Depression* (s. dazu S. 527).

Umgang mit Wahnkranken

Zum Umgang mit Wahnkranken ein Zitat von K. ERNST (1981):

„Vom Wahnkranken werden häufig Dinge als zusammengehörig oder zur Person gehörig gesehen, die nicht zusammengehören oder nicht zur Person gehören. Gewisse Teile der Umwelt werden in einer Weise bedeutungsvoll, daß der Kranke meint, er werden von ihnen gemeint, beobachtet, bedroht. Der Wahnkranke kann auch Wahrnehmungen haben, für die es in der Umwelt keine entsprechenden Reize gibt (Halluzinationen). Immer aber sind sie für ihn Realität. Wahnideen und Halluzinationen kommen bei Schizophrenie oft vor, sie sind aber auch bei vielen anderen psychiatrischen Erkrankungen anzutreffen.
Wahnkranken sollte man nicht versuchen, die Wahnideen auszureden, noch ihnen unseren Glauben an sie vorheucheln. Nun versucht aber ein Wahnkranker oft inständig, uns davon zu überzeugen, daß nicht der Arzt, sondern die Polizei für seinen Fall zuständig sei – z. B. wenn er sich von einer Clique Krimineller mit Radar bestrahlt fühlt. In diesem Fall kann es angebracht sein, dem Kranken den Hauptinhalt seines Wahns zu resümieren und ihm wahrheitsgemäß zuzugestehen, daß es für ihn sehr schwer sein müsse, wenn eine derart wichtige Angelegenheit für niemand außer ihm selbst, nicht einmal für seinen jetzigen Gesprächspartner, der Wirklichkeit entspreche, das sei, so werden wir beifügen, eine Erfahrung, die uns im beruflichen Alltag immer wieder beschäftige. Um diese Erscheinung wenigstens etwas besser zu verstehen, seien wir dem Patienten für eine möglichst detaillierte Schilderung darüber dankbar, was ihn überhaupt zur Annahme der von ihm vertretenden Wirklichkeit geführt habe."

Neben diesen Bemühungen des Sicheinfühlens gelten die beiden folgenden Grundsätze:
– mit dem Patienten in Beziehung bleiben – der Faden zu unserer Welt darf nicht abbrechen;
– auf die eigenen Gefühle achten – wir spüren oft intuitiv eine beginnende akute Psychose.

25.5.2. Depressives Syndrom

Depressionen nehmen nicht nur zu (S. 520), es hat sich im Verlauf der Jahre auch ein *Symptom-*

wandel vollzogen. Immer mehr Patienten suchen ihren Arzt nicht wegen depressiver Verstimmung auf, sondern wegen somatischer Beschwerden, hinter denen sich die Depression versteckt (larvierte Depression). Besonders in zivilisierten Ländern wird schon seit Jahren eine stete Zunahme depressiver Erkrankungen registriert.

Krankheitszeichen

Depressive Patienten sind häufig hoffnungslos, „ausgehöhlt" und antriebsarm. Sie sehen oft keinen Sinn mehr im Leben, haben Schuldgefühle; nicht selten äußern depressive Patienten Selbstmordabsichten. In anderen Fällen können körperliche Beschwerden – Verstopfung, Appetitmangel, Schlaflosigkeit, Konzentrations- und Gedächtnisstörungen – im Vordergrund stehen. Depressive Patienten können gehemmt sein und sich völlig von der Umwelt abschließen. Andere wiederum leiden unter starker innerer Unruhe, innerer Spannung und Nervosität. Eine systematische Übersicht der wichtigsten Krankheitszeichen des despressiven Syndroms bringen Tab. 25.3 und 25.4.

Ursachen und Verlaufsformen

Die verschiedenen Depressionszustände lassen sich in drei Gruppen einteilen: somatogen, endogen und psychogen. Jede dieser Depressionsformen kann mehr oder weniger larviert (hinter körperlichen Symptomen versteckt) verlaufen. Abb. 25.4 gibt einen Überblick über die Einordnung der Depressionszustände.

Tabelle 25.3 Psychische Grundsymptome des depressiven Syndroms (nach *Kielholz*)

Depressive Verstimmung:
„vitale Traurigkeit", Gefühlsverlust, innere Leere und Unruhe, Angst
Denkhemmung:
depressive Gedankeninhalte, Monotonie, Entschlußunfähigkeit, Grübeln (kann sich bei primär oder sekundär devitalisierten Depressionen bis zu Wahnideen steigern)
Psychomotorische Hemmung:
Bewegungsarmut, Hypo- oder Amimie, Entäußerungshemmung
oder
Psychomotorische Agitiertheit:
äußere Unruhe, Getriebenheit, leerer Beschäftigungsdrang

Tabelle 25.4 Begleitsymptome des depressiven Syndroms (nach *Kielholz*)

Körperliche Störungen:
– Schlafstörungen, Kopfschmerzen, Schwindelgefühl, Mundtrockenheit (Salivationshemmung)
– Druck- und Engegefühl im Hals („Globusgefühl"), im Thorax (beengte Atmung, „Atemkorsett")
– Schweißausbrüche, häufig nachts
– Herzklopfen, Herzbeklemmung, Tachykardie, Bradykardie, Rhythmusstörungen, Extrasystolie, pektanginöse Zustände mit Präkardialangst
– Anorexie, Gewichtsverlust, Magenschmerzen, Magendruck, Meteorismus, Obstipation, chronische Durchfälle
– Pollakisurie, diffuse Schmerzen im Bereich des Urogenitaltrakts
– chronische Schmerzzustände neuralgischer oder rheumatoider Art
– gestörte Sexualfunktion, nachlassende Libido und Potenz, Frigidität, Menstruationsbeschwerden
Störung der Vitalgefühle:
– Kraftlosigkeit, fehlende Frische

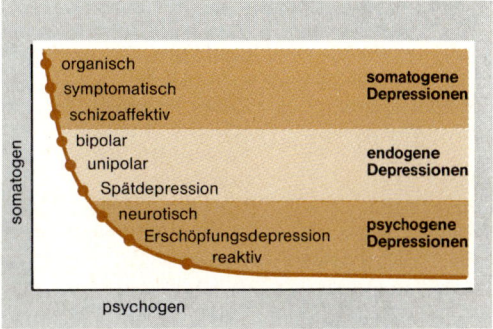

Abb. 25.4 Einordnung der Depressionszustände (nach *Kielholz*).

Behandlung

Die Behandlung des depressiven Syndroms richtet sich nach der Ursache, den Entwicklungsbedingungen und dem Erscheinungsbild der Erkrankung. Das wichtigste Therapeutikum ist und bleibt bei allen Depressionsformen die mitmenschliche, *tragende Beziehung* und, als ein Ausdruck davon, das Gespräch. Die *Psychopharmakotherapie* (Antidepressiva) hat ihre größte Bedeutung bei der Behandlung der endogenen Depressionen, z. T. ist sie auch bei psychogenen und somatogenen Depressionen angezeigt. Eine Sonderstellung nimmt die *Lithiumtherapie* ein, sie dient der *Prophylaxe* der manisch-depressiven Psychosen. Spezielle *Psychotherapie* wird bei

Tabelle 25.5 Das „helfende Gespräch" (kleine Psychotherapie), möglicher Ablauf (nach *Kielholz*)

1. *„Schale öffnen":*
   - „Aktives" Zuhören, ernst nehmen
   - Verständnis zeigen
   - Fragen stellen, die das Gefühlsleben des Patienten ansprechen
2. *Helfen, Situation klar darzustellen und zu erkennen:*
   - Fördern der „Auseinandersetzung mit sich selbst"
   - Gegenfragen stellen, bis Patient selber klar sieht
   - Auf paradoxe Kommunikation achten
3. *Lösungsmöglichkeiten suchen lassen:*
   - Keine Ratschläge, keine Lösungsangebote von außen!
   - Verschiedene Varianten suchen und gegeneinander abwägen lassen
   - Konsequenzen überdenken lassen
4. *Patient soll Entscheidung über mögliche Lösung selber treffen*

Tabelle 25.6 Mehrdimensionales Therapiekonzept (nach *Kielholz*)

Tragende Pfeiler	Bei bestimmten Indikationen
• Antidepressiva • Psychotherapie • evtl. somatische Therapie Ergänzt durch – Physiotherapie – Beschäftigungstherapie – Beratung der Angehörigen	Zusatzmedikation, z. B. Betablocker, Tranquilizer, Neuroleptika, Hypnotika; Schlafentzug; Verhaltenstherapie; übende Verfahren (autogenes Training); Musiktherapie; bei therapieresistenten Depressionen intravenöse Tropfinfusionen mit Antidepressiva, als Ultima ratio Elektrobehandlung

neurotischen Depressionen angewandt, und die *internistischen Therapien* sind vor allem bei somatogenen Depressionen angezeigt.

Tab. 25.5 zeigt den Ablauf einer sog. kleinen Psychotherapie, die jeder leisten kann; Tab. 25.6 ein mehrdimensionales Therapiekonzept, das nur unter ärztlicher Leitung möglich ist.

Umgang mit Depressiven

Depression wirklich einfühlend zu verstehen, ist etwas, was dem Nichtdepressiven nur schwer möglich ist. INGRID WEBER-GAST (1981) schreibt dazu aus eigenem Erleben:

„Nein, wer noch den mindesten Trost, die mindeste Selbstgewißheit aus seiner Traurigkeit schöpfen kann, der steht noch diesseits des Grabens, der weiß noch nicht, was jenseits auf Menschen warten kann, weiß noch nicht, welche Hölle auf Erden es gibt. Weiß noch nicht, daß es nachher zu den größten Wundern gehören wird, daß man ihr wieder lebend entkommen kann. (…) Denn es scheint ja gerade das Tückische jener Krankheit zu sein, daß sie die Hoffnungskraft eines Menschen von innen aushöhlt. Wer an einer Depression erkrankt, den erreicht eben der Trost des Glaubens nicht mehr, anders als bei jeder anderen Krankheit, und gerade diese Unerreichbarkeit macht das Verzweifelnde des Leidens aus. (…) Manchmal denke ich darum, daß wir für diese Kranken ganz besonders beten müssen, aber vor allem, daß wir uns ihrer ganz besonders annehmen müßten."

Mit diesem Zitat ist die Hilflosigkeit der Betreuer (und Angehörigen) depressiver Patienten aufgezeigt. Gleichzeitig zeigt es aber auch, wo echte Hilfe einsetzen kann und muß: *im Dasein* und *Dableiben* beim leidenden Menschen:

- in einer tragenden Beziehung, wie E. FROMM sie versteht: fürsorglich, verantwortlich, respektierend, wissend (S. 338 f.);
- im Zuhören (S. 335 f.), Sicheinfühlen und Mit-Leiden (S. 532 f.);
- in der Hilfe zur Leidens- und Angstbewältigung (S. 353 f.);
- als Weggefährte zur Sinnfindung (S. 347 f.);
- in der Hilfe zur Strukturierung der Zeit (S. 317 f.);
- im Aufspüren und Aktivieren innerer Kräfte (Ressourcen) (S. 77).

Auch diese Liste ließe sich verlängern. Doch sollen nur noch zwei Aspekte angefügt werden:

- In der Sorge um diese Patienten geht es weniger um das, was ich weiß und tue, sondern um das, was ich bin und mich zu werden bemühe.
- Die Sorge für den anderen darf letztlich nie auf Kosten der Sorge für sich selbst gehen. „Liebe deinen Nächsten *wie* dich selbst" (nicht weniger aber auch nicht mehr, da sonst auf die Dauer die eigene innere Kraft ausbrennt).

25.5.3. Psychosomatische Erkrankungen

Es handelt sich dabei um Störungen, die mit einer körperlichen Symptomatik einhergehen, bei denen jedoch psychische (und seelisch-geistige) Einflüsse als Ursache, Teilursache oder aber den Krankheitsprozeß aufrechterhaltende Faktoren eine Rolle spielen. Die WHO definiert sie als

„Störungen mit Schädigung des Gewebes oder Anhalten der physiologischen Funktionsstörung, von denen man glaubt, daß emotionale Faktoren in der Ätiologie eine erhebliche Rolle gespielt haben. Die krankhaften Veränderungen spielen sich im allgemeinen im vegetativen Nervensystem ab und wirken sich an einem Organsystem besonders aus."

Von den Organneurosen unterscheiden sie sich dadurch, daß ein faßbarer organischer Befund vorliegt. Im Prinzip können alle Organe betroffen werden. Die häufigsten Erkrankungen betreffen

- Haut (Ekzeme S. 890);
- die Atmung (Asthma bronchiale S. 604 f.);
- Herz-Kreislauf-System ("Herzanfall" mit Angst, Herzjagen, Tachykardie, Schweißausbruch);
- Verdauungstrakt (Ulcus ventriculi oder duodeni S. 693 f., Colitis ulcerosa S. 699);
- Anorexia nervosa (mentalis). Da diese Patienten, wenn sie stationär behandelt werden, Anforderungen besonderer Art an die Pflegegruppe stellen, sind im folgenden einige praktische Hinweise gegeben.

Anorexia nervosa

Die Anorexia (Pubertätsmagersucht) ist eine schwere Krankheit, die besonders Mädchen und junge Frauen, selten das männliche Geschlecht betrifft. Es handelt sich dabei um den unbewußten Versuch, die Entwicklung zur Frau rückgängig zu machen. Wenn diese Regression ein bestimmtes Maß überschreitet (Gewichtsabnahme um mehr als 30%, Amenorrhö), wird sie zum Dauerzustand.

Die *Gewichtsabnahme* wird unterhalten durch
- Fasten,
- Laxantien- und/oder Diuretikaabusus,
- Schlankheitskuren (medikamentös),
- Hyperaktivität (dynamisch-ehrgeizige Typen),
- forciertes Erbrechen (abgelöst von "Freßsuchtphasen").

Über längere Zeit geht es den Patienten gut: Verzerrung der Realität. Man spricht von primärem Krankheitsgewinn oder unbewußter Selbstbestrafung. Die Anorexia ist der Preis für die scheinbare Konfliktlosigkeit. Der sekundäre Krankheitsgewinn wird von der Umwelt erwartet, d.h., die Krankheitssymptome gelten als legaler Anspruch auf Zuwendung.

Therapie und Pflegeplan

Ziel der Behandlung ist das Bewußtmachen der Probleme, d.h. das Auflösen der Regression. Nur durch Verstehen kann eine Veränderung eintreten. Parallel zur Einzeltherapie ist meist eine Familientherapie notwendig. In schweren Fällen muß die Patientin in ein Krankenhaus eingewiesen werden, da die Abmagerung lebensbedrohlich werden kann.

Bei Betreuung auf einer Station gilt:
- gute Zusammenarbeit mit dem Psychiater; gemeinsam werden die Behandlungsziele festgelegt und auftretende Probleme besprochen.
- Einheitliches Vorgehen und diszipliniertes Verhalten aller Mitglieder der Pflegegruppe ist Voraussetzung für das Gelingen der Therapie.
- Niemand darf vom genau festgelegten Behandlungsplan abweichen. Diese Patienten haben eine besondere Begabung, Schwachstellen in der Gruppe zu entdecken und auszunützen.

Beispiel für ein Behandlungsprogramm, das mit der Patientin besprochen und von allen genau eingehalten werden muß:
- Tägliche Gewichtskontrolle mit leerer Blase, durch Patientin selber, Führen einer Gewichtskurve.
- Patientin darf nicht allein auf die Toilette, ins Bad, zur Naßzelle gehen (sie erbricht, sobald sie Gelegenheit hat. Aus diesem Grund darf die Patientin auch nicht in einem Einbettzimmer sein).
- Besuchsverbot, bis ein bestimmtes Minimalgewicht erreicht ist. Die Familie muß in der ersten Therapiephase ausgeschlossen werden, damit die Patientin nicht durch gutgemeinte, aber therapiefeindliche Ratschläge beeinflußt wird.
- Bettruhe, "Zimmerarrest" zur Aktivitätsbremsung.
- Infusionen mit Antidepressiva.
- Hyperkalorische Kost (Patientin muß die Portion aufessen. Kontrolle unerläßlich, d.h., jemand muß beim Essen dabeibleiben).

Eine Heilung ist nur bei ganz konsequenter Behandlung möglich und braucht viel Zeit. Prognostisch rechnet man mit $1/3$ Heilung, $1/3$ Rückfälle mit Chronifizierung, $1/3$ Ausbruch einer Psychose.

25.5.4. Psychische Krisensituationen

Es handelt sich dabei um Situationen, in welchen sich Ereignisse dramatisch zuspitzen und der übliche Ablauf der Lebensvorgänge unterbrochen wird, z. B.:
- *Seelische Krisensituationen,* in der der Betroffene ein deutliches Gefühl des "Nicht-mehr-

weiter-Könnens" erlebt, das ihn zwingt, eine Erholungspause einzulegen oder therapeutische Hilfe in Anspruch zu nehmen (eventuell ist ein Krankenhaus- oder Sanatoriumsaufenthalt notwendig). Im Volksmund spricht man von „Nervenzusammenbruch".

- *Akute schwere Zustände des „Außersichseins"* als Erregung, Delirium, Manie, Rausch oder als Störung des Bewußtseins. Aggressionen und Tätlichkeiten können Begleiterscheinungen einer bestehenden Krankheit oder erste Symptome sein. Grundsätzliche Erste-Hilfe-Maßnahmen umfassen den Schutz des Patienten und den Schutz der Umgebung;

- *Suizid/Suizidalität.* Sie kommen bei allen psychischen Krankheiten, vor allem bei Depressionen vor. Häufig aber auch bei sog. Gesunden im Verlaufe von Lebensschwierigkeiten, bei denen es scheinbar keine andere Lösung gibt. Hauptursache ist die Isolation. Der Betroffene greift nach dem Mittel der *Intoxikation* (Medikamente, Gas) oder des *Unfalls* (Überfahrenlassen, Ertrinken, Erschießen, Schnittverletzungen). Die WHO nennt den Suizid an 7. Stelle der Todesursache (an 3. bei 15- bis 44jährigen). Die Suizid*versuche* sind etwa 10mal häufiger.

Nach RINGEL (1973) geht dem Suizidversuch häufig ein sog. *präsuizidales Syndrom* voraus. Es entwickelt sich in drei Phasen:

1. Einengung der Wahrnehmung und Gefühle, Rückzug auf sich, Gefühl der Vereinsamung, Sinn- und Ausweglosigkeit.
2. Ohnmächtige Aggressionen und Vorwürfe gegen andere, schmerzliche Resignation, Ankündigung der Suizidabsicht.
3. Flucht in die Phantasie, die zunehmend von der Selbsttötungsabsicht besetzt wird und Ausmalen der den anderen durch die Selbsttötung entstehenden Leiden.

Umgang mit Suizidalen

Vorbeugende Maßnahmen: Psychohygiene (S. 273). Die beste Prophylaxe ist eine tragende Beziehung, in der die Situation des Leidenden ernst genommen und reflektiert werden kann (s. auch Umgang mit Depressiven S. 528 f.).

Krisenintervention

- *Psychotherapeutisch.* Die therapeutische Hilfe beinhaltet die psychosoziale Diagnose, das offene Aussprechen des Suizidversuchs, einen Vertrag mit dem Patienten in bezug auf erneute Suizidimpulse und die
- *Nachbetreuung.* Diese muß nahtlos an die Krisenintervention anschließen. Der Patient wird an einen Psychotherapeuten, an eine Selbsthilfegruppe oder eine Suizidvorsorgeeeinrichtung überwiesen.

Die *Pflegeperson* nimmt eine wichtige Stellung ein, wenn Patienten *nach einem Suizidversuch* auf einer Überwachungs- oder Intensivstation erwachen. Das erste Gesicht, dem diese Patienten begegnen, prägt sich ein und kann positive oder negative Auswirkungen haben. Die Pflegeperson ist es auch, an die die ersten Fragen des Patienten (häufig nach Zeit und Ort) gerichtet sind. Die Pflegepersonen können den Krisenintervntionserfolg entscheidend beeinflussen: Zuhören ist auch in diesem Fall hilfreicher als reden; entgegennehmen von Problemen nützlicher als das Anbieten von Problemlösungsrezepten; trauern lassen sinnvoller als auf „bessere Zeiten" hinweisen; schweigen und danach behutsam antworten besser als fragen. (Die Frage: „Warum haben Sie das getan?" ist eine Frage, die an den Entschluß zum Freitod zurückbindet, sie muß in jedem Fall unterlassen werden.)

Je mehr jemand gelernt hat, auf sich selber zu hören und sich selber anzunehmen, um so mehr wird er fähig sein, in solch schwierigen Situationen ein Klima zu schaffen, in dem aufgegebenes Leben wieder angenommen werden kann.

25.5.5. Mißbrauch, Sucht, Drogenabhängigkeit

Unter *Mißbrauch* verstehen wir die nicht sachgerechte oder über das sachgerechte Maß hinausgehende Anwendung von Arznei- oder Genußmitteln.

Die *Gewöhnung* ist eine reflexartige Griffbereitschaft nach dem Mittel als „Befreier" von unhaltbar gewordenen Lebenssituationen.

Abb. 25.**5** Kreislauf der Sucht. Aus dem „Suchtkreis" gibt es zwei wichtige „Ausgänge": den der erfolgreichen ▶ Entziehungskur (psychologische Entwöhnung und physiologische Entgiftung) und den der „unangenehmen Erfahrung". Dieses Tor ist dem Süchtigen meist verschlossen, da Drogeneinnahme die physiologisch bedingten unerträglichen Entzugssymptome beseitigt und somit eine positive Erfahrung bringt. Eine hier angesetzte Therapie o. ä. kann aber diesen Ausgang u. U. öffnen.

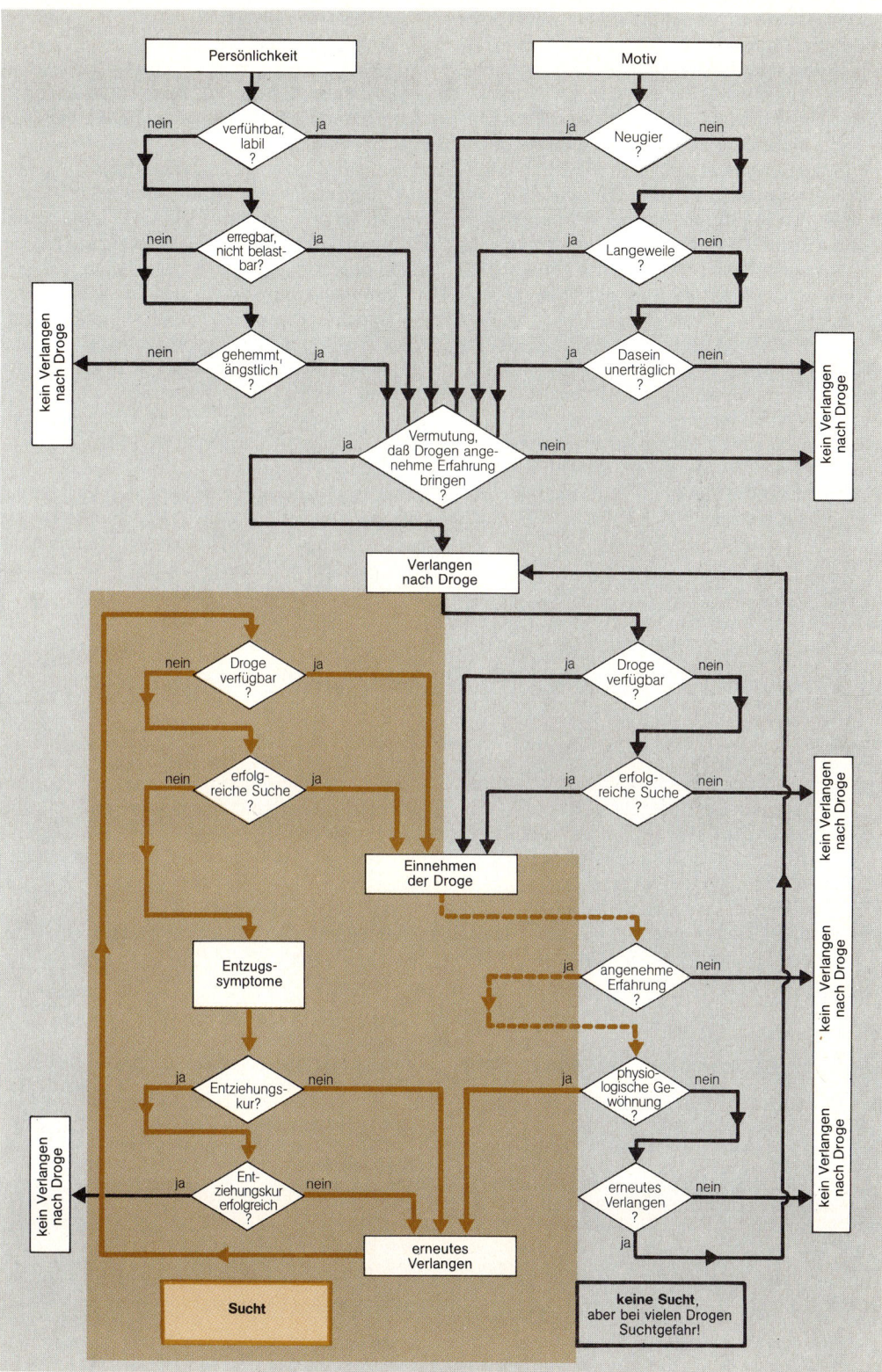

Zur *Sucht* wird es, wenn das Leben ohne dieses Mittel nicht mehr denkbar ist und die Beschaffung immer mehr in den Mittelpunkt des Alltags rückt. Die regelmäßige Einnahme wird obligatorisch, ohne Rücksicht auf die Folgen. Ist das Mittel nicht rechtzeitig zu haben, treten unerträgliche Entzugserscheinungen auf. Die WHO definiert Sucht als „einen Zustand periodischer und chronischer Vergiftung, der durch den wiederholten Genuß eines natürlichen oder synthetischen Arzneimittels hervorgerufen wird, schädlich für den einzelnen und/oder die Gesellschaft."

Zusätzlich zu dieser Definition prägte die WHO 1965 den Begriff der *Drogenabhängigkeit*. Diese Definition umfaßt neben allgemeinen Kennzeichen wie psychischer oder physischer Abhängigkeit, die nach periodischer oder chronischer Anwendung einer Droge entsteht, auch eine genaue Beschreibung der für die Droge charakteristischen Eigenschaften.

Klassische Suchtmittel sind
- Alkohol, Nikotin;
- sog. Drogen: als „weiche" Drogen Haschisch, Marihuana; als „harte" Drogen Morphium, morphin- und opiumhaltige Mittel wie Kodein, Heroin u.a.;
- Schmerz- und gewisse Schlafmittel;
- Abmagerungsmittel (Amphetamine).

Der Süchtige kann durch die Gesellschaft zum Suchtmittel verführt worden sein (Reklame, soziale Umgebung). Immer ist die Persönlichkeitsstruktur mitverantwortlich. Es handelt sich oft um seelisch schwache, unselbständige Menschen. Sucht und Abhängigkeit sind eine schwere Seuche unserer Zeit, und der verursachte, psychische, soziale und materielle Schaden ist immens. Wie groß das Problem in der heutigen Zeit geworden ist, zeigt die Flut des Informationsmaterials (Flugblätter, Zeitschriften, Bücher, Filme usw.), das leicht zugänglich ist (aus diesem Grund kann hier auf weitere Informationen verzichtet werden). Abb. 25.5 zeigt zusammenfassend die große Problematik bei Suchtkranken und deren Behandlungsgrenzen.

25.6. Beurteilung von Wissen und Können in der Pflege

Übung

Beobachten Sie die Gespräche und Rapporte in Ihrer Pflegegruppe. Wann und in welchem Zusammenhang werden Begriffe gebraucht wie: „Das ist psychisch", „Er/sie hat eine Depression"?
- Eruieren Sie die diesen Aussagen zugrundeliegenden Probleme.
- Suchen Sie nach weiteren, vielleicht nicht so offensichtlichen Problemen und Zusammenhängen bei einem bestimmten Patienten.
- Stellen Sie eine Problemliste auf. Suchen Sie nach möglichen Ressourcen.
- Überprüfen Sie Ihr Verhalten (evtl. auch dasjenige der Pflegegruppe) gegenüber diesem Patienten, und ziehen Sie Schlüsse für Ihren weiteren pflegerischen Einsatz.
- Versuchen Sie, Ihre Erkenntnisse in Stichworten zu formulieren.

Weiterführende Literatur

Dörner, K., U. Plog: Irren ist menschlich. Psychiatrie, Wunstorf 1978

Ernst, K.: Praktische Klinikpsychiatrie für Ärzte und Pflegepersonal. Springer, Berlin 1981

Christiane, F.: Wir Kinder vom Bahnhof Zoo. Gruner, Hamburg 1980

Green, H.: Ich hab dir nie einen Rosengarten versprochen. Bericht einer Heilung. Radius, Stuttgart 1981

Heim, E.: Krankheit als Krise und Chance. Kreuz, Stuttgart 1982

Kielholz, P.: Der Allgemeinpraktiker und seine depressiven Patienten. Eine Kurzfassung des gegenwärtigen Wissens. Huber, Bern 1981

Kielholz, P., W. Poldinger, C. Adam: Die larvierte Depression. Deutscher Ärzteverlag, Köln 1981

Maurer, Y.: Bedeutende Psychotherapieformen der Gegenwart. Hippokrates, Stuttgart 1985

Ringel, E.: Selbstmord - Appell an die anderen, 3. Aufl. Kaiser, München 1980

Rothschild, B.: Seele in Not - was tun? Fachverlag, Zürich 1980

Rowe, D.: Ich entscheide mich für das Leben. Der Weg aus der Depression. Kösel, München 1986

Weber-Gast, I.: Weil du nicht geflohen bist vor meiner Angst. Ein Ehepaar durchlebt die Depression des einen Partners, 5. Aufl. Grünewald, Mainz 1981

26. Pflege von Tumorkranken

...und diese Menschen spüren, das, was bisher galt, stimmt nicht, trägt nicht mehr. Es erhöht sich ihre Bereitschaft, in die Not-wendende innere Leere einzuwilligen. Wo diese dann angenommen werden kann, birgt sie als schöpferische Krise die Chance zu einem Verwandlungssprung in die Verwesentlichung.
Maria Hippius

Sequenzziel/Intention

Das Ziel des vorliegenden Kapitels liegt nicht darin, eine „Onkologie für Pflegeberufe" anzubieten (dafür sei auf die weiterführende Literatur verwiesen), sondern in der Absicht, Sie für die Probleme und die individuelle Pflege von Tumorpatienten (Patienten mit *bösartigen Tumoren*) zu sensibilisieren. Eine gezielte *Pflegeplanung* (s. dazu S.74 ff.) ist nur möglich, wenn Sie die wichtigsten theoretischen Grundlagen, in diesem Fall vorwiegend der Behandlungsgrundsätze, der dabei zu erwartenden Nebenwirkungen und die psychosozialen Hilfemöglichkeiten kennen und verstehen. Dafür möchte Ihnen dieses Kapitel eine Hilfe sein.

Dynamik des Pflegeprozesses

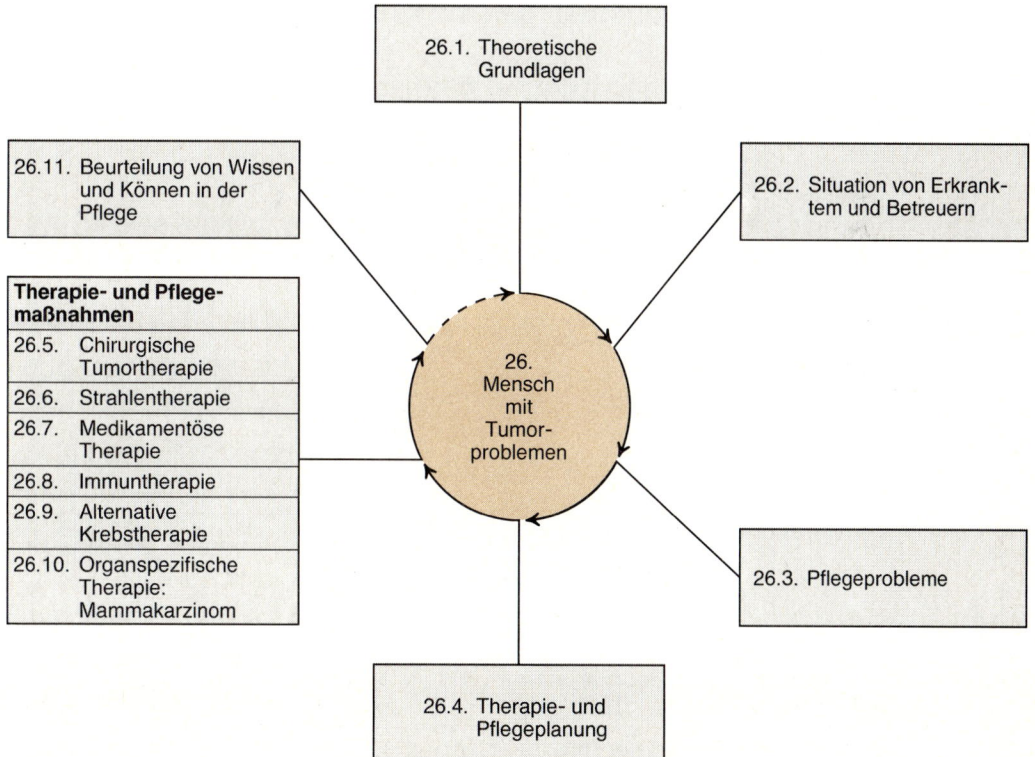

Prinzipien/Impulse

Tumoren und *Tumortherapie* sind ein „unphysiologischer Eingriff" in die Funktionen und Strukturen des Organismus, wodurch
- die menschliche Person in ihrer Ganzheit bedroht,
- die Organfunktionen in ihren Abläufen gestört und
- die Integration in die Um- und Mitwelt erschwert

werden.
Dadurch werden Lebensqualität, Befinden und Befindlichkeit vorübergehend oder chronisch (oder zum Tode führend) beeinträchtigt und bedürfen der situativen Unterstützung und Hilfe.

Wechselwirkung von Psyche und Soma auf die Krebsentstehung

Vom 16. bis 19. Jahrhundert wurde von verschiedenen Ärzten festgestellt, daß seelische Traumen, Belastungen und Sorgen einen Einfluß auf die Entstehung und den Verlauf der Krebskrankheit ausüben. Man nahm an, daß die Innervation bei der Krebsentstehung eine bedeutende Rolle spiele. Dies wurde durch den Einfluß psychischer Spannungen auf die Entwicklung des Krebses deutlich.

Als die zelluläre Natur des neoplastischen Prozesses erkannt und verschiedene karzinogene Noxen gefunden wurden, stand die experimentelle, naturwissenschaftliche Krebsforschung im Vordergrund. Die *ganzheitlich orientierten Krebskonzepte,* in denen auch psychische Faktoren berücksichtigt werden, wurden lange Zeit aufgegeben.

„Die eigene Auseinandersetzung mit der Wechselwirkung Psyche-Soma kann einen Bewußtseinsprozeß in Gang bringen, der den Umgang mit Krebskranken verbessert, und das heißt *natürlicher* und *selbstverständlicher* werden läßt", meint GABRIELA VETTER (Zürich). In ihrer Studie (in: Krankenpflege 1983, Heft 6) erforschte sie die Zusammenhänge von geschwächtem Selbstwertgefühl und kanzerogenen Noxen, die sie in einem Circulus vitiosus darstellt (Abb. 26.1).

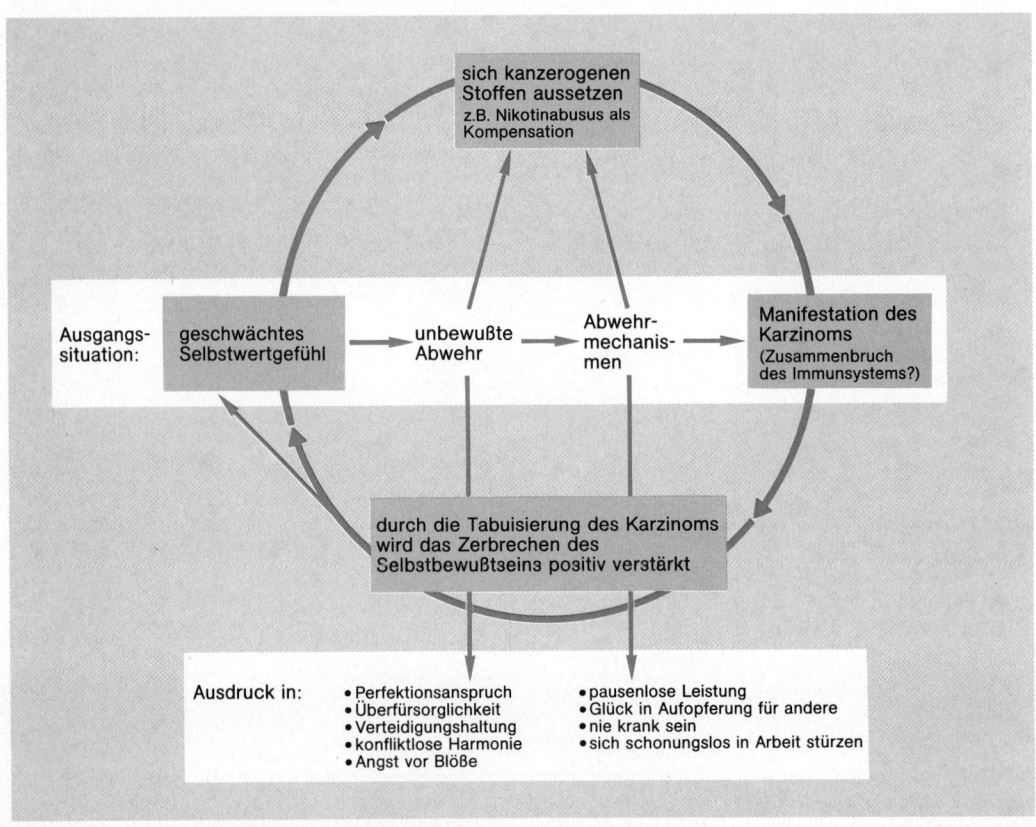

Abb. 26.1 Zusammenhänge bei der Krebsentstehung (nach *G. Vetter*).

26.1. Theoretische Grundlagen

26.1.1. Begriffe und Definitionen

- *Onkologie:* Lehre von den Geschwulst- und Tumorkrankheiten.
- *Tumor:* Geschwulst, Schwellung, Gewebsneubildung (Neoplasma); Tumoren sind
  - gutartig oder
  - bösartig: Infiltration, Metastase.
- *Geschwür:* Defekt in Haut und Schleimhaut; es ist entzündlicher Natur und hat primär nichts mit einem bösartigen Tumor zu tun.
- *Tumorkrankheiten, Malignome, bösartige Tumoren* sind Synonyme.
- *Präkanzerose:* Vorstadium einer bösartigen Geschwulst.
- *Primärtumor:* Ausgangsherd eines bösartigen Tumors (Muttergeschwulst).
- *Metastase:* auf dem Blut- und/oder Lymphweg abgesiedelte Tochtergeschwulst (Ableger).
- *Krebs:* bösartiger Tumor *epithelialer* Natur; d.h., daß dieser Name eigentlich nur für die *Karzinome* gebraucht werden sollte (z. B. Magenkrebs, Brustkrebs) und nicht für andere Neubildungen.

Im Zusammenhang mit Verlauf und Behandlung werden die folgenden Fachbegriffe gebraucht:
- *Remission:* objektiv meßbare Rückbildung eines oder mehrerer Tumorherde durch Strahlen- oder Chemotherapie als
  Vollremission: vollständiges Verschwinden aller meßbaren Tumorherde und Krankheitszeichen,
  Teilremission: teilweise Rückbildung der Tumorherde und -symptome.
- *Remissionsdauer:* Zeitspanne der meßbaren Tumorrückbildung bis zum Nachweis eines weiteren Tumorwachstums.
- *Rezidiv:* Rückfall, Wiederaufflackern der Tumorkrankheit nach erfolgreicher Behandlung.
- *Progression:* dokumentierbares Fortschreiten des Tumorwachstums.

26.1.2. Häufigkeit der wichtigsten malignen Tumoren

Maligne Tumoren sind heute nach den Herz-Kreislauf-Krankheiten in den industrialisierten Ländern Europas und den USA die zweithäufigste Todesursache geworden (20–25% der Todesfälle, je nach Land). Während die *Krebssterblich-keit* (Mortalität) ziemlich genau erfaßt werden kann, ist die *Erkrankungshäufigkeit* (Inzidenz) an bösartigen Tumoren für die Schweiz und die Bundesrepublik Deutschland mangels einer Erkrankungsstatistik nur zu schätzen:
In der Schweiz entwickelt jeder 3.–4. Einwohner im Laufe seines Lebens ein- bis mehrmals eine Tumorkrankheit. Rund ein Drittel davon kann geheilt werden. Die Heilungsaussichten schwanken stark je nach Art und Ausbreitungsgrad der Geschwulst. Abb. 26.2 gibt eine Übersicht über die wichtigsten Tumoren in bezug auf Häufigkeit und Sterblichkeit.

26.1.3. Krebsursachen

Bei der großen Vielfalt bösartiger Tumoren ist es nicht verwunderlich, daß es keine gemeinsame, einzelne Krebsursache gibt. Die Grundlagenforschung hat, trotz größter Anstrengung, die Tumorentstehung bisher nicht endgültig klären können. Man unterscheidet die im folgenden genannten Ursachen.

Innere Ursachen

- *Vererbung.* Bösartige Tumoren werden mit seltenen Ausnahmen (z. B. kindlicher Netzhauttumor = Retinoblastom) nicht vererbt. Dagegen kann eine Veranlagung (Disposition) zur Entwicklung von Tumorkrankheiten in bestimmten Rassen oder Familien beobachtet werden. Eigentliche „Krebsfamilien" sind selten.
- *Immunität.* Damit bezeichnen wir die Gesamtheit der natürlichen, vererbten und nach der Geburt erworbenen körpereigenen Abwehrkräfte. Die körpereigene Immunabwehr beruht auf *humoralen* (Antikörper) und *zellulären* (Lymphozyten, Makrophagen) Faktoren. Angeborene oder erworbene Störungen der Immunabwehr (Immundepression) können gehäuft zur Entstehung bösartiger Geschwülste führen.

Umwelteinflüsse

- *Strahlen.* Alle Strahlen mit kürzerer Wellenlänge als sichtbares Licht können *karzinogen,* d.h. tumorerzeugend, wirken.
  Beispiele: intensive, langdauernde Ultraviolettbestrahlung der Haut, radioaktive Strahlen (Isotope, Kernspaltung), Röntgenstrahlen.
- *Chemische Karzinogene.* Zahlreiche Substan-

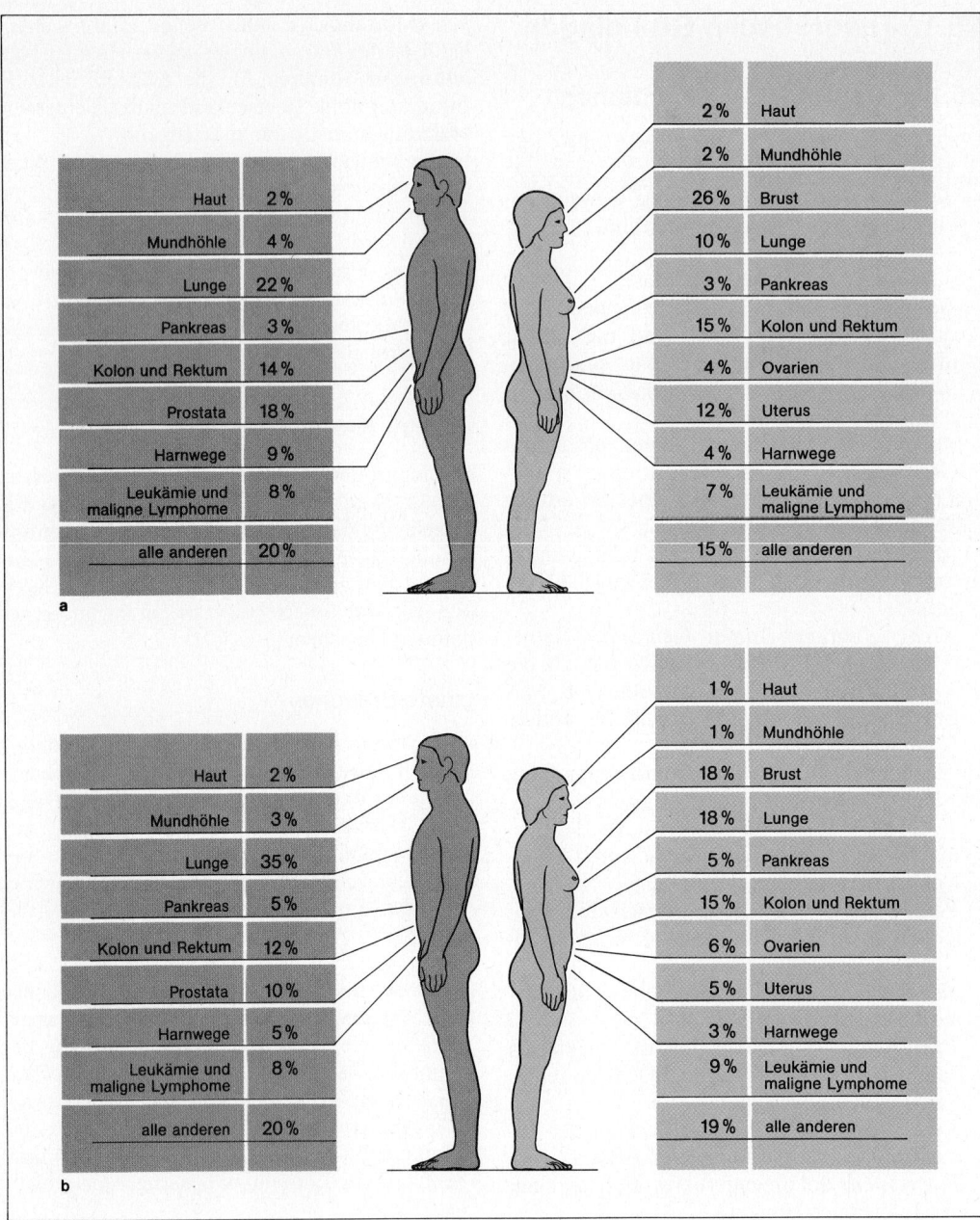

Abb. 26.2 a–b   Auftreten bösartiger Tumoren bei Mann und Frau. **a** Häufigkeit (ausgenommen Hautkrebs – außer Melanome – und Carcinoma in situ). **b** Sterblichkeit.

zen aus unserer natürlichen sowie aus der künstlichen Umwelt können die Entstehung bösartiger Tumoren fördern.
Beispiele: Berufskrebse bei Anilinfarben-, Arsen-, Asbest- und Nickel-Arbeitern. Eine Rolle spielen auch: die *Luftverschmutzung, künstli-*

che Nahrungsmittelzusätze sowie eine eventuelle Immundepression durch *Arzneistoffe*.
– *Viren.* Während beim Tier mehrere durch Viren bewirkte Tumoren bekannt sind, konnte dieser Zusammenhang beim Menschen bisher nicht schlüssig bewiesen werden. Dennoch be-

stehen gute Gründe zur Annahme, daß auch beim Menschen sogenannte *onkogene* Viren als Karzinogene wirken.

Als wahrscheinliche *Beispiele* sind anzuführen: das afrikanische Lymphom (Burkitt-Tumor), die Lymphogranulomatose (Morbus Hodgkin) und gewisse Leukämieformen.

Lebensgewohnheiten

- *Ernährungsweise.* Das übermäßige Essen, der überdurchschnittlich hohe Fettgehalt, das Fehlen von Rohfaserprodukten u.a. bewirken eine Veränderung der Darmflora, die möglicherweise eine Mitursache für den Dickdarmkrebs ist.
- *Rauchen.* Das Rauchen, vor allem das Inhalieren von Zigarettenrauch, ist die mit Abstand wichtigste heute bekannte Krebsursache. Das erhöhte Krebsrisiko trifft alle Organe, in erster Linie die Mundhöhle, die Lungen, den Kehlkopf und den Ösophagus.

26.1.4. Wachstum und Ausbreitung

Bösartige Tumoren entstehen durch ungehemmte, der Kontrolle des Gesamtorganismus zum größten Teil entzogene Vermehrung und Anhäufung von Tumorzellen. Im Gegensatz zu den Zellen gutartiger Tumoren, die sich nicht von normalen Körperzellen unterscheiden, sind maligne Tumorzellen in Aussehen und Funktion entartet. Sie haben die Fähigkeit zu geregeltem Wachstum und zur Ausreifung zu funktionsfähigen Organzellen in unterschiedlicher Ausprägung verloren. Ein bösartiger Tumor kann theoretisch (zumindest im Tierversuch) durch die krebsige Umwandlung einer einzigen Zelle entstehen! Bösartige Tumoren können ihre begrenzenden Hüllschichten durchbrechen und invasiv in Nachbargewebe eindringen (infiltratives Wachstum) und dieses zerstören (destruktives Wachstum). Sie können auf 3 Wegen metastasieren:

- Auf dem *Lymphweg* (lymphogen). Anatomischen Gesetzmäßigkeiten folgend, werden zuerst regionäre, später entferntere Lymphknoten entlang der Lymphdrainage befallen. *Beispiel:* Mammakarzinom, zuerst Befall regionaler Lymphknoten in der Achselhöhle, später u.U. Lymphknoten des Halsgebietes und des Mediastinums.
- Auf dem *Blutweg* (hämatogen). Auch diese (Fern-)Metastasierung folgt meist gewissen Gesetzen (venöser Abfluß!).

Beispiele: Tumoren des Magens und des Dickdarms metastasieren über den Pfortaderkreislauf zuerst in die Leber, Tumoren im Bereich der Hohlvenen in der Regel zuerst in die Lunge, dann ins Skelett und ins Gehirn.
- Durch *Ausbreitung auf serösen Häuten.* Beispiele: gleichseitiger Pleuraerguß bei Brustkrebs, maligner Aszites (Peritonealkarzinose) bei Ovarialkarzinom.

26.1.5. Tumorprophylaxe

Man unterscheidet
- die *primäre* Tumorprophylaxe = Maßnahmen zur Verhütung der Erkrankung;
- die *sekundäre* Tumorprophylaxe = Maßnahmen zur möglichst frühen Erfassung eines Krankheitsprozesses, wo eine Verhütung nicht möglich ist (z.B. infolge mangelhafter Kenntnis über die Ursachen oder wenn sich diese nicht ausschalten lassen).

Primäre Krebsprophylaxe

Es sind Maßnahmen, die im Zusammenhang mit der Gesunderhaltung der Aktivitäten des täglichen Lebens bereits erwähnt wurden. Sie sind, außer bei der Bekämpfung des Berufskrebses und des Rauchens, unspezifische Maßnahmen:
- *pädagogisch-erzieherisch:* Aufklärung über die schädliche Wirkung des Nikotins (S. 247), Anleitung zu gesunder Lebensführung und Ernährung (S. 177) usw.;
- *technisch-organisatorisch:* Abschirmung vor Strahlenquellen, Ausschaltung krebserzeugender Chemikalien in der Industrie usw.;
- *gesetzlich:* Strahlenüberwachung, Nahrungsmittelkontrolle, Arbeitsgesetze u.a.

Sekundäre Krebsprophylaxe

Es geht darum, alle Möglichkeiten zur frühzeitigen Erkennung von Tumoren auszuschöpfen, welche in Anfangsstadien noch mit hoher Wahrscheinlichkeit geheilt, in Spätstadien aber nicht mehr unter Kontrolle gebracht werden können. Während einzelne Geschwülste (z.B. der Gebärmutterhalskrebs) bereits im Vorstadium als sog. *Präkanzerosen* (z.B. zytologisch) erfaßt werden können, ist dieses erfolgreiche Vorgehen bei anderen Tumoren oft nicht möglich. Das Haupthindernis liegt in der Tatsache, daß eine Geschwulst erst dann im Röntgenbild, bei Spiegelungen oder mit nuklearmedizinischen Methoden sichtbar wird, wenn sie eine bestimmte kritische Größe erreicht hat. Dann ist es aber oft zu spät, da der Tumor inoperabel geworden ist oder eine lymphogene und/oder hämatogene Absiedelung von Metastasen erfolgt sein kann.

Tumoren, bei denen eine Früherfassung und damit eine erfolgreiche Behandlung möglich ist:

- Gebärmutterhalskrebs (Portiokarzinom),
- viele Hautkrebse (Basalzellkarzinom);
- kolorektale Karzinome, vor allem Rektumkarzinom;
  - Krebs der Vorsteherdrüse (Prostatakarzinom);
  - Tumoren des einsehbaren Nasen-Rachen-Raumes und des Auges.

Nur bei bestimmten Tumorarten (z.B. Portio-, Rektum-, Mammakarzinom) sind gezielte Reihenuntersuchungen von besonderen Risikogruppen der Bevölkerung sinnvoll und zahlenmäßig überhaupt durchführbar.

Die *Methoden der Krebsfrüherfassung* sind meist dieselben, wie sie auch sonst zur Tumordiagnostik Verwendung finden. *Aufklärung* und *Mitarbeit der Bevölkerung* können die Situation nur wenig verbessern, da viele bösartige Tumoren anfänglich überhaupt keine für den Laien (und oft auch für den Arzt) erkennbare Leitsymptome oder dann nur uncharakteristische Beschwerden (wie z.B. Müdigkeit, Leistungsverminderung, langsame Gewichtsabnahme usw.) zeigen. Den sog. Krebswarnzeichen (Tab. 26.1) kommt in der Frühdiagnostik wenig Bedeutung zu, da sie oft Zeichen einer schon *fortgeschrittenen* Tumorkrankheit sind.

26.2. Situation von Erkranktem und Betreuern

Die Krebserkrankung sowie ihre Behandlungsfolgen, die die Persönlichkeit des Betroffenen in ihrem tiefsten Wesen treffen können (Haarausfall, Verlust eines Organs usw.), führen zu großen Belastungsproben für alle Beteiligten.

Tabelle 26.1   Die sieben Krebswarnzeichen

1. Änderung der Stuhl- oder Uringewohnheiten
2. Auffallend schlecht heilende Wunden/Schwellungen
3. Ungewöhnliche Blutungen oder Ausfluß
4. Verhärtung bzw. Knoten in der Brust oder anderswo
5. Schluckstörungen
6. Veränderung einer Warze oder eines Muttermals
7. Andauernder, hartnäckiger Husten oder Heiserkeit

Situation des Kranken

- Unwissenheit, mangelnde oder falsche Information (z.B. durch die Massenmedien) über die Krankheit, die Behandlung, die Prognose usw. schaffen Ängste, Unsicherheit und Verwirrung.
- Schmerzen und andere körperliche Beschwerden beeinträchtigen Befinden und Befindlichkeit.
- Defekte und körperliche Verunstaltungen verletzen das Selbstwertgefühl und lösen tiefgreifende Ängste aus.
- Furcht vor zusätzlichen Schmerzen, Angst vor der Zukunft (als Existenzfrage für sich selbst und für Angehörige), Trauer über einen evtl. bald zu erwartenden Tod sind Begleiter, die sich unausweichlich einstellen, wenn die Krankheit einem terminalen Stadium entgegengeht.

Situation der Betreuer

Angehörige, Ärzte, Pflegepersonal stehen vor der großen Aufgabe, einen Menschen in einer der schwersten Lebensphasen zu begleiten.

- Die *Begleitung* kann nur dann wirklich vollzogen werden, wenn die eigenen Ängste reflektiert und akzeptiert werden und wenn der Kranke als eigenständige Persönlichkeit respektiert, unterstützt und gefördert wird. Die Begleitenden benötigen u.U. einen „langen Atem" und ein großes Maß an Durchtragevermögen. Sie müssen in einem ganz besonderen Ausmaß die Fähigkeit besitzen, eine echte und tragende „Beziehung auf Zeit" aufrechtzuerhalten, die den Kranken nicht „besitzen bzw. steuern will", sondern jederzeit loslassen kann, sei es zum Sterben oder in die Remission (Abb. 26.3).
- Die *Betreuung* muß situativ sein, sich einerseits an den Aktivitäten des täglichen Lebens orientieren, andererseits einfühlig den Grad der Abhängigkeit bzw. Unabhängigkeit des Kranken im Kontinuum gesund-krank, alt-jung usw. (s. auch S. 51 f.) berücksichtigen.
- Die *Behandlung* verlangt gutes Fachwissen und hohen persönlichen Einsatz, weshalb die Tumorbehandlung heute meist von speziell ausgebildeten Ärzten und Pflegepersonen vorgenommen wird.

Sinn- und Lebensfragen

Der Tumorkranke steht in einem ganz besonderen Ausmaß im Prozeß des „Stirb und Werde".

Die Auseinandersetzung mit der Krankheit setzt aber auch ungeahnte Kräfte (Ressourcen) im Betroffenen selbst, in den *Angehörigen* und *Betreuern* frei. Es sind Kräfte, die
- den *Reifeprozeß* des Betroffenen (und der Betreuer) intensivieren,
- die *Gesundung* (mit Hilfe immer neuer Therapieverfahren) ermöglichen,
- die *echte Trauerarbeit* (s. 532 f.) und die Bereitschaft für das Unausweichliche bewirken:
  - *Verlust eines Organs,* z.B. Brustamputation (S.557f.), Kehlkopfverlust und dadurch Verlust der Sprache (S.916f.), Extremitätenamputation (S.829f.), Anus praeter (S.407ff.) u.a.
  - *Annahme des frühzeitigen Sterbenmüssens* (als Kind, junger Mensch, Vater oder Mutter, Mensch auf der Lebenshöhe) und des Loslassens des noch ungelebten Lebens (s. dazu Sterben S.354ff.).

26.3. Pflegeprobleme

Von der Situation des Krebskranken (S.538) sind die zu erwartenden allgemeinen Pflegeprobleme abzuleiten. Dabei ist daran zu denken, daß es nicht „den Krebskranken" gibt. Die Probleme und Krankheitszeichen sind abhängig von
- Art und Lokalisation des Tumors,
- den durch das Tumorwachstum verursachten Beschwerden,
- dem Stadium der Krankheit,
- Art und Wirkung der Behandlung,
- der Persönlichkeit des Kranken (Schmerztoleranzgrenze, Verarbeitungskapazität, psychische Kräfte usw.).

26.3.1. Medizinisch-somatische Probleme

Die Krankheit *und* die Behandlung der Krankheit können gleicherweise zu Problemen führen. Es liegt im Aufgabenbereich der Pflegenden, die Pflegeprobleme, vor allem auch die potentiellen, zu erkennen sowie bei den Verhütungs- und Behandlungsmaßnahmen kompetent mitzuwirken.

Blutungsgefahr

Die Blutungsneigung bei Tumorpatienten tritt auf infolge
- *Thrombozytopenie,* d.h., der Patient hat zu wenig Thrombozyten, verursacht durch

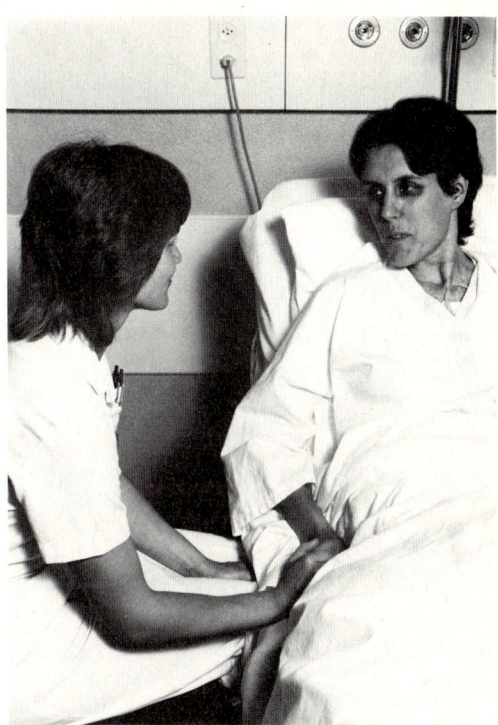

Abb. 26.**3** Nur eine ernsthafte, tragende Beziehung hält die Fragen dieser Patientin aus: „Warum ich?"

- Tumorinfiltration ins Knochenmark mit Verdrängung der blutbildenden Zellen,
- Zytostatikabehandlung mit vorübergehender Knochenmarksdepression,
- Splenomegalie = vergrößerte Milz mit vermehrtem Abbau der Thrombozyten,
- Antikörperbildung gegen die Blutzellen;
- gestörter Thrombozytenfunktion, z.B. bei chronischer myeloischer Leukämie;
- Gerinnungsstörungen bei Mitbeteiligung der Leber, der Gefäße u.a.

Über Zeichen, Pflege- und Therapiemaßnahmen s. S. 671 ff.

Infektionsgefahr

Die Infektionsanfälligkeit stellt ein großes Pflegeproblem dar und ist bei Tumorpatienten häufig. Die verminderte Infektionsabwehr ist verursacht durch
- Beeinträchtigung der zellulären Abwehr, vor allem Verminderung der Leukozyten (insbesondere der Granulozyten). Sie tritt bei Strahlen- und Zytostatikatherapie regelmäßig als vorübergehende Erscheinung auf.
- Antikörpermangelsyndrom.

Die Infektionen können lokaler oder allgemeiner Natur sein:

- *lokal,* z.B. Pilzinfektionen bei Entzündungen der Mund- oder Ösophagusschleimhaut (Stomatitis, Ösophagitis), Furunkel, Herpes u.a.;
- *allgemein* als Sepsis mit entsprechenden Zeichen wie Schüttelfrost, Fieber, schwerem Krankheitsgefühl usw.

Der Patient bedarf in der Phase der vermehrten Infektanfälligkeit einer guten Überwachung. Bei auftretenden Infektionen wird der Arzt eine sofortige Behandlung einleiten (Antibiotika bei bakterieller Infektion, Mykostatika bei Pilzbefall). Bei voraussehbarer längerfristiger Granulozytopenie (häufig unter intensiver Zytostatikatherapie) werden spezielle infektionsverhütende Maßnahmen (S.552ff.) eingeleitet.

Schmerzen

Nicht alle Tumorpatienten haben Schmerzen. Häufig spielt sogar die Angst vor evtl. auftretenden Schmerzen eine größere Rolle als der Schmerz selbst. Dann geht es vor allem darum, im Kranken Vertrauen und Hoffnung zu wecken. Statistiken zeigen, daß hospitalisierte Patienten im terminalen Stadium zu ca. 75% starke Schmerzen haben und etwa 25% ohne Analgetika auskommen. Schmerzen sind trotz der modernen Therapiemöglichkeiten häufig nicht zu verhindern, sie sind u.U. ein unausweichlicher Begleiter im Sterbeprozeß. Grundsätzlich gilt auch für Tumorschmerzen das, was auf S.351f. zum Problem „Schmerzen" nachzulesen ist.

Ernährungsprobleme

Die Ernährungsprobleme beim Tumorpatienten haben häufig nicht nur eine einzige Ursache, weshalb sie u.U. schwierig anzugehen sind.

- *Tumoren sind „konsumierende" Krankheiten,* weshalb es im fortgeschrittenen Stadium häufig zu Ernährungsstörungen bis zu Kachexie kommt.
- Das *Stadium der intensiven Behandlung,* insbesondere der Strahlen- und Chemotherapie, führt regelmäßig zu Appetitverlust.
- *Schluckstörungen* sind eine Begleiterscheinung bei *Ulzerationen* der Mundschleimhaut (häufig bei Agranulozytose, reduziertem Allgemeinzustand, Infektion). Sie können aber auch eine Folge von *lokalen Tumorwucherungen* im Bereich des Ösophagus oder des Kehlkopfes sein.

- *Fehlende Geschmacksempfindung* kann eine Reaktion auf die Zytostatikabehandlung oder eine Begleiterscheinung des allgemeinen Appetitverlustes sein.
- *Mundtrockenheit* ist häufig eine Nebenwirkung der medikamentösen Behandlung.

Alle diese Ursachen (meist komplex) führen zu Ernährungsproblemen, die rasch zu Gewichtsverlust, Müdigkeit, Schwäche, Erschöpfung und entsprechender psychischer Beeinträchtigung führen. Sind die Organe, die primär an der Ernährungs- und Stoffwechselarbeit beteiligt sind, vom Tumor und/oder der Bestrahlung mitbetroffen, so ist mit zusätzlichen Problemen zu rechnen.

Grundsätzlich sind die Ernährungsprobleme im Kapitel 6: Essen und trinken (S.173ff.) besprochen. Ausschlaggebend für die Einschätzung der Ernährungslage und für die Wahl zweckmäßiger Unterstützungsmaßnahmen ist die individuelle Situation des einzelnen Kranken. Einfühlungsvermögen, gepaart mit Wissen über die Ernährungsgrundsätze, ermöglicht eine angepaßte Nahrungszufuhr.

Instabilität der Knochen

Tumoren des Knochens, aber noch viel häufiger die Knochenmetastasen (z.B. bei Mamma- oder Bronchuskarzinom) verursachen pathologische Frakturen, sog. Spontanfrakturen an Rippen, Wirbelsäule, Becken, Extremitäten. Schon kleinste Belastungen, brüskes Bewegen (auch unsorgfältiges Heben oder Drehen von Bettlägerigen) können schmerzhafte Frakturen verursachen. Je besser die Betreuer und der Patient selbst um diese u.U. zu Immobilität führende Gefahr wissen und die entsprechenden „Schwachstellen" schützen bzw. sorgfältig mobilisieren (bewegen, entlasten, lagern usw.), um so besser können Frakturen vermieden werden. Sind Frakturen aufgetreten, wird der Patient häufig bettlägerig. Durch Ruhigstellung, Fixierung und Stützung muß dann eine schrittweise Remobilisierung und die Verhütung weiterer Frakturen angestrebt werden.

26.3.2. Psychosoziale Probleme

Unter diesem Stichwort ist an alle jene Probleme zu denken, die den Menschen in seinem Personsein = *Eigenwelt* sowie in seinen Bezügen zur *Um- und Mitwelt* treffen:

- das *individuelle Erleben* der Krankheit;
- die *Trauer* um das „nichtgelebte Leben", das Aufgebenmüssen von Beruf, Familie usw. (im chronischen oder terminalen Verlauf). Hier spielt das Alter (Kind, Erwachsener, Betagter) eine große Rolle;
- die *Phase des Reifeprozesses* sowie der Persönlichkeitsentwicklung des Individuums;
- die *Beziehungen zu Angehörigen* sowie die Beziehungs- und Kontaktfähigkeit und -bereitschaft bzw. Kontaktbarrieren zur Therapie- und Pflegegruppe usw.;
- das *Potential an inneren Kräften* (Ressourcen) und die Möglichkeit, Signale zu setzen bzw. Signale beantwortet zu bekommen.

Die Liste ist unvollständig und kann nur individuell gewertet werden. Je tragfähiger die Beziehung Betreuer-Patient ist, um so besser können Probleme und Ressourcen signalisiert, positive Vorstellungsbilder visualisiert und therapeutisch verarbeitet werden. Orientierungshilfen bieten vor allem die Kapitel 11-13: Raum und Zeit gestalten – sich beschäftigen, Kommunizieren, Sinn finden.

26.4. Therapie- und Pflegeplanung

Die Pflegeplanung muß die Therapieplanung unterstützen und begleiten. Sie muß sich an der Situation (Befinden und Befindlichkeit des Kranken) sowie an der Art der medizinischen Behandlung orientieren. Grundsätzlich gelten die allgemeinen Schritte (S. 74 ff.).

26.4.1. Situationseinschätzung

Zur Situationseinschätzung kann die vorgegebene Checkliste auf S. 76 dienen, wobei daran zu denken ist, daß der Kranke selbst (evtl. auch die Krankheit) die Priorität der Bedürfnisse und die Unterstützungsbedürftigkeit bestimmt.
Zur Feststellung des Ist-Zustandes und zur Einschätzung der individuellen Pflegebedürftigkeit bzw. der Fähigkeit zur Selbsthilfe sind Informa-

tionen in den folgenden Bereichen ausschlaggebend:
☐ Lebensgewohnheiten im Bereich aller ATL;
☐ Abhängigkeits- bzw. Unabhängigkeitsgrad (biographisch und krankheitsbedingt);
☐ Veränderlichkeit des Befindens und/oder des Abhängigkeitsgrades;
☐ Wissens- und Informationsstand über die Krankheit, Therapie und Prognose (Patient und Angehörige);
☐ Bezugspersonen (Angehörige, Freunde, Seelsorger u. a.), entsprechende Bedürfnisse und Wünsche;
☐ Signale, die Ressourcen anzeigen;
☐ vorgesehene Therapie bzw. zu erwartende Nebenwirkungen und Probleme.

Je besser eine Pflege- und Behandlungsgruppe in der Lage ist, den Kranken als *Menschen* (als der, der er ist und angenommen werden möchte) zu sehen und zu respektieren, um so angepaßter und hilfreicher kann die Pflege geplant (und durchgeführt) werden.

26.4.2. Behandlungs- und Pflegeziele

Die *Behandlungsziele* (und dadurch die Behandlungsart) sind abhängig von folgenden Faktoren:
- Art (histologischer Zelltyp) und Lokalisation des Primärtumors,
- Ausbreitungsstadium,
- Allgemeinzustand, Alter und Einstellung des Patienten.

Die *Pflegeziele* werden bestimmt von
- der Art der vom Arzt gewählten Therapie (s. unten),
- der Situation und dem Zustand des Kranken,
- den Möglichkeiten des Pflegeangebotes (daheim, stationär, in onkologischen Zentren).

Übergeordnete Ziele sind
→ optimal mögliche Lebensqualität,
→ Hilfe zur Selbsthilfe (auch wenn dies nur in kleinen Belangen möglich ist),
→ Rehabilitation ins Familien-, Gesellschafts- (und Berufs-)Leben
oder

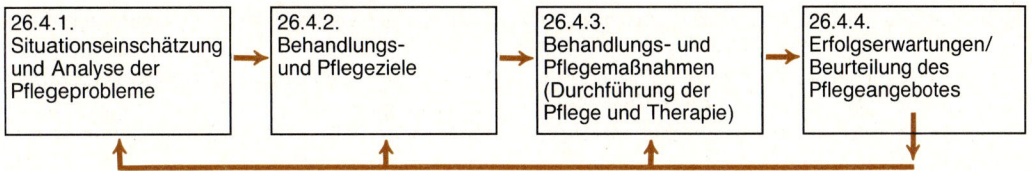

| 26.4.1. Situationseinschätzung und Analyse der Pflegeprobleme | 26.4.2. Behandlungs- und Pflegeziele | 26.4.3. Behandlungs- und Pflegemaßnahmen (Durchführung der Pflege und Therapie) | 26.4.4. Erfolgserwartungen/ Beurteilung des Pflegeangebotes |

→Durchtragen des unumgänglichen Sterbeprozesses.

26.4.3. Behandlungs- und Pflegemaßnahmen

Sie stehen unter dem dreifachen Aspekt der
- *Begleitung* in einer tragenden echten Beziehung auf Zeit (S. 335 ff.);
- *Betreuung* in allen Bereichen der Aktivitäten des täglichen Lebens, wo Not-wendende Unterstützung gebraucht wird (s. Kap. 3–14);
- *Behandlung* als Hilfe an Patient und Arzt bei der individuell gewählten Behandlungsart.

Prinzipiell stehen folgende, konzeptmäßig verschiedene Behandlungsmaßnahmen zur Verfügung:

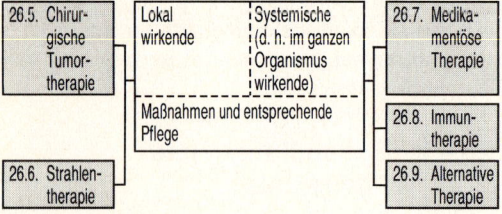

26.4.4. Erfolgserwartungen

Nur eine exakt *dokumentierte Behandlungs-* (Arzt) und *Pflegeverlaufskontrolle* ermöglicht die Beurteilung des Therapieerfolges und die Anpassung der Pflege beim einzelnen Patienten.
Ziel jeder auf Heilung ausgerichteten Tumorbehandlung ist die möglichst vollständige Entfernung (Operation) bzw. möglichst weitgehende Zerstörung der vorhandenen Tumorzellmasse (Strahlentherapie, Chemotherapie). Erst wenn dieser Schritt nicht gelingt oder von Anfang an wegen weit fortgeschrittenem Tumorstadium nicht mehr möglich ist, konzentrieren sich die Maßnahmen auf die Verhinderung oder zumindest Bremsung des weiteren Tumorwachstums. Oft werden mehrere Behandlungsarten nacheinander oder auch gleichzeitig eingesetzt (postoperative Bestrahlung oder Bestrahlung kombiniert mit zytostatischer Chemotherapie usw.). Der Arzt wird die Behandlung wählen, die die beste Heilungsaussicht bzw. Wirkung verspricht. Über das optimale Vorgehen stehen ihm neben seiner persönlichen Erfahrung statistische Auskünfte größerer Tumorbehandlungszentren über die zu erwartenden Erfolge einer bestimmten Behandlungsart zur Verfügung. Die gute Zusammenarbeit der verschiedenen medizinischen Fachdisziplinen ist entscheidend für die planmäßige Durchführung einer optimalen Tumortherapie.

Die Mehrzahl der Tumorpatienten wird nicht durch einen einzigen, z. B. chirurgischen, Eingriff von ihrem Leiden geheilt, sondern muß regelmäßig nachkontrolliert und u. U. sogar prophylaktisch mit zusätzlichen Maßnahmen (zytostatische Medikamente, Bestrahlungen) behandelt werden, um ein Wiederaufflackern der Tumorkrankheit an der selben oder an anderen Körperstellen (Metastasen) zu verhindern bzw. rechtzeitig erfassen zu können. Diese Patienten bedürfen besonders verständiger Beratung und Pflege wegen möglicher vorübergehender Nebenwirkungen der Tumornachbehandlungen.

Der Erfolg einer *Tumorbehandlung* kann oft erst nach jahrelanger *Beobachtungszeit* endgültig beurteilt werden. Damit bezeichnen wir die Zeitspanne, die ein Patient nach Diagnosestellung bzw. Behandlungsbeginn überlebt. Er kann diese Periode frei von Beschwerden seitens eines nicht mehr nachweisbaren Tumors verbringen oder mit bestimmten, tragbaren Beschwerden mit seinem „Resttumor" leben.

Die Erfahrung größerer Behandlungsstatistiken lehrt uns, nach welcher rückfallfreien Überlebenszeit bei einem bestimmten Tumor eine *Heilung* mit sehr hoher Wahrscheinlichkeit angenommen werden kann. Diese Zeitspanne ist von Tumor zu Tumor verschieden.

Beispiele:

Die häufig zitierte „5-Jahres-Überlebenszeit" bei Kindern mit erfolgreich behandelter akuter lymphatischer Leukämie oder bei Patienten mit erfolgreich operierten Knochen- und Weichteilsarkomen praktisch gleichbedeutend mit einer Heilung. Bei Frauen mit scheinbar „radikal" operiertem Brustkrebs können jedoch Tumorrezidive und Fernmetastasen auch noch nach 6, 10 und 15 Jahren auftreten: Die 5-Jahres-Überlebenszeit ist hier *nicht* gleichbedeutend mit der Heilungsrate. Im übrigen ist der Begriff „Heilung" zeitlich schwer zu fassen: Für einen 68jährigen Patienten mit erfolgreich behandeltem Prostatakarzinom bedeuten 5 Jahre Überlebensgewinn sehr viel (er erreicht damit die allgemeine mittlere Lebenserwartung); für eine 40jährige Mutter mit Brustkrebs bedeuten 5 Jahre Überleben bis zum Krankheitsrückfall mit 45 Jahren „weniger Heilung".

Der Begriff Heilung läßt sich angesichts der unterschiedlichen Ausgangslage und Bewertung durch den Patienten nicht starr zeitlich fassen. Es ist auch zu berücksichtigen, daß viele (vor allem ältere) Tumorpatienten nicht an ihrem Tumor, sondern an anderen Krankheiten wie Herz-Kreislauf-Leiden, Infektionskrankheiten, Stoffwechselstörungen usw. sterben.

Diese und andere Beispiele zeigen uns, wie sehr die Krebsbehandlung von den individuellen biographischen und menschlichen Begebenheiten beeinflußt ist. Dazu kommt, daß *Lebensqualität* nicht an „Überlebensjahren" meßbar ist, sondern von der Art und Weise der Lebens-, Leidens- und Sterbensbewältigung abhängt. Es gilt auch hier, daß Gesundheit ein relativer Begriff ist und es letztlich darum geht, „die Kraft zu finden, um mit der Realität zu leben" (S. 49 f.).

26.5. Chirurgische Tumortherapie

Durch einen operativen Eingriff soll der ganze oder zumindest der größte Teil eines technisch operablen Tumors entfernt werden. Die Tumormasse wird im Idealfall radikal entfernt oder derart dezimiert, daß u. U. die an anderer Stelle erwähnten körpereigenen Abwehrmechanismen wieder aktiv werden können.

Vorteile

- Rasche Tumorverkleinerung ohne toxische Nebenwirkungen auf dem Blutweg (Abbauprodukte), oft vollständige Tumorentfernung;
- Möglichkeit einer gleichzeitigen Diagnosesicherung durch Biopsie und Tumorentfernung.

Nachteile

- Tumorentfernung ist eine lokale Maßnahme: Sie erfaßt versteckte Mikroabsiedelungen in der Umgebung und in weiteren Organen nicht.
- Aus Sicherheitsgründen und weil der Tumor von bloßem Auge oft nicht sicher abgegrenzt werden kann, muß oft auch gesundes Gewebe der Umgebung geopfert werden, was zu Organverlust, körperlicher Entstellung und Funktionseinbuße führen kann.
- Postoperative Sterblichkeit an Komplikationen ist, je nach Allgemeinzustand, Art des Tumors und der Operation, ein unterschiedliches Risiko.

26.5.1. Radikaloperationen

Das tumorbefallene Organ kann als Ganzes radikal entfernt werden. Beispiele oft erfolgreicher Radikaloperationen:
- Entfernung von Hautkarzinomen,
- Mammaamputation (Mastektomie) mit Achseldrüsenausräumung bei Brustkrebs,
- En-bloc-Entfernung von Mastdarm- oder Dickdarmanteilen bei Rektum- bzw. Kolonkarzinom,
- Tumorentfernung im Hals-Nasen-Ohren-Bereich,
- Magenkrebsoperation im Frühstadium,
- Radikaloperation (Gebärmutter, Eierstöcke),
- Semikastration (einseitige Hodenentfernung) bei Hodentumoren.

Für Einzelheiten bezüglich chirurgischer Tumorentfernung sei auf die Kapitel der Organkrankheiten sowie auf das Teilkapitel Mammakarzinom (S. 555 ff.) verwiesen.

26.5.2. Palliative Eingriffe

Der Tumor läßt sich aus technischen Gründen oder wegen verminderter Operabilität des Patienten (begleitende Herz-Kreislauf-Krankheiten) nur zum Teil entfernen. Tumorbedingte Passagestörungen (in Hohlorganen) oder andere Komplikationen können behoben werden (Beispiel: Anastomosen zwischen Darmabschnitten, künstlicher Darmausgang [Anus praeter], Osteosynthese pathologischer Knochenbrüche bei osteolytischen Metastasen usw.).

Auch „Solitärmetastasen" können in bestimmten Organen (z. B. in Weichteilen, Lunge oder Leber) mit Erfolg chirurgisch entfernt werden.

26.5.3. Erfolge und Nebenwirkungen

Erfolgserwartungen bei chirurgischer Therapie

Tab. 26.2 gibt über die zu erwartenden 5-Jahres- bzw. 10-Jahres-Überlebenswahrscheinlichkeiten primär operierter Tumorpatienten mit bestimmten Karzinomen und Sarkomen gewisse Richtzahlen. Die Erfolge der chirurgischen Tumorbehandlung sind stark abhängig vom anfänglichen Tumor-Ausbreitungsstadium und lassen sich nur bei genauer Diagnosestellung und Stadienangabe (nach speziellen Klassifizierungssystemen) zwischen einzelnen Ländern und Kliniken vergleichen.

Tabelle 26.**2**   Chirurgische Heilungsziffern einiger häufiger Tumoren (lokalisierte Stadien), mittlere Schätzung (aus *H. J. Senn:* Literatur und Daten, Krebsregister Basel u. St. Gallen)

	5 Jahre	10 Jahre
Mammakarzinom	50–60%	30–40%
Rektumkarzinom	50–60%	40–50%
Uteruskarzinom	50–60%	40–50%
Kolonkarzinom	40–50%	30–40%
Ovarialkarzinom	30–40%	20–30%
Lungen-/Bronchuskarzinom	20–30%	10–20%
Magenkarzinom	10–20%	0–15%

Nebenwirkungen bzw. Auswirkungen

- Funktionseinschränkung und psychologische Störungen durch Organverlust (z. B. nach Brustamputation, Ovarektomie, Kehlkopfentfernung, Magenresektion, Amputation von Gliedmaßen usw.).
- Häufige, oft schwer zu umgehende Komplikationen:
  - Lymphödeme (Lymphstauung) nach ausgedehnten Operationen in Lymphknotensammelgebieten (z. B. Lymphödem des Armes nach Ausräumung der Achsellymphdrüsen bei Mammakarzinom; Lymphödem des Beines bei Ausräumung der Leistenlymphknoten beim malignen Melanom usw.);
  - Infertilität nach retroperitonealer Lymphknotenausräumung (z. B. bei Hodentumorpatienten);
  - neurologische Ausfälle und Sehstörungen nach Hirntumoroperationen.

26.5.4. Pflegeprobleme und Pflege

Die Pflegeprobleme sind aus den oben beschriebenen Auswirkungen des Eingriffs auf den Menschen in seiner Ganzheit abzuleiten:
- auf die *Person:* Verlustgefühle, ästhetische Probleme, Selbstwertbeeinträchtigung usw.;
- auf den *Organismus:* Störungen von Funktionen, Ausfallserscheinungen, Balanceverlust u. a.;
- auf die *Beziehungen:* Kontaktbarrieren, soziale Probleme, bezogen auf Umwelt und Mitwelt.

Die Pflegeplanung ist in erster Linie problemorientiert. Die *Ziele* und die *Pflegemaßnahmen* bezwecken eine bestmögliche Rehabilitation. Im einzelnen s. auch die Pflegevorschläge in den Kapiteln 28–42 sowie die Pflege bei Mammaamputation (S. 555 f.).

26.6.   Strahlentherapie

26.6.1.   Grundlagen

Die Tumorbehandlung mit *ionisierenden Strahlen* beruht auf der Ausnutzung einer unterschiedlichen *Strahlenempfindlichkeit* zwischen den Tumorzellen und den Zellen des umgebenden normalen Gewebes.

Am *strahlenempfindlichsten* ist das lymphatische Gewebe. Ihm folgen das vegetative Nervensystem, das Knochenmark, die Haarbauzellen, die Keimdrüsen und die Schleimhäute des Magen-Darm-Kanals. Am *strahlenunempfindlichsten* sind Muskulatur, periphere Nerven und die Knochen des Erwachsenen.

Die Strahlenwirkung ist aber auch abhängig vom Prozentsatz der sich in Teilung befindlichen Zellen in einem Tumor, der Teilungsgeschwindigkeit und von der Sauerstoffversorgung der Tumorzellen. Das Ausmaß der Strahlenwirkung ist von der applizierten *Strahlendosis* (am Tumor wirksame „Herddosis") abhängig. Die Gesamtdosis wird auf eine Reihe kleinere, täglich eingestrahlte Dosen *verteilt.* Die *Art der Strahlung,* die von der *Strahlenquelle* (Röntgenstrahlen, Telekobalt, Betatron usw.) abhängt, ist für die tumorvernichtende Wirkung von untergeordneter Bedeutung, spielt dagegen eine große Rolle für die Eindringtiefe der Strahlen und bestimmt damit auch das Ausmaß der Nebenwirkungen. Je kurzwelliger, d. h. energiereicher, bestimmte Strahlen sind, desto tiefer können sie eindringen und desto geringer ist die auf dem Weg bis zum Tumor ans gesunde Gewebe abgegebene Energiemenge.

Vorteile

- Die Bestrahlung kann als tumorvernichtende Lokalmaßnahme bei bestimmten Tumoren oder z. B. bei älteren, nur mit größerem Risiko operablen Patienten eine chirurgische Tumorentfernung ersetzen.
- Die Wirkung tritt rasch ein und ist dosierbar.

Nachteile

- Lediglich Lokalmaßnahme wie die operative Tumorentfernung.
- Wenig selektiv wirksam, d. h., wirkt nicht nur auf den Tumor, sondern schädigt meistens

auch das umgebende Normalgewebe in den Einstrahlungsschneisen.
- Nebenwirkungen, je nach Ort und Art der Bestrahlungen.
- Geographische Abhängigkeit von energiereichen Strahlenquellen (geographische Probleme der Patientenzuweisungen).

Anwendung

Bestrahlung kann allein, kombiniert mit chirurgischen Eingriffen (Vor- und Nachbestrahlung) oder auch kombiniert mit medikamentöser Tumorbehandlung eingesetzt werden.

Vorbestrahlung. Ihr Ziel ist die Verkleinerung bzw. „Inaktivierung" der Tumormasse, um eine spätere Operation zu erleichtern oder überhaupt zu ermöglichen.

Nachbestrahlung. Damit sollen lokale bzw. regionale Tumorrückfälle (durch bei der Operation zurückgebliebene, unsichtbare Tumorzellnester) verhindert oder zumindest verzögert werden. Eine Fernmetastasierung (Tumorzellabsiedlung auf dem Blutweg) kann dagegen durch eine lokale Nachbestrahlung meistens nicht verhindert werden. Sie erfolgt bei vielen scheinbar noch lokalen Tumoren oft schon vor der Diagnosestellung.

Wir unterscheiden:
- *Kurative Radiotherapie.* Der noch lokale Tumor soll durch die Bestrahlung möglichst vollständig vernichtet werden.
  Beispiele: Hautkrebse, Frühstadien I und II des Lymphogranuloms Hodgkin, Tumoren im gynäkologischen Bereich usw.
- *Palliative Radiotherapie.* Sie dient (wie die palliativen operativen Eingriffe und auch die palliative zytostatische Chemotherapie) der Linderung von Krankheitsauswirkungen bei Patienten mit fortgeschrittenen Tumorleiden, bei denen eine vollständige Tumorentfernung bzw. Heilung mit anderen, z. B. operativen Maßnahmen nicht mehr zu erwarten ist.
  Beispiele: Schmerzbestrahlung, Stabilisierungsbestrahlung von Wirbeln bei Knochenmetastasen, Beseitigung von tumorbedingten Kompressionserscheinungen von Gefäßen und Hohlorganen (Mediastinalbestrahlungen bei metastasenbedingter oberer Einflußstauung).

26.6.2. Strahlenanwendung

Perkutane Bestrahlung

- *Konventionelle* oder *Röntgenbestrahlung* (Gammastrahlen, 250 kV). Kurzwellige, elektromagnetische Schwingungen.
- *Hochvolt-* oder *Megavoltbestrahlung.* Ebenfalls Gammastrahlen, sehr energiereich mit großer Tiefenwirkung im Gewebe.
  Beispiele: Telekobaltbombe (^{60}Co) oder Caesiumgerät (^{137}Cs). In diesen Geräten ist die Strahlenquelle in einem Abschirmgehäuse aus Blei untergebracht. Der Verschluß des Strahlenkopfs wird für die Dauer der Bestrahlung geöffnet und schließt sich, je nach Einstellung am Gerät, nach Ablauf der Bestrahlungszeit automatisch wieder.
- *Korpuskularstrahlen.* Elementarbausteine der Atome (Elektronen, Neutronen, Protonen) werden beschleunigt und in das Tumorgebiet „geschleudert". Es handelt sich dabei um Alpha- oder Betastrahlen.
  Beispiele: Betatron, Linearbeschleuniger, Zyklotron. Diese sehr aufwendigen und technisch komplizierten Geräte finden sich nur in großen, strahlentherapeutischen Spezialinstituten.

Neben der *Wahl der Strahlenart* ist deshalb auch die *Wahl der Bestrahlungstechnik* von Bedeutung (Ein- oder Mehrfeldtechnik oder Pendelbestrahlung). Bestrahlt man mehrere Felder, überkreuzen sich die Strahlen im Bereich des Tumors. Die Wirkung ist demzufolge dort am größten. Der Verlust an Strahlen im umliegenden Gewebe ist hingegen gering, d. h., es wird geschont. Abb. 26.4 zeigt z. B.
- einen Dreifelderplan, d. h. der Tumor wird von 3 Seiten her bestrahlt (Abb. 26.**4a**);
- einen Vierfelderplan: Die Bestrahlung des Tumors erfolgt aus 4 Richtungen (Abb. 26.**4b**);
- eine Pendel-(Bewegungs-)Bestrahlung: Die Strahlenquelle rotiert, wobei die Einstrahlungsschneise sehr breit und die Strahlenabsorption für die einzelne gesunde Zelle sehr gering ist (Abb. 26.**4c**).

Therapie mit Radionukliden

Radionuklide sind natürliche oder künstlich hergestellte radioaktive Elemente.
- *Natürliche Strahler.* Radium ist das in der Therapie am meisten verwendete Element. Die Gammastrahlung stellt den therapeutisch verwendeten Anteil dar. Die Alpha- und Betastrahler werden durch Metallfilter aus Gold oder Platin absorbiert.
- *Künstliche Strahler.* Diese werden mit Hilfe von Kernreaktoren oder Teilchenbeschleuni-

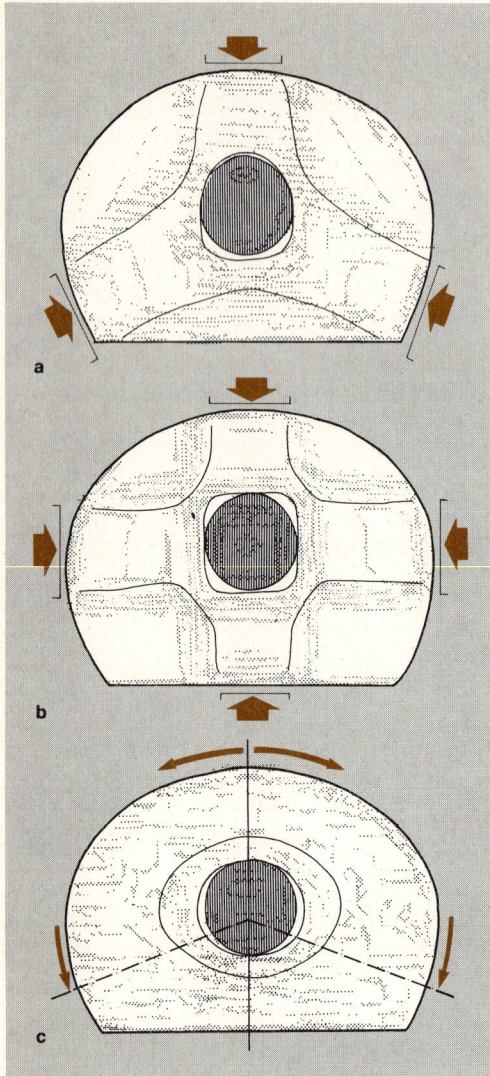

Abb. 26.**4 a–c**   Bestrahlungstechnik (s. Text).

gern durch Beschuß mit schnellen Teilchen hergestellt. Dabei kommt es zu einer Änderung der Kernneutronenzahl, zum radioaktiv wirksamen Isotop.

Beispiele: Jod 131 (^{131}J), Radiogold (^{198}Au), Iridium (^{192}Ir), Yttrium, Radiophosphor (^{32}P).

Die Radionuklide können entweder *offen* oder in *geschlossenen Strahlern* eingesetzt werden:

– die *Kontakttherapie* = Auflegen einer radioaktiven Quelle für eine kurze Zeit auf einen Tumorherd (hier bedarf es keiner zusätzlichen Strahlenschutzmaßnahme).

– Therapie mit *geschlossenen Strahlenquellen* = direktes Einlegen (Spickung) von radioaktiven Substanzen in einen Tumor als Körner, Drähte, Fäden oder Nadel. Zu den geschlossenen Strahlenquellen gehört auch die Radiumeinlage in die Gebärmutter bei Korpuskarzinom.

– Therapie mit *offenen radioaktiven Quellen* = Strahlensubstanz wird in flüssiger Form verabreicht.

Beispiele:

• *Intrakavitäre Anwendung.* Instillation: z. B. Einbringen von radioaktivem Gold in Körperhöhlen wie Pleura, Peritonealhöhle.

• *Systemische Anwendung.* Verabreichung von Radionukliden oral oder auf dem Blutweg. Ein häufig gebrauchtes offenes Radionuklid ist das Jod 131 bei Schilddrüsenerkrankungen (S. 759). Diese Behandlung ist möglich, weil die Jodspeicherung der Schilddrüse die Speicherfähigkeit aller anderen Organe für dieses Element um das 10 000fache übersteigt. Jod wird deshalb praktisch nur in der Schilddrüse und in den Metastasen bösartiger Schilddrüsentumoren angereichert und kommt dort als strahlendes Isotop zur Wirkung. Ein weiteres ähnliches Beispiel ist der Einsatz von Radiophosphor (^{32}P) bei bestimmten bösartigen Blutkrankheiten, wie z. B. Polycythaemia vera u. a.

26.6.3. Strahlenschutz

Der Strahlenschutz hat die Aufgabe, alle mit ionisierenden Strahlen in Berührung kommenden Personen vor einer bleibenden, schädlichen Wirkung zu bewahren. Es handelt sich dabei speziell um den

– Schutz des Personals,
– Schutz des Patienten,
– Schutz Dritter (insbesondere auch von später Geborenen).

Die Bedeutung des Strahlenschutzes ergibt sich aus den Erkenntnissen der Strahlenbiologie und -pathologie. Die Strahlenwirkung kann irreversible Änderungen der Erbsubstanz jeder Zelle zur Folge haben (s. dazu auch Röntgenstrahlen S. 455 f.).

Die einfachste und sicherste Schutzmaßnahme besteht darin, die Strahlung dort zu verhindern, wo sie nicht gewünscht wird. Am sichersten geschieht dies durch die Anwendung der folgenden drei physikalischen Prinzipien:

- Abschirmung des Körpers (Bleiplatten, Bleischürzen),
- hinreichend große Entfernung von der Strahlenquelle,
- möglichst kurzfristiges Verweilen im Strahlenfeld.

Beim Arbeiten mit radioaktivem Material oder bei der Pflege von Patienten, z. B. nach Spickungen, sollte man sich in erster Linie das sog. *Abstandsgesetz* vor Augen halten. Es besagt: Die Intensität einer radioaktiven Quelle nimmt proportional mit dem Quadrat des Abstandes ab.

Strahlenschutzmaßnahmen

- Isolierung des Patienten in einem gekennzeichneten Raum. Alle Räume, Gefäße u. a., die mit radioaktiven Substanzen in Berührung kommen, müssen bezeichnet sein (Abb. 26.5).
- Abstand wahren, wenn der Aufenthalt im Zimmer unumgänglich ist (der Patient versorgt sich möglichst selbständig).
- Personen, die an der Pflege solcher Kranker beteiligt sind, müssen überwacht werden (Filmplakette, Personendosimeter). Keine Besuche, keine schwangeren Angestellten!
- Die international höchstzulässige Strahlendosis darf nicht überschritten werden (akkumulierte Dosis pro Quartal: maximal 0,03 Sv).
- Kontinuierliche Kontaminationskontrolle durch Strahlenmeßgeräte, um eine Verseuchung sofort zu erfassen.
- Absolute Hygiene: Plastikhandschuhe und Schutzkittel tragen bei notwendigen Arbeiten im Isolierzimmer. Nichts aus dem Isolierzimmer tragen. Wäscheentsorgung nach entsprechenden Vorschriften.
- Bei endogenen Strahlern Spezialvorschriften beachten (betreffs Ausscheidungen, Erbrochenem, Umgang mit kontaminierter Wäsche u. a.).

26.6.4. Erfolge und Nebenwirkungen

Behandlungserfolge der Strahlentherapie

Kurative Strahlentherapie ist möglich bei einer Reihe bösartiger Tumoren, sei es als alleinige Erstbehandlung oder in Verbindung mit operativen Eingriffen. Die Zusammenstellung in Tab. 26.3 zeigt die Erfolgschancen einer kurativen Bestrahlung bei einigen noch auf das Primärorgan lokalisierten Tumoren in Abhängigkeit vom Tumorstadium bei Behandlungsbeginn.

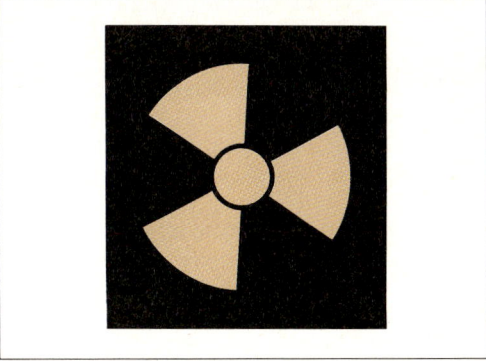

Abb. 26.5   Internationales Zeichen für Radioaktivität (Originalfarben: Gelb auf schwarzem Grund).

Tabelle 26.3   5-Jahres-Heilungen in Prozent

Tumor	Früh-stadium	Fortgeschrittenes Stadium
Haut	90–100	50–60
Lippen	90	40
Hals-Nasen-Bereich	70– 80	10–30
Gebärmutterhals	70– 80	30–40
Uterus, Vagina	50– 60	10–20
Penis	70– 80	30–40
Blase	40– 50	10
Morbus Hodgkin	80– 90 (St. I)	60–70 (St. II)
Nicht-Hodgkin-Lymphome	70– 80 (St. I)	40–50 (St. II)

Palliative (d. h. lindernde) Strahlentherapie kann in vielen, leider nicht mehr heilbaren Tumorsituationen für den Patienten segensreich wirken, z. B. als
- Schmerzbestrahlung bei Tumoren, die durch ihre Größe Beschwerden verursachen, oder bei umschriebenen Skelettmetastasen;
- Stabilisierungsbestrahlung bei drohenden pathologischen Frakturen;
- Beseitigung einer tumorbedingten venösen oder lymphatischen Stauung (z. B. obere Einflußstauung);
- Wiedereröffnung eines tumorverschlossenen Darmabschnittes oder der Speiseröhre;
- Bestrahlung inoperabler, primärer Hirntumoren oder Hirnmetastasen anderer Primärkarzinome.

Nebenwirkungen

Durchgang und Absorption von Strahlen können unerwünschte Nebenreaktionen hervorrufen. Diese sind von der Größe des bestrahlten Gewebeabschnitts abhängig. Wir unterscheiden *allgemeine* und *lokale* Reaktionen.

Sofortreaktionen (d. h. während der Bestrahlungszeit auftretend) sind
- Strahlenkater: Müdigkeit, allgemeine Unlustgefühle, Appetitlosigkeit, evtl. Übelkeit und Erbrechen;
- Hautreaktion: vorerst Rötung, später Pigmentierung und pergamentpapierähnliche Austrocknung der Haut, gelegentlich langwieriges, geschwüriges Aufbrechen (chronisches Strahlenulkus);
- Haarausfall bei Bestrahlungen am Schädel;
- Schleimhautreaktionen: Je nach Ort der Bestrahlung kommt es zu Ösophagitis (schmerzhaftes Brennen, Schluckstörungen), Enterokolitis (längerdauernde Durchfälle wegen Darmentzündung), Zystitis (häufiger Harndrang, schmerzhaftes Brennen beim Wasserlassen);
- Knochenmarkschädigung: vorübergehender Abfall der Leuko- und Thrombozyten;
- Strahlenpneumonie.

Spätreaktionen (erst verzögert auftretend, oft bleibend) sind
- Knochenmarkfibrose: andauernde Leukothrombopenie, evtl. Anämie;
- Gewebsinduration (Verhärtung) an und unter der Haut: geschrumpfte, glänzende, leicht verletzliche Haut, evtl. mit Erweiterung der kleinen Blutgefäße (Teleangiektasien);
- Beweglichkeitseinschränkungen durch Kapselverhärtung bei Gelenkbestrahlungen;
- Strahlenfibrose (Bindegewebsverhärtung) der Lungen bei Lungenbestrahlung;
- Lymphödeme (aufgeschwollene Extremitäten) bei Bestrahlung der Lymphknotenfelder, z. B. in der Achselhöhle und in der Leiste (speziell in Kombination mit chirurgischen Eingriffen im Bereich der Lymphknoten);
- Schäden am Nervensystem: Strahlenmyelitis (Querschnittlähmungen bei Bestrahlung des Rückenmarks), Strahlenschäden des Plexus-Nerven-Geflechts mit peripheren Lähmungen, z. B. bei Bestrahlung im Bereich von Hals- und Supraklavikulargrube;
- langdauernde Immunsuppression (Verringerung sowohl der Zahl der im Blut kreisenden Lymphozyten als auch deren Funktion).

26.6.5. Pflegeprobleme und Pflege

Bei Bestrahlung

Die Pflegeprobleme sind von den oben besprochenen Reaktionen ableitbar. Im Vordergrund stehen die lokalen Strahlenschäden und die Infektionsanfälligkeit.

Bei der *Pflegeplanung* stehen neben den menschlichen Belangen das reduzierte Allgemeinbefinden und die zu verhütenden Strahlenschäden im Vordergrund.

Die *Pflegemaßnahmen* betreffen somit
- Sorge für die Haut;
- lokale und allgemeine Überwachung, Prophylaxe und evtl. Therapie von Strahlenschäden.

Pflege der bestrahlten Haut

Der Ort der Strahleneinwirkung wird mit einem Hautstift bezeichnet bzw. abgegrenzt. Die bestrahlte Haut ist äußerst empfindlich und bedarf der Schonung und des Schutzes. Folgende Maßnahmen sind in der Regel angezeigt:
- Haut nicht waschen, bürsten, reiben, kratzen, massieren;
- keine Sonnenexposition;
- dünne Schicht unparfümierten Puders 3- bis 4mal täglich auftragen.

Bei auftretender Rötung oder Exsudation ist unverzüglich mit dem Strahlentherapeuten Rücksprache zu nehmen, damit eine entsprechende Behandlung eingeleitet werden kann (Strahlenulzera haben eine sehr schlechte Heilungstendenz).

Prophylaxe, Pflege und Behandlung lokaler Entzündungen

Bestrahlungen, die den Bereich des Mundes und des Magen-Darm-Traktes beeinflussen, führen oft zu schmerzhaften und ernährungsbeeinträchtigenden Lokalreaktionen mit Entzündungen (häufig mit zusätzlichem Pilzbefall):
- *Stomatitis* bei Bestrahlungen im Gesicht, am Kopf und in der Halsregion;
- *Strahlenösophagitis* mit Schluckbeschwerden bei Mediastinalbestrahlungen (insbesondere bei hohen Strahlendosen);
- *Strahlenenteritis* mit Durchfällen, Übelkeit, Brechreiz bei großvolumiger Abdominalbestrahlung.

Pflegemaßnahmen

- *Tägliches Inspizieren der Mundhöhle* und exakte Mundhygiene als Stomatitisprophylaxe. Bei auftretenden Entzündungszeichen sind sofort zweckmäßige Mundpflegemaßnahmen zu treffen (S. 166 f.).

- *Angepaßte Ernährung* (S. 177 ff.) und Lindern von Schluckbeschwerden, z. B. durch Gurgeln und Schluckenlassen eines Lokalanästhetikums (vor allem vor dem Essen). Unter Umständen ist parenterale Ernährung notwendig.
  - Überwachung des Flüssigkeits- und Elektrolythaushaltes sowie Ersatzbehandlung, insbesondere bei Durchfällen und Erbrechen;
  - Behandlung einer Pilzinfektion mit Mykostatika (z. B. Mycostatin).

Die prophylaktischen Maßnahmen liegen im Verantwortungsbereich der Pflegegruppe. Therapeutische Maßnahmen bedürfen der Arztverordnung.

Überwachung von Blutveränderungen (nach Verordnung).

Bei endogenen Strahlern

Allen Beteiligten müssen bekannt sein
- Art der Strahlentherapie,
- Höhe der Strahlendosis (wenn erwünscht),
- allgemeine und individuelle Schutzmaßnahmen (S. 546).

Die *Isolationsmaßnahmen* (s. oben) sind vorübergehender Natur und stellen meist keine größeren Probleme dar, außer wenn der Patient intensiver Pflege bedarf. Ist dies der Fall, wird der zuständige Arzt mit der Pflegegruppe die Vor- und Nachteile (Risiken) einer Behandlung besprechen. Es müssen alle Beteiligten über die Konsequenzen (z. B. nur ein Minimum an Pflege trotz höheren Bedarfs *oder* Verzicht auf eine Therapie) informiert und zu einer kooperativen Zusammenarbeit bereit sein.

26.7. Medikamentöse Therapie

Die medikamentöse Tumorbehandlung (Chemotherapie, Hormontherapie) ist die jüngste der 3 grundsätzlichen Behandlungsmöglichkeiten bösartiger Tumoren. Im Vergleich zu den über 100 Jahre alten Erfahrungen der Tumorchirurgie und der über 60 Jahre alten Entwicklung der Tumorbestrahlung ist die moderne, auf wissenschaftlichen Grundlagen aufgebaute medikamentöse Tumorbehandlung jung, nur 30 Jahre alt. Die medikamentöse (intermedizinische) Tumortherapie ist deshalb noch in voller Entwicklung begriffen und von Jahr zu Jahr entsprechend dem neuen Forschungsstand Änderungen unterworfen. Bei einigen Tumoren beginnt sich heute eine standardisierte Behandlung abzuzeichnen (z. B. bei den Hodentumoren).

26.7.1. Zytostatikatherapie

Zytostatika sind Substanzen, die an unterschiedlichen Stellen in den Zellteilungszyklus und/ oder die Eiweißsynthese sich vermehrender Tumorzellen eingreifen = *Tumorhemmstoffe*. Analog den ionisierenden Strahlen hemmen sie vorwiegend die in Zellteilung befindlichen Zellen, die ruhenden Zellen weniger oder gar nicht. Sie wirken am stärksten bei Zellen, die sich rasch und häufig teilen. Da medikamentöse Tumorhemmstoffe (Zytostatika) wie andere Medikamente auf dem Blutweg verteilt werden, treffen sie vorübergehend stets auch gesunde Zellen mit relativ hoher Teilungsrate (wie z. B. die Schleimhäute des Magen-Darm-Kanals, das Knochenmark, die Haarbälge).

Vorteile

- Systemische (d. h. im ganzen Organismus gleichzeitig verteilte) Wirkung.
- Rascher Wirkungseintritt (vor allem bei hochdosierter Stoßtherapie).
- Unabhängig von technischen Einrichtungen einsetzbar.

Nachteile

- Die Wirkung ist abhängig von der Tumormasse, d. h. sie ist schwach bei großem Tumor.
- Nicht alle Tumorarten sind damit beeinflußbar.
- Keine selektive Wirkung auf die Tumorzellen.
- Oft ausgeprägte, jedoch vorübergehende Nebenwirkungen.
- Rasche Resistenzentwicklung.

Heute klinisch verfügbare Zytostatika

- *Alkylierende Substanzen.* Sie verändern die Nukleinsäuren (Zellkernbausteine) durch Anhängen von sog. Alkylgruppen.
  Beispiele: Endoxan, Leukeran, Alkeran, Myleran.
- *Antimetaboliten.* Sie greifen durch Enzymhemmung bzw. -konkurrenzierung in den Nukleinsäureaufbau ein.
  Beispiele: Methotrexat, Puri-Nethol, 5-Fluorouracil, Alexan, Cytosar.
- *Mitosehemmer.* Sie blockieren den eigentlichen Schritt der Zellkernteilung (Teilung der Chromosomenspindeln - Mitose).

Beispiele: Vincristin (Oncovin), Vinblastin (Velbe), Podophyllotoxinderivate.

- *Zytotoxische Antibiotika.* Sie greifen an mehreren Stellen (ähnlich wie die Antimetaboliten) in den Nukleinsäureaufbau sowie teilweise auch in die Eiweißsynthese ein.
  Beispiele: Adriblastin, Bleomycin, Cerubidin, Cosmegen.
- *Diverse* weitere Zytostatika unterschiedlicher chemischer Natur und mit anderer, teilweise noch nicht vollständig gesicherter Wirkungsweise.
  Beispiele: Natulan, Crasnitin (Enzym, L-Asparaginase), Nitrosoharnstoffderivate (z.B. BCNU, CCNU, Methyl-CCNU), Platinsalze.

Insgesamt stehen heute ca. 35 klinisch erprobte, wirksame Zytostatika zur Verfügung, von denen vorderhand ein Teil in der Regel in Zusammenarbeit mit speziell auf Tumorkrankheiten ausgerichteten Abteilungen (onkologische Stationen) größerer Kliniken zum Einsatz kommt.

Behandlungsgrundlagen

1. Zytostatika werden primär bei bereits von Anfang an generalisierten (im Körper verstreuten) Tumorkrankheiten wie z.B. den Leukämien, sowie bei fortgeschrittenen Stadien anfangs lokalisierter Tumoren eingesetzt (Beispiele: Spätstadien III und IV der malignen Lymphknotentumoren, metastasierende Organkarzinome).
2. Ihre Wirkung ist um so besser, je früher sie zum Einsatz kommen bzw. je kleiner die zu vernichtende Tumormasse ist (mangelhafte Blutversorgung im Zentrum größerer Tumormassen, Nekrosen).
3. Meistens werden heute 2 oder mehr Zytostatika unterschiedlicher Wirkungsweise und Toxizität kombiniert (Kombinations- oder Polychemotherapie). Damit wird die zytostatische Wirkung gegen den Tumor in der Regel intensiviert. Die Nebenwirkungen werden dabei nicht unbedingt stärker, jedoch komplexer, da diese auf verschiedene Organsysteme verteilt sind.
4. Zytostatika müssen in genügend hoher Dosis gegeben werden (keine Homöopathie, Gefahr der frühen Resistenzentwicklung). Da ihre „therapeutische Breite" gering ist, entspricht die wirksamste Dosis meist der vom Patienten subjektiv und objektiv gerade noch tolerierten Dosis. Dies unterstreicht die absolute Notwendigkeit geordneter Behandlungskontrollen (z.B. regelmäßige wöchentliche Blutbilder usw.).
5. Eine medikamentöse Tumortherapie kann und

muß oft durch gezielte lokale Maßnahmen (Operationen, Bestrahlungen) im Behandlungsplan ergänzt werden.
6. Wegen der durch Zytostatika bedingten Störung der Immunabwehrlage und der Gefahr einer karzinogenen (tumorfördernden) Wirkung bei Langzeitgebrauch werden Zytostatika heute meist nicht mehr als Dauerbehandlung, sondern als „Stoßtherapie" mit Behandlungspausen (intermittierend) gegeben.

Schutzmaßnahmen

Siehe Tab. 26.**4**.

Tabelle 26.4 Empfehlung für Schutzmaßnahmen im Umgang mit zytostatischen Substanzen (Zytostatika) *(Schweizerische Arbeitsgruppe für Klinische Krebsforschung (SAKK), Sektion Internistische Onkologie, i.A. Kommission „Umgang mit Zytostatika")*

Zum persönlichen Schutz des Pflege-, Arzt- und Reinigungspersonals vor Zytostatikakontamination werden bis zum Vorliegen weiterer Fakten folgende Regeln empfohlen, obwohl deren Relevanz im einzelnen derzeit noch nicht erwiesen ist.

1. Die Zubereitung und Verabreichung von Zytostatika soll grundsätzlich nur durch speziell instruiertes, diplomiertes Personal erfolgen (Krankenschwester, Arztgehilfin oder Arzt; eventuell Apotheker für die Zubereitung).
2. Die Zubereitung und Verabreichung soll ausschließlich mit wegwerfbaren Spritzen und Infusionsmaterial ausgeführt werden.
3. Beim Vorbereiten von Zytostatikalösungen soll eine saugfähige, wasserundurchlässige Arbeitsunterlage benützt werden. Langärmlige Überschürzen oder Vorderarmstulpen und Handschuhe, eventuell auch Nasenschutz und Schutzbrille werden empfohlen; diese letzteren beiden Maßnahmen entfallen ohnehin bei Benützung eines Laminar-flow-Gehäuses (vgl. auch Punkt 5).
4. Bei Stechampullen mit aufzulösender Trockensubstanz ist zur Vermeidung einer Aerosolbildung (mögliche Atemluftkontamination) auf sorgfältigen, langsamen Druckausgleich zu achten: Druckausgleichfilter (Sterilfilter mit hydrophober Membran) verwenden, sterilisierten Gazetupfer beim „Luftleermachen" an der Nadel fixieren. Nach der Zugabe des Lösungsmittels ist die Nadel immer aus der Ampulle zu entfernen, die Einstichstelle mit einem Tupfer zu bedecken und nur so die Ampulle zu schütteln, bis das Medikament aufgelöst ist.
5. In größeren Spitälern und Spezialpraxen, wo dieselben Fachpersonen regelmäßig und mehrfach täglich mit Zytostatika arbeiten, empfiehlt sich die Anschaffung eines Vertical-Laminar-Air-flow-Gehäuses, um gehäufte Aerosolkontaminationen bei der Medikamentenzubereitung zu verhüten.

Tabelle 26.4   Fortsetzung

6. Auch das Verabreichen der Medikamente soll mit Handschuhen geschehen. Diese können (falls technisch nötig) auch erst nach dem Einlegen der Injektionskanüle angezogen werden.

7. Medikamentenüberreste dürfen nicht ins Abwasser (Lavabo/WC) geleert bzw. gespritzt werden. Spritzen- und Nadelmaterial, kontaminierte Tupfer und Ampullen (leere sowie solche mit Überresten) sollen auf direktem Weg in spezielle, verschließbare Abfallbehälter zur Verbrennung gegeben werden.

8. Mit Urin, Stuhl, Erbrochenem oder Sekreten von Patienten unter aktiver Zytostatikatherapie ist ebenfalls vorsichtig umzugehen. Das Tragen von Handschuhen wird empfohlen; das Laborpersonal ist entsprechend zu informieren.

9. Das Hausdienstpersonal ist zu informieren, daß beim Einsammeln der verschlossenen und zur Verbrennung bestimmten Zytostatikaabfallbehälter ebenfalls Handschuhe zu tragen sind.

10. Onkologischen Fachabteilungen und onkohämatologischen Fachpraxen wird das Anlegen einer Kartei des regelmäßig exponierten Personals empfohlen (gemäß SAKK-Richtlinien).

Nebenwirkungen

- *Knochenmark/Blut.* Die meisten Zytostatika (außer Bleomycin und Oncovin sowie den Hormonen) führen bei wirksamer Dosierung zu vorübergehendem Abfall der Leukozyten, evtl. auch der Thrombozyten und des Hämoglobins. Regelmäßige Laborkontrollen (je nach Intensität der Behandlung 1- bis 2mal wöchentlich) sind nötig, um die optimale Dosis den neuen Blutwerten anzupassen. Die Nebenwirkungen auf die Blutbildung sind nach vorheriger ausgedehnter Strahlentherapie des blutbildenden Knochenmarks (z.B. Wirbelsäule, Becken) meist verstärkt.
- *Haarausfall.* Einige Zytostatika (wie z.B. Adriablastin, Endoxan, Oncovin, Bleomycin) führen zu mehr oder weniger starkem, lediglich vorübergehendem Haarausfall. Viele andere Tumorhemmstoffe (wie z.B. Leukeran, Alkeran, Myleran, 5-Fluorouracil, Velbe usw.) beeinträchtigen dagegen die Haarbildung nicht oder nur in geringem Maße.
- *Schleimhauttoxizität.* Stomatitis, Übelkeit und evtl. Erbrechen treten bei gewissen Zytostatika in wechselndem Ausmaß auf, sind jedoch keineswegs obligat.
- *Störungen der Keimdrüsen.* Unter längerdauernder Zytostatikabehandlung tritt eine oft

vorübergehende Fertilitätsstörung auf (z.B. Amenorrhö, Aspermie).

- *Immunsuppression.* Die meisten Zytostatika vermindern die natürliche Immunabwehr, was sich klinisch in einer erhöhten Infektanfälligkeit äußern kann. Bei jahrelangem Einsatz von Zytostatika und Schwächung der Immunabwehr besteht auch die Gefahr der Induktion (Auslösung) von „Zweit-Tumoren", was vor allem beim Einsatz von Zytostatika als „Immunsuppresiva" bei Nichttumorkrankheiten berücksichtigt werden muß (chronische Polyarthritis, chronische Hepatitis, chronische Nephritis, Psoriasis u.a.).
- *Spezielle, nur bei einzelnen Zytostatika auftretende Toxizität.* Zum Beispiel hämorrhagische Zystitis durch Endoxan, Neurotoxizität (Gefühlsstörungen in den Händen und Füßen, Kraftverlust usw.) durch Oncovin, Hals- und Schleimhautveränderungen sowie Fieberschübe und Lungenfibrose durch Bleomycin, Nierenschädigung durch Platinsalze.

26.7.2. Hormontherapie

Die hormonale Behandlung maligner Tumoren beruht auf der Tatsache einer tumorhemmenden Wirkung von Hormonen bzw. der Wirkung eines Hormonentzuges auf gewisse Tumoren hormonabhängiger Organe (weibliche Brust, Uterus, Eierstöcke, Prostata). Voraussetzung für ihre Wirksamkeit ist das Vorhandensein spezifischer *Hormonrezeptoren im Gewebe,* die heute chemisch gemessen werden können.

Vorteile

- Ähnlich wie diejenigen der zytostatischen Chemotherapie.
- Weniger Nebenwirkungen.
- In Einzelfällen sehr gute, lange Remission.

Nachteile

- Nur ein kleiner Teil (20–30%) der entsprechenden hormonabhängigen Tumoren lassen sich günstig beeinflussen, bei positiven Rezeptoren sind es 60%.

Möglichkeiten der hormonellen Tumortherapie

- *Ablativ.* Die Hormonproduktion wird z.B. durch Entfernung der Geschlechtsdrüsen (Ovarektomie beim Mammakarzinom, Orchiektomie beim Prostatakarzinom), durch Zerstörung übergeordneter endokriner Drüsen (z. B. Hypophysenspickung, Nebennieren-entfernung) oder *medikamentös* (Hemmung der Nebennieren, des Hypothalamus/der Hypophyse, Verabreichung von Antiöstrogenen und Antiandrogenen) ausgeschaltet.

- *Additiv.* Zugabe von natürlichen Hormonen, jedoch in pharmakologischen Dosen: Gestagene, selten Östrogene oder Androgene beim Mammakarzinom, Östrogene beim Prostatakarzinom.
- *Unspezifisch,* Kortikosteroide (Nebennierenrindenhormone) bei lymphatischen Leukämien, malignen Lymphomen beim Mammakarzinom, in der Regel kombiniert mit Zytostatika.

Eine begonnene Hormontherapie braucht mindestens 4–8 Wochen Zeit, bis eine Erfolgsbeurteilung möglich ist. Eine erfolgreiche Tumorbehandlung mit Hormonen soll bis zum Nachweis einer weiteren Tumorverschlechterung nicht abgebrochen werden.

Nebenwirkungen

- *Ausfallerscheinungen bei Hormonentzug.* Klimakterische Beschwerden nach Ovarektomie, Hormonmangel und entsprechende Auswirkungen nach außen nach Hypophysen- oder Nebennierenausschaltung.
- *Gegengeschlechtliche Hormonwirkung.* Androgene führen bei der Frau zu Virilisierung (Stimmbruch, Bartwuchs, Libidosteigerung); Östrogene führen beim Mann zu Feminisierung, Brustdrüsenschwellung.
- *Genitale Blutungen* unter der Behandlung mit Östrogenen.
- *Flüssigkeitsansammlungen, Gewichtszunahme* treten vor allem bei Östrogenen, Gestagenen, aber auch bei gewissen Androgenderivaten auf und führen zu Beinödemen, Pleuraergüssen, oft auch verstärkter Herzinsuffizienz bei älteren Patienten.
- *Störungen der Blutgerinnung.* Erhöhte Gefahr von Venenthrombosen und Lungenembolien besteht bei Östrogenen, Gestagenen und Nebennierenrindenhormonen.
- *Hyperkalzämie.* Vor allem bei Patientinnen mit Mammakarzinom und Knochenmetastasen kann es nach Einleitung einer Hormontherapie mit Östrogenen zum *raschen Ansteigen des Serumkalziums* mit den entsprechenden Symptomen kommen (Schläfrigkeit, Verwirrtheit, starker Durst, trockene Haut und Schleimhäute, Erbrechen, Abdominalschmerzen). Diese Stoffwechselkomplikation tritt meist in den er-

sten beiden Behandlungswochen einer Hormontherapie auf, vor allem bei Verwendung von Östrogenen. Das Hyperkalzämiesyndrom ist *lebensgefährlich,* kann jedoch, wenn erkannt, heute in der Klinik relativ einfach und *erfolgreich behandelt* werden.

26.7.3. Tumorchemoprophylaxe

Aufgrund ihrer systemischen (im ganzen Körper verteilten) Wirkung werden Zytostatika (und seltener Hormone) in den letzten Jahren in steigendem Maße zur Verhinderung der Fernmetastasierung nach operativer Tumorentfernung eingesetzt (sog. adjuvante Chemotherapie).
Beispiele: postoperative Chemoprophylaxe beim operierten Mammakarzinom, bei Knochensarkomen usw.

26.7.4. Pflegeprobleme und Pflege

Die spezifischen *Pflegeprobleme* ergeben sich aus den oben angeführten Nebenwirkungen der Zytostatika- bzw. Hormontherapie und sind individuell zu eruieren.
Bei der *Pflegeplanung* stehen die folgenden Aspekte im Vordergrund:

- *Vorbereitung* und *Verabreichung der Medikamente* unter entsprechenden Vorsichts- und Überwachungsmaßnahmen.
- *Verhütung bzw. Behebung von Nebenwirkungen:*
  • *Übelkeit* und *Erbrechen:* durch gezielte antiemetische Begleittherapie (Arztverordnung);
  • *Schleimhautdefekte:* durch Mundhygiene und/oder Mundpflege;
  • *Haarausfall:* Vorbeugung durch Anwendung der *Skalphypothermie* (Kopfhautunterkühlung) mittels eisgekühltem Helm während der Behandlung. *Haarersatz* (Perücke) sollte noch möglichst vor dem voraussehbaren Haarausfall eingeplant werden (dies ermöglicht dem Friseur, eine in Form und Farbe optimal angepaßte Perücke zu beschaffen, was für das Selbstwertgefühl des Betroffenen von sehr großer Bedeutung sein kann).
- *Infektionsverhütung.* Je nach baulichen Einrichtungen stehen heute zwei Möglichkeiten zur Verfügung (s. unten):
  • Umkehrisolation (keimarmes Milieu),
  • Sterilbetteneinheit (keimfreies Milieu).

26.7.5. Pflege in Umkehrisolation und Sterilbetteneinheit

Pflege in Umkehrisolation

Ziel: Schutz des gefährdeten Patienten vor Infektionen (von außen) durch Schaffung und Erhaltung eines keimarmen Milieus.

Der gut über die Maßnahme orientierte und entsprechend vorbereitete Patient wird in ein desinfiziertes Einzelzimmer verlegt.

Maßnahmen: Grundsätzlich gilt, was in Kapitel 10 auf S. 298 f. zur Pflege von *isolierten Patienten* nachzulesen ist.

Besonderer Beachtung bedarf die *Infektanfälligkeit* und *Blutungsneigung* des Patienten:

- Sorgfältige Körperpflege und Mundhygiene (Desinfektionslösung bzw. Fungistatikum verwenden).
- Desinfektion der Körperöffnungen und -falten (Ohren- und Nasenöffnungen, Bauchnabelregion, Achselhöhlen, Leisten, Perianalfalten, Zehenzwischenräume und Genitalbereich) 2- bis 3mal täglich mit Antibiotika-Spray.
- Darmdekontamination mittels oral verabreichtem darmspezifischem Chemotherapeutikum 4mal täglich.
- Ernährung mit möglichst keimarmer Kost (gut gekochte Speisen, sorgfältig gesäuberte Früchte, kein roher Salat).
- Leib- und Bettwäsche täglich wechseln.
- Tägliche Inspektion der Mundhöhle und der Haut sowie Kontrolle der Ausscheidungen (Urin, Stuhl) um Infekte bzw. Blutung rasch zu erfassen.

Pflege in der Sterilbetteinheit

Ziel: Schutz vor Infektion bei Patienten mit schwerer, längerfristiger Knochenmarkdepression in einem möglichst keimfreien Milieu.

Solche speziellen Sterilbetteinheiten (auch Life island = Überlebensinsel genannt) stehen in größeren Tumorzentren zur Verfügung und werden für Patienten mit folgenden Krankheiten gebraucht:

- Agranulozytose bei sonst gesunden Patienten (z. B. nach Reaktion auf ein Medikament);
- aplastische Anämien, Panzytopenien (ohne bekannte Ursache), Knochenmarktransplantation;
- akute Leukämien in der Anfangsphase;
- Patienten mit zytostatikasensiblen Tumoren, bei denen unter Schutz der keimfreien Umgebung hohe Dosen in kurativer (heilender) Absicht verabreicht werden sollen (z. B. bei Hodentumoren, malignen Lymphomen usw.).

In der Sterilbetteneinheit besteht weitgehend Keimfreiheit (der Patient wird durch eine 2–3 Tage dauernde Umkehrisolation vorbereitet).

- Die von Bakterien freigefilterte Luft wird nach dem sog. Laminar-flow-Prinzip vom Kopfende des Patientenbettes strömend nach dem Fußende bewegt und dort abgesaugt.
- Alle vom Patienten benötigten Gegenstände werden sterilisiert in die Sterilbetteneinheit „eingeschleust" (das gilt auch für Zeitungen, Bücher u. a.).
- Die Ernährung erfolgt nur durch keimfreie Nahrungsmittel (spezielle Zubereitung oder Büchsennahrung).
  Das Mahlzeitenangebot ist eingeschränkt, und es braucht Phantasie und Einfühlungsvermögen von seiten der planenden Person, um für den Patienten annehmbare Mahlzeiten zusammenzustellen (Wirtschaftlichkeit!).
- Alle pflegerischen Maßnahmen inkl. Körpertoilette werden nur mit sterilisierten Hilfsmitteln durchgeführt.
- Der Patient hat während seines Aufenthaltes in der Einheit selbst für die Desinfektions- und Reinigungsarbeiten (seiner selbst und seines Zimmers) zu sorgen. Er muß darauf vorbereitet, entsprechend instruiert, selbständig, kooperativ und mobil sein.

Die Betreuung und Begleitung von Patienten in Sterilbetteneinheiten (die u. U. über Wochen durch eine durchsichtige Trennwand von der Um- und Mitwelt abgeschlossen sind) erfordert von ihm selbst, den Angehörigen und von der Pflege- und Behandlungsgruppe viel Einfühlungs- und Durchhaltevermögen – eine tragende Beziehung.

26.8. Immuntherapie

Die Erkenntnis, daß die Tumorentstehung eng mit Störungen in der körpereigenen Immunabwehr zusammenhängt, hat in den letzten Jahren vermehrt zu Versuchen geführt, die natürliche Abwehrkraft des Tumorpatienten soweit als möglich zu verstärken. Dies kann durch *spezifische Maßnahmen* (Impfungen mit veränderten Tumorzellen oder -bestandteilen) oder *unspezifischen Maßnahmen* (Impfungen mit bekannten wirksamen anderen Impfstoffen, z. B. dem Tuberkulose-Impfstoff BCG) erfolgen. Eine Wirkung von seiten immuntherapeutischer Maßnahmen ist in der Regel nur bei ganz kleiner Tumormasse, z. B. in Remission nach erfolgreicher Chemo- oder Strahlentherapie, zu erwarten. Die Immuntherapie menschlicher Tumoren befindet sich noch in den Anfängen. Aufgrund von eindrücklichen Erfolgen bei experimentellen Tiertumoren weckt die Immuntherapie jedoch eine gewisse Hoffnung zur zukünftigen Bewältigung des Tumorproblems.

Während die *Interferone* insgesamt enttäuscht haben und nur in wenigen Fällen anwendbar sind, liegen heute große Hoffnungen in spezifischen *monoklonalen Antikörpern*.

26.9. Alternative Krebstherapie

Wenn man davon ausgeht, daß bei der Krebsentstehung sowohl organisch-physische als auch psychisch-geistige Ursachen eine Rolle spielen, wird man bei der Krebsbehandlung (und bei der Prophylaxe) beide mit einbeziehen müssen.

Der Einsatz von alternativen Behandlungstechniken darf nicht im Gegensatz zur Schulmedizin gesehen werden, sondern vielmehr als diese ergänzend und stützend, weshalb richtigerweise von einer *komplementären* (ergänzenden) bzw. *additiven Therapie* gesprochen werden müßte.

Die Krebsforschung ist noch in vollem Gange. Deshalb werden immer neue und andere Methoden angeboten, z. T. auch unkritisch und unwissenschaftlich in der Presse veröffentlicht. So sind immer wieder im Gespräch:

- Die *Phytotherapie* (Pflanzenheilmittel). Es werden Pflanzenextrakte (z. B. Vepesid, Oncovin) in Kombination mit Zytostatika verabreicht.
- Die *Diät* ist vielleicht die umstrittenste Behandlung. Sicher ist, daß es *keine* eigentliche Krebsdiät gibt. Optimal ist eine ausgewogene, vollwertige Ernährung mit viel Gemüse und Obst (auch Rohkost). Ein gut ernährter, widerstandsfähiger Körper ist die beste Voraussetzung für die Krebsbehandlung, und dabei spielt die richtige Ernährung eine Schlüsselrolle. Aus ihr kann Widerstandskraft gegen Erschöpfung und Krankheit gezogen werden. Zu den Vitaminen gilt heute:
  - Vitamin B fördert das Tumorwachstum und soll deshalb eingeschränkt werden.
  - Vitamin A hingegen hat eine antitumorbildende Wirkung.

- Die *Akupunktur* (Neuraltherapie) kann als Begleittherapie das Wohlbefinden des Kranken erhöhen und seine Lebensqualität verbessern. Diese Erkenntnis gilt eigentlich für alle komplementär zur Schulmedizin eingesetzten alternativen Praktiken.
- Die *Simonton-Methode* bzw. *Entspannungsübung zum Visualisieren von Genesung/Linderung von Schmerzen*. O. CARL SIMONTON und seinen Mitarbeitern fällt das Verdienst zu, durch die kreative Vorstellung - die Visualisierung - Patienten zu helfen, die positive Seite ihrer Erkrankung zu erkennen und zu stärken und auf diesem Wege krankhafte Störungen zu vermindern, zu bessern, vielleicht sogar ihre Heilung zu beschleunigen. Es werden dabei *Entspannungsübungen* (S.137) *in Verbindung mit Vorstellungsbildern* (Visualisierungstechniken) eingesetzt, die gezielt der Stärkung des Vertrauens auf die inneren Heilkräfte (Kräfte der Selbstheilung) dienen.

Solche Vorstellungsbilder sind individuell verschieden. Ihr wichtigstes Kriterium ist die positive Einstellung und ihr Symbolcharakter, z. B.:

- Der innere Heiler ist stark und mächtig.
- Die Behandlung ist gut, richtig und hilft mir.
- Der Schmerz wird immer geringer, und ich werde bald ganz gesund sein.

SIMONTON selbst sagt dazu in seinem Buch „Wieder gesund werden" (S.195/196):

„Trotz der individuellen Unterschiede haben unsere Forschungen ergeben, daß wirksame Bildvorstellungen die unten aufgeführten Charakteristika aufweisen sollten. Da die Bilder wie gesagt individuell sehr verschieden sind, geht es uns hier um die bedeutsamen *Wesenszüge* der Symbole und nicht um die Symbole als solche.

1. *Krebszellen sind schwach und ungeordnet.* Wichtig ist, sich die Krebszellen als etwas Weiches vorzustellen, das sich zerteilen oder zerstoßen läßt, zum Beispiel als Frikadellen oder als Rogen (Fischeier).
2. *Die Therapie ist stark und mächtig.* Ihre Bilder sollten der Gewißheit Ausdruck geben, daß die Behandlung den Krebs zerstören wird. Sie können diese Vorstellung noch verstärken, indem Sie die Behandlung und die Krebszellen in eine lebhafte Interaktion treten lassen, so daß das machtvolle Auswirkung der Behandlung auf die Tumoren sichtbar und verständlich wird.

Wird der Krebs zum Beispiel als kugelförmige, graue Zellmasse imaginiert, könnte die Behandlung als gelbliche oder grünliche Flüssigkeit gesehen werden, die über den Krebs hinwegströmt, ihn niederreißt und zusammensinken läßt, so daß die weißen Blutkörperchen ihn mühelos vernichten können.

3. *Gesunde Zellen können die geringfügigen Schäden, die ihnen durch die Behandlung zugefügt werden, leicht beheben.* Da die Behandlung gewöhnlich alle Zellen angreift, sollten Sie sich die gesunden Zellen als so stark vorstellen, daß ihnen die Behandlung nur geringfügige Schäden zufügt, die sie leicht beheben können. Krebszellen werden durch die Behandlung vernichtet, da sie schwach und ungeordnet sind.

4. *Die weißen Blutkörperchen bilden ein riesiges Heer, das die Krebszellen überwältigt.* Die weißen Blutkörperchen sind die Repräsentanten des natürlichen körperlichen Heilprozesses; daher sollte das Bild, das Sie sich von ihnen machen, ihre enorme Zahl und ihre gewaltige Stärke wiedergeben. Der Sieg der weißen Blutkörperchen über den Krebs sollte als unzweifelhaft erscheinen.

5. *Weiße Blutkörperchen sind angriffslustig und kampffreudig: Sie sind in der Lage, die Krebszellen rasch aufzuspüren und unschädlich zu machen.* Wieder repräsentieren die weißen Blutkörperchen die körpereigene Abwehr, Ihren Verbündeten beim Bemühen, wieder gesund zu werden. Lassen Sie sie deshalb als intelligent, tüchtig, kampflustig und stark erscheinen. Stellen Sie sich bildlich vor, wie Ihre weißen Blutkörperchen den Krebs überwältigen, und lassen Sie keinen Zweifel daran aufkommen, daß sie die Stärkeren sind.

6. *Abgestorbene Krebszellen werden auf normalem und natürlichem Weg aus dem Körper befördert.* Daß abgestorbene Zellen aus dem Körper gespült werden, ist ein völlig natürlicher Vorgang, der keiner besonderen Anstrengung oder Zauberei bedarf. Indem Sie sich diesen Vorgang vorstellen, bringen Sie zum Ausdruck, daß Sie auf Ihre natürlichen Körperfunktionen vertrauen.

7. *Nach Beendigung der Visualisierung werden Sie gesund und von Krebs befreit sein.* Mit diesem Vorstellungsbild drücken Sie Ihren Wunsch aus, wieder gesund zu werden. Es ist wichtig, daß Sie Ihren Körper deutlich als gesund, vital und voller Energie visualisieren.

8. *Sie sehen sich selbst als einen Menschen, der seine Ziele erreicht und den Zweck seines Lebens erfüllt.* Mit diesem Bild geben Sie zu erkennen, daß Sie wichtige Gründe haben, weiterzuleben. Sie zeigen damit, daß Sie am Leben hängen und Ihrer Genesung zuversichtlich entgegensehen.

Unserer Erfahrung nach bringen Patienten, die sich engagiert an unserem Behandlungsprogramm beteiligen, zumeist auch Vorstellungsbilder hervor, die diese Kriterien erfüllen. Doch hat keiner unserer Patienten von vornherein Bilder erfunden, die *alle* diese Elemente in sich vereinten. Meist müssen sie experimentieren, um ihre neue positive Erwartung wiederzugeben. Bedienen Sie sich also dieser Kriterien als Hilfsmittel für das Aufspüren von Bildern, die noch der Verstärkung oder der Änderung bedürfen. Es ist nicht möglich, medizinisch korrekte ‚Rezepte‘ für die Bilder zu geben. Entscheidend ist, daß sie die Überlegenheit und den Sieg Ihrer natürlichen Abwehrkräfte über die Krankheit widerspiegeln. Starke Bilder lassen einen starken Glauben an die Genesung erkennen.“

Alternative Pflege

Auch hier gilt, daß dem Patienten hilft, was ihm gut tut: daß er dort mit viel Phantasie und Liebe unterstützt wird, wo die Krankheit zur Belastung wird. Auch hier gilt die komplementäre Denkweise, d.h., wir fragen uns, was ihm *auch* noch helfen könnte. Ich möchte dazu besonders verweisen auf die Kapitel „Alternative Pflege“ und „Kreative Pflege“ in JUCHLI: Heilen durch Wiederentdecken der Ganzheit.

Denn Krankenpflege ist z.B. auch, „wenn man paramedizinische (alternative) Heilmethoden sympathisch findet, um sie dort einzusetzen, wo sie geeignet sind, Widerstandskraft zu stärken und Wohlbefinden und Gesundung zu fördern“.

26.10. Organspezifische Therapie: Mammakarzinom

In allen Organen können bösartige Tumoren auftreten. Sie verursachen neben den allgemeinen Tumorsymptomen unterschiedliche, organspezifische Probleme (Krankheitszeichen, Möglichkeiten, Grenzen und Folgen der Behandlung und Rehabilitation). Im folgenden wird exemplarisch ein Pflege- und Behandlungsplan für das Mammakarzinom angeboten. Für alle anderen Tumoren sei auf die Kapitel 28–42 verwiesen.

26.10.1. Theoretische Grundlagen

Krankheitszeichen

Das Mammakarzinom tritt als (scheinbar) lokalisierte Krankheit in Erscheinung. Führendes, häufig einziges Symptom ist die *Verhärtung* bzw. ein *tastbarer Knoten* in der Brustdrüse. Weitere Symptome können sein:
- Schmerzen, Druck, Spannungsgefühl;
- Hautveränderungen (Peau d'orange);
- Mamillenveränderung;
- Entzündung, Sekretion aus der Mamille.

Diagnosestellung

Der *Primärtumor* wird am häufigsten durch die oben beschriebenen Lokalsymptome erfaßt.

Dies weist auf die Wichtigkeit der auf S. 367 beschriebenen *Selbstkontrolle durch die Frau* hin. Weitere Beurteilungsmöglichkeiten bieten u. a.
- *Mammographie* (Röntgendarstellung), *Thermographie* (Wärmestrahlung), *Ultraschalluntersuchung, Biopsie;*
- *vollständige körperliche Untersuchung* zur Feststellung eventueller Metastasen (Skelett, Thorax, Knochenmark).

Behandlungsmöglichkeiten

Der heute mögliche *Behandlungsplan* ist aus Abb. 26.6 ersichtlich.

Bei Primärtumor

- *Mastektomie* = Brustamputation. Es wird heute im allgemeinen eine *eingeschränkte radikale* Mastektomie (Ausräumung der Achsellymphknoten, Belassen des Brustmuskels) durchgeführt, in gewissen Fällen auch nur Tumorentfernung mit obligater Nachbestrahlung.
  Radikalere Operationen können die Fernmetastasierung nicht verhindern, die Überlebenszeit deshalb auch nicht verlängern, die Komplikationen jedoch wesentlich vermehren.
- *Nachbestrahlung.* Diese wird heute in der Regel nur bei lokal stark fortgeschrittenen, infiltrierenden und wahrscheinlich nicht radikal

operierten Tumoren angewandt sowie nach weniger als radikalen Operationen.

Bei Metastasen

- *Primär inoperable Tumoren.* Solche Patientinnen werden oft kombiniert mit Bestrahlung plus Hormonen oder Zytostatika behandelt.
- *Hormonale Maßnahmen.* Spricht eine Patientin bei Metastasierung auf die erste hormonelle Behandlung gut an, so kommt u. U. (vor allem bei Vorliegen von Skelettmetastasen) ein hormoneller Zweiteingriff, wie z. B. die Ausschaltung der Hypophyse oder der Nebennieren, in Frage.
- *Einfluß des Metastasierungstyps.* Wir unterscheiden Skelett-, Weichteil- und viszerale (Eingeweide-)Metastasen:
  - Skelettmetastasen sind mittels Chemo- und Hormontherapie schwieriger zu beeinflussen als andere Metastasierungsorte, sind aber oft mit jahrelangem Überleben vereinbar.
  - Weichteilmetastasen (Haut, Lymphknoten) lassen sich mit Strahlen, Zytostatika und Hormonen am erfolgreichsten behandeln.
  - Viszerale Metastasen sind Beweise eines weit fortgeschrittenen, oft terminalen Tumorleidens (vor allem in Leber und Gehirn). Lungen- und Pleurametastasen haben eine viel bessere Prognose.
- *Kombinationschemotherapie.* Es werden heute meit 3–5 Zytostatika zusammen mit Kortikosteroiden eingesetzt. Damit lassen sich bei 60–70% der Patientinnen mit metastasierendem Mammakarzinom Tumorrückbildungen während 1–2 Jahren (Mittelwert) erzielen.
- *Ovarektomie.* Sie geschieht meist in Form der chirurgischen Entfernung beider Eierstöcke, jedoch nur bei Östrogenrezeptor-positiven Frauen, seltener durch Bestrahlung der Ovarien von außen.

26.10.2. Pflegeplan bei Mammaamputation

Pflegeprobleme

Die vordergründigen Pflegeprobleme bei Mammaamputation sind
- der Organverlust,
- das Lymphödem,
- die Versorgung mit Brustprothesen und die Rehabilitation.

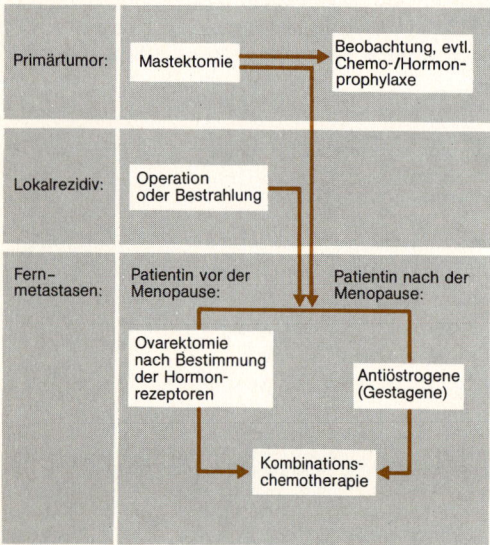

Abb. 26.6 Therapeutische Möglichkeit bei Mammakarzinom je nach Stadium der Erkrankung.

Pflegeplanung

Das *Pflegeziel* ist ein zweifaches:
- optimale Unterstützung des Therapieerfolges und Verhüten von Komplikationen;
- psychosoziale Wiedereingliederung in Familie, Beruf und Gesellschaft.

Die *Pflegemaßnahmen* umfassen die allgemeinen prä- und postoperativen Maßnahmen (S. 471 ff.) sowie die situationsabhängige und zielorientierte Betreuung und Begleitung der Frau in der Unterstützung der Genesung.

Bewältigung des Organverlustes

Der Verlust einer Brust ist ein von der Frau nur schwer akzeptierbarer Zustand. Dies vor allem deshalb, weil für die Frau die Brust Symbol ihrer Weiblichkeit ist. Der Verlust führt fast immer zu Unsicherheit, Trauer, Ängsten und Verwirrung. Die hilfreiche Begleitung und Unterstützung ist nur auf der Basis der echten Beziehung und des Vertrauens möglich. Sie umfaßt
- offene Gespräche mit der Frau selber und mit deren Angehörigen;
- Begleitung durch den Trauerprozeß (S. 352 f.);
- Vermitteln von Kontakten mit Leidensgefährtinnen schon in der präoperativen Phase. Kontaktadressen sowie Informationsmaterial sind bei der Schweizerischen bzw. der Deutschen Krebsliga erhältlich (s. unten);
- Takt und Einfühlungsvermögen beim Versorgen des Wundgebietes postoperativ.

Verhüten des Lymphödems

Die prophylaktischen Maßnahmen beginnen sofort nach der Operation und werden (nach entsprechender Information) von der Patientin auch daheim weitergeführt:
- Gezielte Bewegungstherapie des Schultergürtels und des Armes (später ist auch Schwimmen in nicht zu warmem Wasser erlaubt) zur Erhaltung der Beweglichkeit.
- Häufiges Hochlagern des Armes mit Betätigung der Muskelpumpe zur Förderung des Rückflusses der Gewebeflüssigkeit.
- Arm schonen, keine Überbelastung (Heben, Tragen von schweren Gegenständen, Wäscheaufhängen, Fensterputzen u. a. ist zu vermeiden).
- Schutz vor Verletzung u. a. schädigenden Einflüssen:
  - keine Blutdruckmessung, Blutentnahmen, Injektionen am betroffenen Arm;
  - keine Sonnen- und Hitzeeinwirkung (Lymphstauung!);
  - kein Druck, keine Einschnürung (nur weite Ärmel tragen).
- Ausgewogene Ernährung: wenig Kochsalz, genug Flüssigkeit, um eine Eindickung des Blut- und Lymphstromes zu vermeiden.
- Bei auftretender Schwellung (postoperativ ist eine vorübergehende leichte Schwellung normal), Rötung, Überwärmung ist sofortige Arztkontrolle notwendig.

Ein *auftretendes Lymphödem* kann durch flüssigkeitsauspressende Maßnahmen mittels Spezialgeräten (z. B. Flowtron-Wechseldruckmanschette) oder durch Lymphdrainage behandelt werden (Massagen sind kontraindiziert).

Versorgung mit Brustprothesen

Bis zur Wundheilung kann der Patientin eine provisorische Prothese (synthetisches Gewebe mit Baumwollhülle) empfohlen werden. Als definitive Prothesen sind verschiedene Modelle im Handel. Die Spezialgeschäfte leisten unentgeltliche Beratungsdienste. Die Kosten werden von der Krankenkasse oder in der Schweiz von der Invalidenversicherung übernommen.

Grundsätzlich bestehen folgende Alternativen (GLAUS u. Mitarb. 1985):
- *Flüssigkeitsprothese* (Vollprothese): Die poröse Schaumstoffbasis schmiegt sich dem Körper an und erwärmt sich auf Körpertemperatur, vermittelt damit ein natürliches Gefühl. Die Prothese kann direkt auf der Haut getragen oder in einer Trikothülle in den Büstenhalter eingenäht werden (Abb. 26.**6**). Diese Prothesen sind pflegeleicht und beständig gegen Sonneneinstrahlung, Chlor- und Salzwasser. Die meisten der heute verwendeten Materialien verhindern ein Auslaufen oder Schrumpfen der Prothese. Sie können direkt in einem gut gearbeiteten Büstenhalter getragen werden.
- *Naturbrustprothese* (meist Schalen- bzw. Hohlraumprothesen): Das wärmeleitende Prothesenmaterial (sog. additionsvernetztes Silikon oder Silikonkautschuk) erreicht sehr schnell die Körpertemperatur. Das Gewicht entspricht dem der natürlichen Brust. Das hautähnliche Material fühlt sich weich an, ist gut verträglich und kann entweder direkt auf der Haut getragen werden (u. U. auf Haftring) oder in einer Prothesentasche aus Baumwolle. Entscheidend ist die Wahl des für die betreffende Patientin passenden Typs in der richtigen Größe. Als sichere Haltevorrichtung empfiehlt sich ein spezieller Prothesenbüstenhalter (Abb. 26.7).

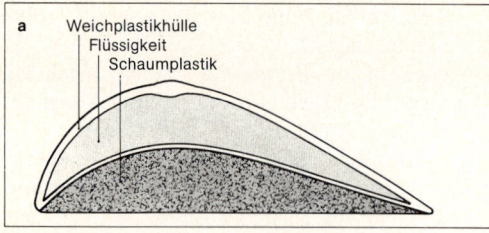

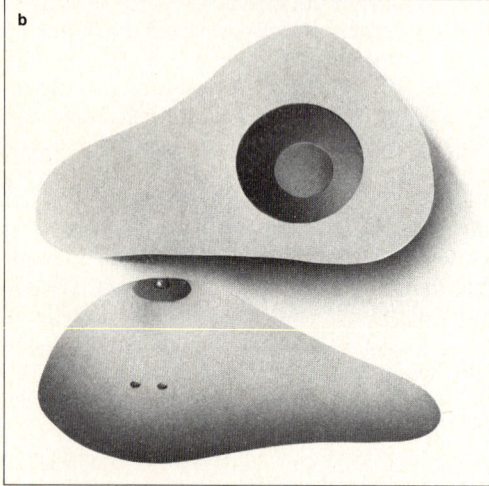

Abb. 26.7 a–b   Beispiele von Brustprothesen. a Flüssigkeitsgefüllte Brustprothese. b Naturbrustprothese (aus *A. Glaus, W. F. Jungi, H.-J. Senn:* Onkologie für Krankenpflegeberufe, 2. Aufl. Thieme, Stuttgart 1985).

Rehabilitation

Zurück zum Alltag ist die Bezeichnung einer von vielen Gruppen von Frauen, die das Schicksal der Brustamputation verbindet. In Informationsbroschüren wenden sie sich an die betroffenen Frauen und vermitteln Orientierung über die psychosoziale Hilfe und Wiedereingliederung: Kontakte mit selbst betroffenen Helferinnen und Selbsthilfegruppen, finanzielle Unterstützungsmöglichkeiten, medizinische Fragen.

Kontaktadressen sind

- *in der Schweiz:* die Schweizerische Krebsliga (Monbijoustr. 61, Bern) sowie die kantonalen und regionalen Krebsligen, die Frauenzentralen;
- *in Deutschland:* Deutsche Krebshilfe e. V. (Thomas-Mann-Str., 5300 Bonn) sowie verschiedene Beratungsstellen.

> „Sie werden es schaffen", schreibt die Zürcher Frauenzentrale und fügt bei: „Fassen Sie Mut, Sie sind nicht allein! Ihr Wohlbefinden ist nicht nur Sache der ärztlichen Behandlung, sondern ebenso abhängig von Ihrem Lebensmut und Ihrer Bereitschaft, an die Zukunft zu glauben. Ihre Anziehungskraft und Ihre ureigene Persönlichkeit bestehen unverändert."

26.11. Beurteilung von Wissen und Können in der Pflege

Übung

Wenn Sie Gelegenheit haben, auf einer onkologischen Station zu arbeiten, oder sonstwie an der Pflege eines Tumorpatienten beteiligt sind, so versuchen Sie, an einem konkreten Beispiel eine individuelle Pflegeplanung vorzunehmen.

- Orientieren Sie sich für die Schritte der Pflegeplanung (S. 74 ff.) sowie an den Impulsen im vorliegenden Kapitel.
  - Beschreiben Sie die aktuellen *Probleme,* versuchen Sie *Ressourcen* festzustellen.
  - Setzen Sie erreichbare *Ziele,* orientieren Sie sich dabei am übergeordneten Pflegeziel: Erreichen bestmöglicher Lebensqualität.
- Beobachten Sie die Wirkung der Pflege, und beurteilen Sie (mit Hilfe der zuständigen Vorgesetzten sowie des Pflegeberichtes) die Wirksamkeit und Zweckmäßigkeit Ihrer Bemühungen.

Weiterführende Literatur

Glaus, A., W. F. Jungi, H. J. Senn: Onkologie für Krankenpflegeberufe, 2. Aufl. Thieme Stuttgart 1985

Juchli, L.: Pflegen, Begleiten, Leben. Reinhardt, Basel 1986

Meerwein, G.: Einführung in die Psychoonkologie, 2. Aufl. Huber, Bern 1981

Schüle, K., S. Trimborn: Rehabilitation nach Mammakarzinom. Pflaum, München 1984

Seeger, P. G.: Leitfaden für Krebsleidende und die es nicht werden wollen. Mehr Wissen, Düsseldorf 1982

Simonton, O. C.: Wieder gesund werden. Rowohlt, Reinbek 1983

Stangl, A., M. Stangl: Hoffnung auf Heilung. Econ, Düsseldorf 1984

Tausch, A.: Gespräche gegen die Angst. Rowohlt, Reinbek 1984

Vetter, G.: Krebs – Krankheit der Seele? Fachverlag, Zürich 1986

27. Intensivpflege

Wo nur noch Profanes war, muß wieder auch Sakrales werden.
Wir haben uns aufzumachen, die in all unserm Tun,
Sein und In-Beziehung-Sein unverwüstlich innewohnende
zweite Wirklichkeit neu wieder zu erfahren.   *B. Staehelin*

Sequenzziel/Intention

Diplomierte Schwestern und Pfleger, die die Intensivpflegestation als Arbeitsort wählen, haben heute Gelegenheit, sich in *Spezialkursen* das notwendige Rüstzeug anzueignen und sich als *Intensivpflegeschwestern* bzw. *-pfleger* ausbilden zu lassen. Ziel dieses Kapitels kann es demnach nicht sein, einen solchen Kurs zu ersetzen oder einen Kurzlehrgang anzubieten. Es geht vielmehr darum, Lernenden (Schwesternschülerinnen, die z.B. im 3. Jahr ihrer Ausbildung ein Praktikum auf der Intensivstation absolvieren, oder Diplomierten, die einen kurzen Einblick in dieses Spezialgebiet wünschen) einige Schwerpunkte in der Intensivpflege aufzuzeigen.

Dynamik des Pflegeprozesses

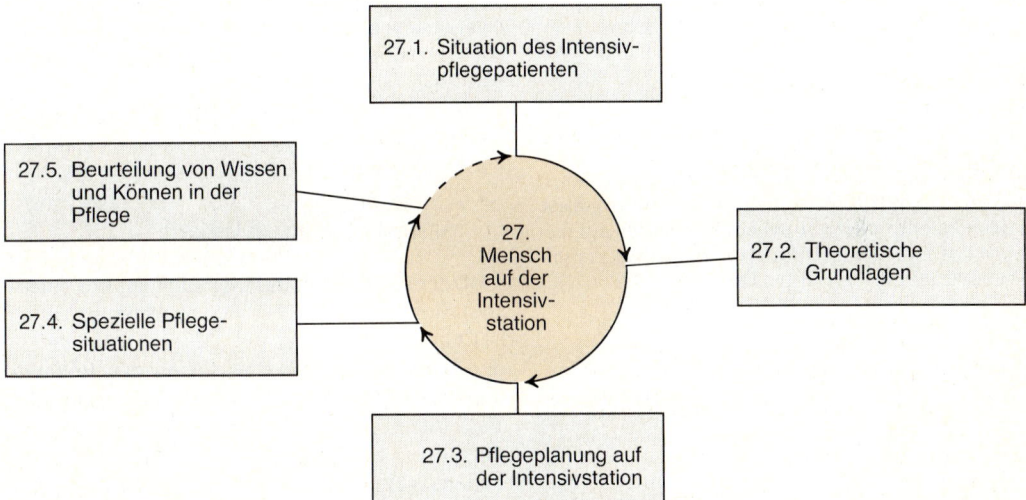

Prinzipien/Impulse

Die *Homöostase* ist von der Intaktheit und Aufrechterhaltung der vitalen Organe (Herz, Lungen) sowie der Stoffwechsellage abhängig. *Störungen der Homöostase* durch Beeinträchtigung der Vitalorgane führen zu lebensbedrohlichen Zuständen, die nur durch die gezielte Anwendung aller therapeutischen Möglichkeiten behoben werden können.

Die *Behebung der Störungen der Homöostase* bedürfen demnach der Anwendung einer intensiven Therapie zum temporären Ersatz gestörter oder ausgefallener Vitalfunktionen
- unter gleichzeitiger Behandlung der Ursache = *Intensivbehandlung*,
- der Unterstützung bei den beeinträchtigten ATL = *Intensivpflege* sowie bei
- der kontinuierlichen Überwachung der Vitalfunktionen = *Intensivüberwachung*.

Eindrücke auf einer Intensivstation

„Die Intensivstation war leicht zu erreichen, vorbei an der Pförtnerloge, 40 m etwa geradeaus zur linken Hand war die Glastür mit der Aufschrift: kardiologische Intensivstation. Sie war mit einer Glocke versehen, ‚Besucher bitte läuten‘ stand daran. Auf das Läuten hin wurde man eingelassen, man trat in einen Vorraum, in den vier Krankenzimmertüren mündeten.......

Wenn ich draußen vor dem Zimmer warten mußte, stand ich fasziniert vor dem Fernsehapparat, der die EKG-Ableitungen aller anwesenden Kranken wiedergab. Da waren Arkaden und Girlanden, die in verwirrender Fülle über den Bildschirm liefen. Manche EKGs liefen wie stille, stumme Bilder mit großer Regelmäßigkeit ab, gestochen, sauber, klar. Andere verwirrten sich immer wieder, zeigten kaum einen Ausschlag, kamen in unregelmäßigen Abständen in die Höhe oder in die Tiefe. Ich hatte das Gefühl, den Menschen nahe zu sein, deren Herzschlag sich auf dem Bildschirm widerspiegelte. Mein Herz begann zu klopfen, weil ich meinte, das Leben dieses Menschen verfolgen zu können, immer in der Furcht, daß es im nächsten Augenblick verlöschen könne. Ich sah auch, daß einzelne Anstrengungen, z. B. das Aufrichten eines Patienten, eine Unregelmäßigkeit im EKG hervorriefen.

Mit der Zeit entdeckte ich, daß der Bildschirm nicht nur die EKG-Ableitungen wiedergab, sondern auch Ausschnitte aus den Krankenzimmern. Ich sah auf dem Bildschirm schwer atmende Kranke mit zurückgelegtem Kopf, die um Luft rangen, Schwerkranke, vielleicht Sterbende.

Die Pflegerinnen waren ununterbrochen mit diesen Bildern konfrontiert. Wie ertragen sie es, ständig diese Not und dieses Sterben zu sehen! N. habe ich auf diesem Bildschirm nie erblickt." (aus R. KAUTZKY: Sterben im Krankenhaus. Herder, Freiburg 1981).

27.1. Situation des Intensivpflegepatienten

Die *Einweisung* oder *Überweisung* eines Patienten auf die Intensivstation geschieht häufig, ohne daß er diese Entscheidung mitvollziehen kann, sei es, daß er

- als Notfall (bei akuter lebensbedrohlicher Erkrankung oder nach einem schweren Unfall) direkt auf die Intensivstation eingewiesen wird
- infolge lebensbedrohlicher Komplikationen von einer Normalstation verlegt werden muß;
- oder zur engmaschigen Überwachung auf die Intensivstation kommt, um Veränderungen rasch zu erkennen und therapeutische Maßnahmen frühzeitig einzuleiten und so die Dauer des Aufenthaltes auf dieser Station möglichst kurz zu halten.

Vorgesehene Verlegungen, bei denen der Patient vorbereitet werden kann (z. B. vor einem großen Eingriff) sind je nach Art der Erkrankung eher die Ausnahme.

Die *Verweildauer* des Patienten ist beschränkt. Es handelt sich um eine typische Übergangsstation: für Tage, bei andauernd bedrohlichem Zustand aber auch für Wochen.

Die *Station* ist in erster Linie eine *Überwachungs*- und *Behandlungsstation*. Überwachungs- und Therapiegeräte aller Art beherrschen das Bild und schaffen eine Umgebung, die oberflächlich gesehen von der Technik beherrscht ist. Dazu ist zu sagen, daß es diese modernen, teilweise elektronisch gesteuerten Einrichtungen sind, die eine *Intensivüberwachung* und *-behandlung,* wie sie heute üblich ist, überhaupt erst ermöglicht haben, daß sie letztlich aber nur *durch den Menschen* zu gezielten diagnostischen und therapeutischen Wirkungen kommen können.

Die *Intensivpflege* (IP) ist von der Komplexität der vorgegebenen Therapieziele geprägt. Die pflegerischen Handlungen müssen an den Zielen der Intensivstation und an den folgenden Prinzipien gemessen werden:

- Schaden vermeiden.
- Homöostase erhalten und/oder herstellen.
- Achten und Fördern des Menschen und seiner Beziehung zur Umwelt.

Trotzdem ist die Behandlung auch auf der Intensivstation (so anspruchsvoll und differenziert sie ist) nur ein Teilaspekt der Pflege. Denn gerade der Intensivpatient bedarf neben der Behandlung einer ebenso intensiven *Betreuung* und der *Begleitung* – und das über 24 Stunden. Das bedingt den 3-Schichten-Betrieb und damit für den Patienten drei verschiedene Schwestern im Verlaufe von 24 Stunden, in denen sein normaler Tag-Nacht-Rhythmus häufig gestört, die Unabhängigkeit eingeschränkt oder aufgehoben und die Selbstbestimmung u. U. unmöglich geworden ist. Um in dieser Situation nicht nur „überleben", sondern auch „leben und sein" zu können, bedarf der Kranke einer liebevollen Zuwendung und einer starken, tragenden Beziehung, die es ihm ermöglicht, daß der Faden nach draußen (zum Leben, zu den Angehörigen) nicht abreißt, auch dann nicht, wenn sein Bewußtsein und sein eigenes Wollen und Können getrübt oder (scheinbar) aufgehoben sind.

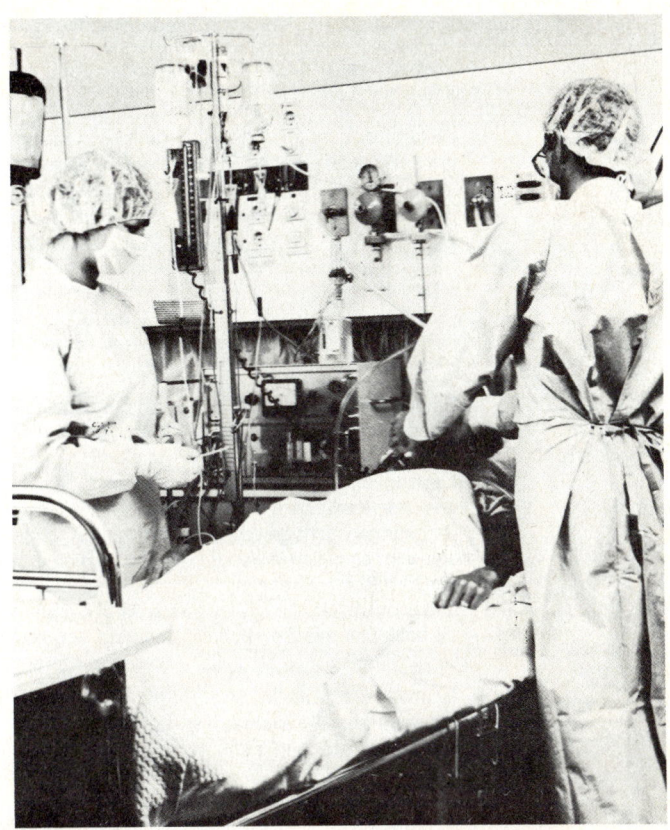

Abb. 27.1 Situation auf der Intensivpflegestation.

Abb. 27.1 ist eine Momentaufnahme der Situation auf der Intensivstation. Sie zeigt – mehr als Worte – die Anforderungen, die an Patient, Pflegepersonen und Therapie gestellt sind. In Tab. 27.1 sind die Probleme und Erwartungen der betroffenen Personenkreise aufgelistet.

27.2. Theoretische Grundlagen

27.2.1. Intensivpflege und Intensivbehandlung

Unter *Intensivpflege* verstehen wir eine kontinuierliche, exakte und gewissenhafte Pflege und Überwachung des Patienten, der in der momentanen Situation zum Teil oder auch ganz unselbständig ist.

Unter *Intensivbehandlung* verstehen wir das Wiederherstellen, Unterstützen und Aufrechterhalten der vitalen Funktionen eines Patienten, die vorübergehend lebensbedrohlich gestört sind.

Intensivpflege und -behandlung ist nur auf einer speziell eingerichteten Station optimal möglich: Der räumliche, materielle und personelle Aufwand, den eine solche Station erfordert, ist groß und kostspielig. Das Ziel besteht darin, die gefährdeten Kranken zu zentralisieren, um ihnen durch speziell ausgebildetes Personal die Pflege, Überwachung und Behandlung zukommen zu lassen, die ihr momentaner Zustand erfordert. In erster Linie geht es dabei darum, alle vitalen Funktionen wie Atem-, Herz- und Kreislauffunktion zu überwachen und bei Bedarf zu unterstützen. Eigentlich umfaßt das Ziel eine aspezifische Therapie, nämlich die Erhaltung aller lebenswichtigen Funktionen, um Zeit für die Behandlung des Grundleidens zu gewinnen.

Dadurch führen wir gestörte, lebenswichtige Organsysteme eines Patienten in Grenzwerte zurück, die mit dem weiteren Leben vereinbar sind.

27.2.2. Indikationsbereich

Intensivpflege und -behandlung kann notwendig werden

Tabelle 27.1   Intensivpflegestation im Erleben von Pflegepersonal, Patient und Angehörigen

	Pflegepersonal (als Beispiel: Lernschwester)	Patient	Angehörige
Situation	– sie geht *vorbereitet* dorthin, um Einblick zu erhalten	– er *muß plötzlich* dorthin, da seine vitalen Funktionen zu versagen drohen, oder – er muß nach einer größeren Operation vorübergehend auf die Intensivstation. Die verantwortliche Schwester auf der Station soll dem Patienten vorher die Intensivstation zeigen	– *plötzlich* befindet sich eines der Eigenen in Lebensgefahr – an einem ihnen nicht vertrauten Ort
Einwirkungen der neuen Umgebung	– Umgebung ist ihr noch fremd – Umgebung wirkt verwirrend – Lernschwester wird evtl. unsicher, fühlt sich den Anforderungen nicht gewachsen, wird ängstlich, erkennt ihre beruflichen Grenzen und u. U. Lücken – sie hat Mühe, alle Eindrücke zu verarbeiten	– Umgebung ist ihm total fremd und wirkt evtl. beängstigend – Patient fühlt sich einsam, herausgerissen aus seiner vertrauten Umgebung, – er lehnt sich u. U. gegen diese neue Umgebung auf – er kann ängstlich, unselbständig, aggressiv oder fordernd reagieren	– Umgebung ist ihnen total fremd – Umgebung wirkt geheimnisvoll, u. U. auch unpersönlich auf sie ein – Angehörige fühlen sich ausgestoßen – abrupt getrennt vom Patienten
Erwartungen	– Einblick zu erhalten in die Probleme der IP-Patienten – eine systematische Einführung – Lernsituationen auswerten zu dürfen – Gruppenrapporte und klinische Visiten, um Fragen zu klären – ein angepaßtes, selbständiges Arbeiten (mit Kontrollen) – sich akzeptiert fühlen im Team, damit sie dem Schwerkranken Mitmensch sein kann	– Information über seine Situation – Atmosphäre der Geborgenheit und Sicherheit – mitmenschliches Verhalten ihm gegenüber, Zuhören – die Gesundheit bald wieder zu erlangen – kontinuierliche Informationen über seinen Zustand – absolutes Beherrschen aller Maßnahmen durch das Behandlungs- und Pflegeteam – Kontakt mit der Außenwelt, soweit möglich	– Verständnis für ihre Not – die Möglichkeit über ihre Ängste, Hoffnungen und Erwartungen sprechen zu können – Möglichkeiten für Kontakte (Besuche, Telefon) – Information über den Patienten und über das, was mit ihm vorgenommen wird – optimale Betreuung des Patienten

– bei Patienten mit respiratorischer Insuffizienz;
– bei tiefer Bewußtlosigkeit verschiedener Ätiologie;
– zur Diagnostik bei Verdacht auf ARDS (akutes Atemnotsyndrom des Erwachsenen);
– zur Periduralanalgesie;
– bei Patienten mit schweren postoperativen Komplikationen sowie bei
– schweren Störungen des Wasser-Elektrolyt- und Säure-Basen-Haushalts;
– Blutungen (Blutungszustände und Blutungskrankheiten);
– Schockzuständen verschiedener Genese;
– komatösen Zuständen: Coma hepaticum, Coma diabeticum, hypoglykämisches Koma, Coma uraemicum;
– schweren Verletzungen (Thorax-, Herz-, Schädel-Hirn-Traumen, Mehrfachverletzungen = Polyblessé, Polytrauma);
– Verbrennungen, Intoxikationen;
– akuten kardiovaskulären Erkrankungen (Myokardinfarkt, Rhythmusstörungen);
– akuter Peritonitis, Pankreatitis, Niereninsuffizienz,
– hyperthyreoter Krise;
– neurologischen Erkrankungen, Tetanus sowie für Patienten
– nach Wiederbelebung,

- nach Herzoperationen und anderen großen Eingriffen.

Die Veranlassung einer Verlegung eines Patienten auf die Intensivpflegestation ist immer eine Entscheidung des zuständigen Arztes.

27.2.3. Intensivüberwachungs- und -behandlungsstation (IP)

Es handelt sich um eine Betteneinheit für Schwerstkranke, deren vitale Funktionen in lebensbedrohlicher Weise gestört sind und wiederhergestellt oder durch besondere Maßnahmen aufrechterhalten werden müssen. Intensivpflegestationen, wie wir sie heute kennen, haben ihren Ursprung in den 30er Jahren. Die damals bedeutenden Chirurgen F. SAUERBRUCH und M. KIRSCHNER verlangten Räume für die Überwachung Frischoperierter. Während der Polioepidemien 1947–1952 schuf man die ersten Beatmungsstationen. Verschiedene Anästhesisten und Chirurgen übernahmen den Grundgedanken zentraler Überwachungsstationen und gründeten Intensivpflegestationen. Die medizinischen Intensivstationen sind neueren Datums (ab 1965). Heute besitzt jedes größere Krankenhaus eine eigene IP-Station, gemischt oder nach Fachbereichen getrennt.

Räumliche Gestaltung

In ihrer Grundkonzeption unterscheiden sich diese verschiedenen Stationen nicht wesentlich. Folgende Kriterien sollten berücksichtigt sein:
- direkte Sicht auf die zu überwachenden Patienten (vom Arbeitsplatz der Schwester aus), unterstützt durch Monitoranlagen;
- Möglichkeit, die Patienten voneinander zu isolieren (z. B. durch einen Vorhang, möglichst aus Einmalgebrauchsmaterial);
- unmittelbare Nähe zur Operations- bzw. Anästhesieabteilung;
- kurze Arbeitswege;
- zentrale Alarmanlage;
- Gegensprechanlage (wenn möglich auch mit dem Anästhesieteam).

27.2.4. Pflege- und Behandlungsgruppe

Das Arbeitsteam einer Intensivpflegestation setzt sich zusammen aus Ärzten, diplomierten Schwestern und Pflegern, Physiotherapeuten, Hilfspersonal und Raumpflegerinnen. Das gesamte Team ist besonderen Belastungen ausgesetzt, wie z. B.
- unsteuerbarem Arbeitsanfall,
- ständiger Konfrontation mit lebensbedrohlichen Situationen.

Diese und andere Belastungsfaktoren sind nur zu bewältigen, wenn das Arbeitsteam gut harmoniert. In regelmäßigen Gruppenrapporten und -gesprächen können die Pflegebedürfnisse des einzelnen Patienten erfaßt und kann gemeinsam die Pflegeplanung besprochen werden. Hier können sich die Pflegenden über auftauchende Probleme aussprechen und gemeinsam Mittel und Wege finden, dem Patienten in seiner lebensbedrohlichen Situation eine optimale Pflege zu sichern (Miteinbeziehung von Psychologen, Seelsorger u.a. nach Bedarf).

Intensivpflegepersonen bedürfen einer Spezialausbildung (2jährige Zusatzausbildung) und einer permanenten Weiterbildung (persönlich und beruflich) sowie der Fähigkeit, mit Streßsituationen ökonomisch umzugehen.

27.2.5. Elektronische Überwachung

Die apparative Überwachung auf IP-Stationen ist eine notwendige Ergänzung der unmittelbaren Patientenüberwachung durch Ärzte und Pflegepersonen. Sie kann diese aber nie ersetzen. Denn nach wie vor ist es der Mensch und nicht die Maschine, die Veränderungen am Patienten, oft intuitiv, erfaßt und entscheidend bei der Erkennung lebensbedrohlicher Situationen mitwirkt. Zusätzlich eingesetzte Monitorgeräte können aber bei sinnvollem Einsatz
- Störungen exakter aufzeigen und objektivieren,
- bestimmte Meßwerte kontinuierlich ermitteln und speichern,
- die differenzierte Überwachung erleichtern.

Heute stehen eine große Auswahl von Überwachungssystemen zur Verfügung. Grundsätzlich soll auf einer IP-Station für jedes Patientenbett eine *Überwachungseinheit* mit Grenzwertmelder zur Verfügung stehen, der bei individuell einstellbarer Unter- und Überschreitung kritischer Meßwertbereiche selbständig akustisch und optisch Alarm auslöst. Neben dieser sog. *individuellen Monitoreinheit* stehen in größeren Stationen *zentrale Monitoreinheiten* zur Verfügung, die zusätzlich die Meßwerte aller angeschlossenen Patienten aufnehmen, auf einem Bildschirm aufzeichnen und speichern (wodurch die Ergebnisse jederzeit abrufbar sind). An solchen Monitorzen-

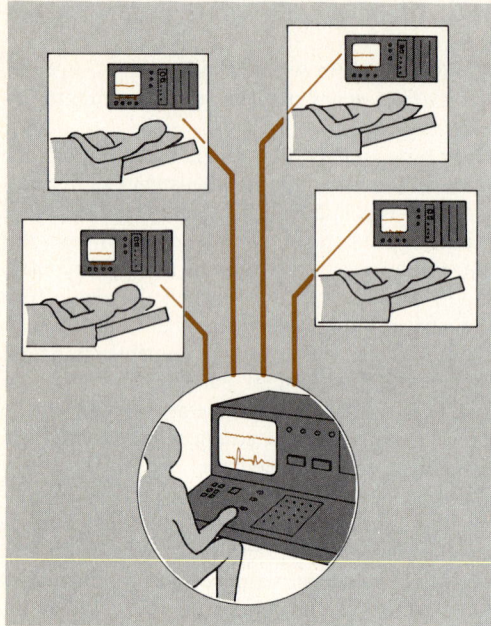

Abb. 27.**2** Beispiel einer kombinierten Überwachungsanlage mit bettseitigen Überwachungsgeräten und zentralem Alarm- und Kontrollgerät.

tralen können auch Patienten angeschlossen bleiben, die auf eine Normalstation verlegt werden = *Telemetrie* (drahtlose Überwachung vom Telemetriesender, der am Patienten befestigt ist, zum Telemetrieempfänger in einer Zentrale, wo das EKG oder andere Meßwerte umgesetzt und auf einem Oszilloskop sichtbar werden).
Wichtigste *apparative* Überwachungsparameter sind
- EKG (S. 619; s. auch Abb. 27.**4**),
- Temperatur,
- Blutdruck (arteriell, venös).
Wichtigste *klinische* Überwachungsparameter sind:
- Palpieren des Pulses (zentral und peripher),
- Bewußtseinslage, psychischer Zustand,
- Aussehen (Ausdruck des Patienten),
- Atmung (Typ, Frequenz, Sputum).
Abb. 27.**2** zeigt das System der individuell und zentral kombinierten Monitoreinheit.

27.3. Pflegeplanung auf der Intensivstation

Der Pflegeprozeß (S. 73 ff.) auf der IP-Station ist zum Teil anderen Gesetzen unterworfen als in anderen Pflegebereichen. Im folgenden einige Impulse zur situationsgerechten Pflege. Sie muß
- flexibel und gezielt sein,
- laufend mit Ärzten und Therapeuten abgesprochen werden,
- an den drei Prinzipien (S. 560) gemessen werden.

27.3.1. Situationseinschätzung

Die Situationseinschätzung auf der IP-Station ist ein kontinuierliches Geschehen, das der Dynamik des u. U. stündlich wechselnden bzw. veränderlichen Zustandes des Patienten Rechnung tragen muß. Praktisch heißt das, daß es für „heute" keine gültigen *Informationen* gibt, die „gestern" für die Pflege richtungsweisend waren, daß der momentan aktuelle Zustand bzw. die davon abgeleiteten Behandlungs- und Pflegeschritte schon in einer Stunde ungültig sein können usw. Die *Pflegeprobleme* sind in erster Linie die sich situativ aufdrängenden aktuellen - ganz vordergründigen - Probleme. *Ressourcen* können sehr verdeckt und verschüttet sein. Da die einzelne Schwester auf der IP-Station in der 8-Stunden-Schicht meist nur für einen Patienten zu sorgen hat, hat sie den Vorteil des kontinuierlichen Realisierens und Erkennens seiner Situation. Diese Bestandsaufnahme geschieht mittels geistiger Initiativen (s. dazu S. 36 f.), sowohl bewußt - gezielt - wahrnehmend als auch unbewußt wachsam. Sie ist dauernd bei den einzelnen Pflegeverrichtungen mit einbezogen und wird bei Schichtwechsel (auch bei der Arztvisite) zum Teil verbalisiert (Übergaberapport).

27.3.2. Pflegeziele und -maßnahmen

Das *übergeordnete Pflegeziel* dient der eigentlichen Aufgabe der IP-Station und ist mit dem *medizinischen Behandlungsziel* identisch. Sie orientieren sich an den obengenannten Prinzipien
- Schaden vermeiden,
- Homöostase erhalten und/oder herstellen,
- Achten und Fördern des Menschen und seiner Beziehung zur Umwelt
und an der momentanen aktuellen Situation. Sie haben erhaltenden, unterstützenden und wiederherstellenden Charakter im Bereich einer, mehrerer oder aller Lebensaktivitäten (ATL). Sie sind therapeutischer wie prophylaktischer Natur. Die *Pflegemaßnahmen* umfassen
- die optimale Grundpflege, speziell Augen-, Mund-, Nasen-, Nagel- und Haarpflege;

- die *Behandlung;* sie ist durch die ärztliche Therapieplanung vorgegeben und muß genau und geplant ausgeführt werden.
- Die *Betreuung* entspricht den allgemein gültigen Grundsätzen. Häufig sind aber die ATL durch therapeutische Maßnahmen (Infusionsleitungen, Drainage, angeschlossene Geräte u.a.) behindert bzw. ist die Hilfeleistung erschwert (z.B. ist das Mobilisieren eines Patienten am Beatmungsgerät einzuüben).
- Die *Begleitung* erfordert viel Einfühlungsvermögen, eigene psychische Kraft und Reife. Denn nicht nur der Kranke selbst, sondern auch die Angehörigen bedürfen einer helfenden, tragenden Beziehung, um Ängste und Unsicherheit durchstehen zu können. Sie bedürfen auch eines ruhigen Pols inmitten der Aktivitäten rund um die Uhr, der nicht den gleichen emotionalen Schwankungen unterworfen ist.

27.3.3. Pflegedokumentation

Die Pflegedokumentation muß logischerweise anders gehandhabt werden, als dies auf Normalstationen der Fall ist. Es handelt sich dabei eher um eine chronologische Dokumentation von gemessenen Überwachungswerten, Beobachtungen bezüglich Zustand, vorgenommenen therapeutischen und pflegerischen Maßnahmen als um einen Pflegebericht im eigentlichen Sinn. In der Regel werden IP-spezifische Überwachungs- bzw. Protokollblätter verwendet, die fortlaufend numeriert werden und die die Patientenkurve und den Pflegebericht ersetzen.

27.4. Spezielle Pflegesituationen

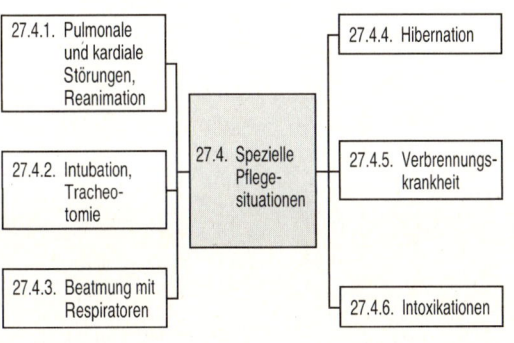

27.4.1. Pulmonale und kardiale Störungen, Reanimation

Lungen und Herz sind vitale Organe, d.h. Organe, die zusammen mit dem Stoffwechsel die drei Säulen der Homöostase bilden.

Schwere Störungen führen rasch zu lebensbedrohlichen Zuständen und bei Nichtbeheben zum Tode.

Im folgenden die wichtigsten Störungen, die der Intensivüberwachung bedürfen und die nicht in Kap. 28 bzw. 29 behandelt werden.

Pulmonale Störungen

Ateminsuffizienz

Sie wird definiert als eingeschränkte Fähigkeit der Lungen, das Blut mit Sauerstoff zu versorgen und aus dem Blut Kohlenstoff *abrauchen* zu lassen. Dabei ist der Gasaustausch zwischen Außenluft, Lungen, Blut und Gewebe lebensbedrohlich gestört.

Zwischen Ateminsuffizienz und Hirnkreislauf besteht eine Wechselwirkung, so daß jeder Funktionsfehler, sei es von Lunge, Herz oder Gehirn, immer die Funktion der anderen Organe beeinflußt (Abb. 27.3).

Eine Ateminsuffizienz hat charakteristische Veränderungen der Gasspannungen im arteriellen Blut zur Folge. Anhand der Blutgasanalyse kann sie daher unterschieden werden in:
- *Partialinsuffizienz* = Störung der O_2-Aufnahme (ins Blut) bei intakter CO_2-Abgabe.
- *Globalinsuffizienz* = Störung der O_2-Aufnahme *und* der CO_2-Abgabe.

Ursachen:
- *pulmonal:* Verteilungsstörungen, z.B. Atelektasen, Schmerz;
  Diffusionsstörungen, z.B. akutes Atemsyndrom des Erwachsenen (ARDS), Lungenödem, Pneumonie (verminderte Diffusionskapazität für O_2, wobei es zu O_2-Mangel kommt);
- *extrapulmonal:* Ventilationsstörungen, z.B. Verlegung der Luftwege, Depression des Atemzentrums durch Medikamente.

(Die Ursache für eine Partial- oder Globalinsuffizienz kann nicht nur anhand der Blutgasanalyse gestellt werden. Dazu gehören auch die Anamnese und der klinische Befund.)

Atemregulationsstörungen

Dies sind pathologische Atemformen infolge Ausfalls der Steuermechanismen (z.B. Cheyne-

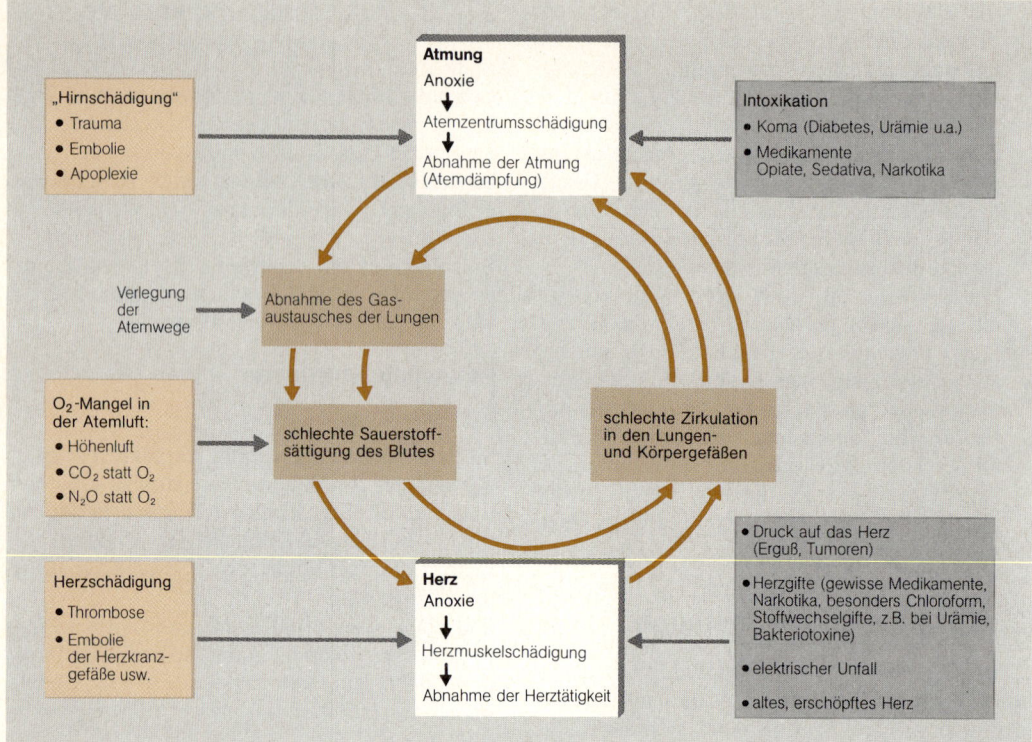

Abb. 27.3 Der Circulus vitiosus von Atem- und Kreislaufstörungen erklärt das weitgehend uniforme Bild, gleichgültig wo primär die Ursache war, da der Zusammenbruch des einen Systems rasch und mit Sicherheit auch denjenigen des anderen nach sich zieht (nach *Hossli*).

Stokes-Atmung, Schnappatmung – S. 242) = zentral bedingte Störungen.

Formen der Atemstörungen

- *Hypoxämie:* Sauerstoffmangel im *Blut,* d. h. erniedrigter pO₂ (Sauerstoffdruck) im arteriellen Blut und damit mangelhafte Sauerstoffbeladung des Hämoglobins.
- *Hypoxie:* Sauerstoffmangel in den *Geweben.*
- *Hypokapnie:* Erniedrigung des pCO₂ (Kohlendioxiddruck) im arteriellen Blut.
- *Hyperkapnie:* erhöhter pCO₂ im arteriellen Blut.
- *Asphyxie:* Erstickung = Kombination von Hypoxie und Hyperkapnie.

Zeichen und Behandlung der Hypoxie

Symptome:

- *Aussehen:* blaßgraue Haut, evtl. Zyanose, kalter Schweiß.
- *Neurologische Zeichen:* Angst, Unruhe, Verwirrtheit (Delirien), Apathie, Somnolenz, Be-

wußtseinstrübungen (sinkt die Sauerstoffsättigung unter 60–65%, tritt Bewußtlosigkeit auf), Zuckungen, Krämpfe. Tonus- und Reflexverlust, weite, nicht mehr reagierende Pupillen.
- *Atmung:* evtl. oberflächlich und kurz (Schnappatmung), Tachypnoe und Dyspnoe möglich; schließlich kommt es zum Atemstillstand.
- *Kreislauf:* Kreislaufversagen mit einem raschen oder langsamen, schwachen Puls, kleine Blutdruckamplitude, Blutdruckabfall. Es tritt Kreislaufstillstand ein.

Behandlung. Die Ursache, die zum Sauerstoffmangel geführt hat, muß sofort behoben werden.
- Sicherstellung der Atmung: PEEP (S. 578) und Sauerstoffgabe.
- Unterstützen der Kreislauffunktion mittels vasoaktiver Substanzen.

Zeichen und Behandlung der Hyperkapnie

Symptome:

- *Aussehen:* gerötete Haut (durch vermehrte Hautdurchblutung), Schweißausbruch.

- *Neurologische Zeichen:* Unruhe bis Somnolenz, zunehmende Bewußtseinstrübung bis Bewußtlosigkeit.
- *Atmung:* verlangsamt.
- *Kreislauf:* Puls rasch, kräftig, Blutdruckanstieg, später -abfall und Eintreten des Kreislaufstillstandes.

Behandlung:
- Sicherstellung der Atmung.
- Ursache beheben, z. B. bei Muskelrelaxansnachwirkung den Antagonisten (Prostigmin, Mestinon) verabreichen.

> **Beachte**
> Die besondere Gefahr der Hyperkapnie besteht darin, daß durch die rosige Hautfarbe, den kräftigen Puls sowie durch den guten Blutdruck normale Atem- und Kreislaufverhältnisse vorgetäuscht werden.

Kardiale Störungen

Rhythmusstörungen

Wir unterscheiden zwischen *bradykarden* und *tachykarden* Rhythmusstörungen.

Bradykarde Rhythmusstörungen

Meist handelt es sich dabei um *atrioventrikuläre* (AV-Block) und *sinuatriale* (SA-Block) *Blockierungen* höheren Grades sowie um *rezidivierende Asystolien*. Sie treten am häufigsten im Rahmen degenerativer Herzerkrankungen auf, nach Myokarditis oder nach herzchirurgischen Eingriffen. Häufig ist eine AV-Blockierung bei frischem Myokardinfarkt anzutreffen.

Gemeinsame Zeichen:
- erniedrigte Kammerfrequenz;
- bei weiterem Frequenzabfall und dem Unvermögen, das Schlagvolumen adäquat zu steigern, fällt das Herzminutenvolumen ab. Die Folgen davon sind
- Erniedrigung des arteriellen Druckes;
- Erhöhung des zentralen Venendruckes;
- Mangeldurchblutung wichtiger Organe;
- evtl. Schockzeichen, die in ihrer schwersten Form als
- Adams-Stokes-Anfall bekannt sind.

Ziel der Behandlung. Steigerung der Kammerfrequenz und damit des Herzminutenvolumens.
- *Medikamentös:* Sympathikomimetika mit betarezeptorenstimulierender Eigenschaft (Alupent, Aludrin, Isuprel u. a.).

- *Elektrische Stimulation:* Schrittmacherbehandlung. Die elektrische Stimulation des Herzens geschieht über einen intrakardial oder außerhalb liegenden Impulsgeber (S. 626).

Tachykarde Rhythmusstörungen

Sie sind auf der IP-Station häufig anzutreffen. Sie treten auf bei Myokarderkrankungen, besonders beim Infarkt, bei fortgeschrittener Herzinsuffizienz sowie im Verlauf schwerer, primär nicht kardialer Erkrankungen (z. B. Störungen des Elektrolythaushaltes, des Säure-Basen-Gleichgewichtes, der Atmung).
Voraussetzung einer erfolgreichen Behandlung ist das rechtzeitige Erkennen (Monitorüberwachung; Abb. 27.4). Die Behandlung ist unabhängig vom Grundleiden, sofern prädisponierende Faktoren, wie z. B. Hypokaliämie, entsprechend berücksichtigt werden. Der Behandlungserfolg steht hingegen eng im Zusammenhang mit der Prognose des Grundleidens.

Vorhofflimmern, Vorhofflattern. Bei Auftreten von hoher Kammerfrequenz und großem peripherem Pulsdefizit kann es bei vorgeschädigtem Herzen zum Absinken der Herzleistung mit Blutdruckabfall und Schocksymptomen kommen.

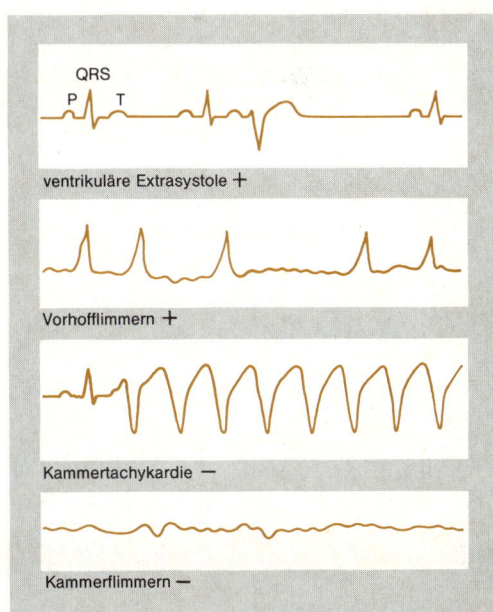

Abb. 27.**4** Einfache EKG-Veränderungen: + Puls tastbar, Arrhythmie feststellbar; − kein Puls tastbar, Kreislaufstillstand.

Behandlung: Digitalisglykoside; spricht der Patient ungenügend darauf an, kommt die Elektrokonversion (S. 572 f.) in Frage.

Supraventrikuläre Tachykardien. Sie treten vorwiegend beim sonst herzgesunden Patienten auf und sind in der Regel harmlos.

Behandlung: Versuch mit vagusstimulierenden Maßnahmen (z. B. Karotisdruck, Bulbusdruck). Tritt kein Erfolg ein, sind defibrillatorisch wirkende Medikamente (Ajmalin) oder Betarezeptorenblocker (Propranolol, Dociton, Eraldin, Inderal, Visken) anzuwenden. Elektrokonversion ist nur im Ausnahmefall notwendig.

Ventrikuläre Extrasystolen (ES). Es handelt sich dabei um die häufigsten Rhythmusstörungen. Typisch sind sie beim Herzinfarktpatienten, bei Digitalisintoxikationen und bei Hypokaliämien. Sind sie vereinzelt und ohne Zusammenhang mit kardialen Störungen, gelten sie als harmlos. Treten sie häufig auf, z. B. bei Herzinfarkt, können sie u. U. Kammertachykardien oder Kammerflimmern auslösen.

Behandlung: Medikamentös mit Antiarrhythmika (häufig in Tropfinfusion).

Kammertachykardien. Sie treten vorwiegend bei Patienten mit schweren Herzmuskelerkrankungen auf.

Behandlung: Elektrokonversion, evtl. zusätzliche Therapie mit Antiarrhythmika (vor allem als Rezidivprophylaxe).

Kammerflimmern. Kammerflimmern ist die häufigste Ursache des unerwarteten, akuten Kreislaufstillstandes. Von entscheidender Bedeutung ist das rechtzeitige Erkennen.

Behandlung: Reanimation (Herzmassage, Beatmung) zur Sicherstellung der Sauerstoffversorgung und *Defibrillation.*

Kreislaufstillstand

P. SAFAR (in Resuscitation, Controversial Aspects, 1962) gibt folgende Definition für den akuten Herz-Kreislauf-Stillstand: „Der Herzstillstand ist das klinische Bild des Kreislaufstillstandes bei einem Patienten, dessen Tod zu dieser Zeit nicht erwartet wurde." Allgemein werden unter dem Begriff „akuter Herz-Kreislauf-Stillstand" die *Asystolie* und das *Kammerflimmern* zusammengefaßt. Die Folge des Herz-Kreislauf-Stillstandes ist die Unterbrechung der Blutzirkulation.

Ursachen können sein:
- Hypoxie: bei Herzinfarkt, akuter Atemstörung (z. B. bei Verlegung der Atemwege, Ertrinken), Blutungsanämie;

- Herzrhythmusstörungen: z. B. Adams-Stokes-Anfall;
- toxisch: Medikamentenüberdosierung (z. B. Herzglykoside, Narkotika);
- Elektrolytstörung (vor allem Hypo- und Hyperkaliämie);
- Störungen des Säure-Basen-Gleichgewichts;
- allergisch: anaphylaktischer Schock (z. B. Kontrastmittel, Seren);
- Elektrounfall: vor allem Niederspannung (50–500 Volt).

Auswirkungen am Herzen:
- Kammerflimmern: unkoordinierte Kontraktion einzelner Herzmuskelfasern;
- „weak action": äußerst schwache, evtl. langsame, evtl. arrhythmische, aber noch weitgehend koordinierte Herztätigkeit;
- Asystolie: eigentlicher Herzstillstand.

Die *Symptome* sind in Tab. 27.2 aufgezählt.

Wiederbelebung – Reanimation

Definition

Reanimare = wieder beseelen, beleben. Unter dem Begriff der Wiederbelebung ist eine Kette therapeutischer Maßnahmen zusammengefaßt, die geeignet ist, einen drohenden Energiemangel vitaler Organe zu verhindern und einen gerade eingetretenen zu überbrücken oder zu beheben. Rechtzeitig und in logischer Reihenfolge durchgeführt, können damit irreversible Organschäden verhindert werden, es wird Zeit gewonnen,

Tabelle 27.**2**   Symptome des akuten Kreislaufstillstandes

– Bewußtlosigkeit	→ 6–12 Sekunden nach Kreislaufunterbrechung
– Krämpfe und „Verdrehen" der Augen	→ sofort einsetzend
– Pulslosigkeit	→ nicht peripher, sondern an den großen Gefäßen, z. B. an der A. carotis, feststellbar
– Zyanose	→ vor dem Atemstillstand
– Graue Hautfarbe, kalter Schweiz	→ Schnappatmung und Eintreten des Atemstillstandes
– Atemstillstand	→ 15–30 Sekunden nach Kreislaufunterbrechung
– weite Pupillen	→ bis 1 Minute nach Kreislaufunterbrechung

um insuffiziente oder erloschene Organfunktionen unterstützen zu können, bis sie ihre Funktion wieder selber übernehmen können. Vgl. **ABC zur Reanimation** S.267f. u. 570. Die Energieversorgung der Zelle ist gestört, wenn Hypoxämie, Hypoperfusion oder Hypoglykämie entstehen. Maßnahmen der Wiederbelebung werden daher notwendig, sobald der energieliefernde Stoffwechsel der Zelle durch mangelnde Oxygenierung des Blutes, durch Herz-Kreislauf-Stillstand oder unzureichende Blutzirkulation und durch Glukosemangel gefährdet wird. Da die meisten Organe einen Vorrat energiereichen Substrates in Form von Glukose besitzen, nicht jedoch an Sauerstoff, können sich die Sofortmaßnahmen der Wiederbelebung auf die Zufuhr von Sauerstoff und auf die Aufrechterhaltung einer minimalen Perfusion beschränken (Beatmung und Herzmassage).

Indikation

Die Bemühungen der Wiederbelebung sind nur so lange sinnvoll, solange die Wiederherstellung ausreichender Organfunktionen möglich ist und solange die vitale Bedrohung nicht durch ein inkurables Leiden ausgelöst wird, so daß sie anhaltend nicht zu beheben ist. Letztlich ist Wiederbelebung nur dann ein positiver Gewinn für die Menschheit, wenn sie die Erhaltung des menschlichen Geistes zum Ziele hat (LAWIN 1981). Prinzipiell sollte die Pflegegruppe vom Arzt informiert sein, *ob* diese Reanimationsmaßnahmen eingeleitet werden müssen (bzw. ob nicht).

Dringlichkeit und Reihenfolge der Wiederbelebungsmaßnahmen

Beim Vorliegen von Störungen von Atmung und Kreislauf sind in der Regel zuerst die Maßnahmen zur Behandlung der *Atemstörung* zu treffen,
- weil sie *oft allein schon erfolgreich* sind, indem sich der geschädigte Kreislauf schon nach Behebung von Hypoxie und Hyperkapnie erholt (normalisierte Blutgase sind meist die Voraussetzung für eine Normalisierung des Kreislaufs);
- weil die Vorkehrungen zur Normalisierung einer ungenügenden oder zum Ersatz der fehlenden Atmung *wegen ihrer Einfachheit* rascher durchgeführt werden können als die Maßnahmen bei gestörtem Kreislauf, die zudem meist an die Anwesenheit eines Arztes (z.B. zur Verabreichung von Medikamenten, Injektionen, Infusionen) gebunden sind (HOSSLI u. JENNY 1980).

Maßnahmen zur Behandlung von Atemstörungen:
– Freilegen der Atemwege,
– Freihalten der Atemwege,
– künstliche Atmung (Beatmung).

Bei offensichtlicher Verlegung der Atemwege muß logischerweise diese Reihenfolge eingehalten werden, denn die künstliche Atmung wäre bei verlegten Atemwegen zwecklos. Andererseits ist aber oft gerade in Wiederbelebungssituationen der sofortige Beginn der Beatmung angezeigt; eine eventuelle Verlegung der Atemwege, die selbstverständlich dann unverzüglich behoben werden muß, wird ja ohnehin schon beim ersten (Insufflations-)Beatmungsstoß erkennbar.

Freilegen der Atemwege:
- Kopf-Kiefer-Griff (Abb. 27.**5**);
- Inspektion von Mund und Rachen (Zahnprothesen, Blut, Erbrochenes);
- Reinigen von Mund und Rachen (Schleim, Blut, Erbrochenes).

Freihalten der Atemwege:
- Kopf-Kiefer-Handgriff;
- Seitenlagerung;
- Einlegen eines Tubus: Nasen-Rachen-Tubus nach Wendel oder Guedel bzw. endotracheale Intubation (S. 572f.).

Beatmung: Sie ist mit und ohne Hilfsmittel möglich.
- Mund-zu-Mund-Beatmung,
- Mund-zu-Nase-Beatmung,
- Mund-zu-Tubus-Beatmung,
- Beatmung mit Beutel, Balg, Maske.

Angaben über die exakte Technik der Beatmung und Herzmassage finden Sie bei BESKE (1986) und bei LAWIN (1981; s. weiterführende Literatur) sowie in Abb. 9.**26** u. 9.**27**, S.268.

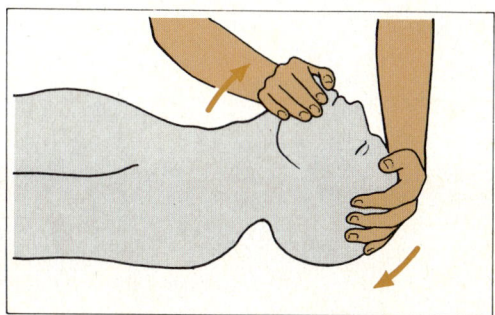

Abb. 27.**5**   Kopf überstrecken, Unterkiefer vorziehen.

Hilfsmittel *nur anwenden,* wenn der Umgang damit absolut sicher beherrscht wird!

Maßnahmen zur Behandlung des Kreislaufstillstandes:
- externe Herzmassage,
- elektrische Defibrillation.

Externe Herzmassage:
- *Durch Druck auf den Thorax* wird das Herz zwischen Sternum und Wirbelsäule rhythmisch komprimiert, so daß ein regelmäßiger Volumenauswurf zustande kommt.
- *Der Patient muß auf dem Rücken und auf einer harten Unterlage liegen* (Brett unterschieben, bei neuen Betten Niveau ganz tief stellen).

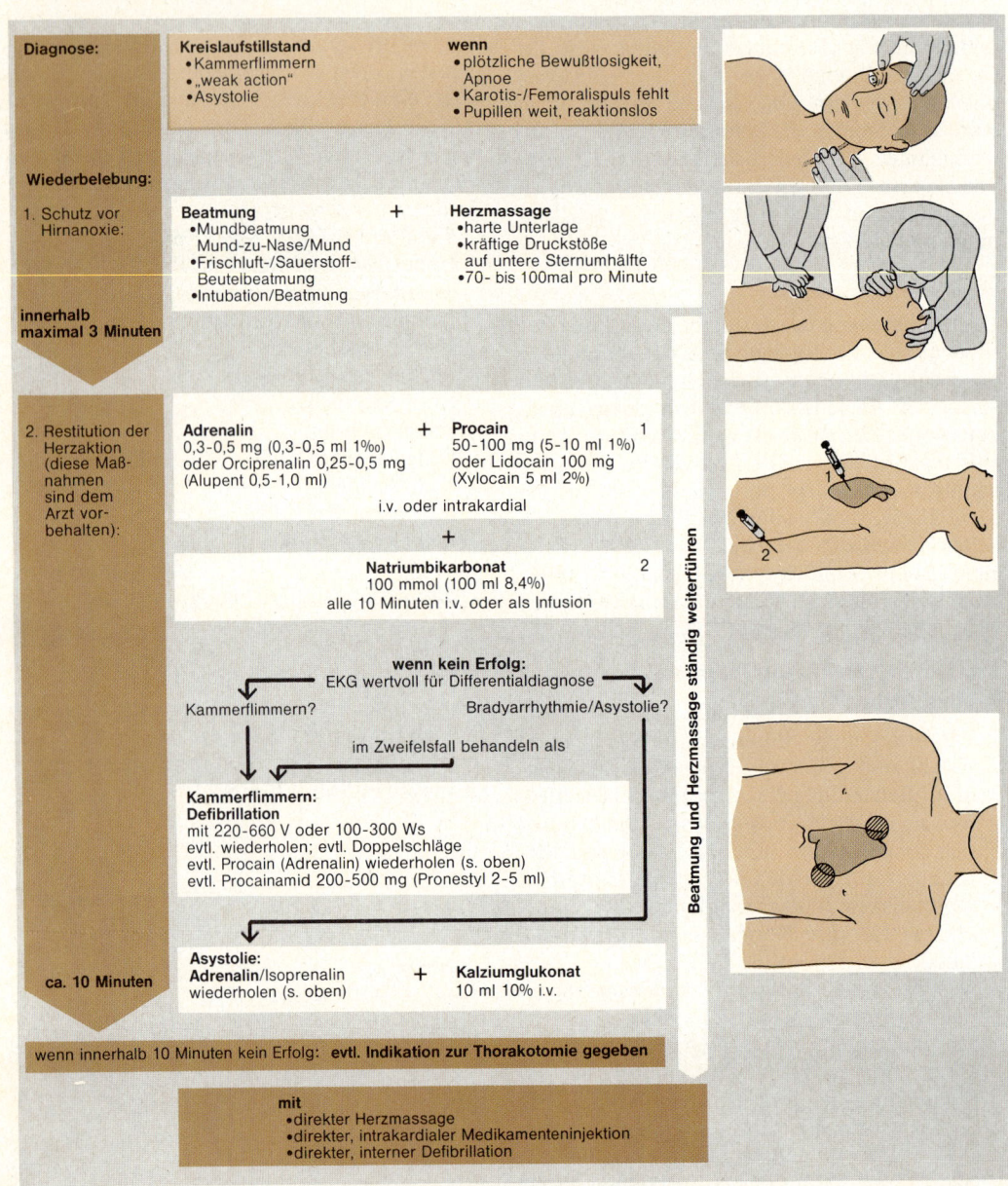

Abb. 27.**6**   Merkblatt. Sofortmaßnahmen zur Herzwiederbelebung (nach *Hossli*).

Defibrillation:

- *Durch einen* gezielten *elektrischen Stromstoß* werden die elektrischen Zellen am Herzen für den Bruchteil einer Sekunde depolarisiert, wonach ein intakter Sinusknoten die Rhythmusführung wieder übernehmen kann (depolarisiert = alle Muskelfasern sind entladen, für einen neuen Reiz empfänglich).

Organisation der Reanimationsmaßnahmen

- Die ersten Minuten sind entscheidend (Abb. 27.**6**, Tab. 27.**3**).
- Die *Reanimationshilfsmittel* müssen griffbereit sein und sicher gehandhabt werden:
  - Reanimationswagen auf IP-Station,
  - Reanimationskoffer auf den anderen Stationen (S. 266 ff.).
- Das *Reanimationsteam* muß rasch abrufbar sein; unterdessen werden die Sofortmaßnahmen von den anwesenden Pflegepersonen eingeleitet.
- Der *Reanimationsablauf* ist standardisiert und muß dem Pflegepersonal bekannt sein (interdisziplinäre Schulung und regelmäßiges Training). Zum Vorgehen sei an das **ABC der Wiederbelebung** S. 267 erinnert und auf Tab. 27.**4** verwiesen.

Tabelle 27.**3** Rhythmus von Herzmassage und Beatmung unter verschiedenen Reanimationsbedingungen

- *Reanimation durch 1 Person:*

Rhythmus:	15mal Herzmassage, 2mal Beatmung
Geschwindigkeit:	Herzmassage 80/min Beatmung 30/min

- *Reanimation durch mehrere Personen:*

Rhythmus:	5mal Herzmassage 1mal Beatmung (keine Unterbrechung der Herzmassage)
Geschwindigkeit:	Herzmassage 60/min Beatmung 12/min

- *Reanimation bei Intubation:*

Rhythmus:	Herzmassage und Beatmung unabhängig voneinander durchführbar
Geschwindigkeit:	Herzmassage 60–80/min Beatmung 12–16/min

Beginn der Reanimation grundsätzlich mit 3- bis 5maliger schneller Beatmung

- Die *Reanimationsdokumentation* ist zum Zeitpunkt der Hektik und Dringlichkeit der Sofortmaßnahmen zweitrangig, sie soll aber unmittelbar nach dem akuten Ereignis durchgeführt werden.

Tabelle 27.**4** Zusammenfassung der Reanimationsmaßnahmen (alphabetische Gliederung aus dem Englischen übernommen)

A	– Atemwege (airway)	– freimachen freihalten	
B	– Beatmung (breathing)	– Mund-zu-Nase Mund-zu-Mund Mund-zu-Tubus Ambubeutel	I Versorgung des Zentralnervensystems mit Sauerstoff
C	– Zirkulation (circulation)	– Herzmassage	
D	– Drogen (drugs)	– Kreislaufmittel Antiarrhythmika	
E	– EKG	– Diagnostik Defibrillation Schrittmacher	II Wiederherstellung der spontanen Blutzirkulation
F	– Flüssigkeiten (fluids)	– Elektrolytlösungen Natriumbikarbonat Plasmaexpander Blut	
G	– Gespräch über Erfolgsaussichten (gauging)	– Ärzteteam	
H	– Hypothermie (hypotermia)	– Erhaltung wertvoller Reserven	III Langzeitwiederbelebung
I	– Intensivpflege (intensive care)	– Überwachung und Pflege	

Tabelle 27.5 Medikamente zur Reanimation

Medikament	Gruppe	Verabreichungsform	Wirkung
Adrenalin (Noradrenalin, Alupent), Isuprel	Neurovegetativum (Sympathikomimetikum)	Injektion i. v. oder intrakardial	– Erhöhung der Herzfrequenz und Kontraktionskraft→ – Erhöhung des Herzminutenvolumens – Erhöhung der Reizbildungs- und Reizleitungsfähigkeit
Lidocain (Xylocain, Procain)	Lokalanästhetikum Antiarrhythmikum	Injektion i. v. oder in Infusionen	– Behebung von Herzrhythmusstörungen – Hemmung lokaler Reizherdebildung
Natriumbikarbonat	Puffersubstanz	als Infusion	– Korrektur der metabolischen Azidose
Kalziumchlorid	anorganischer Stoff	Injektion i. v.	– Dämpfung der zellulären Erregbarkeit – Verantwortung für die Koppelung der Membranerregung mit der Kontraktion der Myofibrillen

- Die *Reanimationsmedikamente* sind aus Tab. 27.5 ersichtlich.

Überwachung des Patienten nach der Reanimation

Den *Reanimationserfolg* erkennen wir an
- wieder tastbarem Puls (Karotis),
- meßbarem Blutdruck,
- rosiger Hautfarbe,
- engerwerdenden Pupillen,
- Einsetzen der Spontanatmung,
- zurückkehrendem Bewußtsein,
- spontanen Bewegungen.

Treten diese Symptome auf, so spricht alles dafür, die Maßnahmen der Langzeitwiederbelebung zu treffen. Die *intensive Überwachung* des Patienten, der erfolgreich reanimiert wurde, ist von zentraler Bedeutung, da er besonders gefährdet ist, einen erneuten Kreislaufstillstand zu erleiden. Er soll zur engmaschigen Überwachung und evtl. zur Unterstützung der gefährdeten Organe auf die Intensivstation verlegt werden. Beobachtet werden als Wichtigstes:
- Herzaktionen,
- Kreislaufsituation,
- Atmung/Beatmung.
- Komplikationen der Hypotonie suchen/erkennen (Nieren usw.).

Elektrische Therapie bei Herzrhythmusstörungen

Durch einen elektrischen Schock (mittels eines ca. 4 ms dauernden Gleichstromstoßes) wird das gesamte Myokard depolarisiert. Damit werden ektopische (an falscher Stelle liegende) Reizbildungszentren beseitigt. Alle Myokardfasern befinden sich dann im gleichen elektrophysiologischen Zustand, und ein intakter Sinusknoten kann die Rhythmusführung wieder übernehmen.

Wird dadurch eine von den Kammern ausgehende Störung (Kammerflimmern, Kreislaufstillstand) behoben, so spricht man von *Defibrillation*. Ein *Vorhofflimmern* kann durch eine *Kardioversion* (Elektroversion) behoben werden (Tab. 27.6).

Bei der Anwendung des Defibrillators ist besonders zu beachten:
- Der Patient ist flach gelagert (Abb. 27.7).
- Die Elektroden müssen mit leitender Paste bestrichen sein und gut auf den Thorax aufgedrückt werden (Verbrennungsgefahr).
- Während des Stromstoßes darf niemand den Patienten, das Bett oder die vom Patienten zu- oder wegleitenden Schläuche berühren (Stromstoß).

27.4.2. Intubation, Tracheotomie

Definition und Indikation

Intubation = Einlegen eines Rohres oder Schlauches von Mund oder Nase aus in die Luftröhre; *Tracheotomie* = operativ angelegter Luftröhrenschnitt zum Einlegen einer Kanüle.

Bei allen akut einsetzenden Störungen der Atmung ist die *endotracheale Intubation* die Methode der Wahl. Sie ist die sicherste und schnellste Technik zur Herstellung freier Atemwege und zur Verhütung einer Aspiration. Sie ermöglicht

Tabelle 27.6   Defibrillation und Kardioversion (Elektroversion) – Gegenüberstellung

	Defibrillation	Kardioversion
Definition	Defibrillation = die elektrischen Aktivitäten des Herzmuskels werden mittels Elektroschocks entladen	Kardioversion = Umkehr eines Rhythmus in einen anderen mittels Elektroschocks
Unterschiede – Anwendung	Kammerflimmern/Kammerflattern	– Vorhofflimmern – Kammertachykardie u. a.
– Situation	Notfallmaßnahme (rasches Handeln notwendig, Defibrillation innerhalb 30–60 s nach Auftreten des Kammerflimmerns)	– Geplante Maßnahme (evtl. medikamentöse Vorbereitung mit Digitalis, Chinidin, Antikoagulation)
– Abstimmung auf das EKG	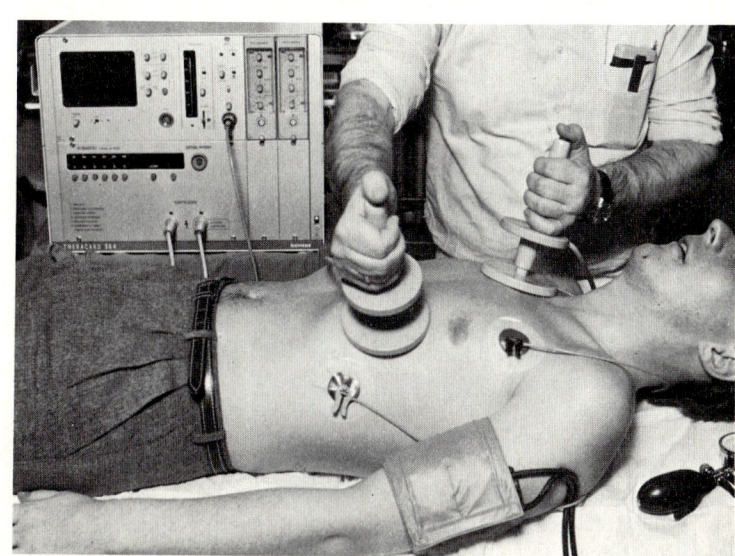ohne Synchronisation (da keine QRS-Komplexe vorhanden sind)	mit Synchronisation (R-Zacken-gesteuert)
– Stromstärke (Gleichstrom)	mit maximaler Stromstärke 400 Ws	mit 100–400 Ws
Vorbereitung	keine Vorbereitung möglich: – die notwendigen Hilfsmittel müssen im Reanimationswagen bereitliegen	Vorbereitung notwendig: – Orientierung des Patienten – Patient sollte nüchtern sein – O_2-Versorgung sicherstellen – Infusion vorbereiten und stecken – Medikamente zur Sedation, evtl. für Kurznarkose bereitstellen – Monitor, Defibrillator funktionsbereit – Intubationsbesteck bereitstellen
Nachbehandlung	– Monitorüberwachung – IP-Überwachung (s. oben)	– Monitorüberwachung – IP-Überwachung für die ersten 12–24 Stunden

Abb. 27.7   Technik der externen Defibrillation des Herzens (aus *P. Lawin:* Praxis der Intensivbehandlung, 4. Aufl. Thieme, Stuttgart 1981).

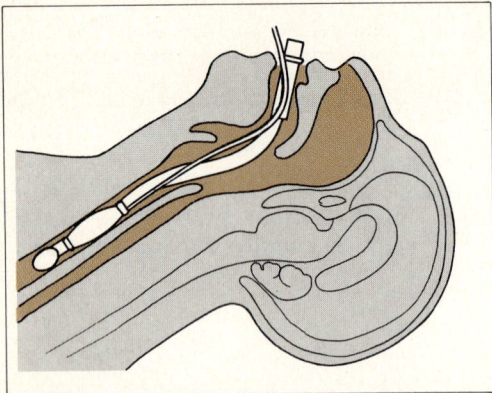

Abb. 27.**8** Endotracheal eingelegter Tubus mit aufge-
blasener abdichtender Manschette. Dadurch wird die
Freihaltung der Atemwege in jeder Lage bedeutend erleichtert, ferner kann über den endotrachealen Tubus
leicht künstlich beatmet werden.

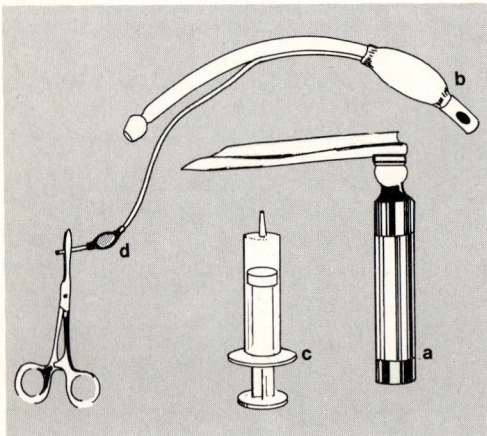

Abb. 27.9 **a** Laryngoskop mit geradem Spatel, **b** Tubus, **c** Luftspritze, **d** abgeklemmte Abdichtungsmanschette (Cuff).

das Absaugen von Bronchialsekret, ausreichende O_2-Insufflation sowie kontrollierte bzw. assi-
stierte Beatmung und bietet die Voraussetzung
für die gefahrlose Durchführung einer Tracheotomie ohne Zeitnot. Dadurch ist die Tracheotomie nur noch in wenigen Fällen, z. B. bei Kehl-
kopfzertrümmerung und ausgedehnten Ge-
sichtsverletzungen, eine Notoperation. Bei einigen Krankheiten, die noch vor kurzer Zeit eine
absolute Indikation zur Tracheotomie darstell-
ten, besteht heute zunehmend die Tendenz, den
endotrachealen Tubus bis zu zwei Wochen oder

mehr zu belassen. Dies ist möglich bei Erkrankungen mit kurzfristiger Ateminsuffizienz (Status asthmaticus, postoperative und posttraumatische Ventilationsstörungen, Vergiftungen, Schädel-Hirn-Traumen u. a.). Die sog. *prolongierte
Intubation* ist gegenüber der Tracheotomie mit
weniger Komplikationen verbunden. Bei der
Pflege bewußtloser und atemgelähmter Patienten, deren Krankheitsverlauf über Wochen oder
Monate hinaus voraussehbar ist, wird hingegen
die *Tracheotomie* frühzeitig aus prophylaktischen Gründen durchgeführt, um Schädigungen
des Nasen-Rachen- und Kehlkopfraumes durch
einen lang liegenbleibenden Tubus zu vermeiden.

Intubation

Intubationswege

Man unterscheidet
- *orale Intubation:* Sie ist einfach und schnell
  durchführbar (Abb. 27.**8**);
- *nasale Intubation:* Sie ist bei längerdauernder
  Beatmung auf IP-Stationen die Regel. Vorteile: ruhigere Lage des Tubus, bessere Verträglichkeit für den Patienten, optimale Mundpflege ist möglich.

Intubationsbesteck und -zubehör

- Beatmungsapparat oder Beatmungsbeutel mit
  Maske; Sauerstoff;
- Absauganlage mit Absaugkatheter;
- Intubationsbesteck (Abb. 27.**9**):
  • Laryngoskop mit geradem oder gebogenem
    Spatel (Abb. 27.**9a**),
  • endotracheale Tuben in verschiedenen
    Größen und passende Ansatzstücke
    (Abb. 27.**9b**),
  • Führungsdraht,
  • Luftspritze und Klemme, um Abdichtungs-
    manschette (Cuff) aufzublasen (Abb. 27.**9c**
    u. **d**),
  • Mundpropf oder Mund-Rachen-Tubus
    (Guedel-Tubus); dadurch wird ein eventu-
    elles Zusammenbeißen des Trachealtubus
    verhindert;
  • Heftpflaster oder Stoffband zur Tubusfixa-
    tion;
- Schleimhautanästhetikum bei einer nasalen
  Intubation.

Tracheotomie

Tracheotomiekanülen:
- Silberkanülen, bestehend aus Innen- und Außenkanüle ohne Cuff = Sprechkanülen für Dauerkanülenträger (S. 917);
- Gummikanülen, zum Teil mit Spiralfeder versehen (z. B. Tracheoflexkanüle);
- Kunststoffkanülen (z. T. mit Innenkanülen und mit Cuff-Manschette, Abb. 27.10). Der Cuff (Blockermanschette) ist eine aufblasbare Manschette, welche die Trachea abdichtet. Sie wird mit so wenig Luft wie möglich und so viel Luft wie notwendig aufgeblasen, bis der Patient bei der Inspiration der Beatmung keine Luft mehr verliert. Gleichzeitig wird eine massive Aspiration von evtl. zurückfließendem Magensaft verhindert.

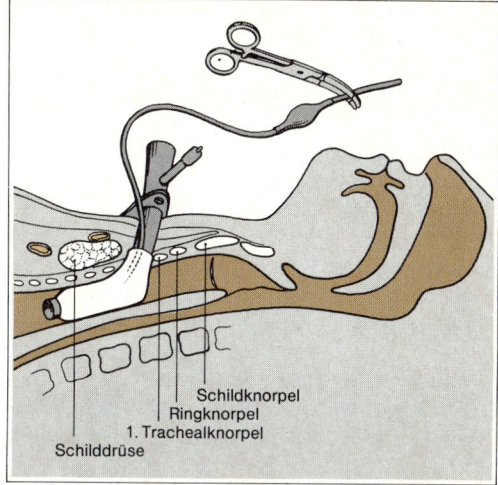

Abb. 27.10 Einliegende Beatmungstracheotomiekanüle mit blockierender Gummimanschette.

Pflege bei Intubation und Tracheotomie

Ziele: Freihalten der Atemwege und Verhüten von Schäden durch
- Absaugen von Mund-, Rachen- und Nasensekret;
- absolut aseptische Trachealtoilette (endotracheales Absaugen);
- Cuff-Druckkontrolle;
- Befeuchten von Einatmungsluft und Luftwegen (Möglichkeiten S. 253);
- Kanülenpflege bei Kanülenträgern.

Endotracheales Absaugen

Allgemeine Richtlinien

- Die Trachealtoilette erfordert ein absolut aseptisches Vorgehen.
- Vor dem Absaugen sind die Hände zu desinfizieren.
- Mundschutz und sterilisierte Handschuhe anziehen.
- Die Flüssigkeit zum Verflüssigen des Bronchialsekretes darf nur aus sterilisierten Ampullen entnommen werden, um Kontaminationen zu vermeiden.
- Physiotherapeutische Hilfe beim Husten des Patienten unterstützt die Wirkung des Absaugens (z. B. Druck auf unteren Thorax).
- Beim Absaugen sollte die Magensonde immer *offen* am Sog oder der Ableitung sein (sonst Aspirationsgefahr!).
- Nach dem Absaugen *Cuff-Kontrolle:* Druck in der Tubusmanschette. (Der Druck des Cuffs auf die Trachealwand kann durch ein geeigne-

tes Manometer überprüft werden und wird nach Arztverordnung eingestellt.)
- Anschließend an die Trachealtoilette wird (evtl. mit einem frischen Katheter) *oral und nasal abgesaugt.*
- Nach jedem Absaugen ist *Mundpflege* beim intubierten und tracheotomierten Patienten unumgänglich.
- Die Absaugeinheit (Geräte, Absaugkatheter u. a.) muß den Anforderungen der optimal gewährleisteten Aseptik entsprechen. Gegenstände s. S. 252.

Ausführung

- Patienten informieren, Hände desinfizieren.
- Applikation von 5–10 ml sterilisierter 0,9%iger NaCl-Lösung durch Tubus oder Kanüle (Flüssigkeit durch 3–4 Atemzüge sich verteilen lassen, dann erst absaugen).
- Sterilisierten Katheter und Zwischenstück öffnen.
- Katheter und Absaugzwischenstück einsetzen.
- Absaugvorrichtung einstellen bei abgeklemmtem Schlauch, in der Regel 19,6 kPa (2 mWS).
- An beide Hände sterilisierte Handschuhe anziehen, rechte Hand steril halten für den Katheter.
- Mit der linken Hand Beatmungsgerät entfernen.
- Katheter *ohne* Sog einführen bis zur Bifurkation (Widerstand), dann 1 cm zurückziehen. Sog herstellen und unter leichten Drehbewegungen Katheter langsam zurückziehen

(durch häufiges Öffnen und Schließen am Zwischenstück kann ein intermittierender Sog hergestellt werden).
- Dauer des Absaugvorganges: *nicht länger* als 10–15 Sekunden (Apparatealarm!).
- Verbindung zum Apparat wieder herstellen.
- Absaugkatheter um die Hand wickeln, Handschuh darüber stülpen und in den Abfallsack geben.
- Vorgang des Absaugens je nach Sekretmenge wiederholen (Patienten zuerst aber an der Maschine 10 Atemzüge durchatmen lassen). Für jede Wiederholung einen frischen Katheter und sterilisierte Handschuhe nehmen.
- Absaugschlauch und Absaugzwischenstück mit Desinfektionslösung durchspülen.
- Mund- und Rachenbereich absaugen.
- Saugvorrichtung abstellen, Zwischenstück in Desinfektionslösung geben, Hände desinfizieren.
- Beatmung und Sauerstoffzufuhr kontrollieren.
- Mundpflege.

Kanülenpflege

Die Kanülenpflege wird unter absolut aseptischen Verhältnissen 1- bis 2mal täglich vorgenommen.

Material

Auf Tablett oder Mehrzweckwagen griffbereit:
- geeignetes Desinfektionsmittel, evtl. zusätzlich 3%ige Wasserstoffsuperoxidlösung,
- sterilisierte Watteträger,
- eingeschnittene Gazen, sterilisiert,
- Kanülenbändchen,
- 1 sterilisierte anatomische Pinzette,
- Spritze für Cuff-Kontrolle,
- Klemme (Péan), Schere,
- Einweghandschuhe, Abfallsack,
- Mundschutz (Einwegmaske).

Vorgehen

- In Trachea und Mund absaugen.
- Entfernung der aufgelegten Gaze mittels Handschuhen.
- Reinigung der Wundränder des Luftröhrenschnittes mit Watteträger und Desinfektionslösung.
- Haut und Kanüle mit antiseptischer Lösung oder Spray behandeln.
- Mit Hilfe der Pinzette die frische, eingeschnittene Gaze um die Kanüle legen.

- Neues Kanülenbändchen befestigen, erst dann das alte abschneiden. Man achte darauf, daß das Bändchen straff sitzt (Kontrolle mit zwei Fingern, die sich noch knapp hineinschieben lassen müssen).
- Wurde die Luft des Cuffs abgelassen, wird er nun neu mit der vorgeschriebenen Menge Luft gefüllt.
  Bei Trägern von Silberkanülen muß die Innenkanüle 2- bis 3mal täglich gereinigt und desinfiziert werden.

Kommunikationsprobleme

Intubierte, vor allem tracheotomierte Patienten leiden, wenn sie nicht bewußtlos sind, unter großen Kommunikationsproblemen. Der Intubierte und der Tracheotomierte können nicht sprechen. Sie können ihre Bedürfnisse nur beschränkt äußern, und schließlich reagiert auch das Pflegepersonal mit immer geringer werdenden Rückmeldungen – so bahnt sich ein Circulus vitiosus der Kommunikationsunfähigkeit an. Sprechtafeln (s. Kap. 12, S. 334 f.), Schreibtafeln, ABC-Tafeln u. a. können die Situation erleichtern, aber nicht beheben, dazu braucht es viel mehr. Echte Hilfe ist nur möglich durch ein stetes Wachhalten der eigenen Kommunikationsfähigkeit (S. 335 f.), des Einübens der Kreativität und Phantasie (S. 317) sowie durch das wachsame Erspüren von Ressourcen beim Patienten selbst und bei den Angehörigen. Bei solchen Patienten, die häufig auch Langzeitpatienten sind, ist die *gemeinsame Problemlösung* (Therapie- und Pflegegruppe mit den Angehörigen) sehr wichtig: Gruppengespräche, gemeinsames Erarbeiten eines individuellen Kommunikationshilfsmittels usw. (s. dazu Kap. 12, Kommunizieren, und S. 514 ff.).

Komplikationen und Gefahren

Bei der Intubation:
- Schäden beim unsorgfältigen Einführen (Ausbrechen von Zähnen, Lippenquetschung u. a. beim oralen Tubus);
- Laryngospasmus in zu oberflächlicher Narkose;
- Aspiration bei vollem Magen, unsachgemäßer Lagerung;
- Nasenwandschäden und Nasenhöhleninfekte bei nasaler Intubation.

Bei liegendem Tubus oder Kanüle:
- Herausfallen oder Tieferrutschen des Tubus/ der Kanüle;

- Verstopfung durch Sekrete (ungenügende Befeuchtung);
- Entzündung oder Arrosion der Kehlkopf- oder Trachealschleimhaut durch den mechanischen Tubus oder Kanülenreiz, durch Infektion, Blutung oder Verletzung durch unsachgemäßen Umgang beim Absaugen.

Nach Extubation/Décanulement:
- Heiserkeit,
- Ulzerationen und Granulationen an den Stimmbändern.
- Spätfolgen können sein: Stenosen, Granulome und Narben sowie tracheoösophageale Fistel.

Konsequenzen für die Pflege: Tracheotomierte und intubierte Patienten bedürfen einer intensiven Überwachung durch geschultes Personal, das in der Lage ist, bei Komplikationen (die rasch lebensbedrohlichen Charakter annehmen) *gezielt* und *zweckmäßig* zu handeln. *Die Gegenstände für einen Kanülen- oder Tubus-Wechsel müssen griffbereit sein.*

27.4.3. Beatmung mit Respiratoren

Künstliche Beatmung bedeutet Ersatz der Spontanatmung durch Übernahme der Atemarbeit und Ermöglichung einer ausreichenden alveolären Ventilation.

Anwendung und Ziel

Prinzipiell wird heute jeder Patient, dessen Spontanatmung keinen existenzbefriedigenden Gasaustausch gewährleistet, maschinell beatmet. Es wird deshalb nicht nur auf die Beatmung bei schweren Notfällen Wert gelegt, sondern auch auf rechtzeitige Beatmung bei Ateminsuffizienz und auf unterstützende Beatmung zur Erhaltung der lebensnotwendigen Funktionen. Das *Ziel* der Anwendung der Beatmung besteht darin, die Atemarbeit zu übernehmen oder zu ersetzen, um so eine effiziente Beatmung sicherzustellen. Die Indikation ist so zu stellen, daß die lebensnotwendigen Funktionen der Lunge erhalten werden können.

Beatmungsprinzipien und Beatmungsgeräte

- *Druckgesteuerte Geräte.* Die Geräte schalten bei erreichtem Beatmungsdruck von Inspiration auf Exspiration. Diese Geräte sind nicht volumenkonstant.
Beispiel: der Bird-Respirator (Abb. 27.**11**).

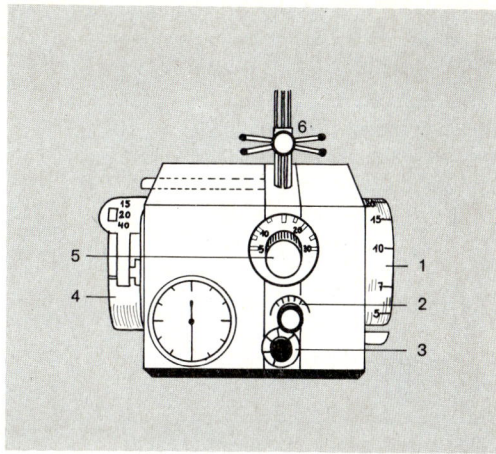

Abb. 27.**11** Bird-Respirator, 1 Inspirationsdruck, 2 Gasmischung, 3 automatische Beatmung, 4 Empfindlichkeitseinteilung, 5 Gasströmungsgeschwindigkeit, 6 Handsteuerung.

- *Zeitgesteuerte und volumenkonstante Geräte.* Die Geräte schalten nach einer eingestellten Zeit von Inspiration auf Exspiration, von Exspiration wieder auf Inspiration und liefern ein konstantes Atemzugvolumen.
Beispiele: Veriflo CV 2000, Draeger UV_1, Bennet MA_2, verschiedene Engström-Modelle, Veolar, Servoventilator u. a.
- *Hochfrequenzbeatmungsgeräte.* Diese Geräte arbeiten mit verschieden hohen Frequenzen.
Beispiel: Acutronic MK 800 u. a.

Einzustellende Parameter an den Beatmungsgeräten

Druckgesteuerte Geräte (z. B. Bird Mark 7) (Abb. 27.**11**):
- Sauerstoffkonzentration (2),
- Inspirationsdruck (1),
- Flow (Gasströmungsgeschwindigkeit) (5),
- Trigger-Empfindlichkeit (4),
- Automatik (3).

Zeitgesteuerte volumenkonstante Geräte (z.T. elektronisch gesteuert):
- Sauerstoffkonzentration,
- Beatmungsform,
- Inspirations-/Exspirationsverhältnis = Frequenz,
- Atemzugvolumen, Atemminutenvolumen,
- Seufzer,
- PEEP,
- Trigger-Empfindlichkeit,
- Inspirationspause bzw. Inspirationsplateau, Inflation hold,
- Alarmeinstellung ⟨ obere Druckgrenze untere Druckgrenze, spezielle

Tabelle 27.7   Beatmungsformen und ihre Anwendung

Beatmungsformen	Indikationen	Leistung des Patienten	Leistung des Beatmungsgerätes
SB (spontaneous breathing) *Spontanatmung* bei intubierten Patienten 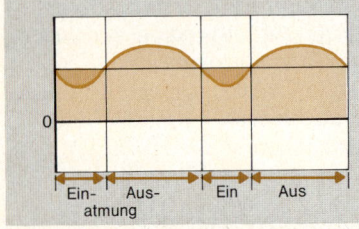	– Freihalten der Atemwege – letzte Phase der Entwöhnung	der Patient bestimmt bei normalem Luftwegsdruck das Atemzugvolumen und die Frequenz	liefert erwärmtes und befeuchtetes Gasgemisch mit der eingestellten O_2-Konzentration
PEEP (positive endexspiratory pressure) – kontinuierlich positiver Luftwegsdruck – kann bei allen Beatmungsformen angewandt werden			
CPAPB (continuous positive airway pressure breathing) *Spontanatmung mit kontinuierlich positivem Luftwegsdruck* 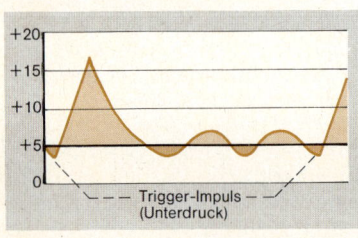	– *respiratorische Partialinsuffizienz* • Lungenödem interstitiell oder alveolar – *schwere Sekrettention bei nicht kooperativen Patienten* • Verflüssigung des Sekrets und Bronchialtoilette • Verhindern und Behandeln von Atelektasen – Phase der Entwöhnung	der Patient bestimmt bei kontinuierlich positivem Luftwegsdruck das Atemzugvolumen und die Frequenz selbst	s. oben zusätzlich PEEP
IAV (intermittent assisted ventilation) *intermittierend assistierte Beatmung* = SIMV (synchronised intermittent mandatory ventilation) *synchronisierte intermittierende Beatmung auf Abruf*	– *respiratorische Globalinsuffizienz*, sofern ein Teil des Atemminutenvolumens vom Patienten selbst erbracht werden kann – Entwöhnung von CV (s. unten)	der Patient atmet einen Teil des Atemminutenvolumens spontan und gibt den Trigger-Impuls für die Maschinenatemzüge	liefert intermittierend das eingestellte Atemzugvolumen

Tabelle 27.7   Fortsetzung

Beatmungsformen	Indikationen	Leistung des Patienten	Leistung des Beatmungsgerätes
ACV (*assisted controlled ventilation*) *assistierte kontrollierte Beatmung*	– Hypoventilation (Atemdepression, postnarkotisch) – alle Indikationen für kontrollierte Beatmung (CV), sofern der inspiratorische Sog des Patienten genügend groß und der Thorax stabil ist	der Patient gibt den Trigger-Impuls (er bestimmt die Frequenz)	die Maschine liefert das eingestellte Atemzugvolumen
CV (*controlled ventilation*) *kontrollierte Beatmung*	– therapeutische Hyperventilation – Patienten mit instabilem Thorax – kurarisierte und narkotisierte Patienten – Globalinsuffizienz – Übernahme der ganzen Atemarbeit, z. B. • Hypothermie • nach schwerem Herzinfarkt	keine	Maschine übernimmt Atemzugvolumen und Frequenz = Atemminutenvolumen
HFJV (*high frequency jet ventilation*) *hochfrequente Jetbeatmung*	– Vermeiden von hohen Beatmungsdrücken – zur Entwöhnung – während Fiberbronchoskopie – wenn Intubation schwierig oder nicht möglich – zur Atemtherapie	er muß nicht atmen. Sofern er atmen kann, sind Atemfrequenz und Atemtiefe parallel zur Jetbeatmung möglich und vom Patienten bestimmt. Die Einstellung am Beatmungsgerät muß angepaßt werden (Kontrolle durch *arterielle* BGA)	das Beatmungsgas ist gleich auch Betriebsgas mit angesaugtem Gas durch Tubus (Venturi-Prinzip). Meist mit CPAP-System kombiniert verwendet. Atemzugvolumina sind kleiner als der anatomische Totraum. Bei hohen Frequenzen* (meist 150–200/min) ist ein Gasaustausch möglich. Einstellbare Frequenzen: 100–600/min

* Gemeint sind Luftstöße, die zu den eigentlichen Atemzügen des Patienten hinzukommen

Beatmungsformen

Indikation und Leistung s. Tab. 27.7; für alle anderen Beatmungsformen sowie für technische Einzelheiten muß auf die weiterführende Literatur verwiesen werden.

Überwachung und Betreuung des Patienten am Respirator

Die Kontrollen umfassen:
- Befinden des Patienten,
- Funktion des Respirators,
- Beatmungseffekt (z. B. Blutgasanalysen).

Da die Ausgangslage (Art des Respirators, stationsabhängige Schwerpunktsetzung usw.) sowie die Situation des Patienten sehr unterschiedlich sind, muß auf die entsprechenden Vorschriften verwiesen werden. Für die *Betreuung* und *Begleitung* dieser Patienten gilt insbesondere, was oben gesagt wurde (Kommunikationsprobleme beim intubierten bzw. tracheotomierten Patienten). Für die *Beobachtung* und *Überwachung* gibt das Merkblatt Abb. 27.12 eine Leitlinie.

27.4.4. Hibernation

Definition

Künstliche Hypothermie (Unterkühlung) bedeutet: kontrollierte Senkung der Körpertemperatur, wobei zwischen mäßiger Hypothermie (Unterkühlung bis 35 °C) und tiefer Hypothermie (Unterkühlung 32°–29 °C) unterschieden wird.
Die Hypothermie wurde erst möglich, als es durch Narkose, tiefe Sedierung und vegetative Blockierung gelang, die während der Unterkühlung einsetzenden Gegenregulationsmechanismen des Organismus auszuschalten (Kältezittern und die Stoffwechselsteigerung, die den Wärmeverlust kompensiert).

Methoden und Anwendung

Die *tiefe Hypothermie* kommt eigentlich nur noch während Herzoperationen zur Anwendung.
Die *mäßige Hypothermie* wird eingesetzt mit folgendem Ziel:
- Senkung des Fiebers, evtl. bis zur Norm und darunter;
- Senkung des Sauerstoffverbrauchs;
- Reduzierung des Stoffwechsels, wodurch dem Organismus wertvolle Reserven erhalten werden können.

Bei der *Durchführung* der mäßigen Hypothermie sind sowohl die medikamentöse als auch die physikalische Beeinflussung von Bedeutung.

Medikamentöse Senkung der Körpertemperatur

Medikamente wie Novalgin und Aspegic beeinflussen das Wärmeregulationszentrum. Der Körper schwitzt, gibt Wärme ab, die Körpertemperatur sinkt. Die Nebenwirkungen dieser Medikamente wie Blutdruckabfall und Agranulocytose sind bekannt. Es müssen beim Patienten die entsprechenden Kontrollen durchgeführt werden (Blutdruck, Blutbild).

Physikalische Beeinflussung der Körpertemperatur

Damit eine physikalische Kühlung wirksam ist, *muß vor der Maßnahme der Gegenregulationsmechanismus unterbrochen werden.*
Folgende Medikamente werden angewandt:
- lythischer Cocktail,
- Penthotal-Dauertropfinfusion.

Folgende Maßnahmen helfen, durch Kühlung der Hautoberfläche dem Patienten Wärme zu entziehen:

Überwachung und Beobachtung des Patienten am Respirator

Da bei jedem, auch nur teilweise beatmeten Patienten andere Vitalfunktionen gestört sein können, gehört zur Überwachung des Patienten am Respirator automatisch auch die Überwachung aller anderen Vitalfunktionen.
1. Bewußtseinslage
2. Blutdruck, ZVD
3. Puls: Frequenz und Rhythmus (Monitor)
4. Haut: Aussehen und Temperatur (Peripherie), Schweiß
5. Urinausscheidung
6. Trachealsekret

Überwachung des Respirators
- Alarmsysteme: Überdruck- und Unterdruckalarm (Monitor)
- O_2-Konzentration im Inspirationsgas (Oxymeter)
- Atemfrequenz (mit Stoppuhr)
- Atemzugvolumen (mit Spirometer)
- Atemminutenvolumen (mit Spirometer und Stoppuhr)
- Beatmungsdruck („Patientendruck"): Verlauf, Kontrolle PEEP
- Befeuchter: Aqua dest.? Temperatur
- Schläuche und Verbindungsstücke: dicht? Kondenswasser
- Ambu-Beutel: An jedem Bett muß ein Ambu-Beutel mit Verbindungsschlauch zu O_2-Spender bereit sein

Abb. 27.12   Merkblatt zur Überwachung und Beobachtung des Patienten am Respirator (Chirurgische IP-Station, St. Gallen).

- automatisch gesteuerte Unterkühlungsgeräte,
- Eismatratzen oder Kühlschlangen,
- Essigwickel,
- Absprayen mit Alkohollösung 96%.

Überwachung und Pflege

Kontinuierliche Überwachung ist unerläßlich
- bei hibernierten Patienten,
- bei Senkung der Körpertemperatur von Fieber auf 37 °C.
- Die *Temperatur* muß regelmäßig und genau gemessen werden. Der Patient wird nach Einlegen einer Rektal- oder Hautsonde an den Temperatur-Monitor angeschlossen. (Muß die Temperatur ohne Monitor gemessen werden, so gilt: Messung zu Beginn viertelstündlich, später stündlich.) Bei Absinken der Temperatur unter die vom Arzt bestimmte Grenze (bei Hibernation bis 35 °C) kann es zu schweren Komplikationen kommen. Dies, weil die Gegenregulation stillgelegt wird und jegliche Wärmeregulation aufhört. Der Patient bekommt weite Pupillen, seine Gefäße werden weit, es treten Herzrhythmusstörungen (Kammerflimmern bis Kreislaufstillstand) auf. Zu treffende *Sofortmaßnahmen:* Arzt benachrichtigen, Hibernation unterbrechen, dem Patienten mittels Decken Wärme zuführen (der Patient ist bereits beatmet!).

Weitere Kontrollen sind:
- Puls, Blutdruck; eventuelle EKG-Schwankungen weisen auf ungenügende Sedierung hin;
- Ansprechbarkeit, Atmung, Ausscheidungen;
- Haut: Kältezittern, Gänsehaut (ungenügende Sedierung);
- Extremitäten auf Zeichen von Unterkühlung beobachten (evtl. Füße und Hände einwickeln).

27.4.5. Verbrennungskrankheit

Ursachen und Auswirkungen

Die Schädigung des Gewebes kann durch thermische, elektrische und chemische Einwirkung erfolgen:
- große Hitze jeder Art,
- ätzende Stoffe,
- Strahlen (nach einer gewissen Latenzzeit).

Je nach der *Tiefenwirkung* unterscheiden wir drei Grade der Verbrennungen (Tab. 27.**8**). Das wirkliche *Ausmaß* und die Tiefe der Verbrennung ist erst nach Tagen sichtbar, wenn sich die Grenzen zwischen gesundem und krankem Gewebe abzeichnen (Abb. 27.**13**). Heute ist es möglich, diese Grenzen durch einen injizierten Farbstoff genau festzustellen (Vitalfärbung mit Disulphinblau). Das durchblutete Gewebe färbt sich grünlichblau an, das nicht mehr durchblutete Gewebe bleibt unverändert. Die grünblaue Verfärbung der Haut des Patienten hält einige Tage an und ist für ihn unschädlich.

Gefahren bei schweren Verbrennungen

Patienten mit schweren Verbrennungen sollten innerhalb kürzester Zeit fachkundiger Behandlung zugeführt werden (wenn möglich in einem Verbrennungszentrum), um vermeidbare, bedrohliche Komplikationen zu verhindern.

Wenn mehr als 50% der gesamten Körperoberfläche verbrannt sind, ist die Prognose sehr ernst. Wenn nicht sofort eine fachgerechte Behandlung und Pflege einsetzt, tritt der Tod innerhalb von 24–48 Stunden infolge *hypovolämischen Schocks ein.*

Tabelle 27.**8** Verbrennungsgrade

	Befallene Schicht	Pathologie	Heilungsaussichten
1. Grad	nur Oberhaut (Epidermis)	Rötung, Hyperämie evtl. Ödem	spontane Heilung durch trockenes Abschuppen
2. Grad	Lederhaut (Korium)	Brandblasen, Nekrose der Epidermis, Exsudat zwischen Epidermis und Korium	spontane Heilung möglich durch Epithelisation
3. Grad	Subkutis (bis ins subkutane Fettgewebe)	trockener, evtl. schwarzer Schorf, Nekrose der Epidermis und des Koriums, Zerstörung der epithelialen Hautanhangsgebilde	spontane Heilung unmöglich, Abstoßen der Nekrose, künstliche Nekroseentfernung und plastische Deckung notwendig

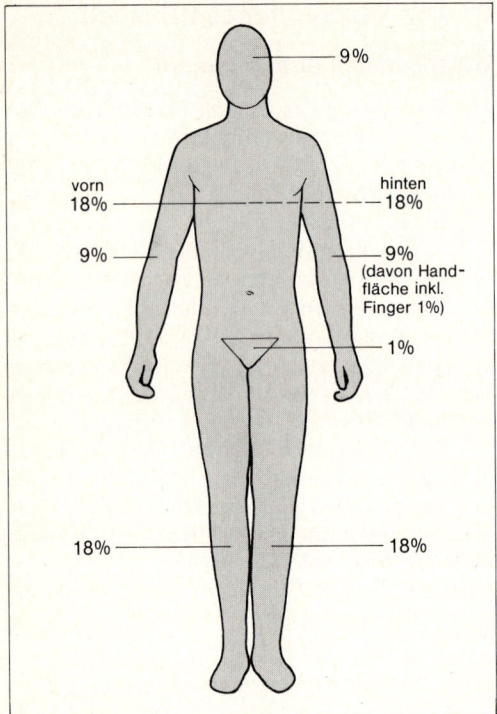

Abb. 27.**13** Verbrennungsschaden. Die Ausdehnung des Verbrennungsschadens wird in Prozenten der Gesamtkörperoberfläche angegeben. Zur Ermittlung bedient man sich der sog. Neuner-Regel.

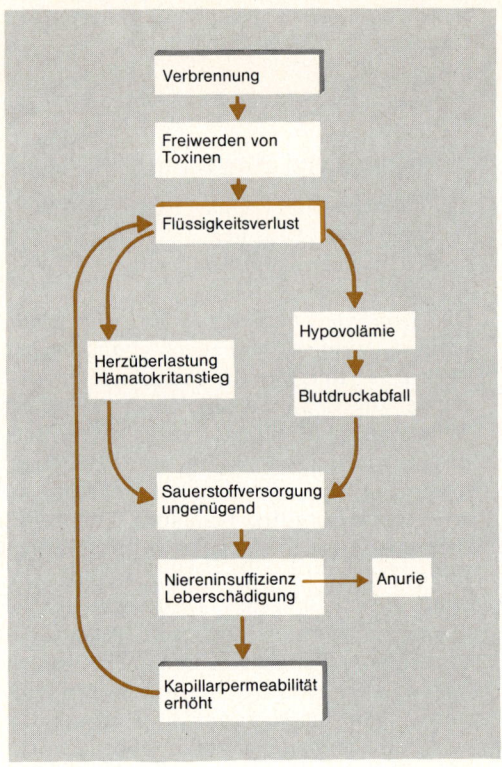

Abb. 27.**14** Circulus vitiosus des Verbrennungsschocks.

Schock in der Frühphase (1.–3. Tag)

- Hypovolämie (großer Flüssigkeitsverlust).
- Plasma- und Eiweißverlust, Senkung des kolloidosmotischen Druckes.
- Metabolische Azidose (durch verminderte Zellatmung bei herabgesetztem Sauerstoffpartialdruck).
- Anstieg der Katecholamine (auf das 20- bis 30fache) als sympathikotone Reaktion, die auf die heftigen Schmerzen zurückzuführen ist.
- Die Herzleistung wird eingeschränkt.

Die zahlreichen Faktoren, die zum Verbrennungsschock führen, beeinflussen sich gegenseitig (Abb. 27.**14**).

Schock in der Spätphase (4.–21. Tag)

In der 2. Phase steht die *örtliche* und *allgemeine* Infektion im Vordergrund. Durch *Resorption von Bakterientoxinen* von der Oberfläche der Wunden oder durch eine Bakteriämie kann sich ein *septischer Schock* entwickeln.

- Serumeiweißverlust hält an (Störung des Eiweißstoffwechsels).

- Verlust von Erythrozyten (petechiale Blutungen, toxische Hämolyse, verminderte Neubildung).
- Störungen des Wasser- und Elektrolythaushaltes.
- Nierenversagen.

Die therapeutischen Maßnahmen haben deshalb das Ziel, die primären Störungen baldmöglichst zu beheben.

Behandlungsgrundsätze

Allgemeine Behandlung

- *Schockbekämpfung und Flüssigkeitsersatz*. Es wird möglichst rasch viel Flüssigkeit zugeführt. Die Behandlung in der Schockphase ist standarsisiert (nach Baxter).
  - *Erste 24 Stunden* (vom Unfallereignis an gerechnet): 4 ml Ringer-Laktat pro % verbrannter Körperoberfläche pro kg Körpergewicht. Nach diesem Schema erhält z. B. ein 70 kg schwerer zu 20% verbrannter Patient $4 \cdot 20 \cdot 70 = 5600$ ml Ringer-Laktat (kali-

umfreie Infusionslösung). Unter dieser Flüssigkeitszufuhr bleibt die funktionelle extrazelluläre Flüssigkeitsmenge normal (20% des Körpergewichts), die stündliche Urinproduktion sollte 50-100 ml betragen (Dauerkatheter). Ist sie ungenügend, so muß eine Hypovolämie bzw. eine ungenügende Zufuhr angenommen werden. Die Nierenfunktion wird anhand der Diurese und Urinosmolarität überwacht.

- • *Ab 2. Tag* bekommt der Patient je nach Hämatokritwert Plasmaersatzmittel (PPL), 5%ige Glukoselösung und Elektrolytersatz in Abhängigkeit von Ausdehnung der Verbrennung und Laborwerten. Verlorengegangene Erythrozyten werden durch Bluttransfusionen ersetzt. Zufuhr von Spurenelementen, vor allem von Zink, ist für die Wundheilung von Bedeutung.
- *Schmerzbehandlung.* Schmerzmittel werden wegen der Ödeme nur intravenös verabreicht (Morphin in kurzen Abständen, nur unter steter Blutdruckkontrolle).
- *Tetanusprophylaxe* (S. 279).
- *Antibiotikatherapie* (Penicillin und Streptomycin) während der ersten Tage zur Infektionsverhütung.
- *Behandlung nach der Schockphase:*
  - • Infusionstherapie bis zum Ausgleich der Elektrolyte; dann bekommt der Patient kalorien- und vor allem eiweißreiche orale Ernährung (bis 17 000 Joule bzw. 4000 Kalorien täglich zuführen, ohne den Patienten zu sehr zu belasten, braucht schon viel Einfühlungsvermögen und Phantasie von seiten der Pflegegruppe).
  - • Eventuell muß eine Nährsonde zur zusätzlichen Verabreichung von Sondenkost eingelegt werden.

Patienten mit *schweren Verbrennungen* werden in speziell eingerichteten Zentren behandelt:
- optimale Raumfeuchtigkeit und -temperatur,
- Spezialeinrichtungen (Betten, Bäder usw.),
- speziell geschultes Behandlungs- und Pflegeteam.

Lokale Behandlung

- *Vorbereitende Maßnahmen.* Die Behandlung wird grundsätzlich nur mit Gesichtsmaske und sterilisierten Handschuhen durchgeführt. Der Patient wird auf eine sterilisierte Unterlage (Verbrennungswäsche bzw. Metalline) gelegt. *Schmerztherapie:* hohe Dosen Analgetika

(evtl. Narkose) sind eine wesentliche Vorbereitung.
- *Blasenabtragung* bei Verbrennung 2. Grades, dann
- *geschlossene Behandlung.* Die Verbrennungsoberfläche wird in der Regel mit Salben oder Salbenkompressen (Gittertülle, Betadine, Flamazine u. a.) behandelt. Die Verbrennungsoberfläche bleibt dadurch weich und geschmeidig, so daß Bewegungen in den Gelenken (Physiotherapie) möglich sind.
- *Débridement* = Entfernung von Blasenresten, schmierigen Belägen, Brandschorf u. a. durch einen Wasserstrahl (Jet-Spray), ein Schleifgerät (Dermabrasion) oder mit einem chirurgischen Messer (Exzision, Entlastungsschnitte = Escharotomie oder Fasziotomie).
- Die *Ruhigstellung* geschieht so, daß bei den Gelenken die Funktionsstellung fixiert wird (z. B. Handgelenk extendiert, Fingergrundgelenke gebeugt, Daumen opponiert). Die verbrannten Extremitäten werden hochgelagert.
- *Möglichst rasche Deckung.* Vorbereitend mit Epigard-Applikationen oder Fremdhaut (z. B. Schweinehaut). Als *definitive* Deckung wird die *Autotransplantation* von Spalthaut (meist als Netztransplantat = Meshgraft) verwendet (Hauttransplantation S. 896).
- *Rehabilitation und Spätversorgung.* Im Vordergrund steht die Narbenkorrektur; frühzeitig bei Gesicht, Gelenken, Händen. Alle anderen Korrekturen werden erst nach frühestens 6 Monaten vorgenommen.

Tab. 27.**9** zeigt exemplarisch einen Behandlungsplan.

Pflegegrundsätze

Die großflächige Verbrennungskrankheit stellt therapeutisch *und* pflegerisch große, häufig fast unlösbare Probleme. Schmerzen, toxische Einwirkungen, Verlustgefühle u. v. a. sind für den Patienten zermürbend, häufig so sehr, daß der Lebenswille erlahmt und Ressourcen kaum mehr aktivierbar sind. Die Anforderungen an die Betreuer sind dann sehr groß und können nur geleistet werden, wenn
- das *gesamte Pflege- und Behandlungsteam* (Verbrennungszentren verfügen zusätzlich über einen Psychiater) sich gemeinsam um die *ganzheitliche* Betreuung bemühen und sich mit den psychologischen Problemen auseinandersetzen;

Tabelle 27.9 Behandlungsplan: Lokalbehandlung von Verbrennungen

Befund	Diagnose	Débridement	Hauptbehandlung	Verbandwechsel
– Rötung wegdrück-bar – Keine Blasenbildung – Schmerzempfind-lichkeit erhöht	1. Grad	–	– kühlende Umschläge – Kortisonspray-Schaum – *Erste Hilfe:* Kaltwas-serbehandlung	
– Blasenbildung – Rötung wegdrück-bar – Konsistenz normal – Haare halten – Schmerzempfindung	2. Grad (oberfläch-lich)	– Blasenentfer-nung	– Verband: AGSD-Creme und dicker, saugfähiger Verband + Mullbin-den	– AGSD-Creme täglich – dann frühzeitiges Übergehen auf Sal-bentüll + dünner Ver-band
– Blasenbildung – Haut weißlich mit er-höhter Konsistenz – Rötung knapp weg-drückbar – Haare halten +/− – Schmerzempfindung +/−	2. Grad (tief)	– Blasen-, evtl. Haarentfernung	– Verband: AGSD-Cre-me + Mullbinden – frühzeitige tangen-tiale Exzision von Nekrosen oder Dermabrasion (Gesicht)	– Verbandwechsel täg-lich – Waschen – Débridement – AGSD-Creme – Mullbinden, später evtl. Salben-tüll + dünner Ver-band
– Blasenbildung – Haut weiß mit erhöh-ter Konsistenz – Rötung nicht weg-drückbar – Schmerzempfindung fehlt	3. Grad (oberflächlich)	– Blasen- und Haarentfernung – evtl. Escharoto-mie bzw. Faszio-tomie	2. Tag: – Exzision bis auf Fas-zie – Spalthaut (Meshgraft) – evtl. Hormontrans-plantat – evtl. Epigard	– Kontrolle täglich – Débridement – AGSD-Creme – Mullbinden – Exzisionen – Hauttransplantation – Epigard

– der *einzelne* an der Pflege Beteiligte eine große *Toleranzgrenze* besitzt und Leiden aushalten kann, denn auch große Schmerzmittelgaben können den Patienten auf die Dauer nicht schmerzfrei halten;
– bei der Pflege (d.h. für Behandlung, Betreu-ung und Begleitung) *genügend Zeit* investiert werden kann;
– *Pflegehilfsmittel* (Spezialbetten – S. 103 f. – u.a.) zur Verfügung stehen und die Bereit-schaft für eine *kreative Pflege* vorhanden ist. (Zu Strukturierung der Zeit s. S. 317 ff.)

Komplikationen

Man unterscheidet die Frühkomplikationen von den Spätfolgen.
Frühkomplikationen sind:
– Schock, Sepsis (häufigste Todesursachen);
– Anurie, Magenblutung;
– Pneumonie, Embolie, Depressionen.
Spätfolgen sind
– Narbenkontrakturen;

– Nierensteine, Keloide;
– psychische Veränderungen.

27.4.6. Intoxikationen

Von den akuten Vergiftungen entfallen im Durchschnitt etwa 50% auf Schlafmittel, 13% auf Schmerzmittel, 9% auf Alkohol, 7% auf Pilze, 9% auf Säuren oder Laugen u.a. Diese Einteilung ist örtlich und/oder zeitabhängig. Das heißt, daß in Stadtbereichen die Kohlenmonoxidvergiftungen häufiger sind als in ländlichen Gebieten, wo die Alkoholintoxikationen u. U. einen viel höheren Anteil ausmachen können. Pilzvergiftungen hin-gegen sind jahreszeitabhängig.
Man unterscheidet grundsätzlich:
– *Suizidale Vergiftung.* Es handelt sich dabei um die häufigste Vergiftungsursache, z.B. durch Schlafmittel, Gas oder andere Giftstoffe.
– *Akzidentelle Vergiftung.* Es sind die zufälligen, versehentlichen Vergiftungen, von denen häu-

fig Kinder betroffen werden, die Giftstoffe verschiedenster Art zu sich nehmen.
- *Gewerbliche Vergiftung* (z. B. Einatmen von toxischen Gasen). Sie sind durch angemessene Vorsichtsmaßnahmen heute seltener geworden. Je rascher das eingenommene Gift erkannt wird, eliminiert oder ein wirksames Antidot verabreicht werden kann, desto größer ist die Überlebenschance des betroffenen Menschen.

Allgemeine Symptome

- Kreislauf- und Atemstörungen;
- psychische Reaktionen wie Angst oder Euphorie;
- Störungen des Zentralnervensystems, die sich als Somnolenz, Bewußtlosigkeit, Krämpfe, Lähmungen und Reflexlosigkeit äußern;
- Störungen von seiten des Magen-Darm-Traktes wie Übelkeit, Erbrechen, Durchfälle.

Die Symptome können einzeln oder gehäuft auftreten. Eine Diagnosestellung anhand der Symptome allein ist kaum möglich. Von großem Vorteil ist es, wenn Packungen, Flaschen usw. eines möglichen Giftstoffes aufgefunden werden.

Sofortmaßnahmen am Unfallort

- Arzt benachrichtigen.
- Gift/Ursache suchen.
- Bei Einnahme von Medikamenten, Alkohol u.a. soll der Patient erbrechen. Unterstützen durch Einflößen von warmem Salzwasser (Patient dabei sitzen lassen).
- Telefonische Informationen über Gegenmaßnahmen einholen (s. untenstehende Adressen).

Behandlungsmaßnahmen

- *Entfernen des Giftes* aus dem Organismus mittels Magenspülung (S. 220), forcierter Diurese oder extrakorporaler Elimination durch Peritoneal- oder Hämodialyse bzw. Hämoperfusion (S. 789 ff.).
- *Unterstützung der vitalen Organe.* Je nach Zustand; im Vordergrund steht die Behandlung von Kreislauf-, Atem-, Stoffwechsel- und Ausscheidungsinsuffizienz. Dabei gilt der Grundsatz: Je länger Ausfälle bei den genannten Vitalfunktionen bestehen bleiben, desto schlechter ist die Prognose für den Patienten.
- *Verhüten von Schäden.* Bei allen Patienten, aber insbesondere bei Schlafmittelintoxikationen (vor allem bei Barbituraten) besteht große *Dekubitusgefahr.* Schon nach wenigen Stunden können tiefe Druckgeschwüre auftreten.
- Neben der *Überwachung* der *Vitalfunktionen* (Atmung, Kreislauf, Bewußtsein) bedarf der Patient der besonderen Beobachtung der evtl. zu erwartenden *neurologischen Ausfälle* (s. dazu S. 844 ff.).
- Die *psychosozialen Probleme* sind, je nach Ursache der Intoxikation u. U. sehr groß. Zum Problem Alkohol s. S. 725 f., zur Suizidalität S. 530 f.

Informations- und Behandlungszentren für Vergiftungsfälle

- *Schweiz:* Toxikologisches Zentrum, Zürich, Tel. 01 251 51 51.
- *Bundesrepublik Deutschland* (exemplarisch): Giftinformationszentrale, Krankenhaus Barmbek, Hamburg;
  Toxikologische Abteilung, Medizinische Klinik II, Universität München.
- Tragen Sie bitte die Telefonnummer Ihrer *regionalen Giftinformationszentrale* ein: . . . .

27.5. Beurteilung von Wissen und Können in der Pflege

Übung

Wenn Sie Gelegenheit haben, bei der Pflege eines intubierten (und beatmeten) Patienten mitzuwirken, so machen Sie sich bitte Gedanken über die folgenden Aspekte:

- *Behandlung:* Sammeln Sie alle zugänglichen Informationen zur Behandlungspflege: Merkblätter, Handbücher, Erfahrungen der Mitarbeiter u. a.).
- *Betreuung:* Notieren Sie die Betreuung, die der Patient erhält (durch Sie persönlich und durch das gesamte Pflegepersonal).
- *Begleitung:* Überdenken Sie die gegebene Begleitung. Durch wen und wie wird die Begleitung übernommen (Bezugsperson)?
- Versuchen Sie (mit Hilfe der zuständigen Vorgesetzten oder der Instruktorin), eine kritische *Situationseinschätzung* vorzunehmen und Konsequenzen für die Pflege abzuleiten.

Weiterführende Literatur

Beske, F.: Lehrbuch für Krankenpflegeberufe, Bd. II, 5. Aufl. Thieme, Stuttgart 1986

Horisberger, B.: Herzrhythmusstörungen, RECOM, Basel 1976

Hossli, G., R. Jenny: Grundlagen 1 der Anästhesiologie und Intensivbehandlung für Schwestern und Pfleger. Huber, Bern 1980

Juchli, L.: Sein und Handeln, 3. Aufl. RECOM, Basel 1985

Kautzky, R.: Sterben im Krankenhaus, 7. Aufl. Herder, Freiburg 1981

Kenskamp, D. H. G.: Anästhesiologie und Intensivmedizin für Schwestern und Pfleger, 2. Aufl. Springer, Berlin 1979

Kretz, F. J.: Intensivmedizin für Krankenpflegeberufe. Thieme, Stuttgart 1985

Lawin, O.: Praxis der Intensivbehandlung, 5. Aufl. Thieme, Stuttgart 1987

Okonek, S.: Vergiftungen - Entgiftungen - Giftinformation. Springer, Berlin 1981

Spät, G.: Vergiftungen und akute Arzneimittelüberdosierung, 2. Aufl. De Gruyter, Berlin 1982

Swan, H. J., H. N. Allen: EKG-Übungen, Erkennen von Störungen der Herzaktion. RECOM. Basel 1976

Wolff, G.: Atmung und Beatmung, 2. Aufl. Springer, Berlin 1978

Zink, J.: Trauer hat heilende Kraft. Kreuz, Stuttgart 1985

V. Pflege des organkranken Menschen

Der Titel zu diesem Teil des Lehrbuches, der 15 Kapitel umfaßt, könnte irreführend sein. Der Mensch, der in seinem Befinden und in seiner Befindlichkeit gestört ist, ist krank. Krankheit ist aber nie nur auf ein Organ oder Organsystem beschränkt (s. dazu S. 50f.). Nicht der Magen ist krank, ebensowenig wie der Magen Hunger hat; *es ist der Mensch, der krank ist oder Hunger hat.* Ja mehr noch: Es ist der individuelle Mensch, ein Mensch mit einem Namen und einer Biographie, d.h. *es ist eine Person, die krank ist.* Welch eine Karikatur vom Menschenbild steht demnach hinter Aussagen wie: „Der Magen von Zimmer 200", oder „die Gallenblase, die morgen operiert wird". Wenn in den folgenden Kapiteln trotzdem die Organe bzw. Organsysteme als Titel gewählt wurden, dann deshalb, weil sich Krankheit auf der Körper-Leib-Ebene manifestiert. Es treten Störungen an Organen und Organsystemen auf, die typisch, charakteristisch und lokalisierbar sind. Der Arzt stellt eine Diagnose. Grundsätzlich ist Pflege auch ohne Kenntnis der Diagnose möglich. Dies vor allem dann, wenn eine Pflegeperson sich ganz in einen Menschen einfühlen kann. Sie wird dann die Diagnose „hören, sehen, begreifen,

er-fahren". Bewußtheit kann dabei eine große Hilfe sein, denn Bewußtheit ermöglicht größere Verantwortlichkeit, ermöglicht zusammenschauendes Wissen und daher Ge-Wissen (Wissen um die tieferen Werte). Es geht um den Menschen. Unserer Pflege sind Menschen anvertraut, d.h., daß wir immer einen vierfachen Aspekt zu berücksichtigen haben:

- die Person in ihrem individuellen Sein;
- den Organismus mit bestimmten Symptomen, Krankheitszeichen, Funktionsstörungen, Organausfallerscheinungen;
- die Um- und Mitwelt, aus der dieser Mensch kommt (und wieder zurückkehrt) und zu der er in Beziehung steht;
- die Transzendenz, an der in irgend einer Form jeder Mensch teilhat.

Der Arzt plant und überwacht die *Behandlung* des Kranken. Pflegepersonen unterstützen und fördern die Behandlung. Bleibt Pflege dabei stehen, müssen wir von einem *arzt- oder medizinorientierten Pflegeverständnis* sprechen. Der Ablauf eines daraus resultierenden Denksystems könnte wie folgt gesehen werden:

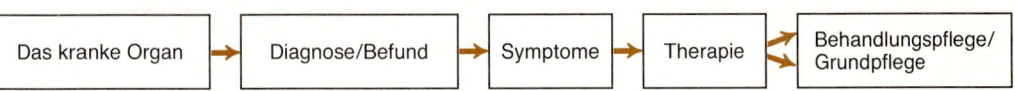

= *lineares Denken;* Pflege steht im Schlepptau der Medizin, ist *befundorientiert.* Hier wird offensichtlich, daß in einer solchen Auffassung die *Behandlungspflege* (Unterstützung des Arztes bei diagnostischen und therapeutischen Maßnahmen) Priorität bekommen muß und daß diese vom Arzt nicht nur verordnet, sondern auch beurteilt

(und damit honoriert) wird. Der *Grundpflege* wird dann eine untergeordnete Rolle zuerkannt; sie wird u. U. an weniger qualifiziertes Personal delegiert.

Anders sieht das *eigenständige Pflegekonzept* aus, wo nicht das kranke Organ und die Verordnung des Arztes im Mittelpunkt bzw. am Anfang des Pflegeprozesses stehen, sondern der individuelle *Mensch mit Gesundheitsstörungen,* welche sich zwar an einem *Organ* manifestieren, aber ohne daß dieses Organ bzw. die medizinische, diagnostisch-therapeutische Sichtweise die abzuleitenden Handlungen bestimmt. Bestimmend ist vielmehr der *Mensch* selbst, der Mensch in seinem *Befinden* und in seiner individuellen *Biographie* und *Situation,* aus der er kommt und in die er zurückkehren wird. Das daraus resultierende Pflegemodell untersteht deshalb nicht

mehr einer linearen Sichtweise. Es steht im Dienst des *Pflegeprozeßdenkens,* ist ganzheitlicher, dynamisch und eigenständig dort, wo es eigenständig sein kann: in der Pflege, d. h., es ist person- und pflegeorientiert (nicht technisch- und medizinorientiert) (zu eigenständigen und nichteigenständigen Bereichen s. S. 48). Ohne daß die Medizin (Diagnostik, Therapie = Befund) ausgeklammert wird, steht das *Befinden* im Mittelpunkt.

Dynamik des Pflegeprozesses aus personorientierter Sicht

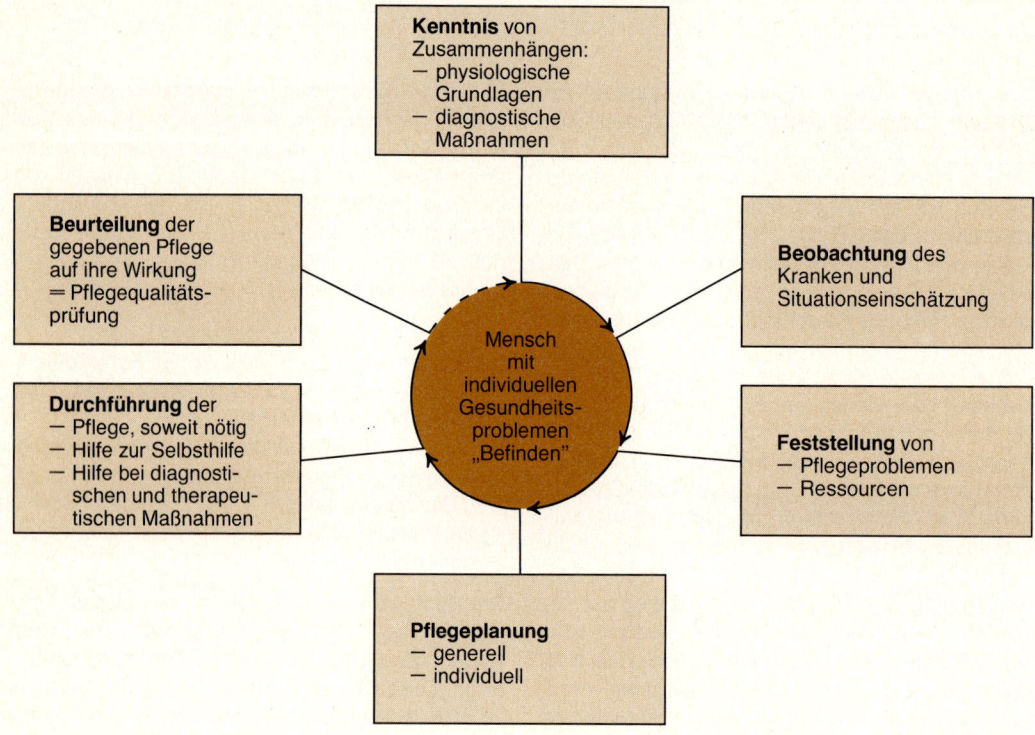

Wenn im folgenden die Orientierung an den einzelnen Organen geschieht, dann *nicht* ohne die Grundlagen im ersten Teil des Buches – die Aktivitäten des täglichen Lebens (ATL). So muß z. B. das Kapitel 28, Lungen und Atemwege, im Zusammenhang mit der ATL Atmen (Kap. 9) gesehen werden (s. Bezug zum Kreismodell). Die einzelnen Kapitel befassen sich mit Gesundheitsproblemen, die bei verschiedenen Funktions-

oder Organstörungen auftreten können. Sie geben Grundlagen für eine *generelle (standardisierte) Pflegeplanung,* die für die individuelle Pflegeplanung abgewandelt und angepaßt werden müssen. Eine *individuelle Pflegeplanung* (S. 79) vermag das Lehrbuch nicht zu bieten. Dazu bedarf es der *Praxis.*
Eine *Übersicht* über die folgenden Kapitel gibt das untenstehende Strukturnetz.

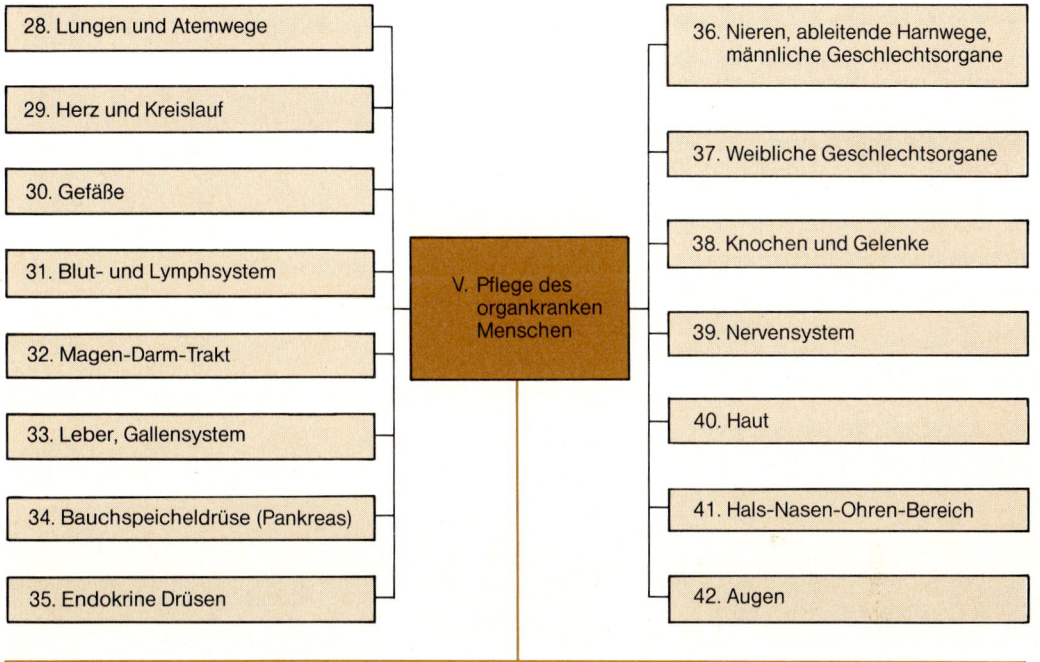

Die Pflege ist dann individuell und situationsgerecht, wenn nicht die Diagnose bzw. das Organ im Mittelpunkt steht, sondern **der Mensch in seiner Ganzheit:** mit Gesundheitsproblemen (Pflegeprobleme, Symptome) und gesunden Funktionen und Kräften (Ressourcen)

28. Lungen und Atemwege

Sequenziel/Intention

Das Wissen um die physiologischen und pathophysiologischen Vorgänge im Bereich der Atmungsorgane befähigt Sie, die Situation von Patienten mit Erkrankungen von Lungen und Atemwegen zu erkennen. Sie können unter Berücksichtigung der physischen, psychischen und sozialen Aspekte die *Pflegebedürftigkeit des Kranken einschätzen*, seine individuellen *Ressourcen* und *Pflegeprobleme* erfassen, formulieren und davon die pflegerischen Bemühungen ableiten. Sie können je nach Ausbildungsstand an der *Pflegeplanung* (s. auch S. 74 ff.) teilnehmen und werden mit zunehmender Übung fähig, die Pflege des Patienten selber zu *planen, auszuführen,* zu *überwachen* und jeweils neuen Bedürfnissen *anzupassen.*

Dynamik des Pflegeprozesses

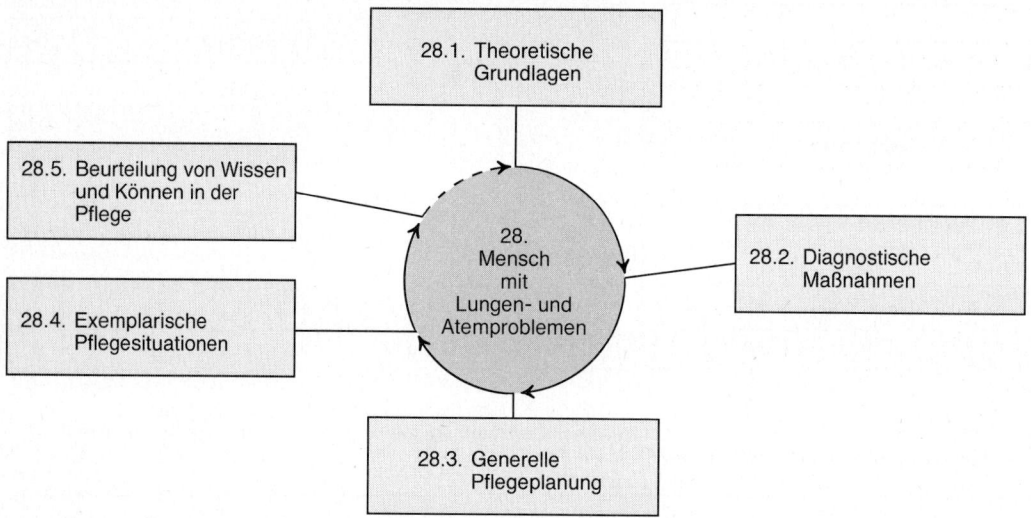

Prinzipien/Impulse

- Die *Atemfunktion* gewährleistet die der jeweiligen Stoffwechselsituation entsprechende Aufnahme von Sauerstoff und Abgabe von Kohlensäure. Sie hilft mit bei der Regulation des Säure-Basen-Haushalts und dient somit der Aufrechterhaltung der *Homöostase.*
- *Atmen bedeutet Leben* und Lebendigkeit für die Materie (Organe, Soma), für die Psyche wie für die Geist-Seele. *Atem/ Hauch* und *Pneuma/Geist* sind verwandte Begriffe und sind lebenschaffende Prinzipien.
- Diese *lebenschaffenden Prinzipien* ermöglichen die aktiven geistigen Impulse wie Erleben, Gefühl und Gemüt, Wille und Verstand, Stimmung und Gestimmtheit, sie ermöglichen die Sprache als *Kommunikationsmittel* für die Beziehung zur *Mit-* und *Umwelt.*
- Der *Geist* übersteigt aber auch dieses Bedingte und öffnet für das Unbedingte, den Zugang zur Überwelt, zum Transzendenten.

28.1.   Theoretische Grundlagen

28.1.1.   Bezug zum Kreismodell

Lungen- und Atemprobleme stehen in direktem Zusammenhang zur ATL (Aktivität des täglichen Lebens) *Atmen* – damit befaßt sich das Kapitel 9 –, dann auch das Kapitel 12, das sich mit der geistigen Dimension des Atmens (Hauch, Geist), der *Kommunikation* auseinandersetzt.

Die einführenden *Prinzipien* bzw. *Impulse* zeigen auf, wie sehr Störungen der Atemorgane den Menschen in der Ganzheit seiner körperlichen, psychischen und geistigen Strukturen beeinträchtigen und wie sehr schwere Störungen zur vitalen Bedrohung werden (effektiv wie auch gefühlsmäßig). Von diesem Wissen wird der Anspruch an die Pflege abgeleitet, gemäß der auf S. 84 f. besprochenen Gesetzmäßigkeit: *Prinzip → Folgerung → Forderung → Methode*.
Zur *Pflegeplanung* s. S. 74 ff.

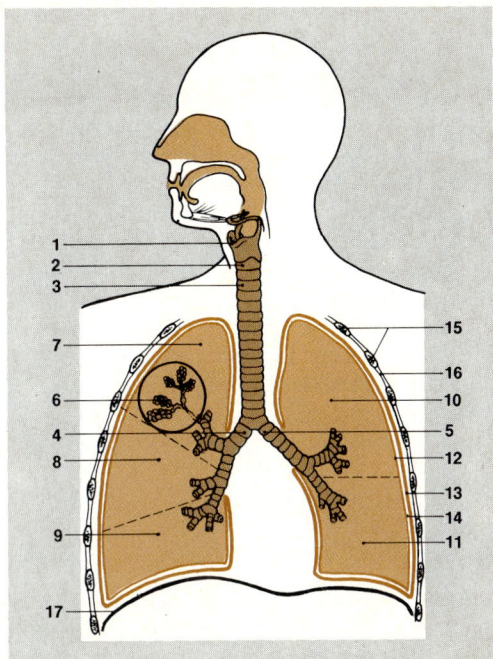

Abb. 28.**1**   Atemapparat. Bezeichnen Sie die Strukturen 1–17 (S. 943).

28.1.2.   Anatomie, Physiologie

Repetieren Sie anhand der Abb. 28.**1** die *Anatomie* des Atemapparates.
Physiologie. Hauptaufgabe der Lungen ist der Gasaustausch, d.h. die Aufnahme von Sauerstoff und die Abgabe von Kohlensäure.
Infolge einer Differenz des O_2-Teildruckes zwischen Alveolarluft und Kapillarblut diffundiert O_2 von der Alveole ins Blut, und umgekehrt entweicht CO_2 aus dem Blut in die Alveole, weil im Kapillarblut der CO_2-Teildruck höher ist als in der Einatmungsluft.
Diese Diffusion ist nur möglich, wenn alle in Abb. 28.**2** dargestellten Teilfunktionen der Lunge intakt sind. Da die Atemgase mit dem Blut transportiert werden, *bilden Atmung und Kreislauf eine funktionelle Einheit*.
Bei der Atmung, die durch Zentren im Gehirn gesteuert wird, unterscheiden wir:
– Einatmung = Inspiration,
– Ausatmung = Exspiration.

Abb. 28.**2 a–d.**   Lungenfunktion, Teilfunktionen. **a** Ventilation – Luftaufnahme und Luftabgabe. **b** Distribution – gleichmäßige Luftverteilung (durch den linken und rechten Bronchus). **c** Diffusion – Durchtreten der Atemgase durch die Alveolarwände vom und in das Kapillarsystem. **d** Zirkulation des Blutes und dadurch Transport der Atemgase vom und in das zu ernährende Gewebe.

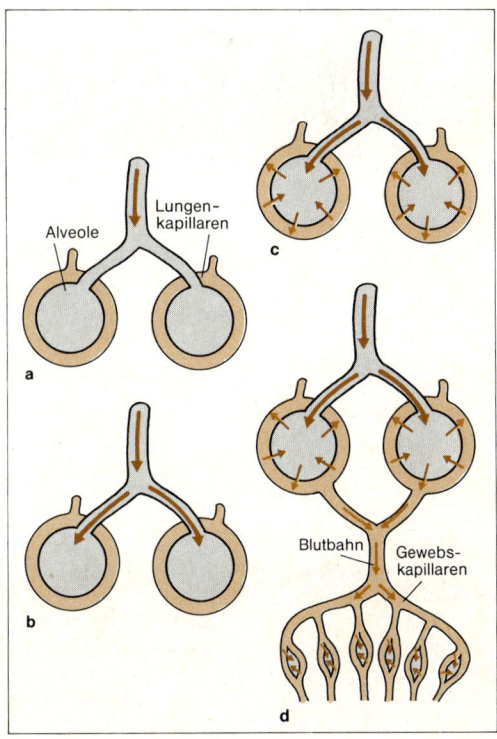

Die Zusammensetzung der Alveolarluft nach einer Einatmung entspricht allerdings nicht der Frischluft, denn wenn wir in Ruhe atmen, befindet sich bereits vor der Einatmung verbrauchte Luft in den Alveolen, weil bei der Ausatmung nie alle Luft aus den Lugen gepreßt wird. Außerdem liegt die erste Luftportion, die bei der Einatmung in die Alveolen gelangt, in der Trachea und den Bronchien, ist also noch verbrauchte Luft von der letzten Ausatmung. Man nennt diesen Raum in den zuleitenden Wegen, der nicht am Gasaustausch teilnimmt, *Totraum*.

Die Lungenvolumina nach normaler und forcierter Ein- bzw. Ausatmung sind in Abb. 28.3 dargestellt.

Beachte

Die Kenntnis der Lungenfunktion (und Lungenvolumina) ist Voraussetzung für das Verstehen der Lungenfunktionsprüfung oder Spirometrie (s. diagnostische Maßnahmen). Auch das Verständnis für die Behandlung und für das situationsgerechte Handeln in der Pflege sind nur auf der Basis eines fundierten Physiologieverständnisses möglich.

28.2. Diagnostische Maßnahmen

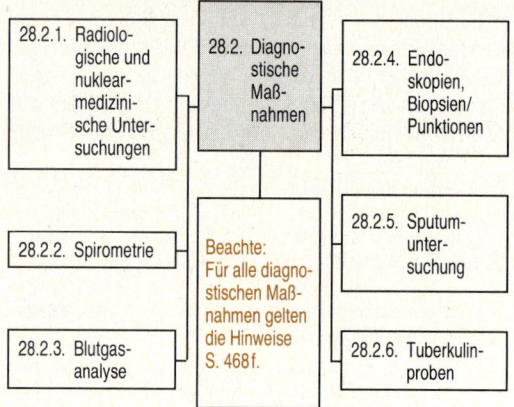

28.2.1. Radiologische und nuklearmedizinische Untersuchungen

Röntgenuntersuchungen des Thorax

Die wichtigsten Untersuchungsverfahren sind:
- *Durchleuchtung* – Besichtigung der Lungen,
- *Schirmbildphotographie* – Kleinformatbildaufnahme,
- *Thoraxröntgen* – großformatige Röntgenbilddarstellung,
- *Tomographie* – Schichtaufnahmeverfahren,
- *Computertomographie* – (CT).

Prinzip und *Durchführung* dieser Untersuchungen sind im Kapitel 20, Röntgen, nachzulesen. Eine besondere Vorbereitung durch die Pflegeperson ist nicht notwendig.

Kontrastmitteldarstellung – Bronchographie

Man versteht darunter die Darstellung des Bronchialbaumes mit Hilfe von Kontrastmitteln.

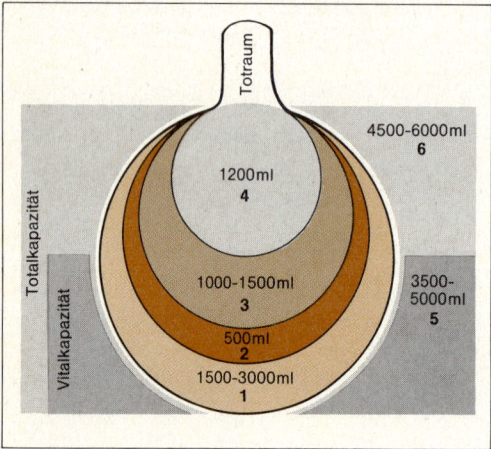

Abb. 28.3   Atemvolumina.

1 Inspiratorisches oder Einatmungsreservevolumen: 1500–3000 ml = Luftvolumen, das über das Atemvolumen hinaus bei maximaler Inspiration noch eingeatmet werden kann.

2 Atemzugvolumen: 500 ml = Luftvolumen, das bei ruhiger Atmung ein- oder ausgeatmet werden kann (gewöhnliche Atmungsluft).

3 Exspiratorisches oder Ausatmungsreservevolumen: 1000–1500 ml = Luftvolumen, das über das Atemzugvolumen hinaus bei maximaler Exspiration noch ausgeatmet werden kann.

4 Residualvolumen oder Restluft: 1200 ml = Luftmenge, die nach maximaler Ausatmung noch in der Lunge verbleibt.

5 Vitalkapazität (1–3): 3500–5000 ml = Luftvolumen, das nach maximaler Inspiration ausgeatmet werden kann.

6 Totalkapazität (1–4): 4500–6000 ml = Gesamtmenge der Luft, die die Lunge aufnehmen kann.

Ausführung

In der Regel wird unter Kurznarkose (seltener unter Lokalanästhesie) eine röntgenundurchlässige Substanz mit Hilfe von halbstarren Kathetern in den Bronchialbaum eingebracht. Durch Röntgenaufnahmen können Veränderungen im Bereich der Bronchien (Bronchiektasen, Tumoren u. a.) erfaßt werden.

Vorbereitung, Nachsorge

Vorbereitung. Orientierung des Kranken – die Untersuchung kann für ihn sehr unangenehm sein, da vorübergehend die Atmung erschwert wird.
Nachbehandlung. Gute Überwachung des Allgemeinzustandes, besonders von Aussehen und Atmung. Schon kurz nach Abschluß der Untersuchung wird der Patient angehalten, gut auszuhusten, damit das nichtresorbierte Kontrastmittel nicht in den Bronchien verbleibt.
Bei Patienten mit Lungenemphysem ist das Aushusten von ganz besonderer Wichtigkeit. Oft verordnet der Arzt *vor* und *nach* der Bronchographie Quincke-Hängelage (S. 248 f.).

Lungenszintigraphie

Bei der Lungenszintigraphie wird nach i. v. Verabreichung einer radioaktiven Substanz (radioaktiv markierte Eiweißteilchen, deren Größe so bemessen ist, daß sie die Kapillaren nicht passieren können) die Strahlung mittels Szintillationszähler gemessen. Das Szintigramm wird somit zu einer Momentaufnahme der *Lungendurchblutung.* Bei einer verminderten oder aufgehobenen Durchblutung (z. B. bei Lungenzysten, Bronchuskarzinom, Embolie u. a.) werden wenige oder keine Eiweißpartikel einströmen = Speicherungsausfall. Im Szintigramm sind wenig bis keine Markierungsstriche zu sehen, was für eine geringe Aktivität spricht. Bei einer gut durchbluteten Lunge sind regelmäßige, schnell aufeinanderfolgende Markierungsstriche sichtbar (hohe Aktivität).
Neben dieser sog. *Perfusionsszintigraphie* kann auch eine *Ventilationsszintigraphie* (nach Einatmen eines Edelgases) vorgenommen werden. Zu *Prinzip,* *Vorbereitung* und *Durchführung* s. S. 464 f.

28.2.2. Spirometrie

Die Ventilationsgröße (Atmungsgröße, Luftvolumen) gibt Auskunft über die Leistungen bzw. Einschränkungen der Lungen. Sie wird mit dem Spirometer gemessen (Abb. 28.4).
Das Spirometer ist ein Apparat mit geschlossenem, sauerstoffgefülltem System, in dem Ventile dafür sorgen, daß durch die Ein- und Ausatmung ein Kreislauf entsteht, der die ausgeatmete Luft vor ihrer Rückkehr zum Patienten durch einen CO_2-Absorber treibt. Bei der Einatmung vermindert sich das Gasvolumen im Spirometer, bei der Ausatmung strömt ein Teil des Ausatmungsvolumens zurück. Diese Volumenschwankungen werden fortlaufend von einem Schreibgerät registriert und graphisch dargestellt = Spirogramm (spirare = atmen). Die Volumenschwankungen widerspiegeln die *Volumenverhältnisse in den Lungen oder im Thorax.*

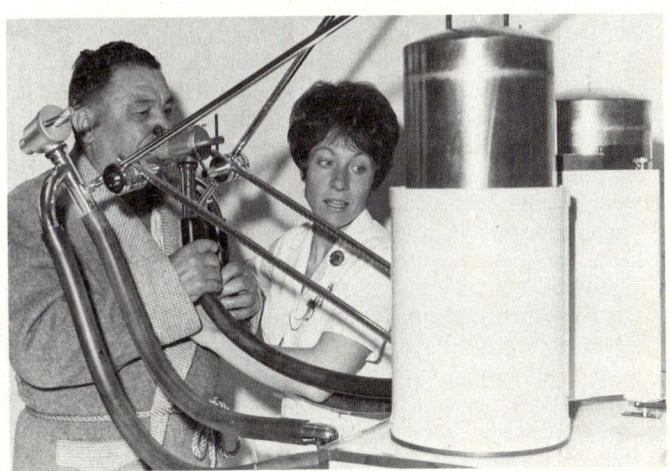

Abb. 28.4   Der Patient am Spirometer.

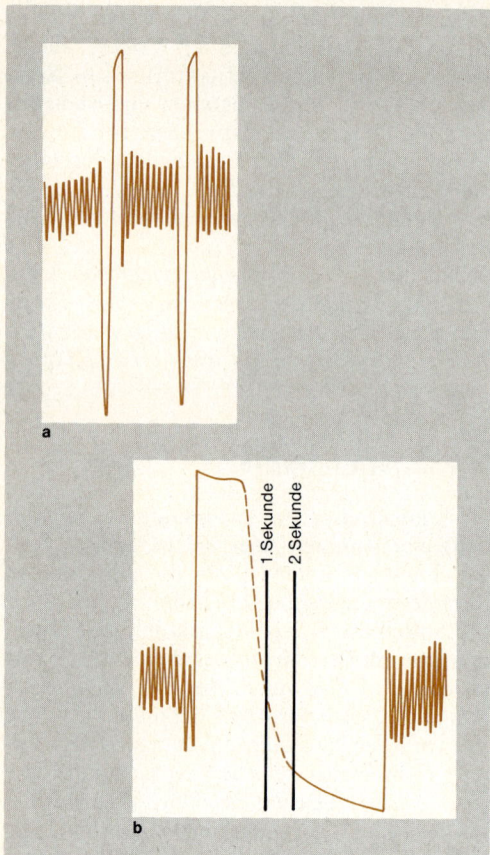

Abb. 28.**5a–b** Lungenfunktionsprüfung. **a** Vitalkapazität, **b** Tiffeneau-Test.

Vorbereitung für die Lungenfunktionsprüfung bzw. Spirometrie

- Zur Berechnung der Kurve sind folgende Angaben nötig: Gewicht, Körperlage, Alter, Geschlecht.
- Wird die Lungenfunktionsprüfung am Vormittag vorgenommen, soll der Patient nüchtern bleiben.
- Den Patienten gut informieren und ihm den Vorgang so erklären, daß er ihn verstehen kann. Von seiner Kooperation hängt der Aussagewert der Resultate ab.
- Die Untersuchung kann am stehenden, sitzenden oder liegenden Patienten vorgenommen werden. Mundstück (Verbindung vom Patienten zum Apparat) und Nasenklemme müssen gut sitzen, so daß keine Außenluft in das geschlossene System dringen kann.

Lungenfunktionsprüfungen

Vitalkapazität = Luftmenge, die zwischen maximaler Ein- und Ausatmung bewegt wird (Abb. 28.**2** u. 28.**5a**), Norm 3500–5000 ml pro Atemzug. Eingeschränkt ist sie bei restriktiven Ventilationsstörungen (durch Verminderung des Gesamtatmungsvolumens), z. B. bei Lungenfibrosen mit herabgesetzter Dehnbarkeit des Thorax. Die Vitalkapazität nimmt innerhalb gewisser Grenzen mit der Körpergröße zu. Man kann daher auch eine Korrelation zur Körperoberfläche herstellen und kommt dann auf Werte von durchschnittlich $2,5\,l/m^2$. Sie sind bei der Frau etwas tiefer als beim Mann. Die relativ großen Schwankungen sind dem unterschiedlichen Trainingszustand des Patienten zuzuschreiben.

Tiffeneau-Test. Es wird diejenige Luftmenge gemessen, welche maximal pro Sekunde ausgeatmet wird = *Sekundenkapazität* (Abb. 28.**5b**).

Der Patient wird zur maximalen Einatmung angehalten und dann aufgefordert, stoßweise und forciert auszuatmen.

Bei normaler Lungenfunktion atmet er in der ersten Sekunde 75–80% der eingeatmeten Luft wieder aus. Eine verlangsamte Ausatmung finden wir bei Widerständen aller Art in Lungen und Atemwegen (obstruktive Ventilationsstörungen – durch Erhöhung des Strömungswiderstandes in den Atemwegen).

Bei der *erweiterten Lungenfunktionsprüfung* werden zusätzlich gemessen:

Atemzeitvolumen = Verhältnis von Exspirations- zu Inspirationsdauer. Norm 1:1 bis 1:2 (Anstieg bei obstruktiven Ventilationsstörungen).

Residualvolumen, Restluft. Gemessen wird die Luftmenge, die nach maximaler Exspiration noch in der Lunge verbleibt. Dieser Teil des Lungenvolumens kann nicht durch direkte Spirometrie bestimmte werden, sondern muß indirekt ermittel werden. Dazu wird ein Fremdgas in Form von Helium verwendet. Der Versuch dauert 7–10 Minuten. Norm 1200 ml.

Atemgrenzwert. Man versteht darunter die willkürlich durchgeführte, maximal mögliche Ventilationssteigerung, die während 10–15 Sekunden durchgeführt wird. Der ermittelte Wert wird auf eine Minute umgerechnet. Norm 100–150 l/Minute.

Der Atemgrenzwert nimmt mit zunehmendem Alter ab. Er ist bei allen Erkrankungen mit Verminderung des Lungenvolumens verkleinert (bei Pneumonie, Pleuraerguß, nach Lungenresektion u. a.).

Atemreserve. Als Atemreserve bezeichnet man das über die Ruheventilation hinaus mögliche Atemminutenvolumen.
Eine Übersicht über die Definition der verschiedenen Atemvolumia geben Abb. 28.**3** (S. 592) sowie Abb. 28.**6**.

28.2.3. Blutgasanalyse

Prinzip. Der im arteriellen Blut herrschende Sauerstoffdruck, die Sauerstoffsättigung und -kapazität sowie die Kohlensäurespannung und der pH-Wert sind meßbare Größen.
Unter Blutgasanalyse versteht man demzufolge die Messung der Blutgase im arteriellen Blut (seltener im Venen- oder Kapillarblut). Sie gibt uns Auskunft, ob die Sauerstoffsättigung und der Sauerstofftransport genügend oder ungenügend sind.

Blutgase im arteriellen Blut

- Sauerstoffdruck (pO$_2$), Norm 11,9 kPa (89 mmHg). Er ist vor allem bei Verteilungsstörung (s. Abb. 28.**2**) vermindert.
- *Kohlensäuredruck* (pCO$_2$) 4,8–5,4 kPa (36–42 mmHg). Ein erniedrigter CO$_2$-Druck bedeutet Hyperventilation, bei erhöhtem Druck liegt eine alveoläre Hypoventilation vor.

Blut-pH-Wert

- Der pH-Wert (Norm 7,37–7,43) gibt Auskunft über das Säure-Basen-Gleichgewicht, das durch Lungen und Stoffwechsel reguliert wird. Man spricht deshalb von einer *respiratorischen* oder *metabolischen Azidose* (pH unter 7,34) bzw. *Alkalose* (pH über 7,43; s. dazu Säure-Basen-Gleichgewicht S. 407).
- *Alkalireserve* bzw. Standardbikarbonat (22–28 mmol/l) = Bikarbonatgehalt, der unter standardisierten Bedingungen gemessen wurde. Er zeigt vor allem die metabolische Azidose bzw. Alkalose an.

Astrup-Methode

Die Astrup-Methode ist eine mögliche Methode zur Errechnung der Gesamtpufferbase bzw. des Basenexzesses zur Beurteilung der Säure-Basen-Relation.

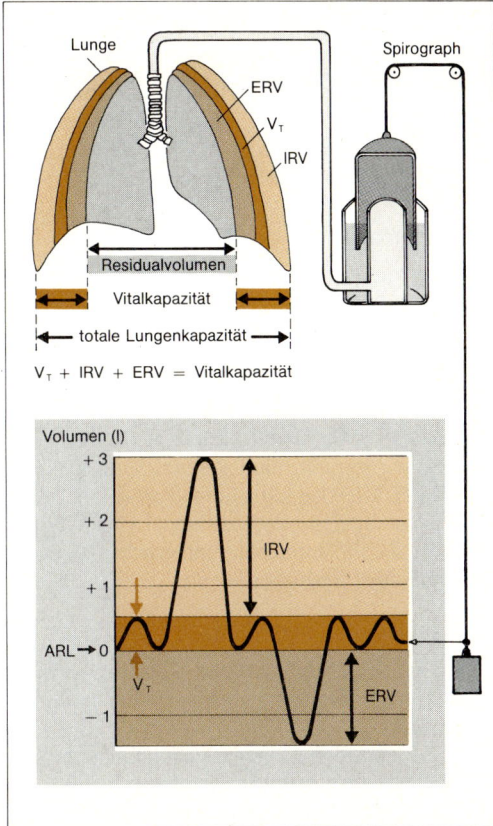

Abb. 28.**6** Messung des Atemzugvolumens (V$_T$), des inspiratorischen und des exspiratorischen Reservevolumens (IRV bzw. ERV) mit dem Spirographen. ARL = Atemruhelage (nach *Silbernagl*).

Blutentnahme für Blutgasanalysen

Arterielle Blutentnahme (S. 400). *Luftzutritt* und *Gerinnung des Blutes* müssen verhindert werden durch

- rasches, koordiniertes Arbeiten,
- Verwendung einer dichten, mit Heparin (durch Hin- und Herbewegen des Stempels) benetzten Spritze (oder Venüle).
- Konusverschluß bereithalten.
- Blut sofort ins Labor bringen.

Venöse Blutentnahme (S. 436f.). Die i.v. Blutgasanalyse ist seltener als diejenige im arteriellen Blut. Das *Vorgehen* ist grundsätzlich das gleiche. Die Vene soll möglichst wenig oder überhaupt nicht gestaut werden.

Kapillare Blutentnahme. Sie ist auf S. 437 beschrieben.

28.2.4. Endoskopien, Biopsien/ Punktionen

Die Endoskopien und Biopsien/Punktionen sind in Kap. 18 u. 20 abgehandelt. Allgemeingültige Angaben zu *Prinzipien, Vorbereitung* und *Nachsorge* sind dort nachzulesen.

Bronchoskopie

Über die Spiegelung der Bronchien ist in Kap. 20 (S. 467 f.) nachzulesen.

Mediastinoskopie

Direkte endoskopische Besichtigung des Mediastinums von einem Hautschnitt im Jugulum aus zur Klärung intrathorakaler Krankheitszustände (Abb. 28.7). Gleichzeitig ist die *Biopsie* von bronchialen, trachealen oder aortalen Lymphknoten möglich, die, histologisch untersucht, wichtige diagnostisches Resultate liefern.

Vorbereitung des Patienten

Da es sich eigentlich um eine kleine *Operation* handelt, sind einfache präoperative Maßnahmen zu treffen:
- Am Vorabend nur leichte Kost geben, am Untersuchungstag Patienten nüchtern lassen.
- Nach Verordnung Gerinnungsstatus oder Quick-Bestimmung.
- Blutgruppe muß bekannt sein.
- Rasur: Unterseite des Kinns bis Armansatz, bis Brusthöhe.

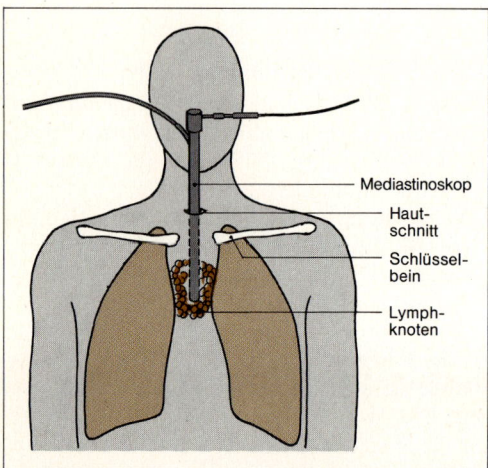

Abb. 28.**7**   Schematische Darstellung der Mediastinoskopie.

(Bildbeschriftungen: Mediastinoskop, Hautschnitt, Schlüsselbein, Lymphknoten)

- Prothesen, Schmuck, Make-up entfernen.
- ½ Stunde vor der Untersuchung Mund spülen lassen.

Ausführung

Unter Narkose wird nach Hautschnitt (oberhalb des Jugulums) das Mediastinoskop eingeführt. Zusätzlich zur Spiegelung wird eine Lymphknotenbiopsie vorgenommen. Der Hautschnitt wird anschließend mit 3–4 Klammern verschlossen.

Nachsorge

- Beobachtung der Vitalzeichen (Puls, Blutdruck, Atmung), Aussehen und Wundgebiet während 2 Stunden halbstündlich →Blutungsgefahr nach innen und nach außen.
- Lagerung mit leicht erhöhtem Oberkörper.
- Mobilisation am gleichen Tag.
- Nahrungskarenz während 3–6 Stunden, dann darf der Patient trinken, später leichte Kost zu sich nehmen; ab 2. Tag Normalkost.
- Infusionen während 1–2 Tagen.
- Klammern werden am 3. Tag entfernt.

Pleurapunktion

Einstich in den Pleuraraum zum Entzug von Flüssigkeit. Sie geschieht
- *therapeutisch* als Entlastungspunktion oder zur lokalen Chemotherapie,
- *diagnostisch* als Probepunktion.

Das *Punktat* wird häufig als *Erguß* bezeichnet (Ansammlung von Flüssigkeit in einem Hohlraum). Es kann sich dabei um Transsudat oder Exsudat (s. Tab. 18.**1**, S. 433), Blut oder Eiter handeln.

Vorbereitung des Patienten

- Prämedikation nach Verordnung (Antitussiva, Atropin),
- Rasur wenn nötig.
- *Lagerung zur Punktion:* am Bettrand sitzend, gesunde Seite gegen aufgestellten Kopfteil des Bettes. Arme bequem verschränkt in Schulterhöhe auf Überschiebetisch und Kissen gelegt (Abb. 28.**8**).

Gegenstände

Punktionsset (sterilisiert) mit (Abb. 28.**9** von links nach rechts):
- 10-ml-Spritze für Anästhesie,
- 20-ml-Spritze für Probepunktion,
- Rotandaspritze mit Dreiwegeansatz,

- Klemme,
- spitze, feine und lange Kanülen (Trokar nur bei Punktion eines Empyems),
- Tupfer und Watteträger,
- Abdecktuch, Handschuhe,
- Schläuche zur Rotandaspritze.

Anstelle der Punktionskanüle wird oft ein *Intracath* eingeführt. Dieser ist leichter verschiebbar als eine Kanüle. Die Komplikation eines Pneumothorax durch Anstechen des Lungenfells kann praktisch ausgeschlossen werden.

Zusätzlich:
- Desinfektionsmittel,
- Anästhetikum (Novocain, 1%ige Lidocainlösung),
- Auffanggefäß, Meßglas, Urometer,
- sterilisierte Röhrchen für Punktat,
- Heftpflaster, Schere, Abfallsack.

Ausführung

- Aussehen, Puls und Atmung des Patienten werden vor, während und nach der Punktion beobachtet.
- Der Arzt weiß durch die Perkussion und Auskultation, evtl. Durchleuchtung, wo er zu punktieren hat.
- Nach der Desinfektion und Anästhesie wird die Spezialkanüle an die Spritze angesetzt und eingeführt.
- Wird eine Entlastungspunktion angeschlossen, so setzt der Arzt die Rotandaspritze an. Beim Wechseln der Spritze darf der Patient nicht atmen, damit keine Luft in den Pleuraraum gelangt (ausatmen und anhalten). Der Erguß wird direkt in das Meßglas entleert (Abb. 28.**10**).

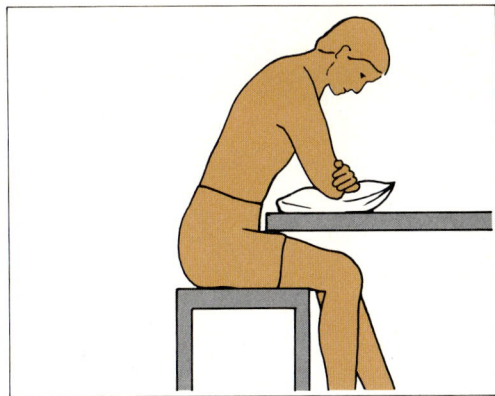

Abb. 28.**8**   Lagerung zur Pleurapunktion.

- Nach Entfernen der Kanüle Kompression der Einstichstelle und Schutzverband.
- Punktat zur Untersuchung ins Labor schicken.

Nachsorge

- Bequeme Lagerung mit leicht erhöhtem Oberkörper.
- Beobachtung der Vitalzeichen (Puls, Blutdruck, Atmung), Aussehen.

Komplikationen

- Kollapserscheinungen (bei Entlastungspunktion) während und nach dem Eingriff;
- Pneumothorax bei Lufteintritt in den Pleuraraum, wenn das Lungenfell verletzt wurde;
- Lungenödem bei zu schneller Entlastung.

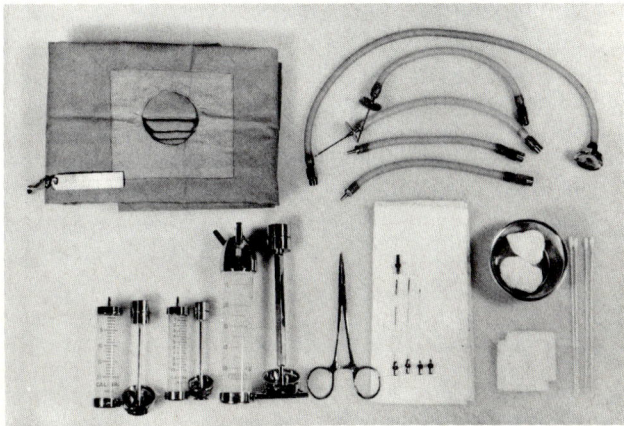

Abb. 28.**9**   Gegenstände zur Pleurapunktion.

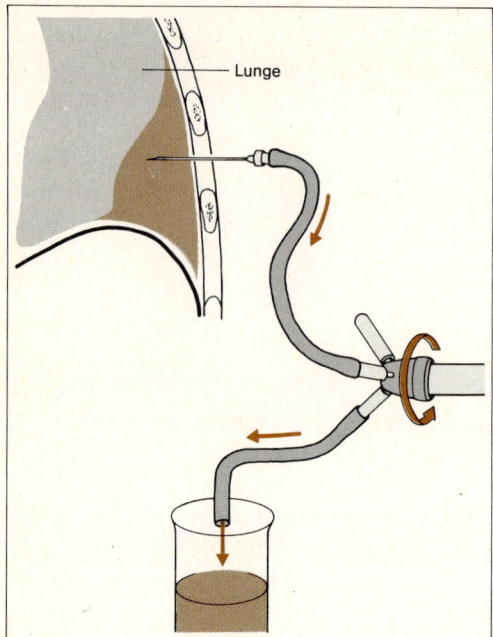

Abb. 28.**10**   Punktion mit Rotandaspritze.

Pleurabiopsie

Prinzip. Das parenterale Blatt der Pleura kann mittels *blinder Nadelbiopsie* bei vorbestehendem Pleuraerguß oder Schwartenbildung biopsiert werden. Das Biopsiomaterial dient der Diagnostik bei unklaren Pleuraprozessen.
Vorbereitung und *Nachsorge* entsprechen denjenigen der Pleurapunktion (s. oben). Auch die *Gegenstände* sind die gleichen, außer der speziellen Biopsiekanüle = *Abrams*- oder *Ramel-Nadel*.

Ausführung

- Nach Durchleuchtung wird die günstigste Biopsiestelle markiert.
- Nach Desinfektion und Lokalanästhesie wird die Biopsiekanüle eingeführt.
- Die Gewebsentnahme erfolgt durch Drehung der im Instrument befindlichen sog. Schneidekanüle.
- Herausziehen der Biopsiekanüle und Kompression der Einstichstelle (Schnellverband anlegen).

28.2.5. Sputumuntersuchung

Zu Sputum, Sputumsammlung, -messung und Vorbereitung für das Labor s. S. 244 u. 253.

Mikroskopische Untersuchung. Mikroskopisch nachweisbar sind z. B.:
- eosinophile Granulozyten, bei allergischem Asthma vermehrt;
- elastische Fasern als Zeichen von Gewebszerfall.
Bakteriologische Untersuchung (kulturelle Untersuchung):
- bei allen auf Tuberkulose verdächtigen Patienten zum Nachweis von Tuberkelbakterien. Es sind wiederholte Untersuchungen notwendig, da Tuberkelbakterien schwer nachweisbar sind. Meist sind zusätzliche *Magensaftgewinnungen* notwendig, da der Speichel und damit das Bronchialsekret verschluckt wird;
- bei Patienten mit Pneumonie und Bronchitis zum Nachweis des Erregers und zur Resistenzprüfung.
Zytologische Untersuchung:
- zum Nachweis von Krebszellen (Bronchuskarzinom).

28.2.6. Tuberkulinproben

Prinzip. Macht der Organismus einen tuberkulösen Primärinfekt durch, bilden sich frühestens nach 6 Wochen Antikörper, die mittels perkutan oder intrakutan vorgenommenen Proben (Tuberkulinproben) festgestellt werden können.

Tuberkuline

Tuberkuline sind gelöste Toxine und Zerfallsprodukte der Tuberkelbakterien.
Das *ATK* = Alttuberkulin nach R. Koch ist eine Kultur des Typus humanus. Das *Bovotuberkulin* wird entsprechend aus dem Typus bovinus gewonnen.
Heute wird zur Herstellung aller Tuberkulinpräparate das *gereinigte Tuberkulin* = Purified-protein-Derivate unter der Bezeichnung PPD verwendet. Es enthält ⅔ humanes und ⅓ bovines Tuberkulin.

Titration der Tuberkuline

Alle Tuberkuline werden einheitlich titriert. Die WHO hat das Maß für die internationale Einheit (IE) festgesetzt. Es ergeben sich folgende Verdünnungen:

1 IE = 0,1 ml Standard-Tuberkulin:	1:10000
2 IE = 0,1 ml Standard-Tuberkulin:	1: 5000
5 IE = 0,1 ml Standard-Tuberkulin:	1: 2000
10 IE = 0,1 ml Standard-Tuberkulin:	1: 1000
100 IE = 0,1 ml Standard-Tuberkulin:	1: 100
1000 IE = 0,1 ml Standard-Tuberkulin:	1: 10

Die Angaben betreffend Verdünnungen und Verhältniszahlen auf Ampullen, Flakons und Tuben sind genau zu beachten.
Die Haltbarkeit ist begrenzt, kühl aufbewahren – Verfalldatum beachten!

Durchführung der Tuberkulinproben

Sie können als Perkutanproben (Moro-Probe, Patch-Test) oder als Intrakutanproben (Mantoux-, Tine-Test) vorgenommen werden. Zur Routineanwendung wird meist der Tine-Test, im Krankenhaus häufig auch die Mantoux-Probe vorgenommen. Für Kinder eignen sich die Perkutanproben. Der Tab. 28.1 können Sie die für die Durchführung der Proben notwendigen Informationen entnehmen. *Für alle Proben* gilt, daß die Hautstelle bis zum Ablesen der Reaktion nicht gewaschen und nicht gerieben werden darf.

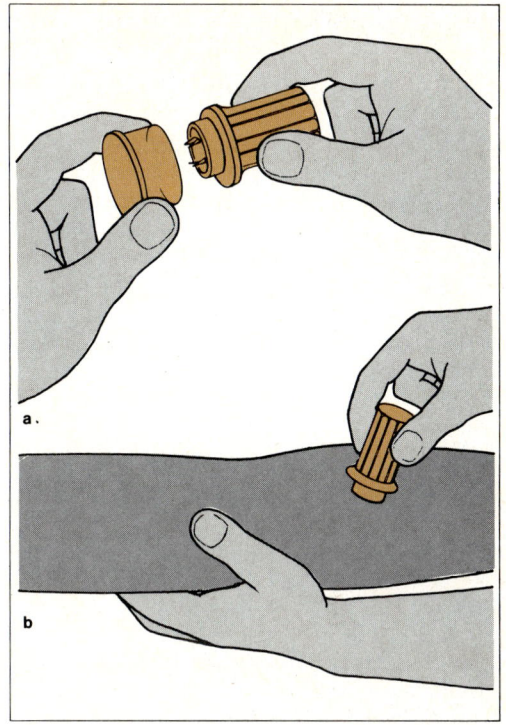

a.

b

Abb. 28.**11 a–b** Intrakutane Applikation von Alttuber- ▶
kulin, **a** Applikator, **b** Anwendung des Applikators.

Tabelle 28.1 Durchführung und Bewertung der Tuberkulinproben

Probe	Durchführung	Ablesen	Reaktion (+ positiv)
Perkutane Moro-Probe	Einreiben eines erbsengroßen Stückchens Tuberkulinsalbe auf die Brusthaut (Fingerling benutzen)	nach 72 Stunden ablesen	+ bei Auftreten von mindestens 3 Papeln
Patch-Test = Läppchentest	Heftpflaster (2,5 × 2,5 cm) mit halbflüssiger Tuberkulinsalbe links oberhalb der Brustwarze anbringen Vergleichspflaster ohne Salbe auf der anderen Seite (um eine allergische Reaktion auszuschließen)	nach 24 Stunden Pflaster entfernen nach 72–96 Stunden ablesen	+ bei Auftreten von 3 Papeln
Intrakutane Mantoux-Probe	– Haut mit Äther reinigen – Intrakutaninjektion von 0,1 ml Tuberkulin in gewünschter Dosierung. Beginn mit 1 IE – Applikationsort: Volarseite des linken Unterarmes – Injektionsstelle markieren – bei negativem Ausfall der Probe wird sie mit 10 IE wiederholt	nach 48–72 Stunden	+ bei Durchmesser der Infiltration (Verhärtung) von im Minimum 8 mm (eine bloße Rötung ist keine positive Reaktion)
Tuberkulin-Tine-Test Rosental	intrakutane Applikation von Alttuberkulin, das 4 kleinen, 2 mm langen Edelstahlzinken (tines) anhaftet, die auf einer Metallplatte an einem Plastikhalter angebracht sind (Abb. 28.**11 a**) – Haut mit Äther reinigen – Testkörper während 1 s auf die angespannte Haut drücken (Abb. 28.**11 b**) (die Einstichstellen müssen gut sichtbar sein)	nach 72–96 Stunden	+ Papeln von mindestens 2 mm Durchmesser

28.3.   Generelle Pflegeplanung

Generelle Pflegeplanung bedeutet allgemeingültige Planung. Sie beinhaltet Probleme, Ziele und Maßnahmen, die typisch, charakteristisch und für die meisten Patienten unter den jeweils gleichen/ähnlichen Bedingungen Gültigkeit haben. Sie muß beim einzelnen Patienten immer auch modifiziert werden, weil keine Situation wie die andere ist. Die generelle Pflegeplanung ist demnach als Wegleitung und Orientierung zu betrachten und *ersetzt nicht die individuelle Pflegeplanung.*

28.3.1. Situationseinschätzung

Patienten mit Störungen der Atemfunktion sind häufig „Notfälle". Die erste Situationseinschätzung dient dann dieser akuten, vordergründigen Lage. Arzt und Pflegegruppe setzen alles daran, dem Patienten in der subjektiven und objektiven Notsituation rasche und zweckmäßige Hilfe zu leisten. Sobald sich die Lage etwas stabilisiert hat, soll die umfassende Situationseinschätzung nachgeholt werden. Sie entspricht dann der üblichen *Einschätzung und Analyse der Ist-Situation,* wie sie bei der regulären Übernahme eines Patienten vorgenommen wird. Als Leitlinien dienen die Checklisten.

28.3.2. Krankheitszeichen und Pflegeprobleme

Atemnot, Leistungsabfall

Atemnot ist das wichtigste Symptom bei Lungenerkrankungen. Die Ursache kann auch *zentral* liegen (Störung des Atemzentrums), oder sie ist *peripher* infolge Verlegung der Atemwege (bei Epiglottitis acuta, Fremdkörper u.a.) →erschwerte Atmung. Nichtpulmonale Ursachen sind z.B. die Linksherzinsuffizienz oder die Lungenembolie. Wenn die Atmung ungenügend ist, resultiert daraus ein Sauerstoffmangel im Blut. Kommt es zur mangelnden O_2-Versorgung des Gewebes, so ist an den Lippen und Akren (Fingerspitzen, Ohrläppchen) eine bläuliche Verfärbung sichtbar = Zyanose.

Je nach Schweregrad unterscheidet man die Atemnot bei Belastung *(Arbeitsdyspnoe),* die *Ruhedyspnoe* und als spezifische Form die *Orthopnoe.*

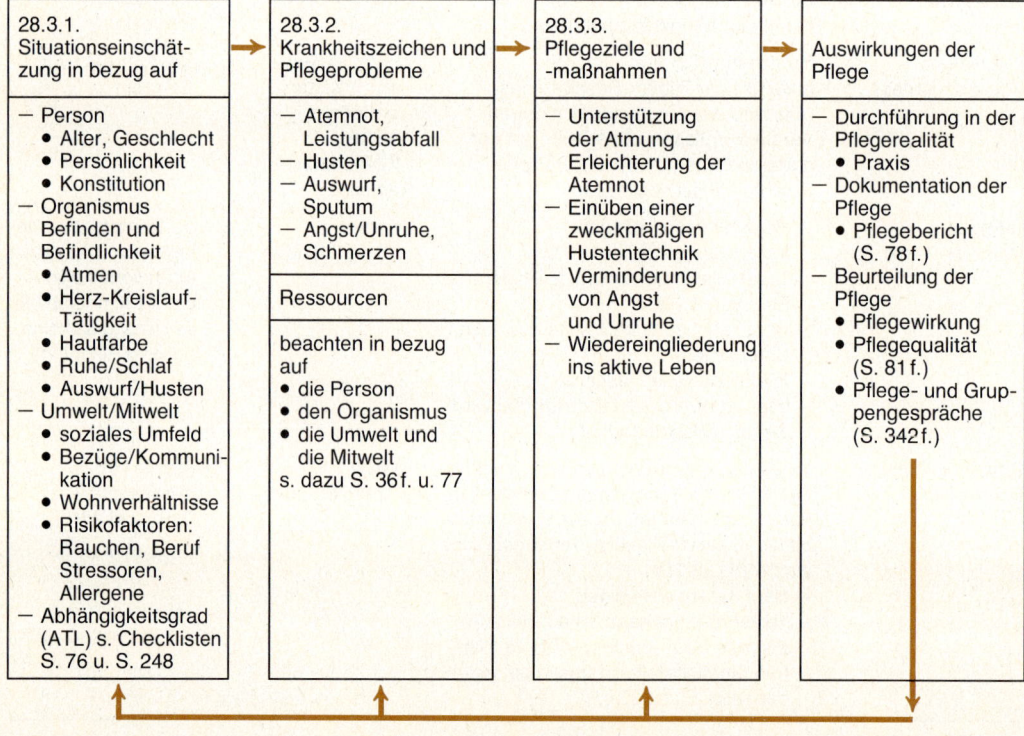

28.3.1. Situationseinschätzung in bezug auf	28.3.2. Krankheitszeichen und Pflegeprobleme	28.3.3. Pflegeziele und -maßnahmen	Auswirkungen der Pflege
— Person • Alter, Geschlecht • Persönlichkeit • Konstitution — Organismus Befinden und Befindlichkeit • Atmen • Herz-Kreislauf-Tätigkeit • Hautfarbe • Ruhe/Schlaf • Auswurf/Husten — Umwelt/Mitwelt • soziales Umfeld • Bezüge/Kommunikation • Wohnverhältnisse • Risikofaktoren: Rauchen, Beruf Stressoren, Allergene — Abhängigkeitsgrad (ATL) s. Checklisten S. 76 u. S. 248	— Atemnot, Leistungsabfall — Husten — Auswurf, Sputum — Angst/Unruhe, Schmerzen **Ressourcen** beachten in bezug auf • die Person • den Organismus • die Umwelt und die Mitwelt s. dazu S. 36 f. u. 77	— Unterstützung der Atmung — Erleichterung der Atemnot — Einüben einer zweckmäßigen Hustentechnik — Verminderung von Angst und Unruhe — Wiedereingliederung ins aktive Leben	— Durchführung in der Pflegerealität • Praxis — Dokumentation der Pflege • Pflegebericht (S. 78 f.) — Beurteilung der Pflege • Pflegewirkung • Pflegequalität (S. 81 f.) • Pflege- und Gruppengespräche (S. 342 f.)

Der Zyanose liegen meist schwere akute oder chronische Herz- oder Lungenkrankheiten zugrunde = generelle Zyanose (eine partielle Zyanose ist bei Zirkulationsstörungen anzutreffen). Von Zyanose spricht man, wenn mehr als 3,10 mmol (5 g/100 ml) Hämoglobin reduziert, d.h. nicht mit Sauerstoff gesättigt sind. Es ist dabei wichtig, daran zu denken, daß bei anämischen Patienten (niederer Hämoglobingehalt) eine Zyanose sehr spät auftritt. Eine weitere Folgeerscheinung der eingeschränkten Atmung ist die *Leistungsverminderung* des Gesamtorganismus. Der Patient fühlt sich müde, schlapp, antriebslos. Im schweren Fall vernachlässigt er die Sorge für die ATL (Aktivitäten des täglichen Lebens, s. S. 66 ff.), er wird pflegebedürftig.

Husten

Husten ist ein Schutzmechanismus, durch den Fremdkörper, Schleim u. a. aus den Atemwegen entfernt werden können. Er kommt zustande durch einen forcierten Exspirationsstoß bei plötzlichem Öffnen der Stimmritze, wodurch die unteren Luftwege gereinigt werden.
Hustenreflexauslösende Reize sind:
- Einatmen von Gasen;
- Erkrankungen der Atemwege wie Laryngitis, Tracheitis, Bronchitis, Pneumonie;
- Fremdkörper, die in Luft- oder Speiseröhre gelangt sind.
Wir unterscheiden
- *trockenen* Husten ohne Sekretentleerung, z. B. bei
  • chronischem Rauchen,
  • Bronchialtumor, Pleuritis;
- *feuchten* Husten bei
  • Bronchitis, mit geringem Auswurf,
  • Bronchiektasen mit reichlich Sputum.
Langandauernder oder/und heftiger Husten beeinträchtigt den *Allgemeinzustand* und kann als großer *Störfaktor* (insbesondere nachts!) empfunden werden.

Auswurf, Sputum

Wenn die Schleimhäute entzündlich verändert sind, bildet sich vermehrt Sputum. Menge und Beschaffenheit sind je nach Art und Stadium der Krankheit sehr verschieden (s. auch S. 244).
Raucher sind von einer dauernden Hypersekretion geplagt.
Erkrankungen mit vermehrter Sekretbildung sind
- Bronchitis - schleimig, evtl. gelblichgrün,

- Pneumonie - zäh, gelblichgrün, evtl. rostfarben,
- Bronchiektase - eitrig, dreischichtig, große Mengen,
- Lungenabszeß - eitrig,
- Lungenembolie - blutig.

Angst/Unruhe, Schmerzen

Die *Angst* ist ein steter Begleiter der *Atemnot;* sie kann sich zur Todesangst steigern. Angst führt ihrerseits zur Verkrampfung und zu *Unruhe* und verstärkt über vermehrten O_2-Verbrauch die Atemnot. Dieser Circulus vitiosus muß daher so rasch als möglich unterbrochen werden (s. auch Abb. 9.**2**, S. 242).
Schmerzen sind bei Lungenerkrankungen kaum vorhanden, es sei denn, daß die Pleura mitbetroffen ist (Begleitpleuritis z. B. bei Pneumonie). Die entzündeten Schichten der Pleura reiben beim Atmen aufeinander und verursachen den atemabhängigen Schmerz.

28.3.3. Pflegeziele und -maßnahmen

Die *Ziele* orientieren sich am Wissen über das Wesen der Atemfunktion. Man muß davon ausgehen, daß *Störungen des lebenspendenden Vorgangs der Atmung* lebensbedrohlichen Charakter annehmen können und dann eine Not bedeuten – *Atem-Not*. Atemnot ist eine Not im ganzheitlichen Sinn: für Geist, Seele und Leib. Die Pflegeziele müssen demnach das *objektive und subjektive Wohlbefinden* des Kranken anstreben. Im einzelnen sind die in Kapitel 9, S. 247 ff., besprochenen Maßnahmen zu beachten. Im folgenden einige zusätzliche Informationen.

Unterstützung der Atmung – Erleichterung bei Atemnot

- Wahl des Krankenzimmers (nach Möglichkeit): hell, ruhig, gut gelüftet, nicht zu warm. Große Fenster sind für den atembehinderten Patienten eine Wohltat.
- Befeuchten der Raumluft: möglichst durch Luftbefeuchter, die nach dem Verdampfungsprinzip arbeiten.
- Atemunterstützende Lagerung: leicht erhöhter Oberkörper oder Dehnlage (S. 248).
- Schlaflagerung möglichst flach, da der Patient sonst in der Nacht herunterrutscht, wodurch der Thorax eingeengt wird. Günstigste Schlaflage ist die seitliche Dehnlage.

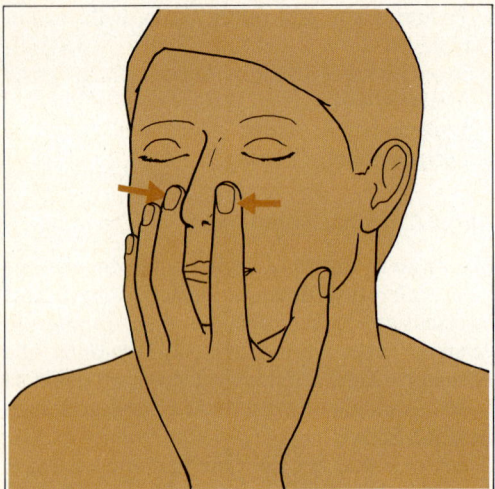

Abb. 28.12 Technik der therapeutischen Nasenenge. Beim Einatmen die Luft hochziehen, wie beim Riechen, oder die Nasenflügel beim Ansatz mit zwei Fingern leicht zusammendrücken.

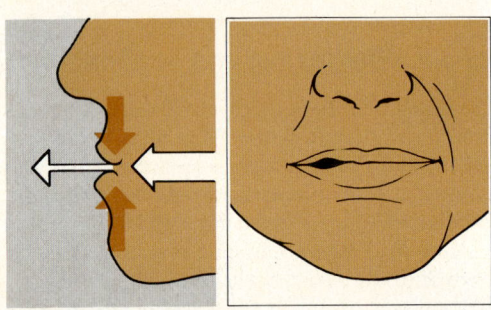

Abb. 28.13 Technik der Lippenbremse. Die Ausatemluft durch die fast ganz geschlossenen Lippen – nur ein kleiner Spalt ist geöffnet – ausströmen lassen. Dabei werden die Wangen leicht aufgebläht.

– Vor dem Schlafen gute Nasentoilette machen lassen und ein evtl. benötigtes Inhalationsmittel bereitstellen.
– Atemgymnastische Übungsbehandlung durch die Atemtherapeutin und/oder einfache Atmungsübungen in die Pflegeplanung einbauen.
– Richtiges Atemverhalten mit dem Patienten einüben (S. 245 f.).
– Therapeutisch unterstützende Maßnahmen:
 • Inhalationen (S. 253 f.);
 • Sauerstoffverabreichung (S. 255 f.).
 • *Atemschulung* (S. 249 f.), insbesondere bei chronischen Atembeschwerden (Asthma, Lungenemphysem u. a.). Für diese Patienten gilt auch:

• *Einübung einer speziellen Atemtechnik:*
 1. Langsam, ruhig atmen, entspannen.
 2. Einatmen wenn möglich durch die enge Nase – hilft bewußter durch die Nase einzuatmen und das Zwerchfell zu mobilisieren →bessere Durchlüftung der Lungen (Abb. 28.12).
 3. Ausatemluft nicht pressen, sondern durch fast geschlossene Lippen – nur ein kleiner Spalt ist geöffnet – ausströmen lassen = *Lippenbremse.* Dabei werden die Wangen leicht aufgebläht (Abb. 28.13).

Verhalten bei Atemnot:

Anweisungen an den Patienten:
– Entspannen.
– Ruhig mit der Lippenbremse atmen, wenn die Atmung so nicht beruhigt werden kann.
– Inhalation mit verordnetem Aerosol.
– Atmung mit der Lippenbremse weiterführen.

Einüben einer zweckmäßigen Hustentechnik

Unnötiges und unproduktives Husten plagt den Patienten, ohne daß es ihm nützt.
– Wirkungsvoll sind:
 • 1–2 kräftige, aber nicht zu harte Atemstöße, z. B. auf den Silben „po-ho", dazu Knie und Gesäß anspannen.
 • Während des Hustens soll nicht eingeatmet werden, da sonst das hochgekommene Sekret zurückfließt.
– Plagenden Hustenreiz mit Speichel „herunterschlucken" lassen. Oft hilft warme Flüssigkeit oder das Lutschen eines Bonbons.
– Auswurf beobachten und Veränderungen melden.

Anleitung zum produktiven Aushusten beim Sitzen (Abb. 28.14):
– Durch die Nase einatmen.
– Wenig Luft ausatmen.
– Knie und Gesäß zusammendrücken.
– In zwei kurzen, kräftigen Stößen husten.
– Wieder normal durch die Nase einatmen und ganzen Vorgang wiederholen.
Kann mit ein paar Doppelhustenstößen der Schleim nicht ausgehustet werden, helfen die folgenden Maßnahmen weiter:
– Inhalieren.
– Etwas Warmes trinken.
– Sich bewegen.

Verminderung von Angst und Unruhe

Alle atemunterstützenden Maßnahmen dienen auch dem psychischen Wohlbefinden des Kranken. Er erfährt die Bemühungen um Erleichterung der Atmung hilfreich, sicherheitsvermittelnd, angstabbauend. Dies vor allem dann, wenn er spürt, daß nicht nur die Atmung, sondern *er selbst* gemeint ist.

- Den Faktor „Angst" bei der Pflegeplanung berücksichtigen: Angstauslösende Faktoren vermeiden, bestehende Angst ernstnehmen.
- Für Ruhe sorgen und Ruhe vermitteln.
- Unsicherheitsgefühle des Patienten möglichst gering halten durch zweckmäßige Information vor und während Pflege- und Behandlungsmaßnahmen.
- Gekonntes und sicheres Handhaben von pflege- und behandlungstechnischen Hilfsmitteln.
- Den Patienten ermuntern, über seine Angst zu sprechen; sie nicht wegdiskutieren, sondern mit ihm aushalten (s. dazu Angst und Angstbewältigung S. 353 f.).

Wiedereingliederung ins aktive Leben

Hauptanliegen ist die Förderung aller gesunden und gesunderhaltenden Möglichkeiten. Der Prophylaxe ist ebenso große Bedeutung beizumessen wie den therapeutisch-rehabilitativen Bemühungen.

- Zur *Prophylaxe* von Lungen- und Atemerkrankungen dienen Bewegungs-, Atem- und Konditionstraining, die Sorge für eine gute Luft, das Vermeiden von Risikofaktoren (Rauchen usw.). Mehr darüber kann im Kapitel 9 (S. 245 f.) nachgelesen werden. Alle diese Bemühungen dienen auch
- der *Therapie*. Unter Umständen muß diese mit Hilfsmitteln unterstützt werden. Inhalationsapparate u. a. können gemietet oder mit Unterstützung von entsprechenden Kostenträgern (Invalidenversicherung, Krankenkasse) angeschafft werden.

Zur Hebung des Selbstvertrauens und zur besseren Bewältigung des Lebens können Selbsthilfegruppen eine große Hilfe bedeuten. Die Anbahnung der Kontakte bedarf meist der Unterstützung und Ermunterung.

Kontaktadressen sind z. B.: Schweizerische Vereinigung gegen Tuberkulose und Lungenkrankheiten und Selbsthilfewerk „das Band" mit Ligen in jedem Kanton.

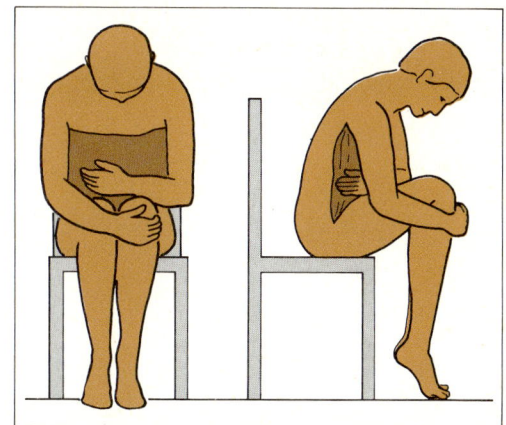

Abb. 28.14   Produktives Aushusten.

28.4. Exemplarische Pflegesituationen

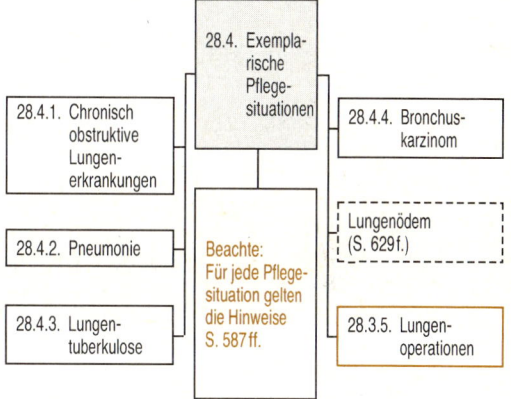

28.4.1. Chronische obstruktive Lungenerkrankungen

Drei der häufigsten Lungenerkrankungen die man unter dem Aspekt „chronisch obstruktiv" einreihen könnte sind:
- chronische Bronchitis,
- Asthma bronchiale,
- Lungenemphysem.

Die für alle drei Gruppen gültige Rehabilitationsplanung ist auf S. 606 f. nachzulesen.

Chronische Bronchitis

Von einer chronischen Entzündung der Bronchialschleimhäute spricht man, wenn Patienten chronisch, d. h. über Monate bzw. in Intervallen

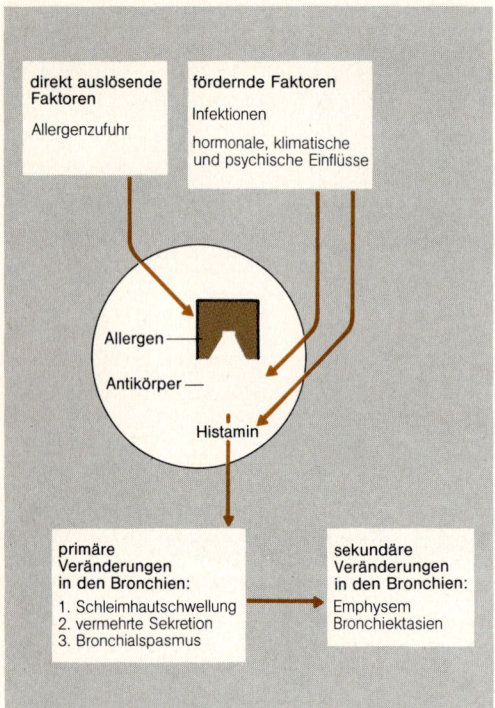

direkt auslösende Faktoren	fördernde Faktoren
Allergenzufuhr	Infektionen hormonale, klimatische und psychische Einflüsse

Allergen

Antikörper

Histamin

primäre Veränderungen in den Bronchien:	sekundäre Veränderungen in den Bronchien:
1. Schleimhautschwellung 2. vermehrte Sekretion 3. Bronchialspasmus	Emphysem Bronchiektasien

Abb. 28.**15** Einwirkungen und Veränderungen bei Asthma bronchiale (nach *Kraepelin*).

über Jahre, von *Husten* und *Auswurf* geplagt sind. Sie kann unterschiedlich verlaufen:
- *Einfache, unkomplizierte Bronchitis*. Es besteht eine chronische oder rezidivierende Schleimüberproduktion (Raucherbronchitis).
- *Rezidivierend-eitrige Bronchitis*. Das Sekret ist eitrig verändert.
- *Asthmoide Bronchitis*. Es besteht zusätzlich zur chronischen Hypersekretion eine intermittierende Obstruktion (Luftströmungswiderstände während der Exspiration).
- *Chronisch obstruktive Bronchitis*. Die Obstruktion wird zum Dauerzustand. Das Emphysem ist eine häufige Begleiterscheinung.

Ursachen

Exogene Faktoren und Rauch (Zigarettenrauch), Staub, Feuchtigkeit (darum jahreszeitabhängig), hochkonzentrierter Alkohol u. a.
Endogene Faktoren (Konstitution) sind mitverantwortlich. Es besteht eine besondere Überempfindlichkeit der Bronchialschleimhaut gegen Umwelteinflüsse.

Krankheitszeichen und Pflegeprobleme

- Husten und Auswurf sind erste, häufig wetterabhängige Zeichen.
- Der Auswurf ist schleimig, im späteren Verlauf oft eitrig-blutig. Größte Sputummenge am Morgen.
- Fieber tritt erst bei Sekretstauung oder Mitbeteiligung der Lungen auf (Bronchialpneumonie).
- Allgemeine Entzündungszeichen sind Anstieg der Leukozyten, der Blutsenkung usw. Trockene oder feuchte Rasselgeräusche beim Abhören des Thorax.
- Atemnot ist ein Zeichen zunehmender Obstruktion.

Pflege- und Behandlungsplan

- *Ausschalten der Risikofaktoren*. Rauchverbot, Schutz vor Erkältung, Einschränkung oder Verzicht auf Alkohol usw.
- *Symptomatische Therapie*. Zur Anwendung kommen Hustendämpfung bei trockenem Reizhusten (Antitussiva), schleimlösende Mittel bei zähem Auswurf (Sekretolytika), Infektbekämpfung bei eitrigem Sputum (Antibiotika).
- *Atemtraining, Atemschulung*.
Bei einer *akuten Bronchitis* genügt meist eine
- einfache Bronchialtoilette, auswurffördernd und reizmildernd durch
  • Luftbefeuchtung mit Verdampfer/Vernebler;
  • Inhalation mit Kamillenblütenabsud;
  • Wärmeanwendung als heißer Tee, Einreibungen mit hyperämisierenden Salben, Brustwickel;
  • medikamentöse Unterstützung (wie oben) nach Arztverordnung.

Asthma bronchiale

Als Asthma bezeichnet man eine intermittierende, aber generalisierte Einengung (Obstruktion) der Atemwege mit entsprechender Atemnot. Das typische (Anfalls-)Asthma beruht manchmal auf einer *Allergie* der Atemwege (häufige Allergene sind Pollen von Gräsern, Hausstaub, Tierhaare u.a.). *Infektion* und *unspezifische Reize* spielen ebenfalls eine Rolle (Abb. 28.**15**). Immer mehr ist man sich auch der engen Beziehung zwischen Asthma und *Psyche* bewußt. In diesem Fall könnte Asthma als „Antwort des Menschen auf eine angstgeladene Umwelt" angesehen werden.

Krankheitszeichen und Pflegeprobleme

Der einzelne Asthmaanfall entsteht plötzlich mit
- quälender Atemnot (pfeifend), Zyanose,
- starkem Husten,
- zähem Sputum,
- begleitet von großer Angst - „Todesangst" -, Unruhe,
- der Brustkorb ist gebläht.

Diese Symptome können für eine Stunde oder weniger anhalten oder als *Status asthmaticus* über mehrere Tage andauern. Die Beendigung des Anfalls wird meist durch heftiges Husten und durch Expektoration eines dicken, zähen Sputums eingeleitet, dem dann das Gefühl der Erleichterung und Befreiung von der Atemnot folgt.

Pflege- und Behandlungsplan

Im Anfall:
- *Allergene ausschalten:*
  • Blumen aus dem Zimmer schaffen.
- *Atmung erleichtern:*
  • Oberkörperhochlagerung, „Kutschersitz" oder Dehnlage.
  • Luftzufuhr (Fenster öffnen), Luftbefeuchtung.
  • Patienten zu zweckmäßiger Atmung anhalten, d. h. zu langsamer Ausatmung durch die geschlossenen Lippen = „Lippenbremse" (S. 602).
  • Inhalieren lassen.
  • Sauerstoffzufuhr 1–2 l/Minute (nur unter BCA-[Blutgase]Kontrolle).
- *Sicherheit gewährleisten,* Angst und Unruhe beheben:
  • Überwachung der Vitalzeichen, des Flüssigkeitshaushaltes, der Atmung und des Allgemeinbefindens.
  • Den Patienten nicht allein lassen, er soll die menschliche Nähe erfahren; Patienten im Asthmaanfall haben Angst!
  • Ruhe vermitteln, evtl. verordnet der Arzt Sedativa.
- *Medikamentöse Unterstützung* (je nach Verordnung) durch
  • Expektorantien, Sekretolytika, Antitussiva;
  • Bronchospasmolytika (Adrenalinderivate, Aminophyllin) intravenös, als Tropfinfusion, als Inhalation;
  • Antihistaminika, (Lomudal-)Vaporisator-Anwendung,
  • Kortison im schweren Anfall;
  • Sedativa bei Unruhe und Angst.

Im anfallsfreien Intervall:
- *Desensibilisierung,* wobei die Allergenextrakte in geringer Dosis s. c. injiziert werden.
- *Auslösende Faktoren eliminieren,* evtl. ist ein *Milieuwechsel* notwendig; von großer Bedeutung ist die *Psychohygiene* (S. 273), die Überprüfung und evtl. Veränderung der Einstellung zum Leben.
- *Atemtraining* (S. 249 f.).

Prognose, Komplikationen

Ein unbehandeltes Asthma bronchiale führt zu irreversiblen Lungenschädigungen (Emphysem, Bronchiektase). Häufig wiederkehrender Status asthmaticus ist ein schweres Krankheitsbild, das zum Tode führen kann.

Lungenemphysem

Das Lungenemphysem ist gekennzeichnet durch Überdehnung des Lungengewebes mit Verminderung der Gewebeelastizität und Zerstörung der Alveolarsepten. Dadurch kommt es zu einer Behinderung der Ventilation und zu gestörtem Gasaustausch. Das Emphysem ist meist eine Zweiterkrankung und tritt bei Erkrankungen der Lungen oder Bronchien oder als deren Folgezustand auf. Als primäre Form gilt das Altersemphysem, das durch Alterung des elastischen Gewebes (ab 5. Lebensjahrzehnt) auftritt.

Krankheitszeichen und Pflegeprobleme

- Husten und Auswurf sind langjährige Vorläufer des Emphysems.
- Kurzatmigkeit; zu Beginn abhängig von äußeren Einflüssen, Klima, Jahreszeit, später als Dauersymptom (Dauerdyspnoe) mit zunehmender Leistungsschwäche, Zyanose.
- Der Thorax wird faßförmig (Fixierung in Inspirationsstellung).

Komplikationen

In fortgeschrittenen Fällen kommt es zu
- Rechtsherzinsuffizienz mit *Cor pulmonale* (S. 630).
- Emphysemblasen können platzen (z. B. bei Husten, Niesen) und zum *Pneumothorax* führen. Es muß eine intrapleurale Saugdrainage (Bülau-Drainage S. 446 f.) eingelegt und belassen werden, bis die Luftfistel verklebt ist.

Pflege und Behandlung

Siehe unten.

Rehabilitationsplan bei chronischen obstruktiven Lungenerkrankungen

Erhalten und Fördern der gesunden Atemfunktion

- Nikotin- und Alkoholverbot.
- Berufs- und Umgebungshygiene (auslösende Faktoren vermeiden).
- Schutz vor Nässe und Kälte (im Winter bei geschlossenem Fenster schlafen).
- Luftbefeuchtung in den Räumen.
- Ruhe und Bewegung in gesundem Rhythmus.
- Richtiges Atemverhalten einüben:
  • Nasenatmung in Ruhe;
  • Mundatmung = Atmung mit „Nasenenge" oder „Lippenbremse" bei Anstrengung und Atemnot (S. 602). Dadurch wird der Luftaustritt gebremst und der intrabronchiale Druck erhöht. Der häufige exspiratorische Kollaps kann so vermieden oder abgeschwächt werden;
  • beim Aufstehen und Absitzen (S. 249);
  • beim Heben und Abstellen eines Gegenstandes (S. 249);
  • beim Treppensteigen (S. 250).
- Systematisches Training der erschlafften Bauchmuskulatur.

> ### Beachte
> Das richtige Atemverhalten bringt dem Patienten Erleichterung, nimmt ihm das Angstgefühl, hebt sein Selbstvertrauen und seine Leistungsfähigkeit. Er lernt sich selbst zu helfen und wird unabhängiger von Medikamenten.

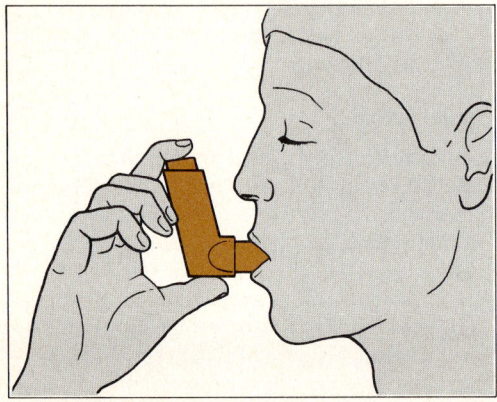

Abb. 28.**16**   Dosieraerosol. Das Mundstück gut mit den Lippen umschließen.

Förderung der Sekretlösung und des Aushustens

- Viel trinken (ohne kardiale Gegenindikation), vor allem warme Getränke. Bei akuter Atembehinderung Infusionen.
- Expektorantien, Sekretolytika, Antitussiva (nach Verordnung).
- Lockerungs-, Klopf- und Vibrationsmassage.
- Inhalationsbehandlung mittels
  • Dosieraerosol, sog. Pümpeli. Es enthält das wirksame Medikament als feines Pulver, das bei Betätigung des Ventils durch Treibgas vernebelt wird (Abb. 28.**16**);
  • *Kompressorengerät* (s. Kap. 9, Abb. 9.**12**). Zur Inhalation kommen je nach Indikation Broncholytika, Sekretolytika, Antiphlogistika und Antibiotika in Frage. Eine häufig angewendete Kombination ist z. B. 5-8 Tr. Ventolin und Atrovent.

Unterstützung und Hilfe bei Atemnot

- Atemtherapie nach Zustand des Patienten. LLL = Luft, Licht, Liebe (Zuwendung, Dabeibleiben) sind oft ebenso hilfreich wie Medikamente.
- Medikamentöse Behebung der Bronchialwiderstände durch Broncholytika (z. B. Aminophyllin) oder Ventolin, Atrovent.
- *Sauerstoffzufuhr* nach ärztlicher Verordnung. Da sie als *Sofortmaßnahme bei schweren, akuten Atemstörungen* gilt, ist grundsätzlich folgende Überlegung von Bedeutung:
  • Viele Lungenkrankheiten führen zu Erniedrigung des arteriellen Sauerstoffdruckes (pO_2) der, da das Zentralnervensystem empfindlich auf O_2-Mangel reagiert, rasch behoben werden muß. In diesem Fall braucht der Patient 2-3 l Sauerstoff pro Minute intranasal (Nasenkatheter).
  • Bei obstruktiven Lungenerkrankungen führt die durch die O_2-Zufuhr reduzierte Atmungsstimulierung oft zu einer Zunahme der CO_2-Retention, so daß Vorsicht geboten ist. Solche Kranke bekommen höchstens 1-2 l Sauerstoff pro Minute und auch dies nur intermittierend und unter BCA-(Blutgase)Kontrolle.
  • Im Notfall kann Sauerstoff verabreicht werden, aber der Patient muß gleichzeitig gut *überwacht* sein. Veränderungen der *Bewußtseinslage,* der Atemfrequenz oder -tiefe weisen auf Atemdepression hin. Sauerstoff ist dann gegenindiziert!

– Patienten, die eine Ateminsuffizienz mit zerebralen Symptomen entwickeln, werden zur künstlichen Beatmung auf die Intensivstation verlegt (s. Kap. 27).

Bekämpfung der Infektion

– Antibiotikatherapie, solange eitriges Sputum vorliegt. In seltenen Fällen ist eine Dauertherapie notwendig, die dann vom Hausarzt überwacht werden muß.

Unterstützung der Herz- und Kreislauftätigkeit

– Diuretika und allenfalls Kaliumsubstitution sind bei Cor pulmonale notwendig (Digitalispräparate je nach Herzbefund).

28.4.2. Pneumonie

Pneumonie = Entzündung der Lungen, vorwiegend des Alveolarraumes (alveoläre Pneumonie) oder des Interstitiums (insterstitielle Pneumonie), die akut oder chronisch verlaufen kann. Man unterscheidet *primäre* Pneumonien, die durch Mikroorganismen entstehen, und *sekundäre* Pneumonien auf dem Boden einer vorbestehenden unspezifischen Veränderung von Lunge oder Bronchialsystem.

Primäre Pneumonien

– *Bakterielle Pneumonien* durch Streptokokken, Staphylokokken, Koligruppen, Enterokokken, Pneumokokken, Klebsiella-, Influenza-, Pseudomonas- und Proteuskeime;
– *primär atypische Pneumonien* durch Grippeviren, Adenoviren, Ornithoseviren u.a.; Mykoplasmen, Rickettsien (Q-Fieber);
– *Lungenmykosen*/Pilzpneumonien;
– *eosinophile Infiltrate* = allergisch bedingte Pneumonien (z.B. Infiltrat bei Asthma bronchiale).

Sekundäre Pneumonien

– Bei *Zirkulationsstörungen* der Lunge (Lungenstauung, Lungenödem, Lungeninfarkt);
– als *Folge von Bronchusveränderungen* (Bronchiektasen, Bronchusstenosen, Bronchialkarzinom);
– *toxisch bedingte Pneumonie* (Nitrose-Gase, Urämie);
– *Aspirationspneumonie.*
Je nach Befall spricht man auch von
– *lobärer Pneumonie* (Lappenpneumonie) – sie ist dank der modernen Chemotherapie selten geworden;
– *Bronchopneumonie* – die Schädigung geht von den Bronchiolen aus.

Krankheitszeichen und Verlauf

Sie sind je nach Erreger und Befall der Lungen verschieden. Tab. 28.2 gibt einen exemplarischen Überblick.

Tabelle 28.**2**   Krankheitszeichen bei drei verschiedenen Pneumonieformen

	Lobäre Pneumonie	Bronchopneumonie	Primär atypische Pneumonie
Fieber	hoch, oft mit Schüttelfrost	subfebrile Temperatur, evtl. kein Fieber	mäßiges Fieber, kein Schüttelfrost
Husten	sehr heftig	mäßig stark	trockener Reizhusten
Auswurf	rötlich-rostfarben	eitrig	schleimig
Puls	Tachykardie	normal	normal bis sehr tief
Blutdruck	Hypotonie, Schweißausbrüche, Kollapsgefahr	normal	normal
Atmung	Nasenflügelatmung	unauffällig	je nach Lungenbefall
Lippen	Herpes fascialis trocken, rissig	–	–
Schmerz	atmungsunabhängig meist stark	kaum Schmerzen	Schmerzen?
Labor	BSG↑ Lc↑	BSG↑ Lc↑	BSG mäßig erhöht, fehlende oder geringe Leukozytose
Verlauf	stürmisch, schweres Krankheitsbild	nur wenig beeinträchtigter Allgemeinzustand	geringes Krankheitsgefühl, langwieriger Verlauf

Komplikationen

- *Insuffizienz des Herzens* im Stadium der entzündlichen Anschoppung. Sie tritt auf bei vorgeschädigtem Herzen oder älteren Patienten.
- In kritischen Tagen besteht die Gefahr eines *toxischen Kreislaufversagens* und *Kollapsneigung*.
- Die Einschmelzung von Teilen des Lungenparenchyms führt zum *Lungenabszeß*.
- Mitbeteiligung der Pleura pulmonalis führt zum *Pleuraerguß*, bei Einwanderung der Erreger in den Pleuraspalt zum *Pleuraempyem*.
- Eine Streuung der Erreger in die Hirnhäute führt zur *Meningitis*.
- Bindegewebige Schrumpfungsprozesse können später zu *Bronchiektasen* führen.
- Blutstromveränderungen infolge Bettlägerigkeit und Passivität des Patienten begünstigen eine *Thrombose* mit der Möglichkeit von *Lungenembolien*.

Pflege- und Behandlungsplan

Infektionsbehandlung

- Antibiotika bei bakterieller Pneumonie. Bei Viruspneumonie ist noch keine spezifische Behandlung möglich (Versuche mit spezifischen Human-Immunglobulinen).

Unterstützung der erkrankten Lunge

- Bettruhe, dann Lehnstuhlbehandlung.
- Atemerleichternde Lagerung: Oberkörper leicht erhöht, zum Schlafen Dehnlage.
- Befeuchten der Raumluft.
- Atemtherapie, Inhalation.
- Anwendung von milden Hautreizmitteln zur lokalen Hyperämie, evtl. Brustwickel.
- Sauerstoffverabreichung bei Atemnot und Zyanose.
- Medikamentös kommen Expektorantien, Sekretolytika, Antitussiva und evtl. Schmerzmittel zur Anwendung.

Verhütung von Komplikationen

- Kontrolle der Vitalzeichen (Puls, Blutdruck, Atmung), Aussehen, Temperatur, Flüssigkeitsbilanz und Sputum. Die Häufigkeit der Kontrollen richtet sich nach dem Zustand des Patienten und der Art der Pneumonie. Im akuten, schweren Fall liegt der Patient auf der Intensivstation (s. Kap. 27).

- Sorgfältige Thromboembolie- und Dekubitusprophylaxe.
- Kennen der möglichen Komplikationen und Erfassen der ersten Alarmzeichen:
  - Plötzlicher Fieberabfall bringt Kollapsgefahr.
  - Erneuter, akuter Fieberanstieg kann das erste Zeichen eines beginnenden Abszesses oder Pleuraempyems sein.
  - Kopf- und Nackenschmerzen können Meningitiszeichen sein.
  - Schmerzen in den Beinen sind evtl. Zeichen einer beginnenden Thrombose.

Stützen des Alllgemeinzustandes und Stärken der gesunden Kräfte

- Im allgemeinen gilt, was bei der *Pflege des Fieberkranken* (S. 230 f.) nachzulesen ist.
- Ernährung im akuten Stadium parenteral, der Patient soll so rasch wie möglich joulereiche Flüssigkeit, dann vitamin- und kohlehydratreiche Kost zu sich nehmen.
- Sorgfältige und aufbauende Mobilisation (Beine einbinden, Kompressionsstrümpfe) nach Besserung des Zustandes (Arztverordnung einholen).
- Pflegerische Hilfe und Zuwendung sind im Stadium der akuten schweren Krankheit umfassend notwendig, bei Besserung muß der Patient zunehmend zur Selbsthilfe motiviert und unterstützt werden.
- Medikamentöse Unterstützung: Digitalisierung bei hochfieberhaften Pneumonien, Kreislaufunterstützung bei Blutdruckabfall (z. B. Dopamin), Antikoagulation als Thromboembolieprophylaxe und/oder dem Zustande angepaßte Physiotherapie.
- Als Übergang ins gesunde Leben ist ein Erholungsaufenthalt angezeigt.

Beachte

Der *Prophylaxe* von Pneumonien kommt besonders bei Betagten und bettlägerigen Patienten große Bedeutung zu:
- gut durchatmen lassen, Atemgymnastik;
- abklatschen des Thorax, aushusten lassen;
- befeuchten der Raumluft;
- bei Schwerkranken
  - Bronchialtoilette (S. 252),
  - Aspiration vermeiden.

28.4.3. Lungentuberkulose

Die Tuberkulose ist eine Infektionskrankheit, die durch Tuberkelbakterien hervorgerufen wird. Sie befällt hauptsächlich die Lungen einschließlich Hilus und Atemwege. In selten Fällen sind auch Veränderungen in anderen Organen möglich (extrapulmonale Tuberkulose).

Die *Infektion* erfolgt heute fast ausschließlich über die *Atemwege* (durch frische, kleine Tröpfchen von Patienten mit offener Tuberkulose = *Tröpfcheninfektion*). Nur in Ländern mit noch nicht ausgerotteter Rindertuberkulose ist eine Aufnahme der Tuberkelbakterien auch durch den Magen-Darm-Trakt möglich. Noch seltener sind die Infektionen über die Haut oder den Genitaltrakt.

Die Lungentuberkulose wurde von Ranke in 3 Stadien eingeteilt:

1. Stadium – Primärstadium (Abb. 28.17). Nach Aufnahme der Bakterien entsteht der *Primärherd* (Abb. 28.17 a), durch die lymphogene Ausbreitung werden die regionalen Lymphknoten befallen = *Primärkomplex* (Abb. 28.17 b).
Während dieses Stadiums werden Abwehrstoffe gegen die Tuberkelbakterien gebildet (nachweisbar durch die Tuberkulinproben). Der Herd ist meist klein und hat eine gute Heilungstendenz mit Neigung zu Einlagerung von Kalk (Abb. 28.17 c).
Dieser verkalkte Primärkomplex enthält abgekapselte, lebende, infektionsfähige Tuberkelbakterien.
Verläuft dieser Prozeß im Kindesalter, treten meist keine ausgesprochenen Krankheitszeichen auf. Die Erstinfektion Erwachsener ist heute häufiger als früher. Im Gegensatz zur Infektion bei Kindern verläuft die Erkrankung nicht immer stumm. Sie kann verschiedene Formen annehmen. Oft führt die Mitbeteiligung der Pleura zur Pleuritis exsudativa (nasse Brustfellentzündung; Abb. 28.17 d).
2. Stadium – postprimäre Tuberkulose (Abb. 28.18). Dieses Stadium kann dem Primärkomplex unmittelbar folgen oder zu einem späteren Zeitpunkt auftreten. Es ist gekennzeichnet durch *hämatogene* und *lymphogene* oder *bronchogene* Streuung mit Setzung von sog. Streuherden, die in allen vom Lymph- oder Blutstrom erreichbaren Organen auftreten können.
– Befall einzelner Organe: Lungen, Skelett, Urogenitalsystem, Nebennieren, Gehirn.
– Miliartuberkulose – im schweren Fall – mit Streuung der Tuberkelbakterien in den ganzen Organismus.
Von besonderer Eigenart ist, daß die Herde sofort oder erst nach einer für die einzelnen Organe charakteristischen Latenzzeit manifest werden, d.h. Zeichen des Krankseins aufweisen.
3. Stadium – Tertiärstadium. Es ist das Stadium der *isolierten Organtuberkulose*. Am häufigsten ist die Lunge

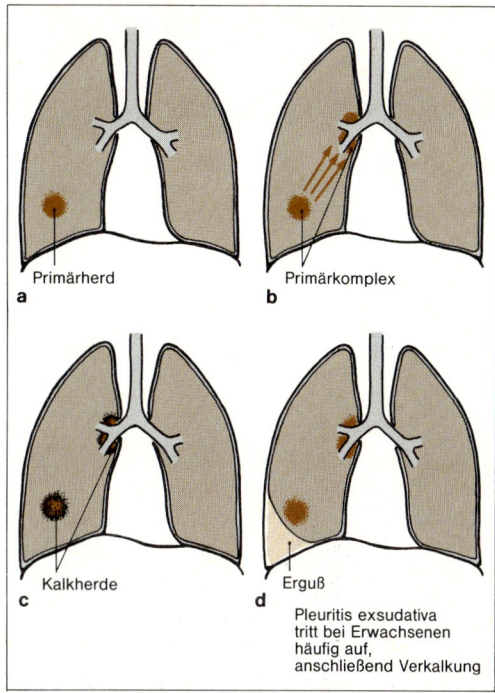

Primärherd
a

Primärkomplex
b

Kalkherde
c

Erguß
d
Pleuritis exsudativa tritt bei Erwachsenen häufig auf, anschließend Verkalkung

Abb. 28.17 a–d   Lungentuberkulose, 1. Stadium.

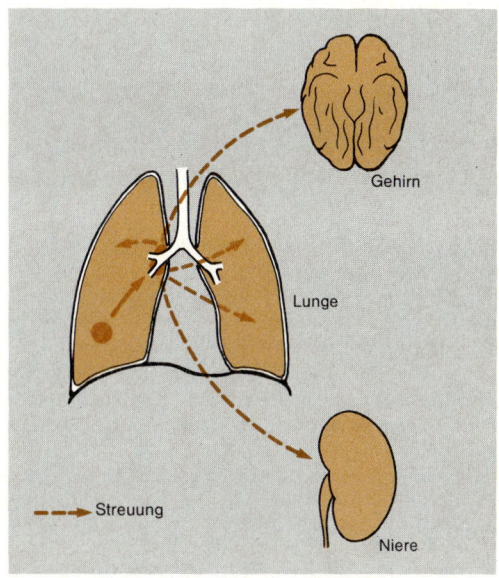

Gehirn

Lunge

– – –▶ Streuung

Niere

Abb. 28.18   Lungentuberkulose, 2. Stadium.

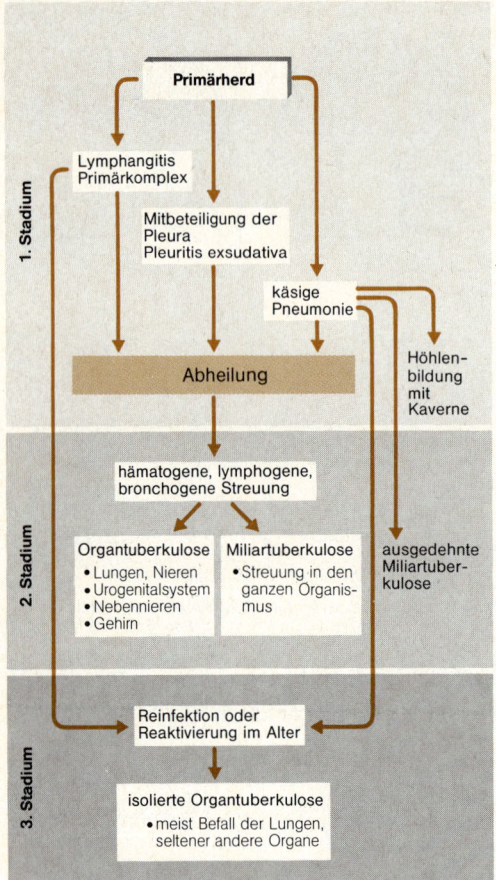

1. Stadium

Primärherd

Lymphangitis
Primärkomplex

Mitbeteiligung der
Pleura
Pleuritis exsudativa

käsige
Pneumonie

Abheilung

Höhlen-
bildung
mit
Kaverne

2. Stadium

hämatogene, lymphogene,
bronchogene Streuung

Organtuberkulose
• Lungen, Nieren
• Urogenitalsystem
• Nebennieren
• Gehirn

Miliartuberkulose
• Streuung in den
ganzen Organis-
mus

ausgedehnte
Miliartuber-
kulose

3. Stadium

Reinfektion oder
Reaktivierung im Alter

isolierte Organtuberkulose
• meist Befall der Lungen,
seltener andere Organe

Abb. 28.**19**   Die drei Stadien der Lungentuberkulose.

befallen. Andere Organe (Nieren, Knochen, Genitale) können aber auch erkranken. Das Tertiärstadium tritt erst Jahre, nachdem der Primärherd abgeklungen ist, auf.

Es handelt sich um eine *Reaktivierung* durch Einschmelzung des alten Primärherdes bei Resistenzschwäche oder anderen schweren Krankheiten. Bei *Reaktivierung im Alter* spricht man von Alterstuberkulose.

Zusammenfassung im Übersichtsschema (Abb. 28.**19**).

Krankheitszeichen

- Hartnäckiger Husten kann ein Frühsymptom sein.
- Zunehmender Gewichtsverlust, Müdigkeit, Unlustgefühl, Appetitlosigkeit.
- Nachtschweiß.
- Tachykardie und leichte Temperaturerhöhung.

- Auswurf nur bei Mitbeteiligung der Bronchien.
- Blutsenkung erhöht.
- Brustschmerzen treten erst auf, wenn die Pleura mitbeteiligt ist (Pleuritis).
- Atembeschwerden nur bei ausgedehntem Lungenbefall.
- Hämoptoe: Schon im Anfangsstadium kann das Sputum Blutspuren aufweisen, später kommt es zu Bluthusten. Bei Arrosion eines Gefäßes tritt eine schwere Lungenblutung auf. Das Blut ist hellrot und schaumig (sauerstoffreich).

Prävention und Früherkennung

- BCG-Schutzimpfung der Tuberkulinnegativen.
- Reihendurchleuchtung der Gesunden (Schirmbilduntersuchung ganzer Bevölkerungsschichten).
- Periodische Untersuchung Gefährdeter.
- Aufklärung der Bevölkerung, vor allem über die erhöhte Gefährdung durch äußere und innere Einflüsse:
  • Unter- oder Fehlernährung,
  • schlechte und feuchte Wohnverhältnisse,
  • zehrende Krankheiten, Alkoholismus.

Nachsorge

- Gesundheitsamt und Fürsorgestellen, Tbc-Ligen,
- Selbsthilfegruppen und Informationsstellen (S. 603).

Pflege- und Behandlungsplan

Infektionsbekämpfung

- *Antituberkulöse Chemotherapie* als Kombinationsbehandlung, z.B. mit Streptomycin, Isoniazid (INH), Rifampicin (RMP). Von entscheidender Wichtigkeit ist, daß die Medikamente vom Patienten nach den bestimmten vorgegebenen Regeln eingenommen werden. Der Beginn der Therapie erfolgt meist stationär und kann ambulant (für 1–2 Jahre) weitergeführt werden (der Patient bekommt eine spezielle Chemotherapiekarte).
- Alle Tuberkulostatika können Nebenwirkungen verursachen. Besonders häufig betroffen sind Magen/Darm, Leber, Nieren, Zentralnervensystem. Jedes Medikament bevorzugt andere Organe. Die Kenntnis der betreffenden Nebenwirkungen, Überwachung und Information des Patienten sind notwendig.

Ruhe für Körper und Seele

- Heilungsfördernd sind ein gesunder Rhythmus von Ruhe und Bewegung, ausgewogene Ernährung, frische Luft, befriedigende Beschäftigung (evtl. Sanatoriumsaufenthalt).
- Training von Atemmuskulatur, Lockerungs- und Entspannungsübungen unterstützen die Genesung.
- Aktivierung des Heilungswillens und der gesunden Kräfte des Patienten ist bei diesem oft chronischen Verlauf von ausschlaggebender Bedeutung: positive Programmierung, Visualisierung der Gesundheit (z.B. nach Simonton).

Chirurgische Behandlung

- *Resektionstherapie.* Operative Entfernung des erkrankten Lungenteils als Segment-, Lappen- oder Lungenflügelresektion (s. unten).

28.4.4. Bronchuskarzinom

Das Pflasterzellkarzinom der Bronchien ist heute das häufigste Karzinom des Menschen, es nimmt auch bei den Frauen sprunghaft zu (Zigarettenkonsum!). Es setzt rasch Metastasen (Abb. 28.**20**).

Krankheitszeichen

- Oft rezidivierende Pneumonien;
- Verschlechterung des Allgemeinzustandes;
- Husten, später blutiges Sputum;
- oft machen die Metastasen die ersten Beschwerden, und das primäre Bronchuskarzinom ist ein Zufallsbefund.

Pflege- und Behandlungsplan

Je nach Zustand bei der Diagnosestellung (50% sind inoperabel):
- *Systemtherapie* (Polychemotherapie) und lokale Bestrahlung (s. Kap. 26: Pflege von Tumorkranken);
- *Operation* (s. unten), wobei die Prognose gut ist, wenn die regionalen Lymphknoten noch tumorfrei sind.
- *Unterstützende Therapie und Pflege.*
  - *Je nach Befund:* Bekämpfung von Reizhusten, Behebung der Atemnot, Prophylaxe von Infektionen und Atelektase, Befeuchtung der Luft bei ausgetrockneten Atemwegen.
  - *Je nach Befinden und Befindlichkeit* sollen auch alternative Maßnahmen zum Tragen

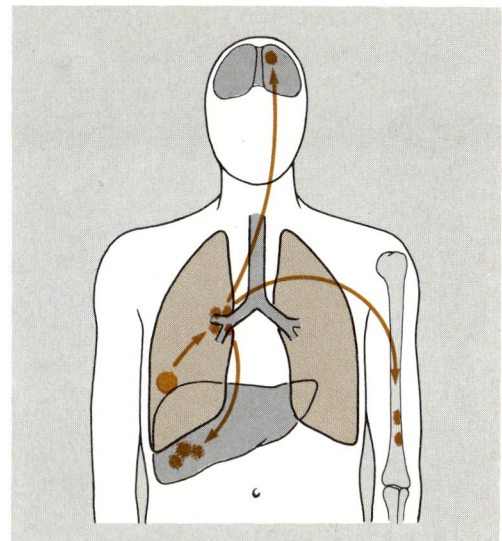

Abb. 28.**20** Metastasierungswege und -organe des Bronchuskarzinoms (nach *Largiadèr*).

kommen: Entspannungsübungen, positive Programmierung und/oder Visualisierung usw. (S. 137).

Eine systematische Pflegeplanung ermöglicht die Wahl und den sinnvollen Einsatz all jener Maßnahmen, die der individuellen *Behandlung, Betreuung* und *Begleitung* dienen.

28.4.5. Lungenoperation

Operationsmethoden und Indikation

- *Pneumothoraxdrainage* (Bülau-Drainage): intrapleurale Saugdrainage, die so lange belassen wird, bis die Lunge ausgedehnt, die Fistel verklebt und die Lunge verwachsen ist (s. dazu Kap. 19: Sonden, Drainagen, Saugsysteme).
- *Mediane Thorakotomie:* Thoraxeröffnung zwecks Zugang zum Mediastinum ohne Eröffnung der Pleurahöhlen; *anterolaterale Thorakotomie:* Eröffnung des Thorax durch die vordere seitliche Brustwand; sie ist die häufigste Methode für Lungenresektionen und bei der Herzchirurgie.
- *Lobektomie:* Exstirpation eines ganzen Lungenlappens, z.B. bei Bronchuskarzinom.
- *Pneumonektomie:* Entfernung eines Lungenflügels bei zentralen oder ausgebreiteten Befunden.
- *Segmentresektion:* Entfernung eines oder mehrerer Lungensegmente, häufig bei Bronchiektasen, lokalen Tuberkelherden, Lungenabszeß u.a.

Die Vor- und Nachbehandlung wird entsprechend dem Grundleiden mit *Antibiotika* oder *Tuberkulostatika* unterstützt.

Operationsvorbereitung

- Voruntersuchung von Herz-Kreislauf-Funktion und Digitalisierung bei betagten oder gefährdeten Personen.
- Lungenfunktionsprüfung zur Feststellung der Leistungsgröße.
- Nikotinabstinenz. Information und Kooperation des Patienten sind Voraussetzung.
- Atemgymnastik. Die Ventilation ist postoperativ vor allem in den ersten 24 Stunden (je nach ausgeführter Operation) um 25–50% vermindert. Die Leistungsgröße des gesunden Lungenanteils muß deshalb schon vor der Operation trainiert werden. Dem gleichen Ziel dienen die
- Inhalationen, evtl. mit dem Bird-Respirator (S. 577).

Im weiteren gelten die allgemeinen prä- und postoperativen Maßnahmen auf S. 470 ff.

Postoperative Pflegeplanung

Intensivüberwachung, -pflege und -behandlung

In den ersten 24 Stunden; bei größeren Eingriffen mit drohenden Herz- oder Lungenkomplikationen während der kritischen Tage. Der Patient liegt auf der Intensivstation. Zu Überwachung und Pflege dieser Patienten, möglichen Atemstörungen und Sofortmaßnahmen s. Kap. 27.

Beobachtung, Verhütung und Behandlung von Herz- und Kreislaufstörungen

- *Kontrolle* von Puls, Blutdruck, Venendruck, Allgemeinbefinden und Aussehen (Zyanose!) des Patienten und Protokollierung der Beobachtungen richten sich nach dem Verlauf.
- Eine *Blutung* in die Pleurahöhle oder in die Bronchien muß rasch erfaßt werden. Da die Lungen sehr blutreich sind, verliert der Patient in kurzer Zeit viel Blut. Blutersatz s. unten.
- *Mobilisation* am Nachmittag des Operationstages zuerst am Bettrand, später vorsichtiges Aufstehen. Die Leitungen dürfen dabei nicht abgeklemmt, noch darf die Verbindung zum Saugsystem unterbrochen werden.
Am folgenden Tag steht der Kranke zweimal täglich auf, die Spaziergänge richten sich nach der Länge der Absaugschläuche bzw. der Mobilität des Saugsystems.
- *Thromboembolieprophylaxe* (bewegen, Beine einbinden, Mobilisation, Antikoagulation).
- *Medikamentöse Unterstützung* (nach Arztverordnung) von Herz und Kreislauf: Digitalis, Kreislaufstimulantien.

Beobachtung, Verhütung und Behandlung von Atemstörungen

- *Überwachung der Atmung* inkl. der Thoraxbewegung ist äußerst wichtig. Die Häufigkeit richtet sich nach dem Zustand. Zu Atemstörungen neigen vor allem Betagte und Kranke mit vorgeschädigter *Lungenfunktion*. Eventuell muß in diesem Fall die Atmung durch einen Respirator (z. B. Bird) unterstützt werden (S. 578 f.)
- *Atemtherapie*. Die präoperativ eingeübte Atemtechnik wird sofort nach der Operation weitergeführt.
Für die Pflegegruppe gilt:
- Patienten zum Durchatmen anhalten, sobald er wach ist.
- Halbstündlich, später in größeren Abständen zum Aushusten anhalten, den Patienten dabei unterstützen (Hände auf die Wunde legen).
- Patienten zu relgemäßigen Atemübungen und zum richtigen Atmen anhalten.
Für die Atemgymnastin gilt:
- Sie hat bei lungenoperierten Patienten eine äußerst wichtige Aufgabe. In den ersten Tagen wird sie den Patienten 2- bis 3stündlich für die Atemtherapie aufsuchen; evtl. übernimmt sie auch die Überwachung der
- *Inhalationen:*
- 2- bis 3mal täglich; zur Anwendung kommen vor allem Sekretolytika und Bronchodilatoren; sekretlösend wirkt auch die
- Befeuchtung der Raumluft.
- Sauerstoff 1–3 l/Minute meist nur in den ersten postoperativen Stunden. Intermittierende Zufuhr über längere Zeit ist bei Patienten, die zu Atemstörungen disponiert sind, angezeigt.
- *Lagerung*. Sie ist atemunterstützend. Grundsätzlich gilt: Sobald der Patient aus der Narkose erwacht, wird das Kopfende des Bettes langsam (halbstündlich) etwas höher gestellt. Bis zum Nachmittag des Operationstages (oder 5 Stunden nach der Operation) muß der Kranke sitzen. Zu diesem Zeitpunkt beginnt auch das Umlagern, das je nach Operation verschieden ist.
- *Pneumonektomie*. Lagerung auf die operierte Seite, damit die gesunde Lunge entlastet ist und gut durchlüftet werden kann. Die normalerweise zweistündlich ausgeführte Umlagerung geschieht folgendermaßen: operierte Seite – Rückenlage – operierte Seite usw.

- *Lobektomie* und *Segmentresektion*. Die Lagerung geschieht hier auf die gesunde Seite, damit sich die operierte Lunge richtig entfalten kann. Der Umlagerungsplan sieht so aus:

  2stündlich: Rückenlage – gesunde Seite – Rückenlage usw.
- *Schmerzen, Schmerzmittel*. Schmerzen beeinträchtigen die Atmung, weshalb postoperativ nicht mit Schmerzmitteln gespart werden darf. In der Norm liegt die 4stündliche, wenn immer möglich *vor* der Atemgymnastik verabreichte Schmerzmittelmedikation.

  Nicht ausgehustetes Sekret führt zu Anschoppung und *Atelektase*.
- *Röntgenkontrollen des Thorax*. Die Häufigkeit ist von Krankenhaus zu Krankenhaus verschieden. Eventuell werden die Kontrollen nach vorgegebenem Schema ausgeführt, z. B.:
  - nach Pneumonektomie: 1., 4. und 8. Tag, damit eine Anschoppung in der gesunden Lunge frühzeitig erkannt werden kann;
  - nach Segment- und Lappenresektion: am 1. und 3. Tag; man will in diesem Fall vor allem die Entfaltung des restlichen Lungenteils kontrollieren.

Aufrechterhaltung von Blutvolumen, Wasser- und Elektrolythaushalt

- *Infusion* während 2–3 Tagen; es liegt ein zentraler Venenkatheter.
- *Elektrolytersatz* richtet sich nach dem Zustand des Patienten und den Laborwerten.
- *Blutersatz* ist abhängig vom Verlust. Die genaue Kontrolle der Wundsekrete ist deshalb unerläßlich. Je nach ausgeführter Operation und Handhabung wird der Verlust ganz oder doppelt ersetzt
- *Flüssigkeitsbilanz*.

Ausgewogene Ernährung

Tee ab Abend des Operationstages. Bei Abbau der Infusionstherapie muß der Patient genügend trinken. Das Einsetzen der *Darmtätigkeit* geschieht meist problemlos. Ein träger Darm wird ab 2. Tag angeregt, funktioniert er, kann der Patient normal essen.

Angepaßte Körperpflege

Sie ist wegen der Drainagen zu Beginn erschwert. Der Patient soll die Unterstützung bekommen, die notwendig ist. Im übrigen ist aber auf eine rasche Selbständigkeit hinzulenken. Von

besonderer Bedeutung sind die *Prophylaxen* und eine *gute Mundpflege*.

Funktion der Drainagen, Sicherheit für das Operationsgebiet

Prinzip der Funktion s. Abb. 28.**21**.

- *Thoraxsog bei Pneumonektomie* (Abb. 28.**22 b**). Der Sog ist klein: 0,49 kPa (5 cmWS). Dieser geringe Sog genügt, da nur der Sekretabfluß bezweckt wird. Der Schlauch wird in der Regel nach 24 Stunden entfernt.
- *Thoraxsog bei Lobektomie und Segmentresektion* (Abb. 28.**22 a**). Es sind 2 Drains eingelegt:
  - Der *Luftdrain* liegt oben und dient der Entfernung von Restluft (Luft, die durch die Thoraxeröffnung in den Pleuraspalt gelangt ist).
  - Der *Sekretdrain* liegt im Wundgebiet (unterer Drain).

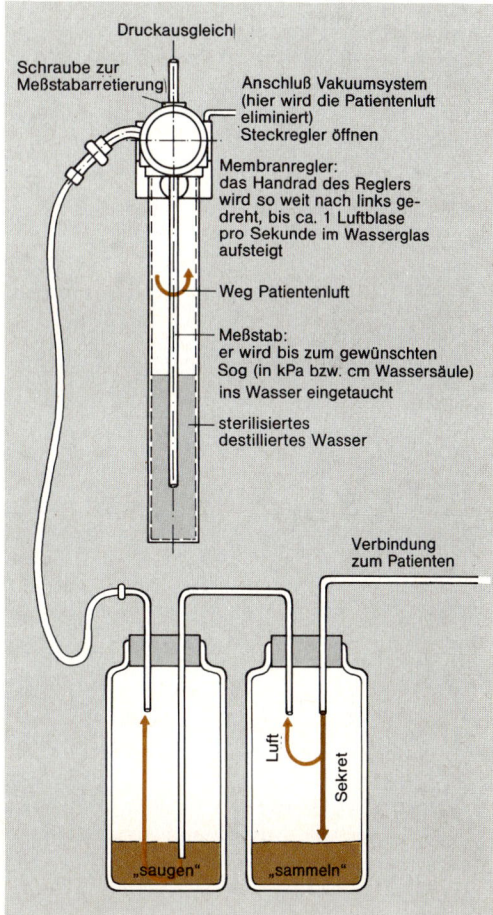

Abb. 28.**21**   Funktion der Thoraxdrainage.

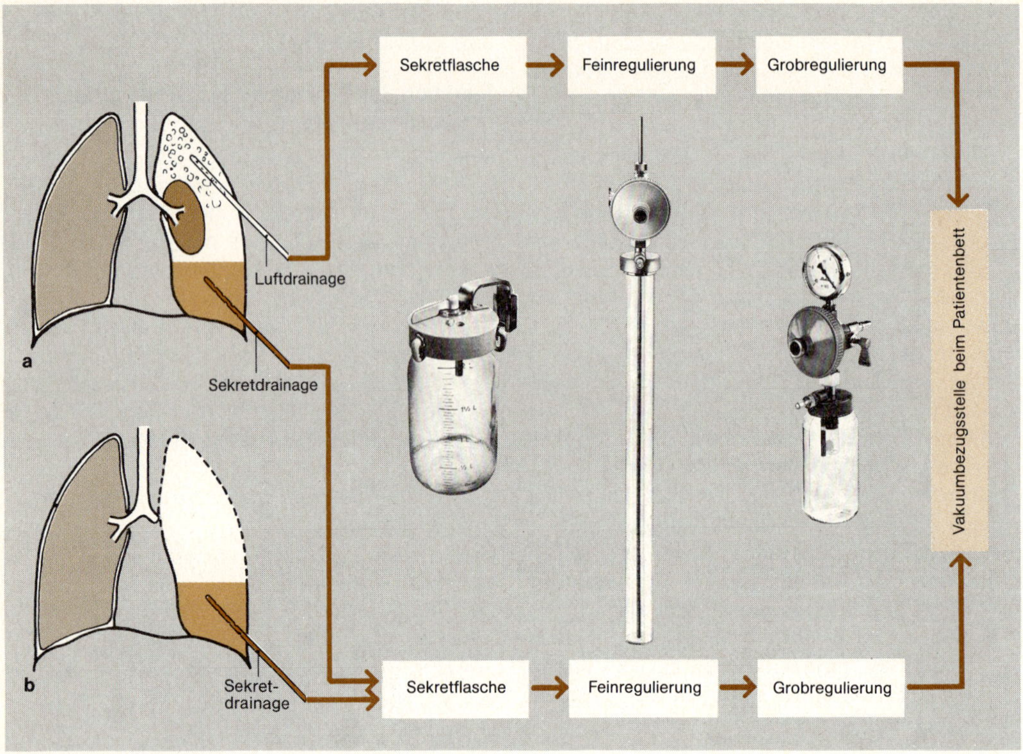

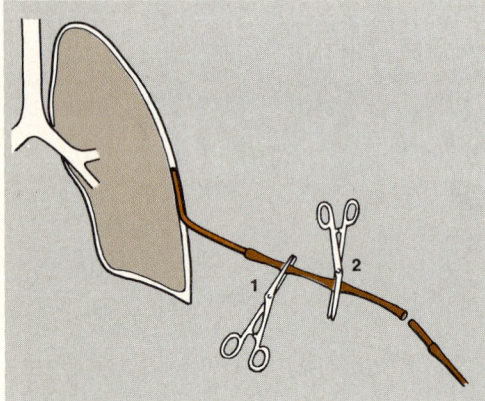

Abb. 28.22   Lungendrainagen bei Lobektomie (**a**) und bei Pneumonektomie (**b**) in Verbindung zur Vakuumbezugsstelle (zur Druckbezugsstelle s. S. 452).

Abb. 28.23   Abklemmen der Drains bei Manipulation am System mit zwei Klemmen.

- *Sog* bei beiden Drains: 2,94 kPa (30 cmWS). Bei schlechter Ausdehnung (bei Segmentresektion) wird der Sog bis 7,35 kPa (75 cmWS) erhöht.
- *Umstellen auf Flaschensog* (Heberdrainage), sobald die Lunge dicht ist.

- *Entfernt* werden die Drains meist am 3. Tag. Voraussetzung ist, daß die Lunge unter Flaschensog mindestens 12 Stunden dicht (Röntgenkontrolle) und ausgedehnt ist. Die Thoraxsekretion muß unter 100 ml betragen (Prüfung durch Perthes-System S. 450).

Umgang mit Sekretflaschen und Abflußschläuchen

- Grundsätzliches zur Thoraxdrainage s. S. 446 f. und zu Saugsystemen S. 447.
- Das System muß *luftdicht* bleiben. Bei Manipulationen am System (Flaschenwechsel u. a.) muß der Thoraxdrain zwischen Brustwand und Verbindungsstück mit *2 Klemmen* (Abb. 28.**23**) *abgeklemmt* werden. Diese Klemmen bleiben beim Patientenbett.
- Das System muß *durchgängig* und leckfrei sein (keine Abknickung, keine Verstopfung). Schläuche regelmäßig (½stündlich) durchkneten oder mit „Melker" ausstreichen.
- *Asepsis* ist bei allen Manipulationen am System oberstes Gebot.

Entfernung des Thoraxdrains

- Tablett mit Desinfektionsmittel, Watteträger, sterilisierte Handschuhe, Spezialverband bzw. verpackte Gummi-Gaze-Platten (sie bestehen aus Kofferdam und Zellin), 3 breite Pflasterstreifen, sterilisierte Schere und Pinzette.
- Wenn der Arzt die Vorbereitungen getroffen hat (Desinfektion, Entfernung der Hautfäden, Erhöhung des Unterdrucks), liegt die Aufgabe der assistierenden Person im
- Ankleben der Gummi-Gaze-Platte (bzw. des abdichtenden Verbandes) mit der linken Hand auf die Drainstelle; langsames Herausziehen des Drains aus dem Thorax, gleichzeitig zieht der Arzt die Tabaksbeutelnaht fest.
- Fixieren der Gummi-Gaze-Platte mit 3 breiten Heftpflasterstreifen, die dachziegelartig aufeinander geklebt werden.
- Während der Drainentfernung muß der Patient die Luft anhalten (vorher üben).
- Nach einer Stunde wird ein Röntgenbild angefertigt.
- Die Gummi-Gaze-Platte nach 24 Stunden entfernen, damit es nicht zu Hautreizungen kommt. Bis zu diesem Zeitpunkt ist die Öffnung verklebt.

Verbandwechsel

- Der Verband wird meistens 3–4 Tage belassen, danach luftdichter Wundspray.
- Fädenentfernung am 8.–12. Tag.

Komplikationen

- Pneumothorax bei undichtem Saugsystem.
- Erguß in der Pleurahöhle (muß evtl. punktiert werden).
- Dyspnoe infolge Verziehung der gesunden Lunge (der Arzt kann den Unterdruck in der Pneumonektomiehöhle durch Punktion und Luftinstillation abschwächen).

Krankenhausaustritt/Rehabilitation

Bei komplikationslosem Verlauf Krankenhausaustritt nach 2–3 Wochen. Die Erholungszeit ist von der Primärerkrankung abhängig; sie muß auf jeden Fall genügend lang sein. Der Organismus braucht Zeit, sich an die kleinere Atemfläche zu gewöhnen. Die Atemgymnastik muß weitergeführt werden.
Leben mit einer Lunge bzw. mit reduzierter Atemfläche ist ebensosehr ein psychologisches Problem wie ein physiologisches! Die positive Lebenseinstellung ist der beste Rehabilitationsbegleiter.

28.5.   Beurteilung von Wissen und Können in der Pflege

Fallstudie

Herr Y, 63 Jahre, Metallarbeiter, Vater von 3 erwachsenen Kindern. Er ist Hobbyfischer und wohnt auf dem Land. Er suchte den Arzt auf, weil er sich wegen zunehmender Müdigkeit frühzeitig pensionieren lassen wollte. Aus der Anamnese entnehmen Sie, daß er ein starker Raucher ist, schon längere Zeit von Husten und Auswurf geplagt ist, was er aber als Raucherkatarrh bagatellisiert hat. Diagnostisch wird ein Bronchuskarzinom festgestellt, die Ärzte entschließen sich, eine Pneumonektomie vorzunehmen.
- Erläutern Sie die Situation dieses Patienten (S. 600 u. 611).
- Stellen Sie einen Operationsvorbereitungsplan auf (S. 471 u. 612).
- Schlagen Sie übergeordnete Pflegeziele für die postoperative Phase vor, und erläutern Sie die Pflegeschritte (S. 74 ff. u. 612 ff.).
- Erarbeiten Sie für Herrn Y ein Übungsprogramm für gesundheitsbewußtes Verhalten und Leben (wo könnten Ressourcen mobilisierbar sein, wo sind die größten Probleme zu erwarten?).

Weiterführende Literatur

Ateminstruktion für Patienten mit chronisch obstruktiven Lungenkrankheiten. Bernische Höhenklinik, Heiligenschwendi o. J.

Halmágyi, M., T. Valerino: Weiterbildung 5. Praktische Unterweisung: Atemgymnastik, Inhalationstherapie, Atemkontrolle. Springer, Berlin 1982

Krauss, H.: Atemtherapie, 2. Aufl. Hippokrates, Stuttgart 1984

Middendorf, J.: Der erfahrbare Atem. Eine Atemlehre. Junfermann, Paderborn 1984

Reiffenscheid, M., S. Weller: Chirurgie, 7. Aufl. Thieme Stuttgart 1986

Schettler, G.: Innere Medizin, 6. Aufl. Thieme, Stuttgart 1984

Zenker, W.: Mit Asthma leben. Econ, Düsseldorf 1983

29. Herz und Kreislauf

Sequenzziel/Intention

Mit dem Auffrischen der theoretischen Grundlagen zur Herz-Kreislauf-Funktion sollen Sie sich jenes Wissen und Verstehen verfügbar machen, das Ihnen hilft, Veränderungen am Herzpatienten zu sehen und zu beurteilen. Sie sollen befähigt werden, psychosoziale Einflüsse wie auch organische Störungen richtig einzuschätzen sowie Präventiv-, Pflege- und Rehabilitationsmaßnahmen abzuleiten. Das Ziel liegt in der Hinführung zur sach- und persongerechten *Pflegeplanung* (S. 74 ff.), der Durchführung und Beurteilung der Pflege von Herzpatienten.

Dynamik des Pflegeprozesses

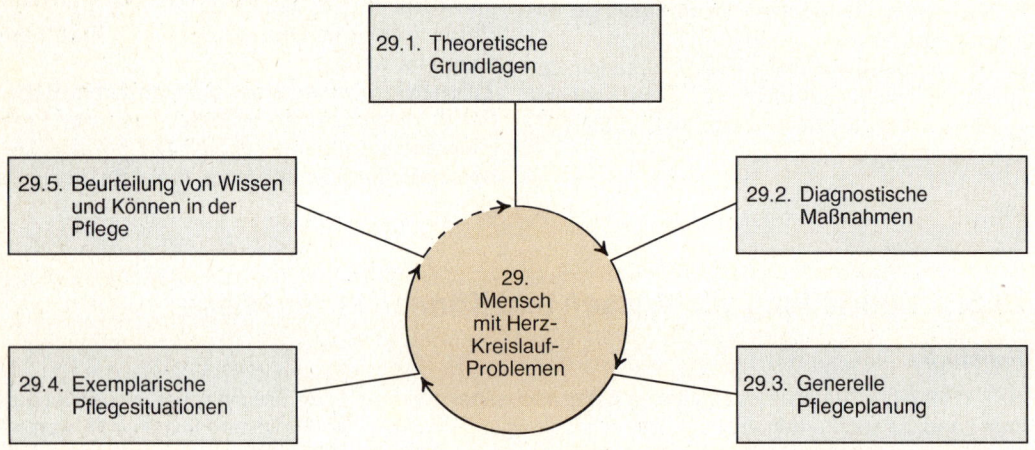

Prinzipien/Impulse

- Das Herz als *Motor des Kreislaufs* ermöglicht die Blutbewegung. Dadurch werden Stoffe rasch von einem Organ zum anderen transportiert, und zwar derart, daß der Kreislauf, und damit die Stoffzufuhr und der -abtransport, dem jeweiligen *Stoffwechselbedarf* angepaßt ist. Dadurch ist Leben überhaupt erst möglich. Ein Stillstand dieser „Pumpe" bedeutet den Tod des Individuums.
- Das Herz, das am *Sein des Menschen* beteiligt ist, ist zugleich auch mehr als eine Pumpe. Es gilt als Symbol für die Gefühle, ist selber ein „fühlendes Organ" und reagiert auch entsprechend auf die Befindlichkeit des Menschen, es „schlägt hoch", läßt sich „verlieren" oder auch „verschenken", es kann aber auch „brechen", „auseinanderfallen", „stehen bleiben".
- Der *Kommunikationsweg* des Herzens sind Kehle, Mund, Arme und Hände. Durch sie ist das Herz wesentlich an den Beziehungen zum Mitmenschen (Mitwelt) wie an der Gestaltung der Umwelt beteiligt.

29.1. Theoretische Grundlagen

29.1.1. Bezug zum Kreismodell

Herz- Kreislauf- und *Atemtätigkeit* stehen in enger Wechselbeziehung. Das eine ist ohne das andere nicht möglich. Auf diese Zusammenhänge wurde in Kapitel 9, *Atmen,* hingewiesen. Es sind dies Lebensvorgänge, die die rein funktionale Ebene übersteigen und den ganzen Menschen betreffen. „Das Herz ist eine Pumpe und ist zugleich *viel mehr als eine Pumpe*", davon muß man ausgehen, wenn man Störungen des Herzens begreifen und erspüren will, was sie für den Kranken bedeuten. Diese Überlegungen sind notwendig, wenn wir den Anspruch erheben, ganzheitlich pflegen zu wollen. Es handelt sich um die Denkschritte, die auf S.84f. beschrieben wurden: *Prinzip → Folgerung → Forderung → Methode.*

Das Kapitel *Pflegeplanung* (S. 74ff.) stellt zusätzlich jene Informationen zur Verfügung, die für das Umsetzen von der bloßen Theorie in den Pflegealltag hilfreich sind.

29.1.2. Anatomie, Physiologie

Zur Anatomie der Herzhöhlen und -klappen vgl. Abb. 29.**2**.

Zur Repetition des Kreislaufs s. Abb. 29.**1**.

Über das Blut, das vom Herzen durch die Gefäße gepumpt wird, gelangen Sauerstoff und Nährstoffe in die Gewebe und werden CO_2 und Schlackenstoffe abtransportiert. Während es durch die Lungen strömt, gibt es CO_2 ab und nimmt Sauerstoff auf. Atmung und Kreislauf bilden so eine funktionelle Einheit.

Die rhythmische Herzaktion läuft in 2 Phasen ab, die man *Systole* und *Diastole* nennt (Tab. 29.**1**).

Pro Herzschlag werden ca. 70 ml Blut ausgeworfen (Schlagvolumen), bei 72 Schlägen pro Minute also ca. 5 l (Minutenvolumen). Bei größerem Blutbedarf in der Peripherie kann das Minutenvolumen erhöht werden durch Vergrößerung des

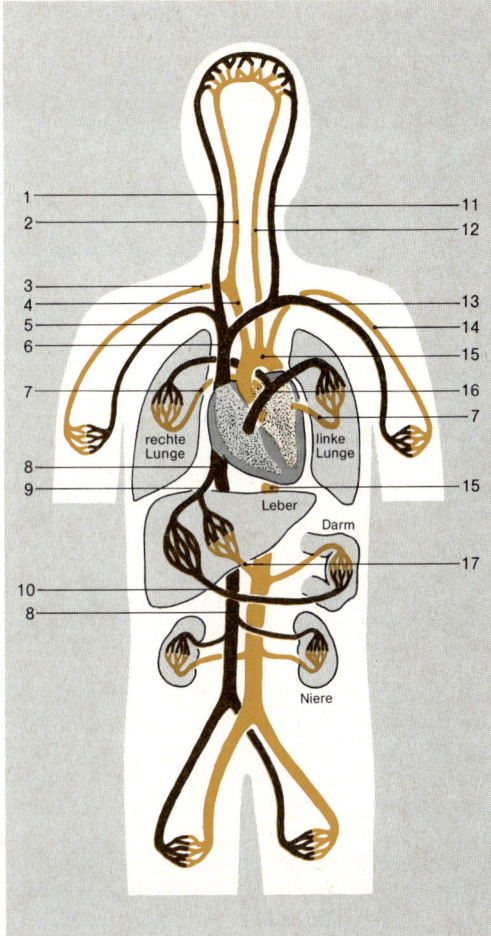

Abb. 29.**1**   Blutkreislauf. Zeichnen Sie in den großen Gefäßen die Strömungsrichtung des Blutes ein, und bezeichnen Sie die Strukturen 1–17 (S. 943).

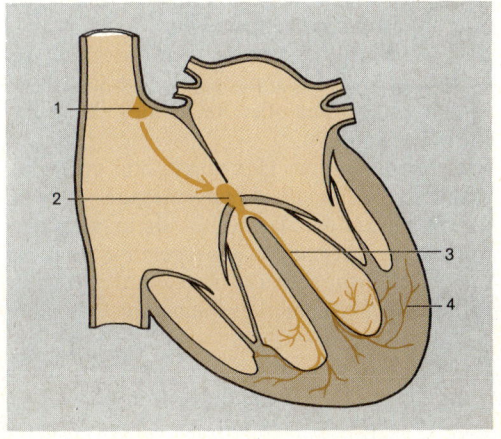

Abb. 29.**2**   Reizleitungssystem. 1 Sinusknoten (Keith-▶ Flack). Die Erregung erreicht über die Vorhofmuskulatur, welche dadurch zur Kontraktion angeregt wird, den Atrioventrikularknoten (Aschoff-Tawara) (2), folgt dem His-Bündel (3), läuft in dessen Schenkel spitzenwärts, verteilt sich mittels der Purkinje-Fasern (4) in der Kammermuskulatur und löst deren Kontraktion aus.

Tabelle 29.1   Übersicht über die Vorgänge im Herzen während Systole und Diastole

	Systole	Diastole
Kammer-muskulatur	kontrahiert	erschlafft
Vorhof-muskulatur	erschlafft	kontrahiert
Taschen-klappen (Aorten- und Pulmonal-klappe)	offen	geschlossen
Segel-klappen (Mitral- und Trikuspidal-klappe)	geschlossen	offen
Blutstrom	Kammern → Arterien Venen → Vorhöfe	Vorhöfe → Kammern

Schlagvolumens (beim trainierten Herzen) oder der Frequenz (beim Untrainierten). Auch können bei partieller Drosselung der Durchblutung in weniger wichtigen Geweben andere, lebenswichtige Organe wie Gehirn, Nieren, Herz vermehrt versorgt werden.

Das Herz verfügt über ein eigenes Erregungsbildungszentrum und *Reizleitungssystem* (Abb. 29.**2**): Erregungsbildung im Sinusknoten (im rechten Vorhof) = Schrittmacher → Übergreifen auf die Vorhofmuskulatur → Atrioventrikularknoten (AV-Knoten zwischen Vorhöfen und Kammern) → His-Bündel → linker und rechter Schenkel (in der Kammerscheidewand) → an der Herzspitze Verteilung auf Fasern → Überleitung auf die Kammermuskulatur.

Das Reizleitungssystem ist verantwortlich für auftretende Rhythmusstörungen, die in der gestörten Reizbildung oder Reizleitung ihre Ursache haben können.

Die Kontraktion der Herzmuskulatur erfolgt also nicht auf Befehl eines Nervenimpulses wie bei der glatten und der Skelettmuskulatur, wohl aber wird sie *beeinflußt durch das vegetative Nervensystem:* Der Sympathikus stimuliert die Herzaktion, der Parasympathikus bremst sie.

29.2.   Diagnostische Maßnahmen

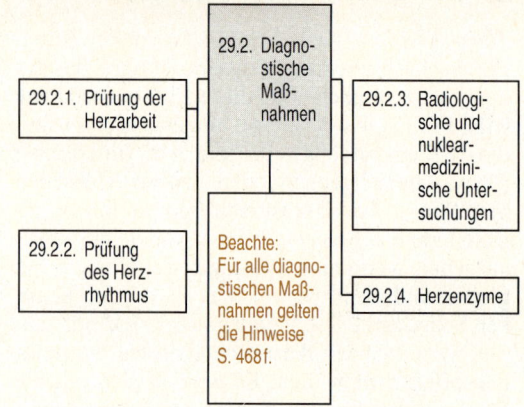

29.2.1.   Prüfung der Herzarbeit

Prinzip. Das Herzfördervolumen und damit die Durchblutung und Blutverteilung ist abhängig von der Schlagfrequenz des Herzens = *Herzarbeit.* Der Beurteilung der Herzarbeit dienen:
- *Blutdruckmessung* S. 262 ff.;
- *Kreislaufzeit:* gemessene Zeit zwischen dem Zeitpunkt der intravenösen Verabreichung einer Substanz (Farbstoff) und dem Eintreffen derselben an einem Punkt des arteriellen Systems in der Peripherie, z. B. als *Arm-Ohr-Zeit.*
- *Herzzeitvolumen* (HZV), auch Herzminutenvolumen (HMV) genannt: *Schlagvolumen* (ausgeworfene Blutmenge pro Herzschlag: Norm 70–80 ml (in Ruhe) mal *Herzfrequenz/min.* Voraussetzung für diese Untersuchung ist der Herzkatheterismus (s. unten). Ein Farbstoff bzw. eine gekühlte isotonische Lösung wird vor eine Herzhöhle eingespritzt. Dann mißt man die Verdünnung des Farbstoffes bzw. die Abkühlung des Blutes hinter dieser Höhle und kann so Rückschlüsse ziehen auf die Menge des geförderten Blutes bzw. auf das Blutvolumen, das vom Herzen pro Minute befördert wird.
- *Arbeitsbelastung:* Die definierte Arbeitsleistung (Ergometrie) gibt Aufschluß über das Kreislaufvermögen. Die Belastung geschieht z. B. am Fahrradergometer. Die Werte werden in mkg/min angegeben.

29.2.2.   Prüfung des Herzrhythmus

Prinzip. Die Herzmuskelkontraktion wird durch rhythmische elektrische Impulse angeregt. Der

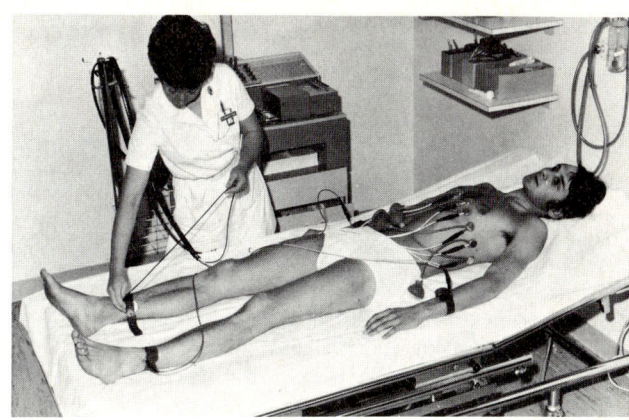

Abb. 29.**3** Vorbereitung des Patienten
für das Elektrokardiogramm.

führende Schrittmacher ist dabei der Sinusknoten. Die Leitungsgeschwindigkeit der Im-
pulswelle (Aktionsströme) kann auf die Körperoberfläche projiziert und mittels Elektroden aufgezeichnet werden als Elektrokardiogramm.

Elektrokardiogramm (EKG)

Die *Ableitung* erfolgt durch Plattenelektroden (Extremitäten) und Saugelektroden (Brustwand) (Abb. 29.**3**).
Man unterscheidet *6 Extremitätenableitungen:* 1. rechter Arm – linker Arm, 2. rechter Arm – linkes Bein, 3.
linker Arm – linkes Bein und *3 unipolare Brustwandab-
leitungen.* Zur Verbesserung der Leitungsfähigkeit werden die Elektroden mit Leitpaste bestrichen. Die einzelnen Ableitungen registriert ein Direkt- oder Mehr-
fachschreiber als
Herzstromkurve (Abb. 29.**4**). Sie besteht aus 5 Zacken,
die mit den Buchstaben P, Q, R, S, T, bezeichnet werden.
Die P-Zacke ist Ausdruck der Erregungsausbreitung in
beiden Vorhöfen. Ihr folgt die negative Q-Zacke, die
den Beginn der Kammererregung anzeigt. Die steil an-
steigende R-Zacke fällt rasch zur negativen S-Zacke
ab. Der sog. QRS-Komplex entspricht der Erregungsausbreitung in beiden Ventrikeln. Es folgt eine normalerweise isoelektrische Linie, die in die T-Welle, welche
von einer fast flach verlaufenden U-Welle gefolgt sein
kann, übergeht. Die Strecke von S-Ende (Beginn der
isoelektrischen Linie) bis T-Ende entspricht der Erre-
gungsrückbildung in beiden Ventrikeln.

Man unterscheidet
– Ruhe-EKG: Aufzeichnung der Herzmuskelar-
  beit nach Ruhezeit (ca. ½ Stunde);
– Belastungs-EKG: Elektrokardiogramm, das
  nach einer mehr oder weniger starken Belastung (z. B. durch Radfahren) geschrieben
  wird.

EKG-Veränderungen sind typisch bei
– Herzinfarkt,
– vermehrter Herzbelastung (Links-rechts-In-
  suffizienz),
– Erregungsbildungs- und Leitungsstörungen.
Der Patient soll so gekleidet sein, daß Oberkörper und Extremitäten bequem frei gemacht werden können. Im übrigen gelten die allgemeinen
Richtlinien auf S. 468.

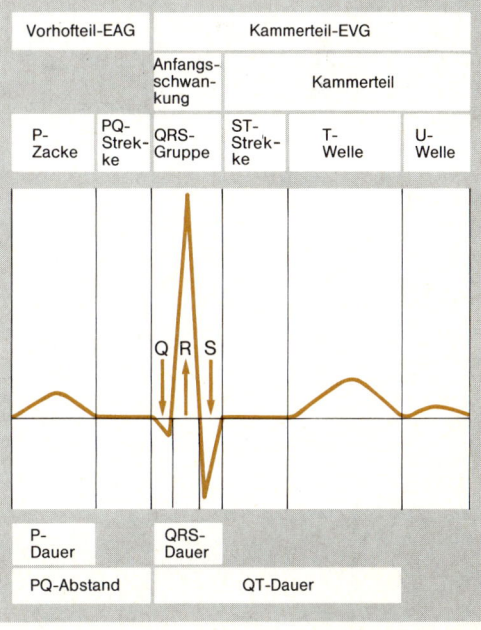

Abb. 29.**4** Benennung der Abschnitte und Ausschläge des Elektrokardiogramms (nach *Müller-Seiffert*).

Phonokardiographie

Es handelt sich um eine graphische Registrierung von *Herztönen* und *Herzgeräuschen* mittels Mikrophon und Schallverstärker. Die Untersuchung gibt wichtige Hinweise bei Herzklappenerkrankungen.

Echokardiographie

Die Echo- oder Ultraschallkardiographie (UKG) beruht auf dem Prinzip der Reflexion von Ultraschallwellen an den Gewebsstrukturen, und zwar an den Grenzflächen zwischen Geweben mit unterschiedlichem Schallwiderstand. Der Schallkopf (Transducer) ist Sender und Empfänger zugleich und kann je nach Abwinkelung auf der Thoraxwand das Herz von der Basis bis zur Spitze erfassen. Es können die Innenräume des Herzens gemessen und krankhafte Veränderungen des Herzmuskels, der Herzklappen und des Herzbeutels festgestellt werden.

29.2.3. Radiologische und nuklearmedizinische Untersuchungen

Röntgenuntersuchungen

Prinzip und *Durchführung* s. Kap. 20. Zur Feststellung von Lage, Größe, Form und Pulsation des Herzens und der großen Gefäße stehen u. a. folgende Verfahren zur Verfügung:

- *röntgenologische Bestimmung der Herzgröße;*
- *Herzstatus* = Aufnahme in vier verschiedenen Ebenen (von vorne, seitlich und in halbschrägen Stellungen des Kranken, der sog. Fechter- und Boxerstellung);
- *Computertomographie* (S. 459);
- *Kernspintomographie* (S. 459 ff.);
- *Kontrastmitteldarstellungen* (S. 458):
  - Angiokardiographie,
  - Koronarangiographie (s. dazu auch Herzkatheterismus).

Herzkatheterismus

Prinzip. Untersuchung am Herzen nach Punktion eines Gefäßes. Es wird ein spezieller Katheter ins Herz vorgeschoben.
Je differenzierter die dabei vorgenommenen Untersuchungen sind, um so größer sind die Belastungen für den Patienten (unbequeme Rückenlage über längere Zeit) und um so größer ist die Gefahr einer eventuellen Komplikation (Blutung aus dem Punktionskanal, Thrombusbildung an der Katheterspitze mit Emboliegefahr).

Arten von Herzkatheterismus (Abb. 29.5)

- Der *Rechtskatheter* = *venöse Katheterisierung.* Er wird in die linke Armvene, im Bereich der Ellbeuge oder Axilla, eingeführt, gelangt durch die obere Hohlvene in den rechten Vorhof, die rechte Kammer, A. pulmonalis.
- Der *Linkskatheter* = *arterielle Katheterisierung.* Er wird in die A. femoralis gegen den Blutstrom in die Aorta bis in den linken Ventrikel geschoben.
- Der *transseptale Katheter.* Dieser führt durch die untere Hohlvene in den rechten Vorhof. Dann wird mittels einer feinen Kanüle (Nadelspitze), die am Katheter befestigt ist, das Septum durchstochen. Der Katheter gelangt so durch den linken Vorhof in die linke Kammer.

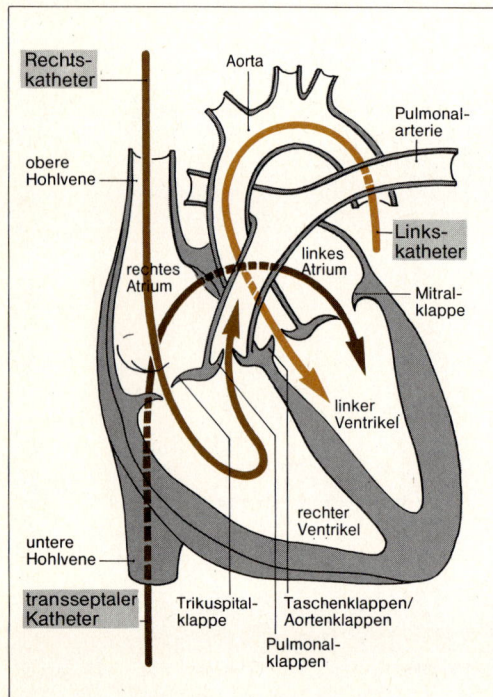

Abb. 29.5 Herzkatheterismus. Wege der verschiedenen Herzkatheter.

Diagnostischer Herzkatheterismus

Der Herzkatheterismus kann *vielerlei Informationen* liefern:

- Durch die mit Kochsalzlösung gefüllte Katheterlichtung können mit Hilfe von mechanoelektrischen Druckwandlern die in den Herzhöhlen und Gefäßen des Kreislaufs herrschenden *Drücke* gemessen werden.
- Verschiedene Methoden ermöglichen die Messung der Blutströmung, insbesondere die Bestimmung der vom Herzen geförderten Blutmenge, *(Herzminutenvolumen).*
- Besonders aufschlußreich ist die *selektive Angiokardiographie.* Durch den im gewünschten Herz- oder Gefäßabschnitt liegenden Herzkatheter wird ein Kontrastmittel maschinell mit hohem Druck eingespritzt und dessen Fortbewegung im Blutstrom durch eine Röntgenkamera mit hoher Bildfrequenz (25–90 Bilder/Sekunde) aufgezeichnet. Damit werden nicht nur Funktionsstörungen, sondern auch Strukturveränderungen im Bereich des Herzens, der Koronararterien und der großen Gefäße bildlich dargestellt.

Therapeutischer Herzkatheterismus

- Zum Einbau des transvenösen Schrittmachers (S.626);
- zur Dilatation (mittels Ballonkatheter) verengter Koronararterien;
- zur intrakoronaren medikamentösen Auflösung von Blutgerinnseln, die häufig Ursache eines Myokardinfarkts sind.

Vorbereitung des Patienten

- Information über Zweck, Dauer (unangenehmes Liegen auf dem Untersuchungstisch!) und Verlauf der Untersuchung.
- Blutgruppe muß bestimmt sein.
- Rasur der Leistengegend.
- Prämedikation nach Arztverordnung. Der Patient soll möglichst ein Sedativum erhalten.

Die *Untersuchung* erfolgt in Lokalanästhesie, der Patient bleibt nüchtern (Prothesen entfernen).

Nachbehandlung und -kontrollen

Diese richten sich nach der Art des vorgenommenen Katheterismus.
Patient mit ausschließlichem Rechtsherz- oder Flowkatheter (nur venöse Katheterisierung):
- zwei Stunden Bettruhe einhalten lassen,
- Patient darf essen und trinken.

Patient mit Linksherzkatheter (arterielle Katheterisierung): Da die Gefahr der *arteriellen Nachblutung* besteht, sind folgende Maßnahmen durchzuführen:

- Kontrolle von Blutdruck und Puls nach Verordnung (z.B. ¼- bis ½stündlich zu Beginn, dann stündlich).
- Kontrolle der Punktionsstelle in der Leistenbeuge. Gute Kompression ist notwendig (Sandsack 12 Stunden liegen lassen).
- Kontrolle des peripheren Fußpulses.
- Bettruhe während 24 Stunden.
- Kompressionsverband bei Beschwerden nach vier Stunden lösen, sonst 24 Stunden belassen.
- Nahrungs- und Flüssigkeitskarenz bis zum vollen Wohlbefinden des Patienten, dann Beginn mit Tee und Zwieback (Brechreiz und Erbrechen unbedingt vermeiden, da Pressen eine Nachblutung begünstigt).

Patient mit transseptalem Katheter: Je nach Verlauf einfache oder differenziertere Überwachung; Verordnung beachten.

Isotopenuntersuchungen

Radiokardiographie

Durch den Verlauf der Zeitaktivitätskurven bei verschiedenen Meßverfahren (direkte, indirekte, Kombinationsmethode) können folgende Kreislaufgrößen bestimmt werden: Herzzeitvolumen, Herzindex, Schlagvolumen, zentrales Blutvolumen, mittlere Kreislaufzeit, peripherer Widerstand. Sonderformen der kardialen Isotopenuntersuchungen sind:
- digitale Radionuklid-Angiokardiographie,
- Bestimmung der Herzmuskeldurchblutung durch Clearance-Bestimmungen mittels Edelgasen oder Herzmuskelperfusionstest,
- Herzinnenraumszintigraphie.

29.2.4. Herzenzyme

Jedes Organsystem besitzt mehr oder weniger spezifische Enzyme, so daß der Enzymspiegel im Serum einen Hinweis auf das erkrankte Organ geben kann. Es wird dabei auf den Zeitpunkt des Enzymanstiegs im Serum sowie auf das Verhältnis der Enzyme untereinander geachtet (Enzymmuster).

Die *Enzymdiagnostik* ist beim Herzinfarkt, wo infolge Herzmuskelnekrose Zellenzyme in den Extrazellulärraum gelangen, von Bedeutung. Die entsprechenden Enzymaktivitäten steigen an:
- CK-MB = herzspezifische Fraktion der Kreatinphosphokinase,

- ASAT = *As*partat-*A*mino-*T*ransferase (GOT),
- LDH = *L*aktat-*De*hydrogenase.

Werte: je nach Labormethode.

Zwischen Schweregrad des Myokardinfarkts bzw. Ausmaß der Nekrose sowie Höhe und Dauer des Enzymanstiegs im Serum besteht ein Zusammenhang, weshalb die Enzymbestimmung neben dem EKG der wichtigste Meßwert beim Herzinfarkt ist.

Zu beachten: Intramuskuläre Injektionen verfälschen die Resultate, da durch die Stichverletzung Muskelenzyme frei werden.

29.3. Generelle Pflegeplanung

Es sei auf die allgemeinen Ausführungen auf S. 74 ff. u. 587 f. verwiesen.

29.3.1. Situationseinschätzung

Herzpatienten sind häufig schwerkranke Patienten. Die Krankheit trifft sie *akut lebensbedrohlich* (Herzinfarkt), *chronisch, entkräftigend* (z. B. Herzinsuffizienz), oder es sind „psychosoma-

tisch" leidende Menschen, bei denen die „funktionellen kardiovaskulären Störungen" nur *Symptom eines tieferen Leidens am Leben selbst* sind. Krankheit (Herzrhythmusstörungen, Herzschmerzen) entsteht dann „großenteils aus dem Vereinzeltsein, aus dem Keine-Hoffnung-mehr-Haben, aus der Entwurzelung. Dieses Entwurzeltsein bezeichne ich als mangelhaftes Urvertrauen" so sagt der Medizinpsychologe B. STAEHELIN (in „Die Welt als Du"). Diese Aspekte, die das *Befinden* und die *Befindlichkeit* des Herzpatienten meinen, müssen bei der Situationseinschätzung immer mit bedacht werden, sie bestimmen die Schwerpunktsetzung der Pflege.

29.3.2. Krankheitszeichen und Pflegeprobleme

Rhythmusstörungen

In erster Linie werden Veränderungen am Herzen am *peripheren Puls* wahrgenommen. Durch die gleichzeitige zentrale Messung erfassen wir das *Pulsdefizit* (S. 261).
- Die subjektiven *Mißempfindungen,* die als Begleitung von Rhythmusstörungen auftreten,

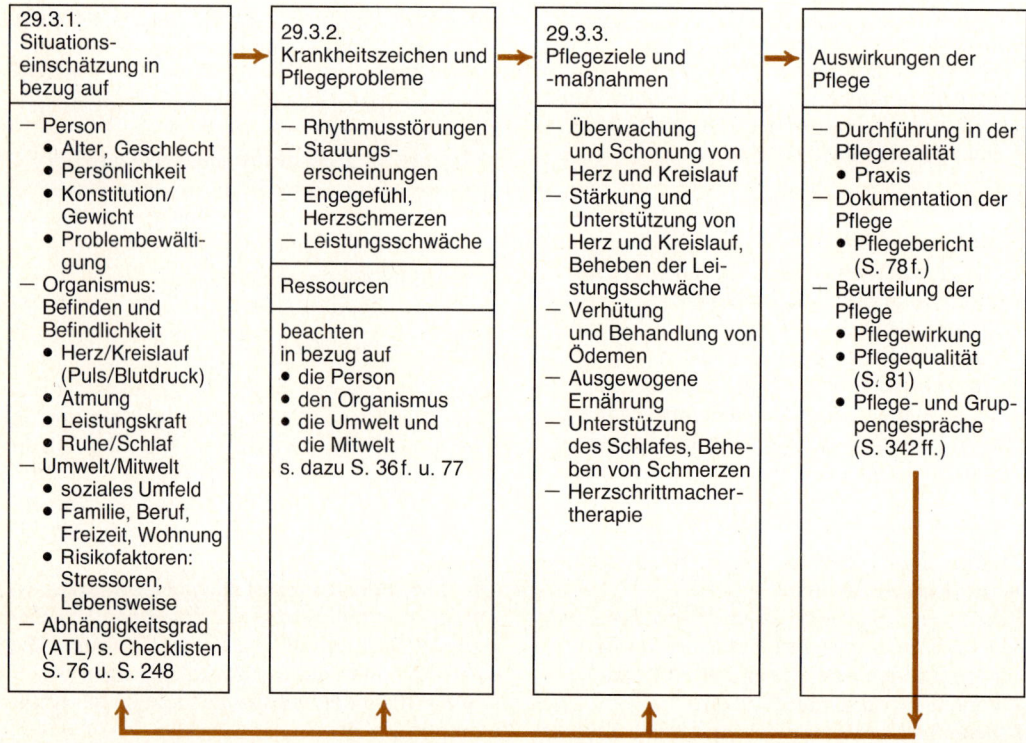

29.3.1. Situations- einschätzung in bezug auf	29.3.2. Krankheitszeichen und Pflegeprobleme	29.3.3. Pflegeziele und -maßnahmen	Auswirkungen der Pflege

— Person
  • Alter, Geschlecht
  • Persönlichkeit
  • Konstitution/
    Gewicht
  • Problembewälti-
    gung
— Organismus:
  Befinden und
  Befindlichkeit
  • Herz/Kreislauf
    (Puls/Blutdruck)
  • Atmung
  • Leistungskraft
  • Ruhe/Schlaf
— Umwelt/Mitwelt
  • soziales Umfeld
  • Familie, Beruf,
    Freizeit, Wohnung
  • Risikofaktoren:
    Stressoren,
    Lebensweise
— Abhängigkeitsgrad
  (ATL) s. Checklisten
  S. 76 u. S. 248
	— Rhythmusstörungen
	— Stauungs-
	   erscheinungen
	— Engegefühl,
	   Herzschmerzen
	— Leistungsschwäche
	
	Ressourcen
	
	beachten
	in bezug auf
	  • die Person
	  • den Organismus
	  • die Umwelt und
	    die Mitwelt
	s. dazu S. 36 f. u. 77
		— Überwachung
		   und Schonung von
		   Herz und Kreislauf
		— Stärkung und
		   Unterstützung von
		   Herz und Kreislauf,
		   Beheben der Lei-
		   stungsschwäche
		— Verhütung
		   und Behandlung von
		   Ödemen
		— Ausgewogene
		   Ernährung
		— Unterstützung
		   des Schlafes, Behe-
		   ben von Schmerzen
		— Herzschrittmacher-
		   therapie
			— Durchführung in der
			   Pflegerealität
			  • Praxis
			— Dokumentation der
			   Pflege
			  • Pflegebericht
			    (S. 78 f.)
			— Beurteilung der
			   Pflege
			  • Pflegewirkung
			  • Pflegequalität
			    (S. 81)
			  • Pflege- und Grup-
			    pengespräche
			    (S. 342 ff.)

sind *Herzjagen, Herzstolpern, Herzklopfen, Angst*, oft sehr große Angst = *Vitalangst, Unruhe*.

- *Puls* und *Pulsveränderungen:* ausführliche Angaben s. S. 260 ff.
  Im folgenden die wichtigsten Begriffe:
  - Tachykardie: Frequenz über 100/Minute,
  - Bradykardie: Frequenz unter 50/Minute,
  - Arrhythmie: Unregelmäßigkeit,
  - Extrasystolen als Bigeminus. Sie werden vom Patienten oft als Herzstolpern empfunden; sind sie aneinandergereiht (sog. Salven), führen sie zu Schwindelgefühl.
  - Vorhofflattern, Vorhofflimmern: rasche, zuerst noch geordnete, dann ungeordnete Vorhoftätigkeit; sie verlangt rasche medikamentöse und elektrische Hilfe (S. 567 f.).
  - Kammerflattern, Kammerflimmern führen unbehandelt rasch zum Tode durch Herzstillstand (S. 567 ff.).
- *Synkopen:* anfallsweiser Bewußtseins- und Tonusverlust infolge kritischer Verminderung des Herzzeitvolumens, das zu Mangeldurchblutung des Gehirns führt. Die Zeichen sind mehr oder weniger ausgeprägt: Blässe, Müdigkeit, Schwindel, Somnolenz, kurzfristiger Bewußtseinsverlust. Der *Adam-Stokes-Anfall* als Ausdruck einer arterioventrikulären Leitungsstörung (AV-Block) geht immer mit einer Synkope einher und wird heute mittels Herzschrittmacher mit Erfolg behandelt (S. 626).

Stauungserscheinungen

Sie sind Ausdruck der ungenügenden Herztätigkeit = *Insuffizienz*. Die Zeichen sind demnach diejenigen der Herzinsuffizienz und sind S. 627 f. nachzulesen. Im Vordergrund stehen die

- *Ödeme* = Wasseransammlung infolge Druckanstiegs im venösen Schenkel, die beim liegenden Patienten in den Rückenpartien, beim stehenden in den Beinen (Füßen, Knöchel) nachweisbar sind.
  Frisch aufgetretene Ödeme können gut eingedrückt werden, länger bestehende, insbesondere Unterschenkelödeme haben die Tendenz, sich zu verfestigen und sind dann nicht mehr eindrückbar (s. auch S. 156 f.).
- *Weitere Zeichen* der ungenügenden Herztätigkeit sind u. a. *gestaute Halsvenen, Atemnot, Zyanose* (zu Zyanose s. S. 600).
- Zu chronischem *Hustenreiz* in Verbindung mit Atemnot kommt es bei Lungenstauung bei ungenügender Leistung des linken Ventrikels.

Engegefühl, Herzschmerzen

Ein *plötzlich auftretendes, schmerzhaftes Engegefühl* ist meist Zeichen einer *Koronarinsuffizienz*. Typisch ist die Schmerzausstrahlung in den linken Arm, Oberbauch oder Hals. Der Schmerz kann aber auch uncharakteristisch sein. Der heftige Schmerzanfall wird vom Patienten als Bedrohung empfunden und löst *große Angst* („Todesangst") aus. Koronare Herzkrankheiten (KHK) sind meist die Folge von Atherosklerose (Arteriosklerose) der Koronargefäße. Angina pectoris und akuter Myokardinfarkt sind häufige Manifestationen.
Nachts auftretendes Engegefühl mit Atemnot ist als *Asthma cardiale* bekannt (S. 629).
Atemabhängiger Schmerz ist Zeichen der Reibung der Pleurablätter bei Perikarditis.

Leistungsschwäche

Das Herz wird als „Motor" bezeichnet. Davon kann die Leistungsschwäche bei Defekt leicht abgeleitet werden. Eine eingeschränkte Herztätigkeit, egal welcher Ursache, führt immer zu *reduzierter Tätigkeit aller Organe und Gewebe*. Die eingeschränkte Muskelkraft zeigt sich in Müdigkeit und Schlappheit. Als zusätzliche Behinderung kommt der allgemeine Energieverlust. Der Patient fühlt sich krank, u. U. schwerkrank.
Vom Energieverlust sind aber auch die *psychisch-geistigen* Initiativen betroffen. Die Erlebnis- und Wertgehalte sind z. T. blockiert, die entsprechenden Äußerungen verlangsamt. Der Kranke spricht nicht mehr viel, sein Denken, Wollen, Erleben, Fühlen usw. sind gehemmt. Er ist dann auch psychisch-geistig müde, erschöpft, „ausgepumpt".

29.3.3. Pflegeziele und -maßnahmen

Die *Pflegeziele* unterstützen und ermöglichen die Behandlungsziele:
- Herztätigkeit und -rhythmus regelmäßig;
- Beschwerde- und Angstfreiheit;
- Adaptation bzw. Rückkehr in den Alltag – gesund oder bedingt gesund; fähig in optimal möglicher Lebensqualität zu leben, Risikofaktoren zu meiden.

Die *Maßnahmen* sind entsprechend:

Überwachung und Schonung von Herz und Kreislauf

- Da Herz- und Atemtätigkeit so nahe beieinander liegen und sich gegenseitig beeinflussen, sind die grundlegenden Aspekte der Pflege die gleichen wie auf S. 601 f. besprochen:

- *Krankenzimmer:* hell, freundlich, Raumluft nicht zu trocken, nicht zu warm.
- *Krankenbett:* Am besten eignet sich das sog. Kardiologiebett = vierteiliges Niveaubett: Kopfende leicht erhöht, Knieknick. Für die Nacht Dehnlage (S. 248).
- *Bettruhe* je nach Zustand; *Mobilisation* vorsichtig, nach Verordnung.
- *Überwachung* der Vitalzeichen, von Allgemeinzustand, Aussehen.

Stärkung und Unterstützung von Herz und Kreislauf

- Bewegungstherapie, Stoffwechselgymnastik.
- Aufbauende Muskelarbeit mit dem Ziel der Rehabilitation.
- Ein Klima schaffen, in dem der Patient Angst durchstehen, Unruhe abbauen, sich vom Engegefühl befreien kann und wo auch existentielle Fragen ausgesprochen und somit Ressourcen freigesetzt werden können. In Kapitel 12 und 13 können Sie weiterführende Impulse finden.
- Medikamentöse Unterstützung ist außerordentlich wichtig und bedarf der sorgfältigen Handhabung (*Dosierung* genau einhalten) und *Überwachung* (Nebenwirkungen). Im folgenden die wichtigsten Informationen:

Herzglykoside: Digitalis

Der Angriffspunkt ist die Herzmuskelzelle. Der Effekt ist erst dann optimal, wenn eine gewisse Menge des Glykosids am Herzmuskel haftet, weshalb man von einer Sättigung spricht. Die Reizleitung wird verlangsamt, die Automatizität der einzelnen Zentren wird erhöht, die Systole wird kräftiger, die Füllung des Herzens in der Diastole besser. Der Puls wird langsamer.

- Die *Sättigung* (Vollwirkdosis im Blut) liegt zwischen 1,5–2 mg und kann im Blut nachgewiesen werden.
- Der *Digitalisblutspiegel* dient der Errechnung des individuellen therapeutischen Bereichs. Die Blutentnahme zur Blutspiegelkontrolle muß 6 Stunden nach Einnahme der letzten Medikamentendosis vorgenommen werden (2 ml Nativblut), der Patient darf keine radioaktiven Stoffe im Blut haben.
- *Dosierung.* Sie ist individuell und abhängig von Alter, Gewicht, Nierenfunktion, Myokardzustand. Die Erhaltungsdosis liegt tiefer als die Sättigungsdosis. Der Arzt wird zwischen einer *raschen* Sättigung (innerhalb 24 Stunden) und einer *langsamen* Sättigung (3–5 Tage) entscheiden. Die *Verabreichung* ist parenteral oder/und oral. Sie muß äußerst gewissenhaft gehandhabt werden. Tab. 29.2 gibt einen Überblick über die Wirkung der gebräuchlichsten Herzglykoside.
- *Nebenwirkungen.* Brechreiz kann rein reflektorisch verursacht sein. Bei *Überdosierung:* Bradykardie, Extrasystolie, Bigeminie, Sehstörungen (Farbflekken) und zentrale Symptome wie Schwindel, Verwirrtheit. Der Patient muß gut auf Nebenwirkungen überwacht werden. Er soll auch selber die entsprechenden Informationen haben.

Tabelle 29.**2**   Herzglykosidpräparate. Auflistung nach *Waser* u. *Steinbach*

	Digitalisglykoside						Andere Herzglykoside	
	Digitoxin	Acetyl-digitoxin	Medigoxin	Acetyl-digoxin	Digoxin	Lanatosid C	Pro-scillaridin	g-Strophan-thosid
Resorption	90–100%	70–80%	70–90%	70–80%	60–70%	40%	35%	0–5%
Wirkungs-eintritt (Latenzzeit oral/i.v.)	langsam 2 Std./ 30 Min.	langsam	sehr rasch 5–20 Min./ 1–4 Min.	rasch	rasch 2 Std./ 15–30 Min.	rasch –/ 10–30 Min.	rasch	sehr rasch –/ 15 Min.
Bradykardie	sehr stark	sehr stark		mittel-stark	mittelstark	relativ gering	gering	gering
Wirkungs-dauer Spitze	lang 5–8 Std.	relativ lang	mittellang	mittellang	mittellang 2–5 Std.	mittellang 1–2 Std.	kurz	sehr kurz 45 Min.
Tägliche Abkling-quote Abklingzeit	7% 20 Tage	10–14%	22% 6 Tage	18–20%	20% 6–8 Tage	20–30% 2 Tage	35% 2 Tage	40–50% 1–2 Tage

Beachte
- Kalzium ist bei Digitalisierung gegenindiziert (gegenseitige Beeinflussung).
- Kaliumzufuhr ist hingegen notwendig, da das digitalisierte Herz gegen Kaliummangel besonders empfindlich ist.
- Kaliummangel führt zu Muskelentkräftigung: Herzrhythmusstörungen, Darmträgheit, allgemeine Muskelschwäche: Der Patient ist müde, schwach, sein Händedruck ist schlaff (s. dazu auch S. 784 f.).

Antiarrhythmika

Der Wirkungsmechanismus der verschiedenen Antiarrhythmika beruht in erster Linie auf einer Änderung der Membraneigenschaften der Herzmuskelzelle, womit u. a. die Spontanautomatie, die Reizleitung und die Reizschwelle beeinflußt werden. Man kann die verschiedenen Präparate nach ihrem Anwendungsbereich unterteilen:
- supraventrikuläre Antiarrhythmika: Chinidin und chinidinähnliche Präparate, Procainamid, Betablocker (Dociton, Inderal, Visken);
- ventrikuläre Antiarrhythmika: Phenytoin, Lidocain, Procainamid.

Die *Nebenwirkungen* lassen sich nicht allgemein fassen.
Betablocker z. B. können zu Bradykardie, Hypotonie, Bronchospasmus, Chinidin zu Magen-Darm-Störungen, Thrombozytopenie führen.
Für alle gilt: Antiarrhythmika sind stark wirkende Medikamente und können bei hoher Dosierung und intravenöser Verabreichung zu Herzstillstand infolge Überleitungsstörung führen.

Verhütung und Behandlung von Ödemen

- Flüssigkeitszufuhr einschränken, evtl. kochsalzarme Kost.
- Flüssigkeitsbilanz; es wird eine Minusbilanz angestrebt.
- Gute Hautpflege, da die Gewebe schlecht durchblutet sind, was zu *Ulzera* und *Dekubiti* führen kann.
- Bestehende Ulzera sorgfältig behandeln (S. 895).
- Beine einbinden, dient zusätzlich der Thromboembolieprophylaxe (S. 131 f.).
- Medikamentöse Unterstützung durch *Diuretika* aus der Saluretikagruppe. Bei Herzpatienten kommt häufig das Furosemid (Lasix) zur Anwendung. Saluretika hemmen die tubuläre Rückresorption von Natrium und Chlor, Kalium wird vermehrt ausgeschieden. Sie vermindern das Blutvolumen und senken den Blut-

druck. *Unerwünschte Nebenwirkungen* sind Störungen des Magen-Darm-Traktes, Schwäche, Schwindel.
Die Kaliumzufuhr (bei Saluretika) ist insbesondere bei gleichzeitiger Digitalisierung notwendig (s. oben u. S. 784).
- Tägliche Gewichtsbestimmung bei Diuretikatherapie (Diuretika S. 783).

Ausgewogene Ernährung

Die Ernährung Herzkranker hängt von vielerlei Faktoren ab. Blähende Speisen und kohlensäurehaltige Wasser sind zu vermeiden, im übrigen ist die Situation ausschlaggebend:
- *Übergewicht* belastet Herz und Kreislauf, das Körpergewicht muß durch entsprechende Kost gesenkt werden.
- Bei bestehenden *Ödemen:* flüssigkeits- und kalorienarm.
- Bei *Darmträgheit* zellulosereiche Kost, die aber gleichzeitig leicht verdaulich sein muß. Zugabe von feingemahlener Kleie zu Quark und Joghurt oder Metamucil-Pflanzenschleimpulver fördert die *regelmäßige Darmentleerung.*
- *Cholesterinarme Kost* (Ausschluß von fetten tierischen Produkten) ist für fast alle Patienten mit Koronarkrankheiten notwendig. Da die Fette in vielen Nahrungsmitteln versteckt sind, ist eine gute Diätinstruktion und Abgabe eines Diätplans notwendig.
- *Kohlenhydrate,* stark konzentriert, z. B. Zucker, können die Gefäße schädigen und sollen eingeschränkt werden.

Die *Diätberatung* soll frühzeitig in den Pflegeplan eingebaut werden. Es ist wichtig, daß auch der Ehepartner mit einbezogen wird.

Unterstützung des Schlafes, Beheben von Schmerzen

Schlaflosigkeit kann Zeichen der Angst und inneren Unruhe oder Folge der durch die Krankheit bedingten körperlichen Inaktivität sein. Sie kann ein altes, schon längst bestehendes Problem (z. B. Ausdruck der Einsamkeit eines Betagten, Symptom psychischer Belastung bei Herzinfarktpatienten) oder Begleiter der Erkrankung sein; das gleiche gilt für den *Schmerz.* In der Frühphase müssen oft hohe Dosen Sedativa und Schmerzmittel verabreicht werden (häufig bei Herzinfarkt). Sie sollen mit fortschreitender Heilung durch nichtmedikamentöse Mittel ersetzt werden. Zu Schlaf und Schlafhygiene s. S. 95 f., zu Schmerz und Schmerzbewältigung S. 351 f.

Herzschrittmachertherapie

Elektrostimulation des Herzens transvenös = temporärer Schrittmacher oder als Dauerimplantation. Er kommt immer dann zur Anwendung, wenn eine schwere Überleitungsstörung und Bradykardie zu *Adam-Stokes-Anfällen* (vorübergehender Ausfall der Pumpleistung des Herzens mit zerebraler Minderdurchblutung, die je nach Dauer mit Schwindel, Absenzen oder kurzer Ohnmacht einhergeht = Synkopen) oder zu unzureichender Förderleistung des Herzens mit *Herzinsuffizienz* führt.

Schrittmachertypen (Batterien)

Heute werden die sog. Bedarfsschrittmacher (demand pacemaker) implantiert, d.h. der Schrittmacher tritt nur dann in Aktion, wenn die eigene Herzfrequenz die Schrittmacherfrequenz unterschreitet.
Der *programmierbare* Schrittmacher wird von außen mittels elektromagnetischer Impulse in bezug auf Frequenz und Stärke der Impulse eingestellt. Lebensdauer der Batterie je nach Typ 3–15 Jahre. Der Patient wird entsprechend informiert.

Elektrodentypen

- Die *endovenöse* Elektrode wird über eine thoraxnahe Vene über den rechten Vorhof in den rechten Ventrikel eingeschwemmt (oder er wird eingeschraubt). Durch Fibrosierung kommt es mit der

Zeit zu einer festen Verbindung mit dem Herzmuskel. Der Eingriff erfolgt in Lokalanästhesie.
- Die *epimyokardiale* Elektrode wird in das Myokard eingeschraubt. Dazu muß der Herzbeutel operativ eröffnet werden. Gleichzeitig wird die Batterie subkutan unter dem linken Rippenbogen implantiert (Abb. 29.6).

Überwachung nach Schrittmacherimplantation

- Regelmäßige Pulskontrolle, peripher und zentral (Stethoskop). Bei Abfall unter 65 Schläge/Minute Arzt benachrichtigen.
- Unter Umständen bleibt der Patient für 24 Stunden auf der Intensivstation (fast immer bei endovenösem Schrittmacher, da die Elektrode dislozieren kann).
- Information des Patienten in bezug auf die tägliche (wöchentliche) Pulsmessung, Termin der Schrittmacherkontrolle, Schrittmacherausweis und wichtigste Daten zum Verständnis des Schrittmachers.

29.4. Exemplarische Pflegesituationen

Das Spektrum der Herzkrankheiten ist sehr groß. Viele stellen „als Krankheit" ähnliche Pflegeprobleme: was jeweils anders ist, ist die Situation (Zustand, Befinden, Befindlichkeit) des einzelnen Kranken.
Im folgenden beschränken wir uns *exemplarisch* auf die Besprechung der Pflege von Patienten mit Herzinsuffizienz und Herzinfarkt sowie deren Komplikationen. Auf die Besprechung der *Entzündungen am Herzen* wird, da es sich vorwiegend um medizinische Probleme handelt, hier verzichtet (es sei auf die entsprechende Lite-

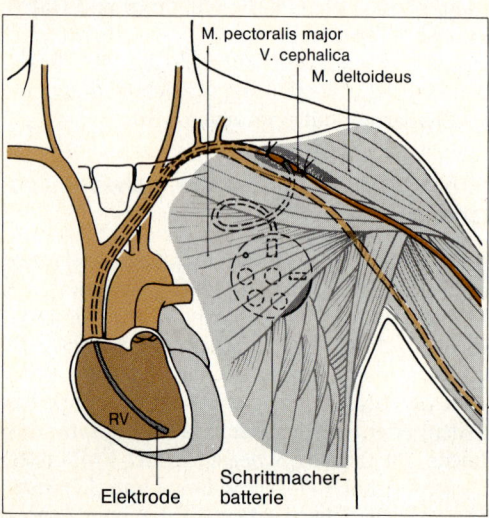

M. pectoralis major
V. cephalica
M. deltoideus

RV

Elektrode   Schrittmacher-batterie

Abb. 29.**6** Herzschrittmachertherapie mit transvenöser Elektrodenstimulation.

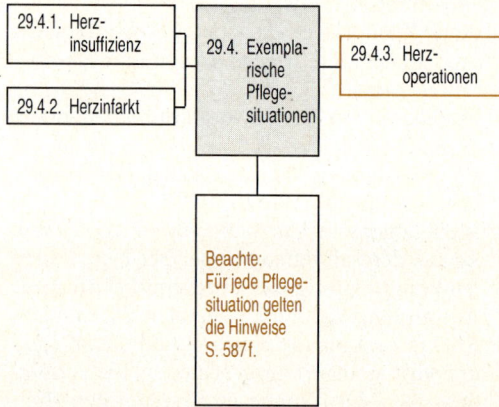

29.4.1. Herz-insuffizienz

29.4.2. Herzinfarkt

29.4. Exemplarische Pflege-situationen

29.4.3. Herz-operationen

Beachte:
Für jede Pflegesituation gelten die Hinweise S. 587 f.

ratur verwiesen). Für die Pflege gelten die oben besprochenen Maßnahmen. Über *kardiale Notfälle* und Rhythmusstörungen s. Intensivpflege S. 565 ff.

29.4.1. Herzinsuffizienz

Unter Herzinsuffizienz versteht man die Unfähigkeit des Herzens, das venöse Blutangebot vollständig in das Arteriensystem zu befördern und dadurch den Blutbedarf der Peripherie zu decken.

Es handelt sich infolgedessen um ein Nachlassen und schließlich um ein Versagen der Herztätigkeit. Die Herzinsuffizienz ist keine Primärerkrankung, sondern immer eine Folge von bestehenden Herz- oder Lungenkrankheiten.

Zum Versagen des *linken Herzens* kommt es vor allem bei lang andauernder Hypertonie, Aortenklappenstenose, Koronarerkrankungen und bei allen Erkrankungen, die zu einer Belastung des linken Herzens führen. Häufig ist das linke Herz insuffizient, während das rechte seine Arbeit noch normal leisten kann.

Jedes Linksherzversagen führt über eine Lungenstauung auch zu einer Überlastung des rechten Herzens, so daß der Kranke das ausgeprägte Bild der Links- und Rechtsherzinsuffizienz = *Globalinsuffizienz* zeigt.

Wird das *rechte Herz* zuerst betroffen, müssen wir die Ursache zumeist bei chronischen Lungenkrankheiten (chronische Bronchitis, Emphysem, Bronchiektasen u. a.) suchen. Die Veränderungen des Lungengewebes bedeuten für das rechte Herz eine vermehrte Belastung. Die Folge davon ist das sog. *Cor pulmonale.* Die Zeichen sind die gleichen wie bei der Rechtsherzinsuffizienz, nur ist die Zyanose viel ausgeprägter.

Krankheitszeichen und Pflegeprobleme

- *Dyspnoe* ist das führende Zeichen einer Linksherz- und Globalinsuffizienz. In leichteren Fällen handelt es sich um eine Anstrengungsdyspnoe, in schweren um eine Ruhedyspnoe.
- *Zyanose.* Folge des verminderten Herzminutenvolumens sowie der Verlangsamung des Kapillardurchflusses.
- *Tachykardie.* Versuch des Herzens, das Herzminutenvolumen aufrechtzuerhalten. Evtl. kann eine absolute *Arrhythmie* (Vorhofflimmern) bestehen.
- *Subjektive Beschwerden* je nach Schweregrad: Müdigkeit, Abgeschlagenheit, Leistungsminderung und Magen-Darm-Probleme.

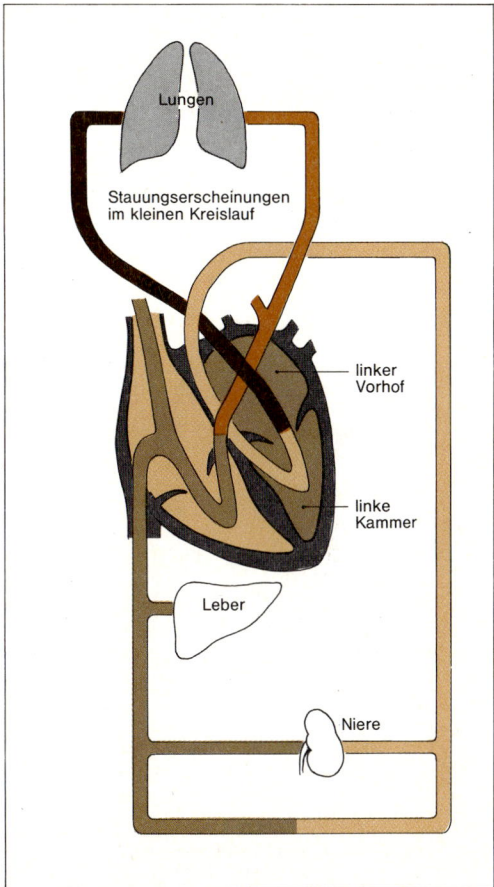

Abb. 29.**7** Stauungserscheinungen bei Linksherzinsuffizienz.

Zeichen der Linksherzinsuffizienz (Abb. 29.7)

Das Blut wird in die Lungengefäße zurückgestaut und verursacht das Bild der *Stauungslunge:*

- *Dyspnoe* zu Beginn nur bei Belastung. Der Patient paßt sich an und registriert die Atemnot oft erst, wenn die Leistungseinbuße sein Leben behindert. Später entwickelt sich die
- *Orthopnoe,* d. h. bei Flachlagerung stellt sich sofort schwere Atemnot ein, verursacht durch die beim Liegen stattfindende orthostatische Verlagerung des Blutvolumens in den Lungenkreislauf.
- *Tachypnoe* (Atembeschleunigung als Kompensation).
- *Husten, Auswurf* (Zeichen der Stauungsbronchitis).
- In schweren Fällen kommt es zum nächtlich auftretenden *Asthma cardiale* oder zum *Lungenödem* (s. unten).

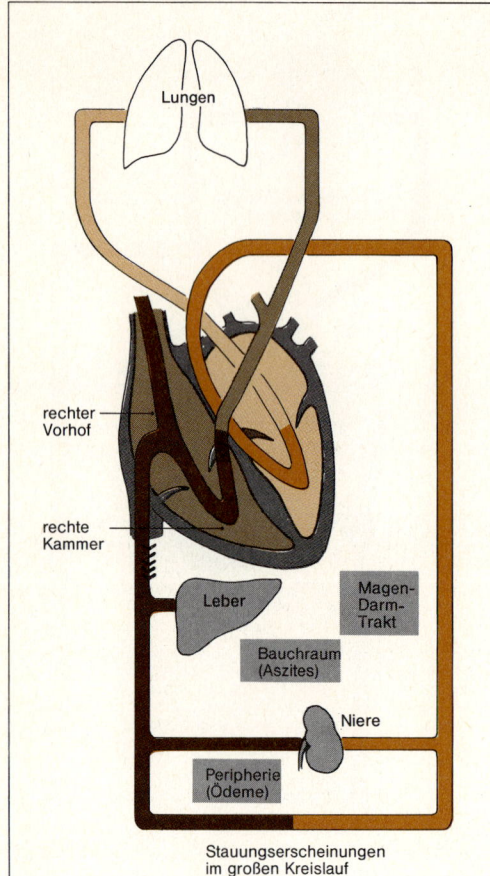

rechter
Vorhof

rechte
Kammer

Lungen

Leber

Magen-
Darm-
Trakt

Bauchraum
(Aszites)

Niere

Peripherie
(Ödeme)

Stauungserscheinungen
im großen Kreislauf

Abb. 29.8 Stauungserscheinungen bei Rechtsherzinsuffizienz.

Zeichen der Rechtsherzinsuffizienz (Abb. 29.8)

Sie sind verursacht durch die *Blutstauung vor dem rechten Herzen,* bedingt durch das dort liegenbleibende Blutvolumen bei erhöhtem Venendruck:

- Prall gefüllte Halsvenen beim liegenden Patienten.
- Pfortaderstauung mit *Leberschwellung:* Druckdolenz und Störung der Leberfunktion, Milzvergrößerung, Magen-Darm-Störungen.
- Störung der *Nierenfunktion* mit Oligurie, Nykturie, Albuminurie.
- Entwicklung von *Ödemen:* durch die Orthostase treten zuerst Knöchel-, dann Unterschenkelödeme, beim Bettlägerigen Sakralödeme auf. Anfänglich nur abends, später als Dauerzustand.
- In schweren Fällen: Aszites, Pleuraerguß (Transsudat).

- Subjektiv klagen die Patienten über Müdigkeit, Abgeschlagenheit, Leistungsverminderung, Magen-Darm-Beschwerden.
- Atemnot tritt erst bei Beteiligung des linken Herzens auf, man spricht dann von „durchgestauter" Linksherzinsuffizienz.

Pflege- und Behandlungsplan

Beheben des Grundleidens (Arzt!):
- Senkung des erhöhten Blutdruckes,
- Beseitigung von Rhythmusstörungen u. a.

Schonung des Herzens und Unterstützung des Allgemeinzustands:
- Bettruhe kann zu Beginn nötig sein. Die Lagerung ist halbsitzend (s. dazu S. 126 u. 248).
- Lehnstuhlbehandlung wird der Bettruhe vorgezogen, da die Bettruhe selber zu zusätzlichen Komplikationen (Dekubitus, Thrombose, Inaktivität) führt.
- Stoffwechselgymnastik, Atemgymnastik.
- Sorge für genügend Schlaf und Ruhe, *Entspannung,* z. B. durch autogenes Training.
- Unterstützung bei den ATL soweit nötig und Hilfe zur Anpassung an die (noch) mögliche Herzleistung.

Ausgewogene Ernährung:
- Häufig kleine, eiweißreiche, fettarme Mahlzeiten, unterbrochen durch Reis- und Obsttage;
- Kaliumsubstitution durch Gemüse, Obst, Dörrobst;
- flüssigkeitsarm (höchstens 1 l/Tag), evtl. natriumarm.

Stärkung der Herztätigkeit (Arzt):
- Herzglykoside (S. 624 f.).

Ausschwemmung der Ödeme:
- Diuretika in Kombination mit Herzglykosiden (S. 783), oft mit gleichzeitiger *Antikoagulation,* da durch die diuretisch erreichte Verminderung des Blutvolumens eine Hämokonzentration (Eindickung des Blutes) mit Gefahr der *Thrombose* entsteht. Unspezifische Maßnahmen der Thromboembolieprophylaxe s. S. 131.
- Flüssigkeitsbilanz, Gewichtskontrolle.
- Kaliumsubstitution ist bei Diuretikabehandlung immer notwendig. Je nach Präparat genügt die kaliumreiche Ernährung, oder es braucht zusätzlich Kaliumpräparate.
- Überwachung des Patienten auf Zeichen der Hypokaliämie (S. 784).

Wiedereingliederung

Je nach Befund und Befinden Mittel und Wege zur bestmöglichen *Lebensqualität* suchen:

- Bei älteren Patienten (Herzinsuffizienz trifft vorwiegend diese Menschen) gilt, was im Kapitel 24 nachzulesen ist.
- Hilfe zur Selbsthilfe leisten.
- Biographie und Lebensumstände berücksichtigen: Der Patient soll möglichst selbständig in sein gewohntes Umfeld zurückkehren.
- Beziehungsnetz (Angehörige, Nachbarn) mit einbeziehen, insbesondere dort, wo keine volle Unabhängigkeit erreicht werden kann (Kontrolle der Medikamenteneinnahme usw.).

Asthma cardiale

Nachts oder am frühen Morgen auftretendes Syndrom bei Linksherzinsuffizienz mit heftiger Atemnot, Herzklopfen, Angstgefühl. Der Lufthunger ist so groß, daß der Patient aufsitzen oder aufstehen muß und ans geöffnete Fenster will. Häufig klingen die Symptome nach 10–15 Minuten ab, können sich aber in der gleichen Nacht wiederholen. Der Übergang in ein Lungenödem kann fließend sein (s. unten).

Sofortmaßnahmen:
- Fenster öffnen,
- Sauerstoffzufuhr.
- Menschliche Nähe und Ruhe lindern die Symptome des Patienten ebenso wie die frische Luft und vermögen die Symptome zu erleichtern.

Lungenödem

Beim Lungenödem tritt Blutflüssigkeit in die Alveolen aus. Es entsteht ein akutes dramatisches Zustandsbild. Die Hauptursache ist die *Linksherzinsuffizienz* mit erhöhtem Blutdruck in den Kapillaren der Alveolen (→ Übertritt von Flüssigkeit → Ausfall des Gasaustausches). Andere Ursachen sind vermehrte Durchlässigkeit der Alveolarkapillaren durch *toxisch-infektiöse Noxen* wie Gase, Bakterientoxine, Allergene. *Kardiale Ursachen* sind hypertensive oder koronare Herzkrankheiten, Klappenfehler, Herzmuskelerkrankungen.

Die *Zeichen* sind unübersehbar:
- hochgradige Atemnot, der Patient schnappt nach Luft;
- lautes, röchelndes Trachealrasseln;
- aushusten von schleimig-schaumig rötlichem Sputum;
- Zyanose, Tachykardie;
- das Gesicht, vor allem die Augen, drücken Todesangst aus.

Behandlungsziele:
- Sedierung des Patienten (Sedativa).
- Verminderung des Blutangebotes zum Herzen (Nitroglyzerin, Diuretika, Aderlaß).
- Verstärkung der Kontraktionskraft des linken Ventrikels (Digitalis).
- Verbesserung des Gasaustausches.

Sofortmaßnahmen:
1. *Lagerung:* Oberkörper hoch, Beine tief (Abb. 29.9).
2. *Sauerstoffzufuhr,* wenn möglich mit Maske (10 l/min, da Diffusion erschwert).
3. *Arzt* benachrichtigen und *Medikamente* bereitstellen:
   - Sedativa, Morphin (durch die Beruhigung sinkt der Sauerstoffbedarf);
   - Nitroglyzerin zur Verbesserung der peripheren Durchblutung, wodurch die Herzbelastung abnimmt;
   - Diuretika (60–250 mg Lasix i. v. zur Entwässerung);
   - Herzglykoside, Broncholytika, Dopamin zur Verbesserung der Herz-Kreislauf-Situation.
4. *Unblutiger Aderlaß* s. unten.
In schweren Fällen:
- Intubation und Überdruckbeatmung (die Flüssigkeit wird aus den Alveolen in die Kapillaren zurückgedrängt).

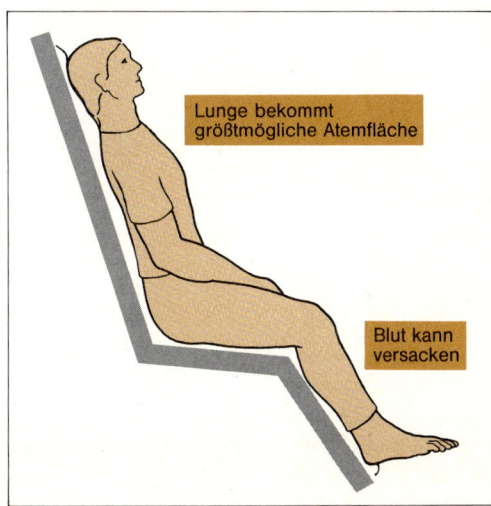

Lunge bekommt größtmögliche Atemfläche

Blut kann versacken

Abb. 29.9 Lagerung bei Lungenödem. Zusätzliche Erleichterung der Atmung erreicht man durch das Hochbetten der Arme (z. B. auf Kissen).

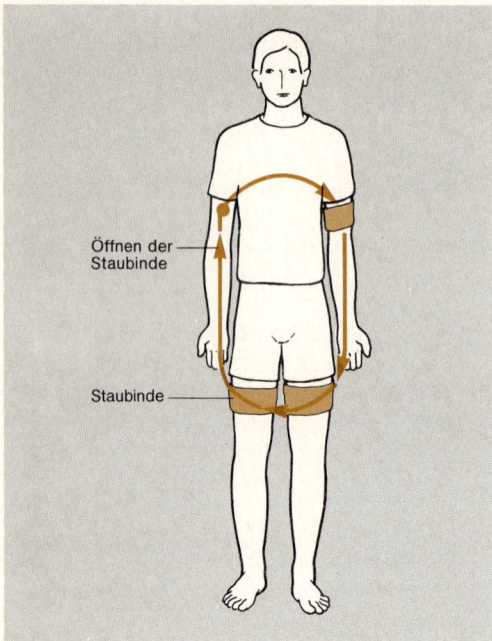

Abb. 29.**10**   Öffnen der Staubinde und Verschieben um eine Extremität.

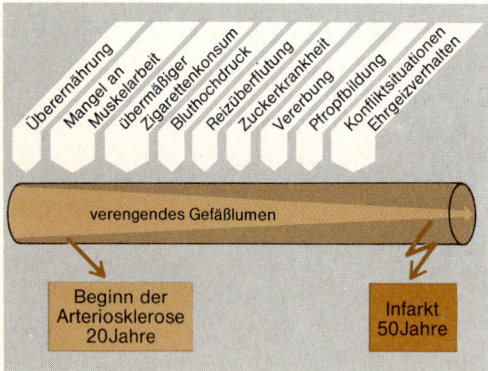

Abb. 29.**11**   Risikofaktoren zur Koronarsklerose.

Unblutiger Aderlaß

Drei Staubinden werden nahe dem Körper an die Extremitäten angelegt (der Puls muß noch tastbar sein). Die Stauung wird jeweils an einer Extremität alle 10–15 Minuten während 5 Minuten geöffnet. Gleichzeitig werden die Manschetten verschoben, so daß immer eine andere Extremität frei bleibt (Abb. 29.**10**).

Kreislaufschock

Bei akuter Rechtsherzinsuffizienz kann ein Kreislaufversagen infolge Abfalls des Herzzeitvolumens auftreten. Die *Zeichen* sind periphere Zyanose, feuchtkalte Extremitäten, Tachykardie, Atemnot, Angst und Unruhe.
Sofortmaßnahmen S. 568 ff.

Cor pulmonale

Die Ursache des *akuten* Cor pulmonale ist oft eine Lungenembolie. Das *chronische* Cor pulmonale entwickelt sich durch eine Erkrankung der Lunge, welche infolge Drucksteigerung im arteriellen Schenkel des kleinen Kreislaufs zu einer Hypertrophie des rechten Herzens geführt hat.
Krankheitszeichen:
- Belastungsdyspnoe,
- Zyanose (sehr ausgeprägt),
- Synkopen (S. 623),
- allgemeine Zeichen der Rechtsherzinsuffizienz.

Pflege- und Behandlungsplan:
- Beheben bzw. Behandeln des Grundleidens,
- Therapie der Rechtsherzinsuffizienz (S. 628 f.),
- situationsgerechte Pflege entsprechend der Situationseinschätzung (Befinden und Befindlichkeit).

29.4.2. Herzinfarkt

Unter Herzinfarkt (Myokardinfarkt) versteht man die Nekrose eines umschriebenen Herzmuskelbezirkes infolge unzureichender Sauerstoffversorgung über die Koronararterien. In der Regel handelt es sich um einen akuten Verschluß eines sklerotisch veränderten Koronararterienastes (Koronarsklerose).

Risikofaktoren (Abb. 29.**11**)

Zu Herzinfarkt neigen vor allen Kranke (in der Mehrzahl der Fälle Männer) mit Übergewicht, Bluthochdruck, Diabetes mellitus, Nikotinabusus, Hyperlipidämie, Gicht. Sehr oft sind es Menschen, die wenig Bewegung haben, psychischen Belastungen ausgesetzt sind oder beruflich dauernd auf Hochtouren laufen.

Infarkttypen

Am meisten betroffen ist die Wand des linken Ventrikels. Es kommt zum *Vorderwandinfarkt* oder *Hinterwandinfarkt*. Nur selten trifft es die rechte Kammer, fast nie die Vorhöfe. Als *Reinfarkt* bezeichnet man einen Infarkt, der in einem deutlichen Abstand vom ersten Ereignis stattfindet. Der *Zweitinfarkt* trifft hingegen den Patienten in unmittelbarer Folge des ersten Infarktes, d. h. noch innerhalb der akuten Phase. Er führt oft zum Tode.

Diagnosestellung und Verlaufskontrolle

- *Elektrokardiogramm.* Es zeigt das Infarktgeschehen und evtl. auftretende Rhythmusstörungen an.
- *Enzyme.* Anstieg ab 2. Tag (S. 621 f.).
- *Leukozyten.* Sie steigen an und können Werte von über 20 000 erreichen (Ausdruck des Gewebszerfalls, d. h. der einsetzenden Resorption von Abbauprodukten). Bei Besserung des Zustandes normalisieren sich die Werte. Das gleiche gilt für die
- *Senkungsreaktion,* die ab zweitem oder drittem Tag beschleunigt ist.

Krankheitszeichen und Pflegeprobleme

Sie sind weitgehend von der Größe und Lage des Infarktes und einer eventuellen Vorschädigung des Herzens abhängig. Ein Myokardinfarkt geht in der Regel mit einem schweren, durch übliche Koronarmittel nicht zu beeinflussenden *Angina-pectoris-Anfall* einher:

- Leitsymptom bei ⅔ der Patienten ist der heftige, anhaltende *Herzschmerz* (präkardial), der auch in Ruhe nicht verschwindet. Andere klagen über Schmerzen im Hals, in der Schulter oder ausstrahlend in den linken Arm. Auch Schmerzen im Oberbauch mit gleichzeitig auftretendem Erbrechen sind anzutreffen.
- *Großes Angstgefühl* (Todesangst), Beengung und Unruhe begleiten den Schmerz.
- *Hochgradige Atemnot* – oft mit Lungenödem – weist auf eine akut auftretende Linksherzinsuffizienz hin.
- *Kardiogener Schock* mit Blässe, kalten, zyanotischen Akren, kaltem Schweiß, Bewußtseinstrübung, kaum tastbarem Puls, niedrigem Blutdruck als Zeichen eines heftigen Geschehens.
- *Uncharakteristische Beschwerden* wie allgemeines Unwohlsein, geringe Atemnot, Schwindel- und Engegefühl können Herzinfarktzeichen sein. Der Infarkt kann auch „stumm" verlaufen!
- *Fieber* tritt ab 2. Tag der Erkrankung auf und hält etwa eine Woche an (Nekroseresorption).

Pflege- und Behandlungsplan

Früherkennung und Verhütung von Infarktkomplikationen

Überwachung auf der Intensivstation („coronary care"). In der Frühphase, während 2–4 Tagen:

- Durch kontinuierliche *EKG-Überwachung* Herzrhythmusstörungen sofort erfassen und behandeln. Bei Verdacht bleibt der Patient auch nach Verlassen der Intensivstation mittels *Telemetrie* an das zentrale Monitor-Überwachungssystem angeschlossen.
- Durch kontinuierliche, intensive Überwachung des Patienten, insbesondere seines Kreislaufs (hämodynamische Situation), werden Funktionseinschränkungen des Herzens sofort erkannt und rasch behandelt. Die wichtigsten Meßwerte sind *Puls* und *Blutdruck.* Die *zentrale Venendruckmessung* (ZVD) dient der Überprüfung der Flüssigkeitszufuhr. Sie ist, wie die *Diuresekontrolle,* zur Früherfassung eines kardiogenen Schocks unerläßlich. Der *Bewußtseinszustand* gibt Aufschluß über die zerebrale Durchblutung, die von einer genügenden Herzleistung abhängt (Auftreten von Synkopen s. auch S. 623).

Sofortmaßnahmen und Therapie in der Frühphase:
- Einlegen eines zentralen Venenkatheters als venöser Zugang (für Infusionen, Medikamente, ZVD-Messung).
- Schmerzbekämpfung (Pethidin, Morphin).
- Sedierung (Valium).
- Sauerstoffzufuhr durch Nasensonde oder Maske 2–4 l/Minute.
- Einleiten einer Antikoagulation mit Heparin i. v. oder s. c.

Behandlung von Infarktkomplikationen

- Bei *Kammerflimmern* muß sofort defibrilliert werden (S. 571 f.).
- Bei *Rhythmusstörungen* (gehäufte Extrasystolen) kommt Xylocain (Lidocain), bei supraventrikulärer Tachykardie Isoptin zur Anwendung. Prophylaktisch werden Antiarrhythmika (Betastimulatoren) verabreicht.
- *Bradykardien* infolge auftretender Überleitungsstörungen werden mit Atropin oder Orciprenalin i. v. bzw. in Infusion behandelt.
- *Synkopen* bei AV-Block sind Indikation zur Schrittmachertherapie (S. 626).
- Bei Zeichen der *Herzinsuffizienz* stehen Digitalispräparate im Vordergrund (bei gleichzeitigem Lungenödem s. S. 629).
- Bei *kardiogenem Schock* geht es in erster Linie darum, den Kreislauf aufrechtzuerhalten, die Durchblutung der Koronararterien zu verbessern und die Pumpkraft des Herzens zu stei-

gern. Durch Dauerinfusion mit kreislaufaktiven Substanzen (z. B. Dopamin) versucht man, den Kreislauf aufrechtzuerhalten.
- *Zusätzliche Maßnahmen* ergeben sich aus den eintretenden Komplikationen. Der Patient bleibt so lange auf der Intensivstation, bis die Risikozeit überbrückt ist. Viele der oben genannten Medikamente werden mittels Dauer-

infusion zugeführt. Zur exakten Dosierung ist ein *Infusomat* (S. 412 f.) notwendig.
- Zur Betreuung und Begleitung des Patienten s. Intensivpflege S. 564 ff.

Vermittlung von Sicherheit

- In der Phase einer akuten Lebenbedrohung ist der Patient gleichsam in ein enges Netz von

Tabelle 29.**3** Kontrollblatt für die Verordnung von Krankengymnastik und Pflegeaktivität (s. auch Tab. 29.**4**). Beispiel der aufbauenden Aktivität bei unkompliziertem Verlauf: Bettruhe 1 Tag, Lehnstuhlbehandlung 5 Tage, Gehschulung 7 Tage, Krankenhausaustritt am 14. Tag (von unten nach oben zu lesen)

Stufen Pflege	Stufen Gymnastik		Tag des Infarktes (1. Tag):	1	2	3	4	5	6	7	8	9	10	11	12	13	14	15	Austritt
	X	Gehschule	Hockergymnastik Treppen wie zu Hause Gehen im Gang mit Übungen													×	×		
	IX	Gehschule	Hockergymnastik Gehen im Gang mit Übungen zwei Treppen auf und ab											×					
IV	VIII	Gehschule	Hockergymnastik Gehen im Gang mit Übungen eine Treppe auf und ab									×							
	VII	Gehschule	Hockergymnastik, Gehen im Gang mit kleinen Übungen, eine Treppe ab, mit Lift zurück								×	×							
	VI	Gehschule	Hockergymnastik Beginn Gehen im Gang Beginn Atemgymnastik auf Hocker							×									
III	V		Gymnastik im Bett Gehen im Zimmer Essen am Tisch						×										
	IV	Lehnstuhl	Gymnastik im Bett Instruktion Aufstehen Schritte ums Bett, Toilette				×	×											
	III	Lehnstuhl	Gymnastik im Bett Entspannungsübungen Instruktion Aufsitzen			×													
II	II		Gymnastik im Bett Beginn im Lehnstuhl Nachtstuhl		×														
I	I	Bett	Gymnastik und Atemgymnastik im Bett (Herzüberwachungsstation)	×															
			Tage:	1	2	3	4	5	6	7	8	9	10	11	12	13	14	15	
			Datum:																

Überwachungs-, Pflege- und Behandlungsmaßnahmen eingeschlossen. Die Verantwortung für sein Leben scheint ihm abgenommen zu sein, er ist u. U. sehr abhängig.
- Die Funktionsstörung des Herzens als Vitalorgan wird vom Patienten als äußerst bedrohlich empfunden, er entwickelt Angst und möchte sich passiv verhalten. Aus diesem Grunde braucht der Patient
  - „Entängstigung" durch Information über mögliche und notwendige Körperleistung;
  - Klärung des Verständnisses in bezug auf die Herzfunktion;
  - Selbstverantwortung für das Aufbautraining. Dies erfordert die gezielte Information über die Aktivitäten jeder Stufe (s. unten);
  - Vermeidung von Erregungen;
  - Schaffen eines partnerschaftlichen Milieus, in dem eine therapeutisch wirkungsvolle Pflege und Behandlung möglich ist.

Aufbauendes Training von Herz- und Körperleistung

In den letzten Jahren hat sich die Frühmobilisation durchgesetzt. Maßgebend dabei ist immer der *individuelle* Zustand des Patienten, Konstitution, Trainingszustand sowie Schweregrad und Verlauf des Infarktes. Um diesen Faktoren gerechtzuwerden, sind heute in vielen Krankenhäusern *Mobilisationsstufenprogramme* (von 3-10 Stufen) üblich. Die individuelle Mobilisationsstufe muß täglich vom Arzt verordnet werden und betrifft die Pflege ebensosehr wie die Krankengymnastik. Tab. 29.**3** und 29.**4** geben Anregung, wie die Bemühungen aufeinander abgestimmt werden können. Grundsätzlich geschieht die Mobilisation in drei Stufen:
- *Bettruhe* nach dem akuten Ereignis, Beginn mit passiven und aktiven Bewegungsübungen der Extremitäten sowie mit Atemübungen. Meist wird die Bettruhe nach 1-2 Tagen durch die *Lehnstuhltherapie* unterbrochen.
- Nach 6-14 Tagen steht der Patient auf, man beginnt mit *Gehübungen*.
- Nach 10-21 Tagen Beginn mit *Treppensteigen*.
- Nach 2-4 Wochen *Entlassung* aus der stationären Behandlung.

Bei Patienten mit komplikationsreichem Verlauf verzögert sich die Wiederherstellung. Er braucht länger Bettruhe. Der Mobilisationsgrad wird langsamer gesteigert. In der Regel gilt, daß keine der Stufen übersprungen werden darf.

Unterstützung der eingeschränkten Aktivitäten

- *Hilfe bei der Mobilisation:*
  - Die Anstrengung muß minimal sein. Nach einem schweren Infarkt geschieht die erste Mobilisation (zur Lehnstuhlbehandlung) unter EKG-Überwachung, Blutdruck- und Pulskontrolle.
  - Außer bei jungen Patienten Beine einbinden oder Gummistrümpfe anziehen.
  - In der ersten Aufstehphase müssen zwei Personen anwesend sein, davon eine mit Erfahrung mit Herzpatienten. Bettrand → Patienten aufstellen → mit Vierteldrehung in den Lehnstuhl setzen.
  - Das Sitzen im Lehnstuhl wird langsam, von 20 Minuten bis maximal 2mal 3 Stunden gesteigert. Wenn es gut vertragen wird, haben die Wünsche und Bedürfnisse des Patienten Priorität.
  - Die Frühmobilisation dient sowohl dem Herztraining als auch der *Dekubitus*- und *Thromboembolieprophylaxe*.
- *Unterstützung der Atmung.* Sauerstoff ist meist nur im Frühstadium notwendig. Die Atemgymnastik muß durch gutes Durchatmen und Aushusten ergänzt werden = *Pneumonieprophylaxe*. Das Abklatschen des Thorax soll unterlassen werden, da die Erschütterung eine

Tabelle 29.**4** Aufbauende aktivierende Pflege bei Herzinfarkt (s. Tab. 29.3) (von unten nach oben zu lesen)

Stufe IV Treppensteigen	– Patient geht selbständig im Zimmer und Korridor innerhalb der Bettenstation
	– Patient wäscht sich selbständig am Waschbecken
	– Duschen mit ärztlicher Erlaubnis
Stufe III Gehen	– Patient wäscht Gesicht, Oberkörper und Arme selbständig am Waschbecken
	– Patient sitzt im Lehnstuhl
	– Patient geht aufs WC, muß die Schwester informieren
	– Patient darf am Tisch essen
Stufe II Lehnstuhl	– Patient wäscht Gesicht, Oberkörper, Arme selbständig im Bett
	– Nachtstuhl und Lehnstuhl unter Kontrolle
Stufe I Bettruhe	– Patient hat Bettruhe
	– Patient wäscht Gesicht, Oberkörper und Arme selbständig im Bett

Gefahrenquelle ist. Aus dem gleichen Grund gilt:

- *Bauchpresse vermeiden* bei der Darmentleerung, bei der Mobilisation und bei der Gymnastik. Die Darmtätigkeit muß überwacht und ein träger Darm angeregt werden.
- *Essen und trinken, sich waschen und rasieren* darf der Patient selber, sobald er dazu fähig ist. Das Maß der erlaubten Selbstaktivität bzw. unsere Hilfeleistung ist aus Tab. 29.4 ersichtlich.
- *Kommunikation und Beziehungen* zu den an der Therapie beteiligten Personen sowie nach außen (Angehörige, Freunde) unterstützen und fördern. Besuche sind dann einzuschränken, wenn sie den Patienten belasten. Nur eine gute Beobachtung ermöglicht ein kluges Abwägen und Eingreifen.

Hilfe zu gesunder Lebensweise und Hinführung zur Rehabilitation

Man spricht auch von einer *sekundären Prävention,* d. h., einem Reinfarkt soll vorgebeugt werden.

- Aufklärung des Patienten und seiner Familie über die Risikofaktoren (Nikotin, Streß, Bewegungsmangel, falsche Ernährung).
- Erklärung einer notwendigen weiterzuführenden Präventionsbehandlung bei Hypertonie, Diabetes mellitus, Fettstoffwechselstörungen.
- Besprechung der weiteren Lebensführung in bezug auf
  - das *Körpertraining.* Der Patient muß die Richtlinien für ein regelmäßiges Training schriftlich bekommen. Wenn möglich wird er in einer Therapiegymnastikgruppe oder in einem Herz-Kreislauf-Rehabilitationszentrum (in der Schweiz z. B. Klinik für medizinische Wiedereingliederung, Gais) angemeldet. Der Patient soll über die bei ihm erwünschte *Trainingspulsfrequenz* Bescheid wissen (diejenige Frequenz, die er beim Trainieren erreichen, aber nicht überschreiten soll). Der Trainingszustand ist maßgebend für
  - die *Wiederaufnahme der Arbeit.* Im allgemeinen ist leichte körperliche Betätigung 6–8 Wochen nach dem Infarktereignis möglich;
  - die *Ernährung* (S. 177 f.);
  - die *Antikoagulation,* die nach der Entlassung weitergeführt wird (S. 642 f.).

- Einüben von einfachen *Entspannungsübungen* (s. Kap. 4, S. 117) und richtiger Atemtechnik auch während der Arbeit (s. Kap. 9, S. 245 ff.).
- Förderung der allgemeinen *Beweglichkeit* und der Bereitschaft zu gesunder sportlicher Betätigung, die nahtlos dem Trainingsprogramm folgen sollte.
- *Psychohygiene* ist vor allem dann notwendig, wenn der Patient aus einem Milieu von Streß, Überbelastung, Konsum- und Leistungszwang kommt, wenn Sorgen oder Verlusterfahrungen die Krankheit mitbeeinflußt haben. Unter Umständen verhilft die ruhige Zeit im Krankenhaus dem Patienten, eine neue Zielsetzung für sein Leben zu finden und somit die Krankheitssituation als Chance zu nützen. Verständnisvolles Zuhören auch durch Schwestern und Pfleger wirkt „psychotherapeutisch" und fördert solche „Werdeprozesse".
- Information in bezug auf die *Prognose,* Förderung der Selbstverantwortung. Der Patient muß wissen, daß die Spätprognose im wesentlichen zusammenhängt mit den Erkrankungen, die einen Infarkt auslösen, bzw. den ihnen zugrunde liegenden Noxen und mit deren Ausschaltung.
- *Kontakte mit Selbsthilfegruppen* herstellen, vor allem bei alleinstehenden Patienten:
  - Schweizerischer Club gegen Herzinfarkt, Hardeggstraße 27, 8049 Zürich.
  - Bundesverband der Herz- und Kreislaufbehinderten, Postfach 4426, 4001 Düsseldorf.

29.4.3. Herzoperationen

Operationsarten

- Ohne Kreislaufunterbrechung = *geschlossenes* Verfahren,
- mit Kreislaufunterbrechung = *offenes* Verfahren:
  - *Kurze Kreislaufunterbrechung* ist durch Senkung des Sauerstoffbedarfs des Gehirns möglich, was durch Hypothermie des anästhesierten Patienten auf 30 °C erreicht werden kann. Der Herzeröffnungsdauer ist auf 6–8 Minuten beschränkt; deshalb kann diese Methode nur für kurze Eingriffe gewählt werden.
  - *Langdauernde Kreislaufunterbrechung* wird durch die Herz-Lungen-Maschine ermöglicht = extrakorporale Zirkulation (EKK; Abb. 29.**12**).

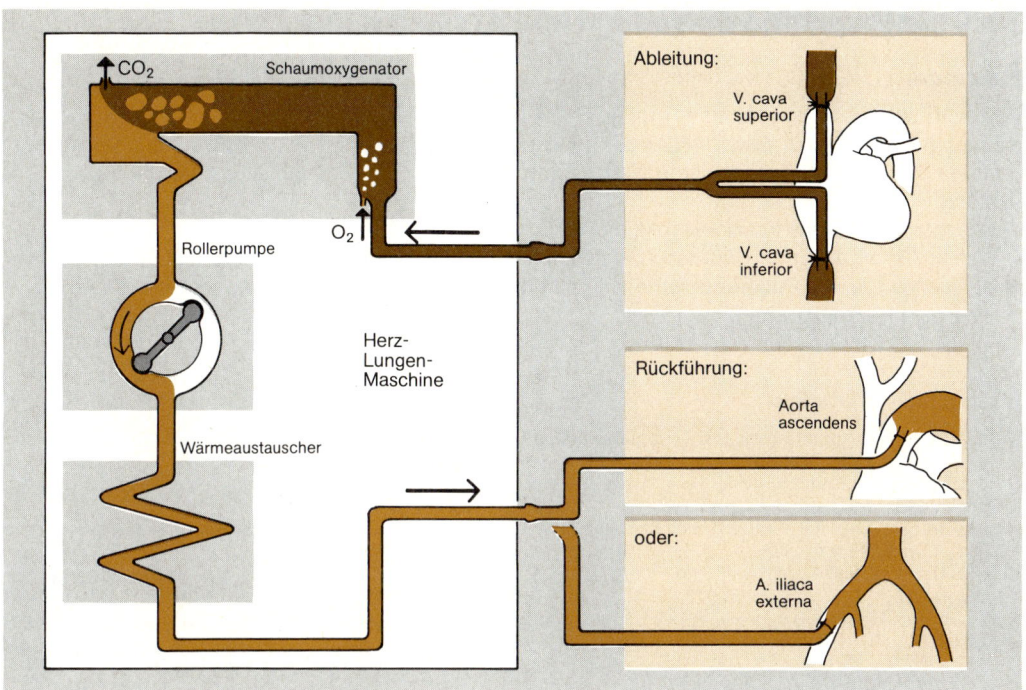

Abb. 29.12 Extrakorporaler Kreislauf (EKK). Schematische Darstellung der Herz-Lungen-Maschine = Oxigenieren der Venen/Arterien. Kurzschluß über ein Pumpen-Oxygenatoren-System (nach *Reifferscheid*).

Operationsziele

- Resektion von Perikardschwielen;
- Korrektur von Herzfehlern durch Klappenersatz, Klappensprengung, Aortenstenosenresektion mit End-zu-End-Anastomose, Septumdefektverschluß;
- Beheben von Reizleitungsstörungen, z.B. durch Einlegen eines Schrittmachers (S. 626);
- Überbrückung einer Stenose der Herzkranzarterien mittels venösem Bypass (koronare Revaskularisierung) bei Koronarverschlüssen (S. 655 f.).

Prä- und postoperative Maßnahmen

Die Patienten werden auf einer Spezialabteilung (Kardiologie) oder auf der Intensivstation überwacht und betreut.
Die *Vorbereitung* entspricht grundsätzlich derjenigen der Thorakotomie (S. 612 f.).
Die *Nachbehandlung* umfaßt die Sorge für das Wundgebiet, die Herzarbeit, die Verhütung von postoperativen Komplikationen und die Rehabilitation des Patienten.
Grundsätzlich gilt, was zur Intensivpflege des Patienten mit kardialen Erkrankungen (S. 567 ff.) und zur Pflege von Herzinfarktpatienten (S. 631 ff.) durchzuführen ist.

29.5. Beurteilung von Wissen und Können in der Pflege

Fallstudie

Herr X, 47 Jahre alt, Direktor einer großen Firma und Vater von 4 Kindern, wird vom Hausarzt notfall-
mäßig mit Verdacht auf *Herzinfarkt* ins Krankenhaus eingewiesen. Herr X verspürte über mehrere
Stunden einen intensiven retrosternalen Schmerz. Im Krankenhaus wurde die Verdachtsdiagnose
bestätigt.
- Beschreiben Sie das Krankheitsbild (S. 630 f.).
- Welche Untersuchungen wurden vorgenommen, um die Diagnose zu sichern (S. 618 ff.)?
- Versuchen Sie, die Pflegeprobleme, die sich für die ersten Tage stellen, zu formulieren; erwägen
  Sie mögliche Ressourcen.
- Stellen Sie einen zweckmäßigen Pflegeplan auf (Ziele, Maßnahmen) (S. 74 ff.).

Weiterführende Literatur

Diehm, C., H. Mörl: Vor und nach dem Herzinfarkt. Hippokrates, Stuttgart 1986

Heyden, S.: Gesunde Kost - gesundes Herz, 2. Aufl. Thieme,
Stuttgart 1975

Klepzig, H.: Ärztlicher Rat für Herz- und Kreislaufkranke,
5. Aufl. Thieme, Stuttgart 1982

Klepzig, H.: Herz- und Gefäßkrankheiten, 4. Aufl. Thieme,
Stuttgart 1982

Klinge, R.: Das Elektrokardiogramm, 4. Aufl. Thieme, Stuttgart 1984

Reifferscheid, M., S. Weller: Chirurgie, 7. Aufl. Thieme, Stuttgart 1986

Schettler, G.: Innere Medizin, Bd. I, 6. Aufl. Thieme, Stuttgart
1984

Silon, H., R. Buchwalsky: Herzinfarkt - Rehabilitation. Hippokrates, Stuttgart 1980

Stangl, A., M. L. Stangl: Das Entspannungsprogramm. Heyne,
München 1984

Teegen, F.: Ganzheitliche Gesundheit. Rowohlt, Reinbek 1983

30. Gefäße

Sequenzziel/Intention

Bei der Pflege von Patienten mit Gefäßkrankheiten ist das Verständnis der anatomischen und physiologischen Gesetzmäßigkeiten der Gefäße außerordentlich wichtig. Das vorliegende Kapitel bietet Hinweis zur gezielten Überprüfung des notwendigen Vorwissens sowie Unterstützung und Hilfe zum Verständnis der Gefäßkrankheiten. Das Ziel liegt in der Vorbereitung und Hinführung zur *situationsgerechten Pflegeplanung* (s. dazu S. 74 ff.) sowie zur Einübung einer kompetenten und sicheren *Durchführung der Pflege.*

Dynamik des Pflegeprozesses

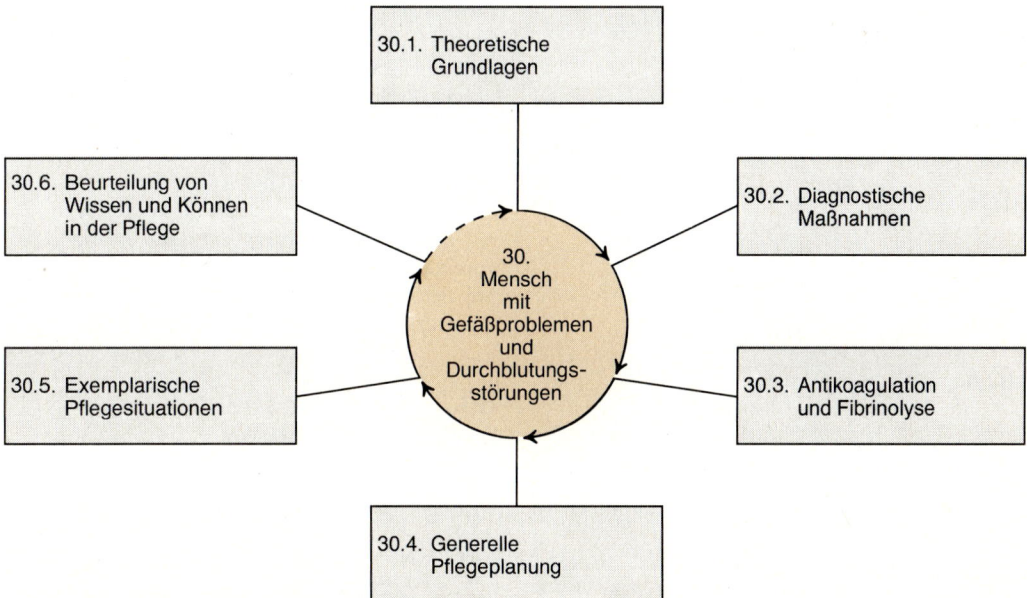

Prinzipien/Impulse

– Der *Organismus* bedarf der Kreislauforgane (Herz und Gefäße), damit das Blut in die unmittelbare Nähe der Zelle herangebracht werden kann. Die Arterien dienen als Verteilsystem (Blutzufuhr), die Venen übernehmen die Rückleitung (Blutabfluß). Damit ist die Ernährung aller Zellen gewährleistet.

– Die *Vitalkräfte,* sowohl die *biologischen* als auch die *psychisch-geistigen,* sind von einer intakten Blutversorgung der Zellen abhängig. Zellen und Gewebe, die vom Blutstrom abgeschnitten sind, sind vom Leben abgeschnitten. Menschliche Ganzheit und persönliche Integrität bedürfen der „lebenverteilenden" Transportwege.

– Die *Umwelt* (Dinge, Wärme, Kälte usw.) kann nur bei intakten Kontaktstellen (Sinneszellen) sachgerecht wahrgenommen werden. Gewebe, das vom Blutstrom abgetrennt ist oder in welchem sich Blutflüssigkeit staut, ist äußeren Einflüssen gegenüber gefährdet: verletzungs-, verbrennungs-, infektionsanfällig usw.

30.1. Theoretische Grundlagen

30.1.1. Bezug zum Kreismodell

Im Bezugsmodell auf S.5f. bzw. auf der Ausklapptafel ist die Pflege bei Erkrankungen der
Gefäße der *ATL Regulieren der Körpertemperatur* (Kap.8) zugeordnet. Die Zusammenhänge
können in der mehr oder weniger starken Durchblutung der Gefäßnetze zum Zweck des *Wärme-
ausgleichs* (Thermoregulation) gesehen werden.
Ebenso eng, wenn auch durch andere Gesetze,
sind die Gefäße als *Träger des Kreislaufs* und der
Hämodynamik (Gesamtblutmenge, Strömungsgeschwindigkeit, Strömungswiderstand) für die
O_2-Versorgung der Gewebe und Zellen mitverantwortlich (s.dazu Kap.9, *Atmen*). Dem Bearbeiten des vorliegenden Lernstoffes muß daher
das Studium der Kapitel 8 und 9 vorausgehen.

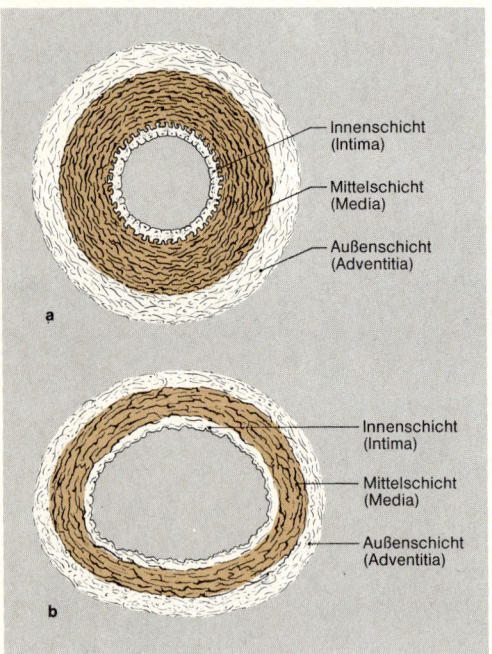

Abb.30.1   Querschnitt durch zwei Blutgefäße (Antworten S.943):
1. Welches ist die Arterie, welches die Vene?
2. Aus was für Gewebe bestehen die drei Schichten?
3. Warum ist die Arterienwand anders aufgebaut als die
   Venenwand?
4. Durch welche Kräfte wird der Blutstrom in Arterie
   und Vene vorwärtsgetrieben?
5. Wodurch wird der Blutstrom in Arterie und Vene am
   Zurückfließen gehindert?

Fundiertes Wissen ermöglicht eine Pflege nach
den gesetzmäßigen Denkschritten: *Prinzip
→ Folgerung → Forderung → Methode* (S.84f.).
Grundlagen zur *Pflegeplanung* s.S.74ff.

30.1.2. Anatomie, Histologie, Physiologie

Prüfen Sie Ihr Wissen anhand der Abb.30.1. Für
das Verständnis der Pflege sind zusätzlich die
folgenden Überlegungen von Bedeutung: Arterien und Venen sind grundsätzlich gleich aufgebaut (Unterschiede s.Abb.30.1). Die Innenwand
der Gefäße muß völlig glatt sein, weil jede Rau-
higkeit (Verletzung, Entzündung, Arteriosklerose) die Thrombozyten schädigt und damit die
Blutgerinnung innerhalb des Gefäßes in Gang
setzt (S.641f.).
Durch Tonusveränderung der glatten Muskulatur die einen großen Teil der Arterienwand ausmacht, *kann die Weite der Arterien reguliert werden* und damit der Gefäßwiderstand und indirekt der Blutdruck (S.262ff.). Der Muskeltonus
der Gefäße wird durch das autonome Nervensystem gesteuert: *Sympathikus → Verengerung, Parasympathikus → Erweiterung der Arterien*. Entsprechend dem geringen Anteil der Muskulatur
bei der Venenwand kann die Weite der Venen
nur wenig aktiv verändert werden.

30.2. Diagnostische Maßnahmen

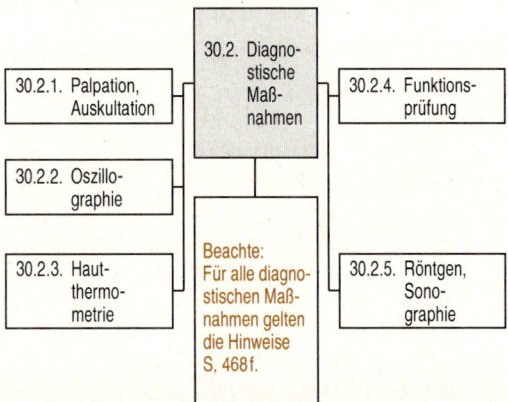

30.2.1. Palpation, Auskultation

Arterienpalpation: Prinzip und Pulsmessung
s.S.260f.

Die *Pulspalpation* gibt Auskunft über die Funktion des arteriellen Kreislaufs, die Tätigkeit des Herzens sowie die Druckverhältnisse in den Arterien. Palpationsstellen zur Prüfung des arteriellen Pulses s. Abb. 30.**2**

Arterienspezifische Untersuchungen sind:

- *Messung der arteriellen Verschlußdrücke* (in Ruhe und nach Arbeit, im Vergleich rechts/links).
- *Pulsvolumenaufzeichnung* (Ausmessung) mittels spezieller Blutdruckmanschette: Oberschenkel, Wade, Fessel – links/rechts.

Die *Arterienauskultation* erfaßt Strömungsgeräusche in den Gefäßen. Solche Geräusche entstehen durch Wandunregelmäßigkeiten (z. B. Verengung) oder durch eine beschleunigte Blutströmung. Als Ursache dieser Geräuschphänomene werden Wirbelbildungen im Blutgefäß angenommen. Strömungsgeräusche gelten als Symptom einer arteriellen Gefäßkrankheit.

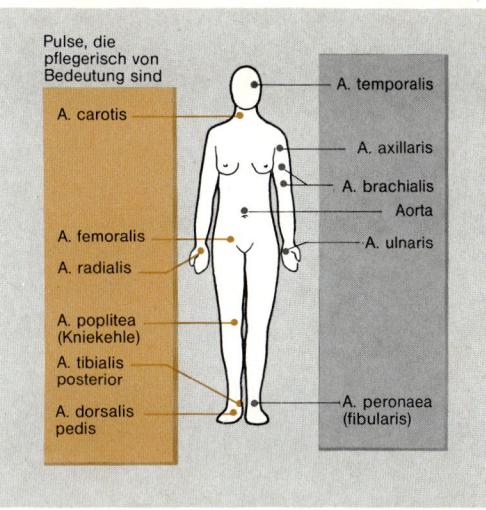

Abb. 30.**2**   Die wichtigsten Arterien zur Pulspalpation.

30.2.2. Oszillographie

Die Oszillographie dient der *Aufzeichnung der arteriellen Pulsationen* mit Hilfe eines entsprechenden Blutdruckmeßsystems (mit eingebauter Registriereinrichtung). Die Höhe der Ausschläge (Oszillation) ist ein Maß für die Blutdruckamplitude bzw. für die Volumenschwankung des Blutstroms. Die Messung wird durchgeführt

- als Seitenvergleich (Abb. 30.**3**);
- nach Belastung (Beinarbeit, Handarbeit);
- mittels elektromechanischer Verstärkung von Einzelheiten des Pulswellenablaufes, z. B. zur Beurteilung der Pulswellengeschwindigkeit (man spricht dann von *Sphygmographie*).

30.2.3. Hautthermometrie

Veränderungen der Hauttemperatur sind eines der ersten Zeichen bei Durchblutungsstörungen. Der Patient empfindet die Hautkälte, der Beobachtende kann grobe Unterschiede fühlen.

Feine Temperaturunterschiede werden mit empfindlichen Meßinstrumenten, die nach dem thermoelektrischen Prinzip arbeiten, festgestellt (s. Abb. 8.**9**, S. 228).

Meßwerte:

- Die normale Hauttemperatur beträgt an der unteren Extremität 27–29 °C (unterste Grenze), an der oberen Gliedmaße ist sie 2–3 °C höher. Miteinander korrespondierende Hautstellen haben immer dieselbe Temperatur.

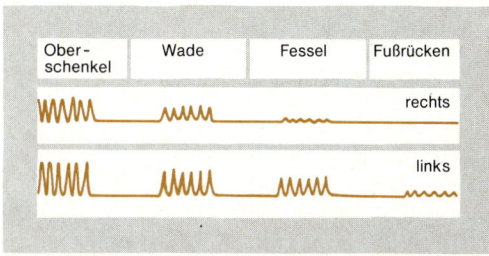

Abb. 30.**3**   Oszillogramm rechts/links mit verminderter Pulsation auf der einen Seite (Seitenvergleich).

- Bei Durchblutungsstörungen kann die Temperatur gegenüber der gesunden Extremität um 2–3 °C niedriger liegen.

30.2.4. Funktionsprüfungen

Arterienfunktionsprüfungen

Zur Beurteilung der *arteriellen Durchblutung* kommen der Ratschow-Test und der Gehversuch zur Anwendung.

Ratschow-Test

Geprüft wird die *reaktive Mehrdurchblutung*. Zu diesem Zweck wird die *Lagerungsprobe* (für die unteren Extremitäten) oder die *Faustschlußprobe* (für die oberen Extremitäten) vorgenommen (Abb. 30.**4**). Diese Arbeitsleistungen verursachen bei gesunder Durchblutung eine normale reakti-

Test	Ausführung	Bewertung normal	Bewertung pathologisch
Gehversuch	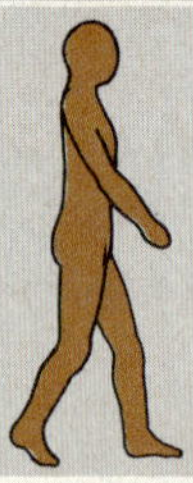 rascher Schritt konstantes Tempo ebener Boden	unbegrenzte Wegstrecke ohne Beschwerden	Schmerzen im Bein hindern am weiteren Gehen
Lagerungsprobe	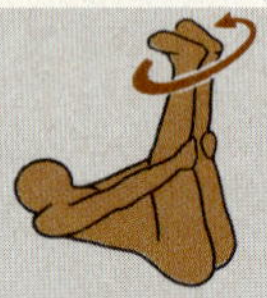 30-40mal Fußrollen bei erhobenen Beinen	keine oder nur geringe Blässe der Fußsohlen	deutliche, anhaltende Blässe der Füße, besonders der Fußsohle, Wadenschmerzen
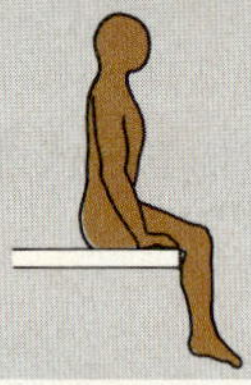	dann hinsetzen Beine hängenlassen	deutlich reaktive Hyperämie Venen in 5–10 s gefüllt	verzögerte Rötung und Venenfüllung (über 15 s)
Faustschlußprobe	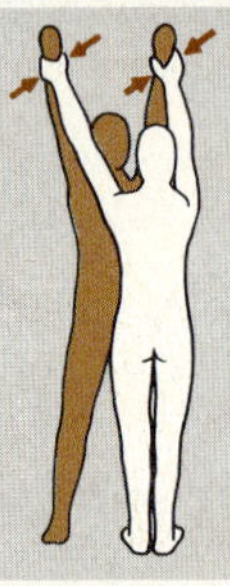 10-20mal fester Faustschluß bei erhobenen Armen und arterieller Kompression am Handgelenk durch Untersucher	sofortige Rötung nach Versuchsende (Finger nicht überstrecken)	verzögerte Rötung oder Weißbleiben nach Versuchsende

Abb. 30.4   Verschiedene Verfahren zur Prüfung der peripheren Durchblutung (nach *Gerlach, van Husen, Wagner, Wirth*).

ve Mehrdurchblutung (Rötung, Wärme), während die durchblutungsgestörte Extremität erst viel später (oder überhaupt nicht) mit einer Mehrdurchblutung reagiert.

Gehversuch

Dem Gehversuch liegt das gleiche Prinzip *Mehrarbeit → Reaktion* zugrunde. Der Patient wird angehalten, in vorgegebenem Schrittempo eine beliebig lange Strecke zu gehen. Mit Hilfe einer Stoppuhr wird festgestellt, nach welcher Zeit Durchblutungsbeschwerden auftreten, d.h., wann der Patient infolge Ischämie nur noch zu einem langsamen Schongang fähig ist und wann er schließlich stehen bleiben muß = *Claudicatio intermittens*.

Die Prüfung kann in einem Korridor (langer Raum) oder am Laufband-Ergometer (Klaudikometer) vorgenommen werden. Gestoppt werden folgende Zeiten: 1. Beginn Claudicatiobeschwerden, 2. Beginn Schongang, 3. Stillstand (Abb. 30.4).

Charakteristisch für die Claudicatio intermittens ist:

- Die Beschwerden treten nur bei Belastung auf und verschwinden innerhalb von Minuten nach Aufhören der Belastung.
- Die Beschwerden treten nicht schon bei den ersten Schritten, sondern erst nach einer gewissen Gehstrecke (Latenzzeit) auf.
- Die Latenzzeit ist um so kürzer, je rascher das Gehtempo, d.h., je größer die Arbeit pro Zeiteinheit ist.

Im weiteren s. S. 646 f.

Venenfunktionsprüfungen

Trendelenburg-Test

Geprüft wird die Schlußfähigkeit der Venenklappen sowie die Strömungsverhältnisse in Varizen. Durch Hochlagerung der Beine wird zunächst eine Entleerung der Venen herbeigeführt. Anschließend wird distal der Einmündungsstelle der V. saphena mittels Stauschlauch eine Kompression durchgeführt und dann beim stehenden Patienten geprüft, von wo aus sich die Venen füllen (bei liegendem Stauschlauch oder nach Lösen desselben).

Phlebodynometrie

Sie dient der Feststellung der venösen Funktionsverhältnisse. Gemessen werden die Druckwerte vor und nach Laufschritt von 160 Schritten/Minute.
Normalerweise fällt beim Gehen der Venendruck und steigt bei Ruhe wieder an. Bei einem postthrombotischen Syndrom bleibt der Venendruck unverändert oder steigt bei schwerer Störung sogar an. Der Test ist ein Maßstab für die Gefährdung der Gewebe (Ulcus-cruris-Bildung).

30.2.5. Röntgen, Sonographie

Prinzip und *Durchführung* s. Kap. 20.

Übersichtsleeraufnahme

Zur Darstellung kommen Kalkeinlagerungen in den größeren Gefäßen (z. B. ist Kalk im Bereich der Aorta in der Thoraxaufnahme zu sehen).

Kontrastmittelaufnahmen (Angiographie)

Arteriographie

Sie wird von der A. femoralis ausgehend durchgeführt. Erreicht wird die
- Darstellung der arteriellen und später der venösen Gefäße (durch aufeinanderfolgende Serienaufnahmen),
- Beurteilung des Kreislaufverhaltens,
- Feststellung von Umgehungskreisläufen (Kollateralen),
- Lokalisation und Ausweitung von Verschlüssen.

Venographie (Phlebographie)

Bei der Arteriographie wird durch die letzten Aufnahmen die venöse Rückflußphase regi-

striert. Die Injektion des Kontrastmittels kann aber auch direkt in die Venen vorgenommen werden. Dadurch ist eine unmittelbare Darstellung z.B. der Beinvenen, der Hohlvene usw. möglich.
Je nach *Lokalisation der Kontrastmittelinjektion* spricht man von
- abdominaler oder thorakaler *Aortographie,*
- renaler oder zerebraler *Angiographie,*
- splenoportaler *Venographie* usw.

Doppler-Sonographie

Der Einsatz von Ultraschall-Doppler-Geräten gestattet, venöse und arterielle Gefäßerkrankungen bzw. Strömungsveränderungen zu beurteilen.

30.3. Antikoagulation und Fibrinolyse

Bei allen Gefäßkrankheiten, besonders aber bei den venösen Erkrankungen, spielen Blutgerinnung und Antikoagulation eine große Rolle.

30.3.1. Blutgerinnung

Man versteht darunter die nach wenigen Minuten eintretende Erstarrung des einem Blutgefäß entnommenen Blutes. Normalerweise gerinnt das Blut nur *außerhalb der Gefäße = extravasal.* Veränderungen an der Gefäßinnenwand, der Blutströme oder der Blutzusammensetzung können zur Gerinnselbildung des Blutes *innerhalb der Gefäße,* zur *intravasalen Gerinnung* und zu Thrombenbildung führen.
An der Blutgerinnung sind 13 Faktoren beteiligt. Diese sind von I bis XIII numeriert, und zwar in der Reihenfolge ihrer Entdeckung. Zum größten Teil werden sie in der Leber gebildet.
Die Reaktionskette läuft in drei Phasen ab, wobei eine Vorphase vorausgeht. Stark vereinfacht sieht der Ablauf der Blutgerinnung folgendermaßen aus (Abb. 30.**5**).
Vorphase. Es erfolgt die Bildung von Thromboplastin (Thrombokinase), das entweder als Gewebsthrombokinase oder Blutthrombokinase vorliegen kann. Daran sind verschiedene Faktoren und Kalzium beteiligt.
1. Phase. Die Thrombokinase aktiviert, zusammen mit den Kalziumionen, das in der Leber unter Einwirkung von Vitamin K gebildete Prothrombin zu *Thrombin.*

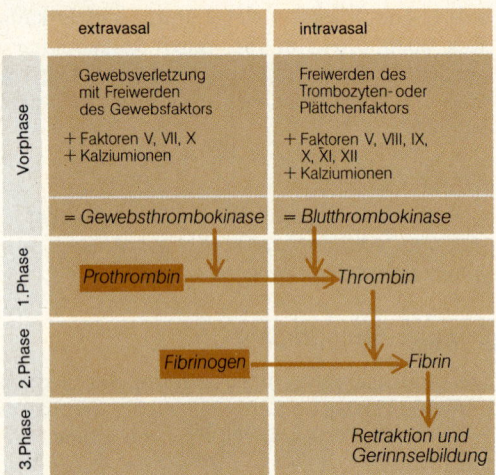

extravasal	intravasal
Vorphase	
Gewebsverletzung mit Freiwerden des Gewebsfaktors + Faktoren V, VII, X + Kalziumionen	Freiwerden des Trombozyten- oder Plättchenfaktors + Faktoren V, VIII, IX, X, XI, XII + Kalziumionen
= *Gewebsthrombokinase*	= *Blutthrombokinase*
1.Phase *Prothrombin* → *Thrombin*	
2.Phase *Fibrinogen* → *Fibrin*	
3.Phase	*Retraktion und Gerinnselbildung*

Abb. 30.**5**   Vereinfachtes Schema der Blutgerinnung.

2. Phase. Thrombin verwandelt Fibrinogen in *Fibrin*.

3. Phase. Die Fibrinfäden ziehen sich zusammen und pressen das Serum aus (Retraktion). Es kommt zur Bildung des *Gerinnsels* (Zellen und Fibrinogen).

30.3.2. Gerinnsel- oder Thrombenbildung im Gefäß

Fibrin fällt als geformtes Eiweiß aus dem Plasma aus. Es bildet sich ein unregelmäßiges Maschwerk, das die zelligen Bestandteile des Blutes zusammenkittet.

Der Kopfteil des Thrombus besteht aus Blutzellen und Fibrin. An diesem Kopfteil schlägt sich nun fortlaufend weitere Gerinnungssubstanz (Fibrin und Erythrozyten) nieder.

Nach der Art der Thrombusbildung unterscheiden wir
- ortsständige Thromben (wand- und klappenständig),
- fortschreitende Thromben (oft sehr lange Thromben, die durch immer weitere Anlagerung von Gerinnungsmassen vergrößert werden),
- Kugelthromben (entstehen im Herzen).

Disposition

- Es gibt Krankheiten, bei denen man vermehrt mit Thrombosen rechnen muß, z.B. bei Herzinsuffizienz, Endokarditis, Infektionen und bei Vermehrung der roten Blutzellen.

- Postoperativ oder bei Verletzungen mit großer Gewebszerstörung.
- Eine häufige Neigung finden wir bei Adipositas, in den letzten Schwangerschaftsmonaten und bei Immobilität.

30.3.3. Thromboembolie- prophylaxen

Es kommen spezifische und unspezifische Maßnahmen in Frage (s. dazu Kap. 4, S. 131 f.).

Unspezifische Maßnahmen

- Frühmobilisation nach Operationen und Geburten,
- Atem- und Gymnastikübungen,
- Einwickeln der Beine bzw. Kompressionsstrümpfe,
- Behandlung der bestehenden Grundkrankheit.

Spezifische Maßnahmen

Man versteht darunter das Verabreichen von gerinnungshemmenden Substanzen = *Antikoagulation*.

30.3.4. Antikoagulation

Antikoagulantien sind Medikamente, die in die intravasale Gerinnung hemmend eingreifen.
Wir unterscheiden
- die Heparingruppe,
- die Kumaringruppe.

Heparin

Heparin ist ein sog. Breitspektrum-Antikoagulans, d.h., es greift in alle Phasen der Blutgerinnung ein. Sein Hauptangriffspunkt liegt in der Inaktivierung des Thrombins, wodurch die Fibrinbildung gehindert wird.

Kumarin

Kumarin wirkt ausschließlich auf die Leber und hemmt dabei die Bildung von Prothrombin, was eine Verminderung des Koagulationsvermögens zur Folge hat.

Auswirkung der Antikoagulation (Tab. 30.**1**)

Die Hemmung der Thrombinaktivierung (durch Heparine) und die Herabsetzung der Prothrombinkonzentration (durch Kumarine) bedeuten

Tabelle 30.1   Übersicht über Wirkung, Nebenwirkung und Verabreichung von Antikoagulantien

	Heparin	Kumarin
Präparate	Heparin, Liquemin, Hirudoidsalbe (Heparinoid)	Marcumar, Sintrom, Tromexan
Verabreichungsart	intravenös als Injektion oder in Infusion subkutan in die Bauchhaut	oral, in hoher Dosierung, bis eine Sättigung eintritt. Die Erhaltungsdosis kann sehr klein sein: ¼ bis ½ bis 1 Tablette pro Tag
Bezeichnung der Dosierung	Einheiten mittlere Dosierung 5000 IE 4- bis 6stündlich subkutan oder in Dauertropfinfusion	Milligramm Anfangsdosis 12–14 mg Erhaltungsdosis 2–3 mg
Wirkungseintritt	sofort	Wirkungsbeginn nach ca. 12 Stunden, die maximale Wirkung ist aber erst nach 2–3 Tagen erreicht
Anwendung	zur Einleitung einer Antikoagulation, zur Zeitüberbrückung, bis die Kumarine wirksam sind	als langdauernde Behandlung
Kontrolle	Bestimmung der Thrombinzeit (Heparin-Quick) oder der PTT	Bestimmung der Prothrombinzeit (nach Quick)
Gefahren	Blutungen	Blutungen
Antagonist	Protaminsulfat 1%, intravenös oder intramuskulär verabreicht, neutralisiert das Heparin innerhalb von Minuten	Vitamin K (Konakion, Synkavit) oral oder intravenös. Es hebt den Effekt des Kumarins auf. Bei Blutungsbereitschaft genügen 1–3 mg. Zur Neutralisation sind 10–20 mg notwendig

Verzögerung der Gerinnungszeit und dadurch Verhinderung der Thrombenbildung, aber auch Vergrößerung einer Blutungsgefahr.

Anweisung für Patienten

Patienten, die mit einer Antikoagulationstherapie entlassen werden, erhalten:
- den Antikoagulationsausweis. Vermerkt sind: Name und Adresse des Patienten und des Hausarztes, Name des Antikoagulationsmittels und des Antagonisten sowie Angaben über dessen Verabreichung, ferner Blutgruppe und Rhesusfaktor;
- eine Dosis der Antagonisten, z. B. eine Trinkampulle Konakion;
- eine gezielte Information über die Einnahme des Präparates, Blutungsgefahr, Kontrollen.
Die Information hat mündlich *und* schriftlich zu erfolgen (Abb. 30.6).

30.3.5. Fibrinolyse

Bei der Fibrinolyse handelt es sich um eine in 3 Phasen ablaufende Reaktionskette, deren End-stufe die Auflösung des Fibrins in sog. Fibrino-peptide besteht.
Durch Verabreichung von *Fibrinolytika* (Streptokinase bzw. Urokinase) wird dieses im Blut schon normalerweise vorhandene System der Thrombusauflösung (Fibrinolyse) aktiviert.
Wirkung: Die Streptokinase beeinflußt an mehreren Punkten die Blutgerinnung.
Kontrolle täglich:
- Prothrombin- und Thrombinzeit,
- Fibrinogen und Fibrinogenspaltprodukte.
Beobachtung des Patienten auf eine eventuelle Allergie auf die Streptokinase (Streptokinase ist ein Stoffwechselprodukt aus Bakterienkulturen).

30.4. Generelle Pflegeplanung

Es sei auf die allgemeinen Ausführungen auf S. 74 ff. u. 587 f. verwiesen.

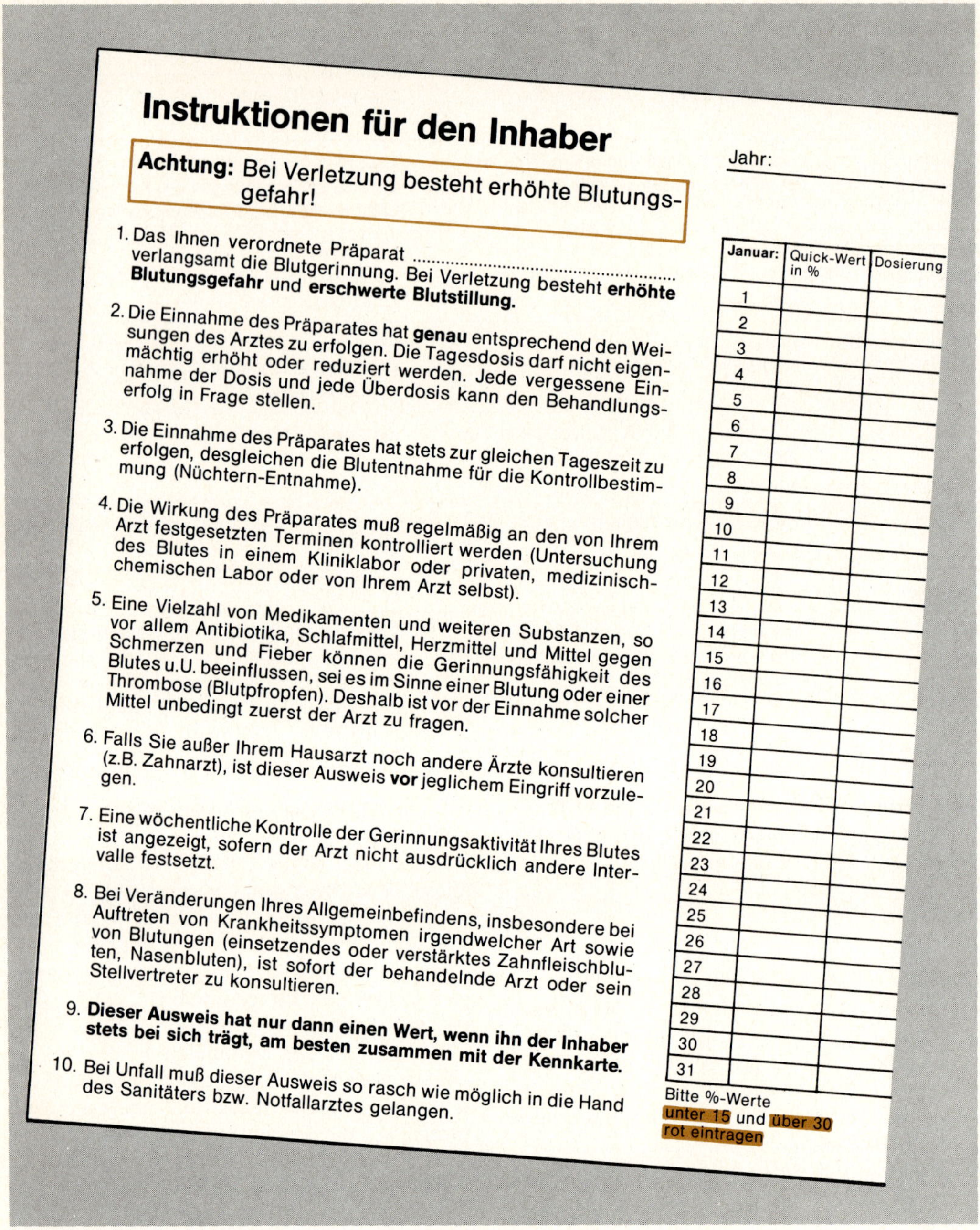

Instruktionen für den Inhaber

Achtung: Bei Verletzung besteht erhöhte Blutungsgefahr!

1. Das Ihnen verordnete Präparat ....
   verlangsamt die Blutgerinnung. Bei Verletzung besteht **erhöhte
   Blutungsgefahr** und **erschwerte Blutstillung.**

2. Die Einnahme des Präparates hat **genau** entsprechend den Weisungen des Arztes zu erfolgen. Die Tagesdosis darf nicht eigen-
   mächtig erhöht oder reduziert werden. Jede vergessene Einnahme der Dosis und jede Überdosis kann den Behandlungserfolg in Frage stellen.

3. Die Einnahme des Präparates hat stets zur gleichen Tageszeit zu
   erfolgen, desgleichen die Blutentnahme für die Kontrollbestim-
   mung (Nüchtern-Entnahme).

4. Die Wirkung des Präparates muß regelmäßig an den von Ihrem
   Arzt festgesetzten Terminen kontrolliert werden (Untersuchung
   des Blutes in einem Kliniklabor oder privaten, medizinisch-
   chemischen Labor oder von Ihrem Arzt selbst).

5. Eine Vielzahl von Medikamenten und weiteren Substanzen, so
   vor allem Antibiotika, Schlafmittel, Herzmittel und Mittel gegen
   Schmerzen und Fieber können die Gerinnungsfähigkeit des
   Blutes u.U. beeinflussen, sei es im Sinne einer Blutung oder einer
   Thrombose (Blutpfropfen). Deshalb ist vor der Einnahme solcher
   Mittel unbedingt zuerst der Arzt zu fragen.

6. Falls Sie außer Ihrem Hausarzt noch andere Ärzte konsultieren
   (z.B. Zahnarzt), ist dieser Ausweis **vor** jeglichem Eingriff vorzule-
   gen.

7. Eine wöchentliche Kontrolle der Gerinnungsaktivität Ihres Blutes
   ist angezeigt, sofern der Arzt nicht ausdrücklich andere Intervalle festsetzt.

8. Bei Veränderungen Ihres Allgemeinbefindens, insbesondere bei
   Auftreten von Krankheitssymptomen irgendwelcher Art sowie
   von Blutungen (einsetzendes oder verstärktes Zahnfleischbluten, Nasenbluten), ist sofort der behandelnde Arzt oder sein
   Stellvertreter zu konsultieren.

9. **Dieser Ausweis hat nur dann einen Wert, wenn ihn der Inhaber
   stets bei sich trägt, am besten zusammen mit der Kennkarte.**

10. Bei Unfall muß dieser Ausweis so rasch wie möglich in die Hand
    des Sanitäters bzw. Notfallarztes gelangen.

Jahr:

Januar:	Quick-Wert in %	Dosierung
1		
2		
3		
4		
5		
6		
7		
8		
9		
10		
11		
12		
13		
14		
15		
16		
17		
18		
19		
20		
21		
22		
23		
24		
25		
26		
27		
28		
29		
30		
31		

Bitte %-Werte
unter 15 und über 30
rot eintragen

Abb. 30.**6**   Ausschnitt aus einem Ausweis der Antikoagulationsbehandlung.

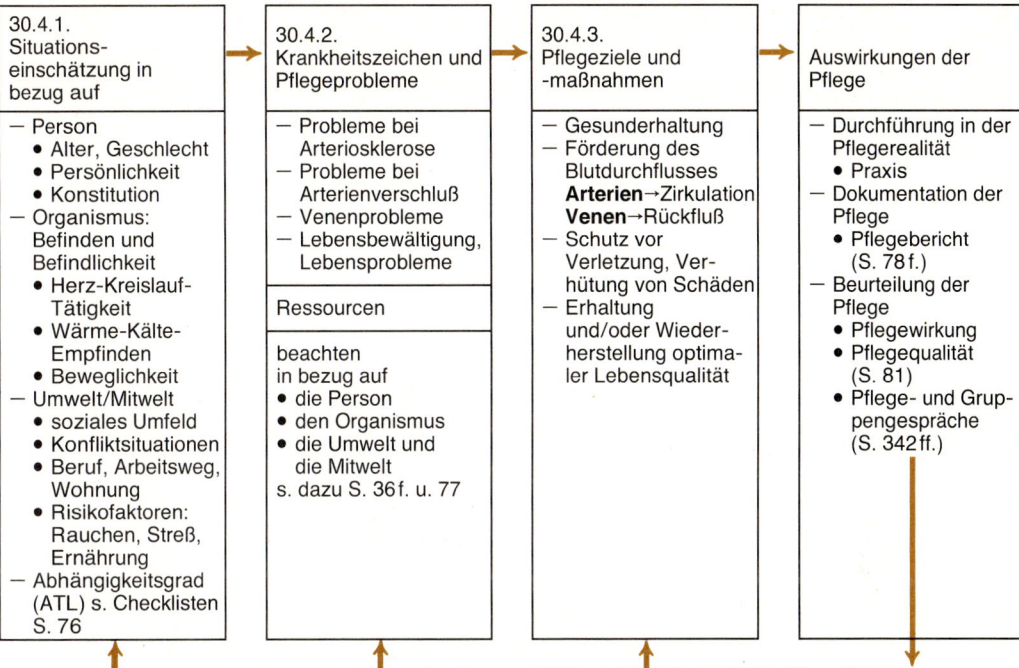

30.4.1. Situations- einschätzung in bezug auf	30.4.2. Krankheitszeichen und Pflegeprobleme	30.4.3. Pflegeziele und -maßnahmen	Auswirkungen der Pflege

− Person
  • Alter, Geschlecht
  • Persönlichkeit
  • Konstitution
− Organismus:
  Befinden und
  Befindlichkeit
  • Herz-Kreislauf-
    Tätigkeit
  • Wärme-Kälte-
    Empfinden
  • Beweglichkeit
− Umwelt/Mitwelt
  • soziales Umfeld
  • Konfliktsituationen
  • Beruf, Arbeitsweg,
    Wohnung
  • Risikofaktoren:
    Rauchen, Streß,
    Ernährung
− Abhängigkeitsgrad
  (ATL) s. Checklisten
  S. 76
	− Probleme bei
	  Arteriosklerose
	− Probleme bei
	  Arterienverschluß
	− Venenprobleme
	− Lebensbewältigung,
	  Lebensprobleme
	
	Ressourcen
	
	beachten
	in bezug auf
	  • die Person
	  • den Organismus
	  • die Umwelt und
	    die Mitwelt
	s. dazu S. 36 f. u. 77
		− Gesunderhaltung
		− Förderung des
		  Blutdurchflusses
		  Arterien→Zirkulation
		  Venen→Rückfluß
		− Schutz vor
		  Verletzung, Ver-
		  hütung von Schäden
		− Erhaltung
		  und/oder Wieder-
		  herstellung optima-
		  ler Lebensqualität
			− Durchführung in der
			  Pflegerealität
			  • Praxis
			− Dokumentation der
			  Pflege
			  • Pflegebericht
			    (S. 78 f.)
			− Beurteilung der
			  Pflege
			  • Pflegewirkung
			  • Pflegequalität
			    (S. 81)
			  • Pflege- und Grup-
			    pengespräche
			    (S. 342 ff.)

30.4.1. Situationseinschätzung

Die Situationseinschätzung bei Gefäßkranken muß sehr exakt vorgenommen werden, Probleme und Ressourcen bestimmen die Behandlung, Betreuung und Begleitung. Neben den allgemeinen Informationen, die wir uns vom Patienten selber, von den Angehörigen und aus den uns zugänglichen Unterlagen beschaffen (s. dazu entsprechende Checklisten), brauchen wir *spezifische Informationen* über

☐ Lokalisation der Erkrankung: allgemeiner Befall/peripherer Befall;
☐ Art der betroffenen Gefäße:
  − Arterien/Venen,
  − große Gefäße/kleine Gefäße;
☐ Stadium der Erkrankung (insbesondere bei arteriellen Befunden)/Prognose;
☐ Antikoagulation, schon länger/neu;
☐ Vorgesehene Behandlung: konservativ/operativ;
☐ vorbestehende Krankheiten/Risikofaktoren/Behinderungen;
☐ Krankheitsverarbeitung;
☐ usw.

30.4.2. Krankheitszeichen und Pflegeprobleme

Es ist grundsätzlich zu unterscheiden zwischen Störungen, die das Kreislaufsystem und somit den *gesamten Organismus* betreffen (s. unten) und Störungen, die sich primär lokal auswirken, an den Arterien (S. 649 f.) oder an den Venen (S. 651 f.).

Probleme bei Arteriosklerose

Die Arteriosklerose geht mit einer breiten Palette von Funktionsstörungen einher, am häufigsten mit *erhöhtem Blutdruck* und dadurch mit Zeichen wie:
− Druckgefühl im Kopf, Kopfschmerzen;
− Klopfen in Hals und Kopf;
− Ohrensausen, Augenflimmern;
− Schwindelgefühle.
Weitere Probleme sind die Auswirkungen der *Spätfolgen* und *Komplikationen*. Sie sind abhängig von Ausmaß und Lokalisation der Krankheit:
− Verschlußerscheinungen im Bereich der Gliedmaßen (s. unten);
− Koronarkrankheiten mit Angina pectoris oder Herzinfarkt (S. 630 ff.);
− intrakranielle Verschlüsse mit Auftreten von

psychoorganischen Störungen (S. 850 f.) oder Apoplexie (S. 853 ff.) usw.

Probleme bei Arterienverschluß

Beschwerden, die den Patienten zum Arzt führen sind:
- Schmerzen im Versorgungsgebiet der befallenen Arterie,
- Kälte- und Schweregefühl der Extremität,
- Parästhesien,
- rasche Ermüdbarkeit der minderdurchbluteten Extremität,
- Hautveränderung (marmoriert und zyanotisch).
- schlecht heilende Wunden, Nekrosen, Gangrän.

Diese Symptome werden auch **P-Zeichen** genannt:
P = pain = Schmerz,
P = paleness = Blässe, Kälte,
P = paresthesia = abnorme Empfindungen, wie Kribbeln,
P = paralysis = Bewegungsverlust,
P = pulselessness = Pulslosigkeit.

Je nach Schweregrad wird die Krankheit in 4 Stadien eingeteilt (nach FONTAINE):
Stadium I: Pulsabschwächung ohne Beschwerden.
Stadium II: Claudicatio intermittens. Latenzschmerz aufgrund belastungsabhängiger Muskelischämie. Nach einer bestimmten Gehstrecke treten krampfartige Schmerzen in der Wade auf, die zum Stehenbleiben zwingen. Schon nach wenigen Minuten Ruhe schwindet der Schmerz, und der Kranke kann wieder eine bestimmte Wegstrecke zurücklegen (Schaufensterkrankheit).
Stadium III: Ruheschmerz im Bereich der Haut oder der Muskulatur, vor allem in Horizontallage der Gliedmaßen. Bei herabhängender Extremität meist vorübergehendes Nachlassen der Beschwerden durch Erhöhung des hydrostatischen Bluteinstromes.
Stadium IV: Nekrose oder Gangrän. Scharf begrenzte, schlecht heilende Gewebsläsionen an den Zehen, besonders zwischen den Zehen, an der Fußkante, über dem äußeren Knöchel und in der Fersenregion. Die *trockene* Gangrän der Zehen und des Vorfußes unterscheidet sich durch scharfe Demarkation der mumifizierten Partien deutlich von der stark *sezernierenden* und zur

Ausbreitung neigenden feuchten Form, die sich hauptsächlich bei Diabetikern findet.
Mit *zunehmenden lokalen Schädigungen* steigt auch die vitale Bedrohung. Das „Absterben" von Gewebe wird vom Kranken mit Angst, Schrecken und Besorgnis wahrgenommen und verfolgt; oder es wird verdrängt, ignoriert (was erklärt, warum diese Patienten oft erst spät Therapie und Pflege in Anspruch nehmen).

Venenprobleme

Venenprobleme sind primär weniger dramatisch als die Arterienprobleme, obwohl sie bei schwerem Verlauf ebenfalls zur Funktionsunfähigkeit der betroffenen Extremität führen können.
Die häufigsten Venenprobleme sind diejenigen, die als Begleiterscheinung einer *Varikosis* (varikös = krampfaderig) auftreten:
- Müdigkeit der Beine;
- Schwere und Spannungsgefühl;
- nächtliche Wadenkrämpfe (die sich durch Bewegen lösen);
- ekzematöse Hautveränderungen (Ödeme, Hautpigmentierung, Atrophie). An einer solchen Haut bilden sich bei kleinsten Läsionen Ulzera.
- *Ulcus cruris.* Es handelt sich dabei um ein sehr großes Pflegeproblem, da die Heilungstendenz schlecht ist. Siehe dazu Kap. 40.

Lebensprobleme

Gefäßkrankheiten hängen zu einem großen Teil mit der „Art zu leben" zusammen. Unwissenheit oder Lebenskonflikte begünstigen eine ungesunde Lebensweise, u. U. eine Anhäufung von *Risikofaktoren,* die schließlich zur Erkrankung führen.
Statistiken haben ergeben, daß zunehmend auch jüngere Menschen arteriosklerotische Veränderungen, insbesondere der peripheren Gefäße und der Herzkranzgefäße, aufweisen. Es ist auch erwiesen, daß Stoffwechselstörungen (z. B. Diabetes mellitus), insbesondere die *Erhöhung des Cholesterinspiegels* (Fehlernährung), sowie *psychosozialer Streß* und *Nikotinabusus* eine erhebliche Rolle spielen.

30.4.3. Pflegeziele und -maßnahmen

Unseren Bemühungen liegt ein dreifaches *Ziel* zugrunde:
- *Verhütung:* Gesundheitserziehung und -beratung, denn Gefäßkrankheiten sind zu einem

großen Teil eine Folge von gesundheitsfeindlichem Verhalten: Fehlernährung, psychosozialer Streß und Nikotinmißbrauch.
- *Behandlung:* Ärztliche Therapie zur Verbesserung der Durchströmungsverhältnisse.
- *Unterstützung und Begleitung* bei fortgeschrittenen, irreversiblen Störungen zur Aufrechterhaltung einer optimalen Lebensqualität.

Gesunderhaltung

Gesundheitserziehung fängt bei sich selber an, und Gesunderhaltung liegt in der Verantwortung aller; auf keinen Fall darf sie sich auf die „schon von der Krankheit Betroffenen" beschränken.
Da Gefäßkrankheiten zu einem großen Teil nur gebessert, auf die Dauer aber nicht behoben werden können, muß der *Prophylaxe* größtes Gewicht beigemessen werden, d. h.
- **Risikofaktoren ausschließen!**
- *Rauchen einschränken,* noch besser darauf verzichten (s. Kap. 9, S. 247).
- *Gesunde Ernährung:* weniger Fett und Zucker, mehr Faserreiches und Fisch (s. auch S. 177).
- *Gesunde Lebensführung,* Einüben einer Lebenshaltung, die sich selbst bestimmt und mit Stressoren vernünftig umgehen kann (s. Kap. 10 u. 11: Psychohygiene, S. 273, Streßprophylaxe, S. 315 f.).
- *Körperliche Betätigung und Bewegung:* mindestens zweimal wöchentlich 20 Minuten lang intensiv. (Sitzen oder Stehen regelmäßig unterbrechen), günstig sind Wandern, Schwimmen, Radfahren, Gymnastik (s. dazu Kap. 4, S. 117, und unten).

Förderung des Blutdurchflusses

Arterien – *Zirkulation anregen:*
- *Tieflagerung der Beine* (Bett*kopfende* um ca. 15–20 cm hochstellen) erhöht den hydrostatischen Druck. Dadurch kann evtl. der intravasale Druck *über* den kritischen Gefäßverschlußdruck angehoben und die Strömung des Blutes erleichtert werden.
- *Warmhalten der Extremität:* wollene Socken, auch nachts. Die Hauttemperatur sollte möglichst konstant bei 32–34 °C bleiben → optimale Durchblutung.
- *Schutz* vor Druck und Drosselung: bequeme Schuhe, Schuhe häufig wechseln, keine Kniestrümpfe und Strumpfbänder oder Sockenhalter tragen.
- *Gefäßtraining:* günstig sind Wandern, Radfahren, stoffwechselanregende Übungen usw.

Venen – *Rückfluß fördern:*
- *Hochlagern der Beine* (Bett*fußende* um ca. 15–20 cm hochstellen), dadurch wird der Rückfluß erleichtert.
- *Langes Stehen vermeiden,* beim Sitzen die Beine so oft und so lange wie möglich auf Herzhöhe und darüber lagern.
- *Kompression der Venen:* Tragen von Spezialstrümpfen (S. 132). Anlegen von Kompressionsverbänden, z. B. als Elastoplastverband (Abb. 30.7).
- *Gefäßtraining:* Bodenübungen, Beingymnastik zweimal täglich. Dafür eignen sich das aus Abb. 30.8 ersichtliche Programm oder die folgenden Übungen:
  • In halb sitzender, halb liegender Stellung und mit aufgestützten Fersen Beugung und Streckung im Sprung- und Zehengelenk.
  • Rhythmisch nach außen rotierende Bewegungen mit beiden Sprunggelenken, während die Knie mit beiden Händen umfaßt werden.
  • Dasselbe mit Innenrotation.

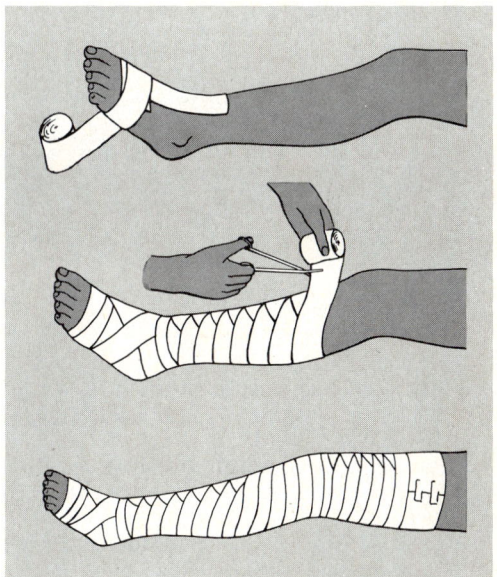

Abb. 30.**7** Anlegen eines *Elastoplastverbandes*. Um den Unterschenkel wird die Pflasterbinde in Form von Achtertourschlaufen angelegt, dann abgeschnitten. Die nächste Tour wird wieder von oben kommend um die Wade herumgeführt und abgeschnitten. Über das Knie gerade Touren, dann wieder Achtertouren.
Einfache Kompressionsverbände (z. B. mit Idealbinden) werden grundsätzlich nach dem gleichen Prinzip angelegt.

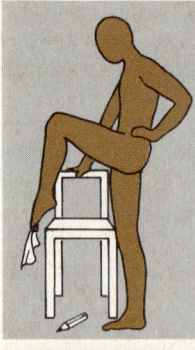

Für die Füße: Stellen Sie sich vor einen Stuhl. Am Boden haben Sie verschiedene Gegenstände verstreut – ein Taschentuch, einen Bleistift usw. Heben Sie mit den Zehen jeden dieser Gegenstände auf und legen ihn auf den Stuhl. Mit dem anderen Fuß nehmen Sie die Sachen wieder weg und legen sie wieder auf den Boden.

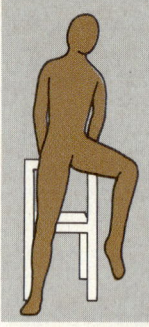

Für Schenkel und Waden: Drehen Sie sich mit dem Rücken gegen eine Stuhllehne. Heben Sie das eine Knie so hoch Sie können; der Unterschenkel bleibt locker hängen. Nun führen Sie das Knie weit zur Seite, strecken das Bein aus und kehren wieder zur Ausgangsstellung zurück. Nach 5-6 Wiederholungen kommt das andere Bein dran.

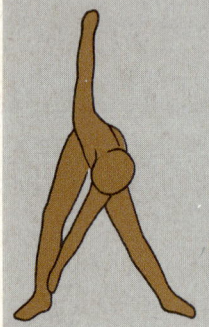

Für die Haltung: Stellen Sie sich mit gespreizten Beinen auf, die Arme seitlich ausgestreckt. Schwingen Sie den Körper nach rechts, und berühren Sie mit der linken Hand das rechte Fußgelenk. Richten Sie sich auf, und führen Sie dieselbe Übung nach links aus. Einige Male wiederholen.

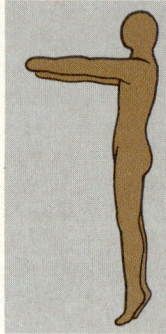

Für schmale Fußgelenke: Stolzieren Sie auf den Zehenspitzen mit gestreckten Knien durch das ganze Zimmer. Dann heben Sie die Zehen in die Luft und gehen denselben Weg, auf den Fersen auftretend, zurück.

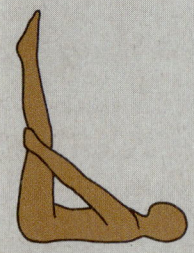

Sie liegen auf dem Rücken, halten die Beine im rechten Winkel hoch und pedalen weit ausholend mit den Beinen. Dann schütteln Sie die Beine kräftig durch. Schließlich strecken Sie ein Bein nach dem anderen schwungvoll aus, wobei auch Fußgelenke und Zehen mitgestreckt werden müssen.

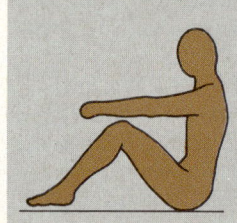

Diese Übung erfordert einiges *Geschick:* Setzen Sie sich auf den Boden, die Knie rechtwinklig angezogen. Heben Sie die Füße ca. 20 cm vom Boden, und halten Sie mit den Armen das Gleichgewicht. Nun strecken Sie beide Arme langsam hoch, biegen sie und strecken sie wieder und so fort. Die Füße dürfen dabei den Boden nie berühren.

Abb. 30.8   Täglich 10 Minuten Gymnastik zur besseren Durchblutung (Verhütung von Krampfadern).

- Aus einer maximalen Streckung in Knie- und Fußgelenk Übergang zu maximaler Beugung in Knie- und Fußgelenk.
- Aus dem Zehenstand (Hände aufstützen) Übergang zum Stand auf beiden Fersen und umgekehrt.
- Am Boden liegend die senkrecht hochgestreckten Beine rhythmisch bewegen (Radfahren).

Schutz vor Verletzung und Verhütung von Schäden

Die *lokalen Maßnahmen* umfassen die sorgfältige Pflege der betroffenen Extremität und den Schutz vor Verletzung:
- Sorgfältige Hautpflege, Haut trocken und peinlich sauber halten. Dosierte Wärmeanwendung, warmes Duschen und tägliche Fußbäder sind günstig.
- Vermeiden von Verletzungen, (Vorsicht beim Nägelschneiden, nicht barfuß gehen).
- Wunden (auch kleine) dem Arzt zeigen und unter streng aseptischen Maßnahmen behandeln.
- Vermeiden von Hitze und Kälte. Bei herabgesetzter Sensibilität können Hautschäden auftreten, ohne daß der Patient dies wahrnimmt (keine Wärmflaschen, kein Heizkissen, keine heißen Bäder).

Aufgetretene Schäden wie
- Gangrän oder Nekrose bei arteriellen Krankheiten,
- Ulcus cruris bei venösen Rückflußstörungen

sind unter Berücksichtigung aller Prophylaxe-
und Therapiegrundsätze zu pflegen. Siehe dazu
Kap. 15, Wundbehandlung, Wundpflege (Gangrän, Nekrose S. 378 f.) sowie die Pflege bei Ulcus cruris, S. 894 f.

**Erhaltung und Wiederherstellung
optimaler Lebensqualität**

Fortgeschrittene Erkrankungen fordern ihren
Preis. Bei vielen Gefäßkrankheiten kann zwar
operativ eine Heilung oder Besserung erreicht
werden. Pflegepersonen, die auf einer gefäßchir-
urgischen Station arbeiten, erfahren aber häufig,
daß wiederholte Operationen nötig sind, daß nur
eine „Heilung auf Zeit" erreicht wird und daß
Gefäße, die zu Verschlüssen neigen, die Tendenz
haben, sich wieder zu verschließen, und somit
der Kranke eines Tages mit dem Verlust einer
Extremität konfrontiert werden kann (s. Amputation S. 829 f.). Die *Betreuung* und *Begleitung*
dieser Patienten erfordert großes Einfühlungsvermögen und viel Bereitschaft, „mitzutragen
und dabeizubleiben".
- Die Selbständigkeit und Rehabilitation ins Be-
  rufs- und Gesellschaftsleben soll so lange und
  so optimal wie möglich aufrechterhalten oder
  gefördert werden.
- Der Kranke bedarf der Hilfe, um Gesundheit
  in einem umfassenden Sinne verstehen zu
  können (S. 49 ff.). Er muß lernen, mit der Realität zu leben, Einschränkungen und wenn nötig Behinderungen zu akzeptieren und zu integrieren.
- Die Information und Motivation für eine gesunde Lebensführung, das Vermeiden von Risikofaktoren, die Einhaltung von Überwa-
  chungs- und Kontrollmaßnahmen, z. B. der
  Antikoagulation, müssen einen großen Raum
  in der Pflegeplanung einnehmen.
- Je nach Situation des Kranken (Fortschritt des
  Leidens) bedarf er der Hilfe in der Neuorientierung und/oder Sinnfindung im unausweichlichen Schicksal. Dies vor allem dann,
  wenn das Leben nicht mehr mit dem Maß der
  „Quantität", sondern mit dem der „Qualität"
  gemessen werden muß. Sind alle Behandlungsmöglichkeiten ausgeschöpft, werden die
  Seinswerte vordergründig. Unsere Hilfe liegt
  dann in der Unterstützung der Schmerzbekämpfung, der Leidensbewältigung, der Trauerarbeit, der Einübung des „Loslassenmüssens" usw. Der Verlust einer Extremität muß
  „durchgetrauert" werden. Der Betroffene be-

darf eines Klimas, wo Ressourcen aktiviert
und Klagen gehört werden (s. dazu Kap. 13).

30.5. Exemplarische Pflegesituationen

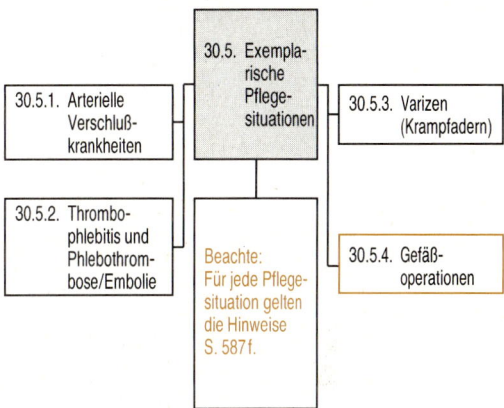

30.5.1. Arterielle Verschlußkrankheiten

Bei den Krankheiten der Arterien handelt es sich
immer um *Verschlußkrankheiten,* d. h., es ist eine
Einengung oder Verlegung des Arterienlumens
vorhanden. Daraus resultieren *Durchblutungs-
mangelzustände.* Oft wird das ganze Arteriensystem davon betroffen (z. B. Arteriosklerose), oder
es werden einzelne Gefäße oder ein Gefäßabschnitt (z. B. durch Embolie) befallen. Eine weitere Unterscheidung, die besonders in therapeutischer Sicht Bedeutung hat, ist diejenige in *akute*
und *chronische* Gefäßverschlüsse.

Chronischer Arterienverschluß

Von chronischen Durchblutungsstörungen sind
Männer viermal häufiger betroffen als Frauen.
Rund 90% der chronischen Arterienverschlüsse
liegen im Bereich der unteren Extremitäten, der
Aorta und des Beckens.

Arteriosklerose

Die häufigste Ursache der chronischen Arterienverschlüsse beruht auf arteriosklerotischen (degenerativen) Wandveränderungen. Es kommt zu
einer Intimaverdickung und dadurch zu Wand-
verhärtung, Elastizitätsverlust und Lumeneinen-
gung. Die Arteriosklerose gehört zu den sog. *Zivilisationskrankheiten.*

Risikofaktoren:
- Überbeanspruchung der Gefäße bei Hypertonie;
- prädisponierende Krankheiten wie Diabetes mellitus, Gicht, Hypothyreose u. a.;
- falsche Ernährung, besonders bei fett- und cholesterinreicher Kost (Hyperlipidämie, Hypercholesterinämie);
- Adipositas;
- übermäßiges Rauchen (Nikotinabusus);
- Bewegungsmangel oder einseitige Beanspruchung des Organismus.

Gefäßverschlüsse

Sie treffen nicht *alle* Strombahnen gleichmäßig, auch nie alle gleichzeitig. Je nach Verschlußsymptomen unterscheidet man den Beckentyp, den Femoralistyp oder den Unterschenkeltyp.

Aneurysmen

Aneurysmen sind sackförmige Erweiterungen der Gefäße.
- *Aneurysma dissecans* = Riß der Intima der Arterie, das Blut bahnt sich einen Weg zwischen den Wandschichten. Es kann wieder in die Arterienlichtung zurückperforieren oder nach außen durchbrechen (meist tödliche Ruptur).
- *Aneurysma verum* = Ausbuchtung aller drei Schichten der Arterienwand als Folge eines Traumas oder einer Gefäßwandschwäche. Die zunehmende Gefäßwanddehnung kann zum Riß und zur Blutung führen.
- *Arteriovenöses Aneurysma* = Kurzschluß des Blutes zwischen Arterie und Vene, traumatisch (z. B. Metzgerstichverletzung in der Leiste), angeboren oder nach Operationen.

Behandlung: chirurgische Resektion und Überbrückung (vgl. Abb. 30.**12 c**).

Raynaud-Syndrom

Es wird unterschieden in primär und sekundär.
- *Primäres Raynaud-Syndrom.* Hier handelt es sich um eine *funktionale* Störung, um sog. *vasospastische* Attacken, die sich unter Kälteeinfluß verstärken (Digiti mortui = Leichenfinger).
- *Sekundäres Raynaud-Syndrom.* Hier handelt es sich um eine akrale (die kleinen Gefäße betreffend) Verschlußkrankheit, die sich arteriographisch feststellen läßt. Zu den unterschiedlichen *Krankheitszeichen* s. Tab. 30.**2**.

Tabelle 30.**2** Klinische   Differentialdiagnose   (aus *A. Bollinger:* Funktionelle Angiologie. Thieme, Stuttgart 1979)

Primäres Raynaud-Syndrom (vasospastisch)	Akrale arterielle Verschlußkrankheit (organisch)
- ♀ bevorzugt (5:1)	- ♂ bevorzugt*
- Beginn nach Pubertät	- späterer Beginn
- allmähliches Auftreten	- akuter oder subakuter Beginn
- symmetrischer Befall	- meist asymmetrisch
- Daumen nicht betroffen	- auch Daumen betroffen
- keine trophischen Läsionen	- häufig trophische Läsionen
- Faustschlußprobe normal	- Faustschlußprobe pathologisch
- Hypotonie ⎫ häufig - Migräne ⎭	selten

*Ausnahme: Patientinnen mit Kollagenkrankheiten

Entzündliche Erkrankungen

- *Endangiitis obliterans* (Morbus Buerger). Eine genaue Abgrenzung gegen die Arteriosklerose ist oft nicht möglich. Die Gefäße werden eng und verschließen sich.
- *Kollagenkrankheiten.* Periarteriitis nodosa, Lupus erythematodes, Sklerodermie. Sie führen neben anderen allgemeinen internistischen Symptomen fakultativ zu Arterienverschlüssen.
- *Arteriitis temporalis.* Es sind die Schläfenarterien (Kopfschmerzen!), aber auch andere Gefäßgebiete betroffen.

Pflegeplanung bei chronischen Verschlußkrankheiten

Pflegeprobleme. Sie sind abhängig von Ausmaß und Lokalisation (Verschlußtyp) der Schädigung. Grundsätzlich stellen sich die Probleme
- der Arteriosklerose (S. 649) oder/und
- des Arterienverschlusses (S. 649).

Pflege- und Behandlungsziele. Sie sind abhängig von der Situation bzw. vom Ausmaß der Schädigung. Im Vordergrund stehen die *Ziele:*
- Gesunderhaltung und Ausschließen der Risikofaktoren (S. 647),
- Verbesserung der Durchblutung (S. 647 f.),
- Verhütung von Schäden (S. 648 f.).

Die *allgemeinen Maßnahmen* werden unterstützt:

Medikamentös:
- *Gefäßmittel* zur Gefäßerweiterung, zur Blutdrucksenkung (Antihypertensiva), tonisierende Venenmittel;
- *gerinnungshemmende Mittel* (Antikoagulantien, Fibrinolytika);
- *Mittel bei Hypercholesterinämie* wobei diese Mittel nur bei gleichzeitig kalorienarmer Kost sinnvoll sind, u. U. werden sie dann sogar unnötig.

Chirurgisch, wenn möglich/nötig (S. 655 ff.).

Akuter Arterienverschluß

Die akute Durchblutungsstörung ist meist die *Folge einer arteriellen Thrombose mit Embolie.* Die häufigste Ursache einer arteriellen Embolie ist die Ablösung von Thromben aus dem linken Vorhof des Herzens bei Vorhofflimmern, vor allem bei Mitralvitien oder *nach Herzinfarkt.* Durch die Leistenarterie gelangt der Embolus in die Extremität. Der akute Gefäßverschluß ist, wie auch das rupturierte Aneurysma und die Gefäßverletzung, ein chirurgischer Notfall.

Krankheitszeichen und Pflegeprobleme

- Plötzlich einsetzender und an Intensität zunehmender Schmerz.
- Aktive Bewegungen der Extremität werden unmöglich.
- Die Extremität wird blaß und kühl.
- Pulslosigkeit distal des Verschlusses.
- Eine Nekrose kann sich bei Nichtbehandlung in wenigen Stunden ausbilden.

Die Krankheitszeichen sind natürlich vom Ausmaß des Embolus abhängig.
- Kleine Embolien gelangen weit in die Peripherie und lösen oft nur uncharakteristische Beschwerden aus.
- Große Embolien bleiben oft schon an der Bifurkation der Aorta hängen (bekannt als reitender Embolus). In diesem Fall wird die Blutzufuhr in beide Beine verhindert.

Sofortmaßnahmen

- Schmerzbekämpfung nach Arztverordnung, meist Morphiumpräparate.
- Tieflagerung der Extremität.
- Lockerer Watteverband zur Warmhaltung.
- Der Arzt wird Heparin verordnen, als Vorbereitung zur Embolektomie und
- eine raschmögliche Operation in die Wege leiten. Je schneller die Operation erfolgen kann,

um so größer sind die Heilungsaussichten (S. 655 ff.).

30.5.2. Thrombophlebitis und Phlebothrombose/Embolie

Der Entstehung einer Thrombose liegt eine dreifache Beeinträchtigung zugrunde: *Gefäßwand, Blutströmung* und *Blutzusammensetzung.*
Wichtig ist die Unterscheidung der
- *Thrombophlebitis* der oberflächlichen Venen (harmlos) mit günstiger komplikationsloser Heilung, von der
- *Phlebothrombose* der tiefen Venen, die immer die Gefahr einer Lungenembolie (s. dort) mit tödlichem Ausgang in sich birgt und die unbehandelt zu Dauerschäden, zum sog. postthrombotischen Syndrom führt.

Der Verlauf aller Thrombosen kann akut, subakut oder chronisch sein.

Akute Thrombophlebitis

Krankheitszeichen und Pflegeprobleme

- Unscharf begrenzte Rötung im Bereich der betroffenen Venen;
- Druckschmerz und Spontanschmerz;
- lokale Überwärmung, Schwellung;
- die Vene ist evtl. strangartig verdickt;
- evtl. allgemeine Entzündungszeichen wie Puls- und Temperaturanstieg.

Pflege- und Behandlungsplan

- *Kompression der Venen:* Kompressionsverband, viel herumgehen, beim Liegen und Sitzen Beine hochlagern.
- *Beheben der Entzündung:* lokale Anwendung von heparinoidhaltigen Salben, Alkoholumschläge meist im Wechsel. Bei Schmerzen wird der Arzt zusätzlich Antiphlogistika verordnen (Butazolidin, Tanderil u. a.).
- *Behandlung septischer Thrombophlebitis:* stationär mit chrirugischer Inzision, Antibiotika, lockere Alkoholverbände, strenge Bettruhe, sorgfältige Mobilisation der Extremität (z. B. beim Betten, beim Hochheben; s. Abb. 4.27, S. 141).

Akute Phlebothrombose

Die akute Phlebothrombose bzw. tiefe Thrombophlebitis kann alle Venen treffen (z. B. Mesenterial-, Pfortader-, Milz-, Nieren- oder Extremitätenvenen). Die Symptomatik ist lokalisationsabhängig, ebenso die vom Arzt eingeleitete Therapie (sofortige operative Intervention oder fibrinolytische Therapie) und somit auch die *Pflegeplanung*. Die häufigste Thrombose ist die

Tiefe Bein- und Beckenthrombose

Häufiger Ausgangspunkt ist der Unterschenkel, mit proximaler Ausbreitung.
Auftreten:
- nach Operationen im Bereich des Beckens,
- nach längerer Immobilisierung,
- nach langem unbeweglichen Sitzen (Interkontinentalflug),
- bei Einnahme von Hormonen (Pille).

Krankheitszeichen und Pflegeprobleme

- Schweregefühl in den Beinen und
- Schmerzen im Verlauf der tiefen Venen in der Wadenmuskulatur sind häufig die ersten Zeichen. Später nimmt der Schmerz zu, wird ziehend oder krampfartig. Es kommt zur
- Entwicklung von Stauungsödemen. Da die Stauung durch Muskelbewegung vermindert wird, ist der Ruheschmerz intensiver, der Schmerz beim Gehen geringer als beim Stehen (umgekehrt wie bei arteriellen Störungen).
- Das Bein ist geschwollen, blaurot verfärbt, es treten derbe schmerzhafte Stränge auf.
- Bei Palpation können typische Schmerzpunkte lokalisiert werden (Abb. 30.**9**).

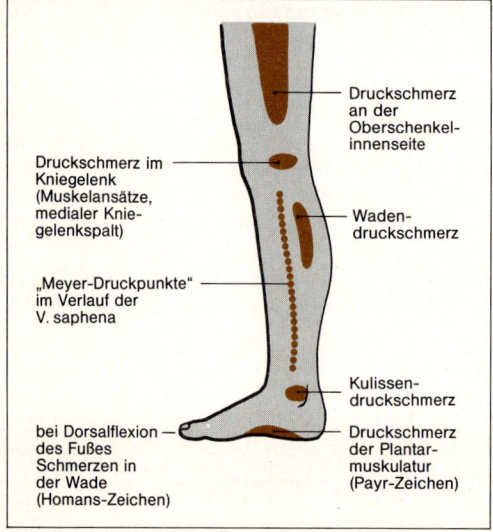

Abb. 30.**9** Druckpunkte bei tiefer Phlebothrombose der Beine.

Pflege- und Behandlungsplan

- *Ruhigstellung:* Bettruhe, sofortige Hochlagerung beider Beine: Schaumstoffschiene und Deckenheber einbetten.
- Patienten nicht pressen lassen (für weichen Stuhl sorgen).
- *Sorgfältig Mobilisieren* (s. auch S. 141 f.), keine ruckartigen Bewegungen (am Bett, beim Betten, beim Heben usw.). *Aufstehen* nur mit gutsitzenden Kompressionsstrümpfen (S. 132 u. 647).
- *Wickelbehandlung:* kühl-kalt:
  - *entzündungshemmend,* z. B. als Alkoholschienenwickel (S. 234).
  - *antithrombotisch,* z. B. Borajo 20% (Weleda-Badezusatz) 2mal täglich (30-40 ml pro Schüssel).
- *Heparinisierung* als Dauertropfinfusion oder in 4- bis 6stündigen Abständen während Tagen, dann *Antikoagulation* für 4-6 Monate.
- *Chirurgische Thrombektomie* (S. 655 f.) oder *Fibrinolyse* (S. 643), wenn die Heparinisierung nicht genügt.

Folgen der Thrombose

Grundsätzlich bestehen zwei Gefahren: die Embolie und das postthrombotische Syndrom.

Lungenembolie

Embolie = Verschleppung eines Thrombus auf arteriellem oder venösem Weg. Die Lungenembolie wird verursacht durch Gerinnsel aus proximal liegenden Gefäßabschnitten (weiter peripher liegende sind harmlos, da sie klein sind). Sie gelangen über das rechte Herz in die Lungen und verursachen dort einen mehr oder weniger ausgedehnten Lungeninfarkt (Abb. 30.**10**).

Krankheitszeichen

Sie sind vom Ausmaß der Embolie abhängig:
- plötzlicher, heftiger Schmerz in der Brust;
- kurze, oberflächliche Atmung - Dyspnoe;
- kleiner, frequenter Puls, Blutdruckabfall, Schweißausbruch;
- Unruhe, Angst;
- Temperaturanstieg, Entzündungszeichen (Laborbefund, Röntgenbild);
- Husten mit blutigem Auswurf nach 2-3 Tagen.

Sofortmaßnahmen

- Arzt benachrichtigen; unterdessen
- Ruhe und Sicherheit vermitteln.

- Oberkörper hochlagern (wenn kein Schock eingetreten ist, sonst Flachlage);
- Sauerstoffzufuhr.
- Der Arzt wird sofort eine *Heparinisierung* einleiten, Schmerzmittel und/oder Sedativa verordnen. Je nach Zustand steht die *Schockbehandlung* im Vordergrund (Infusionen, Kreislaufunterstützung, Vitalzeichenkontrolle usw.).
- Die *Betreuung* hat in den folgenden Tagen sehr sorgfältig zu geschehen, die ATL müssen u.U. vorübergehend z.T. von der Schwester übernommen werden, die Mobilisierung geschieht sorgfältig und nur nach Verordnung.
- Die *Begleitung* hat ein Klima der Sicherheit und Angstfreiheit zum Ziel.

Postthrombotisches Syndrom

Im Gegensatz zur Lungenembolie, die eine Frühkomplikation ist, ist das postthrombotische Syndrom eine Spätfolge. Es handelt sich dabei um eine bindegewebige Veränderung von nicht vollständig aufgelösten Thromben, die die Venenklappen zerstört. Diese sind nicht mehr regenerierbar. Es entwickelt sich eine Abflußerschwerung, die zu Überbelastung und Flüssigkeitsrückstau führt. Die Folge davon sind
→Varizenbildung infolge Bildung von Kollateralen;
→Ödeme in der Knöchelgegend mit Schweregefühl in den Waden;
→Hyperpigmentierung der Haut (Erythrozyten treten ins Gewebe über);
→Atrophie von Haut und Unterhaut mit Ausbildung einer Stauungsdermatose als Ekzem, Entzündung, mykotische oder bakterielle Infektionen (oft begünstigt durch Läsionen der Haut);
→Ulzerabildung (Ulcus cruris S.894) vorwiegend an der Innenseite des Unterschenkels und in der Knöchelregion;
→erneute Thrombosenbildungen (infolge erhöhter Anfälligkeit).

Pflege- und Behandlungsplan

- Konsequentes Tragen von Kompressionsstrümpfen und Förderung des venösen Rückflusses (S. 647 f.).
- Zugeschnittene Schaumgummiplatten übertragen die Kompressionswirkung auch auf die Knöchelregion = Ulzeraprophylaxe.
- Therapeutische Maßnahmen dienen der Unterstützung der Venentätigkeit: z.B. Diuretika

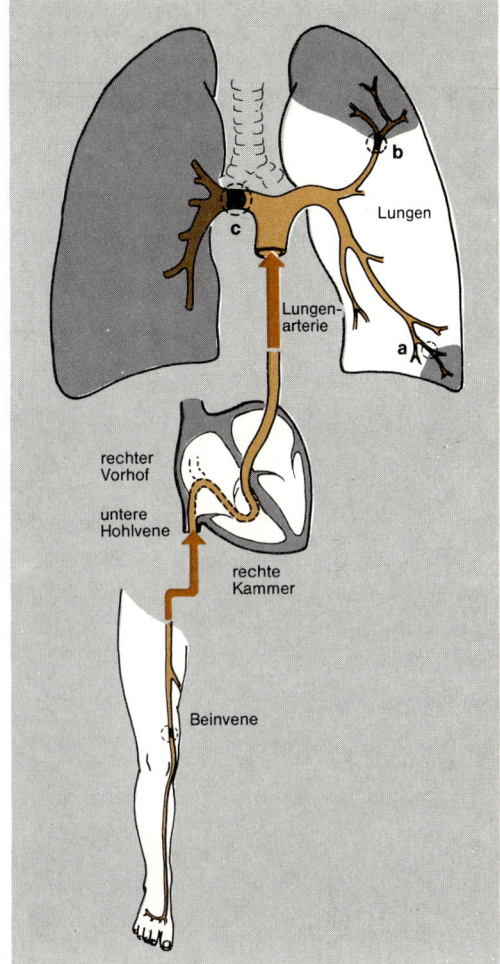

Abb. 30.**10**   Weg des Thrombus in die Lungen. **a** Embolie in einem kleinen Gefäß: evtl. stummer Verlauf, **b** Embolie in einem größeren Gefäß mit schweren Krankheitszeichen. **c** Embolus im Gebiet des Hilus mit sofortigem reflektorischem Herztod.

zum Ausschwemmen der Ödeme, Bäderbehandlung, Physiotherapie, Entlastung durch chirurgische Schaffung von Ersatzwegen usw.

30.5.3. Varizen (Krampfadern)

Varizen sind geschlängelte, sackförmige Erweiterungen der Venen. Begünstigend wirken Berufe, bei welchen langes Stehen erforderlich ist. Man unterscheidet primäre und sekundäre Varizen. Während die *primären* auf einer angeborenen Wandschwäche beruhen, entwickeln sich die *sekundären* nach einer tiefen Venenthrombose.

Verschiedene *Formen* der *primären* Varikose:
- *Stammvarikose* der V. saphena magna und der V. saphena parva (ganz oberflächlicher Venenstamm varikös erweitert; die V. saphena magna verläuft an der Oberschenkel- und Unterschenkelinnenseite, die V. saphena parva auf der Hinterseite des Unterschenkels);
- *Nebenschlußvarikose* (Erweiterung der Nebenäste der beiden großen, oberflächlichen Beinvenenstämme);
- *retikuläre,* d.h. netzförmig angeordnete Varikose;
- *Besenreiservarikose* (ganz kleine, ausdrückbare, besenreiserartig aussehende Krampfadern).

Krankheitszeichen und Pflegeprobleme

- Sichtbare Varizen;
- Schmerzen und Krämpfe in den Waden, besonders am Abend und nachts;
- Schweregefühl;
- evtl. Ödeme und Zeichen des Postthrombotischen Syndroms (s. oben).

Behandlung und Pflege

Je nach Grad der Erkrankung.
Konservativ:
- *Gesunde Lebensweise* (s. Regeln in Kästchen).
- *Kompressionsverbände* oder Spezialstrümpfe.
- *Blutegelbehandlung* (Hirudo officinalis) wird von „alternativen Ärzten" wieder empfohlen.
- *Wasserbehandlungen* nach Kneipp. Sie dienen der Kräftigung und Durchblutung: Schenkelgüsse, kalte Sitz- und Fußbäder, Sauna.
- *Aromatherapie als*
  - Einreibemittel, z.B. 10 ml Roßkastanien-, Arnika- und Hamamelistinktur mit 100 ml

lauwarmem Wasser verdünnen und damit 2mal täglich leicht die Unterschenkel massieren.
- *Badezusätze,* z.B. Eichenrinde, Walnußblätter, Rosmarin, Roßkastanienschalen. Eine Handvoll davon in einem Liter Wasser aufkochen, den Absud ins Badewasser geben.
- *Gymnastik und Massage* als Unterstützung: aktives Gefäßtraining (S. 648).
- *Verödung* oder Sklerotherapie durch Injektion eines Verödungsmittels in die Vene. Anschließend kann der Patient mit einem speziellen Kompressionsverband (Elastoplast, s. Abb. 30.7) herumgehen.

Operativ:
- durch Entfernung, d.h. *Stripping,* der Stammvenen.

Zehn wichtige Regeln bei Krampfadern

1. Beengende Kleidungsstücke (Schuhe, Strumpfbänder, Gürtel) vermeiden.
2. Langes Stehen, Sitzen, Überschlagen der Beine reduzieren.
3. Hochlagern der Beine auch über Nacht ist empfehlenswert.
4. Gegen Verstopfung vorbeugen.
5. Bei Übergewicht ist Reduktionskost angebracht.
6. Tägliche kalte Schenkelgüsse morgens und abends anwenden.
7. Ein aktives Gymnastik- und Bewegungsprogramm einschalten.
8. Weizenkeimkuren sind empfehlenswert (Vitamin E).
9. Das Herz stärken mit Atemübungen und pflanzlichen Medikamenten.
10. Das Venensystem mit phytotherapeutischen Maßnahmen beeinflussen.

Halten Sie Krampfadern immer unter Kontrolle – bei Verschlechterung gehen Sie zum Arzt.

Varizenoperation

Operationsverfahren

Der Arzt eröffnet am Innenknöchel die V. saphena, führt eine Sonde ein, die er bis zur Leiste hochschiebt (Abb. 30.**11**). Nach proximaler und distaler Durchtrennung der Vene zieht er die auf der Sonde aufgefädelte Vene (von unten nach oben) heraus. Gleichzeitig werden die Nebenäste ligiert.

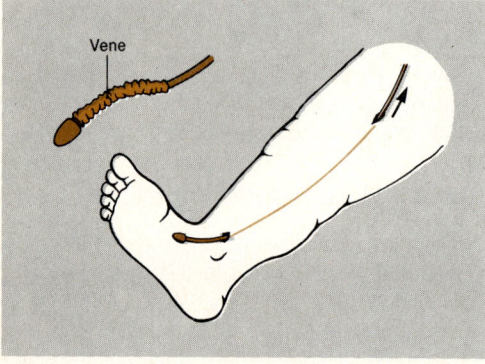

Abb. 30.**11** Varikosis. Stripping der V. saphena magna.

Operationsvorbereitung

Neben den allgemeingültigen Maßnahmen ist vor allem die *Rasur* (ganze Extremität und Schamhaare) von Bedeutung. Nach dem Bad werden die Varizen vom Arzt bezeichnet, anschließend wird das Bein in ein sterilisiertes Tuch gewickelt.

Postoperative Pflege

Das Ziel liegt in der Wiederherstellung der Venentägigkeit unter möglichst optimalen Bedingungen: Kompression und Bewegungstherapie. *Standardisierte Pflegemaßnahmen* sind aus Tab. 30.**3**, S. 656 f., ersichtlich. Ergänzend gilt:

- *Mobilisation.* Am Abend des Operationstages wird der Patient an den Bettrand genommen. Ab erstem postoperativem Tag soll er stündlich aufstehen und einige Schritte (ca. 5 Minuten) gehen. Er darf nicht herumstehen, nicht sitzen. Die Beine bleiben fest eingebunden. Der Verband wird ab 3. Tag täglich für eine Viertelstunde gelöst, dann werden die Beine wieder frisch mit elastischen Binden, von unten nach oben (Zehen bis Leiste), eingebunden. Klagt der Patient über zu straff eingebundene Beine, dürfen die Binden abgenommen und die Beine frisch gewickelt werden.
- *Wundgebiet.* Der erste Verbandwechsel wird durch den Arzt, gewöhnlich am 4. postoperativen Tag durchgeführt. In diesem Moment wird auch die Polsterwatte entfernt.
  Die Fädenentfernung wird fraktioniert vorgenommen: an der Leiste etwa am 5. Tag, an den Beinen am 7. Tag.

Hämatome, die auftreten, dürfen mit Hemeransalbe oder Alkoholwickeln (sterilisierte Lösung) behandelt werden.

- *Nachsorge.* Der Kompressionsverband und die Bewegungsbehandlung sind für 4–6 Wochen notwendig. Die Kompressionsstrümpfe müssen gut sitzen (Anpassen S. 132). Der Patient wird genau über die gefäßaktiven Maßnahmen informiert (S. 646 ff.).

Beachte

- Langes Stehen vermeiden, Beine häufig hochlagern.
- Keine schweren Lasten tragen.
- Sonnenbäder vermeiden (Gefäßerweiterung → Rezidiv).
- Täglich kurz und kalt duschen.
- Regelmäßiges Gefäßtraining (s. Abb. 30.**8**).

Eine vermehrte Ermüdbarkeit der Beine bleibt für 2–3 Monate nach der Operation bestehen und verschwindet nur langsam.

30.5.4. Gefäßoperationen

Grundlagen zur Gefäßchirurgie

Behandlungsziel bei allen Verschlüssen ist die Wiederherstellung der Strombahn. Die Operationsindikation und -technik ist abhängig vom Stadium der Erkrankung, von Sitz und Ausmaß des Verschlusses sowie von evtl. bestehenden Begleitleiden (Diabetes, Herzinfarkt usw.).

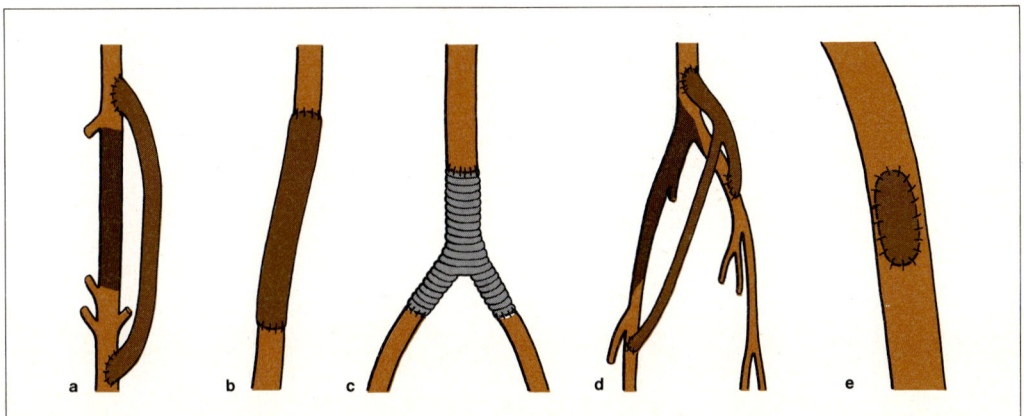

Abb. 30.**12a–e**   Plastische Gefäßoperationen. **a** Bypass, **b** Interposition – Vene, **c** Interposition – Kunststoff, **c** Y-Graft, **e** Erweiterungspatch.

Tabelle 30.**3**   Standardisierter Pflegeplan nach Gefäßoperationen

	Thrombektomie bei Phlebothrombose	Varizenstripping	Embolektomie	Endarteriektomie Bekkenarterien	Endarteriektomie Beinarterien	Extremitätenamputation
Überwachung	allgemein gültige Maßnahmen	→ zusätzlich: Kontrolle von – Zirkulation – Hautfarbe – Wärme – Sensibilität – Motorik	→	→ →	→ →	– intensive Überwachung, z.B. auf Intensivstation – Stauschlauch bereithalten zur Abbindung der Gefäße bei Blutung
Verband	– Nachblutungskontrolle – Redon-Drainage: Kontrolle von Sog und Menge 1. Verbandwechsel durch den Arzt; dann nach Bedarf neu verbinden	→ → – evtl. Verband lokkern – schmerzhafte Verbände müssen durch den Arzt neu angelegt werden →	→ → →	→ → →	→ → →	→ → s. Stumpfpflege Kap. 38, S. 832 ff.
Lagerung	Trendelenburg-Lage (S. 126), Fußende hoch	Fußende hoch, Oberkörper möglichst flach, kein Knieknick, Bettbogen einbetten	– der *Venen:* Beine hoch – der *Arterien:* Beine tief, flache Lage	Semiflexion = Knieknick	– Semiflexion = Knieknick – flache Lage, bei guter Gefäßkonstruktion leichte Oberkörperhochlagerung erlaubt – Dekubitus- und Spitzfußprophylaxen	Stumpf flach lagern – evtl. Spreukissen auf Oberschenkelstumpf zur Verhütung von Beugekontrakturen

Tabelle 30.**3**   (Fortsetzung)

	Thrombekto-mie bei Phle-bothrombose	Varizenstrip-ping	Embolektomie	Endarteriekto-mie Beckenarte-rien	Endarteriekto-mie Beinarterien	Extremitäten-amputation
Mobilisation	Op.-Tag: Beine inkl. Oberschenkel einbinden	Op.-Tag: - nicht sitzen, stehen, sondern ge-hen - Schuhe mit Absätzen (keine Pan-toffeln)	Op.-Tag: - Bettrand, - dann lang-sam stei-gernde Mo-bilisation - Beine gut einbinden	Op.-Tag: Beine einbinden	Op.-Tag: Beine nicht zu straff einbin-den auch Bauch einbinden	1. Tag: wenn möglich mit Physiothe-rapeutin - Bein und Stumpf gut einbinden
Darmtätigkeit	keine Probleme	ab 3. Tag stimulieren	ab 3. Tag stimulieren	Darmstimula-tion nach Ver-ordnung (s. z. B. S. 696)	wenn nötig ab 3. Tag stimulie-ren	ab 3. Tag stimulieren
Ernährung	Op.-Tag: Tee, ab 1. Tag leich-te Kost/Nor-malkost	→ →	→ →	oral nach Ver-ordnung, auf-bauend je nach Darmtä-tigkeit (S. 696)	Op.-Tag: Tee, ab 1. Tag leich-te Kost	→ →
Blasentätig-keit	Patient muß am Abend Wasser lassen (nach 8–10 Std.)	→	→	Dauerkatheter während der ersten Tage	Patient muß am Abend Wasser lassen (nach 8–10 Std.)	u. U. Dauerka-theter wäh-rend der er-sten Tage
Spezielles	- Antikoagu-lation nach Verordnung - Antikoagu-lation dem Patienten erklären, Kontrollkar-te mitgeben - Spezial-strümpfe anpassen	→ → →	→ → →	→ → →	→ → →	- Rehabilita-tionspla-nung ge-meinsam mit Patien-ten - Prothesen-versorgung und -trai-ning S. 833f.

Operationsverfahren

Grundsätzlich stehen dem Arzt zur *Behandlung arte-rieller Verschlußkrankheiten* die folgenden Verfahren zur Verfügung (Abb. 30.**12**):
- die *Ausräumung* von Kalkplaques mit dem Intima-verschlußzylinder = *Thrombendarteriektomie* (De-obliteration);
- die *Umgehung* oberhalb der Leiste mit Kunststoff-oder unterhalb der Leiste mit Venentransplantat = Bypass oder Y-Graft (Abb. 30.**12a** u. **d**);
- die *Resektion* und Überbrückung mit körpereigenem Venen- oder mit Kunststofftransplantat (Interposi-tion oder Prothese, Abb. 30.**12b** u. **c**);
- die *Erweiterung* mit Kunststoffflicken = Erweite-rungspatch (Abb. 30.**12e**); Kunststoffmaterialien s. Abb. 30.**13**;
- die *Embolektomie* = Herausziehen des Embolus mittels Fogarty-Katheter (Abb. 30.**14**);
- die *transluminale Gefäßkanalisation* nach Dotter mittels doppellumigem Dilatationsverfahren. Durch diesen Spezialkatheter, an dessen Ende sich ein auf-blasbares Segment befindet, können sklerotisch-

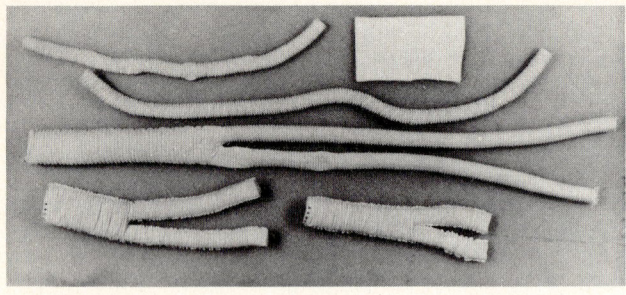

Abb. 30.**13**   Material für Gefäßplastiken (s. Text).

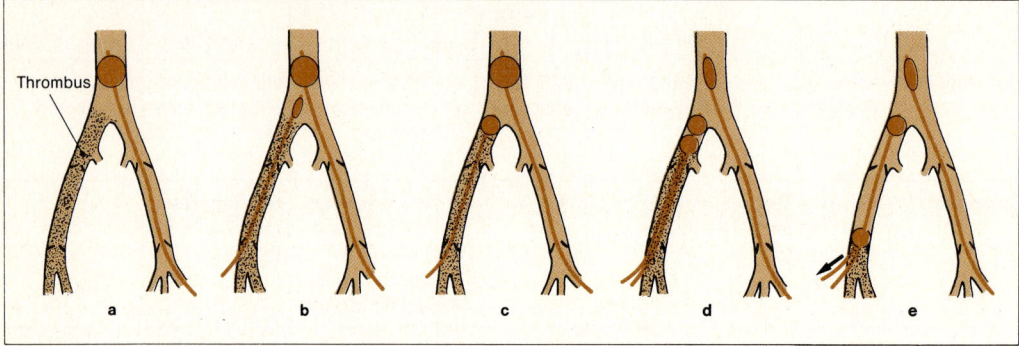

Abb. 30.**14 a–e**   Embolektomie mit Fogarty-Katheter (**a** offener, **b** geschlossener und offener Ballon). Verlauf der Thrombus- bzw. Embolusentfernung mittels drei Fogarty-Kathetern.

thrombotische Gefäßeinengungen auseinander- und an die Arterienwand gepreßt werden;
- die *lumbale Sympathektomie* von 4 Ganglien ist bei generalisierter arteriosklerotischer Stenosierung angezeigt. Durch diese partielle Ausschaltung der Sympathikuswirkung wird eine Erweiterung von enggestellten Gefäßen erreicht;
- die *Amputation* einer Extremität, wenn alle anderen Verfahren aussichtslos sind (s. Kap. 38).
Verfahren bei venösen Krankheiten s. oben.

Pflegeplanung bei Gefäßoperationen

Operationsvorbereitung

Neben den allgemeingültigen Maßnahmen (s. Kap. 21) sind folgende Schwerpunkte zu setzen:
- *Information über das Operationsverfahren*, da davon die speziellen prä- und postoperativen Maßnahmen abzuleiten sind, z. B. ist bei Operationen im Bereich des Beckens an eine gute Darmentleerung sowie an das Einlegen eines Blasenkatheters zu denken; die Rasur ist lokalisationsabhängig, anschließend wird die betreffende Extremität mit sterilisierten Tüchern eingewickelt.

- Die *psychische Unterstützung* des Kranken beinhaltet
  • die Informationsverarbeitung (sachlich, emotionell) über die vorgesehene Operation und deren Konsequenzen, Erwartungen, Befürchtungen usw.;
  • die Vorbereitung auf „das Leben danach", da Gefäßoperationen zwar einen Gefäßverschluß beheben, aber häufig keine Heilung der Krankheit bedeuten;
  • die Verarbeitung von Ängsten, Sorgen, Schmerzen usw.
- Ein *Angiologiebett* (4teiliges Niveaubett mit Knieknickmöglichkeit zur entlastenden Beintieflage, S. 103 f.) erleichtert die zweckmäßige Lagerung insbesondere bei arteriellen Operationen.

Postoperative Überwachung

Die Patienten bleiben bis zur Stabilisierung der Lage im Aufwachraum. Zur Überwachung s. Kapitel 21. Besonderer Aufmerksamkeit bedarf das Operationsgebiet. Die wichtigsten Gefahren sind die Blutung (Koagulantien bereithalten) sowie die Thrombenbildung.

Postoperative Pflege und Rehabilitation

- Die *spezielle Überwachung der Extremitäten* erfolgt nach den „5P" (S. 646).
- Die *möglichst rasche Wiederherstellung* der *Unabhängigkeit* und des *optimalen Wohlbefindens* bedarf
  • des *Einfühlungsvermögens,* da die Lage, die Prognose, der Wiederherstellungsgrad usw. bei jedem Patienten anders sind: von vollständiger Wiederherstellung bis zum Verlust einer Extremität;
  • der *Geschicklichkeit* und der *fachlichen Kompetenz,* da die postoperative Unterstützungsbedürftigkeit von vielen Faktoren abhängt: Alter, vorhandene oder bereits eingeschränkte ATL, vorbestehende Leiden, Begleitprobleme (Diabetes!), medikamentöse Begleittherapie usw.
- Die *Entlassung* und *Rückkehr in den Alltag* bedarf
  • der *Übersicht* über die Situation, der maximal zu erreichenden Selbständigkeit und „Rückkehr ins Leben davor";
  • der *klärenden Gespräche* über Nachkontrollen, Lebensführung, Maßnahmen (wie Tragen von Spezialstrümpfen, Antikoagulation, Schutzmaßnahmen, Zirkulationsanregung usw.). Siehe dazu die allgemeinen Aspekte auf S. 647 ff.

Tab. 30.3 gibt einen informativen Überblick über die gefäßspezifische postoperative Pflegeplanung.

30.6.   Beurteilung von Wissen und Können in der Pflege

Fallstudie

Herr X, Verkehrspolizist, Vater von 3 schulpflichtigen Kindern, 44 Jahre alt, muß sich zum zweiten Mal einer Gefäßoperation unterziehen. Die Verschlußsymptome haben seit einem Jahr wieder zugenommen, nachdem eine erste Operation vor 5 Jahren erfolgreich verlaufen war. Der Patient macht einen sehr bedrückten Eindruck. Er äußerst schon beim Erstgespräch Ängste und Befürchtungen in bezug auf die vorgesehene Operation. Der Arzt hat ihm die Notwendigkeit einer Umschulung nahegelegt.

- Welche Informationen sind für eine wirkungsvolle Pflegeplanung wichtig? Worüber brauchen Sie weitere Informationen?
- Stellen Sie eine Liste mit den ersichtlichen und potentiellen Pflegeproblemen auf (S. 645 f.).
- Formulieren Sie die davon ableitbaren Pflegeziele und -maßnahmen (S. 74 ff.).

Weiterführende Literatur

Glaser, V.: Eutonie, 2. Aufl. Haug, Heidelberg 1980
Haid-Fischer, F., H. Haid: Venenerkrankungen, 5. Aufl. Thieme, Stuttgart 1985
Hettinger, Th.: Fit sein – fit bleiben, 7. Aufl. Thieme, Stuttgart 1980
Jaenecke, J.: Antikoagulantien- und Fibrinolysetherapie, 3. Aufl. Thieme, Stuttgart 1982

Risch, E.: Gesunde Füße und Beine. Fuß- und Beingymnastik, Venentraining. Fischer, Stuttgart 1985
Salzmann, P.: Ärztlicher Rat bei arteriellen Durchblutungsstörungen der Beine. Thieme, Stuttgart 1980
Salzmann, P.: Ärztlicher Rat bei venösen Durchblutungsstörungen, 2. Aufl. Thieme, Stuttgart 1986
Schoop, W.: Praktische Angiologie, 3. Aufl. Thieme, Stuttgart 1975

31. Blut- und Lymphsystem

Sequenzziel/Intention

Blut- und Lymphsystemerkrankungen sind ihrem Wesen nach Erkrankungen, die bei der Pflegeplanung schwierig zu erfassen sind. Die zugrundeliegenden ATL sind diejenigen der *Atmung* sowie der *Herz-Kreislauf-Funktion.* Erkrankungen des weißen Blutsystems sowie des Lymphsystems sind häufig maligne Wucherungen, die zu *Tumorproblemen* (s. Kap. 26) führen. Die großen Unterschiede be-

züglich Auftreten, Zeichen und Verlauf der einzelnen Krankheiten verlangen ein recht breites Vorwissen. Aus diesem Grund bietet das vorliegende Kapitel z.T. etwas detailliertere Angaben zum Wesen der einzelnen Erkrankungen. Das Ziel liegt im besseren Verständnis einer *situationsgerechten Pflegeplanung* (s. dazu auch S. 74 ff.) und *Durchführung der Pflege.*

Dynamik des Pflegeprozesses

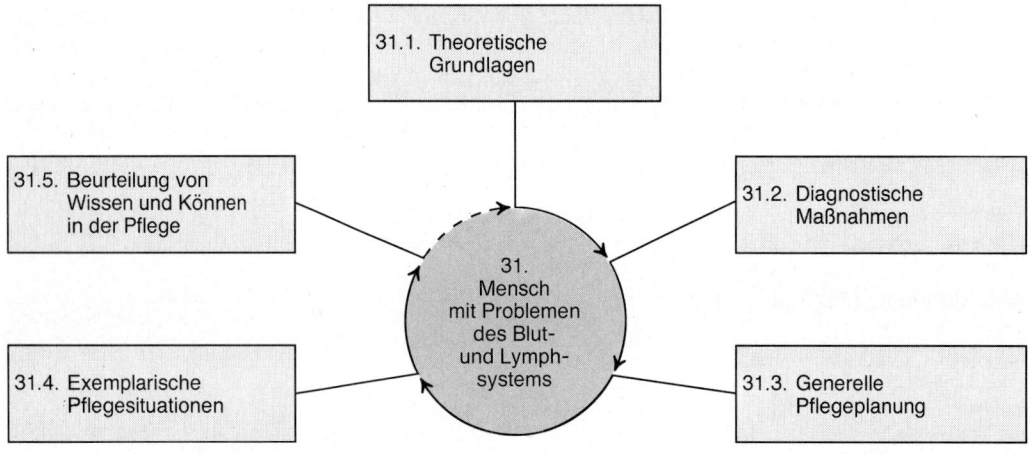

Prinzipien/Impulse

- *„Blut ist ein ganz besonderer Saft";* eine Vielzahl von chemischen und physikalischen Vorgängen ermöglichen u. a. Zufuhr von Sauerstoff und Abtransport von Kohlensäure (rote Zellen), Abwehrfunktion (weiße Zellen, insbesondere Granulozyten), Selbstschutz vor Verlust (Gerinnungsfaktoren).
- *Menschliches Leben,* und damit psycho-

physische Ganzheit, hängt eng mit der Transportkapazität des Blutstromes zusammen. Leben pulsiert durch die Gefäße, aber Leben kann auch „ausfließen", wenn zu große Mengen Blut verlorengehen.
- *Der Mensch ist ein Lebewesen unter vielen,* er bedarf der intakten Abwehrsysteme, um zu überleben, sich anderen Lebewesen gegenüber (Mikroorganismen) zu schützen und zu verteidigen.

31.1. Theoretische Grundlagen

31.1.1. Bezug zum Kreismodell

Die am engsten mit dem Blut- und Lymphsystem zusammenhängende ATL ist die Atmung, verbunden mit der *Herz- und Kreislauffunktion*, weshalb diesem Lernschritt das Studium des Kapitels 9, *Atmen,* vorangestellt werden muß. Große Bedeutung im Zusammenhang mit Störungen des Blutsystems haben zusätzlich das Kapitel 10, *Für Sicherheit sorgen,* insbesondere die Infektionsprophylaxe, sowie in Kapitel 6, *Essen und Trinken,* die gesunde Ernährung. Das Wissen um die Aufgaben des Blutes (um die Prinzipien) ermöglicht das Ableiten von Störungen wie Beeinträchtigung des Transports → Mangelernährung der Gewebe (bei Blutverlust u.a.), Fehlen der weißen Zellen → Gefahr der Infektion (bei Agranulozytose), Störung der Gerinnungsfähigkeit → Blutungsneigung usw. Konsequent weiter denkend, werden Sie die Grundsätze für die Pflege ableiten können, gemäß den auf S. 84f. besprochenen Denkschritten: *Prinzip → Folgerung → Forderung → Methode.* Zur Umsetzung des Wissens in die Praxis s. Pflegeplanung S. 74ff.

31.1.2. Anatomie, Physiologie

Die normale Blutmenge des Erwachsenen beträgt ca. ¹/₁₂ des Körpergewichtes, bei einem 70 kg schweren Menschen also etwa 5–6 Liter.
Die *Zusammensetzung* (Abb. 31.1) enthält die folgenden Anteile:
- *Blutplasma:* Eiweißkörper, Wasser, anorganische Salze, Transportstoffe;
- *Blutkörperchen:* Erythrozyten $4–5 \cdot 10^{12}$/l (4–5 Mill./µl), Leukozyten $6–8 \cdot 10^{9}$/l (6000–8000/ cm³), Thrombozyten $200–300 \cdot 10^{9}$/l (200000–300000/cm³).
Die *Aufgaben* des Blutes können in 3 Bereiche unterteilt werden:
- *Transportfunktion* für Sauerstoff (O_2), Kohlendioxid (CO_2), Nährstoffe für die Körperzellen (Glukose, Aminosäuren usw.), Hormone, Schlackenstoffe (Harnstoff, Kreatinin, Bilirubin usw.) und für Wärme (im Stoffwechsel produzierte Wärme wird von den Hautgefäßen abgestrahlt). Die Verteilung der Körperflüssigkeiten geschieht durch osmotische Regulation (s. Kap. 17, Infusionen; Grundlagen S. 402ff.);
- *Abwehrfunktionen* durch Antikörperbildung und Phagozytosetätigkeit der Leukozyten;

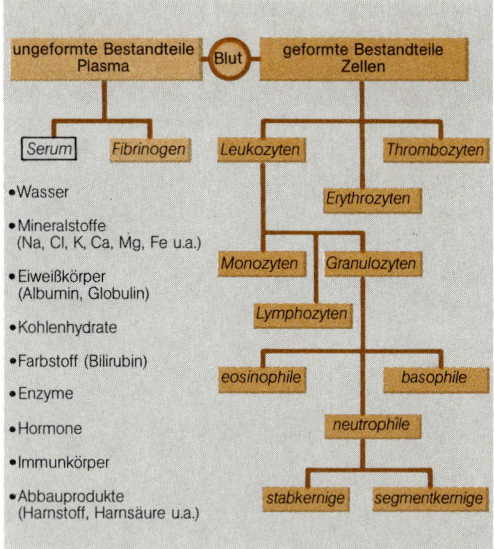

Abb. 31.1 Geformte und ungeformte Bestandteile des Blutes.

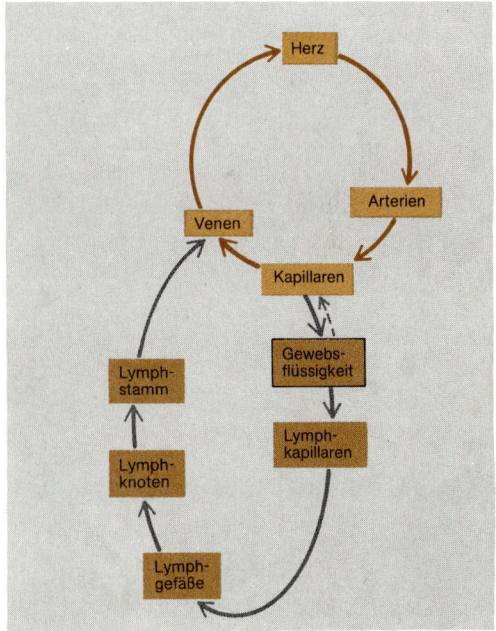

Abb. 31.2 Verbindung von Blut- und Lymphsystem.

- *Aufrechterhaltung der eigenen Funktionsfähigkeit* durch Pufferung von Säuren und Basen sowie durch Gerinnungsfähigkeit.
Das *Blutsystem* steht mit dem *Lymphsystem* in Verbindung (Abb. 31.2).

Die *Lymphe* zirkuliert nicht – wie das beim Blut der Fall ist – in einem geschlossenen System. Die Lymphgefäße beginnen blind in den Geweben und nehmen dort diejenige Gewebsflüssigkeit auf, die vom Stofftransport zwischen Blut und Gewebszellen nicht in die Blutkapillaren zurückfließt. Die kleinen Lymphgefäße transportieren diese Flüssigkeit (Lymphe) in den *Hauptlymphgang* (Ductus thoracicus). Auf diesem Weg passiert die Lymphe sog. Filterstellen, die *Lymphknoten*. Diese produzieren zusammen mit der Milz die *Lymphozyten*.
Beim linken Venenwinkel der Schlüsselbeinvene fließt die Lymphe ins Gefäßsystem.

31.2. Diagnostische Maßnahmen

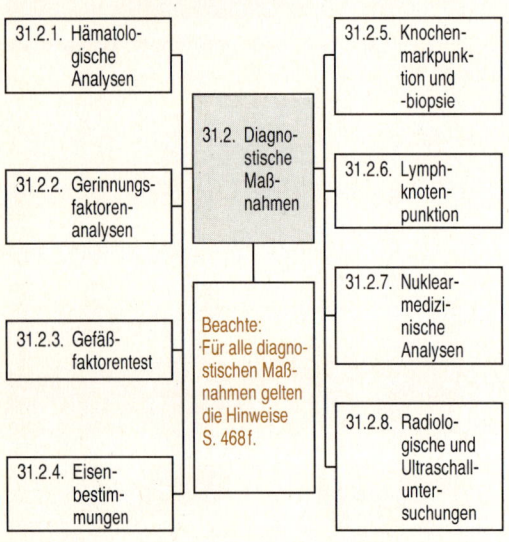

31.2.1. Hämatologische Analysen

Das *Blutbild* (Hämogramm, Blutstatus) ist
– eine *Nebeneinanderstellung* der aus einer Blutprobe (Blutentnahme, venös oder kapillär, S. 436ff.) durch *Zählung* ermittelten Werte von Erythrozyten, Leukozyten, Thrombozyten und Retikulozyten sowie
– eine *Differenzierung* durch Feststellung der kernhaltigen Blutkörperchen durch *Auszählung* eines Blutausstrichs = Blutbilddifferenzierung.
Die Werte – Normalwerte des Erwachsenen – können in Tab. 31.1 abgelesen werden.

Rotes Blutbild

Dazu gehört die Bestimmung
– der Erythrozyten (Werte s. Tab. 31.1);
– des Hämoglobins (Werte s. Tab. 31.1);
– des Färbeindex bzw. von
  • Hb_E = Hämoglobingehalt des einzelnen Erythrozyten auch als MCH bezeichnet. Normwerte s. Tab. 31.**1**;
  • MCHC = Hämoglobinkonzentration des Durchschnittserythrozyten, Norm 19,85–22,35 mmol/l (≙ 32–36 g/100 ml);
  • MCV = mittleres Zellvolumen des Erythrozyten, Norm 80–97 fl (Femtoliter);
– der Retikulozyten (s. unten);
– des Hämatokrits (s. unten).

Retikulozyten, Retikulozytenkrise

Der Retikulozyt ist die letzte Stufe in der Reifung der Erythrozyten. Er unterscheidet sich von der ganz ausgereiften Zelle dadurch, daß er noch eine feinkörnige Netzstruktur besitzt. Norm 5–10‰ bzw. 0,5–1%.
Besteht ein pathologischer Zustand von Reifungsstörung und Knochenmarksperre, wie dies z. B. bei der perniziösen Anämie der Fall ist, kann sie durch Zufuhr von Vitamin B_{12} behoben werden. Die Reifungsstörung wird aufgehoben, und es erscheinen massenhaft Retikulozyten im Blut = *Retikulozytenkrise* (Abb. 31.**3**).
Retikulozytenanstieg: bei verstärktem, überstürztem Abbau (vgl. Hämolyse S. 671).

Hämatokritbestimmung

Der Hämatokrit gibt Auskunft über den Prozentsatz von geformten Bestandteilen im Blutvolumen, d.h. über Wasserverschiebungen zwischen Plasma und Erythrozyten sowie zwischen Blut und Gewebe. Die Bestimmung hat in der postoperativen Phase sowie bei Patienten mit Dauerinfusionstherapie oder bei bestimmten Erkrankungen, wie z. B. bei der Verbrennung, große Bedeutung.
Die Hämatokritbestimmung kann im Venen- und Kapillarblut vorgenommen werden (meist anstelle des Hämoglobintests).
Norm:
42% bei der Frau (Toleranzgrenze ± 5),
47% beim Mann (Toleranzgrenze ± 7).

Tabelle 31.1   Blutbild – Normalwerte (T = Tara = 10^{12}, G = Giga = 10^9)

Parameter	SI-Einheiten	Alte Einheiten
Erythrozyten		
Männer	4,6–6,2 T/l	4,6–6,2 Mill./mm³
Frauen	4,2–5,4 T/l	4,2–5,4 Mill./mm³
Retikulozyten	0,8–1%	
Thrombozyten	150–400 G/l	150 000–400 000/mm³
Leukozyten	4,8–10 G/l	4 800– 10 000/mm³
– stabkernige neutrophile Granulozyten	<3%	
– segmentkernige neutrophile Granulozyten	60–70%	
– eosinophile Granulozyten	1–5%	
– basophile Granulozyten	<1%	
– Lymphozyten	20–30%	
– Monozyten	2–6%	
Hämoglobin (Hb)		
Männer	140–180 g/l	14–18 g/100 ml
Frauen	120–160 g/l	12–16 g/100 ml
Methämoglobin	<1%	
Hämatokrit		
Männer	40–54%	
Frauen	37–47%	
Färbekoeffizient (Hb_E, MCH)	1,7–2,0 fmol	28–32 pg
Färbeindex	0.9–1,1	
Spez. Gewicht	1,050–1,062 kg/l	

Weißes Blutbild

- *Leukozyten:* Norm 4–8 · 10^9/l (4000–8000/ mm³, Grenzwerte bis 10000), Leukozytose: über 8 · 10^9/l (8000/mm³), Leukopenie: unter 4 · 10^9/l (4000 mm³).
- *Differenziertes Blutbild:* Es werden die verschiedenen Zelltypen ausgezählt:
  - Die *Granulozyten* (polymorphkernige Zellen) werden in drei verschiedene Formen unterteilt:
    neutrophile Granulozyten 60–70%, davon etwa 3% stabkernige, die restlichen sind segmentkernig. Die stabkernigen Zellen sind die jugendlichen Formen. Sie steigen an bei akuten Entzündungen und Infektionskrankheiten, und zwar um so höher, je akuter das Geschehen ist. Man spricht von *Linksverschiebung;*
    basophile Granulozyten (die Granula [Körner] färben sich blau an), Norm 0–0,5%;
    eosinophile Granulozyten (die Granula färben sich rot an), Norm 1–5%.
  - Monozyten: Norm bis 6%. Sie stammen aus dem Knochenmark oder aus Makrophagen.
  - Lymphozyten: Norm 20–30%. Bildungsort sind die Lymphknoten und die Milz.

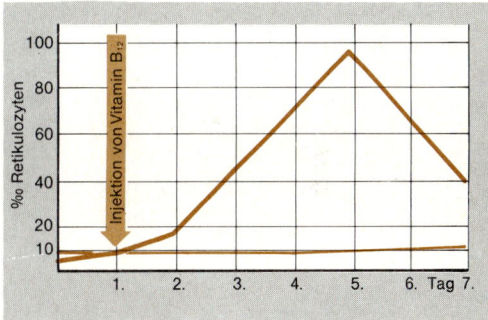

Abb. 31.3   Möglicher Kurvenverlauf bei Retikulozytenkrise. Flache Kurve bei Anämie, die nicht auf Vitamin B_{12} anspricht; Kurve mit steilem Gipfel bei Anämie, die auf Vitamin B_{12} anspricht. Die Retikulozyten werden vor der Verabreichung von Vitamin B_{12} und nach 2–5 Tagen bestimmt.

31.2.2. Gerinnungsfaktorenanalysen

Die Blutgerinnungsstörungen werden durch den Mangel oder durch das Fehlen einzelner Gerinnungsfaktoren verursacht. Es sind 13 Gerinnungsfaktoren bekannt, die mit römischen Ziffern, und 5 thrombozytäre Faktoren, die mit arabischen Ziffern bezeichnet werden. Zur Blutgerinnung s. S. 641 f.

Unter dem *Gerinnungsstatus* wird eine Zusammenstellung der wichtigsten *blutungs- und gerinnungsanalytischen Untersuchungen* verstanden. Der Arzt kann einzelne oder alle der folgenden 6 wichtigsten Tests verordnen:

1. Blutungszeit nach Duke, Norm 3–5 Minuten.
2. PTT = partielle Thromboplastinzeit (Zeit in Sekunden), Norm: methodenabhängig.
3. TPZ = Thromboplastinzeit (Quick-Wert) Norm 70–100%.
4. PTZ = Plasmathrombinzeit = Thrombinzeit (auch Antithrombinzeit = ATT), Norm: methodenabhängig.
5. Fibrinogenbestimmung, Norm 2,6–5,6 g/l.
6. Thrombozytenzahl, Norm $150–400 \cdot 10^9/l$ (150000–400000/mm³)

Neben diesen gebräuchlichen Tests gibt es komplexe Methoden, die seltener verordnet werden, z.B. das *Thrombelastogramm (TEG)* = Kurvenaufzeichnung von Bildung, Elastizität und Retraktion des Fibringerinnsels.

- *Prinzip der Blutungszeit* (1): Es wird nach Stichinzision in die Haut unter standardisierten Bedingungen die Zeit bis zum endgültigen Blutungsstillstand gemessen.
- *Prinzip aller Gerinnungsanalysen* (2–4): Es wird im Zitratblut die Zeit bis zum Auftreten eines Fibringerinnsels gemessen und als Maß für bestimmte Faktoren der Faktorengruppen bzw. deren Verminderung genommen. Durch überschüssige Zugabe geeigneter Faktoren als Reagenzien (z.B. Thrombokinase und Kalzium für die Quick-Bestimmung) können verschiedene Teilmechanismen oder einzelne Faktoren des Gerinnungsvorganges geprüft werden.

Voraussetzungen für eine fehlerfreie Analyse sind:
- Blutentnahme am nüchternen Patienten aus nur leicht gestauten Venen – genau eingehaltenes Mischungsverhältnis; für Bestimmungen im Plasmablut wird ein Antikoagulans-Blut-Gemisch im Verhältnis 1 · 10 (1 + 9) benötigt (Beispiel: 0,5 ml Zitrat + 4,5 ml Blut);
- schnelles, sorgfältiges Vermischen von Blut und Antikoagulans (Zitrat);
- Untersuchung innerhalb von 2 Stunden (Blut sofort ins Labor bringen).

31.2.3. Gefäßfaktorentest

Bei *Blutungsneigung* = hämorrhagische Diathese (Hämorrhagie = Blutung, Diathese = Krankheitsneigung) kann neben den oben erwähnten *Gerinnungsfaktoren* auch die Beschaffenheit der *Blutgefäße* eine Rolle spielen.

Bestimmte Erkrankungen, z.B. solche entzündlicher oder allergischer Natur oder erhöhte Gefäßbrüchigkeit (Arteriosklerose), können zu einer verminderten Kapillarresistenz, d.h. zu einer vermehrten Durchlässigkeit der Kapillarwände für Erythrozyten führen.

Die *Kapillarresistenz* kann mittels *Gefäßtests* gemessen werden. Der einfachste und häufigste Versuch ist der

Stauversuch nach Rumpel-Leede

Ausführung:
- Der Blutdruckwert des Patienten muß bekannt sein.
- Mittels Blutdruckmanschette wird nun während 5 Minuten der Arm gestaut, und zwar in der Mitte zwischen systolischem und diastolischem Druck. Beispiel: Blutdruck 120/80 mm Hg→Stauung 100 mmHg.

Aussage:
- *negativ:* keine Petechien (kapillare Hautblutungen), 1–2 Pünktchen gelten noch als negativ;
- *positiv:* es treten Petechien auf (Abb. 31.4) = Hinweis auf Kapillarstörung und auf Thrombozytopenie.

31.2.4. Eisenbestimmungen

Grundlagen des Eisenstoffwechsels s. Abb. 31.**5**.
- *Eisenreserven* (Depot) sind sehr gering, weshalb eine tägliche Eisenzufuhr von 4 mg nötig ist.

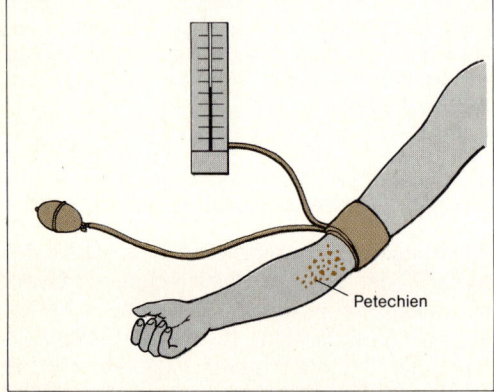

Abb. 31.**4**   Positives Rumpel-Leede-Phänomen.

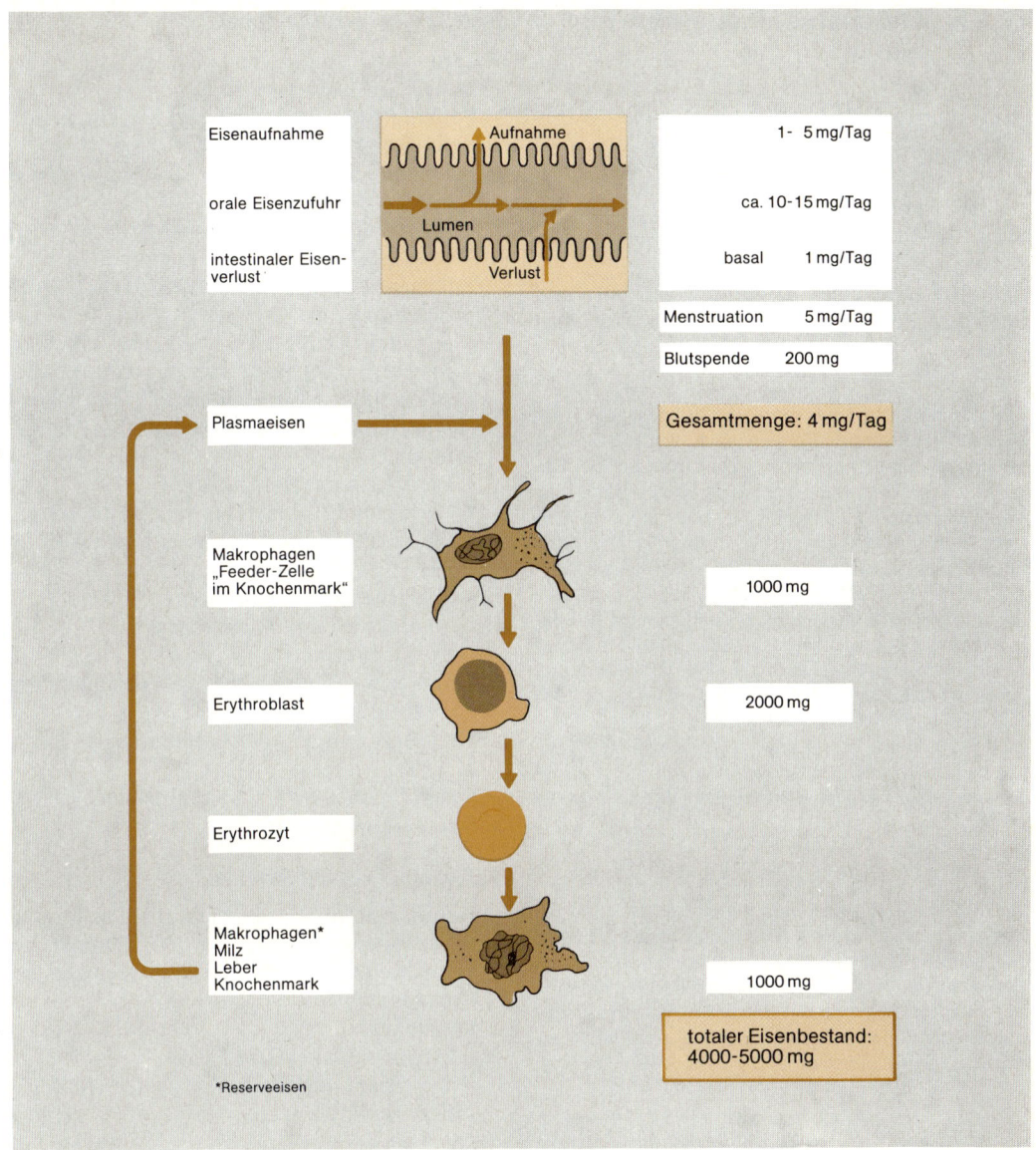

Eisenaufnahme	Aufnahme	1- 5 mg/Tag
orale Eisenzufuhr	Lumen	ca. 10-15 mg/Tag
intestinaler Eisen-verlust	Verlust	basal 1 mg/Tag

Menstruation	5 mg/Tag
Blutspende	200 mg

Plasmaeisen → Gesamtmenge: 4 mg/Tag

Makrophagen „Feeder-Zelle im Knochenmark"   1000 mg

Erythroblast   2000 mg

Erythrozyt

Makrophagen* Milz Leber Knochenmark   1000 mg

totaler Eisenbestand: 4000-5000 mg

*Reserveeisen

Abb. 31.5   Grundlagen des Eisenstoffwechsels nach *Pralle*.

- *Eisenverlust* durch Blutungen, intravasale Hämolyse, evtl. mangelhafte Ausnutzung von Nahrungseiweiß.
- *Serumeisen*. Bei großen Tagesschwankungen ist der *normale Eisenspiegel* (nach Weipl):
  ♂ : 10,6–28,3 μmol/l (59–158 μg/100 ml).
  ♀ : 6,6–26,0 μmol/l (37–145 μg/100 ml).
- Transferrin (Trägerprotein, Transporteiweiß);
  ♂ : 2,0 g/l,
  ♀ : 3,2 g/l.

- Ferritin (Speichereiweiß);
  ♂ : 0,010 mg/l,
  ♀ : 0,41 mg/l.
- *Eisenbindungskapazität* (EBK) gesamt 45–72 μmol/l (250–400 μg/100 ml), latent 32,2–45 μmol/l (180–250 μg/100 ml).
- *Eisenbelastungstest*, z.B. als Desferaltest, s. S. 718.

31.2.5. Knochenmarkpunktion und -biopsie

Prinzip s. S. 432 f.
Die beiden wichtigsten Punktionsstellen sind
- an der Crista iliaca dorsalis (Beckenkamm) = *Cristapunktion* (oft mit gleichzeitiger Biopie),
- am Corpus sterni (Brustbein) = *Sternalpunktion* (nur Aspiration möglich).

Der Arzt wird unter Abwägung der Vor- und Nachteile die Punktionsstelle wählen.

Knochenmarkuntersuchung

Das entnommene Knochenmark (Bröckel, mit Knochenmarkblut vermischt) wird nach Verarbeitung (s. unten) im hämatologischen Labor untersucht. Gewöhnlich erfolgt eine qualitative Beurteilung des Markzellgehalts und der Zellmorphologie sowie meistens auch eine quantitative Bewertung der Zellverteilung. Durch die Untersuchung der Knochenmarkausstriche und/oder eines Knochenmark-Punktionszylinders können verschiedene Blutkrankheiten (z. B. Leukämien) nachgewiesen werden. Auch kann der Erfolg bestimmter Therapiemaßnahmen und die Auswirkung gewisser Medikamente und/oder Krankheiten auf das Knochenmark erkannt werden. Eine diffuse Verschleppung von Tumorzellen ins Knochenmark ist ebenfalls zu erkennen, oft besser und viel früher als im Röntgenbild (z. B. bei kleinzelligem Bronchuskarzinom).

Auswertung

Im Knochenmark findet man – im Gegensatz zum peripheren Blut Gesunder – normalerweise unreife Blutzellvorstufen und ausgereifte Zellen nebeneinander vorkommend. Bei akuten Leukämien sind die unreifen Vorstufen vermehrt und atypisch. Bei Knochenmarkmetastasen anderer Tumoren finden sich knochenmarkfremde Tumorzellen.

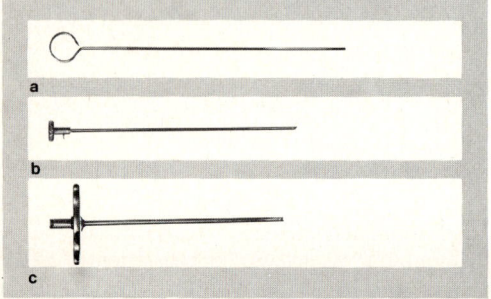

Abb. 31.**6a–c**   Jamshidi-Kanüle. **a** Mandrin zum Ausstoßen des Knochenmarkzylinders, **b** Mandrin zum Einführen der Kanüle, **c** Biopsiekanüle (konisch geschliffen).

Bereitzustellende Gegenstände

- Desinfektionsmittel und Lokalanästhetikum (z. B. 2%ige Lidocainlösung;
- Punktionsset (sterilisiert) für Knochenmarkaspiration und/oder Nadelbiopsie:
  - Punktionskanüle, je nach vorgesehener Punktion
    Sternalnadel mit Arretiervorrichtung nach Rossegger für die Sternalpunktion,
    längere Kanüle, ohne Ritter für die Cristapunktion:
    Jamshidi-Nadel (Abb. 31.**6**) oder Myelotomienadel nach Burkhardt mit chirurgischer Messerklinge für Hauteinstich bei Nadelbiopsie (sie wird nur an der Crista vorgenommen);
  - Spritze (20 ml) zum Aspirieren,
  - Spritze und Kanülen für die Anästhesie,
  - Objektträger (geschliffene und ungeschliffene),
  - Schälchen mit Tupfern,
  - Abdecktuch und Watteträger;
- Uhrglasschälchen;
- Filter- bzw. Fließpapier (zum Absaugen von überschüssigem Markblut);
- Fixationslösung für den entnommenen Markzylinder;
- Schere, Schnellverband, Kompressionskissen;
- Schale, Abwurfsack.

Vorbereitung des Patienten

- Information über Zweck, Durchführung und zu erwartende Schmerzen (Sogschmerz bei Sternalpunktion, nur geringer Schmerz bei Cristapunktion);
- Lagerung:
  - Sternalpunktion Rückenlage,
  - Cristapunktion flache Bauchlage, evtl. Seitenlage.

Durchführung der Punktion

- Desinfektion, Lokalanästhesie, nochmalige Desinfektion (Wirkung abwarten).
- Sternal- oder Cristapunktionsnadel wird durch den Arzt in den Markraum eingeführt. Mit der Spritze (20 ml) werden wenige Tropfen Knochenmarkinhalt aspiriert. Der Patient muß auf den möglichen heftigen Schmerz, der vor allem beim Ansaugen aus dem Sternum auftritt, vorher aufmerksam gemacht werden.

Bei „trockener" Punktion (kein Material, ungenügend Markbröckel) oder bei besonderer diagnostischer Fragestellung (z. B. erhöhter Markfasergehalt bei

Osteomyelofibrose, Tumorzellinfiltration bei malignen Lymphomen) kann in gleicher Lokalanästhesie an derselben Punktionsstelle an der Crista iliaca dorsalis eine Knochenmark-Nadelbiopsie angeschlossen werden. Der gewonnene Knochenmarkzylinder (ca. $1,5 \times 0,3$ cm) wird sofort in der bereitstehenden Fixationslösung fixiert und zur histologischen Untersuchung eingesandt.

Werden lediglich Knochenmarkausstriche angefertigt (was meistens genügt), so wird das gewonnene Knochenmark auf einen schrägstehenden, ungeschliffenen Objktträger ausgespritzt, so daß das überschüssige Blut abfließen kann. Anschließend werden die am Glas haftenden Knochenmarkbröckel mittels eines geschliffenen Objektträgers, Deckglases oder eines sterilisierten Wattestäbchens auf bereitliegenden Objektträgern (ca. 5–6) ausgestrichen und dann im Labor wie Blutausstriche gefärbt.

Vielerorts wird das Knochenmarkmaterial in Uhrglasschälchen ausgespritzt und dann mit Kochsalz-, Zitrat- oder Heparinlösung gespült, um eine vorzeitige Gerinnung zu verhindern. Bei raschem Arbeiten ist diese die Zellen verändernde und die Auswertung nur erschwerende Vorsichtsmaßnahme nicht nötig.

Nachsorge

- Punktionsstelle mit Schnellverband abdecken.
- Kompression ausüben: bei Patienten mit Gerinnungsstörungen mindestens 5–10 Minuten mit dem Finger, dann Sand- oder Bleisack auflegen bzw. Lagerung auf den Rücken nach Cristapunktion.
- Blutungskontrolle nach 10–20 Minuten.

31.2.6. Lymphknotenpunktion

Die Lymphknotenpunktion ist für den Patienten ein kleiner, gefahrloser und schonender Eingriff. Punktiert werden die oberflächlich gelegenen, palpablen Lymphknoten. Tiefergelegene Lymphknoten werden über den Weg der *Mediastinoskopie* (S. 596) oder unter *Ultraschall-* oder *Computertomographie*-Kontrolle punktiert. Es ist keine spezielle Vorbereitung und Nachbehandlung notwendig, außer ggf. der Rasur der Punktionsstelle.

Gegenstände

- Desinfektionsmittel;
- Punktionsset (sterilisiert), enthaltend:
  - Lymphknotenpunktionskanüle oder feine
  - Punktionsnadel,
  - Spritze, 20 ml,
  - Schälchen mit Tupfer;
- Objektträger mit Zubehör für den Ausstrich;
- Schnellverband, Schere, Schale, Abwurfsack.

31.2.7. Nuklearmedizinische Analysen

Prinzip und Durchführung s. Kap. 20.
- Leber-Milz-Szintigraphie s. S. 463 f.
- Überlebenszeiten der Erythrozyten u. a. s. S. 464.

31.2.8. Radiologische und Ultraschalluntersuchungen

Lymphographie

Prinzip. Röntgenologische Darstellung der Lymphgefäße und Lymphknoten des Becken- und hinteren Bauchraums (Retroperitonealraum) nach Injektion eines röntgendichten Kontrastmittels in ein feines Lymphgefäß am Fußrücken.

Die Lymphographie kommt heute nur noch selten zur Anwendung (ersetzt durch CT). Indikationen sind: maligne Lymphome, männliche und weibliche Urogenitaltumoren, Melanom am Bein.

Vorbereitung des Patienten:
- Fußbad am Vorabend und am Untersuchungstag.
- Rasur des Fußrückens.
- Blase entleeren lassen.
- Information: 2- bis 4stündiger, oft langwieriger Eingriff im Liegen! Lesestoff o. ä. mitgeben.

Nachkontrolle:
- Atem- und Herz-Kreislauf-Überwachung während 24 Stunden.
- Thoraxaufnahme nach 12–24 Stunden (Kontrastmittelembolien!).

Computertomographie

Prinzip und Durchführung s. S. 459. Die Computertomographie im Bereich der Blut- und Lymphsystemdiagnostik eignet sich insbesondere zur gefahrlosen Dokumentation von Lymphomen und Organbefall im Verlauf onkohämatologischer Krankheiten (vor allem maligne Lymphome).

Sonographie

Prinzip und Durchführung s. S. 461 ff. Die Ultraschalluntersuchung der Milz, Leber, Lymphknoten u. a. verdrängt zunehmend schwierigere Eingriffe, wie auch z. B. die Milz-Leber-Szintigraphie.

31.3 Generelle Pflegeplanung

Es sei auf die allgemeinen Ausführungen S. 74 ff. u. 587 f. verwiesen.

31.3.1. Situationseinschätzung

„Blut ist Leben": Blutverlust = Verlust von Leben; krankes Blut ist demnach „krankes Leben". Mit dieser Definition ist das Grundproblem bei Blutkrankheiten aufgezeigt. Es sind Probleme, die die Vitalkraft des Menschen betreffen, auch wenn sie (bei nicht akutem Leiden) u. U. noch sehr versteckt sein können.

Der Situationseinschätzung kommt große Bedeutung zu. Die Informationen umfassen Fragen nach

☐ Befinden und Befindlichkeit des Kranken;
☐ Befall des Blutsystems: rotes, weißes, Gerinnungssystem;
☐ Auswirkungen auf den Organismus/Begleitzeichen, Folgen;
☐ Auswirkungen auf die Psyche/Ressourcen;
☐ Verständnis für die Krankheit/Risikofaktoren;
☐ Krankheitsverarbeitung bei chronischem Verlauf;
☐ usw.

31.3.2. Krankheitszeichen und Pflegeprobleme

Probleme bei Anämien

Jede Anämie führt zu ähnlichen Krankheitszeichen:
- Blässe – sie ist sichtbar an Haut und Schleimhäuten, besonders an den Konjunktiven und den Lippen;
- leichter Ikterus bei hämolytischen Anämien;
- Tachykardie (Kompensationsmechanismus als Folge des Erythrozyten- und Hämoglobinmangels. Durch rascheren Blutumlauf versucht der Organismus den Geweben genügend Sauerstoff zuzuführen);
- subjektive Krankheitszeichen sind Schwäche, Schwindel, Kopfschmerzen, Ohrensausen, Sehstörungen, rasche Ermüdbarkeit, Reizbarkeit, Neigung zu Dyspnoe und Ohnmacht;
- Blutungsschock mit Schockzeichen (S. 671) bei massiven Blutungen.

Probleme bei Gerinnungsstörungen

Blutungsbereitschaft und Blutungen in Haut und Schleimhäuten.

Blutungen in der Haut = Purpura:
- Auftreten von roten Flecken (Suffusionen),
- punktförmige Blutungen (Petechien)

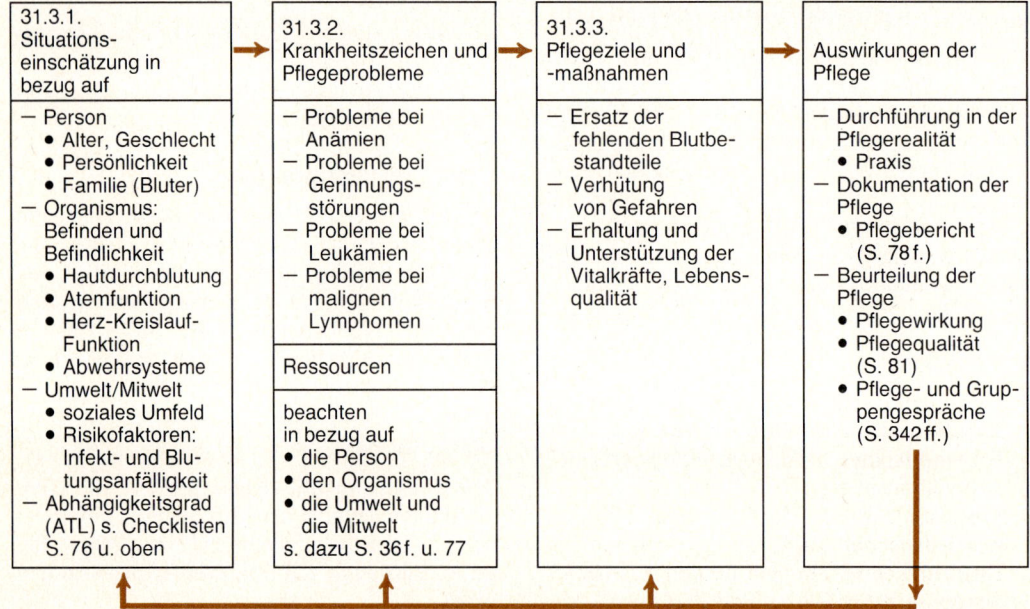

31.3.1. Situationseinschätzung in bezug auf	31.3.2. Krankheitszeichen und Pflegeprobleme	31.3.3. Pflegeziele und -maßnahmen	Auswirkungen der Pflege
– Person • Alter, Geschlecht • Persönlichkeit • Familie (Bluter) – Organismus: Befinden und Befindlichkeit • Hautdurchblutung • Atemfunktion • Herz-Kreislauf-Funktion • Abwehrsysteme – Umwelt/Mitwelt • soziales Umfeld • Risikofaktoren: Infekt- und Blutungsanfälligkeit – Abhängigkeitsgrad (ATL) s. Checklisten S. 76 u. oben	– Probleme bei Anämien – Probleme bei Gerinnungsstörungen – Probleme bei Leukämien – Probleme bei malignen Lymphomen *Ressourcen* beachten in bezug auf • die Person • den Organismus • die Umwelt und die Mitwelt s. dazu S. 36f. u. 77	– Ersatz der fehlenden Blutbestandteile – Verhütung von Gefahren – Erhaltung und Unterstützung der Vitalkräfte, Lebensqualität	– Durchführung in der Pflegerealität • Praxis – Dokumentation der Pflege • Pflegebericht (S. 78 f.) – Beurteilung der Pflege • Pflegewirkung • Pflegequalität (S. 81) • Pflege- und Gruppengespräche (S. 342 ff.)

Blutungen aus den Schleimhäuten:
- Zahnfleischblutung,
- Nasenbluten (Epistaxis),
- Magen-, Ösophagusblutungen (Hämatemesis),
- Darmblutungen (Meläna),
- Blasen-, seltener Nierenblutungen (Hämaturie).

Hirnblutungen, Netzhautblutungen.
Je nach betroffenem Organ können ganz erhebliche Therapie- und Pflegeprobleme auftreten (s. dort).

Probleme bei Leukämien

Die Symptome hängen weitgehend davon ab, ob die Krankheit einen akuten oder einen chronischen Verlauf nimmt und welches Blutzellensystem (myeloisch, lymphatisch) leukämisch entartet.
Generell anzutreffen sind:
- Zeichen einer Anämie,
- Blutungsneigung in Haut und Schleimhäuten (Thrombozytopenie, weitere Gerinnungsdefekte),
- Infektanfälligkeit,
- Lymphknoten-, Milz- und evtl. Lebervergrößerung, vorwiegend bei chronischen Leukämien.

Probleme bei malignen Lymphomen

Im Frühstadium können die Krankheitszeichen noch fehlen bis auf eine umschriebene Schwellung einzelner Lymphknoten.
Im späteren Stadium treten Allgemeinsymptome auf (S. 539 ff.).

31.3.3. Pflegeziele und -maßnahmen

Die *Pflegeziele* sind erhaltender, unterstützender und verhütender Natur. Sie begünstigen die Behandlungsziele des Arztes und orientieren sich am Befinden und der Befindlichkeit des Patienten. Übergeordnete Ziele sind:
- Erhaltung und Unterstützung der Vitalkräfte;
- Verhütung von Infektionen und Blutungen bzw. Verhindern von Gefahren und Komplikationen;
- größtmögliches Wohlbefinden und Erhaltung der Lebensqualität bei Patienten mit Malignomen, entsprechend den Zielen beim Tumorpatienten (S. 541).

Ersatz der fehlenden Blutbestandteile

Der Arzt strebt primär eine kausale Therapie an und damit *Heilung* oder *Remission* der Krankheit.
Je besser die Pflegeperson die Zusammenhänge von Symptomen – Therapie – Wirkung – Nebenwirkungen versteht, um so wirkungsvoller wird sie die therapeutischen Maßnahmen unterstützen und den Kranken begleiten und beraten können. In Frage kommen:
- Vitamin B_{12} bei perniziöser Anämie,
- Eisen bei Eisenmangelanämie,
- Ersatz der fehlenden Blutbestandteile (Hämotherapie nach Maß, S. 426 ff.),
- zytostatische und/oder radiologische Behandlung bei onkohämatologischen Erkrankungen (S. 544 ff.).

Verhütung von Gefahren

- *Infektionsprophylaxe* ist bei allen Blutkrankheiten mit fehlenden Abwehrstoffen (Agranulozytose, Leukämie u.a.) lebensnotwendig. Zur Durchführung s. Umkehrisolation und Sterilbetteinheit (S. 553) sowie die Maßnahmen der Hospitalismusprophylaxe (S. 282 ff.).
- *Blutungsprophylaxe* bei Erkrankung oder Mitbeteiligung des Gerinnungssystems (s. dazu die Maßnahmen S. 672 f.).

Erhaltung und Unterstützung der Vitalkräfte, Lebensqualität

Der Bedarf an Pflege muß immer neu abgewogen werden. Im Vordergrund steht die *Erhaltung der Selbständigkeit* und die Rückkehr in Familie, Beruf und Gesellschaft bzw. die Unterstützung der behinderten Aktivitäten des täglichen Lebens im Sinne der bestmöglichen Anpassung an u.U. bleibende oder zunehmende Behinderung. Es geht dann um das Miteinbeziehen aller Hilfsmittel und Ressourcen (Patient selbst und Angehörige) zur Freisetzung aller aktivierbaren physischen, psychisch-geistigen und sozialen Hilfsquellen = *Betreuung und Begleitung* des Kranken in optimal mögliche Lebensqualität.

31.4. Exemplarische Pflegesituationen

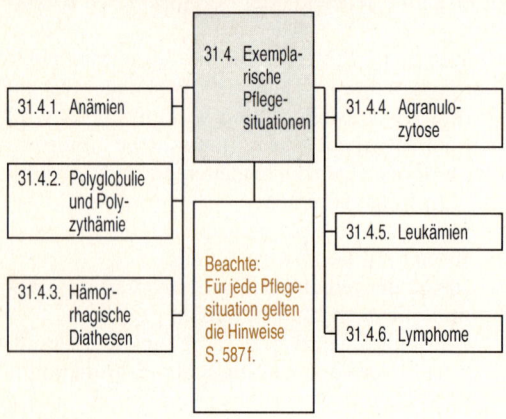

31.4.1. Anämien

Die Anämie wird definiert als Absinken der Erythrozyten unter $3,5-4,0 \cdot 10^{12}$/l ($3,5-4,0$ Mill./mm³) und des Hämoglobins unter $6,83-7,14$ mmol/l ($110-115$ g/l). Die Einteilung kann nach dem Farbstoffgehalt des einzelnen Erythrozyten vorgenommen werden. Man spricht dann von hypochromer (Hb_E unter $1,86$ fmol $\cong 30$ pg), hyperchromer (Hb_E über $2,11$ fmol $\cong 34$ pg) oder normochromer (Hb_E $1,86-2,11$ fmol $\cong 30-34$ pg) Anämie.

Hypochrome Anämie

Eisenmangelanämie

Sie ist die häufigste Form der chronischen Anämien, verursacht durch
- chronischen Blut- und daher Eisenverlust, z.B. bei Magen-Darm-Geschwüren, Hypermenorrhö;
- ungenügende Eisenzufuhr bei Mangel- oder Fehlernährung;
- ungenügende Resorption von Eisen, z.B. nach Magen- oder Darmresektionen;
- erhöhten Eisenbedarf im Wachstum, bei Schwangerschaft, bei Stillenden.

Krankheitszeichen und Pflegeprobleme

- Zeichen der Anämie s. S. 668.
- Zeichen einer allgemein gestörten Zellfunktion: spröde Haut, brüchige Nägel, Mundwinkelrhagaden, Brennen der Zungen-, Schlund- und Speiseröhrenschleimhaut (Plummer-Vinson-Syndrom infolge Atrophie).

Pflege- und Behandlungsplan

- *Beseitigung der Ursache:* Verbesserung der Ernährungs- und Lebensgewohnheiten, eventuelle Blutungsquelle ausschalten.
- *Gabe von Eisen.*
- Regelmäßige Kontrolle des Eisentransferrin- und Hämoglobinspiegels.

Hyperchrome Anämie

Perniziöse Anämie, Vitamin-B₁₂-Mangel

Die Anämie beruht auf einer Vitamin-B_{12}-Resorptionsstörung. Es fehlt der von den Belegzellen des Magens gebildete, sog. Intrinsic-Faktor, der sich mit dem Vitamin B_{12} zu einem Komplex verbinden muß, damit es im Dünndarm resorbiert werden kann.
Der *Intrinsic-Faktor-Mangel* kann verursacht sein durch
- Atrophie der Magenschleimhaut mit fehlender Säure- und Enzymproduktion,
- Bildung von Autoantikörpern gegen den Intrinsic-Faktor selbst oder gegen die Belegzellen.

Fehlt das Vitamin B_{12}, so wird die Zellfunktion, insbesondere die Zellteilung, beeinträchtigt, wovon vor allem die *Zellen im Knochenmark* (mit Leuko- und Thrombopenie), die *Zellen der Schleimhaut* (insbesondere des Magen-Darm-Trakts), und die *Nervenzellen* betroffen werden. Die Sicherung der Diagnose erfolgt durch die B_{12}-Bestimmung, die Sternalpunktion, das Blutbild.

Krankheitszeichen und Pflegeprobleme

- Probleme durch die Störung im Blutsystem:
  - schleichender Beginn mit Leistungsabfall,
  - fahle Blässe mit gelblichem Kolorit;
- Schleimhautprobleme, insbesondere des Verdauungstraktes:
  - Magen-Darm-Störungen,
  - Zungenbrennen mit hochroter, atrophischer Schleimhaut;
- neurologische Probleme: Kribbeln, Mißempfindungen, Gangunsicherheit, abgeschwächtes Vibrationsempfinden, Konzentrationsschwäche, Stimmungslabilität.

Pflege- und Behandlungsplan

- *Beheben des Vitamin-B₁₂-Mangels* durch regelmäßige Gaben von Vitamin B_{12} als i.m. Injektion über längere Zeit (eine positive Retikulozytenkrise (s. Abb. 31.**3**) beweist den Therapieerfolg). Oft ist eine lebenslängliche Therapie notwendig.

- *Kompensation der Mangelstoffe:* Eisen, Salzsäure- und Magenenzympräparate, die regelmäßig eingenommen werden müssen.
- Unterstützung und *Förderung* der Kräfte und Aktivität durch Selbständigkeit in den Aktivitäten des täglichen Lebens, Gymnastik, Physiotherapie, Aufenthalt im Freien, gesunde Ernährung usw.
- *Prophylaxe* bzw. Früherkennung von eventuellen Spätfolgen. Die Patienten neigen vermehrt zu Magenkrebs (regelmäßige Gastroskopie).

Normochrome Anämien

Akute Blutungsanämie

Die häufigsten akuten starken Blutungen nach innen oder/und nach außen treten bei Ösophagusvarizen, Magenulkus, Tubenschwangerschaft und Unfällen auf. Die Gesamtmenge des verlorenen Blutes ist vorerst nicht meßbar, erst später, wenn zum Ausgleich des Blutvolumens Gewebeflüssigkeit in das Gefäßsystem einfließt, ist eine Anämie auch diagnostisch erfaßbar. Wichtiger sind vorerst die klinischen Zeichen des *Volumenmangelkollapses.*

Krankheitszeichen und Pflegeprobleme

- Tachykardie, der Puls wird immer schneller und kleiner;
- Blässe und Schweißausbruch;
- Schwäche, Unruhe, Durst;
- der Blutdruck sinkt nach vorübergehender Gefäßverengung mit Druckanstieg rasch ab;
- schließlich kommt es zum lebensbedrohlichen Schockzustand (Kreislaufschock S. 630).

Pflege- und Behandlungsplan

- *Blutstillung* und *Blutersatz* (Volumenzufuhr!).
- *Unterstützung* der Herz-Kreislauf-Funktion.
- *Gute Überwachung* des Allgemeinzustandes und der Blutungsquelle.
- Kontrolle der Vitalzeichen (Puls, Blutdruck, Venendruck sowie der stündlichen Urinausscheidung mit Urimeter).
- *Für Ruhe und Sicherheit sorgen:* Bettruhe, sorgfältige Mobilisation, Hektik vermeiden, Zuversicht vermitteln.

Sekundäre Anämien

Chronische Infekte und Erkrankung, toxische Schädigungen durch Medikamente oder Bestrahlung führen zu Anämie. Wir kennen u. a. die

- Infektanämie,
- urämische Anämie (renale Anämie),
- Anämie bei rheumatischen Affektionen,
- Anämie bei malignen Tumoren,
- Beeinträchtigung des Blutbildes bei Verabreichung bestimmter Medikamente,
- Strahlenanämie usw.

Krankheitszeichen und Pflegeprobleme

Sie sind symptomatisch und abhängig
- von der Stärke und Dauer der Anämie,
- vom Maß der Beeinträchtigung durch das Grundleiden.

Pflege- und Behandlungsplan

Er ist abhängig von der Situation, dem Befinden und der Befindlichkeit des Kranken (S. 668 f.).

Hämolytische Anämie

Die Anämie entsteht durch gesteigerten Zerfall der Erythrozyten. Je nach Ursache sprechen wir von einer intravasalen oder einer extravasalen Hämolyse.

Extravasale Hämolyse. Zerfall der roten Blutzellen im RES (retikuloendotheliales System); diese hämolytische Anämie kann angeboren oder erworben sein.

Erworben ist sie bei allen Erkrankungen, die mit einem Milztumor einhergehen.

Angeboren sind die bei uns selten auftretenden Anämieformen wie die Sichelzellanämie, die Kugelzellanämie und die Thalassämie (Hämoglobinopathien).

Intravasale Hämolyse. Sie kann verursacht sein durch

- bestimmte Infektionserreger, z. B. Streptococcus haemolyticus, Gasbrandbazillus;
- toxische Chemikalien und Arzneimittel wie Arsen, Blei und gewisse Schlangengifte;
- Transfusionszwischenfälle bei Blutgruppen- oder Rhesusunverträglichkeit; dazu gehört auch die Rhesusunverträglichkeit beim Neugeborenen.

Krankheitszeichen und Pflegeprobleme

Es handelt sich um eine Kombination von *Symptomen* der *Anämie* und der *Hämolyse.* Zeichen des vermehrten Zerfalls sind in erster Linie durch Laboranalysen zu erfassen.

- Im Blut: Anstieg des indirekten Bilirubins, des Eisens und von Enzymen (Laktatdehydrogenase); vermehrte Neubildung von Retikulozyten; positiver Coombs-Test.

- Im Urin: Urobilinogenanstieg; dunkle Farbe.
- Akute hämolytische Schübe verursachen Fieber und Schüttelfrost.
- Gallensteine treten häufig auf infolge Anhäufung von Gallenfarbstoff.
- Nierenschädigungen sind die Folge von vermehrt anfallendem Hämoglobin (Hämoglobinurie).

Pflege- und Behandlungsplan

Die *Behandlung* ist kausal, z. B.:
- Behebung des Grundleidens (Infektbekämpfung, aktive Tumorbehandlung, Absetzen toxischer Medikamente usw.).
- Milzentfernung (Splenektomie), sehr wirksame Maßnahme bei verschiedenen Hämolyseformen, vor allem bei der Kugelzellanämie und bei anderen Krankheiten mit großem Milztumor.
- Immunsuppressive Medikamente wie z. B. Endoxan, Prednison usw. zur Abschwächung bzw. Unterdrückung von „Immunhämolysen" (Antikörperbeschichtung der Erythrozyten).

Die *Pflege* ist einerseits *therapieabhängig* (Ausführung der dadurch anfallenden Maßnahmen), andererseits *situationsbestimmt*, je nach Befinden und Befindlichkeit des Kranken.

31.4.2. Polyglobulie und Polyzythämie

Polyglobulie

Man versteht darunter eine Vermehrung der Erythrozyten zum Ausgleich eines äußeren oder inneren *Sauerstoffmangels*. Diesen Mangel kompensiert der Organismus durch eine Vermehrung der Sauerstoffträger = kompensatorische Polyglobulie, z. B. bei
- chronischem Rauchen,
- Aufenthalt in großen Höhen,
- Lungenerkrankungen (Emphysem, Fibrose, Stauung),
- Herzfehler mit Mischblut,
- Eindickung des Blutes bei großem Blutverlust (Pseudopolyglobulie).

Das *Hauptsymptom* ist die Zyanose; die Erythrozytenzahl beträgt $6-8 \cdot 10^{12}/l$ (6–8 Mill/mm^3), der Hämatokritwert ist erhöht.

Polyzythämie

Es handelt sich um eine neoplastische Erkrankung des Knochenmarks, wobei alle drei Blutsysteme von der Zellvermehrung betroffen sind (Erythrozyten, Leukozyten, Thrombozyten).

Krankheitszeichen und Pflegeprobleme

- Kopfschmerzen, Schwindel, Ohrensausen
- Haut und Schleimhäute sind blaurot.
- die Konjunktiven sind rot, gestaut.
- Leber und Milz sind vergrößert.
- Thromboseneigung (verlangsamter Blutstrom, eingedicktes Blut, gesteigerte Blutviskosität).
- Oft zeigt der Patient ähnliche Krankheitszeichen wie bei der chronischen (reifzelligen) myeloischen Leukämie (s. unten).
- *Gefahren:*
  • zerebrale oder koronare Thrombosen, die zu Apoplexie oder Herzinfarkt führen;
  • Übergang in eine akute Leukämie

Pflege- und Behandlungsplan

- *Herabsetzen der Blutviskosität* durch wiederholte Aderlässe.
- *Hemmung der Blutzellneubildungen* durch radioaktiv markiertes Phosphor (^{32}P) oder Zytostatika (z. B. Myleran).
- *Überwachung* der Auswirkungen der Therapienebenwirkungen (s. dazu medikamentöse Tumorhemmtherapie, S. 549 ff.) und entsprechende
- prophylaktische und unterstützende *Betreuung* und *Begleitung*.

31.4.3. Hämorrhagische Diathesen

Hämorrhagische Diathese ist der Sammelbegriff für Krankheiten mit *Blutungsneigung*. Tritt sie infolge Störung der Blutgerinnungsfaktoren auf, so spricht man von *Koagulopathie* oder von *Thrombozytopathie* bei Störung der Thrombozyten.

Krankheitszeichen und Pflegeprobleme

- Flächenhafte Blutungen bei Koagulopathien;
- punktförmige Blutungen an Haut und Schleimhäuten = Petechien (mit positivem Rumpel-Leede-Test) bei Thrombozytopathien;
- akute Blutungen (S. 671) bei vorbestehendem disponierendem Grundleiden.

Pflege- und Behandlungsplan

- *Zufuhr* und *Ersatz* der fehlenden Stoffe (Konzentrate von Gerinnungsfaktoren, Vitamin K).
- *Blutungs-* und *Hämatomprophylaxe* vor not-

wendigen Eingriffen (Zahnextraktion, Operation usw.).
- Keine i.m. Injektionen, Verhüten von Verletzungen.
- *Überwachung* und Pflege von Haut und Schleimhäuten.
- SOS-Ausweis bzw. Vermerk auf Impfausweis und Mittragen eines Blutungsantidots.
- *Psychosoziale Betreuung* und Begleitung, da immer wieder Blutungsrückfälle, Berufsprobleme u.a. auftreten.

Die folgenden kurzen Definitionen sollen zum besseren *Verständnis der Pflege und Therapie* beitragen:

Koagulopathien

Koagulopathien sind Bildungs- oder Umsatzstörungen von Gerinnungsfaktoren. Dazu gehören u.a.
- *Hämophilie A* = Strukturdefekt des *Faktors VIII*.
- *Hämophilie B* = Mangel an *Faktor IX*. Sie ist seltener als die A-Form. Beide sind Erbkrankheiten. Auch *alle anderen Faktoren* können infolge Vererbung ungenügend angelegt sein.
- *Vitamin-K-Mangel,* z.B. bei Verschlußikterus, Magen-Darm-Resorptionsstörungen, Leberparenchymschädigung u.a., führt zu verminderter Bildung von Gerinnungsfaktoren (II, VII, IX, X) in der Leber (erniedrigter Quick-Wert u.a.).
- Die *Fibrinolyse* ist eine Gerinnungsstörung infolge vermehrt freigesetzter Substanzen (Kinasen) bei ausgedehntem Gewebezerfall (Verbrennungen, große Operationen)

Thrombozytopathien

Durch Thrombozyten verursachte Blutungen sind durch einen Mangel (Thrombozytopenie) verursacht, seltener durch eine Funktionsstörung der Thrombozyten (Thrombozytopathie).
- Die *idiopathische* Thrombozytopenie ist unbekannter Genese, wahrscheinlich ist ein schädigender Antikörper für den vermehrten Abbau der Thrombozyten verantwortlich (Morbus Werlhof).
- Die *sekundäre* oder *symptomatische* Thrombozytopenie steht im Zusammenhang mit
  • direkter Schädigung des Knochenmarks durch Röntgenstrahlen, Zytostatika, immunologischen Störungen usw.;
  • Verdrängung der Megakariozyten bei Leukämie;
  • Verödung des Knochenmarks bei Panzytopenie;
  • Verlust von Thrombozyten infolge Blutung;
  • erhöhtem Abbau in der Milz bei Splenomegalie;
  • nach Vollbluttransfusion.

Gefäßbedingte Blutungsneigung

Bei allen Blutungsneigungen, bei denen keine Veränderung der Blutgerinnung vorliegt, handelt es sich um eine abnorme Durchlässigkeit der Kapillaren. Die Ursachen können ganz verschieden sein:
- infektiös-toxische Schädigungen, z.B. Streptokokkeninfektionen;
- Mangelzustände: Vitamin-C- oder Kalziummangel;
- allergische Reaktion bei Einnahme von bestimmten Medikamenten u.a.

31.4.4. Agranulozytose

Unter Agranulozytose verstehen wir das Verschwinden der Granulozyten aus dem peripheren Blut und ihrer Vorstufen aus dem Knochenmark. Meistens sind auch die Gesamtleukozyten im Blut vermindert. In der Regel spricht man bereits von Agranulozytose bei Absinken der Blutgranulozyten unter $0,5 \cdot 10^9/l$ (Norm $4-8 \cdot 10^9/l$). Zwischenstufen bezeichnen wir als Granulozytopenie (Leukopenie).

Agranulozytose kann als toxische oder allergische Reaktion auf bestimmte Medikamente auftreten, z.B. auf
- Analgetika und Antipyretika sowie Rheumamittel (Pyramidon, Irgapyrin, Butazolidin, Tanderil usw.);
- Antibiotika (Chloramphenicol, Ampizillin u.a.);
- Sedativa, Barbiturate und Antiepileptika (z.B. Antisacer);
- Antihistaminika (z.B. Phenothiazine);
- Thyreostatika (z.B. Tapazole);
- Tuberkulostatika (z.B. Isoniazid = Rimifon u.a.).
- organische Lösungsmittel (Benzol usw.).

Häufiger sind vorübergehende Agranulozytosen durch
- Zytostatika (Tumorhemmstoffe). Die Wirkung ist dosisabhängig und deshalb bei guter Kontrolle des Patienten steuerbar. Zwischenfälle sind voraussehbar bzw. vermeidbar im Gegensatz zu den oben erwähnten Medikamenten!

Krankheitszeichen und Pflegeprobleme

- Verlust der Vitalkraft: Müdigkeit, Schwäche, Schweißausbrüche;
- Verminderung der Abwehrkraft (durch Fehlen der Leukozyten bzw. der Granulozyten →vermehrte Infektanfälligkeit);
- geschwürige Veränderungen an den Schleimhäuten von Nase, Mund-Rachen-Raum und Ösophagus (Angina necroticans); der Patient hat Schmerzen und vor allem Schluckbeschwerden. Die Ernährung wird oft schwierig.
- Dauert die Agranulozytose mehrere Tage an, so kommt es ohne besonderen Schutz des Patienten in keimfreier Umgebung oft zu plötzlichem *Fieberanstieg,* Schüttelfrost und zur Schockgefahr durch einen *septischen Infekt:* eine lebensbedrohliche Komplikation! Oft sind die Ulzerationen der Schleimhäute des Rachens Eintrittspforten für Bakterien (Viren, Pilze) ins Blut.

Pflege- und Behandlungsplan

- *Erkennen und Ausschalten* der toxischen Schädigung. Auch „harmlose" Medikamente können eine Agranulozytose auslösen (besondere Vorsicht bei Medikamenteneinnahme ist bei Patienten mit Allergiebereitschaft notwendig!).
- *Unterstützung der Vitalkraft,* Lösen der Ernährungsprobleme (u. U. sind Infusionen angezeigt, s. auch S. 540).
- *Prophylaxe und/oder Pflege* von Schleimhautdefekten, Entzündungen.
- Bei einer schweren Agranulozytose liegt das Behandlungs- und Pflegeziel darin, *lebensbedrohliche Infektionen zu vermeiden.* Es sind besondere Isolationsmaßnahmen notwendig, je nach Situation bzw. Möglichkeit werden angewendet:
  - die *Umkehrisolation* (S. 553),
  - die *Vollisolation* (Sterilbetteneinheit, Life island; S. 553),
  - die Darmdekontamination mit oralen nichtabsorbierbaren Antibiotika.

31.4.5 Leukämien

Leukämien sind primär generalisierte Tumorkrankheiten des blutbildenden oder lymphatischen Systems („Hämoblastosen"). Defekte im Bereich der „Stammzellen" (Mutterzellen des Knochenmarks oder des lymphatischen Gewebes) führen zu ungeordneter Vermehrung und/oder Reifungsstörung von Vorstufen der normalen Blutzellen innerhalb der Blutbildungsstätten

(Knochenmark) oder auch außerhalb, z. B. in Milz und Leber (extramedulläre = außerhalb des Knochenmarks stattfindende Blutbildung). *Leukämie* („weißes Blut") bedingt nicht unbedingt eine Vermehrung der Leukozyten im Blut. Die leukämischen Zellen werden bei gewissen Leukämieformen oft nicht aus dem Knochenmark ausgeschwemmt. Im peripheren Blut findet man dann oft normale oder sogar verminderte Zellzahlen (Leukopenie, Granulozytopenie, evtl. Thrombopenie). Man spricht dann – wenig sinnreich – von „aleukämischer" Leukämie.

Je nachdem, ob es sich um eine leukämische Störung der *myeloischen Zellreihe* (Granulozyten und deren Vorstufen) oder der *lymphatischen Reihe* (Lymphozyten und Vorstufen inkl. Monozyten) handelt, unterscheiden wir *myeloische* und *lymphatische* Leukämien.

Daneben unterteilt man die Leukämien nicht nur aufgrund ihres vorherrschenden Zelltyps (vgl. oben), sondern auch noch aufgrund des *Zellreifungs- bzw. Subtyps* und des (Spontan)Verlaufs in
- unreifzellige (akute) Leukämien,
- reifzellige (chronische) Leukämien.

Bei beiden Verlaufsformen treten lymphatische und myeloische Formen auf.

Die *akuten lymphatischen* Leukämien (ALL) werden aufgrund von immunologisch-zytochemischen Differenzierungsmerkmalen unterteilt in
- Common (gemeine) All (c-All),
- B-Zell-ALL, Prä-B-Zell-ALL,
- T-Zell-ALL,
- undifferenzierte ALL (Null-ALL).

Die *myeloischen Leukämien* werden anhand der französisch-amerikanisch-britischen (FAB-)Klassifikation unterteilt in

M_1	Myeloblastenleukämie *ohne* Ausreifung,
M_2	Myeloblastenleukämie *mit* Ausreifung,
M_3	Promyelozytenleukämie,
M_4	myelomonozytäre Leukämie,
M_5	Monizytenleukämie,
M_6	Erythroleukämie.

Die Unterformen haben nicht nur eine verschiedene *Prognose,* sondern z. T. auch eine unterschiedliche *Behandlung.* Durch die Therapiefortschritte der letzten Jahre haben sich die prognostischen Chancen stark verändert. Rund die Hälfte der Kinder mit akuter lymphatischer Leukämie – früher ein Todesurteil – können heute *geheilt* werden, während bei den chronischen Leukämien bisher praktisch keine Fortschritte in der Behandlung erzielt worden sind.

Akute myeloische Leukämie (AML)

Nach meist uncharakteristischem (oft kurzem) Vorstadium von Müdigkeit, Leistungsschwäche und evtl. Fieberschüben tritt rasch ein schweres Krankheitsbild auf. Befallen werden fast ausschließlich *Erwachsene* über 20 Jahre, vor allem im mittleren und höheren Lebensalter.

Krankheitszeichen und Pflegeprobleme

- Fieber (häufig infektbedingt, darniederliegende Abwehr);
- schweres Krankheitsgefühl;
- Haut-, evtl. Schleimhautblutungen (Gerinnungsstörungen);
- Ulzerationen der Mundschleimhaut (Stomatitis, Soor usw.);
- selten Milzvergrößerung, keine Lymphknotenschwellungen.
- Im *Blutbild* Vermehrung oder (häufiger) Verminderung der Leukozyten, selten Zellzahlen über $50 \cdot 10^9/\text{l}$., Ausschwemmung von *unreifen myeloischen Zellen* (Myeloblasten, Promyelozyten) ins Blut, jedoch nicht bei allen Patienten. Dazu meist *schwere Thrombozytenverminderung* und mäßige *Anämie*.
- Im *Knochenmarkausstrich* deutliche Vermehrung der Myeloblasten und/oder Promyelozyten („unreife" Vorstufen), Verminderung der Erythroblasten (Vorstufen der Erythrozyten) und der Megakariozyten (Thrombozytenvorstufen).

Therapie und Verlauf

- Patienten mit AML sind in der Regel zu Beginn schwer krank und *maximal infekt-* und *blutungsgefährdet*. Sie gehören deshalb zur Therapieeinleitung am besten in ein dafür eingerichtetes spezialisiertes Krankenhaus mit allen Möglichkeiten der *Supportivtherapie* (Isolation, Zellersatz, Infektbekämpfung).
- Mit geeigneter, intensiver *Kombinationschemotherapie* (vgl. Kap. 26) gelingt es heute bei ca. 70% der Patienten, eine *Remission* mit Wiederherstellung eines praktisch normalen Knochenmarkbildes zu erzielen.
- Diese Remissionen der AML halten in der Regel *10–15 Monate* an, selten länger. Echte Heilungen sind leider noch selten.
- Der *Krankheitsrückfall* (Rezidiv) ist z.T. mit neuen Zytostatika nochmals für eine gewisse Zeit zu beherrschen. Die meisten Patienten mit AML sterben 1–2 Jahre nach Krankheitsbeginn, vorwiegend an *Infekten (Sepsis)* oder *Blutungen*.
- *Langzeitremissionen* („Heilungen"?) sind in ca. 10–20% der AML-Patienten mit vollständiger Tumorrückbildung zu erwarten. Eine *Knochenmarktransplantation* von einem genetisch nahen Spender (Geschwister) in der ersten Vollremission kann zur Heilung führen.

- Spricht der Patient bereits auf die erste Behandlung *nicht* an, sind seine Überlebenschancen in der Regel sehr kurz, meist nur wenige Wochen bis Monate. Bei diesen Patienten sind palliative Maßnahmen erforderlich: Bluttransfusionen, Herz-Kreislauf-Stützung usw.

Pflegeplanung

- In der akuten, komplikationsreichen Therapiephase (Infekte, Blutungsgefahr) stellen sich die Probleme der Abschirmung (s. Pflege im „life island" S. 553).
- Der Patient ist so aktiv wie möglich in die Pflege mit einzubeziehen. Er soll seine Krankheit verstehen und mit den Einschränkungen und Behinderungen möglichst gut leben lernen: Einübung einer optimal möglichen Lebensqualität in der Remission.
- In Zeiten der Remission sind diese Patienten mit AML meist „gesund", außerhalb des Krankenhauses, werden ambulant kontrolliert und ggf. behandelt. Sie arbeiten oft wieder normal, brauchen aber dringend ärztliche und menschliche Stützung und Begleitung.
- Im Krankheitsrückfall werden die Therapiechancen schlechter, und die Pflege erhält mehr die Form von Betreuung und seelsorgerlicher Sterbehilfe (s. Kap. 13).

Akute lymphatische Leukämie (ALL)

Die ALL tritt vorwiegend bei *Kindern* und jugendlichen Erwachsenen unter 20 Jahren auf. Bei älteren Erwachsenen ist sie seltener als die AML. Die Prognose und Heilungschancen der ALL bei Kindern ist viel besser als bei AML im Erwachsenenalter (s. oben). Durch erhebliche Verbesserung der therapeutischen Strategie in den letzten Jahren sind lange Remissionen und echte Heilungen in zunehmendem Maße möglich.

Krankheitszeichen und Pflegeprobleme

- Allgemeinzustand weniger gestört als bei AML, oft jedoch auch Fieber, Blutungsneigung.
- Im Gegensatz zur AML häufig *Lymphknoten-* und *Milzvergrößerung*.
- Wird primär oder bei späteren Krankheitsrückfall das Zentralnervensystem mitbefallen *(Meningosis leucaemica)*, bestehen vielfach Kopfschmerz, psychische Störungen und Sehstörungen.

- Im *Blutbild* meist deutliche Vermehrung der Leukozyten, Ausschwemmung von unreifen Lymphoblasten und Prolymphozyten. Anämie und Thrombopenie in der Regel weniger ausgeprägt als bei AML.
- Im *Knochenmarkausstrich* Vermehrung unreifer lymphatischer Vorstufen, ebenso in Milz und Lymphknoten.

Therapie und Verlauf

- Junge Patienten mit ALL sind bei Krankheitsbeginn ebenfalls stark infekt- und blutungsgefährdet.
- Da jedoch mit *Zytostatikakombinationen* (z. B. Vincristin + Prednison + Dannorubicin) bei 90% der ALL-Patient innerhalb 2–4 Wochen *Vollremissionen* der Krankheit zu erzielen sind, ist die Gefahrenperiode kürzer, und meist erübrigen sich spezielle Isoliermaßnahmen wie „life island" usw. Kinder und Erwachsene mit ALL gehören jedoch in der *Anfangsphase der Behandlung* in die Obhut speziell für Leukämietherapie ausgerüsteter Kinderkliniken oder onkologischer Zentren.
- Die spätere *Remissionsphase* verläuft meist wenig problematisch. Die Patienten kommen ambulant zum Arzt bzw. ins Tumorambulatorium. Sie sollen möglichst *normal leben* (Schule, Berufsausbildung).
- Besondere Bedeutung kommt der *kurativen* Therapieplanung bei ALL zu: Will man eine langfristige Heilung erzielen, so sind Zusatzmaßnahmen zur Ausschaltung leukämischer Restherde im Körper nötig, wie z. B. *prophylaktische Gehirnbestrahlung* und *Zytostatikainjektionen in die Gehirn-Rückenmark-Flüssigkeit* (Verhinderung der Meningosis leucaemica!), evtl. Milzentfernung.
- Auch in Phasen eines späteren Krankheitsrezidivs (Rückfall) sind unter neuen Zytostatikakombinationen mit hoher Wahrscheinlichkeit Zweit- und Drittremissionen zu erwarten, allerdings von kürzerer Dauer.
- *Prognose.* Bei intensiver und korrekt durchgeführter Behandlung wird bei 90% der Jugendlichen und bei ca. 70–80% der Erwachsenen mit ALL eine „Vollremission" erzielt. Die 5-Jahres-Überlebenschance für Kinder mit ALL liegt derzeit um 50%, echte Heilungen sind in zunehmendem Maße möglich. Bei Erwachsenen (über 20 Jahre) mit ALL beträgt die mittlere Lebenserwartung bei gutem Ansprechen auf die Therapie deutlich weniger,

nämlich ca. 1½–2 Jahre, echte Heilungen sind hier (wie bei der AML) seltener.

Eine weitere Chance bietet die *Knochenmarktransplantation,* hier meist in der zweiten Remission eingesetzt.

Pflegeplanung

Die meisten Patienten mit ALL werden initial *stationär,* später in Remission *ambulant* behandelt in Zusammenarbeit mit einem entsprechenden Fachzentrum. Den Kranken muß und darf vor allem in der nebenwirkungsreichen und intensiven Anfangsphase der Behandlung Mut gemacht werden. Zur Prognose s. oben.

Ein wichtiger Teil der Pflege ist die Sorge dafür, daß die jüngeren Patienten während der nötigen Spitalaufenthalte sinnvoll beschäftigt sind. Die Eltern von Kindern mit ALL sind unbedingt in den Behandlungs- und Pflegeplan einzuweihen und einzubeziehen, was in vielen Zentren durch spezielle Elternabende für Leukämiekinder unterstützt wird. In Endstadien der Krankheit geht es um eine einfühlsame Sterbebegleitung als Hilfe an Kind und Eltern (s. dazu S. 356 f.).

Chronische myeloische Leukämie (CML)

Im Gegensatz zu akuten Leukämieformen beginnt diese Krankheit meist schleichend und hat einen spontan-chronischen Verlauf. Die CML ist eine noch seltenere Krankheit als die AML. Sie befällt vorwiegend Erwachsene.

Krankheitszeichen und Pflegeprobleme

- Langes Vorstadium mit uncharakteristischen Beschwerden wie Müdigkeit, Leistungsverminderung, evtl. phasenweise Fieber, Blutungsneigung in der Haut, Druckbeschwerden von seiten vergrößerter Bauchorgane, vor allem der Milz.
- Auffälligster Befund ist meist eine große, oft bis ins kleine Becken reichende *Milz* mit sekundärer (extramedullärer) Blutbildung.
- *Blutbild* starke Vermehrung der Leukozyten, meist über $200 \cdot 10^9$/l Zellen. *Alle Reifungsstufen* von Myeloblasten (anfangs nicht vermehrt) über Myelozyten bis zu Granulozyten vorhanden = „reifzellige" Leukämieform. Thrombozyten anfangs oft vermehrt, in *späteren Phasen* zunehmende Anämie und Thrombopenie.
- Im *Knochenmark* starke Steigerung der Granulozytenvorstufen und evtl. Verdrängung der roten Blutbildung.

- Im Blut oder Knochenmark typische Chromosomenanomalie (Philadelphia-Chromosom).

Therapie und Verlauf

- Die starke Vermehrung der granulozytären Zellen kann wirksam eingeschränkt werden durch
  - Zytostatika (meist Myleran, Litalir oder Dibromol);
  - vorübergehend durch Bestrahlung der Milz, evtl. Splenektomie.
- Zusätzliche Maßnahmen wie Bluttransfusionen, Antibiotika werden in der Anfangsphase der Krankheit selten nötig sein, jedoch in den Phasen späterer Verschlechterung.
- Fast alle Patienten mit CML sprechen initial auf Zytostatika und/oder Milzbestrahlung gut an. Nach 2-4 Jahren günstigem Verlauf kommt es jedoch meistens zur Therapieresistenz mit Ausbildung eines *„aplastischen Syndroms"*(zunehmende Leukothrombopenie mit Knochenmarkfibrose) oder zu einer Transformation der CML in eine akute Leukämie *(„Blastenkrise"),* an welcher die Patienten meist innerhalb weniger Monate sterben. Das Endstadium gleicht demjenigen der therapieresistenten AML (S.675).
- Eine neue Chance bietet auch hier die *Knochenmarktransplantation* in der chronischen Phase.
- Die durchschnittliche Überlebenschance beträgt 3-4 Jahre.

Pflegeplanung

- *Aktivierende Pflege* solange als möglich; die CML-Kranken sind selten im Krankenhaus anzutreffen, außer bei Verschlechterung des Krankheitsbildes (Blastenkrise) im Endstadium. Auch dann ist ihnen möglichst viel Freiraum zu gewähren. Generell gilt das in Kap.26, S.538ff. Gesagte in fortgeschrittenen Stadien der CML. Die Aufgabe der Pflegegruppe und des Arztes ist in menschlicher Hinsicht groß, weil es sich meist um jüngere Menschen in den besten Jahren („aktives Erwachsenenalter") handelt, welche oft eine Familie mit nicht erwachsenen Kindern, ein Geschäft, immer aber ein noch nicht erfülltes Leben zurücklassen.
- *Gruppengespräche* des Pflegeteams gemeinsam mit Seelsorger, Angehörigen und Patient können bei der Sinnfindung und bei Bewältigung von Leiden, Angst und Trauer Reifeprozesse unterstützen (s. Kap.13).

Chronische lymphatische Leukämie (CLL)

Sie ist häufiger als die ALL und betrifft vorwiegend Erwachsene in höherem Alter, über 50-60 Jahre. Die CLL ist meist eine relativ „gutartige" Leukämieform mit langer Überlebenszeit.

Krankheitszeichen und Pflegeprobleme

- Oft wird eine CLL „zufällig", anläßlich anderweitiger ärztlicher Untersuchungen (Operationen, Check-up usw.), entdeckt; der Patient spürt während Monaten bis Jahren nichts von seiner Krankheit.
- Schleichender Beginn mit Müdigkeit und Leistungsschwäche;
- Auftreten nicht schmerzhafter Lymphknotenvergrößerungen an mehreren Stellen (Hals, Axilla, Leiste usw.);
- Druckbeschwerden von seiten eines Milztumors, in der Regel weniger groß als bei der CML;
- Hautmanifestationen wie Urtikaria, Haut- und Schleimhautinfiltrate.
- Im *Blutbild* meist Vermehrung der Leukozyten auf Werte von $20\text{-}100\cdot10^9/l$, selten so hoch wie bei der CML. Über 80% der Leukozyten sind *kleine reife Lymphozyten,* keine oder wenig Lymphoblasten (im Gegensatz zur ALL). Häufig sind Lymphozytentrümmer (Gumprecht-Schollen) vorhanden.
- Das *Knochenmark* zeigt praktisch dasselbe Bild wie der Blutausstrich: Granulozytäre und rote Vorstufen sind oft stark unterdrückt (Anämie, Granulozytopenie).
- Oft Antikörpermangelsyndrom.

Therapie und Verlauf

- Eine Behandlung ist erst nötig, wenn die Symptome zunehmen und die Organinfiltration (Lymphknoten, Milz usw.) ausgeprägter wird. Auch ohne Therapie ist in besonders günstigen Fällen ein Überleben von mehreren Jahren möglich.
- Bei *Verschlechterung der Krankheit* (zunehmende Anämie, Thrombopenie, Granulozytopenie, Organinfiltration) gelingt es meistens, mit *Zytostatika* (Leukeran, Endoxan) und *Nebennierenrindenhormonen* (Prednison u.a.) langfristige Besserungen zu erzielen.
- Bei Thrombopenie (Milztumor! Hämolyse!) ist oft die *Milzentfernung* von großem Erfolg.
- *Bestrahlungen* örtlich begrenzter Lymphknotenschwellungen, der Milz oder des Mediasti-

nums (Thymusdrüse) können von Fall zu Fall von Nutzen sein.
- Bluttransfusionen und Antibiotika nach Bedarf, vor allem im Spätstadium der Krankheit.
- Nach anfänglich jahrelang gutem Verlauf treten oft plötzlich *schwere Komplikationen* auf wie *hämolytische Anämie, septische Infekte* (Darniederliegen der Infektabwehr), *Antikörpermangelsyndrom,* welche eine oft komplizierte Behandlung und damit Krankenhauseinweisung erfordern.
- Die *Überlebenschance* beträgt im Mittel 4–5 Jahre, bei einem Teil der Patienten auch deutlich länger. Treten Komplikationen auf, wie ausgedehnter *Herpes zoster,* autoimmunhämolytische Anämie usw., werden die Überlebenschancen schlechter.

Pflegeplanung

Es gilt grundsätzlich dasselbe wie bei der CML mit dem Unterschied, daß es sich bei den CLL-Kranken um ältere Menschen handelt.

31.4.6. Lymphome

Maligne Lymphome sind bösartige Tumorkrankheiten des lymphatischen Gewebes. Sie können (anfangs) *lokalisiert* auftreten, haben jedoch ohne Behandlung und bei späteren Krankheitsrezidiven immer die Tendenz zum Befall des gesamten lymphatischen Apparats sowie weiterer Organe (Knochenmark, Leber, Haut, Lunge usw.).
Zu den malignen Lymphomen rechnen wir folgende Krankheiten:

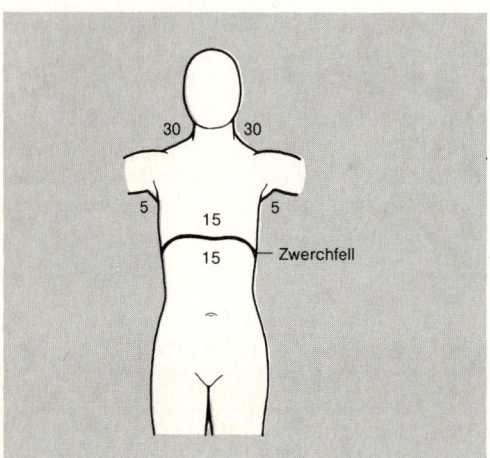

Abb. 31.**7** Morbus Hodgkin, Erstmanifestation. Verteilungshäufigkeit des Lymphknotenbefalls (in %).

- Lymphogranuloma malignum (Morbus Hodgkin),
- sog. Nicht-Hodgkin-Lymphome (mehrere Unterformen).

In der *Behandlung* der malignen Lymphome wurden im Laufe der letzten Jahre sowohl in den Früh- wie in den Spätstadien *große Fortschritte* erzielt, dank
- Verbesserung der Diagnostik (genaue Stadieneinteilung, da prognostisch verschiedene histologische Unterformen);
- Verbesserung der Radiotherapie (Hochvoltbehandlung);
- Verbesserung der Chemotherapie (Kombinationschemotherapie).

Malignes Lymphogranulom (Morbus Hodgkin)

Diese häufigste Form der bösartigen Lymphknotenerkrankungen tritt in jedem Lebensalter auf mit zwei Häufigkeitsgipfeln zwischen 15 und 30 Jahren und dann wieder um das 60.–70. Jahr. Männer werden etwas mehr betroffen als Frauen. Die Prognose hat sich heute in allen Stadien entscheidend verbessert.

Krankheitszeichen und Pflegeprobleme

Anfangs lediglich schmerzlose Lymphknotenvergrößerungen meist am Hals oder in den Supraklavikulärgruben (Abb. 31.7), ohne Beeinträchtigung des Allgemeinzustandes.
Nach diesem uncharakteristischen Vorstadium – oder bei späterem Krankheitsrückfall – nimmt die Krankheit ihren typischen Verlauf:
- Befall weiterer benachbarter und auch entfernter Lymphknoten;
- Milzvergrößerung;
- Befall weiterer Organe wie Lungen, Leber, Haut, Knochen;
- Auftreten von Allgemeinsymptomen wie Fieber, Nachtschweiß, Inappetenz, Gewichtsabnahme, Juckreiz (Pruritus) = sog. B-Symptome.
- In späteren Stadien besteht meist eine mäßige Anämie und eine Lymphozytopenie, selten eine Eosinophilie. Die *Blutsenkungsreaktion* ist in den Frühstadien (s. unten) meist normal, später stark erhöht.

Stadieneinteilung

Aus prognostischen Gründen und zur Wahl der optimalen Behandlung ist zu Beginn eine genaue Festlegung *des Tumorstadiums* nötig (vgl. auch Kap. 26).

Dazu gehören:
- genauer klinischer Status (besonders Lymphknoten und Abdominalorgane, Haut, Skelett);
- Thoraxaufnahme in 2 Ebenen (Mediastinallymphome);
- abdominale Lymphographie (S.667) zur Erfassung nicht zu tastender, retroperitonealer Lymphome entlang den großen Bauchgefäßen;
- Sonographie und/oder Computertomographie zur Beurteilung der Bauchorgane (S.459).
- Beim Morbus Hodgkin wird oft eine *diagnostische Laparotomie* mit *Milzentfernung* vorgenommen. Gleichzeitig können so aus Leber und Bauchlymphknoten Biopsien entnommen werden.

Die *Diagnose* eines Morbus Hodgkin (oder eines anderen malignen Lymphoms) gründet sich praktisch immer auf die entsprechende *Gewebsentnahme* (Biopsie) aus vergrößerten Lymphknoten, sei es am Hals, im Mediastinum (evtl. Mediastinoskopie) oder aus dem Bauchraum. Das endgültige Stadium wird durch die Resultate der genannten Untersuchungen bestimmt (Tab.31.2 u. Abb.31.8).

Therapie und Verlauf

- Stadien I und II: kurative, d.h. auf Heilung bedachte Strahlentherapie, meist ohne Chemotherapie.

Tabelle 31.**2**   Stadieneinteilung bei malignen Lymphomen (Morbus Hodgkin und Nicht-Hodgkin-Lymphome). Ann Arbor 1971 (nach *Glaus, Jungi* u. *Senn*)

Stadium I:	Befall einer einzigen Lymphknotenregion (I) oder eines einzigen extralymphatischen Organs (I_E)
Stadium II:	Befall von 2 oder mehr Lymphknotenregionen auf der gleichen Seite des Zwerchfells (II) oder lokalisierter Befall eines extralymphatischen Organs und einer oder mehrerer Lymphknotenregionen auf der gleichen Seite des Zwerchfells (II_E)
Stadium III:	Befall von Lymphknotenregionen beiderseits des Zwerchfells (III), evtl. mit lokalisiertem Befall extralymphatischer Organe (III_E) oder mit Befall der Milz (III A) oder beidem (III B)
Stadium IV:	diffuser oder disseminierter Befall von einem oder mehreren extralymphatischen Organen oder Geweben mit oder ohne Befall lymphatischen Gewebes

- Stadium III A: Strahlentherapie, evtl. kombiniert mit Chemotherapie.
- Stadium III B und IV: primäre intensive Kombinationschemotherapie, evtl. später zusätzlich gezielte Strahlentherapie.

Die *Prognose* ist in erster Linie abhängig vom initialen Tumorstadium und dem Ansprechen auf die Therapie. In den Frühstadien I und II sind

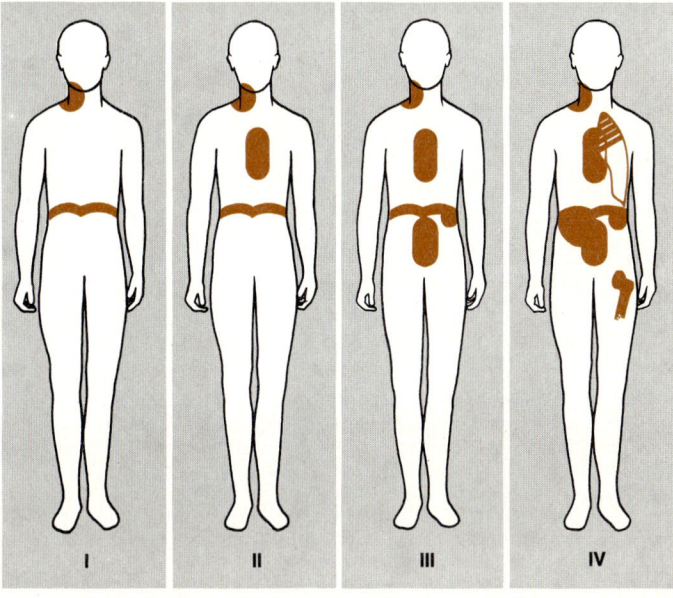

Abb.31.**8**   Stadieneinteilung maligner Lymphome.

bei optimaler Betreuung die meisten Patienten zu *heilen*. Die 10-Jahres-Überlebenschance liegt bei über 80%.

In den späteren Stadien III und IV sind heute Heilungen und langfristige Remissionen bei bis zu 50–60% möglich. Die Prognose eines Patienten mit fortgeschrittenem Morbus Hodgkin ist besser als diejenige eines gleichaltrigen Patienten z. B. mit Herzinfarkt, Nierenversagen oder anderen „nicht bösartigen" Krankheiten.

Pflegeplanung

Entsprechend der heute erfreulich guten Prognosen in praktisch allen Tumorstadien je nach Situation:
- Unterstützung in Phasen der Therapieeinstellung oder bei Therapiekomplikationen.
- Motivation und Information für eine regelmäßige, meist ambulante Behandlung und Kontrolle.
- Betreuung und Begleitung in Krankheitsschüben bzw. in nicht mehr zu beeinflussenden Krankheitsphasen (s. Kap. 26).

Maligne Nicht-Hodgkin-Lymphome

Das Nicht-Hodgkin-Lymphom hat viele histologische Unterformen, die je nach vorherrschendem Zelltyp und Tumorstadium (s. oben) ver-schieden verlaufen. Auch bei dieser Gruppe von malignen Lymphomen hat die Kombination von Chemo- und Radiotherapie große Fortschritte und vermehrt langfristige Heilungen erbracht (ca. 30–40%). Die Rückfalltendenz und der Befall nichtlymphatischer Organe (Knochenmark, Leber, Haut usw.) ist jedoch viel größer als bei Patienten mit Morbus Hodgkin.

Aspekte der Pflege

Patienten mit malignen Lymphomen sind oft im jüngeren Erwachsenenalter und in der Regel nur zur anfänglichen aufwendigen Stadienabklärung und evtl. zur Durchführung intensiver Chemo- oder Radiotherapiepläne vorübergehend hospitalisiert. Sonst erfolgt ihre Behandlung und Kontrolle *meist ambulant*. In der (oft jahrelangen) Remissionsphase der Krankheit fühlen sich vor allem die jüngeren Patienten mit Morbus Hodgkin oder Nicht-Hodgkin-Lymphomen „gesund" und sind meist voll arbeitsfähig. Sie benötigen nicht unser „Mitleid", sondern (entsprechend ihrer Remissions- und Heilungschancen) unsere *Aufmunterung zum Durchhalten*. Pflegerische Maßnahmen im Sinne von Unterstützungsmaßnahmen (s. oben) treten erst bei Therapiekomplikationen oder -versagen in den Vordergrund. Für detailliertere und weiterführende Angaben vgl. GLAUS u. Mitarb. 1985.

31.5. Beurteilung von Wissen und Können in der Pflege

Fallstudie

Herr X, 70 Jahre alt, pensionierter Pilot, alleinstehend und sehr eigenwillig (er hat wenig Vertrauen in die Medizin), wird infolge zunehmender Gehstörungen und Essensverweigerung ins Krankenhaus eingewiesen. Sein Allgemein- und Ernährungszustand sind reduziert, die Schleimhäute, insbesondere die Zungenschleimhaut, atrophisch und schmerzhaft. Der Arzt hat eine perniziöse Anämie festgestellt.
- Listen Sie die offensichtlichen und potentiellen (verdeckten) Pflegeprobleme auf. Wo liegen mögliche aktivierbare Ressourcen?
- Formulieren Sie für diesen Patienten realitätsgerechte Pflegeziele, und stellen Sie einen ersten Pflegeplan auf.
- Stellen Sie Bezüge zur Praxis her (Schritte zum Krankenpflegeprozeß, S. 74 ff.).

Weiterführende Literatur

Burkhardt, R.: Hämatologie. Springer, Berlin 1978
Beske, F.: Lehrbuch für Krankenpflegeberufe, Bd. II, 5. Aufl. Thieme, Stuttgart 1986
Glaus, A., W. F. Jungi, H. J. Senn: Onkologie für Krankenpflegeberufe, 2. Aufl., Thieme, Stuttgart 1985

Pralle, H. B.: Checkliste Hämatologie. Thieme, Stuttgart 1985
Simonton, G. C.: Wieder gesund werden. Rowohlt, Reinbek 1983

32. Magen-Darm-Trakt

Sequenzziel/Intention

Ziel dieses Kapitels ist es, Ihnen soviel Wissen anzubieten, daß Sie die komplexen Zusammenhänge, die den Erkrankungen im Bereich des Verdauungstraktes zugrunde liegen, verstehen und zweckmäßige unterstützende bzw. prophylaktische Maßnahmen ableiten können. Sie sind dann in der Lage, die *Situation des Patienten* (Umwelt, Lebensbedingungen, Ernährungsweise, Persönlichkeit) einzuschätzen, die durch Krankheit oder Operation ausgelösten *Probleme* zu erkennen, gesundheitsfördernde Möglichkeiten in die Pflege mit einzubeziehen. Durch Ihr Verständnis der diagnostischen und therapeutischen Maßnahmen können Sie Ihre Hilfeleistung dem einzelnen Kranken in der vorgegebenen Situation anpassen. Versuchen Sie, in Zusammenarbeit mit der Pflege- und Behandlungsgruppe eine individuelle *Pflegeplanung* (S. 74 ff.), d.h. *Pflegeziele* anzustreben, die dem ganzen Menschen gerecht werden.

Dynamik des Pflegeprozesses

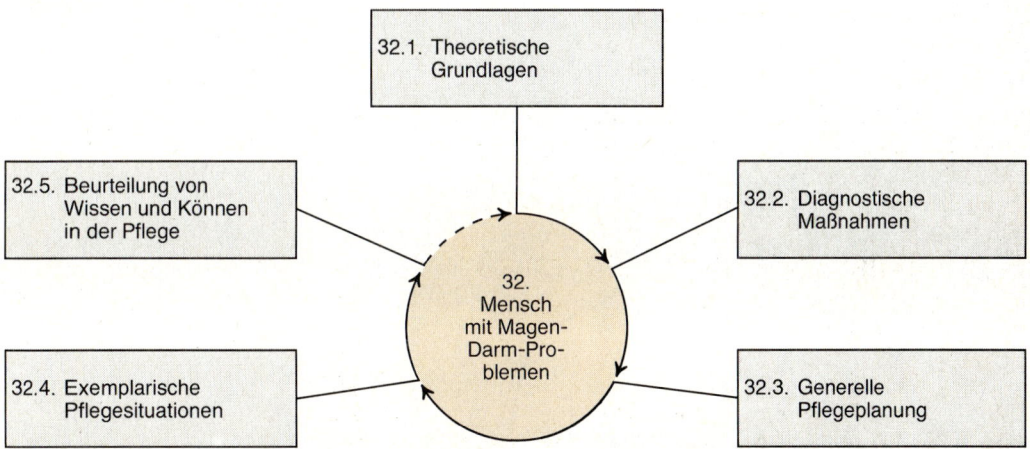

Prinzipien/Impulse

- Der *Verdauungsapparat* dient der *Aufnahme*, *Verdauung* und *Resorption* von Nahrungsstoffen. Dadurch wird jene Energie geliefert, die der Körper zur Aufrechterhaltung der Lebensfunktionen und zur Leistung mechanischer und chemischer Arbeit braucht.
  Der Ablauf dieser differenzierten Vorgänge ist an die Intaktheit aller daran beteiligten Organe, des Magen-Darm-Traktes selber sowie von Pankreas, Leber und Gallensystem gebunden.

- *Sein, Wachsen* und *Wirkkraft der menschlichen Person* stehen in unmittelbarem Zusammenhang mit den Energien, die dem Organismus zur Verfügung stehen. Umgekehrt wirken psychisch-geistige Kräfte (Befinden, Befindlichkeit) auf die Nahrungsaufnahme und Verdauung ein.
- *Essen, Trinken* und *Ausscheiden* sind elementare Lebensvorgänge, die von den *physiologischen* Gesetzmäßigkeiten vorgegeben, von der *psychisch-geistigen* Stimmungslage beeinflußt und von den *soziokulturellen* Normen geprägt sind.

32.1.   Theoretische Grundlagen

32.1.1.   Bezug zum Kreismodell

Die obengenannten *Prinzipien* zeigen das große Spektrum der Zusammenhänge; Erkrankungen im Bereich des Verdauungstraktes haben selten nur lokalen Charakter. Halten sie an, resultiert ein allgemeiner Energie- und Kräfteverlust und schließlich die Störung der Homöostase. Die Grundlagen zum Verständnis der Zusammenhänge sind in Kapitel 6, *Essen und Trinken,* sowie Kapitel 7, *Ausscheiden,* nachzulesen. Zur Einübung der Denkprozesse, die die Zusammenschau ermöglichen, s. S.84: *Prinzip → Folgerung → Forderung → Methode.* Zur Umsetzung des Wissens in eine situationsgerechte Pflege s. *Pflegeplanung* S.74 ff.

32.1.2.   Anatomie, Physiologie, Pathophysiologie

Repetieren Sie das *anatomische* Grundwissen anhand von Abb. 32.1.

Der Verdauungstrakt (Gastrointestinaltrakt) kann als schlauchförmiges Organ betrachtet werden, das längs durch den Körper verläuft und in Speiseröhre, Magen, Dünn- und Dickdarm unterteilt werden kann. Zwei Anhangsdrüsen (Leber und Pankreas) sowie unzählige kleine Drüsen in der Wand des Verdauungstraktes sorgen für den Abbau der Nahrungsstoffe zu kleinen Bausteinen, welche in den Kreislauf aufgenommen werden können. Dieser Abbau wird durch mechanische Zerkleinerung eingeleitet und durch chemische Spaltung unter der Wirkung von Enzymen vollzogen. Durch das Kreislaufsystem werden die resorbierten Nährstoffe zu den Zellen des Organismus transportiert. Funktionen

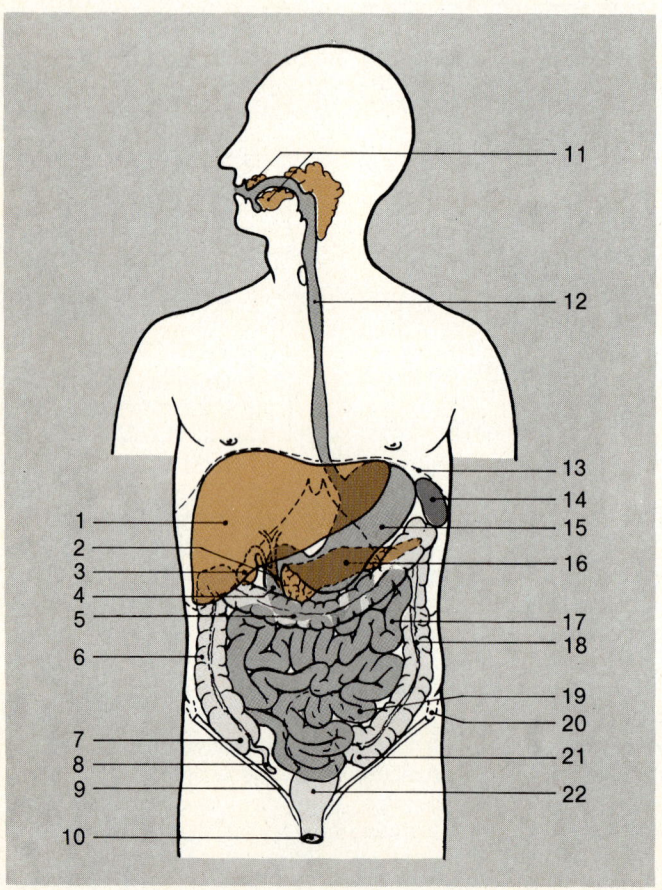

Abb. 32.1   Verdauungsapparat. Bezeichnen Sie die Strukturen 1–22 (S. 945).

Tabelle 32.1 Funktionen und Störungen der einzelnen Abschnitte des Verdauungstraktes

	Funktion	Störung
Speiseröhre	nur Passageorgan keine Verdauung	Passagehindernis
Magen	Durchmischung Vorverdauung } der Nahrung Sterilisierung	Selbstverdauung der Magenwand
Dünndarm	chemische Spaltung durch Enzyme Resorption der Nährstoffe	Unverträglichkeit bestimmter Nahrungsmittel Resorptionsstörungen
Dickdarm	Resorption von Wasser (7–10 l Verdauungs- säfte pro Tag!)	Durchfall oder Verstopfung

und, davon abgeleitet, Störungen der einzelnen Abschnitte sind in Tab. 32.1. aufgezeigt.

Der ganze Bauchraum wird von einer serösen Haut, dem *Peritoneum* (Bauchfell), ausgekleidet. Normalerweise enthält die Bauchhöhle etwas Flüssigkeit. Schwere Störungen im Bereich des Abdomens führen zu Mitbeteiligung des Peritoneums (Peritonitis) oder zu vermehrter Ansammlung von Flüssigkeit in der Bauchhöhle (Aszites).

32.2. Diagnostische Maßnahmen

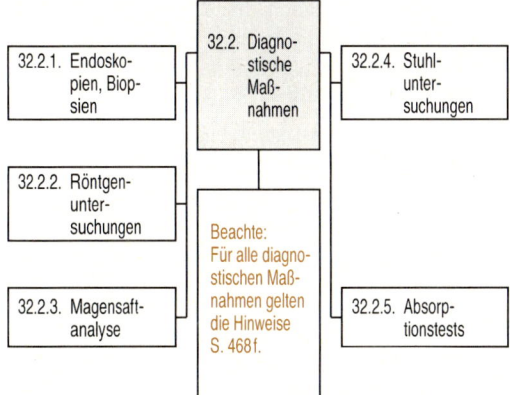

32.2.1. Endoskopien, Biopsien

Prinzip, Möglichkeiten, Durchführung sowie *Vor-* und *Nachsorge* aller *Endoskopien* des Magen-Darm-Traktes sind in Kapitel 20 nachzulesen.

Eine *Biopsie* wird in der Regel unter Sicht, d.h. im Zusammenhang mit der Endoskopie, vorgenommen. Ausnahmen sind die blinden *Absorptionsbiopsien* (z. B. die Dünndarmbiopsie). Sie

sind selten, da sie durch die vielfältige Anwendungsmöglichkeit der Glasfiberinstrumente weitgehend verdrängt sind. Die *Nachblutungsgefahr* ist größer: Überwachung, während 4–6 Stunden (Puls, Blutdruck, Ausscheidungen).

32.2.2. Röntgenuntersuchungen

Zusammen mit den Endoskopien bilden sie den wichtigsten Anteil der Diagnostik von Magen-Darm-Störungen.

Prinzip. Darstellung einzelner Abschnitte des Ösophagus und/oder Magen-Darm-Traktes nach Verabreichung eines Kontrastmittels (Bariumsulfat) oral, mittels Sonde oder retrograd (Einlauf).

Methoden

Kontrastmitteldarstellungen sind in Tab. 32.2 aufgeführt.

Weiterführende Röntgenuntersuchungen sind u. a.:
- *Kavographie* zur Feststellung von Gefäßverschlüssen im Beckenbereich,
- *abdominale Aortographie* zur Feststellung von raumfordernden abdominalen Prozessen mit Verdrängung der Aorta bzw. ihrer Nebenäste,
- *Abdomenübersicht* (Leeraufnahme),
- *Ganzkörpertomographie,*
- *Kernspintomographie,*
- *Sonographie.*

Vorbereitung und Nachsorge: Es sind die speziellen Röntgenbestimmungen zu erfragen und genau einzuhalten (s. dazu auch Kap. 20).

Tabelle 32.2   Kontrastmitteldarstellungen

Passage	Kontrastmittel-verabreichung	Darstellung	Vorbereitung/Nachsorge
Ösophagus	per os	– Schluckakt – Veränderungen wie Stenose, Tumoren, Divertikel, Spasmen	*allgemein für alle:* nüchtern Medikamente, die Einfluß auf die Peristaltik haben, weglassen oder nur auf spezielle Verordnung geben
Magen (Magen-Darm-Passage = MDP)	per os	Füllung des Magens: – Aussparungen bei Tumor – nischenartige Ausbuchtung bei Ulzera Entleerung des Magens: – Verlangsamung bei Atonie, Stenose	*Nachsorge:* für rasche Entleerung des Bariumbreis sorgen (abführen)
Duodenum/ Dünndarm	per os Duodenalsonde	– Darstellung der Duodenalschleife und der Papilla Vateri	*Vorbereitung:* evtl. Verabreichung von Buscopen i. v., um eine Erschlaffung der Darmwand auszulösen
Dickdarm	Kontrastmitteleinlauf (Doppelkontrastdarstellung des Kolons)	– Darstellung der unteren Darmabschnitte	*Vorbereitung* Darmreinigung – Vortag: ab 16 Uhr flüssige Kost, Reinigungseinlauf – Untersuchungstag: nüchtern Einlauf (Veripaque, Steroclysm) *Nachsorge* wie MDP

32.2.3. Magensaftanalyse

Prinzip. Nachweis und Differenzierung der Magensaftproduktion und des Säuregehaltes.
Durchführung:
– als *Magensaftausheberung mittels Sonde,* einmalig oder fraktioniert, mit anschließendem Nachweis von Menge, Säuregehalt und Beimischungen (Labor),
  Einlegen der Sonde s. S. 443 f.;
– als *sondenlose Säurebestimmung.*
Die sondenlose Säurebestimmung ist ungenau, ermöglicht jedoch eine grobe Beurteilung der Säurewerte rasch und ohne Aufwand, insbesondere dort, wo das Einlegen der Sonde unmöglich ist.
Die genauen Angaben über die Ausführung der Probe mit Schlucken der Pille und Urinkontrolle liegen jeder Packung bei (z. B. Desmoidprobe nach Sahli).

32.2.4. Stuhluntersuchungen

Reaktion des Stuhls

Die pH-Wert-Bestimmung ist von Bedeutung bei
– Gärungsdyspepsie (pH unter 6,5),
– Fäulnisdyspepsie (pH über 8).

Man ermittelt den pH-Wert mit einem speziellen Indikatorstreifen. Er wird mit destilliertem Wasser befeuchtet und mit dem Stuhl in Berührung gebracht. Im Vergleich mit der Farbskala kann der Wert abgelesen werden.

Nachweis von okkultem Blut

– *Schnelltests* (Hemattest, Okkulttest) mittels Testtabletten. Gebrauchsanweisung auf Verpackung beachten; die Ausführung und Interpretation des Tests ist genau beschrieben.
– *Benzidinprobe.* Sie ist aufwendiger und wird deshalb seltener verordnet. Die Stuhlprobe wird unter Ausschließen möglicher Fehlerquellen (Nahrung, Zahnfleischblutung u. a.) gewonnen und im Labor untersucht.
Durchführung:
• 3 Tage hämoglobin-, chlorophyll- und eisenfreie Kost; also verboten: Fleisch, Fleischbrühe, grüne Gemüse, Salate, Tomaten, Bananen.
• Der Patient darf kein Zahnfleischbluten oder Nasenbluten haben. Er darf die Zähne nicht putzen, sondern nur den Mund spülen.
• Er soll während dieser Zeit mindestens einmal täglich Stuhlgang haben.

- Ab dem 4. Tag an drei aufeinanderfolgenden Tagen Stuhlprobe zur Untersuchung ins Labor geben.

Nachweis von Erregern, Parasiten, Wurmeiern

Es muß frischer Stuhl ins Labor gebracht werden. Eventuelle spezielle Bestimmungen sind auf dem Laborzettel vermerkt.

Quantitative Fett-Stickstoff-Bestimmung

Der Patient erhält während 6 Tagen Fettbilanzdiät (total 80 g Fett). Ab 4. Tag wird während 3 (selten 5) Tagen der *gesamte Stuhl* in einem vom Labor zur Verfügung gestellten Gefäß gesammelt und anschließend ins Labor geschickt. Während dieser Zeit dürfen keine Suppositorien verabreicht werden.

Von *Stearrhö* (oder Steatorrhö) spricht man, wenn mehr als 7 g Fett pro 24 Stunden ausgeschieden werden.

32.2.5. Absorptionstests

Prinzip. Störungen der Nahrungsmittelabsorption können auf einer mangelhaften Verdauung *(Maldigestion)* oder auf einer Transportstörung *(Malabsorption)* beruhen. Verdauungs- und Absorptionsvorgänge sind eng miteinander verknüpft (die Begriffe Absorption und Resorption stehen synonym).

Eine *Funktionsstörung* wird unter bestimmten Bedingungen (Belastung und/oder Elimination) diagnostisch erfaßt:

- Stuhl- und Serumlipidbestimmung,
- Vitaminbelastungstests (Vitamin A, K),
- Eiweißbestimmungen im Blut, ^{51}Cr-Albumin-Test,
- Kohlenhydratbelastungstests: Glukose, Disaccharide (Laktase), Monosaccharide (Xylose, s. unten als Beispiel),
- Eisenbelastungstest, Serumeisen,
- Vitamin-B$_{12}$-Resorption: z. B. Schilling-Test.

Xyloseabsorptionstest

Xylose ist ein Monosaccharid, welches im oberen Dünndarmabschnitt resorbiert und teilweise im Urin ausgeschieden wird. Eine Malabsorption besteht, wenn nach 25 g oraler Zufuhr weniger als 4 g/5 Stunden im Urin ausgeschieden werden.

Ausführung

Nach 22 Uhr des Vortages Nahrungs- und Flüssigkeitskarenz (auch keine Medikamente). Untersuchungstag:

- 7 Uhr urinieren lassen, Urin wegschütten, dann Verabreichung von 25 g D-Xylose in 250 ml Wasser.
  Unmittelbar nachher und zwei Stunden später nochmals je 250 ml Wasser trinken lassen. Die Zeit des Trinkens muß notiert werden.
- Während fünf Stunden (7–12 Uhr) *allen* Urin sammeln (Minimum 150 ml, sonst muß der Test unter vermehrter Flüssigkeitszufuhr wiederholt werden).
- Die gesamte Urinmenge ins Labor schicken zur Bestimmung der Xylose (Urin kühl aufbewahren). Während der Untersuchung soll der Patient absolute Ruhe einhalten: *Nicht* umhergehen, lesen, rauchen.

32.3. Generelle Pflegeplanung

Es sei auf die allgemeinen Ausführungen S. 74 ff. u. 587 verwiesen.

32.3.1. Situationseinschätzung

Viele Menschen leiden an Störungen der Ernährungs- und/oder Verdauungsfunktion. Der Krankenhausaufenthalt wird notwendig, bei

- □ akutem Darm-Verschluß, Durchbruch einer geschädigten Schleimhaut, Blutung und anderen bedrohlichen Ereignissen;
- □ andauernden Verdauungsproblemen (Maldigestion, Malabsorption);
- □ chronischen, therapieresistenten Beschwerden;
- □ Nahrungsverweigerung: der Kranke kann oder will nicht essen;
- □ extremer Abmagerung;
- □ starker Adipositas, zur Gewichtsreduktion unter Kontrolle;
- □ psychosozialen Streßsituationen, die sich auf der Ebene der Ernährung/Verdauung abspielen und eine Krisenintervention oder ein Umgebungswechsel notwendig machen;
- □ usw.

Mit diesen Aspekten checken wir vorerst das organische oder psychosomatische Geschehen ab (Befund). Der Kranke bringt aber nicht nur die „Krankheit", sondern *sich selbst* und damit *seine*

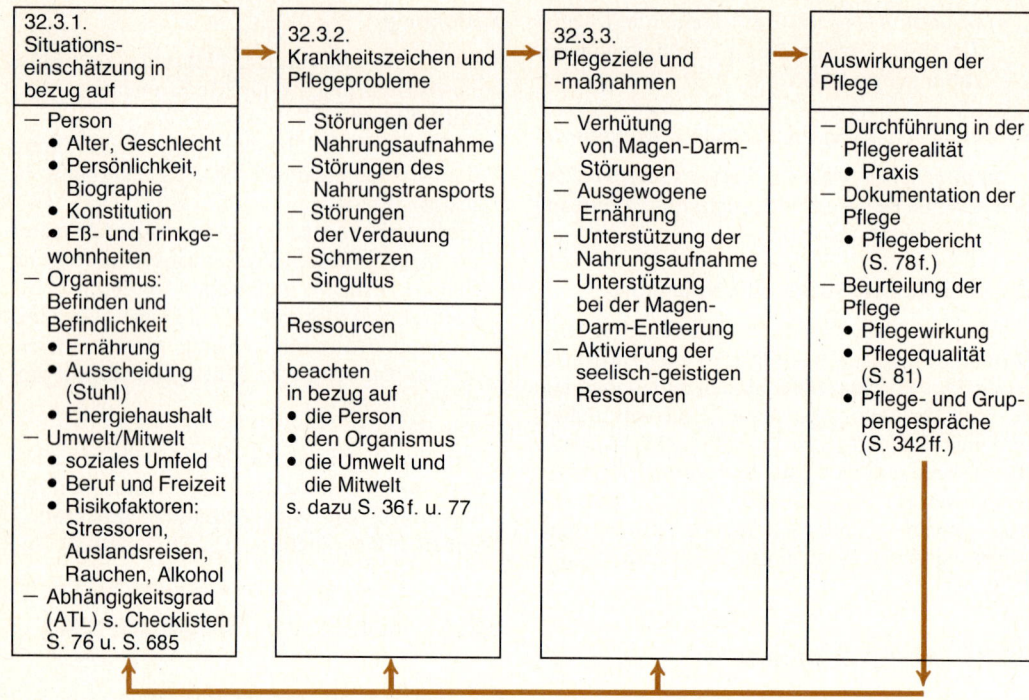

32.3.1.
Situations-
einschätzung in
bezug auf

— Person
  • Alter, Geschlecht
  • Persönlichkeit,
    Biographie
  • Konstitution
  • Eß- und Trinkge-
    wohnheiten
— Organismus:
  Befinden und
  Befindlichkeit
  • Ernährung
  • Ausscheidung
    (Stuhl)
  • Energiehaushalt
— Umwelt/Mitwelt
  • soziales Umfeld
  • Beruf und Freizeit
  • Risikofaktoren:
    Stressoren,
    Auslandsreisen,
    Rauchen, Alkohol
— Abhängigkeitsgrad
  (ATL) s. Checklisten
  S. 76 u. S. 685

32.3.2.
Krankheitszeichen und
Pflegeprobleme

— Störungen der
  Nahrungsaufnahme
— Störungen des
  Nahrungstransports
— Störungen
  der Verdauung
— Schmerzen
— Singultus

Ressourcen

beachten
in bezug auf
• die Person
• den Organismus
• die Umwelt und
  die Mitwelt
s. dazu S. 36 f. u. 77

32.3.3.
Pflegeziele und
-maßnahmen

— Verhütung
  von Magen-Darm-
  Störungen
— Ausgewogene
  Ernährung
— Unterstützung der
  Nahrungsaufnahme
— Unterstützung
  bei der Magen-
  Darm-Entleerung
— Aktivierung der
  seelisch-geistigen
  Ressourcen

Auswirkungen der
Pflege

— Durchführung in der
  Pflegerealität
  • Praxis
— Dokumentation der
  Pflege
  • Pflegebericht
    (S. 78 f.)
— Beurteilung der
  Pflege
  • Pflegewirkung
  • Pflegequalität
    (S. 81)
  • Pflege- und Grup-
    pengespräche
    (S. 342 ff.)

Person, seine Gewohnheiten, sein individuell spezifisches Gewordensein, das Maß seiner Abhängigkeit bzw. Unabhängigkeit = *Befinden* und *Befindlichkeit,* mit. Zur umfassenden Situationseinschätzung dienen die Checklisten.

32.3.2. Krankheitszeichen und Pflegeprobleme

Störungen der Nahrungsaufnahme

Die Störung der Nahrungsaufnahme kann viele Gründe haben.
- *Eßprobleme:*
  • zu wenig: Appetitlosigkeit, Nahrungsverweigerung;
  • zu viel: Eßsucht, Adipositas;
  • unausgewogen: Fehlernährung;
  • unkontrolliert: vernachlässigte Eßkultur, ungesundes Eßverhalten.
- *Mundprobleme:* Fehlende Zähne, schlecht sitzende Prothese, Zahnfleischerkrankungen u. a. führen zu Nahrungsverweigerung oder zu ungenügendem Kauen.
Zu *Ernährungsgewohnheiten* und *Appetit* bzw. *Appetitstörungen* s. S. 176 f.

Störungen des Nahrungstransports

Dysphagie = schmerzhaftes Schlucken ist ein Symptomenkomplex: Schluck- und Transportstörung, Druckgefühl und Schmerz hinter dem Sternum. Die häufigsten Ursachen sind Ösophagitis, Spasmen, Divertikel, gut- und bösartige Tumoren. Im schweren Fall resultiert *Schluckunfähigkeit.*

Störungen der Verdauung

Dyspepsie ist Ausdruck einer harmlosen Ernährungsstörung oder Begleiterscheinung bei organischen Erkrankungen des Gastrointestinaltraktes. Auch zu rasches Essen, ungenügendes Kauen, Essen während einer Gemütserregung, psychische Belastungen, starkes Rauchen führen zu mehr oder weniger ausgeprägten Verdauungsstörungen.
Die Zeichen der Verdauungsstörung können einzeln oder als Komplex auftreten:
- *Mundgeruch* und *Mundbeläge.*
- *Sodbrennen* ist ein vom Magen aufsteigendes brennendes Gefühl infolge Reflux von saurem oder gallehaltigem Magen- bzw. Duodenalsaft in den Ösophagus.

- *Aufstoßen* ist Ausdruck von Entweichen von Luft aus dem Magen. Der Grund kann im „Luftschlucken" (Aerophagie) liegen, oft ist eine psychische Ursache (man schlingt die Nahrung in sich hinein), seltener eine organische Erkrankung vorhanden.
- *Blähungen* sind übermäßige Gasansammlung im Magen oder/und im Darm = *Magen-* oder *Darmflatulenz* oder *Meteorismus*. Die angesammelte Luft verursacht ein *Druck-* und *Völlegefühl* („Aufliegen", „Stechen"). Aufstoßen und/oder Windabgang werden als Erleichterung empfunden. Starke Blähungen sind Ausdruck vermehrter Gärungsprozesse durch Behinderung der Darmpassage bei organischen und funktionellen Darmerkrankungen. In schweren Fällen kann es zu Angina-pectoris-ähnlichen Beschwerden infolge Zwerchfellhochstands kommen.
- *Übelkeit* ist Ausdruck einer Drucksteigerung, d.h. einer Spannung der Magenwände, des Duodenums oder des Ösophagus. Die Ursachen können ganz verschieden sein: Passagebehinderung, Aufblähung des Magens u.a. Übelkeit kann von allgemeinem Krankheitsgefühl begleitet sein: Schwäche, Schwindel, Kopfschmerzen, Schweißausbrüche, Brechreiz.
Übelkeit als Zeichen von Störungen des Zentralnervensystems s. S.864.
- *Erbrechen* kann Zeichen psychischer oder organischer Störung sein (s. dazu S.195). Als *Hämatemesis* bezeichnet man das Erbrechen von Blut.
Die Blutung kann im Bereich der Speiseröhre (Ösophagusvarizen) oder im Bereich des Magens und Duodenums (z.B. bei Ulkus, Karzinom) liegen; sie kann sehr massiv sein. Erbrochenes Blut ist normalerweise durch die Salzsäure des Magens „kaffeesatzartig" verändert (infolge Abbaus des Hämoglobins durch die Säure).
- *Obstipation* nennt man die verlängerte Retention von Darminhalt oder die verzögerte und erschwerte Entleerung von hartem, eingedicktem Stuhl. Meist handelt es sich um eine verzögerte Darmpassage (Darmträgheit), seltener um ein Entleerungsunvermögen infolge schwacher Bauchpresse. Beide Aspekte können aber postoperativ von Bedeutung sein.
- *Diarrhö* oder Durchfall nennt man die gehäufte Entleerung von meist wässerigem Darminhalt. Man unterscheidet eine *akute* (viral, bakteriell, toxisch) und eine *chronische* (funktionell, organisch) Diarrhö. Häufig klagt der Patient gleichzeitig über Bauchschmerzen. Heftige oder andauernde Diarrhöen führen zu *Wasser-* und *Elektrolytverlusten*.
Mehr über Obstipation und Diarrhö, über Präventiv-, Pflege- und Behandlungsmaßnahmen s. S.193 u. S.199.
- *Stuhlveränderungen*. Nicht nur die Konsistenz der Stühle ist von Bedeutung, sondern auch die Beimengungen. Von *Dysenterie* spricht man bei Schleim- und Eiterbeimischung. *Meläna* ist der Fachausdruck für Teer- oder Pechstühle, der Blutungsherd liegt im oberen Teil des Magen-Darm-Traktes. Frisches, rotes Blut stammt aus Sigma, Rektum oder After (Hämorrhoiden, Tumoren u.a.) (s. auch Beobachtung des Stuhls S.194f.).

Schmerzen

- *Lokale Schmerzempfindlichkeit*, z.B. als Schmerz hinter dem Sternum bei Ösophaguserkrankungen oder Druck- und Entlastungsschmerz bei Appendizitis;
- *diffuser* Schmerz bei unklarem Abdomen und bei Peritonitis. Er kann sich heftig bohrend, reißend oder als unklare Schmerzempfindung äußern;
- *brennender* Schmerz in der Magengegend, aufsteigend in den Ösophagus bei säureabhängigen Erkrankungen;
- *krampfartiger* Schmerz = *Koliken*, als zunehmender, plötzlich wieder verebbender Schmerz bei Passagebehinderung;
- *zeitabhängiger* Schmerz beim Magen- und Duodenalulkus (s. dort).
Von der Art, der Intensität und Lokalisation des Schmerzes kann auf das Krankheitsgeschehen geschlossen werden.

Singultus (Schluckauf)

Die plötzlichen, oft rhythmischen Kontraktionen des Zwerchfells (Zwerchfellkrampf) sind willkürlich nicht beeinflußbar. Sie können scheinbar unmotiviert auftreten und innerhalb von Minuten wieder verschwinden. Die Ursache liegt in einer
- *Phrenikusreizung* (Erkrankungen im Bereich des Mediastinums),
- *Vagusirritation* (Lungen-, Leber-, Darmerkrankungen) oder
- *zentralen Störung* (Hirnerkrankungen, Urämie), auch *Streß* löst *Singultus aus!*.

Der *postoperative* Singultus ist meist vorübergehend und kann mit einfachen Mitteln behoben
werden: Luftanhalten, Wassertrinken. Hält er an,
wird der Arzt u. U. (bei liegender Magensonde)
Magenspülung mit 10%iger warmer Natriumbikarbonatlösung, Einatmen von 10- bis 15%igem
CO_2 oder Sedativa i. v. verordnen. Singultus
kann Frühzeichen einer *Peritonitis* sein.

32.3.3. Pflegeziele und -maßnahmen

Das Pflege- und Behandlungs*ziel* ist ein zweifaches:
- Erhaltung und/oder Wiederherstellung der
  unbehinderten Nahrungsaufnahme, Verdauung und Darmentleerung;
- Aktivierung und/oder Neufindung der inneren Kraft, der Lebensfreude und echter Ge-
  nußfähigkeit (im Geben und Nehmen).
Die Schwerpunkte der Pflege*maßnahmen* betreffen die folgenden Bereiche.

Verhütung von Magen-Darm-Störungen

Gesunde Eß- und Trinkgewohnheiten:
- Regelmäßig und mäßig essen, gut kauen (gut
  sitzende Zahnprothesen).
- Säurelockerer nur mäßig konsumieren: Kaffee, Schwarztee, Alkohol, scharfe Gewürze, zu
  heiße und zu kalte Getränke, insbesondere
  stark kohlensäurehaltige.
- Vor dem Essen nicht rauchen.
- Zu jeder Mahlzeit etwas trinken.
Gesunde Lebensweise:
- Ausgleich von Ruhe und Bewegung. Körperliche Inaktivität führt zu Darmträgheit.
- *Psychohygiene* (S. 273), denn angestauter, nicht
  verarbeiteter Ärger, verdrängte Probleme bleiben „unverdaut im Magen liegen", bilden einen „Kloß im Hals" oder „brennen in den Ge-
  därmen". Diese Aussagen des Volksmunds
  nennen die psychosomatischen Störungen im
  Bereich des Magen-Darm-Traktes, die bei
  mangelnder oder falscher Lebensbewältigung
  auftreten können.
Obstipationsprophylaxe:
- Einseitige, schlackenarme Kost bringt die
  Darmtätigkeit zum Erliegen; wichtig sind Bal-
  laststoffe, wie sie Obst, Gemüse, Vollkornbrot,
  Knäckebrot, Grahambrot enthalten. Joghurt
  und Buttermilch regen die Darmtätigkeit an.
  Zu wenig Flüssigkeit wirkt sich auf den Darm
  aus, der Darminhalt wird hart. Man gewöhne
  sich an, zu jeder Mahlzeit etwas zu trinken.

Gute Wirkung hat das Trinken am Morgen vor
dem Frühstück: 1 Glas Mineralwasser, Butter-
milch, Obst- oder Gemüsesaft.
- Körperliche Bewegung (½–1 Stunde täglich)
  als Spaziergang und/oder Gymnastik.
- Gewöhnung des Darmes an eine regelmäßige
  Entleerung (z. B. immer nach dem Frühstück).
  Diese Zeit nicht verschieben. Stuhlgang nicht
  verdrängen, „weil man jetzt keine Zeit hat",
  sonst reagiert der Darm mit Trägheit.
- Unterstützend sind Quellmittel wie Weizen-
  kleie, Pflanzenschleimpräparate (in Wasser,
  Fruchtsaft oder Joghurt) täglich vor dem
  Frühstück.

Ausgewogene Ernährung

Kein Organsystem hat eine so enge Beziehung
zur Ernährung wie der Verdauungstrakt. Diätetische Maßnahmen spielen aber nicht mehr eine
so bedeutende Rolle wie früher. Meist genügt eine
- *einfache Schonkost.* Das Prinzip besteht darin,
  diejenigen Nahrungsmittel *auszuschalten,* die
  erfahrungsgemäß vom Patienten mit Erkrankungen der Verdauungsorgane schlecht vertragen werden, und darin, die Kost *aufbauend*
  (Schonkoststufen) zusammenzustellen. Grundsätzlich handelt es sich immer um eine eher
  fettarme Kost, die aus *leicht verdaulichen* Ei-
  weißträgern, leicht verdaulichen Fetten und
  Kohlenhydraten besteht.
- Eine *eigentliche Diät* ist bei bestimmten
  Krankheiten, vorwiegend bei Resorptionsstö-
  rungen notwendig = Eliminationsdiät: Milch-
  Fett-Glutein-Abstinenz. Da eine Diät vom
  Arzt verordnet und von der Diätassistentin
  überwacht wird, erübrigen sich Angaben von
  Einzelheiten. Eine gute Zusammenarbeit er-
  möglicht die notwendigen Informationen für
  Patient und Pflegegruppe.

Unterstützung bei der Nahrungsaufnahme

- *Hilfe beim Umstellen* von schädigenden Eßgewohnheiten auf gesunde Ernährung durch Information und Motivation.
- *Verständnis wecken* für Änderungen und/oder
  Einschränkungen der Ernährung (Schonkost,
  Diät). Der Patient muß Bescheid wissen über
  Zweck der Diät, erlaubte und verbotene Nahrungsmittel, Nährstoff- und Austauschtabel-
  len.
- *Eßkultur.* Was möglich ist, soll auch im Krankenhaus möglich gemacht werden: Sauberkeit

(Tisch, Tablett, Serviette), ruhige Atmosphäre, hübsches und zweckmäßiges Herrichten der Eßgegenstände. Wenn immer durchführbar, Patienten am Tisch essen lassen (Gemeinschaft pflegen und plaudern lockert!).
- *Hilfe beim Essen:* soviel als nötig, sowenig als möglich, der Patient darf nicht unter- oder überfordert werden.
- *Hilfsmittel* überlegt einsetzen, spüren und sehen, was erreichbar und notwendig ist.
- *Nahrungskarenz* begründen, vorgesehene Dauer angeben, unkooperative Patienten überwachen. Nach Operationen im Bereich des Magen-Darm-Traktes spielt sie eine wichtige Rolle. Die parenterale Ernährung ist so lange nötig, bis gute Darmtätigkeit vorhanden und die Nähte belastbar genug sind (3–6 Tage); tiefliegende Dickdarmanastomosen werden durch eine Transversostomie (S. 702) geschont.
- *Sondenernährung* s. S. 183 ff. oder *parenterale Ernährung* als Dauertropfinfusion S. 408 ff.

Unterstützung bei der Magen-Darm-Entleerung

- *Magenentleerung* als *Magenspülung* ist bei Intoxikationen oder u. U. als Operationsvorbereitung bei Pylorusstenose notwendig (S. 220 f.).
- Die *postoperativ eingelegte Magensonde* dient der Drainage der Magensekrete. Nach 1–2 Tagen wird sie intermittierend abgeklemmt und kann entfernt werden, sobald der Magen nicht mehr atonisch ist und die Darmtätigkeit einsetzt. Die Sekrete werden gemessen, Elektrolyt- und Flüssigkeitsverluste ersetzt.
- *Darmentleerung:* präoperativ als orthograde *Spülung* (S. 218), mittels *Einlauf* (S. 215 f.), *Laxantien* je nach Verordnung.
- *Anregen der Darmtätigkeit* spielt vor allem postoperativ eine große Rolle. Setzt sie nicht spontan ein, muß sie ab 2.–3. Tag stimuliert werden: Einläufe, Klistiere, milde Laxantien.
- *Motivation,* d. h. Verständnis und Mitarbeit des Patienten ist eine wichtige heilungsfördernde Maßnahme.

Aktivierung der seelisch-geistigen Ressourcen

Die Nahrungsaufnahme ist ein Urtrieb des Menschen. Sie ist nicht nur lebensnotwendig, sondern auch lustbetont. Gestörte, eingeschränkte oder unmöglich gewordene orale Nahrungsaufnahme ist immer auch ein psychologisches Problem (als Ursache oder Folge). Der Patient braucht dann Hilfe und Unterstützung, damit er Konflikte verarbeiten bzw. Behinderungen oder Einschränkungen akzeptieren kann. Zu Ressourcen s. auch S. 36 f. u. 77.

32.4. Exemplarische Pflegesituationen

Die Vielfalt und Häufigkeit der Erkrankungen des Magen-Darm-Traktes sind sehr groß. Die exemplarische Auswahl ist im folgenden in zwei Gruppen unterteilt:
- Speiseröhre und Magen (32.4.1.–32.4.8.),
- Darm und Peritoneum (32.4.9.–32.4.19.).
Außerdem zeigt Tab. 32.3 die Zuordnung dieser Situationen zum chirurgischen oder medizinischen Pflegebereich. Für eine umfassende Information muß auf die weiterführende Literatur verwiesen werden.

Tabelle 32.3 Pflegesituationen des Magen-Darm-Traktes, eingeteilt in chirurgische und medizinische Pflegebereiche

Chirurgische Pflege		Medizinische Pflege	
- Ösophagusoperationen	32.4.4.	- Ösophagitis	32.4.1.
- Magenoperationen	32.4.8.	- Hiatushernie	32.4.2.
- Appendizitis/Appendektomie	32.4.10.	- Ösophagustumoren	32.4.3.
- Darmtumoren	32.4.13.	- Gastritis	32.4.5.
- Darmverschluß (Ileus)	32.4.14.	- Ulcus pepticum	32.4.6.
- Darmoperationen	32.4.15.	- Magenkarzinom	32.4.7.
- Anus praeter naturalis	32.4.16.	- Infektiöse Darmkrankheiten	32.4.9.
- Hämorrhoiden, Fissuren	32.4.17.	- Morbus Crohn	32.4.11.
- Peritonitis	32.4.18.	- Colitis ulcerosa	32.4.12.
- Hernien/Hernienoperationen	32.4.19.		

32.4.1. Ösophagitis

Die häufigsten Entzündungsformen der Speiseröhre sind Begleiterscheinungen bei
- Bestrahlung,
- schwer reduziertem Allgemeinzustand (z. B.
  als Soorösophagitis),
- Insuffizienz des Kardiaschließmuskels →Re-
  fluxösophagitis.

Krankheitszeichen

Mehr oder weniger ausgeprägte Dysphagie und
Dyspepsie (S. 686).

Pflege- und Behandlungsplan

Säure- und Sekrethemmung:
- diätetisch: häufig kleine Mahlzeiten, keine
  Säurelockerer, keine Süßspeisen, fettarm, eiweißreich, viel Milch, Milchprodukte;
- medikamentös: Antazida.
Behebung der Ursache:
- bei Soor Antimykotika,
- bei Reflux s. Hiatushernie.

32.4.2. Hiatushernie

Bei der Hiatushernie handelt es sich um den
Durchtritt des Magens in den Thoraxraum durch
die für die Speiseröhre bestimmte Öffnung des
Zwerchfells. Voraussetzung für das Entstehen einer Hernie ist die Ausweitung des Hiatus oeso-
phageus durch nachlassenden Muskeltonus und
verminderte Elastizität des Bindegewebes. Disponiert sind daher ältere und adipöse Menschen.

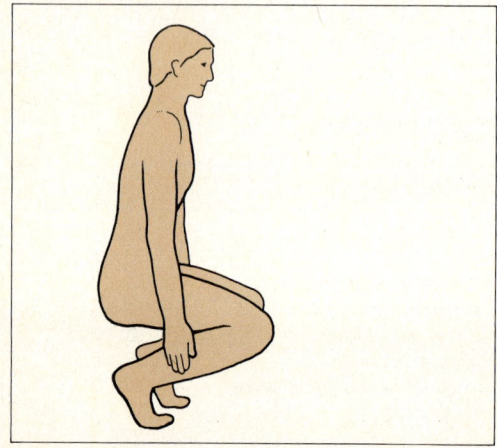

Abb. 32.**2**   Spezielle Bücktechnik.

Krankheitszeichen und Pflegeprobleme

Durch *Reflux* von Magensaft entsteht die Refluxösophagitis mit
- aufsteigendem Brennen,
- retrosternalem Schmerz,
- Schluckstörungen.

Pflege- und Behandlungsplan

Verhindern der Refluxösophagitis:
- Essen nur in sitzender Körperhaltung, nach
  dem Essen nicht liegen.
- Zum Schlafen Kopfende des Bettes hochstel-
  len.
- Bücken vermeiden, Bücktechnik s. Abb. 32.**2**.
- Häufige kleine Mahlzeiten (s. auch Ösophagi-
  tis).
- Gewichtsabnahme bei Adipositas.
- Medikamentös: Antazida, evtl. Anticholiner-
  gika.
- Dilatation mittels Endoskop (evtl. in regelmä-
  ßigen Abständen, s. unten).
Behebung der Hernie:
- Operation, nur wenn die konservativen Maß-
  nahmen ungenügend sind oder Komplikationen (Blutung) auftreten. Es wird eine Fund-
  oplikation (S. 691) ausgeführt.

32.4.3. Ösophagustumoren

Das rasch infiltrativ wachsende und metastasierende Karzinom befällt vorwiegend Männer.
Häufig ist es nicht operabel und verursacht große menschliche und pflegerische Probleme.

Vordergründige Pflegeprobleme

- Schluckstörungen bis Schluckunvermögen bei
  fortschreitender Stenosierung;
- Symptome der Dysphagie, im Spätstadium
  blutiges Erbrechen;
- reduzierter Ernährungs- und Allgemeinzustand, Anämie;
- Atembeschwerden bei Mitbefall oder Verdrängung der Luftröhre.

Pflege- und Behandlungsplan

Unterstützung des Patienten in seinem Bemühen
zu essen und zu trinken:
- Anästhesie-Gel oder Schmerzmittel 15 Minuten vor dem Essen,
- weiche oder pürierte Kost.
Bremsung der fortschreitenden *Stenosierung:*
- *Strahlentherapie* kann Erleichterung oder zeit-
  weiligen Stillstand der Krankheit bringen.

- *Bougierung* oder *Dilatation* (Erweiterung des sich schließenden Ösophagus mittels Endoskops (S.465f.), ambulant in regelmäßigen Abständen. Die Bougierung ist nicht schmerzhaft. Die unangenehmen Begleiterscheinungen sind heute durch die gezielte Prämedikation weitgehend vermeidbar.

Umgehen der Stenose, wenn Bougierung nicht mehr genügt:
- Endoprothese (Abb. 32.**3**) oder
- Magenfistel (S.695f.).

32.4.4. Ösophagusoperationen

Operationsmethoden

Die häufigsten Operationen im Bereich des Ösophagus sind:
- *Zenker-Divertikel-Resektion.* Das Divertikel wird abgetragen. Der Patient hat einen Hautschnitt im linken Halsbereich.
- *Fundoplikation.* Behebung einer Hiatushernie durch Verengung des Magenfundus, dadurch wird der Reflux verhindert. Der Zugang geschieht mittels Laparotomie.
- *Endoprothese.* Endoskopische Einlage eines Tubus (Häring- oder Celestin-Tubus) in die Speiseröhre, wodurch der stenosierte, tumortragende Bereich offengehalten wird (Abb. 32.**3**).
- *Ösophagusresektion* als Teil- oder Totalresektion bei Karzinom. Es muß eine Laparatomie und evtl. eine Thorakotomie vorgenommen werden.

Pflege- und Behandlungsplan

- *Präoperative Maßnahmen.* Es gelten die allgemeinen Maßnahmen (S.470ff.). Die individuelle Vorbereitung des Patienten richtet sich nach seinem Zustand: Lungenfunktionsprüfung, Information bezüglich Verlegung auf Intensivstation bei Thorakotomie, Heben der Stimmungslage bei depressiver Verstimmung, Atemtherapie, Herz-Kreislauf-Unterstützung usw. (je nach Situation).
- *Postoperative Maßnahmen.* Sie variieren je nach ausgeführter Operation (allgemeine Maßnahmen S.476ff.). Das Schema in Tab.32.**4** (S.692) gibt grundlegende Anhaltspunkte, ersetzt aber die individuelle Pflegeplanung nicht.

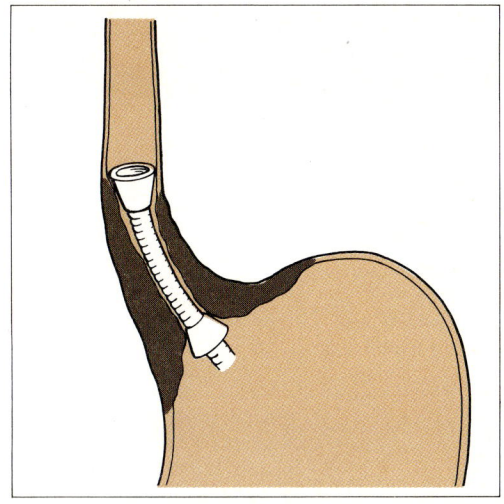

Abb.32.**3** Überbrückung eines distalen Ösophaguskarzinoms mit einer Endoprothese.

32.4.5. Gastritis

Die Gastritis oder Entzündung der Magenschleimhaut kann akut oder chronisch sein. Die *akute Form* ist als „verdorbener Magen" bekannt, z.B. als Folge eines gröberen Diätfehlers oder nach übermäßigem Alkoholgenuß. Auch können Giftstoffe, die mit der Nahrung aufgenommen werden, eine Gastritis auslösen (Nahrungsmittelvergiftung). Diese zweite Form ist weniger harmlos, sie kann zur schweren Allgemeinerkrankung führen.

Die *chronische Gastritis* tritt bei langdauernder Fehlernährung oder Alkoholabusus auf. Bei nervösen Menschen ist sie oft Vorstufe zu einem Magenulkus. Tritt sie als Begleiterscheinung bei anderen Krankheiten auf, z.B. bei Infektionskrankheiten, als Stauungsgastritis bei Herzinsuffizienz, so spricht man von sekundärer Gastritis.

Krankheitszeichen und Pflegeprobleme

Bei der *akuten* Gastritis:
- Appetitlosigkeit, Übelkeit;
- belegte Zunge, übler Mundgeruch;
- Brechreiz, Erbrechen;
- Beeinträchtigung des Allgemeinzustandes;
- Magenschmerzen.

Bei der *chronischen* Gastritis geringfügige, oft sogar fehlende Beschwerden:
- Druck- und Völlegefühl;
- Sodbrennen, Schmerzen;

Tabelle 32.4   Postoperative Maßnahmen bei Ösophaguseingriffen. Standardisierter Pflegeplan

Maßnahmen	Divertikel-entfernung	Ösophagus-resektion	Hiatushernien-operation (Fundoplikation)	Endoprothese-einlage
Infusionstherapie, parenterale Ernährung	4–6 Tage	5–7 Tage	2–3 Tage	1–2 Tage
Magensonde: *nie* verschieben, nie zurückstoßen, wenn sie herausrutscht (evtl. ist sie angenäht). Arzt rufen bei Zwischenfällen	evtl. keine	3–5 Tage intermittierender Sog, jeweils ½ Stunde abklemmen	1–3 Tage	evtl. 1–2 Tage
Kost	erst nach Rö.-Kontrolle – ab 5. Tag: trinken – ab 6.–7. Tag: Schleim, Brei →aufbauend	erst nach Rö.-Kontrolle – ab 5.–6. Tag: trinken – ab 6.–9. Tag: Schleim, Brei →aufbauend; 6 Mahlzeiten pro Tag	– ab 2. Tag: Tee – ab 3. Tag: Schleim Brei →aufbauend	nach Rö.-Kontrolle nach 24 Stunden: flüssig, nicht zu heiß, ab 2. Tag püriert essen nur in Oberkörperhochlage
Atemgymnastik	1–2mal täglich	2–3mal stündlich ab sofort Bird-Inhalation	1–2mal täglich	
Lagerung	ohne Vorschrift	halbsitzend	ohne Vorschrift	strikte Anti-Trendelenburg-Lage
Mobilisation	sofort	sofort, Laparotomiebinde umlegen	sofort, Laparotomiebinde umlegen	sofort
Wundgebiet: – Redon-Drain entfernen – Wunddrain abdominal – Thoraxdrain – Fäden entfernen	*Hals* 1. Tag – – ca. 6. Tag	*Abdomen und Thorax* 1.–2. Tag ab 6. Tag kürzen Rö.-Kontrolle vor Entfernen ca. 10. Tag	*Abdomen* 1.–2. Tag eventuell – ca. 10. Tag	*keine* – – – –
Entlassung	8–12 Tage	3–4 Wochen*	8–12 Tage	2–4 Tage*

* Spezielle Instruktion

Nach Ösophagusresektion:
- Schonkost, 6 Mahlzeiten täglich
- Nahrung gut kauen (evtl. Zahnkontrolle beim Zahnarzt)
- liegen und schlafen mit erhöhtem Oberkörper

Nach Tubuseinlage:
- nur pürierte Kost, 6 Mahlzeiten, *viel* trinken (auch zu den Mahlzeiten), evtl. joulereiche Diätzusätze

- Anästhesie-Gel 15 Minuten vor dem Essen (Muthesa oder Novesin) zur Anästhesie der gereizten Schleimhaut
- nach dem Essen und Trinken umhergehen
- liegen und schlafen nur in Anti-Trendelenburg-Lage (Kopf hoch, Beine tief); Speisepassage ist nur durch die Schwerkraft möglich. Vorsicht bei Medikamenteneinnahme, keine Dragees
- sofort Arzt aufsuchen, wenn sich die Speisepassage verschlechtert

- Appetitlosigkeit, Unverträglichkeit von schwerverdaulichen Speisen (besonders erhitzte Fette).

Bei *Übergreifen auf den Darm = Gastroenteritis* (Darmgrippe). Bei *bakterieller Verunreinigung* der Nahrung oft akuter Beginn mit Bauchkoliken, Druckschmerzhaftigkeit, Durchfall, evtl. mit Zeichen des Flüssigkeits- und Elektrolytverlustes (s. dazu infektiöse Darmerkrankungen (S. 697).

Pflege- und Behandlungsplan

- *Schonung des Magens:*
  • Nahrungskarenz 24–36 Stunden, möglichst viel trinken lassen (wegen Flüssigkeitsverlust), dann
  • häufige, kleine, reizarme Mahlzeiten, gut kauen (Speichel wirkt als Antazidum);
  • Ruhe, Bettruhe wenn akut.
- *Beheben der Symptome;*
  • lokale Wärmeanwendung;
  • Analgetika, Spasmolytika;
  • Verhüten bzw. Beheben eines Wasser- und Elektrolytverlustes;
  • Antiemetika bei Erbrechen, Kohlepräparate bei Durchfall.
- *Beheben bzw. Ausschließen der Ursache.*

32.4.6. Ulcus pepticum – Ulcus ventriculi und Ulcus duodeni

Als Ulcus pepticum bezeichnet man Geschwüre in den Abschnitten des Verdauungstraktes, welche mit Magensaft in Berührung kommen (Ulcus pepticum = durch Verdauung entstandene Geschwüre). Sie treten im Magen = *Ulcus ventriculi* und im Duodenum = *Ulcus duodeni* auf.

Die Ulzeration (Gewebsverlust) kann ein verschiedenes Ausmaß an Tiefe und Fläche annehmen.

Mehrere Faktoren wirken *ulkusfördernd:*
- Persönlichkeitsstruktur: Menschen, die das Leben schwer nehmen, übergewissenhaft und streßanfällig sind;
- Konstitution: leptosomer Typ;
- schädigende Lebensweise und Umweltfaktoren.
- Organisch liegt beim *Duodenalulkus* oft ein Vagotonus mit Hyperazidität vor; beim *Magenulkus* eine chronische Gastritis (Nikotin, Alkohol) mit Hypo- oder Normazidität.
- Das sog. *Streßulkus* wird ausgelöst durch körperlich-seelische Konfliktsituationen, Trau-

men und akute Erkrankungen (bei Patienten auf Intensivstationen), Medikamente (Kortikosteroide, Salizylsäurederivate, Phenylbutazone).

Krankheitszeichen und Pflegeprobleme

- Übelkeit, Völlegefühl, saures Aufstoßen.
- Hauptsymptom ist der *Schmerz*. Er ist abhängig von der Lokalisation des Ulkus und der Nahrungsaufnahme:
  • *Frühschmerz* = Schmerz kurz nach Nahrungsaufnahme, typisch bei hoch liegendem Ulkus.
  • *Spätschmerz* = Schmerz, der ca. 3 Stunden nach Nahrungsaufnahme auftritt, beim Duodenalulkus.
  • *Nüchternschmerz* = Schmerz, der durch nächtliche Säureproduktion im leeren Magen auftritt, ebenfalls beim Duodenalulkus. Dieser Schmerz verschwindet, wenn der Patient ein Glas Milch trinkt.
  • *Jahreszeitabhängiger Schmerz* ist typisch bei rezidivierendem Ulkus im Frühling und Herbst.

Pflege- und Behandlungsplan

Die Wahl zwischen konservativer und chirurgischer Therapie ist vom Verlauf der Krankheit abhängig.

Ziel der *konservativen* Ulkusbehandlung ist es, den Gewebsdefekt auszuheilen und Rezidive zu verhüten. Die grundlegenden Heilungsfaktoren sind: *Ruhe und Schonung für „Mensch und Magen".*

- *Angepaßte Ernährung.* Die strengen Diätvorschriften früherer Jahre sind überholt. Grundsätzlich gilt: Der Patient darf essen, was ihm bekommt, und vermeidet Unbekömmliches. Günstig sind kleine Mahlzeiten in Abständen von 2–3 Stunden.
- *Sorge für Ruhe und Entspannung.* Die Ruhe spielt bei der Heilung eines Ulkus eine große Rolle, besonders wenn Hast, Unruhe und psychische Momente bei der Entstehung mitgewirkt haben. Der Kranke muß u. U. in den ersten Tagen Bettruhe einhalten.

Ein *Krankenhausaufenthalt* ist für die Ulkusbehandlung grundsätzlich nicht nötig. Eine Überweisung kann sich u. U. im Sinne einer *Milieuveränderung* positiv auswirken. (Dies setzt aber voraus, daß das Krankenhaus nicht neue Belastungen auslöst.) Der Patient soll hier ein Klima des Verständnisses und des

Entgegenkommens erfahren, in dem informative, heilungsfördernde Gespräche (in bezug auf Essens- und Lebensgewohnheiten) ein Hauptanliegen sind = *therapeutisches Klima*.
- *Medikamentöse Beeinflussung von Motorik und Sekretion des Magens:*
  - *Schutzschichtfunktion* haben z.B. Sucralfat (Ulcogant), kolloides Wismut (Duosch);
  - *Säurehemmer* sind: *neutralisierende Präparate* = Antazida: Magenpulver, Alucol u.a.; *Sekretionshemmer* = H_2-Blocker: Cimetidin (Tagamet), Ranitidin (Zantic), Famotidin (Pepcidin); *Anticholinergika:* Pirenzepin (Gastrozepin); *Prostaglandine:* Misoprostol (Cytotec).
- *Chirurgische Beseitigung* des Krankheitsherdes wird notwendig, wenn immer neue Rezidive oder Komplikationen auftreten (s. unten).
- *Sicherstellung einer „Dauerheilung".* Als geheilt gilt der Patient, wenn die subjektive und klinische Besserung durch *röntgenologische und endoskopische* Kontrollen erhärtet ist. Die konservative Klinikbehandlung dauert in der Regel 3–4 Wochen. In dieser Zeit lernt der Patient, daß eine Dauerheilung nur durch eine *Dauerprophylaxe* bezüglich Essens- und Lebensgewohnheiten möglich ist (S. 177).

Komplikationen bei Magen- und Duodenalulkus

Ulkusblutung

Bei Blutung infolge Arrosion eines Gefäßes kommt es zu plötzlichem Bluterbrechen und zu Pech- oder Teerstühlen. Eine schwere Blutung führt zu Kreislaufversagen (s. akute Blutungsanämie S. 671).

Maßnahmen

- Patient flach lagern.
- Vitalzeichen (Puls, Blutdruck, Atmung) und Aussehen regelmäßig kontrollieren, Überwachungsblatt anlegen.
- Blut- und Gerinnungsfaktoren-Transfusionen vorbereiten (Kontrollen, Bereitstellen nach Bedarf).
- Dauertropfinfusion durch zentralen Venenkatheter, ZVD-Messung.
- Medikamentös: Säurehemmer.
- Eiswasserspülung: Es wird eine doppelläufige Magensonde eingelegt und mit Eiswasser gespült, bis die Spülflüssigkeit klar ist.
- Absolute Nahrungskarenz.

- Eisblase auf den Magen auflegen.
- Kann die Blutung nicht behoben werden, muß operiert werden.

Perforation

Bei der Perforation bricht das Ulkus in die Bauchhöhle durch. Der Patient spürt einen akut auftretenden, rasenden brennenden Schmerz im Oberbauch, der sich rasch über das ganze Abdomen ausbreitet. Der Kranke nimmt spontan Seitenlage ein, zieht die Beine an. Die Schmerzäußerungen sind heftig, oft unkontrolliert. Nach wenigen Stunden entwickelt sich eine *Peritonitis:* bretthartes Abdomen, Tachykardie bei normaler Temperatur (Schockzeichen). Der Patient liegt nun ganz ruhig, flach. Die Abdomenleeraufnahme zeigt eine Luftsichel zwischen Leber und Zwerchfell (die Luft aus dem perforierten Magen ist entwichen).
Bei der selteneren *gedeckten* Perforation verläuft die gleiche Symptomatik weniger dramatisch.

Maßnahmen

Die Therapie ist eine dreifache:
- Sofortige Operation (Notoperation oder kausale Ulkusoperation).
- Gleichzeitige Schockbekämpfung (hochmolekulare Lösungen, Plasmaersatz, Blut).
- Hohe Dosen Antibiotika.

Je rascher gehandelt werden kann, um so besser ist die Prognose. Postoperativ stellen sich zusätzlich die Probleme einer mehr oder weniger heftigen Peritonitis (S. 710 f.).

Pylorusstenose

Rezidivierende Ulzera im Bereich des Pylorus führen durch immer neue Narbenbildung zur Verengung des Magenausganges, zur Passagebehinderung. Die Speisen bleiben im Magen liegen und werden schließlich erbrochen (Überlauferbrechen). *Symptome* einer Pylorusstenose sind Völlegefühl, Appetitlosigkeit, Schmerzen. Wird die Ursache nicht behoben, kommt es zu Abmagerung, Exsikkose, Elektrolytverlust infolge Erbrechens (Hyponatriämie, Hypochlorämie, Alkalose).

Maßnahmen

- Magensonde einlegen zum Absaugen des Mageninhalts.
- Infusionen zum Ausgleich des Wasser- und Elektrolythaushalts.

- Anticholinergika zur Hemmung der Sekretion und Motorik.
- Operation (Resektion und Vagotomie), sobald es der Zustand des Patienten erlaubt.

Penetration

Ein Geschwür kann alle Wandschichten des Magens durchwandern und auf benachbarte Organe übergreifen. Die Symptome sind abhängig von der Lokalisation der Penetration bzw. vom zusätzlich betroffenen Organ. Im allgemeinen klagt der Patient über ausstrahlende Schmerzen in den Rücken, Oberbauch und in die rechte Schulter.

Maßnahmen

- Überwachung des Patienten (Vitalzeichen, Allgemeinzustand, Schmerzen).
- Nahrungskarenz, Infusionstherapie.
- Operation je nach Verlauf und Befund.

32.4.7. Magenkarzinom

Das Magenkarzinom ist ein häufiges Krebsleiden. Es befällt vorwiegend Menschen im mittleren und höheren Lebensalter (Männer häufiger als Frauen).

Krankheitszeichen und Pflegeprobleme

- Im Frühstadium uncharakteristische, intermittierende Oberbauchbeschwerden.
- Appetitverlust, Abneigung gegen bestimmte Speisen (Fleisch). Änderung der Stuhlgewohnheiten.
- Völlegefühl, Aufstoßen, Übelkeit, Druckgefühl, evtl. krampfartige Schmerzen.
- Erbrechen bei pylorusnahen Tumoren (Passagehindernis).
- Im Spätstadium: Erbrechen, Blutung, Anämie, Kachexie.

Pflege- und Behandlungsplan

- Frühmögliche Diagnosestellung (röntgenologisch, endoskopisch) und operative Resektion des tumortragenden Magens, postoperative Maßnahmen bzw. Pflegeplanung s. unten.
- Bei inoperablem Tumor gilt das in Kapitel 26 Gesagte. Im besonderen:
  - genügend Eiweiß-, Vitamin- und Mineralsalzzufuhr,
  - Berücksichtigen von besonderen Essenswünschen,
  - optimale Schmerzlinderung,

- Unterstützung der erlahmenden Vitalkräfte im physischen und psychisch-geistigen Bereich. Dem Patienten zu bestmöglicher *Lebensqualität* verhelfen.

32.4.8. Magenoperationen

Operationsmethoden

Grundsätzlich sind *zwei* Verfahren möglich: Das Resektionsverfahren kommt beim Karzinom, beim Magenulkus und bei größerem Duodenalulkus in Frage. Das organerhaltende Verfahren wird als *Vagotomie* zur Bremsung der Säureproduktion bei Duodenalulkus oder als *Umgehungsoperation* bei inoperablem Karzinom vorgenommen.

Resektionsverfahren. Totale *Gastrektomie* bei Karzinom oder *Teilresektion* (⅔-Resektion) bei Ulkus. Die Passagewiederherstellung erfolgt bei *Billroth I* mit Gastroduodenostomie (Abb. 32.**4a**), bei *Billroth II* mit Gastrojejunostomie. Der Duodenalstumpf wird blind verschlossen, die Wiederherstellung des Verdauungstraktes geschieht durch eine End-zu-Seit-Anastomose von Magen und Jejunumschlinge (Abb. 32.**4b**).
Durch die Resektion wird nicht nur der Defekt ausgeschaltet, sondern immer auch säureproduzierende Magenabschnitte.
Kombinationen von Resektionsverfahren und Vagotomie sind die Antrumresektion, die selektive Vagotomie und die Billroth-I-Anastomose.
Organerhaltende Verfahren. Selektive Vagotomie: Durchtrennung des hinteren und vorderen Vagusstammes am Ösophagus mit Magendrainage mittels
- *Pyloroplastik* = Erweiterung des Pylorus (Abb. 32.**4c**).
- *Gastroenterostomie* (GE) = Umgehung des distalen Magenanteils und des Duodenums mittels hochgezogener Jejunumschlinge, welche am Magen anastomosiert wird (Abb. 32.**4d**). Die Operation wird bei inoperablem Karzinom zur Wiederherstellung der Passage vorgenommen.
- *Gastrostomie*. Es wird künstlich eine Fistel durch die Magenwand nach außen gelegt = *Witzel-Fistel* (Abb. 32.**4e**). Sie dient zur Ernährung bei inoperablen Stenosen, wo auch Bougieren oder Tubuseinlage nicht mehr möglich sind. Die Ernährung durch den Gastrostomiedrain darf ab 2. postoperativem Tag vorgenommen werden (Beginn mit Tee). Im weiteren s. Sondenernährung S. 184f. Der Drain muß gut fixiert und der Verband täglich erneuert werden.

Pflege- und Behandlungsplan

Im folgenden besprechen wir die prä- und postoperativen Maßnahmen, die für die Operation Abb. 32.**4a–c** Gültigkeit haben. Bei Patienten mit Gastroenterostomie (Abb. 32.**4d**) und Gastrosto-

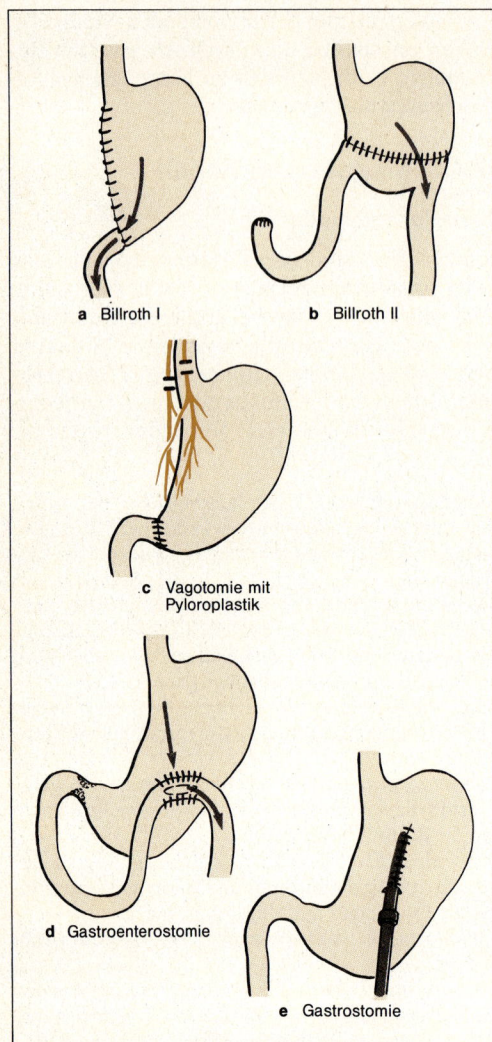

a Billroth I

b Billroth II

c Vagotomie mit Pyloroplastik

d Gastroenterostomie

e Gastrostomie

Abb. 32.4 Magenoperationen (s. Text).

mie (Abb. 32.4e) sind zusätzlich die pflegerischen, psychisch-geistigen und sozialen Bedürfnisse des schwerkranken Patienten mit bösarti-
gem Tumor zu beachten. Es gilt alles, was bei der
Pflege dieser Kranken (S. 539 ff.) gesagt wurde.

Operationsvorbereitungen

Es gelten die üblichen Operationsvorbereitungen, die im Kapitel 21 besprochen wurden.
Als spezielle Vorbereitungen kommen in Frage:
- bei Retentionsmagen: Entleerung und Spülung des Magens (S. 220) durch Einlegen einer
  Magensonde.
- Atemtherapie bei vorgesehener totaler Ga-

strektomie mit Thorakotomie (diese Patienten
werden für die ersten postoperativen Tage auf
die Intensivstation verlegt und müssen entsprechend informiert werden).

Postoperative Maßnahmen

*Überwachung und Unterstützung von Atmung und
Herz-Kreislauf-Funktion:*
- Häufigkeit der Vitalzeichenkontrolle und
- Sauerstoffzufuhr, Schmerzbekämpfung und
  Atemtherapie richten sich nach der ausgeführ-
  ten Operation und dem Zustand des Patien-
  ten.
- Sorge um die Stimmung und das Befinden;
  Veränderungen können Warnzeichen einer
  beginnenden Komplikation sein.

Entlastung des Magens:
- Die Magensonde wird prä- oder intraoperativ
  eingelegt. Der Sog ist meist intermittierend
  oder als einfache Ableitung nach dem Heberprinzip angelegt (S. 448 f.).
- Keine Manipulationen an der Sonde, evtl. ist
  sie angenäht.
- Entfernt wird die Sonde nach Einsetzen der
  Darmtätigkeit am 2.-3. Tag, evtl. später, je
  nach vorgenommener Operation bzw. nach
  Verordnung.

Schonende Ernährung:
- *Infusionen* während 3-4 Tagen als Flüssig-
  keits- und Elektrolytersatz.
- Je nach ausgeführter Operation bzw. Einsetzen der Darmtätigkeit ab 1.-2. Tag (Vagotomie) oder 3.-4. Tag (Resektion) Tee, dann
  Schleim, Brei → aufbauend. Bei Totalresektion darf die orale Ernährung erst ab 7.-8. Tag
  einsetzen.

Anregen der Darmtätigkeit:
- Ab 2.-3. Tag mit Einlauf (500 ml Kamillosan)
  oder Klistier (Practo-Clyss). Per os Karlsbader
  Salz oder Agarol ab 3. (bzw. 5.) Tag.

Komplikationslose Verheilung des Wundgebietes:
- Zum Aufstehen Laparotomiebinde umlegen.
- Wundbeobachtung, Verband muß trocken,
  luftdurchlässig sekretaufsaugend sein (bei
  trockener Wunde ab 2. Tag luftdichter Wundspray), Asepsis!
- Eingelegte Redon-Drains werden ab 1.-2. Tag
  entfernt.
- Wunddrains (Penrose) werden ab 4.-6. Tag gekürzt, ab 6.-8. Tag entfernt.
- Nähte werden ab 7.-8. Tag entfernt.

Hinführung zur gesunden Lebensführung als Vorbereitung für den Krankenhausaustritt am
7.-10. Tag (Bei Gastrektomie nach 3-4 Wochen):

- Schonkost und Essensgewohnheiten (S. 177).
- Instruktion bezüglich Arztkontrolle.
- Organisation eines Erholungsaufenthaltes.
- Abklärung der Arbeitsplatzsituation, evtl. wird eine Arbeitserleichterung notwendig.
- Gespräche bezüglich Psychohygiene: „Wie lebe ich leichter, gesünder und sinnorientierter"?

Postoperative Frühstörungen

- *Magenatonie.* Sie gehört während der ersten 2 postoperativen Tage zum normalen Verlauf und wird mittels Magensonde und Elektrolytausgleich unter Kontrolle gehalten. Hält sie länger an, muß an eine Oberbauchperitonitis gedacht werden.
- *Postoperative Magenblutung.* Meist handelt es sich um eine Nahtrandblutung nach Resektion. Die Blutung dauert nach der Operation an. Tritt sie erst nach 3–4 Tagen auf, handelt es sich um eine Demarkationsblutung. Eine Gerinnungsstörung muß ausgeschlossen werden (Gerinnungsfaktorenanalyse). Frischbluttransfusionen; evtl. muß erneute eine Operation vorgenommen werden.
- *Darmparalyse.* Sie kann u.a. die Folge einer Peritonitis sein, die durch Nahtinsuffizienz entsteht. Rasches chirurgisches Eingreifen zur Oberbauchdrainage ist notwendig.

Spätstörungen

Es können je nach Operation unterschiedliche Transport- oder Enzymstörungen auftreten.
- *Postalimentäres Frühsyndrom* (Dumping-Syndrom). Es tritt einige Wochen nach der Resektion auf mit Schock- und *Dyspepsiezeichen:* Völlegefühl, Meteorismus, Brechreiz, Schweißausbruch, Herzklopfen, Blässe, Schwindel, Ohnmacht und Diarrhö, die 10–15 Minuten nach dem Essen auftreten. Es handelt sich dabei um einen Volumenmangelschock infolge Überdehnung des Darmes mit Sekreteinstrom in die Schlinge. Die Störung wird häufig durch eine kohlenhydratreiche Mahlzeit ausgelöst.
- *Postalimentäres Spätsyndrom.* Die Beschwerden treten 2–3 Stunden nach dem Essen auf. Die Kollapserscheinungen (mit Schweißausbruch) sind eine Folge zu rascher Kohlenhydratresorption mit übersteigerter Insulinsekretion. Zur Diagnosesicherung dient der *Insulin-Hollander-Test* (Magensaftanalyse mit Insulinstimulation).

- *Laktasemangelsyndrom* mit Diarrhö infolge Unverträglichkeit von Milch- und Milchprodukten.
- *Postvagotomiesyndrom.* Anhaltende morgendliche Diarrhö, die ½ Jahr nach einer Vagotomie auftritt.

Diese Störungen können durch Einhalten der folgenden Regeln weitgehend verhütet oder behoben werden.

Verhaltensregeln für den Magenoperierten:
- Nur kleine Mahlzeiten zu sich nehmen.
- Keine Getränke während des Essens.
- Eiweißreiche Kost.
- Vermeiden von Süßspeisen, Milch und Zucker.
- Hinlegen nach dem Essen.
- Sind Beschwerden aufgetreten, zusätzlich eine straffe Leibbinde tragen. Spasmolytika nach Arztverordnung.
- Regelmäßige Einnahme der Vitamin-B$_{12}$-Präparate (Substitutionstherapie).

32.4.9. Infektiöse Darmkrankheiten

Es handelt sich dabei um Krankheiten, die durch Infektionen, (Viren, Bakterien, Parasiten) oder Intoxikationen (Bakterientoxine, Pilzgifte u.a.) verursacht sind. Die wichtigsten Krankheitserreger bzw. -gruppen sind:
- *Salmonellen:* Typhus abdominalis, Paratyphus, Salmonellengastroenteritis;
- *Virusenteritiden:* durch Echoviren, Rotaviren u.a.;
- *Staphylokokkenenteritis:* Nahrungsmittelvergiftung durch das Enterotoxin des Staphylokokkus;
- *Botulismus:* Intoxikation durch Speisen, in denen sich Botulinusbazillen vermehrt und Toxin gebildet haben.

Krankheitszeichen und Pflegeprobleme

- Durchfall (als Hauptsymptom), breiige bis wässerige Entleerungen;
- Übelkeit, Erbrechen;
- Zeichen des Wasser- und Salzverlustes: Adynamie, in Falten abhebbare Haut, Wadenkrämpfe, reduzierter Allgemeinzustand, metabolische Alkalose (wenn das Erbrechen im Vordergrund ist) oder Azidose (bei starken Durchfällen);

- Blutdruckabfall, Tachykardie infolge Hypovolämie mit Übergang in Kreislaufschock.

Pflege- und Behandlungsplan

Korrektur des Wasser- und Elektrolythaushaltes:
- Ausreichend Flüssigkeitszufuhr per os: Tee, Schleim, Bouillon mit Kochsalzzusatz.
- In schweren Fällen Dauertropfinfusionen zur Substitution (Elektrolyt- und Glukoselösungen mit Kaliumzusatz).

Schonung des Darmes:
- Nahrungskarenz 1–3 Tage (Nulldiät, parenterale Ernährung) dann Tee, Schleim.
- Langsamer Aufbau der Nahrung: püriert, leicht verdaulich, gut verträglich. Portionen und Zusammenstellung individuell angepaßt, evtl. Apfeldiät (frisch geriebene Äpfel).
- Lokale Wärmeanwendung, Bettruhe, psychische Stützung.

Verhüten von Komplikationen:
- Kontrolle der Vitalzeichen, Aussehen, Bewußtseinszustand.
- Mundpflege: regelmäßig spülen mit Hextril- oder Hibitanelösung.
- Dekubitus- und Pneumonieprophylaxe.
- Intimtoilette mit einer milden Desinfektionslösung.

Infektionsbekämpfung:
- Chemotherapie je nach Erreger.
- Magenspülung in der Frühphase der Intoxikationen.

Umgebungshygiene:
- Schutzkittel und Handschuhe tragen.
- Ausscheidungen nach Vorschrift desinfizieren; dazu sowie für alle allgemeingültigen Maßnahmen der laufenden und der Schlußdesinfektion s. S. 297 ff.
- Bei Botulismusinfektionen besteht gesetzliche Meldepflicht.

32.4.10. Appendizitis, Appendektomie

Die Entzündung des Wurmfortsatzes ist die häufigste chirurgisch zu behandelnde Abdominalerkrankung. Die Diagnosestellung ist oft schwierig, da die Krankheit sehr unterschiedlich verlaufen kann und differenzialdiagnostisch u. U. schwer abgrenzbar ist (z. B. gegen Adnexitis, Uretersteine, Enteritiden).
Typische Symptome sind:
- Beginn mit akutem Schmerz in der Magen- oder Nabelgegend, der nach wenigen Stunden in den Unterbauch wandert;

- Appetitverlust, Übelkeit, Brechreiz, evtl. Erbrechen;
- belegte, trockene Zunge, Tachykardie;
- Temperatur nur mäßig erhöht (rektal um 0,5 °C höher als axillär);
- Leukozytose;
- bei der Untersuchung wird der typische Druck- und Entspannungsschmerz am McBurney-Punkt (in der Mitte zwischen Nabel und der Spina iliaca) festgestellt.

Eine sofortige Operation ist notwendig, da schon früh eine Perforation mit Abkapselung (appendizitischer Abszeß) oder diffuser Peritonitis auftreten kann.

Appendektomie

Chirurgische Entfernung des Wurmfortsatzes zu einem Zeitpunkt, da die Kolonwand noch unbeschädigt ist. Es handelt sich dann um einen kleinen, risikolosen Eingriff.

Pflege- und Behandlungsplan

Präoperative Maßnahmen: Sie werden meist notfallmäßig auf der Aufnahmestation oder im Vorbereitungsraum des Operationssaales vorgenommen: Rasur und Desinfektion des Operationsgebietes.

Postoperative Maßnahmen:
- Frühmobilisation.
- Infusionen und Tee bis zum Einsetzen der Darmtätigkeit, dann Schleim, Brei, ab 2.–3. Tag leichte Kost. Klistier am 2. Tag.
- Drains: Redon-Drain am 1. Tag entfernen, eventuellen Wunddrain ab 3.–4. Tag kürzen.
- Fäden am 7. Tag entfernen, meist durch den Hausarzt, da der Patient am 4.–6. Tag entlassen wird.

Zeigt es sich intraoperativ, daß bereits *Komplikationen* eingetreten sind, stellen sich die Probleme der Peritonitis (S. 710) und der septischen Wunde (S. 384 f.).

32.4.11. Morbus Crohn

Enteritis regionalis, Ileitis terminalis, Enterocolitis granulomatosis – viele Namen für die gleiche Krankheit, die verschiedene Abschnitte des Magen-Darm-Traktes gleichzeitig befallen, aber auch scharf regional begrenzt auftreten kann. Der chronisch entzündliche Prozeß beginnt in der Submukosa, häufig zuerst in der Ileozäkalgegend. Es bilden sich innere und äußere Fisteln (→Abszesse). Die Ursache ist unbekannt.

Krankheitszeichen und Pflegeprobleme

- Diffuse Abdominalbeschwerden, evtl. kolikartig;
- Durchfälle, evtl. blutig-schleimig;
- Gewichtsverlust, Fieber;
- psychische und physische Erschöpfungszeichen (Probleme oft verdeckt).

Pflege- und Behandlungsplan

- *Bekämpfung der Entzündung,* wenn möglich konservativ, da auch nach radikaler chirurgischer Resektion Rezidive auftreten:
  • Salazopyrin 2–3 g täglich;
- *Schonung des Darmes, Anpassung der Lebensweise:*
  • schlackenarme, eiweiß- und kohlenhydratreiche Kost;
  • schlecht verträgliche Nahrungsmittel weglassen;
  • gesunde Lebensweise: alles, was zehrend ist – Streß, Hektik, Ärger – meiden, mehr Stille und Ruhe schaffen.
- *Psychohygiene* (S. 273).
- *Chirurgische Sanierung* ist nötig
  • bei Versagen einer konsequenten, konservativen Behandlung;
  • bei Auftreten von Komplikationen: Perforationen, Fisteln, Ileus, Blutung.
Je nach Ausmaß der Erkrankung wird eine *Teilresektion* des Darmes vorgenommen oder bei ausgedehntem Befall die *Proktokolektomie mit Ileostomie* (S. 702 ff.). *Rezidive* sind häufig, weshalb die Krankheit für viele Betroffene zum Lebensbegleiter wird, was große psychologische und diätetische Probleme schafft, die individuell gelöst werden müssen.
  - Zur *Psychologie des Langzeitpatienten* s. auch S. 871.

32.4.12. Colitis ulcerosa

Entzündung des Dickdarmes mit schubweisem Verlauf und Neigung zu maligner Entartung. Die Ursache ist ungeklärt, beeinflussend sind entzündlich-toxische, allergische und psychische Faktoren. Eventuell ist es eine Autoimmunkrankheit. Die ulzerierende Entzündung kann das ganze Kolon betreffen oder als gutartigere Form nur den distalen Teil = *Proktokolitis.*

Krankheitszeichen mit akutem oder schleichendem Beginn:

- blutig-schleimige Durchfälle, bis 10–20 Stuhlentleerungen/24 Std.;
- Gewichtsverlust (Fieber);
- schlechter Allgemeinzustand;
- psychosoziale Probleme (evtl. verdeckt).
Verlauf chronisch, *Komplikationen* sind häufig:
- Exsikkose, Anämie;
- Eiweiß-Vitamin-Mangel-Syndrom;
- Infektanfälligkeit, Gelenkaffektionen;
- Perforation, Blutung;
- maligne Entartung.

Pflege- und Behandlungsplan

Ziel ist es, den Darm zu entlasten, den Ernährungs- und Kräftehaushalt zu unterstützen und die Entzündung zu beheben.
- *Im akuten Schub* ohne Komplikationen:
  • parenterale Ernährung, dann schlackenfreie (Formeldiät, Astronautenkost), später schlackenarme, aber vollwertige Kost;
  • medikamentös: Salazosulfapyridin, Antibiotika, Kortikosteroide, insbesondere als Klistiere; evtl. Bluttransfusionen.
- *Im freien Intervall:*
  • Salazopyrin- und 5-Amino-Salizylsäure als Dauertherapie;
  • Sedativa oder Psychopharmaka;
  • Psychohygiene (S. 273), u. U. Psychotherapie (S. 525).
- *Chirurgische Therapie:*
  • bei Komplikationen (Blutung, Perforation, maligne Entartung);
  • bei Therapieresistenz (bleibend schlechter Allgemeinzustand, häufige Rezidive)
als *Proktokolektomie* mit Ileostomie (S. 702). Dadurch ist eine Heilung des Grundleidens möglich. Der Patient wird nun aber mit den Problemen der Ileostomie konfrontiert, die er zu bewältigen hat (S. 704 ff.).

32.4.13. Darmtumoren

Gutartige Tumoren

Im Dünndarm sind es Adenome, Lipome, Myome, Hämangiome. Im Dickdarm sind die meisten gutartigen Tumoren Adenome und werden unter dem Sammelnamen *Polypen* zusammengefaßt. Sie sind gestielt oder mit breiter Basis aufsitzend. Die generalisierte *Polyposis* ist familiär und neigt zu maligner Entartung.

Bösartige Tumoren

Das Rektokolonkarzinom* ist neben dem Bronchuskarzinom der häufigste bösartige Tumor. 60% liegen im Anusbereich, 17% im Sigma, der Rest verteilt sich auf das ganze Rektum. Die Metastasierung geschieht meist in die lokalen Lymphknoten, dann in Leber, Skelett, Lunge.

Krankheitszeichen und Pflegeprobleme

Sie sind von der Lage des Tumors abhängig. Bei *rechtsseitigem Sitz* treten sie spät auf, da der Kot noch nicht eingedickt ist und das Hindernis deshalb leichter passiert. Erste Anzeichen sind:
- Anämie mit entsprechenden Allgemeinsymptomen,
- Flatulenz, Krämpfe,
- Gewichtsabnahme,
- Bauchschmerzen,
- okkultes Blut erst im Spätstadium.

Bei *linksseitigem Sitz* setzt die Passagebehinderung früh ein:
- Zunahme des Bauchumfangs,
- Obstipation oder Diarrhö,
- Blut- und Schleimabgang,
- allmählich zunehmende Ileuszeichen,
- Anämie, Gewichtsverlust.

Pflege- und Behandlungsplan

Nach Vorbereitung des Patienten (Hebung und Unterstützung des Allgemeinzustandes) und Kolonreinigung wird der tumortragende Darmteil reseziert. Operationsmethoden, prä- und postoperative Maßnahmen s. S. 701 ff.
Die Prognose ist abhängig vom Ausbreitungsgrad und einer evtl. eingetretenen Metastasierung.

32.4.14. Darmverschluß (Ileus)

Ileus = kompletter oder inkompletter Stopp der Darmpassage infolge eines mechanischen Hindernisses oder funktioneller Störung der Peristaltik (Paralyse des Darmes).

Mechanischer Ileus

Ursachen

- *Okklusionsileus* = Darmverschluß ohne Beteiligung der Mesenterialgefäße. Er entsteht

durch Verwachsungen (Bridenileus), Hernien, Tumoren, Strikturen, Fremdkörper u. a.
- *Strangulationsileus* = Darmverschluß mit gleichzeitiger Abschnürung der Mesenterialgefäße, wodurch die Blutversorgung gestört wird. Es besteht somit neben der Passagebehinderung eine Gewebsernährungsstörung.

Krankheitszeichen und Pflegeprobleme

Sie sind sehr unterschiedlich je nach Intensität, Lokalisation und Dauer des Darmverschlusses. Allgemein gilt, daß die *Strangulation* früh, die *Okklusion* dagegen spät zu Ileuserscheinungen führt.
Auch die *Verschlußhöhe* spielt eine Rolle: je höher der Verschluß, um so rascher verschlechtert sich das Zustandsbild; je tiefer der Verschluß, um so langsamer treten Symptome auf.
- Die Stuhl- und Windverhaltung ist immer ein „zu spät" auftretendes, sicheres Ileuszeichen.
- Der Schmerz nimmt allmählich zu oder setzt plötzlich als Kolik mit lokalisierbarem Dauerschmerz ein.
- Zeichen der Ileuskrankheit: Aufstoßen, Erbrechen, Verschlechterung des Allgemeinzustandes, Temperatur- und Pulsanstieg, Oligurie;
- lokalisierbarer Meteorismus, reflektorische Abwehrspannung des Abdomens;
- Hyper- und Widerstandsperistaltik, die hörbar ist (durch Pressen versucht der Darm das Hindernis zu überwinden). Die Peristaltik läßt allmählich nach, um schließlich endgültig zu sistieren (→ paralytischer Ileus).
- Im Serum: Hämatokrit-, Blutzucker- und Harnstoffanstieg, Kaliumabfall und Azidose. Bei Strangulation steigen die Leukozyten an.
- Röntgenologisch geben Lokalisation und Anordnung der überblähten Darmschlingen mit den Gasflüssigkeitsspiegeln Aufschluß über die Verschlußhöhe.

Pflege- und Behandlungsplan

- *Rascher Ausgleich von Flüssigkeits-, Elektrolyt- und Säure-Basen-Gleichgewicht* und Operationsvorbereitung.
  • Information und Zuwendung als Vorspann und Begleitung aller therapeutischen Maßnahmen;
  • Dauertropfinfusion durch zentrale Leitung (Flüssigkeits-, Elektrolyt-, insbesondere Kaliumersatz);
  • Magensonde, Dünndarmsonde: Absaugen des gestauten Darminhaltes;

---

* Gilt nur für die USA und Europa, wegen ballastarmer, konzentrierter Nahrung und Bewegungsmangel.

- Spasmolytika (sobald die Diagnose gestellt ist), z. B. Novalgin, Buscopan i. v.;
- Einlegen eines Blasenkatheters → Ausscheidung kontrollieren;
- u. U. Volumenersatz (Plasma oder Humanalbumin).
- *Raschmögliche Behebung des Hindernisses* (Bridendurchtrennung, Lösung von Einklemmungen, Beseitigung des Kompressionsauslösers Darmresektion bei geschädigtem Darm). Bei Dickdarmileus ist häufig ein *dreizeitiges Vorgehen* notwendig: Kolostomie proximal des Verschlusses mit Transversostomie (S. 702). Der erkrankte Darmteil wird erst 2–6 Wochen später reseziert = Zweiteingriff (Teilresektion S. 702). Die dabei belassene Kolostomie wird etwa drei Monate später verschlossen.
- *Postoperative Maßnahmen* s. S. 703 f.

Paralytischer Ileus

Ursachen

Sie sind reflektorischer, toxischer, vaskulärer oder myogener Art.
- *Reflektorische* Ursachen sind Gallen- und Nierenkoliken, Pankreatitis, akute Bauchtraumen, häufig auch ein Myokardinfarkt.
- *Toxische* Ursachen sind u. a. Peritonitis, Urämie, Azidose, Morphinvergiftung.
- *Myogene* Ursachen sind Folge von Hypokaliämie, Hypoproteinämie, Avitaminose.
- *Vaskuläre* Ursachen sind Pfortaderstauung, kardiale Stauung, lokale Mangeldurchblutung infolge Mesenterialinfarkts oder -thrombose.

Krankheitszeichen und Pflegeprobleme

- Meteorismus im Bereich des ganzen Darmes;
- Stille über dem Abdomen = fehlende Darmgeräusche;
- aufgetriebene, vorerst weiche Bauchdecken, die bei einsetzender Peritonitis hart und gespannt werden;
- Schockzeichen,
- trockene Zunge,
- anhaltender Singultus,
- Überlauferbrechen.

Pflege- und Behandlungsplan

Beseitigung der Ursache:
- bei Peritonitis: Laparatomie, Drainage und Spülung der Bauchhöhle, lokale und allgemeine Chemotherapie (s. auch S. 710);

- bei reflektorischer toxischer Paralyse richten sich die Maßnahmen nach der Ursache.

Anregung der Peristaltik:
- durch Rheomacrodex-Infusionen (Dextran 40), intravenöse Verabreichung von Kaliumlaktat in Infusion, Dihydergot und hypertoner Kochsalzlösung, Prostigmin, Bepanthen im Wechsel.
- Einlegen eines Darmrohres, evtl. Wärmeanwendungen.

Entlastung des Darmes:
- Dauerabsaugung mittels Dünndarmsonde (Dennis-Sonde, Miller-Abbot-Sonde).
- Anlegen einer Darmfistel, wenn sich der Zustand nicht bessert oder infolge Volumenverschiebung und Zwerchfellhochstand ein lebensbedrohlicher Schock eintritt.

Verhütung von Komplikationen, Hilfe zur Krankheitsbewältigung:
- Vitalzeichen-, Bewußtseinszustands-, Venendruck- und Flüssigkeitskontrolle, um einen hypovolämischen oder septischen Schock rasch zu erfassen.
- Bettruhe, angepaßte Körperpflege, Mundpflege, allgemeine Prophylaxe, insbesondere
- Pneumonieprophylaxe (Atemtherapie, Inhalieren), wenn infolge Zwerchfellhochstandes die Atmung ungenügend ist, was rasch zu Atelektase und Pneumonie führen kann.
- Begleitung des Patienten und seelische Stützung, da die Kräfte rasch erschöpft sind, wenn sie nicht gestärkt werden: Zuwendung, sorgfältige Durchführung aller notwendigen Verrichtungen.

32.4.15. Darmoperationen

Operationsmethoden

Die Wahl des Eingriffs wird vom Ausmaß und der Lokalisation der Erkrankung bestimmt. Meist handelt es sich um Operationen im Bereich des Dickdarmes, seltener um eine

- *Dünndarmresektion.* Häufigste Indikation sind blutende gutartige oder bösartige Tumoren. Der erkrankte Dünndarmabschnitt wird im Gesunden reseziert und End-zu-End anastomosiert.
- Die *Dickdarmresektion* wird als Teil- oder Totalresektion am häufigsten bei bösartigen Tumoren, Colitis ulcerosa, Morbus Crohn, Divertikulitis, familiärer Polyposis oder bei Folgezuständen – wie bei Ileus – vorgenommen.
- *Umgehungs-* bzw. *Entlastungsoperationen* sind die
  - *Ileotransversostomie* = Seit-zu-Seit-Anastomose von Ileum und Colon transversum zur Umgehung

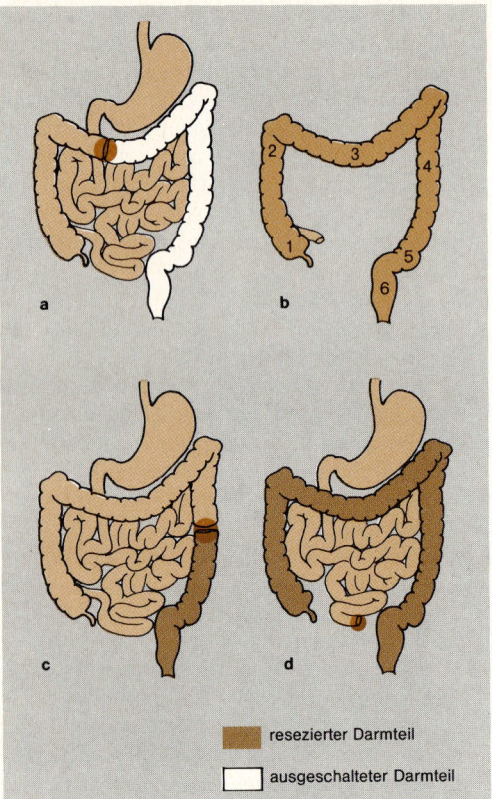

resezierter Darmteil

ausgeschalteter Darmteil

Abb. 32.**5 a–d**   Darmoperationen. **a** Transversostomie. **b** Teilresektionen, 1–6 s. Text. **c** Rektumamputation mit terminaler Sigmoidostomie. **d** Ileostomie nach Kolektomie (s. auch Abb. 32.**7**).

des rechten Hemikolons bei inoperablem Karzinom des Zäkums, des Colon ascendens oder bei Ileus.

- *Transversostomie* (Abb. 32.**5 a**). Das Colon transversum wird im Bereich des linken bzw. rechten Oberbauches vorgelagert und primär oder sekundär eröffnet, damit der Stuhl vorübergehend nach außen abgeleitet werden kann = künstlich angelegter After oder *Anus praeter naturalis*. Es handelt sich dabei um einen vorbereitenden Entlastungseingriff bei Dickdarmileus oder um eine Ruhigstellung und Entlastung von gefährdeten Anastomosen bzw. Nähten des Darmes, z. B. bei Rektumresektion. Dieser Anus praeter wird auch *doppelläufiger* und *temporärer* Dickdarmausgang genannt. Er wird verschlossen, sobald der Zustand, welcher zur Anlage des künstlichen Anus geführt hat, behoben ist, oder wenn die distal liegende Anastomose sicher geheilt ist. Der Verschluß geschieht nach ca. 3 Monaten.
- Die *Zäkostomie* ist eine weitere, eher selten ausgeführte Entlastungsoperation = Blinddarmfistel.

- *Teilresektionen* (Abb. 32.**5 b**) als
  - *ileozäkale Resektion* (1): Resektion des erkrankten Ileozäkalabschnittes;
  - *Hemikolektomie rechts* (2): Resektion der rechten Kolonhälfte (Zäkum, Colon ascendens mit Hälfte Transversum) und End-zu-End-Ileotransversostomie;
  - *Transversumresektion* (3): Resektion eines Darmstückes im Transversumbereich;
  - *Hemikolektomie links* (4): Resektion der linken Kolonhälfte bis zum Sigmoid;
  - *Sigmaresektion* (5): Entfernung des erkrankten Sigmateils;
  - *Rektumresektion* (6): Entfernung des Rektums *mit* Erhaltung des Schließmuskels ist möglich, wenn das Karzinom höher als 5–7 cm vom Anus entfernt sitzt.
- *Rektumamputation* mit Sphinkterverlust und gleichzeitiger Anlage einer *terminalen Sigmoidostomie* (Abb. 32.**5 c**) = *endständiger definitiver Anus praeter* ist notwendig, wenn das Karzinom tiefer als 5–7 cm ab Anus liegt. Die Operation wird abdominoperineal vorgenommen. Der Patient hat postoperativ eine Laparotomie- und eine perineale (sakrale) Wunde.
- *Kolektomie/Proktokolektomie.* Totalresektion des Dickdarmes und Anlage einer *Ileostomie* im rechten oder linken Unterbauch (Abb. 32.**5 d**). Dieser große Eingriff kann notwendig werden zur Behandlung einer ausgebreiteten Colitis ulcerosa, bei Morbus Crohn oder einer familiären Polyposis. Die *konventionelle Ileostomie* (Herausleiten des terminalen Ileums) kann später in die sog.
- *kontinente Ileostomie* umgewandelt werden. Dabei werden 40–50 cm des terminalen Ileumabschnittes proximal des Stomas gefaltet und in Form einer Tasche anastomosiert = intraabdominelles Reservoir (nach Kock). Der abführende Schenkel wird mit einem Ventilmechanismus versehen, der eine Kontinenz des Stomas ermöglicht. Beim *Park-Reservoir* = Reservoir, das an das Rektum anastomosiert wird, bleibt der Schließmuskel erhalten. Das Stuhlreservoir kann vom Patienten selber mittels Darmrohr entleert werden.
  Der Stomabeutel erübrigt sich.
- *Kontinente Kolostomie.* Durch die Implantation eines magnetischen Verschlußsystems, bestehend aus magnetischem Ring und einem dazugehörigen magnetischen Deckel, kann heute auch eine kontinente Kolostomie erreicht werden. Ein eingearbeitetes Kohlefilter ermöglicht ein ständiges geruch- und geräuschloses Austreten von Darmgasen. Dieses System eignet sich nicht für alle Patienten (Konstitution und Körperform sind wichtig).

Operationsvorbereitung

Neben den allgemeingültigen präoperativen Maßnahmen geht es in erster Linie um die *Entleerung, Reinigung und Sterilisierung des Darmes*.

Dieses Ziel wird in 3–4 Tagen erreicht und betrifft die

- *Ernährung.* Während 2–3 Tagen schlackenarm (Eier, Zwieback, Suppe, Joghurt). Am Tag vor der Operation nur noch flüssig (Bouillon, Tee mit Zucker).
- *Darmreinigung.* 2 Tage vor der Operation Beginn mit Einläufen, 2mal täglich, z.B. 100 ml isotonische Kochsalzlösung mit 2–3 darin aufgelösten Dulcolax-Suppositorien oder Klyx-Magnum-N-Lösung. Letzter Einlauf am Vorabend der Operation. Gleichzeitig mit den Einläufen Laxantien per os (2mal täglich 1 Glas Magnesiumsulfatlösung = 1 Beutel Salax und 2 Drg. Cascara oder X-Prep). Seltener wird eine sog. Kurzkolonvorbereitung durch eine orthograde Spülung (S.218 f.) am Vortag der Operation vorgenommen.
- *Darmsterilisation.* Sie kann u.U. auch weggelassen werden (die Darmreinigung nie!). Eine vollkommene Sterilität des Darmes ist ohnehin nicht möglich. Wo erwünscht, kann das Ziel z.B. mittels Neomycin, kombiniert mit einem Sulfonamid, erreicht werden (z.B. 1 g Neomycin und 1,5 g Sulfathalidin in 3stündigen Abständen 8mal vor der Operation).

Eine vorgesehene *Ileostomie* bzw. *Kolostomie* muß durch den Arzt und/oder eine erfahrene Stomatherapeutin mit dem Patienten besprochen werden. Inhalt und Ziel der *vorbereitenden Stomatherapie* sind:

- seelische und körperliche Bereitschaft für die Operation;
- Einsicht und Verständnis für die Notwendigkeit des Eingriffs und zu erwartende Einschränkungen in beruflichen, gesellschaftlichen und sexuellen Belangen;
- Herstellen von Kontakten mit anderen Stomaträgern;
- optimale Wahl der Position des Stomas: Sie ist ideal, wenn sie sich an einer vom Patienten gut überblickbaren Stelle befindet (speziell bei jüngeren Patienten müssen neben Körperform auch Kleidergewohnheiten berücksichtigt werden).

Postoperative Pflegeplanung

- *Überwachung der vitalen Funktionen.* Darmoperationen sind große Eingriffe, weshalb die Überwachung in den ersten 24–48 Stunden sehr wichtig ist. Wenn möglich, bleibt der Patient so lange auf der Überwachungsstation.

- *Entlastung des Darmes und der Darmnähte:*
  - Parenterale Ernährung über 4–6 Tage. Im Dünndarm gilt die Naht ab 7. Tag, im Dickdarm ab 9. Tag als ganz verheilt, danach richtet sich der langsame Aufbau der Ernährung.
    In diesen ersten Tagen bekommt der Patient ca. 3000 ml Mischinfusion/24 Std. mit Vitaminzusätzen oder eine spezielle Nährlösung (S.408 f.).
  - Verluste durch Magensonde, Drainagen u.a. müssen ersetzt werden. Flüssigkeitsbilanz und Elektrolytbestimmungen ermöglichen die Errechnung des Verlustersatzes.
  - Grundsätzlich ist so lange Infusionsbehandlung nötig, bis die
- *Darmtätigkeit funktioniert. Angepaßte Ernährung:* Normalerweise darf ab 3. Tag löffelweise Tee gegeben werden. Ab 4.–5. Tag kann der Patient trinken, soviel er mag. Dann Beginn mit Schleim, Brei, Zwieback. Bei komplikationslosem Verlauf ab 6. Tag normale, gut verträgliche Kost. Ein Tag vor Beginn der oralen Ernährung muß für weichen Stuhl gesorgt werden (z.B. 3mal 1 Eßl. Paraffinöl/Tag).
- *Unterstützung der Blasenentleerung.* Bei Rektumamputation wird immer ein Blasenkatheter eingelegt – sonst je nach Situation – und während 4–6 Tagen belassen. Vor der Entfernung ist Blasentraining (S.198) notwendig. Flüssigkeitsbilanz bis zum normalen Funktionieren der Blase.
- *Verhütung von Komplikationen:*
  - Thromboembolieprophylaxe durch Frühmobilisation, Antithrombosestrümpfe, Antikoagulation mit Heparin;
  - sorgfältige Körper- und Mundpflege;
  - Pneumonieprophylaxe: Aushusten, Atemtherapie, Inhalieren. Intensität je nach Zustand und Alter des Patienten.
- *Sauberhalten und Trockenhalten des Wundgebietes:*
  - *Abdominalwunde* täglich verbinden. Zum Aufstehen Tubigrip-Binde straff um das Abdomen legen. Redon-Drains werden am 1.–2. Tag entfernt, die Nähte am 10. Tag. Intraperitoneal liegende Drains werden ab 2. Tag gekürzt, am 3. Tag entfernt. Die bei einer Rektumresektion eingelegte Saug-Spül-Drainage liegt neben der Anastomose und wird separat zu den Bauchdecken herausgeleitet. Sie wird 8–10 Tage belassen.
  - *Perineale Wunde* (bei Rektumamputation). Sie kann offen oder verschlossen sein, ist

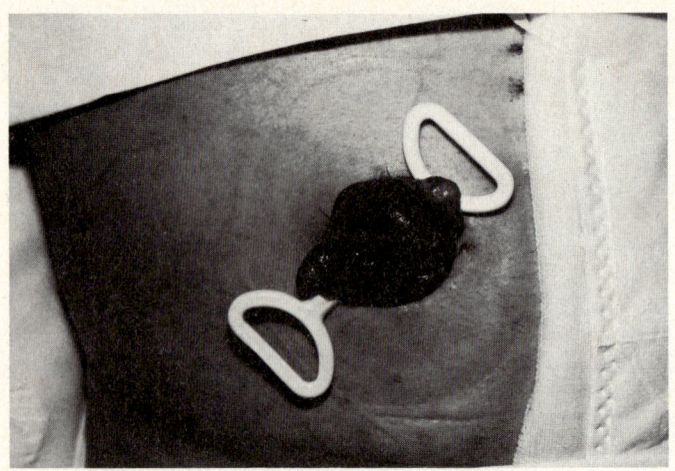

Abb. 32.**6**   Kunststoffbrücke bei doppelläufigem Anus praeter.

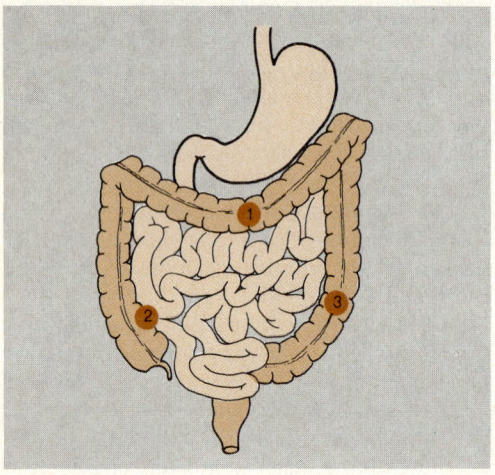

Abb. 32.**7**   Anus praeter. 1 Transversostomie, 2 Ileostomie, 3 Kolostomie.

steril verbunden oder mit Gazen tamponiert. Der Verband wird nach Bedarf gewechselt, die offene Wunde täglich gespült (isotonische Kochsalzlösung, antibiotische Lösungen). Eingelegte Drainagen müssen so liegen, daß ein freier Abfluß der Wundsekrete gewährleistet ist. Das Einbetten eines Gummiringes hilft zur Druckentlastung im Wundgebiet. Kamillosan-Sitzbäder unterstützen die Heilung und helfen zur Sauberhaltung des Wundgebietes.

• *Eröffnung des Anus praeter bei Transversostomie.* War ein Ileus Ursache der Operation, wird der Anus praeter unmittelbar nach dem Eingriff eröffnet; im anderen Fall geschieht die Eröffnung nach 24–48 Stunden auf der Station (mit Elektrokoagulator oder Schere und Klinge). Die unter der Darmschlinge liegende Brücke (Gummi oder Plastik) bleibt ca. 10 Tage liegen. Abb. 32.**6** zeigt eine Plastikbrücke.

• *Anspülen* des Anus praeter 48 Stunden nach der Operation. Durch ein weiches Darmrohr 100 ml lauwarme Kamillosanlösung sorgfältig nach distal und nach proximal instillieren.

– *Schonende und therapeutische Stomaversorgung.* Es handelt sich dabei um eine Pflege, die Sicherheit und Routine verlangt, weshalb sie in einem gesonderten Abschnitt besprochen werden. Bis zur Fädenentfernung werden in der Regel sterilisierte Materialien verwendet.

32.4.16. Anus praeter naturalis

Anus praeter naturalis = künstlich angelegter After oder *Stoma* = Darmausgang (Abb. 32.7). Je nach Lage sprechen wir von *Kolostomie* = künstlicher Dickdarmausgang oder *Ileostomie* = künstlicher Dünndarmausgang.

Funktion der Kolostomie. Die Form des Stuhls, der sich entleert, ist abhängig von der Lage des Anus praeter. Je weiter vom After entfernt, um so dünnflüssiger ist der Stuhl, d. h. normaler Stuhl bei *linksseitiger* und eher flüssiger Stuhl bei *rechtsseitiger* Kolostomie. In den ersten Monaten entleert sich der Darm 5- bis 6mal täglich. Bei regelmäßiger Lebensweise und Mahlzeiteneinnahme reguliert sich die Darmtätigkeit.

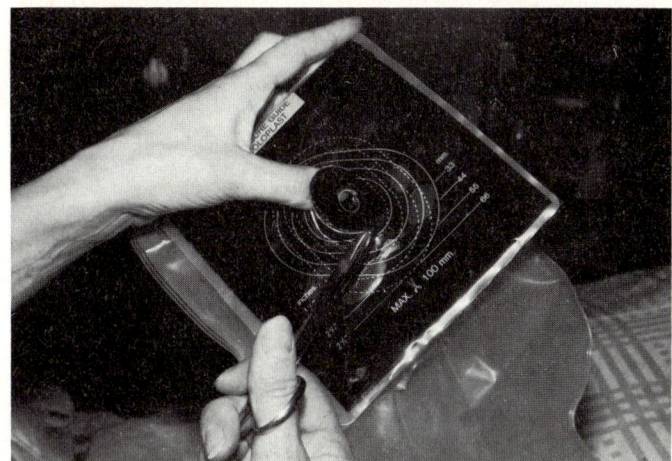

Abb. 32.**8**   Zuschneiden der Hautschutzplatte.

Funktion der Ileostomie. Aus der relativ engen Öffnung entleert sich zu Beginn anhaltend wässeriger Dünndarminhalt. Die Darmsekrete sind aggressiv und gefährden die Haut um das Stoma. Später erfolgen die Entleerungen schubweise alle 30–60 Minuten (individuell verschieden). Die Hautpflege ist ganz besonders wichtig. Bei der kontinenten Ileostomie (Kock-Reservoir) sammelt sich der Stuhl in der Tasche und muß mittels Katheter 3- bis 4mal täglich entleert werden. In vielen Fällen erübrigt sich das Tragen eines Auffangbeutels, und es genügt der Schutz mit Pflaster oder spezieller Kappe.

Stomaversorgung

Ileostomie. Unmittelbar nach der Operation wird das Stoma mit *Hautschutz* und *Ileostomiebeutel* (Ausstreif- oder drainabler Beutel) versorgt. Der Darm entleert sich sehr schnell, schon innerhalb kurzer Zeit kann die Haut geschädigt sein. Die Ileostomie wird auch im späteren Verlauf mit *Karaya* (asiatisches Baumharz) oder *Adhäsivverband* (es gibt davon verschiedene, z. B. der Stomahäsive-Verband) versorgt.

Kolostomie. Die erste Stuhlentleerung erfolgt erst nach 2–3 Tagen. Der drainable Beutel kann bei normaler Stuhlkonsistenz durch einen geschlossenen *Klebebeutel* ersetzt werden. Bei stabiler Haut ist kein besonderer Hautschutz notwendig. Treten Hautprobleme auf, eignet sich das *Druckknopfsystem* (s. unten).

Stomasysteme und -hilfsmittel

Stomabeutel. Die Auswahl ist heute sehr groß. Sie sollen geruchfest, dicht, hautschonend, anschmiegsam, knisterarm sein. Die *Beutelöffnung* ist exakt der jeweiligen Stomagröße anzupassen (Abb. 32.**8**), und zwar so, daß der Klebering des Beutels der Schleimhautgrenze eng anliegt. Das heutige Beutelangebot umfaßt (Abb. 32. **9 a–c**):

– *geschlossene Beutel,*
– *geschlossene Beutel* mit *Karayaring;*
– *Beutel mit Druckknopfsystem,* bestehend aus Basisplatte (Adhäsivverband) und Beutel mit Rastring (Anwendung bei Hautproblemen). Die Basisplatte bleibt mehrere Tage um das Stoma, der Beutel kann nach Bedarf gewechselt werden (Abb. 32.**9 a** u. 32.**10**);
– *Ausstreifbeutel* ohne Hautschutz oder Beutel mit Karayaring bzw. Adhäsivplatte. Ein unten angebrachter Klemmverschluß ermöglicht das Entleeren nach Bedarf, ohne daß der Beutel entfernt werden muß (Abb. 32.**9 b**).

Die *Wahl* des Beutelsystems richtet sich nach
– der Hautbeschaffenheit,
– den persönlichen Wünschen und Bedürfnissen.

Oft müssen *verschiedene Beutel ausprobiert werden, bis der richtige gefunden ist.* Das Anlegen muß eingeübt werden (Abb. 32.**10**).

Hilfsmittel, die das Sicherheitsgefühl betreffs Versorgungssystem unterstützen sind:
– Gürtel zum Fixieren;
– Beuteldreß, um den Beutel zu bekleiden, der Patient schwitzt dann nicht unter dem Beutel;
– desodorierende Sprays.

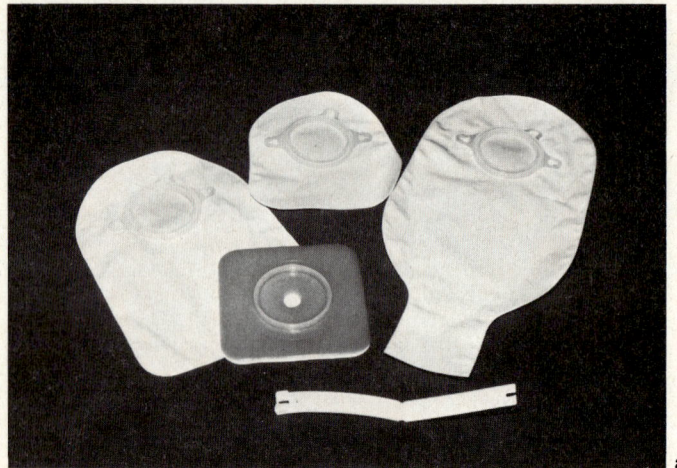

a

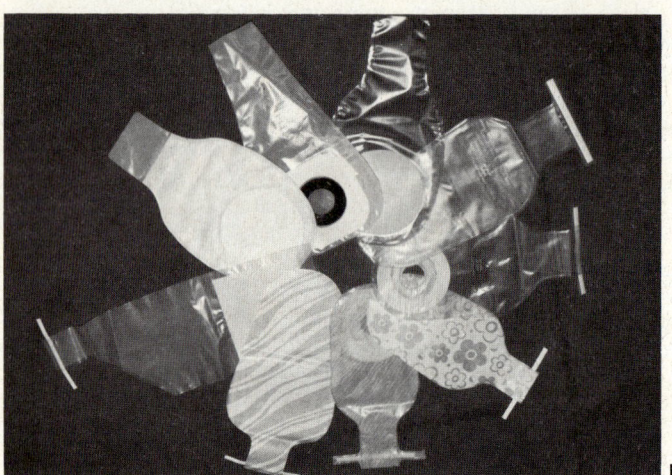

b

c

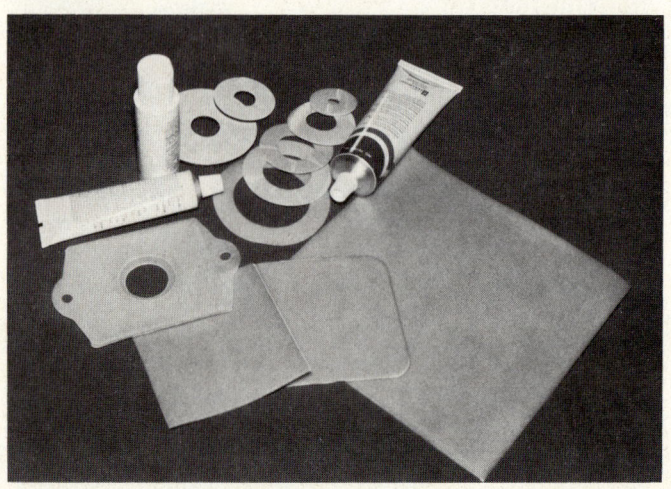

Abb. 32.**9 a–c**   Stomabeutel und
-hilfsmittel. **a** Beutelsortiment mit
Druckknopfsystem. **b** Verschiedene
Ileostomiebeutel. **c** Karayaringe,
Platten, Pasten u. a.

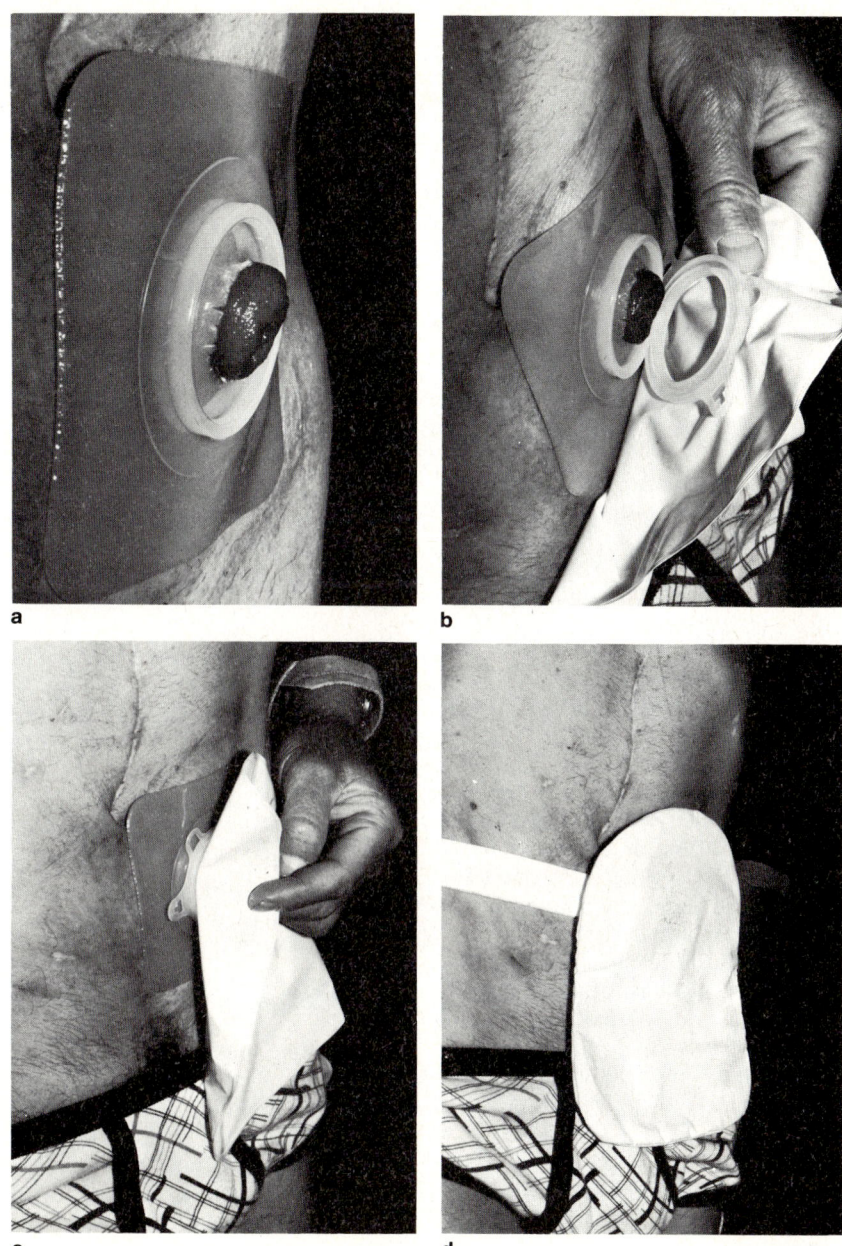

a

b

c

d

Abb. 32.**10 a–d**
Anlegen des Beu-
tels mit Druck-
knopfsystem.

Hautprobleme, Hautpflege

Alle Patienten können von *Hautirritationen* betroffen sein. In besonderem Ausmaß sind es aber
die Ileostomaträger, deren Stuhl dünnflüssig, en-
zymreich und daher aggressiv ist. Die hautschonenden *Karayaprodukte* und *Adhäsive* als Ring
bzw. Platte wirken prophylaktisch und heilend.

Pasten dichten die Versorgungssysteme ab
(Abb. 32.**9 c**).

Stomapflege

Der Patient wird in den ersten postoperativen
Tagen mit der Stomapflege vertraut gemacht. Er
soll bis zum Krankenhausaustritt sein Stoma

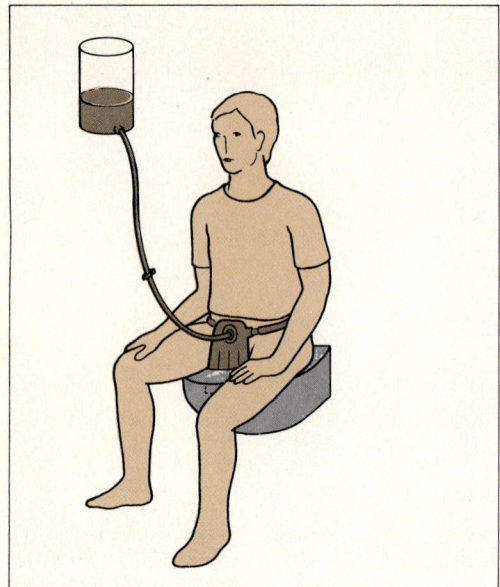

Abb. 32.**11**   Spülung der Kolostomie.

selbständig versorgen können. Aus diesem Grund muß die Pflege so einfach wie möglich sein. Im Prinzip geht es darum, die Haut sauber und trocken zu halten und sie möglichst wenig zu reizen. Ein Beutel, dessen Klebefläche undicht geworden ist, muß immer sofort, d.h. auch zwischenzeitlich, gewechselt werden; oft ist es aber möglich, daß sich ein regelmäßiger Wechsel einspielt. Im folgenden ist ein Basispflegeset beschrieben. Zusätzliche Salben, Tinkturen, Pasten sollen nur nach Rücksprache mit der Stomatherapeutin bzw. dem Arzt verwendet werden.

Basispflegeset:
- Kolostomie- oder Ileostomiebeutel,
- lauwarmes Wasser, milde Seife (z.B. Esemtan),
- Kleenex oder Tela,
- Vlies oder Baumwolläppchen,
- Wattestäbchen,
- mildes Hautpflegemittel (Dansac-Lotion),
- Abfallsack.

Vorgehen. Postoperativ wird die Stomapflege halbliegend vorgenommen. Später lernt der Patient die Versorgung im Stehen.
- Klebebeutel mit mildem Hautpflegemittel (z.B. Dansac-Lotion) wegnehmen.
- Stuhlreste mit Kleenex entfernen.
- Haut mit Wasser und Seife waschen.
- Rille rings um das Stoma mit Wattestäbchen säubern.

- Haut mit Dansac-Lotion pflegen.
- Fönen, damit die Haut ganz trocken ist.
- Beutel (Ring, Platte) von unten nach oben ankleben (Platten vorbereiten: zuschneiden, fönen, damit sie weich sind und sich besser anschmiegen).

Zu dünner Stuhl und zu häufige Stuhlentleerungen erschweren die Versorgung eines Ileostomas. Stuhleindickende Mittel wie Immodium sind neben diätetischen Maßnahmen eine große Hilfe.

Anus-praeter-Spülung

Eine einlaufähnliche Spülung führt zur vollständigen Darmentleerung, so daß anschließend während des ganzen Tages keine weitere Entleerungen zu erwarten sind. Der Patient kann eine einfache Stomakappe tragen und fühlt sich sicher. Die Spülung ist in der Ausführung sehr einfach, braucht aber viel Zeit.

Vorgehen (Abb. 32.**11**):
- Spezialsack für die Spülung (entleert sich direkt in die Toilette) aufkleben.
- Speziellen Plastiktrichter in das Stoma einführen.
- 500–1000 ml Wasser einlaufen lassen.
- Entleeren lassen (braucht 30–60 Minuten Zeit, Patient kann unterdessen seine Toilette besorgen).
- Verschließen des Stomas mit einer Kappe oder kleinem Beutel.

Wichtig ist, daß der Patient mit der Spülung vertraut ist. Einführung durch die Stomatherapeutin ist notwendig.

Richtige Ernährung

Eine spezielle Diät für Stomaträger gibt es nicht. Die Reaktionsweise des Organismus auf die verschiedenen Nahrungsmittel ist individuell. Es lassen sich daher nur Grundregeln aufstellen. Der Anus praeter ist keine Krankheit, weshalb der Betroffene die Eßgewohnheiten im allgemeinen nicht ändern, jedoch folgende Regeln beachten soll:
- Mahlzeiten in Ruhe einnehmen.
- Essenszeiten gleichmäßig über den Tag verteilen.
- Gut kauen.
- Unverträgliche Nahrungsmittel weglassen.

Rehabilitation

Die Ileo- bzw. Kolostomie schafft für den Betroffenen eine neue Lebenssituation. In Krankenhäusern, wo eine *Stomaberatungsstelle* besteht, bekommt der Patient von Anfang an fachgerechte Betreuung, Information und Instruktion. Er verläßt das Krankenhaus mit einem individuell angepaßten Pflegeset und mit der Sicherheit, daß er sich jederzeit an die Beratungsstelle wenden kann. Er wird zu regelmäßigen Kontrollen aufgeboten, erfährt unterstützende Hilfe in seinen Bemühungen um psychische, physische und soziale Wiedereingliederung.

In Krankenhäusern, denen keine Stomaberatungsstelle angeschlossen ist, haben die Pflegenden dafür zu sorgen, daß die Stomapflege so optimal wie möglich gewährleistet ist und der Patient die notwendigen Informationen bekommt (s. auch weiterführende Literatur).

Praktische Lebenshilfe bieten die ILCO-Gruppen und -kontaktstellen (ILCO = Ileostomie-Colostomie-Urostomie-Vereinigung). Stomaträger finden dort Menschen mit den gleichen Problemen und bekommen nützliche Informationen. Im folgenden einige wichtige Adressen:

- *Deutsche ILCO-Praxis,* Organ der Deutschen Ileostomie-Colostomie-Urostomie-Vereinigung. Herausgeber *Deutsche ILCO,* Kepserstr. 50, D-8050 Freising. Sie vermittelt auch Kontaktadressen für die ILCO-Landesverbände, ILCO-Gruppen, ILCO-Kontaktstellen.
- *Schweizerische Ileo-Colo- und Urostomievereinigung (ILCO), Kirschblütenweg 16, CH-4059 Basel.*

Stoma-Beratungsstellen gibt es in allen größeren Städten.

> **Beachte**
> Kein Stoma ist wie das andere, eine individuelle Versorgung ist notwendig.

32.4.17. Hämorrhoiden, Fissuren

Fissuren sind schlecht heilende, äußerst schmerzhafte Geschwüre im Analbereich.

Hämorrhoiden beruhen auf angeborener oder sekundärer Hyperplasie der hämorrhoidalen Gefäßgeflechte →*innere* oder *äußere* Hämorrhoiden.

Die *äußeren* Hämorrhoiden thrombosieren meist spontan und sind nur im akuten Entzündungsstadium von Bedeutung.

Die *inneren* Hämorrhoiden werden in 3 Stadien unterteilt.

- *1. Stadium:* Blutung ohne Schmerz (endoskopisch ist eine Schwellung sichtbar).
- *2. Stadium:* Die Knoten wölben sich beim Pressen vor, die Defäkation ist schmerzhaft.
- *3. Stadium:* Die Knoten vergrößern sich, es kommt zum Vorfall (Prolaps) beim Stehen und Gehen (also defäkationsunabhängig). Die Analschleimhaut ist entzündet. Der Patient klagt über heftige Schmerzen. Schleim- und Stuhlabgang sind häufig.

Pflege- und Behandlungsplan

Im 1. Stadium konservativ:
- Gute Analhygiene, weiches Toilettenpapier, Feuchttüchlein.
- Vermeiden von Obstipation durch regelmäßige Einnahme von Quellmittel (Weizenkleie), Pflanzenschleimpräparat (Metamucil).
- Suppositorien (Anusol, Scheriproct), Tampositorien B (dank ihrer Spezialform rutschen sie nicht in die Ampulle, sondern bleiben am Ort liegen) oder Salben (Posterisan).
- Nach der Darmentleerung: Bauchlage und kalte Kompressen auf den Anus, Anwendung von Proctospre durch den Patienten selber.

Im 2. Stadium:
- Ligatur.
- Verödungstherapie, Infrarotkoagulation oder Sphinkterdehnung (endoskopische Verfahren).

Im 3. Stadium:
- Operative Hämorrhoidektomie.
  Vorbereitung am Vortag:
  - Gut abführen – hoher Einlauf und Laxantien (75 ml X-Prep oder 3 Drg. Dulcolax).

  Nachbehandlung und Pflege:
  - Seiten- oder Bauchlage, bei Rückenlage Gummiring zur Hohllagerung.
  - Ruhigstellung und Sauberhaltung durch sorgfältige Analtoilette nach jeder Darmentleerung;
    warme Kamillensitzbäder, 2mal 20 Minuten täglich.
  - Für weichen Stuhl sorgen: 3mal täglich 1 Eßl. Agarol, dann so reduzieren, daß der Stuhl weich bleibt. Bei vorbestehender Obstipation ist regelmäßige Quellmitteleinnahme notwendig.
  - Wundversorgung mit Auflagen von Vaselin-Tüllverbänden.
  - Schmerzmittel in den ersten postoperativen Stunden, bei Bedarf vor Darmentleerung (die Analgegend ist sehr schmerzempfindlich).

32.4.18. Peritonitis

Die Peritonitis (Bauchfellentzündung) ist durch das Eindringen von Erregern (Staphylokokken, Streptokokken), chemisch-toxische oder enzymatische Noxen verursacht. Es handelt sich meist um eine sekundäre Erkrankung, die infolge Perforation eines Hohlorgans oder Insuffizienz einer chirurgischen Naht auftritt. Sie führt zu lokalen oder diffusen Entzündungserscheinungen. Schon im Frühstadium tritt ein *paralytischer Ileus* auf. Im weiteren Verlauf kann es zum *paralytischen (septischen) Schock* kommen als Folge der Überschwemmung des Blutes mit Endotoxinen der Erreger bei gleichzeitigem Volumenmangel.

Krankheitszeichen und Pflegeprobleme

- Schmerzen; bei der Perforationsperitonitis plötzlich heftig, sonst eher langsam zunehmender Dauerschmerz. Der Patient liegt still und flach im Bett.
- Zeichen des paralytischen Ileus: Bauchdeckenspannung und Meteorismus, Übelkeit, Singultus, Erbrechen, Fehlen der Darmgeräusche. Flache Atmung (infolge Zwerchfellhochstandes).
- Peritonealer Schock: Hypovolämie, Exsikkose, Tachykardie, Blutdruckabfall, kalter Schweiß, Oligurie, Verwirrungszustände, Kräftezerfall. Typische Komplikationen sind das toxische Nieren- und Leberversagen (Anurie, Ikterus).
- Fieber tritt erst später ein.

Pflege- und Behandlungsplan

Beheben der Ursache und Beseitigen des toxischen Bauchinhaltes durch
- chirurgischen Verschluß der Infektionsquelle.
- Absaugen und Austupfung der Bauchhöhle sowie Drainage am tiefsten Punkt derselben (Douglas-Raum mit postoperativer Douglas-Lagerung S. 103); u. U. wird eine bilaterale Drainage zur Gegenspülung oder Perfusion eingelegt.
- Einlegen einer Dünndarmsonde (Miller-Abbot- oder Dennis-Sonde) zur Leersaugung des Darmes.
Infektbekämpfung:
- Hohe Dosen Antibiotika (Breitband- oder Aminoglykoside-Antibiotika).
Beheben des Schockzustandes (septischer Schock):

- Antitoxische Wirkstoffe (Amikacin, Clindamycin, Doxycyclin).
- Kortison, Gammaglobuline.
- Volumenersatz: Infusionen, Transfusionen.
Überwachung und Unterstützung der vitalen Funktionen:
- Kontrolle von Vitalzeichen, ZVD, Bewußtseinszustand, Allgemeinzustand, Stimmungslage, Reaktionen.
- Ausscheidungen von Sonde, Drainagen, Blasenkatheter messen (zu Beginn stündlich). Die Resultate liegen mit dem ZVD-Verlauf der Berechnung der Substitution (Ersatztherapie) von Flüssigkeit, Elektrolyten und Eiweiß zugrunde.
- Sauerstoffzufuhr, Atemtherapie.
- Anregen der Darmtätigkeit (s. paralytischer Ileus, S. 701), Nahrungskarenz.
- Meist liegt der Patient auf der Intensivstation. Er ist schwerkrank und braucht Hilfeleistung in allen Aktivitäten, bis sich sein Zustand bessert.

Komplikationen und Prognose

- *Abszeßbildung* im Douglas-Raum, subphrenisch oder subhepatisch. Behandlung: Punktion und Drainage im Douglas-Raum bzw. durch einen Rippenbogenrandschnitt.
- *Adhäsionsileus* (Verwachsungen). Sie müssen operativ gelöst werden.
Die *Prognose* ist ernst, weil durch die großflächige Resorption (Oberfläche des Bauchfells ca. 2 m^2) große Mengen von Toxin in den Kreislauf gelangen.

32.4.19. Hernien/Hernienoperation

Unter einer Hernie versteht man eine Ausstülpung von Peritoneum durch eine schwache Stelle im Bauchraum. Diese Lücke kann angeboren oder erworben sein, z. B. entlang physiologischer Durchtrittstellen der A. femoralis, des Samenstranges oder der Speiseröhre (s. Hiatushernie S. 690). Außer der angeborenen Disposition wird die Bruchentstehung durch mehrere Faktoren gefördert: Bindegewebs- und Muskelschwäche, Adipositas, schwere Berufsarbeit, häufiges Husten, starke Abmagerung, starkes Pressen bei der Defäkation nach Operationen u. a.
Auf 100 Menschen kommen etwa 3–4 Bruchträger. Der Häufigkeit nach teilen sich die Brüche wie folgt ein:
- Leistenbrüche (Inguinalhernien) ca. 85%,

- Schenkelbrüche (Femoralhernien) ca. 8%,
- Nabelbrüche (Nabelhernien) ca. 3%.

Der Rest verteilt sich auf die übrigen Formen. Wir unterscheiden nach *Schweregrad* die einfache, reponible Hernie, die irreponible und die inkarzerierte Hernie; nach *Lokalisation* (Austrittsstelle), den Leistenbruch, die Femoralhernie, die Nabelhernie, die Hernien an der Linea alba sowie Narbenbrüche.

Einfache, reponible Hernie. Dazu gehören jene Hernien, die sich durch vorsichtigen Fingerdruck durch die Bruchpforte zurückschieben lassen. Bei der Entstehung oftmals ziehende oder bohrende Schmerzen an der Bruchpforte. Beim Husten, Pressen, Niesen usw. verstärken sich diese Schmerzen. Andere Bruchträger werden erst bei einer ärztlichen Untersuchung oder bei Komplikationen (Einklemmung der Hernie) auf ihr Leiden aufmerksam.

Irreponible Hernie. Bei dieser Hernie gelingt es nicht mehr, die Baucheingeweide in die Bauchhöhle zurückzuverlagern. Die Bruchpforte ist eng, der Bruchsack groß. Durch das Wachsen des Bruches verspüren die Patienten ein schmerzhaftes Spannungsgefühl, Unbehagen beim Gehen und Stehen, ziehende Schmerzen bei der Arbeit, zunehmende Obstipation. Durch die extraabdominelle Lage des Bruchinhaltes ist dieser ständig mechanischen Einflüssen ausgesetzt. Es kommt zu chronischen Entzündungen von Bruchinhalt und Bruchsack; es resultieren Verwachsungen. Diese Veränderungen verhindern eine Reposition. Bei länger bestehenden irreponiblen Hernien kommt es durch Passageverzögerung zu Kotstauungen, zu Verlegung des Lumens, es treten Zeichen eines mechanischen Darmverschlusses auf.

Inkarzerierte Hernie (Brucheinklemmung). Sie ist die wichtigste Komplikation, die unter stürmischen Zeichen verläuft:
- heftige Schmerzen in der Bruchgegend;
- kolikartige Schmerzen im ganzen Abdomen, Stuhl- und Windverhaltung;
- allgemeine Schockzeichen, Erbrechen.

Durch eine intraperitoneale Druckerhöhung (Husten usw.) werden Baucheingeweide in den Bruchsack gepreßt. Die überdehnte Bruchpforte kontrahiert sich alsbald wieder, und der Bruchring umschnürt die ausgetretenen Darmschlingen. Bei noch knapp genügender arterieller Zufuhr ist der venöse Rückfluß gedrosselt, so daß die abgeschnürte Darmschlinge anschwillt, wodurch die Resorption unmöglich wird. Es kommt zur Ernährungsstörung der Darmwand mit Er-

lahmung der Peristaltik. *Gefahren* sind: Nekrose und Perforation mit diffuser Peritonitis. Der Kranke befindet sich in akuter Lebensgefahr und bedarf der sofortigen operativen Hilfe.

Leistenbruch. Er liegt oberhalb des Leistenbandes und tritt zusammen mit dem Samenstrang durch den Leistenkanal. Er kann bis in das Skrotum hinunterreichen (Skrotalhernie).

Femoralhernie. Sie befindet sich unterhalb des Leistenbandes. (Durchtritt der A. femoralis), ist oft nicht oder nur schwer sicht- und tastbar. Trotzdem macht sie u. U. erhebliche Schmerzen, Darm- und Blasenbeschwerden.

Nabelhernie. Bei der Bruchpforte handelt es sich um eine Lücke, die als Folge einer nichtverschlossenen Durchtrittsstelle für die Nabelschnurgefäße zurückgeblieben ist. Die operative Korrektur sollte im frühen Kindesalter vorgenommen werden.

Hernien an der Linea alba. Sie treten im Epigastrium, oberhalb und seitlich des Nabels auf, verursachen besonders bei der Rumpfbeugung nach vorn ziehende Schmerzen.

Narbenbrüche. Zu Narbenbrüchen kommt es nach Bauchoperationen infolge einer Wundheilungsstörung, die zur Entstehung von Fasziendefekten führt. Diese entwickeln sich zur Bruchpforte der Narbenhernie.

Behandlungsmöglichkeiten

- Manuelle Reposition von Bruchsack und Bruchinhalt durch die Bruchpforte. Das vorsichtige Zurückschieben kann im warmen Bad geschehen.
- *Tragen eines Bruchbandes* oder einer Leibbinde kommt nur in Ausnahmefällen in Frage (z. B. bei Anus-praeter-Patienten, wo sich häufig kleinere Hernien bilden).
- *Herniotomie* als Definitiv- und Kausalbehandlung. Der Bruchsack wird abgetragen, die Bruchpforte plastisch verengt oder verschlossen = *Hernioplastik.*
- *Darmresektion* bei inkarzerierter Hernie s. S. 701.

Operationsvorbereitungen

Sie sind von der Dringlichkeit der Operation abhängig. Liegt eine Inkarzeration vor, ist ein rascher Eingriff notwendig. Bei der gewöhnlichen Herniotomie gelten die allgemeinen präoperativen Maßnahmen.

Postoperative Pflege

Außer den allgemeinen postoperativen Maßnahmen:

- *Entlastung der Bauchdecke und Schonen der Hernioplastik:*
  - Kniestütze; für Männer Skrotalkissen oder Suspensorium.
  - Ruckartige Bewegungen vermeiden (beim Mobilisieren, Husten, Niesen usw. →Hände auf die Wunde legen).
  - Leibbinde (Tubigrip-Binde) vor dem Aufstehen straff umlegen.
  - Klammern oder Fäden bleiben bis zum 5. Tag.
  - Vorbestehenden Husten und Obstipation behandeln.
  - Für mühelose Darmentleerung sorgen.

- Keine schweren Lasten heben während 3 Monaten (die Wiederaufnahme der Arbeit richtet sich nach der Art der Beschäftigung). Der Patient muß auch darauf aufmerksam gemacht werden, daß beim Fahrrad- und Autofahren brüskes Bremsen vermieden werden muß.
- *Verhütung von Thrombosen und Embolien:*
  - Frühmobilisation, viel Bewegung.
  - Unter Umständen Antikoagulation, besonders bei älteren Patienten.
  - Für die allgemeinen Maßnahmen s. S. 131 f.
  - Keine Bauchpresse.
- *Angepaßte Ernährung.* Sie richtet sich nach den Bedürfnissen bzw. dem Zustand. In der Regel besteht kein Grund zu Nahrungskarenz. Der Patient darf ab 1. Tag essen.

32.5. Beurteilung von Wissen und Können in der Pflege

Fallstudie

Herr Z, 25 Jahre alt, leidet seit 5 Jahren an einer Colitis ulcerosa, die therapieresistent ist. Der Hausarzt hat ihn zur Operation ins Krankenhaus eingewiesen. Herr Z ist deprimiert und verschlossen. Er lebt bei seinen Eltern, die sich große Sorgen machen. Der Patient ist sehr intelligent; er hat einen großen Freundeskreis.

Stellen Sie einen Pflege- und Behandlungsplan für diesen jugendlichen Patienten auf, der sich infolge seiner Colitis ulcerosa einer Proktokolektomie unterziehen muß.

- für die präoperative Phase (S. 470 ff. u. 702),
- für die postoperative Phase (S. 703 ff.).

Bedürfen Sie weiterer Informationen, um die Situation einzuschätzen, so ziehen Sie Ihre praktischen Erfahrungen bei, oder informieren sich bei Kollegen (Kolleginnen).

Weiterführende Literatur

Bieler, H.G.: Richtige Ernährung - Deine beste Medizin. Bauer, Freiburg 1979

Buss, K.: Leib- und Magenelixiere. Econ, Düsseldorf 1986

Feil, H.: Stomapflege. Schlüter, Hannover 1983

Forster, Chr., R. Rüfenacht, L. Varga, F. Halter: Psychosoziale Adaptation bei künstlichem Darmausgang. Schweiz. med. Wschr. 115 (1985) 987–993

Frühmorgen, P., M. Classen: Endoskopie und Biopsie in der Gastroenterologie, 2. Aufl. Springer, Berlin 1979

Gerlach, U., N. van Husen, H. Wagner, W. Wirth: Innere Medizin für Krankenpflegeberufe, 2. Aufl. Thieme, Stuttgart 1985

Junghanns, K., K. Arnold: Anus praeter Fibel, 3. Aufl. Fischer, Stuttgart 1978

Largiadèr, F., H. Säuberli, O. Wicki: Checkliste Viszerale Chirurgie, 3. Aufl. Thieme, Stuttgart 1983

Schweizerische Krebsliga: Sie sind nicht allein. Merkblatt für Colostomie-Ileostomie- und Urostomieträger. Krebsliga, Bern o.J.,

Reifferscheid, M., S. Weller: Chirurgie, 7. Aufl. Thieme, Stuttgart 1986

Säuberli, H., M. L. Hefti, R. Landolt: Intestinale Stomata. Huber, Bern 1985

Salzmann, P.: Ärztlicher Rat bei Erkrankungen des Enddarmes, 2. Aufl. Thieme, Stuttgart 1986

Schettler, G.: Innere Medizin, Bd. II, 6. Aufl. Thieme, Stuttgart 1984

Winkler, R.: Stomatherapie. Atlas und Leitfaden für intestinale Stomata, 2. Aufl. Thieme, Stuttgart 1986

33. Leber, Gallensystem

Sequenzziel/Intention

Die Ursache vieler Erkrankungen der Leber und des Gallensystems ist mit der Art und Weise, wie ein Mensch lebt, verquickt. Bei der Pflege dieser Kranken ist es daher besonders wichtig, daß Sie sich mit den Grundlagen der Physiologie, Pathophysiologie, Psychologie und Soziologie vertraut machen. Sie sollen fähig werden, die *Situation* des Kranken einzuschätzen, sowohl *Ressourcen* als auch Probleme zu sehen und die individuelle *Pflegeplanung* (S. 74 ff.) davon abzuleiten.

Bei der Ausführung der Pflege sind Sie bestrebt, die Ganzheit der Persönlichkeit des einzelnen Menschen zu akzeptieren, Pflegeziele und -maßnahmen daraufhin zu *prüfen* und *abzustimmen*.

Dynamik des Pflegeprozesses

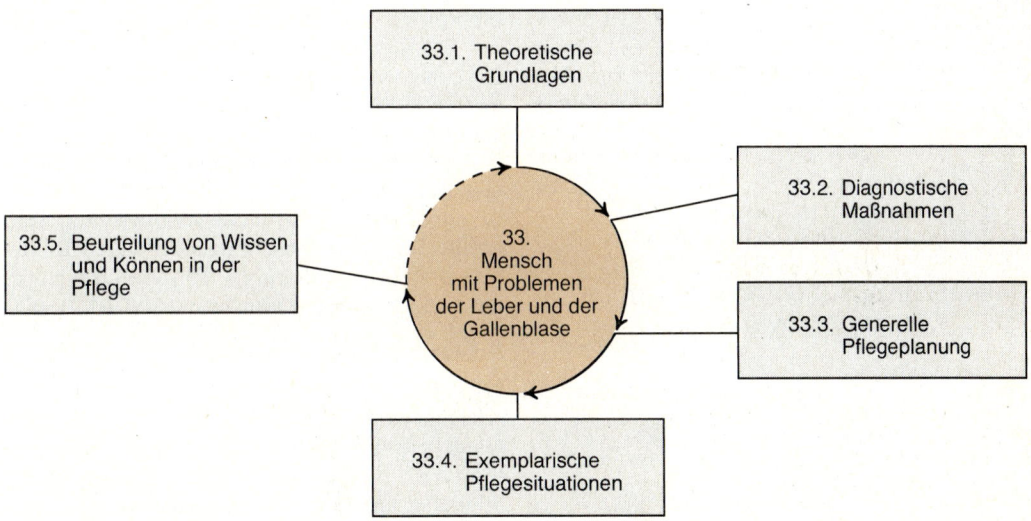

Prinzipien/Impulse

– Zur *Aufrechterhaltung des Stoffwechselgleichgewichts* spielt die Leber als zentrales Stoffwechselorgan eine wichtige Rolle. Sie ermöglicht durch Auf-, Um- und Abbauvorgänge sowie durch Entgiftung und Ausscheidung das Gleichgewicht der Stoffe.

– Das *psychisch-geistige Balancevermögen* ist wesentlich von der intakten Stoffwechselfunktion mitbestimmt. Umgekehrt sind

– *psychosoziale Bedingungen* der „Boden", auf dem gesundes bzw. gesunderhaltendes Leben wächst oder zerbricht, gepflegt oder vernachlässigt wird.

33.1. Theoretische Grundlagen

33.1.1. Bezug zum Kreismodell

Durch das Pfortadersystem stehen Leber- und Gallenfunktion in direkter Beziehung zum Magen-Darm-Trakt und somit zu den ATL *Essen und Trinken* (Kap. 6) sowie *Ausscheiden* (Kap. 7). Von den *physiologischen* Grundlagen (und Prinzipien) lassen sich die Auswirkungen der Erkrankungen der Leber auf den Gesamtorganismus ableiten: Die Krankheitszeichen sind Ausdruck der Stoffwechselstörungen, z. B. des

- Bilirubinstoffwechsels → Ikterus und Juckreiz,
- Eiweißstoffwechsels → Kräftezerfall und Ödeme,
- Fettstoffwechsels → Unverträglichkeit für Fette,
- Entgiftungs- und Ausscheidungsvorgangs → Beeinträchtigung des Bewußtseins.

Davon werden die Behandlungs- und Pflegemaßnahmen abgeleitet. Zur Einübung der erforderlichen Denkschritte lesen Sie S. 84 *Prinzip → Folgerung → Forderung → Methode,* zur Umsetzung des Wissens in die Praxis *Pflegeplanung* S. 74 ff.

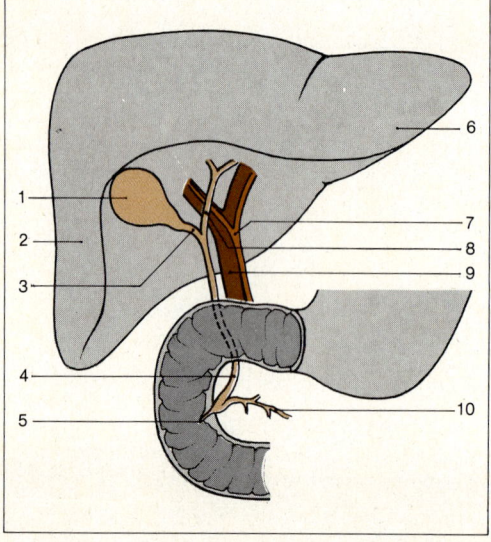

Abb. 33.1 Leber von vorn-unten und Duodenum (aufgeschnitten). Bezeichnen Sie die Strukturen 1–10 (S. 943).

33.1.2. Anatomie, Physiologie, Pathophysiologie

Sowohl anatomisch als auch physiologisch sind Leber und Gallengangsystem eng miteinander verbunden. Die Leber stellt eine funktionelle Einheit dar, bestehend aus

- Leberepithelzellen (Leberparenchym),
- Blut- und Lymphbahnsystem,
- Gallenwegsystem,
- RES (Kupffer-Sternzellen).

Zur *Anatomie* s. auch Abb. 33.1.

Erfaßbare Teilfunktionen der Leber

Bildung und Ausscheidung der Galle, Pigmentstoffwechsel

Gallenfarbstoff entsteht beim Abbau des Hämoglobins: Die roten Blutzellen werden nach einer normalen Lebensdauer von 100–120 Tagen im retikuloendothelialen System (RES, vor allem auch in der Milz) abgebaut. Aus dem Hämoglobin werden Gallenfarbstoffe gebildet, von denen das *Bilirubin* der wichtigste ist. Im Blutsystem wird das wasserunlösliche Bilirubin an die Serumalbumine gebunden (gebundenes oder indirektes Bilirubin). Das direkte Bilirubin entsteht in der Leber durch Koppelung des Bilirubins an Glukuronsäure. Nur dieses Glukuronidbilirubin ist durch die Nieren ausscheidungsfähig. Der größte Teil des im Serum nachweisbaren Bilirubins ist indirektes Bilirubin, der Anteil des direkten ist normalerweise sehr klein (Abb. 33.2).

Kohlenhydratstoffwechsel

Die Leber speichert Glykogen und spielt eine wichtige Rolle bei Bildung und Verwertung von Galaktose, Fruktose, Glukose und Glykogen. Störungen der Leberzellfunktion führen zu verminderter Glukose- und Galaktosetoleranz. Die Störungen treten aber erst im späteren Verlauf einer Leberschädigung auf.

Eiweißstoffwechsel

Die Leber bildet Albumin, Alpha- und Betaglobuline, Prothrombin und Fibrinogen. Es fällt ihr somit eine wichtige Aufgabe zu im Zellaufbau sowie in der Aufrechterhaltung des Gerinnungsmechanismus. Schwere Schädigung der Leberzellen führt zu ungenügender Eiweißsynthese und somit zu gestörtem Zellaufbau (allgemeiner Kräftezerfall), zu Mangel an Plasmaeiweiß (Ödeme und Aszites) und zu Störungen in der Blutgerinnung (hämorrhagische Diathesen).

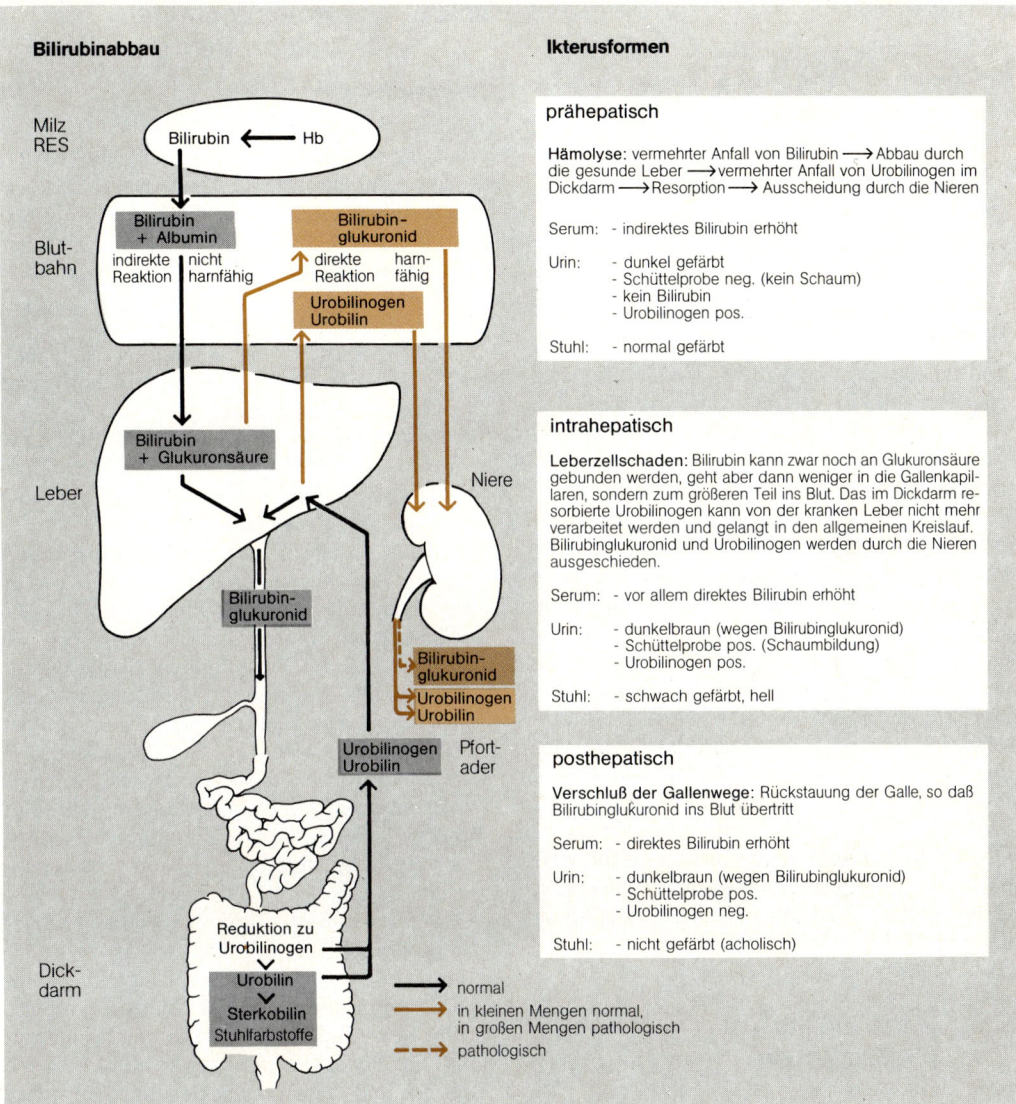

Bilirubinabbau

Milz
RES

Bilirubin ← Hb

Blut-
bahn

Bilirubin
+ Albumin

indirekte | nicht
Reaktion | harnfähig

Bilirubin-
glukuronid

direkte | harn-
Reaktion | fähig

Urobilinogen
Urobilin

Leber

Bilirubin
+ Glukuronsäure

Niere

Bilirubin-
glukuronid

Bilirubin-
glukuronid

Urobilinogen
Urobilin

Urobilinogen
Urobilin

Pfort-
ader

Dick-
darm

Reduktion zu
Urobilinogen
⌄
Urobilin
⌄
Sterkobilin
Stuhlfarbstoffe

→ normal
→ in kleinen Mengen normal,
in großen Mengen pathologisch
--→ pathologisch

Ikterusformen

prähepatisch

Hämolyse: vermehrter Anfall von Bilirubin ⟶ Abbau durch die gesunde Leber ⟶ vermehrter Anfall von Urobilinogen im Dickdarm ⟶ Resorption ⟶ Ausscheidung durch die Nieren

Serum: - indirektes Bilirubin erhöht

Urin: - dunkel gefärbt
- Schüttelprobe neg. (kein Schaum)
- kein Bilirubin
- Urobilinogen pos.

Stuhl: - normal gefärbt

intrahepatisch

Leberzellschaden: Bilirubin kann zwar noch an Glukuronsäure gebunden werden, geht aber dann weniger in die Gallenkapillaren, sondern zum größeren Teil ins Blut. Das im Dickdarm resorbierte Urobilinogen kann von der kranken Leber nicht mehr verarbeitet werden und gelangt in den allgemeinen Kreislauf. Bilirubinglukuronid und Urobilinogen werden durch die Nieren ausgeschieden.

Serum: - vor allem direktes Bilirubin erhöht

Urin: - dunkelbraun (wegen Bilirubinglukuronid)
- Schüttelprobe pos. (Schaumbildung)
- Urobilinogen pos.

Stuhl: - schwach gefärbt, hell

posthepatisch

Verschluß der Gallenwege: Rückstauung der Galle, so daß Bilirubinglukuronid ins Blut übertritt

Serum: - direktes Bilirubin erhöht

Urin: - dunkelbraun (wegen Bilirubinglukuronid)
- Schüttelprobe pos.
- Urobilinogen neg.

Stuhl: - nicht gefärbt (acholisch)

Abb. 33.**2**   Bilirubinabbau und Ikterusformen.

Fettstoffwechsel

Die von der Leber gebildeten Gallensäuren sind Voraussetzung für die Emulgierung, Verdauung und Resorption der Fette und somit auch der fettlöslichen Vitamine. Die Leberparenchymzellen haben auch Anteil am Lipoidstoffwechsel und sind daher mitbeteiligt an der Regulation der Plasmalipide (Cholesterin, Triglyzeride). Bei Leberschädigung wird deshalb auch der Plasmalipidspiegel und bei Fehlen der Galle die Prothrombinbildung (durch das Fehlen von Vitamin K) gestört.

Inaktivierungs- und Entgiftungsfunktion

Die Leber inaktiviert die laufend vom Körper gebildeten Substanzen (z. B. Hormone) und entgiftet körperfremde Stoffe (Alkohol, Medikamente, Farbstoffe) durch Umbau, Abbau, Bindung an andere Stoffe und Ausscheidung. Das giftige Ammoniak, das beim Abbau der Aminosäure anfällt, baut sie in Harnstoff um, der durch die Nieren ausgeschieden werden kann.

Speicherfunktion

Die Leber ist Depotorgan für das aus dem Hämoglobinabbau freiwerdende Eisen. Dieses Eisen (2–3 g) kann bei größeren Blutverlusten sofort mobilisiert werden. Werden die Leberzellen geschädigt, tritt das Speichereisen ins Blut aus, was zu einem Anstieg des Serumeisens führt (S. 718). Auch für andere Stoffe ist die Leber Speicherorgan, vor allem für Glykogen, Vitamine, besonders Vitamin B_{12}.

Leberenzyme

Da die Leber rege an den Stoffwechselfunktionen teilnimmt, ist sie reich an Enzymen. Bei Schädigung der Zellen treten diese vermehrt aus, es kommt zum Anstieg der leberspezifischen Enzymaktivität im Serum.

Oft wird die Leber wegen der Vielzahl der Stoffwechselvorgänge, die in ihr ablaufen, mit einer „chemischen Fabrik" verglichen (zentrales Stoffwechselorgan). Man versucht, die einzelnen Leberfunktionen durch spezifische Labormethoden (biochemische Testung) zu erfassen. Trotzdem ist es nicht möglich, aus dem Ergebnis eines Tests ein hinreichendes Urteil über die Funktionsweise der Leber zu erhalten. Der Arzt wird daher mehrere Proben vornehmen lassen. Er will die Leber als Ganzes beurteilen können, da Angaben über eine einzelne Funktion wenig diagnostischen Wert haben. Aus diesem Grund werden die Untersuchungsmethoden im folgenden auch nicht nach den einzelnen Teilfunktionen der Leber geordnet angeführt.

33.2. Diagnostische Maßnahmen

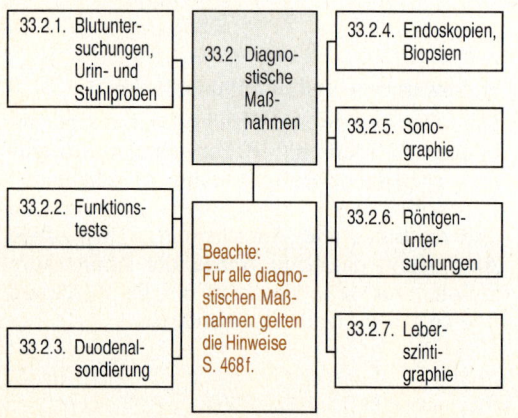

33.2.1. Blutuntersuchungen, Urin- und Stuhlproben

Gallenfarbstoffe

Gallenfarbstoffe werden im *Blut* als direktes und indirektes Bilirubin, im *Urin* als Bilirubin, Urobilin und Urobilinogen, im *Stuhl* schließlich als Sterkobilinogen (gewöhnlich als Urobilinogen bezeichnet) nachgewiesen.

– Gallenfarbstoffe *im Blut:*
Bilirubin im Serum, Norm bis 17 µmol/l (1 mg/ 100 ml), davon
direktes Bilirubin bis 4,3 µmol/l (0,25 mg/ 100 ml) → vermehrt bei hepatischem oder posthepatischem Ikterus;
indirektes Bilirubin bis 12,8 µmol/l (0,75 mg/ 100 ml) → vermehrt bei prähepatischem Ikterus (z. B. bei hämolytischer Anämie).

– Gallenfarbstoffe *im Harn:*
Bilirubin im Harn: bei Leberparenchymschädigung und Verschlußikterus. Der Harn ist braun, enthält gelben Schüttelschaum.
Urobilinogen, Norm 0,8–6,7 µmol (0,5–4,0 mg). Anstieg des Urobilinogens deutet darauf hin, daß aus dem in den Darm ausgeschiedenen Bilirubin vermehrt Urobilinogen gebildet und resorbiert wird. Da die Leber nicht alles anfallende Urobilinogen wieder ins Gallensystem ausscheiden kann, gelangt es ins Blut und wird durch die Nieren ausgeschieden (s. Abb. 33.2). Anstieg bei prä- und intrahepatischem Ikterus.

– Gallenfarbstoffe *im Stuhl* (Urobilinogen oder Sterkobilinogen):
Norm 170–420 µmol (100–250 mg). Die Menge bestimmt die Farbe des Stuhls. Vermehrte Bilirubinbildung, z.B. bei Hämolyse, vergrößert die Sterkobilinogenmenge (dunkle Farbe des Stuhls). Verringerung der Bilirubinmenge im Darm, infolge Stauungs- oder Parenchymikterus, verringert den Sterkobilinogengehalt, der Stuhl wird acholisch.

Eiweiß

– *Gesamteiweiß,* Norm 60–70 g/l (6–7 g/100 ml). Ein bei Lebererkrankungen typischer Albuminabfall zugunsten der Globuline kann mit der Bestimmung des Gesamteiweißes nicht nachgewiesen werden. Der Nachweis einer quantitativen Zusammensetzung der Eiweißkörper ist aber bei Lebererkrankungen unerläßlich. Er wird erbracht durch die
– *Elektrophorese.* Mit Hilfe der Elektrophorese lassen sich die Proteingruppen verschiedener

elektrischer Ladungen unterscheiden. Die Trennung erfolgt chromatographisch auf einem Papierstreifen (wo die Proteinteilchen verschieden weit wandern) im elektrischen Feld bei einem pH-Wert von 8,1. *Normale Verteilung* (Abb. 33.**3a**) = *Euproteinämie* (Albumine 35–45 g/l ≙ 3,5–4,5 g/100 ml; Globuline total α, β, γ – 20–37 g/l ≙ 2,0–3,7 g/100 ml). *Pathologische Verteilung* = *Pathoproteinämie*. Bei akuten Entzündungen sind die Alphafraktionen erhöht, bei chronischen Erkrankungen sind es die Gammaglobulinanteile (Abb. 33.**3b**).

- *Immunelektrophorese.* Das Verteilmuster der Immunglobuline (Ig) ist bei den verschiedenen Leberkrankheiten unterschiedlich, weshalb es zur Diagnosestellung und Verlaufskontrolle dient. Gemessen werden die:
IgG 12,5 ± 2,8 g/l (1250 ± 280 mg/100 ml) – erhöht vor allem bei Fettleber,
IgM 1,45 ± 0,5 g/l (145 ± 50 mg/100 ml) – erhöht bei schweren, chronischen Erkrankungen,
IgA 2,1 ± 0,8 g/l (210 ± 80 mg/100 ml) – erhöht bei cholestatischer Zirrhose.

Gerinnungsfaktoren

- *Prothrombin, Faktor V, VII, Fibrinogen.* Die Gerinnungsfaktoren, die in der Leber gebildet werden, reagieren unterschiedlich rasch auf eine Leberparenchymschädigung. *Prothrombin* reagiert sehr rasch und fällt ab. Später fallen auch der Faktor V, das Fibrinogen (gesteigerte Fibrinolyse) und die *Thrombozyten.*

Lipoproteine

Lipoproteine sind Lipide, die an Proteine gekoppelt sind (Lipoproteinkomplex).
Bestimmt wird das
- *Lipoprotein X* oder LP-X = abnormes Lipoprotein, das ausschließlich bei Stauungsikterus im Serum auftritt. Die Bewertung erfolgt nur qualitativ als Plus oder Minus.

Enzyme

Die wichtigsten Leberenzyme sind:
- *Transaminasen/Transferasen:*
  • ALAT = *Al*anin-*A*mino-*T*ransferase, Norm unter 30 U/l,
  • ASAT = *A*spartat-*A*mino-*T*ransferase, Norm unter 20 U/l.
Transaminasen dienen als Katalysatoren bei der Übertragung (transferre = übertragen →

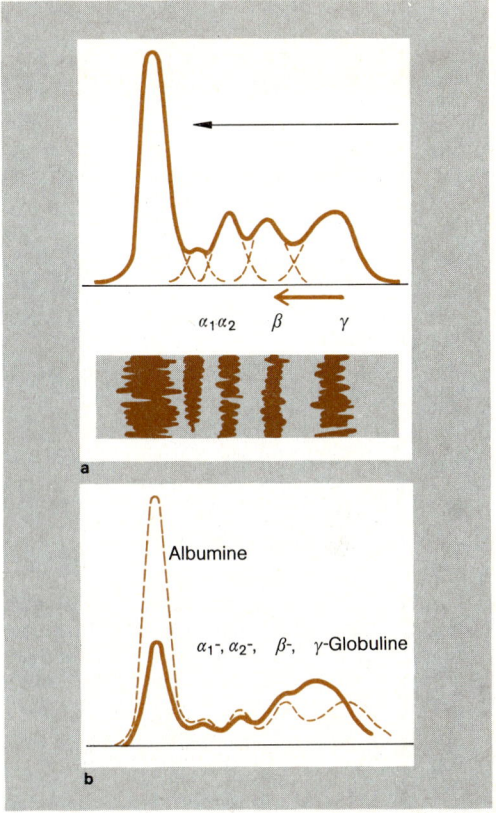

α₁α₂   β   γ

a

Albumine

α₁⁻, α₂⁻,   β⁻,   γ-Globuline

b

Abb. 33.**3** **a** Papierelektropherogramm mit eingezeichneten Gauß-Kurven. **b** Elektrophorese bei Leberzirrhose. Vermehrung der γ-Globuline, β-Globuline nicht abgrenzbar; – Verminderung der Albumine. --- Normalkurve.

Transferasen) einer Aminogruppe von einer Aminosäure auf eine Ketosäure. Die ALAT ist vorwiegend im Zytoplasma, die ASAT im Zytoplasma und im Mitochondrium lokalisiert (Abb. 33.4). Zellschädigung führt je nach Schweregrad zum Austritt der Enzyme. Bei akuten Entzündungen steigen ALAT und ASAT sehr rasch an. Chronische, nur mäßig aktive Krankheitsprozesse zeigen auch nur mäßig erhöhte Transaminasen.

- *Alkalische Phosphatase,* Norm unter 200 U/l. Sie kommt vor allem in den Osteoblasten vor und wird über die Galle ausgeschieden. Bei Rückstauung der Galle (Verschlußikterus, Cholestase) steigt sie an (sie ist nicht leberspezifisch; von Bedeutung ist sie auch in der Diagnostik von Knochenkrankheiten, S. 816).

- *γ-GT* = *γ*-*G*lutamyl-*T*ranspeptidase, Norm ♂ 4–26 U/l, ♀ 2–18 U/l. Membrangebunde-

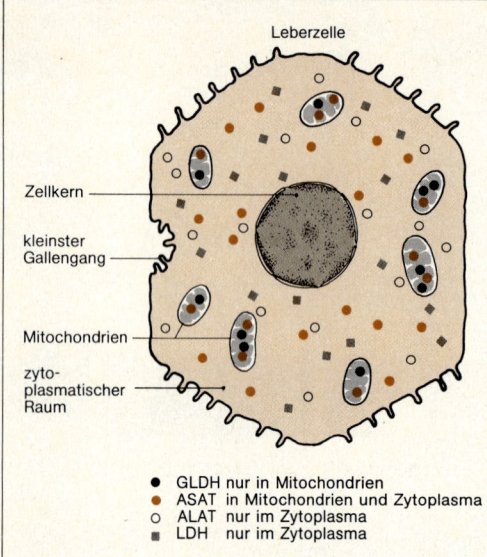

Leberzelle

Zellkern

kleinster
Gallengang

Mitochondrien

zyto-
plasmatischer
Raum

● GLDH nur in Mitochondrien
● ASAT in Mitochondrien und Zytoplasma
○ ALAT nur im Zytoplasma
■ LDH nur im Zytoplasma

Abb. 33.4   Enzymverteilung in der Leberzelle. ASAT in
Zytoplasma und Mitochondrien, ALAT und LDH nur im
Zytoplasma, GLDH nur in den Mitchondrien. Das Austreten ins Blut hängt ab vom Schweregrad der Erkrankung. Zuerst treten die Enzyme des Zytoplasmas aus.

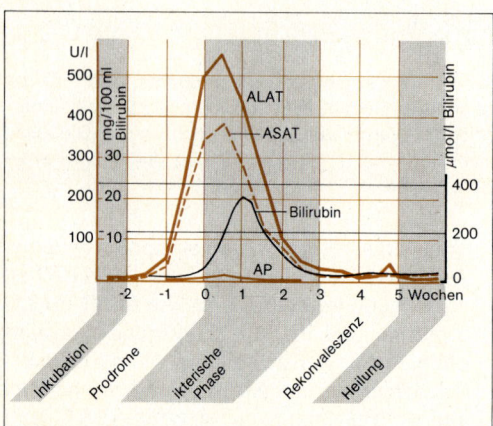

Abb. 33.5   Enzymbild bei akuter Hepatitis im Verhältnis zum Bilirubin.

nes Zellenzym, vorwiegend in den Tubuluszel-
len der Nieren, in Pankreas-, Leber- und Gal-
lenepithel. Eine Erhöhung findet sich fast
ausschließlich bei Erkrankungen der Leber
und der Gallenwege (insbesondere infolge Al-
koholschädigung). Wichtige Untersuchung zu
Verlaufskontrolle bei alkoholbedingten Leberschäden.

Abb. 33.5 zeigt das Enzymbild bei einer akuten
Hepatitis.

Serumeisen

Das Serumeisen steigt bei Leberparenchym-
erkrankungen bis 54 μmol/l (300 μg/100 ml) und
mehr (z. B. bei akuter Hepatitis); bei Stauungsikterus bleibt es im Bereich der Norm von
14,3–17,9 μmol/l (80–100 μg/100 μl).
Von Bedeutung ist auch die *pathologisch vermehrte Eisenspeicherung,* insbesondere bei der
Eisenspeicherkrankheit (Hämochromatose oder
Siderophilie). Eisenspeichertest s. unten.

33.2.2. Funktionstests

Prinzip. Stoffe, die fast ausschließlich in der Leber verarbeitet werden, können, wenn sie in genau festgelegter Dosierung verabreicht werden,
anhand der als Restsubstanz im Urin bzw. Serum
nachgewiesenen Menge Aufschluß auf die Leberfunktion geben. Die meisten dieser Tests sind
heute durch modernere Methoden verdrängt, so
z. B. der *Bromthaleintest.* Zur Anwendung kommen evtl. noch Galaktosebelastung und Desferaltest.

Galaktosebelastung

Prüfung der Stoffwechselaktivität.
- Orale Verabreichung von 40 g Galaktose (nüchtern)
  in 300 ml Wasser, lauwarm, einige Tropfen Zitronensaft beigemischt.
- *Urin in 2-Stunden-Portionen sammeln.*
- Werte: bei Nachweis von über 2,5 g in den ersten
  2 Stunden kann auf eine verminderte Stoffwechselaktivität geschlossen werden.

Desferaltest

Die Injektion einer eisenbindenden Substanz (Desferal) führt zu vermehrter Eisenausscheidung durch die
Nieren (Maß für die Eisenspeicherung).
Ausführung:
- Injektion von 500 mg Desferal i. m.
- Anschließend Frühstück mit reichlich Flüssigkeit
  (400 ml).
- *Urin sammeln* in einer, evtl. zwei Sammelperioden
  von je 6 Stunden (z. B. 8–14 Uhr und 14–20 Uhr);
  spezielle Behälter werden vom Labor zur Verfügung
  gestellt.
- Ausscheidung im Urin beim Gesunden: weniger als
  18 μmol (1 mg) Eisen/6 Stunden. Höhere Werte
  sprechen für pathologische Eisenspeicherung.

33.2.3. Duodenalsondierung

Prinzip. Mittels eingeführter Sonde in das Duodenum kann man durch einen Reiz (Magnesiumsulfat, Hypophysin u. a.) die Funktionstüchtigkeit der Gallenblase und der Gallengänge prüfen, nämlich
- den Gallenblasenreflex,
- die Zusammensetzung der Galle (Cholesterin, Lezithin, Bilirubin, Elektrolyte, Gallensäuren, Wasser),
- den Pankreassaft.

Ausführung (Abb. 33.6)

Zu den Gegenständen zum Einlegen der Sonde (S. 443) brauchen wir:
- Reagenzgläser (zum Auffangen der Galle) in Gefäß mit warmem Wasser;
- Reizmittel: 20–30 ml 30%ige Magnesiumsulfatlösung als Reiztrunk oder z. B. Hypophysin als Injektion.

Das Einführen der Duodenalsonde geschieht wie S. 445.
Wenn die Sonde den Magen erreicht hat (evtl. Aspiration von Magensaft), läßt man den Patienten sich auf die rechte Seite legen und die Sonde langsam weiterschlucken bis zu ca. 75 cm; dann Fußende des Bettes erhöhen. Wenn die Sonde im Duodenum liegt, fließt alkalische Flüssigkeit und dann gelbgrüner Gallensaft ab. Ist dies nicht der Fall, wird die Lage der Sonde röntgenologisch geprüft, und der Patient muß diese unter Durchleuchtungskontrolle weiterschlucken.
Oft braucht man viel Zeit und Geduld, die Sonde an den richtigen Platz zu bringen. In diesem Fall läßt man den Patienten ruhig liegen und wartet ab. Nach dem spontanen Abfluß des Duodenalsaftes wird je nach Verordnung die A- und B-Galle separat aufgefangen.
Die *A-Galle* ist gelblich-hellgrün. Die *B-Galle* erscheint erst nach Auslösung des Gallenblasenreflexes durch das Reizmittel. Sie ist dickflüssiger, bräunlichgrün.

33.2.4. Endoskopien, Biopsien

Laparoskopie

Das *Prinzip* entspricht dem jeder Punktion bzw. Spiegelung (S. 435 bzw. S. 465).
Bei der Laparoskopie handelt es sich um eine sterile instrumentelle Untersuchung der Bauchhöhle. Das Laparoskop ist mit einem Weitwinkelobjektiv ausgestattet, damit eine genügend große Übersicht gewährleistet ist.

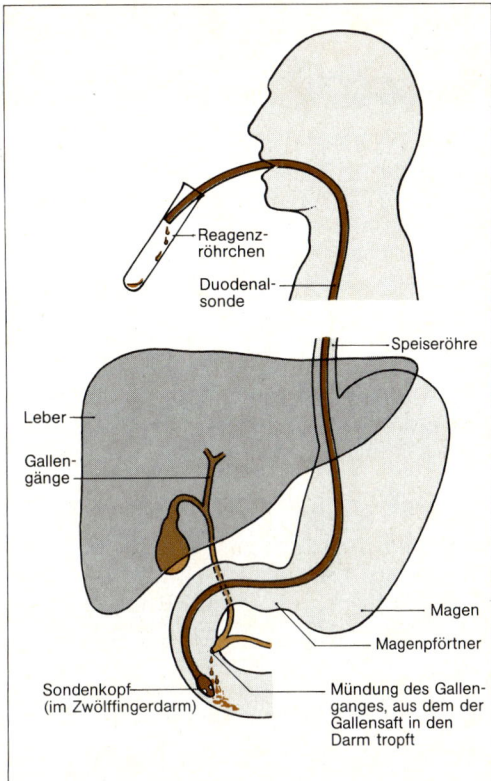

Abb. 33.**6**   Prinzip der Duodenalsondierung.

Vorbereitung des Patienten

- Störungen der Blutgerinnung sind auszuschließen: Quick-Wert, Thrombozyten und Blutgruppe bestimmen. Quick-Wert darf nicht unter 50%, Thrombozyten dürfen nicht unter $50 \cdot 10^9/l$ (oder $50 \cdot 10^3/mm^3 = 50000/mm^3$) liegen.
- Information und psychische Motivation je nach Situation des Patienten.
- Leichte Abendmahlzeit, dann Nahrungskarenz.
- Reinigung und Rasur der Bauchhaut (Bauchnabel!).

Untersuchungstag:
- Blasen- und Darmentleerung (evtl. Einlauf).
- Nüchtern lassen (eventuelle Prothesen weg).
- I. v. Leitung legen (Venflon), 500 ml NaCl-Lösung anschließen.
- Puls- und Blutdruckmessung.
- Prämedikation (z. B. Pethidin, Atropin nach Gewicht).
- Direkt vor und evtl. während der Untersu-

chung bekommt der Patient ein Sedativum (Psyquil oder Valium nach Bedarf).

Untersuchung

Unter Vollnarkose oder Lokalanästhesie bzw. Periduralanästhesie (s. dort) wird nach einem kleinen Hautschnitt die Kaltlichtoptik in den mit Stickoxidul aufgeblähten Bauchraum eingeführt. Es können Oberfläche, Größe und Farbe der Leber und der Milz betrachtet, Stauungen, Tumoren u. a. direkt gesehen werden. Unter Sicht wird meist gleichzeitig eine *Leberbiopsie* vorgenommen. Die Untersuchung ist sehr aufwendig und braucht von der Endoskopieschwester viel Erfahrung im Bereitstellen des differenzierten Instrumentariums.

Nachsorge

- *Überwachung* von Puls, Blutdruck und Verband zuerst ¼stündlich, nach 3 Stunden noch ½stündlich bis zum Abend. Pulsanstieg von mehr als 15 Schlägen/Minute über dem Ruhewert sofort dem Arzt melden.
- *Schmerzmittelgabe* nach Arztverordnung.
- *Lagerung:* flache Rückenlage während 24 Stunden, bei Biopsien Sandsack auflegen.
- *Ernährung:* Nahrungskarenz während 6 Stunden, löffelweise Tee evtl. schon etwas früher.
- *Wundklammern* am 3. Tag entfernen, *Fäden* am 7. Tag.

Komplikationen

- Blutung aus dem Stichkanal;
- intraperitoneale Blutung, biliäre Peritonitis;
- Kreislaufversagen.

Da diese Komplikationen von schwerer Natur sein können, ist die gute Überwachung und Früherfassung durch die verantwortlichen Pflegepersonen besonders wichtig.

Leberbiopsie

Prinzip. Punktion des Lebergewebes mittels spezieller Kanüle zur Gewinnung eines Lebergewebszylinders (s. auch S. 435 f.).

Die Leberbiopsie kann *blind von außen* = perkutan oder *gezielt mit der Laparoskopie verbunden* vorgenommen werden. Die Gefahren bei der zweiten Methode sind kleiner.

Der so gewonnene Lebergewebszylinder wird durch den Pathologen in Lamellen geschnitten und kann histologisch auf die Beschaffenheit des Leberparenchyms untersucht werden.

Instrumentarium für perkutane Biopsie

- Desinfektionslösung,
- Tupfer, Watteträger,
- Péan-Klemme, Pinzette,
- 5- bzw. 10-ml-Spritze und Kanüle für die Lokalanästhesie,
- 20-ml-Spritze mit Zentralansatz,
- Triangel oder Skalpell,
- Menghini-Nadel mit Mandrin,
- Fixierlösung für Biopsiematerial,
- Uhrglas und Filterpapier,
- NaCl-Lösung 0,9%, sterilisiert.

Vorbereitung

- Quick-, Thrombozyten-, Blutgruppenbestimmung (s. auch Laparoskopie).
- Nahrungskarenz 4 Stunden vor dem Eingriff, Tee erlaubt.
- Blasen- und Darmentleerung.
- Puls- und Blutdruckmessung.

Ausführung

Der Patient liegt auf dem Rücken oder auf der linken Seite, die Flanke mittels Unterlage oder kleinem Kissen erhöht.

In die 20-ml-Spritze gibt man ca. 5–7 ml isotonische Kochsalzlösung. Der Arzt bohrt nach Desinfektion und Anästhesie mit dem Triangel vor oder macht einen kleinen Hautschnitt. Dann führt er die Menghini-Nadel, an der Spritze befestigt, bis zur Leberkapsel. Durch geringen Druck auf den Spritzenkolben wird die Kanüle durchgängig gemacht. Der Patient wird aufgefordert, einzuatmen und den Atem anzuhalten. Jetzt sticht der Arzt blitzschnell ins Lebergewebe, nachdem er in der Spritze ein Vakuum erzeugt hat, und aspiriert einen Lebergewebszylinder. Dieser wird sorgfältig aus der Kanüle in das Uhrglasschälchen gespritzt.

Nachsorge

- Rechte Seitenlage für 2 Stunden (auf Kompressionskissen).
- Bettruhe während 24 Stunden.
- Nahrungskarenz während 6 Stunden, Flüssigkeit erlaubt.
- Puls und Blutdruckkontrolle nach 15, 30, 60 und 120 Minuten; Pulsanstieg oder Blutdruckabfall sofort dem Arzt melden.

Mögliche Komplikationen

- Blutung intrapleural oder peritoneal,
- hypovolämischer Schock (Schockzeichen bis Bewußtseinsverlust),
- peritoneale Reizung durch Gallenaustritt via Stichkanal,
- Pneumothorax,
- Kreislaufversagen.

33.2.5. Sonographie

Prinzip. Zweidimensionale tomographische Weichteilabbildung mittels sequentieller Echolotung ohne Kontrastmittelverwendung (Ultraschalluntersuchung, s. auch S. 461 f.).
Leber, Gallensystem, Pankreas, überhaupt das *Abdomen,* sind wichtige Anwendungsbereiche für die Sonographie. Erfaßt werden Lage, Größe, Form und krankhafte Veränderungen des betreffenden Organs.

Vorbereitung

- Patient bleibt nüchtern.
- Am Vortag: Verabreichen eines Antiblähmittels (z. B. 3mal Ceolat compositum), da Luft im Schallweg (bei Meteorismus) ein Störfaktor für die Schallwelle ist und die Beurteilung erschwert oder unmöglich gemacht wird.

33.2.6. Röntgenuntersuchungen

Kontrastdarstellung der Gallenblase und Gallenwege

Prinzip. Die Darstellung der Gallenblase und Gallenwege (Gallensystem) ist nach *oraler* oder *intravenöser* Verabreichung eines Kontrastmittels möglich. Zusätzliche Verabreichung eines *Reizstoffes* (Eigelb, Cholezystokinin) erlaubt die Kontraktionsprüfung der Gallenblase. Darstellung der Gallenblase = *Cholezystographie,* der Gallenwege = *Cholangiographie.* Bei bestimmten *Indikationen* muß für weitergehende Untersuchungen der retrograde, perkutane oder endoskopische Weg gewählt werden (s. dazu S. 466 f.). Bei ikterischen Patienten wird die Sonographie vorgezogen.
Eine Sonderform ist die *Infusionskontrastdarstellung* mit Schichtaufnahmen und medikamentöser Choledochus-Sphinkter-Funktionsprüfung. (Die Infusion wird 1 Stunde vor Untersuchungsbeginn angelegt.)

Vorbereitung

- *Vortag:* keine blähenden Speisen; nach dem Mittagessen orales Abführmittel (z. B. 2 Drg. Dulcolax), abends nur noch Tee und Zwieback. Auf Darmentleerung achten, Patient soll sich viel bewegen.
- *Untersuchungstag:* Patient bleibt bis zum Abschluß der Untersuchung nüchtern (2–3 Stunden).
- Kontrastmittel wird *intravenös* durch den Arzt injiziert (Gefahr einer allergischen Reaktion).

Orale Gallenblasenuntersuchung

Vorbereitung

- *Vortag:* Zum Mittagessen orales Abführmittel (z. B. 2 Drg. Dulcolax) geben. Abendessen: Zwieback, Butter, Tee. Dann Einnahme der Kontrastmittelkapseln unzerkaut in Abständen von 3 Minuten (Bilijodon, Biloptin). Anschließend darf der Patient nicht mehr essen, trinken oder rauchen.
- *Untersuchungstag:* nüchtern lassen.

Retrograde Gallenblasenuntersuchung

Mit gleichzeitiger Pankreasdarstellung s. ERCP (endoskopische retrograde Cholangio- und Pankreatographie, auch *Wirsungographie* genannt, S. 467).

Vor- und Nachsorge

- Prämedikation, Legen einer Venenleitung (500 ml NaCl-Lösung 0,9%), Patient bekommt nur Tee.
- Nach der Untersuchung: während 12 Stunden Bettruhe und Überwachung der Vitalzeichen und des Abdomens (zu Beginn ½stündlich, dann nach Bedarf).

Perkutane transhepatische Cholangiographie (PTC)

Cholangiographie mittels transkutaner Punktion der Leber. Es wird Galle entnommen und gleichzeitig die strukturelle und funktionelle Beschaffenheit der Gallenblase untersucht. Man kann somit die Funktion von Gallenblase und Gallenwege exakt beurteilen. *Vor- und Nachsorge* s. Laparoskopie, S. 720 f.

Röntgenschichtverfahren

Prinzip und *Durchführung* der
- Computertomographie,
- Kernspintomographie s. Kapitel 20.

Splenoportographie

Die Milz wird perkutan, meist im Zusammenhang mit einer Laparoskopie, punktiert zur Druckmessung und Kontrastdarstellung mit Schichtaufnahmen.
Vor- und *Nachsorge* entspricht der Laparoskopie mit spezieller Beachtung der *Lagerung:* linke Seitenlage für 2–3 Stunden (Kompression des Stichkanals), zusätzlich Kompressionskissen unterlegen.

Zöliakographie und Angiographie der Mesenterialgefäße

Darstellung der Mesenterialgefäße und der gefäßreichen Organe mittels Kontrastmittel, das durch einen Katheter, der durch die Aorta und Nierenarterien vorgeschoben wurde, injiziert wird.
Vorbereitung: Rasur der Leisten, Prämedikation, nüchtern lassen.
Nachsorge: Puls-, Blutdruck- und Fußpulskontrolle (½stündlich während 4 Stunden), Kompression der Einstichstelle mit Sand- oder Bleisack während 4 Stunden, Bettruhe während 8 Stunden (Blutungsgefahr).

33.2.7. Leberszintigraphie

Prinzip S. 463.
Das *normale* Szintigramm der Leber zeigt eine regelmäßige Strich- und Punktzeichnung in einem dem Organ entsprechenden Bezirk mit den größten Intensitäten im Zentrum und allmählicher Abnahme gegen die Periphere. Als Testsubstanz wird radioaktives Bengalrosa (^{131}J) oder Goldkolloid (^{192}Au) benützt. Primäre oder sekundäre maligne Tumoren und andere raumfordernde Prozesse in der Leber wie Echinokokken, Leberabszesse und anderes mehr lassen sich erkennen und lokalisieren. Unregelmäßige oder fehlende Speicherung weisen immer auf funktionsgeschädigte Leberbezirke hin.

Beachte

- Die Techniken der Röntgenuntersuchungen im Bereich der Bauchorgane (Gallensysteme, Pankreas, Milz u. a.) werden immer differenzierter. Das *Einholen der aktuellen Informationen* bezüglich Vorbereitung und Nachsorge ist notwendig. Die Ansprüche an die *Darmentleerung* variieren, und die obigen Angaben sind nur exemplarisch zu betrachten.
- Vor Gallensystemuntersuchungen ist die Verabreichung von *Morphin-* und *Morphinderivaten* gegenindiziert.
- *Störungen im Vorbereitungsablauf* (z. B. Erbrechen nach der oralen Kontrastmitteleinnahme) sind zu melden, damit die Untersuchung abgesagt bzw. verschoben werden kann.
- Für perkutane Untersuchungen s. auch Prinzipien zur *Biopsie* S. 453, zur i. v. oder i. a. *Kontrastdarstellung* S. 458.

Wichtigste *Voruntersuchungen* müssen durchgeführt sein: Blutgruppe, Gerinnungsfaktoren, Hämoglobin, EKG und Throaxröntgen.

33.3. Generelle Pflegeplanung

Es sei auf die allgemeinen Ausführungen S. 74 ff. u. 587 f. verwiesen.

33.3.1. Situationseinschätzung

Leberkranke Menschen sind häufig „Langzeitpatienten“, „chronisch Kränkliche“, „Schwerkranke, „Leidende“.
Für eine weiterführende Situationseinschätzung haben die Informationen des *Patienten* (und seiner Angehörigen) sowie des *Arztes* (bezüglich Diagnose und Prognose) große Bedeutung:
☐ Besteht eine Gallensystemerkrankung, z. B. Entzündung (Cholezystitis, Cholangitis), Steine (Cholelithiasis) oder
☐ liegt eine Leberparenchymerkrankung vor: Entzündung des Lebergewebes (Hepatitis), Zerstörung von Lebergewebe durch Leberzirrhose, Leberdystrophie, Fettleber, Tumoren, Metastasen, Abszeßbildung (z. B. durch Amöben)?

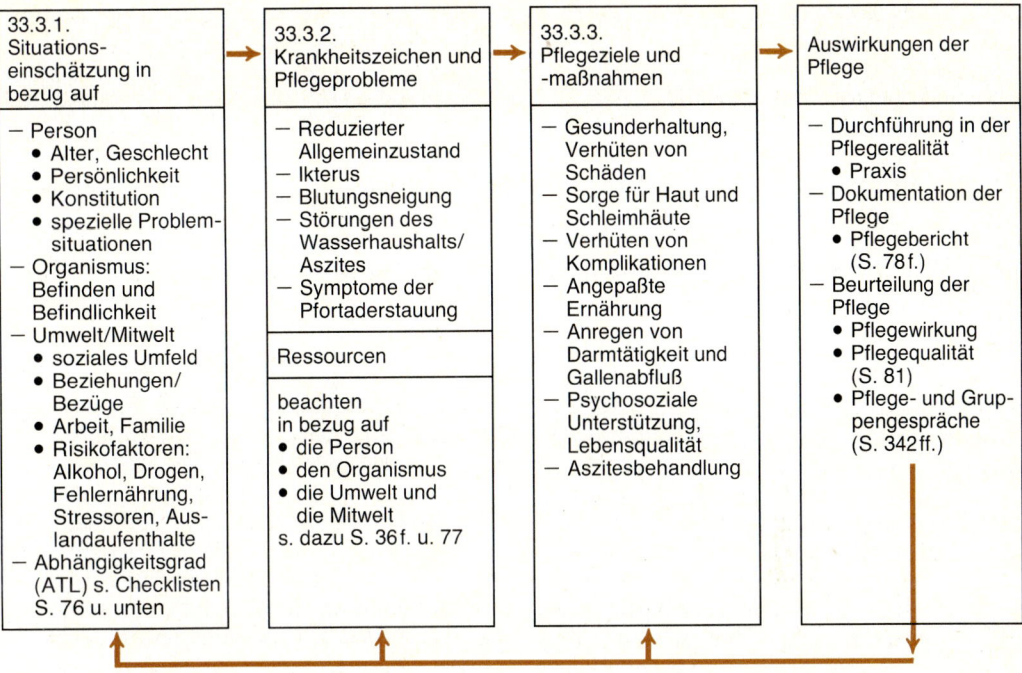

33.3.1. Situations-einschätzung in bezug auf	33.3.2. Krankheitszeichen und Pflegeprobleme	33.3.3. Pflegeziele und -maßnahmen	Auswirkungen der Pflege

– Person
  • Alter, Geschlecht
  • Persönlichkeit
  • Konstitution
  • spezielle Problem-
    situationen
– Organismus:
  Befinden und
  Befindlichkeit
– Umwelt/Mitwelt
  • soziales Umfeld
  • Beziehungen/
    Bezüge
  • Arbeit, Familie
  • Risikofaktoren:
    Alkohol, Drogen,
    Fehlernährung,
    Stressoren, Aus-
    landaufenthalte
– Abhängigkeitsgrad
  (ATL) s. Checklisten
  S. 76 u. unten
	– Reduzierter
	  Allgemeinzustand
	– Ikterus
	– Blutungsneigung
	– Störungen des
	  Wasserhaushalts/
	  Aszites
	– Symptome der
	  Pfortaderstauung
	
	Ressourcen
	
	beachten
	in bezug auf
	• die Person
	• den Organismus
	• die Umwelt und
	  die Mitwelt
	s. dazu S. 36 f. u. 77
		– Gesunderhaltung,
		  Verhüten von
		  Schäden
		– Sorge für Haut und
		  Schleimhäute
		– Verhüten von
		  Komplikationen
		– Angepaßte
		  Ernährung
		– Anregen von
		  Darmtätigkeit und
		  Gallenabfluß
		– Psychosoziale
		  Unterstützung,
		  Lebensqualität
		– Aszitesbehandlung
			– Durchführung in der
			  Pflegerealität
			  • Praxis
			– Dokumentation der
			  Pflege
			  • Pflegebericht
			    (S. 78 f.)
			– Beurteilung der
			  Pflege
			  • Pflegewirkung
			  • Pflegequalität
			    (S. 81)
			  • Pflege- und Grup-
			    pengespräche
			    (S. 342 ff.)

☐ Ist die Schädigung akut oder chronisch, reversibel oder irreversibel?

☐ Sind Krankheitserreger (Hepatitisviren) beteiligt, die spezielle Schutzmaßnahmen notwendig machen?

☐ Bestehen Zusammenhänge zwischen Krankheit und persönlicher Lebenssituation, sind Risikofaktoren (Alkohol, Medikamente, Ernährung) beteiligt?

☐ Bestehen Drogenabhängigkeit (Fixer), Schwangerschaft?

☐ Sind akute Komplikationen zu befürchten (Ösophagusvarizenblutung, Coma hepaticum)?

☐ usw.

Das sind nur einige Aspekte, die auf die Notwendigkeit der individuellen Handhabung der Checklisten (s. oben) hinweisen.

33.3.2. Krankheitszeichen und Pflegeprobleme

Reduzierter Allgemeinzustand

Die Beschwerden sind häufig uncharakteristisch. Sie betreffen
- den *Allgemeinzustand:* Leistungsabfall, Müdigkeit, Gewichtsverlust;

- die *Verdauung:* Appetitlosigkeit, Übelkeit, Brechreiz, Völlegefühl, Fettunverträglichkeit, Oberbauchbeschwerden, Störungen der Darmtätigkeit (Durchfälle oder Erbrechen);
- die *psychisch-seelische Gestimmtheit:* Die depressive Verstimmung tritt fast immer auf, sie ist ein wesentlicher Teil des Problemkreises von Patienten mit Lebererkrankungen.

Ikterus

Ikterus (Gelbsucht) ist Ausdruck des Bilirubinanstiegs im Serum. Die dabei auftretenden Zeichen sind abhängig von der Ursache, die dem Ikterus zugrunde liegt.

Kardinalzeichen sind:

- Gelbfärbung der Haut und Skleren (Einlagerung von Bilirubin), häufig erstmals erkannt durch andere (Partner, Arbeitskollegen),
- Mattigkeit,
- Braunfärbung des Urins,
- Entfärbung des Stuhls,
- Juckreiz und Gelenkschmerzen (Gallensäureeinlagerung in Haut und Gelenken nur bei Parenchym- und Stauungsikterus).

Das Symptom „Ikterus" ist vielschichtig. Hinweise können schon die *Farbtöne* geben/ z.B. *rötlich* (Rubinikterus) bei primärem Leberschaden oder *grünlich* (Verdinikterus) bei Gallenstauung. Man unterscheidet den

- hämolytischen Ikterus (prähepatisch),
- Parenchymikterus (intrahepatisch),
- Stauungsikterus (posthepatisch).

Die Ikterusformen mit ihren entsprechenden Krankheitszeichen sind in Abb. 33.**2** nachzulesen. Ein Ikterus ist erst deutlich sichtbar, wenn der Schwellenwert von 34 μmol/l (2 mg/100 ml) Bilirubin im Blut überschritten wird (Norm: unter 17 μmol/l = 1 mg/100 ml).

Blutungsneigung

Zur Blutungsbereitschaft (hämorrhagische Diathese) kommt es infolge Gerinnungsstörungen (Mangel an Gerinnungsfaktoren, gesteigerte Fibrinolyse, Thrombozytopenie) und vermehrter Durchlässigkeit der Gefäße. Es treten Petechien und flächenhafte Blutungen auf (s. auch S. 664), auch Blutungen in Weichteile und Muskulatur bei Bagatelltraumen. Gefürchtet sind Blutungen des Intestinaltraktes bei vorbestehenden Ösophagusvarizen, bei Magen- und Duodenalulkus.

Störungen des Wasserhaushalts

Sie äußern sich vor allem in *Aszites* und allgemeinen Ödemen = *hepatogene Ödeme*. Die Faktoren sind vielfältig: Eiweißmangel im Blut, gestörter Lymphabfluß aus der Leber, portale Hypertonie mit gestörtem Rückfluß im venösen Schenkel, Hyperaldosteronismus (infolge verminderten Aldosteronabbaus durch die Leber). Bestehende Ödeme und Aszites täuschen oft über die große Magerkeit hinweg. Beseitigt man sie, resultiert ein *Eiweißverlust* bei Aszitespunktion bzw. ein Kalium- und Natriumabfall bei Behandlung mit Diuretika. Kontrolle und entsprechende Ersatzmaßnahmen sind notwendig.
Zu Ödemen bzw. Pflegeproblemen bei Patienten mit Ödemen s. S. 156 f.
Als *Aszites* bezeichnet man eine Ansammlung von Flüssigkeit in der freien Bauchhöhle (Peritonealhöhle). Sie kann durch verschiedene Krankheiten verursacht werden. Wir unterscheiden:

- Aszites bei *Rechtsherzinsuffizienz,* die zu einer Venenstauung führt. Es sind meistens gleichzeitig Ödeme in den Beinen und in der Sakralgegend nachweisbar.
- Aszites bei *Krankheiten des Peritoneums,* z. B. bei Peritonitis oder Tumormetastasen des Peritoneums. Der Aszites ist in diesem Fall von den allgemeinen Krankheitszeichen der Peritonitis oder des Karzinoms begleitet.
- Aszites bei *Leberkrankheiten,* z. B. bei Leberzirrhose oder Lebermetastasen, einem Magen-, Darm- oder Lungenkarzinom. Es handelt sich dabei um die häufigste Ursache des Aszites. Er ist Ausdruck einer allgemeinen Stauung des Pfortadersystems.
- Aszites bei *Nierenkrankheiten* als Teil der allgemeinen Nierenödeme, besonders bei chronischen Nierenkrankheiten.

Probleme der Pfortaderstauung

Die Pfortaderstauung, verursacht durch portale Hypertonie (Druckanstieg in der Pfortader), tritt vor allem bei der Leberzirrhose auf. Die geschädigte Leber blockiert die Strombahn, das Blut kann nicht oder nur erschwert durchfließen, und es entstehen sog. Kollateralen (Umgehungskreisläufe). Diese sind Ursache der vermehrten Venenzeichnung auf der Bauchhaut. Bei starker Erweiterung und Schlängelung spricht man von *Caput medusae.*
Ein Teil des Pfortaderblutes fließt via Kardia über die Ösophagusvenen zur oberen Hohlvene, sie erweitern sich, es entstehen die *Ösophagusvarizen.* Die portale Hypertonie ist auch – doch nicht allein – verantwortlich für das Auftreten von Aszites.

33.3.3. Pflegeziele und -maßnahmen

Die *Therapie-* und *Pflegeziele* liegen in der

- Verhütung von Schäden und Komplikationen;
- Kompensation, Wiederherstellung und Aufrechterhaltung der Stoffwechsel- und Lebensvorgänge;
- Normalisierung der Blutgerinnung, des Wasser- und Elektrolythaushaltes;
- Stabilisierung von Atem- und Kreislauffunktion (sowie des Zentralnervensystems);
- Verbesserung der Lebensqualität und der Befindlichkeit durch gesunderhaltende und/oder therapeutische *Maßnahmen.*

Gesunderhaltung, Verhüten von Schäden

Drei immer mehr um sich greifende Zivilisationserscheinungen sind die Feinde der Leber und Gallenblase: *Alkoholismus, Medikamentenabusus* (inkl. Drogenmißbrauch durch Fixen), *Fehlernährung.*

Alkohol

Als kulinarisches Genußmittel in kleinen Mengen ist er nicht schädlich. Aber es stimmt nicht, daß er notwendig ist, um Gemütlichkeit, Fröhlichkeit und gute Laune zu schaffen. Alkohol in kleinen Mengen kann für viele ein Lebenselixier sein (als Göttertrunk wurde er ja schon in alten Zeiten besungen). Er wird dann zum Feind, wenn aus dem „gelegentlichen oder täglichen Gläschen" eine Gewohnheit geworden ist. Der Übergang zum Alkoholabusus ist fließend. Alkohol als Hilfsmittel zur Erzeugung von Wohlbefinden schafft zwar vorübergehend ein Leichtigkeitsgefühl, beseitigt Hemmungen und erleichtert Kontakte, birgt aber gleichzeitig die Gefahr der Enthemmtheit bis Unzurechnungsfähigkeit. Wird ein Mensch davon abhängig, hat die Sucht begonnen (s. dazu S. 530 f.). Der Alkoholiker im fortgeschrittenen Stadium ist psychisch und körperlich krank. Ohne *Entziehungskur* wird der geistig-seelische und körperliche Zerfall unumgänglich (Delirium tremens, Leberzirrhose, Fettleber). Dazu kommt die soziale Problematik. *Vorbeugen* ist besser als heilen, d.h. wenig oder keinen Alkohol trinken. *Ratschläge* für von der Sucht bereits Betroffene oder deren Angehörige geben die *Beratungs- und Fürsorgedienste für Alkoholgefährdete* und die *Abstinenzorganisationen:* Blaues Kreuz, Selbsthilfegruppen der Anonymen Alkoholiker = AA (unter AA im Telefonbuch auffindbar) u.a.

Medikamente

Viele Arzneimittel verursachen Leberschäden (Ikterus, Cholestasen). Im besonderen gilt das für Medikamente, die über lange Zeit (z.B. Medikamentenabusus S. 530) oder in hoher Dosierung eingenommen werden. Auch dosisunabhängig können Medikamente „hepatotoxisch", d.h. leberschädigend, wirken. Es gilt deshalb der Grundsatz: ohne ärztliche Verordnung und Überwachung keine Medikamenteneinnahme oder -verabreichung.

Fehlernährung

Eine Fehlernährung im Sinne eines Zuviel kann bei gleichzeitig mangelnder Bewegung zu einer Verfettung der Leber oder zu Gallensteinen führen, da das Angebot größer ist als der Verbrauch. *Adipositas* ist eine Zeitkrankheit, die sehr viel Unheil anrichtet, verhütbar ist oder, wo aufgetreten, behandelt werden muß (weniger mit Medikamenten als mit menschlicher Begleitung und Disziplin → psychologische Führung).

Sorge für Haut und Schleimhäute

- *Juckreizbekämpfung* mit Abwaschungen (z.B. mit Kleie), Abreibungen (z.B. mit Mentholspiritus) und/oder Kleiebäder sind für den Patienten eine große Wohltat.
- *Geschmeidighalten* der Haut (mit Haut- oder Badeöl) und absolute *Sauberkeit* sind für die Verhütung von Dekubiti oder Hautulzera von großer Bedeutung. Der Patient mit chronischem Leiden neigt infolge *Eiweißmangels* (mangelnde Zufuhr wegen Appetitlosigkeit, gestörte Synthese in der Leber selbst, vermehrter Verlust bei Aszites) und *Bewegungsmangel* (Erschöpfung, Leistungsschwäche) zu Hautaffektionen und Druckstellen.
- *Hilfe bei der Körperpflege* oder Aktivierung des Selbsthilfepotentials bei Patienten mit reduziertem Allgemeinzustand. Die Maßnahmen der *Dekubitusprophylaxe* sind dann besonders wichtig.
- *Vermeiden von Zahnfleischblutungen* durch Gebrauch einer weichen Zahnbürste und/oder Mundspülungen mit Kamillosan.
- *Petechien* und flächenhafte Hämatome können mit Hemeransalbe bestrichen werden (der Effekt ist mehr psychogener Natur).

Verhüten von Komplikationen

- Vitalzeichenkontrolle, insbesondere *Bewußtseinsüberwachung* ist notwendig bei Patienten, bei denen mit einer sog. portalen Enzephalopathie mit Coma hepaticum gerechnet werden muß (S. 731).
- *Flüssigkeitsbilanz:* achten auf Ödembereitschaft.
- *Pneumonieprophylaxe,* insbesondere bei älteren oder alkoholabhängigen Patienten (es besteht eine deutliche Immunabwehrschwäche) →Atemtherapie, Inhalationen.
- *Blutungen* sind bei hämorrhagischen Diathesen immer zu erwarten: Überwachung aller Ausscheidungen.
- *Bettruhe* bzw. Teilbettruhe zur Schonung der eingeschränkten Stoffwechselvorgänge erfordert gleichzeitig *Prophylaxe der Immobilitätsfolgen.*

Angepaßte Ernährung

Sie richtet sich nach dem Zustand des Patienten. Im Prinzip handelt es sich um eine

- *Leberschutzkost* = Diät mit hochwertigen Proteinen, leicht aufschließbaren *Kohlenhydraten* und genügend *Vitaminen*. Im Stadium der Leberinsuffizienz muß die *Eiweißzufuhr* wegen ungenügender Fähigkeit zur Umsetzung der Aminosäuren eingeschränkt werden. Die *Fettzufuhr* hängt von der individuellen Fettverträglichkeit ab. Bei Fettleber und Cholestase (mit herabgesetzter Fettresorbierbarkeit) ist fettarme Kost notwendig, auch sollen nur leichtverdauliche Fette gebraucht werden.

- *Alkoholische Getränke* und *koffeinhaltiger Kaffee* (fördern die Fettablagerung in der Leber und den Aszites!) sind verboten.
- *Weiche Kost* bei Gefährdung durch Ösophagusvarizenblutung.

Anregen von Darmtätigkeit und Gallenabfluß

- *Bewegung*, d. h. Mobilisation, so früh und so viel es der Zustand des Patienten erlaubt.
- *Feuchte Bauchwickel* wirken entspannend und schmerzlindernd; entsprechende Zusätze sind z. B. Kamille, Salbei, Melisse.
- *Gallenabflußfördernd* wirken Cholagogapräparate, sie regen gleichzeitig die *Darmperistaltik* an und aktivieren die Pankreaslipase (Bilifuge, Megagyl), meist in Kombination mit Karlsbader Salz (1 Kaffeelöffel in ½ Glas warmem Wasser vor dem Frühstück).

Psychosoziale Unterstützung, Lebensqualität

- *Begleiterscheinung* bei vielen Leberkrankheiten ist eine mehr oder weniger ausgeprägte *depressive Grundstimmung*. Der Patient braucht Verständnis, Aufmunterung, u. U. Hilfe zur Krankheits- oder Lebensbewältigung. Die größte Hilfe zur Überwindung psychischer Tiefs ist das Schaffen einer tragenden Beziehung (selber eine Beziehung schaffen, Beziehungen und Kontakte nach außen unterstützen, fördern; s. auch Kap. 11–13).
- *Vorbestehende Probleme* brauchen oft den Einsatz verschiedener Fachleute (Psychiater, Sozialarbeiter, Seelsorger):
  • Bei Hepatitis eines *Süchtigen* steht das Suchtproblem im Vordergrund (S. 530 f.).
  • Bei Fettleber infolge *Alkoholabusus* s. oben.
  • Bei Gallenleiden infolge *Adipositas* ist nicht nur eine Diät-, sondern auch eine Lebensberatung notwendig. Sie beginnt u. U. bereits durch unser „In-Beziehung-Treten" mit dem betroffenen Patienten. Jedes engagierte Gespräch kann Veränderungen ein-

leiten, ist Lebensberatung, ist letztlich Hilfe zur Lebensbewältigung und somit zur Genesung.
  • Bei *chronischen Leberleiden* kann ein Klimawechsel, d. h. ein Aufenthalt in einem Sanatorium, heilend und kräfteaufbauend wirken.

Aszitesbehandlung

Die einleitende Behandlung bei Aszites erfolgt durch Flüssigkeitsbeschränkung und salzarme Kost. Meist genügt dann die *medikamentöse Therapie* mit Aldosteronantagonisten (Spironolacton = Aldactone) und Saluretika (z. B. Furosemid = Lasix). Zu Diuretikabehandlung s. S. 783 f.).
Bei schwerem oder schlecht beeinflußbarem Aszites wird eine Aszitespunktion vorgenommen.

Hilfeleistung bei der Aszitespunktion

Prinzip S. 435.

Instrumentarium

- Alles zur Desinfektion und Anästhesie;
- zur Punktion eine dicke Kanüle mit angesetztem Aszitesschlauch;
- Auffanggefäß, Meßzylinder, Urometer;
- sterilisierte Reagenzgläser;
- Verbandmaterial, Laparotomiebinde;
- Abfallsack, Nierenschale.

Vorbereitung

- Blase entleeren lassen.
- Messen des Bauchumfanges.
- Rückenlagerung mit leicht seitlicher Drehung zum Bettrand (Bett schützen), mit dem Ziel, dem Arzt den Zugang zur Punktionsstelle und das Ablaufen des Punktates zu erleichtern.

Ausführung

- Desinfektion, Anästhesie, Desinfektion.
- Punktion mittels Kanüle mit angesetztem Schlauch, der ins Auffanggefäß geleitet wird. Die Flüssigkeit fließt spontan ab.
- Je nach Zustand des Patienten wird der Arzt den Aszites *ganz oder nur teilweise* abpunktieren (Menge messen!).
- Nach Beendigung der Punktion Kanüle entfernen, Einstichstelle verbinden.
- Wurden größere Mengen abpunktiert →Leibbinde umlegen. Der Druck von außen wirkt einem eventuellen Schocksyndrom entgegen.

- Punktat messen, spezifisches Gewicht bestimmen, evtl. zur Untersuchung ins Labor bringen.

Nachsorge

- Kontrolle der Einstichstelle auf Nachsickern von Flüssigkeit, Blutung.
- Kontrolle des Allgemeinbefindens, evtl. auch der Vitalzeichen. Infolge Druckentlastung im Abdomen können Schocksymptome auftreten.
- Messung des Bauchumfanges.
- Blutkontrollen (Eiweiß, Elektrolyte, Kreatinin, BUN sowie Hämoglobin und Gerinnungsfaktoren), damit der Arzt entsprechende Verluste erfassen und kompensieren kann.

33.4. Exemplarische Pflegesituationen

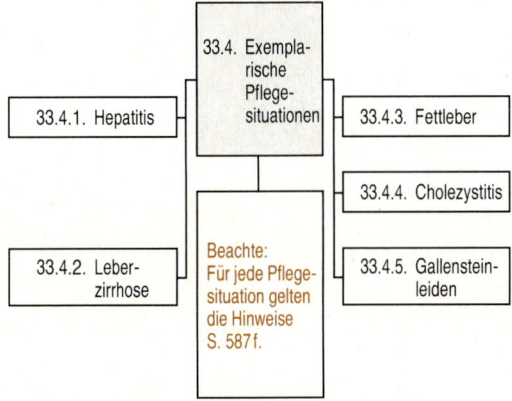

33.4.1. Hepatitis

Die Hepatitis ist eine Entzündung des Lebergewebes, die meist mit einem Ikterus einhergeht; sie kann *akut* oder *chronisch* verlaufen.

Hepatitistypen

Man unterscheidet 3 Typen
- *Hepatitis A* (Hepatitis infectiosa) mit kurzer Inkubationszeit, HB_s-Antigen negativ;
- *Hepatitis B* (Serumhepatitis- vorwiegend als Spritzen- oder Transfusionshepatitis) mit langer Inkubationszeit, HB_s-Antigen positiv;
- *Hepatitis C* ist eine durch andere Virusstämme hervorgerufene Infektion (Non-A-Non-B-Viren).

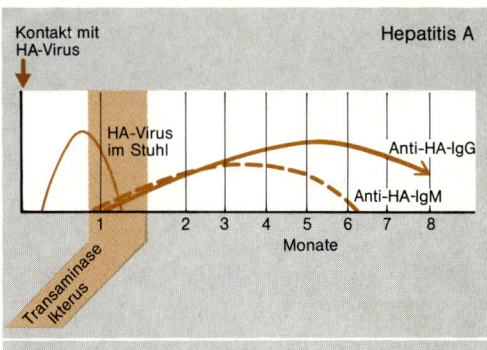

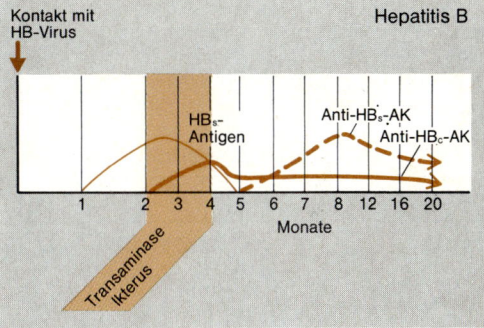

Abb. 33.7 Klinischer und serologischer Verlauf bei Hepatitis A und Hepatitis B.

Das Krankheitsbild ist bei allen 3 Typen ähnlich. Die *Unterscheidungskriterien* sind vor allem für den Typ A und Typ B wichtig (Tab. 33.1 und Abb. 33.7).

Laborbefunde, Virusdiagnostik, Impfung

- *Laborsuch-* und *Verlaufsproben* sind Bilirubin, Transaminasen, γ-GT, Elektrophorese, · Eisen, Quick-Test im *Serum* und Gallenfarbstoffe im *Urin* (s. dazu auch S. 716).
- *Erreger- bzw. Antigen- und Antikörpernachweis:*
  - *Typ A:* Erregernachweis im Stuhl schon in der präikterischen Phase. Im Serum weist ein Anstieg des Anti-Hepatitis-A-Titers (Antikörper des Typ A) immer auf eine Virus-A-Infektion. Es bleibt eine langjährige Immunität.
  - *Typ B:* Ab 2–3 Wochen vor Ausbruch der Krankheitszeichen ist der Hepatitis-B-Virus elektronenmikroskopisch nachweisbar bzw. Partikel, die antigenetisch mit der Hülle des B-Virus identisch sind. Sie werden daher als *HB_S-Antigen* ($HB_SAg = Hepatitis-B$ surface [Oberfläche] Antigen) bzw. HB_c-Antigen (C = core = Kern) oder Dane-Partikel bezeichnet. Der Nachweis dieses Antigens, das nach seiner Entdeckung Australia-Antigen genannt wurde, beweist die Infektion des Organismus mit Hepatitis-B-Viren. Antikörper

Tabelle 33.1   Übersicht Hepatitis A, Hepatitis B, Hepatitis Non-A-Non-B (Ag Antigen, AK Antikörper)

	Hepatitis A	Hepatitis B	Hepatitis Non-A-Non-B
Virus und Virusnachweis	– RNA-Virus – kurze Virämie – Vermehrung in Leberzelle – Nachweis im Stuhl, während 2–3 Wochen möglich, aber schwierig	– Dane-Partikel = RNA-Virus mit Hülle (s) und Kern (c) – Nachweis im Blut, Urin, Stuhl, Speichel, Sperma, Vaginalsekret	bisher weder Virus (Ag) noch AK erfaßbar
Diagnose	AK-Nachweis (Anti-HA) im Serum	Virus- und AK-Nachweis (Anti-HB)	Ausschlußdiagnose
Infektionsmodus	– Schmierinfektion (fäkooral) – Wasser, Familie, Lager – Drogensucht – Promiskuität	– traumatisch (Krankenhaus- und Laborpersonal) – Drogensüchtige, Transfusion von Blut- und Plasma, venerisch, selten oral	bisher nur Übertragung durch Transfusionen bewiesen
Inkubationszeit	3–5 Wochen	6 Wochen bis 6 Monate	ca. 2 Monate
Verlauf	akut, meist benigne, oft anikterisch	– 90% voll ausheilend – 10% chronisch: • chronisch persistierend = benigne • chronisch aggressiv bis zur Zirrhose (1–2% Letalität)	ähnlich wie Hepatitis B, meist anikterisch
Infektiöses Stadium	kurz, besonders während Inkubationszeit	– solange HB_s-Ag persistiert (Träger), d.h. einige Wochen vor bis einige Wochen nach Ikterusbeginn	?
Virusträger	keine	– HB_s-Ag-Positive! – präikterisches Stadium und chronisch aggressive, HB_s-positive Hepatitis besonders ansteckend!	?
Immunität	lebenslang (Anti-HA-AK)	Anti-HB_s und Anti-HB_c-AK haben ungenügende Schutzwirkung	keine
Prophylaxe und Schutzimpfung	Gammaglobulin: 5 ml alle 6 Monate, preiswert	– H-B-Vax – Gen-H-B-Vax	

dagegen (Anti-HB_s, Anti-HB_c) treten ca. 3–4 Monate später auf.
- *Impfung, Immunisierung:*
  • *passive Immunisierung* mit Hepatitisantikörpern bei ausgebrochener Infektion;
  • *aktive Immunisierung:* mit Hepatitisantigenen (Vaxinen) als Schutzimpfung (für alle Risikogruppen). Dauer des Impfschutzes: 5 – 6 Monate.

Krankheitszeichen und Pflegeprobleme

Präikterisches Stadium (1–2 Wochen):
- Appetitlosigkeit, Übelkeit, Unverträglichkeit von Fett, Alkohol, Nikotin;
- Abnahme der Leistungsfähigkeit, Müdigkeit, Adynamie, evtl. Schwindel;
- Meteorismus, evtl. Durchfall;
- Gelenkschmerzen, Juckreiz, allgemeine Entzündungszeichen;
- die Leber ist druckempfindlich;

- Urin wird allmählich, am Ende des präikterischen Stadiums, dunkel; Stuhl acholisch.

Ikterisches Stadium (2–6 Wochen):
- Ikterus, Beginn in den Skleren, Bilirubinanstieg bis 170 µmol/l (10 mg/100 ml) und mehr;
- Temperatur normalisiert sich, subjektive Beschwerden nehmen ab;
- Leber-, Milz- und Halslymphknotenschwellung;
- Bradykardie, evtl. Gefäßspinnen.

Postikterisches Stadium (1–2 Monate):
- Ikterus klingt langsam ab;
- Urin- und Stuhlfarbe normalisieren sich;
- Müdigkeit und dyspeptische Beschwerden halten sich gelegentlich lange.

Verlaufsformen

- *Anikterische Hepatitis:* Bilirubinspiegel steigt nicht an; häufig bei Kindern.
- *Nekrotisierende Hepatitis* (früher gelbe Leberdystrophie): schweres, akut verlaufendes Krankheitsbild, das innerhalb von Tagen zum Leberkoma und zum Tod führen kann.
- *Cholestatische Hepatitis* (Cholestase = Ausscheidungshemmung von Bilirubin in die Gallengänge) mit Zeichen des Verschlußikterus.
- *Rezidivierende Hepatitis* in 10% aller Fälle. Häufig beim Alkoholiker und Drogenabhängigen; u. U. kann sie eine Folge zu frühen Aufstehens sein. Bleiben dauernd Zeichen einer mäßigen Hepatitis bestehen, so spricht man von *persistierender* oder vom Übergehen in eine *chronische* Hepatitis.

Pflege- und Behandlungsplan

Unterstützen und Heben des Allgemein- und Ernährungszustandes:
- *Bettruhe,* die im Verlauf gelockert werden kann, Selbstpflege fördern und stützen.
- *Ernährung:* Im Stadium der Inappetenz Infusionen (Glukose, Lävulose) und traubenzuckerreiche Getränke. So bald als möglich Schleimsuppe, Sauermilch, Buttermilch (kalorisch angereichert) und bei Besserung des Zustandes Übergang zu *Leberschonkost,* die im Prinzip eine Kost mit leicht verdaulichen, gut aufspaltbaren Nahrungsmitteln ist (8000 kJ ≈ 2000 kcal/Tag). Striktes Alkohol- und Barbituratverbot.
- *Psychische Unterstützung* durch Sorge für Beschäftigung, Kontakte, Gespräche. Bedürfnisse und Wünsche des Patienten bei der Pflegeplanung berücksichtigen. Depressive Verstimmungen wahrnehmen und auffangen.

- *Medikamentöse Unterstützung:* *Vitamin-B-Komplex*-Präparate wirken appetitanregend und helfen bei Brechreiz. Cyanidol *(Catergen)* ist unterstützend wirksam, fördert vor allem das subjektive Wohlbefinden.

Fördern der Gallen- und Darmtätigkeit:
- Täglich 1 Kaffeelöffel Karlsbader Salz;
- warme Wickel oder Kataplasmen auf den Oberbauch, insbesondere nach dem Essen.

Verhütung und Abschwächung einer Infektion:
- Eine kausale Therapie gibt es nicht, daher ist die Prophylaxe sehr wichtig.
- *Verabreichung von menschlichem Immunglobulin* gibt Schutz für mehrere Monate oder erleichtert und verkürzt den Krankheitsverlauf bei Hepatitis A. Zum Schutz bei Hepatitis B ist nur das mit Anti-HB$_s$ angereicherte Hyperimmunserum als mehrfache Gabe wirksam (noch sehr teuer).
- *Schutzmaßnahmen:*
  - Eine eigentliche Isolierung ist (außer bei Kindern) nicht nötig, jedoch sind die allgemeinen Hygienemaßnahmen strikt einzuhalten;
  - Nach jeder Darmentleerung *Hände* von Patient und Pflegeperson gründlich mit Seife reinigen und desinfizieren.
  - *Einweghandschuhe* tragen bei Intimtoilette und Blutentnahmen.
  - *Blut* ist als infektiös zu betrachten (entsprechend bezeichnen). Auch eingetrocknetes Blut enthält noch Viren.
  - *Exkremente* (Uringlas, Bettschüssel): Die Reinigung in der Spülmaschine genügt, wenn eine Desinfektionsspülung eingebaut ist. Sonst Exkremente 6 Stunden in phenolhaltigem Mittel (z. B. Bacilloto) liegen lassen.
  - *Instrumente, Spritzen, Kanülen:* Einwegmaterial, sorgfältige Entsorgung, jegliche Verletzung vermeiden (Kanülen direkt in *Nadelvernichtungsboxen* werfen).
  - *Schnelldesinfektion* für den täglichen Gebrauch in und um das Patientenzimmer, z. B. als Buraton- oder Pantoseptspray (alkoholhaltig, darum rasche Wirkung).
  - Bei *Auftreten von auch nur geringfügigen Verletzungen* ist der zuständige Vorgesetzte zwecks Einleitung geeigneter Gegenmaßnahmen sofort zu alarmieren.

Verhindern von zusätzlichen Gefahren bei Süchtigen: Die Hepatitis bei Drogenabhängigen ist einerseits eine Folge von unsauberen Spritzen und Kanülen, andererseits eine direkte Folge der leberschädigenden Drogen. Der Verlauf ist chronisch. Bei der Pflege gilt das oben Gesagte und die Berücksichtigung der *Problematik des Drogenabhängigen* (S. 530 f.).

Das Krankenhaus bzw. der Krankenhausaufenthalt schafft zusätzliche Probleme u. a.:
- herumliegendes Einwegmaterial (Spritzen, Kanülen) im Rahmen der Ver- und Entsorgung der Stationen;
- Medikamentenschränke, die nie so „geschützt" sind wie eine Apotheke;
- Mitpatienten, die zur Gefahrenquelle oder zum Gefährdeten werden können;
- Auftreten von Entwöhnungssymptomen (Schmerz, Unruhe, Erbrechen, u. U. Kreislaufversagen).

Nur die gute Zusammenarbeit der ganzen Pflege- und Behandlungsgruppe (evtl. mit einem Psychiater) schafft es, solchen Patienten einigermaßen gerecht zu werden. Rezepte gibt es nicht. Im Prinzip liegen der Pflegeplanung ähnliche disziplinarisch strenge Grundsatzüberlegungen (wenn auch mit anderen Schwerpunkten) zugrunde wie bei der Anorexia, die ja auch eine Sucht ist (S. 529).

33.4.2. Leberzirrhose

Es handelt sich dabei um eine chronische Leberschädigung im Sinne einer Strukturveränderung der Leberläppchen. Funktionstüchtiges Gewebe wird durch Bindegewebe ersetzt. Bindegewebsstränge blockieren auch die Blutversorgung (Zirrhose = Umbau).
Die *häufigsten Ursachen* sind
- Alkohol - alkoholische Zirrhose,
- eine Hepatitis - posthepatische Zirrhose (besonders häufig bei Drogenabhängigen).

Krankheitszeichen und Pflegeprobleme

Im *Anfangsstadium* oft undeutlich:
- Müdigkeit, Abgeschlagenheit, Unwohlsein;
- Appetitlosigkeit, leichte Magen-Darm-Störungen;
- dumpfer Schmerz in der Lebergegend;
- möglicherweise leichter Ikterus oder bräunlichgelbes Kolorit.

Typische Hautzeichen sind:
- *Gefäßschlängelungen,* besonders im Gesicht (Geldscheinhaut), am Bauch (Caput medusae);
- *Eppinger-Sternchen* (Spinnen- bzw. Spidernävus, Gefäßsternchen) sind zentrale Arteriolen

mit spinnenartig abgehenden Gefäßchen, besonders im Einflußbereich der oberen Hohlvene (Gesicht, Hals, Brust);
- *Weißfleckung:* Auftreten von weißen Flecken an Armen und Gesäß, besonders nach Abkühlung; *Weißnägel* mit blasser Zone an der Nagelspitze;
- *Palmarerythem* und *Plantarerythem:* symmetrische, rotfleckige Sprenkelung an den Handinnenflächen bzw. Fußsohlen;
- *Lackzunge* (lackartig, glänzend, glatt);
- *Behaarungsanomalien* als Verlust der Achsel- und Schamhaare;
- *Xanthome* bei biliären Zirrhosen und gestörtem Fettstoffwechsel;
- *Gynäkomastie, Hodenatrophie* (beim Mann) *Menstruationsstörungen* (bei der Frau), weil die gegengeschlechtlichen Hormone nicht genügend abgebaut werden.

Diese typischen Zeichen der Leberinsuffizienz nehmen entsprechend der Verschlechterung des Leberzustandes zu, es kommt schließlich zu *Zeichen der dekompensierten Zirrhose:*
- Verschlechterung des Allgemeinzustandes mit evtl. bedrohlichen Zeichen:
- *Cholestase* (die Leber kann Bilirubin nicht mehr ausscheidungsfähig machen);
- besonders gefährlich sind *dystrophische Schübe,* die leicht zu einem *Leberkoma* führen (s. unten).

Pflege- und Behandlungsplan

Eliminieren von krankmachenden und krankheitsunterhaltenden Faktoren:
- Alkoholverbot.
- Chronisch aktive Hepatitis behandeln: Glukokortikoide, Azathioprin.
- Gesunde Ernährung: eiweiß- und vitaminreich, ausgewogen, gut verdaulich.
- Biographie und Umfeldprobleme in der Pflegeplanung mitberücksichtigen.

Schonung der Leber und des Gesamtorganismus:
- Geregeltes Leben, körperliche Ruhe, seelisch-geistige Aktivierung und Stützung.
- Körperentspannung, evtl. warme Bauchwickel (mit Kamillen- oder Melissen- Zusätzen).
- Bettruhe nur im akuten Schub.
- Diät: kalorien- und kohlenhydratreich, fett- und eiweißarm (Menge je nach Zustand).
- Leberschutztherapie als Vitamin B_{12}, Glukose, Fruktose, Leberextrakte, anabole Steroide u. a.; sie hat mehr allgemein unterstützende Wirkung.

Ausscheiden von Aszites und Ödemen:
- Aszitespunktion wird wegen zu hohem Eiweißverlust umgangen, dafür
- natriumarme Kost und
- Diuretika (Vorsicht wegen Kalium- und Natriumverlust mit entsprechenden Komplikationen; S. 783 f.).

Verhindern von Schäden:
- Der Allgemeinzustand ist reduziert, weshalb auf Dekubitus- und Pneumonieprophylaxe sowie auf ausreichende Selbstpflege zu achten ist.
- Vitalzeichen und Bewußtseinslage überwachen, um Komplikationen (s. unten) rasch zu erfassen.
- Eine *Kompensation* ist bei geregelter und gesunder Lebensführung über längere Zeit möglich.

Komplikationen bei Leberzirrhose

Ösophagusvarizenblutung

Ösophagusvarizen = Erweiterung der Speiseröhrenvenen bei portalem Hochdruck infolge Leberzirrhose.

Zeichen

- Erbrechen von kaffeesatzartigem Blut oder
- schwallweises Aufstoßen von rotem Blut;
- Teerstühle;
- bei schwerer Blutung Schockzeichen, Koma (Aspirationsgefahr → Exitus).

Sofortmaßnahmen

Das *Ziel* ist, die Blutung zu stillen und den hypovolämischen Schock zu beheben:
- *Intensive Überwachung:* Vitalzeichen, Blutverlust, Ausscheidungen, Bewußtseinszustand; Patient wird auf die Intensivstation verlegt.
- *Schockbekämpfung* mit Frischblut, Blutersatzmitteln.
- *Stillen der Blutung* durch
  • *Kompression* der blutenden Gefäße mit der Sengstaken- oder Linton-Nachlas-Sonde (s. dazu S. 441 f.);
  • *Octapressin*-Kurzinfusion (20 IE in Lävulose/20 min) senkt den Pfortaderdruck durch Verminderung des arteriellen Zustroms;
  • *gerinnungsfördernde Substanzen* (Plasmafraktion Cohn, Vitamin K), evtl. Antifibrinolytika i. v.

Kommt eine Blutung nicht zum Stehen, wird u. U. eine

- *Sklerosierung* oder Koagulation der blutenden Gefäße (s. Endoskopien S. 466) oder nach Stabilisierung der Kreislaufverhältnisse eine
- *portokavale Shuntoperation* vorgenommen (Verbindung der Pfortader mit der Hohlvene unter Umgehung der Leber, wodurch eine Druckentlastung im Pfortaderkreislauf erreicht wird).

Postoperative Komplikation: Ammoniakintoxikation (s. unten).

Leberkoma (Coma hepaticum)

Bei zunehmender Leberinsuffizienz und bei Leberzerfall resultiert eine Intoxikation durch mangelnde Entgiftungsfunktion. Es besteht eine Erhöhung des Ammoniakgehaltes im Blut (Ammoniak [NH_3] stammt aus dem Eiweißstoffwechsel), was zu schweren Schädigungen am Zentralnervensystem mit Bewußtseinsstörungen führt.

Je nach Tiefe der Bewußtseinstrübung unterscheidet man 3 Stadien:
- *1. Stadium:* Verstimmung, Unruhe, Erschöpfungs- und Depressionszustände, zunehmender Flappingtremor (Muskelzittern). Die Sprache, zu Beginn noch klar, wird verwaschen, die Schrift fahrig (Schrift- und Sternchenprobe), Mundgeruch (Foetor hepaticus). *Verwirrungszustände* können u. U. auch Ausdruck eines *Delirium tremens* sein. Bei Alkoholikern ist immer auch daran zu denken.
- *2. Stadium:* Desorientiertheit, deliröse bzw. apathische Zustände. Der Flappingtremor geht über in Spastizität und Krämpfe. Die Schrift wird unleserlich, da die Bewegungen nicht mehr gesteuert werden können. Tachykardie, Hypotonie.
- *3. Stadium:* Bewußtseinsverlust, Atemstörungen. Im Verlauf des Komas können Blutungen, Nierenversagen, Herz- oder Atemstillstand zum Tode führen.

Je rascher der Patient ins Koma fällt, um so schlechter ist die Prognose. Kurzdauernde Zustände der Bewußtseinstrübung mit neurologisch-psychiatrischen Störungen können behandelt werden.

Pflege- und Behandlungsplan

Überwachen und Unterstützen des Bewußtseins- und Allgemeinzustandes:
- *Bettruhe,* Übernahme der ganzen Pflege mit besonderer Beachtung der *Prophylaxen.* Es besteht Pneumonie- und Dekubitusgefahr.

- *Überwachung* (Intensivstation) von Vitalzeichen, Ausscheidung, psychischer Lage, Bewußtseinszustand.
- *Schriftproben* (z. B. Sternchenzeichnen).
- *Engagiertes Dasein* für den Patienten (s. exogene Psychose S. 525 f.).

Verhinderung der Resorption von vermehrt anfallenden stickstoffhaltigen Substanzen (die durch Bakterien produziert werden), *Senkung des Blutammoniakspiegels:*

- *Diät:* reine, hochdosierte Kohlenhydraternährung, oral, durch Sonde und als Glukose-Lävulose-Infusionen zu Beginn. Bei Besserung des Zustandes wird langsam steigernd Eiweiß zugeführt (Beginn mit 5–10 g/Tag, aufbauend bis 40–60 g/Tag).
- *Abführen*, z. B. mit 30%iger Magnesiumlösung (40 ml durch die Sonde).
- *Antibiotikum* (2–6 g Neomycin/Tag durch die Sonde), um die Darmbakterien zu zerstören.
- *Metaboliten* des Harnstoffzyklus (Arginin, Apfelsäure u. a.); teilweise noch weniger erprobte Maßnahmen werden versucht.

Verhüten von zusätzlichen Komplikationen:

- *Infektionsanfälligkeit* ist sehr groß (Eiweißmangel = Antikörpermangel!). Sie muß therapeutisch (Antibiotika) und pflegerisch (äußerst sorgfältige Mundpflege, Hautpflege, Atemunterstützung usw.) angegangen werden.
- *Entgleisung von Wasser- und Elektrolythaushalt.* Oligurie einerseits, Natrium- und Kaliumverlust andererseits verlangen eine gute Kontrolle; osmotische Substanzen werden nur mit gleichzeitiger Natrium- und Kaliumersatztherapie verabreicht (genaue Bilanzierung, gute Beobachtung, Laborkontrollen).
- *Gerinnungsstörungen mit Blutungsgefahr* als schwere Komplikation bedarf der qualifizierten Überwachung.

33.4.3. Fettleber

Die Fettleber ist eigentlich mehr ein Problem der *Prophylaxe* als der Pflege. Die auslösenden Faktoren sind auf der Ebene der *Gesundheitserziehung* größtenteils eliminierbar. Es sind dies

- chronischer Alkoholismus,
- Fehlernährung, Adipositas,
- Hyperlipidämie,
- Medikamenteneinnahme (-abusus),
- nicht oder ungenügend behandelter Diabetes mellitus.

Krankheitszeichen

Sie sind denjenigen einer chronischen Hepatitis ähnlich (S. 729 f.).

Pflege- und Behandlungsplan

Er umfaßt in erster Linie die konsequente und andauernde Ausschaltung der auslösenden Noxe sowie ein absolutes Alkoholverbot bzw. Hilfe zur Einübung einer gesunden Lebensweise. Dadurch ist die Krankheit heilbar.

33.4.4. Cholezystitis

Die Entzündung der Gallenblase kann akut oder chronisch verlaufen. Entzündungsursachen können sein:

- Steinbildungen in der Gallenblase oder den Gallengängen,
- Bakterien, die in die Galle gelangt sind (z. B. Salmonellen).

Krankheitszeichen und Pflegeprobleme

- Mäßiges Fieber, das aber akut ansteigen kann (Schüttelfrost);
- Schmerzen im Bereich der Gallenblase, Bauchdeckenspannung;
- Übelkeit, Brechreiz;
- Zeichen einer akuten Pankreatitis (S. 739) durch Steinabgang mit Reflux in den Pankreasgang.

Bei der akuten Cholezystitis können die Krankheitszeichen sehr stürmisch auftreten. Es entstehen Bakteriämie und Sepsis. Die chronische Entzündung verläuft schleichend, oft schubweise. Die Cholezystitis ist insofern ein schweres Krankheitsbild, weil *Komplikationen* auftreten:

- *Hydrops* der Gallenblase (Rückstauung der Galle in die Gallenblase) nach Verschluß des Ductus cysticus, sie wird prall voll;
- *Empyem* (infizierte Galle in der Gallenblase) mit septischem Fieber und peritonealen Zeichen;
- gedeckte und freie *Perforation* mit lokaler oder diffuser galliger *Peritonitis* (S. 710 f.);
- *Penetration* und *Perforation* in den Darm mit Fistelbildung oder Auftreten eines Gallensteinileus (mechanischer Ileus S. 700 f.).

Pflege- und Behandlungsplan

Schonen des Organsystems, Unterstützen des Allgemeinzustandes:

- Nahrungskarenz bzw. parenterale Ernährung über Tage;

- Bettruhe nach Bedarf, Bewegung und Entspannung tun dem Patienten gut;
- Atemtherapie, Physiotherapie;
- salinische Abführmittel (Karlsbader Salz), wenn Darmentleerung angeregt werden muß.

Beheben der Entzündung bzw. der Ursache:
- *konservative Therapie* mit gallengängigen Breitbandantibiotika;
- *operativer Eingriff* je nach Ursache und Verlauf (s. unten).

33.4.5. Gallensteinleiden

Gallensteine sind die Ursache fast aller Gallenleiden. Sie werden problematisch, wenn sie *wandern*. Die Steinentstehung ist auf ein gestörtes Lösungsgleichgewicht des Gallensaftes zurückzuführen (z.B. bei Adipositas, Darmerkrankungen, Stoffwechselstörungen, Gravidität). Frauen sind häufiger Steinträger als Männer, auch besteht eine familiäre Disposition.
Typische Lokalisation s. Abb.33.**8**.
Steintypen sind der Cholesterinstein (groß), der Bilirubin-Karbonal-Stein (klein) und der Cholesterin-Pigment-Kalkstein (verschieden groß).
Steine sind im *Sonogramm* und/oder *Cholezystogramm* (S.721 f.) nachweisbar als Cholelithiasis (Gallensteine) oder Choledocholithiasis (Gallenwegssteine).

Zeichen der Gallensteinkolik

- Kolikartige Schmerzen im rechten Oberbauch, ausstrahlend in den Rücken oder zum rechten Schulterblatt;
- Abneigung gegen fette Speisen;
- Beschwerden, evtl. nach dem Essen oder im Zusammenhang mit Streßsituationen;
- Koliken bei Gallenwegssteinen;
- zunehmender Verschlußikterus bei Steineinklemmung;
- Entzündungszeichen (s. Cholezystitis, Pankreatitis).

Pflege- und Behandlungsplan

Hilfe bei einer Kolik:
- Bettruhe, Nahrungskarenz;
- Schmerzbehandlung durch
  • lokale Entspannung: warme Wickel (Melissen- oder Kamillenzugabe);
  • allgemeine Lockerung und Muskelentspannung;
  • Spasmolytika (Buscopan, Baralgin) nach Verordnung.

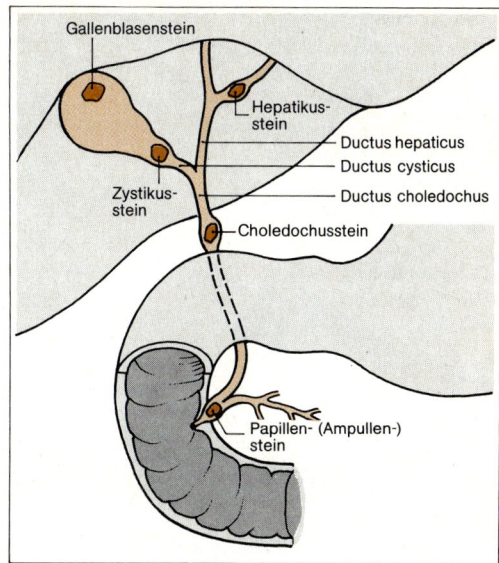

Abb.33.**8** Lokalisation der Gallensteine.

Vermeiden von kolikauslösenden Faktoren: Gallensteinträger sollten
- ein ruhiges, geregeltes Leben führen, mit Stressoren umgehen lernen (S.315 f.);
- bekömmlich essen (fettarm, kleine Mahlzeiten);
- für regelmäßige Darmentleerung sorgen.

Steinentfernung:
- endoskopisch (S.465 f.);
- chirurgische Cholezystektomie s. unten.

Pflege des Patienten bei Cholezystektomie

Präoperative Maßnahmen

Sobald Diagnose und Indikation gestellt sind, wird der Patient für die Operation vorbereitet; es gelten die allgemeinen Maßnahmen auf S.471 f.

Operationsmethoden

Je nach Steinlage
- *Cholezystektomie* = Gallenblasenentfernung.
- *Choledochotomie* im Zusammenhang mit der Cholezystektomie, wenn mittels intraoperativ durchgeführtem Cholangiogramm in den Gallenwegen Steine festgestellt werden. Der Ductus choledochus wird eröffnet und die Konkremente entfernt. Anschließend wird u.U. ein T-Drain in den Ductus choledochus eingelegt (Abb.33.**9**), wodurch die Galle nach außen abgeleitet werden kann (Entlastungsdrain, bis der Abfluß ins Duodenum wieder genügend ist).

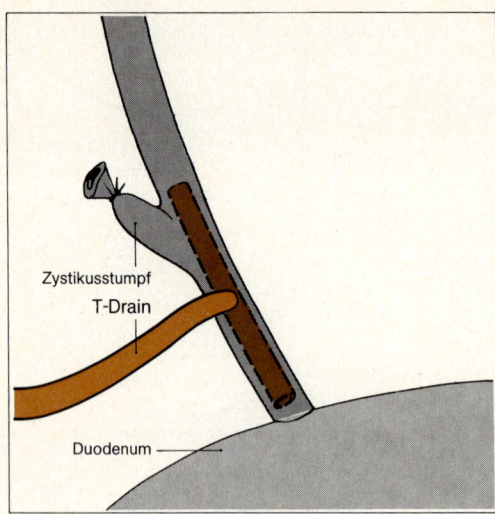

Zystikusstumpf

T-Drain

Duodenum

Abb. 33.**9**   Engelegter T-Drain.

Postoperative Pflege und Behandlung

- *Regulierung von Ernährung und Darmtätigkeit:*
  - *Infusionen* für 2–3 Tage, am 1. Tag darf bereits mit Trinken begonnen werden. Ab 3. Tag orale Ernährung, wenn Darmtätigkeit vorhanden. Diese anregen mit Klistier und Karlsbader Salz morgens nüchtern ab 2. Tag.

- *Magensonde:* Falls eine Sonde eingelegt ist, bleibt sie liegen, solange Sekret fließt.
- *Verhütung von Thrombosen:*
  - Frühmobilisation, Antikoagulation (s. auch S. 642 f.).
- *Drainage von Galle und Wundsekret:*
  - *Wunddrain* am 3. und 4. Tag kürzen, am 5. Tag wird er entfernt, sofern das Sekret gallenfrei ist (bei T-Drain bleibt der Wunddrain solange liegen wie der T-Drain).
  - *T-Drain:* Bei gutem Abfluß ins Duodenum (weniger als 300 ml/24 Std.) wird er ab 3. postoperativem Tag über das Abdominalniveau angehoben (höher hängen). Bleibt der Gallenabfluß aus (Hinweis auf guten Abfluß ins Duodenum), kann er am 4. Tag abgeklemmt werden. Nach 6–10 Tagen wird eine Cholangiographie durch den T-Drain gemacht (er kann anschließend entfernt werden, wenn die Gallenwege steinfrei und der Gallenabfluß ungestört ist). *Nach* der Drainentfernung hat der Patient während 24 Stunden Bettruhe, der Verband ist häufig zu kontrollieren, da Galle nachfließen kann.
- *Krankenhausaustritt* nach 6–10 Tagen bei einfacher Cholezystektomie. Der Patient erleidet durch die Gallenblasenentfernung keine Einschränkung, da die Galle direkt ins Duodenum abfließen kann.

Ratschläge zur Ernährung und Lebensweise S. 177 f.

33.5. Beurteilung von Wissen und Können in der Pflege

Fallstudie

Herr X, 48jährig, verheiratet, 4 Kinder (noch keines volljährig), Vertreter, wird in sehr reduziertem Allgemeinzustand in die Medizinische Klinik eingewiesen. Anamnestisch ist ein seit vielen Jahren bestehender Alkoholabusus und die Diagnose „Leberzirrhose" bekannt.

- Schätzen Sie die Situation von Herrn X ein. Welche Informationen brauchen Sie zusätzlich zur Pflegeanamnese (bezüglich Ressourcen und Problemen)?
- Wie lauten die Behandlungsziele (S. 730)?
- Formulieren Sie für die Pflege des Herrn X individuelle Pflegeziele, und stellen Sie einen entsprechenden Maßnahmenkatalog auf (S. 74 ff. u. 730 f.).

Weiterführende Literatur

Frühmorgen, P., M. Classen: Endoskopie und Biopsie in der Gastroenterologie. Springer, Berlin 1979

Gerlach, U., N. van Husen, H. Wagner, W. Wirth: Innere Medizin für Krankenpflegeberufe, 2. Aufl. Thieme, Stuttgart 1985

Jaffe, T.: Kräfte der Selbstheilung. Klett, Stuttgart 1983

Liehr, H.: Ärztlicher Rat für Leber-, Gallen- und Pankreaskranke, 10. Aufl. Thieme, Stuttgart 1982

Reifferscheid, M., S. Weller: Chirurgie, 7. Aufl. Thieme, Stuttgart 1986

34. Bauchspeicheldrüse (Pankreas)

Sequenzziel/Intention

Das Studium dieses Kapitels hilft Ihnen, in der Praxis die Situation Ihrer Patienten besser zu verstehen und adäquat Hilfe zu leisten. Dank Ihres Allgemeinwissens und Ihrer praktischen Erfahrung werden Sie zunehmend fähiger, sowohl den Zustand eines Patienten mit akuter oder chronischer Pankreatitis als auch eines Diabetikers – unter Berücksichtigung der physischen, psychisch-seelischen und sozialen Bedingungen – einzuschätzen

(Situationseinschätzung). Sie sind sensibilisiert für die potentiellen *Pflegeprobleme* und vorhandenen Ressourcen. Je nach Ausbildungsstand können Sie die Pflege des Patienten selbständig oder gemeinsam mit anderen übernehmen und versuchen, seine individuellen Pflegeziele zu erreichen = *Pflege planen, durchführen* und *beurteilen* (s. auch S. 74 ff.).

Dynamik des Pflegeprozesses

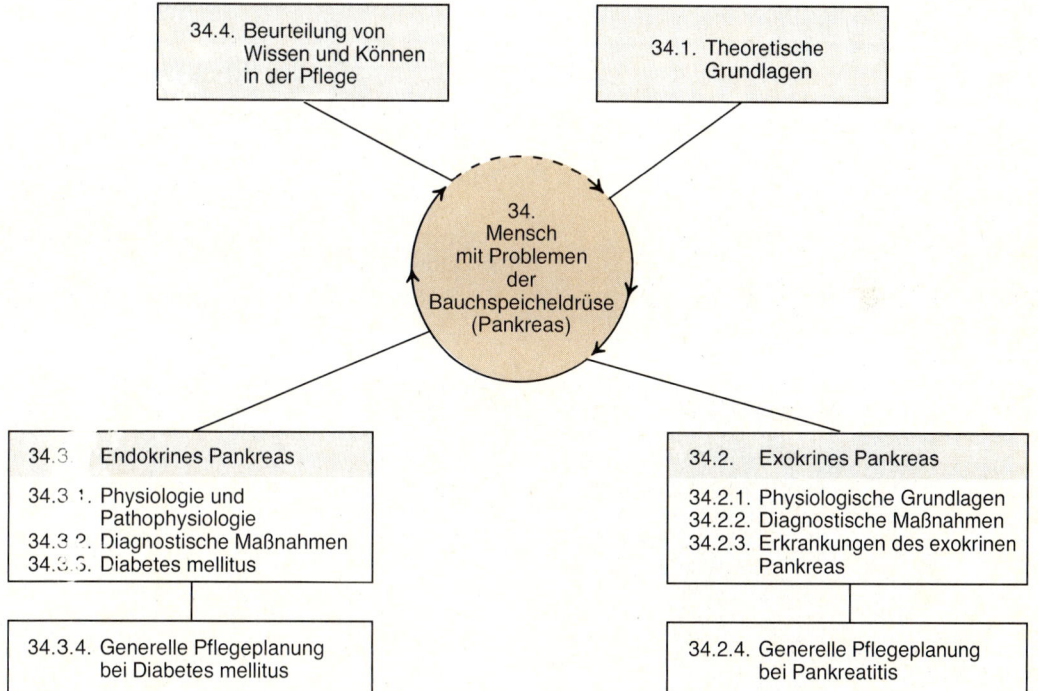

34.4. Beurteilung von Wissen und Können in der Pflege

34.1. Theoretische Grundlagen

34.
Mensch mit Problemen der Bauchspeicheldrüse (Pankreas)

34.3. Endokrines Pankreas

34.3.1. Physiologie und Pathophysiologie
34.3.2. Diagnostische Maßnahmen
34.3.3. Diabetes mellitus

34.3.4. Generelle Pflegeplanung bei Diabetes mellitus

34.2. Exokrines Pankreas

34.2.1. Physiologische Grundlagen
34.2.2. Diagnostische Maßnahmen
34.2.3. Erkrankungen des exokrinen Pankreas

34.2.4. Generelle Pflegeplanung bei Pankreatitis

Prinzipien/Impulse

- Das *Pankreas* hat eine Doppelfunktion: Es ermöglicht einerseits die *Enzymbildung* (exkretorischer Teil), die der Verdauung dient → Bildung und Abgabe von Verdauungssäften an den Darm, und andererseits die *Hormonbildung* (inkretorischer Teil) → Bildung und Abgabe von Insulin an das Blut.
- *Die Drüse funktioniert nach dem Gesetz Nachfrage → Angebot,* d.h., sie liefert so viel Sekrete, wie vom Organismus gebraucht und/oder ausgeschieden werden können (kybernetischer Regelmechanismus).
- *Harmonisches menschliches Leben* hängt weitgehend von der Selbstregulierung dieser Stoffwechselvorgänge ab. Intaktheit bedeutet: essen und trinken können, Nahrung verwerten, Überschuß abbauen, Einseitigkeiten ausgleichen. Der Ausgleich der Stoffwechsellage ist demnach Grundvoraussetzung für den *Gleichklang von Leib und Seele,* wie auch für die Kraft und Ausdauer in den *psychosozialen Beziehungen.*

34.1.   Theoretische Grundlagen

34.1.1. Bezug zum Kreismodell

Das Pankreas in seiner komplexen Funktion gehört einerseits zu Kapitel 32, *Magen-Darm-Trakt* (bezüglich Verdauung), andererseits zu Kapitel 35, *Endokrine Drüsen* (hormonelle Blutzuckerregulierung). Es muß demnach im Zusammenhang und ergänzend zu diesen beiden Kapiteln gelernt werden. Die Zuordnung zu den ATL ist grundsätzlich die gleiche, wie sie dort nachgelesen werden kann. In erster Linie ist es Kapitel 6, *Essen und trinken.* Die Vertiefung der theoretischen Grundlagen dient der Erhärtung der obengenannten Prinzipien mit dem Ziel, daß Sie diese besser verstehen, um davon das notwendige Wissen und die Erkenntnis für eine sach- und persongerechte Pflege ableiten zu können. Es gilt dabei das auf S. 84 nachzulesende Gesetz: *Prinzip → Folgerung → Forderung → Methode.* Die entsprechenden notwendigen Grundlagen zur *Pflegeplanung* sind auf S. 74 ff. zu finden.

34.1.2. Anatomie, Physiologie

Die Bauchspeicheldrüse besteht aus einem exokrinen und einem endokrinen Anteil. Da beide Teile anatomisch und funktionell völlig verschieden sind, werden sie gesondert besprochen. Wiederholen Sie vorerst anhand von Abb. 34.1 die Strukturen der Drüse.

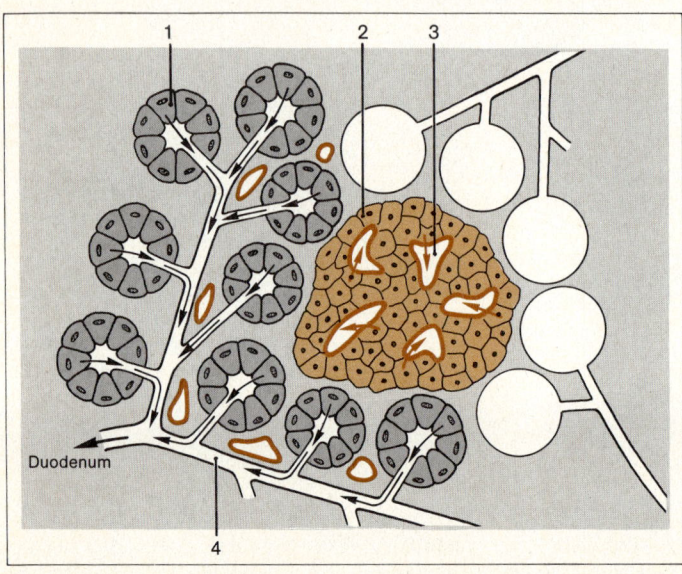

Abb. 34.1 Pankreasgewebe (halbschematisch). Bezeichnen Sie die Strukturen 1–4 (S. 943 f.).

34.2. Exokrines Pankreas

34.2.1. Physiologische Grundlagen

Die exokrinen Pankreaszellen bilden einen Verdauungssaft. Der Ausführungsgang mündet gemeinsam mit dem Gallengang ins Duodenum. Das Sekret enthält:
- Vorstufen eiweißspaltender Enzyme (Trypsinogen, Chymotrypsinogen),
- kohlenhydratspaltende Enzyme (Amylase),
- fettspaltende Enzyme (Pankreaslipase).

Da das Sekret für den Abbau der Nährstoffe im Darm benötigt wird, führen Störungen der exokrinen Funktion u. a. zu Verdauungsstörungen.

34.2.2. Diagnostische Maßnahmen

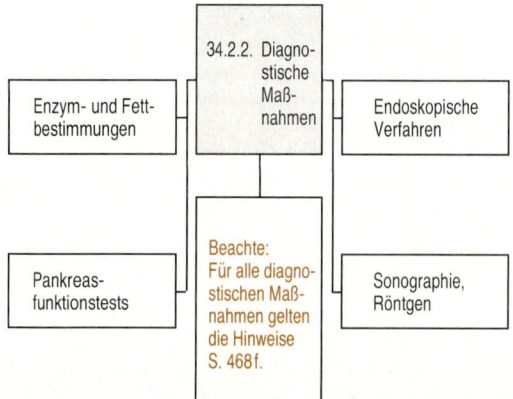

Enzym- und Fettbestimmungen in Serum, Urin und Stuhl

Enzymbestimmungen. Von Bedeutung sind Erhöhungen der *Amylase* und *Lipase* im *Serum.* Diese Enzyme werden im Pankreas (Amylase auch in der Ohrspeicheldrüse) gebildet und im Urin ausgeschieden.
Normalwert: Serumamylase 34–188 U/l.
Erhöhte Werte im Serum bei *Pankreatitis* und *Sekretstauung* (z. B. bei Tumoren).
Etwas weniger Bedeutung haben die Serum*lipase* sowie das *Trypsin* im Serum und Urin.
Stuhluntersuchungen:
- *Stuhlenzyme. Trypsin* und *Chymotrypsin* gelangen bei Pankreaserkrankungen in den Stuhl, wo sie nachgewiesen werden können. Die gemessene Menge gibt Aufschluß über das Ausmaß der Pankreaserkrankung.
- *Stuhlfette.* Gemessen wird das *Neutralfett.* Mengen von mehr als 6–10 g/Tag sind pathologisch = *Steatorrhö* (Fettstühle sind salbenartig, fettig, glänzend).
- *Stuhlmenge.* Auch sie kann aufschlußreich sein. Mengen von über 300 g/Tag weisen auf eine Malabsorption hin. Oft sind dann auch Stärke und unverdautes Fleisch nachweisbar.

Pankreasfunktionstests

Sekretin-Pankreozymin-Test (selten angewendet). *Prinzip.* Mit einer doppelläufigen Spezialsonde (S. 444) wird Duodenalsaft für die Untersuchung der Pankreasfunktion gewonnen.
Durchführung. Es wird fraktioniert Duodenalsaft vor und nach Stimulierung mit Sekretin und Pankreozymin (je 1 IE/kg Körpergewicht) gewonnen für die Untersuchung auf Bikarbonat, Amylase, Lipase, Trypsin und Chymotrypsin u. a.
PABA-Test. *Prinzip.* Sondenloser Test. Es wird eine eiweißhaltige Substanz (NBT-PABA) per os zugeführt, welche im Darm durch die proteolytischen Pankreasenzyme abgebaut wird. Die Abbauprodukte gelangen durch die Darmwand ins Blut, von dort werden sie in den Urin ausgeschieden, wo ihre Menge bestimmt wird.
Bewertung. Beim Gesunden werden innerhalb von 6 Stunden ⩾ 50% des PABA im Urin ausgeschieden = normale Enzymfunktion.
Pankreolauryltest (PLT). *Prinzip* und *Durchführung* sind ähnlich wie beim PABA-Test.

Endoskopische Verfahren

Prinzip s. Kapitel 20.
- *Endoskopische, retrograde Pankreatikographie* (ERP, S. 466 f.).
- *Laparoskopie* (S. 719 f.). Einsehbar ist die Pankreasvorderfläche.
- *Gastroduodenoskopie* (S. 719). Sie dient der Beurteilung der Papillenregion.

In erster Linie handelt es sich bei den endoskopischen Untersuchungen um eine Beurteilung von Nachbarschafts- oder Begleiterkrankungen.

Sonographie, Röntgen

Prinzip und *Durchführung* s. Kapitel 20.
Sonographie (S. 461 f.). Sie gibt Hinweise auf Gewebeveränderungen als Folge von Pankreatitis, Tumoren, Zysten u. a.
Röntgenuntersuchungen. Für die Pankreasdiagnostik von Bedeutung sind die
- *Abdomenleeraufnahme:* Verkalkungsherde infolge Nekrose oder Steinen;

- *hypotone Duodenographie:* Verdrängungsprozesse;
- *Computertomographie* und *Kernspintomographie:* Tumoren, Zysten, entzündliche oder narbige Schrumpfungen;
- *Kontrastmitteldarstellungen:*
  - Cholezysto- und Cholangiographie (S. 721),
  - perkutane transhepatische Cholangiographie (PTC, S. 721),
  - endoskopisch retrograde Cholangiopankreatographie (ERCP, S. 467),
  - Angiographie der A. coeliaca und der A. mesenterica superior (S. 641).

Die Wahl der Darstellungstechnik ist abhängig von der Art und Lokalisation einer vermuteten Umgebungs- oder Begleiterkrankung.

Für die *Vor-* und *Nachsorge* stellen sich unterschiedliche Probleme; sie sind abhängig von der Art der Untersuchung und der Situation des Patienten. Beide sind zu berücksichtigen (s. dazu Kap. 20: *Röntgen, Ultraschall, Endoskopie*).

34.2.3. Erkrankungen des exokrinen Pankreas

Die pflegerisch bedeutendsten Erkrankungen des exokrinen Pankreas sind die akute und die chronische Pankreatitis. Die Besprechung hat exemplarischen Charakter, sie kann für andere

Pankreasstörungen, wie z. B. das Pankreaskarzinom, modifiziert werden.

34.2.4. Generelle Pflegeplanung bei Pankreatitis

Es sei auf die allgemeinen Ausführungen S. 74 ff. u. 587 f. verwiesen.

Situationseinschätzung

Patienten mit Entzündungen des Pankreas – insbesondere bei akutem Verlauf – sind schwerkranke Patienten. Bis zur Stabilisierung der Kreislauflage sind sie auf der Intensivpflegestation (s. Kap. 27). Der Situationseinschätzung dienen zusätzlich die Checklisten. Von Bedeutung für die Pflege ist auch die Beantwortung der folgenden Fragen:

☐ Wie sind das Befinden und die Situation des Kranken?

☐ Welche Lebensgewohnheiten sind an der Erkrankung mitbeteiligt (Risikofaktoren wie Alkohol)?

☐ Handelt es sich um eine primäre Krankheit oder um eine Begleitpankreatitis bei einer Nachbarschaftserkrankung (z. B. Cholelithia-

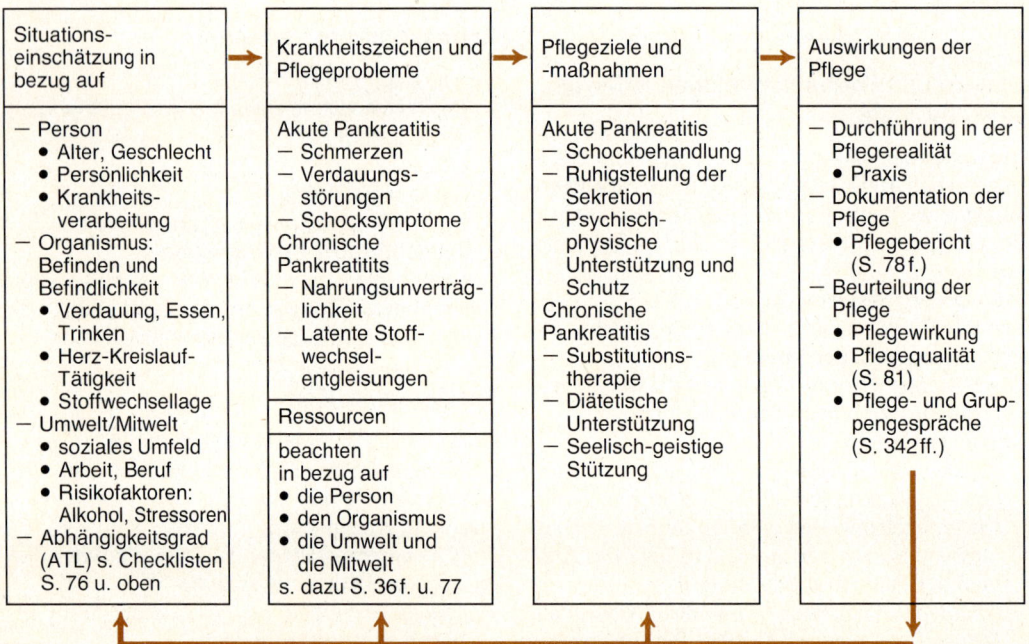

Situations-einschätzung in bezug auf	Krankheitszeichen und Pflegeprobleme	Pflegeziele und -maßnahmen	Auswirkungen der Pflege

– Person
  • Alter, Geschlecht
  • Persönlichkeit
  • Krankheits-verarbeitung
– Organismus:
  Befinden und
  Befindlichkeit
  • Verdauung, Essen, Trinken
  • Herz-Kreislauf-Tätigkeit
  • Stoffwechsellage
– Umwelt/Mitwelt
  • soziales Umfeld
  • Arbeit, Beruf
  • Risikofaktoren:
    Alkohol, Stressoren
– Abhängigkeitsgrad
  (ATL) s. Checklisten
  S. 76 u. oben
	Akute Pankreatitis
	– Schmerzen
	– Verdauungs-störungen
	– Schocksymptome
	Chronische Pankreatitits
	– Nahrungsunverträg-lichkeit
	– Latente Stoff-wechsel-entgleisungen
	
	Ressourcen
	beachten
	in bezug auf
	  • die Person
	  • den Organismus
	  • die Umwelt und
	    die Mitwelt
	s. dazu S. 36 f. u. 77
		Akute Pankreatitis
		– Schockbehandlung
		– Ruhigstellung der Sekretion
		– Psychisch-physische Unterstützung und Schutz
		Chronische Pankreatitis
		– Substitutions-therapie
		– Diätetische Unterstützung
		– Seelisch-geistige Stützung
			– Durchführung in der Pflegerealität
			  • Praxis
			– Dokumentation der Pflege
			  • Pflegebericht
			    (S. 78 f.)
			– Beurteilung der Pflege
			  • Pflegewirkung
			  • Pflegequalität
			    (S. 81)
			  • Pflege- und Grup-pengespräche
			    (S. 342 ff.)

sis) oder bei Infektionskrankheit (z. B. Mumps)?
- ☐ Ist der Verlauf schleichend, verdeckt oder akut nekrotisierend?
- ☐ Wie stark ist der inkretorische Pankreasteil mitbetroffen?
- ☐ Liegt Malignomverdacht vor?
- ☐ usw.

Pflegeprobleme, -ziele und -maßnahmen bei akuter Pankreatitis

Bei der akuten Pankreatitis handelt es sich immer um eine schwere Erkrankung infolge einer Selbstverdauung der Drüse durch ihre eigenen aktiven Enzyme (Trypsin, Lipase). Die Entzündung kann diffus oder lokalisiert sein, der Schweregrad reicht vom *Ödem* (durch Gallereflux verursacht) bis zur *Pankreasnekrose.* Die Ursachen können unterschiedlicher Natur sein (Abb. 34.2).
Am häufigsten sind es
- *Gallenwegsteine,* die vor dem Sitz der Papilla Vateri den Abfluß des Pankreassaftes verhindern, und der
- *Alkohol,* der das Drüsengewebe schädigt, seltener eine
- *Sekretstauung* infolge Pankreaskarzinoms.

Krankheitszeichen und Pflegeprobleme

Die Krankheitszeichen variieren je nach Schweregrad der Erkrankung. Typische Symptome bei der akuten Pankreatitis sind:
- Beginn mit starken Schmerzen im Oberbauch, stechend, bohrend, nach links und in den Rükken ausstrahlend; nach rechts bei Befall des Pankreaskopfes;
- Unwohlsein, Übelkeit, Erbrechen;
- Abwehrspannung des Abdomens;
- Subileus, dann Ileus;
- Schocksymptome: Blutdruckabfall, Tachykardie, Schwitzen; rasch reagieren die lebenswichtigen Organe (Nieren, Lungen, Gehirn) mit Versagen bzw. Ausfallsymptomen. Hauptursache des Schocks ist die Hypovolämie, weil durch die Entzündung die Gefäßpermeabilität erhöht ist und deshalb sehr viel Plasma ins Zwischengewebe (Retroperitoneum) austritt;
- diabetisches Symptom infolge Ausfalls der Insulinsekretion (s. dort).

Nicht immer verläuft die Pankreatitis so stürmisch und bedrohlich. Bei der leichteren Form sind die Symptome kurzfristig und oft uncharakteristisch.

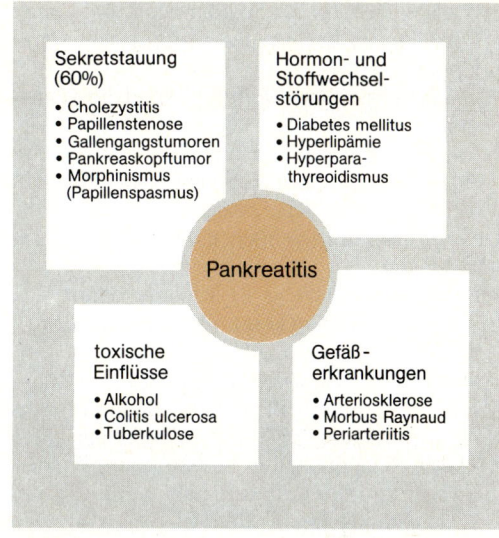

Abb. 34.2 Entstehungsursachen der Pankreatitis.

Pflege- und Behandlungsplan

Die therapeutischen und pflegerischen Maßnahmen richten sich nach dem Zustand des Patienten und dem Verlauf der Krankheit. Die Pflegegruppe unterstützt den Arzt in seinen therapeutischen Bemühungen *und* trägt die Sorge für eine optimale Pflege des Patienten.
Schockprophylaxe und Schocktherapie:
- Unter Umständen wird der Patient auf die *Intensivstation* verlegt, da der Kreislaufschock mit allen möglichen Folgen ein schwerstes Krankheitsbild ist.
- *Überwachung* der Vitalzeichen, ZVD, Atmung, Flüssigkeitsbilanz.
- Legen einer zentralen Venenleitung (ZVD-Messung) und *Infusions-* bzw. *Transfusionstherapie.* Die Volumenverluste sind sehr groß, weshalb die tägliche Flüssigkeitszufuhr 2,5–3 l und mehr betragen muß (Plasma, Glukose-Insulin-Lösungen, Kochsalzlösungen mit Kaliumersatz nach Arztverordnung).

Ruhigstellung der Pankreassekretion. Hemmen der Sekretbildung und Enzymaktivität:
- Absolute *Flüssigkeits-* und *Nahrungskarenz,* damit auch die Magensekretion ruhiggestellt wird.
- Kontinuierliches *Absaugen* des Magensaftes und Verabreichen von Antazida (Neutralisierung des Magensaftes).
- *Medikamentös* wird die Hemmung der Sekretion versucht, und zwar mit Kalzitonin-Infusionen, Parasympathikolytika, Glykagon u. a.

- *Strenge Bettruhe* im akuten Stadium; große Vorsicht bei Beginn der Mobilisation (Kollapsgefahr).
- *Wiederaufbau der Ernährung:* vorsichtig, langsam. Beginn mit Tee, dann zusätzlich Zwieback, Reis, Hafer. Die Kost wird stufenweise zu einer gelockerten Schonkost aufgebaut (d. h. gut verträglich, fettarm).

Unterstützung des psychischen und physischen Zustandes:
- Schmerzbekämpfung ist wichtig, damit sich der Patient erholen kann. In Frage kommen:
  - Eisblase auf die Pankreasregion,
  - muskelentspannende Lagerung,
  - Schmerzmittel: Buscopan, Basalgin, *kein* Morphin und keine Morphinderivate.
- Ganztoilette im akuten Verlauf, dann Wiederaufbau des Selbstpflegeanteils, ohne daß der Patient damit überfordert ist. Das Abwägen des richtigen Maßes erfordert Einfühlungsvermögen und die Fähigkeit des Abschätzenkönnens der Situation.

Verhüten und Beheben von Komplikationen:
- Je ganzheitlicher die Sorge um den Patienten, um so besser wird dieses Ziel erreicht. Im Vordergrund stehen:
- *Infektionsbekämpfung* mit Antibiotika;
- *Lungen:* Atemtherapie, Inhalationen; im schweren Fall Beatmung;
- *Nieren:* Wenn Schocktherapie nicht genügt, kommt Dialysierung in Frage (S. 789 ff.).

Risikofaktoren ausschließen, Wiedereingliederung:
- Alkoholabstinenz, gesunde Ernährung;
- Grundkrankheit behandeln;
- genügend lange Erholungszeit.

Chirurgische Behandlung:
Bei akuter, ausgedehnter Pankreasnekrose oder bei Abszeßbildung ist ein chirurgischer Eingriff nötig → *Pankreatektomie* und/oder *Pankreasdrainage.*
Die *prä-* und *postoperativen* Maßnahmen entsprechen denjenigen einer Magenoperation (S. 696 f.). Zusätzlich sind
- die Pankreasenzyme und die Sekretion zu überprüfen, u. U. zu ersetzen (Substitutionstherapie);
- der Blutzuckerspiegel zu überwachen (Blut- und Urinkontrollen);
- evtl. ist eine Intensivüberwachung notwendig (S. 564 ff.).

Es handelt sich um ein schweres Krankheitsbild mit schwierigem Heilungsverlauf.

Pflegeprobleme, -ziele und -maßnahmen bei chronischer Pankreatitis

Die chronische Pankreatitis verläuft langsam, schubweise, d. h., relativ beschwerdearme Zeiten wechseln ab mit mehr oder weniger schweren Krankheitszuständen unter Zerstörung von mehr und mehr Pankreasgewebe bis zum Beginn einer *Pankreasinsuffizienz.*

Krankheitszeichen und Pflegeprobleme

- Unwohlsein, Übelkeit, Brechreiz;
- Nahrungsunverträglichkeit (Süßspeisen, Fett, Kaffee, Alkohol);
- Völlegefühl, Meteorismus;
- Obstipation oder Durchfälle.

Spätsymptome (nach ca. 5 Jahren):
- Pankreasverkalkungen, die im Bereich der Papilla zu *Stenosen* führen.
- Bei zunehmender *Parenchymverödung* entsteht einerseits ein *Diabetes mellitus* (endokrin), andererseits ein Malabsorptionssyndrom (exokrin) mit gestörter Fettverdauung (Fettstühle). Eiweiß- und Kohlenhydratverdauung können durch die Magen-Darm-Enzyme noch längere Zeit aufrechterhalten werden. Im Spätverlauf kommt es immer zur *Kachexie.*

Pflege- und Behandlungsplan

Diätetische Unterstützung:
- im akuten Schub wie oben;
- im Intervall: fettarm, kohlenhydratreich, häufige kleine Mahlzeiten;
- Alkoholabstinenz.

Substitution der Pankreassekrete:
- Pankreasenzyme,
- Insulin bei Diabetes mellitus.

Seelisch-geistige Stützung: Die Patienten sind schwer beeinträchtigt. Sie brauchen
- *Motivation,* um die Einschränkungen, die ihnen die Krankheit auferlegt, durchtragen zu können;
- *Anleitung* in diätetischen Belangen, damit die Kachexie im Rahmen gehalten werden kann;
- *Stützung* der geistig-seelischen Kräfte, um den zunehmenden physischen Abbau zu kompensieren;
- *Linderung von Schmerzen* (physikalisch, medikamentös);
- *Hilfe zur Selbsthilfe* in den Aktivitäten des täglichen Lebens und Mobilisierung aller Mittel (sozial, psychophysisch), die den Patienten in

der Lebensbewältigung außerhalb des Krankenhauses unterstützen.

Chirurgische Pankreasresektion wird bei Karzinomverdacht, bei andauernden Schmerzen oder zunehmender Kachexie vorgenommen.

34.3. Endokrines Pankreas

34.3.1. Physiologie und Pathophysiologie

Im Pankreas liegen inselförmige Zellgruppen, die zwei für den Zuckerstoffwechsel wichtige Hormone ans Blut abgeben:
- Die B-Zellen bilden das *Insulin* (normal ca. 40 IE pro Tag). Nur bei dessen Vorhandensein können die Körperzellen Glukose aus dem Blut aufnehmen und verwerten und speichert die Leber Glukose in Form von Glykogen; es wirkt also *blutzuckersenkend*.
- *Die A-Zellen bilden das Glukagon.* Es bewirkt eine Umwandlung des in der Leber gespeicherten Glykogens in Glukose, wirkt also *blutzuckererhöhend*.
(Eine ähnliche Wirkung hat das Adrenalin aus dem Nebennierenmark. Ebenfalls blutzuckersteigernd wirkt das Kortisol aus der Nebennierenrinde, indem es den Umbau von Eiweiß in Glukose fördert, s. dort.)

Ein normaler Blutzuckerspiegel von ca. 5 mmol/l (100 mg/100 ml) wird durch ein Regulationssystem der Hormonproduktion aufrechterhalten (Abb. 34.3).

Bei einem *Insulinmangel* kann der Blutzucker nicht verwertet werden, so daß seine Konzentration im Blut ansteigt (Hyperglykämie). Ist die Konzentration höher als 10 mmol/l (180 mg/100 ml), so scheiden die Nieren einen Teil des überschüssigen Zuckers aus (Glukosurie), wodurch dem Körper wichtige Energiespender verlorengehen. Der ausgeschiedene Zucker nimmt aus osmotischen Gründen Wasser mit sich, so daß es zur Polyurie (große Urinmenge) kommt, die ihrerseits vermehrten Durst zur Folge hat.

Wenn die Glukose nicht verwertet werden kann, müssen zur Energiebereitstellung Fette abgebaut werden, wobei vermehrt saure Stoffwechselprodukte und sog. Ketokörper (z. B. Azeton) anfallen, die z. T. durch die Nieren ausgeschieden werden.

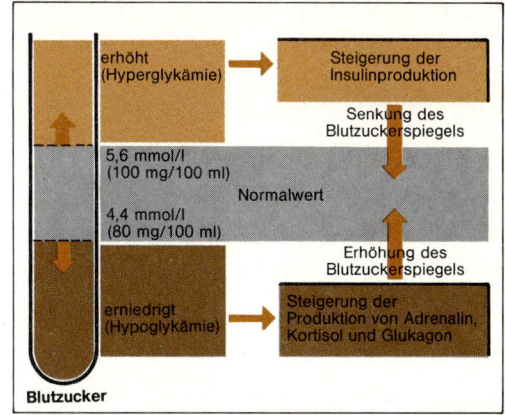

Abb. 34.3   Regelung der Zuckerkonzentration im Blut.

34.3.2. Diagnostische Maßnahmen

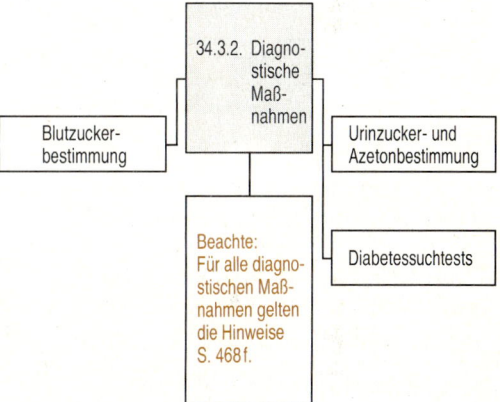

Blutzuckerbestimmung

Für die Bestimmung des Blutzuckerspiegels (bzw. der Blutglukosekonzentration) werden heutzutage im Labor nur noch enzymatische Methoden verwendet. Im Nüchternzustand werden Blutzuckerspiegel von 3,8–6,4 mmol/l bzw. 68,4–115,2 mg/100 ml (95%-Bereich) gemessen.

Bestimmung mit Teststreifen:
- Haemo-Glukotest,
- Dextrostix.

Bestimmung mit Glucocheck-Gerät:
- Reflolux II,
- Glucocheck II,
- Reflocheck u. a.

Von Bedeutung sind:
- *Nüchternblutzuckerbestimmung;*
- *Blutzuckertagesprofil:* dreimalige Blutzuckerkontrolle unter normalen Bedingungen (ge-

wohnte Lebensweise und Diät) zur Ermittlung der Schwankungen u. Gipfel. Das Blut kann venös (S. 436 f.) oder kapillar (S. 437) entnommen werden.

Urinzucker- und Azetonbestimmung

– *Qualitative Bestimmung* mit Angabe in % bzw. der Bezeichnung der Farbe des verwendeten Tests, z. B. gelb, hellgrün, dunkelgrün für Zukker, hell/dunkel-violett für Azeton.
Teststreifen- und Tablettenmethoden (S. 203 ff.) für
• *Zucker:* Tes-Tape, Clinitest, Diaburtest, Clinistix;
• *Azeton:* Acettest, Ketostix, Keturtest;
• *Zucker-Azeton* kombiniert: Keto-Diabur u. a.

z.B.	morgens	mittags	abends
Montag	X		
Dienstag		X	
Mittwoch			X
Donnerstag	X		
Freitag		X	
usw.			X

Abb. 34.**4** Tägliche Zucker-Azeton-Kontrolle „über Kreuz".

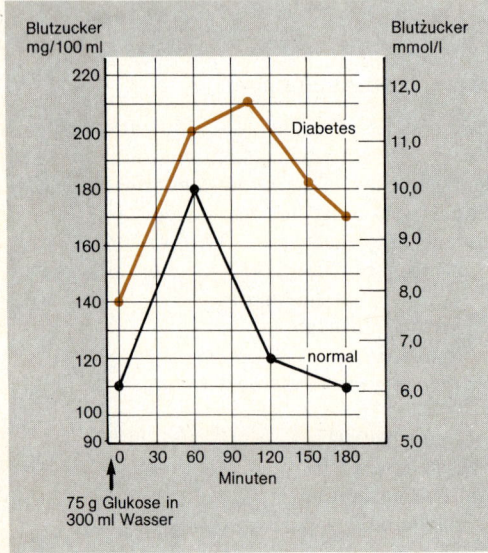

Abb. 34.**5** Oraler Glukosetoleranztest (GTT).

Getestet wird der Urin *vor* den Mahlzeiten 3mal täglich (häufig Zucker *und* Azetonnachweis). Ist der Patient gut eingestellt, genügt eine tägliche Kontrolle „über Kreuz" (Abb. 34.4).
Im Krankenhaus wird häufig der sog. *zweite Urin* getestet; es handelt sich dann um den Urin, der 20–30 Minuten nach einer ersten Blasenentleerung aufgefangen wird. Diese Urinportion enthält den *momentanen* Zuckergehalt (im ersten Urin sammelt sich der Zukker, der im Anschluß an eine Mahlzeit ausgeschieden wird).
– *Quantitative Bestimmung* meint die Zuckermenge, die während einer bestimmten Zeitperiode ausgeschieden wird: im Tagesurin, Nachturin, 24-Stunden-Urin (s. dazu S. 201).

Diabetessuchtests

Prinzip. Bei Verdacht auf das Vorliegen eines Diabetes können sog. *Belastungs-* oder *Toleranzproben* vorgenommen werden, wobei der Gesunde und der Kranke unterschiedlich reagieren.

– *Glukosebelastung beim Gesunden.* Führt man ihm nach Bestimmung des Nüchternblutzuckers Kohlenhydrate zu, sei es im Sinne eines Belastungsfrühstücks oder von Traubenzucker oral oder intravenös, und werden die Blutzuckerwerte in den folgenden Stunden bestimmt, so findet man kurz nach der Zuckerzufuhr einen deutlichen Anstieg, der in der ersten Stunde seinen Höchstwert erreicht.
Nach zwei Stunden sinkt der Blutzucker auf den Ausgangswert zurück.
– *Glukosebelastung beim Diabetiker.* Hier ist je nach Schwere der Erkrankung schon der Nüchternblutzucker erhöht. Die Blutzuckerkurve steigt nach Traubenzuckerzufuhr infolge unzureichender Abgabe von Insulin durch das Pankreas auf sehr hohe Werte an, die auch nach drei Stunden und mehr noch nicht absinken.
Nach Überschreiten der Nierenschwelle, die bei aufgetretener Nierenschädigung erhöht sein kann, wird in jeder Harnportion Zucker ausgeschieden. Beim Gesunden hingegen finden wir während der ganzen Untersuchung keinen Zucker im Urin.

Oraler Glukosetoleranztest (GTT) (Abb. 34.5)

Vorbedingungen (nach den Richtlinien der WHO 1980): normale Ernährung während 3 Tagen vor dem Test mit mindestens 150 g Kohlenhydratgehalt pro Tag.
Ausführung:
– Nüchternblutzuckerbestimmung morgens, anschließend

- Einnahme von 75 g Glukose in 250–300 ml Wasser,
- Blutzuckerbestimmung *zwei* Stunden nach der Glukoseeinnahme.

Bewertung bei kapillärer Blutentnahme: Der Nüchternblutzucker darf 6,7 mmol/l (120,6 mg/100 ml) nicht erreichen und der 2-Stunden-Wert liegt beim Stoffwechselgesunden unter 7,8 mmol/l (140,4 mg/100 ml).

Es wird ein Diabetes mellitus diagnostiziert, wenn der Nüchternblutzucker 6,7 mmol/l (120,6 mg/100 ml) erreicht oder darüber liegt und/oder, wenn der 2-Stunden-Wert 11,1 mmol/l (199,8 mg/100 ml) erreicht oder darüber liegt. Liegt der 2-Stunden-Glukosewert im Grenzbereich zwischen 7,8 mmol/l und 11,1 mmol/l, so wird von einer verminderten Glukosetoleranz gesprochen.

Bewertung bei venöser Blutentnahme: Der Nüchternblutzucker darf wie bei der kapillaren Blutentnahme 6,7 mmol/l (120,6 mg/100 ml) nicht erreichen.

Es wird ein Diabetes mellitus diagnostiziert, wenn der Nüchternblutzucker 6,7 mmol/l erreicht oder übersteigt und/oder wenn der 2-Stunden-Wert 10,0 mmol/l (180 mg/100 ml) erreicht oder übersteigt. Liegt der 2-Stunden-Glukosewert im Grenzbereich zwischen 6,7 und 10,0 mmol/l, so wird von einer verminderten Glukosetoleranz gesprochen.

34.3.3. Diabetes mellitus

Der Diabetes mellitus (Zuckerkrankheit) ist eine chronisch verlaufende Stoffwechselerkrankung mit Störungen, die den Kohlenhydrat- sowie den Fett- und Eiweißstoffwechsel betreffen. Die Ursache liegt in einem absoluten oder relativen *Insulinmangel.*

Der *primäre* Diabetes ist in der Regel erblich und trifft den jungen Menschen häufig schon als Kind. Der betagte Mensch leidet am Altersdiabetes. Der Altersdiabetes ist ein „relativer" Diabetes, der bei Übergewichtigen und infolge Erschöpfung der B-Zellen durch Überbeanspruchung im Laufe des Lebens auftritt.

Der *sekundäre* Diabetes ist immer Symptom einer übergeordneten Krankheit (bei Pankreatitis, nach Pankreasresektion, bei Überfunktion endokriner Drüsen oder bei Glukokortikoidtherapie).

Klassifikation des Diabetes mellitus (nach WHO 1980):
- Diabetes mellitus
  - Typ 1 (insulinabhängig),
  - Typ 2 (insulinunabhängig),
  - Typ 2a ohne Adipositas,
  - Typ 2b mit Adipositas;
- besondere Ursachen (sekundärer Diabetes mellitus);
- verminderte Glukosetoleranz;
- Schwangerschaftsdiabetes mellitus.

Wichtiger für das Verständnis der Pflege ist es zu wissen, daß nicht nur physiologische Faktoren für das Zustandekommen und Bestehen der Krankheit verantwortlich sind, sondern viele andere dazu = *multifaktorielle Beeinflussung* (Abb. 34.6).

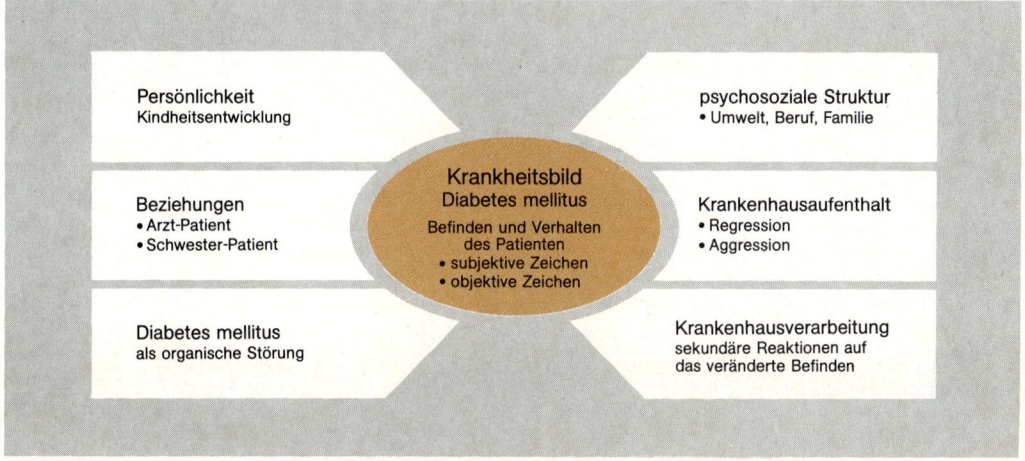

Abb. 34.**6** Multifaktorielle Beeinflussung von Befinden und Verhalten des Diabetikers.

34.3.4. Generelle Pflegeplanung bei Diabetes mellitus

Es sei auf die allgemeinen Ausführungen S.74ff. u. 587f. verwiesen.

Situationseinschätzung

Neben der allgemeinen Situationseinschätzung (s. entsprechende Checklisten) ist zusätzlich die Beurteilung (Analyse) der folgenden Aspekte notwendig, damit eine optimale Pflege gewährleistet werden kann:

☐ Wie sind der Zustand, das Befinden und die Lebenssituation des Betroffenen?
☐ Ist die Krankheit neu entdeckt, oder handelt es sich um eine Entgleisung bzw. Wiedereinstellung?
☐ Ist der Diabetes das Hauptproblem des Kranken, oder muß er mitberücksichtigt werden, z.B. anläßlich einer Operation?

☐ Bestehen Komplikationen? Ist der Patient sehr gefährdet bzw. beeinträchtigt? Wo liegen die Hauptprobleme?
☐ Wie kooperativ/selbständig sind der Patient und seine Angehörigen?
☐ Wie ist die psychische Gestimmtheit (Krankheitsverarbeitung, Aggression/Regression, Interesse/Desinteresse)?
☐ usw.

Krankheitszeichen und Pflegeprobleme

Diabeteszeichen

Subjektive Beschwerden:
- Müdigkeit, Arbeitsunlust, evtl. depressive Verstimmung;
- Gewichtsverlust, Appetitsteigerung;
- große Urinmengen (hell, spezifisches Gewicht hoch);
- vermehrter Durst und Polydipsie (viel trinken);
- Anfälligkeit für Furunkulose, Karbunkel, Juckreiz;

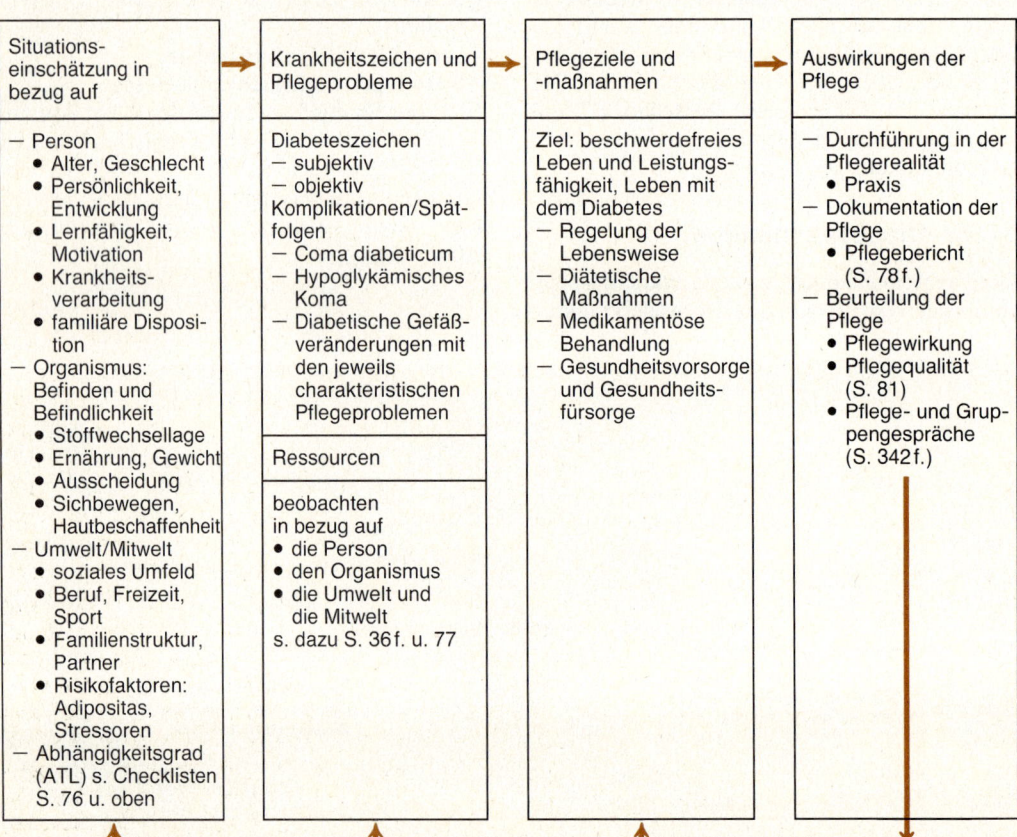

Situations-einschätzung in bezug auf	Krankheitszeichen und Pflegeprobleme	Pflegeziele und -maßnahmen	Auswirkungen der Pflege

– Person
  • Alter, Geschlecht
  • Persönlichkeit, Entwicklung
  • Lernfähigkeit, Motivation
  • Krankheitsverarbeitung
  • familiäre Disposition
– Organismus: Befinden und Befindlichkeit
  • Stoffwechsellage
  • Ernährung, Gewicht
  • Ausscheidung
  • Sichbewegen, Hautbeschaffenheit
– Umwelt/Mitwelt
  • soziales Umfeld
  • Beruf, Freizeit, Sport
  • Familienstruktur, Partner
  • Risikofaktoren: Adipositas, Stressoren
– Abhängigkeitsgrad (ATL) s. Checklisten S. 76 u. oben
	Diabeteszeichen
	– subjektiv
	– objektiv
	Komplikationen/Spätfolgen
	– Coma diabeticum
	– Hypoglykämisches Koma
	– Diabetische Gefäßveränderungen mit den jeweils charakteristischen Pflegeproblemen
	
	Ressourcen
	
	beobachten in bezug auf
	• die Person
	• den Organismus
	• die Umwelt und die Mitwelt
	s. dazu S. 36f. u. 77
		Ziel: beschwerdefreies Leben und Leistungsfähigkeit, Leben mit dem Diabetes
		– Regelung der Lebensweise
		– Diätetische Maßnahmen
		– Medikamentöse Behandlung
		– Gesundheitsvorsorge und Gesundheitsfürsorge
			– Durchführung in der Pflegerealität
			  • Praxis
			– Dokumentation der Pflege
			  • Pflegebericht (S. 78f.)
			– Beurteilung der Pflege
			  • Pflegewirkung
			  • Pflegequalität (S. 81)
			  • Pflege- und Gruppengespräche (S. 342f.)

- Sehverschlechterung, Neuritiden, verschlechterte Wundheilung.

Objektive Zeichen:
- Hyperglykämie, Glukosurie;
- Urin hell, hohes spezifisches Gewicht (Zuckergehalt), große Mengen.
- Der *jugendliche Diabetiker* ist häufig schlank bis mager und hoch aufgeschossen (juveniler, asthenischer Typ), seine Blutzuckerwerte sind labil, er neigt zur *Azidose* und unter Insulinbehandlung zu *hypoglykämischen Reaktionen.*
- Der *Altersdiabetiker* ist in 80% der Fälle übergewichtig (sthenischer, adipöser Typ). Die Azidoseneigung ist gering, und die Blutzuckerwerte sind relativ stabil.

Komplikationen

Sie sind die eigentlichen *Pflegeprobleme,* die häufig einen Krankenhausaufenthalt erfordern.

Coma diabeticum

Grundsätzlich kann man unterscheiden zwischen dem *ketoazidotischen Koma* und dem *hyperosmolaren Koma.*

Ketoazidose. Sie tritt vor allem bei jungen Patienten auf:
- Durch eine massive Glukosurie bei bestehender Hyperglykämie verliert der Organismus seine Energiestoffe (*Glykogenverarmung* in der Leber).
- Es werden Fette abgebaut, und daraus bilden sich die sog. Ketokörper (Azetessigsäure, Beta-Oxybuttersäure) im Blut = *Ketonämie,* im Urin = *Ketonurie* (Azeton positiv) = *metabolische Azidose* (s. Pathophysiologie S. 741).
- Ausdruck der metabolischen Azidose ist das Verschwinden der *Alkalireserve* im Serum (sie bindet Säuren), die beschleunigte vertiefte Atmung = *Kußmaul-Atmung* (Säure wird abgeatmet, der Atem hat den typischen *Azetongeruch*) (s. auch Säure-Basen-Gleichgewicht S. 407).

Hyperosmolarität. Bei älteren Patienten steht häufig nicht die Azidose im Vordergrund, sondern die extrem hohe Konzentration des Blutzuckers. Dieser wird osmotisch wirksam und führt zu einer Flüssigkeitsverschiebung vom intra- in den extrazellulären Raum und zur osmotischen Diurese mit Polyurie (S. 405 ff.). Somit geht die aus den Zellen in den Extrazellulärraum verschobene Flüssigkeit verloren. Wenn dieser Verlust nicht sofort ersetzt werden kann, resultiert eine zunehmende Exsikkose (trockene, schlaffe

Haut, weiche Augäpfel) und infolge Plasmaverlustes ein Kreislaufschock (flacher, tachykarder Puls, Blutdruckabfall; im Schock geht die Polyurie über in eine Oligurie).

Das *Koma* entwickelt sich langsam. Ausgelöst wird es häufig durch eine akute Erkrankung, psychische Belastung oder Diätfehler. Zeichen und Sofortmaßnahmen sind Tab. 34.1 zu entnehmen.

Hypoglykämisches Koma

Bei dieser Stoffwechselstörung steht die Hypoglykämie (Blutzucker unter 2,2 mmol/l bzw. 40 mg/100 ml) im Vordergrund. Sie ist die Folge eines Insulinüberschusses, entweder durch überschießende Gegenregulation des Körpers auf eine Hyperglykämie oder nach zu großer exogener Insulinzufuhr. Sie entwickelt sich rasch und kann bei älteren Menschen atypisch verlaufen, z. B. wie ein apoplektischer Insult oder ein Myokardinfarkt. Ursachen, Zeichen und Sofortmaßnahmen sind Tab. 34.1 zu entnehmen. Obwohl das hypoglykämische Koma durch Glukosezufuhr relativ einfach behoben werden kann, ist es keineswegs harmlos, denn Hypoglykämie bedeutet auch Mangelernährung, worunter in erster Linie die Hirnzellen leiden.

(Es gibt auch die primäre Hypoglykämie, die infolge eines Adenoms der Pankreaszellen auftritt und die gleichen Zeichen macht).

Spätfolgen

Diabetische Gefäßveränderungen

10–15 Jahre nach Beginn der Erkrankung treten Veränderungen der Blutgefäße auf. Typisch dabei ist die Verdickung der Basalmembran. Zu Symptomen kommt es erst, wenn in den Endorganen die Blutzufuhr vermindert wird. Man unterscheidet einerseits diabetesspezifische *Mikroangiopathien* und andererseits eine unspezifische *Makroangiopathie,* das ist eine verstärkte und vorzeitig auftretende Arteriosklerose.

Mikroangiopathie sind die
- *diabetische Nephropathie* als *Glomerulosklerose* mit Veränderungen an den Glomeruluskapillaren = Kimmelstiel-Wilson-Syndrom: Charakteristische Krankheitszeichen sind Proteinurie und Hypertonie. Häufig ist die Nephropathie mit Harnwegsinfektionen und anderen Nierenerkrankungen kombiniert;
- *diabetische Retinopathie* = Netzhautveränderungen infolge des diabetischen Kapillarschadens. Das Sehvermögen nimmt ab. Frühzeitig

Tabelle 34.1   Gegenüberstellung Coma diabeticum – hypoglykämisches Koma

Coma diabeticum	Hypoglykämisches Koma
Ursachen	
– fehlende Insulinzufuhr durch Unterlassen der Insulininjektion	– Diätfehler, z. B. Auslassen von Mahlzeiten, massiver Alkoholkonsum
– ungenügende Insulinzufuhr bei falscher Dosierung	– Medikamente- und Insulin-Injektionsfehler im Sinne einer Überdosierung
– erhöhter Insulinbedarf bei Infekten, Diätfehlern, Operation, Unfall, Schwangerschaft, physische und psychische Streßsituationen	– ungewöhnliche körperliche Anstrengung
	– unregelmäßige Resorption von der Injektionsstelle her, Bildung von Antikörpern
Zeichen	
– starker Durst, trockene Haut und Schleimhaut	– Heißhunger, feuchte Haut
– schnelle Ermüdbarkeit	– Schwäche, Müdigkeit
– Konzentrationsschwäche	– Unruhe, Zittern, Erregbarkeit
– Schläfrigkeit	– Gähnen, Angst, Herzklopfen
– Appetitlosigkeit, Übelkeit, Brechreiz, Erbrechen	– Sehstörungen
In der Bewußtlosigkeit	
– Exsikkose: trockene Zunge und Haut, weiche Augäpfel	– feuchte, blasse Haut, Schweißausbruch
– große Kußmaul-Atmung	– Atmung normal oder schnarchend
– Azetongeruch in der Ausatmungsluft	– Mundgeruch unauffällig
– schlaffer Tonus der Extremitäten	– Tonus gespannt, Krämpfe
– Reflexe abgeschwächt oder normal	– Reflexe gesteigert, evtl. Halbseitenparese
– Tachykardie mit schlecht gefülltem Puls	– Puls gut gefüllt
– Blutzucker ↑, Urinzucker ↑, Azeton pos.	– Blutzucker ↓, Urinzucker neg., Azeton neg.
Sofortmaßnahmen	
– Vitalzeichenkontrolle; Bestimmung von Blutzucker, Urinzucker, Osmolarität, Blutgasen	– bei nichtbewußtlosen Patienten: gesüßten Tee, Zuckerwasser, Orangensaft, Brot
– Flüssigkeits- und Elektrolyttherapie, Volumenersatz, dann hypotone Lösungen, Coma-diabeticum-Lösung (enthält Na-Bikarbonat), Natrium-Kalium-Korrektur	– bei komatösen Patienten: Injektion von Glukose 40% i. v. oder Injektion von 0,5–1 mg Glukagon
– glukosehaltige Lösungen, sobald Blutzucker sinkt	– bei Patienten „auf der Straße": 2–3 Würfelzucker zwischen Wangen und Zahnreihe legen (Patient in Seitenlage und Kopftieflage wegen Aspirationsgefahr)
– Insulin i. v., s. c. oder als Dauertropfinfusion	
– bei Stabilisierung: umstellen auf Erhaltungstherapie und orale Ernährung	

treten Katarakt sowie Glaskörper- und Netzhautblutungen auf (S. 933 ff.).

Makroangiopathien. Sie betreffen vorwiegend Zerebral- und Koronargefäße sowie Arterien der unteren Extremitäten:

- Zerebralsklerose → Apoplexie,
- Koronarsklerose → Myokardinfarkt,
- Sklerose der Beinarterien → Ulzera, Nekrosen, Gangrän.

Neuropathien

Die neurologischen, nicht rückbildungsfähigen Veränderungen manifestieren sich z. B. als

- Neuritiden,
- Aufhebung des Vibrationsempfindens und der Schweißsekretion,
- Blasenstörungen; Patienten haben oft große Mühe, die Blase zu entleeren, was häufig auch für das Pflegepersonal zum Problem wird → Urinbedarf für die zeitlich programmierten Zuckerproben.

Infektionsanfälligkeit

Sie ist beim Diabetiker groß und ein Zeichen der verminderten Resistenz gegen Krankheitserreger jeder Art. Die Tendenz zur schlechten Wundheilung kompliziert die Infektionsbekämpfung bei Verletzungen.

Abb. 34.7 zeigt die gegenseitige Beeinflussung der Spätfolgen bzw. Komplikationen.

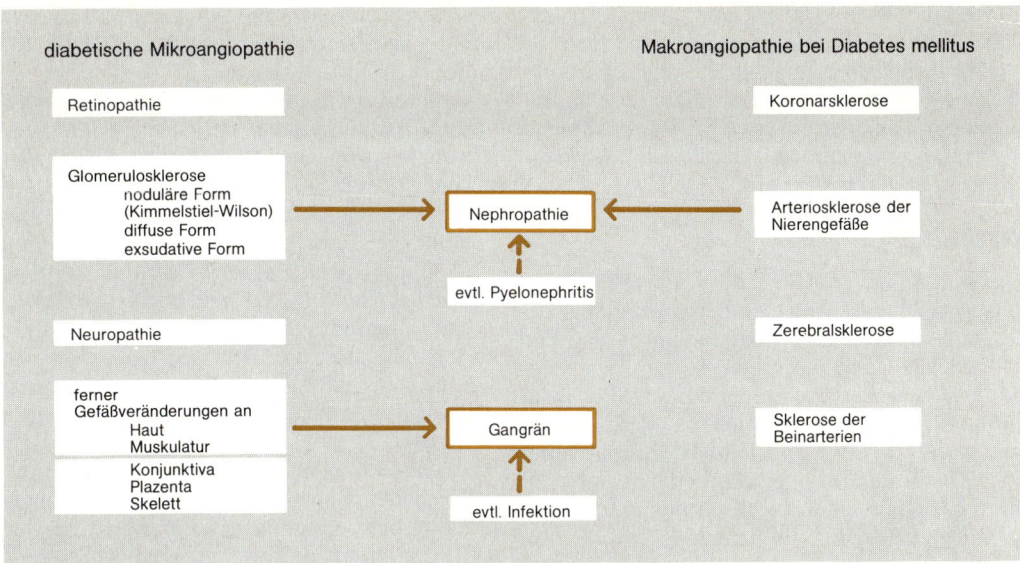

Abb. 34.**7** Nichtakute Komplikationen des Diabetes mellitus (diabetisches Spätsyndrom) sowie Zusammenhänge zwischen Mikro- und Makroangiopathie des Diabetikers (nach *Gerlach*).

Pflege- und Behandlungsplan

Ziele sind
- *Beschwerdefreies Leben und Leistungsfähigkeit* in Beruf und Alltag durch Stabilisierung und Kompensation der Stoffwechsellage = *bedingte Gesundheit* sowie Lebensbewältigung als Leben mit dem Diabetes.
- Je nach Stadium und Verlauf der Krankheit haben wir den „kranken" Menschen mit Komplikationen zu pflegen oder dem „bedingt Gesunden" Hilfe zur gesunden Lebensweise zu geben.
- Der *„komplikationsgeplagte" Diabetiker braucht unsere Unterstützung* in allen Belangen des täglichen Lebens, die er nicht mehr selber ausführen kann. Je nach Krankheitsverarbeitungsphase stellen sich die Probleme der Trauerverarbeitung (s. dazu Trauerprozeß in Kap. 13, S. 352 f.). Die Aggression ist häufig Erscheinung und Folge der *Abhängigkeit* des Patienten von seiner Krankheit. Arteriosklerotische Veränderungen bei einem Altersdiabetiker äußern sich als Probleme der psychoorganischen Störungen (S. 528 f.). Je besser die Pflegenden die Zusammenhänge von Ursache, Auswirkungen und Befinden des Patienten verstehen, um so eher wird es möglich sein, ihm die notwendige individuelle Pflege zukommen zu lassen.

- *Gesundes Leben mit dem Diabetes.* Dieses Ziel wird nur erreicht, wenn der Patient selber die Verantwortung für sein Leben übernimmt. Alle pflegerischen Bemühungen sollen daher Hilfe zur Selbsthilfe sein. Der Patient ist in erster Linie Lernender und muß versuchen, die Pflegeziele für sich selbst zu erreichen. Im folgenden einige Anregungen.

Regelung der Lebensweise

- Den Tagesablauf strukturieren, Zeitplan aufstellen für Urinuntersuchungen, Insulininjektionen (Medikamenteneinnahme), Essenszeiten, Protokollführung (Testheft), Arbeit und Freizeit.
- Gleichmäßige körperliche Betätigung und Sport; Muskelarbeit steigert die Verbrennung und senkt den Blutzucker. Ein „Zuviel" belastet die Stoffwechsellage ebenso wie ein „Zuwenig". Auf Wanderungen und Bergtouren sind stündliche Pausen mit Zwischenverpflegung einzuhalten (vgl. Diät).
- Abweichungen vom normalen Rhythmus müssen bei der Insulindosis und/oder Diät berücksichtigt werden: z.B. größere Flüge in Ost↔West Richtung mit Zeitverschiebung.
- Diabetische Kinder sollen am normalen Schulalltag teilnehmen. Der Lehrer wird

orientiert und über das Verhalten bei einer auftretenden Hypoglykämie informiert.
- Der Diabetiker kann alle Berufe ausüben, außer Koch (Unmöglichkeit, strikte Diät einzuhalten), Fahrzeuglenker (Bewußtseinstrübung bei Hypoglykämie) und Berufe mit Schichtarbeit (ungeregeltes Leben).

Diätetische Maßnahmen

Die Diät ist die Grundlage der Diabetesbehandlung. Bei 30% der Patienten ist keine zusätzliche Therapie notwendig. Voraussetzung ist, daß die individuelle Stoffwechsellage berücksichtigt wird, d.h., jeder Patient braucht *seine* Diät. Grundsätzlich ist diese kohlenhydratarm, fettbegrenzt, eiweißreich, verteilt auf 6 Mahlzeiten pro Tag. Die Kalorien- bzw. Joulezahl richtet sich nach dem Gewicht, der Konstitution und der individuellen Situation (Frauen brauchen während der Schwangerschaft z.B. mehr Kalorien, Adipöse bekommen eine Reduktionsdiät). Die notwendige bzw. erlaubte Joulezahl (Abb. 34.**8**) wird anhand einer Standard-Diätverordnung in einen individuell angepaßten Mahlzeitenplan umgesetzt.
- *In der Schweiz* hat sich die Berechnung von Kohlenhydraten, Eiweiß und Fett in Portionen, sog. *Werten,* welche je 10 g dieser Nährstoffe enthalten, bewährt (Tab. 34.**2**).
- *In Deutschland* hat sich die Angabe der Kohlenhydratmenge in *Broteinheiten* (12 g Kohlenhydrate) eingebürgert; s. Mahlzeitenplan Tab. 34.**3**.
- *Der Austausch* der Werte bzw. Einheiten ist in den *Nahrungsmittel-Austauschtabellen,* die im Buchhandel oder bei den Diabetes-Gesellschaften erhältlich sind (s. weiterführende Li-

teratur), ablesbar. Die Angaben stützen sich auf Experten der Nahrungswissenschaft, wie SOUCI u. BOSCH (1982).
- *Mahlzeitenpläne.* Für die Schweiz hat die Diabetes-Beratungsstelle (Bern) eine große Auswahl verschiedener Diätpläne für Diabetiker von 2500 Joule (600 Kalorien) bis 12500 Joule (3000 Kalorien) berechnet und zusammengestellt. Sie enthalten in einem übersichtlichen Faltblatt Angaben zu den Grundnährstoffen, den berechneten Mahlzeitenplan (Tab. 34.**4**), eine Nahrungsmittelaustauchtabelle sowie Angaben über den richtigen Gebrauch von künstlichen Süßstoffen, Gewürzen, Getränke. Diese Mahlzeitenpläne können gratis bezogen werden.
- *Abwiegen der Nahrungsmittel.* Zur Durchführung einer Diabetesdiät, die einen bestimmten Joule- bzw. Kaloriengehalt aufweist, ist eine *Waage erforderlich, mit der man Nahrungsmittelportionen auf 10 g genau abwiegen* kann. Mit der Zeit lernt man, die Größe der Portionen zu schätzen. Die kohlenhydratreichen Nahrungsmittel sollten immer abgewogen werden. Um sich nicht ein falsches Augenmaß anzugewöhnen, müssen gelegentlich Kontrollen mit der Diätwaage durchgeführt werden.
- *Für die Instruktion der Diät* muß vom Patienten, vom Arzt und von allen Beteiligten (Diät's'istentin, Diabetesberaterin, Pflegegruppe und Angehörige) viel Zeit und Sorgfalt aufgewendet werden. In der Schweiz steht dafür eine anschauliche *Tonbildschau* zur Verfügung.

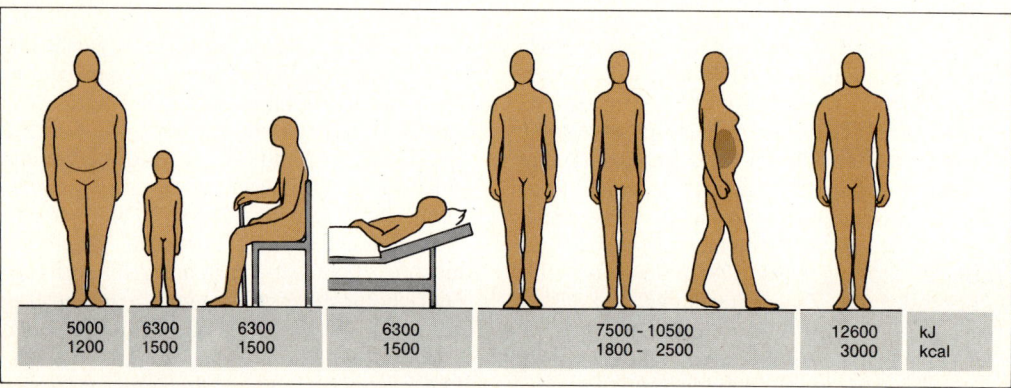

| 5000 | 6300 | 6300 | 6300 | 7500 - 10500 | 12600 | kJ |
| 1200 | 1500 | 1500 | 1500 | 1800 - 2500 | 3000 | kcal |

Abb. 34.**8**   Bedarf an Joule (kJ) bzw. Kalorien (kcal) für verschiedene Diabetikertypen.

Tabelle 34.**2** Mahlzeitenplan in Werten für Diabetesdiät mit 6300 kJ (1500 kcal)

	Werte
Erstes Frühstück	
Kaffee oder Tee nach Belieben	
Milch	1 M
Brot	3 B
Butter	1 F
Käse (mager), Quark, Ei oder Wurst (mager)	1 E
Zweites Frühstück	
Obst	20
Brot	–
Käse (mager), Wurst (mager), Butter	–
Kaffee, Tee nach Belieben	
Mittagessen	
Suppe dünn	½ B
Fleisch (mager) oder Fisch	1½ B
Gemüse	1 G
Kartoffeln, Reis, Teigwaren oder Brot	2 B
Blattsalat	frei
Fett und Öl zum Kochen	1 F
Obst	1 O
Nachmittagsimbiß	
Kaffee oder Tee nach Belieben	
Brot	1 B
Käse (mager), Wurst (mager)	1 O
Obst	–
Butter	–
Abendessen	
Bouillon fettlos	frei
Fleisch (mager), Eier- oder Käsespeisen	1½ E
Gemüse oder Salate davon	1 G
Kartoffeln, Reis, Teigwaren oder Brot	2 B
Blattsalat	frei
Fett und Öl zum Kochen	½ F
Obst	1 O
Milch	½ M
Kaffee oder Tee nach Belieben	
Spätimbiß (vor dem Schlafen)	
Obst	10
Brot	–

B Brotwert (Brot, Kartoffeln, Teigwaren, Reis), **G** Gemüsewert, **O** Obstwert, **M** Milchwert, **E** Eiweißwert, **F** Fettwert. Jeder Wert entspricht einer Portion, deren Gewicht in der Austauschliste gefunden wird. **B, G, O** sind Kohlenhydrate.

Beachte
Gesundes Leben und Lebensqualität des Diabetikers hängen weitgehend mit der disziplinierten Einhaltung der individuell angepaßten Diät zusammen.

Tabelle 34.**3** Mahlzeitenplan in BE für Kohlenhydrate (KH) = Broteinheiten und g für Fett für Diabetesdiät mit 8400 kJ (2000 kcal)

		Fett in g	KH in BE
Erstes Frühstück			
75 g	Brot	–	3
10 g	Butter oder Pflanzenmargarine	8	–
1	Ei	6	–
25 g	Diabetikermarmelade	–	1
	Kaffee	–	–
5 g	Milch	–	–
Zweites Frühstück			
50 g	Brot	–	2
10 g	Butter oder Pflanzenmargarine	8	–
20 g	Aufschnitt, mager	6	–
100 g	Apfel	–	1
Mittagessen			
125 g	Fleisch, mager (Rohgewicht)	14	–
10 g	Pflanzenmargarine	8	–
200 g	Gemüse, ohne KH-Anrechnung	–	–
120 g	Kartoffeln	–	2
130 g	Orange (ohne Schale gewogen)	–	1
Nachmittagsimbiß			
50 g	Brot	–	2
5 g	Butter oder Pflanzenmargarine	4	–
100 g	Magerquark	–	–
	Kaffee	–	–
5 g	Milch	–	–
Abendessen			
75 g	Brot	–	3
10 g	Butter oder Pflanzenmargarine	8	–
40 g	Aufschnitt, mager	8	–
30 g	Käse (30% Fett i. Tr.)	3	–
100 g	Tomate	–	–
Spätimbiß			
15 g	Knäckebrot	–	1
130 g	Pampelmuse/Grapefruit (ohne Schale)	–	1

Medikamentöse Behandlung

Orale Antidiabetika

Die gebräuchlichsten sind heute
- *Sulfonylharnstoffe, z. B.*
  - Tolbutamid (Rastinon, Artosin),
  - Glibenclamid (Daonil, Englykon),
  - Glibornurid (Gluborid, Glutril).

Insulin

Insulinbehandlung ist notwendig
- im Präkoma und Coma diabeticum,
- beim Jugenddiabetes,

Tabelle 34.**4**   Standard-Diätverordnungen für verschiedene Kalorienzahlen in Werten

kJ*	5000	6300	7500	8400	9200	10500	12600
kcal	1200	1500	1800	2000	2200	2500	3000
Kohlenhydrate	145	180	210	220	240	270	330
Eiweiß	65	70	95	100	110	120	150
Fett	45	55	65	75	85	100	120
Erstes Frühstück							
Brotwerte	2	3	3	4	4	5	5
Milchwerte	1	1	1	1	1	1	1
Eiweißwerte	1	1	1	1	1	1½	1½
Fettwerte	½	1	1	1	1	2	2
Zweites Frühstück							
Brotwerte	0	0	0	0	0	0	2
Obstwerte	1	2	2	2	2	2	2
Eiweißwerte	0	0	0	0	0	0	1
Fettwerte	0	0	0	0	0	0	1
Mittagessen							
Brotwerte (Suppe)	0	½	½	½	½	½	½
Brotwerte (Kartoffeln, Reis usw.)	2	2	3	3	4	4	5
Gemüsewerte	1	1	1	1	1	1	1
Obstwerte	1	1	1	1	1	1½	1½
Eiweißwerte	1½	1½	2	2	2½	2½	3
Fettwerte	½	1	1	1	1	1	1
Nachmittagsimbiß							
Brotwerte	0	1	2	2	2	2	3
Obstwerte	1	1	0	0	0	0	0
Eiweißwerte	0	0	1	1	1	1	1
Fettwerte	0	0	0	½	1	1	1
Abendessen							
Brotwerte	2	2	3	3	4	4	5
Gemüsewerte	1	1	1	1	1	1	1
Obstwerte	1	1	1	1	1	1½	1½
Milchwerte	½	½	½	½	½	½	½
Eiweißwerte	1½	1½	2	2	2½	2½	3
Fettwerte	½	½	½	1	1	1	1
Spätimbiß							
Brotwerte	0	0	0	0	0	1	2
Obstwerte	1	1	2	2	2	2	2

Die Verteilung der Joule/Kalorien wurde nach folgender Formel vorgenommen: Kohlenhydrate 45%, Eiweiß 20%, Fett 35%.

* Die genaue Joule- und Kalorienzahl und die quantitativen Angaben in Gramm für Kohlenhydrate, Eiweiß und Fett können aus der Standarddiät nur errechnet werden, wenn zusätzlich die folgenden Angaben berücksichtigt werden: Im Mittel enthält 1 Brotwert 1,5 g, 1 Obstwert 0,7 g, 1 Gemüsewert 2,0 g Eiweiß. 1 Eiweißwert (fettarme Qualität) enthält neben dem Eiweiß rund 5 g Fett (½ Fettwert).

– bei Schwangeren,
– bei allen, bei denen die orale Antidiabetikabehandlung nicht genügt.

Seit der Mitte der 80er Jahre geht man generell von Rinder- und Schweineinsulinen auf hochgereinigte menschliche Insuline (Humaninsuline) über. In der Schweiz werden am häufigsten Insuline der Firmen Novo und Nordisk gebraucht. Sie stehen exemplarisch für alle anderen Markeninsuline (Abb. 34.**9** u. 34.**10**).

Insulindosierung. Sie erfolgt in internationalen Einheiten (1 mg = 24 IE), wobei in der Regel 40 IE in 1 ml enthalten sind (je nach Injektionsspritze auch 20 oder 80, s. Abb. 34.**11**).

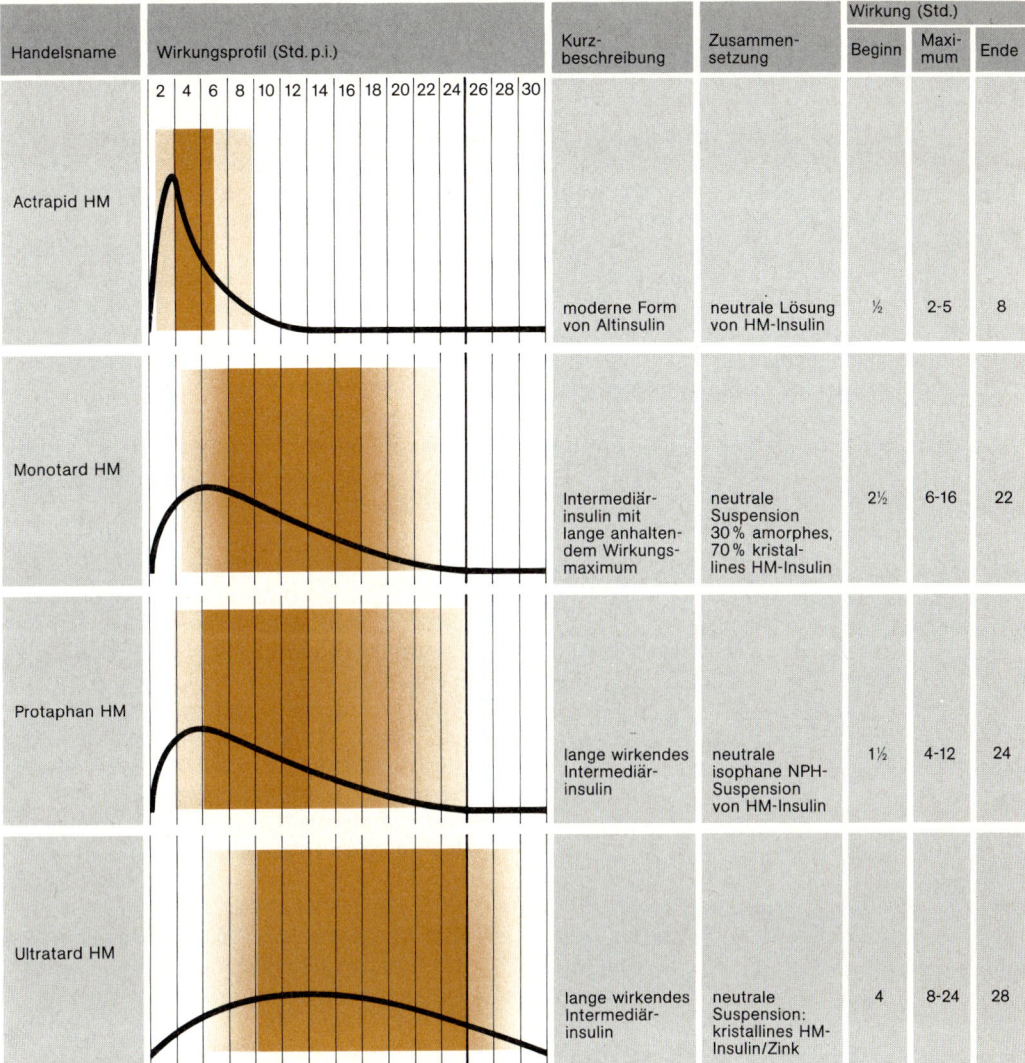

Handelsname	Wirkungsprofil (Std. p.i.)	Kurz-beschreibung	Zusammen-setzung	Wirkung (Std.)		
				Beginn	Maxi-mum	Ende
Actrapid HM	2 4 6 8 10 12 14 16 18 20 22 24 26 28 30	moderne Form von Altinsulin	neutrale Lösung von HM-Insulin	½	2-5	8
Monotard HM		Intermediär-insulin mit lange anhalten-dem Wirkungs-maximum	neutrale Suspension 30 % amorphes, 70 % kristal-lines HM-Insulin	2½	6-16	22
Protaphan HM		lange wirkendes Intermediär-insulin	neutrale isophane NPH-Suspension von HM-Insulin	1½	4-12	24
Ultratard HM		lange wirkendes Intermediär-insulin	neutrale Suspension: kristallines HM-Insulin/Zink	4	8-24	28

Abb. 34.**9**   Übersicht über die Humaninsuline von Novo.

Handelsname	Wirkungsprofil (Std. p.i.)	Zusammensetzung	Wirkung (Std.)		
			Beginn	Maximum	Ende
Velosulin Human	0 2 4 6 8 10 12 14 16 18 20 22 24	klare Insulin-lösung	½	1 - 3	8
Insulatard Human		mikrokristallines Protamininsulin	1½	4 - 12	24
Mixtard Human		30 % Velosulin 70 % Insulatard	½	4 - 8	24
Initard Human		50 % Velosulin 50 % Insulatard	½	4 - 8	24

Abb. 34.**10**   Übersicht über die Humaninsuline von Nordisk.

Insulininjektion. Es handelt sich um eine *subkutane Injektion* (S. 369 f.). Speziell zu beachten ist:
- *Spezialspritze* (mit Graduierung nach Einheiten (Abb. 34.11) und kurze *Spezialkanüle* verwenden.
- *Insulin* im Kühlschrank aufbewahren; Verfalldatum beachten. Vor Gebrauch mischen (Suspension setzt sich): kippen (7mal) oder rollen zwischen den flachen Händen (nicht schütteln wegen Schaumbildung).
- Lernende lassen die aufgezogene Insulinmenge, die Stechampulle und die verordnete Insulinart und -menge durch eine diplomierte Pflegeperson kontrollieren.
- Nach der Injektion wird das Insulin sofort auf dem Patientenprotokollblatt oder der Kurve vermerkt, evtl. mit Rotstift unterstrichen = verabreicht!
- Die Einstichstelle wechseln. Es lohnt sich, die Injektionsorte (Oberschenkel, Oberarm, Bauchdecken) nach einem bestimmten System aufzuteilen (Abb. 34.12).

Injektionen durch das Pflegepersonal sollen möglichst in die Bauchdecken oder den Oberarm verabreicht werden (Schonen des Oberschenkels).
- Nach verabreichter Injektion muß der Kranke sein Frühstück bekommen.

Müssen zwei verschiedene Insuline gespritzt werden, so können diese einzeln (in 2 Spritzen aufziehen) oder als Mischspritze verabreicht werden.

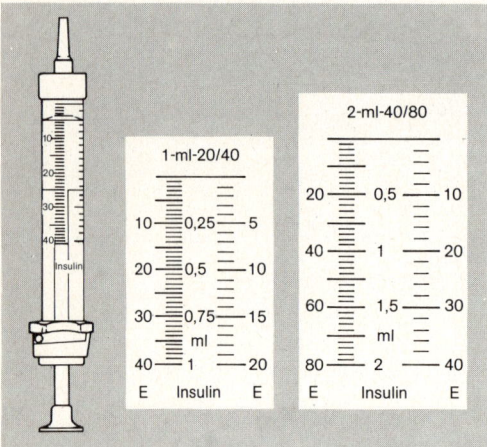

Abb. 34.11   Insulinspritzen mit unterschiedlicher Graduierung.

Das Aufziehen von Mischspritzen (Insulin mit rascher *und* langsamer Wirkung) in *einer* Spritze ist zweckmäßig, wenn die Insuline vorsichtig gehandhabt werden. Im folgenden ein Vorschlag:
1. Luft (entsprechend der gewünschten Insulindosis) in Ampulle mit dem trüben (langsamwirkenden) Insulin spritzen, Spritze bzw. Kanüle herausziehen.
2. Genaue Menge des klaren (sofortwirkenden) Insulins aufziehen.
3. Ampulle mit trübem Insulin mischen (kippen), Spritze bzw. Kanüle einführen, ohne daß klares Insulin einfließt. Dann die genaue Anzahl Einheiten des trüben Insulins langsam nachziehen.

Gesundheitsvorsorge, Gesundheitsfürsorge

Vorsorgemaßnahmen für diabetesbedingte Gefäßkomplikationen:
- Regelmäßige Blutdruckmessung.
- Nikotinabstinenz.
- Konstanthaltung des Ideal- bzw. Zielgewichts.
- Jährliche (oder häufigere) Arztkonsultation für die *Messung* der *Blutfette* (Cholesterin, Triglyzeride), *Spiegelung des Augenhintergrundes* (nur eine frühzeitig erfaßte Retinopathie hat Behandlungschancen), Prüfung des *Urinstatus* sowie des *Harnstoffs* bzw. *Kreatinins* im Blut.

Haut und Schleimhäute. Sie sind Eintrittspforten für Infektionen aller Art. Sie brauchen bildlich gesprochen:
- einen „Dauer-Sekuritas-Wächter" →regelmäßige Kontrolle bzw. Inspektion,
- eine sorgfältige Pflege.

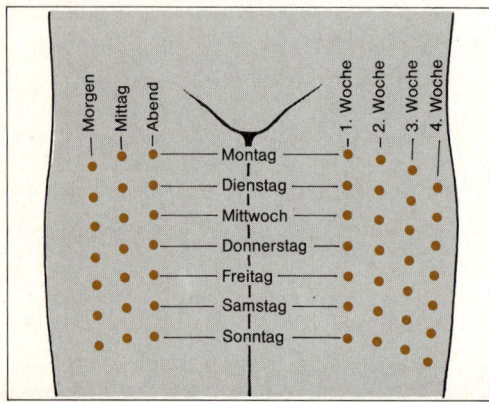

Abb. 34.12   Verteilung der Injektionsstellen auf beide Beine im Fall von 3 Einspritzungen pro Tag (auf Abbildung links) und von 1 Einspritzung pro Tag (auf Abbildung rechts).

Haut:
- Geschmeidig und trocken halten.
- Auch kleinste Veränderungen sofort und gezielt angehen.
- Verletzungen vermeiden (schlechte Wundheilung).

Füße. Sie bedürfen wegen der schlechten peripheren Durchblutung ganz besonderer Sorgfalt:
- Täglich mit lauwarmem Wasser und alkalifreier Seife waschen, gut trocknen, besonders zwischen den Zehen. Feuchtigkeit begünstigt Bakterien- und Pilzwachstum.
- Zehennägel geradeschneiden, so lang, daß sie seitlich vorne aus dem Nagelfalz hervorragen (spitze Kanten dringen ins Fleisch). Keine scharfen Gegenstände benützen (nur stumpfe Nagelzangen, Feile statt Schere). Hühneraugen nur durch Fußspezialisten schneiden lassen.
- Fußsohlen täglich kontrollieren. Bei bestehender Neuropathie werden Verletzungen oft nicht gespürt. Nie barfuß gehen!
- Bei den Socken und Strümpfen nur Material, das gut saugfähig ist (Wolle, Baumwolle) und somit trocken bleibt.
- Bei den Schuhen nur weiche, luftdurchlässige, gutsitzende wählen (keine Gummistiefel, Nylon-Turnschuhe). Wenn möglich 2mal täglich wechseln → Vermeiden von Druckstellen und Feuchtwerden durch Schweiß.
- Wärmeanwendungen jeder Art (Bettflasche, Heizkissen) können bei Empfindungsstörungen zu schweren Verbrennungen führen, deshalb bei kalten Füßen nur Bettsocken verwenden.

Sorge für regelmäßige Bewegung. Genügend Ruhe, ausgeglichene körperliche Betätigung und gleichmäßiger Lebensrhythmus (S. 117); ebenso wichtig ist das

seelisch-geistige Befinden. Die Stoffwechsellage steht und fällt mit der *inneren,* der psychisch-seelischen Stimmungslage. Der Diabetes betrifft den ganzen Menschen, eine Heilung ist daher nur *ganzheitlich* möglich. Der Mensch „im Lot", d. h. im inneren Gleichgewicht, ist der gut eingestellte Diabetiker. Das kann er nicht lernen, sondern nur *einüben.* Dazu können wir ihm Denkanstöße und Unterstützung geben:
- Stressoren erkennen, meiden bzw. richtig damit umgehen; sich entspannen lernen; autogenes Training, Eutonie usw.
- Für Unumgängliches genügend Zeit und Raum schaffen.
- Bekömmliches suchen und in den Alltag einbauen.

- Die Behinderung bejahen, d.h. immer in Zusammenhang mit den gesunden Kräften sehen. Krankzeitszeichen sind Probleme, die gelöst werden müssen = *Krankheitsverarbeitung. Stützen des Selbstwertgefühls* ist - wie bei allen chronischen Krankheiten - sehr wichtig. Der Patient wird mit zunehmendem Alter *abhängiger* von der Bestätigung seiner Umwelt. Er will von uns hören, „daß er es recht macht" (s. Psychologie des Langzeitpatienten S. 871).

Information, Beratung:
- Gute Information ist für den Diabetiker lebenswichtig. *Gesundheitsvorsorge* und *Gesunderhaltung* haben Priorität.
- Die *Diabetesberatungsstellen* unterstützen den Hausarzt in der ambulanten Betreuung der Diabetiker, machen Öffentlichkeitsarbeit und ermöglichen den nahtlosen Übergang vom Krankenhaus ins Privat- und Berufsleben.
- *Pflegegruppe und Beratung.* Die Information und Beratung des Patienten als Teil des Behandlungs- und Pflegeplans soll von jenen Mitgliedern der Gruppe wahrgenommen werden, die
  • Zeit dafür aufbringen,
  • genügend über Diabetes wissen,
  • pädagogisches Geschick haben.
  Ist keine Diabetesberatungsstelle in erreichbarer Nähe, so muß diese Aufgabe von der Schwester/dem Pfleger übernommen werden, wobei das Studium einschlägiger Literatur Voraussetzung ist (s. dazu Instruktion S. 754).
- *Inhalt der Information.* Ein Merkblatt (s. unten) kann als Stütze dienen.

Individuelle Instruktion. Sie wendet sich an den einzelnen Patienten mit seinen ganz persönlichen, einmaligen Problemen und Ressourcen.

Allgemeine Instruktion. Sie umfaßt Vorlesungen, Filme, Seminare, Ferienlager u.a. Angebote, die dem Diabetiker helfen, seine Krankheit besser zu verstehen und/oder andere Menschen mit ähnlichen Problemen kennenzulernen.

Diabetesgesellschaften. Der Diabetiker soll motiviert werden, einer Diabetesgesellschaft beizutreten, um Nutznießer der Dienstleistungen zu werden, die auf dem Gebiet der fachlichen, sozialen und psychologischen Beratung und Lebenshilfe angeboten werden.
- Deutscher Diabetiker-Bund e. V., Marktstraße 37, D -6750 Kaiserslautern.
- Schweizerische Diabetesgesellschaft, z. B. Ostschweizerische DG, Neugasse 55, CH-9000 St. Gallen, oder Berner DG, Falkenplatz 1, CH-3012 Bern, u.a.

Merkblatt zur individuellen Instruktion des Diabetikers – Minimalprogramm

Der Diabetiker muß wissen:
- Ursache und Symptome des Diabetes mellitus
- Zeichen einer drohenden Entgleisung und Vorgehen bei Hyper- und Hypoglykämie
- Wichtigkeit einer guten Körperpflege
- Gefahrenmomente (Erkältungen, Krankheit, Unfall u. a.)
- Diät, je nachdem:
  einfache Richtlinien für sehr leichten Diabetes
  qualitative Diät (nicht abgewogen)
  quantitative Diät (abgewogen) mit Diätplan und Austauschtabelle
- bei Behandlung mit oralen Antidiabetika: Name und Wirkungsweise der Tabletten
- bei Behandlung mit Insulin: Name und Wirkung des Insulins

Der Diabetiker muß können:
- Untersuchung des Urins auf Zucker. Er soll über *seine* Urinuntersuchungsmethode genau Bescheid wissen (Clinitest, Tes-Tape usw.)
- Untersuchung auf Azeton (Ketostix, Acetest)
- Führung des Diabetes-Kontrollbüchleins (Testheft). Es soll im Krankenhaus damit begonnen werden. Einige Tage vor der Entlassung macht der Patient seine Eintragungen selber
- Bei Behandlung mit Insulin:
  Injektionstechnik und Aufbewahrung der Injektionsspritze in Spezialbehälter
  Sterilisieren der Utensilien beim Arzt, in Apotheke oder Krankenhaus (Häufigkeit nach Möglichkeit z. B. monatlich; zwischendurch mindestens wöchentlich auskochen) oder korrektes Handhaben von Wegwerfmaterial zu mehrmaligem Gerauch

Der Diabetiker muß sich anschaffen:
- für die Injektionen: Spritze, Spritzenbehälter, Kanülen, sterilisierte Watte, Desinfektionsmittel (wenn möglich alles in einem Etui, damit die Gegenstände auch für die Reise vollständig beisammen sind)
- Medikamente: Insulin oder Antidiabetikum nach Verordnung
- für die Urinzuckerkontrolle je nach Methode: Clinitestpackung oder Teststreifen
- Diabetikerwaage (z. B. die Syro-Diätwaage)

Der Diabetiker muß bei sich tragen:
- Diabetikerausweis (richtig und vollständig ausgefüllt!)
- 3 Würfelzucker (für insulinbehandelten Diabetiker)

34.4. Beurteilung von Wissen und Können in der Pflege

Fallstudie

Herr X, 30 Jahre alt, Schauspieler, ledig, wird infolge einer „verschleppten" Grippe in komatösem Zustand ins Krankenhaus eingewiesen. Es wird ein diabetisches Koma festgestellt. Nach drei Tagen Intensivbehandlung wird der Patient zur Einstellung einer Erhaltungsinsulin- und Diätbehandlung auf Ihre Station verlegt.
- Versuchen Sie, die Situation des Patienten einzuschätzen. Welche Informationen brauchen Sie zusätzlich? Wo liegen Probleme und Ressourcen?
- Stellen Sie individuelle *Pflegeziele* auf und zeigen Sie, wie Sie diese zu erreichen suchen. Die Maßnahmen sollen auf die Lage von Herrn X ausgerichtet sein (S. 74 ff. u. S. 747 ff.).

Weiterführende Literatur

Bloom, A., J. Ireland: Farbatlas Diabetes. De Gruyter, Berlin 1984

Constam, G.R., W.Berger: Leitfaden für Zuckerkranke, 10.Aufl., Schwabe, Basel, 1985

Frehner, H.U., E.R.Froesch: Diabetes. Daran denken, Erkennen, Beherrschen, 4.Aufl. Thieme, Stuttgart 1984

Gerlach, U., N. van Husen, H.Wagner, W.Wirth: Innere Medizin für Krankenpflegeberufe, 2.Aufl. Thieme, Stuttgart 1985

Kohlenhydrat- und Fett-Austauschtabelle für Diabetiker. Hrsg. vom Ausschuß Ernährung der Deutschen Diabetes-Gesellschaft, 4.Aufl. Thieme, Stuttgart 1986

Mehnert, H., E.Standl: Ärztlicher Rat für Diabetiker, 3.Aufl. Thieme, Stuttgart 1982

Riva, G., F.E.Schertenleib, A.Teuscher: Diabetes. Wegweiser für Zuckerkranke, 3.Aufl. Huber, Bern 1983

Schultz, J.H.: Übungsheft für das autogene Training, 20.Aufl. Thieme, Stuttgart 1983

Souci, S.W., H.Bosch: Lebensmitteltabellen für die Nährwertberechnung, 3.Aufl. Wissenschaftl. Verlagsgesellschaft, Stuttgart 1982

Teuscher, A., R.Wendler: Mahlzeitenpläne für Diabetiker. Stiftung für Diabetesberatung, Bern 1980

Zuppinger, K., R.Gambon: Du und ich sind zuckerkrank. Huber, Bern 1980

35. Endokrine Drüsen

Sequenzziel/Intention

Das Gebiet der *Endokrinologie* ist sehr weit und sprengt den Rahmen eines Lehrbuches für die Pflege. Es kann deshalb nur darum gehen, einfache Wechselwirkungen des endokrinen Systems aufzuzeigen und die für das Verständnis der Krankheitszeichen, der Diagnostik und Therapie wichtigsten Über- und Unterfunktionen kurz aufzulisten mit dem Ziel, daß Sie die den Menschen in seiner

Ganzheit (Organismus, Psyche/Geist, Bezüge zu Um- und Mitwelt) besser verstehen, Gesundheitsprobleme in den größeren Zusammenhängen einordnen und eine situationsgerechte, personorientierte Pflege ableiten können. Das Ziel liegt in der Befähigung für eine wirkungsvolle *Pflegeplanung* (S. 74 ff.) bei Patienten mit endokrinen Problemen.

Dynamik des Pflegeprozesses

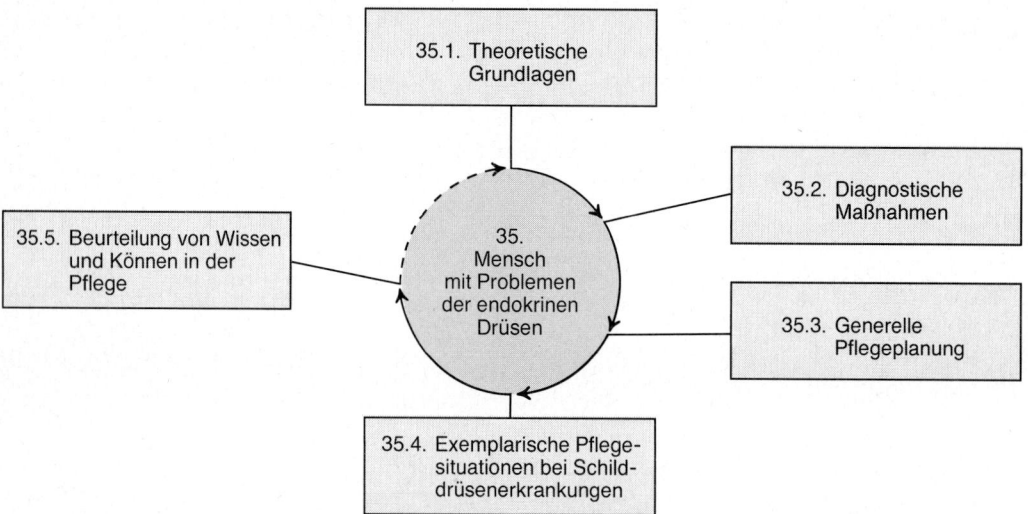

Prinzipien/Impulse

Die Aufrechterhaltung der lebensnotwendigen Zell- und Stoffwechselleistungen basiert auf dem Prinzip der *Informationsübermittlung*
- über das Nervensystem = neuraler Weg (s. Kap. 39): gezielte, rasche, kurzdauernde Impulse;
- über Übermittlungssubstanzen (Hormone) = humoraler Weg: langsame, anhaltende Verteilung der Wirkung (im Blutsystem).
Die Hormone sind ausschlaggebend mitbeteiligt an

- der *Stoffwechselregulation* und somit an der Funktion der verschiedenen Organe und des Organismus als Ganzem;
- *Wachstum und Reife,* sowohl des inneren (seelisch-geistigen) als des äußeren Menschen (Körpergröße, Gestalt);
- *Adaptation an Stressoren, Regelung der Triebe* (Hunger, Durst, Libido), womit das Überleben in Umwelt und Mitwelt möglich ist;
- *Fortpflanzung* und Erhaltung der Art bzw. des Menschengeschlechtes in seinen Funktionen und Strukturen.

35.1. Theoretische Grundlagen

35.1.1. Bezug zum Kreismodell

Hormone gehören keiner einheitlichen Stoffklasse oder Funktionen an. Denn obwohl die Wirkung der einzelnen Hormone jeweils auf einen bestimmten Stoffwechseleffekt gepolt ist, gibt es kaum Hormone, denen nur eine einzige Wirkung zukommt. Dies erschwert nicht nur die Analyse und Klassifizierung des Hormoneffektes, sondern auch die Zuordnung zu den Aktivitäten des täglichen Lebens. Jede Entscheidung muß willkürlich erscheinen, denn sowohl der Ausfall als auch der Überschuß eines oder mehrerer Hormone verursacht Probleme, die schwerpunktmäßig typische physiologische Funktionen treffen, z. B. Sexualität, Wachstum, Differenzierung (sekundäre Geschlechtsmerkmale) und somit die ATL *sich als Mann oder Frau fühlen und verhalten* (Kap. 14), den Wasser- und Salzhaushalt und damit die *Ausscheidung* und/oder die *Eß- und Trinkgewohnheiten* (Kap. 6 u. 7) usw. Gleichzeitig beeinflussen sie den gesamten Stoffwechsel, also die Lebensaktivität als Ganzes. Die Folgerungen, die wir aus den obigen Prinzipien ableiten, bestimmen demnach die *Pflegeplanung* nach den Gesetzen, wie sie S. 74 ff. besprochen wurden. Zu *Prinzip → Folgerung → Forderung → Methode* s. S. 84 f.

Das endokrine Pankreas ist in Kapitel 34 nachzulesen.

35.1.2. Physiologie und Pathologie

Wiederholen Sie anhand der Abb. 35.1 Ihre Kenntnisse über die Bildungsstätten und Wirkungsweise der Hormone.

Regelmechanismen

Der *Hypothalamus* (Zwischenhirn) und die Hypophyse bilden eine enge anatomische und physiologische Einheit.
Die *Hypophyse* greift regulierend in die Funktion aller anderen endokrinen Drüsen ein, unterliegt dabei selbst einem weiteren übergeordneten Kontrollmechanismus, der im Hypothalamus gelegen ist. Seine „Releasing-Hormone" (release = loslassen) beeinflussen die Ausschüttung der glandotropen (drüsengleichgerichteten) Hormone der Hypophyse, diese wiederum diejenigen der peripheren Drüsen und umgekehrt. Um die Hormonausschüttung den jeweiligen Bedürf-

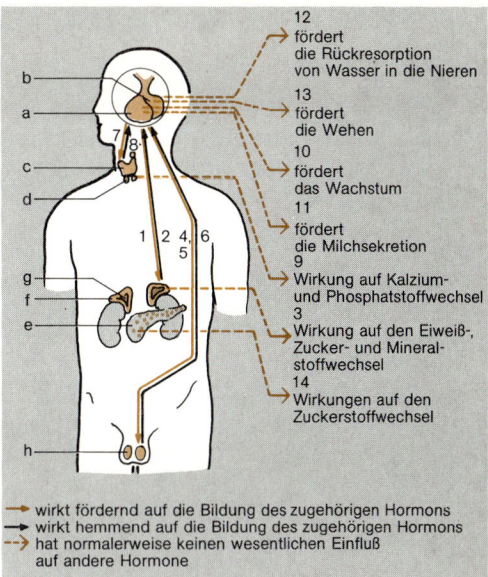

Abb. 35.1 Endokrine Drüsen und ihre Hormone. Bezeichnen Sie die Namen der endokrinen Drüsen a–h und ihrer Hormone 1–13 (S. 944).

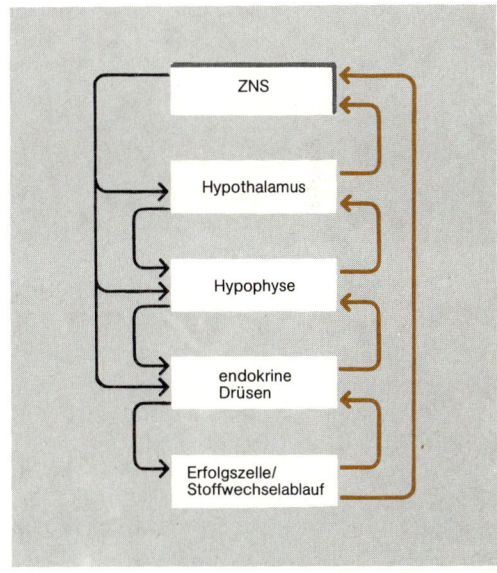

Abb. 35.2 Mögliche Rückkoppelungsmechanismen.

nissen des Organismus anzupassen, sind Regelmechanismen, sog. *Rückkoppelungsmechanismen* eingebaut, die einfach, komplex oder mehrstufig verlaufen können (Abb. 35.2) = Feedback-System nach dem Thermostatprinzip.

Hormone und Funktion der Hypophyse

Vorderlappenhormone

- STH (*somatotropes Hormon*) = HGH (*human growth hormone*) = Wachstumshormon: fördert in erster Linie das Längenwachstum.
- ACTH (*adrenocorticotropes Hormon*): stimuliert die Nebennierenrinde.
- TSH (*Thyreoidea-stimulierendes Hormon*): stimuliert die Schilddrüse.
- Gonadotropine (LH = *luteinisierendes Hormon*, ICSH = *Interstitium-[Zwischenzellen-] stimulierendes Hormon*, FSH = *Follikel-stimulierendes Hormon*): Sie stimulieren die weiblichen und männlichen Geschlechtsdrüsen.
- Prolaktin: fördert die Milchsekretion.
- MSH (*Melanozyten-stimulierendes Hormon*): steigert die Hautpigmentierung.

Hinterlappenhormone

Diese werden im Hypophysenhinterlappen gespeichert, jedoch im Hypothalamus produziert.
- Vasopressin: fördert die Wasserrückresorption in der Niere;
- Oxytozin: fördert die Wehen (Geburt) und die Milchsekretion.

Abnorme Funktion der Hypophyse

(Abb. 35.**3**)

Kleinwuchs (100–110 cm Länge, proportioniert = „echte Zwerge":
- bei Wachstumshormonmangel (angeboren oder erworben), ist durch Behandlung mit menschlichen Wachstumshormonen *korrigierbar;*
- bei fehlendem oder ungenügendem Ansprechen auf vorhandenes Wachstumshormon nicht korrigierbar.

Großwuchs:
- familiär (Erbfaktoren);
- sehr selten durch übermäßige Wachstumshormonproduktion.

Akromegalie. Übermäßige Produktion von Wachstumshormon in einem hypophysären Adenom (Tumor) bei ausgewachsenen Individuen: Nur noch die Nase, das Kinn, die Hände und Füße (Akren) können wachsen. Die Veränderungen treten langsam auf. *Therapie:* Hypophysektomie.

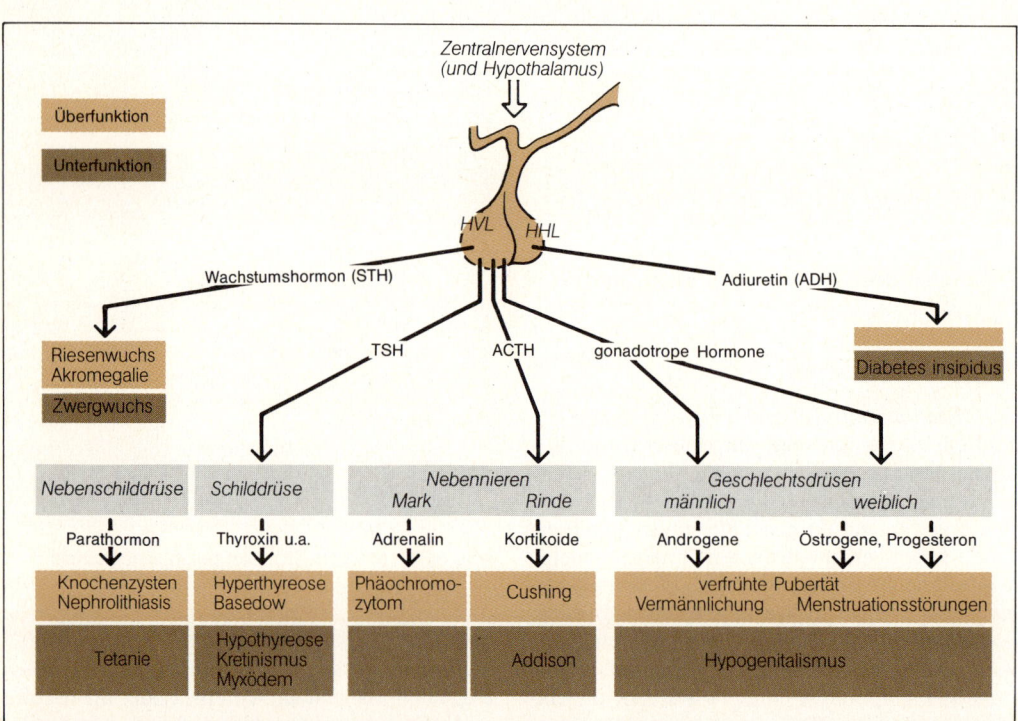

Abb. 35.**3**   Die Hypophyse als übergeordnete Drüse und ihre Hormonwirkung.

Diabetes insipidus. Bei Mangel an Vasopressin (angeboren) oder nach Schädelbasisverletzung und gewissen Hypophysentumoren kommt es zu Wasserverlust durch die Nieren von bis über 20 l Urin/24 Std. Um diesen Wasserverlust zu ersetzen, *muß* der Patient entsprechend viel trinken. Mit Vasopressin (meist als Nasenspray) wird die Polyurie korrigiert.

Hormone und Funktion der Schilddrüse

Die Produktion und Ausschüttung der Schilddrüsenhormone wird vom thyreotropen Hormon (TSH) reguliert, das seinerseits unter der Kontrolle eines Releasing-Hormons des Hypothalamus (TRH) steht (Abb. 35.4). Die Schilddrüse bildet zwei Hormone: das *Thyroxin* = T_4 (50–100 µg/Tag) und das *Trijodthyronin* = T_3 (ca. 5–10 µg/Tag).

Diese Hormone und Jod sind für eine normale geistige und körperliche Entwicklung unbedingt nötig. Fehlen sie während der *Schwangerschaft* und kurz nach der Geburt, so kommt es zu einem irreparablen Gehirnschaden und Schwachsinn. Fehlen sie während der *frühen Kindheit,* so bleibt das Wachstum der Röhrenknochen (Arme und Beine) zurück, und es entsteht ein unproportionierter Kleinwuchs. Menschen mit solchen Wachstumsstörungen und Schwachsinn wegen frühkindlicher Hypothyreose nennt man Kretins. Da Jod für die Schilddrüsenhormonsynthese unbedingt erforderlich ist, führt der Jodmangel, wenn er schwer ist, zu ungenügender Hormonproduktion und dadurch zu einer Schilddrüsenschwellung = *Struma.*

Das alimentär aufgenommene Jod wird in der Schilddrüse gespeichert und für die Hormonsynthese gebraucht (der tägliche Jodbedarf beträgt 150–200 µg). Da es Gegenden gibt, wo der Jodgehalt von Boden, Nahrung und Wasser sehr niedrig ist, sind früher lokal sich häufende Kropfendemien (Kropfbildung) als Kompensationsversuch des Körpers aufgetreten. Deshalb wird dem Kochsalz Jod beigegeben (dem üblichen Kochsalz wird gegenwärtig in den Schweizer Salinen 20 mg Kaliumjodid auf 1 kg Salz beigefügt).

Abnorme Funktion der Schilddrüse

Die Wirkung der Hormone beeinflußt
- das Wachstum und die Differenzierung (s. oben);
- den Grundumsatz, die Wärmeproduktion, die Eiweißsynthese, den Cholsterinabbau, die Peristaltik und die Hämodynamik.

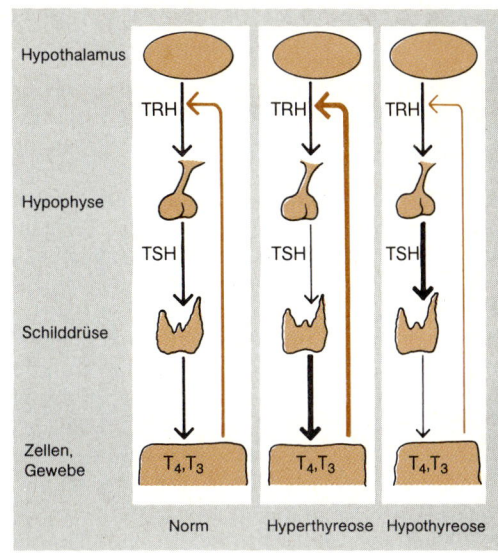

Abb. 35.4 Regelmechanismus und Grad der Wechselwirkung der Schilddrüsenfunktion.

Die Krankheitssymptome bei *Über-* oder *Unterfunktion* sind davon ableitbar (Tab. 35.1).

Hyperthyreose. Sie verursacht Schlafstörungen, Überaktivität, Wärmeüberempfindlichkeit, Muskelschwäche, Gewichtsverlust, Tachykardie, Herzklopfen u.a.

Hypothyreose. Sie äußert sich in Verlangsamung, Obstipation, Kälteüberempfindlichkeit, großem Schlafbedürfnis u.a.

Die *Struma* (Kropf) kann hyperthyreot, euthyreot oder hypothyreot sein (S. 768).

Tabelle 35.1 Zusammenstellung einiger Symptome, die bei Patienten mit Hyper- bzw. Hypothyreose in 50–100% der Fälle beobachtet werden (aus *K. Hierholzer, D. Neubert, F. Neumann:* Endokrinologie II. Urban & Schwarzenberg, München 1977)

Hyperthyreose	Hypothyreose
– Nervosität	– Lethargie
– vermehrtes Schwitzen feuchte, warme Haut	– vermindertes Schwitzen trockene, kalte Haut
– Überempfindlichkeit gegen Wärme	– Überempfindlichkeit gegen Kälte
– Gewichtsverlust	– Gewichtszunahme
– Appetitzunahme	– Appetitabnahme
– vermehrter Stuhlgang	– Obstipation
– Tachykardie	– Bradykardie

Die Gegenüberstellung von Hyper- und Hypo-thyreose in Tab. 35.1 zeigt die Polarität der Symptome.

Hormone und Funktion der Nebenschilddrüse

Die Nebenschilddrüsen (Parathyreoideae) produzieren das Parathormon als wichtigen Regulator des Kalziumstoffwechsels, bei welchem eine weitere wichtige Rolle das Vitamin D und das noch relativ wenig erforschte Hormon Kalzitonin spielen. Die komplexen Wechselwirkungen von Kalziumaufnahme (Nahrung), Resorption ins Blut unter Vitamin-D-Einfluß, Bindung an Bluteiweiß bzw. Einlagerung in die Knochen, Ausscheidung in den Nieren usw. können in diesem Zusammenhang nicht näher erläutert werden. Der *Phosphathaushalt* ist eng mit dem Kalziumhaushalt verknüpft. Beide sind für den *Knochenaufbau* notwendig. Kalzium ist zusätzlich ein unentbehrlicher Faktor der *Nerven-* und *Muskelfunktion.*

Abnorme Funktion der Nebenschilddrüse

Überfunktion. Bei der Überfunktion wird zuviel Parathormon produziert (Hyperparathyreoidismus), der Blutkalziumspiegel steigt (Hyperkalzämie), der Phosphor sinkt. Appetitlosigkeit, Brechreiz, Verstopfung, starker Durst, Müdigkeit sind Begleitsymptome. Nierensteine und Knochenveränderungen sind typische Folgen. Heilung ist nur durch eine operative Entfernung der Nebenschilddrüse möglich.

Unterfunktion. Sie verursacht einen Mangel an Parathormon (meist als Komplikation nach Strumektomie, S. 770). Sie führt infolge Kalziummangels im Blut zu erhöhter neuromuskulärer Reizbarkeit, Kribbeln und Ameisenlaufen in den Händen, Füßen und im Mundgebiet, evtl. bis zu schmerzhaften Krämpfen und Steifigkeit *(Tetanie).* Beim eigentlichen *Hypoparathyreoidismus* können auch Veränderungen der Nägel und Haare mit mehr oder weniger stark ausgeprägter Störung der geistigen Entwicklung auftreten. Die Behandlung besteht in der Zufuhr von Kalzium für die sofortige Behebung der Symptome, vor allem aber von Vitamin-D-Präparaten und kalziumreicher Kost für die Langzeittherapie.

Hormone und Funktion der Nebennierenrinden

Die Nebennierenrinden (NNR) stehen unter dem Einfluß des hypophysären Hormons ACTH und produzieren drei Hormone: Kortisol, Aldosteron und Androgen (letzteres ist ACTH-unabhängig).

Wirkung der Glukokortikoide (Kortisol)

- Beeinflussen Zucker- und Fettstoffwechsel.
- Fördern die Wasserausscheidung, die Blutbildung und heben den Blutdruck.
- Vermehren die Magensaftsekretion (Ulkusbegünstigung).
- Beeinflussen im katabolen Sinn (abbauend) den Knochen- und Muskelstoffwechsel.
- Unterdrücken entzündliche und allergische Reaktionen.
- Ermöglichen unter Einwirkung von ACTH (ACTH→ Kortisolausschüttung) die lebenserhaltende Streßüberwindung (S. 315). Durch exogene Zufuhr von Steroiden kann dieser Adaptationsmechanismus therapeutisch unterstützt werden.

Normale Sekretionsrate: 28–110 µmol/24 Std. (10–40 mg/24 Std.); *Plasmakonzentration* 0,17 bis 0,70 µmol/l (6–25 µg/100 ml). *Nachweis im Urin:* 17-Hydroxy-Kortikosteroide.

Wirkung der Mineralokortikoide (Aldosteron)

- Steuern den Wasser- und Salzstoffwechsel, indem sie die Ausscheidung von Kalium und die Retention von Natrium (und von Wasser) fördern. Dadurch werden auch der Blutdruck sowie das Säure-Basen-Gleichgewicht im Organismus wesentlich beeinflußt.

Normale Sekretionsrate: 0,14–0,70 µmol/24 Std. (50–250 µg/24 Std.); *Plasmakonzentration* 56 bis 420 pmol/l (2–15 ng/100 ml); *Nachweis im Urin* als Aldosteron.

Wirkung der Androgene

- Fördern den Eiweißaufbau (anabole Wirkung) und dadurch u. a. den Muskelaufbau („body-building", Doping im Sport!).
- Stimulieren den Geschlechtstrieb und beeinflussen die Körperentwicklung in Richtung der Vermännlichung (Virilisierung). Falls zu viel Androgene produziert werden, werden die äußeren Geschlechtsorgane vermännlicht; der Haarwuchs im Gesicht, an den Extremitäten und am Rumpf nimmt zu, es kommt auch bei Frauen zum Stimmbruch.

Die Androgene werden nur bei der Frau vorwiegend in den Nebennierenrinden gebildet, beim Mann hingegen in den Hoden (Testosteron).

Abnorme Funktion der Nebennierenrinden

Cushing-Syndrom. Bei der Nebennierenrindenüberfunktion, dem Cushing-Syndrom, wird vermehrt Kortisol gebildet. Charakteristische Zeichen sind das rote Vollmondgesicht, die Stammfettsucht und die Muskelatrophie (Schwäche, Müdigkeit). Es können ein Diabetes mellitus, eine Osteoporose (durch Schwund der eiweißhaltigen Grundsubstanz) und eine Hypertonie auftreten. Häufig weisen diese Patienten mehr oder weniger ausgeprägte psychische Verstimmungen auf (endokrines Psychosyndrom).

Die Ursache liegt entweder in einer hypophysären ACTH-Bildungsströmung oder in einer Hyperplasie der Nebennierenrinde. Die Behandlung ist operativ, meist mit anschließender Dauersubstitutionstherapie.

Bei langdauernder *Kortison-(„Steroid-")Therapie* für entzündungshemmende oder antiallergische Zwecke werden hohe Kortisondosen meist von Kortisonderivaten (Prednison oder Dexamethason) verabreicht; damit wird ein Cushing-Syndrom nachgeahmt. Auf die entsprechenden Therapiekomplikationen oder Nebenwirkungen (Hypertonie, Diabetes mellitus, Magenulkus, Infektanfälligkeit) muß speziell geachtet werden durch intensive Überwachung, insbesondere beim Absetzen der Therapie, da es zu einer vorübergehenden NNR-Unterfunktion und depressiven Verstimmungen kommen kann.

Conn-Syndrom. Es ist die Auswirkung einer Überproduktion der *Mineralokortikoide* mit den Leitsymptomen Hypertonie, Polyurie, Muskelschwäche und Kaliummangel. Häufig klagt der Patient über schwere, hartnäckige Kopfschmerzen.

Adrenogenitales Syndrom (AGS). Es stellt eine meist angeborene Störung der Kortisonsynthese in der Nebennierenrinde dar (Enzymdefekt.). Da kein oder viel zu wenig Kortison produziert wird, wird wegen der Rückkoppelungsmechanismen vermehrt ACTH ausgeschüttet und damit die Nebennierenrinde zur übermäßigen Hormonproduktion stimuliert: Anstelle des gewünschten Kortisons werden aber die *Androgene vermehrt produziert,* die beim Mädchen zu einer Vermännlichung, beim Knaben zu einer verfrühten Pubertät führen.

Therapeutisch substituiert man Kortison, wodurch die ACTH-Sekretion gebremst und die Androgenproduktion normalisiert wird. Setzt die Therapie zu spät ein, können gewisse Vermännlichungssymptome nicht mehr rückgängig gemacht werden: Stimmbruch, Klitorishypertrophie, Kleinwuchs. Zum Kleinwuchs kommt es, weil die Androgene zu vorzeitigem Epiphysenschluß und somit zu vorzeitigem Wachstumsstillstand führen.

Morbus Addison. Bei der Unterfunktion, dem Morbus Addison, stehen die allgemeine Schwäche, Müdigkeit, Gewichtsabnahme, Adynamie, Appetitlosigkeit und Durchfälle sowie vermehrte Hautpigmentation im Vordergrund. Der Zustand kann so schwer werden, daß der Patient innerhalb kurzer Zeit in eine lebensbedrohliche *Addison-Krise* gerät: Dehydratation, Kreislaufversagen, Hyperthermie, Verwirrungszustände bis hin zum Koma.

Bei der Nebenniereninsuffizienz werden grundsätzlich die umgekehrten Zeichen der Überfunktion beobachtet: Hypoglykämie, Hypotonie, Anämie. Das Kalium steigt, Natrium sinkt. Therapie ist die lebenslange Substitution.

Hormone und Funktion des Nebennierenmarks

Im Nebennierenmark (NNM) werden die sog. *Katecholamine,* Adrenalin und Noradrenalin, gebildet. Bildungsstätte des letzteren sind auch die Nervenendigungen des vegetativen Nervensystems. Die Hormonausschüttung steht unter Kontrolle des Nervensystems und wird durch Sympathikusstimulierung angeregt (Alpha- und Betarezeptoreneffekt, der auch medikamentös ausgenutzt wird).

Die Fähigkeit des Organismus, kurzfristig Adrenalin und Noradrenalin auszuschütten, ist für die Bewältigung von Notsituationen unerläßlich. Sie unterstützt den Hypophysenvorderlappen-Nebennierenrinde-Regelmechanismus bei physischen und psychischen Streßsituationen (Adaptation); die Adrenalinausschüttung löst zudem die unmittelbare Flucht- oder Kampfbereitschaft des Organismus aus.

Die Hauptwirkung der Katecholamine reguliert Blutdruck, Atmung sowie Blutzucker und Fettstoffwechsel.

Abnorme Funktion des Nebennierenmarks

Von Bedeutung ist eine Überfunktion, die durch das *Phäochromozytom* verursacht ist.

Die Blutdrucksteigerung ist das typischste Symptom. Sie tritt auf als

- *paroxysmaler Anfall mit Blutdruckkrisen.* Es werden bis zu 200–300 mmHg gemessen; entsprechende Begleitzeichen sind Tachykardie,

Herzklopfen, Blässe, Schweißausbrüche, Kopfschmerzen. Diese Krise kann Minuten bis Tage andauern;

– *Dauerhypertonie.* Sie ist häufiger.

Katecholaminehemmende Medikamente oder die operative Entferung des (gutartigen) Phäochromozytoms sind die Therapien der Wahl.

35.2. Diagnostische Maßnahmen

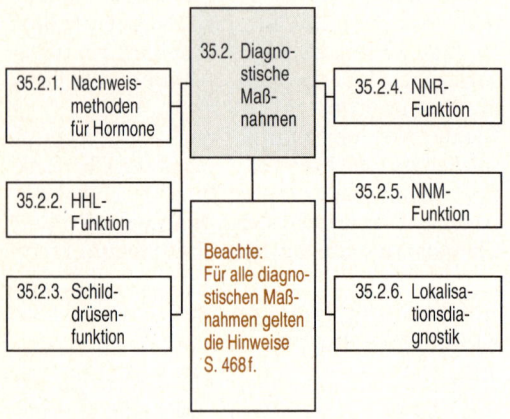

35.2.1. Nachweismethoden für Hormone	35.2. Diagnostische Maßnahmen
35.2.2. HHL-Funktion	35.2.4. NNR-Funktion
35.2.3. Schilddrüsenfunktion	35.2.5. NNM-Funktion
Beachte: Für alle diagnostischen Maßnahmen gelten die Hinweise S. 468 f.	35.2.6. Lokalisationsdiagnostik

Die Hormon- und Funktionsproben sind vielfältig, komplex und häufig abhängig von hausinternen Möglichkeiten. Die im folgenden aufgeführten Tests haben *exemplarischen* Charakter. Die Ausführungsbedingungen sind *grundsätzlicher Natur* und müssen nach den hauseigenen Bestimmungen modifiziert werden. Immer gilt:

– für Probegewinnungen, Verabreichung von Testsubstanzen usw. sind die Laborvorschriften genau einzuhalten. Insbesondere müssen folgende Fragen geklärt sein:
  • *Blut:* Menge, Plasma, Serum, Spezialröhrchen;
  • *Urin:* Konservierungsmittel, Kühlhaltung (Kühlschrank), spezielles Sammelgefäß, Diureseanregung usw.
– *Störfaktoren* müssen ausgeschaltet sein: bestimmte Nahrungsmittel, Medikamente usw. Grundsätzlich sollte der zu analysierende Urin medikamentenfrei sein.
– Die *angemessene Information* des Patienten und das Ermessen seiner *Kooperationsfähigkeit* sind für Analysen, die Stunden oder Tage dauern, außerordentlich wichtig, ja *die* Voraussetzung.

35.2.1. Nachweismethoden für Hormone

Prinzip. Die Hormonkonzentration kann *direkt* oder *indirekt* gemessen werden. Der Nachweis kleinster Hormonmengen ist nur ausführbar geworden durch

– die Möglichkeit, Hormone mit hoher spezifischer Aktivität radioaktiv zu markieren;
– die Bindung des zu messenden Hormons an isolierbare Rezeptoren (Proteine, Immunglobuline);
– die chromatographische Abtrennung des freien Hormonanteils vom proteingebundenen Teil.

Man nennt diese Untersuchungen auch *Sättigungsanalysen.* Bestimmt werden die *Hormone* und/oder die *Hormonabbauprodukte,* die *Metaboliten.* Die gebräuchlichsten Bestimmungen sind in Tab. 35.2 aufgeführt; die entsprechenden Funktionstests auf S. 763 f. erläutert.

35.2.2. Hypophysenhinterlappenfunktion

Durch die Einschränkung der Flüssigkeitszufuhr wird die ADH-(Vasopressin-)Bildung im Hypophysenhinterlappen angeregt, wodurch die Wasserausscheidung im Harn reduziert wird.

Die normale Osmolalität des Serums wird durch eine Abnahme des Urinvolumens mit starker Konzentrierung des Urins aufrechterhalten.

Diese Funktion, welche beim Diabetes insipidus gestört ist, wird durch den *Durstversuch* geprüft. Nach genauen Vorschriften werden Urinportionen gesammelt und Blutentnahmen gemacht.

Tabelle 35.2   Hormone und Hormonmetaboliten

Im Blut (Plasma oder Serum)	Im Harn (24-Stunden-Urin)
ACTH	Aldosteron
Kortisol	c-AMP
FSH	freies Kortisol
LH	17-OH-Kortikoide
Östriol	17-ketogene Steroide
Parathormon	17-Ketosteroide
Prolaktin	Katecholamine
Testosteron	Vanillinmandelsäure
Trijodthyronin (T_3)	FSH
Thyroxin (T_4)	LH (ICSH)
TSH	Hydroxy-Indolessigsäure
	Östrogene

Urinvolumina, die Urinosmolalität (bzw. Elektrolytkonzentration) und die Serumosmolalität (bzw. Elektrolytkonzentration) geben Auskunft über die ADH-(Vasopression-)Sekretion.

35.2.3. Schilddrüsenfunktion

TRH-TSH-Test

Prinzip. Entsprechend dem Regelkreis (s. Abb. 35.**4**) ist infolge niederen Serum-Schilddrüsenhormonspiegels bei Hypothyreose die TSH-Sekretion im Hypophysenvorderlappen (HVL) vor und insbesondere nach TRH-Stimulation erhöht. Bei Hyperthyreose ist hingegen die TSH-Sekretion im HVL infolge hoher Konzentration von T_3 und T_4 im Serum blockiert und somit nicht stimulierbar = negativer TRH-Test.

Durchführung:
- Blutentnahme für TSH-Bestimmung = Leerwert.
- I.v. Injektion von 200 µg TRH bzw. Verabreichung von 40 µg TRH oral bzw. 2,0 mg TRH intranasal.
- Blutentnahme für TSH-Bestimmung nach 30 Minuten (i. v. Test und intranasaler Test) bzw. nach 3 Stunden (oraler Test).

Bewertung. Negativer Test: fehlender Anstieg des TSH = Hyperthyreose, überhöhte Schilddrüsenhormongabe oder sekundäre Hypothyreose bei Hypophyseninsuffizienz. Überhöhter TSH-Anstieg = primäre Hypothyreose.

Radiojodtest

Prinzip. Der Radiojodtest (nur noch selten notwendig) beruht auf dem Wissen, daß die Schilddrüse das ihr zugeführte Jod zum großen Teil speichert, es in die Schilddrüsenhormone einbaut und dann ans Blut abgibt. Gibt man dem Patienten radioaktivmarkiertes Jod (Radiojod, ^{131}J) per os, so kann man mit einem Meßgerät über der Schilddrüse verfolgen, wieviel Jod dort gespeichert wurde (I). Zusätzlich kann man im Blut den Gehalt an radioaktivem Jod feststellen (II).
Es können somit 2 Phasen erfaßt werden (Abb. 35.**5**):
- die Jodaufnahme oder Jodspeicherung = *Jodaufnahmetest* (I),
- Die Abgabe ins Blut = *Hormonjodphase* (II), indem im Blut nach 24 Stunden der prozentuale Anteil des eiweißgebundenen ^{131}J bestimmt wird. Bis dahin sind normalerweise 10–50% in Hormon umgewandelt worden *(Umwandlungsrate).*
Bei Vorliegen einer Hyperthyreose sind die Werte höher, bei der Hypothyreose tiefer.

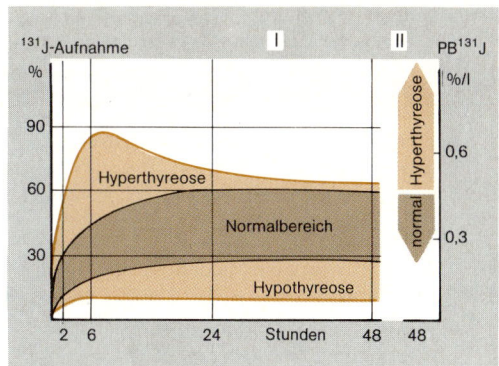

Abb. 35.**5** Zweiphasentest der Schilddrüsenuntersuchung mit ^{131}J.

Schilddrüsenhormonbestimmung

Bestimmung des gesamten *Thyroxins* (T_4) und des gesamten *Trijodthyronins* (T_3) mit einem Radioimmuntest (RIA = Radioimmunoassay). Weil nur das nicht an Eiweiß gebundene Hormon biologisch aktiv ist, wird auch das *freie Thyroxin* (fT_4) gemessen. Erhöhte Hormonwerte weisen auf eine Hyperthyreose, erniedrigte Resultate auf eine Hypothyreose hin.

35.2.4. Nebennierenrindenfunktion

Kortisol im Plasma

Bestimmung des Kortisols. *Norm:* 10–30 µg/100 ml (je nach Tageszeit).
Erhöhte Werte bei Überfunktion der Nebennierenrinde (z. B. beim Morbus Cushing).

Metaboliten im Urin

- *17-Hydroxykortikosteroide.* Erfaßt werden das Kortisol und einige Metaboliten. *Norm:* 8–36 µmol/24 Std. (3–13 mg/24 Std.).
- *17-Ketosteroide.* Aktive und inaktive Abbauprodukte der Androgene aus Nebennieren und Testes. *Norm:* 35–83 µmol/24 Std. (10–24 mg/24 Std.) beim Mann, 17–52 µmol/24 Std. (5–15 mg/24 Std.) bei der Frau.

ACTH-Test

Prinzip. Auf intravenöse Gabe von ACTH reagiert die funktionstüchtige Nebennierenrinde mit einer deutlichen Vermehrung der Kortisolausschüttung = *Stimulationstest.*

Durchführung:
- Blutentnahme für Plasmakortisol (Ausgangswert).
- Infusion von 500 ml 0,9%ige Na-Cl-Lösung mit 25 (evtl. 30) IE ACTH innerhalb von 8 Stunden (Stimulation).
- Blutentnahme nach 4, 6 und 8 Stunden nach Beginn der Infusion (Reaktionswerte).

Der Test kann *kombiniert* werden mit der Bestimmung der 17-Hydroxykortikosteroide im 24-Stunden-Urin, oder der Test kann über mehrere Tage *verlängert* werden. Das ACTH wird dann mindestens an 2 aufeinanderfolgenden Tagen i.v. (wie oben) oder i.m. verabreicht.

Bewertung. Normalerweise steigt der Kortisolspiegel über 100% des Ausgangswertes. Die Art des Ansprechens der Nebennierenrinde auf ACTH (verlangsamte oder verspätete Reaktion) gibt dem Arzt Hinweise auf die Differenzierung der Erkrankung.

Dexamethason-Test

Prinzip. Die Blockierung der ACTH-Ausschüttung durch ein stark wirksames Glukokortikoid hemmt die Bildung der NNR-Hormone = *Sekretionshemmtest.*

Durchführung als
- *Dexamethason-Schnelltest:*
  - 1. und 2. Tag: 8 Uhr Blutentnahme zur Kortisolbestimmung;
  - 23 Uhr des 1. Tages Verabreichung von 1 mg Dexamethason.

  Norm: Suppression (Hemmung) des Kortisols auf Werte, die unter der Hälfte des Ausgangswertes liegen.
- *Großer Dexamethason-Test mit 24-Stunden-Urin:*
  - 1. und am 3. Tag: Sammlung des 24-Stunden-Urins zur Bestimmung der 17-Hydroxykortikosteroide und/oder des freien Kortisols.
  - 2. und 3. Tag: Verabreichung von Dexamethason, 0,5 mg, alle 6 Stunden.

  Norm: Abfall der gemessenen Steroide im Urin um 50% des Ausgangswertes.

Eine *fehlende Suppression* der Urinsteroide durch Dexamethason ist typisch für einen Nebennierentumor (ein hormonproduzierender Tumor ist unabhängig von der Regulation durch die Hypophyse).

Metopiron-Test

Prinzip. Prüfung der ACTH-Reserve in der Hypophyse.

Durchführung:
- 1.–3. Tag: exaktes Sammeln des 24-Stunden-Urins (von 8 bis 8 Uhr) zur Bestimmung der 17-Hydroxykortikoide (17-ketogene Steroide).
- 2. Tag 8 Uhr: Blutentnahme zur ACTH-Bestimmung. Dann 4stündlich je 750 mg (3 Kapseln) Metapiron per os über 24 Stunden.

- 3. Tag: 8 Uhr Blutentnahme zur ACTH-Bestimmung.

Bewertung. Norm: starker Anstieg von ACTH. Bis zum 3. Tag Anstieg der 17-Hydroxykortikoide im Harn um das 2- bis 3fache des Ausgangswertes.

35.2.5. Nebennierenmarkfunktion

Katecholamine im Urin

Über die Synthese der Katecholamine (Adrenalin, Noradrenalin) geben die im Urin nachgewiesenen Metaboliten, die *Vanillinmandelsäure* (VMS) u. a. Auskunft. Die Analyse ist äußerst heikel und kann nur durchgeführt werden, wenn die Vorschriften genau eingehalten werden.

Durchführung:
- 3 Tage vor Beginn der Urinsammelperiode für VMS keine vanillinhaltigen Nahrungsmittel: keine Mandeln, Bananen, Zitrusfrüchte, Käse, Nüsse, kein Bohnenkaffee und Schwarztee. Bei der moderneren Bestimmung der Katecholamine (Adrenalin, Noradrenalin) im Urin ist keine Diät mehr erforderlich.
- Nikotinabstinenz.
- 3–5 Tage vorher möglichst alle Medikamente abstellen, insbesondere Antihypertensiva, Sedativa, Antidepressiva, Diuretika, Breitbandantibiotika;
- 24-Stunden-Urin ansäuern (nach Anleitung des Labors) und in dunklem Gefäß kühl sammeln (Kühlschrank), um eine Zerstörung der Katecholamine zu vermeiden.

Bewertung. Norm für VMS: bis 470 mmol/24 Std. (80 μg/24 Std.). *Erhöhte Werte* weisen auf ein Phäochromozytom hin.

35.2.6. Lokalisationsdiagnostik

Die wichtigsten morphologischen Untersuchungen der endokrinen Drüsen zur Erfassung von Adenomen, Tumoren, Zysten u. a. sind:
- Schilddrüsenszintigramm (S. 463 f.),
- Computertomographie (S. 459),
- Kernspintomographie (S. 459 ff.),
- Sonographie (S. 461 ff.).

35.3. Generelle Pflegeplanung

Es sei auf die allgemeinen Ausführungen S. 74 ff. u. 587 f. verwiesen.

35.3.1. Situationseinschätzung

Die Rekapitulation der theoretischen Grundlagen (S. 757 ff.) zeigt, wie vielschichtig die Symptomatik und Problematik, wie anspruchsvoll und aufwendig die Diagnosestellung, wie schwierig und komplex die Situationseinschätzung bei der Übernahme eines Patienten mit endokrinen Störungen sein kann.

Damit wir uns ein Bild vom Menschen in seiner jetzigen Situation machen können, versuchen wir die folgenden Informationen einzuholen und zu ordnen:

☐ Wie ist das Befinden des Kranken? Welche ATL sind auffällig, welche potentiell beeinträchtigt (s. entsprechende Checkliste)?

☐ Ist die Lokalisation der Störung bekannt, bzw. können die Symptome einer bestimmten Drüse zugeordnet werden?

☐ Liegt eine familiäre Häufung von hormonellen Erkrankungen vor, was bei Diabetes mellitus (Kap. 34) und Hyperthyreose (S. 768 f.) häufig der Fall ist? Risikofaktoren abchecken!

☐ Handelt es sich um eine Unter- oder Überfunktion der betreffenden Drüse?

☐ Ist die Krankheit akut, chronisch, frisch entdeckt oder länger bekannt? Weiß der Patient darüber Bescheid?

☐ Liegen körperliche Auffälligkeiten vor: Kleinwuchs, Riesenwuchs, extreme Verlangsamung, Hyperaktivität, Exophthalmus, extreme Magerkeit, Adipositas usw.?

☐ Bestehen akute vitale Bedrohungen, oder sind solche zu erwarten (endokrine Krise, Kreislaufkollaps, Hypertonieanfall u. a.)?

☐ Bestehen latente Gefahren: Infektionsanfälligkeit, Hypertoniekomplikationen?

☐ Sind, die (bei endokrinen Erkrankungen immer mit anwesenden) psychisch-geistigen oder psychosozialen Probleme vordergründig, versteckt, stark oder kaum wahrnehmbar? (Bei schweren Störungen kann sich ein endogenes Psychosyndrom entwickeln.)

☐ Ist der Patient kooperationsbereit und -fähig für die Maßnahmen der Diagnostik und Therapie? (Unterfunktionen führen im allgemeinen zu verlangsamter Aufnahmefähigkeit,

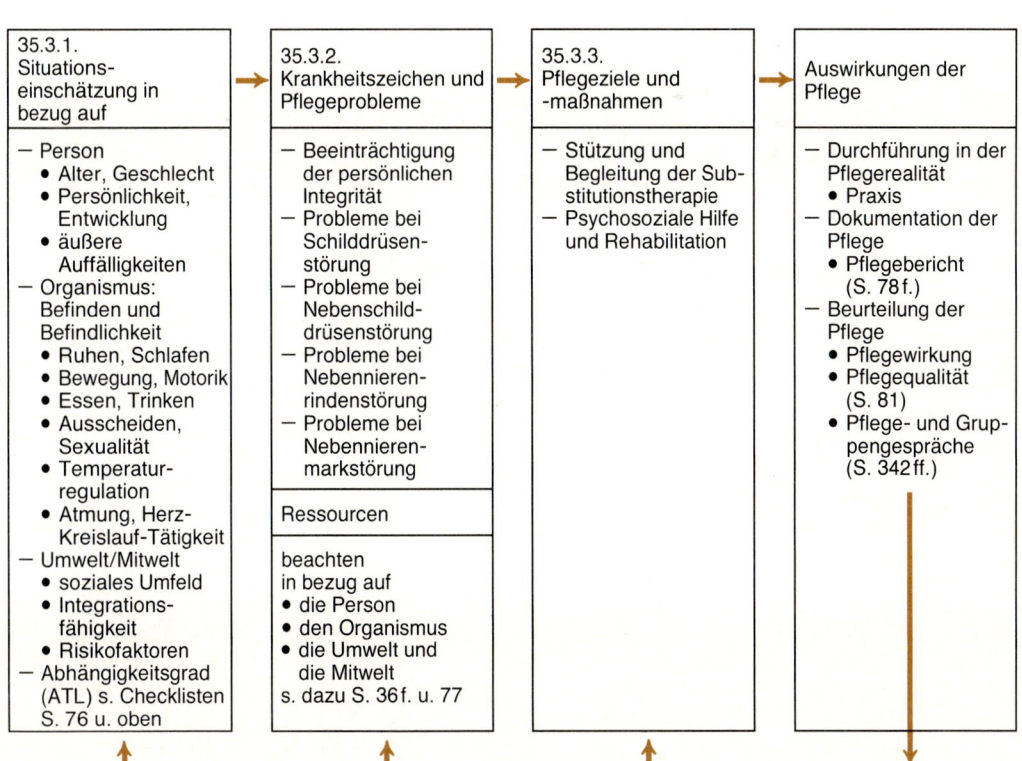

Entwicklungsstörungen, Flexibilitätsmangel; Überfunktion zu Konzentrationsverlust.)
- ☐ Können Ressourcen signalisiert werden (Patient selber, Angehörige)?
- ☐ usw.

35.3.2. Krankheitszeichen und Pflegeprobleme

Beeinträchtigung der persönlichen Integrität

Die endokrinen Pflegeprobleme sind so vielschichtig, wie die endokrinen Drüsen bzw. deren Funktionen es sind. Bedingt sind sie durch *mangelnde* oder *überschüssige* Hormonproduktion. Die Symptome treffen, wie kaum bei einem anderen Organsystem (außer dem ZNS), den Menschen *in allen seinen Strukturen*. Das hängt zusammen mit dem engen Zusammenspiel der einzelnen Drüsen mit dem Hypophysen-Hypothalamus-Zentralnerven-System und somit mit der engen Verbindung zu den zentralen wie auch den psychisch-geistigen Impulsen und Gehalten der menschlichen Person.
Endokrine Funktionsstörungen beeinträchtigen den Menschen deshalb immer in seiner Seinsmitte, Sinnmitte, Erlebnismitte und Handlungsmitte. Parallel zu den körperlichen Funktionsstörungen, die den Kreislauf, die Ausscheidung, die Verdauung, die Motorik usw. betreffen können, stehen die psychisch-geistigen Beeinträchtigungen, die das Fühlen, Denken, Empfinden, Erkennen usw. berühren.
Die *Problembündel* sind davon geprägt, ob es sich um eine Überfunktion (+) oder um eine Unterfunktion (−) handelt, und davon, welche Drüse in erster Linie gestört ist.

Probleme bei Schilddrüsenstörung

- + *Hyperthyreose* s. S. 768 ff.
- − *Hypothyreose*. Dank der Früherfassung kann sie heute beim Neugeborenen (S. 492) weitgehend verhütet werden, weshalb die schweren Schäden seltener geworden sind. Patienten mit einer Unterfunktion der Schilddrüse leiden insbesondere an der Verlangsamung aller Funktionen. Der Verlust der Energie und Vitalkraft schafft eine Kette von sekundären Problemen im psychisch-geistigen Bereich (Denkverlangsamung, Lernhemmung) wie auch in den psychosozialen Bezügen (Leistungsabfall → Berufsprobleme → Verlust

der Sicherheit → Apathie). Dieser Circulus vitiosus kann nur durch eine gute und tragende Führung durchbrochen werden. Die Substitutionstherapie muß überwacht werden.

Probleme bei Nebenschilddrüsenstörung

- − *Tetanische Krämpfe* (Mangel an Parathormon) müssen z. B. postoperativ rasch erfaßt werden. Kalziumzufuhr führt unmittelbar zur Behebung der Symptome. Durch eine gute Beobachtung und Kombinationsgabe können tetanische Krämpfe infolge Hyperventilation (S. 241 f.) von denjenigen bei Parathormonmangel unterschieden werden, was für die Soforthilfe von großer Bedeutung ist.
- + Der *Hyperparathyreoidismus* führt mit der Störung des Kalziumstoffwechsels nicht nur zu Beeinträchtigung der Eß-, Trink- und Ausscheidungsfunktion, sondern führt auch zu Nierenproblemen durch Bildung von rezidivierenden Nierensteinen (S. 785 f.), zu Bewegungsstörungen und Skelettschmerzen infolge „Entkalkung" der Knochen (Mobilisation des Kalziums aus den Knochen S. 816) sowie zu anderen Organkrankheiten.

Probleme bei Nebennierenrindenstörung

- + Das *Cushing-Syndrom* ist eine Krankheit, die den Menschen als Person und Persönlichkeit trifft. Die oft starke Veränderung des Aussehens (durch Vollmondgesicht, Stammfettsucht), die Störungen im Sexualbereich, das Nachlassen der körperlichen Leistungsfähigkeit und des psychischen Wohlbefindens sind nur die Oberbegriffe einer Fülle von Symptomen, Mißempfindungen und Befindlichkeitsstörungen. Die Überfunktion kann durch die operative Entfernung der Nebennieren zwar behoben werden, der Patient bleibt aber sein Leben lang angewiesen auf eine angepaßte, kontrollbedürftige Substitutionstherapie.
- + Vom *adrenogenitalen Syndrom* sind vorwiegend die Mädchen betroffen. Bleibende Probleme entstehen, wenn die Krankheit nicht frühzeitig erfaßt werden konnte. Der Verlust der Weiblichkeit (ausgeprägte Entwicklung der Muskulatur – „infantiler Herkules"), Veränderungen der Geschlechtsmerkmale u. a. bedürfen der organischen Behandlung, aber ebenso sehr einer psychisch-geistigen wie sozialen Hilfe und Stützung zur Identitäts- und Rollenfindung (s. dazu Sexualität und Persönlichkeitsentwicklung S. 363 ff.).

– Der *Morbus Addison* kann chronisch verlaufen und bedeutet dann für den Menschen einen dauernden Konflikt, da Leistungswille und -anspruch sowohl im Gegensatz zum verfügbaren Kräftepotential stehen als auch zu den vorhandenen Vital- und Libidokräften. Depressive Verstimmungen (S. 526 f.) sind häufige Begleiter der Nebennierenunterfunktion. Bleibt diese unbehandelt, kann sie besonders während einer Streßsituation zur zum Tode führenden Stoffwechselkrise führen.

Probleme bei Nebennierenmarkstörung

+ Das *Phäochromozytom* ist ein „Hochdruckproblem" mit allen Nebenerscheinungen und Befindlichkeitsbeeinträchtigungen (Kopfschmerzen, Nervosität, Schwindel, Tachykardie). Auftretende paroxysmale Hochdruckkrisen sind häufig von großer Angst begleitet, was die Symptome verstärkt.

35.3.3. Pflegeziele und -maßnahmen

Die Pflegeziele sind situations- und therapieabhängig. Die Informationen durch den Patienten selber, seine Angehörigen, den behandelnden Arzt usw. ermöglichen die Zielsetzung der Pflege:

– Unterstützung und Hilfe (bzw. Hilfe zur Selbsthilfe) bei den ATL sowie bei den Maßnahmen der Diagnostik und Therapie mit dem Ziel der optimal möglichen Unabhängigkeit.
– Wiederherstellung und Aufrechterhaltung einer u. U. „bedingten" Gesundheit, d. h.
– Befähigung zu einem Leben mit einer Dauersubstitutionstherapie in bestmöglicher Selbstverantwortung.
– Stärkung und Training des Muskel-, Kräfte- und Energiehaushalts (Übungsprogramme!).
– Psychische Stabilisierung bzw. Mobilisierung aktivierbarer Ressourcen zur psychisch-geistigen Stützung.
– Stärkung des Selbstbewußtseins und einer „gesunden Ich-Stärke" (insbesondere bei nicht rückgängig zu machenden persönlichkeitsverändernden Merkmalen).
– Kompetente und sichere Durchführung der vom Arzt angeordneten Therapie:
  • Substitution der fehlenden Hormone und der anderen Stoffe;
  • Behebung der Überfunktion (medikamentös, operativ mit anschließender Substitution);

• Krisenbewältigung und Stabilisierung von Kreislauf, Hormonhaushalt und Stoffwechsellage bei akuten Entgleisungen.

Stützung und Begleitung der Substitutionstherapie

Die Stützung und Begleitung der Substitutionstherapie = Ersatztherapie bedarf einer guten Kenntnis der Wirkung und Nebenwirkung der zu verabreichenden Pharmaka. Die Besprechung der einzelnen Wirkstoffe würde den Rahmen dieses Lehrbuches sprengen. Grundsätzlich gilt:
– Ersetzt wird, was fehlt.
– Der Ersatzstoff wird so physiologisch wie möglich gewählt.
– Die Dosierung entspricht individuell dem vorliegenden Mangel; das Medikament muß regelmäßig – auf Zeit oder auf Dauer – eingenommen werden.
Beispiele:
– Wachstumshormonpräparate bei hypophysärem Zwergwuchs;
– ADH-Behandlung bei Diabetes insipidus;
– Thyroxinpräparate bei Hypothyreose und nach Strumektomie;
– Vitamin-D und Kalzium als Dauertherapie bei Hypoparathyreoidismus;
– Kortisoltherapie bei Morbus Addison.

Psychosoziale Hilfe und Rehabilitation

Einzelne endokrine Erkrankungen führen schon primär zu psychischen Störungen und Streßsituationen (s. oben). Dazu kommt, daß Patienten, die über Jahre mit einer Krankheit zu leben haben, die ihnen Einschränkungen auferlegt (z. B. diätetische Maßnahmen) oder die sie von einem Medikament abhängig macht (Substitution), eher zu Depressionen und/oder Aggressionen neigen als andere Menschen. Die Wechselwirkung von Psyche und endokrinen Drüsen hat u. U. schon bei der Entstehung des Leidens eine ausschlaggebende Bedeutung.
Daran muß bei der Betreuung von Patienten mit endokrinen Funktionsstörungen gedacht werden. Meist brauchen sie – außer in der akuten Krisensituation oder in der postoperativen Phase (nach Entfernung eines Tumors oder der tumortragenden Drüse) – keine „Pflege". Sie sind selbständig, häufig sogar in der Lage, in Eigenverantwortung ihren Therapieplan einzuhalten (Termine in der Physiotherapie, Einnahme der Medikamente usw.). Trotzdem darf nicht übersehen werden, daß gerade die Pflegeplanung für diese

Patienten einer besonderen *Einfühlung* bedarf, damit jene Stützung, Lebens- und Alltagsbewältigung besprochen und eingeübt werden kann, die die „bedingte Gesundheit" des Betreffenden auch wirklich ermöglicht. Unterstützender *Begleitung* und *Beratung* bedürfen häufig auch die Angehörigen, denen die nicht leichte Aufgabe zufällt, dem bedingt Gesunden eine Entlassung in ein „freilassendes und doch geschütztes Klima" zu ermöglichen. Es sei in diesem Zusammenhang insbesondere an die Kapitel 11 und 12 erinnert. Einfache Rezepte, die für die evtl. sehr komplexen Fragen und Probleme eine Antwort bereithalten, gibt es nicht. Von Bedeutung ist eine Beziehung, die die Selbstpflege stützt und die Lebensqualität fördert.

35.4. Exemplarische Pflegesituationen bei Schilddrüsenerkrankungen

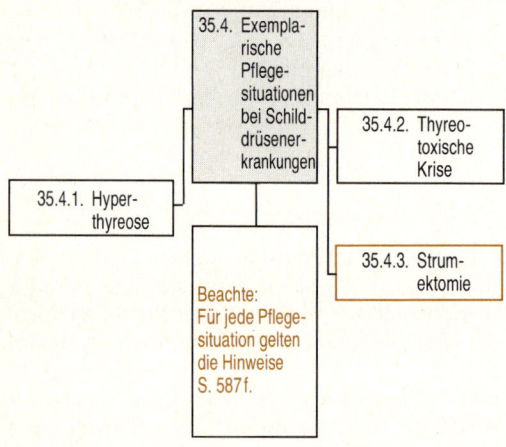

Die Schilddrüsenerkrankungen stellen die weitaus häufigsten endokrinen Krankheiten im mitteleuropäischen Raum dar. Bei einem Viertel dieser Patienten liegen *Schilddrüsenfunktionsstörungen* vor, bei drei Viertel der Fälle bestehen nur *Veränderungen der Form und Struktur* der Schilddrüse.
Die *Funktion* der Schilddrüse ist auf S. 759 nachzulesen.
Diagnostisch von Bedeutung sind:
– *Größe* und *Gestalt* der Schilddrüse (Kropf tastbar, sichtbar, sehr gut sichtbar).
– *Szintigraphisch* kann sowohl die Größe der Schilddrüse als auch die Aktivität in den einzelnen Schilddrüsenpartien und/oder dystro-

phes sowie speicherndes Karzinomgewebe (verminderte, fehlende oder vermehrte Aktivität) lokalisiert werden.
– *Funktionsdiagnostisch* kommen die Bestimmung der Schilddrüsenhormone (fT_4, T_4, T_3), der TRH-Test und der Schilddrüsensuppressionstest (Szintigramm vor und nach T_4- bzw. T_3-Gabe per os) in Betracht. Zusätzliche diagnostische Parameter im Serum sind die Schilddrüsenantikörper, thyreoideastimulierende Immunglobuline (TSI), das Thyreoglobulin (hTG) und das thyroxinbindende Globulin (TBG).

35.4.1. Hyperthyreose

Die Hyperthyreose kann mit vergrößerter Schilddrüse (Struma) oder mit normaler Schilddrüsengröße einhergehen. Andererseits gibt es vergrößerte Schilddrüsen mit normaler Thyroxonproduktion = *euthyreote Struma*.
Bei einer Hyperthyreose im eigentlichen Sinn handelt es sich um eine Hyperaktivität der Schilddrüse, die eine übermäßige Menge von Hormon bildet und ans Blut abgibt (die Schilddrüse arbeitet autonom und wird nicht mehr durch die Hypophyse gesteuert). Es kann sich dabei um eine diffuse Hyperplasie der Schilddrüse = *Basedow-Krankheit*, eine Überfunktion eines *Knotenkropfes* oder um ein *toxisches Adenom* handeln.

Probleme des gesteigerten Jod-Hormon-Stoffwechsels

– Abmagerung bei gutem Appetit, ja Heißhunger;
– Muskelschwäche und Energieverlust (Signe du tabouret), d.h., der Patient kann von einem Schemel oder Stuhl nur durch Abstützen der Hände aufstehen;
– beschleunigte Darmperistaltik, die mit Durchfällen einhergeht;
– Tachykardie und Herzklopfen, evtl. Rhythmusstörungen und leichter Blutdruckanstieg;
– feuchte und gut durchblutete Haut, typisch sind die feuchten Hände;
– Schweißausbrüche (Wärmeintoleranz);
– feinschlägiger Tremor der Finger, allgemeine rastlose und lebhafte Motorik;
– Schlaflosigkeit, Nervosität, Unruhe, Gereiztheit, Erregbarkeit.
– Exophthalmus mit feuchten, glänzenden Augen, vor allem beim Morbus Basedow; beim

toxischen Adenom fehlt er, weil die Überfunktion von der Hypophyse unabhängig ist.
- Das Oberlid ist retrahiert = positives Graefe-Zeichen (Ausdruck eines erhöhten Sympathikotonus).

Von einem eigentlichen Morbus Basedow spricht man erst, wenn die folgenden vier Symptome vorhanden sind:
- hormonelle Überfunktion der Schilddrüse;
- Struma, d.h. diffuse Vergrößerung der Schilddrüse;
- Exophthalmus, } Merseburger Trias
- Tachykardie. }

Psychische Probleme

Viele der oben erwähnten Symptome wirken auf die Psyche des Patienten sehr negativ und belastend. K. ENGELHARDT beschreibt dies in „Der Patient in seiner Krankheit" unter dem Titel *Selbstentfremdung* folgendermaßen: „Veränderung des Erlebens, der Stimmung und Affektivität bei Patienten mit Schilddrüsenfunktion: Die Kranken werden nervös, die Erregbarkeit erscheint ihnen fremd, sie erkennen sich häufig selbst nicht wieder und verlieren in einem gewissen Sinn ihre Wesensidentität. Jede kleine Aufgabe kann dem Kranken zu schaffen machen, sie fühlen sich abgearbeitet (...). Die Wahrnehmung der Umwelt wird verändert, wirkt laut, eindringlich, belastend (...). Während die Kranken ihre Innenwelt als fremd und störend empfinden, wirkt gleichzeitig die Welt hektisch und aufdringlich."

Pflege- und Behandlungsplan

Das *Ziel* liegt in der Schaffung eines Klimas, in dem die Probleme der Überfunktion ausgeglichen und die Stoffwechsellage stabilisiert werden kann.
- Für Ruhe sorgen: ruhiges Zimmer, Hektik vermeiden, Stressoren ausschalten.
- Stützung und Begleitung sind wesentlicher Teil der Behandlung.
- Hilfe zur Selbsthilfe: Lebensbewältigung, Umgehen mit sich selbst (Anregungen zu Entspannung, Streßabbau, gesunder Lebensführung), Umweltbewältigung (unterstützende Gespräche ermöglichen). Impulse s. Kap. 11 u. 12.
- Unterstützung bei den ATL soweit nötig und Anregung zu „ökonomischer Haushaltung" mit den Kräften.
- Anwendung bzw. Assistenz bei der vom Arzt verordneten Therapie:

Radiojodbehandlung. Bei der Behandlung mit radioaktivem Jod geht man davon aus, daß dieses, wenn es zugeführt wird, überwiegend in der Schilddrüse gespeichert wird. Die lokale radioaktive Strahlung führt zum Untergang von Schilddrüsengewebe. Man spricht auch von *Radiojodresektion* (Resektion = Teilentfernung) der Schilddrüse. Diese Therapie wird meist bei Patienten über 40 Jahre ohne bzw. mit kleiner Struma oder bei inoperablen Karzinomen angewendet. *Gefahren:* Strahlenbelastung, Hypothyreose.

Thyreostatika (z. B. Favistan). Sie hemmen die Aktivität der Schilddrüse und damit die Hormonsynthese. Die Dosis ist abhängig vom Ausmaß der Krankheit. Thyreostatika werden vorwiegend beim Morbus Basedow ohne große Struma angewendet sowie vor Strumektomie bei hyperthyreoten Strumen, um eine euthyreote Stoffwechsellage zu erzielen. Wegen der möglichen Agranulozytose müssen die Leukozyten alle 2 Wochen kontrolliert werden. Da infolge der antithyreoidalen Hemmung der Hormonproduktion das Schilddrüsenwachstum angeregt wird, werden dem Patienten gleichzeitig geringe Dosen von Thyroxin verabreicht. Nach Verschwinden der Hyperthyreosesymptome muß die Therapie noch über 1-2 Jahre weitergeführt werden, um eine vollständige Remission zu erzielen.

Chirurgische Therapie s. unten.

35.4.2. Thyreotoxische Krise

Sie entsteht durch eine lebensbedrohliche Verschlechterung der Stoffwechsellage. Sie kann bei bestehender Hyperthyreose innerhalb von Stunden bis Tagen auftreten. Als postoperative Komplikation tritt sie bei der heutigen konsequenten präoperativen Thyreostatikatherapie kaum mehr auf. Bei nicht erkannter und daher nicht behandelter Hyperthyreose kann sie als Folge von Operationsstreß oder hoher Jodzufuhr (z. B. Kontrastmittel) auftreten.

Krisenzeichen

Vorboten sind: Schlaflosigkeit, quälende Unruhe, Gewichtsverlust. Typisch ist die Tachykardie über 140 Schläge/Minute mit Tachyarrhythmie und Vorhofflimmern. Das Fieber steigt bis 40°C. Durchfälle, Erbrechen, Schweißausbrüche führen zur Exsikkose. Die Patienten werden adynamisch und hochgradig erregt (1. Stadium) dann desorientiert (2. Stadium) und schließlich komatös (3. Stadium). In 30–50% tritt der Tod ein.

Sofortmaßnahmen

Der Patient bedarf einer sofortigen Intensivtherapie. Überwachung und Pflege in abgedunkeltem Raum.

Therapeutisch werden zur Hemmung der Schilddrüsenfunktion unverzüglich hohe Dosen Thyreostatika (Favistan), Jod (Endojodin) und Prednison verabreicht. Zur Überwindung der Krise sind zusätzlich Reserpin, Betarezeptorenblocker sowie reichlich Wasser-, Glukose- und Elektrolytsubstitution notwendig. Im weiteren versucht man symptomatisch der Krise zu begegnen: Antiemetika, Herz-Kreislauf-Unterstützung, wenn nötig Hypothermie, lytischer Cocktail usw.

Nach *Abklingen der Krise* wird die Hyperthyreosetherapie in der üblichen Dosierung fortgesetzt. *Pflegerisch* gelten die Maßnahmen der Intensivpflege (Kap. 27).

35.4.3. Strumektomie

Bei Schilddrüsen, die operiert werden, kann die Drüse vergrößert sein oder nicht; es kann eine Funktionssteigerung oder Funktionsminderung bestehen. Der Chirurg unterscheidet

- die Schilddrüse mit Vergrößerung, *ohne* Funktionsstörung = euthyreote Struma, kalter Knoten oder Kropf;
- die Schilddrüse mit oder ohne Vergrößerung aber *mit* Funktionsstörung:
  - die hyperthyreote Struma, Basedow-Struma, Adenom,
  - die hypothyreote Struma infolge Jodmangels.

Die *euthyreoten Strumen* können sehr groß werden und sind dann nicht mehr nur ein kosmetisches, sondern auch ein *mechanisches* Problem. Sie führen zu

- Kompression der Luftröhre (Stridor, Atemnot);
- Kompression der Halsvenen mit venöser Einflußstauung;
- Ösophagusverengung mit Schluckbeschwerden;
- Nervenschädigung (Rekurrenslähmung mit Heiserkeit).

Operationsprinzip

Subtotale Resektion der Schilddrüse, einseitig oder doppelseitig. Es wird beidseits ein dattelgroßer Rest (Nebenschilddrüsen) belassen.

Operationsvorbereitung

- Verabreichung von Thyreostatika, bis sich die Stoffwechsellage normalisiert hat, der Puls muß bis unter 100 Schläge/Minute absinken, das Gewicht stabil sein. Meist dauert diese Vorbereitung ca. 3 Wochen und wird postoperativ für 3–4 Tage weitergeführt.
- *Jod* (Lugolsche Lösung) wird nur noch in seltenen Fällen angewendet, da es einen zeitlich gebundenen Operationstermin bedingt. Dosis: 3mal 3 Tropfen am 1. Tag bis 3mal 15 Tropfen am 11. Tag, Operation am 12. Tag.
- *Betablocker* (Inderal) zur Kreislaufstabilisierung.
- *Laryngoskopie* zur Stimmbandkontrolle.

Im übrigen ist die Vorbereitung allgemeiner Natur. Lokale Hautvorbereitung: Rasur des Halses, anschließend Alkoholumschläge, Haare unter Mütze „versorgen". Im weiteren s. Kap. 21.

- *Operationsbett.* Als Lagerungsmaterial richten wir eine Nackenrolle und eine Fußstütze.
- *Im Zimmer* wird ein Luftbefeuchter (Vernebler) bereitgestellt.

Postoperative Pflege

- *Überwachung* s. Kapitel 21, insbesondere S. 476ff. Da das Operationsgebiet im Bereich der Atmungs- und Stimmorgane sowie der großen Gefäße liegt, bedarf der Patient der sorgfältigen Überwachung.
- *Lagerung:* halbsitzend bis sitzend, sobald der Patient wach ist. Nackenstütze mit Kissen, Kniekissen, evtl. Fußbrett.
- *Mobilisation:* sofort, sorgfältig.

Alle ruckartigen Bewegungen sind zu vermeiden, dies gilt vor allem beim Aus- und Einsteigen ins Bett: Man stelle das Kopfende so steil als möglich. Der Patient fixiert seinen Kopf und dreht dabei an den Bettrand. Der Kopf soll auch beim Hinaufrutschen mit den Händen fixiert werden.

- *Atemwege* feuchthalten. Luftbefeuchter während der ersten Tage.
- *Wundgebiet:* Redon-Drains werden nach 24–48 Stunden entfernt, Klammern am 1. postoperativen Tag gelockert, am 3. entfernt.
- *Essen/Trinken:* Trinken am 1. postoperativen Tag, evtl. schon am Operationstagabend - kleine Mengen. Der erste Trinkversuch unter Überwachung. Schluckreflex beobachten, denn vorübergehende Schwellungen im Bereich von Kehlkopf und Speiseröhre können den Schluckakt stören. Ab 2. Tag breiige oder sehr weiche Kost, steigern nach Befinden.

- Eine Hyperthyreosebehandlung wird in der Regel während 4 Tagen weitergeführt.
- Substitutionstherapie als lebenslängliche Rezidivprophylaxe mit Thyreoideapräparat (z. B. 1 Tabl. Eltroxin 0,1 mg täglich), Beginn am 10. postoperativen Tag.
- Kontrolle und Überwachung der Stimmbänder durch eine Laryngoskopie sowie der Schilddrüsenfunktion und somit des Heilungseffektes nach Hyperthyreose (T_3-, T_4-Test) vor der Entlassung, dann halbjährliche Funktionsprobe.
- Rückkehr zur Arbeit je nach Anamnese. Hyperthyreosepatienten bedürfen einer längeren Erholungsphase und der Information über Streßprophylaxe (S. 315 f.).

Postoperative Komplikationen

- *Blutung* nach innen oder außen (gezielte Atem- und Wundkontrolle!).
- *Rekurrensparese* mit Heiserkeit, häufig kurzzeitig, vorübergehend, infolge Schwellung des Wundgebietes. Auch ein *Trachealkollaps* kann auftreten (Luftröhrenknickung, Kompression der Trachea mit Ateminsuffizienz).
- *Hypoparathyreoidismus* mit tetanischen Krämpfen an Händen, Fingern, Zehen, evtl. auch an der Kehlkopfmuskulatur = *Laryngospasmus*. Soforthilfe: Kalziumzufuhr.
- *Hypothyreose* nach radikaler Entfernung einer malignen Struma.
- *Thyreotoxische Krise* nach korrekter Vorbereitung unwahrscheinlich.
- *Rezidiv,* wenn die Substitution vernachlässigt wird → entsprechende Information und Überwachung sind notwendig.

35.5. Beurteilung von Wissen und Können in der Pflege

Fallstudie

Frau M, 33 Jahre alt, ist in einem anspruchsvollen Beruf tätig (Chefsekretärin), der zwar interessant, aber hektisch ist. Sie ist unverheiratet, lebt bei ihrer Mutter. Seit längerer Zeit fallen die Symptome der überaktiven Stoffwechsellage auf, doch erst im Stadium zunehmender Erschöpfung sucht sie den Hausarzt auf, der sie zur Initialbehandlung einer schweren *Hyperthyreose* ins Krankenhaus einweist.
- Listen Sie die offensichtlichen und potentiellen Pflegeprobleme auf (physisch, psychisch-geistig, sozial) (S. 768 f.). Machen Sie sich Gedanken zu möglichen Ressourcen.
- Analysieren Sie die Pflegebedürftigkeit, und stellen Sie einen Pflegeplan auf (Ziel und Maßnahmen). Denken Sie auch an die Rückkehr ins Berufsleben (S. 74 ff. u. S. 769 f.).

Weiterführende Literatur

Engelhardt, K.: Der Patient in seiner Krankheit. Thieme, Stuttgart 1971

Geisler, L.: Innere Medizin II, 12. Aufl. Kohlhammer, Stuttgart 1986

Gemsenjäger, E.: Schilddrüsenerkrankungen. Allgemeine und chirurgische Aspekte. Editiones Roche, Basel 1981

Jores, A., H. Nowakowski: Praktische Endokrinologie, 4. Aufl. Thieme, Stuttgart 1976

Pfannenstiel, P.: Ärztlicher Rat für Schilddrüsenkranke, 3. Aufl. Thieme, Stuttgart 1985

36. Nieren, ableitende Harnwege, männliche Geschlechtsorgane

Sequenzziel/Intention

Das vorliegende Kapitel will Ihnen Wegweisung sein zur Erschließung des großen Gebietes von Diagnostik, Therapie und Pflege bei Patienten mit Erkrankungen des Urogenitalsystems. Es werden Pflegeprobleme von Patienten der inneren Medizin, Chirurgie, Nephrologie, Urologie sowie deren Grenzgebiete besprochen (außer Gynäkologie, s. Kap. 37). Durch die Verbindung der physiologischen Gesetzmäßigkeiten und deren Auswirkungen auf Symptome, Diagnostik und

Therapie soll die angehende Schwester/der Pfleger die Situation des Kranken besser einschätzen, Pflegeprobleme zweckmäßig analysieren sowie Pflegeziele und -maßnahmen wirkungsvoll ableiten können. Denn erst die Anwendung von *organspezifischem Wissen und Verstehen* zusammen mit dem *Pflegeprozeßdenken* bzw. der *Pflegeplanung* (S. 74 ff.) bietet eine brauchbare Grundlage für die situationsgerechte Durchführung der Pflege.

Dynamik des Pflegeprozesses

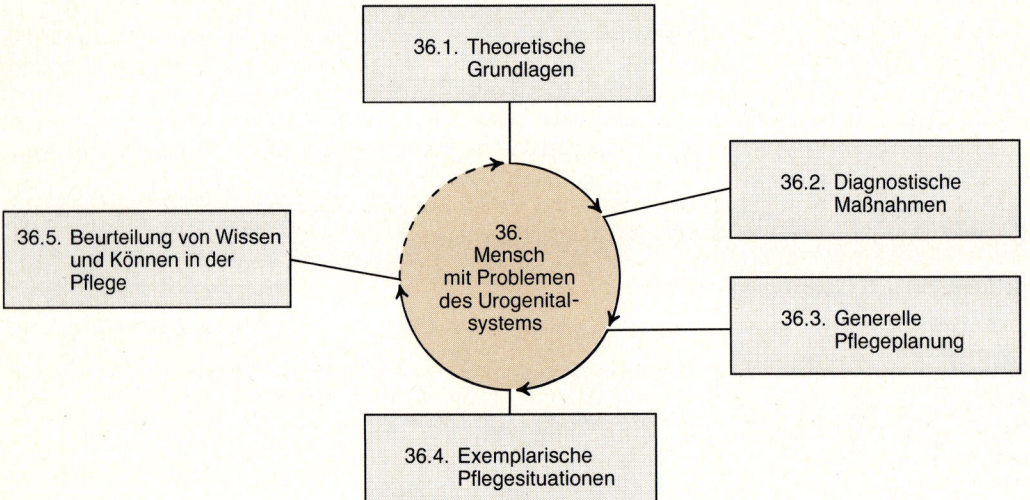

36.1   Theoretische Grundlagen

36.1.1. Bezug zum Kreismodell

Die ATL *Ausscheiden* steht in direktem Zusammenhang mit den Krankheiten der Nieren und Harnwege. Das Studium von Kapitel 7 muß daher diesem Themenkreis vorangestellt oder in unmittelbarem Zusammenhang repetiert werden. Da die Nieren eng mit den Genitalorganen verbunden sind und die Erkrankung der Prostata exemplarisch für die spezifischen Probleme der Männer (für die Frau s. Gynäkologie, Kap. 37) mit besprochen wird, gilt das gleiche für das Kapitel 14, *Sich als Mann oder Frau fühlen und verhalten.* Wie kaum bei einem anderen Kapitel werden im Zusammenhang mit der Nierenersatztherapie Fragen um die Ganzheit des Menschen – Menschenrecht und Menschenwürde, Leben und Sterben – aufgeworfen, die unausweichlich mit der Sinnfrage konfrontieren. Dafür kann das Kapitel 13, *Sinn finden,* Impulse

vermitteln. Damit die obengenannten Prinzipien für die Pflege wirksam werden können, bedarf es des denkenden Einübens. Impulse finden Sie auf S. 84f. bezüglich *Prinzip → Folgerung → Forderung → Methode,* bezüglich *Pflegeplanung* auf S. 74ff.

36.1.2. Physiologische Gesetzmäßigkeiten

Wiederholen Sie anhand der Abb. 36.1 die *anatomischen Grundlagen,* und versuchen Sie mit Hilfe von Abb. 36.2 die wichtigsten *physiologischen Funktionen* zu ordnen und als Ausgangslage für das Verständnis der Abläufe in den Nieren bereitzuhalten. Grundlegend sind die folgenden Aufgaben zu überdenken:

1. Regulation des Wasser und Elektrolythaushalts zur Sicherung des konstanten osmotischen Drucks (Isotonie), der konstanten Wassermenge (Volumenregu-

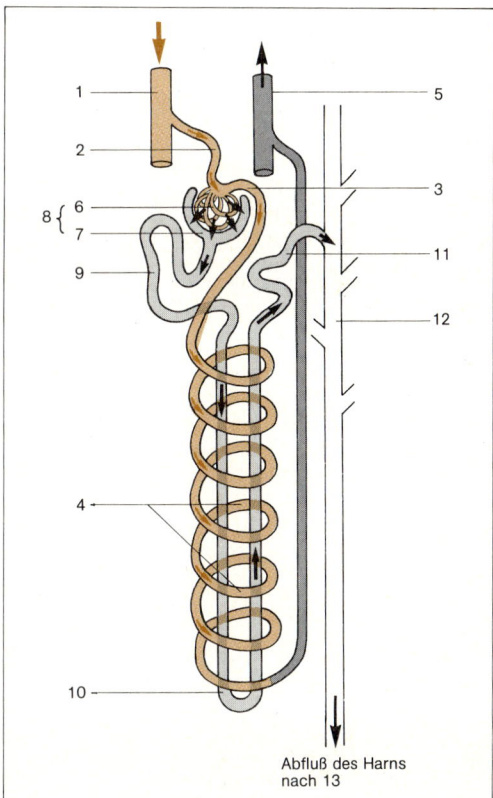

Abb. 36.1   Wei heißt die dargestellte Arbeitseinheit der Niere? Bezeichnen Sie die Strukturen 1–13 (S. 944).

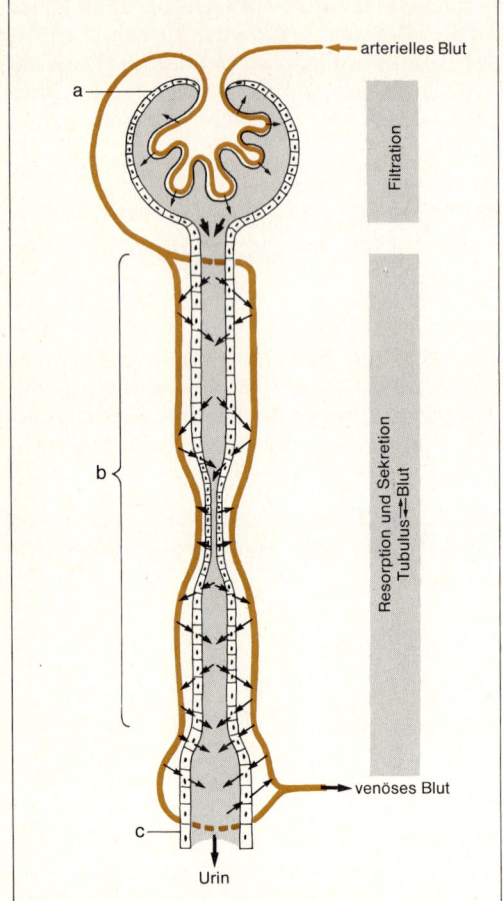

arterielles Blut

a

Filtration

Resorption und Sekretion
Tubulus⇌Blut

b

venöses Blut

c

Urin

Abb. 36.2 Schematische Darstellung des Nephrons als Funktionseinheit mit seinen Teilfunktionen:
Glomeruläre Filtration. Die Glumeruli passieren täglich 1500 l Blut. 180 l Flüssigkeit ohne zelluläre Bestandteile und ohne Eiweiß (Primärharn) wird abgefiltert. Primärharn hat deswegen – bis auf Eiweiß – die gleiche Zusammensetzung wie Plasma (Salz-, Zucker-, Harnstoff-, Aminosäurekonzentration usw.).
Tubuläre Resorption und Sekretion. Von 180 l Ultrafiltrat bzw. Primärharn werden in den Tubuli ca. 178 l rückresorbiert. Im proximalen Tubulus wird Wasser und Salz isoton (d.h. in gleicher Konzentration wie im Plasma) resorbiert. Es sind ca 75% des Filtrats oder 135 l. Im distalen Tubulus wird nur Salz, ohne Wasser, resorbiert. In der Henle-Schleife wird mit einem Gegenstrom-Multiplikationssystem ein osmotischer Gradient aufgebaut. Je nach Bedarf kann unter Einfluß des antidiuretischen Hormons das Sammelrohr weiteres Ultrafiltratwasser (mit Hilfe des osmotischen Gradienten entlang des Sammelrohrs) resorbieren. Es können weitere 5–24,5%, d.h. 9–44 l, resorbiert und hiermit als Endharn 36–1 l ausgeschieden werden. Im proximalen Tubulus werden neben Salz auch Glukose, Aminosäuren, Bikarbonat und andere Elektrolyte resorbiert. Hinzu kommt auch Sekretion organischer Säuren (z.B. Penizillin!). Im distalen Tubulus wird unter dem Einfluß des Renin-Angiotensin-Aldosteron-Systems Kochsalz im Austausch zu Kalium und H^+-Ionen resorbiert, weiteres Bikarbonat je nach Bedarf resorbiert und H^+-Ionen als Ammoniak sezerniert.
a Glomerulus (Nierenkörperchen), b Tubuli (Harnkanälchen, proximaler Tubulus, Henle-Schleife, distaler Tubulus, c Sammelrohr.

lation) und des konstanten Ionen- bzw. Salzbestands (Isotonie).

2. *Regulation des Säure-Basen-Haushalts* zur Sicherung des konstanten pH-Wertes (Isohydrie) durch Bikarbonatresorption und Sekretion von Ammoniak und organischen Säuren.

3. *Ausscheidung harnpflichtiger Substanzen,* d.h. Abfallprodukte des Eiweißstoffwechsels (Harnstoff, Kreatinin usw.) sowie der körperfremden Substanzen (Medikamente, Toxine, Farbstoffe).

4. *Blutdruckregulation.* Die Niere ist mit einigen Mechanismen an der Blutdruckregulation maßgeblich beteiligt durch das *Renin,* einem Hormon, das in besonderen Zellen nahe den Glomeruli (juxta-glomerulärer Apparat) produziert wird, falls die Nierendurchblutung (z.B. infolge eines Blutdruckabfalls, aber auch bei einer Nierenarterienstenose) gedrosselt wird. Renin spaltet von einem in der Leber produzierten Eiweiß (Angotensinogen) 10 Aminosäuren (Polypeptid Angiotensin I) ab. In der Lunge werden durch sog. Converting-Enzyme 2 weitere Aminosäu-

ren von Angiotensin I abgespalten, und es entsteht Angiotensin II (A II). A II bewirkt eine sofortige Verengung der Arterien (vasokonstriktorische Wirkung) und führt damit zur Erhöhung des peripheren Widerstandes und zur Blutdrucksteigerung. A II stimuliert Aldosteron, ein Hormon der Nebennierenrinde, das seinerseits die Natriumresorption im Austausch mit Kaliumsekretion stimuliert. Somit wird das Extrazellulär- und Plasmavolumen vergrößert (zu mehr Kochsalz wird aus osmotischen Gründen im Sammelrohr auch mehr Wasser resorbiert), was wiederum zur Steigerung der Herzfüllung, des Herzminutenvolumens und des Blutdrucks führt. Die *Prostaglandine* sind bisher weniger gut erforschte Substanzen, die u.a. im Nierenmark produziert werden, eine gefäßerweiternde Wirkung (Vasodilatation) haben und hiermit eine Blutdrucksenkung hervorrufen.

5. *Knochenstoffwechselregulation.* Vitamin D wird in der Niere in eine biologisch aktive Form umgewandelt und ist für die Kalziumresorption aus dem

Darm sowie für die Kalziumaufnahme in die Knochen verantwortlich.

6. *Blutbildungsregulation.* Erythropoetin, ein weiteres in der Niere produziertes Hormon, stimuliert die Reifung der Erythrozyten aus den Blutstammzellen. Zu 1.-3. s. Abb. 36.**2.**

36.2. Diagnostische Maßnahmen

Nach gründlicher Befragung (Anamnese) und entsprechender Untersuchung (Status) stellt der Arzt subjektive und objektive Krankheitszeichen fest (Befund). In der Folge werden weitere diagnostische Maßnahmen durchgeführt:

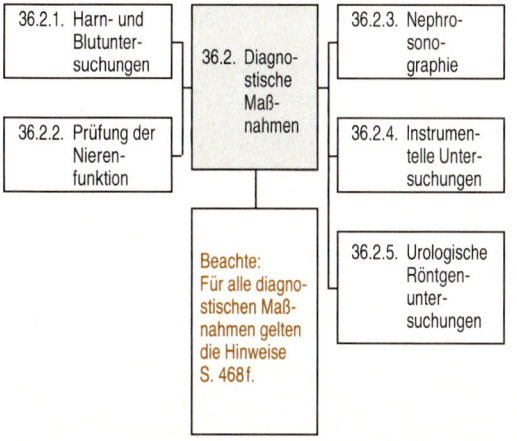

36.2.1. Harn- und Blutuntersuchung

Harnuntersuchung

Die Harngewinnung zur Untersuchung erfolgt in der Regel
- bei Erwachsenen durch den sog. Mittelstrahlurin,
- bei Kindern durch Einmalplastikbeutel.

Zu *Uringewinnung, Urinsammlung* und *Urinuntersuchung* (Schnelltests, Sedimentuntersuchung, Kultur- und Resistenzbestimmung) s. Kap. 7.

Blutuntersuchung

Die *Blutentnahmen* zur biochemischen Untersuchung des Serums gehören zu den Routineuntersuchungen. Die wichtigsten Stoffe, die bei Blutproben bestimmt werden:
- *Harnstoff.* Die Höhe im Serum ist abhängig von der Ausscheidungsrate. Er steigt an bei eingeschränkter Ausscheidungsfunktion und

bei vermehrter Produktion (große Eiweißzufuhr). In den meisten Labors wird der Harnstoff-N-(Stickstoff-)Spiegel bestimmt. Er entspricht der Hälfte des Harnstoffs (BUN = blood urea nitrogen); Norm: 1,7–8,3 mmol/l.
- *Kreatinin* entsteht im Muskelstoffwechsel. Norm: 44–115 µmol/l.
- *Elektrolyte.* Natrium-, Kalium-, Chlorid-, Kalzium-, Magnesium- und Phosphorgehalt im Serum stehen in enger Wechselwirkung und sind u.a. abhängig von der tubulären Funktion der Nieren. S. dazu Wasser- und Salzhaushalt S. 409 ff.

36.2.2. Prüfung der Nierenfunktion

Prinzip. Auf der Fähigkeit des Nierenparenchyms, körpereigene oder dem Körper zugeführte Substanzen in *bekannter Menge und Zeit* auszuscheiden, beruhen sämtliche Funktionsproben der Nieren.

Clearance-Untersuchungen

Unter Clearance versteht man diejenige Plasmamenge, die beim Durchfluß durch die Nieren in einer Minute vollständig von der betreffenden, harnpflichtigen Testsubstanz befreit (gereinigt, geklärt) wird. Hierzu einige einfache Überlegungen:

1. Substanzmenge = Substanzkonzentration mal Volumen
2. Ausgeschiedene Substanzen = Substanzmenge, die im Plasma war.
3. Ausgeschiedene Substanzmenge/Minute = Substanzmenge Urinkonzentration (U) mal Urinminutenvolumen (V).
4. Substanzmenge, die im Plasma war = Substanzmenge Plasmakonzentration (P) mal Volumen des geklärten Plasmas (Clearance).
5. Die Gleichung 2 kann also auch so geschrieben werden:
   $$U \cdot V = P \cdot Clearance$$
6. Da wir bei der Clearance-Untersuchungen Urinvolumen (V), Urinkonzentration (U) und Plasmakonzentration (P) meist direkt messen können, kann die Clearance durch Umwandlung der Gleichung 5 berechnet werden:
   $$Clearance = \frac{U \cdot V}{P} \ (ml/min)$$

Durch die Wahl der Testsubstanz kann man verschiedene Teilfunktionen der Niere messen (Abb. 36.**3**):
- *GFR (glomeruläre Filtrationsrate).* Testsubstanz nur glomerulär filtriert, keine tubuläre Sekretion oder Resorption; gilt für Inulin und teilweise für Kreatinin. Norm: 85–150 ml/min. Die Inulin-Clearance

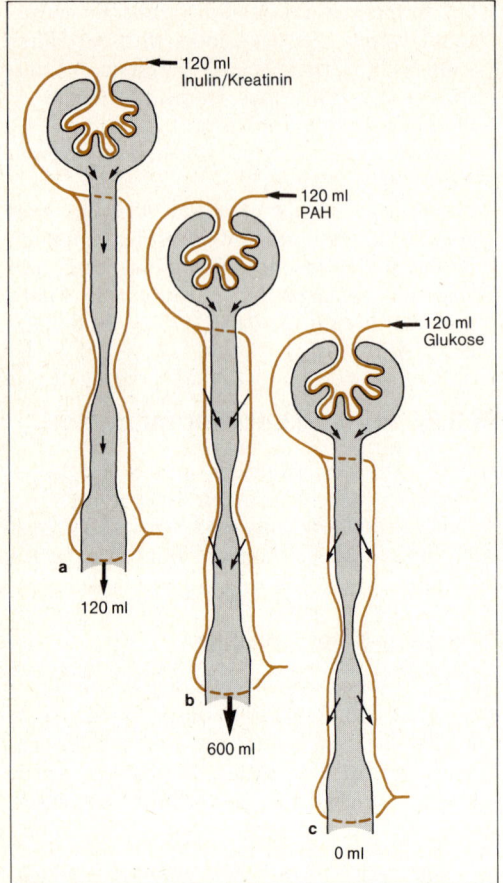

Abb. 36.**3a-c** Clearance-Methoden, **a** Inulin- oder Kreatinin-Clearance. Inulin (und/oder Kreatinin) wird filtriert. Im Normalfall erscheint die gleiche Menge, die in die Blutbahn gebracht wurden, im Harn. Inulin und Kreatinin sind daher ein Maß für die Glomerusfiltration. **b** PAH-Clearance. PAH wird sowohl filtriert als auch tubulär ausgeschieden und ist deshalb ein Maß für den Plasmadurchfluß. **c** Bestimmung der Glukoseausscheidung. Glukose wird filtriert und normalerweise vollständig rückresorbiert. Sie erscheint also nicht im Harn.

wird heute praktisch nur noch zu wissenschaftlichen Zwecken bestimmt. Die endogene (Ausscheidung eines körpereigenen Stoffes) Kreatinin-Clearance ist hingegen die häufigste Nierenfunktionsprüfung. Sie ist notwendig vor allem bei normalem oder nur wenig erhöhtem Plasmakreatinin (bis ca. 200 μmol/l). In diesem Bereich ist die Kreatinin-Clearance ein guter Maßstab für die GFR. Bei stärker eingeschränkter Nierenfunktion ändern sich jedoch die Ausscheidungseigenschaften des Kreatinins (tubuläre Sekretion und Rückdiffusion), so daß die Clea-

rance-Messung der tatsächlichen GFR nicht mehr entspricht.

Bei stärker erhöhtem Kreatinin im Plasma ist zudem allein der Plasmawert ein guter Maßstab der Nierenfunktion (im Unterschied zu den Werten im und leicht über dem Normbereich), so daß in diesen Fällen meist auf die Clearance-Untersuchung verzichtet wird. Die Produktion des Kreatinins (ein Abfallprodukt des Muskelstoffwechsels) ist von der Körpermuskelmasse und körperlichen Aktivität abhängig. Der Plasmaspiegel ist deswegen von Alter, Körpergewicht und Geschlecht abhängig. Bei Berücksichtigung dieser Faktoren kann die Kreatinin-Clearance aus dem Plasmakreatinin schätzungsweise berechnet werden:

Männer:

$$\text{Clearance}_{Kr} = \frac{(140\text{-Alter}) \cdot \text{Gewicht} \cdot 1{,}06}{\text{Plasmakreatinin (μmol/l)}} \text{ (ml/min)}$$

Frauen: Clearance Männer minus 15%

- *RPF (renal plasma flow = Gesamtplasmadurchstrom durch die Niere).* Testsubstanz glomerulär filtriert und tubulär sezerniert; gilt für PAH (Paraaminohippurat) oder radioaktiv markiertes [131]J-Hipuran. Norm: 550–720 ml/min.

Die PAH-Clearance wird heute wegen des zu großen Aufwandes und relativ wenig Zusatzinformation gegenüber der Kreatinin-Clearance im klinischen Alltag nur selten durchgeführt. Interessiert jedoch die prozentuale Verteilung der Funktion auf beide Nieren, wird die Isotopennephrographie durchgeführt. Bei dieser Untersuchung kann auch die [131]J-Hippuran-Clearance (Maßstab für RPF) bestimmt werden.

- *Tubuläre Resorption und tubuläre Sekretion.* Wird routinemäßig nicht geprüft. Es muß gleichzeitig die GFR (z. B. Inulin-Clearance) und die Clearance der Testsubstanz gemessen werden. Aus dem Unterschied zwischen der GFR und der Clearance der Testsubstanz kann auf die Größe der tubulären Resorption bzw. der Sekretion geschlossen werden.

Beispiele:

GFR: 120 ml/min, PAH-Clearance: 600 ml/min, tubuläre Sekretionsrate (PAH: 600 − 120 = 480 ml/min,
GFR: 120 ml/min, (Glukose-Clearance: 0 ml/min, Tubuläre Resorptionsrate (Glukose): 120 − 0 = 120 ml/min.

Durchführung der endogenen Kreatinin-Clearance

- Länge und Gewicht messen, zusammen mit Urinvolumen und Sammelzeit auf dem Begleitzettel vermerken. Clearance-Werte werden auf eine standardisierte Körperoberfläche (1,73 m^2) bezogen.
- Konservierungsmittel (5 ml Thymol) vor der Sammelperiode ins Gefäß geben.

- Vor Beginn der Urinsammlung muß die Blase vollständig entleert werden, dieser Harn kann verworfen werden.
- Nun wird 24 Stunden lang Harn gesammelt. Die Kooperation des Patienten muß gewährleistet sein.
- Um gute Diurese von mindestens 1500–2000 ml/24 Std. zu erreichen, muß der Patient entsprechend viel trinken.
- Die Ausscheidungsmenge wird sehr genau gemessen.
- Einen Teil davon schickt man unter Angabe der Ausscheidungsmenge ins Labor. Der Rest kann verworfen werden.
- Unmittelbar nach den 24 Stunden Ausscheidungszeit wird zur Bestimmung des Serumkreatinins Blut entnommen. Der Wert wird zu dem aus dem Urin gewonnenen in Beziehung gesetzt.
- Ist eine *zweite* Sammelperiode vorgesehen, wird anschließend damit begonnen (alles wie bei der ersten).

Norm: 120 ml/min (s. Abb. 36.**3**).
Die Kreatinin-Clearance kann auch als Zweimal-zwei-Stunden-Clearance durchgeführt werden.

Isotopendiagnostik

Prinzip. Radioaktiv markierte Substanzen, die harnpflichtig die Nieren passieren, werden durch externe Gammastrahlenmessung registriert. Es können Aussagen über Morphologie (Tumoren, Zysten, Lageveränderungen) und Funktion der Nieren gewonnen werden.

Methoden

- *Nierenszintigraphie.* Prinzip und Durchführung s. Kap. 20.
- *Isotopennephrographie.* Dem Patienten wird eine kleine Menge eines mit ^{131}J markierten Stoffes (o-Jodhippursäure, z. B. Hippuran) intravenös verabreicht. Die Radioaktivität der beiden Nieren wird von außen mit Hilfe zweier Szintillationszähler gemessen und mittels angeschlossenem Linienschreiber kontinuierlich aufgezeichnet = seitengetrennte Funktionsdiagnostik (Abb. 36.**4**).

Es können 3 Phasen erfaßt werden, die als *Durchblutungsphase, Sekretionsphase* und *Entleerungsphase* bezeichnet werden. (Die Strahlenbelastung ist sehr gering.)
Für Isotopenuntersuchungen ist außer der Information und Begleitung *keine besondere Vorbereitung* des Patienten notwendig.

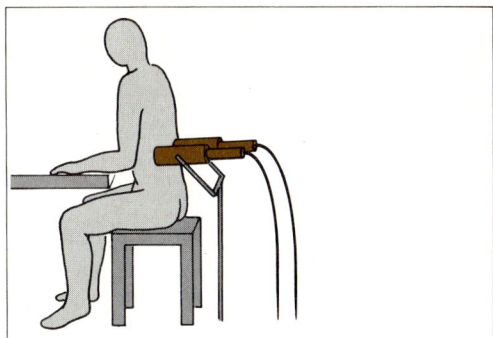

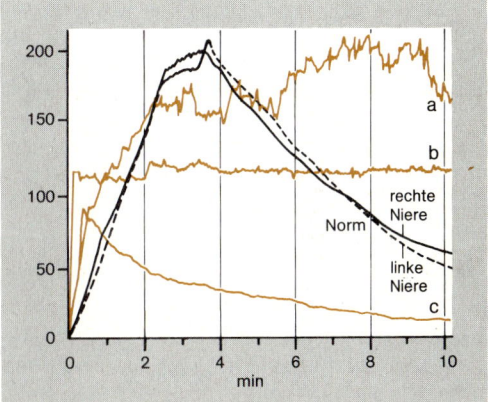

Abb. 36.**4** Isotopennephrographie. Kurve (Nephrogramm) a bei Stauung, b bei Isosthenurie, c nach Nephrektomie.

36.2.3. Nephrosonographie

Die Ultraschalluntersuchung der Nieren, die Nephrosonographie, zählt in den letzten Jahren neben der klinischen Untersuchung und der Laborbasisuntersuchung zu den wichtigsten diagnostischen Maßnahmen. Die Untersuchung ist technisch relativ einfach und baut – ähnlich wie eine klinische Untersuchung, z. B. Herzauskultation, – auf große persönliche Erfahrung des Untersuchers. Mit modernen mobilen Geräten (sog. Echtzeit- oder Real-time-Geräten) können Untersuchungen am Bett des Patienten (z. B. nach einer Nierentransplantation oder in der Intensivpflegestation) durchgeführt werden.

Vorbereitung des Patienten

Eine Vorbereitung ist für die Untersuchung der Nieren nicht notwendig. Da jedoch fast immer gleichzeitig auch andere Abdominalorgane untersucht werden, deren Beurteilung jedoch durch Darmgase gestört wird, bekommen die Patienten am Vortag eine leichte Kost, 3mal 2 Tabl. Flatulex, und am Tag der Untersuchung bleiben sie nüchtern.

36.2.4. Instrumentelle Untersuchungen

Urologische Instrumente sind Sonden, Katheter, Endoskope. Ihr Durchmesser wird einheitlich in Charrière gemessen (1 Charr = ⅓ mm, s. auch S. 207 f.).

Sondierung

Sonden werden benutzt, um die Durchgängigkeit der Harnröhre zu prüfen bzw. um Sitz und Grad von Verengungen festzustellen. Zur Anwendung kommen filiforme (fadenförmige) Sonden in kleinsten Charrière-Größen oder Knopfsonden.

Katheterismus

Katheter werden für die transurethrale (S. 209 ff.) oder die suprapubische (S. 212) Blasendrainage benutzt.

Endoskopie

Prinzip s. Kap. 20
Bei der *Zystoskopie* (Blasenspiegelung) ist das Blaseninnere sowie das rhythmische Entleerungsspiel der Ostien sichtbar. Sog. *Operationszystoskope* ermöglichen das Einführen elektrischer Sonden (zur Koagulation von Tumoren) oder von kleinen Instrumenten, mit denen Probeexzisionen vorgenommen oder Steine in der Blase zertrümmert werden können. Zur *Steinzertrümmerung* eignen sich auch elektrisch erzeugte, hydraulische Schlagwellen oder Ultraschallwellen.
Bei der *Urethrozystoskopie* wird mittels Geradeausoptik vorerst die Harnröhre inspiziert und nach Auswechseln der Optik die Harnblase.
Beim *Ureterenkatheterismus* wird eine röntgendichte Hohlsonde unter Sicht in das Harnleiterostium eingeführt und dann bis in das Nierenbecken vorgeschoben. Anschließend können zu diagnostischen oder therapeutischen Zwecken Lösungen in das Nierenbecken eingebracht und kann der Urin von jeder Niere gesondert aufgefangen werden.
Die *retrograde Pyelographie* wird möglich, indem durch den Ureterkatheter eine Kontrastmittelfül-

lung des Nierenbeckens vorgenommen wird (einseitig oder beidseitig).

Vorbereitung des Patienten

- Anregen der Diurese, der Patient soll mindestens 300 ml Tee trinken.
- Gute Intimtoilette; eventuellen Dauerkatheter entfernen.
- Gegebenenfalls verordnet der Arzt ein Analgetikum (besonders bei Männern, da das Einführen des Zystoskops viel schmerzhafter ist als bei Frauen).
- Kommt anschließend eine retrograde Pyelographie in Betracht, so muß der Patient auch abgeführt sein (S. 779).

Biopsie

Prinzip und *Zweck* s. Kap. 18. Es werden Biopsien in allen Teilbereichen ausgeführt: Nieren-, Blasen-, Prostata- und Hodenbiopsie.
Die *Nierenbiopsie* mittels Silvermann-Kanüle wird immer mehr durch die einfachere und risikoärmere *Feinnadelschneidbiopsie,* die unter Ultraschallkontrolle durchgeführt wird, verdrängt. Eine wichtige Rolle spielt die Nierenbiopsie in der Diagnostik der diffusen Nierenparenchymerkrankungen (Glomerulonephritis, akute interstitielle Nephritis usw.). Die histologische Beurteilung kann auch die Prognose präzisieren sowie die Therapieplanung bestimmen.

Vorbereitung

- Gerinnungsfaktoren (Quick-Wert, Thrombozyten) müssen in Ordnung sein.
- Patient bleibt nüchtern.

Nachsorge

- Überwachung des Patienten (Komplikationen sind selten, aber möglich):
  • Kreislaufkontrolle (Blutdruck, Puls),
  • Urinkontrolle (Hämaturie?).

Harnflußmessung/Uroflowmetrie

Die Uroflowmetrie ist eine Methode zur Objektivierung der meist subjektiven Angaben der Patienten über den *Vorgang des Wasserlassens.* Das Meßgerät ist das sog. Uroflowmeter, in das der Patient sein Wasser läßt. Man mißt die in einer bestimmten Zeiteinheit ausströmende Harnmenge. Die normale Menge liegt bei etwa 20–50 ml/s.

36.2.5. Urologische Röntgenuntersuchungen

Die Auswahl der Röntgendarstellungsmöglichkeiten ist sehr groß. Einige davon sind eher rückläufig (z. B. Urographie, retrograde Pyelographie), da sie durch die Sonographie größtenteils ersetzt wurden. Andere Untersuchungen (Computertomographie, Kernspintomographie, Subtraktionsangiographie) kommen immer mehr zum Einsatz.

Übersichtsleeraufnahme

Es handelt sich dabei um eine Untersuchung ohne *Kontrastmittel*. Da sie einer ersten Übersicht dient, wird sie auch *Abdomenübersichtsaufnahme* genannt.
Es können Form, Größe und Lage der Nieren beurteilt sowie steinverdächtige Schatten, Verkalkungen u. a. wahrgenommen werden.

Vorbereitung des Patienten

Abführen (z. B. am Vorabend 2 Dulcolax-Dragees, am Untersuchungstag ein Dulcolax-Suppositorium), nicht nüchtern lassen.

Urographie

Die intravenöse Urographie ist eigentlich eine physiologische Untersuchung. Es werden dabei 20–40 ml eines jodhaltigen Kontrastmittels, das von den Nieren ausgeschieden wird, innerhalb 3 Minuten injiziert. Um eine möglichst starke Konzentration zu erreichen, soll der Patient 12 Stunden vorher nicht mehr trinken und nüchtern sein. Nach der Gabe des Kontrastmittels werden nach 7, 14 und 21 Minuten Aufnahmen gemacht, auf denen sich die Nierenbeckenkelchsysteme, die Harnleiter und die Blase darstellen (Urogramm). Es läßt sich so jede Art von Veränderungen festhalten. Bei verzögerter Kontrastmittelausscheidung z. B. infolge eines Hindernisses (Steine), werden *Spätaufnahmen* gemacht nach 30 Minuten, 1 Stunde, 3 Stunden, evtl. noch später. *Frühaufnahmen,* schon nach 1, 2 und 5 Minuten, werden bei der Frage nach einer eventuellen Minderdurchblutung der Nieren vorgenommen.

- Die *Infusionsurographie* vermag, da das Kontrastmittel in größeren Mengen verabreicht wird, auch leistungsschwächere Nieren zur Darstellung zu bringen (in 500 ml Infusionslösung wird 3%iges Kontrastmittel innerhalb 10 Minuten infundiert).

- Die *Belastungsurographie*=i. v. Urographie unter Flüssigkeitsbelastung: 500 ml Infusionslösung und 200 ml Mannitol werden rasch infundiert, anschließend werden 40 ml Kontrastmittel injiziert und in normaler Folge Bilder gemacht. Sie vermag verborgene, nur unter Belastung auftretende Entleerungsstörungen aufzudecken.
- *Schichtaufnahmen* während der Urographie dienen vorwiegend der Darstellung der Nierenkonturen.
- *Veratmungsurographie* nennt man die zusätzliche Röntgenaufnahme bei tiefer Inspiration und bei maximaler Exspiration. Bei Verwachsungen, paranephritischem Abszeß usw. kann sich die Niere, die sich normalerweise bei der Atmung um 2–3 Querfinger verschiebt, nicht oder nur ungenügend verschieben.

Vorbereitung des Patienten

Gut entleerter, luftfreier Darm, Harnkonzentration durch „Trockenkost".
Die Vorschriften können im einzelnen variieren (je nach Röntgenabteilung), sind aber grundsätzlich immer die gleichen:
- *Vortag:* mildes Abführmittel (z. B. Dulcolax). Diät: Tee, Zwieback, Bouillon, Reis; keine Eier, Früchte, Gemüse, Fleisch, ab 18 Uhr nicht mehr trinken.
- *Untersuchungstag:* Abführmittel (2 Dulcolax-Dragees) und ein gasabsorbierendes Mittel (z. B. Kohle), nüchtern lassen oder kleines Frühstück mit wenig Tee und Zwieback.

Retrograde Pyelographie

Dieses Untersuchungsverfahren ist zunehmend seltener und wird eigentlich nur noch bei ungenügender urographischer Darstellung des Nierenbeckenkelchsystems (nach Ausschöpfen aller übrigen Möglichkeiten) vorgenommen.

Durchführung

Nach vorausgegangener Ureterenzystoskopie mit Ureterenkatheterismus (s. oben) werden 3–5 ml Kontrastmittel über den liegenden Katheter gespritzt und eine Röntgenaufnahme angefertigt. Weitere Kontrastmittelgaben und Aufnahmen werden je nach Befund vorgenommen.

Vorbereitung des Patienten

- Darmentleerung wie oben,
- Vorbereitung zur Zystoskopie wie oben.

Zystographie, Urethrographie

Diese Untersuchungen werden u. U. zusätzlich zur Urographie durchgeführt. Das Kontrastmittel wird durch einen Blasenkatheter instilliert.

Die *Zystographie* dient der Darstellung der Harnblase. *Urethrographie* ist das Auffüllen und Darstellen der Harnröhre mit Kontrastmittel. Je nach morphologischen Verhältnissen wird anschließend eine *Miktionszystourethrographie* angeschlossen. Diese Untersuchungen sind bei der Frau während der Menstruation nicht durchführbar.

Röntgen-Spezialuntersuchungen

Sie sind selten; in bezug auf die Vorbereitung und insbesondere für die Überwachung (Nachsorge) des Patienten sind die besonderen Vorschriften zu beachten. Die Komplikationsgefahr (Blutung, Infektion, Schock) steigt parallel zum aufwendigen Untersuchungsverfahren.

– *Nierenarteriographie* durch die translumbale Aortographie oder die Seldinger-Methode (mittels speziellen Gefäßkatheters);
– *Kavographie* durch einen in die V. femoralis eingeführten Venenkatheter;
– *Beckenangiographie* bei simultaner Injektion von Kontrastmittel in beide Femoralarterien. Die Blase ist dabei mit Luft gefüllt.
– *Vasographie:* Darstellung des Ductus deferens (Samenleiter);

– *Lymphographie:* Lymphknoten- und Lymphgefäßdarstellung im Retroperitonealraum (zur Metastasenabklärung);
– *Vesikulographie:* Darstellung der Samenblasen nach Sondierung ihrer Ausführungsgänge vom Samenhügel aus oder nach operativer Freilegung des Samenleiters;
– *Computertomographie* S.459, *Kernspintomographie* S.459 ff., *Sonographie* S.461 ff.
– *Digitale Subtraktionsangiographie* (DSA) ist eine computergestützte Untersuchung der Nierenarterien. Ein Kontrastmittel muß nicht mehr, wie bei der üblichen Nierenarteriographie, in eine Arterie, sondern lediglich in eine periphere Vene verabreicht werden (risikoärmer, weniger Schmerzen!).

36.3. Generelle Pflegeplanung

Es sei auf die allgemeinen Ausführungen S.74 ff. u. 587 f. verwiesen.

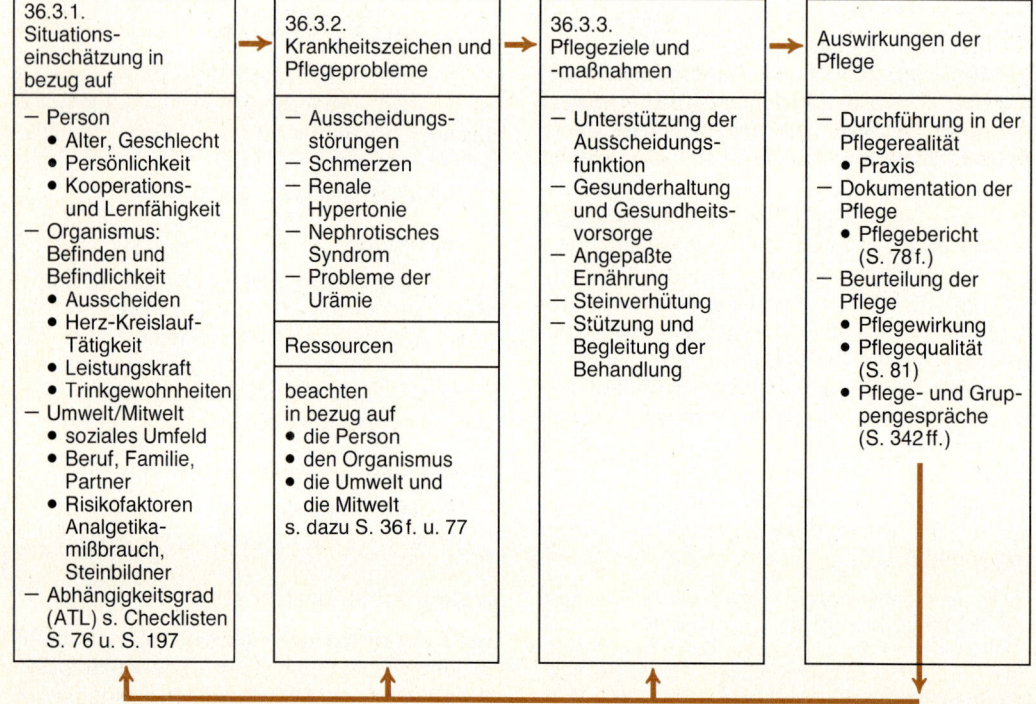

36.3.1. Situations-einschätzung in bezug auf	36.3.2. Krankheitszeichen und Pflegeprobleme	36.3.3. Pflegeziele und -maßnahmen	Auswirkungen der Pflege

— Person
  • Alter, Geschlecht
  • Persönlichkeit
  • Kooperations-
    und Lernfähigkeit
— Organismus:
  Befinden und
  Befindlichkeit
  • Ausscheiden
  • Herz-Kreislauf-
    Tätigkeit
  • Leistungskraft
  • Trinkgewohnheiten
— Umwelt/Mitwelt
  • soziales Umfeld
  • Beruf, Familie,
    Partner
  • Risikofaktoren
    Analgetika-
    mißbrauch,
    Steinbildner
— Abhängigkeitsgrad
  (ATL) s. Checklisten
  S. 76 u. S. 197
	— Ausscheidungs-
	  störungen
	— Schmerzen
	— Renale
	  Hypertonie
	— Nephrotisches
	  Syndrom
	— Probleme der
	  Urämie
	
	Ressourcen
	
	beachten
	in bezug auf
	  • die Person
	  • den Organismus
	  • die Umwelt und
	    die Mitwelt
	s. dazu S. 36 f. u. 77
		— Unterstützung der
		  Ausscheidungs-
		  funktion
		— Gesunderhaltung
		  und Gesundheits-
		  vorsorge
		— Angepaßte
		  Ernährung
		— Steinverhütung
		— Stützung und
		  Begleitung der
		  Behandlung
			— Durchführung in der
			  Pflegerealität
			  • Praxis
			— Dokumentation der
			  Pflege
			  • Pflegebericht
			    (S. 78 f.)
			— Beurteilung der
			  Pflege
			  • Pflegewirkung
			  • Pflegequalität
			    (S. 81)
			  • Pflege- und Grup-
			    pengespräche
			    (S. 342 ff.)

36.3.1. Situationseinschätzung

Nierenkrankheiten verursachen sehr unterschiedliche Probleme für den Patienten.

☐ Risikofaktoren können eine erhebliche Rolle spielen, z. B. Medikamentenabusus.
☐ Alter und Schweregrad der Krankheit, insbesondere bei Urämie, bestimmen die Wahl der Therapie und beeinflussen die Abhängigkeit/Unabhängigkeit des Patienten.
☐ Akuter oder chronischer Verlauf spielen für Behandlung und Pflege eine große Rolle.
☐ Langzeitpatienten sowie Patienten an der Dialyse stellen ganz spezifische Anforderungen.
☐ Persönlichkeit, Krankheitsverarbeitungskapazität, psychisch-geistige Kräfte, soziales Umfeld sind für das Befinden und die Befindlichkeit von ausschlaggebender Bedeutung.
☐ Kooperationsfähigkeit – auch der Angehörigen – bestimmen das Maß der Selbständigkeit in der Langzeitbehandlung, insbesondere bei der Dialyse.
☐ usw.

36.3.2. Krankheitszeichen und Pflegeprobleme

Ausscheidungsstörungen

Miktionsveränderungen

Jede Veränderung der Miktion kann auf eine urologische Störung hinweisen. Zu *Pollakisurie, Nykturie, Dysurie* und *Inkontinenz* s. Kap. 7.

Isosthenurie, Hyposthenurie

Das *spezifische Gewicht* zeigt das Totalgewicht der gelösten Stoffe an (S. 202 f.), die *Osmolarität* gibt die Anzahl der gelösten Stoffe wieder. Da die Bestimmung des spezifischen Gewichtes einfacher ist, wird häufig auf die Osmolaritätswerte verzichtet (Beispiel: ein spezifisches Gewicht von 1018 entspricht einer Osmolarität von 600 mosm/l). Wird bei Funktionsstörungen nur noch ein schwach konzentrierter Harn ausgeschieden, spricht man von *Hyposthenurie*. Ein ständig gleich bleibendes spezifisches Gewicht, etwa bei 1010, wird als *Isothenurie* bezeichnet, d. h., Verdünnungs- und Konzentrationsvermögen sind eingeschränkt.

Proteinurie, Hämaturie, Bakteriurie

Nierenerkrankungen machen häufig über lange Zeit hinweg keine subjektiven Beschwerden (nur akute Erkrankungen beginnen plötzlich mit *hohem Fieber*), können aber durch Harn- und Blutbestimmungen erkannt werden.

– Bei der *Proteinurie* unterscheidet man die *physiologische* Form (z. B. bei Fieber, körperlicher Anstrengung, orthostatisch bedingt) von der *pathologischen* Proteinurie. Die Ursache ist *glomerulär* bei vermehrtem Durchtritt von Eiweiß durch den glomerulären Filter (vorwiegend Albumine), *tubulär* bei fehlender Rückresorption oder als *Überlaufproteinurie* (bei Auftreten pathologischer Proteine im Serum, z. B. als Bence-Jones-Protein).
Der *Nachweis* im Urin geschieht qualitativ (Teststreifen) oder quantitativ im 24-Stunden-Urin (S. 201).

– Von *Hämaturie* spricht man, wenn der Harn Erythrozyten in mikroskopisch oder makroskopisch sichtbaren Mengen enthält. Bei der *Makrohämaturie* gibt schon die Harnfarbe Auskunft über den Grad der Blutbeimengung.

– Von einer *Bakteriurie* spricht man, wenn Keime im Urin aus Nierenbecken, Harnleiter und/oder Blase stammen (die Urethra ist immer keimbesiedelt). Die *Keimzählung, Keimidentifizierung* und *Antibiotika-Resistenzbestimmung* geschieht im aseptisch gewonnenen Mittelstrahlurin (S. 200 f. u. S. 205 f.). Bei der *Pyurie* enthält der Urin auch Leukozyten, ist deshalb trüb, milchig, undurchsichtig, übelriechend (makroskopischer Eiterharn).

– Eine *Urosepsis* meint die massive und wiederholte hämatogene Streuung, meist gramnegativer Keime (in 60–70% sind es Kolibakterien). Ausgangspunkt ist meist ein urologischer Herd = schwerstes Krankheitsbild mit rapide abnehmendem Allgemeinzustand, Benommenheit, septischem Fieber, Erbrechen, Durchfall.

– *Oligurie, Anurie* sind ernste Nierensymptome. 24-Stunden-Harnmengen unter 500 ml werden als *Oligurie,* unter 100 ml als *Anurie,* das vollständige Ausbleiben der Urinausscheidung als komplette oder totale Anurie bzeichnet. Zu *Harnverhalten* s. S. 191.

Schmerzen

Lokalisation, Dauer, Art und Ausstrahlung der Schmerzen können charakteristische Warnsymptome sein.

– *Gleichbleibende Organschmerzen* werden meist in der dorsalen oder ventralen Lumbalgegend als dumpfes Druck- und Spannungsgefühl empfunden. Sie sind häufig die Folge einer Nierenkapselspannung bei Volumenzunahme des Parenchyms infolge von Ödemen, Tumoren, Zysten usw.

- *Wellenförmig verlaufender Kolikschmerz.* Er wird durch Abflußstörungen ausgelöst. Die Schmerzen strahlen je nach Lokalisation des Hindernisses aus. Bei Sitz der Störung in den Nieren selbst bleibt die Kolik lokal oder strahlt in den Mittel- oder Unterbauch aus. Bei tiefsitzendem Hindernis (Blase, Harnleiter) projiziert sich der Schmerz in die Leisten, Hoden oder Labien sowie in die Oberschenkelinnenseite. Als Begleiterscheinung können Erbrechen und Blähungen (Meteorismus) auftreten, der Puls ist bradykard (Vaguszeichen). *Beachte:* Der Patient mit einer Steinkolik krümmt sich vor Schmerz, der Schmerzcharakter ist wehenartig. Bei akutem Abdomen liegt er still, vermeidet jede Bewegung.
- *Spontanschmerzen,* als Druck- Spannungs- oder Fremdkörpergefühl, unterschiedlich in Intensität und Ausstrahlung, ergeben Rückschlüsse auf bestimmte Krankheiten. Sie werden von dem bei der manuellen Untersuchung ausgelöstem *Druck-* oder *Klopfschmerz* unterschieden.

Renale Hypertonie

Die renale Hypertonie ist eine Folge der Erkrankung der Nierengefäße oder des Nierenparenchyms. Man spricht deshalb auch von renovaskulärem bzw. renoparenchymalen Hochdruck. Eine Behinderung des Blutflusses durch die Gefäße bewirkt eine inadäquate Stimulation des Renin-Angiotensin-Aldosteron-Systems. Die parenchymkranken Nieren sind dazu oft unfähig, genügend Salz und Wasser auszuscheiden (Volumenhochdruck).

Beim Anstieg der Blutdruckwerte über 160/95 mm Hg klagt der Kranke über Herzklopfen, Beklemmungsgefühl, Kopfschmerzen, er wird leistungsschwach, müde, verliert auch psychische Kraft. Bei anhaltendem Hochdruck kann eine langsame Veränderung von Aussehen, Haltung und Persönlichkeit beobachtet werden.

Nephrotisches Syndrom

Von einem nephrotischen Syndrom (Eiweißverlustniere) spricht man bei sehr großer Proteinurie mit über 3,5 g/24 Stunden infolge vermehrter Durchlässigkeit des glomerulären Filters (wie sie bei jeder Glomerulierkrankung auftreten kann).

Die Folgen der großen Proteinurie sind
- Hypo- und Dysproteinämie,
- Ödeme,
- Hyperlipoproteinämie.

Hypoproteinämie, Dysproteinämie

Die hohen Eiweißverluste durch die Nieren führen meist zu einer Steigerung der globalen Eiweißsynthese in der Leber. Bei einem Mißverhältnis zwischen hepatischer Eiweißsynthese und renalem Serumeiweißverlust kommt es zur *Hypoproteinämie* (unter 60 g/l = 6 g/100 ml). Da niedermolekulare Proteine (Albumine, Gammaglobuline) den Nierenfilter leichter passieren, entsteht gleichzeitig die *Dysproteinämie.* Die unmittelbaren Folgen sind die *Ödeme* (Albuminmangel) und die *Infektabwehrschwäche* (Gammaglobulinmangel).

Ödeme

Entstehungsmechanismus: Infolge Hypalbuminämie ist der kolloidosmotische Druck der Kapillaren vermindert. Dadurch schwindet das Wasserbindungsvermögen im Gefäßsystem, es kommt zur Reduktion des Plasmavolumens, wodurch Natrium-Retentionsmechanismen aktiviert werden und somit die Ödembildung begünstigt wird (s. dazu S. 156 f.). Die Ödemlokalisation erfolgt nach dem Gesetz des geringsten Gegendrucks. So lagert sich Flüssigkeit vor allem im lockeren Gewebe von *Gesicht, Augenlidern, Skrotum* und *Knöchelgegend* (im Gegensatz zu den kardialen Ödemen, bei denen sich Ödeme, der Schwerkraft folgend, in den abhängigen Körperregionen bilden; s. dazu S. 623).

Hyperlipoproteinämie

Die Ursache muß einerseits in der hepatischen Überproduktion der kaum nierengängigen Lipoproteine (in Zusammenhang mit der allgemeinen Steigerung der Proteinsynthese), andererseits in der verminderten Aktivität der Lipoproteinlipase (weshalb ein verlangsamter Abbau stattfindet) gesehen werden.

Der *Patient* mit nephrotischem Syndrom hat teigige, eindrückbare Ödeme. Im schweren Fall treten zusätzlich ein Aszites und/oder ein Pleuraerguß sowie generalisierte Ödeme auf.

Infolge *Infektabwehrschwäche* ist er anfällig für Hautaffektionen, Schleimhautentzündungen und Infekte der Luftwege. Der *Urin* ist schäumend, er enthält immer hyaline und granulierte Zylinder und Fettkugeln.

Probleme der Urämie

Hält eine Niereninsuffizienz an (vgl. S. 788 f.), so treten unabhängig vom auslösenden Grundleiden schwere, das Befinden und die Befindlichkeit beeinträchtigende Störungen auf. Die Patienten fühlen sich schwerkrank. Sie klagen über
- Müdigkeit, Leistungsschwäche, Appetitlosigkeit;
- Durst, Polyurie, Nykturie;
- sie sind anämisch;
- zeigen das typische, schmutziggelbe Hautkolorit, die Haut ist trocken, schuppig.
- *Im Stadium der Intoxikation* treten Wadenkrämpfe, Kopfschmerzen, Apathie, Verwirrtheit, Übelkeit, Erbrechen, Singultus und schließlich der typische „Foetor uraemicus" auf.
Fibrilläre Muskelzuckungen, zunehmende Lethargie und Somnolenz sind Zeichen für das sich vertiefende urämische Koma, in dem schließlich der Tod eintritt.

36.3.3. Pflegeziele und -maßnahmen

Die *Pflegeziele* sind je nach Ursache, Verlauf, Stadium der Erkrankung und Befinden des Betroffenen unterschiedlich. In erster Linie unterstützen sie den Patienten betreuend und begleitend in der oft anspruchsvollen, langwierigen und geduldprobenden *Behandlungen* wie
- Behebung reversibler Ursachen, Verhüten von neuen Schäden;
- Substitution und Aufrechterhaltung der Ausscheidungsfunktion oder
- Ersatz der Nierenfunktion (Nierenersatztherapie).
Die *Maßnahmen* sind im allgemeinen genereller Natur (Kap. 3–21). Im folgenden sind nierenspezifische Schwerpunkte beschrieben.

Unterstützung der Ausscheidungsfunktion

Sie ist situationsabhängig und umfaßt
- das *Beobachten* der Miktion (S. 191), des Urins (S. 192), des Blutdrucks sowie des Allgemeinzustandes;
- das *Sammeln* und *Messen* des Urins zu diagnostischen und/oder therapeutischen Zwecken (S. 200 f.);
- die *Katheterpflege* (S. 210 ff.) oder die *Dialysebehandlung* (S. 789 ff.);
- das *Anregen der Nieren- und Blasentätigkeit* und das Ausschwemmen von Ödemen

- durch harntreibende Mittel: *Diuretika*. Diese ärztliche Therapie kann unterstützt werden
- durch Hausmittel-Tees. Es eignen sich die folgenden *Kräuter:* Zinnkraut, Wollblumen, Walrat, Anisöl, Wacholder oder die Frucht der Petersilie.

Diuretika

Einteilung der Diuretika

- *Methylxanthine* (z. B. Koffein, Theobromin, Theophyllin). Sie beeinflussen die Quellungsvorgänge in den Geweben, indem das an die Kolloide gebundene Wasser freigesetzt und der Niere zur Verfügung gestellt wird.
- *Saluretika* (z. B. Thiazide, Furosemid). Sie hemmen die tubuläre Rückresorption von Natrium und Chloriden; Kalium wird vermehrt ausgeschieden, so daß viele Saluretika zu Hypokaliämie führen können.
- *Karboanhydrasehemmer* (z. B. Diamox, Oratrol). Bei der Karboanhydrase handelt es sich um ein Enzym, unter dessen Wirkung in den Nieren Wasserstoffionen gegen Natriumionen ausgetauscht werden. Wird dieses blockiert, so ist der *Austausch gehemmt*. Es wird vermehrt Natrium und darum auch Wasser sowie Kalium ausgeschieden.
- *Osmotische Diuretika* (z. B. Mannitol, Urea, Sorbitol). Es handelt sich um hochkonzentrierte Lösungen. Nach dem Gesetz der Osmose (S. 405 f.) diffundiert somit Flüssigkeit aus dem Interstitium in die Blutbahn und wird durch die Nieren ausgeschieden. Osmotische Diuretika werden vor allem zur raschen Bekämpfung von Hirnödem und akutem Lungenödem angewendet.
- *Aldosteronantagonisten* (z. B. Soldactone, Aldactone). Aldosteron (ein Nebennierenrindenhormon) reguliert den Wasser- und Salzhaushalt, und zwar im Sinne einer Wasser- und Natriumretention und Kaliumausscheidung im distalen Tubulus. Die Aldosteronantagonisten üben eine hemmende Wirkung auf das Aldosteron aus und fördern somit die Ausscheidung von Natrium und Wasser sowie die Kaliumrückresorption.

Nebenwirkungen von Diuretika

Die wichtigste Nebenwirkung ist der *Kaliumverlust* (bei gleichzeitiger Gabe von Digitalis wird er noch begünstigt). *Zeichen* des Kaliummangels sind zu Beginn uncharakteristisch:
- Leistungsabfall, Muskelschwäche besonders der Beine;
- Reizbarkeit, Apathie;
- Obstipation, trockener Mund, Durst.
Ausgeprägter Kaliummangel führt zu einer Reihe von unspezifischen Krankheitszeichen, die isoliert oder gruppiert auftreten können (Tab. 36.**1**).

Tabelle 36.1   Zeichen des ausgeprägten Kaliummangels

Neuromuskuläre Symptome
- Wadenkrämpfe
- ausgeprägte Muskelschwäche bis zur Reflexaufhebung und zur schlaffen Lähmung

Kardiale Symptome
- Digitalisüberempfindlichkeit
- Verminderung der Kontraktionsfähigkeit
- Störung der Reizbildung und Reizleitung
- Tachykardien, insbesondere Vorhoftachykardie mit AV-Block

Gastrointestinale Symptome
- Verminderung der Magensäureproduktion und der Darmmobilität bis zum paralytischen Ileus

Renale Symptome
- Einschränkung der Konzentrationsfähigkeit
- Polyurie und Polydipsie

Neurologische und psychische Symptome
- Gangstörungen
- Ataxie
- Sensibilitätsstörungen
- Reflexstörungen
- Sprachstörungen
- Verwirrung
- komatöse Zustände

Kaliumverlustprophylaxe

- Vorsorglich wird Kalium verabreicht als kaliumreiche Kost: getrocknete Aprikosen, Bananen, Datteln, Feigen, Orangensaft und andere Fruchtsäfte.
- Die Kost soll salzarm, aber nicht kochsalzfrei sein, da es sonst zu einem Natriummangel kommt, wodurch ersatzweise noch mehr Kalium ausgeschieden wird.
- Flüssigkeitszufuhr leicht einschränken (Patient soll nicht dursten).
- Möglichst keine Laxantien verabreichen.
- Kaliumzufuhr als Brausetabletten (mit viel Flüssigkeit *nach* dem Essen) oder als Tropfinfusionszusatz. Arztverordnung je nach Verlust.

Beachte

Kalium darf nie direkt intravenös verabreicht werden!
Es würde dadurch ein Herzstillstand ausgelöst (Asystolie, Kammerflimmern).

Kontrollen bei Diuretikaverabreichung

- Flüssigkeitsbilanz, täglich;
- Gewichtskontrolle, täglich;
- Elektrolytkontrolle, nach Verordnung;
- Überwachung des Kranken auf Kaliummangelzeichen.

Gesunderhaltung, Streßprophylaxe und Gesundheitsvorsorge

Ob der Patient in der Lage ist, für sich selbst zu sorgen, wie weit er der prophylaktischen, unterstützenden oder therapeutischen Hilfe bedarf, hängt von vielen Faktoren ab. Die Beratung und/oder Unterstützung kann notwendig sein in der

- *Verhütung von Harnweginfekten.* Durch sorgfältige Intimtoilette, insbesondere während der Menstruation der Frau, warme Unterwäsche bei kaltem Wetter, absolute Wahrung der Asepsis bei Notwendigkeit der Katheterisierung der Harnblase.
- *Unterstützung der Körperpflege,* insbesondere bei Schwerkranken, Bettlägerigen, Patienten mit Ödemen. Nierenkranke neigen zu Dekubitus und Thrombosen (infolge der Ödeme) sowie zu Hautinfektionen und Pneumonie (infolge mangelhafter Infektabwehr). Die *Prophylaxen* müssen gezielt, systematisch und kontinuierlich ausgeführt werden.
- *Hilfe bei der Schmerzbewältigung, Streßprophylaxe.* Hier muß vor allem an jene Gruppe von Patienten gedacht werden, die infolge andauernder Streßsituationen (mit Leistungsabfall, bohrenden Kopf- oder Rückenschmerzen) zu chronischen Analgetikaverbrauchern geworden sind. Es ist erwiesen, daß es bei regelmäßiger Einnahme von Analgetika (besonders Phenazetinpräparaten) über lange Zeit zu einer degenerativen Veränderung im Markinterstitium und schließlich zu chronischer Entzündung kommt = *Phenazetinnieren.* Diesen Kranken wird nicht geholfen, indem einfach das schädigende Medikament verboten wird. Solange Schmerzen und/oder Streßsituationen anhalten, wird der Kranke immer wieder zu „seinen Helfern" greifen. Es geht dann darum, daß er lernt, seine Lebenssituation zu überblicken, Stressoren zu erkennen und zu meiden, positive Werte zu aktivieren (s. dazu *Streßprophylaxe* S. 315 f.). Unsere Aufgabe liegt in der Beratung und Begleitung sowie in der Schaffung eines Klimas, wo Ressourcen (echte „Helfer") erkannt und gefördert werden können.

Individualhygiene, Psychohygiene s. S. 273.

Angepaßte Ernährung

Die *Niereninsuffizienz* ist eine der wenigen Erkrankungen, die gezielt mit diätetischen Maßnahmen behandelt werden können.

Das *Ziel* liegt darin, den Organismus vor der gestörten (verminderten oder gesteigerten) Ausscheidung von Plasmabestandteilen zu schützen. Beeinflußt werden Eiweiß, Elektrolyte, Wasser (Tab. 36.**2**).

Die wichtigsten therapeutischen Kostformen für den Nierenkranken sind:

- *eiweißarme* Kost (Tab. 36.**3**);
- *natriumarme* Kost, d. h. 3–5 g NaCl/Tag. Diese Menge ist in den natürlichen Nahrungsmitteln enthalten, weshalb diese Kost praktisch eine salzlose Kost ist (bei normalem Brot und Milch);
- *kaliumarme* Kost = 1500–2000 mg Kalium/Tag. Diese Kostform ist sehr aufwendig, da alle Nahrungsmittel (Gemüse, Kartoffeln) zweimal gekocht werden müssen, damit der primär hohe Kaliumgehalt verkleinert werden kann;
- *flüssigkeitsarme* Kost = normale Kost plus höchstens 1000 ml Flüssigkeit bzw. bei Bilanzierung Ausscheidungsmenge plus 500 ml.

Hämodialysepatienten brauchen eine natrium-, kalium- und flüssigkeitsarme Kost. Die Eiweißzufuhr muß dem Körpergewicht angepaßt werden. Während der Dialyse ist kaliumreiche Kost erlaubt, da Kalium rasch ausgeschieden wird.

Alle diese Kostformen verlangen vom Patienten und von seinen Angehörigen großes Verständnis, Kooperation und Disziplin. Sie schaffen oft große Probleme, weshalb eine einfühlsame und realitätsgerechte Diät- und Lebensberatung notwendig sind. „Liebe ist erfinderisch" soll das Motto bei der Mahlzeitenbereitung und bei der Ernährungshilfe für diese Kranken sein.

Die schwierigste Diätform ist die *Giovanetti-Diät*. Sie ist nur bei großem Geschick der Zubereitenden über längere Zeit durchführbar (s. dazu spezielle Diätliteratur).

Steinverhütung

Die Ursache von Harnwegskonkrementen und Nierensteinen ist nur bei einem kleinen Prozentsatz von Steinbildnern bekannt. Bei ihnen ist die Möglichkeit einer echten Steinprophylaxe gegeben:

- *Gesunde Lebensweise:*
  - ausreichend körperliche Bewegung, bei sitzenden Berufen Ausgleich durch Wandern, Schwimmen, Gymnastik. Ungewohnte Überanstrengung vermeiden.

Tabelle 36.**2**   Diätetische Maßnahmen bei Niereninsuffizienz

Ernährungsmaßnahmen	Ziele
– Dosierte Flüssigkeitszufuhr	→ optimale Hydratation
– Dosierte Natriumzufuhr	→ Ödemprophylaxe oder -therapie
– Dosierte Kaliumzufuhr	→Hyperkaliämieprophylaxe oder therapie
– Reichliche Joule-(Kalorien-)Zufuhr mindestens 125 kJ (30 kcal)/kg Körpergewicht	→ Verhinderung des Katabolismus
– Angemessene Eiweißzufuhr	→ Verminderung der Produktion von Harnstoffmetaboliten → Kompensation des Eiweißverlustes im Urin

Tabelle 36.**3**   Stufen der Eiweißzufuhr nach Blutwerten

	Kreatinin	Harnstoff
1.Stufe 40 g Eiweiß/Tag bei	über 350 µmol/l (4 mg/100 ml)	über 13 mmol/l (80 mg/100 ml)
2.Stufe 30 g Eiweiß/Tag bei	440–620 µmol/l (5–7 mg/100 ml)	–
3.Stufe 25 g Eiweiß/Tag bei	710 µmol/l (8 mg/100 ml)	–
4.Stufe 20 g Eiweiß/Tag bei	970 µmol/l (11 mg/100 ml)	20–27 mmol/l (120–160 mg/100 ml)

20 g Eiweiß/Tag = Minimalbedarf des Organismus (das Eiweiß muß biologisch wertvoll sein) = Giovanetti- bzw. Kartoffel-Ei-Diät

- Rumpf- und Bauchübungen regen die Peristaltik an, unterstützen den Harnabfluß.
- Konsequentes Erreichen und Aufrechterhaltung des Normalgewichtes.
- Generelle Ernährung: normale Mischkost, üppige Mahlzeiten und Alkoholkonsum vermeiden.

- *Flüssigkeitszufuhr; Dehydratation vermeiden:*
  - „Steinbildner" sollen Flüssigkeitsverluste durch Schwitzen vermeiden (Sonnenbäder, Sauna) bzw. Verluste sofort durch *kalkarme* Flüssigkeit ersetzen (wiegen!).
  - Reichliche und gleichmäßige Flüssigkeitszufuhr: Es soll ein verdünnter Urin von mindestens 1500 ml mit einem spezifischem Gewicht von 1012–1015 ausgeschieden werden. Die Flüssigkeitszufuhr soll an der Ausscheidung kontrolliert werden (1,5 bis 2,5 l).
- *Behandlung eines Harnwegsinfekts:*
  - Infektsanierung, Chemotherapie (je nach Erreger).
  - Urin ansäuern (s. unten).

Je nach *Steintyp* bzw. chemischer Zusammensetzung vorgefundener Steine sind als *Rezidivprophylaxe* zusätzlich folgende Ernährungsgrundsätze zu beachten:

Harnsäure- und Uratsteine:
- *Getränke,* besonders zu empfehlen sind:
  - alkalische Mineralwässer: Vichy, Fachinger;
  - Zitronensaft (2–3 frische Zitronen pro Tag), zur Alkalisierung des Harns Kräutertee (S. 783);
  - *wenig* Kaffee, Kakao, Schwarztee.
- *Kost* basenreich, alkalisierend:
  - Harnsäurebildner meiden: Innereien, Fleischextrakt;
  - Eiweißzufuhr auf 1 g/kg Körpergewicht reduzieren (Eiweißabbau → Harnsäurebildung).
- *Alkalisation des Urins* (z. B. durch Uralyt U). Der günstige Urin-ph-Wert liegt unter 7,0 (idealerweise zwischen 6,4 und 6,7).
  - Urin täglich mittels Indikatorpapier kontrollieren und protokollieren → Hausarztkontrolle.

Oxalat-, Phosphat-Kalzium-Steine:
- *Getränke:*
  - viel kalziumarme Mineralwässer (Zurzacher, Fachinger), Fruchtsäfte, Früchtetees, *Einschränken* von Milch, keine alkalischen Mineralwässer, kein Kakao.
- *Kost* vitaminreich, kalziumarm:

- Einschränken von Milch und Milchprodukten sowie von
- Rhabarber, Spinat, Beeren, Feigen, Zitrusfrüchten.

Zur Therapie von Nierensteinen gelten die prophylaktischen Maßnahmen; evtl. muß eine Nierensteinzertrümmerung (durch Stoßwellen oder endoskopisch) oder eine chirurgische Sanierung vorgenommen werden.

Stützung und Begleitung der Behandlung

Nieren sind vitale Organe, erkrankte Nieren führen rasch zu Stoffwechselentgleisungen, Störungen der Homöostase und daher zu lebensbedrohlichen Zuständen. Patienten mit Erkrankungen der Nieren bedürfen intensivster Fürsorge (S. 783 f.) und konsequenter, oft lebenslanger Behandlung. Das übergeordnete *Behandlungsziel* ist immer das gleiche: „optimale Funktionsfähigkeit oder Ersatz verlorener Funktionen und Entlassung nach Hause". Die Maßnahmen, die zu diesem Ziele führen, sind je nach Art, Dauer und Verlauf der Krankheit unterschiedlich. Die *Betreuung* und *Begleitung* betrifft Patienten auf verschiedenen Stationen:

- *Innere Medizin = Nephrologie:* für Patienten, die eine konservative Behandlung brauchen;
- *Chirurgie = Urologie:* für Patienten, die sich einer Operation unterziehen müssen;
- *Spezialstationen* mit Einrichtungen für Dialysen oder Nierentransplantationen;
- *Ambulatorien* für Kontrollen und kleinere Eingriffe wie Nierensteinzertrümmerung, endoskopische Eingriffe u. a.

36.4. Exemplarische Pflegesituationen

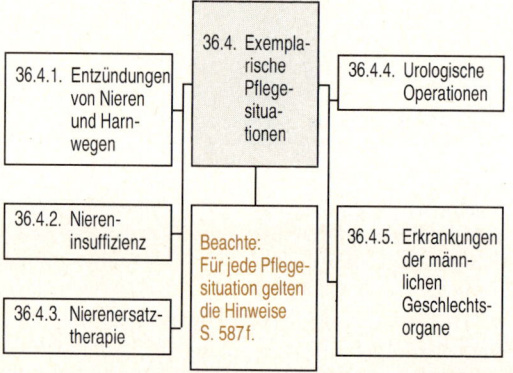

36.4.1. Entzündungen von Nieren und Harnwegen

Entzündungen können durch Infekte (Harnwegsinfekte) oder durch immunologische Faktoren (Glomerulonephritis) ausgelöst werden.

Harnwegsinfekte

Infekte der ableitenden Harnwege treten sehr häufig auf. Sie verlaufen meist ohne nachteilige Folgen für die Nieren, können aber als rezidivierende und/oder aufsteigende Form zu Nierenbeteiligung führen.

Je nach Ausbreitung lassen sie sich einteilen in:
- *akute Zystitis*= Harnblasenentzündung (häufiger bei Kindern und Frauen als bei Männern) mit den typischen *Beschwerden* der Dysurie, Pollakisurie, Blasentenesmen;
- *akute Pyelonephritis*= Entzündung des Nierenbekkens und des Nierenparenchyms (interstitielle Nephritis), wobei die Bakterien durch die Harnleiter aufsteigen oder hämatogen bzw. lymphogen in die Nieren eindringen. Die *Disposition* und der Einfluß anderer Ursachen spielen dabei eine große Rolle, z.B. bei chronischem Analgetikamißbrauch (S.530f.), Prostatahypertrophie, Schwangerschaft, Diabetes mellitus u.a. Zu den *Zystitisbeschwerden* gesellen sich Fieber, Schüttelfrost, Schmerz und Beeinträchtigung des Allgemeinzustandes;
- *chronische Pyelonephritis*. Sie tritt häufig als Rezidiv akut, intermittierend oder latent schleichend auf. Leitsymptome sind neben evtl. noch indifferenten *Beschwerden* die Polyurie, Bakteriurie und erhöhte Blutsenkung;
- *asymptomatische Bakteriurie*= hohe Keimzahl im Urin ohne Hinweis auf eine Harnwegserkrankung.

Krankheitszeichen und Pflegeprobleme

Sie sind oben ersichtlich:
- Dysurie, Pollakisurie, Tenesmen;
bei Mitbeteiligung der Nieren zusätzlich:
- Fieber, Schüttelfrost;
- allgemeine Entzündungszeichen;
- Beeinträchtigung des Allgemeinzustandes.
Der Urin enthält Bakterien, Leukozyten, evtl. auch Erythrozyten und Eiweiß.

Pflege- und Behandlungsplan

- *Ausschalten der prädisponierenden Faktoren:*
  - Analgetikaverzicht, Streßprophylaxe, Individualhygiene usw. (S.315).
- *Infekt*- bzw. *Entzündungsbehandlung:*
  - Bettruhe, lokale Wärme;
  - Anregen der Ausscheidungsfunktion, viel trinken lassen (2 l Tee; Auswahl der Kräuter s. oben);

- Antibiotika- oder Sulfonamidtherapie nur bei akut schmerzhaftem Infekt;
- Spasmolytika bei Blasentenesmen (nur nach Verordnung).
- *Überwachung der Ausscheidung:* Urinkontrollen (Menge, Uricult, Sediment) sollen auch nach Abschluß der Behandlung regelmäßig durchgeführt werden (Rezidivprophylaxe, bzw. rasches Erkennen eines Rezidivs).

Glomerulonephritis

Die Glomerulonephritis geht einher mit den nephritischen Zeichen: Hämaturie, Proteinurie, Hypertonie. Der Verlauf kann akut, subakut oder chronisch sein.

- Die *akute* Glomeronephritis ist eine typische Zweitkrankheit, die in der Regel 1–3 Wochen nach einem Infekt des Nasen-Rachen-Raumes mit hämolysierenden Streptokokken auftritt.
  Beginn akut mit Hämaturie (Urin ist rostbraun) Lidödemen.
  Urin: Erythrozyten, Eiweiß.
  Blut: Senkung hoch, Komplementreaktion tief (Eiweißkörper, der in der Immunabwehr verbraucht wurde): Sie zeigt an, daß ein Komplex abläuft.
  Pathogenese: Die Streptokokken wirken als Antigen (Bakterienantigen=BA); dieses bildet zusammen mit dem antibakteriellen Antigen einen Komplex, der bei seiner Filtration durch die Glomeruli eine Entzündung verursacht.
  Der *Verlauf* ist beim jüngeren Patienten günstiger als beim Erwachsenen. Immer ist es ein schweres Krankheitsbild, das in eine
- *chronische* Glomerulonephritis übergehen kann. Diese kann auch schleichend beginnen oder als subakute Form zur irreversiblen Schädigung der Nieren führen.

Krankheitszeichen und Pflegeprobleme

- Hypertonie, Proteinurie und Hämaturie sowie Ödeme, vorwiegend im Gesicht (Augenlider);
- Fieber, Appetitlosigkeit;
- allgemeines Krankheitsgefühl;
- Rücken- und Nierenschmerzen;
- Urin rötlichbraun, kleine Mengen;
- *kardiovaskuläre Mitbeteiligung:* Dyspnoe, Orthopnoe, Zyanose, ein akutes Linksherzversagen mit Lungenödem ist bei 50% der Fälle zu erwarten;
- *atypische Beschwerden* mit u.U. Zufallsurinbefund bei der chronischen Erkrankung.

Pflege- und Behandlungsplan

- *Entlastung von Herz- und Kreislauf.* Absolute Bettruhe während 4–6 Wochen, sorgfältige Stoffwechselgymnastik.

- *Entlastung der Nierenfunktion.* Einschränkung von Kochsalz, Flüssigkeit und Eiweiß (Berechnung S. 785).
- *Betreuung und Hilfe bei den ATL* nach Bedarf. Hilfe bei der Körperpflege, systematische Prophylaxen (Pneumonie, Thrombose, Dekubitus) und Durchbewegen der Gelenke, sorgfältige Mobilisation: Aufsitzen, Bettrand; Aufstehen erst nach Abklingen der Entzündung.
- *Begleitung und psychosoziale Hilfe* je nach Zustand, Miteinbeziehen der Angehörigen, Aktivieren aller äußeren und inneren Kräfte (Ressourcen), Hilfe zur Strukturierung der Zeit usw.
- *Überwachung der Vitalfunktionen.* Blutdruck-, Puls-, Temperaturkontrollen. Häufigkeit je nach Zustand. Urinkontrollen betreffend Menge, Aussehen, Eiweiß- und Erythrozytengehalt, Gewichtskurve.
- *Pharmakotherapie nach Behandlungsplan:*
  • Infektbekämpfung mit hohen Dosen Penizillin;
  • Unterstützung von Herz und Kreislauf: Digitalis, Diuretika, Antihypertensiva;
  • Behandlung im akut schweren Stadium mit Kortison, Immunsuppressoren, Ödemausschwemmung und Hebung des kolloidosmotischen Drucks mit Albuminlösungen;
  • Anämiebekämpfung mit Bluttransfusionen;
  • Hämodialyse bei Nierenversagen (s. unten).
Herdsanierung nach Ausheilen der Nephritis (Tonsillen, Zahngranulome, Gallensteine u. a. m.).

36.4.2. Niereninsuffizienz

Akute Niereninsuffizienz

Plötzliches Versagen der gesunden Nieren, das in der Regel rückbildungsfähig ist. Man spricht deshalb auch von *Schockniere.*

Ursachen

- Ungenügende Blutversorgung (bei Herzversagen, Operationen, Blutungen, Gefäßerweiterungen);
- Strukturschädigung der Nieren durch alle obigen Ursachen, sofern sie lange genug andauern;
- Nephrotoxine, wie Pilztoxine, Medikamente u. a.;
- Blutgruppenunverträglichkeit;
- Transplantatniere.

Verlauf

- *Oligurische Phase* (während der ersten Tage). Die Oligurie/Anurie geht mit zunehmender Retention der harnpflichtigen Substanzen und von Wasser einher → Ödeme, Hyperkaliämie mit Herzkomplikationen.
  Therapie. Exakte Diät betreffend Natrium, Kalium, Eiweiß, Flüssigkeit, Flüssigkeitsbilanz, evtl. Dialyse.
- *Polyurische Phase* bei Wiederaufnahme der Funktion der Nieren (nach 5–30 Tagen). Die Urinmenge steigt sehr stark an, bis über 10 l/Tag. Die *Überwachung* ist in dieser Zeit außerordentlich wichtig. Es besteht die Gefahr der Exsikkose und Hypokaliämie.
- *Erholung* bis zur vollständigen Normalisierung der Nierenfunktion (dritte Phase).

Pflege

Sie entspricht dem Zustand und dem Therapieplan. Es gelten die allgemeinen Maßnahmen (S. 783 f.), die Intensivpflegegrundsätze (Kap. 27) oder/und die Maßnahmen in Zusammenhang mit der Dialyse (s. unten).

Urämie

Die Urämie ist ein klinisches Syndrom mit allen Zeichen eines globalen Nierenversagens (chronische Niereninsuffizienz).

Krankheitszeichen und Pflegeprobleme

- Große Müdigkeit, Abgeschlagenheit.
- *Herz/Kreislauf:* Hypertonie, Perikarditis.
- *Elektrolyt- und Wasserhaushalt:* Hypo- oder Hyperkaliämie, Hypokalzämie, Hyperphosphatämie, Hyponatriämie, Überwässerung mit Ödemen. Entgleisungen des Säure-Basen-Haushaltes mit renaler Azidose.
- *Blut:* Anämie (das Erythropoetin wird nicht mehr gebildet), die Thrombozytenfunktion ist gestört → hämorrhagische Diathese.
- *Knochen:* Osteomalazie, Knochenschmerzen infolge Vitamin-D-Bildungsstörung und Entgleisung des Kalziumstoffwechsels.
- *Magen-Darm-Trakt:* Appetitverlust, Übelkeit, harnähnlicher Mundgeruch, Stomatitis, Singultus, Verstopfung (urämische Gastritis und Kolitis).
- *Nervensystem:* periphere Neuropathien (Muskelzuckungen), Krampfanfälle, schlaffe Paresen, Bewußtseinsstörungen, Hirnödem.
- *Lunge:* überwässert („fluid lung"), Pleuritis.

- *Haut:* schmutzigbraune Farbe durch Pigmentveränderung, Harnstoffablagerung und Anämie (Farbstoffe können nicht mehr ausgeschieden werden); Hautjucken und Harnstoffkristallauflagerung an Stirn und Wange.
- *Urin:* Isosthenurie, Proteinurie, Hämaturie, übergehend in Oligurie/Anurie.

Pflege- und Behandlungsplan

- Die Behandlung ist symptomatisch und richtet sich nach dem Zustand des Kranken.
- *Überwachung und Kontrollen:* Bewußtsein, Atmung, Gewicht, Flüssigkeitsbilanz, Blutdruck, Blutserumwerte.
- *Angepaßte Ernährung:* kaliumarm bei Hyperkaliämie, natriumarm bei Hypertonie, Eiweißeinschränkung (40–30–20 g; s. dazu S. 785).
- *Ersatz der fehlenden Stoffe:* Bluttransfusionen bei Anämie. Kalziumzufuhr bei Hypokalzämie.
- *Vorbereitung auf die Dialyse,* wo möglich und zweckmäßig, (S. 793) oder *Hinführung zur Annahme des Sterbenmüssens,* wo eine Dialyse aussichtslos ist. Siehe dazu Kap. 13, insbesondere „Bewältigung von Schmerz, Leiden, Trauer, Angst" und „Der Mensch und das Sterben".

36.4.3. Nierenersatztherapie

Erreicht die chronische Niereninsuffizienz das terminale Stadium, muß mit einem Nierenersatzverfahren begonnen werden, sonst treten unweigerlich eine Urämie und der Tod des Patienten ein. Wir unterscheiden prinzipiell zwei Arten des Nierenersatzes: die *Dialyse* und verwandte Methoden sowie die *Nierentransplantation.*

Erfolg der Nierenersatztherapie

Die *Dialyse* ersetzt die Nierenfunktion nicht vollständig. Die exkretorische Nierenfunktion wird nur teilweise ersetzt. Der Wasser-, Elektrolyt- und Säure-Basen-Haushalt wird befriedigend korrigiert. Die Konzentration der harnpflichtigen Substanzen bleibt viel höher als bei Gesunden, etwa auf dem Niveau der sog. präterminalen Niereninsuffizienz. Dies genügt jedoch, daß die Patienten von schweren Urämiesymptomen befreit werden. Die Störungen der endokrinen Funktionen der Niere, d.h. Sekretion von Renin, Erythropoetin und Metabolisierung von Vitamin D bleiben durch die Dialyse unbeeinflußt. So bleibt bei einem Teil der Patienten, die eine inadäquat hohe Reninsekretion haben, eine Hypertonie weiterhin bestehen und muß medikamentös behandelt werden. Ein Erythropoetinmangel bewirkt, daß auch die Dialysepatienten weiterhin eine renale Anämie haben. Störungen im Kalzium-, Phosphat- und Vitamin-D-Stoffwechsel führen zum sekundären Hyperparathyreoidismus, was bei einigen Patienten nach langjähriger Hämodialyse zu schweren Knochenstörungen, zur sog. renalen Osteopathie, führt.

Durch erfolgreiche *Nierentransplantation* werden alle exkretorischen und endokrinen Funktionen der Niere vollständig ersetzt. Es ist sicherlich das beste Nierenersatzverfahren. Leider ist jedoch nicht jede Nierentransplantation erfolgreich, nur zwei von drei Transplantaten funktionieren ein Jahr lang, und eines von drei Transplantaten 10 und mehr Jahre. Da auch nicht genügend Nieren zur Transplantation zur Verfügung stehen, bleibt für viele Patienten (ca. 100 Patienten auf 1 Mill. Einwohner) zumindest vorübergehend die Dialyse als einzige Behandlungsmöglichkeit bestehen.

Prinzip der Dialyse

Das Prinzip der Dialyse ist in Abb. 36.5 dargestellt. Blut und Dialysat sind durch eine semipermeable Membran getrennt. Im Dialysat sind neben Wasser auch die wichtigsten Elektrolyte des menschlichen Körpers (Natrium, Kalzium, Kalium, Magnesium, Chlorid) vorhanden. Bikarbonat, ein wichtiger Puffer im Blut, wird im Dialysat meist durch Azetat oder Laktat ersetzt. Die semipermeable Membran hat Poren. Diese Poren sind undurchlässig für Eiweiß und alle größeren Blutbestandteile (wie z.B. Blutkörperchen), frei durchlässig für die kleinen Moleküle (wie Wasser, Elektrolyte, Harnstoffe, Kreatinin). Für die mittelgroßen Moleküle (Molekulargewicht ca. 500–5000), in deren Größenbereich die eigentlichen Urämietoxine vermutet werden, sind die Poren je nach Art der Membran besser (Peritonealdialyse, Hämofiltration) oder schlechter (konventionelle Hämodialyse) durchlässig. Wie in Abb. 36.5 dargestellt, wandern die harnpflichtigen Substanzen durch Poren der Dialysemembran entlang dem Konzentrationsgradienten auf der Seite des Dialysats (Diffusion). Auch die Elektrolyte des Bluts und des Dialysats diffundieren frei durch die Membran, die Konzentration im Blut gleicht sich der Konzentration im Dialysat an, was zur Normalisierung des Elektrolythaushalts und des Säure-Ba-

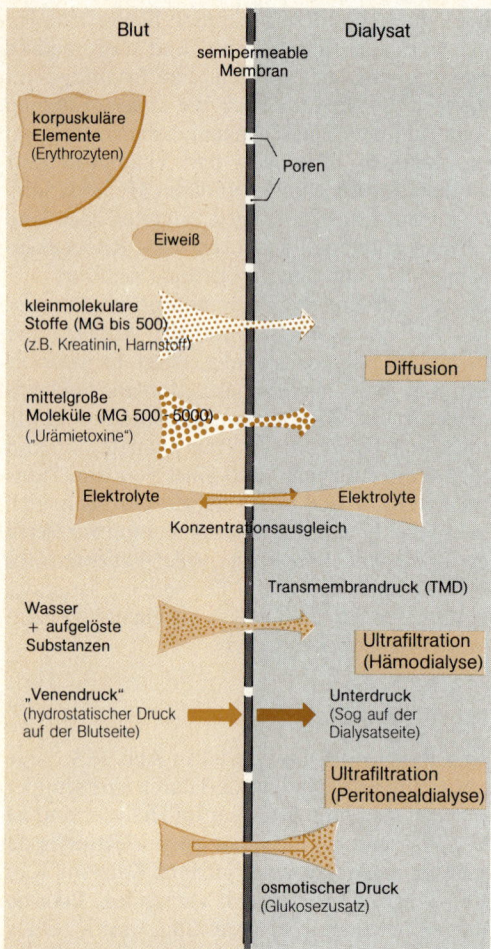

Abb. 36.5   Prinzip der Dialyse.

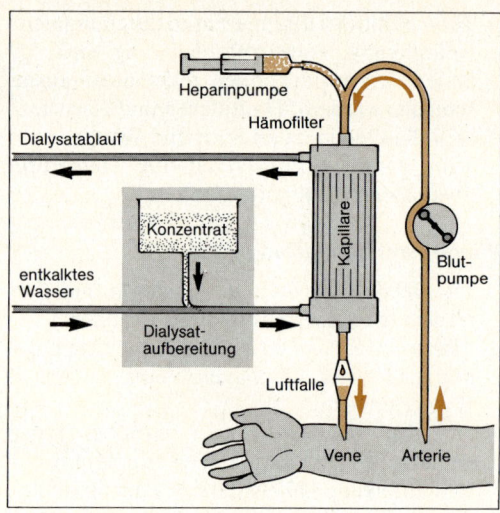

Abb. 36.6   Prinzip der Hämodialyse.

Hämodialyse

Die Hämodialyse wurde früher auch als Behandlung mit künstlicher Niere oder Blutwäsche bezeichnet. Das erste Modell der künstlichen Niere haben bereits 1913 ABEL u. Mitarb. konstruiert. Die erste Hämodialyse am Menschen führte HAAS in Deutschland im Jahre 1925 durch. KOLFF entwickelte in Holland Anfang der 40er Jahre die sog. Trommelniere, die bereits als Dialysemembran Zellophan und zur Verhinderung der Blutgerinnung im extrakorporalen Kreislauf Heparin benützte. Es konnte jedoch nur die akute Niereninsuffizienz behandelt werden, ein Hauptproblem war der Zugang zu den Gefäßen. Dieses Problem löste zum ersten Mal 1960 der Amerikaner SCRIBNER, der einen nach ihm benannten Shunt (englisch Kurzschluß) entwickelte. Unter einem Shunt verstehen wir eine Verbindung zwischen Arterie und Vene, meist am Vorderarm, die ständig offen bleibt und so wiederholt Anschluß an die künstliche Niere ermöglicht. Seit 1960 ist die chronische Niereninsuffizienz nicht mehr eine tödliche Erkrankung, es begann die Ära der Hämodialyse.

Technik der Hämodialyse

In Abb. 36.6 ist die konventionelle Hämodialyse schematisch dargestellt. Das Blut wird aus dem Shunt mit Hilfe einer Blutpumpe dem Filter, der eigentlichen „künstlichen Niere", wo die Dialyse stattfindet, zugeführt. Dabei wird dem Blut mit einer Pumpe kontinuierlich Heparin zugesetzt, um eine Gerinnung des Blutes im extrakorporalen Kreislauf zu verhindern. Auf der anderen Seite der semipermeablen Membran des Filters wird das Dialysat zugeführt. Das Dialysat wird aus einem Elektrolytkonzentrat und enthärtetem

sen-Haushalts führt. Da jedoch auch Wasser aus dem Körper entfernt werden muß, wenn die eigenen Nieren nicht mehr funktionieren, wird ein weiteres physikalisches Prinzip angewandt: die Ultrafiltration. Dazu ist ein Ultrafiltrationsdruck notwendig, der das Wasser von der Blut- auf die Dialysatseite durchpreßt. Bei der Hämodialyse setzt sich der Ultrafiltrationsdruck aus dem hydrostatischen Blutdruck auf der Blutseite und dem Unterdruck auf der Dialysatseite zusammen und wird auch Transmembrandruck genannt. Bei der Peritonealdialyse ist als Ultrafiltrationsdruck ein osmotischer Druck des Dialysats wirksam (Peritonealdialysat hat eine höhere Osmolarität als Blut).

Wasser im Verhältnis 1:34 in einem Mischgenerator zubereitet. Das Wasser muß nicht sterilisiert sein, da die semipermeable Membran des Filters für Mikroorganismen undurchlässig ist. Während der Hämodialyse zirkulieren durch den Filter ca. 200 ml Blut und 500 ml Dialysat in einer Minute. Dies bedeutet einen Wasserverbrauch von 150 l pro Dialyse. Nachdem das Dialysat den Filter passiert hat, fließt es via Unterdruckpumpe in den Ablauf. Diese Pumpe erzeugt einen negativen Druck (Sog) auf der Dialyseseite der Membran; dieser Unterdruck bildet zusammen mit dem positiven Druck auf der Blutseite den Transmembrandruck. Der Transmembrandruck ist für die Ultrafiltration (Wasserentzug aus dem Körper) verantwortlich. Neuere Geräte messen das Ultrafiltratvolumen ganz genau und stellen den Transmembrandruck entsprechend der gewünschten Ultrafiltration automatisch ein (sog. kontrollierte Ultrafiltration).

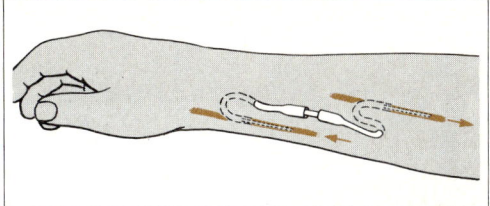

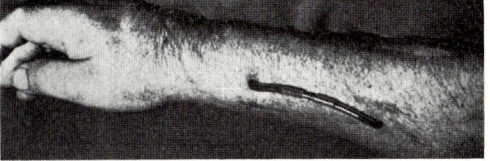

Abb. 36.**7**   Scribner-Shunt.

Gefäßzugang

Der traditionelle *Scribner-Shunt* (Abb. 36.**7**) ist heute weitgehend durch die subkutane *Cimino-Brescia-Fistel* (Abb. 36.**8**) verdrängt: Durch einen operativen Eingriff wird am Vorderarm die A. radialis mit der Vene direkt kurzgeschlossen. Dank hohem Druck in der Abflußvene wird diese bald erweitert, und die Wände werden dikker = Arterialisation der Vene. Dieses dicke Gefäß kann nun leicht punktiert werden und stellt heute den idealen Gefäßzugang für die Hämodialyse dar.

Wenn diese Fistel infolge Thrombosierung unbrauchbar wird, müssen „Fisteln 2. Wahl" angelegt werden. Dies geschieht meist durch Kunststoffmaterial (PTFE) und Nabelschnur. Die sorgfältige *Shuntpflege* sowie eine vorsichtige Punktion beim Anschluß an die Hämodialyse sind für die langdauernde Funktion des Shunts entscheidend.

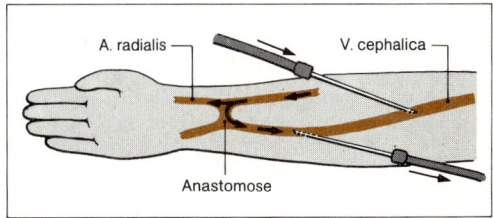

Abb. 36.**8**   Cimino-Brescia-Fistel. Gefäßpunktion bei Dialyse.

Beachte

Am Shunt-*Arm* darf
- kein Blutdruck gemessen,
- keine andere Venenpunktion vorgenommen werden.

Filter

Als Filter (s. oben) werden vorwiegend kleine *Kapillarfilter* und *Plattenfilter* verwendet. In Abb. 36.**9** ist ein Kapillarfilter dargestellt. Das

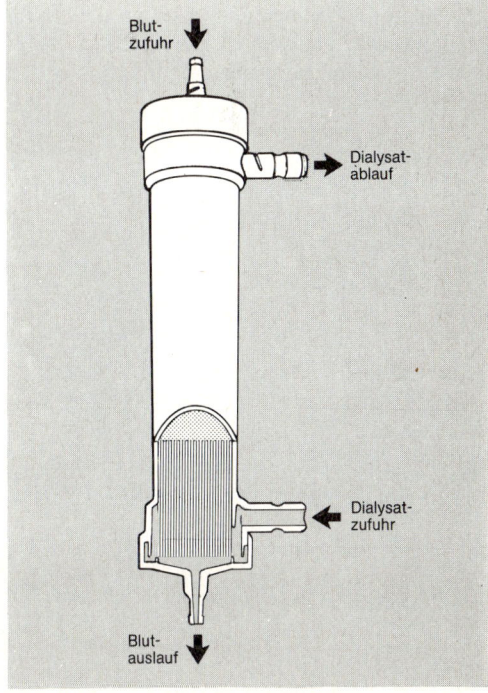

Abb. 36.**9**   Prinzip des Kapillarfilters.

Blut fließt durch dünne Kapillaren mit einem Durchmesser von ca. 300 μm. Die Wand dieser Kapillaren (Membran) ist aus Kuprophan oder Zelluloseazetat, die Wandstärke beträgt 9 bis 16 μm. Ein Filter enthält zwischen 5000 und 10000 solcher Kapillaren, die vom Dialysat im Gegenstrom umspült werden. Beim Plattenfilter werden mehrere Membranen in Schichten aufgelegt. Abwechselnd fließt Blut und Dialysat in den einzelnen Schichten, meist auch im Gegenstrom (das Prinzip ist das gleiche).

Neuere Dialyseverfahren

Sequentielle Hämodialyse

Die Durchführung der sequentiellen Hämodialyse ist mit modernen Hämodialysegeräten möglich. Die Dialyse verläuft in zwei Phasen. In der ersten Phase wird ausschließlich ultrafiltriert mit Hilfe eines hohen Transmembrandrucks, ein Dialysat wird gar nicht angeschlossen. Das erwünschte Ultrafiltratvolumen wird genau abgemessen. Anschließend führt man eine übliche Hämodialyse durch, diese jedoch mit einem sehr niederen Transmembrandruck. Somit wird eine Trennung der Ultrafiltration von der Diffusion ermöglicht. Dies führt zur besseren Kreislaufstabilität der Patienten während der Dialyse. Insbesondere geeignet ist dieses Verfahren für Patienten, bei welchen in relativ kurzer Zeit ein großes Wasservolumen entzogen werden muß.

Hämofiltration

Das Schema der Hämofiltration ist in Abb. 36.**10** dargestellt. Für die Reinigung des Blutes ist allein die Ultrafiltration verantwortlich, auf Dialysat wird bei diesem Verfahren verzichtet. Als Filter werden spezielle Kapillarfilter verwendet, die eine semipermeable Membran aus Polyamid haben. Diese Membran hat besondere Eigenschaften:

- eine sehr hohe Ultrafiltrationsleistung und
- etwas größere Poren als die übliche Hämodialysemembran, was eine bessere Entfernung der mittelgroßen Moleküle ermöglicht.

Mittels Unterdruckpumpe wird ein hoher Transmembrandruck erzeugt, der die Ultrafiltration in Gang setzt. Die Menge des Ultrafiltrats wird auf einer Waage genau registriert. Während der Behandlung werden meistens ca. 18 l ultrafiltriert. Gleichzeitig mit der Ultrafiltration wird mittels Pumpe das gewünschte Volumen einer Substitutionslösung in den Kreislauf zurückgegeben. Falls Wasserentzug erwünscht ist, wird entsprechend weniger infundiert (z. B. werden bei angestrebtem Volumenentzug von 1 kg 18 l ultrafiltriert und 17 l zurückgegeben).

Der Vorteil der Hämofiltration liegt neben der höheren Effektivität in der Entfernung der mittelgroßen Moleküle, auch ist eine bessere Kreislaufstabilität gewährleistet. Patienten, welche bei der Hämodialyse unter schwerwiegenden Nebenwirkungen (Kreislauflabilität, Kopfschmer-

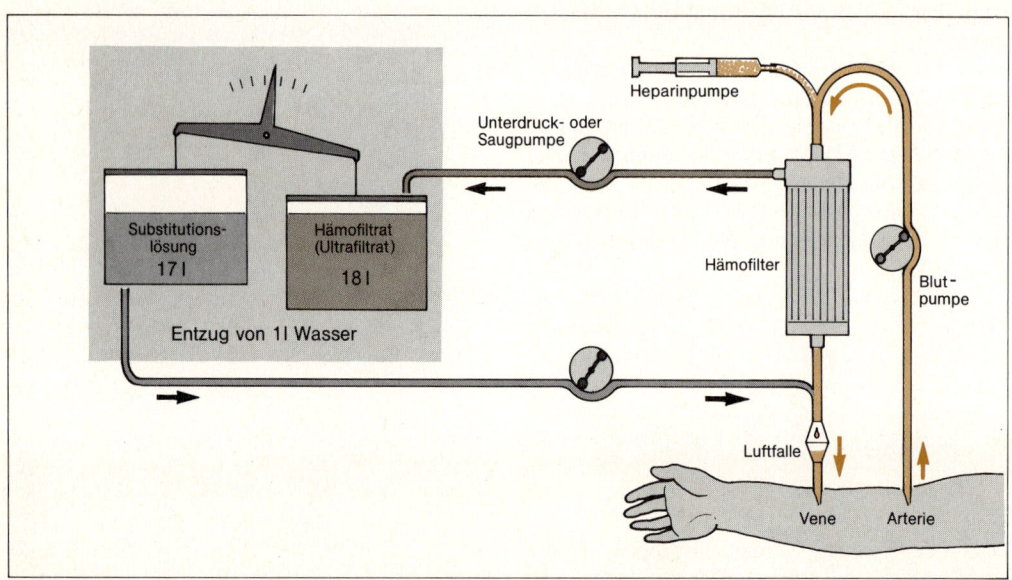

Abb. 36.**10**   Prinzip der Hämofiltration.

zen) leiden, werden unter der Hämofiltration oft beschwerdefrei. Eine verfeinerte Sonderform ist die kontinuierliche *arteriovenöse Hämofiltration* (AVH), die eine physiologische Filtration über Tage oder Wochen erlaubt.

Hämoperfusion

Die Hämoperfusion ist ein der Dialyse ähnliches Verfahren, in welchem Blut durch eine Patrone mit Aktivkohle oder mit Ionenaustauschern perfundiert wird. Wie bei der Hämodialyse ist auch hier eine Heparinisierung des Blutes im extrakorporalen Kreislauf notwendig. Aktivkohle oder Ionenaustauscher haben eine riesige Oberfläche, an welcher verschiedene Toxine adsorbiert werden. Da kein gleichzeitiger Wasserentzug und keine Normalisierung der Elektrolyte möglich ist, ist dieses Verfahren für chronische Behandlung der Niereninsuffizienz nicht geeignet. Große Bedeutung hat die Hämoperfusion jedoch zur Behandlung *akuter exogener Vergiftungen* (Schlafmittelintoxikation, Pilzvergiftung u. a.).

Praxis der Dialyse

Dank der modernen Geräte kann die Hämodialyse/Hämofiltration in 3–5 Stunden durchgeführt werden, je nach Restfunktion der Nieren ein- bis zweimal, ohne Restfunktion dreimal pro Woche. Da immer mehr Patienten der Dialyse zugeführt werden, die dann Zeit ihres Lebens davon abhängig sind, sucht man nach immer neuen Wegen, um diese anspruchsvolle Therapieform für den Patienten tragbarer zu machen. Die heute üblichen Verfahren sind die folgenden:
- *Zentrumsdialyse.* Hier werden die Patienten von speziell geschulten Ärzten und Pflegepersonen dialysiert. Jeder Dialyseplatz wird von zwei Patienten pro Tag ausgenützt. Die Morgenschicht übernimmt die erste Patientengruppe, führt deren Dialyse durch, entläßt sie auf die Station oder (meistens) nach Hause, sorgt für die Aufbereitung der Geräte, des Bettes usw. Bei Schichtwechsel ist ein reges Kommen und Gehen, bis Personal und Patienten der Morgenschicht fort sind und die zweite Gruppe an die Dialyse angeschlossen ist. Vom Zentrum aus wird auch das Trainingsprogramm und die Überwachung der Heimdialyse durchgeführt.
- *Heimdialyse.* Patienten, die heimdialysefähig und -willig sind, werden durch ein längeres Schulungsprogramm darauf vorbereitet. Auf

längere Sicht kann diese Selbstbehandlung nur bei gleichzeitiger hoher Kooperationsbereitschaft des Partners durchgeführt werden.
- *Limited-care-Dialyse-Stationen* sind Einrichtungen, wo der Patient hingehen, das Dialysegerät und – wenn nötig – die Unterstützung der Fachperson in Anspruch nehmen kann, aber dabei die Dialyse möglichst selbständig durchführt. Der Vorteil gegenüber der Heimdialyse liegt darin, daß das Dialysegerät doppelt genutzt werden kann und der Patient Hilfe zur Verfügung hat. Der *Nachteil* gegenüber der Heimdialyse ist das Abhängigsein von Ort und Zeitplan.

Vorbereitung und Nachsorge

Patienten, die für die Heimdialyse oder für die Limited-care-Dialyse vorgesehen werden, sowie deren Partner, bedürfen über Monate im voraus eines theoretischen Unterrichts und der praktischen Übung. Dieser *Vorunterricht* wird von Ärzten, Pflegepersonen, Dialysetechnikern und Psychologen erteilt. Zusätzlich wichtig ist der Kontakt mit Patienten, die bereits mit der Heim- oder Limited-care-Dialyse Erfahrungen haben. Die *Nachbetreuung* umfaßt eine ständige ärztliche, pflegerische und technische Rufbereitschaft, 8- bis 12wöchige Kontrollen (Laborkontrollen, verbunden mit ärztlicher, pflegerischer und sozialpsychologischer Beratung) sowie die Gewährleistung von Hausbesuchen durch eine fachlich und menschlich qualifizierte Person. Fortbildungs- und Erfahrungsaustausch-Wochenenden werden von den Dialysezentren oder von den *Organisationen* von Nierenpatienten durchgeführt.

Kontaktadressen sind:
- In Deutschland: Interessenverband der Dialysepatienten Deutschlands, Heimchenweg 5, D-2000 Hamburg 54.
- In Österreich: Gesellschaft Nierentransplantierter und Dialysepatienten Österreichs, Höffingergasse, A-1120 Wien.
- In der Schweiz: Verein der Nierenpatienten, Wilenstraße 3, Ch-9240 Uzwil SG.

Offizielles Organ dieser Verbände: „Der Dialysepatient", Zeitschrift für Nierenkranke, deren Angehörige, Ärzte und Pflegepersonal.

Die *Problematik* des Dialysepatienten in medizinischer, psychisch-geistiger und sozialer Hinsicht ist enorm. Pflegepersonen, die in Dialysezentren oder als Hausbesucher arbeiten wollen, bedürfen einer großen menschlichen Reife und einer fundierten *Zusatzausbildung* für den/die

- *fachgerechten Umgang* mit der „künstlichen Niere" während der Dialysebehandlung sowie für die Wartung der Geräte;
- Mitarbeit beim Training der *Heimdialysekandidaten* und deren *Angehörigen;*
- Mitarbeit bei der stationären Intensivpflege der frisch *transplantierten* Patienten;
- Mitarbeit bei der *ambulanten Beratung* und *Überwachung* der Heimdialysepatienten (einschließlich Hausbesuche) und der Patienten mit Transplantationen.

Die *Sinnfrage* ist im Zusammenhang mit der Dialyse eine der am meisten diskutierten Fragen. Technisch wird immer mehr „machbar", doch was und wieviel auch menschlich sinnvoll, richtig und notwendig ist (um wirklich Not-wendend und nicht Not-vergrößernd zu sein), ist eine andere Frage, die ein einzelner nie beantworten kann. Dialysezentren arbeiten immer mit einem Psychologen zusammen, der bei der Bearbeitung der sich laufend ergebenden Probleme mithilft. Zum Fragenkreis Sinn und Sinnfindung s. Kap. 13, zu Langzeitpatient s. auch S. 871).

Peritonealdialyse

Die erste Peritonealdialyse am Menschen führte im Jahre 1923 GANTER durch. Nachdem es zuerst still um

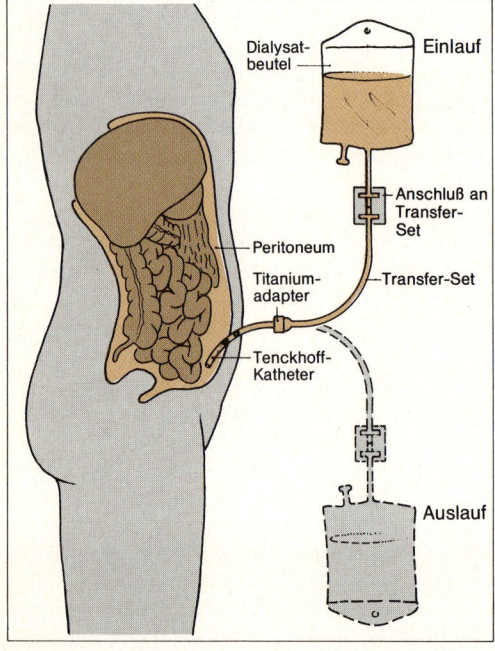

Abb. 36.11 Prinzip der kontinuierlichen ambulanten Peritonealdialyse (CAPD).

diese Methode geworden war, kam sie zu einer breiteren klinischen Anwendung erst nach dem Jahre 1951. Damals hat GROLLMANN einen Katheter entwickelt, mit welchem sowohl Dialysateinfluß wie auch -abfluß gewährleistet wurde. In den folgenden Jahren wurde diese Methode verbessert und vorwiegend zur Behandlung der akuten Niereninsuffizienz angewandt. Sie wurde als intermittierende Peritonealdialyse oder auch IPD bekannt. Dabei wurde die Dialysatlösung in der Bauchhöhle gar nicht oder höchstens 1 Stunde belassen. Nach Einführung der Hämodialyse wurde diese Methode auch vereinzelt zur Behandlung der chronischen Niereninsuffizienz benützt, insbesondere zur Überbrückung bei Auftreten von Shuntkomplikationen. Ein großer Nachteil der IPD-Behandlung war, daß die Patienten während der Behandlung praktisch ans Bett gebunden waren, daß relativ häufig Peritonitis auftrat und daß der Dialysekatheter nach wenigen Tagen, höchstens einigen Monaten gewechselt werden mußte. Erst im Jahre 1976 kam ein entscheidender Durchbruch, damals haben POPOVIC und MONCRIEF eine neue Technik der Peritonealdialyse, die sog. CAPD oder *kontinuierliche ambulante Peritonealdialyse* entwickelt. Diese Methode erreichte in kürzester Zeit eine große Verbreitung und Beliebtheit auf der ganzen Welt. Während im Oktober 1978 lediglich 10 Patienten in zwei Zentren in den USA mit der CAPD behandelt wurden, waren es im November 1980 bereits über 4000 Patienten auf der ganzen Welt, die Zahl der behandelten Patienten nimmt sehr rasch zu. In Europa wird annähernd ⅓ aller Dialysepatienten mit dieser Methode behandelt.

Technik der kontinuierlichen ambulanten Peritonealdialyse

In Abb. 36.11 ist die Technik der kontinuierlichen ambulanten Peritonealdialyse (CAPD) dargestellt. Wie bei jeder Peritonealdialyse fungiert das Peritoneum als semipermeable Membran. Es ist selbstverständlich nicht das Peritoneum allein, sondern zusätzlich die gesamte Strecke der Kapillarwand und das Bindegewebe bis zum Peritoneum, die funktionell als eine semipermeable Membran wirken. Entsprechend dieser langen Diffusionsstrecke ist auch die Zeit bis zum Ausgleich der Konzentrationen zwischen Blut und Dialysat viel länger als bei der Hämodialyse. POPOVIC und MONCRIEF zeigten, daß die Diffusion der Stoffwechselabbauprodukte aus dem Blut in das Dialysat erst nach ca. 8 Stunden abgeschlossen ist. Aus diesem Grunde wurde die Verweildauer des Dialysats gegenüber der IPD-Methode wesentlich verlängert, wodurch es gelingt, mit nur 4mal 2 l Dialysat im Tag die Urämie unter Kontrolle zu bringen.

Ein wichtiger Bestandteil der CAPD-Technik ist ein spezieller Katheter, der nach seinem Erfinder, TENCKHOFF, benannt ist. Der Tenckhoff-Katheter wird chirurgisch in die Bauchhöhle eingeführt. Gegenüber den früheren Kathetern hat er den Vorteil, daß er extrem gewebsfreundlich ist und über mehrere Jahre problemlos funktioniert. Am Ende des Katheters wird ein Metallstück, ein sog. Titaniumadapter, eingesetzt. Er schafft eine sichere Verbindung zum Transfer-Set und senkt wesentlich die Peritonitisgefahr. Das Transfer-Set führt zu einem Plastikbeutel mit der Dialyseflüssigkeit. In einem Beutel sind 2 l Dialysat mit ähnlicher Zusammensetzung wie bei der Hämodialyse (statt Azetat wird meist Laktat gebraucht). Als osmotisches Agens, das eine Ultrafiltration und somit einen Wasserentzug aus dem Körper ermöglicht, wird Glukose in verschiedener Konzentration (1,5–2,5%) zugesetzt. Durch höhere Glukosekonzentration und somit höhere Gesamtosmolarität kann bei Bedarf ein entsprechend höherer Wasserentzug aus dem Körper erzielt werden. Nach der Infusion der Dialysatlösung wird der Plastikbeutel eingerollt und in einer kleinen Tasche am Gürtel getragen. Nach ca. 5–8 Stunden wird die Dialysatlösung in den gleichen Beutel entleert, und an das Transfer-Set wird ein neuer Beutel angeschlossen. Der Patient wird während ca. 10 Tagen in der Klinik für einen selbständigen Beutelwechsel trainiert. Er lernt auch selbständig eine Bilanz der Dialyse zu führen. Die Beutel werden meist um 7, 12, 17 und 22 Uhr gewechselt. Nachdem das Training abgeschlossen ist, führt der Patient die Behandlung selbständig zu Hause durch. Alle 6 Wochen kommt er zur Kontrolle in die Klinik, wo das Transfer-Set gewechselt wird.

Der *große Vorteil* dieser Behandlung ist die Unabhängigkeit vom Krankenhaus und von einer Dialysemaschine, niedrigere Kosten sowie kurze Lernzeit. Ein weiterer Vorteil ist eine bessere Clearance der mittelgroßen Moleküle, verglichen mit der Hämodialyse, oft bessere Blutdruckeinstellungen bei Hypertonikern und deutlich bessere Einstellung des Blutzuckers bei Diabetikern. Der Patient braucht keine einschränkende Diät zu halten, er sollte nur genügend Eiweiß zu sich nehmen, da durch die Peritonealdialyse auch Plasmaeiweiß verlorengeht. Die wichtigste Komplikation ist eine Peritonitis. Durch Anwendung eines geschlossenen Systems mit Plastikbeuteln, Titaniumadapter sowie einer sorgfältigen Technik kann die Peritonitisrate wesentlich reduziert werden. Kommt es zu einer Pilzperitonitis, so wird eine stationäre Behandlung notwendig. Bei dieser Komplikation muß

der Tenckhoff-Katheter für mehrere Wochen entfernt und zur Überbrückung eine Hämodialyse durchgeführt werden. Anschließend ist eine Fortsetzung der CAPD meist möglich.

Nierentransplantation

Die erste Transplantation einer Leichenniere wurde bereits 1934 von VORANY durchgeführt. Das Hauptproblem bei der Nierentransplantation ist die immunologische Abstoßung der fremden Niere, die zur Zerstörung der Niere führt. Erste Fortschritte in der Immunologie, die ein besseres Verständnis für die Ursachen der Abstoßung brachten, haben eine weitere Entwicklung der Transplantation ermöglicht. Die Entdeckung der Gewebsantigene (sog. HL-Antigene) und deren genaue Bestimmung – Typisierung genannt – ermöglichte eine Auswahl des passenden Empfängers für die zur Verfügung stehende Spenderniere. In den letzten Jahren wurde sowohl auf nationaler als auch internationaler Ebene ein dichtes Informations- und Transportnetz aufgebaut, das die Auswahl des besten Empfängers erleichtert und einen raschen Transport oder Leichenniere in das entsprechende Transplantationszentrum ermöglicht. In der Schweiz erfüllt diese Aufgabe Swiss-Transplant, in Europa Euro-Transplant.

Vorbereitung des Patienten

Alle Patienten mit terminaler Niereninsuffizienz werden nach entsprechender Vorbereitung ins Transplantationsprogramm aufgenommen. Eine Ausnahme bilden lediglich Diabetiker, bei welchen die Aufnahme in dieses Programm bereits beim Erreichen der präterminalen Niereninsuffizienz erfolgt (sog. Frühtransplantation). Die Patienten werden gründlich untersucht, um Komplikationen nach der Transplantation zu vermeiden. Alle Infektherde werden saniert. Bei Patienten mit früherer Ulkuskrankheit oder mit Ulkusbereitschaft wird eine operative Sanierung des Magens durchgeführt. Anschließend werden alle Kandidaten für die Nierentransplantation typisiert und auf eine Warteliste gesetzt. Falls eine geeignete Spenderniere vorhanden ist, wird anhand der Typisierung des Spenders und anhand der Kreuzproben zwischen Spender und Empfänger ein optimaler Empfänger ausgesucht. Die Spenderniere wird dann in das entsprechende Transplantationszentrum transportiert.

Postoperative Maßnahmen

Die schon präoperativ begonnene und nun weitergeführte immunsuppressive Therapie (meist mit Sandimmun und Prednison) hat die Aufgabe, eine immunologische Abstoßung der fremden Niere zu verhindern. Trotzdem kann es insbesondere in den ersten Wochen nach der Transplantation zu einer Abstoßungskrise kommen. Eine frühzeitige Erkennung und Behandlung entscheidet über den Erfolg der Transplantation. Die Krise wird mit hochdosierten Steroiden, lokaler Bestrahlung des Transplantates oder mit Antilymphozytenserum behandelt.

Der Patient wird während der ersten postoperativen Tage *isoliert*. Es werden ähnliche Vorsichtsmaßnahmen getroffen wie bei einer Agranulozytose (*Umkehrisolation* S.553), da auch bei diesen Patienten die Immunabwehr (durch Immunsuppression) geschwächt ist.

Folgende Maßnahmen sind bei der Pflegeplanung vordergründig:

- Überwachung von Kreislauf, Temperatur, Ausscheidung (stündliche Bilanzierung) und Kontrolle der Blutwerte.
- Isolation und Hygiene (s. Umkehrisolation S.553f.).
- Peinliche Katheterpflege. Der Ureterkatheter wird wegen Infektgefahr baldmöglichst (am 3.–5. Tag) entfernt.

Im übrigen gelten die allgemein gültigen Maßnahmen (Kap.21; Nephrektomie S.797ff.). Der psychologisch-menschlichen Führung und Unterstützung kommt große Bedeutung zu; sie bedarf einer großen Erfahrung und Einfühlung.

Komplikationen und Probleme

- *Akute Tubulusnekrose.* Anurie wie bei Schockniere anderer Ursache (S.788).
- *Akute Abstoßung.* Fieber, Schmerzen im Transplantat, Schwellung des Transplantats, Hypertonie, Verschlechterung der Nierenfunktion, Rückgang des Urinvolumens (bis zur Anurie). Je früher solche Abstoßungsereignisse auftreten, um so schlechter ist die Prognose (die ersten 6 Monate gelten als Risikozeit).
- *Ureterstenose.* Schmerzen, Rückgang der Nierenfunktion (Kreatininanstieg im Serum).
- *Nierenarterienstenose.* Entstehung am häufigsten 4–6 Monate nach Transplantation.
- *Zunahme von psychologischen Problemen.* Im Vordergrund steht die Angst um das Transplantat bzw. vor einer Abstoßung. Manche Patienten bleiben sehr ängstlich auch mehr als 10 Jahre nach erfolgreicher Transplantation. Große Krisen entstehen nach Verlust des Transplantats. Die Rückkehr zur Dialyse ist meist sehr schmerzhaft.

Nach 1 Jahr funktionieren ca. ⅔ der transplantierten Nieren, nach 10 Jahren ca. ⅓. Unter der neueren Immunsuppression (Sandimmun) dürfte die Prognose wesentlich besser werden. Unter diesem Medikament funktionieren nach 1 Jahr über 90% der Transplantate.

- Von großer Bedeutung sind auch die *sozialethischen Aspekte,* welche im Zusammenhang mit den Organtransplantationen und der Zunahme der technischen Möglichkeiten ein immer größeres Gewicht bekommen. Es sind Probleme, die den *Arbeitsbereich der Transplantationschirurgie* betreffen *und* das *ethische Verantwortungsbewußtsein* der Gesellschaft.

36.4.4. Urologische Operationen

Operationsmethoden

Die häufigsten Operationsverfahren sind die

- *Eröffnung* der Nieren = *Nephrotomie;* des Nierenbeckens = *Pyelotomie;* des Ureters = *Ureterotomie* oder der Blase = *Sectio alta.* Diese Eingriffe werden vor allem zur Entfernung von Steinen vorgenommen.
- *Nephrostomie:* Anlegen einer Nierenfistel zur temporären Entlastung einer geschädigten, funktionstüchtigen Niere, postoperativ oder als Dauerplastik bei inoperablem Tumor.
- *Zystostomie* meint die Drainage der Harnblase temporär oder definitiv bei Verlegung durch Hindernis.
- *Nephrektomie, Hemi-* oder *Teilnephrektomie:* Entfernung einer ganzen Niere oder von Teilen davon.
- *Thorakoretroperitoneale Nephrektomie:* breite Thoraxeröffnung und Entfernung der Nieren samt umliegendem Gewebe und Lymphknotenmetastasen.
- *Nierenbeckenplastik:* Behebung von Stenosen durch Resektion im Nierenbecken, Durchtrennung des Ureters und Schienung desselben (s. dazu Abb.36.**13** u. 36.**14**).
- *Antirefluxoperation* bei vesikorenalem Reflux, um das Rückfließen von Urin aus der Blase in den Ureter durch eine Verlängerung des Ureterverlaufs zu beheben.
- *Zystektomie:* Entfernung der Harnblase nach *supravesikaler Harnableitung = Urostomie* als
  - *Ureterosigmoidostomie* = retroperitonale Implantation beider Uretern in das Sigma mit oder ohne Refluxschutz, als Not- oder Dauerableitung (Abb.36.**12a**);
  - *Ileum-Conduit* (Ileoblase) = beide Ureteren werden retroperitoneal in eine isolierte Ileumschlinge implantiert und diese an die Haut ausgeleitet (Abb.36.**12b**);
  - *Kolon-Conduit* = Implantation der Uretern in ein isoliertes Sigmasegment, welches an die Haut ausgeleitet wird (Abb.36.**12c**).

Präoperative Maßnahmen

Grundsätzlich gilt, was im Kapitel 21 nachzulesen ist.

Besonderheiten sind:

- Prüfung der Nierenfunktion, Förderung der Diurese, evtl. wird bereits präoperativ ein Verweilkatheter eingelegt.
- Bei der *thorakalen Nephrektomie* gilt zusätzlich die spezielle Einübung der Atemtechnik (s. dazu S. 249 ff.).
- Ist eine *Urostomie* vorgesehen, so muß eine gezielte psychologische Vorbereitung getroffen werden. Sie entspricht grundsätzlich derjenigen der Ileostomie oder Kolostomie (Kap. 32, S. 705 ff.).

Postoperative Pflegeplanung

Das Ziel liegt in der Erhaltung oder Wiederherstellung der Nieren- bzw. Ausscheidungsfunktion und der Rehabilitation des Patienten.

Die *Maßnahmen,* die getroffen werden, sind je nach Zustand des Kranken, Operationsverfahren, Erfolg der Operation und individuell erreichbaren Zielen verschieden.

Behandlung

Für die Behandlung ist in erster Linie die Arztverordnung maßgebend. Orientierungshilfen sind die *allgemeingültigen Maßnahmen* (Kap. 21) sowie die *standardisierten Pflegepläne* (wie exemplarisch aus Tab. 36.4 ersichtlich).

Spezifische Ziele:

- *Sorge für Katheter und Drainagen* (Abb. 36.13 u. 36.14): Abfluß, Durchgängigkeit, Lagestabilität, Infektverhütung.

  Der übliche *Wunddrain* kann nach Eröffnung und Naht der Harnwege manchmal neben dem gewöhnlichen Wundsekret beträchtliche Urinmengen ableiten (welche natürlich der Ausscheidungsmenge zugerechnet werden müssen), weil die Harnwegsnaht selten ganz wasserdicht und der normale Harnabfluß vorübergehend gestört ist.

  • Der *Nephrostomiedrain* ist meist ein relativ dicker Schlauch (oder ein Katheter), der durch das Nierengewebe hindurch in das Nierenhohlsystem eingeführt wird; er hat die Aufgabe, den Harn der betreffenden Niere vorübergehend direkt nach außen abzuleiten, um den plastisch operierten Harnwegen die Aufgabe der Harnableitung bis zur Wundheilung abzunehmen. Dauernde

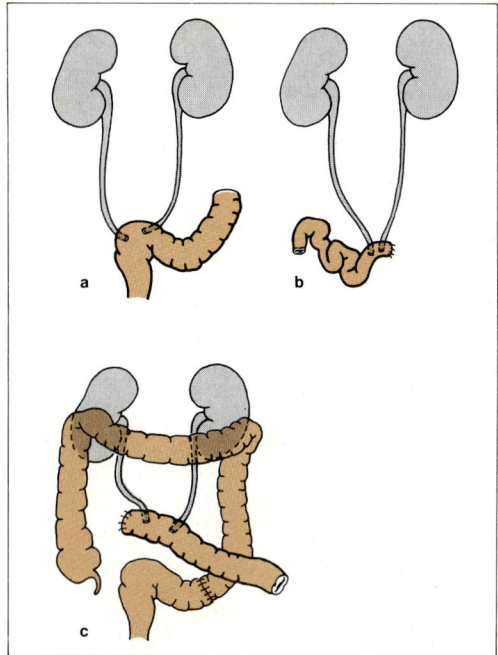

Abb. 36.**12a–c** Möglichkeiten supravesikaler Harnableitung (Urostomie). **a** Ureterosigmoidostomie (Coffey), **b** Ileum-Conduit (Bricker), **c** Kolon-Conduit.

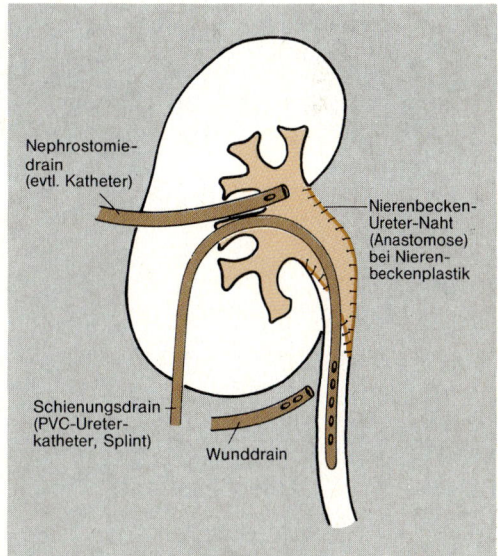

Abb. 36.**13** Mögliche Drainagen nach Nierenoperation.

Tabelle 36.4 Standardisierter Pflegeplan bei urologischen Operationen

Pflegeplan	Nephrostomie*	Nephrektomie	Thorakoperitoneale Nephrektomie	Plastische Operationen*	Supravesikuläre Harnableitung
Drainagen/Katheter * von der Pflege und sorgfältigen Handhabung der Drainagen ist der Operationserfolg abhängig	– Nephrostomiedrain • Kontrolle von Lage und Funktion, Drain darf nicht verrutschen • anspülen bei Verstopfung mit physiol. NaCl-Lösung – Wunddrain • Kontrolle auf Blutung • Entfernung am 2.–10. Tag	– Redon-Drain für 1–2 Tage – Wunddrain • Kontrolle auf Blutung • Entfernung am 4.–6. Tag – Blasenkatheter je nach Ausgangslage; er bleibt entsprechend lang liegen	– Thoraxdrain am Dauersog von 3 kPa (30 cmH$_2$O) (S. 451f.) – Wunddrain retroperitoneal • Kontrolle auf Blutung • Entfernung nach 7 Tagen	– Nephrostomiedrain • Kontrolle von Lage und Funktion • Entfernung je nach ausgeführter Operation, z. B. nach Nierenplastik am 13. postoperativen Tag – retroperitonealer Drain bleibt 9 Tage liegen – Uretersplint • Kontrolle von Lage und Funktion – Blasenkatheter bleibt bis zur Wundheilung liegen (→ Ruhigstellung der Blase)	– Urostomieüberwachung und -pflege (S. 705ff.) – Darmrohr zur Drainierung des Darmes wird schon vor der Operation eingelegt und bleibt einige Tage liegen – Wunddrain und Redon-Drainagen bedürfen der sorgfältigen Überwachung und Pflege
Infusion/Trinkmenge	während 2–3 Tagen, Tee ab 2. Tag, steigern bis 2 l und mehr (durchspülen der Harnwege)	↑	↑	↑	↑
Mobilisation	sofort	sofort	sofort	je nach Plastik Bettruhe für 2–3 Wochen	sofort
Thromboembolie-prophylaxe	unspezifisch	unspezifisch	unspezifisch	Antikoagulation, sobald der Urin aus der Nephrostomie nicht mehr blutig ist	unspezifisch
Darmtätigkeit	stimulieren ab 3. Tag	↑	↑	↑	↑
Ernährung	nach Einsetzen der Darmtätigkeit steigern	↑	↑	↑	↑

Tabelle 36.4 (Fortsetzung)

Pflegeplan	Nephrostomie*	Nephrektomie	Thorakoperitoneale Nephrektomie	Plastische Operationen*	Supravesikuläre Harnableitung
Krankenhausaustritt nach	2 Wochen	2 Wochen	2–3 Wochen	3–4 Wochen	2–3 Wochen
Rehabilitation	– Nephrostomiekatheter zum erstenmal frühestens nach 6–8 Wochen wechseln, dann alle 4 Wochen – für Kontrolle und Katheterpflege evtl. Anmeldung bei Gemeindeschwester – Patient soll viel trinken	– Erholungsaufenthalt einplanen	– Erholungsaufenthalt einplanen	– Erholungsaufenthalt einplanen; in den ersten 4 Wochen keine schweren Lasten heben (entsprechende Information)	– Urostomie-Versorgungssystem anpassen und einüben. Im Prinzip gilt alles, was bei der Kolostomie/Ileostomie auf S. 705 ff. nachzulesen ist – Kontakte mit Urostomieträger-Gesellschaft aufnehmen

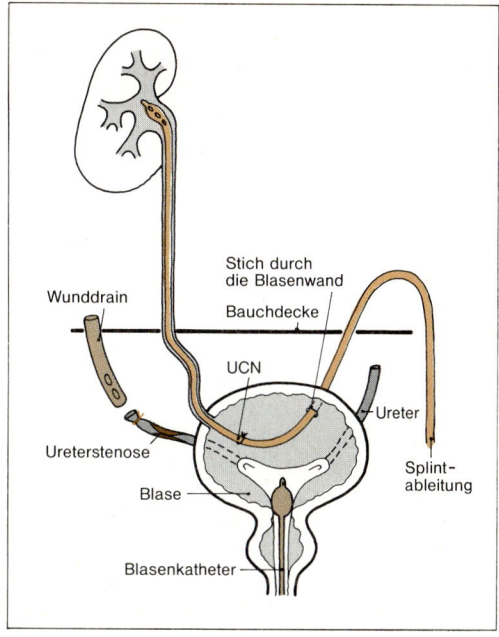

Abb. 36.14 Schienungsdrain (Splint) als Urinableitung.

und exakte Überwachung des Urinabflusses aus einer Nephrostomie ist entscheidend, da bei Verstopfung des Drains infolge Überdrucks im Nierenbecken der Erfolg der Operation in Frage gestellt wird. Spülungen (z. B. mit physiologischer Kochsalzlösung) sollten wenn möglich unterlassen oder höchstens vom Arzt vorsichtig durchgeführt werden. Ein *reichlicher Urinfluß* (gute Diurese) gewährleistet die Draindurchgängigkeit (s. unten).

- Der *Schienungsdrain* (Splint) ist meist aus gewebsfreundlichem Kunststoffmaterial (PVC, Silikongummi). Er liegt in den ableitenden Harnwegen und hält diese durchgängig während der Zeit der Wundheilung. Ist der Nierenurin durch eine separate Nephrostomie abgeleitet, führt er meist keine wesentlichen Urinmengen. Bei Harnleiterneueinpflanzungen (UCN = Ureterozystoneostomie) und bei Antirefluxoperationen dient der Schienungsdrain meist gleichzeitig als Urinableitung (Abb. 36.14) aus der betreffenden Niere.
- Ein *Blasenkatheter* hat bei Operationen am blasennahen Harnleiter, bei Harnleiterneueinpflanzungen (UCN) und bei plastischen Operationen an der Blase (z. B. auch bei

Korrektur von vesikoureteralem Reflux) die Aufgabe, die Blase bis zur Wundheilung ruhigzustellen, von Druck zu entlasten und das Zurückfließen von Harn aus der Blase in den Ureter zu verhindern.

- *Unterstützung und Förderung der Diurese* durch reichlich Flüssigkeitszufuhr (Infusionen und reichliches Trinken, sobald als möglich). Eventuell muß die Diurese durch Diuretika (Mannitol oder Lasix) forciert werden. Eine Abnahme der Ausscheidungsmenge ist unverzüglich dem Arzt zu melden.
- *Kontrolle von Sekreten/Urin* durch *Messen, Abschätzen* der Blut- und Urinbeimengung aus den Drainagen, exakte *Bilanzierung. Ersetzen* von Verlusten nach individueller Verordnung (s. dazu auch Infusionsplanung S. 419 f.).

Betreuung und Begleitung

- *Unterstützung bei den ATL.* Sie ist situationsabhängig. Ältere Patienten oder Patienten mit vorbestehenden Leiden sind oft sehr pflegebedürftig. Alle sind in den ersten Tagen durch die Drainagen und Katheter behindert, was besonders die *Mobilisation* und die *tägliche Toilette* erschwert. Thorakotomierte Patienten brauchen Unterstützung der *Atmung* (s. dazu S. 249 f.). Orale *Ernährung* und Flüssigkeitszufuhr ist abhängig von der *Ausscheidung.* Sie muß überwacht, kontrolliert und nach Bedarf (und Verordnung) angeregt werden. Bei liegendem Katheter ist die Katherpflege wichtig. Der *Schlaf* ist in den ersten postoperativen Tagen immer beeinträchtigt (Behinderung durch Drainagen usw.). Die *Schmerzbekämpfung* richtet sich nach den allgemein gültigen Richtlinien. Der Arzt wird nicht mit Analgetika sparen, damit nicht unnötige Verspannungen den Abfluß behindern.
- *Sorge für die Sicherheit.* Sie umfaßt die Überwachung, Prophylaxe und Früherfassung von eventuellen Komplikationen wie
  • Blutungen, Urinfisteln,
  • Inkrustationen der Drains/Katheter,
  • Abflußbehinderung (Steinrezidiv, Stenosen u. a.),
  • Infektion (evtl. ist eine antibiotische Abschirmung verordnet).
- *Psychosoziale Wiedereingliederung.* Größere Probleme stellen sich vor allem nach wiederholten Eingriffen bei bleibender Inkontinenz und bei der Notwendigkeit einer Urostomie. Liegt ein Karzinom vor (z. B. Blasenkarzinom, Hypernephrom), so ist der Heilungserfolg oft nur vorübergehend, es stellen sich Probleme wie beim Tumorkranken (Kap. 26). Grundsätzlich ist zu sagen, daß die Pflege von urologischen Patienten eine anspruchsvolle Pflege ist, die viel Einfühlungsvermögen und menschliche Reife voraussetzt.

36.4.5. Erkrankungen der männlichen Geschlechtsorgane

Spezifische Probleme

Die Entwicklung der Gesellschaft bringt es mit sich, daß auch Männer in steigendem Maße bei sexuellen und biologischen Problemen, bei Fragen um Potenz und Impotenz, Fertilität und Sterilität, bei psychogen-funktionellen wie auch bei organisch bedingten Beschwerden den Arzt aufsuchen. In der Parallele zum traditionellen Frauenarzt (Gynäkologe) könnte demnach im Bereich der Urologie vom „Männerarzt" gesprochen werden. Die Probleme des Patienten sprengen den Rahmen einer organisch gedachten Urologie. Sie betreffen nicht nur das Urogenitalsystem, sondern immer den Menschen in seiner Ganzheit sowie in seinen Bezügen zur Umwelt, als Mann mit seinen spezifischen Bedürfnissen, Gefühlen und Verhaltensweisen (s. dazu auch Kap. 14: *Sich als Mann oder Frau fühlen und verhalten).* Die häufigsten, primär organisch bedingten Probleme verursacht die Prostata (Prostatahypertrophie s. unten). In der Krebsmortalität des Mannes steht das Prostatakarzinom an dritter Stelle (nach dem Bronchus- und Magen-Darm-Karzinom), ein typisches „Altersleiden", welches nach dem 50. Altersjahr auftritt. Bei einer gewissen Größe kann es rektal palpiert werden (Abb. 36.**15**). Blut im Urin könnte ein relatives Frühwarnzeichen sein (s. parallel dazu Präventivuntersuchung bei der Frau S. 367 f.).

Prostatahyperplasie

Prostatazeichen

Die Lage der Prostata ist aus Abb. 36.**15** ersichtlich. Es ist eine Geschlechtsdrüse, deren Sekretion von endogenen und nervösen Faktoren abhängt. Die tägliche Produktion von 1–2 ml Sekret enthält das Ejakulat und wird mit dem Urin ausgeschieden.

Die Prostatahyperplasie ist das häufigste Leiden aller Männer zwischen 60 und 70 Jahren. Die zunehmend knötchenartige Vergrößerung der Drü-

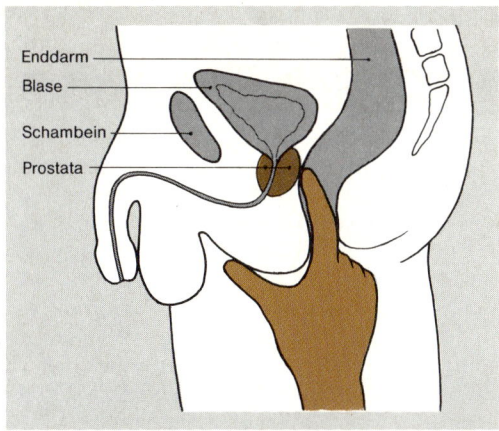

Abb. 36.**15** Palpation der Prostata bei der Rektaluntersuchung.

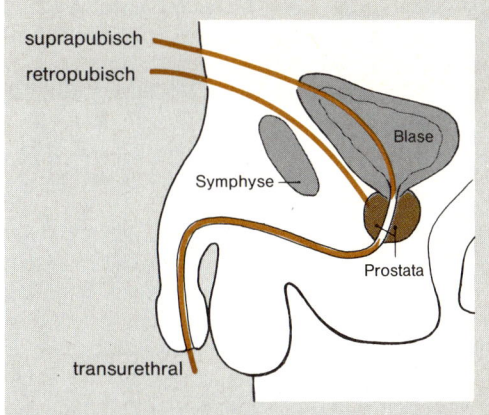

Abb. 36.**16** Prostatektomiezugänge.

sen verdrängt den Blasenhals und verursacht die typischen *Prostatikerbeschwerden*. Sie werden in 3 Stadien eingeteilt:
- *Stadium I:* Dysurie, dünner Harnstrahl, evtl. Harnverhaltung, terminales Nachträufeln, Pollakisurie, Nykturie (Prostatazeichen).
- *Stadium II:* Prostatazeichen + Resturin. Hämaturie, Fieber infolge Harnwegsinfekts, stauungsbedingte Nierenschmerzen, Inkontinenzzeichen (Überlaufinkontinenz).
- *Stadium III:* Prostatazeichen + Restharn + Niereninsuffizienz (s. dazu Urämie S. 788).

Die Behandlung ist stadiumabhängig. Bei einer „noch nicht" oder „nicht mehr möglichen" Operation ist die Therapie eine symptomatische. Das *Ziel* liegt in einer größtmöglichen Beschwerdefreiheit.
- Beheben der Dysurie mit Wärme und Anticholinergika.
- Behandeln eines Harnweginfektes (je nach Uricultprobe, S. 205 f.).
- Dauerkatheterbehandlung mit intermittierender oder freier Urinableitung bei inoperablem Zustand bzw. bis zur Operationsfähigkeit.

Prostatektomie (Abb. 36.**16**)

Je nach Zugang unterscheidet man:
- *retropubische* Prostatektomie (extravesikal) bei mittleren bis großen Adenomen;
- *suprapubische* Prostatektomie (transvesikal) für große Adenome;
- *transurethrale* Prostatektomie oder Elektroresektion (TUR) für kleinere bis mittlere Adenome.

Seltenere Methoden sind die sog. Kryochirurgie (Vereisung) und die totale Prostatektomie (inkl. der Samenblasen) bei Malignomen.

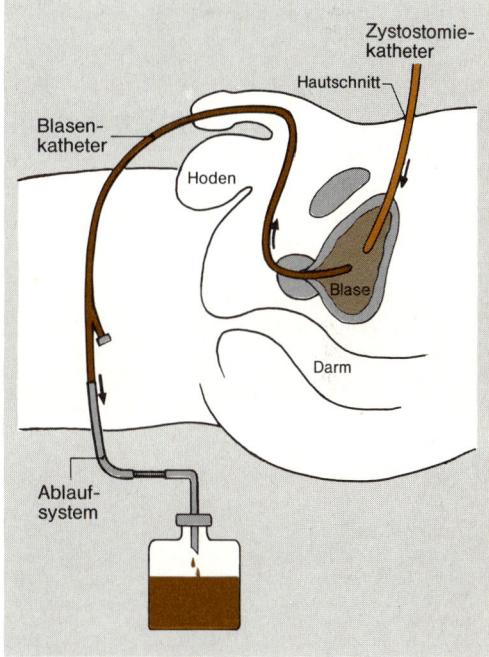

Abb. 36.**17** Spülsystem nach operativer Prostektomie.

Postoperative Pflegeplanung

Sie entspricht derjenigen der urologischen Operationen (S. 769 f.). Besonderer Beachtung bedürfen *Katheter, Spülung* und *Drainagen* (Abb. 36.**17**).
- *Nach retropubischer Operation:*
  • Kontinuierliche Spülung durch die Zystostomie für 2–3 Tage.

- Sobald der Urin klar und eine Spülung nicht mehr notwendig ist, wird der Harnröhrenkatheter u. U. entfernt.
- Einübung der normalen Miktion (s. Blasentraining S. 198 f.).
- Entfernung der Wunddrains am 5.–7. Tag.
- Entfernung der Zystostomie am 10. Tag.
- *Nach transvesikaler Operation.*
  - Am 4. postoperativen Tag Entfernung der Tamponade unter Analgetika (sehr schmerzhaft!) und maximaler Spülung durch den Zystostomiekatheter.
  - Entfernung des Zystostomiekatheters je nach Resturin
  - Entfernung der Wunddrains am 7. Tag.
  - Enfernung des Blasenkatheters am 10. Tag.
- *Nach transurethraler Operation:*
  - Spülung durch den Blasenkatheter nach Bedarf.
  - Entfernung des Katheters am 3.–5. Tag.

Rehabilitationsplanung

Sie ist ein wichtiger Teil der Pflegeplanung und bedarf eines gezielten Maßnahmenbündels:

- *Zeitpunkt des Krankenhausaustritts vorbereiten:* bei komplikationslosem Verlauf nach 2–3 Wochen, nach transurethraler Resektion schon nach 10–14 Tagen.
- Die *Blasenentleerung* muß eingeübt sein. Kriterium: negative Restharnbestimmung (S. 191) sowie willkürliche Blasenkontrolle.
- Als *Harnwegsinfektprophylaxe* bekommt der Patient ein harndesinfizierendes Medikament für 2–3 Monate, der Urin muß sauer bleiben und der Patient über die Wichtigkeit der Diurese (reichlich trinken) orientiert sein.
- *Nachkontrolle* – vor allem die erste Arztkontrolle – muß organisiert sein.
- *Betreuung* und *Begleitung* des Kranken müssen, bis zur Wiedererlangung der Selbständigkeit, in allen Belangen gewährleistet sein.

36.5. Beurteilung von Wissen und Können in der Pflege

Fallstudie

Herr X, 63 Jahre alt, Kaufmann und Hobbygärtner, seit 3 Monaten verwitwet, sucht wegen Miktionsbeschwerden den Arzt auf. Es wird eine Prostatahypertrophie im 2. Stadium diagnostiziert.

- Welche zusätzlichen Beschwerden konnte der Arzt feststellen (S. 800)?
- Sie übernehmen die Pflege dieses Patienten, der für eine Prostatektomie eingewiesen wird:
  - Nehmen Sie eine möglichst individuelle Situationseinschätzung vor (orientieren Sie sich auf S. 780 f.).
  - Formulieren Sie die vordergründigen Pflegeprobleme.
  - Stellen Sie einen Pflege- und Rehabilitationsplan für die postoperative Phase auf (S. 801 f.).

Weiterführende Literatur

Asbach, H. W., C. Hermann-Schüssler, M. Lorenz: Urologie. Springer, Berlin 1980

Colombi, A.: Hämodialyse-Kurs für Ärzte und Pflegepersonal, 3. Aufl. Enke, Stuttgart 1981

Dreikorn, K.: Leben mit der neuen Niere. Thieme, Stuttgart 1983

Franz, H. E.: Dialysebehandlung. Eine Anleitung für Patienten und Pflegepersonal, 3. Aufl. Thieme, Stuttgart 1984

Franz, H. E.: Blutreinigungsverfahren, 3. Aufl. Thieme, Stuttgart 1985

Kluthe, R., H. Quirin: Diätbuch für Nierenkranke, 5. Aufl. Thieme, Stuttgart 1985

Mayor, G., D. Hauri, A. Sulmoni: Checkliste Urologie. Thieme, Stuttgart 1979

Moeller, J.: Ärztlicher Rat für Nierenkranke, 3. Aufl. Thieme, Stuttgart 1981

Sökeland, J.: Urologie für Krankenpflegeberufe, 4. Aufl. Thieme, Stuttgart 1983

Sökeland, J.: Urologie. Leitfaden für Studium und Praxis, 10. Aufl. Thieme, Stuttgart 1986

Uldall, R. R.: Nierenerkrankungen, Dialyse, Transplantation für Krankenpflegeberufe. Thieme, Stuttgart 1980

37. Weibliche Geschlechtsorgane

Sequenzziel/Intention

Dieses Kapitel gibt Ihnen einen Einblick in das Gebiet der Frauenheilkunde. Für ein vertieftes Wissen muß auf den entsprechenden Fachunterricht bzw. auf die weiterführende Literatur verwiesen werden. Das vorliegende exemplarisch ausgewählte Wissensangebot soll Ihnen helfen, Zusammenhänge besser zu verstehen, sensibilisiert zu werden für die Situation der von Krankheit betroffenen Frauen mit dem Ziel, *die Grundsätze der Pflegeplanung* (S. 74ff.) *in die Praxis der gynäkologischen Station umzusetzen.*

Dynamik des Pflegeprozesses

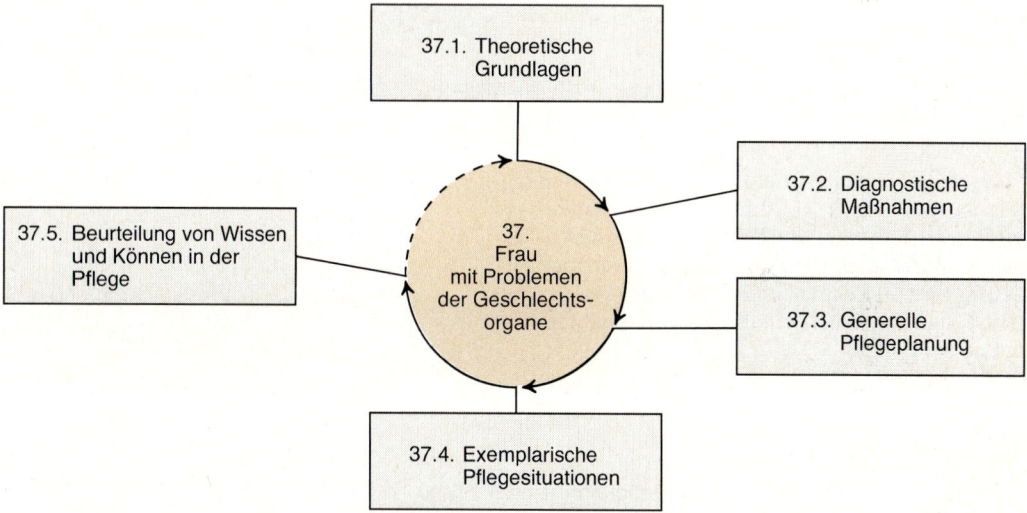

Prinzipien/Impulse

- Die *biologischen Gesetzmäßigkeiten* des weiblichen Hormon- und Geschlechtsapparates prägen die geschlechtliche Identität der Frau und somit ihre Lebensform und Lebensart.
- Die *Psyche der Frau* steht in enger Wechselbeziehung zu den biologischen Geschlechtsmerkmalen und -hormonen. Sie reagiert äußerst subtil auf Veränderungen, insbesondere auf Störungen und/oder Verluste von geschlechtsspezifischen Merkmalen.
- Die *soziale Rolle der Frau* ist von Erwartungen (Fremd- und Selbsterwartungen) geprägt. Wieweit sie von dieser Rolle bestimmt wird bzw. in der Lage ist, sich selbst zu bestimmen (in der Annahme als die, die sie ist oder auch durch die Krankheit geworden ist), hängt weitgehend von entwicklungs- und umweltbedingten Faktoren ab.

37.1.   Theoretische Grundlagen

37.1.1.   Bezug zum Kreismodell

Die Pflege bei Erkrankungen der weiblichen Geschlechtsorgane – gynäkologische Erkrankungen – steht in direktem Zusammenhang zu Kapitel 14, *Sich als Mann oder Frau fühlen und
verhalten*. Das Studium dieser ATL muß daher
als unabdingbare Voraussetzung diesem Kapitel
vorangestellt werden. Von großer Bedeutung
sind auch die folgenden Lebensaktivitäten: *sich
bewegen* (Kap. 4), *sich waschen und kleiden*
(Kap. 5), *ausscheiden* (Kap. 7).
Das Wissen um die biologischen und psychologischen Gesetzmäßigkeiten ermöglicht ein fundiertes Handeln, d.h. eine Pflege, die auf jenen
Denkschritten aufgebaut ist, wie sie S. 84f. beschrieben sind: *Prinzip → Folgerung → Forderung → Methode*. Die Grundlagen zur *Pflegeplanung* sind auf S. 74ff. nachzulesen.

37.1.2.   Wirkung der weiblichen
            Geschlechtshormone

Überprüfen Sie anhand der Abb. 37.**1** Ihr Wissen
über die *anatomischen* Grundlagen. Rekapitulie-
ren Sie dabei die *physiologischen Gesetzmäßigkeiten* von Bildung und Weg der Eizelle: Eierstock
→ Eitrichter → Eileiter → Gebärmutter (Frucht-
halter) → Scheide (Kopulationsorgan und Ge-
burtsweg).
Die Vorgänge im Ovar werden durch Hormone
aus der Hypophyse gesteuert, die ihrerseits vom
Gehirn beeinflußt wird (Abb. 37.**2**).
Durch die Wirkung des von der Hypophyse ab-
gegebenen *FSH* werden in den Eierstöcken die
Follikel (Eizelle mit umgebenden Zellen) zum
Wachstum angeregt. Unter dem Einfluß des *LH*
(*l*uteinisierendes *H*ormon, identisch mit ICSH,
S. 758) beginnen die Follikelzellen, *Östrogen* zu
produzieren. Dieses wirkt einerseits auf die Gebärmutterschleimhaut (Aufbau), andererseits zurück auf die Hypophyse, indem es die Bildung
von FSH hemmt, so daß keine weiteren Follikel
mehr reifen. Unter dem Einfluß des LH werden
die Follikelzellen nach dem Eisprung (Ovulation), welcher nach 12–16 Tagen stattfindet, zum
Gelbkörper umgewandelt, der nun ein anderes
Hormon produziert, das *Progesteron*. Dieses
wirkt wieder einerseits auf die Uterusschleim-
haut (Umbau, Vorbereitung zur Aufnahme einer
evtl. befruchteten Eizelle) und andererseits auf

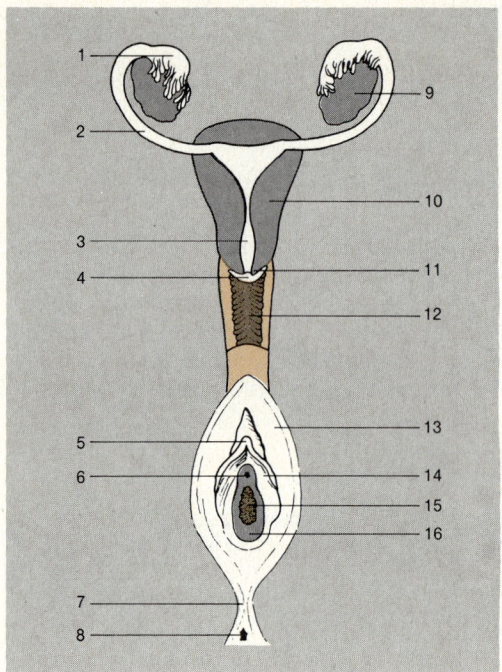

Abb. 37.**1**   Innere und äußere Geschlechtsorgane der
Frau. Bezeichnen Sie die Strukturen 1–16 (S. 944).

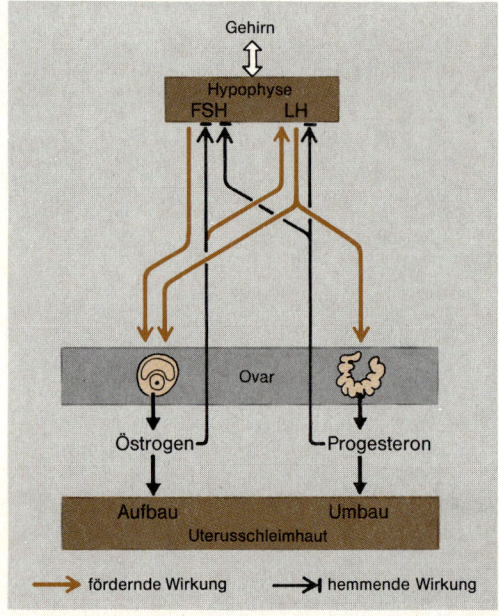

Abb. 37.**2**   s. Text.

die Hypophyse, indem es die Produktion von FSH und LH hemmt. Falls eine Befruchtung ausbleibt, degeneriert der Gelbkörper nach 2 Wochen, die Gebärmutterschleimhaut wird abgestoßen, und die Produktion von FSH und LH beginnt von neuem.

Wenn eine Befruchtung stattfindet, bleibt der Gelbkörper (Corpus luteum) erhalten und produziert weiter Progesteron, wodurch eine weitere Eireifung verhindert wird.

37.2. Diagnostische Maßnahmen

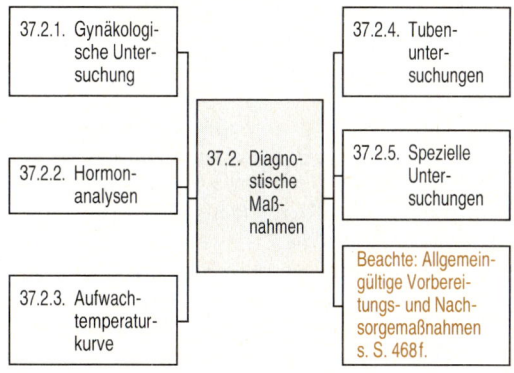

- 37.2.1. Gynäkologische Untersuchung
- 37.2.2. Hormonanalysen
- 37.2. Diagnostische Maßnahmen
- 37.2.3. Aufwachtemperaturkurve
- 37.2.4. Tubenuntersuchungen
- 37.2.5. Spezielle Untersuchungen
- Beachte: Allgemeingültige Vorbereitungs- und Nachsorgemaßnahmen s. S. 468 f.

37.2.1. Gynäkologische Untersuchung

Die gynäkologische Untersuchung wird bei entleerter Blase in sog. Steinschnittlage vorgenommen (Rückenlage, Oberschenkel gebeugt und gespreizt, Knie angewinkelt). Je besser das Schamgefühl der Frau dabei berücksichtigt wird, um so entspannter kann sie die Untersuchung geschehen lassen. Die sachlich-diskrete Anwesenheit der Schwester soll daher in erster Linie dem psychisch-geistigen Wohlbefinden der Frau dienen und erst in zweiter Linie der Assistenz des Arztes im Ablauf der Untersuchung.

Grundsätzlich wird die gynäkologische Untersuchung in der folgenden Reihenfolge vorgenommen:

- *allgemeine* und *gynäkologische Anamnese*. Letztere umfaßt Fragen über Zyklus, Menarche, Zyklusablauf, Menopause, jetzige Beschwerden.
- *Inspektion* des äußeren Genitales auf Entzündungen, trophische oder neoplastische Veränderungen sowie Senkungszustände.

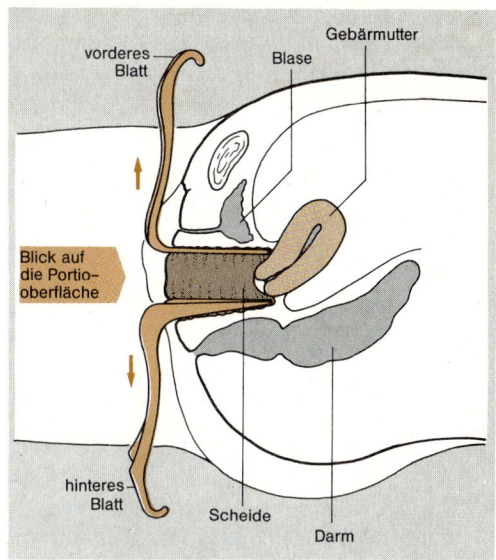

Abb. 37.3   In die Vagina eingeführtes Spekulumpaar.

- *Spekulumuntersuchung*. Mittels Spekula (getrennte Blätter – Abb. 37.3 – oder aufklappbares Spekulum) wird die Scheide entfaltet und die Portiooberfläche freigelegt. Dann kann der Arzt folgende Untersuchungen vornehmen:
  - *Inspektion* des unteren Genitales.
  - *Sekretentnahme* mit Watteträger (→ Objektträger) am Zervikalkanal (Zervixabstrich), evtl. zusätzlich am hinteren Scheidengewölbe. Bei der *Nativuntersuchung* sind Epithelzellen, Döderlein-Stäbchen, Pilzfäden, Bakterien und besonders die sich lebhaft bewegenden Trichomonaden sowie Leuko- und Erythrozyten zu erkennen. Eine *Gramfärbung* ist bei Verdacht auf Gonorrhö notwendig.
  - *Zytologischer Abstrich* mit Watteträger (→ Fixation in Ätheralkohol oder mit Fixierspray) von Portiooberfläche und Zervikalkanal. Die *Färbung nach Papanicolaou* und deren Einstufung basiert auf der Zellkernmorphologie und wird in fünf Stadien (I und II = negativ, III = suspekt, IV und V = positiv) eingeteilt. Stadium III bedarf einer weiteren Abklärung (Kürettage, Konisation) zur Feststellung der Diagnose (chronische Entzündung, Krebs).

Suspekt bedeutet, daß eine Diagnosestellung notwendig ist. Es kann sich um eine chronische Entzündung handeln. Nach entsprechender Therapie ist der Befund wieder negativ. Es ist wichtig, daß die Frau weiß, daß Stadium III kein Anlaß für Krebsangst ist.

- *Kolposkopie*= Betrachtung der Portiooberfläche mit dem Kolposkop (Prinzip der Endoskopie S.465), wobei zur Verbesserung des Oberflächenreliefs eine leichte Anämisierung durch Auftragen von 3%iger Essigsäurelösung vorgenommen wird. Das kolposkopische Bild wird geprägt von der Oberflächenstruktur, den Zervixepithelien sowie deren Transparenz. Anschließend wird die
- *Schiller-Jodprobe* vorgenommen. Normales Plattenepithel enthält reichlich Glykogen, das durch Jod dunkelbraun gefärbt wird. Bringt man eine 3%ige Jodlösung auf die Portiooberfläche, so färben sich Bezirke mit normalem Plattenepithel dunkelbraun an. Epithelien, die wenig oder kein Glykogen enthalten, färben sich nicht oder sind als hellbraune oder ockerfarbene Flecken sichtbar. Normales dunkelbraunes Epithel nennt man *jodpositiv. Verändertes Plattenepithel,* z.B. atypisches Epithel bei Karzinom oder Ektopie (Verlagerung nach außen), ist als jodhelle oder *jodnegative* Flecken sichtbar.
- *Biopsien* (Prinzip S.435) an der Vulva, Vagina oder an der Portio können unter Führung des Kolposkops als Knipsbiopsien vorgenommen werden.

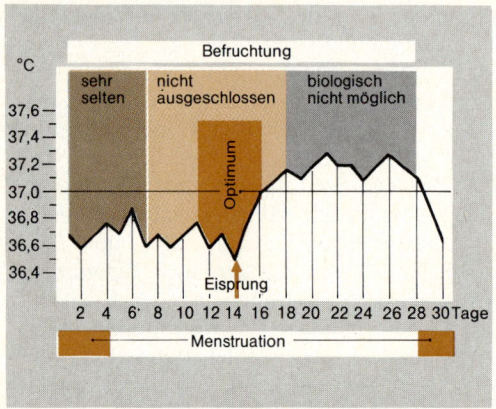

Abb.37.4   Aufwachtemperaturkurve mit einem biphasischen (zweiphasischen) Zyklus. Dies spricht für einen Eisprung (ovulatorischer Zyklus). Bei einem monophasischen (einphasischen) Verlauf der Temperaturkurve wird ein Fehlen der Ovulation angenommen (anovulatorischer Zyklus).

37.2.2. Hormonanalysen

Zur Abklärung von Funktionsstörungen (z.B. Amenorrhö), Zyklusstörungen, Sterilität usw. können quantitative Hormonanalysen im Blut und Urin oder hormonale Funktionstests vorgenommen werden. Da diese Analysen sehr differenzierte und kostspielige Verfahren sind, ist die *exakte Einhaltung der jeweiligen Laborbestimmung* außerordentlich wichtig. Häufig werden im Serum der Gesamthormonspiegel und im Urin dessen Hauptmetabolit bestimmt, z. B. Progesteronnachweis im Blutserum und Pregnandiolbestimmung im 24-Stunden-Urin (exakte Urinsammlung und -messung sind für die Brauchbarkeit der Analysen Voraussetzung).

37.2.3. Aufwachtemperaturkurve

Die Messung der morgendlichen Temperaturschwankungen (auch Basaltemperaturkurve genannt) ist ein einfaches und zuverlässiges Mittel, um Angaben über den *Ablauf eines Zyklus* oder über die *Ursachen von Zyklusstörungen* zu gewinnen. Von primärer Bedeutung ist dabei das Verständnis und die Zuverlässigkeit der Frau bei der Temperaturmessung:
- jeden Tag, ohne Unterbrechung;
- morgens früh, nach dem Aufwachen, *vor* dem Aufstehen (nicht zu einer bestimmten Stunde, sondern nach einigen Stunden Schlaf);
- notieren von Erkältungen und Befindlichkeitsstörungen.

Entscheidend für die Beurteilung der Kurve ist nicht die Höhe der Temperatur, sondern die Abweichung zwischen den Werten. Abb.37.4 zeigt eine zweiphasische Temperaturkurve.

Die *Verlängerung der Hpyerthermie* kommt durch den Fortbestand des Corpus luteum und die dadurch anhaltende Progesteronsynthese zustande und ist das früheste objektive Zeichen für den Eintritt einer Schwangerschaft.

37.2.4. Tubenuntersuchungen

Die *Pertubation* dient der Prüfung der Tubendurchgängigkeit. Es handelt sich dabei um eine vaginale Insufflation von CO_2 unter steigendem Druck. Bei Gasaustritt in die Bauchhöhle (durchgängige Tuben) kann ein charakteristischer wellenförmiger Druckabfall registriert werden. Normale Werte liegen bei 5–13 kPa (40–100 mmHg) bei gleichzeitiger Seitenlokalisation (wird durch Auskultation festgestellt).

Die *Hysterosalpingographie* (HSG) wird mit wasserlöslichem Kontrastmittel vorgenommen (leichte Tubenpassage, rasche Resorption bzw. rascher Abtransport). Bei normaler Durchgängigkeit der Tuben kann schon nach Injektion weniger Milliliter Kontrastmittel der Austritt in die Bauchhöhle durch Röntgenaufnahmen verfolgt werden. Die *Vorbereitung* der Frau auf diese Untersuchungen liegt in der Rasur der Schamhaare, Blasen-Darm-Entleerung und der Verabreichung einer Prämedikation.

37.2.5. Spezielle Untersuchungen

Damit sind Untersuchungen gemeint, die auch die Nachbarorgane betreffen oder von Nachbarorganen aus vorgenommen werden, z. B.

- *Computertomographie* und *Kernspintomographie* (Kap. 20, S. 459 ff.);
- *Ultraschalldiagnostik* des Genitalbereichs bei gefüllter Harnblase (400 ml Tee 30 Minuten vor der Untersuchung, s. auch S. 461 ff.);
- *urologische Untersuchungen* (S. 775 ff.);
- *gastroenterologische Untersuchungen, Laparoskopie* (S. 719).

37.3. Generelle Pflegeplanung

> Es sei auf die allgemeinen Ausführungen S. 74 ff. u. 587 f. verwiesen.

37.3.1. Situationseinschätzung

So gleichbleibend scheinbar die Probleme auf der gynäkologischen Station sind, so vielschichtig ist deren Hintergrund und so unterschiedlich die Situation der einzelnen Patientin, insbesondere als

☐ Wartende auf ein Untersuchungsergebnis (Angst, Befürchtung, Erwartung, Hoffnung);

☐ Frau nach einem Abort (ungewollter Verlust des Kindes, provozierte Ausstoßung der Frucht bei oft schwierigen Lebensproblemen oder bei drohendem Abort mit gleichzeitig großer Hoffnung der Erhaltung);

☐ Betroffene von einer Krankheit, die tiefgreifend ihr Frausein bedroht, z. B. die Notwendigkeit der Entfernung der Geschlechtsorgane oder einer Brust;

☐ Leidende bei fortgeschrittener Krankheit mit dem Wissen (oder der Verdrängung von Wissen) um das unausweichliche Schicksal.

☐ usw.

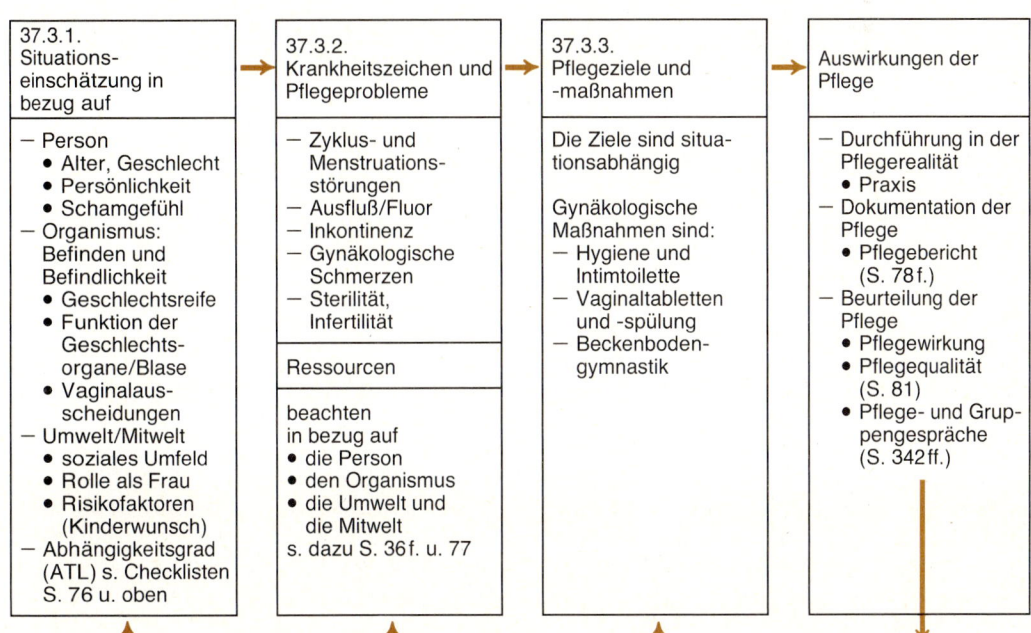

37.3.1. Situations- einschätzung in bezug auf	37.3.2. Krankheitszeichen und Pflegeprobleme	37.3.3. Pflegeziele und -maßnahmen	Auswirkungen der Pflege

– Person
  • Alter, Geschlecht
  • Persönlichkeit
  • Schamgefühl
– Organismus:
  Befinden und
  Befindlichkeit
  • Geschlechtsreife
  • Funktion der
    Geschlechts-
    organe/Blase
  • Vaginalaus-
    scheidungen
– Umwelt/Mitwelt
  • soziales Umfeld
  • Rolle als Frau
  • Risikofaktoren
    (Kinderwunsch)
– Abhängigkeitsgrad
  (ATL) s. Checklisten
  S. 76 u. oben
	– Zyklus- und
	  Menstruations-
	  störungen
	– Ausfluß/Fluor
	– Inkontinenz
	– Gynäkologische
	  Schmerzen
	– Sterilität,
	  Infertilität
	
	Ressourcen
	
	beachten
	in bezug auf
	  • die Person
	  • den Organismus
	  • die Umwelt und
	    die Mitwelt
	s. dazu S. 36 f. u. 77
		Die Ziele sind situa-
		tionsabhängig
		
		Gynäkologische
		Maßnahmen sind:
		– Hygiene und
		  Intimtoilette
		– Vaginaltabletten
		  und -spülung
		– Beckenboden-
		  gymnastik
			– Durchführung in der
			  Pflegerealität
			  • Praxis
			– Dokumentation der
			  Pflege
			  • Pflegebericht
			    (S. 78 f.)
			– Beurteilung der
			  Pflege
			  • Pflegewirkung
			  • Pflegequalität
			    (S. 81)
			  • Pflege- und Grup-
			    pengespräche
			    (S. 342 ff.)

37.3.2. Krankheitszeichen und Pflegeprobleme

Zyklus- und Menstruationsstörungen

Probleme, die im Zusammenhang mit der Geschlechtsreife der Frau auftreten können, sind
- Zyklusstörungen: verkürzte, verlängerte , unregelmäßige Zyklusabschnitte;
- Blutungsstörungen als Verringerung, Ausbleiben oder Vermehrung der Blutung;
- prämenstruelle Beschwerden;
- klimakterische Probleme.

Siehe dazu Kap. 14, S. 365 f.

Ausfluß/Fluor

Unter *Fluor genitalis* versteht man den Ausfluß aus dem weiblichen Genitale als Folge gesteigerter Sekretion.

Eine geringe Sekretion ist immer vorhanden, da die Vagina durch Transsudation im Bereich der Vagina selbst sowie durch Sekretion der Zervixdrüsen feucht gehalten wird.

Fluor kann aus den höher oder tiefer gelegenen Genitalabschnitten stammen. So spricht der Arzt z. B. von zervikalem Fluor, vaginalem Fluor oder Fluor von der Vulva.

Ursachen:
- funktionelle Störungen, Infektionen;
- chemische Milieuveränderung in der Scheide;
- Fremdkörper, Karzinome u. a.

Juckreiz als eventuelle Begleiterscheinung von Ausfluß ist für die Frau oft ebenso unangenehm wie der Ausfluß selbst.

Funktioneller Fluor. Er findet sich bei jungen Mädchen häufig zusammen mit vegetativer Dystonie. Therapeutisch kommen eine Umstellung der Lebensweise (Schlaf, Ernährung) und physikalische Maßnahmen wie Saunabäder oder Solebäder, Gymnastik und Schwimmen in Frage. Funktioneller Fluor tritt auch auf bei reduziertem Allgemeinzustand, psychischen Belastungen oder als Begleiterscheinung z. B. bei Infektionskrankheiten. Mit der Heilung der Grundkrankheit verschwindet auch der Ausfluß.

Entzündlicher Fluor. Fluor ist ein obligates Symptom aller entzündlichen Veränderungen im Bereich der Vagina. Als Erreger kommen Trichomonaden, Strepto- und Staphylokokken, Kolibakterien, Gonokokken, Candida albicans (Soor), Chlamydien u. a. in Frage.

Fluor bei Karzinom (Scheidenkarzinom, Zervixkarzinom oder Korpuskarzinom) ist meist bräunlich bis eitrig-blutig.

Vermehrter Fluor bei Gravidität ist normal und braucht keine besondere Behandlung, wenn nicht gleichzeitig eine Kolpitis (Scheidenentzündung) vorliegt.

Inkontinenz

Die Inkontinenz (unwillkürlicher Urinabgang) wird unterteilt in
- *Inkontinenz nur bei Anstrengung* = Streß-, Belastungs- oder relative Inkontinenz. Es handelt sich um eine Insuffizienz des Blasenverschlußapparates (postoperativ, nach Geburten, nach der Menopause) infolge Erschlaffung der Beckenbodenmuskulatur.
  1. Grad: bei Husten, Niesen;
  2. Grad: bei raschem Gehen, Treppensteigen;
  3. Grad: bei Stehen, Aufstehen, nach dem Sitzen.
- *Inkontinenz unabhängig von Anstrengung* bei irritativen Zuständen von Blase und Urethra (Drang- bzw. Urininkontinenz) bei neurogener oder psychogener Blasenstörung.
- *Absolute Inkontinenz* – auch im Liegen – bei Ureterfisteln.

Zu Inkontinenz s. Kap. 7.

Im Zusammenhang mit gynäkologischen Problemen wie Genitaldeszensus (Prolaps), Myomen und anderen Krankheiten, die den Halteapparat des Beckens beeinträchtigen, handelt es sich immer um eine *Streß*- oder *Belastungsinkontinenz*. Prophylaktisch und therapeutisch ist beim 1. Grad eine konsequente Beckenbodengymnastik angezeigt (S. 810). Beim 2. und 3. Grad ist die operative Korrektur notwendig (Blasenhalsraffung oder Blasenhalssuspension).

Gynäkologische Schmerzen

Schmerzen sind nach Blutung und Fluor die *dritthäufigste* Klage von Frauen, die die gynäkologische Sprechstunde aufsuchen. Schmerz als subjektives Symptom muß objektivierbar werden, d. h. in einen Zusammenhang mit anderen *Befindlichkeitsstörungen* gebracht werden.
- *Zyklische Schmerzen* = in Perioden auftretende Beschwerden. Ein Beispiel dafür ist die Dysmenorrhö (Menstruation mit deutlich stärkeren Schmerzen als die üblichen Menstruationsbeschwerden). Auch Myome können zuweilen zu verstärkten Schmerzen während der Menstruation führen. Gelegentlich klagen Frauen über einen Schmerz in der Mitte des Zyklus (Mittelschmerz), der mit dem Eisprung in Zusammenhang steht.

- *Azyklische Schmerzen* = nicht an Perioden gebundene Schmerzzustände. Zu azyklischen Schmerzen führen vor allem Entzündungen im Bereich des Genitaltraktes (Adnexitis = Eileiterentzündung) sowie die Endometritis (Gebärmutterschleimhautentzündung). Relativ häufig treten bei einer Endometriose Schmerzen auf, die azyklisch oder zyklisch sein können.
- *Situationsabhängige Schmerzen* beim Gehen, Stehen, nach dem Aufstehen oder im Zusammenhang mit Inkontinenz weisen auf eine Gebärmuttersenkung (Deszensus) hin, Schmerzen beim Wasserlassen auf eine Zystitis, Kreuzschmerzen sind etwa in der Hälfte der Fälle gynäkologisch bedingt, ebenso häufig orthopädisch, urologisch oder psychosomatisch verursacht.

Je genauer die *Schmerzangaben* sind (zeitliches und örtliches Auftreten, auslösende Momente usw.), um so besser kann der Arzt eine Diagnose stellen und die Therapie einleiten.

Zu *Schmerztoleranzgrenze* und *Schmerzbehandlung* s. Kap. 13.

Sterilität, Infertilität

Die ungewollte Kinderlosigkeit ist für ein Ehepaar eine große Belastung. Der Kinderwunsch kann – insbesondere bei der Frau – einen großen Platz einnehmen.

Sterilität kann von Beginn an bestehen (primäre Sterilität) oder nach Eileiterentzündungen, Abtreibungen, Fehlgeburten erworben sein (sekundäre Sterilität). Die Ursache kann grundsätzlich beim Mann *oder* bei der Frau liegen.

Infertilität ist die Unfähigkeit, ein lebensfähiges Kind auszutragen. Häufig liegt eine Nidationsstörung vor. Die Konzeption wird dann gar nicht bemerkt, da das befruchtete Ei zum Zeitpunkte der erwarteten Periode ausgestoßen wird. Auch andere Ursachen, z. B. Insuffizienz des Fruchthalters (Uterus) können dafür verantwortlich sein. Je früher die Fertilitätschancen beider Ehepaare untersucht werden, um so höher ist die Behandlungserfolgsquote. Beide Partner bedürfen dabei oft großer Geduld. Die Beratung soll in erster Linie unterstützend sein.

37.3.3. Pflegeziele und -maßnahmen

Die *Pflegeziele* beinhalten gleichsam die Prognose. Sie sollen realistisch sein und keine Wunschziele. So sehr uns das Schicksal der Frau berührt,

Heilung ist nicht immer möglich, wohl aber *Begleitung, Unterstützung* häufig auch *Erweckung* oder *Wiederbelebung* von Energien, Kräften (Ressourcen) und dadurch

- Erreichung optimal möglicher Lebensqualität;
- Erhaltung oder Wiederherstellung eines gesunden Selbstwertgefühls und
- erfülltes Frausein trotz eventueller biologischer oder krankheitsbedingter Grenzen und Einschränkungen;
- Freude am Möglichen, am Erreichbaren, Annahme des Unausweichlichen.

Die *Maßnahmen* entsprechen den allgemeinen Pflegegrundsätzen, die im ersten Teil des Buches beschrieben und dort nachzulesen sind. Gynäkologiespezifische Maßnahmen sind im folgenden beschrieben.

Hygiene und Intimtoilette

Die Infektion, insbesondere deren Folgen (aufsteigend, übergreifend auf den Bereich des Urogenitalsystems), bedeuten eine große Gefahr für die Frau und müssen möglichst vermieden werden:

- peinliche Sauberkeit von Bettwäsche, Pflegemitteln und -hilfsmitteln (Steckbecken, Unterlagen);
- sorgfältige Körperpflege, tägliches Duschen, wo möglich (zur Individualhygiene s. S. 273);
- exakte Intimpflege: Waschung, Abspülung, Gebrauch eines Closomaten;
- *Abspülen der Genitalien* durch die Schwester nach Bedarf oder nach Operationen. Zum Spülen eignet sich z. B. Kamillosanlösung. Die Flüssigkeit wird über die inneren Oberschenkel und das Genitale gegossen. Durch leichtes Spreizen mit der behandschuhten Hand können auch die kleinen Schamlippen und der Vorhof gesäubert werden. Anschließendes Abtrocknen mit sauberen, evtl. sterilisierten Kompressen;
- einwandfreies Umgehen mit Vorlagen, häufiges Wechseln (nur mit Handschuhen!), sorgfältige Entsorgung.

Die „gynäkologische Pflege" ist eine Pflege, die aufs engste mit den *Scham- und Tabuzonen der Frau* in Berührung steht. Nur wer gelernt hat, mit Einfühlungsvermögen, Takt und Ehrfurcht auf den Mitmenschen zuzugehen, wird den Intimbereich eines anderen „betreten" können, ohne ihn zu verletzen oder zu beschämen. Zu Scham und Schamgefühl s. S. 190 f. und S. 369.

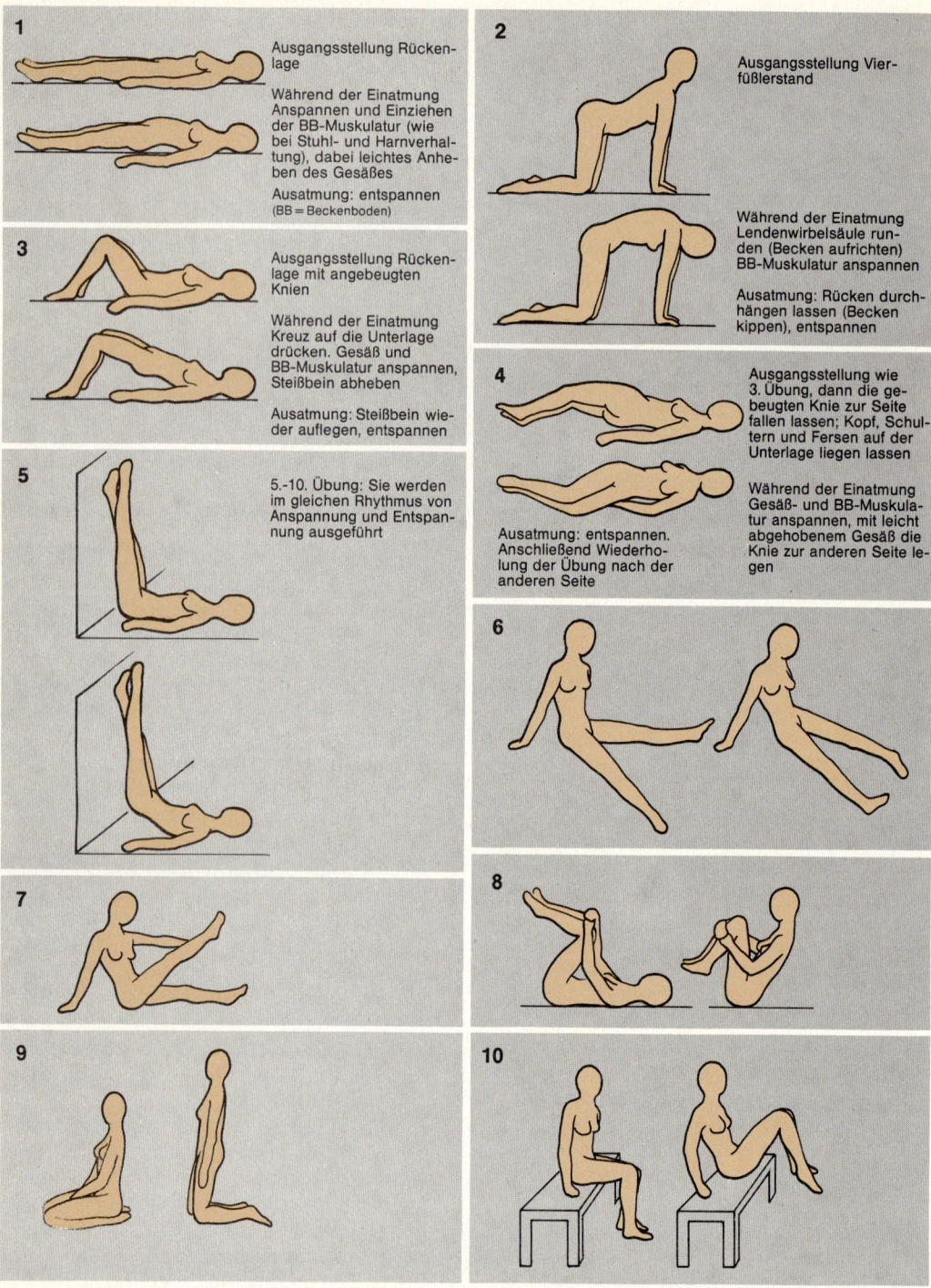

1

Ausgangsstellung Rücken-
lage

Während der Einatmung
Anspannen und Einziehen
der BB-Muskulatur (wie
bei Stuhl- und Harnverhaltung), dabei leichtes Anheben des Gesäßes

Ausatmung: entspannen
(BB = Beckenboden)

3

Ausgangsstellung Rücken-
lage mit angebeugten
Knien

Während der Einatmung
Kreuz auf die Unterlage
drücken. Gesäß und
BB-Muskulatur anspannen,
Steißbein abheben

Ausatmung: Steißbein wie-
der auflegen, entspannen

5

5.-10. Übung: Sie werden
im gleichen Rhythmus von
Anspannung und Entspan-
nung ausgeführt

2

Ausgangsstellung Vier-
füßlerstand

Während der Einatmung
Lendenwirbelsäule run-
den (Becken aufrichten)
BB-Muskulatur anspannen

Ausatmung: Rücken durch-
hängen lassen (Becken
kippen), entspannen

4

Ausgangsstellung wie
3. Übung, dann die ge-
beugten Knie zur Seite
fallen lassen; Kopf, Schultern und Fersen auf der
Unterlage liegen lassen

Während der Einatmung
Gesäß- und BB-Muskula-
tur anspannen, mit leicht
abgehobenem Gesäß die
Knie zur anderen Seite legen

Ausatmung: entspannen.
Anschließend Wiederho-
lung der Übung nach der
anderen Seite

6

7

8

9

10

Abb. 37.**5**   Beckenbodengymnastik nach Semm und Penning.

Vaginaltabletten und -spülung

Zur lokalen Bekämpfung entzündlicher Vorgänge der Scheide werden vorwiegend Adstringenzien und Chemotherapeutika als Vaginaltabletten oder als Vaginalspülung angewendet. Den *Vaginaltabletten* wird heute der Vorzug gegeben.
Vaginalspülungen werden nur noch selten durchgeführt, z. B. bei Frauen mit Genitalkarzinom bei starkem Ausfluß zur Erleichterung der Pflege.
Präoperativ (z. B. für die Mikrochirurgie) werden zur Reinigung der Scheide Ovula (z. B. Betadine-Ovula) verabreicht.

Vaginaltabletten

Sie werden auch Ovula, Globuli oder Vaginalkugeln genannt. Es handelt sich um Arzneimittel zur vaginalen Anwendung aus elastischen oder festen Substanzen, die bei Körpertemperatur schmelzen oder sich im Vaginalsekret auflösen. Die Grundmasse ist eine Gelatine- oder Suppositorienmasse.
Die Einführung des Ovulums in die Scheide geschieht mit einem kleinen Trägergerät oder mit der behandschuhten Hand:
- Spreizen der großen und kleinen Schamlippen.
- Einführen des Ovulums. Beim Einführen mit der Hand muß mit dem Zeigefinger nachgeschoben werden, damit das Ovulum richtig in die Vagina zu liegen kommt.

Vaginalspülung

Sie wird mit *Irrigator* und *Vaginalrohr* (Mutterrohr) vorgenommen. Die Spülflüssigkeit (nach Verordnung) muß körperwarm sein. Heute sind auch gebrauchsfertige Lösungen im Handel = *Vago-Clyss* (ähnlich den Practo-Clyss).
Zusätzlich zu richtende Gegenstände sind Handschuhe, Klemme, Steckbecken, Schale, Tuch zum Trocknen.

Ausführung

- Die Patientin soll Wasser lassen und dann so auf die Bettschüssel sitzen, daß die Spülflüssigkeit hineinlaufen kann.
- Mit der linken, behandschuhten Hand die Schamlippen spreizen.
- Mit der rechten Hand das Vaginalrohr in die Scheide einführen, den Irrigator anheben und die Spülflüssigkeit ohne Druck einlaufen lassen.

- Durch leicht drehende Bewegung am Mutterrohr werden die Scheidengewölbe, insbesondere das längere hintere, gründlich gespült.
- Vaginalrohr herausziehen und mit einem kleinen Rest von Spülflüssigkeit das äußere Genitale abspülen.
- Trocknen des Genitales, Spülflüssigkeit auf Beimengungen kontrollieren und entsprechend protokollieren (evtl. Binde vorlegen).

Beckenbodengymnastik

Neben der Stoffwechselgymnastik (S. 648), die der Thromboembolieprophylaxe dient, ist insbesondere die Beckenbodengymnastik notwendig für den Therapieerfolg nach vaginalen Operationen. Dadurch wird die postoperative (schmerzbedingte) Schonhaltung des Beckenbodens gelockert und die Muskulatur gefestigt. Die Beckenbodengymnastik muß besonders nach Prolapsoperationen eingeübt und über 2–3 Monate weitergeführt werden. Wo keine Physiotherapeutin für die Übungen zur Verfügung steht, ist es wichtig, daß die Pflegeperson ein einfaches Gymnastikprogramm (Abb. 37.5) vermitteln und überwachen kann.

37.4. Exemplarische Pflegesituationen

37.4.1. Übersicht (Tab. 37.1)

37.4.2. Gynäkologische Operationen

Operationsverfahren

Gynäkologische Operationen können vaginal oder abdominal vorgenommen werden, es kann sich um kleine Eingriffe oder um große, sog. Totalexstirpationen von einem oder mehreren Organen handeln.

Kleine vaginale Eingriffe

Dazu gehören die
- *diagnostische Kürettage* bei Blutungsanomalien, positivem zytologischen Abstrich Stadium IV oder V (s. oben);
- *therapeutische Kürettage,* z. B. bei inkomplettem Abort (Abort: Abbruch der Schwangerschaft vor Eintritt der Lebensfähigkeit des Kindes);
- *Konisation der Portio:* diagnostische oder therapeutische Exzision eines konusförmigen Gewebestücks aus der Portio;

Tabelle 37.1   Übersicht über die wichtigsten gynäkologischen Erkrankungen, Behandlungs- und Pflegemaßnahmen

Gynäkologische Erkrankungen	Behandlungs- und Pflegemaßnahmen
Mißbildungen – Striktur – Deszensus	operative Behebung soweit möglich; bei Tubenstriktur: Pertubation
Infekte – bakteriell	grundsätzlich gilt für alle Infekte: spezifische Chemotherapie für beide Partner
• Furunkel, Abszesse • Tbc (Tuben und Ovar; schleichender, symptomarmer Verlauf)	operative Behandlung + Chemotherapie, Kap. 40, S. 887 Kap. 28, S. 609 ff.
– Pilzinfektionen • Soor	Lokaltherapie, Kap. 40, S. 892 f.
– Trichomoniasis	orale Therapie
– vernerologisch	Kap. 40, S. 893 f.
Tumoren – gutartig: Zysten, Myome, Lipome, Fibrome – bösartig: in allen Organen möglich, aber selten von der Vagina ausgehend	operative Entfernung S. 811 und Kap. 26 unter besonderer Berücksichtigung der spezifischen Probleme, der individuellen Situation
• Mammakarzinom	Kap. 26, S. 555 ff.

– *Cerclage* (Umschlingung) zum Verschluß des Zervix bei drohender Fehl- oder Frühgeburt bei Zervixinsuffizienz.

Größere vaginale Eingriffe

Dies sind u. a. die
– *vaginale Hysterektomie:* Exstirpation des Uterus von der Vagina her, wenn dieser nicht zu groß ist und keine Neoplasmen der Ovarien bestehen. Der Eingriff ist weniger belastend als die abdominale Operation;
– *vordere und/oder hintere Scheidenplastik:* Behebung einer Harnblasensenkung (Zystozele) und/oder einer Aussackung der hinteren Scheidewand (Rektozele).

Abdominale Eingriffe

– *Abdominale Hysterektomie:* Exstirpation des Uterus nach Eröffnung des Abdomens durch Pfannenstiel- oder unteren Medianschnitt (s. dazu S. 472), z. B. bei Myom;
– *Zystourethropexie nach Marshall-Marchetti:* Suspension der Blasenhalsregion durch Fixation des paraurethralen Gewebes an die Symphyse bei Urininkontinenz;
– *Adnexoperationen:* Eingriffe am Eileiter;
– *Wertheim-Operation:* Entfernung des Uterus, der Adnexe, des Paragewebes und des oberen Scheidenanteils bei fortgeschrittenem Genitalkarzinom. Postoperativ wird (prophylaktisch) eine Zytostatika- oder/und Telekobalttherapie (je nach Stadium der Erkrankung) angeschlossen (s. dazu Kap. 26);
– *mikrochirurgische Eingriffe* zur Wiederherstellung der Funktion des Eitransportes (z. B. bei Eileiterver-

schluß oder Verwachsungen nach Entzündungen oder nach Sterilisationsoperationen).

Operationsvorbereitungen

Es gelten die allgemeinen Maßnahmen (s. Kap. 21), die je nach Situation modifiziert und ergänzt werden müssen. Beeinflussend sind insbesondere die folgenden Aspekte:
☐ Ist die Patientin über die Operation und deren Folgen informiert, bzw. hat sie die vom Arzt gegebenen Informationen verstanden? Kann sie sie verarbeiten? Braucht sie besondere Unterstützung, Hilfe und postoperative Führung?
☐ Wird ein großer oder kleiner Eingriff vorgenommen? Hat er hormonelle Umstellungen zur Folge?
☐ Ist der Zugang abdominal oder vaginal (entsprechend ist die Vorbereitung des Operationsgebietes und die Rasur)?
☐ Sind Ovula zur Desinfektion der Vagina notwendig?
☐ Ist eine Vollnarkose, eine Kurznarkose oder eine Lumbalanästhesie vorgesehen?
☐ usw. (s. auch Checkliste S. 807).

Postoperative Pflege

Das *Ziel* liegt in der rasch- und bestmöglichen Wiederherstellung der Selbständigkeit und des Wohlbefindens:

- *Kontrolle und Überwachung* während der Aufwachphase; es gelten allgemeine Richtlinien zur postoperativen Pflege (Kap. 21).
- *Verhütung von Komplikationen:* vordergründig sind die
  - *Thromboembolieprophylaxe.* Sofortmobilisation (außer bei Cerclage, drohendem Abort), Bett- oder Stoffwechselgymnastik mindestens 2mal täglich, Anlegen von Stützstrümpfen vor dem Aufstehen.
  - *Blaseninfektionsprophylaxe.* Vor bzw. nach gynäkologischen Eingriffen wird oft ein *Blasenkatheter* (suprapubisch oder transurethral) eingelegt. Die *Katheterpflege* ist auf S. 210f. nachzulesen.
- Die *Entfernung* des Blasenkatheters – transurethral oder suprapubisch – wird von Haus zu Haus verschieden gehandhabt. Im folgenden ein allgemeingültiges Behandlungsschema:
  - bei abdominaler Hysterektomie, Second look, Mikrochirurgie, vaginaler Hysterektomie – transurethraler Katheter – nach 24 Stunden (1. postoperativer Tag morgens) ohne Gabe eines Harnwegsdesinfektionsmittels;
  - bei vaginaler Hysterektomie mit vorderer und/oder hinterer Raffung (VHR) – suprapubischer Katheter – nach Blasentraining und Restharnbestimmung ab 3. postoperativem Tag (bei Restharn unter 100 ml); gleichzeitig wird einmalig ein Harnwegsdesinfektionsmittel instilliert (z.B. Furadantin retard oder Bactrim forte);
  - bei Zystoretropexie nach Marshall-Marchetti – suprapubischer Katheter – nach Blasentraining und Restharnbestimmung ab 5. postoperativem Tag (bei Restharn unter 100 ml);
  - bei Wertheim-Operation – transurethrale oder suprapubische Harnableitung – es wird zwischen dem 7. und 10. Tag mit Blasentraining und Restharnbestimmung begonnen.
- *Regulierung von Darmtätigkeit, Ernährung und Flüssigkeitszufuhr.* Sie ist abhängig von der Art der ausgeführten Operation. Ab 3. Tag soll der Darm stimuliert werden (milde Laxantien, Klysma). Tee darf ab 1. postoperativem Tag gegeben werden, jedoch soll mit der Ernährung bis zum Einsetzen der Peristaltik gewartet werden. Nach abdominalen Operationen ist während 3 Tagen parenterale Ernährung angezeigt (s. Laparotomie S. 696f.).

- *Pflege des Wundgebietes,* abdominal und/oder vaginal:
  - *Abdominalwunde.* Redon-Drains können am 1.-2. Tag entfernt werden, Klammern am 5. bzw. Fäden am 8. Tag. Verbandwechsel nach Bedarf.
  - *Dammpflege.* Das nach der Operation abfließende Wundsekret findet in der Vagina und am äußeren Genitale ein außergewöhnlich gutes Milieu für die Zersetzung vor. Es ist deshalb notwendig, daß der Genitalbereich durch regelmäßige Spülungen saubergehalten und durch sterilisierte Vorlagen geschützt wird. Neben der *Infektionsprophylaxe* kann dadurch auch das *subjektive Wohlbefinden* der Patientin erheblich gefördert werden. Ein eingelegter Tampon wird in der Regel am 2. postoperativen Tag entfernt. Je nach Schmerzempfindlichkeit soll vorher ein Schmerzmittel verabreicht werden.
- *Kräftigung der Beckenbodenmuskulatur* durch spezielle Gymnastik (S. 810) ist grundsätzlich nach allen gynäkologischen Eingriffen notwendig, unerläßlich ist sie nach Prolapsoperationen.
  Regel: während 3 Monaten Beckenbodengymnastik und nicht mehr als 3 kg heben und tragen.
- *Psychosoziale Begleitung und Beratung* kann, je nach Erkrankung bzw. vorgenommenem Eingriff, von übergeordneter Bedeutung sein. Eine echte tragende Beziehung kann es möglich machen, daß die Frau Probleme aussprechen und krankheitsbedingte oder sonstwie Not-wendende Veränderungen ihres Lebens in Ehe, Alltag und Beruf zu realisieren beginnt. Unter Umständen müssen die Möglichkeiten einer weiterführenden Begleitung erwogen werden.

37.5.   Beurteilung von Wissen und Können in der Pflege

Fallstudie

Frau X wird als Notfall ins Krankenhaus eingewiesen. Sie übernehmen die Patientin im Operationssaal nach einer Kürettage infolge Fehlgeburt. Die Patientin ist 35 Jahre alt, kinderlos. Beide Ehepartner haben sich auf das lange erwartete Kind gefreut. Die Frau leidet offensichtlich. Der Arzt spricht
von einer depressiven Reaktion.

- Ordnen Sie die Informationen, und versuchen Sie, die Situation dieser Frau zu beschreiben.
- Stellen Sie einen Pflegeplan auf; berücksichtigen Sie dabei
  - die gynäkologischen, postoperativen Probleme (S. 813);
  - die menschlichen Probleme, insbesondere diejenigen des depressiven Syndroms (S. 526 ff.).

Weiterführende Literatur

Brehm, H. K.: Frauenheilkunde und Geburtshilfe für Krankenpflegeberufe, 6. Aufl. Thieme, Stuttgart 1985

Glatthaar, E., J. Benz: Checkliste Gynäkologie, 3. Aufl. Stuttgart, Thieme 1985

Hertzka, G.: Das Wunder der Hildegard-Medizin, 4. Aufl.
Christiana, Stein a. Rhein 1984

Jaszmann, P. K.: Die Wechseljahre der Frau. Econ, Düsseldorf
1984

Kern, G.: Gynäkologie. Ein kurzgefaßtes Lehrbuch, 4. Aufl.
Thieme, Stuttgart 1985

Schüle, K., S. Trimborn: Rehabilitation nach Mammakarzinom. Pflaum, München 1984

Stingl, A.: Frauenheilkunde und Geburtshilfe, 5. Aufl. Urban
& Schwarzenberg, München 1980

38. Knochen und Gelenke

Sequenzziel/Intention

Das vorliegende Kapitel kann keine „Orthopädie für Krankenpflegeberufe" anbieten, wohl aber das notwendige Wissen für das Verständnis einer sachgerechten Pflege (Prinzipien, Grundlagen) sowie Impulse für eine zweckmäßige *Pflegeplanung* (s. dazu S. 74 ff.) für Patienten mit Erkrankungen des Skelettsystems bzw. für die Pflege vor und nach orthopädischen Eingriffen.

Dynamik des Pflegeprozesses

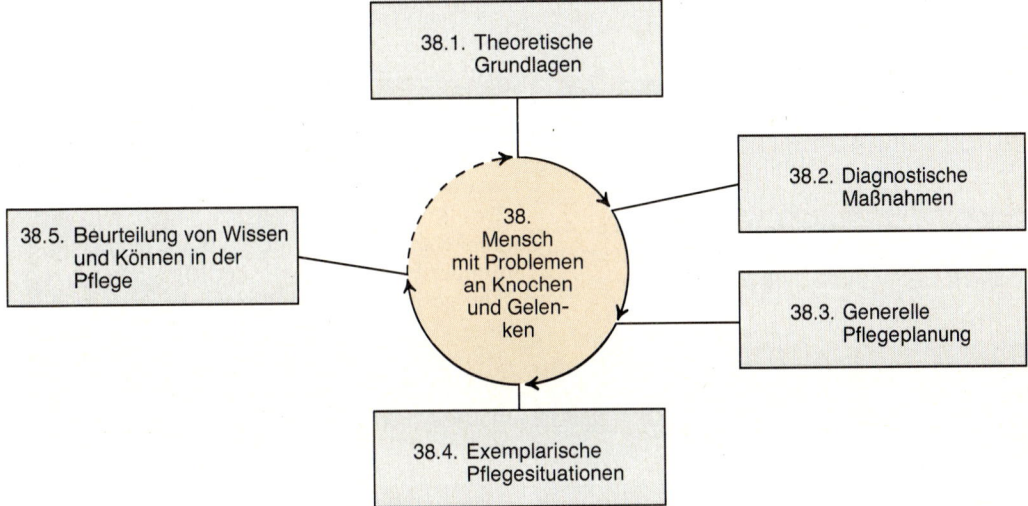

- 38.1. Theoretische Grundlagen
- 38.5. Beurteilung von Wissen und Können in der Pflege
- 38. Mensch mit Problemen an Knochen und Gelenken
- 38.2. Diagnostische Maßnahmen
- 38.3. Generelle Pflegeplanung
- 38.4. Exemplarische Pflegesituationen

Prinzipien/Impulse

- Die *aufrechte Haltung, Vorwärtsbewegung* und die *Gestalt* des Menschen sind weitgehend von der Intaktheit des *Bewegungsapparates* abhängig (Knochen und Gelenke im Zusammenspiel mit Muskeln, Sehnen, Nerven). Gewisse Knochen schützen zudem lebenswichtige, empfindliche Organe, z. B. der Schädel das Gehirn, die Wirbelkörper das Rückenmark.

- *Sich bewegen* ist eine lebensnotwendige Aktivität (s. auch S. 113 ff.), ist wesentlich für das *persönliche Wohlbefinden* und für die *sozialen Bezüge* zur Um- und Mitwelt. So sind Bewegung und Haltung auch *psychosoziale Ausdrucksmittel:* Sie ermöglichen Kommunikation (Körpersprache), Be-Greifen, In-Besitz-Nehmen, auf ein Du Zugehen (Mensch, Sache, Welt).

38.1.   Theoretische Grundlagen

38.1.1.   Bezug zum Kreismodell

Die ATL *Sich bewegen* (Kap. 4) steht in direkter Beziehung zur Pflege von Patienten mit Erkrankungen und/oder Eingriffen am Skelettsystem. Diese beiden Kapitel müssen demnach in direktem Zusammenhang gesehen werden. Die obengenannten *Prinzipien* bilden die Grundlagen, aus denen das Kranke und Behinderte abgeleitet werden kann: Verlust von Stabilität, Flexibilität, Statik und Dynamik, Verlust von Schutz und Wohlbefinden. Die Pflegeplanung hat von diesem Wissen auszugehen und sich an den Konsequenzen zu orientieren gemäß der auf S. 84 f. besprochenen Gesetzmäßigkeit: *Prinzip → Folgerung → Forderung → Methode.* Zu *Pflegeplanung* s. S. 74 ff.

38.1.2.   Anatomie, Physiologie, Pathophysiologie

Das knöcherne Skelett hat eine *mechanische Stütz-* und *Schutzfunktion* und spielt zudem eine wichtige Rolle im *Mineralstoffwechsel.* Für den *Knochenaufbau* sind spezifische Zellen verantwortlich, die *Osteoblasten;* sie bilden die gallert-

artige, eiweißhaltige Knochengrundsubstanz, in welche sich dann Kalzium-, Phosphat- und andere Ionen einlagern. Die organische Grundsubstanz verleiht dem Knochen eine gewisse *Elastizität,* während ihm die Mineralsalze *Härte* und *Festigkeit* geben. Der *Abbau* erfolgt durch die *Osteoklasten.* Der lebende Knochen wird den Bedürfnissen entsprechend laufend umgebaut in einer Wechselwirkung von Osteoblasten und Osteoklasten. Dieser Prozeß ist beim lebenden Individuum im Gleichgewicht. Der Mineralstoffwechsel wird reguliert durch das *Parathormon* der Nebenschilddrüse und das Vitamin D (Parathormon löst Kalzium und Phosphat aus dem Knochen und sorgt für die Konstanterhaltung des Kalziumspiegels im Plasma, Vitamin D fördert die Kalziumresorption aus dem Darm und den Kalziumeinbau im Knochen). Außerdem wird er beeinflußt durch verschiedene andere Hormone. Hinweis auf einen gesteigerten Knochenstoffwechsel gibt das Enzym, das von den Osteoblasten gebildet wird, die *alkalische Phosphatase.* Ein Teil der *sauren Phosphatase* stammt ebenfalls aus den Knochen, möglicherweise von den Osteoklasten.

Das *Knochengerüst* (Skelett) besteht aus einzelnen *Knochen,* die untereinander in mehr oder minder beweglicher Verbindung sind *(Gelenke).* Der gesunde Bewegungsapparat ist sehr anpassungsfähig und gestattet dem Menschen (mit Hilfe der Muskulatur), sich zu bewegen. Abb. 38.1 gibt Ihnen die Möglichkeit, sich anhand des Kniegelenkes (als Wiederholung) mit der Komplexität des Bewegungsapparates auseinanderzusetzen (für die Anatomie und Physiologie des Bewegungsapparates sei auf die weiterführende Literatur verwiesen).

Pathophysiologie. *Knochen* können bei starker Beanspruchung bzw. durch Einwirkung von Gewalt brechen (Frakturen). Knochenkrankheiten können angeboren oder erworben sein. Die *Stützfunktion* fällt dadurch aus oder ist vermindert.

Gelenke sind trotz der Verstärkung durch Bänder bei ungewöhnlicher Beanspruchung gefährdet. Es kann eine Verstauchung oder Verrenkung auftreten. Gelenkerkrankungen können angeboren oder erworben sein. Die *Bewegungsfähigkeit* kann teilweise oder ganz eingeschränkt sein.

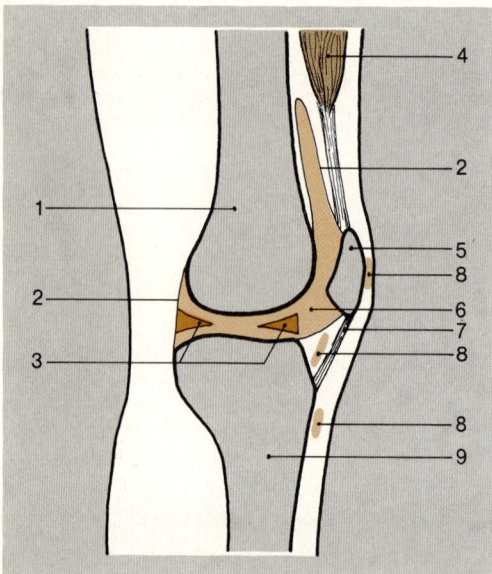

Abb. 38.1   Seitlicher Längsschnitt durch ein Gelenk. Um welches Gelenk handelt es sich? Bezeichnen Sie die Strukturen 1–9 (S. 944).

38.2. Diagnostische Maßnahmen

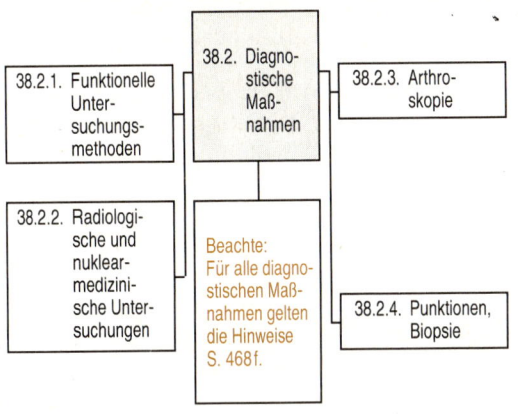

38.2.1. Funktionelle Untersuchungsmethoden

Die wichtigsten „Instrumente" für die Funktionsproben des Bewegungsapparates sind Augen, Ohren und Hände. Zur Differenzierung z. B. des Gangbildes braucht der Arzt aber zusätzliche Meßtechniken, die die rasche Folge und die Gleichzeitigkeit von Bewegungen registrieren können. Dank der Photographie und Elektronik sind solche differenzierte Aussagen möglich.

- *Vermessungen:* Messung der Bewegungswinkel einzelner Gelenke: Beugung – Streckung – Rotation (Neutralnullmethode);
- *Messung von Weichteilumfang* (z. B. Oberschenkelumfangsdifferenz);
- *Messung von Beinlängenunterschieden* (-differenzen);
- *Messung der Wirbelsäule* (Lot – bei Skoliosen);
- *Kraftmessung:* durch manuelle Muskelkrafttestung (nach Janda);
- *Ergometrie:* Arbeitsleistungsmessung am Geh-Ergometer, heute weiter verfeinert durch *computergesteuerte* isokinetische Apparate (z. B. CYBEX 2), mit welchen verschiedene Muskelfunktionen wie maximale Kraft, Winkelgeschwindigkeiten, Ausdauer usw. genau registriert werden können;
- *neurologische Untersuchungen:* Sensibilität, Motorik, Reflexe;
- *Elektromyographie* (EMG): zur Beurteilung der neuromuskulären Funktionstüchtigkeit von einzelnen Muskelgruppen (Aktionspotential und Nervenleitgeschwindigkeit).

38.2.2. Radiologische und nuklearmedizinische Untersuchungen

Sie erlauben Aussagen über
- Form und Struktur von Knochen und Gelenken,
- Beurteilung der Lage der einzelnen Knochensegmente.

Es kommen neben den Röntgenstandardaufnahmen (S. 457 f.) verschiedene Spezialmethoden zur Anwendung:
- *Röntgentomographie* (Schichtaufnahmen),
- *Computertomographie,*
- *Arthrographie* als Luft- und/oder Kontrastmitteldarstellung,
- *Szintigraphie.*

Zu Prinzip, Vorbereitung und Durchführung s. Kap. 20, insbesondere S. 458 und S. 463 f.

38.2.3. Arthroskopie

Das *Prinzip* der Arthroskopie (Gelenkspiegelung) ist dasjenige der Endoskopie (S. 465). Das Instrumentarium besteht aus der Optik, der Trokarhülse (zur Einführung der Optik ins Gelenk) und den notwendigen Zusatzgeräten. Die Spiegelung geschieht nach der Füllung des Gelenks mit einer Flüssigkeit (physiologische NaCl-Lösung) oder mit einem Gas (CO_2) als *Flüssigkeits-* oder *Gasarthroskopie.* Durch das Arthroskop können zugleich kleine chirurgische Eingriffe vorgenommen werden (wie Meniskusentfernung am Kniegelenk).

38.2.4. Punktionen, Biopsie

Prinzipien S. 435.

Gelenkpunktion

Es wird mittels Punktionskanüle Sekret oder Erguß aus dem Gelenkraum abpunktiert. Die Punktion wird aus diagnostischen und/oder therapeutischen Zwecken vorgenommen.
- *Diagnostische Punktion.* Sie dient der *serologischen, bakteriologischen* und *histologischen* Untersuchung. Die Zusammensetzung des Sekrets gibt dem Arzt Anhaltspunkte über die pathologischen Vorgänge im Gelenk.
- *Therapeutische Punktion.* Sie dient der *Entlastung* bei einem *Erguß,* der serös, serofibrinös, eitrig oder blutig sein kann, oder der *intraartikulären Injektion.*

- Der *seröse Erguß* (Reizerguß) entsteht durch entzündliche Veränderungen der Gelenkkapsel bzw. der Gelenkschleimhaut (Synovia), z.B. bei Traumen, gelenknahen Affektionen, Rheuma, Gicht u.a.
- Der *serofibrinöse Erguß* entsteht z.B. bei chronischen Polyarthritiden,
- der *eitrige* bei bakterieller Infektion (von außen oder innen),
- der *blutige* bei Traumen, Hämophilie, Tumoren.

Die *Punktion* muß unter strenger Wahrung der Asepsis (Antisepsis) vorgenommen werden (es gilt das auf S.435f. Gesagte).

Knochenbiopsie

Es wird mit einem *Spezialinstrument* ein Stückchen Knochengewebe oder Knochenmark zwecks histologischer Untersuchung entnommen (Nachweis von Ostitis, Knochentumoren).

Durchführung

- Bereitstellen des Instrumentariums:
  - notwendiges Material zum sterilen Abdecken der Biopsiestelle, zur Desinfektion und zur Anästhesie. Röhrchen für den Gewebszylinder, Verband- und Fixationsmaterial; dazu:

- Knochenmeißel und Knochenhammer,
- Klammern, Klammersetzer, Pinzette.
- Vorbereitung des Patienten: Information, Prämedikation;
- Punktion nach Lokalanästhesie, meist am Darmbeinstachel;
- Abdecken und Kompression der Punktionsstelle (Sandsack) und Bettruhe während 2–3 Stunden (Kontrolle!).

38.3. Generelle Pflegeplanung

Es sei auf die allgemeinen Ausführungen S.74ff. u.587f. verwiesen.

38.3.1. Situationseinschätzung

Häufig fällt es leicht, die Lokalisation einer Knochen- bzw. Gelenkerkrankung festzustellen (sie ist sichtbar, erfaßbar, evtl. sogar hörbar). Weit schwieriger ist es, das Ausmaß der Beeinträchtigung, die potentiellen noch vorhandenen Fähigkeiten sowie die effektiven, vielleicht infolge der Krankheit vernachlässigten (vergessenen, ruhiggestellten), aber gesunden Aktivitäten richtig einzuschätzen.

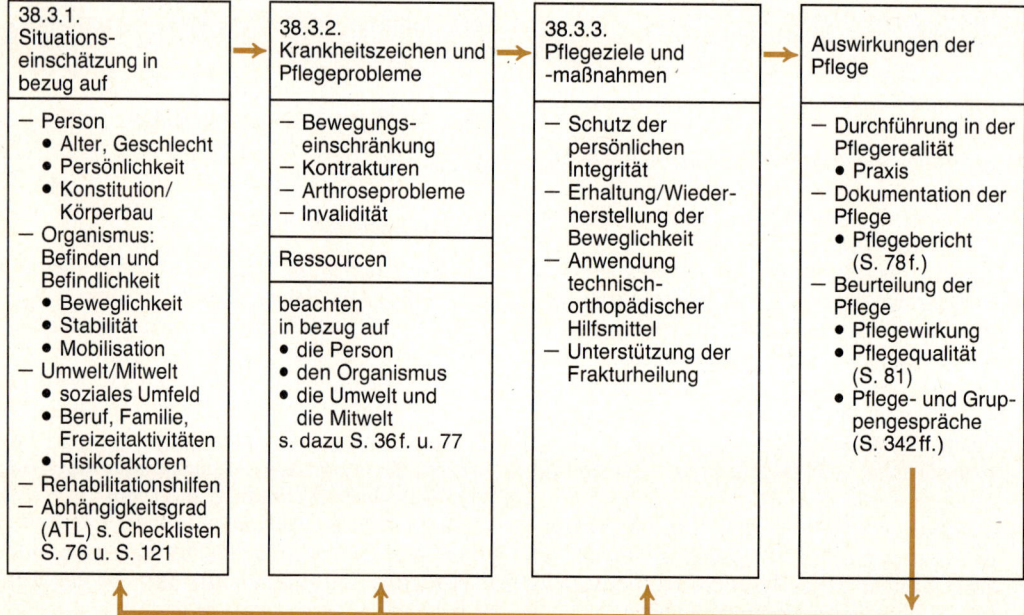

38.3.1.
Situations-einschätzung in bezug auf

- Person
  - Alter, Geschlecht
  - Persönlichkeit
  - Konstitution/Körperbau
- Organismus: Befinden und Befindlichkeit
  - Beweglichkeit
  - Stabilität
  - Mobilisation
- Umwelt/Mitwelt
  - soziales Umfeld
  - Beruf, Familie, Freizeitaktivitäten
  - Risikofaktoren
- Rehabilitationshilfen
- Abhängigkeitsgrad (ATL) s. Checklisten S. 76 u. S. 121

38.3.2.
Krankheitszeichen und Pflegeprobleme

- Bewegungs-einschränkung
- Kontrakturen
- Arthroseprobleme
- Invalidität

Ressourcen

beachten
in bezug auf
- die Person
- den Organismus
- die Umwelt und die Mitwelt
s. dazu S. 36f. u. 77

38.3.3.
Pflegeziele und -maßnahmen

- Schutz der persönlichen Integrität
- Erhaltung/Wiederherstellung der Beweglichkeit
- Anwendung technisch-orthopädischer Hilfsmittel
- Unterstützung der Frakturheilung

Auswirkungen der Pflege

- Durchführung in der Pflegerealität
  - Praxis
- Dokumentation der Pflege
  - Pflegebericht (S. 78f.)
- Beurteilung der Pflege
  - Pflegewirkung
  - Pflegequalität (S. 81)
  - Pflege- und Gruppengespräche (S. 342ff.)

Die Einschätzung und Analyse der Ist-Situation betrifft den *ganzen Menschen,* insbesondere aber die Möglichkeiten und Grenzen des *Sichbewegens.*

38.3.2. Krankheitszeichen und Pflegeprobleme

Bewegungseinschränkung

Im Kapitel 4 sind die wichtigsten Bewegungsbeeinträchtigungen des Halte- und Stützapparates nachzulesen. Sie äußern sich in erster Linie im *Gang,* in der *Haltung* sowie in der *Koordination der Bewegungsabläufe.*
- Gang: Schrittlänge, Beckenkippung, Geschwindigkeit, Schwingung;
- Flexibilität und Stabilität der Bänder und Gelenke;
- Abläufe von Flexion, Extension, Rotation;
- Feinmotorik: Zugriff, Faustgriff, Koordination usw.

Die *Ursachen* der Bewegungseinschränkung sind vielfältig. Man unterscheidet
- *angeborene,* vererbt oder Folge einer embryonalen Entwicklungsstörung;
- *erworbene* als Folge von
  • Wachstumsstörung (Perthes-Krankheit),
  • Entzündung (Arthritis),
  • Stoffwechselstörung (Gicht),
  • Vitamin-D-Mangel (Rachitis),
  • Trauma (Fraktur, Luxation),
  • Tumor, gutartig (Lipom), bösartig (Sarkom, Karzinom),
  • Degeneration/Abnutzung (Arthrose),
  • Lähmung, peripher oder zentral,
  • Kontraktur (s. unten).

Bewegungseinschränkung, Funktionseinbuße und -verlust bedeuten immer *Verluste* an *Kommunikation* und *Identität.* Je größer die organische Barriere ist, um so größer wird häufig auch die Kommunikationsbarriere, die der Betroffene aufrichtet. Das zu verstehen und helfend damit umzugehen, ist eine der wichtigsten Problemlösungsmöglichkeiten im Umgang mit diesen Patienten.

Kontrakturen

Die Bewegungsbeeinträchtigung eines Gelenkes in einer oder mehreren Richtungen, mit oder ohne Einschränkung der entgegengesetzten Bewegung, nennt man *Kontraktur.* Sie kann von verschiedenen Geweben ausgehen, von

- der *Haut:* nach Verletzungen, Verbrennungen, die unter narbenbedingten Schrumpfungsvorgängen ausheilen;
- der *Faszie:* meist infolge Entzündungen;
- den *Muskeln, Sehnen:* durch Entzündungen und längere Ruhigstellung (z.B. im Gipsverband, bei Lähmung, bei Durchblutungsstörungen);
- dem *Gelenk:* jede Gelenkaffektion kann rasch zu Destruktion und/oder Deformation der Gelenkfläche und damit zur Kontraktur führen.

Man kann die Kontrakturen auch nach ihrem Entstehungsmechanismus einteilen, er ist mitbestimmend für die Pflege.
- *Neurogene Kontrakturen* entstehen bei zentralen (Apoplexie) und peripheren (z.B. Paraplegie) Lähmungen infolge von *Muskelungleichgewicht:* Dem innervierten Muskel fehlt der Gegenspieler, er kontrahiert sich vermehrt und zieht das Gelenk in eine Fehlstellung. Nur gezielte, dauernde Bewegungstherapie sowie therapeutische Lagerung können etwas dagegen ausrichten.
- *Schmerzbedingte Kontrakturen* sind eine latente Gefahr bei allen Verletzungen und Erkrankungen im Bereich von Gelenken, da alle Fehlhaltungen und Schonhaltungen schließlich zu Kontrakturen führen. Nur eine gezielte Schmerztherapie ermöglicht die Durchführung der notwendigen Bewegungstherapie.
- *Psychogene Kontrakturen* können u. a. nach geringfügigen Verletzungen auftreten bei neurotischer Erlebnisverarbeitung, die dem Betreffenden nicht bewußt ist (s. Neurose S. 520 f.). Anzeichen von andauernden, inadäquaten Fehl- oder Schonhaltungen und Fixierungen müssen physiotherapeutisch, u. U. zusätzlich psychotherapeutisch angegangen werden.

Zu *Prophylaxe* von Kontrakturen s. S. 133 f. Die *Therapie* beinhaltet Bewegungs-, Dehnungs- und Lagerungsprogramme, wie sie z. B. auf S. 134 ff. nachzulesen sind.

Arthroseprobleme

Die altersbedingte Abnutzung des Gelenkknorpels und der Gelenkkapsel kann für eine große Anzahl von Menschen mit zunehmendem Alter ein größeres komplexes Problem werden (im Volksmund „Arthritis" genannt).
- *Schmerzen.* Sie werden durch die Reizung der Gelenkkapsel und durch deren Spannung

(wenn ein Erguß vorliegt) verursacht. Meist sind sie das erste Zeichen und weisen auf die Lokalisation hin (Hüftgelenk, Kniegelenk usw.). Neben dem Bewegungsschmerz sind die Patienten charakteristischerweise durch den sog. *Einlaufschmerz* (nach dem Aufstehen, nach längerem Sitzen) geplagt. Zunehmend tritt auch *Belastungsschmerz, Bewegungsschmerz,* später auch *Ruheschmerz* auf.
- *Bewegungseinschränkung.* Sie ist zunächst schmerzbedingt, später durch die Verdickung der Kapsel, die Verklebung und den Stabilitätsverlust.
- *Fehlstellungen* sind eine Folge der Schonhaltung einerseits und der übermäßigen Anspannung der Muskelgruppe andererseits.
- *Funktionseinbuße* ist schließlich die unausweichliche Folge. Je nach Befall der Gelenke kann es zu zunehmender Gelenkversteifung, Behinderung und evtl. zu Invalidität kommen.

Invalidität

Darunter versteht man eine (dauernde) erhebliche Beeinträchtigung der Arbeits- und Erwerbsfähigkeit. Heute ist diese Bezeichnung weitgehend durch das Wort „Behinderung" ersetzt. Es sagt besser aus, daß die Betroffenen nicht nur beeinträchtigt sind, sondern auch gesunde, evtl. kompensierende Kräfte zur Verfügung haben, mit denen sie den „nur negativen Sog der Invalidität" übersteigen und in ihrer Art als vollwertige Menschen in dieser Welt leben können und wollen.

Trotz guten Willens allerseits lernt die in erster Linie leistungsorientierte Gesellschaft nur schrittweise, was es wirklich bedeutet, *Behinderte zu integrieren.* Diese Gesellschaft setzt sich letztlich aus einzelnen zusammen, weshalb die Behinderung eines Menschen nicht nur eine Aufgabe für diesen selbst, sondern für jeden von uns bedeutet, die man annehmen oder verdrängen kann.

Funktionsverluste des Halte- und Stützapparates führen immer zu Verlusten der Unabhängigkeit, weshalb diese Patienten viel mehr als andere auf unsere Pflege angewiesen sind. Takt und Einfühlungsvermögen unsererseits können ein Klima schaffen, in dem höchstmögliche Selbständigkeit und Unabhängigkeit für den Betroffenen gewährleistet ist. Ist dies nicht möglich, können wir plötzlich „schwierigen Patienten" gegenüberstehen, weil unser Verhalten ein Verhalten von Ag-

gression oder Depression, von übermäßigen Ansprüchen oder lähmender Unterwürfigkeit ausgelöst oder gefördert hat. Damit haben wir die bestehenden Probleme nicht kleiner, sondern größer gemacht. Siehe dazu auch das Stichwort „Behinderung und Stigma" (S.332) sowie „Psychologie des Langzeitpatienten" (S.871).

38.3.3. Pflegeziele und -maßnahmen

Die *Pflegeziele* müssen ein zweifaches Problem berücksichtigen: Beeinträchtigung/Verlust von Körperfunktionen und dadurch auch der psychischen Integrität. Die übergeordneten Ziele dienen der bestmöglich erreichbaren Ganzheit.

Schutz der persönlichen Integrität

Dieses psychisch orientierte Ziel muß ununterbrochen und diskret alle Pflegeziele begleiten. Es darf nie soweit kommen, daß etwas getan wird, nur damit der Mensch wieder bestmöglich „funktioniert", ohne sich die Frage zu stellen, *wie der „wieder funktionstüchtig zu machende Patient" als Mensch* in unserem Pflegekonzept steht. Ist er ein voll Mitverantwortlicher für seine Rehabilitation oder verfügen wir über ihn? Kann er sich als eigenständige Persönlichkeit ausdrücken oder entmündigen wir ihn zu einem „Pflegeobjekt"? Nimmt er aktiv an der Mitgestaltung des Pflegealltags teil oder verplanen wir seine Zeit? Hören und sehen wir die Signale, die Ressourcen anzeigen oder opfern wir sie der Krankenhausroutine? Zu diesem Fragenkatalog s. auch die Stichworte *Nachdenken* und *Impulse setzen* (S.317f.), *Kunst des Liebens* (S.338).

Erhaltung/Wiederherstellung der Beweglichkeit

Der *Erhaltung* dienen alle Maßnahmen der *Prophylaxe,* wie sie auf S.117ff. nachzulesen sind. Oberstes Gebot ist die *Bewegung.* Für Patienten, bei denen bereits Beeinträchtigungen vorliegen (Arthrose, Arthritis, Rheuma u.a.), hat dieses Gebot sogar vorrangige Bedeutung. Sie sollen nicht aus dem Krankenhaus entlassen werden, ohne daß sie über die Übungsmöglichkeiten orientiert sind, die von den verschiedenen Rheumaligen u.a. Organisationen veranstaltet werden. Es geht darum, diese Patienten „dauernd in Bewegung" zu halten. Angebotene Übungsprogramme sind:
- Gruppengymnastik,

- Bewegungsübungen in warmem Wasser (32 °C),
- Beschäftigungstherapie, Ergotherapie,
- Tanztherapie u. v. a.
- Zu erwähnen ist dazu die von KAGANAS und Ciba-Geigy entwickelte *Tonbandkassette für Rheumapatienten*. Sie enthält mit Musik untermalte Anweisungen für gymnastische Übungen (zu beziehen bei der Schweizerischen Rheumaliga).

Die *Wiederherstellung* der Beweglichkeit und Funktionstüchtigkeit soll alle ATL beanspruchen. Der Rehabilitationsalltag darf nicht auseinanderfallen in einen Therapieteil mit Bewegungs-, Hydro-, Elektro- und Ergotherapie einerseits und in einen „nebenherlaufenden Tagesrest" andererseits. Die Pflege ist nur dann angemessen und optimal, wenn sie „rund um die Uhr" eine aktivierende Pflege ist (nicht mit einem Pflegeaktivismus zu verwechseln!). Im Bereich der ATL (Körperpflege, An- und Ausziehen, Beweglichkeit usw.) darf der Patient nicht überfordert, aber auch nicht unterfordert werden. Das „innere" Auge sieht, was zu tun bzw. nicht zu tun ist.

- Über die Grundlagen der *aktivierenden Pflege* im Bereich der ATL ist in den Kapiteln 3–14 nachzulesen.
- Von zunehmender Bedeutung ist heute auch die *Phythotherapie* (phython = das Gewächs). Als pflanzliche Rheumatika gelten *Löwenzahn* (Taraxacum officinale) und *Wachholder* (Juniperus communis); innerlich als Tee (entschlakkend und harntreibend), äußerlich als Einreibemittel. Sie sind Bestandteile des *Kneipp-Rheumabades*.
  Heiße Heublumenwickel und *-auflagen* (in Form der Heublumenpackungen) haben sich besonders bewährt. Sie bewirken eine starke und lang anhaltende Hyperämie, Linderung der Schmerzen und Verbesserung der Beweglichkeit. Entsprechende *Pflanzensalben* sind Kneipp-Rheumasalbe und Kyttasalbe.

Die *Rehabilitation* hat die Rückkehr nach Hause, wenn möglich die Rückkehr in den angestammten Beruf oder (nach einer Phase der Umschulung) in eine neue befriedigende Tätigkeit zum Ziel.
Die immer und überall gültigen Rehabilitationsgrundsätze wurden im 1. Teil dieses Lehrbuches ausführlich besprochen und können dort nachgelesen werden (S. 320 ff.).
Für Patienten, die neu mit einer Behinderung zu leben haben, sollen mit den entsprechenden Be-

ratungsstellen und Selbsthilfegruppen erste Kontakte aufgenommen werden.
Überregionale *Kontaktadressen* sind (u. a.):
- Schweizerische Rheumaliga, Seestraße, CH-8000 Zürich.
- Deutsche Rheumaliga e. V., Postfach 1127, D-8031 Seefeld/München.
- Internationale, Deutsche, Schweizerische Vereinigung Morbus Bechterew (VMB): Marktplatz 3, D-8702 Bergtheim; Dufourstr. 31, CH-8008 Zürich.

Anwendung technisch-orthopädischer Hilfsmittel

Neben *Stützungsmaßnahmen* allgemeiner Natur wie Stützverbände, Fixationsverbände, Leibbinden u. a. gibt es spezifisch orthopädische Hilfsmittel:
- *Orthopädische Apparate und Prothesen* als vorübergehende oder dauernde mechanische Hilfen. Sie kommen zur Anwendung als Stütze gelähmter Gliedmaßen, zur Korrektur von Fehlstellungen oder als Gliedersatz nach Amputationen (S. 833 f.).
- *Orthopädische Schuhe* sind angezeigt bei Fußdeformitäten, um die Auftrittfläche zu normalisieren, Beinlängendifferenzen auszugleichen oder schmerzhafte Belastungspunkte zu entlasten.
- *Einlagen* dienen der Stützung des Fußgewölbes und spielen bei verschiedenen Haltungsschäden eine große Rolle. Sie müssen individuell dem Fuße angepaßt sein, ein Serienartikel kann diese Aufgabe nicht erfüllen.

Allgemeine Regeln zum Umgang mit orthopädischen Hilfsmitteln
Anziehen der Orthesen:
1. Bei *Einlagen* auf rechts und links achten, Längswölbung liegt stets medial.
2. *Beinorthesen* (Stütz- und Führungsapparate) nicht locker anziehen, Patient soll guten Kontakt mit seinem Hilfsmittel haben. Fersenloch in der Sandale erlaubt Kontrolle, ob der Fuß richtig sitzt.
3. *Rumpforthesen* (Korsetts) liegend oder sitzend anziehen (je nach Korsettyp und individueller Fähigkeit des Patienten) bei vollständiger Entlastung der Wirbelsäule. Falten in der Unterwäsche vermeiden.
4. *Beinprothesen:*
   a) *Unterschenkelamputierte* tragen meistens Stumpfstrümpfe, Nylonstrumpf direkt auf der Haut, darüber Wollstrumpf. Diese müssen täglich gewechselt und gewaschen werden. Stumpfstrümpfe straff anziehen.
   b) *Oberschenkelstumpf*. Prothese wird ohne Strumpf getragen. Stumpf mit Trikotschlauch in den Schaft

einziehen, wenn nötig pudern. Trikotschlauch durch das Ventilloch führen und unter Pumpbewegungen ganz herausziehen. Dabei Patienten auffordern, die Stumpfmuskulatur nicht zu kontrahieren (Patienten evtl. durch Gespräch ablenken). Auf Fußstellung achten! Ventil schließen. Schaft luftleer machen durch Druck auf Ventilmitte. Dabei muß der Patient die Prothese voll belasten.

5. *Armprothesen.* Stumpf ebenfalls mit Trikotschlauch einziehen. Trägergurten dürfen nicht verdreht sein.

Ausziehen der Prothese

Ventildeckel anheben. Wenn sich die Prothese nicht ohne weiteres ausziehen läßt (bei Anschwellung des Stumpfes), Extremität hochlagern.

Prothesenpflege

Ventil über Nacht offen lassen. Schaft austrocknen. Defekte an den Hilfsmitteln sofort durch den Hersteller beheben lassen.

Bezugsquellen

Stumpfstrümpfe, PC 30 V-Stumpfpflegemittel beim Orthopäden bzw. Bandagisten, selten in Sanitätsgeschäften. Rena-Zweizug-Binde: Sanitätsgeschäfte und Apotheken.

Mit Fragen und bei Unklarheiten sich an den Hersteller des Hilfsmittels wenden.

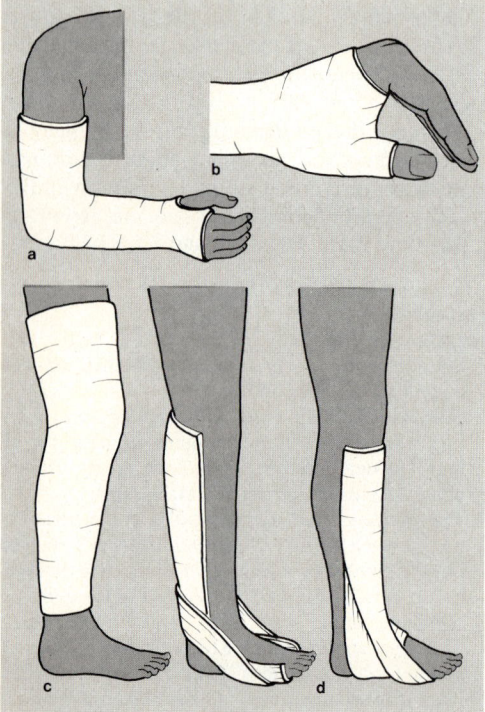

Abb. 38.2 **a** Zirkulärer Oberarmgips, **b** Navikulare-gips, **c** Oberschenkelgipshülse, **d** Unterschenkelgips-schienen.

Unterstützung der Frakturheilung

Die Frakturbehandlung muß schon am Unfall-ort durch korrekte, sorgfältige Ruhigstellung und Fixierung einsetzen. Reposition und definitive Fixation der Frakturenden werden unterschied-lich ausgeführt.

– *Konservativ:*
  • Reposition und Gipsfixation,
  • Extension;
– *operativ* (Osteosynthese).

Pflege bei Gipsverband

Gipsverbände werden als Gipskorsetts (Wirbel-säule), als zirkulärer Gips oder Gipsschiene (Abb. 38.2, Extremitäten) angelegt. Anstelle des herkömmlichen Gipsverbandes wird heute in vielen Fällen ein schnellhärtender *Kunststoff-verband* verwendet (z.B. Hexelit, Bajcast u.a.). Bei Patienten mit Gipsverband ist eine beson-ders sorgfältige Kontrolle von Hauttemperatur, Hautfarbe, Motorik und Sensibilität an Fin-gern und Zehen notwendig. Der Gips soll mög-lichst sauber gehalten werden. Schmerzäuße-rungen können Hinweise auf entstehende Druck-geschwüre sein. Ein Gips bleibt über 4–6 Wochen liegen.

Grundsätzlich sind die folgenden 3 Pflegeregeln richtungsweisend und *streng* zu beachten:

1. Der Gipsverband soll fest sitzen, aber nicht drücken.
2. Die im Gipsverband ruhiggestellten Gelen-ke sollen nicht bewegt werden können.
3. • Schmerzen,
   • Klopfen in der Wunde,
   • Anschwellen des Fußes oder der Zehen, der Hand oder der Finger,
   • Kälte- oder Hitzegefühl im Bereich der betroffenen Gliedmaßen,
   • Steifheit der Finger- oder Zehengelenke,
   • blaurote Verfärbung oder fahle Blässe der Haut,
   • Gefühllosigkeit im Bereich der betroffe-nen Gliedmaßen
   weisen auf eine Störung des Heilungsver-laufs hin und müssen unverzüglich dem Arzt gemeldet werden.
   Tritt eines (oder mehrere) der oben ge-nannten Zeichen auf, muß der zirkuläre Gips gespalten oder entfernt werden. Nach Abklingen der Schwellung wird er neu angelegt.

Pflege bei Extension

Die Extension (Zug) geschieht über die Haut mittels Binden, Pflaster, Manschetten und entsprechender Aufhängevorrichtung (Flaschenzug).
- Die Haut muß für die Einbringung von Extensionsdrähten, -nägeln oder -schrauben aseptisch vorbereitet werden. Die Ein- und Austrittsstelle ist wie eine aseptische Wunde zu pflegen.
- Die Wirksamkeit des Zuges ist abhängig vom Zuggewicht, von der richtigen Lagerung (möglichst flach) sowie vom optimalen Ansatzpunkt für den gewünschten Zug und Gegenzug. Die entsprechenden Informationen für die Pflegenden müssen schriftlich festgehalten sein.
- Lochstabgeräte, Rollen u.a. dürfen nicht verschoben werden, die Schienen müssen auf einer glatten Unterlage feststehen, Extensionsbügel und -gewichte frei schweben.

Extensionen werden z.B. angelegt
- an der Halswirbelsäule mittels Glisson-Schlinge (Abb. 38.3a) oder Haloextension (s. Abb. 38.7);
- an der unteren Extremität als Femurkondylenextension; Schienbeinkopfextension, Fersen- oder Zehenextension; Anwendung der autonomen Bewegungsschiene s. Abb. 38.3b u. 38.9.
- an der oberen Extremität als Arm- oder Fingerextension.

Pflege bei Osteosynthese

Siehe S. 828 ff.

38.4. Exemplarische Pflegesituationen

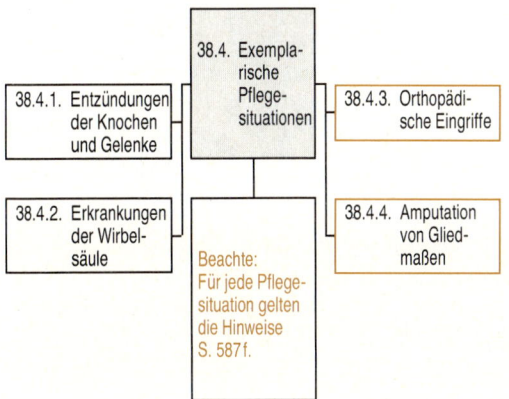

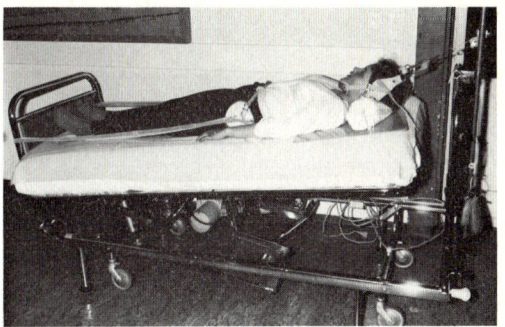

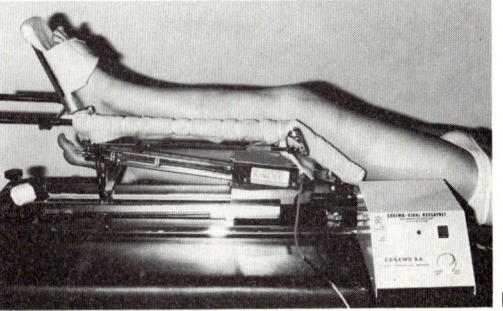

Abb. 38.3 a–b Extensionen. **a** Mit der Glisson-Schlinge im Schrägbett läßt sich der Gewichtszug gut dosieren; nur für kurzfristige Extensionsbehandlung angezeigt, sonst Haloextension. **b** Autonome Bewegungsschiene für postoperative Behandlung von Kreuzbandplastik und knienahen Frakturen (CPM = continous passive motion).

38.4.1. Entzündungen der Knochen und Gelenke

Osteomyelitis

Bei den Entzündungen des Knochenmarks (Osteomyelitiden) sind neben den spezifischen Infektionen (Tbc, Lues u.a.) vor allem die unspezifischen Knocheninfektionen von Bedeutung. Diese können *akut* oder *chronisch* verlaufen, als *hämatogene* (von Streuherden aus) oder *exogene* (posttraumatische) Form auftreten. Die *Entzündungszeichen* und der *Verlauf* hängen von der Virulenz der eingeschleppten Keime und von der Resistenz des Organismus ab.

Pflege- und Behandlungsplan

- *Ruhigstellung des Entzündungsherdes.* Bettruhe, Schienung der Extremität, evtl. Gipsverband.
- *Entzündungsbehandlung* mit Antibiotika (je nach Erregertyp und Resistenzprüfung). Tritt

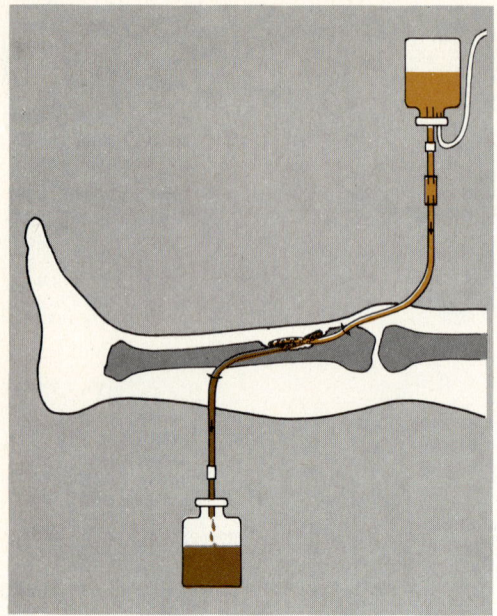

Abb. 38.4   Spül-Saug-Drainage.

ein Knochenabszeß auf, muß er operativ ausgeräumt werden.

- *Chirurgische Revision.* Abszeßausräumung und Abtragung des Knochensequesters mit anschließender *Spül-Saug-Drainage* = antibiotische Dauerspülung und Absaugung von Entzündungsprodukten.
- Die *Spüldrainage* (Abb. 38.4) bleibt so lange als nötig und so kurz wie möglich (bis klare Flüssigkeit abgesogen werden kann) liegen. Sie bedarf einer sorgfältigen Pflege (s. dazu Umgang mit Saugdrainagen S. 453 f.). Die Spüllösung muß exakt dosiert, das auslaufende Sekret kontrolliert und gemessen werden. Bevor das Spülsystem entfernt wird, wird stundenweise abgeklemmt und der weitere Verlauf beobachtet.

Arthritis

Bei den Entzündungen der Gelenke (Arthritiden) unterscheidet man je nach Ursache und Verlauf verschiedene Krankheitsbilder. Im folgenden einige Beispiele.

Infektarthritis

Sie wird auch eitrige oder bakterielle Arthritis genannt. Die in das Gelenk eindringenden Krankheitserreger (direkte Keimbesiedelung bei Eröff-

nung des Gelenks oder durch hämatogene Streuung) verursachen einen *Gelenkerguß* (S. 818).

Pflege- und Behandlungsplan

- Punktion des Gelenkergusses (s. oben). Sie ist Voraussetzung für die Einleitung einer infektspezifischen Therapie:
  - Bakteriennachweis mit Resistenzprüfung und entsprechende hochdosierte Antibiotikatherapie;
  - evtl. wiederholte arthroskopische Spülung; u. U. muß eine Spül-Saug-Drainage eingelegt werden.
- Ruhigstellung und Entlastung des Gelenkes: Bettruhe, evtl. Schienung.
- Schmerzbekämpfung durch zweckmäßige Lagerung, Analgetika und Eisauflegen (nur nach Verordnung).

Rheumatische Erkrankungen

Man unterscheidet:
- *Allergische Reaktionen* als spezifische Antigen-Antikörper-Reaktion mit unspezifischen Entzündungszeichen.
- *Akuter Gelenkrheumatismus* (rheumatisches Fieber) als Infektion mit hämolysierenden Streptokokken der Gruppe A, eine Folgeerkrankung vorangegangener Infektionen, häufig des Nasen-Rachen-Raumes. Sie kann mit schwersten akuten und lokalen Entzündungszeichen einhergehen.
  Therapieziele:
  - Ausschaltung des auslösenden Faktors (Herdsanierung),
  - Bekämpfung entzündlicher Vorgänge.
- *Chronische Polyarthritis* (primär chronische Polyarthritis = PCP, rheumatoide Arthritis). Sie führt in schubweisem oder schleichendem Verlauf zu schwerer Destruktion der knöchernen Gelenkkörper und schließlich zu Kontraktur und Versteifung. Frauen werden dreimal häufiger betroffen als Männer. Die Erkrankung beginnt in der Regel zwischen dem 20. und 40. Lebensjahr. Typisch ist ein symmetrischer Befall der kleinen Gelenke (Fingergrund- und Zehengrundgelenke).

Krankheitszeichen

Allgemeinsymptome sind Neigung zu übermäßigem Schwitzen, rasche Ermüdbarkeit, Gewichtsabnahme. *Charakteristisch* sind Parästhesien, Morgensteifigkeit, Spannungs- und Schmerzgefühl in den betroffenen Gelenken.

Der *Verlauf* kann in folgende *vier Stadien* unterteilt werden: 1. Gelenkentzündung ohne Beeinträchtigung der Funktion, 2. Bewegungseinschränkung, 3. Gelenkdeformierung, 4. schmerzhafte Versteifung mit hochgradiger Achsenab-
weichung→typische schwerst behinderte Poly-
arthritishände   sind   häufig   anzutreffen
(Abb. 38.5).

Pflege- und Behandlungsplan

Ausschlaggebend sind die Art der Erkrankung
und deren Verlauf. Bei der *chronischen Polyar-*
thritis ist eine Langzeitbehandlung und Begleitung durch ein weitgespanntes *Behandlungs-* und
Betreuungsteam (Rheumatologie, Orthopädie,
Physiotherapie, Ergotherapie, Pflegegruppe) mit
dem Ziel der Rehabilitation notwendig.

Verhüten von Kontrakturen. Die systematische
Prophylaxe (S. 132 f.) muß sehr früh einsetzen.
Nur   bei   konsequentem,   kontinuierlichem
Durchführen besteht Aussicht auf Erfolg. Bei
Vernachlässigung treten infolge Schonstellung
schwerste Kontrakturen auf.
- Frühstadium: Lagerung in Mittelstellung, Ver-
  meiden von Beugekontrakturen! Nach Ab-
  klingen der akuten Symptome →
- langsam   steigernde   krankengymnastische
  Übungen, Bewegungsbehandlung.

Schmerz- und Entzündungsbekämpfung. Die medikamentöse Therapie (s. unten) muß durch lokale Maßnahmen unterstützt werden:
- sachgerechte Lagerung;
- Wickel und Umschläge: kalte Wickel und Eis-
  auflagen im akuten Stadium, Wärmeanwendung im Intervall;
- Phythotherapie (S. 821).

Psychosoziale Hilfe und Rehabilitation. Sie stehen im Zentrum aller Bemühungen. Die
Krankheit kann nicht geheilt, nur gebessert
werden. Es müssen sämtliche aktivierenden
Kräfte mobilisiert und in den Behandlungsplan mit einbezogen werden.
- Psychische Unterstützung je nach Situation
  und Persönlichkeit: Aufmunterung, Stützung
  der seelisch-geistigen Kräfte, Aktivierung von
  Ressourcen, Begleitung, Beratung usw.
- Hebung des Allgemeinzustandes durch ausgewogene, eiweiß- und vitaminreiche Kost.
- Bewegungsübungsprogramme   aufbauen,
  überwachen. Sie müssen auch nach dem
  Krankenhausaustritt   ohne   Unterbrechung
  weitergeführt werden (der Patient soll entsprechende schriftliche Anweisungen mitbekommen). Je nach Situation müssen Transport zur

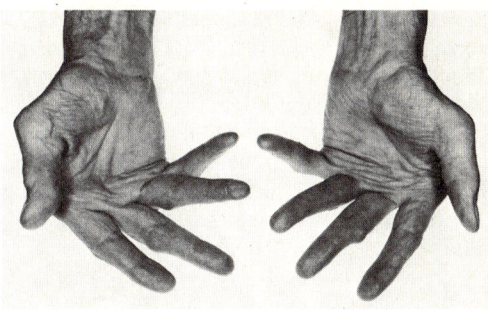

Abb. 38.5 Schwere Deformierung und Behinderung
der Hände bei Polyarthritis.

Therapie, Aufenthalt in Tageskliniken usw. organisiert werden.
- Abklärung der beruflichen Rehabilitation, der
  Hilfsmittel bei Funktionsausfällen, Haushalts-
  hilfen u. a.
- Eventuell ist die Organisation eines Mahlzei-
  tendienstes notwendig, wenn durch die Behinderung die Selbstversorgung zu Hause zu stark
  erschwert ist.
- Integration der Angehörigen in den Therapieplan: Information, Anleitung, Besprechung
  des Alltags daheim.
- Kontaktadressen von Hilfs- und Selbsthilfeorganisationen vermitteln, evtl. erste Kontakte
  ermöglichen.

Unterstützung der medikamentösen Therapie:
- *Basismedikation:* Gold, Mercaptyl, Kortison.
- *Symptomatische,* analgetisch-antiphlogistische
  Therapie mit Indometazin-, Phenylbutazon-
  oder Salizylatpräparaten. Im akuten Schub
  kommen Kortikosteroide in Frage.
- *Goldsalze* vermindern die Aktivität der Ent-
  zündungs- und Destruktionsprozesse.

Viele Medikamente verursachen Nebenwirkungen. Wöchentliche Kontrolle und Überwachung
des Blutbildes sind initial notwendig (vor allem
bei Basismedikation).

Operative orthopädische Therapie:
- Synovektomie = Entfernung des hypertrophen
  Synovialgewebes, wenn möglich vor Einsetzen
  der Knochendestruktion;
- Gelenkersatz;
- Arthrodesen.

Siehe dazu S. 828 ff.

Gicht

Als Gicht werden Stoffwechselsituationen bezeichnet, bei denen eine *Hyperurikämie* (Harn-

säureanstieg im Blut) besteht. Diese kann sich einerseits in den Nieren auswirken (Gichtniere), andererseits verursachen ausfallende Uratkristalle in Gelenken einen hochschmerzhaften *Gichtanfall,* in den Knochen und Weichteilen jedoch nur eine Knötchenbildung (sog. Tophi). Faktoren, die einen Gichtanfall auslösen, sind zu vermeiden. Sie sind identisch mit den *Gichtrisikofaktoren:*

- purin- und fettreiche Kost (Adipositas),
- Alkoholgenuß,
- psychisch-geistige Verstimmungen, Streß.

Betroffen werden meist die Zehen- und Daumengrundgelenke, weniger häufig auch Finger-, Handwurzel- und Kniegelenke. Der Anfall ist begleitet von gestörtem Allgemeinbefinden, Nervosität, Müdigkeit. Unbehandelt bzw. ohne Änderung der Lebensweise schreitet das Leiden fort bis zur Gelenkdeformation.

Pflege- und Behandlungsplan

- *Änderung der Lebens-* und *Ernährungsgewohnheiten,* Ausschalten aller auslösenden Faktoren, Suchen einer ausgewogenen Lebensform, Stabilisieren der psychisch-geistigen Kräfte.
- *Schmerzbekämpfung* durch Antiphlogistika, evtl. Umschläge.
- *Behandlung* der Gicht im Anfall mit stündlichen Gaben von Colchizin, in der Intervallphase ist evtl. eine Dauertherapie mit Allopurinol (Zyloric) angezeigt, das die Harnsäurebildung hemmt und somit den Harnsäureblutspiegel normalisiert.

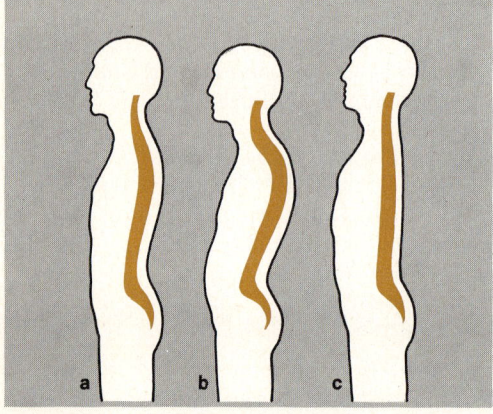

Abb. 38.6 a–c   Haltungsformen nach Staffel. **a** Normale Haltung, **b** Rundrücken, **c** flacher Rücken.

38.4.2. Erkrankungen der Wirbelsäule

Erkrankungen der Wirbelsäule (WS) können auftreten als

- angeborene und erworbene Fehlbildungen: Skoliose, Scheuermann-Erkrankung u.a.;
- degenerative Schäden: Bandscheibenerkrankung (S. 873 f.), Osteoporose, Wirbelgelenkarthrose;
- entzündliche Veränderungen durch unspezifische oder spezifische Erreger;
- traumatische Schäden mit oder ohne Verletzungen des Rückenmarks und/oder der Nervenstränge = neurologische Mitbeteiligung, die zu Ausfallserscheinungen führt.

Krankheitszeichen und Pflegeprobleme

Sie sind abhängig von der Art und Dauer des Wirbelsäulenschadens. Sie treffen immer das „typisch Menschliche": *die aufrechte Haltung.* Denn, so sagt schon ARISTOTELES: „Der Mensch geht als einziges von den Lebewesen aufrecht, da seine Natur und sein Wesen göttlich sind." Diese *gerade Haltung* wird durch die normale Krümmung der Wirbelsäule ermöglicht (Abb. 38.6).

- Abweichungen von der geraden Haltung werden als *Rund-* oder *Flachrücken* bezeichnet = *Haltungsschäden.*
- Fehlhaltungen sind die *Kyphose,* die *Lordose* oder die *Skoliose = Haltungsanomalien.*
- Störungen von Bewegungsabläufen sind immer auch *Gangstörungen.* Sie verursachen auch
- *Gleichgewichtsstörungen.*
- Krankhafte Haltung = Schmerz- und Schonhaltung.
- Eingefallene Haltung kann Ausdruck einer Störung (Verlust) der psychisch-geistigen Ganzheit der Persönlichkeit sein (s. dazu Kap. 4).

Pflege- und Behandlungsplan

Das *Ziel* liegt in der Rückführung der Wirbelsäule zur geraden Haltung (soweit möglich) und der Wiederherstellung eines stabilen, schmerzfreien, muskelkräftigen Rückens („Muskelkorsett").

Therapeutische Maßnahmen. Sie können außerordentlich aufwendig und zeitintensiv sein (Wochen bzw. Monate). Sie führen nur dann zum Ziel, wenn die Behandlungs- und Pflegegruppe Kooperation, Disziplin, Heilungs- und Gesundungswille des Patienten gewinnen und aufrechterhalten kann.

Beispiele:
- *Aufrichten* der Wirbelsäule mittels *Cotrel-Extension* (Beckengurt, Glisson-Schlinge, Selbstextension) oder *Haloextension* (Anlegen eines Kopfringes und Zug (Abb. 38.7), evtl. mit anschließender *Spondylodese* = Fixierung der Wirbelsäule durch operative Versteifung, z. B. bei Skoliose.
- *Übungsbehandlung* der Rückenmuskulatur oder *Wirbelkörperaufrichtung* mit Gipsschale oder Dreipunktekorsett bei einfachen Wirbelsäulenverletzungen.
- *Reposition einer Luxation* oder Luxationsfraktur der Halswirbelsäule mittels Haloextension (Abb. 38.7).
- *Chirurgische Reposition nach Cloward:* Verblockung der unstabilen Wirbel mittels körpereigenem Knochenbolzen (vom Beckenkamm) zur Stabilisierung der Wirbelgelenke.

Unterstützende Pflegemaßnahmen:
- *Selbstextensionen* müssen vom Patienten erlernt werden, damit er unabhängig an der Aufrichtung seines Rückens mitarbeiten kann.
- *Haloextensionen* werden an einen Rollstuhl fixiert, somit ist der Patient nicht ans Bett gefesselt. Er soll so aktiv an der Therapie teilnehmen, wie es die Korrekturmethode zuläßt.
- Für die *Mobilisations-* und *Wirbelsäulengymnastik* ist der (die) Physiotherapeut(in) zuständig. Für die Einübung und Kontinuität trägt die Pflegegruppe die Mitverantwortung.
- *Bauchmuskel-, Zwerchfell-, Atem-* und *Konditionstraining* sind vor allem bei Extensionsbehandlung ein wichtiger Faktor, da sie die Lungenfunktion und den Rehabilitationserfolg verbessern.
- Die *Lagerung* von Rückenpatienten ist flach, auf harter Unterlage, Kopf auf kleinem Kissen, Schultern frei, die Knie stundenweise mit Knierolle unterlegt. Die Dauer der Ruhigstellung hängt vom Verletzungsgrad bzw. von der vorgenommenen Operation ab (Bettbügel entfernen, Bettmotor ausschalten).
Operierte Patienten liegen in Bauch- und Rückenliegeschale und werden regelmäßig gedreht, oder sie liegen im Dreh- oder Kippbett.
Drehen: Es sind drei Personen notwendig, wovon eine Person oberhalb des Kopfendes steht und mit beiden Händen seitlich den Kopf des Patienten faßt (bei Extension muß sie auch auf den Zug achten). Sie gibt das Kommando zum Drehen „en bloc" (s. dazu S. 139) und hält den Kopf unter leichtem Zug fest, bis die Pflegehandlung abgeschlossen ist.

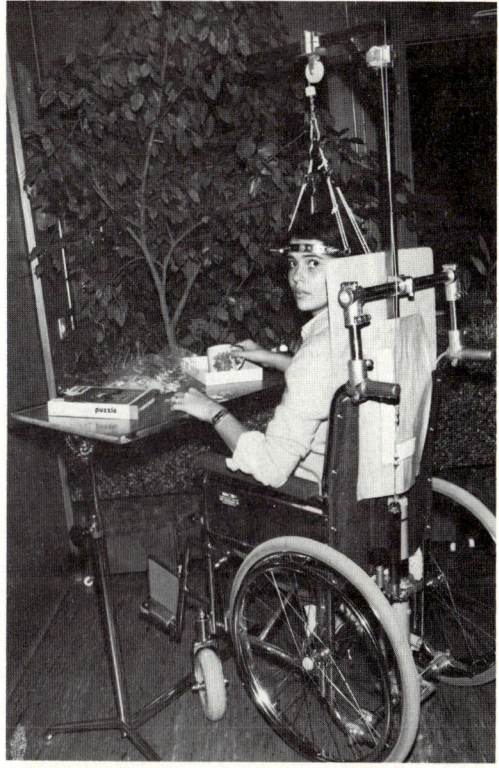

Abb. 38.7   Skoliosepatientin in Streckextension. Der Rücken wird zur „Geraden" gezogen, wie man einen jungen Baum zur Geraden zieht.

- Das *Ausführen der ATL* in Rückenlage (essen, trinken, waschen, ausscheiden usw.) ist erschwert, die notwendigen Hilfsmittel sollen entsprechend gewählt, die Unterstützung muß angepaßt sein (Sorge für Darmentleerung, Dekubitusprophylaxe usw.).
- *Beweglichkeit* und *Aktivität* sind eingeschränkt, müssen es z. B. postoperativ vorerst sein: Persönliche Dinge in Reichweite geben, Lesetisch oder Lesebrille installieren (zu Strukturierung der Zeit s. Kap. 11). Für Kinder stellt sich zusätzlich die pädagogische Aufgabe (Führung, Spiel, Schule u. a., s. Kap. 23).
- *Mobilisation.* Der Patient muß das Aufstehen über die Seitenlage oder nach spezieller Verordnung und die korrekte Sitz-Bück-Technik erlernen. Prinzip: gerade, aufrecht, ohne Spannung (vgl. Rückenprophylaxe Kap. 4).

38.4.3. Orthopädische Eingriffe

Operationsmethoden

- *Osteotomie, Osteointerposition.* Bei Durchtrennung des Knochens mit Meißel und Säge und Entnahme eines Knochenkeils kann gleichzeitig die Knochenachse verändert werden.
  Korrekturosteotomie. Korrektur einer Fehlstellung, kommt an den oberen und unteren Extremitäten (Humerus, Vorderarm, Femur, Knieachse, Sprunggelenk) zur Anwendung. Anschließend wird ein Gips angelegt oder eine Osteosynthese vorgenommen.
- *Arthrodesen.* Künstliche Versteifung eines Gelenks, z. B. bei schwerer Zerstörung infolge von Krankheiten oder Unfällen. Operationen dieser Art werden (nach ihrer Häufigkeit) vorgenommen an
  - Sprunggelenk,
  - Hüfte,
  - Knie,
  - Schulter.
- *Arthrotomien.* Operative Eröffnung eines Gelenkes bei verschiedenen Ursachen.
- *Knochentransplantationen.* Diese können mit körpereigenen (autologen) oder mit körperfremden Knochen (aus der Knochenbank) vorgenommen werden. Durch die Verwendung eines Knochenspans kann in geeigneten Fällen eine raschere knöcherne Konsolidierung erzielt werden.
- *Arthroplastik* der Gelenke (Gelenkersatz, Totalprothese). Einsetzen eines künstlichen Gelenkes an Hüfte (Abb. 38.8), Knie, Ellbogen, Finger, Schulter.
- *Osteosynthese.* Operative Vereinigung von Knochenfragmenten mittels Schrauben, Platten, Drähten, Marknagel, Fixateur externe (äußere Fixation mit Spannern). Die Osteosynthese wurde in den 60er Jahren von der Arbeitsgemeinschaft für Osteosynthesefragen ausgearbeitet. Sie ist heute allgemein unter der Abkürzung *AO* bekannt.

Pflegeplanung

Vorbereitung auf die Operation

Grundsätzlich gelten die allgemeingültigen Maßnahmen (S. 472 ff.). *Spezifische Maßnahmen*

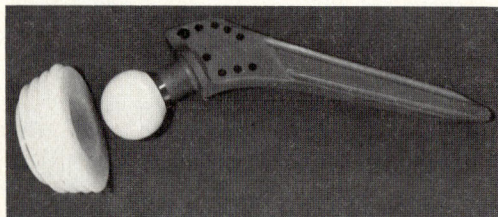

Abb. 38.8   Beispiel einer zementfreien Hüfttotalprothese nach Ender-Zweymüller.

sind das Richten des notwendigen Lagerungsmaterials (Schienen, Halterungen usw.) sowie die exakte Vorbereitung des Operationsfeldes, Information über den Operationsschnitt und entsprechende Rasur sowie Hautdesinfektion.

- *Eingriffe an den Extremitäten* bedürfen außer der oben erwähnten Hautpflege keiner besonderen Vorbereitung.
- *Eingriffe an der Wirbelsäule* verlangen zusätzliche Vorbereitungsmaßnahmen, wie sie bei abdominellen Operationen notwendig sind (Abführen, leichte Kost usw.).

Übernahme nach der Operation

Bei der Übernahme des Patienten nach der Operation (bzw. nach der Aufwachphase) gelten die Grundsätze auf S. 476 ff. Von besonderer Bedeutung sind die Informationen über *Lagerung, Mobilisation, Belastung* bzw. *Belastungsverbot.* Neben standardisierten Mobilisations-, Gymnastik- und Rehabilitationsplänen sind die individuellen Verordnungen zu beachten.

Lagerung und Mobilisation

Die *Lagerung* entspricht der ausgeführten Operation. Die notwendigen Schienen (autonome Bewegungsschiene, Abb. 38.9), Extensionen, Verbände usw. werden im Operationssaal angelegt bzw. eingebettet.

- Lagerungen dürfen ohne spezielle Arztverordnung nicht verändert werden.
- Schmerzen sind zu erwarten. Übermäßige oder anhaltende Schmerzen sind ein Zeichen, daß die Lagerung oder die Verbände nicht richtig sind, sie können auch Folge von Druckstellen oder Zeichen von Komplikationen sein → Arzt informieren.

Die *Mobilisation* geschieht nach Verordnung. Vorbestehende Leiden, Gebrechlichkeit, Adipositas, Operationen an den unteren Extremitäten und am Rücken erschweren das Aufstehen. Grundsätzlich gilt:

- *Eingriffe an den oberen Extremitäten* erlauben sofortige Mobilisation am 1. postoperativen Tag. Die Extremität muß entsprechend hochgelagert sein.
- Das gleiche gilt für Eingriffe an *Fuß, Unterschenkel, Oberschenkel, Knie, Hüfte.*
- *Operationen an Becken und Wirbelsäule* erfordern eine längerdauernde Bettruhe.

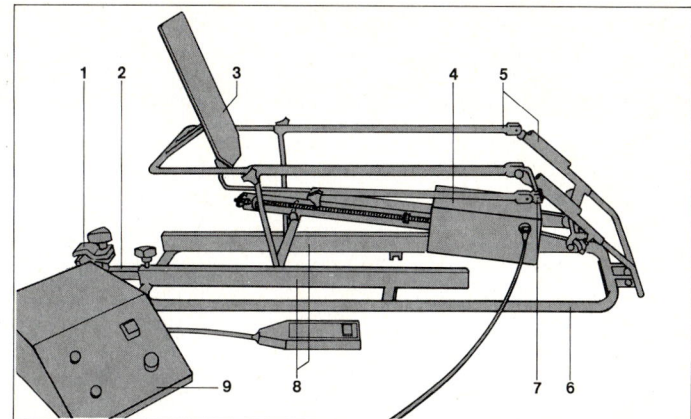

Abb. 38.**9** Autonome Bewegungsschiene. 1 Kunststoffbeschichtete Klemme, 2 Gleitschieber – Arretierung, 3 Sohle, 4 Getriebemotor, 5 Ober- und Unterschenkelstützen, 6 Grundrahmen, 7 Schiebeteil, 8 Laufschienen, 9 Steuergerät.

Überwachung des Wundgebietes

- *Verbände, Drainagen* nach Verordnung handhaben, gut überwachen: Blutung, Schwellung, Druck. In der Regel können die Verbände (außer Gips) am 4. postoperativen Tag entfernt werden. Meist wird der Arzt anschließend die Wunde offen lassen, es sei denn, es liegt noch eine Sekretion aus der Wunde oder eine leichte Blutung vor. In diesem Fall wird ein leichter Verband angelegt. *Drainstellen* werden immer mit einer sterilisierten Kompresse bedeckt. Die Fäden werden in der Regel nach 14 Tagen entfernt.
- *Extremitäten auf Durchblutung prüfen* (insbesondere Zehen und Finger): Hauttemperatur, Farbe, Beweglichkeit, Sensibilität, Auffälligkeiten sind sofort zu melden. Besonderer Aufmerksamkeit bedürfen Gipsverbände (S. 822).

Unterstützung der ATL

- *Essen und Trinken* richten sich nach der Lokalisation des Eingriffs. Nach Extremitätenoperationen kann damit nach einer Karenz von 8 Stunden begonnen werden. Bei Becken und Wirbelsäule haben die Richtlinien bei abdominalen Operationen Gültigkeit. Ausschlaggebend ist die
- *Darmtätigkeit.* Sie wird ab 3. Tag stimuliert.
Im übrigen ist die Situation und Lage des Kranken zu berücksichtigen, um jene Hilfe und Unterstützung zu ermöglichen, die die *Heilung fördern, Komplikationen verhüten,* dem *Wohlbefinden* dienen, die *Rehabilitation einleiten.*

Gymnastik/Übungsbehandlung

- *Fußgymnastik* dient der Thrombose- und Embolieprophylaxe. *Regel:* 21mal pro Stunde rasch hintereinander den Fuß anziehen und strecken sowie 21mal im Fußgelenk kreisen (die Zahl 21 hat psychologischen Charakter).
- *Stoffwechselgymnastik* (S. 648).
- *Übungsbehandlung* je nach Operation. Sie dient der Erhaltung bzw. Verbesserung der Muskelkraft, der Ausdauer, der Beweglichkeit und somit der Rehabilitation.
- *Gehschule* an Stöcken, mit andern Gehhilfen, ohne Hilfsmittel (s. auch S. 146 f.).

Standardisierter Pflegeplan

In vielen orthopädischen Kliniken stehen für die prä- und postoperative Pflege standardisierte Pflegepläne zur Verfügung. Sie unterstützen eine *sichere Pflege,* wenn sie nicht starr gehandhabt werden. Für eine *angemessene* oder *optimale Pflege* bedarf es jedoch zusätzlich der Berücksichtigung der individuellen Bedürfnisse und Pflegeprobleme des einzelnen Patienten. Tab. 38. **1** faßt exemplarisch einige standardisierte Pflegepläne zusammen.

38.4.4. Amputation von Gliedmaßen

Indikation und Technik

Amputation = Absetzen eines Körperteils.
Amputationen können notwendig werden bei
- schwerer Zertrümmerung von Weichteilen und Knochen (Unfälle).
- lebensbedrohlichen Wundinfektionen (Gasbrand),

Tabelle 38.1   Standardisierter Pflegeplan für die postoperative Pflege nach orthopädischen Operationen

Häufige Operationen	Verbände/Drains	Lagerung	Lagerungshilfen	Mobilisation Belastung	Physiotherapie Ergotherapie	Spezielles
Hand						
– Fingersehnen-ruptur, PCP	– Verband – Redon-Drain – Gipsschiene	– Hochlage – Ruhigstellung für 5 Tage	– Handsack zum Hochhängen der Hand – Fingerkuppen möglichst frei lassen	– je nach Art des Eingriffs	– isometrische Fingerübungen	– Kontrolle der Sensibilität und Zirkulation
– Karpaltunnel-syndrom	wie oben, sofort Mobilisieren der Finger (Faust-schluß)	Hochlage wie oben	– Kissen unter den Oberarm	– Ruhigstellung, Sehnenrupturen bedingen eine mindestens 6wöchige Ru-higstellung	– Schulter und Ellbogen durch-bewegen, täg-lich 100mal Pumpbewegun-gen mit der Hand	
– Dupuytren-Kon-traktur	– Gipsschiene	wie oben	– Handsack – Gipsschiene – Kissen unter Oberarm und Ellbogen			wie oben
Ellbogen						
– Prothesen	– Verband – Redon-Drain – gepolstert wird der Sulcus ulna-ris	– Ruhigstellung in Gipsschiene für 5 Tage, dann al-ternierende La-gerung in der Mitella	– Kissen – Mitella	– Ruhigstellung für 5 Tage – vorsichtige Mo-bilisation in Fle-xion und Exten-sion nach 1 Wo-che	– Mobilisation der Schulter – passive Mobili-sation – Ergotherapie nach Wundhei-lung	
– Synovektomie	– leichter Kom-pressionsver-band – Redon-Drain – Verbandwech-sel am 3. Tag	– auf Kissen	– Kissen	– evtl. Armschie-ne ab 7. Tag – Pumpübungen mit der Hand am 1.–3. Tag	– allgemeine Handbewegun-gen, Schulter-bewegungen – vorsichtige Mo-bilisation des Gelenkes – Ergotherapie ab 10. Tag	– beim Bewegen des Ellbogens soll das Hand-gelenk fixiert werden
Schulter						
– habituelle Schulterluxation	– Fixation im Vel-peau-Verband – Redon-Drain – Fädenentfer-nung nach Wundheilung	– kleines Kissen zur Unterstüt-zung des Ober-arms	– Kissen	– Pendelübungen ab 3.–7. Tg. nach Operation – Außenrotation erst ab 6. Woche		
– Rotatorenman-schettenruptur	– Verband – Redon-Drain	– auf spezielle maßgefertigte Abduktions-schiene	– Abduktions-schiene		– Wiedereintritt 6 Wochen nach Operation zur Schultermobili-sation unter Weglassen der Abduktions-schiene	
– Schulterprothe-se	– Verband – Redon-Drain	– auf spezielle Abduktions-schiene	– Schaumstoff-schiene	– ab 2. Tag passi-ve Therapie Hand, Ellbogen	– ab ca. 3 Wochen auf Abduktions-keil lagern	
– Operation nach Rotatorenman-schettenruptur	– Verband – Redon-Drain	– auf speziell maßgefertigte Abduktions-schiene	– spezielle Ab-duktionsschie-ne	– Krankenhaus-aufenthalt bis zur Wundhei-lung, ca. 2 Wo-chen – Wiedereintritt 6 Wochen nach Operation – ab 1. Tag passi-ve Bewegung der Hand – ab 5. Tag Ellbo-gen durchbewe-gen	– Pendelübungen ab 3.–7. post-operativem Tag – Außenrotation erst ab 6. Woche	– Entfernen der Abduktions-schiene erst, wenn der Pati-ent den Arm ge-gen die Schwerkraft he-ben kann, tags-über 2mal 1 Std. auf Keil – Wiedereintritt 6 Wochen nach der Operation zur Schultermo-bilisation unter Weglassen der Abduktions-schiene

Tabelle 38.1 (Fortsetzung)

Häufige Operationen	Verbände/Drains	Lagerung	Lagerungshilfen	Mobilisation Belastung	Physiotherapie Ergotherapie	Spezielles
Wirbelsäule – Skoliose-Operation nach Harrington mittels CD-Instrumentarium	– Saug-Deck-Verband – Redon-Drains	– Rückenlage – 2 mal täglich Bauchlage – keinen Bettbügel	– evtl. Drehbett	– 4 Tage Bettruhe – Patient muß 2mal täglich gedreht werden – Aufstehen am 2. postoperativen Tag	– Atemgymnastik – vorsichtige Stoffwechselgymnastik	– Pflege und Ernährung wie bei einer Bruchoperation – neurologische Überwachung

– Spondylodese
  – dorsal
  – ventral
	– Verband
	– Redon-Drains
		– Rückenlage
		– Drehen en bloc oder Drehbett
			– ab 5. Woche Kippbett		wie oben	– Entlassung teils mit Korsett, teils ohne
						– neurologische Überwachung

Hüfte – offene Reposition bei kongenitaler Hüftluxation (Kinder)	– Verband – Redon-Drain – oft Beckengips	– Bettruhe für 4–6 Wochen		– Aufstehen im Schede-Rad – Gehen am Eulenburg, dann Stöcke	– beschäftigen – Schule, Kindergarten, je nach Alter der Kinder	
– intertrochantäre Femurosteotomie	– Kompressionsverband – Redon-Drains	– leichte Flexion der Hüfte – Rückenlage – nach 3 Wochen täglich 2 Stunden Bauchlage	– Kissen unter Kniegelenk	– ab 3. Tag Bettrand – aufsitzen über die operierte Seite mit gestrecktem Knie – für 3 Monate nicht tief sitzen (Sattelstuhl)	– spezielle Gehübungen mit überkreuzten Beinen	– Krankenhausaufenthalt 4–6 Wochen – ½ Jahr mit Stöcken gehen
– Totalprothese	– Verband – Redon-Drain	– Rückenlage – operiertes Bein in Schaumstoffschiene – keine Innen- und Außenrotation – gewünschte Stellung mittels Keil aufrechterhalten	– Schaumstoffschiene – bei starker Außenrotation Unterschenkelgips mit Brett	– Frühmobilisation: 1. postoperativer Tag Bettrand und aufstehen – evtl. Gehen am Eulenburg, dann Stöcke	– Gehschule	– Blutung nach Operation kontrollieren – Eis auflegen – Nachttischchen auf die operierte Seite
Knie – Kniebandplastik – Rekonstruktion der Kniebänder	– Kompressionsverband – Redon-Drain – evtl. dorsale Gipsschiene	– Hochlagerung – ab 2. postoperativem Tag autonome Bewegungsschiene 20–60°	– Kissen		– Remobilisation ab 1. postoperativem Tag – Gehschule	
– Knieprothese	– Kompressionsverband – Redon-Drain	– erste 24 Std. Strecklagerung, in der Schaumstoffschiene, dann Hess-Schiene in ca. 60° Flexion	– elektrische Schiene, über 12 Std. eingestellt auf Schmerzgrenze	– Sitzen am Bettrand ab 5. postoperativem Tag	– Flexionsübungen täglich 2mal 1 Std. – während 6 Wochen Entlastung an Stöcken	– Ergußgefahr – Eisbeutel auflegen
Fuß – Hallux valgus und Hammerzehen	– Kompressionsverband – Redon-Drain	– Gipsschiene – für 5 Tage Hochlagerung – dann Nachtschiene (Gips) – Sandalen mit Fußbett	– Kissen – Bettfußende hochstellen	– ab 5. Tag (Verbandwechsel) Gehen auf Fersen – tagsüber ca. 6 Wochen lang Halluxverband zur Schienung der Zehe	– Fußgymnastik (Zehen)	– offenes Schuhwerk, Sandalen – Sensibilitätskontrolle – spezielle japanische Strümpfe (mit abgesteppten Zehen)
– Klumpfuß (je nach Eingriff)	– Kirschner-Draht – Oberschenkelliegegips – Redon-Drain	– Hochlagerung	– Kissen – Bettfußende evtl. hochstellen	– ab 3. Woche: Unterschenkelgehgips für 4 Wochen – Gipsentfernung und Nachtschienen noch über 6 Wochen		

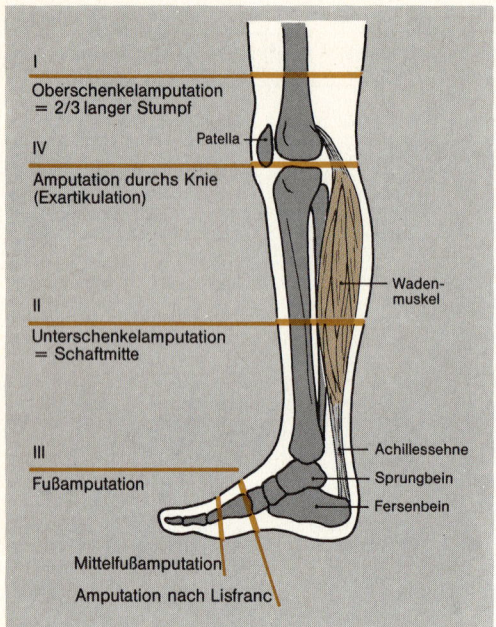

Abb. 38.**10**   Amputationen an Bein und Fuß.

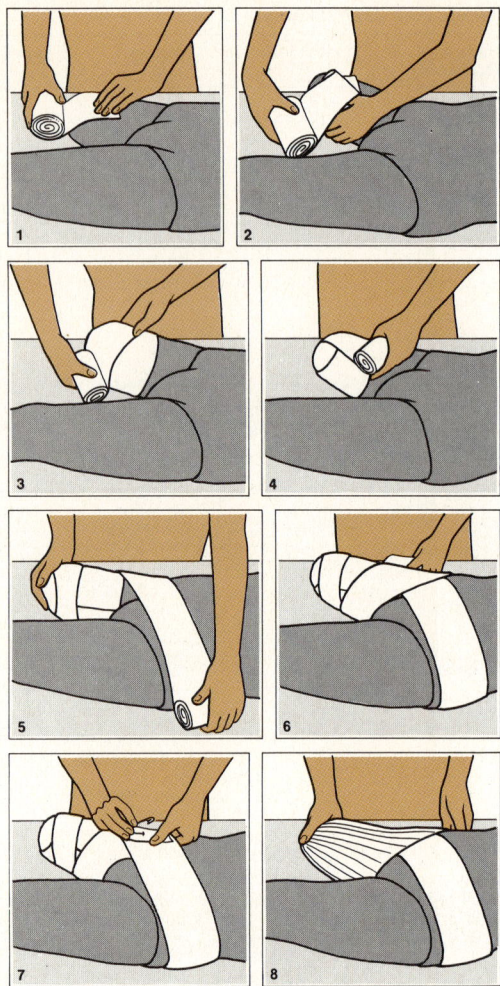

Abb. 38.**11**   Technik der Stumpfbandage am Oberschenkel.

– bösartigen Tumoren (Knochensarkom),
– arteriellen Durchblutungsstörungen, aufsteigender Nekrose oder Gangrän.

Das *Ziel* der Operation ist ein schmerzfreier, gut durchbluteter, aktiv frei beweglicher und prothesenfähiger Amputationsstumpf.

Erfolgt die Amputation durch ein Gelenk, spricht man von *Exartikulation*.

Amputationen der oberen Extremitäten sind seltener als diejenigen der unteren (Abb. 38.**10**), was auf den erheblichen Anteil der *Gefäßerkrankungen* (S. 645 ff.) zurückzuführen ist. Um eine optimale *Stumpfdeckung* und somit Prothesenversorgung zu erlangen, ist eine entsprechende Operationstechnik, die sog. *Myoplastik* notwendig (die antagonistischen Muskeln oder Sehnen werden vor dem Stumpfende aneinandergenäht).

Pflegeplanung

Übergeordnetes Pflegeziel: Führung zu optimaler Unabhängigkeit, Gehfähigkeit und Leben mit der Prothese ist nur durch viele kleine Lernschritte sowie Übung und Ausdauer zu erreichen.

Allgemeine Maßnahmen s. standardisierter Pflegeplan in Kap. 30, S. 656 f.

Spezielle Maßnahmen betreffen die *Stumpfpflege* und das *Prothesentraining*.

Amputationswunde. Sie wird aseptisch versorgt. Da die Stumpfhaut sehr empfindlich ist, sind anstelle von Heftpflaster Schlauchverbände oder elastische Binden zu verwenden.

Stumpfbandagierung. Sie hat die Verhütung eines Wundödems zum Ziel. Sie muß deshalb äußerst korrekt erfolgen, d. h., die Bandagierung muß *distal* stets einen *größeren Druck* ausüben als *proximal*. Die Binden sollen möglichst elastisch sein (längs- und querelastische Dauerbinden), sie werden in Achtertouren vom Stumpfende her angelegt (Abb. 38.**11** u. 38.**12**). Der elastische Verband muß täglich 2mal entfernt und nach

10–20 Minuten wieder angelegt werden. Er darf die Beweglichkeit der Gelenke nicht einschränken, bzw. der Stumpf muß auch eingebunden aktiv bewegt werden können.

Lagerung. Sie geschieht in normaler *Streckstellung,* u. U. muß das Kniegelenk (bei Unterschenkelamputation) zusätzlich gestreckt werden, um eine *Beugekontraktur* zu verhindern:
– Anlegen einer Gipsschiene,
– Auflegen von Sandsäcken,
– zeitweise Bauchlagerung.

Mobilisation so rasch als möglich. Bei Amputation der unteren Extremität ist sie je nach der Prothesenversorgung mehr oder weniger schwierig. Die *aktive Bewegungstherapie* und das *Muskeltraining* müssen sofort einsetzen.

Prothesenversorgung. Als Sofortversorgung, Frühversorgung oder definitive Versorgung.
– *Sofortversorgung.* Direkt nach der Operation wird ein gut gepolsterter Prothesengips angelegt, an den schon am 1. postoperativen Tag eine Behelfsprothese angelegt werden kann. Der Vorteil dieser Sofortbelastung ist eine raschere Resorption des Wundödems. Die Belastung erfolgt langsam. Am 4. Tag dürfen bereits Schrittübungen gemacht werden. Am 14. Tag wird der Gipsköcher entfernt und eine Übungsprothese abgegossen. Jetzt kann mit dem eigentlichen Prothesentraining begonnen werden.
– *Frühversorgung.* Grundsätzlich ist der Vorgang der gleiche wie oben, nur daß das Anlegen der Behelfsprothese erst nach erfolgter Wundheilung, ca. 2–3 Wochen nach der Operation, vorgenommen wird.
– Die *definitive Prothese* wird vom *Orthopädietechniker* hergestellt, der möglichst früh, evtl. schon vor der Operation, mit dem Patienten in Kontakt gebracht werden muß.
Das *Anfertigen* einer Prothese ist eine Kunst, die großer Einfühlungsgabe bedarf. Je besser die Kommunikation *Patient-Prothesentechniker* gelingt, um so größer ist die Chance, daß der Betroffene eine Beziehung zu seiner Prothese finden und sie als „Stück seiner selbst" annehmen kann. Damit steht und fällt häufig das Selbstwertgefühl und die Sicherheit des Sichbewegens in Gesellschaft, Beruf und Alltag. Die Pflegegruppe kann Prothesentraining und Kontakte mit dem Prothesentechniker wesentlich unterstützen und fördern.

Prothesenschulung. Sie umfaßt das Bedienen und Anlegen der Prothese, das Einüben der einzelnen Bewegungsfunktionen, Übungen mit ange-

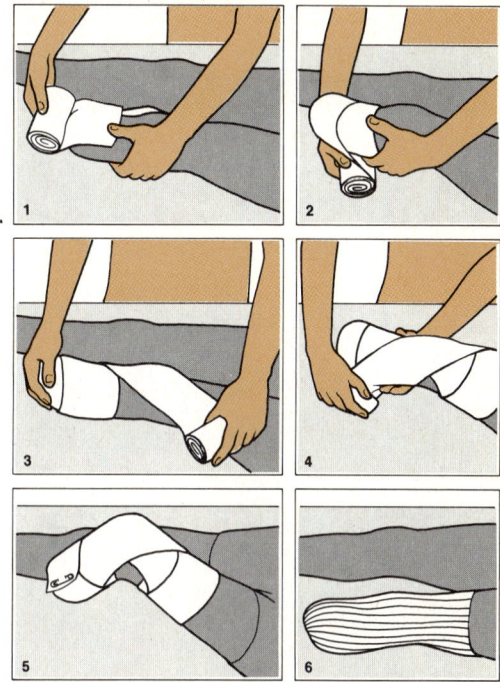

Abb. 38.**12** Technik der Stumpfbandage am Unterschenkel.

legter Prothese, Gebrauch von Hilfsmitteln u. a. An vielen Orten gibt es eigentliche *Gehschulen* für Beinamputierte.

Armprothesen dienen sowohl der kosmetischen als auch der funktionellen Versorgung:
– *Schmuckarme* bzw. *Schmuckhände* in perfekter Form und Farbe; sie haben keine funktionelle Bedeutung, wohl aber psychologische.
– *Passive Greifarme* sind Ersatzstücke (Haken, Haltevorrichtungen), die für die Kraftübertragung bei vorwiegend kraftfordernden Betätigungen genutzt werden können (Arbeitshand).
– *Aktive Greifarme* ermöglichen die Übertragung körpereigener Bewegung auf die Hand.
– *Fremdkörperprothesen* werden pneumatisch oder elektrisch in Bewegung gesetzt und gesteuert.

Beinprothesen sind ein rein passiver Ersatz, der abhängig ist von der jeweiligen Stumpflänge.
– Die *Unterschenkelprothese* (Abb. 38.**13**) besteht aus einem Schaft (Hülse); Befestigungsvorrichtung am Oberschenkel mit oder ohne Gelenk.
– Die *Oberschenkelprothese* besteht aus einem Schaft für den Stumpf mit Beckengürtel oder

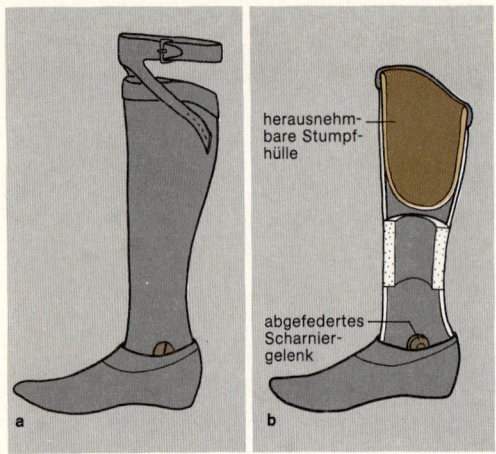

herausnehm-
bare Stumpf-
hülle

abgefedertes
Scharnier-
gelenk

a   b

Abb. 38.13 Unterschenkelprothese. **a** Außenansicht,
b Querschnitt.

Fixation am Becken sowie einem künstlichen
Kniegelenk und Unterschenkel-Fuß-Teil.

Prothesenpflege s. S. 821.

Stumpfpflege. Sie muß sorgfältig und kontinuierlich geschehen, da immer wieder *Hautprobleme*

auftreten. Bei Druckstellen muß abgeklärt werden, warum diese aufgetreten sind. Eine sofortige Rücksprache mit dem Prothesentechniker ist
notwendig.

- Stumpf *abhärten:* Luft, Sonne, Bürstenmassa-
  ge u. a.
- Stumpf *reinigen:* täglich waschen oder baden (kurz, um die Haut nicht aufzuweichen),
  nur hautfreundliche Pflegemittel benützen,
  Stumpfstrümpfe täglich waschen.
- *Hautaffektionen* sorgfältig pflegen. Nur spezielle Stumpfpflegemittel verwenden (z. B.
  PC 30 V).

Stumpfschmerzen, Phantomschmerzen. In den ersten Tagen nach der Amputation gehören
Stumpfschmerzen zum normalen Heilungsverlauf. Gleichzeitig hat der Amputierte das Gefühl,
als ob der abgesetzte Gliedabschnitt noch vorhanden, ja beweglich und empfindlich sei. Bei
ungestörtem Verlauf verliert der Stumpf die
Schmerzhaftigkeit, auch gehen die unangenehmen Beschwerden im *Phantom* (dem in der Vor-
stellungswelt des Patienten noch vorhandenen
Gliedabschnitt) zurück.

38.5. Beurteilung von Wissen und Können in der Pflege

Fallstudie

Herrn X, 23 Jahre alt, mußte wegen eines Knochensarkoms das rechte Bein amputiert werden. Er ist
Medizinstudent, verlobt mit einer Krankenschwester, lebt noch bei seinen Eltern, die ihn finanziell unterstützen. Sie übernehmen die Pflege dieses jungen Mannes in der postoperativen Phase (es wurde
eine Sofortprothese angelegt).

- Ordnen und ergänzen Sie die Informationen anhand einer Checkliste (S. 818 u. 541).
- Listen Sie die offensichtlichen und potentiellen Pflegeprobleme sowie mögliche Ressourcen auf
  (S. 539 ff.).
- Leiten Sie einen zweckmäßigen Pflegeplan ab, setzen Sie Schwerpunkte für die Pflege (S. 832 f.).

Weiterführende Literatur

Beitel, H., C. Haselreiter: Wirbelsäulengymnastik, 2. Aufl.
  Müller & Steinicke, München 1981
Cotta, H.: Orthopädie, 4. Aufl. Thieme, Stuttgart 1984
Exner, G.: Kleine Orthopädie, 11. Aufl. Thieme, Stuttgart 1985
Faller, A.: Der Körper des Menschen, 10. Aufl. Thieme, Stutt-
  gart 1984
Grob, D.: Orthopädie und Traumatologie des Bewegungsap-
  parates. Springer, Berlin 1982
Held, T.: Fit durch Gymnastik, 2. Aufl. Thieme, Stuttgart 1986

Kaganas, F.: Ärztlicher Rat für Rheumakranke, 2. Aufl. Thie-
  me, Stuttgart 1983
Kersten, H.: Gehschule für Beinamputierte, 2. Aufl. Thieme,
  Stuttgart 1975
Schlegel, K. F.: Orthopädie für Krankenpflegeberufe, 3. Aufl.
  Thieme, Stuttgart 1986
Weiss, R. F.: Moderne Pflanzenheilkunde (Rheumamittel).
  Kneipp-Verlag, Bad Wörishofen 1983

39. Nervensystem

Das Kapitel befaßt sich mit den Erkrankungen des Nervensystems. Es bietet Ihnen die wichtigsten theoretischen Grundlagen an für das Verständnis der Pflege solcher Patienten. Die ausführlichen Hinweise zur Pflegeplanung beim Hemiplegiepatienten sind als Denkanstoß für die Planung der Pflege aller Patienten mit ähnlichen Pflegeproblemen gedacht. Voraussetzung ist, daß Sie übend lernen, die Situation des Kranken einzuschätzen, seine *Ressourcen* und *Probleme* zu erkennen und davon ausgehend die *Pflege zu planen und immer neu zu modifizieren* (s. auch S. 74 ff.).

Dynamik des Pflegeprozesses

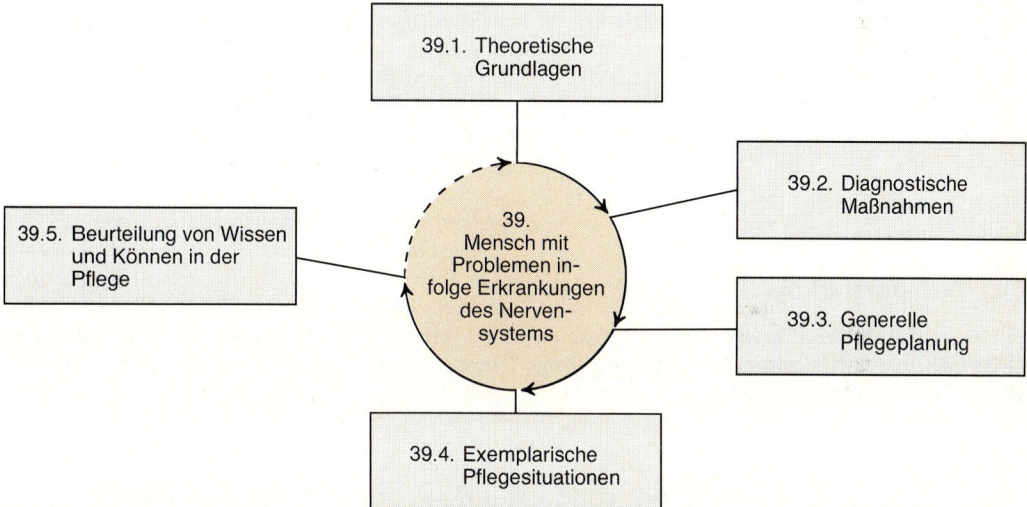

Prinzipien/Impulse

Das *Nervensystem ist die übergeordnete Zentrale* zur Steuerung und *Koordination* aller Lebensvorgänge. Es ist Sitz des Bewußtseins und aller geistigen Regungen wie Verstand und Gedächtnis. Es lenkt unbewußte und willkürliche Lebensäußerungen und verarbeitet Wahrnehmungen der Sinnesorgane zu bewußten Empfindungen. Kurz: Es *steuert* und *dirigiert* die Leistungen aller Körperteile und Organsysteme so, daß die Teilleistungen aufeinander abgestimmt sind und diese sich den Bedürfnissen des Menschen in einer wechselnden Umwelt anpassen können.

- *Menschliches Werden:* Wachstum – Abbau, Erhaltung – Zerfall und *menschliches Tun:* Wahrnehmung, Informationsverarbeitung und -beantwortung (lebendige Initiativen) wie auch
- *aktive Impulse:* Gemüt, Gefühl, Erleben, Wille, Verstand und *freiheitliches Tun:* Vernunft, Verstehen, Sich-Entscheiden (geistige Initiativen) sind Funktionen, die alle vier Dimensionen des Personseins umfassen: die physische, psychische, geistige und soziale. Das Nervensystem spielt dabei eine ordnende und vermittelnde Rolle, ist gleichsam eine Schaltstelle im gesunderhaltenden Regelkreis.

39.1.   Theoretische Grundlagen

39.1.1.   Bezug zum Kreismodell

Die obigen Prinzipien zeigen, wie sehr das Nervensystem (NS) an allen Lebensäußerungen teilhat: an den physischen, psychischen, geistigen und sozialen. Die Zuordnung zu einer ATL kann demnach nur schwerpunktmäßig geschehen; z. B. sind *Ruhen und Schlafen* (Kap. 3) aktive, zentral gesteuerte Lebensvorgänge. Das gleiche gilt für die *Kommunikation* (Kap. 12), das *Sichbewegen* (Kap. 4) usw. Fällt die Funktion des Nervensystems ganz oder teilweise aus, können die Tätigkeiten der Organsysteme, der Gliedmaßen wie auch die geistigen Initiativen nicht mehr koordiniert und weder zeitlich noch örtlich sinnvoll dirigiert werden. Das Wissen um diese Zusammenhänge liegt einer person- und sachgerechten Pflege zugrunde. Es handelt sich dabei um die auf S. 84 f. nachzulesenden Denkschritte: *Prinzip → Folgerung → Forderung → Methode.* Zur Anwendung dieser Erkenntnis für die *Pflegeplanung* s. S. 74 ff.

39.1.2.   Anatomie, Physiologie, Pathologie

Das Nervensystem als Ganzes (Abb. 39.1)

Die ca. 25 Milliarden *Nervenzellen* im menschlichen Gehirn und Rückenmark bilden ein sehr komplexes System, denn jede einzelne Nervenzelle ist zwar eine strukturelle und funktionelle Einheit (Neuron), steht aber über verschiedene Fortsätze mit mehreren anderen Nervenzellen in Verbindung. Die Nervenzellen bilden die graue Substanz von Hirn und Rückenmark, die weiße Substanz besteht aus Nervenzellfortsätzen (Fasern) und Stützzellen.

Die *Tätigkeit der Nervenzellen* ermöglicht eine außerordentlich große Vielfalt von Funktionen: willkürliche und unwillkürliche Muskelbewegungen, zentrale Vorgänge der Informationsverarbeitung (mit oder ohne Überschreiten der Schwelle des Bewußtseins). Dennoch sind die Elementarprozesse der Erregungsübertragung im Nervensystem recht einheitlich und relativ einfach. Es gibt im Prinzip nur zwei Signalformen: die Aktionspotentiale der Nervenfasern und die chemische Erregungsübertragung an den Synapsen (Kontaktstellen zweier Nervenzellen). So werden jeden Tag Millionen von Signalen *aufgenommen* und *verarbeitet* bzw. *weitergeleitet* und *beantwortet*. Die Informationsmengen, die täglich in unser Nervensystem gelangen, müssen einer kritischen Auswahl („Filterung") unterworfen, zugeordnet und – zum Teil – gespeichert werden. *Die entscheidende Rolle bei der Übertragung von Erregungs- und Hemmeffekten spielen die Überträgerstoffe, die Neurotransmitter.* Da ihre Wirkungsmechanismen in den letzten Jahren immer besser erforscht wurden, konnten viele Psychopharmaka in ihrer Wirkung besser erkannt und zielgerichteter eingesetzt werden.

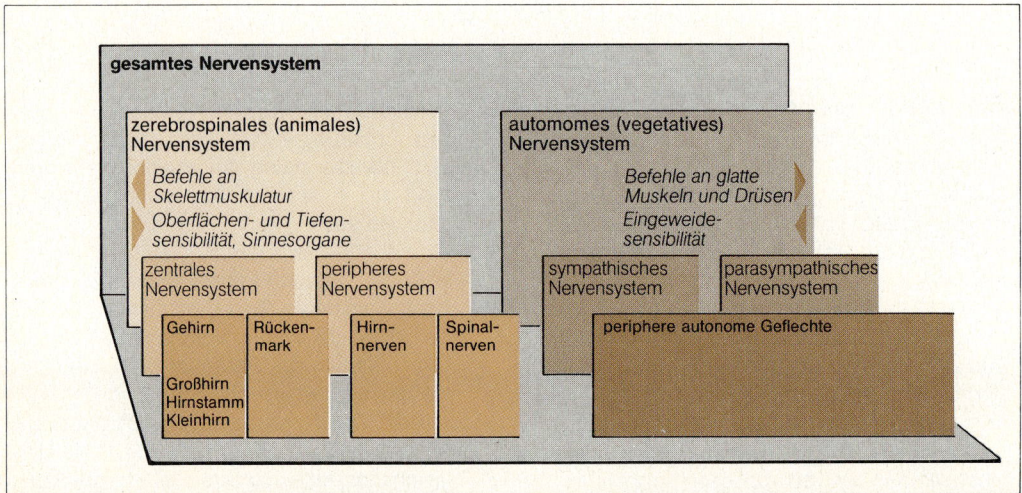

Abb. 39.**1**   Übersicht über das Nervensystem.

Zusammengefaßt lassen sich die Leistungen des Nervensystems auf drei Funktionen zurückführen:

- *Aufnahme von Reizen* (z. B. durch Hören, Sehen, Fühlen, Riechen usw.);
- *Weiterleitung* der auftretenden Erregungen von der Aufnahmestelle via Nervenbahnen ins Rückenmark und Gehirn, wo die Reize geordnet und verarbeitet werden;
- *Beantwortung* der Reize über die Nervenbahnen zu den Erfolgsorganen, die mit entsprechenden Reaktionen antworten.

Zentralnervensystem (ZNS)

Die beiden *Großhirnhemisphären* mit ihren Furchen und Windungen bilden die Hauptmasse des menschlichen Gehirns (Abb. 39.**2**). Auf der äußeren Oberfläche jeder Hemisphäre verläuft senkrecht die tiefe Zentralfurche; ihr liegen die vordere und die hintere Zentralwindung an.

In der vorderen Zentralwindung befinden sich die motorischen Zentren für die willkürlichen Bewegungen (Beine, Rumpf, Arme, Hände, Kopf, Zunge usw.). Man spricht von Bewegungsfeldern. Ihre Nervenfasern bilden die *Pyramidenbahn,* die wichtigste Nervenbahn der Willkürmotorik. Sie sammeln sich in der inneren Kapsel und endigen an den motorischen Kernen der Hirnnerven und den motorischen Vorderhornzellen des Rückenmarks. Die Fasern der linken und rechten Pyramidenbahn kreuzen sich im verlängerten Mark. Somit werden die Bewegungsimpulse für die rechte Körperhälfte durch die linke motorische Gehirnregion ausgelöst und umgekehrt. Die Pyramidenbahn leitet also die willkürlichen, motorischen Reize zur Muskulatur, sie überträgt aber auch unwillkürliche hemmende Impulse (s. Babinski-Reflex S. 849).

In der hinteren Zentralwindung wird das Körpergefühl bewußt gemacht, d.h. Tast-, Schmerz-, Temperaturempfindung und Tiefensensibilität (Gefühl für Muskelspannung und Gelenkstellung).

An anderen Stellen des Großhirns liegen Zentren für Riechen, Hören, Sehen sowie Erinnerungsfelder (Geruchserkennen, Hörverständnis, Sehverständnis, Lesezentrum).

Der *Hirnstamm* gliedert sich in vier Abschnitte: das Zwischenhirn, das Mittelhirn, das Hinterhirn mit der Brücke und dem Kleinhirn und das verlängerte Mark. Im Hirnstamm befinden sich die meisten Schaltungen, die nicht direkt dem Willen oder dem Bewußtsein unterliegen, z.B. für

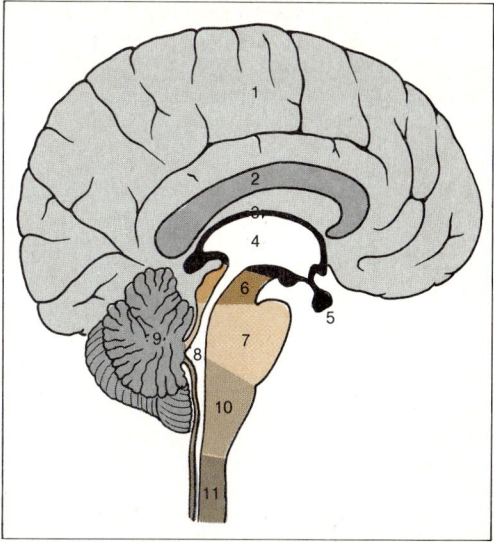

Abb. 39.**2**   Mittelschnitt durch das Gehirn. Linke Hirnhälfte von der Mitte her gesehen. Bezeichnen Sie die Strukturen 1–11 (S. 944).

die Muskelkoordination bei Bewegungsabläufen. Hier liegen auch die Zentralen des *vegetativen Nervensystems.*

Das *Rückenmark (RM)* schließt sich an das verlängerte Mark an und durchzieht als weißlichgrauer Strang den Wirbelkanal bis zur Lendengegend.

Gehirn und Rückenmark werden von den *Hirn-* bzw. *Rückenmarkshäuten* umschlossen. Dazwischen befindet sich *Liquor,* der die Masse des ZNS praktisch schwerelos hält und vor Erschütterungen schützt. Der umgebende Liquorraum steht mit den Ventrikelräumen im Gehirn in Verbindung.

Peripheres Nervensystem

Die 12 Paar *Hirnnerven* vermitteln die Wahrnehmung der Sinnesorgane (Sehen, Hören, Riechen usw.) und steuern die Betätigung der Kopf- und Augenmuskulatur. Über den 10. Hirnnerv (N. vagus) verteilt sich der größte Teil des Parasympathikus im Körper. Das Ursprungsgebiet der Hirnnerven liegt im Hirnstamm.

Die 31 Paar *Spinalnerven* treten je zwischen zwei Wirbeln aus dem Rückenmarkskanal aus. Sie verteilen sich im Bereich des Rumpfes und der Gliedmaßen und sind dort für die Motorik und Sensibilität verantwortlich.

Tabelle 39.**1**   Erkrankungen des Nervensystems

	Peripheres Nervensystem	Zentrales Nervensystem

Reizsymptome	– Neuralgien
	– Dysästhesien
		– Epilepsie
		  generalisiert oder
		  fokal

Ausfallsymptome	– Paresen einzelner oder mehrerer
	  Nerven (motorische und/oder
	  sensible Lähmungen)
		– Halbseiten- oder
		  Querschnittlähmungen
		  (Hemiplegie/Paraplegie)
		– zentrale Sinnesstörungen

Ursachen: – Druckschädigungen	Beispiele: – Karpaltunnelsyndrom – Radialis-, Fibularisparese – Meralgia paraesthetica – Ischialgie	– raumfordernde intrakranielle oder spinale Hämatome, Tumoren, Ödeme – zervikale Diskushernie

– Gefäßprozesse	– entzündliche, thrombotische oder
	  embolische Arterienverschlüsse
	  (Morbus Buerger, Diabetes mellitus,
	  Periarteriitis nodosa)
		– Enzephalomalazie durch Thrombose
		  oder Embolie
		– Aneurysmablutung

– Stoffwechselstörungen	– diabetische Neuropathie – urämische Neuropathie – Porphyrie, Amyloidose – Resorptionsstörungen (B_{12})	– Coma diabeticum – urämisches Hirnödem – Thyreotoxikose – funikuläre Myelose (B_{12})

– exogene Intoxikation	– Äthyl-, Blei-, Arsen-, medikamentöse
	  Polyneuropathie (z. B. durch
	  Rimifon)
		– Intoxikationen: Medikamente
		  (Digitalis, Diuretika, Antidiabetika,
		  Sedativa, Tranquilizer, Neuroleptika,
		  Morphine, Steroide)
		  CO, CO_2

– Infektionen	– Neuritis, Polyneuritis – Polyradikulitis (Guillain-Barré) – diphtheritische Lähmungen – Botulismus	– Meningitis/Enzephalitis – Myelitis transversa – Poliomyelitis – Herpes zoster – Lues cerebrospinalis

– Tumoren	– Neurinom
	– Neurofibrosarkom
		– Meningeom
		– Gliom
		– Gefäßgeschwülste
		– Hypophysentumoren
		– Metastasen (Bronchus-,
		  Mammakarzinom, Struma,
		  Hypernephrom, Chorionephitheliom
		  usw.)

– Degenerationen	– neurale Muskelatrophie – posttraumatische Degeneration	– hirnatrophische Prozesse – Parkinson als lokale Atrophie – multiple Sklerose (MS) – amyotrophische Lateralsklerose

Erkrankungen des Nervensystems

Die Erkrankungen des Nervensystems sind vielfältig und komplex. Es würde den Rahmen dieses Lehrbuches sprengen, auch nur annähernd eine umfassende Auswahl anzubieten. Bei der Wahl der exemplarischen Pflegesituationen (S. 850 ff.) wurden insbesondere Erkrankungen des ZNS berücksichtigt, da diese sehr pflegeintensiv sind. Tab. 39.1 gibt einen Überblick über eine mögliche Einteilung der Erkrankungen. Im übrigen sei auf die weiterführende Literatur verwiesen.

39.2. Diagnostische Maßnahmen

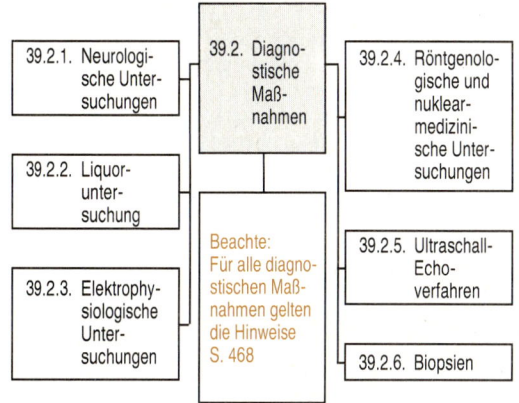

| 39.2.1. Neurologische Untersuchungen | 39.2. Diagnostische Maßnahmen | 39.2.4. Röntgenologische und nuklearmedizinische Untersuchungen |

39.2.2. Liquoruntersuchung

39.2.5. Ultraschall-Echoverfahren

Beachte:
Für alle diagnostischen Maßnahmen gelten die Hinweise S. 468

39.2.3. Elektrophysiologische Untersuchungen

39.2.6. Biopsien

Die wichtigsten Untersuchungsmethoden zur Diagnostizierung hirnorganischer Krankheiten sind:
- Computertomographie,
- Hirnszintigraphie,
- Röntgenübersichtsaufnahme des Schädels,
- Karotisangiographie,
- Ultraschalluntersuchung (insbesondere auch für die Verlaufskontrolle).

39.2.1. Neurologische Untersuchung

Die neurologische Untersuchung richtet sich nach einem festen Plan. Der Anamnese folgen:
- Inspektion im Sinne einer internistischen Untersuchung;
- Beweglichkeit des Kopfes (Feststellen einer Nackensteifigkeit);
- Untersuchung der Hirnnerven;
- Prüfung der Motorik, der Reflexe und der Sensibilität;
- Untersuchung der Koordination und der Sprache;
- Prüfung der vegetativen Funktionen;
- psychischer Befund: Bewußtsein, Orientierung, Aufmerksamkeit, Konzentration, Stimmung, Ressourcen.

Der Untersucher benötigt einen Reflexhammer, eine bewegliche, ausreichend starke Lichtquelle (Taschenlampe), einen Augenspiegel und eine Sicherheitsnadel sowie für differenziertere Un-

tersuchungsmaßnahmen Geruchs- und Geschmacksproben (s. dazu S. 901), eine Stimmgabel und je ein Glasröhrchen mit Eis und heißem Wasser zur Prüfung des Temperaturenempfindens.

39.2.2. Liquoruntersuchung

Die Liquorentnahme erfolgt
- lumbal (zwischen dem 3. und 4. Lendenwirbel) = *Lumbalpunktion* (Abb. 39.3a) oder
- zisternal (zwischen der Hinterhauptschuppe und dem ersten Halswirbel) = *Zisternal-* oder *Subokzipitalpunktion* (Abb. 39.3b).

Lumbalpunktion

Die Lumbalpunktion wird häufiger ausgeführt. Wir beschränken uns daher im folgenden auf diese.

Instrumentarium

- Alles zur Desinfektion: Schälchen, Tupfer, Watteträger, Desinfektionslösung gefärbt;
- Péan-Klemme,
- Spritze und Kanülen zur Anästhesie,
- Lumbalkanülen,
- graduiertes Glasrohr (Steigrohr);
dazu Schnellverband, Schere, Röhrchen für Untersuchungsmaterial.

Vorbereitung und Lagerung

Die Punktion kann am liegenden oder sitzenden Patienten vorgenommen werden. Die Wirbelsäule muß möglichst stark gebeugt sein (Katzenbuk-

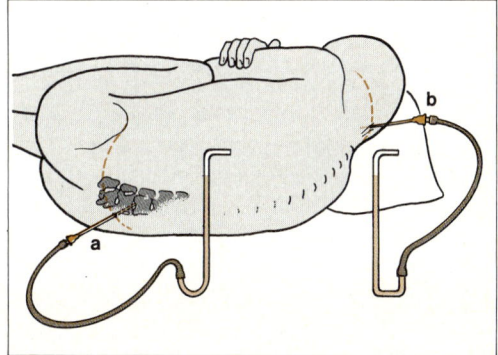

Abb. 39.3 Lagerung und Instrumentarium beim Queckenstedt-Versuch und Lage der Kanüle. **a** Lumbalpunktion, **b** Subokzipitalpunktion.

kel), damit die Dornfortsätze auseinandertreten. Wird die Punktion am *liegenden* Patienten vorgenommen, faßt die Pflegeperson den Kranken um den Nacken und um die Knie, der Kopf ist gebeugt, die Knie sind angewinkelt (Abb. 39.**3**).

Ausführung

- Sorgfältige Desinfektion und Anästhesie.
- Einstich der Lumbalnadel durch den Arzt.
- Mandrin wird herausgezogen (steril ablegen).
- Sobald der Liquor tropft: Steigrohr ansetzen und den Liquordruck an der Liquorsäule ablesen (Queckenstedt-Versuch s. unten).
- Nun läßt man Liquor zur Untersuchung oder Entlastung ausfließen, normaler Liquor ist wasserklar.
- Zuletzt wird der sterilisierte Mandrin (Führungsstab) wieder in die Nadel gesteckt, diese herausgezogen und die Einstichstelle mit einem Schnellverband bedeckt.
- Liquor sofort ins Labor schicken.

Queckenstedt-Versuch (Abb. 39.**3**). Er dient zur Prüfung der freien Liquorpassage. Er wird ausgeführt, nachdem der Arzt den Liquor für die Laboruntersuchung entnommen und das Steigrohr angeschlossen hat. Die Hilfsperson komprimiert auf Aufforderung hin die Jugularisvene am Hals. *Die Behinderung des Blutabflusses aus dem Schädelinnern führt nun zu einer Drucksteigerung, die sich über den Liquor in den Spinalraum fortsetzt.* Die Liquorsäule steigt an und fällt nach Aufhebung des Drucks wieder ab (positiver Versuch). Ist die Liquorpassage nicht frei, beispielsweise durch einen Tumor verlegt oder durch eine Entzündung mit Verklebung der Arachnoidea, bleibt der Queckenstedt-Versuch negativ.

Nachbehandlung

- *Lagerung:* während 1-2 Stunden *Bauchlage;* dadurch wird das Nachfließen von Liquor ins Gewebe verhindert.
  Anschließend während 24 Stunden *flache Rückenlage* (Entlastungslage).
- Viel trinken lassen: mindestens 1 l.
- Beobachten: Durch die Druckverminderung im Gehirn können Kopfschmerzen, Schwindel und Erbrechen auftreten. Die Symptome sind harmlos und verschwinden bald.

Untersuchung des Liquors

- Bestimmung der Zellzahl.
- Differenzierung der Zellen: Erythrozyten, Granulozyten, Lymphozyten.

- Untersuchung des Liquorsediments: Wenn Hinweise auf eine Entzündung bestehen, sucht man nach den Erregern.
- Bestimmung des Eiweißgehaltes: Normalerweise enthält der Liquor 180-300 mg/l (18-30 mg/100 ml) Gesamteiweiß. Mit Hilfe der Elektrophorese können Albumine und Globuline getrennt gemessen werden.
- Kolloidreaktionen mit abgestuften Liquorverdünnungen geben Aufschluß über die verschiedenen Eiweißbestandteile.

39.2.3 Elektrophysiologische Untersuchungen

Prinzip. Jede Funktion der Nervenzelle geht mit elektrischer Aktivität einher. Diese Aktivität kann mittels Spezialuntersuchung gemessen werden, z. B. als:
- VEP = visuell evozierte (hervorgerufene) Potentiale, (bei retrobulbärer Neuritis, unklarem Gesichtsausfall u. a.);
- AEP = akustisch evozierte Potentiale;
- SSEP = somatosensorisch evozierte Potentiale (bei Hirnstammläsionen).

Elektroenzephalographie

Mit Hilfe der Elektroenzephalographie (EEG) können die Aktionsströme der Hirnrinde registriert werden. Das EEG ist somit ein *Hirnstrombild* (Abb. 39.**4**).
Das EEG ermöglicht Aussagen über
- Funktionsstörungen allgemeiner Art und über
- umschriebene Gehirnschädigungen, wie z. B. bei Epilepsie (Herdbefunde).
- Beim Hirntod verschwinden die Aktionsströme ganz = Nullinie.

Ausführung

Ableitung mittels Elektroden, die auf die Kopfhaut aufgesetzt werden. Der Patient befindet sich in halbsitzender oder liegender Stellung und wird gegen störende Reize (Lärm, Licht) abgeschirmt.

Vorbereitung

- Unruhige Patienten sedieren.
- Die Haare sind sauber, frei von Haarspray u. a.

Spezielle EEG-Arten

- Fotostimulation, Schlaf-EEG zur Diagnosestellung;

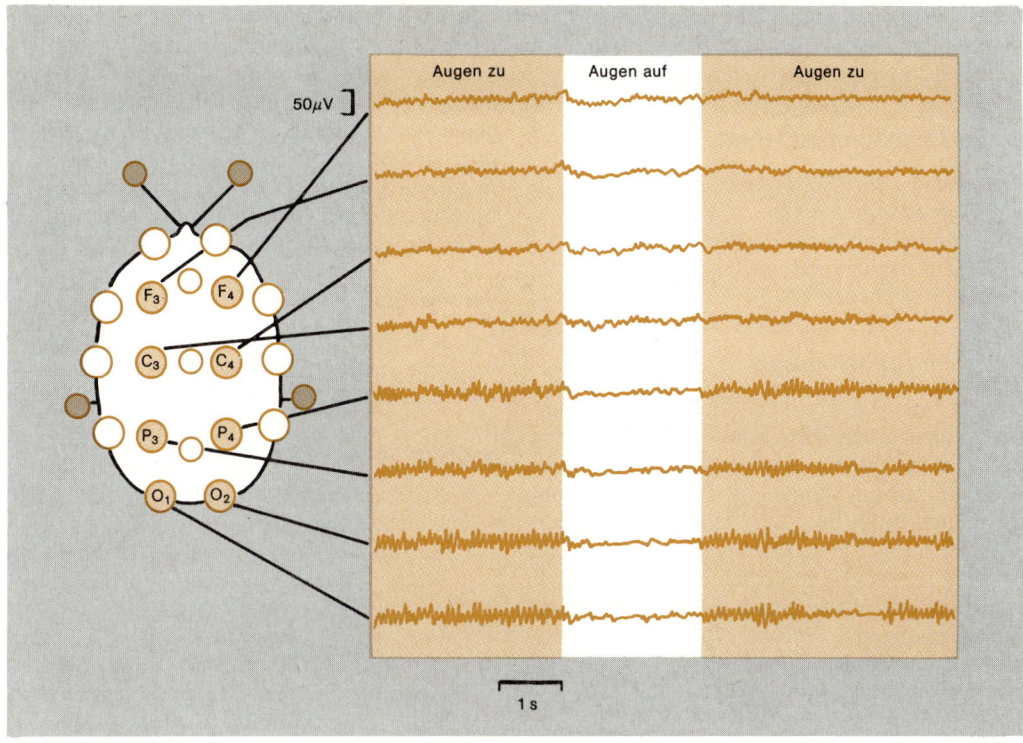

Abb. 39.**4**   Normales Elektroenzephalogramm eines Erwachsenen. Der in allen Ableitungen gut ausgeprägte Alpharhythmus von ca. 10/s wird beim Öffnen der Augen blockiert (nach *Mumenthaler*).

– Telemetrie zum Erfassen von nur sporadisch auftretenden Störungen (über 24 Stunden).

Elektromyographie

Bei der Elektromyographie (EMG) werden die Aktionsströme der Muskulatur abgeleitet.

Die Elektroden werden auf dem zu untersuchenden Muskelgebiet aufgesetzt. Die Ableitung erfolgt in Ruhe und unter Muskeltätigkeit.

Abweichungen vom normalen Kurvenverlauf treten bei Muskellähmungen oder bei veränderter Tonuslage des Muskels auf. Das EMG erlaubt dem Arzt, festzustellen, ob eine motorische Störung die Folge einer Muskelerkrankung oder eine Schädigung der peripheren Nervenleitung ist. Es läßt sich somit unterscheiden, ob es sich bei einer Lähmung um eine *myogene,* eine *psychogene* oder eine *neurogene* Parese handelt.

Elektroneurographie

Gemessen wird die Nervenleitgeschwindigkeit (NLG) mittels elektrischer Reize. Es kann die motorische und die sensible NLG gemessen werden. Die Untersuchung eignet sich zur Verlaufskontrolle und zur Lokalisation umschriebener Läsionen eines peripheren Nervs.

39.2.4. Röntgenologische und nuklearmedizinische Untersuchungen

Prinzip und *allgemeines Wissen* s. Kap. 20.

Röntgenleeraufnahme

Übersichtsaufnahmen des *Schädels* geben Hinweise auf Veränderungen an den Schädelknochen, auch sind Zeichen eines gesteigerten Schädelinnendrucks zu erkennen.

Neben den Aufnahmen im sagittalen und seitlichen Strahlengang sind u. U. Spezialaufnahmen notwendig (z. B. Darstellung der Schädelbasis, der Felsenbeine oder der Gehörgänge). Feine Veränderungen sind nur im Tomogramm sichtbar (Schichtaufnahme). Auch für die Darstellung der *Wirbelsäule* sind seitliche, sagittale Aufnahmen die Regel. Seltener sind Schrägaufnahmen oder Schichtaufnahmen (s. auch S. 459).

Schichtaufnahmeverfahren

Prinzip und *Durchführung* von
- Computertomographie,
- Kernspintomographie s. Kap. 20.

Wichtig: Unruhige Patienten sedieren, da sonst die Bilder „verwackeln".

Pneumenzephalographie

Prinzip. Nach Injektion eines gasförmigen Kontrastmittels in den Subarachnoidalraum können das Ventrikelsystem und der intrakranielle Subarachnoidalraum dargestellt werden. Als Kontrastmittel wird in der Regel Luft verwendet, darum auch der Name *Luftenzephalographie (LEG).* *Abweichungen* der Liquorräume von der normalen Form und Lage geben Hinweise z.B. auf raumverdrängende Prozesse (Tumoren, Hämatome) oder auf atrophische Geschehen.

Da durch Computertomographie und Sonographie diese Aussagen rascher und risikoloser und vor allem auch ohne anschließende Kopfschmerzen des Patienten möglich sind, ist das LEG weitgehend verdrängt worden.

Vorbereitung und Nachsorge

Wird ausnahmsweise ein LEG durchgeführt, müssen die entsprechenden Verordnungen genau beachtet werden, der Patient muß wissen, daß die Untersuchung unangenehm ist und Kollapserscheinungen möglich sind. Puls und Blutdruckkontrollen sind vor, während und nach dem LEG notwendig.
Komplikationen sind Kreislaufkollaps, Kopfdruck und Brechreiz.

Zerebrale Angiographie

Je nach Lokalisation des pathologischen Prozesses wird eine *Karotisarteriographie* (Großhirnprozesse, basale Aneurysmen usw.), eine *Vertebralisarteriographie* (subtentorielle Prozesse) oder eine *globale Arteriographie der großen zervikobrachialen Arterien,* z.B. durch Aortogramm (multiple Verschlüsse oder Stenosen der großen Arterien am Hals), vorgenommen. Die Punktion der betreffenden Arterie erfolgt perkutan. Die Arteriographie wird mittels Katheter, der in der Arterie vorgeschoben wird, durchgeführt. Inji-

ziert wird ein jodhaltiges Kontrastmittel, unmittelbar danach werden Serienaufnahmen in verschiedenen Phasen gemacht. Da die Untersuchung für den Patienten unangenehm ist und lange dauern kann, wird sie meistens in Narkose durchgeführt.

Die Angiographie ist nicht gefahrlos. Der Patient braucht intensive Überwachung während und nach der Kontrastmittelinjektion (S. 458).

Vorbereitung

- Der Patient bleibt nüchtern (eventuelle Zahnprothesen entfernen).
- Prämedikation nach Arztverordnung.

Nachkontrollen, Nachsorge

- Bettruhe während 24 Stunden.
- Beobachten von
  - Halsumfang und *Punktionsstelle.* Eine Nachblutung ist möglich. Prophylaktisch wird eine Eiskrawatte umgelegt;
  - *Vitalzeichen, Bewußtseinslage, Aussehen, Befinden.* Die Überwachung hat zu Beginn kontinuierlich (mindestens viertelstündlich), dann entsprechend dem Zustand in größeren Abständen zu erfolgen.
    Regel: ¼- bis ½stündlich während 6-8 Stunden. Die individuelle Arztverordnung hat Vorrang;
  - *Extremitäten, Gesicht* auf Lähmungszeichen (Fazialislähmung im Gesicht, Erschlaffung der Extremitäten).

Abweichungen von der Norm sind unverzüglich dem Arzt zu melden.

Myelographie

Mit Hilfe der Myelographie (Kontrastmitteldarstellung des Spinalkanals) können raumverdrängende Prozesse erkannt werden. Durch zisternale oder lumbale Punktion wird ein jodhaltiges, wasserlösliches und resorbierbares Kontrastmittel (Jopamiro 300) oder Luft in den Spinalkanal injiziert. Röntgenaufnahmen werden in verschiedenen Positionen gemacht. Auf den Röntgenbildern läßt eine *Einengung* des Kontrastmitteldurchlaufs oder ein *kompletter Stopp* den Ort und die Ausdehnung des raumfordernden Prozesses erkennen.

Vorbereitung

- Sedierung bzw. Prämedikation nach Verordnung (z.B. 0,1 g Luminal).

Nachsorge

- Lagerung je nach ausgeführter Myelographie (s. Kästchen).
- Kontrolle der Vitalzeichen und des Befindens. Bei hoher Myelographie sind Kopfschmerzen und Brechreiz möglich.
- Patient soll viel trinken (mindestens 1 l).

> **Beachte**
> Die Lagerung ist von der Höhe der Myelographie und der Art des Kontrastmittels abhängig. Es müssen exakte Informationen eingeholt werden.
> Grundsätzlich gilt:
> - *Luft:* Kopf tief – Becken hoch; eingebrachte Luft darf nicht ins Schädelinnere aufsteigen.
> - *Wasserlösliche Kontrastmittel:* während 12 Stunden halbsitzende Stellung (Kontrastmittel ist spezifisch schwerer als Liquor und steigt bei dieser Lage nicht auf).
> - *Lumbales Myelogramm:* Bettruhe bis zum nächsten Morgen.
> Die ganze Pflegegruppe *und* der Patient müssen genau über die verordnete Lage bzw. Bettruhe informiert sein. *Zettel am Bett anbringen!* (Bettmotor ausschalten). Bei Kontrastmittelabfluß ins Gehirn können lebenslange therapieresistente Kopfschmerzen auftreten.

Hirnszintigraphie

Prinzip und *Durchführung* s. Kap. 20.
Es können *morphologische Veränderungen* festgestellt (Tumoren, Hämatome, Zysten u.a.) sowie die Messung der Hirndurchblutung vorgenommen werden. *Vorbereitung:* Prämedikation (Sedativum) nur bei unruhigen Patienten.

39.2.5. Ultraschall-Echoverfahren

Echoenzephalographie

Über einen Prüfkopf, der auf das Schläfenbein (oberhalb des Ohransatzes) gesetzt wird, werden Ultraschallwellen in das Schädelinnere geschickt. Diese werden an den Grenzflächen verschiedener Gewebe reflektiert. Gemessen wird die Zeit, die der Schall bis zur Reflektion benötigt = Schallecho. Das vom Oszillographen aufgezeichnete Bild gibt Hinweise auf das Schädelinnere. Erfaßt werden raumverdrängende Prozesse (Hämatome, Hydrozephalus, Tumoren u.a.).

Doppler-Sonographie

Hier werden mit dem Ultraschallprüfkopf die extrakraniellen hirnversorgenden Arterien abgetastet. Beurteilt werden Pulsqualität und Strömungsverhältnisse. Die Sonographie gibt brauchbare Hinweise bei uncharakteristischen Durchblutungsstörungen, wenn eine Karotisangiographie nicht angezeigt ist.
Ultraschalluntersuchungen sind schnell und risikolos und brauchen keine besonderen Vorbereitungs- und Nachsorgemaßnahmen. Der Patient hat keine Nebenwirkungen zu befürchten (wie iatrogener Kopfschmerz, allergische Reaktionen usw.).

39.2.6. Biopsien

Prinzip S. 435.
Grundsätzlich können folgende Biopsien Aufschluß über einen Ausschnitt des Nervensystems geben:
- *Muskelbiopsie:* Entnahme eines Muskelzylinders bei neuromuskulären Erkrankungen;
- *Nervenbiopsie:* Entnahme nur aus funktionell nicht wichtigem Nerv;
- *Gehirnbiopsie:* Entnahme eines Gehirngewebezylinders. Der Ort der Biopsie wird mittels Computertomographie bestimmt. Mit einem Spezialgerät werden Richtung und Eindringtiefe der durch ein kleines Bohrloch vorzuschiebenden Kanüle errechnet. In seltenen Fällen wird dieser Vorgang auch zu therapeutischen Zwecken angewendet, z. B. zur Elektrokoagulation bei Parkinsonismus.

Dank der modernen Computertechnik ist der Eingriff klein und gefahrlos.

Vorbereitung, Nachsorge

Außer den allgemeingültigen Maßnahmen (Information, Begleitung, evtl. Rasur) sind keine pflegerischen Maßnahmen notwendig.

39.3. Generelle Pflegeplanung

> Es sei auf die allgemeinen Ausführungen S. 74 ff. u. 587 f. verwiesen.

39.3.1. Situationseinschätzung

Menschen, die infolge Erkrankungen des Nervensystems, insbesondere des Zentralnervensystems, der Therapie und Pflege bedürfen, sind häufig *behinderte Menschen*. Die Selbständigkeit und Unabhängigkeit können eingeschränkt sein; die Möglichkeit, Kräfte, Fähigkeiten und Funktionen willkürlich zu gebrauchen, ist u. U. gemindert oder gar aufgehoben (Hemiplegie, Paraplegie, multiple Sklerose u. v. a.).

Um eine umfassende Situationseinschätzung vornehmen zu können, bedarf die Pflegeperson des grundlegenden Wissens und Verstehens der Zusammenhänge, um nicht nur die offensichtlichen, sondern auch die potentiellen *Pflegeprobleme* wie auch die *Ressourcen* für eine angemessene Pflegeplanung zu erfassen.

Impulse für die Informationssammlung finden Sie u. a. in den Checklisten (s. unten).

39.3.2. Krankheitszeichen und Pflegeprobleme

Schmerzen

„Schmerz ist das, was der, der ihn ertragen muß, daraus macht." Diese etwas extreme Formulierung sagt recht gut aus, daß es die *zentrale Verar-beitung* ist, die bestimmt, was Schmerz ist (s. dazu Schmerz und Schmerzbehandlung S. 351 f.).

Am Symptom Schmerz sind beteiligt:

– *Schmerzrezeptoren* in der Peripherie, sie bestimmen z. T. den Schmerzcharakter (wie typische Beckenschmerzen, charakteristische Ausstrahlungsschmerzen usw.);
– *Schmerzleitungsweg* = Leitung der Oberflächensensibilität, die die Schmerzqualität wesentlich mitbestimmt;
– *Zentralnervensystem* (ZNS), das den Schmerz differenziert und interpretiert.

Schmerz ist ein psychophysiologischer Vorgang. Es ist notwendig zu wissen, daß *Schmerzempfindung, Schmerzverarbeitung* und *Schmerzerlebnis* drei verschiedene Dinge sind, die bei jedem Patienten anders verlaufen. Beim Wahrnehmen, Beobachten und Behandeln von Schmerz sind daher alle drei Aspekte zu beachten:

– der Schmerz selber;
– die Krankheit mit ihren Bezügen zu Blut- und/oder Nervenbahnen;
– die Person mit ihrer Biographie, ihrem spezifischen Erfahrungs- und Verarbeitungshintergrund, wobei diese letzteren am entscheidensten auf das Phänomen Schmerz einwirken.

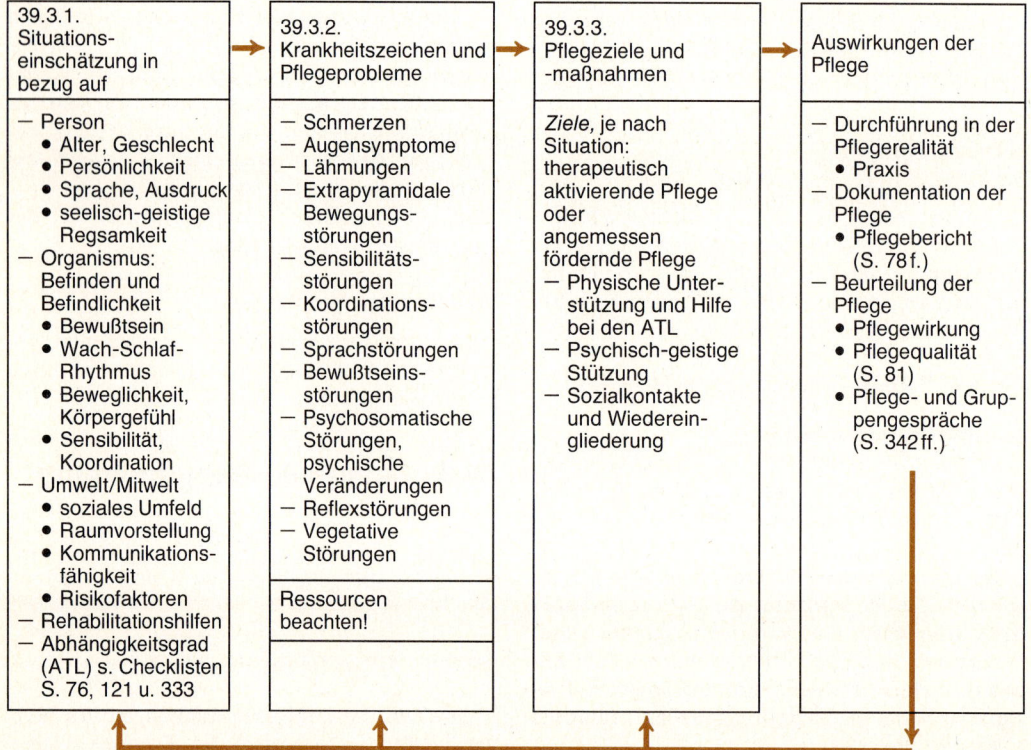

39.3.1. Situations-einschätzung in bezug auf	39.3.2. Krankheitszeichen und Pflegeprobleme	39.3.3. Pflegeziele und -maßnahmen	Auswirkungen der Pflege

— Person
  • Alter, Geschlecht
  • Persönlichkeit
  • Sprache, Ausdruck
  • seelisch-geistige
    Regsamkeit
— Organismus:
  Befinden und
  Befindlichkeit
  • Bewußtsein
  • Wach-Schlaf-
    Rhythmus
  • Beweglichkeit,
    Körpergefühl
  • Sensibilität,
    Koordination
— Umwelt/Mitwelt
  • soziales Umfeld
  • Raumvorstellung
  • Kommunikations-
    fähigkeit
  • Risikofaktoren
— Rehabilitationshilfen
— Abhängigkeitsgrad
  (ATL) s. Checklisten
  S. 76, 121 u. 333
	— Schmerzen
	— Augensymptome
	— Lähmungen
	— Extrapyramidale
	  Bewegungs-
	  störungen
	— Sensibilitäts-
	  störungen
	— Koordinations-
	  störungen
	— Sprachstörungen
	— Bewußtseins-
	  störungen
	— Psychosomatische
	  Störungen,
	  psychische
	  Veränderungen
	— Reflexstörungen
	— Vegetative
	  Störungen
	
	Ressourcen
	beachten!
		Ziele, je nach
		Situation:
		therapeutisch
		aktivierende Pflege
		oder
		angemessen
		fördernde Pflege
		— Physische Unter-
		  stützung und Hilfe
		  bei den ATL
		— Psychisch-geistige
		  Stützung
		— Sozialkontakte
		  und Wiederein-
		  gliederung
			— Durchführung in der
			  Pflegerealität
			  • Praxis
			— Dokumentation der
			  Pflege
			  • Pflegebericht
			    (S. 78 f.)
			— Beurteilung der
			  Pflege
			  • Pflegewirkung
			  • Pflegequalität
			    (S. 81)
			  • Pflege- und Grup-
			    pengespräche
			    (S. 342 ff.)

Augensymptome

Von Bedeutung ist die Augenmotorik, die Pupillenmotorik, der Nystagmus und das Gesichtsfeld.

Augenmotorik

Wir unterscheiden 3 Lähmungstypen:
- Die *Abduzenslähmung* (Lähmung des 6. Hirnnervs) ist die häufigste Augenmuskellähmung. Da der N. abducens den äußeren Augenmuskel innerviert, ist das Auge bei einer Lähmung desselben einwärts gerichtet, wodurch Doppelbilder entstehen.
- Die vollständige *Okulomotoriuslähmung* (Lähmung des 3. Hirnnervs) führt zu einer Verdrehung des Augapfels nach außen/unten und zur Lähmung des Oberlides, so daß dieses herunterfällt. Gleichzeitig besteht eine innere Augenmuskellähmung.
- Die *innere Augenmuskellähmung* kann auch ohne Bewegungsstörungen des Augapfels auftreten; in diesem Fall sind nur die autonomen Fasern gelähmt. Die Pupille ist weit und lichtstarr. Ursache ist meist eine Druckschädigung des N. oculomotorius (z. B. Hirndruck, Entzündungen oder Tumoren an der Schädelbasis). Eine einseitige Pupillenerweiterung ist ein wichtiges Frühsymptom, z. B. bei epiduralem Hämatom.

Pupillenmotorik

Normalerweise sind die Pupillen auf beiden Seiten gleich und mittelweit und reagieren auf Lichteinfall mit einer Verengung. Diese erfolgt beidseitig, auch wenn nur ein Auge beleuchtet wird. Auch bei Konvergenz (Nahsehen) verengen sich die Pupillen. Bei der *Pupillenstarre* fehlt die Licht- und Konvergenzreaktion. Ursache ist entweder eine schwere Schädigung des Auges (der Lichteinfall wird nicht registriert) oder eine innere Augenmuskellähmung (s. oben).
Die *Prüfung des Pupillenreflexes* ist eine der wichtigsten Überwachungsmaßnahmen bei Schädel-Hirn-Patienten.
- Patient hat beide Augen geschlossen.
- Öffnen eines Augenlides und Lichteinfall (mittels Taschenlampe), zuerst links, dann rechts.
Die Ausgangslage der Pupillengröße ist bei Verlaufskontrollen wichtig, sie kann links und rechts unterschiedlich sein.

Die Reaktion *schriftlich festhalten*, z. B.:
  + = normal reagierende Pupille,
(+) = schwache Reaktion (muß sofort dem Arzt gemeldet werden),
  − = keine Reaktion (bedrohliches Zeichen).

Nystagmus (Zitterbewegung der Augäpfel)

Als Nystagmus bezeichnet man unwillkürliche, rhythmische Hin- und Herbewegungen der Bulbi, besonders auffallend, wenn der Patient von einer Seite zur anderen blickt. Nystagmus tritt auf bei multipler Sklerose, bei Erkrankungen des Kleinhirns sowie bei angeborenen und erworbenen Schädigungen des N. vestibularis.

Gesichtsfeld

Unter Gesichtsfeld versteht man das ganze Bild, das wir bei Fixierung des Auges auf einen Punkt noch mehr oder weniger deutlich in der Umgebung dieses Punktes sehen. Einschränkungen des Gesichtsfeldes können durch eine Schädigung der Netzhaut entstehen, aber auch durch Druck auf den Sehnerv (z. B. bei Hypophysentumor).

Lähmungen

Unter Lähmung versteht man die subjektiv und objektiv nachweisbare Kraftminderung einzelner Muskeln oder Muskelgruppen = *Parese*. Die vollständige Kraftlosigkeit, die zu absoluter Bewegungsunfähigkeit führt, nennt man *Paralyse*.
Man kann dabei verschiedene Lähmungstypen unterscheiden und davon ausgehend auf den Sitz der Schädigung schließen.
Lähmungen entstehen, wenn
- die Kerngebiete der Nerven,
- die Nervenbahnen oder
- die Muskeln
in ihrer Funktion gestört sind.
Generell unterscheiden wir zwischen einer *peripheren* und einer *zentralen Lähmung*.

Periphere Lähmung – schlaffe Lähmung

Sie beruht auf einer Läsion im peripheren motorischen Neuron, das seine Nervenzellen im Vorderhorn des *Rückenmarks* hat.
Unterbrechung dieses Neurons an irgendeiner Stelle zwischen der Vorderhornzelle und den Endaufzweigungen der Neuriten führt immer zu *schlaffer Lähmung*.
- Der Muskeltonus ist herabgesetzt *(Hypotonie)*.
- Die Muskelfasern werden *atrophisch*.

- Die grobe Kraft ist vermindert *(Parese)* oder aufgehoben *(Paralyse)*.
- Die Reflexe sind abgeschwächt bis erloschen (keine pathologischen Reflexe).

Zentrale Lähmung – spastische Lähmung

Die Schädigung liegt im Bereich der *Pyramidenbahn,* z. B. durch Traumen, Tumoren, Gehirnblutung, Degenerationserscheinungen. Sie ist charakterisiert durch
- spastische Tonuserhöhung,
- keine Muskelatrophie (zu Beginn), da das periphere Neuron intakt bleibt,
- Herabsetzung der groben Kraft.

Hauptsymptom der zentralen Lähmung ist die *spastische Bewegungsstörung.* Die Eigenreflexe sind gesteigert, die Fremdreflexe abgeschwächt, es sind pathologische Reflexe auslösbar (s. dazu S.849).

Je nach Lokalisation der Läsion entstehen verschiedene Lähmungstypen:
- *Monoparese – Monoplegie.* Spastische Bewegungsstörung im distalen Abschnitt nur *eines* Körpergliedes, z. B. Bein, Arm, Hand oder Gesichts- und Sprechmuskulatur.
- *Hemiparese – Hemiplegie.* Halbseitenlähmung, verursacht durch Läsion der Pyramidenbahn (S.853ff.).
- *Tetraplegie* (Lähmung aller vier Extremitäten) und *Paraplegie* (Lähmung der unteren Extremitäten) bedeuten spastische Lähmung infol-

ge Schädigung des Rückenmarks auf einem Querschnitt in bestimmter Höhe (Querschnittlähmung); bei der Tetraplegie sind die Nervenbahnen im oberen Halsmark unterbrochen, bei der Paraplegie ist das Rückenmark weiter unten geschädigt. Gleichzeitig bestehen Sensibilitätsstörungen entsprechend der Höhe der Rückenmarksläsion und oft auch Blasen- und Mastdarmstörungen.

Extrapyramidale Bewegungsstörungen

Extrapyramidales System = im Zwischen- und Mittelhirn gelegene Ansammlung von Zellmassen, sog. Stammganglien. Es handelt sich dabei um ein wichtiges Zentralorgan, das die unwillkürliche Körperhaltung, die Mitbewegungen der Gliedmaßen bei Körperbewegung und vor allem den Muskeltonus beeinflußt und reguliert.

Läsionen in den Stammganglien führen zu verschiedenen Formen von Bewegungsstörungen, z. B. zum *choreatischen Syndrom,* zur *Athetose,* zum *Parkinson-Syndrom.* Letzteres tritt häufig als Begleiterscheinung bei Neuroleptikabehandlung auf.

Parkinson-Syndrom

Die drei Kardinalsymptome sind die Akinese, der Rigor und der Tremor.

Akinese = Bewegungsarmut und Bewegungshemmung. Die Patienten haben Schwierigkeiten, eine Bewegung in Gang zu bringen oder zu Ende zu führen (Abb. 39.**5**). Verarmung an mimischen und gestischen Ausdrucks- und Mitbewegungen.
- Die Bewegungen werden hölzern und automatenhaft, das Gesicht ist maskenartig.
- Die Sprache wird monoton und leise.
- Jede Bewegung wird gerade so weit ausgeführt, als sie zum Erreichen des Zieles notwendig ist. Später bleiben die Bewegungen auf halbem Wege stehen.
- Die Körperhaltung wird vornübergebeugt und hängend.
- Der Gang wird kleinschrittig und schlurfend.
- In schweren Fällen sind die Kranken nicht mehr in der Lage, eine Bewegung, in der sie sich befinden, abzubremsen. So laufen sie, wenn sie beim Gehen anhalten sollten, noch einige Schritte weiter.

Rigor = wachsender Widerstand, der in jeder Stellung der Gliedmaßen und in jedem Augenblick des Bewegungsablaufs gleich ist. Eine Entspannung der vom Rigor betroffenen Muskeln ist nicht möglich.

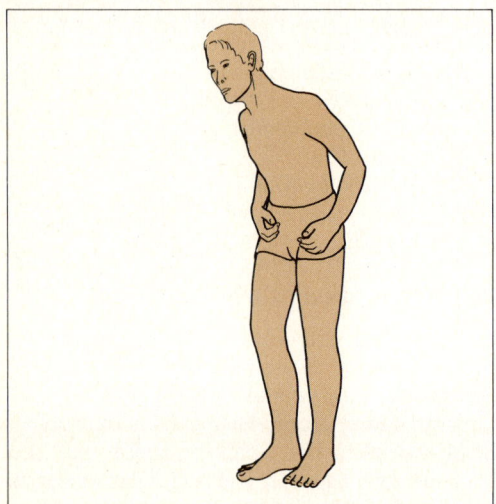

Abb. 39.**5** Typische Haltung eines Patienten mit Parkinson-Syndrom.

Bei passiven Bewegungen tritt das sog. *Zahn-radphänomen* auf. Die Muskeln geben unter passiver Bewegung nicht gleichmäßig, sondern ruckartig nach.

Tremor, als Ruhetremor, als Ja- oder Nein-Tremor des Kopfes oder als sog. Pillendrehen an den Händen. Der Tremor ist an den Extremitätenenden ausgeprägter als an den proximalen Gliedmaßenabschnitten.

Psychisch sind die Patienten verlangsamt, Aufmerksamkeit und Interesse engen sich immer mehr ein. Die Stimmung des Kranken ist meist depressiv.

Sensibilitätsstörungen

Sensible „Meldungen" dienen nicht nur der Wahrnehmung von Sinnesreizen, sondern auch der Regulierung der Motorik. Alle sensiblen Leistungen sind in weit stärkerem Maße als motorische von subjektiven Faktoren wie Einstellung, Aufmerksamkeit oder Stimmung, abhängig (s. dazu Schmerzen) S. 351 f. u. 844).

- *Reizsymptome* sind Schmerzen oder Mißempfindungen (Parästhesien).
- *Ausfallsymptome* treten auf als
  - *Anästhesie:* jede sensible Wahrnehmung ist erloschen;
  - *Hypästhesie:* Verminderung der Berührungsempfindung;
  - *Hypalgesie, Analgesie:* Verminderung oder Aufhebung der Schmerzempfindung.

Es handelt sich hier um Empfindungsstörungen für die von außen auf die Haut treffenden Reize = Störungen der *Oberflächensensibilität*.

Bei *Störungen der Tiefensensibilität* verliert der Kranke das normale Bewegungs-, Lage- und Vibrationsempfinden. Das Ausmaß ist abhängig vom Ort der Schädigung. Bei Ausfall eines peripheren Nervs ist die Schädigung lokal (im Versorgungsgebiet), die Durchtrennung der Rückenmarkleitungsbahnen führt zur querschnittförmigen Sensibilitätsstörung (S. 882), Hirnschäden führen zu einseitigen, kontralateralen (gegenüberliegende Körperhälfte) Ausfällen = Hemihypästhesie, Hemihypalgesie.

Koordinationsstörungen

Nur die Koordination von vielen Einzelbewegungen ermöglicht die beabsichtigte Form, Richtung, Kraft und Dauer einer Bewegung. Ist sie gestört, spricht man von *Ataxie*. Die wichtigsten Formen sind die

- *zerebellare Ataxie* als Zielunsicherheit bei Kleinhirnschädigung (schon leichte Schädigung ist z. B. beim Finger-Nase-Versuch zu erkennen);
- *spinale Ataxie* = grob ausfahrende Bewegungen oder Verlust jeder gezielten Bewegung bei Schädigung der Rückenmarkhinterstränge.

Sprachstörungen

Aphasie ist der totale oder partielle Verlust der Fähigkeit, Sprache zu verstehen oder selber sinngemäß zu artikulieren, infolge einer Hirnschädigung.

- *Motorische Aphasie* = Verlust des Sprachantriebs. Die Kranken sprechen spontan fast nichts. Nach Aufforderung bringen sie zögernd, mühsam nach Worten ringend, in abgehackter Betonung ganz kurze Sätze hervor. Die Vermittlung der Gedanken und Wünsche erfolgt im sog. Telegrammstil, wobei einzelne Laute ausgelassen, umgestellt und entstellt werden (z. B. Meskel statt Messer, Beilstift statt Bleistift). Charakteristisch sind auch stereotype Wiederholungen von kurzen Sätzen. *Schreib-, Lese-* und *Sprachverständnis* sind bei der motorischen Aphasie *intakt* oder nur wenig beeinträchtigt. Gestört ist die Befehlsausgabe an die Sprechwerkzeuge. Im schweren Fall fehlt das Sprechvermögen überhaupt (geschädigt ist das beim Rechtshänder links liegende motorische Sprachzentrum).
- *Sensorische Aphasie* = Verlust des Sprachverständnisses. Das spontane Sprechen ist meist flüssig, aber durch Wortverwechslungen entstellt. Der Kranke sagt z. B. Baum statt Bauer, Gabel statt Löffel usw. Er erfaßt das, was gesagt wird, nur ungefähr und ist nicht fähig, sinnvolle Antworten zu geben.
- *Amnestische Aphasie* = Verlust des Sprachgedächtnisses. Es handelt sich um eine *Wortfindungsstörung*. Die Worte, die der Patient aussprechen möchte, fehlen in seiner Erinnerung, er versucht sie durch Umschreibungen oder Füllworte wie „das Dings da" zu ersetzen. Das Sprachverständnis ist erhalten.

Gleichzeitig mit der Aphasie können verwandte höhere Funktionen ausfallen:
- Agraphie = Unfähigkeit zu schreiben,
- Alexie = Unfähigkeit zu lesen,
- Akalkulie = Unfähigkeit zu rechnen,
- Agnosie = Störungen des optischen und akustischen Erkennens,
- Apraxie = Unfähigkeit, gezielt und geschickt zu hantieren (trotz intakter Motorik).

Bewußtseinsstörungen

Bewußtsein wird als Gesamtheit und Ausdruck aller uns gegenwärtigen – also empfundenen – psychischen Vorgänge definiert. Nach JASPERS ist es „das Ganze des momentanen Seelenlebens". Die Gegenpole des Bewußtseins sind einerseits die *Bewußtlosigkeit,* andererseits das *Unbewußte.*

In der *Bewußtlosigkeit* sind alle unsere seelischen Funktionen erloschen. Zwischen Bewußtsein und Bewußtlosigkeit gibt es jedoch eine Reihe von graduellen Übergängen bzw. Stufen der *Bewußtseinstrübung* (s. unten). Sie sind für den Arzt (Diagnose, Therapie) von großer Bedeutung = *biologisch-neurophysiologischer Aspekt* des Bewußtseins.

Mit dem *Unbewußten* befassen sich die Tiefenpsychologie und Psychotherapie (S. 525). Die Tiefenpsychologie faßt das Unbewußte als einen eigenständigen Persönlichkeitsbereich auf, in dem zahlreiche seelische Vorgänge, die, obwohl nicht gegenwärtig, dennoch unser Verhalten tiefgreifend beeinflussen = *philosophisch-psychologischer Aspekt* des Bewußtseins.

Beim *biologisch-neurophysiologischen Aspekt* des Bewußtseins sind die sog. Bewußtseinsstufen mit dem Grad der Wachheit identisch. Zu den normalen Fähigkeiten des Wachseins zählt man die folgenden Funktionen:

- Merkfähigkeit,
- Reaktionsfähigkeit,
- Denkfähigkeit,
- Vorstellungskraft,
- Reproduktionsfähigkeit,
- Orientierungsvermögen,
- Durchhaltevermögen,
- Handlungsvermögen.

Unter *Bewußtseinsstörungen* verstehen wir alle Abweichungen von der normalen Bewußtseinslage. Es handelt sich immer um Zustände, bei denen das Bewußtsein *quantitativ* (Somnolenz, Sopor, Koma) oder *qualitativ* (Delirien, Dämmerzustände) verändert ist. Die quantitative Bewußtseinsstörung äußert sich in der Verzögerung im Ablauf der obengenannten seelischen Einzelfunktionen, wobei das Ausmaß der Verzögerung dem Grad der Bewußtseinsstörung weitgehend entspricht:

- *Benommenheit:* verlangsamte lückenhafte, unpräzise Reaktionen;
- *Somnolenz:* der Patient ist schläfrig, aber durch äußere Reize jederzeit weckbar;
- *Sopor:* schlafähnlicher Zustand, aus dem nur starke Weckreize den Patienten wecken können;
- *Koma:* Zustand, in dem der Patient durch äußere Reize nicht weckbar ist. Unbewußte reflektorische Vorgänge sind jedoch provozierbar. Nicht immer ist das Koma gleich tief. Die graduellen Unterschiede spezifiziert M. MUMENTHALER wie folgt:
- Auf (Schmerz-)Reize gezielte Abwehrbewegungen.
- Auf (Schmerz-)Reize reagierend, aber ohne gezielte Abwehrbewegungen.
- Keinerlei Reaktionen, auch nicht auf starke Schmerzreize, jedoch erhaltene Reflexe (Lichtreaktion der Pupillen, Korneal-, Würg- und Muskeleigenreflexe).
- Keinerlei Reaktionen auf starke Schmerzreize und Erlöschen (aller oder einzelner) der genannten Reflexe bei erhaltener spontaner Atemtätigkeit, Kreislaufregulation und Herzaktion.
- Keinerlei Reaktion, keine Reflexe und Sistieren der spontanen Atemtätigkeit (der Kreislaufregulation) bei erhaltener Herzaktion. Der Patient muß beatmet werden (der Kreislauf gestützt). Der Patient befindet sich an der Schwelle des zerebralen Todes.

Psychomotorische Störungen, psychische Veränderungen

Die Verzahnung des sensomotorischen Bereichs mit emotionalen und sozialen Strukturen führt zum Begriff der Psychomotorik. In ihm ist neben der Beweglichkeit (Motorik) vor allem der *Ausdrucksgehalt* der psychosozialen Dimensionen mitgemeint. Der Mensch nimmt die Welt wahr und drückt sich in die Welt aus, so erfährt er Räume und Grenzen. Mit diesem Raumbewußtsein hängt aufs engste die Vorstellung vom eigenen Körper als *Körperschema* zusammen. Unter Körperschema versteht man die Fähigkeit des Menschen, den eigenen Körper *empfindungsmäßig* und *lokalisatorisch* richtig zu erfahren. Das Körperschema wird psychisch auch als „erweitertes Ich" verstanden. Bestimmte Geisteskrankheiten (z. B. Schizophrenien) können mit verzerrten oder verlorengegangenen Körpervorstellungen einhergehen. Auch Erkrankungen des ZNS, insbesondere Störungen im kortikalen Bereich, führen zu Beeinträchtigung oder Verlust der Raumvorstellung und des Körperschemas. Darum „vergißt" z. B. der Hemiplegiker seine gelähmte Seite. Läßt man diesen Patienten ein

„Männchen" zeichnen, fehlt der betroffene Arm, das Bein, oder sie stehen beziehungslos zu Rumpf und Kopf (Abb. 39.6; s. dazu auch Hemiplegie, S. 853 ff.).

Die Verquickung des ZNS mit den emotionalen Strukturen führt nicht nur zu psychomotorischen Ausfallserscheinungen, sondern – je nach Schweregrad – zu eigentlichen *psychischen Veränderungen.* Da sie organisch bedingt sind, spricht man von einem *psychoorganischen Syndrom* (POS). Zeichen und Probleme sind auf S. 850 f. nachzulesen.

Reflexstörungen

Reflexe sind eine unwillkürliche Antwort auf einen Reiz. Sie werden am entspannt liegenden Patienten geprüft. Durch einen Schlag mit dem Reflexhammer auf die Sehne wird der Muskel kurz gedehnt und antwortet reflektorisch mit einer Kontraktion. Bleibt die Kontraktion aus, fehlen die Reflexe (negativer Reflex). Wir unterscheiden Eigen- und Fremdreflexe.

- *Eigenreflexe.* Der Reiz auf den Muskel wird mit der Kontraktion des Muskels beantwortet (Reizort und Erfolgsorgan sind also gleich). Beispiele: Bizepssehnen-, Patellarsehnen-, Achillessehnenreflex.
- *Fremdreflexe.* Der auslösende Reiz erfolgt als Stimulation der Rezeptoren in der Haut, Erfolgsorgan ist der darunterliegende Muskel (die Muskelkontraktion folgt einem Hautreiz). Beispiel: Bauchdeckenreflex.

Pathologische Reflexe werden ausgelöst, wenn das motorische System zentral (Rückenmark, Gehirn) geschädigt ist. Wichtigstes Beispiel ist der *Babinski-Reflex,* der durch Bestreichen des äußeren Fußsohlenrandes des Patienten ausgelöst wird. Positiv: Großzehe geht langsam nach oben, die übrigen Zehen werden gespreizt und gebeugt. Ein positiver Babinski-Reflex ist ein Zeichen für eine Läsion der Pyramidenbahn, denn diese hemmt normalerweise die positive Reaktion. Da die Pyramidenbahn erst im Laufe des 1. Lebensjahres ausreift, ist ein positiver Babinski-Reflex beim Säugling noch normal.

Vegetative Störungen

Die vegetativen Störungen führen zu ähnlichen oder gleichen Krankheitszeichen, wie dies bei einer Erkrankung des betreffenden Organs oder Organsystems der Fall wäre. Es kommt zu Funktionsstörungen im Bereich von

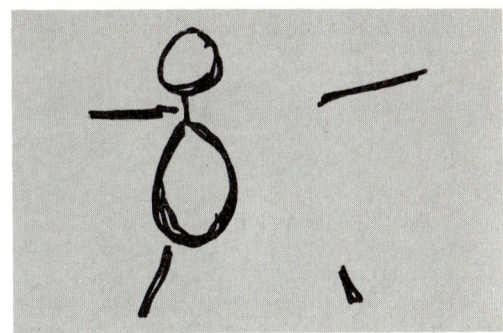

Abb. 39.**6**   Zeichnung eines Hemiplegiepatienten mit Verlust des intakten Körperschemas.

- Herz- und Kreislauf,
- Blasen- und Darmtätigkeit,
- Hautdurchblutung,
- Schweißsekretion,
- Schlaf- und Wachrhythmus.

Die Zeichen und Probleme sind im jeweiligen Kapitel aufzusuchen.

39.3.3. Pflegeziele und -maßnahmen

Das *Ziel* der Pflege von Patienten mit Problemen des Zentralnervensystems ist die bestmögliche *Rehabilitation* bei allen Patienten, die eine reelle Überlebenschance haben, d. h. die Pflege ist *therapeutisch-aktivierend* (s. dazu Pflegeplanung beim Hemiplegiepatienten, S. 854 ff., oder beim Patienten mit psychoorganischem Syndrom, S. 851 f.). Im anderen Fall bemühen wir uns um eine *angemessen unterstützende* Pflege, die den Bedürfnissen gerecht wird, Ressourcen mit einbezieht und optimal mögliche Lebensqualität ermöglicht (s. dazu Kap. 11, 12 u. 13).

Generell gültige Pflegemaßnahmen sind im folgenden beschrieben.

Physische Unterstützung und Hilfe bei den Aktivitäten des täglichen Lebens

- *Beobachtung* der Bewußtseinslage. Jede Veränderung ist rasch zu erfassen, damit notwendige therapeutische Maßnahmen in nützlicher Frist möglich sind. Das Leben des Patienten kann davon abhängen.
- *Vitalzeichen* (Puls, Blutdruck, Atmung) regelmäßig kontrollieren.
- *Unterstützung* und *Erhaltung des Gesunden* in bezug auf alle Aktivitäten des täglichen Lebens (ATL) und *Hilfeleistung* nach Bedarf:

- *Körperpflege* durch die Pflegegruppe oder als Selbsthilfetraining;
- *Augenpflege* ist bei Bewußtlosen und Gelähmten von besonderer Bedeutung, da infolge mangelhaften Lidschlages die Hornhaut austrocknet (S. 939 f.) Zur Augenpflege s. S. 166.
- *Ernährung* ausreichend und ausgewogen;
- *Bewegung* (fein- und grobmotorisch) und Lagerung mit Unterstützung der Physiotherapeuten zur Verhütung von Pneumonie, Dekubitus und Kontrakturen;
- *Ausscheidungsfunktionen* beobachten und unterstützen (Urin, Stuhl);
- *Ruhe und Schlaf* ermöglichen bzw. zu einem möglichst normalen Rhythmus verhelfen.

Psychisch-geistige Stützung

- Stimmungsschwankungen und evtl. Wesensveränderungen können die Pflege erschweren. Es müssen alle erreichbaren Ressourcen ausgeschöpft werden, um dem Patienten ein Maximum an Lebensqualität zu ermöglichen.
- Offen sein für Reaktionen, Gespräche und Interessen des Patienten sowie für Signale, die Ressourcen anzeigen, um sie therapeutisch nutzen zu können.
- Hilfe bieten zur Strukturierung der Zeit (S. 317 ff.), zur Sinnfindung (S. 346 ff.).
- Aktivierung der geistigen Regsamkeit, soweit möglich und sinnvoll (S. 326 ff.).

Sozialkontakte und Wiedereingliederung

- Familie und Freunde in die Pflege mit einbeziehen, und wenn nötig bzw. möglich Hilfe bieten im Bewältigen der (vielleicht bedrohlichen) Erkrankungen des Angehörigen.
- Wiedereingliederung in Zusammenarbeit mit dem Sozialarbeiter und anderen Hilfs- bzw. Beratungsstellen (in- und außerhalb des Krankenhauses).

Zu Rehabilitation und rehabilitative Pflege s. S. 322 f., zu Ressourcen S. 36 f. u. 77.

39.4. Exemplarische Pflegesituationen

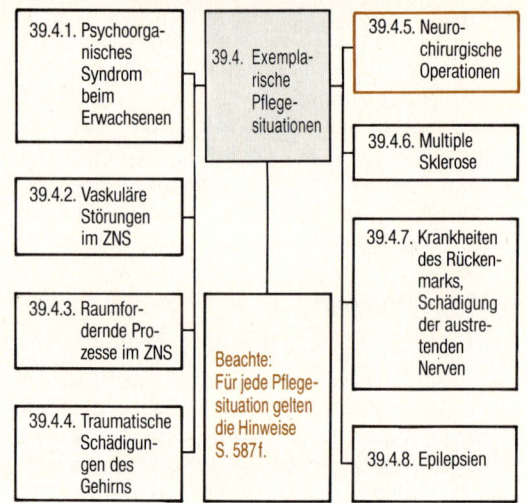

39.4.1. Psychoorganisches Syndrom beim Erwachsenen

Das psychoorganische Syndrom (POS) ist ein Sammelbegriff für *selektive Hirnleistungsausfälle.* Das Vollbild wird als Demenz bezeichnet (störender Kompensationsmechanismus). Grundsätzlich können alle unter auf S. 838 genannten Erkrankungen, wenn auch unterschiedlich in Intensität, Dauer der Entwicklung und Akzentuierung, zu einem POS führen. Das *Alters-POS* entsteht infolge Atrophie des Gehirns; zusätzliche Hirnleistungsausfälle, z.B. bei Zirkulationsstörung (Arteriosklerose) verschärfen die Symptome.

Krankheitszeichen und Pflegeprobleme

Da alle Teile des Gehirns (hirndiffus) mehr oder weniger betroffen sind, treffen die *psychischen* Störungen auch das Gesamtbild der Persönlichkeit:
- *Gedächtnisstörungen.* Zuerst betreffen sie nur das Frischgedächtnis, später auch das Altgedächtnis (Unfähigkeit, sich an länger zurückliegende Ereignisse zu erinnern). Die Folge ist eine
- *Orientierungsstörung* in bezug auf Zeit, Ort, Person; zu Beginn nur zeitweise, vor allem nachts. Wir sprechen von zeitlicher und örtlicher Desorientiertheit.
- *Beeinträchtigung der Merkfähigkeit.* Der Patient kann sich Tatsachen nicht mehr einprägen.

Kommen mehrere Merkfähigkeitsschwierigkeiten zusammen, entwickelt sich eine extreme *Orientierungsstörung*.

- *Gedankenarmut*. Da der Kranke Frisches vergißt, kann er wenig erzählen; er konfabuliert (erfindet) und vergißt sofort, was er gesagt hat.
- *Perseveration* = eingeengtes, auf wenige Themen begrenztes Denken. Er beharrt, repetiert, wiederholt.
- *Konzentrationsschwäche*. Er verliert den „Gesprächsfaden", im schweren Fall sogar den „Wortfaden" und führt angefangene Tätigkeiten nicht zu Ende.
- *Beeinträchtigung der Auffassungsgabe*. Das heißt, daß der Kranke eine neue Situation, z.B. Krankenhauseintritt, überhaupt nicht erfaßt. Der Verlust seiner Lebensgewohnheiten kann zu bedrohlichen Folgezuständen führen. Es besteht ein zunehmender Assoziationsverlust.
- *Urteilsschwäche*. Sie ist die Folge des „nicht mehr Erkennens einer Situation", es werden falsche Schlüsse gezogen (gestörte Logik).
- *Gemütslabilität*. Es treten rasch affektive Regungen ein (z.B. Traurigkeit). Die Affekte sind unkontrolliert, stereotyp und werden rasch wieder vergessen.
- *Zusätzliche Störungen:*
  • *Gnosie* = Fähigkeit zu erkennen; →*Agnosie* = unter anderem können eigene Körperteile nicht mehr benannt werden.
  • *Praxie* = Fähigkeit zu handeln; →*Apraxie* trifft unter anderem die Aktivitäten des täglichen Lebens (ATL) als Kleidungsunfähigkeit (Kleidungsapraxie), Unfähigkeit sich zu waschen (Waschapraxie), das Körperschema ist nicht mehr intakt, der Patient wäscht z.B. nur immer eine Körperstelle. Bei der Eßapraxie kann er nicht mehr essen, weil er nicht mehr weiß, wie.
  • *Ideotorische Praxie* = einen Auftrag, eine Idee ausführen. Besteht eine entsprechende Apraxie, werden auch kleinste Aufträge nicht verstanden.
  • *Ideometrische Praxie* = Ausführen von alltäglichen konventionellen Handlungen, sie kann ebenso gestört sein, wie die
  • *konstruktive Praxie* = z.B. das Zeichnen eines Kreises; zunehmend wird auch das *Schreiben* und das *Rechnen* gestört.

Schweregrade des POS:
- *Leichtes POS*. Gestört ist das Frischgedächtnis. In vertrauter Umgebung ist der betreffende Mensch voll fähig, für sich selbst zu sorgen.

- *Mittelschweres POS* mit Gedächtnis- und Orientierungsstörungen. Merkfähigkeit und Auffassungskraft sind herabgesetzt, was die ATL teilweise stört und behindert.
- *Schweres POS:* Zu den Gedächtnis-, Orientierungs- und Konzentrationsstörungen gesellt sich Perseveration und Urteilsschwäche; die ATL können nicht mehr selbständig wahrgenommen werden. Der Patient wird im Extremfall apraktisch, agnostisch, aphasisch.

Pflege- und Behandlungsplan

Das *Ziel* der optimalen Wiedereingliederung basiert auf 3 Schritten:
- *somatische Abklärung:* auslösende Faktoren müssen erkannt, gemildert oder eliminiert werden;
- *Erfassen des seelisch-geistigen Zustandes:* Suche nach den Ressourcen. Ausschlaggebend für die Behandlung ist das, was noch erhalten und für den Patienten noch möglich ist;
- *soziotherapeutische Maßnahmen:* Sie bauen auf den noch vorhandenen Fähigkeiten auf und schöpfen alle erreichbaren Hilfsquellen aus. Es ist in erster Linie Hilfe zur Selbsthilfe, an der alle Betreuer des Patienten teilnehmen (Arzt, Pflegegruppe, Physio- und Ergotherapeuten, Sozialarbeiter, Angehörige usw.). Das Schwergewicht der Bemühungen liegt auf der zwischenmenschlichen Basis und ist weniger eine medizinische Therapie.

Rehabilitation bei leichten bis mittelschweren Störungen

Ziele:
- Erhaltung der menschlichen Würde,
- optimale Lebensqualität,
- Respekt der Persönlichkeit (die sich ein Leben lang entwickelt hat).

Pflegemaßnahmen – rund um die Uhr:
- *Selbständigkeit bei den ATL*. Hilfe abwägen und gezielt einsetzen; z.B. mit dem Patienten ein Kleidungsstück auswaschen, am Kiosk eine Seife einkaufen, Knopf annähen. Genug Zeit lassen, immer nur etwas auf einmal. Alte Gewohnheiten nicht verändern wollen. Das setzt voraus, daß wir sie kennen (Situationseinschätzung!).
- *Orientierung in der neuen Umgebung:*
  • Umgebung gestalten, Bilder u.a. sind Orientierungshilfen (den Patienten darauf hinweisen).
  • Umgebung ausweiten, d.h., sobald der Patient nicht mehr bettlägerig ist, →Aufent-

haltsraum, Garten, kleine Spaziergänge (den Patienten an Weg gewöhnen, d. h., so lange den gleichen Weg gehen, bis er ihn weiß).

- *Interesse am aktuellen Geschehen:*
  • stimulieren mit Wort und Bild (aktuelle Zeitschriften)
- *Kontakte fördern:*
  • Gespräche mit Mitpatienten ermöglichen.
  • Angehörige mit einbeziehen; u. U. Kontakte wieder anknüpfen. Anregungen geben (z. B. Ausfahrt zu einem Kaffee, einem Besuch, in die Stadt).
- *Strukturieren des Tages:*
  • Tagesrhythmus einhalten.
  • Essenszeiten und Ruhezeiten zu Fixpunkten machen: Der Patient kann sich daran orientieren (vorausgesetzt, daß sie sinnvoll sind!).
- *Information:*
  • des Patienten (und der Angehörigen) über Hilfe- und Selbsthilfe-Organisationen und -Institutionen;
  • sich selbst über Persönlichkeit, Umwelt, Gewohnheiten und Vergangenheit des Patienten (soweit das hilfreich ist) informieren.

Ergotherapie (unterstützend). Ihre Ziele betreffen in erster Linie
- Tätigkeiten des täglichen Lebens (ATL),
- handwerkliche Tätigkeiten.

Es wird darauf geachtet, daß die Arbeit mit dem Patienten erwachsenengerecht ist und auf ihm Bekanntem aufbaut. Die Interessen und Gewohnheiten werden respektiert.

Pflege bei schweren Störungen

Die *Ziele* der bestmöglichen Selbsthilfe können nur in ganz kleinen Schritten und vielleicht weniger als äußerer Erfolg erreicht werden: Anregungen geben, Interessen wachhalten, Freude anbieten. Auch ein sehr „abgebauter" Patient spürt noch ganz gut, wie wir mit ihm umgehen. Er spürt es, ob wir es gut meinen, ob wir auch wirklich meinen, was wir sagen. Fühlt er sich unverstanden (wenn auch unbewußt), wehrt er sich durch Aggression oder Depression. Dadurch werden das Leben des Patienten *und* die Pflege schwierig, das ist vermeidbar. „Schwierige Patienten" können eine Auswirkung der Pflege sein bzw. der Art und Weise, wie gepflegt wird. Das gleiche gilt natürlich auch für „zufriedene Patienten". Die gegenseitige Beeinflussung *ist* Tatsache.

Die *Hilfe,* die wir geben, betrifft vor allem die *Unterstützung der ATL:*
- Selbständigkeit, auch in ganz kleinem Ausmaß (z. B. Hände selber waschen), so lange als möglich. Eigene Kleider tragen lassen!
- Einfache, vertraute Beschäftigungen ausführen lassen (sie müssen eine Stereotypie aufweisen).
- Gruppenaktivitäten sobald und/oder so lange als möglich.
- Anregungen geben für noch mögliche Kontakte zur Außenwelt.
- Helle (sog. luzide) Momente nutzen, und mit dem Patienten über „früher" plaudern. Dieser Schritt kann u. U. bis ins Heute führen.

Therapeutische Unterstützung:
- Medikamentös günstig sind: bei Unruhe Chloralhydrat, Hemineurin, tetrazyklische Tranquilizer (Tacitin), leicht sedierende Antidepressiva (nur unter ärztlicher Kontrolle!).
- Grundsätzlich sollen möglichst wenig Medikamente verabreicht werden, da sie oft paradox wirken.
- Die Hirnleistungsverbesserung geschieht weniger durch Medikamente als durch Training: aktivierende Pflege, Konzentrationstraining usw.

Beachte
- Vertraute Umgebung so lange als möglich aufrechterhalten. POS-Patienten sollten daheim gepflegt werden (S. 59 f.).
- Schwankungen im Befinden sind zu erwarten, sie müssen mit dem Patienten durchgetragen werden.
- Grenzen, eigene und die des Patienten bzw. der Angehörigen, akzeptieren.
- Erfolge stellen sich nicht sofort ein, sind nicht andauernd, nicht groß. Darauf müssen wir uns einstellen, sonst sind wir enttäuscht.
- Unsere eigene Einstellung und Haltung prägen den Schwierigkeitsgrad der Pflege; der Patient ist und bleibt, wie sehr er auch gestört ist, eine Person, eine Ganzheit, ein Mensch und nicht ein „POS". Positive Einstellungen setzen Kräfte frei, sie bewirken häufig mehr als das, was wir tun.

39.4.2. Vaskuläre Störungen im Zentralnervensystem

Das wichtigste Geschehen akuter und chronischer Zirkulationsstörung kennen wir unter dem Namen *Hemiplegie* oder *Apoplexie*. Apoplexie (griech. = schlage nieder) als Apoplexia cerebri = Gehirnschlag, Schlaganfall oder apoplektischer Insult; Hemiplegie = Halbseitenlähmung als motorische Lähmung einer Körperhälfte, die durch Krankheitsherde im Gehirn verursacht ist. Betroffen sind die Extremitäten-, die Gesichts- und Zungenmuskulatur der Gegenseite. Die Lähmung ist anfangs *schlaff,* später *spastisch* und führt zu typischen *Haltungsanomalien* und zum charakteristischen *Gangbild* (Arm an den Körper gepreßt, Ellbogen-, Hand- und Fingergelenke gebeugt, Bein gestreckt, wirkt dadurch zu lang und wird beim Gehen nach außen herumgeführt (zirkumduziert, Abb. 39.7).

Die beiden Begriffe Apoplexie und Hemiplegie werden für das gleiche Krankheitsgeschehen verwendet. Vom pflegerischen Gesichtspunkt aus steht die Hemiplegie im Vordergrund, weshalb ich die Besprechung der Pflege unter den Titel der *Hemiplegie* stellen möchte.

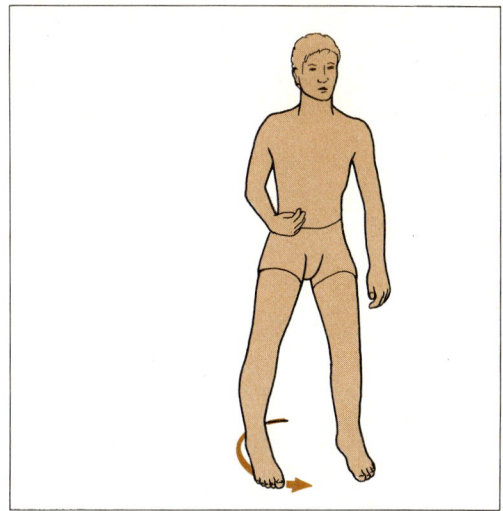

Abb. 39.7   Typische Haltung eines Hemiplegikers.

Hemiplegie

Ursache und Auswirkung

Die Ursache ist eine mit Sauerstoffmangel einhergehende Kreislaufstörung im Bereich einer umschriebenen Gehirnregion als Folge von Hirnblutung oder Hirninfarkt.

Hirnblutung (Massenblutung, Enzephalorrhagie). Betroffen werden Menschen mit vorbestehender Hypertonie, Arteriosklerose oder einem Hirnarterienaneurysma. Meist zerreißt ein Arterienast infolge eines plötzlichen Blutdruckanstiegs. Die Blutung ist intrazerebral, seltener (vor allem beim Einriß eines Aneurysmas) subarachnoidal. Das Auftreten ist akut, meist nur mit kurzen Vorboten wie Kopfschmerzen, Schwindel, Erbrechen. Der Patient bleibt längere Zeit bewußtlos. Oft tritt der Tod schon bald nach dem Geschehen ein.

Hirninfarkt (Enzephalomalazie, ischämischer Insult), häufigste Ursache der Apoplexie. Verursacht wird der Hirninfarkt durch eine *Arteriosklerose,* eine *Thrombose* oder eine *Embolie*. Die Hirngefäße werden eingeengt, es kommt zur Mangeldurchblutung mit ischämischer Nekrose (Erweichungsherd) der beeinträchtigten Hirnregion.

Die *Arteriosklerose* des Gehirns führt zu starren, verengten Arterien mit Anstieg des Blutdrucks in diesen Gefäßen. Im Normalfall kann dabei die Durchblutung und damit die Sauerstoffversorgung des Gehirns auf-

rechterhalten werden. Fällt jedoch der Blutdruck ab (z. B. in der Nacht), kommt es distal der arteriosklerotischen Stenose zu ischämischen Insulten, welche oft über längere Zeit nur geringfügige zerebralsklerotische Erscheinungen verursachen wie Kopfschmerzen, Schwindelgefühl, Ohrensausen. Die eigentliche Enzephalomalazie tritt mit oder ohne Bewußtseinstrübung, plötzlich oder doch sehr rasch ein. *Hirnvenenthrombosen* pfropfen sich auf eingeengte Gefäße auf oder treten in Verbindung mit allgemeinen Venenerkrankungen oder Veränderung der Blutgerinnung auf.

Die *Hirnembolie* wird ausgelöst durch ein Blutgerinnsel (Thrombus), das sich z. B. im linken Herzen gebildet hat. Häufigste Ursachen sind Herzklappenfehler, Endokarditis, Koronarthrombosen, Vorhofflimmern. Seltener ist es ein venöser Thrombus, der bei offenem Foramen ovale oder Septumdefekt in die Hirngefäße gelangen kann.

Risikofaktoren: Nikotinabusus, bei Frauen vor allem in Kombination mit der Antibabypille.

In seltenen Fällen ist spontane Erholung nach einem apoplektischen Insult möglich, meist bildet sich aber ein schweres Krankheitsbild aus.

Krankheitszeichen und Pflegeprobleme

Sie treten je nach Lokalisation und Ausmaß des Krankheitsherdes mehr oder weniger eindrücklich akut auf.

Bewußtseinsstörungen

- Bewußtlosigkeit vor allem bei Blutung;
- Bewußtsein klar, getrübt oder komatös bei Hirninfarkt.

Lähmungen

- *Motorische Lähmung einer Körperseite* (Hemiparese, Hemiplegie). Die Lähmungen sind zu Beginn schlaff (während Tagen oder Wochen), dann spastisch.
- *Stereotypes Haltungs- und Bewegungsbild:* Abweichen der Augen und des Kopfes auf die gelähmte Seite. Typische Lage im Bett: Der Kopf neigt sich zur gelähmten Seite, Schulter und Arm sind zurückgezogen, das Bein gestreckt und außenrotiert.
- Der Patient kann sich nicht auf die gesunde Seite drehen und aufsetzen, nicht ohne Unterstützung sitzen, stehen oder gehen. Er tendiert dazu, auf die gelähmte, d.h. betroffene Seite zu fallen = *Verlust des Gleichgewichts.*
- Zerebrale Fazialislähmung: Herabhängen eines Mundwinkels, „Tabakblasen" und evtl. Speichelfluß.
- Lähmung der Zungenmuskulatur (Hypoglossuslähmung), Schluckstörungen.
- Augenlidlähmung.

Begleiterscheinungen

- Es handelt sich um Ausfallerscheinungen, die je nach der betroffenen Seite unterschiedlich sind. Man weiß heute, daß im rechten Hirn die Felder für die Sinneswahrnehmungen und links die Kommunikations- und Bewußtseins zentren liegen.
- *Aphasie, Agraphie* u.a. (S. 847 f.). Die Aphasie ist meist gemischt (sensorisch-motorisch). Betroffen ist der Rechtshänder mit Rechtsseitenlähmung.
- *Hemianopsie* = Gesichtsfeldeinschränkung auf der betroffenen, d.h. gelähmten Seite.
- *Verlust der Orientierung im Raum* (S. 848 f.).
- *Verlust der Sensibilität.* Bei fehlender *Oberflächensensibilität* ist die gelähmte Seite empfindungslos und kann keine äußeren Reize wahrnehmen. Bei Verlust der *Tiefensensibilität* weiß der Patient nicht, wo die gelähmte Seite ist und was mit ihr geschieht. Die gesunde Seite kann deshalb die kranke nicht unterstützen, es kann kein Wechselspiel mehr stattfinden. Der Patient „vergißt" seine gelähmte Seite: *Verlust der Orientierung am eigenen Körper* (s. Körperschema S. 848).
- Eventuell Urin- und Stuhlinkontinenz.

Psychische Veränderungen

Sie hängen mit dem mehr oder weniger stark auftretenden psychoorganischen Syndrom (POS) zusammen:

- Wesensveränderungen; die Persönlichkeit ist gestört, es besteht aber kein Persönlichkeitsverlust;
- Gefühlsschwankungen;
- Tendenz zu depressiver Verstimmung;
- Angst (vorherrschende Ängste sind Angst vor einem zweiten Insult, Angst vor dem Fallen);
- Antriebslosigkeit;
- Konzentrations- und Gedächtnisschwäche.

Pflege und Rehabilitation

Im akuten Stadium stehen die *Überwachung* des Patienten (Vitalzeichen, Bewußtseinszustand), die *Flüssigkeits-* und *Nahrungszufuhr* durch Infusion oder Magensonde sowie die Unterstützung der *Blasen-* und *Darmtätigkeit* im Vordergrund. Von großer Bedeutung sind die Maßnahmen der *Dekubitus-, Pneumonie-* und *Kontrakturenprophylaxe.* Große Anforderungen stellt vor allem die Pflege des *bewußtlosen Patienten.* Die Gewährleistung einer ungehinderten Atmung verlangt intensivpflegerische Maßnahmen (s. Kap. 27). Bei Besserung des Zustandes (Beginn der Rückbildungsphase) muß der Patient in die Pflege mit einbezogen werden. Das aufbauende, kontrollierte *Selbsthilfetraining* soll so bald als möglich beginnen, d.h., der Patient übernimmt in zunehmendem Maße die Aktivität in bezug auf Körperpflege, An- und Ausziehen, Essen und Trinken usw. Die Aufgabe der Pflegenden beschränkt sich dann darauf, ihn dort zu unterstützen, wo die hemiplegische Seite noch nicht kompensiert ist. Auch bei zunehmender Selbständigkeit dürfen die Maßnahmen der obengenannten Prophylaxen nicht vernachlässigt werden. Siehe dazu auch S. 850.

Pflege und Rehabilitation gehen Hand in Hand. *Krankengymnastik* (Physiotherapie), *Selbsthilfetraining* (Ergotherapie) und *Pflege* überschneiden sich, sie müssen sich gegenseitig ergänzen und unterstützen. Nur die Kooperation der verschiedenen Dienste ermöglicht es dem Patienten, die Selbständigkeit und Unabhängigkeit wieder zu erlangen.

Die Rehabilitation kann grundsätzlich auf zwei Wegen geschehen:

- *Kompensationstraining* der gesunden Seite. Erstes Ziel ist die rasche Umgewöhnung auf die gesunde Seite. Sensibilität, Körperschema und räumliche Wahrnehmung werden dabei nicht verbessert, auch nehmen Angst, Körperasymmetrie, Spastizität und die pathologischen Haltungs- und Bewegungsmuster meist zu.

Tabelle 39.**2** Therapeutische Dienste, die unsere Rehabilitationsbemühungen unterstützen

Arzt	er ist für die medizinische Behandlung und die Koordination der Dienste zuständig
Physiotherapeut	er/sie übernimmt die obengenannte krankengymnastische Behandlung
Ergotherapeut	er/sie gibt Hilfe zur Selbsthilfe, d.h. analysiert und beobachtet die noch vorhandenen Fähigkeiten des Patienten und übt die Selbsthilfetechniken und Adaptationen ein. Wichtigste Aspekte sind Sitzbalance, Einhänder-, Selbsthilfe- und Haushaltstraining. Dazu kommt die Vermittlung von Einhänderhilfsmitteln.
Sprachtherapeut	die gezielte Behandlung der Aphasie eines Hirngeschädigten kann nur von ausgebildeten Therapeuten (Logopäden) wirkungsvoll ausgeführt werden
Sozialarbeiter	er/sie ist zuständig für den Übergang aus der medizinischen Rehabilitation in das Leben in der Gesellschaft. Die Abklärung, ob z.B. die bisherige Wohnung den Ansprüchen des Hemiplegikers genügt, geschieht meist in Zusammenarbeit mit dem Ergotherapeuten
Psychologe	der spezialisierte Neuropsychologe kann die psychologische Hirnfunktion mittels Testverfahren erfassen, auch ein gezieltes Hirntraining im Bereich der Merkfähigkeit, Konzentration und des Gedächtnisses ermöglichen
Krankenhausexterne Stellen	Gemeindeschwester, Gesundheitsschwester, Laienhilfen, Nachbarschaftshilfe, Angehörige usw. ermöglichen ein Leben daheim (s. dazu Kap.2, S.59f., und Kap.11, S.321ff.)

Aus diesem Grunde wird heute zunehmend das

– *Bobath-Konzept* angewandt. Hier geht es um die *Förderung* und *Verbesserung der hemiplegischen Seite in Koordination mit der gesunden.* Das *Ziel der Therapie* liegt im

- Hemmen der abnormen Haltungs- und Bewegungsmuster,

- Einschleifen (bahnen = fazilitieren) der normalen Bewegungsabläufe im Alltag,
- Stimulieren der Sensibilität,
- gezielten Betreuen des Patienten „rund um die Uhr" (d.h. während 24 Stunden).

Im folgenden beschränken wir uns auf die wichtigsten Maßnahmen, welche die *Bobath-Behandlungsprinzipien* (und -Ziele) in die aktivierende Pflege integrieren = *Ganzheitspflege* und *-behandlung.* Der *Pflegegruppe* stehen (z.T.) die Therapiedienste zur Verfügung, die in Tab.39.2 aufgeführt sind.

Für eine optimale Rehabilitation sind Motivation und Kooperation des *Patienten* (d.h. seine Mitarbeit), Voraussetzung. Sie wird aber nur dann erreicht, wenn er spürt, daß alle Beteiligten die gleichen Ziele anstreben. Am besten kann dies durch *gemeinsame Besprechung* erreicht werden. Hier können Informationen ausgetauscht und gemeinsame *Pflege-* und *Behandlungsziele* (Nah- und Fernziele) formuliert und überprüft werden. Damit diese Ziele auch in das tägliche Leben übertragen werden können, sind die *Angehörigen* des Patienten so früh wie möglich in die Pflege und Therapie mit einzubeziehen.

1 **Raumgestaltung und Verhalten im Raum**

Hemiplegiepatienten haben die Tendenz, ihre gelähmte Seite zu ignorieren. Die Zimmergestaltung sollte deshalb so sein, daß der Nachttisch an der betroffenen, d.h. hemiplegischen Seite zu stehen kommt, damit der Patient vom Bett aus über seine behinderte Seite greifen und schauen muß, um die Dinge, die er haben möchte, zu erreichen. Auch die Besucher sollen sich auf dieser Seite aufhalten (Abb.39.**8**).

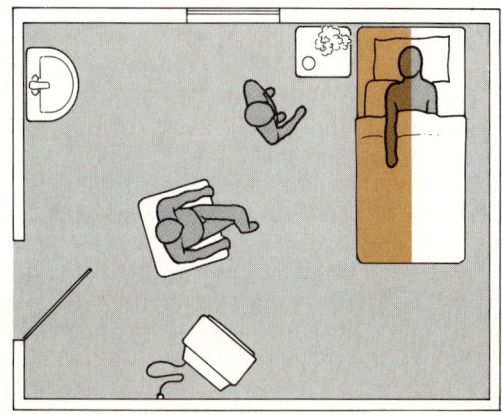

Abb. 39.**8**

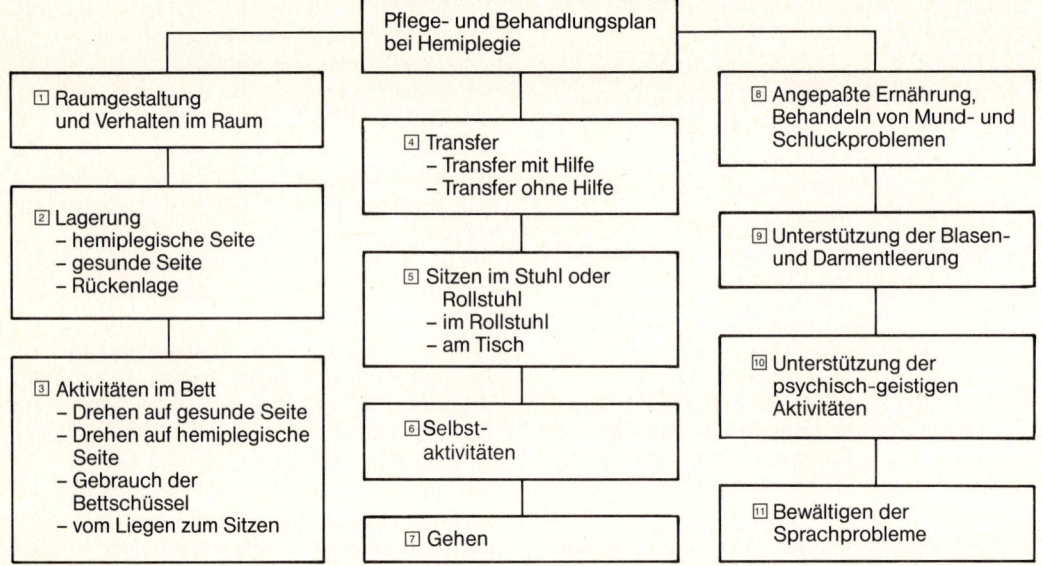

In besonderem Maß gilt das für das *Pflegepersonal, das möglichst alle pflegerischen und therapeutischen Verrichtungen von der hemiplegischen Seite her ausführt.* Dadurch machen wir dem Patienten die betroffene Seite bewußt und schulen ihn im Gebrauch seines gesamten Körpers. Er lernt seinen Kopf frei zu bewegen und seine betroffene Seite in die Aktivitäten mit einzubeziehen. Bei einer Hemianopsie besteht die Möglichkeit, daß er das ausgefallene Gesichtsfeld zu kompensieren lernt.

② Lagerung

Die korrekte Lagerung ist in jeder Phase der Rehabilitation Voraussetzung. Wir unterscheiden Früh- und Spätphase.
- *Frühphase.* Der Tonus ist zumeist herabgesetzt (schlaff). Die therapeutische Lagerung sollte sofort nach dem akuten Geschehen einsetzen; die Umlagerung muß 2- bis 3stündlich erfolgen (als Kontraktur- und Dekubitusprophylaxe und als erster Schritt zur Mobilisierung).
- *Spätphase.* Der Tonus ist meistens erhöht; es haben sich spastische Muster entwickelt.

Zweck der Lagerung in der Frühphase:
- Vermeiden von abnormen Haltungsmustern,
- Vorbeugen gegen Schulterschmerz,
- Erreichen besserer Orientierung, d. h., der Patient muß wieder lernen, seinen eigenen Körper wahrzunehmen.

Zweck der Lagerung in der Spätphase:
- Hemmung der Spastizität; der Patient muß lernen, seine Spastizität selber zu kontrollieren und diese Kontrolle auch daheim weiterzuführen.

Bett und Lagerungsmaterial:
- 3–4 Federkissen (Maße: 90 × 65 cm).
- Bett flach stellen.
- Keinen Bettbügel verwenden; führt zu unerwünschtem Einsatz der gesunden Seite und zu erhöhter Spastizität durch Anstrengung.
- Kein Kistchen zum Ansperren der Füße, Bettbogen erlaubt.
- Keine Rollen u. ä. in die gelähmte Hand geben.

Therapeutische Lagerung auf die hemiplegische Seite

Vorteile, Ziele:
- Stimulation der Wahrnehmung (der Tiefen- und Oberflächensensibilität) in bezug auf Raum und Beziehung zum eigenen Körperteil.
- Verhinderung (Abbauen) von Angst, auf die betroffene Seite zu liegen.
- Kontaktermöglichung mit der gelähmten Seite, da der Arm im Gesichtsfeld liegt.
- Bewegungsfreiheit der gesunden Seite.

Nachteile:
- Bei stark geschwollener Hand nicht günstig.
- Patient muß sich zuerst an diese Lagerung gewöhnen.

Ausführung (Abb. 39.**9**):
- Patient liegt parallel zur Bettkante, möglichst weit hinten, damit der ganze Arm im Bett ausgestreckt werden kann.
- Kopf wird durch Kissen unterpolstert, Schulter soll nicht auf Kissen liegen.
- Von vorne: vorsichtiges Vorziehen des Armes vom Schulterblatt her.
- Von hinten: Vorschieben des Schulterblattes, so daß Patient nicht direkt auf der Schulter liegt.
- Arm soll mindestens 90 Grad abgewinkelt liegen, Ellbogen gestreckt, Hand geöffnet.
- Das Bein liegt so, daß die Hüfte gestreckt, das Knie leicht angebeugt ist.

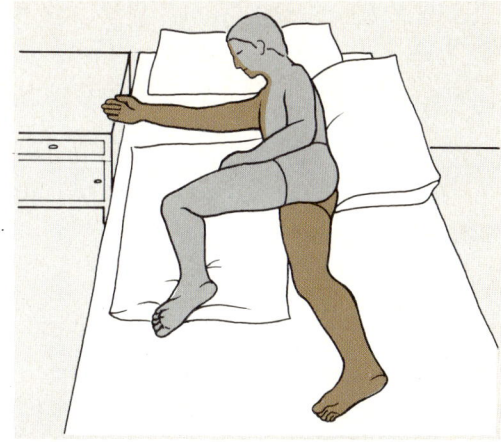

Therapeutische Lagerung auf die gesunde Seite

Abb. 39.**9**

Vorteile:
- Gezielte Lagerung des Armes möglich (besonders wichtig bei geschwollener Hand).

Nachteile:
- Gesunde Seite ist blockiert.
- Lagerung der Schulter nicht so günstig.

Ausführung (Abb. 39.**10**):
- Der Patient liegt parallel zur Bettkante in voller Seitenlage.
- Schulter in Protraktion, bestmögliche Ellbogenstreckung, die Hand nach Möglichkeit offen.
- Bei geschwollener Hand sollen Hand und Arm etwas höher gelagert werden (ganz auf dem Kissen).
- Bein in leichter Beugestellung, d.h. Beugung ohne Abduktion und Außenrotation auf einem Kissen (der Fuß muß mit auf dem Kissen gelagert sein).

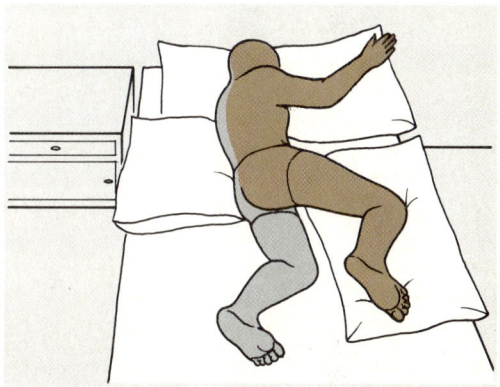

Abb. 39.**10**

Therapeutische Lagerung auf dem Rücken

Ungünstigste Lagerung, da Tonuserhöhung am größten.

Ausführung (Abb. 39.**11**):
- Der Patient soll gerade im Bett liegen.
- Kopf in Mittelstellung zur hemiplegischen Seite gedreht.
- Schulter, Arm und Becken mit einem Kissen unterpolstern.
- Bein in Mittelstellung (Bettbogen einbetten).

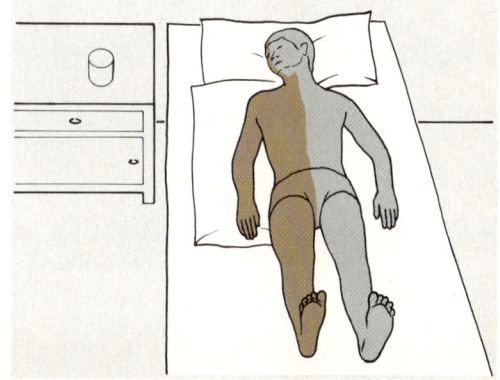

Lagerung beim Sitzen im Bett

Abb. 39.**11**

Diese Lagerung ist keine therapeutische Lagerung und soll möglichst vermieden werden, d.h.,

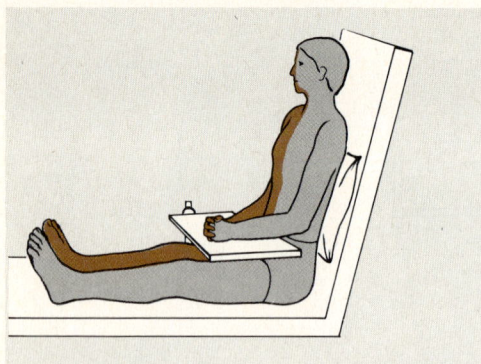

Abb. 39.**12**

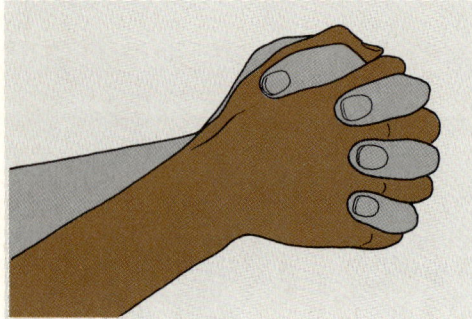

Abb. 39.**13**

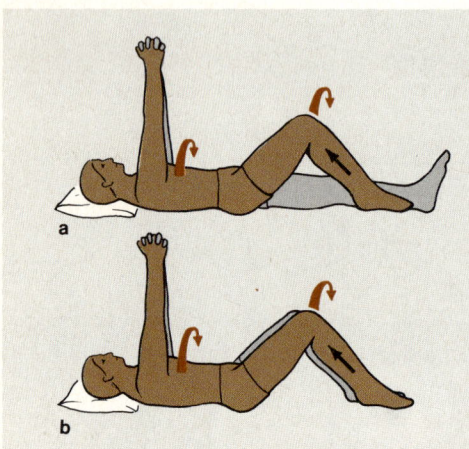

Abb. 39.**14 a–b**

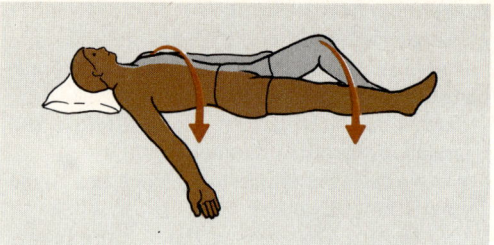

Abb. 39.**15**

der Patient soll so rasch als möglich die Mahlzeiten außerhalb des Bettes zu sich nehmen.

Wird er z. B. für das Frühstück im Bett belassen, gilt (Abb. 39.**12**):

- Kopf soll frei liegen, nicht gestützt.
- Oberkörper gerade und aufrecht (möglichst keine oder nur kleines Kissen).

3 Aktivitäten im Bett

Voraussetzung für das aktive Bewegen: Der Patient kann den betroffenen Arm mit dem gesunden heben und die Hände falten. *Der Daumen der hemiplegischen Seite liegt obenauf,* die Handballen aneinander = „*einfädeln"* (Abb. 39.**13**). Die Abduktion des Daumens wirkt der Spastizität entgegen.

> **Beachte**
> Hemiplegischer Daumen immer oben.

Drehen auf die gesunde Seite

- *Mit Hilfe:* Von der *gesunden* Seite aus das hemiplegische Bein führen (Abb. 39.**14 a**);
- *ohne Hilfe:* Abb. 39.**14 b**.

Drehen auf die hemiplegische Seite

- *Mit Hilfe:* Von der *hemiplegischen* Seite aus den gelähmten Arm vorsichtig nach außen legen und die Schulter gut unterstützen. Den sich drehenden Patienten leicht am Becken bremsen, damit er nicht auf die hemiplegische Seite fällt (Abb. 39.**15**).

Gebrauch der Bettschüssel

- Falls nötig, hilft man dem Patienten, das betroffene Bein zu beugen und den Fuß flach auf das Bett zu stellen.
- Der Patient beugt das gesunde Bein und setzt seinen Fuß parallel und nahe zum kranken.

Hilfeleistung (Abb. 39.**16 a** u. **b**):
- hemiplegischen Fuß mit der Hand fixieren.
- Zug und Druck am Knie zur Erleichterung des Beckenhebens.

Vom Liegen zum Sitzen

Der Patient dreht sich auf die betroffene Seite und richtet sich von da her auf.
- Die Pflegeperson führt ihre Hand unter der Achsel des Patienten durch auf das Schulterblatt.
- Mit der anderen Hand führt sie die Beine des Patienten über den Bettrand und bringt den Patienten zum Sitzen (Abb. 39.**17 a**).
- Ist der Patient fähig, allein oder mit geringer Hilfe aufzusitzen, bringt er sein gesundes Bein über die Bettkante, legt den betroffenen Arm gestreckt (etwas vom Körper weg) auf das Bett und stützt sich mit dem gesunden Arm beim Aufrichten des Rumpfes (Abb. 39.**17 b**).

Vom Sitzen zum Liegen

- Grundsätzlich gleiches Vorgehen, in umgekehrter Reihenfolge.

Sitzen am Bettrand

- Den Patienten an der hemiplegischen Seite unterstützen und ihm zum symmetrischen Sitzen helfen (er belastet beide Gesäßhälften).
- Er stützt seitlich die Arme auf,
- stellt die Füße parallel auf den Boden (Abb. 39.**18**).

4 **Transfer**

Grundsätzlich über die hemiplegische Seite.
- *Mit wenig Aktivität des Patienten* (nur „schwenken" ohne Aufstehen).
  - Unterstützen an Schulterblättern, schienen des hemiplegischen Arms mit dem eigenen, Patient weit vorkommen lassen. Mit eigenen Knien hemiplegisches Bein (oder beide Beine) des Patienten fixieren (Abb. 39.**19 a**)
  oder
  - unterstützen am Becken, Patient fädelt ein und beugt sich weit vor. Mit eigenen Knien hemiplegisches Bein (oder beide Beine) des Patienten fixieren (Abb. 39.**19 b**).
  Siehe dazu auch Abb. 4.**30 a–c,** S. 143.
- *Mit Aktivität des Patienten:*
  Patient fädelt ein und führt Arme möglichst weit nach vorne. Füße stehen nebeneinander. Wir unterstützen ihn evtl.

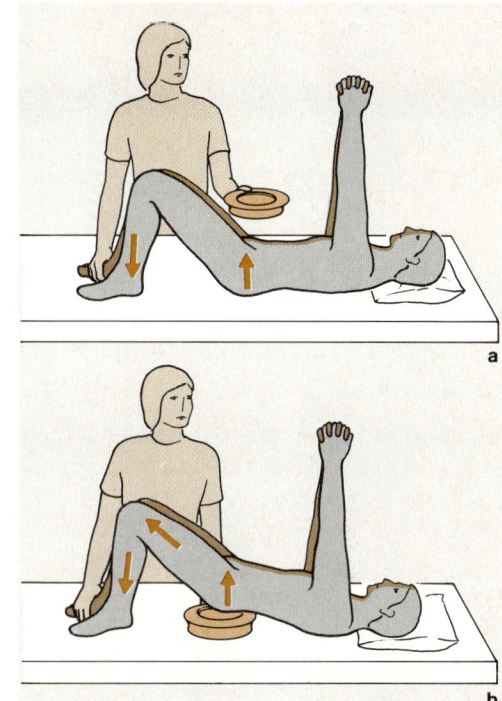

Abb. 39.**16 a–b**

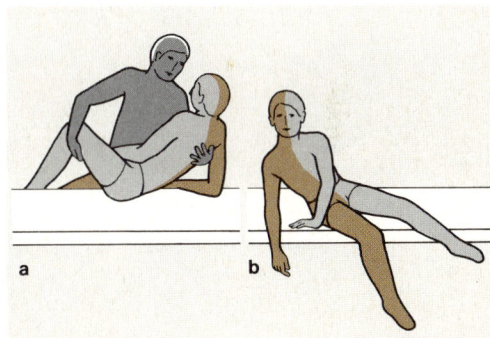

Abb. 39.**17 a–b**

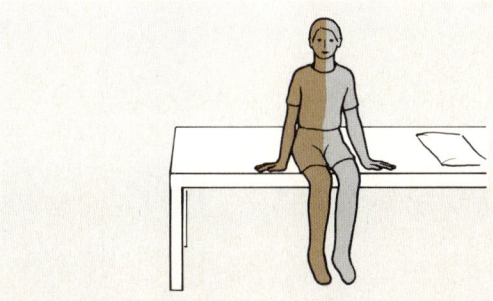

Abb. 39.**18**

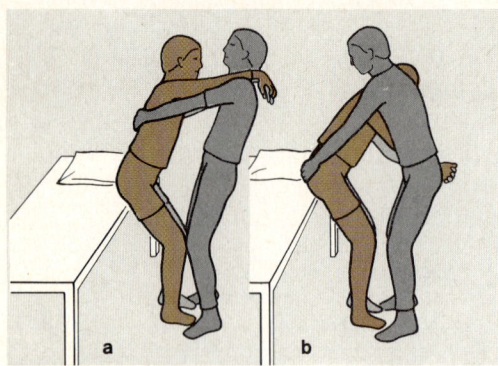

Abb. 39.**19 a–b**

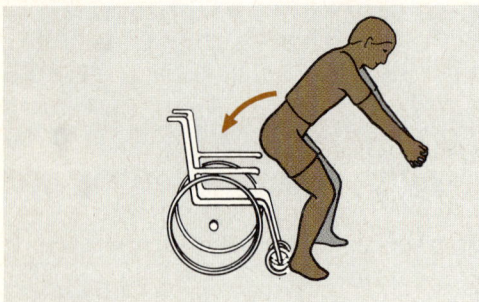

Abb. 39.**20**

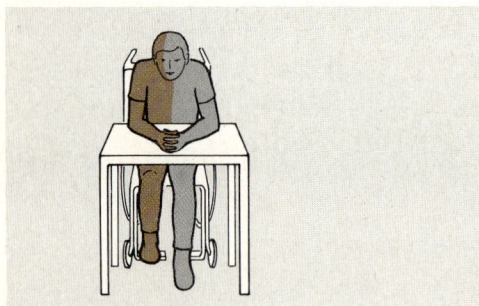

Abb. 39.**21**

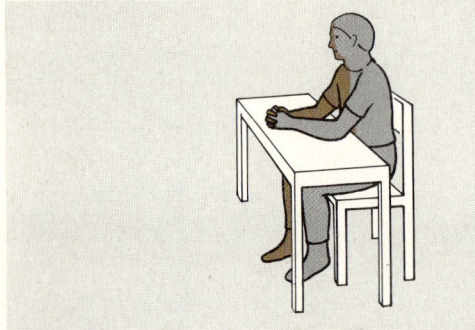

Abb. 39.**22**

- an den Schulterblättern,
- an Knie und Becken,
- am Becken.

Durch vermehrte Beugung von Hüfte und Knie kommt sein Körpergewicht über die Standfläche der Füße nach vorn (Abb. 39.**20**). Erst jetzt darf sich der Patient aufrichten, oder er schwenkt sein Gesäß direkt über die betroffene Seite auf den Stuhl oder die Bettkante. Die korrekte Vorlagerung des Oberkörpers ermöglicht ein langsames und sorgfältiges Hinsetzen.

5   Sitzen im Stuhl oder Rollstuhl

Die sitzende Position unterstützt das Gleichgewichtstraining und hilft mit zur Verhütung von Kontrakturen, Schulterschmerz, Retraktion der Schulter und des Beckens, Dekubitus und Spitzfuß. Voraussetzung für ein längeres Sitzen im Stuhl oder Rollstuhl ist eine genügende *Sitzbalance,* die vorher mit Hilfe des Therapeuten wieder erlernt werden muß. Eine ausreichende Sitzbalance ist auch Vorbedingung für das Selbsthilfetraining. Sobald sich der Patient außerhalb des Bettes aufhalten kann, trägt er *normale und bequeme Kleidung.* Der Stuhl oder Rollstuhl muß gerade sein (Sitzfläche und Rückenlehne; s. Abb. 4.**36,** S. 146).

Sitzen im Rollstuhl

- Möglichst aufrecht und symmetrisch (Abb. 39.**21**) mit Rücken- und Sitzkissen.
- Hemiplegischen Arm evtl. auf Spreukissen gelagert (evtl. auf fixiertem Rollstuhltischchen).
- Hemiplegischen Fuß auf Fußraster (Hüft- und Kniebeugung bei ca. 90 Grad).
- Bei genügender Sitzbalance kann man die Seitenlehnen abnehmen.
- Gesunder Fuß muß den Boden erreichen, um abstoßen zu können.

Das Rollstuhlfahren ist die erste Möglichkeit des selbständigen Fortbewegens.

Sitzen am Tisch

Sobald als möglich sitzt der Patient auf gewöhnlichem Stuhl am Tisch (Abb. 39.**22**).

- Hemiplegischer Arm liegt auf dem Tisch, Ellbogen ist unterstützt (Patient muß mit dem Stuhl nahe zum Tisch rücken!).
- Symmetrisches, aufrechtes Sitzen, beide Füße auf dem Boden.
- Patient soll seinen Arm selbst lagern, heben und hemmen lernen.

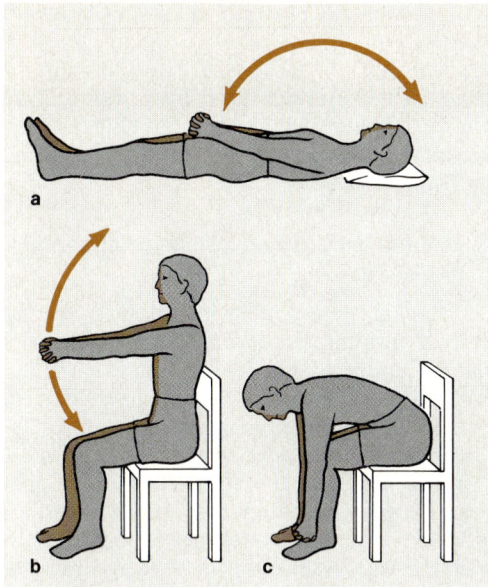

Abb. 39.**23 a–c**

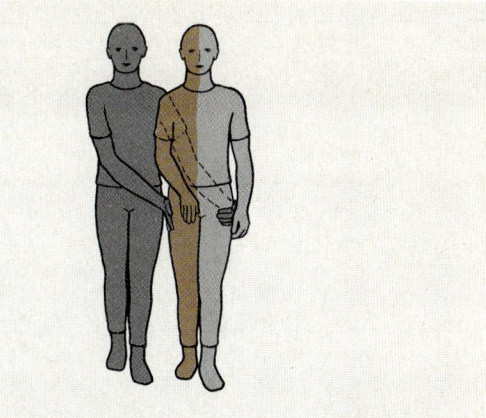

Abb. 39.**24**

Bewegungen im Sitzen

- Einfädeln, beide Hände zum Gesicht, zu den Schultern führen.
- Mit beiden Händen Glas nehmen und zum Munde führen.

6 Selbstaktivitäten

Den Patienten immer wieder dazu auffordern, die Bewegungen, die er selbst ausführen oder wieder lernen kann, zu kontrollieren. Sie dienen
- der Prophylaxe gegen schmerzhafte Schulter und geschwollene Hand,
- als Selbsthemmung,
- dem „Wiedererfahren und Spüren der gelähmten Seite".

Folgende Bewegungen sind zweckmäßig:
- Arme zuerst gut und gleichmäßig vorziehen, dann erst heben (Abb. 39.**23 a** u. **b**).
- Beide Hände zum Boden (zwischen die Beine, dann über rechtes, dann über linkes Knie (Abb. 39.**23 c**).

7 Gehen

Die *Gehschulung* geschieht durch die Physiotherapeuten. Sie geben uns Hinweise, wie wir bei jedem einzelnen Patienten das Gehen unterstützen und fördern können.

Immer gelten folgende Grundsätze:
- Der Patient hat im Stehen das Gleichgewicht und die Gleichgewichtsverlagerung über das betroffene Bein wieder gelernt. Er kann mit dem gesunden Bein kleine Schritte vor und zurück machen.
- Er trägt rutschsichere, gut sitzende Schuhe.
- Unsere Hilfeleistung geschieht immer auf der betroffenen, nicht auf der gesunden Seite. Beispiel: Die Begleitperson hat beide Hände auf dem Becken des Patienten, gibt ihm so Sicherheit und Halt (Abb. 39.**24**).

Gehhilfen werden nur im Ausnahmefall eingesetzt (Absprache mit Physiotherapeuten) (s. dazu Kap. 3).

Beachte
- Die kompetente Pflege des Hemiplegikers ist aktivierende, therapeutisch wirkungsvolle Pflege. Sie geschieht sorgfältig, spastizitätshemmend und orientiert sich an den Bewegungsmöglichkeiten des Patienten, die sich dauernd ändern.
- Bei Aktivitäten am Patienten, den hemiplegischen Arm immer zuerst an der Schulter unterstützen. Jedes unvorsichtige Bewegen am hemiplegischen Arm heißt „Traumen" setzen und fördert die „schmerzhafte Schulter". Zu Beginn ist die gelähmte Schulter nie schmerzhaft. Sie wird es durch unvorsichtiges Bewegen!

8 Angepaßte Ernährung, Behandeln von Mund- und Schluckproblemen

Weil die Lähmung auch Hals, Gesicht und Zunge einbezieht, hat der Patient oft *Schwierigkeiten mit Essen und Trinken*. Auch dieser Aspekt der

Behinderung muß möglichst früh in Zusammenarbeit mit den Physio- und Ergotherapeuten angegangen werden. Die Behandlung hat zum Ziel,
die Spastizität zu hemmen oder den Tonus zu stimulieren und zu normalisieren.

Mit der normalen *Nahrungsaufnahme* sollte
möglichst bald begonnen werden. Zum Kauen
ist Nahrung mit fester Konsistenz (*keine Breikost,* wo der Patient nur schlucken muß) zu empfehlen. Die Flüssigkeit darf nicht zu dünn sein,
günstig sind zu Beginn Mixgetränke.

Zum Essen sitzt der Patient so bald als möglich
auf einem normalen Stuhl (s. Abb. 39.**22**) und hat
normales Eßgeschirr zur Verfügung, das mit einem Einhändermesser (und evtl. Tellerrand) ergänzt wird. Damit das Eßgeschirr fest auf dem
Tisch steht und nicht durch die einhändigen Bewegungen hin und her rutscht, lege man eine
Non-slip-Matte unter.

Oft sind Hemiplegiepatienten übergewichtig,
was die Rehabilitation erschwert. Das vom Arzt
festgelegte *Zielgewicht* kann meist nur mittels Diät erreicht werden (kalorien- bzw. joulearme
Kost). Da das Essen für den behinderten Patienten eine große Bedeutung hat, fällt ihm diese
Einschränkung schwer, und er braucht unsere
Unterstützung.

Die *Mundpflege* (durch die Betreuer oder den
Patienten selbst) wird zusätzlich zur regelmäßigen Zahnpflege nach jedem Essen durchgeführt,
da die Speisereste in den Backentaschen auf der
betroffenen Seite oft nicht mit der Zunge entfernt werden können. Eine eventuelle Prothese
muß gut sitzen (sie lockert sich oft). Zum Reinigen braucht der Patient ein am Waschbecken
haftendes Bürstchen.

9 Unterstützung der Blasen- und Darmentleerung

Mit dem *Blasentraining* soll rasch begonnen werden, wenn möglich ohne Katheter. Ein Blasenkatheter ist immer eine zusätzliche Gefahrenquelle
und wird nur bei Inkontinenz eingelegt. Bei Besserung des Zustandes bessert sich auch die
Funktion der Blase (Blasentraining S. 198f.). Es
ist wichtig, daß der Rhythmus der Blasenentleerung über Tag und Nacht eingehalten wird und
daß man dem Patienten dazu genügend Zeit läßt.
Die früheren Gewohnheiten müssen beim Blasentraining berücksichtigt werden.

Auch beim *Darmtraining* sind die früheren Gewohnheiten des Patienten mit einzubeziehen. Bei
Problemen sind sog. Weichmacher zu empfehlen: Weizenkleie, Pflanzenschleimpräparate

(z. B. Metamucil, Mucilar), wenn ungenügend:
Agarol.

Klistiere sind nur mit großer Zurückhaltung zu
gebrauchen, damit sich der Patient nicht an eine
passive Darmentleerung gewöhnt. Eine ausgewogene Ernährung hilft mit zur Unterstützung
der Darmtätigkeit.

10 Unterstützung der psychisch-geistigen Aktivitäten

Der Hemiplegiepatient ist in ganz besonderem
Ausmaß auf eine *ganzheitliche Pflege* angewiesen. Wir müssen daran denken, daß er nicht nur
körperlich, sondern auch zerebral geschädigt ist.
Die Erreichung einer möglichst großen Unabhängigkeit ist für ihn lebensnotwendig, braucht
aber von beiden Seiten viel Geduld, Ausdauer
und Disziplin. Während des Krankenhausaufenthaltes steht der Schock der plötzlichen Erkrankung noch sehr stark im Vordergrund. Wir
erleben den Patienten in den einzelnen Phasen
der meist intensiven Trauerarbeit (S. 352), oft depressiv, antriebslos oder aggressiv, verstimmt. Er
braucht unser Verständnis und ein Milieu, in
dem er so sein darf, wie er ist. Geborgenheit und
Sicherheit sind für ihn ebenso wichtig wie unser
Lob und unsere positive Kritik. Wir unterstützen
ihn in seinen Bemühungen, sich zu rehabilitie-
ren, und respektieren ihn als Persönlichkeit.
Spürt der Patient, daß er nicht ernstgenommen
wird, verliert er die Freude an der Mitarbeit und
ist nicht mehr kooperativ. Zu einer ganzheitlichen Rehabilitation gehören auch die Aktivierung der geistigen Interessen und die Berücksichtigung der seelischen Bedürfnisse.

11 Bewältigen der Sprachprobleme

Die Aphasie trifft den Patienten mit einer zusätzlichen Härte. Plötzlich ist er von der sprechenden
Umwelt isoliert. Er möchte seinen Besuch begrü-
ßen, aber kann die Namen nicht sagen. Er versucht eine Karte zu lesen, die er bekommt, und
kann es nicht. Er begreift oft nicht, was er gefragt
wird, oder kann Antworten, die er geben möchte,
nicht formulieren.

Diese neue, ihm fremde Situation erschwert seine durch die Lähmung ohnehin schon schwierige Lage. Niedergeschlagenheit und Mutlosigkeit
sind oft sehr groß und können zu enormen Lei-
stungsschwankungen führen.

Dies erfordert vom Pflegepersonal:
- Dem Patienten Mut machen, ihn auf kleine
  tägliche Fortschritte aufmerksam machen.

- Seine Mutlosigkeit nicht als „schlechte Laune" interpretieren, sondern als Reaktion auf die Krankheit, auf das Nichtsprechen-Können.
- Ihn als Erwachsenen nehmen, auch wenn er nicht sprechen kann; Aphasie ist keine geistige Behinderung.
- Zeit haben und sich Zeit nehmen.

Menschen mit einer Aphasie spüren, ob wir Geduld haben oder nicht.

Neben diesen allgemeinen Problemen ergeben sich aus der Sprachstörung spezifische Probleme:

Der Patient versteht kaum oder nicht was man sagt:
- Ruhig und deutlich, in kurzen und einfachen Sätzen sprechen. Keine „Kindersprache", kein „Telegrammstil"!
- Kurze Sätze sagen, wenn der Patient etwas tun muß, z. B. „Strecken Sie den Arm" (Arm strecken lassen), „Machen Sie eine Faust" (Faust machen lassen) usw.
- Nie in Gegenwart des Patienten über ihn sprechen.
- Nicht einfach stumm pflegen und denken: er versteht ja doch nicht, sondern ganz natürlich sprechen, z. B. „Hier ist der Kaffee" oder „Ich öffne das Fenster" usw.

Der Patient möchte etwas sagen, aber es gelingt ihm nicht:
- Kurze Fragen stellen, die der Patient mit „Ja" oder „Nein" beantworten kann; z. B. „Haben Sie Schmerzen?" (Antwort abwarten), „Tut der Arm weh?", „Tut das Bein weh?" usw.

- Nicht belächeln, wenn der Patient etwas Falsches sagt.
- Das Fluchen ist bei schwer gestörten Patienten oft die einzige Möglichkeit, Emotionen auszudrücken; deshalb soll es nicht als Unhöflichkeit interpretiert werden.
- Dem Patienten helfen, wenn er etwas benennen will, z. B. zeigt der Patient auf Kaffee und versucht es zu sagen. Fragen Sie: „Herr X, ist das Brot? Ist es Milch? Ist es eine Tasse Kaffee?"

Der Patient möchte lesen, aber er versteht die Zeitung oder das Buch nicht:
- Bildbände aus dem Interessengebiet des Patienten geben (auf keinen Fall Kinderbücher!).

Der Patient versucht zu schreiben, aber es gelingt kaum:
- Schreibmaschine oder Setzkasten sind keine Hilfe, im Gegenteil, sie hemmen den Patienten.

Wichtig ist die Anmeldung des Patienten bei der Sprachtherapie. Die Therapeutin (oder der Therapeut) kann weitere Probleme exakter und eingehender beurteilen und angehen. Der Aphasiepatient findet nur mit Mühe den Zugang zur sprechenden Welt. Das Pflegepersonal ist besonders beim Beginn der Krankheit ein wichtiger Teil dieser sprechenden Umwelt. Es liegt an ihnen, dem Patienten den Zugang zu erleichtern.

In Kap. 11, Sich beschäftigen, Kap. 12, Kommunizieren, Kap. 13, Sinn finden, sind weiterführende und praktische Vorschläge, insbesondere Impulse zu finden. Die Abb. 39.25–39.27 zeigen Ausschnitte aus dem rehabilitativen Alltag von Hemiplegiepatienten.

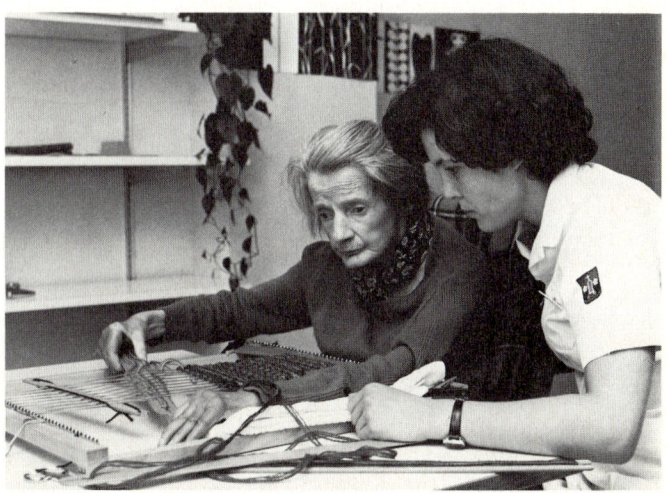

Abb. 39.**25**   Einüben von manuellen Bewegungen.

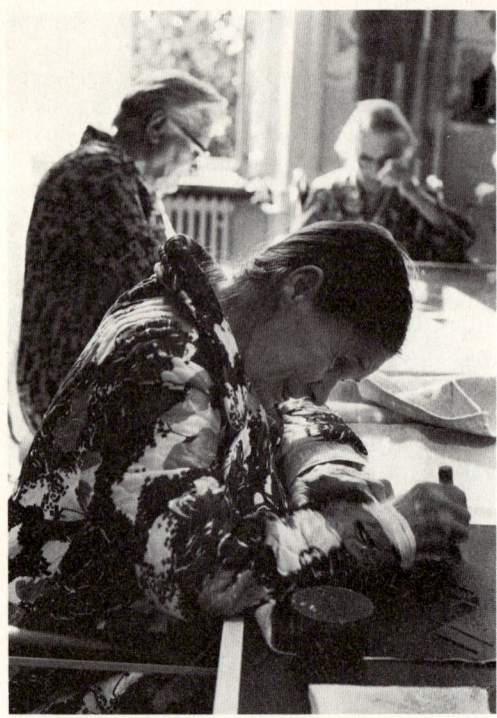

Abb. 39.26 Gemeinschaft, Ablenkung oder Zu-sich-Findung, Kreativität.

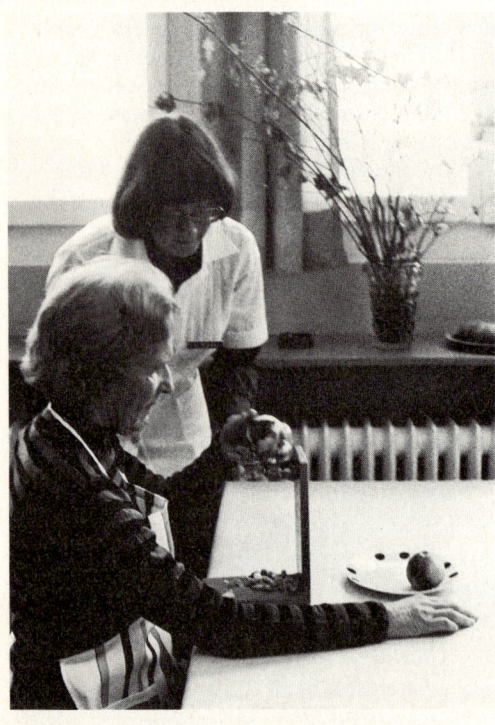

Abb. 39.27 Haushalttraining, Selbsthilfetraining.

Medikamentöse Behandlung

Sie steht nicht im Vordergrund, denn es gibt keine spezifische Therapie. Unterstützungsmaßnahmen sind u. a.:
- Aufrechterhalten/Wiederherstellen einer ausreichenden Herzleistung (evtl. Digitalisierung);
- Verbesserung der Durchblutung;
- Herabsetzen der Blutviskosität (evtl. Antikoagulation);
- Herabsetzen der Spastizität durch zentral wirkende Muskelrelaxanzien.

39.4.3. Raumfordernde Prozesse im Zentralnervensystem

Raumfordernde Prozesse sind Tumoren, intrakranielle Blutungen und der Hydrozephalus.

Tumoren

Gutartige Tumoren:
- Meningeome von den Hirnhüllen ausgehend (häufigster Tumor),
- Neurinome, meist vom Gehörnerv ausgehend.

Bösartige Tumoren:
- Glioblastome gehen von den Gliazellen des Hirngewebes aus, wachsen sehr rasch mit dramatischem Krankheitsverlauf;
- Astrozytome, von den Astrozyten aus wuchernd, sind die zweithäufigste Form.

Hirnmetastasen. Die häufigste Herkunft ist das Bronchialkarzinom (ca. 50%), gefolgt vom Mammakarzinom, dem Hypernephrom, den Genitalkarzinomen der Frau u. a.

Krankheitszeichen und Pflegeprobleme

Oft sind fokale und/oder generalisierte Anfälle das erste und einzige Krankheitszeichen. Bei rasch fortschreitenden Tumoren kommt es zu
- intrakraniellem Druckanstieg mit Zeichen des *zunehmenden Hirndrucks (Schädelinnendrucksteigerung).*
  - Kopfschmerzen dumpf, drückend oder bohrend;
  - Übelkeit, Erbrechen, Schwindel;
  - Bewußtseinstrübung, Verwirrung;
  - Auftreten einer Stauungspapille (Augenhintergrund);
  - extreme Pulsverlangsamung = Druckpuls.

Hält der Druck an, kommt es *zusätzlich zu*
- Nackensteife,
- Pupillenstarre,
- Streckkrämpfen an Armen und Beinen.

Therapie

- *Chirurgisch,* wenn Art, Sitz und Ausmaß des Tumors eine Operation zulassen (S. 867 f.) und/oder
- *Tumorbestrahlung,* häufig kombiniert mit Gaben von *Glukokortikoiden* (→abschwellender Effekt auf die Entzündungsreaktion im Umkreis des Tumors). *Zu Pflege* s. Kap. 26.

Intrakranielle Blutungen

Sie treten als Folge von Schädel-Hirn-Verletzungen auf und können durch Erhöhung des Kopfinnendrucks zu lebensbedrohlichen Komplikationen führen (S. 866).

Therapie

Sofortige Ausräumung des Hämatoms durch eine Trepanation (Bohrloch in die Schädelkalotte, S. 866).

Hydrozephalus

Wir verstehen darunter eine Erweiterung der Hirnkammern auf Kosten des Gehirns. Sie tritt auf als Folge von Störungen der *Produktion* (Überproduktion), der *Zirkulation* und/oder *Resorption* des Liquor cerebrospinalis. Die häufigsten Ursachen sind
- intrauterine Schädigungen und Mißbildungen,
- Schädel-Hirn-Verletzungen,
- Subarachnoidalblutungen,
- Meningitiden/Enzephalitiden,
- Tumoren in Ventrikel-Hirnstamm-Nähe.

Das Vollbild der Hydrozephalus mit gleichzeitiger Vergrößerung des Hirnschädels im Kindesalter wird heute seltener beobachtet. Kindliche Enzephala werden bei den Kopfumfangsmessungen oder durch klinische neurologische Symptomatik bei den Säuglingsvorsorgeuntersuchungen entdeckt und frühzeitig behandelt.

Krankheitszeichen und Pflegeprobleme

Je nach Ursache und Ausmaß des Krankheitsgeschehens treten die Hirndruckzeichen (S. 864) mehr oder weniger akut auf.

Behandlung

Die einzige Hilfe besteht in der liquorableitenden Operation (Shuntoperation) als
- *Ventrikuloaurikulostomie* (Verbindung von einem Seitenventrikel über die V. jugularis zum Herzohr) beim Kleinkind und Säugling;

- *ventrikuloatrialer Shunt* oder *ventrikuloperitonealer Shunt* mit Spitz-Hotter-Ventil (Ventrikeldrainage). Eine eingebaute Klappe, die sog. Rickham-Klappe, dient zur Liquorentnahme durch die Kopfhaut zu therapeutischen (Entlastung) oder diagnostischen Zwecken.

Alle diese Eingriffe können sowohl als vorübergehende (Entlastung) als auch als definitive Maßnahme zur Liquorableitung angewendet werden. Nicht selten werden Shuntoperationen als Palliativeingriffe (z. B. bei inoperablen Tumoren) gemacht.

Komplikationen treten häufig auf als
- Verstopfung des proximalen oder distalen Teils des Shunts;
- Thrombose der V. cava superior;
- Meningitis oder Enzephalitis;
- Peritonitis.

Als *Sofortmaßnahme* muß eine meist vorübergehende *externe Drainage* angelegt werden. Bei Infektionen hohe Dosen Antibiotika.

Beachte

Da das Liquorableitungssystem eine dauernde Infektionsquelle darstellt, sind die obengenannten Komplikationen relativ häufig. Deshalb müssen sich diese Patienten oft mehrfachen Revisionen unterziehen. Das bedeutet jedesmal Schmerz, Kranksein, erneuter Krankenhauseintritt, wiederholte Narkose und Operation, Sorgen und Ängste. Die individuelle *psychische Unterstützung und Begleitung* von Patient und Angehörigen ist deshalb von sehr großer Bedeutung. Zu *Pflege* s. S. 866 ff.

39.4.4. Traumatische Schädigung des Gehirns

Schädel-Hirn-Traumen sind zu 70% Folge von Verkehrsunfällen.

Zu den schweren Verletzungen zählen:
- offene Hirnverletzungen;
- gedeckte Hirnverletzungen mit mindestens 2stündiger Bewußtlosigkeit;
- Schädel-Hirn-Traumen mit Komplikationen wie
  - *intrakranielle Blutung* (s. unten),
  - *Hirnödem* (Ansammlung von Flüssigkeit → Hirndrucksteigerung),
  - *Mittelhirnsyndrom* oder *Bulbärhirnsyndrom.* Bei Beengung von Hirnstamm und Mittel-

hirn →Entgleisung von Kreislauf und vegetativer Funktion;

- *meningeale Reaktionen* bei Reiz auf die Hirnhäute;
- *Liquorrhö* (aus Nase und Ohr). Zu Beginn ist der Liquor mit Blut vermischt, später ist er klar. Pflegerisch von Bedeutung ist das absolut aseptische (lockere) Abdecken der Liquorausflußstellen, Vorsicht bei Ohren- und Nasenpflege!

Beachte

Bei Verletzten, die einen Helm tragen (Verkehrsunfälle) darf dieser im Rahmen der Ersten Hilfe *nicht* entfernt werden.

Intrakranielle Blutungen

Sie treten als epidurale und subdurale Hämatome auf (Abb. 39.**28**).

Epidurales Hämatom. Bei Schädelverletzungen mit oder ohne Fraktur kann die A. meningea media reißen. Da diese Arterie zwischen der Dura und dem Schädel verläuft, drückt die Blutung das Gehirn zusammen. Ist die primäre Schädigung nur leichter Natur, tritt oft nach einer ersten Bewußtseinstrübung ein sog. freies Intervall auf. Die danach wieder einsetzende Bewußtseinstrübung ist Zeichen der als Folge der Blutung eingetretenen Hirnkompression, die sehr rasch zu schweren Hirndrucksymptomen führt = Schädelinnendrucksteigerung (s. oben).

Subdurales Hämatom. Die Blutung erfolgt hier aus den Venen der Hirnoberfläche und der Arachnoidea und bewirkt ebenfalls eine Kompression des Gehirns. Die nach dem Unfallgeschehen eintretende Bewußtlosigkeit hält ohne freies Intervall an (akutes Hämatom). Weniger dramatisch verläuft das chronische subdurale Hämatom, das Wochen oder Monate nach dem Unfallereignis mit uncharakteristischen „Durchgangssymptomen" zu Antriebsverlust und schließlich Bewußtseinstrübung führt.

Behandlungsplan bei Schädel-Hirn-Traumen

Je nach Zustandsbild:

- *Hirnödembekämpfung* durch hypermolekuläre Lösungen, die die Flüssigkeit aus den Geweben in die Gefäße ziehen, z. B. Sorbit (Totofusin) oder Dextran 70 (s. dazu Infusionstherapie S. 408 f.). Zusätzlich werden Diuretika (Lasix) und Steroide (Dexamethason) verabreicht.
- *Hämatomausräumung* durch *Trepanation* = Bohrlöcher in die Schädelkalotte (s. unten);
- Schockbehandlung
- Überwachung und Unterstützung von
  - Herzfunktion,
  - zerebraler Regulation: Puls, Blutdruck, Atmung, Wärmeregulation, Magen-Darm-Funktion;
  - Stoffwechsel: kalorienreiche Ernährung (parenteral; oral durch Sonde, sobald die Darmtätigkeit einsetzt);
  - Sedieren der Erregungszustände (Phenothiazine).

Folgeerscheinungen von Schädel-Hirn-Traumen

Nach Erwachen aus der Bewußtlosigkeit tritt das sog. organische *Durchgangssyndrom* auf = Gefühlsstörungen als Ausdruck der traumatisch bedingten Funktionsstörung. Sie sind durch den Willen nicht beeinflußbar.

Posttraumatische Wesensveränderungen treten auf als

- *Hirnleistungsschwäche* mit subjektiven und vegetativen Störungen und als
- *organische Wesensveränderung* mit eingreifender Veränderung der Persönlichkeit. Fühlen, Denken, Werten, Streben, Wollen sind beeinträchtigt, was den Umgang mit diesen Patienten sehr erschwert. Je nach Typ kann Apathie, Euphorie oder Reizbarkeit im Vordergrund sein.
- *Posttraumatische Epilepsie* (S. 876 ff.).
- *Apallisches Syndrom*. Es entwickelt sich aus einem Mittelhirn- und Bulbärhirnsyndrom. Der Verletzte liegt dann mit offenen, in die Ferne

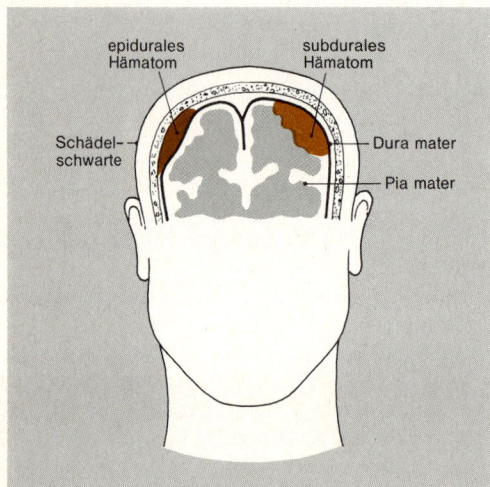

epidurales Hämatom

subdurales Hämatom

Schädelschwarte

Dura mater

Pia mater

Abb. 39.**28**   Epidurales und subdurales Hämatom.

gerichteten Augen scheinbar wach im Bett, läßt aber sonst keine Reaktionen erkennen. Die vegetativen Elementarfunktionen haben sich stabilisiert. Dieser Zustand kann Monate und Jahre dauern.

Pflege- und Rehabilitationsplan

Das Wissen um die oben erwähnten Störungen der physischen und psychischen Funktionen ermöglicht das Verständnis für eine entsprechende Pflege: *Behandlung, Betreuung, Begleitung.*
Führung und Stützung des Patienten:
- helfendes Durchtragen der Gefühlslabilität (unkontrollierte Ausbrüche nicht persönlich nehmen);
- Hilfe zur Selbsthilfe, Finden des Maßes zwischen Unter- und Überforderung;
- Ressourcen mit einbeziehen, für Signale offen sein.
Unterstützung der Körperkräfte:
- gymnastische Übungen,
- hydrotherapeutische Anwendungen.
Beratung zur Lebensführung:
- ohne Überforderung der Kräfte und
- solide, d.h. in einem ausgeglichenen Rhythmus leben lernen.
- Die schulischen bzw. beruflichen Möglichkeiten/Grenzen müssen abgeklärt und entsprechende Maßnahmen eingeleitet werden.
- Unter Umständen ist eine Nachbehandlung in einer Spezialklinik (Klinik für Hirnverletzte) notwendig.

39.4.5. Neurochirurgische Operationen

Die häufigsten chirurgischen Eingriffe im Bereich des Gehirns (Kraniotomie) sind die Operation von Hirntumoren (gut- und bösartig), die *Trepanation* (Entlastung) und die obengenannten *liquorableitenden Operationen.* Bei Hämatomen handelt es sich immer um *notfallmäßige Eingriffe,* da nur die rasche Diagnose und Operation eine gute Prognose ermöglichen.

Pflegeplanung bei Kraniotomie

Präoperative Maßnahmen

- Abklärung von Art, Sitz und Ausmaß der Schädigung (s. diagnostische Maßnahmen).
- Neben den allgemeinen präoperativen Maßnahmen sind die *psychologische Stützung* und die Information des Patienten sowie der Angehörigen sehr wichtig.

- *Medikamentöse Vorbereitung* durch hohe Dosen Steroide (z.B. Prednison oder Decadron) zur Hirnödemprophylaxe und Antiepileptika (z.B. Phenytoin) zur Prophylaxe von Streckkrämpfen und epileptischen Anfällen.

In der ersten postoperativen Phase

- *Intensivüberwachung.* Alle Patienten mit neurochirurgischen Eingriffen sind während der ersten 3–5 Tage auf der Intensivpflegestation. Im Vordergrund steht die *Intensivüberwachung* (Dauerüberwachung, ¼- bis ½stündliche Registrierung) von
  • Vitalzeichen: Puls, Blutdruck, Atmung, evtl. muß der Patient künstlich beatmet werden (Kap. 27);
  • Temperatur, Ausscheidung;
  • Pupillenreflexen (S. 845);
  • Bewußtseinslage in bezug auf Ansprechbarkeit und Reaktion: Reaktion auf Schmerz, Anruf, zeitliche und örtliche Orientierung (S. 848 f.);
  • Sensomotorik: sensorische und motorische Überprüfung aller vier Extremitäten;
  • Wundgebiet, Drainagen.
- *Hirndruck- bzw. Liquordruckmessung.* Liegen akute Hirnfunktionsstörungen mit unstabilen Druckverhältnissen vor, wird operativ ein frontales Bohrloch in die Schädelkalotte angelegt und ein Druckmeßsystem eingerichtet. Grundsätzlich stehen dem Arzt dafür zwei Methoden zur Verfügung (Abb. 39.29):
  • die intraventrikuläre Methode,
  • die epidurale Methode.

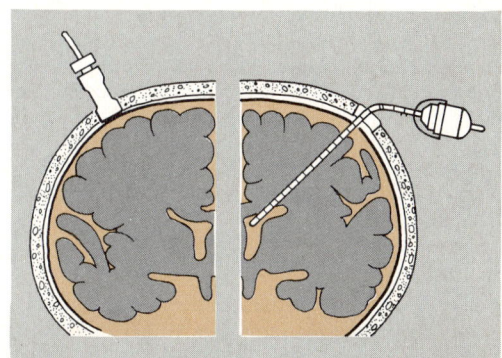

Abb. 39.**29** Schematische Wiedergabe der gebräuchlichsten Methoden zur intrakraniellen Druckmessung. Links epidurale Meßwertaufnahme, rechts Ventrikelkatheter mit externem Druckaufnehmer (nach *Gobiet*).

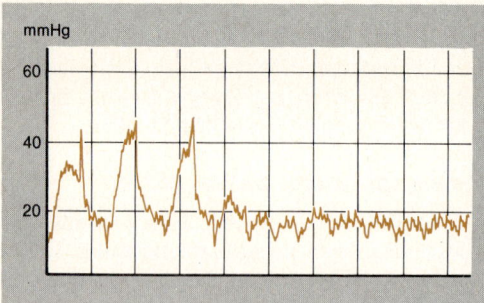

Abb. 39.**30** Wiedergabe einer Originalregistrierung. Bei Unruhe des Patienten kommt es zu starken Druckspitzen, die durch Sedierung schnell normalisiert werden (epidurale Messung).

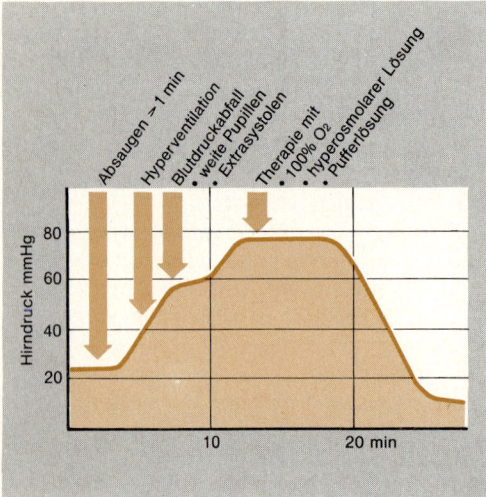

Abb. 39.**31** Anstieg des intrakraniellen Drucks nach unsachgemäßem Absaugen. Bei initial leicht erhöhtem Hirndruck (~25 mmHg) führt prolongiertes Absaugen zu abrupter Zunahme des Hirndrucks. Trotz sofortiger Hyperventilation kommt es zu einer Hirnstammeinklemmung (Streckkrämpfe, weite Pupillen). Der erhöhte Druck kann erst nach längerer Zeit durch Kombination von hyperosmolaren Lösungen und Puffersubstanzen (Tris-Puffer, Tham-Lösung) normalisiert werden (nach *Gobiet*).

Die *Druckwerte* werden mittels Druckaufnehmer laufend registriert (Abb. 39.**30**). Der obere Grenzwert von 50 mmHg darf nicht überschritten werden. Ein Anstieg des Drucks über diesen Wert muß sofort dem Arzt gemeldet werden.

Normale Druckwerte: 0–15 mmHg.

Die *Durchtrittstelle* von Ventrikelkatheter oder Meßschraube muß äußerst aseptisch behandelt werden.

– *Maßnahmen zur Vermeidung des intrakraniellen Druckanstiegs:*
  • Schmerzbekämpfung;
  • sedieren bzw. relaxieren (Prophylaxe von motorischer Unruhe);
  • kupieren von Streckmechanismen bzw. generalisierten Krämpfen (Antiepileptika, Sedativa);
  • Hochlagerung des Oberkörpers bis 45 Grad, um den venösen Rückfluß zu gewährleisten,
  • evtl. sogar sitzende Lagerung des Patienten, wobei ein Abknicken des Kopfes seitlich sowie nach vorn oder nach hinten vermieden werden muß;
  • freie Atemwege, evtl. Intubation und Beatmung;
  • korrektes Absaugen der Atemwege, da alle druckauslösenden Mechanismen wie Husten, Niesen, Pressen, Krämpfe, Absaugen zu einer kurzzeitigen Druckspitze führen. Diese normalisieren sich beim Hirngesunden sofort wieder. Bei Patienten mit bereits erhöhten Druckwerten kann ein bleibender Druckanstieg provoziert werden.

Abb. 39.**31** zeigt eine Druckverlaufskurve bei einem Patienten nach unsachgemäßem Absaugen.

Überwachung im späteren Verlauf

– *Kontrollen.* Bis zur Stabilisierung von Bewußtseins-, Kreislauf- und Stoffwechsellage bedarf der Patient grundsätzlich einer Dauer- bzw. Intensivüberwachung. Nach Verordnung können die Messungen der obengenannten Funktionen reduziert werden, z. B. auf Abstände von 2–4 Stunden. Die wache Wahrnehmung der Reaktionen des Kranken, um leiseste Veränderungen wie Anzeichen von Schläfrigkeit und/oder Unruhe rasch zu registrieren und zu melden, sind bei der Pflege von neurochirurgischen Patienten oberstes Gebot.

– *Lagerung.* Sie hat einen wesentlichen Einfluß auf den intrakraniellen Druck (s. oben). Am günstigsten ist Rückenlage mit leicht erhöhtem Oberkörper.

– *Mobilisation.* Solange die Bewußtseins- und Stoffwechsellage unstabil ist, braucht der Patient Bettruhe. Bewegen und Drehen beim Betten muß sorgfältig geschehen, um keine Unruhezustände und Streckkrämpfe auszulösen. Je nach Zustand Beginn mit langsam steigernder Mobilisation ab ca. 5. Tag.

- *Nahrungs- und Flüssigkeitszufuhr.* In den ersten Tagen Infusionen. Ab 3.-4. Tag Beginn mit pürierter Kost (Patient darf nicht kauen), ab 6.-7. Tag Vollkost; evtl. muß die Flüssigkeit zu Beginn eingeschränkt sein (Hirndruck, Hirnödem), die Zufuhr geschieht nach Arztverordnung.
- *Ausscheidung. Blasentätigkeit:* Es ist ein Dauerkatheter eingelegt. Er bleibt bis zur Stabilisierung der Stoffwechsel- und Ausscheidungslage liegen.
  Darmtätigkeit: Der Patient darf nicht pressen. Es ist für eine regelmäßige Darmentleerung zu sorgen (z. B. täglich 15-20 ml Agarol oder Practo-Clyss nach Bedarf).
- *Medikamentöse Therapie.* Prednison und Antiepileptika (s. präoperativ), evtl. Antibiotika zum Abschirmen.

Menschliche Begleitung

Es ist von großer Wichtigkeit, daß wir für diese Patienten mit den oft akut auftretenden, häufig chronisch andauernden Lebensproblemen und der ständigen Konfrontation mit Krankheit und Sterben (z. B. bei Patienten mit malignem Tumor) viel Zeit haben. Die Angehörigen sollen in das Gespräch und in die Pflege mit einbezogen werden. Arzt, Therapeuten und Pflegepersonal müssen die notwendigen (notwendenden) Informationen gleichgerichtet weitergeben. Der kranke Mensch – auch der infolge eventueller Ausfallserscheinungen psychisch gestörte Mensch – hat immer Anrecht auf Respektierung seiner Persönlichkeit. Dazu gehört u. a. auch, daran zu denken, daß die präoperativ wegrasierten Kopfhaare als entstellend empfunden werden. Die überbrückende Lösung muß gemeinsam mit dem Patienten und evtl. seinen Angehörigen gesucht werden. (Eine notwendige Perücke wird von der Krankenkasse bezahlt.)

Rehabilitation

Physiotherapeuten und Ergotherapeuten sind wichtige Mitarbeiter bei der Rehabilitation. Es gelten die gleichen Prinzipien, wie sie bei der Pflege des Hemiplegikers (S. 845 f.) besprochen wurden. Bei Sprachstörungen können mit Hilfe der Logopädie gute Erfolge erzielt werden. Meist ist es für eine optimale Rehabilitation notwendig, daß die speziellen Therapien auch nach dem Krankenhausaustritt weitergeführt werden. Bei guter Zusammenarbeit der entsprechenden Dienste wird der Übergang für den Patienten oh-

ne Probleme und Therapieunterbrechung möglich sein.

39.4.6. Multiple Sklerose

Die multiple Sklerose (MS) ist eine herdförmige Erkrankung des Zentralnervensystems (ZNS), die Nervenfunktionsstörungen im ganzen Körper zur Folge haben kann. Im Rückenmark und Gehirn finden sich umschriebene Entzündungsherde, oft in großer Zahl. Die Entzündung greift vor allem die Schutzhüllen der Nervenfasern (weiße Substanz = Myelin) an. Dies verursacht Leitungsverzögerungen der Nervenimpulse, so daß als Funktionsstörung mannigfaltige Krankheitszeichen/Symptome auftreten können (Abb. 39.32).

Krankheitszeichen und Pflegeprobleme

- *Bewegungsstörungen* einzelner oder mehrerer Gliedmaßen, oft als spastische Paresen mit erhöhtem Tonus und Reflexsteigerung (Bauchdeckenreflex erlischt sehr früh).
- *Koordinationsstörungen* (zerebellare Ataxie) mit Intentionstremor, Unsicherheit im Hantieren, torkelnder Gang. Die Sprache wird undeutlich, unartikuliert. Es besteht ein Nystagmus.
- *Blasenstörungen* als Inkontinenz oder Retention.
- *Gesichtsfeldstörungen,* Doppelsehen, Schleiersehen infolge Mitbeteiligung der Augennerven mit Augenmuskellähmung; Lähmung der mimischen Muskulatur.
- *Psychische Auffälligkeiten* im Sinne einer organischen Wesensveränderung. Oft „vernebelt"

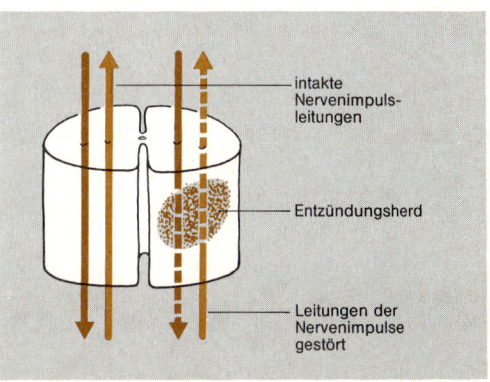

Abb. 39.32 Ausschnitt des Rückenmarks mit Entzündungsherd.

sie für den Patienten das Krankheitsbild (Heiterkeit), was das Akzeptieren der Krankheit erleichtert, aber gleichzeitig die Selbsthilfeaktivität einschränkt.

- *Verlauf in Schüben* (häufig) oder *langsam fortschreitend.* Meist treten erst nach 10–20 Jahren erhebliche spastisch-zerebellare Ausfälle auf, die schließlich zum Leben im Rollstuhl oder zu dauernder Bettlägrigkeit führen.

Pflege- und Behandlungsplan

- Die *Therapie* ist symptomatisch, da es keine wirksame Kausalbehandlung gibt. Im akuten Schub können *Kortikosteroide, ACTH-Kur* oder *Pyramidon* die Entzündungserscheinungen eindämmen.
- Die *Pflege* richtet sich nach dem Zustandsbild und der Persönlichkeit des Kranken, Anregungen und Tips geben die verschiedenen MS-Ratgeber (s. unten).
- *Bettruhe/Bewegung.* Im akuten Schub unterstützt Bettruhe die Abwehrlage des Organismus. Dabei sind die *Kontrakturen-* und *Dekubitusprophylaxen* außerordentlich wichtig. *Bewegungstherapie* (Physio-, Ergotherapie) ist in allen Stadien unerläßlich, sowohl stationär als auch ambulant.
- *Förderung und Unterstützung des Gesunden und der Aktivitäten der Selbsthilfe* sind die wichtigsten Maßnahmen. Es gibt eine ganze Menge an Literatur, Selbsthilfeprogrammen und Beratungsstellen für diese Patienten. Seit 1968 sind der „internationalen Föderation der Multiple-Sklerose-Gesellschaft (IFMSS) über 20 Länder angeschlossen.
  - Die *Deutsche Multiple-Sklerose-Gesellschaft* (DMSG) hat ihren Sitz Körnerwiese 5, D-6000 Frankfurt am Main, und Zweigstellen in allen Bundesländern.
  - Die *Österreichische Multiple-Sklerose-Gesellschaft* hat ihr Büro Lazarettgasse 14, A-1090 Wien. Ihr angeschlossen sind *Club MS* und ein gut ausgebauter Beratungsdienst.
  - Die *Schweizerische Multiple-Sklerose-Gesellschaft* (SMSG) unterhält ein Zentralsekretariat Theaterstraße 20, CH-8024 Zürich. Regionalgruppen gibt es in allen größeren Städten.

Dienstleistungen der verschiedenen Multiple-Sklerose-Gesellschaften sind grundsätzlich
- Zusammenarbeit mit Spezialkliniken, krankenhausexternen Gesundheitsdiensten u. a.;
- Sozialdienst (Beratung in sozialmedizinischen und rechtsmedizinischen Fragen und Hilfeleistung bei Problemen);
- Organisation von Ferienaktionen, Tagungen, Clubs mit fortbildenden oder therapeutischen Programmen;
- Öffentlichkeitsarbeit (Mitteilungsblatt, Ratgeber).
- *Zur Pflege des Langzeit-MS-Patienten im Krankenhaus* s. das Merkblatt auf S. 871.

39.4.7. Krankheiten des Rückenmarks, Schädigung der austretenden Nerven

Die häufigsten Krankheitsbilder sind die Wirbelverletzungen (s. auch S. 826 f.), die Tumoren und die Diskushernie. Alle diese Erkrankungen können mit oder ohne sensorische und/oder motorische Ausfallserscheinungen auftreten. Die typische Komplikation der Rückenmarkschädigung ist die Querschnittlähmung (Paraplegie).

Paraplegie

Als Querschnittlähmung bezeichnen wir ein Syndrom, bei dem alle Bestandteile des Rückenmarks durch einen Krankheitsprozeß (Luxation, Fraktur, Tumor u. a.) geschädigt sind. Im Vordergrund steht die doppelseitige zentrale (und darum spastische) Lähmung mit Sensibilitätsstörung und vegetativen Störungen (Harn- und Stuhlverhaltung, Entwicklung einer Überlaufblase u. a.).

Setzt eine Querschnittlähmung plötzlich ein, z. B. durch Zusammenbruch eines Wirbels bei Unfall, so kommt es zum *spinalen Schock.* Dabei ist die motorische Lähmung komplett, der Muskeltonus schlaff, die Reflexe sind erloschen.

Bei kompletter Querschnittläsion ist die zentrale Steuerung aller Funktionen des Rückenmarks unterhalb der Läsion aufgehoben, bei inkompletter Läsion ist sie teilweise erhalten. Je nach Höhe der Schädigung (Lokalisation) unterscheiden wir:
- *Halsmarkläsion:* Querschnittlähmung mit Tetraparese der Arme und Beine = Tetraplegie;
- *Brustmarkläsion:* Parese oder Paralyse der Beine, evtl. auch der Thorax-, Rücken- und Bauchmuskulatur;
- *Lumbalmarkläsion:* Lähmung der Beine (meistens als schlaffe Lähmung).

Störungen der Blasenentleerung: Nach akuten Querschnittläsionen kommt es neben der Paraly-

Zur Situation und Pflege des schwerbehinderten Patienten im Krankenhaus – Pflege des Langzeitkranken, Behinderten

Einige Anregungen:

- Jeder chronisch Kranke (auch der Gesunde) hat *Gewohnheiten,* sei es beim Essen, der Lagerung, der Mobilisation, die wir – auch zu unserem Vorteil – eruieren und bei der Pflege berücksichtigen sollen.

- Ein behinderter Mensch hat meist viel mehr Angst, in ein Krankenhaus einzutreten, weil er eine noch größere *Abhängigkeit* befürchtet und oft durch seine krankheitsbedingte Isolation menschenscheu geworden ist.

- Viele Krankheiten, wie z.B. die multiple Sklerose, sind in der Regel fortschreitend, dies ist in der Pflege zu berücksichtigen, d.h. immer neu *anpassen;* die Pflege muß flexibel sein.

- Ein besonderes Handicap für viele Patienten, auch für MS-Patienten im Anfangsstadium, ist die große *Müdigkeit.* Ein vernünftiges, individuelles Maß an Aktivierung ist angezeigt.

- Bei einem Patienten mit spastischer Lähmung oder starkem Tremor sind pflegerische und therapeutische Maßnahmen (z.B. Blutentnahme, Röntgenuntersuchungen usw.) *schwieriger* durchzuführen. Wir berücksichtigen dies in der Tagesplanung (jede Verrichtung erfordert mehr Zeit als üblich). Die Dienste, mit denen der Patient in Kontakt kommt, entsprechend informieren, wenn möglich den Patienten zu einer Untersuchung begleiten und dabeibleiben.

- *Angehörige,* die den Patienten zu Hause pflegen, mit einbeziehen, wenn sie (und der Patient) es wünschen; evtl. neue Tips geben, sich von ihnen Tips geben lassen, neue Hilfsmittel zeigen usw. Meist sind die Angehörigen besser informiert als wir. Darum mit ihnen und dem Patienten im Gespräch bleiben. Die Angehörigen während der Zeit, da ihr Patient im Krankenhaus ist, ermuntern; daß sie auch einmal an sich denken und diese Zeit nützen, um sich auszuruhen, anderes zu machen usw. (z.B. an einem Tag gar nicht ins Krankenhaus zu kommen, vielleicht sogar in die Ferien zu gehen).

- Schwerbehinderte besonders gut in die *Pflege mit einbeziehen,* sie haben meist viel mehr Erfahrung als wir.

- Hilfe zur Zeit- und Lebensgestaltung (S.311ff.).

- Unterstützung und Anregung zur angepaßten Raumgestaltung (S.312ff.).

Grundsätzlich gelten diese Überlegungen bei allen Patienten mit *chronischen Leiden (Langzeitpatienten, Behinderte),* die aus irgendeinem Grund ins Krankenhaus kommen müssen. Zu Invalidität s. auch S.820.

Zur Psychologie des Langzeitpatienten

- „Eigenheiten" des Kranken sind Ausdruck seiner Persönlichkeit (die sich anders geformt hat, als bei einem Nichtbehinderten). Sie sollen, wo sie nicht zu ändern sind, angenommen werden. Auf keinen Fall dürfen sie als persönlicher Angriff gedeutet werden.

- Langzeitpatienten sind „Langzeitleidende". Sie stehen immer wieder neu im Prozeß der Krankheitsverarbeitung (s. dazu Stufen zur Trauerarbeit, S.351, bzw. Krankheits- und Sterbeverarbeitung nach Kübler-Ross, S.356ff.).
  Wir erleben solche Kranke, je nach Situation:
  • als stark, reif, uns reich beschenkend;
  • als aggressiv, „nörgelnd";
  • abhängig von der Krankheit oder/und von der Umwelt/Mitwelt; das schafft Spannungen und Probleme;
  • mit großem Resonanzbedürfnis und kleinem Selbstwertgefühl. Solche Kranke wollen immer wieder hören, daß sie „in Ordnung" sind.

- Gewohnheit, Resignation oder allzugroße Abhängigkeit können Ressourcen verdeckt oder verschüttet haben. Kräfte liegen dann lahm und ungenutzt. Signale werden kaum gesetzt. Solche Patienten sind
  • passiv, übermäßig hilfsbedürftig, mit wenig Eigeninitiative;
  • sie sehen nur das, was sie behindert; vergessen das „Gesunde, das sie haben" oder fördern könnten.

- usw.

Echte Hilfe setzt „Wissen und Verstehen" voraus, Helfenkönnen erwächst aus einer tragenden Beziehung.

se der Muskeln auch zur Wandlähmung der Blase und damit zu einer Verlegung der inneren Öffnung. Da der Reflexbogen für die Reaktion der Harnblasenwand auf Dehnungsreize unterbrochen ist, tritt eine Überdehnung der Wandmuskulatur ein. Mit zunehmender Füllung wird dann der Blasenausgang überdehnt und passiv geöffnet, so daß die Blase überläuft (schlaffe, atone, sog. Überlaufblase). Daraus entwickelt sich je nach Sitz der Läsion die hypertone oder die hypotone Blase.

- *Hypertone Blase* (Reflexblase), d. h. reflektorisch können durch sensible Reize unwillkürliche Miktionen ausgelöst werden. Der Patient hat weder Harndrang noch das Gefühl für Harnabgang.
- *Hypotone Blase* (autonome Blase), d. h., sie zieht sich bei einem gewissen Füllungszustand wieder teilweise zusammen und entleert sich (es bleibt Restharn zurück).

Zusammenfassend ergeben sich folgende Krankheitszeichen:

- Querschnittläsion,
- Sensibilitätsstörungen,
- Störungen der Blasen- und Darmfunktion,
- Störung der Sexualfunktion (S. 371 f.).

Pflegerische und therapeutische Konsequenzen

Dabei ist zu bedenken, daß ein Paraplegiker, der sofort behandelt und sachgemäß gepflegt wird, rehabilitiert werden kann. Die Betreuung dieser Patienten erfordert viel Geschick, großen Aufwand an Pflegepersonal und Zeit. Aus diesem Grund werden sie in Spezialzentren, sog. *Paraplegikerzentren,* wenn möglich am ersten Tag des Krankheitsgeschehens eingewiesen und unter großem Aufwand an medizinischen, technischen und menschlichen Hilfeleistungen rehabilitiert. Das erste dieser Zentren ist in der Nähe von London nach dem Zweiten Weltkrieg eröffnet worden (Stocke-Mandelville-Hospital). Unterdessen besitzt jedes Land seine eigenen Rehabilitationszentren, in denen von Patient und Betreuer höchster Einsatz zur bestmöglichen Wiedereingliederung geleistet wird. Abb. 39.33 zeigt einen Ausschnitt der Bemühungen eines Tetraplegikers.

Die wichtigsten pflegerischen Grundsätze

- *Bettruhe* bei korrekter Lagerung während ca. 12 Wochen.
- Die *Lagerung* dient der
  • Stabilisierung der Fraktur (Hyperextension),
  • Ruhigstellung der Wirbelsäule,
  • Entlastung der Auflagestellen zur Vermeidung von Druckschäden (Abb. 39.**34**),
  • Vermeidung von Spitzfuß (wie in Abb. 39.**34,** wenn keine Reflexe mehr vorhanden sind),
  • intensiven und gezielten Dekubitusprophylaxe.
- *Blasenrehabilitation* mit speziellem Trainingsprogramm für die
  • gelähmte Blase (im spinalen Schock),

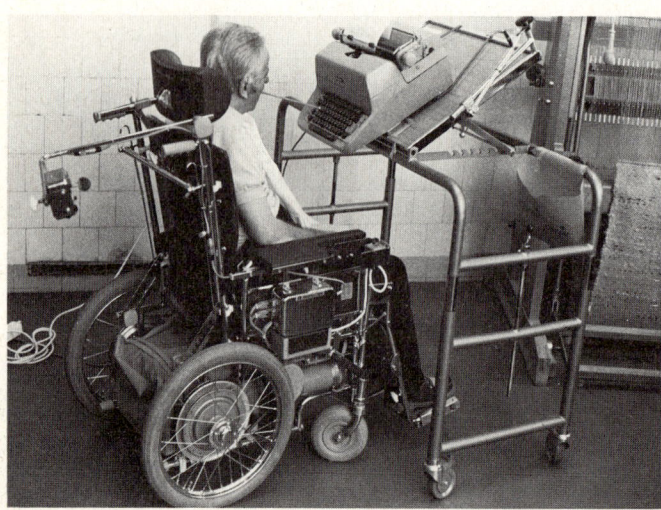

Abb. 39.**33**   Aktivitätsbemühungen eines Tetraplegikers.

- Reflexblase (Beginn der Eigenaktivität),
- schlaffe Blase mit Beginn des Trainings der Bauchmuskulatur.

Dazu ist die Prophylaxe und Behandlung von Infektionen im urologischen System ein Dauerproblem.

- *Darmrehabilitation:*
  - in der akuten Phase = Ileusphase (z. B. mit Prostigmin),
  - in der chronischen Phase zwecks Erreichen einer regelmäßigen Darmentleerung (digitale Ausräumung, Microklist, Tropfeinläufe, medikamentöse Beeinflussung).
- *Schaffen einer ernsthaften tragenden Beziehung,* in der Gespräche möglich sind über
  - Sinn und Sinnfindung (Kap. 13),
  - Leben und Beruf (Kap. 11),
  - Selbstwert und Sexualität (Kap. 14).

Spezialausbildung zur Pflege von Paraplegikern

- Spezialkurse und Einsatz in Paraplegikerzentren;
- Studium von Fachliteratur und Belegen von Fachkursen (s. auch weiterführende Literatur).

Diskushernie

Bandscheibenkrankheit als Berufskrankheit. Rückenschäden treten häufig zwischen dem 20. und 30. Jahr auf. Dieses Lebensalter entspricht dem der größten körperlichen Aktivität. Zu diesem Zeitpunkt beginnen auch die ersten Degenerationsvorgänge.

Die körperlich Arbeitenden – dazu gehört auch das *Pflegepersonal* – machen den größten Anteil der Betroffenen aus. *Heben* und *Tragen* sind oft unumgänglich, um so wichtiger ist die richtige Technik. *„Bandscheibenbewußtes Leben"* ist prophylaktisch für den körperlich Arbeitenden von ebenso großer Bedeutung wie für den Bandscheibengeschädigten. Es beinhaltet:

- Körpertraining (Bauch- und Gesäßmuskeln), z. B. durch regelmäßiges Rückenschwimmen und Ausgleichsgymnastik (S. 117);
- Körperhaltung zur Aufrechten einüben (Lendenlordose vermeiden);
- Muskelanspannung beim Heben von Lasten antrainieren (s. rückenschonende Arbeitsweise S. 118 ff.).

Die *Bandscheibe* (Discus intervertebralis) besteht aus einem strukturlosen Gallertkern (Nucleus pulposus), der von einem derben Faserring umgeben ist. Das ganze Gebilde ist einem Wasserkissen vergleichbar, das gute Beweglichkeit ge-

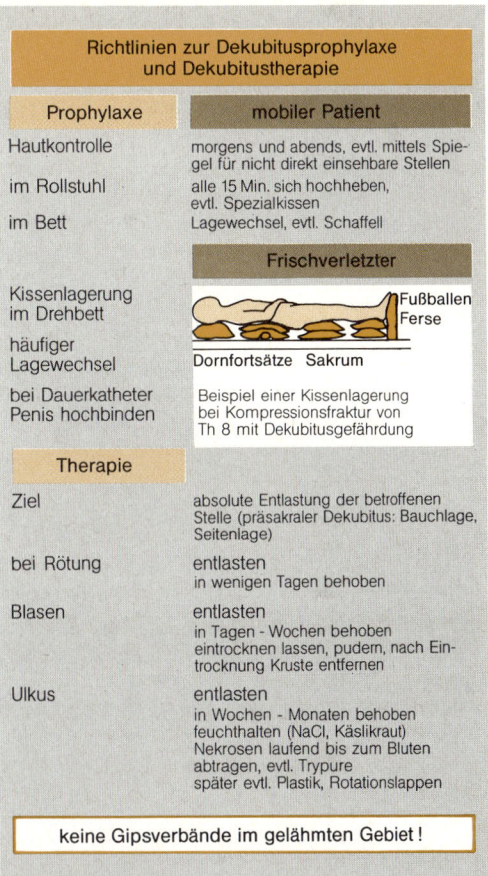

Abb. 39.**34** Merkblatt des Schweizerischen Paraplegikerzentrums Basel.

stattet. Nimmt der Quelldruck des Diskus ab, wird die Bandscheibe platt- und über die Wirbelkörperränder hinausgedrückt: Bandscheibenvorfall.

Bandscheibenvorfall oder *Diskusprolaps,* auch *Diskushernie* genannt. Je nach Lokalisation unterscheiden wir die lumbale und die zervikale Diskushernie.

- *Lumbale* Diskushernie, meistens an der 4. und 5. Lendenbandscheibe, selten an der 2. und 3. Man kann zwischen einer lateralen und einer medianen (dorsalen) Diskushernie unterscheiden (Abb. 39.**35**).
  Es können eine oder mehrere Wurzeln betroffen werden, das Ende des Rückenmarks (Konus) oder die vom Konus ausgehenden Nervenfasern (Kauda).
- *Zervikale Diskushernie.* Sie ist wesentlich seltener. Schmerzen treten auf im Nacken, in den

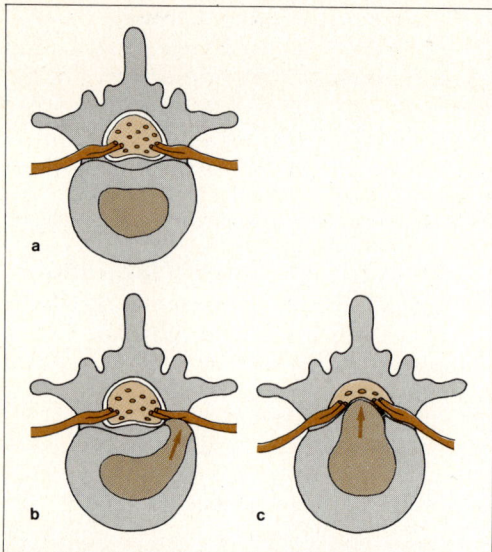

Abb. 39.**35 a–c** Bandscheibenschäden. **a** Normale Lendenbandscheibe, **b** lateral gelegener Pulposusprolaps mit Wurzelkompression, **c** median gelegener Pulposusprolaps mit Kompression des Duralsacks und der Cauda equina.

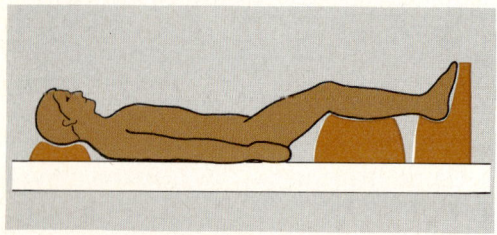

Abb. 39.**36** Entlastungslagerung.

Armen und/oder im Rücken. Der Schulter-Arm-Schmerz ist das Leitsymptom einer zervikalen Diskopathie, er wird auch als „Ischias des Armes" bezeichnet. Die Schmerzen haben typisch neuralgischen Charakter und treten häufig bei Dehnung und bei Seitvorwärtsbeugen des Kopfes auf.
Die *Behandlung* besteht in Extension durch Dauerzug mittels angelegter *Glisson-Schlinge*. Der Zug geschieht durch Anbringen von Gewichten an einer Zugschnur. Sie läuft am Kopfende des Patientenbettes über eine Rolle (s. dazu S. 823).

Krankheitszeichen und Pflegeprobleme

- Akutes Einsetzen der Beschwerden meist in Zusammenhang mit Trauma oder brüsker Bewegung, häufig als „Ischiassyndrom" (Schmerz entlang dem Ischiasnerv).
- Auslösen von Schmerzzuständen durch gewisse Bewegungen: Husten, Niesen, auch beim Pressen.
- Dehnungsschmerz, z. B. als positives *Lasègue-Zeichen*.
- Neurologische Ausfälle wie Sensibilitätsstörungen, Reflexanomalien, Paresen (die Ausfallserscheinungen variieren je nach Höhe der Läsion, sie können auch fehlen).
- Bei der Konus-Kauda-Schädigung kommt es zu Blasen- und Mastdarmstörungen und zu Schädigung von sakralen Wurzeln, die zu Sensibilitätsstörungen im sog. Reithosengebiet führt = *Konus-Kauda-Syndrom*.

Pflege- und Behandlungsplan

Die *konservative Therapie* dient in erster Linie der Ruhigstellung, der Schmerzlinderung und der Entspannung der Wirbelsäule bzw. der Muskulatur.
- Bettruhe, Flachlagerung (Brett unter die Matratze, Kissen weg).
- Entlastungslagerung (Abb. 39.36) stundenweise, evtl. Extension zur Kyphosierung der Wirbelsäule.
- Wärmeapplikationen, im Akutstadium Eiswickel.
- Medikamentöse Unterstützung (lokale Anästhesierung, Myotonolytika, Antiphlogistika).
Die *operative Therapie* ist indiziert, wenn
- ein Massenprolaps mit Paresen und Sphinkterstörungen vorliegt;
- bei akut auftretender motorischen Parese (z. B. vertebrale Peronäuslähmung);
- wenn trotz konsequenter konservativer Therapie nach 6–8 Wochen keine Besserung des Zustandes eintritt;
- bei Rezidiven mit Beschwerden.

Operationsmethoden

Der Nucleus pulposus wird entfernt, der Faserring wird belassen. Der Eingriff geschieht vom Rücken her. Es müssen dabei geringe Wirbelbogenanteile entfernt werden, im Ausnahmefall ist eine *Hemilaminektomie* (Bogen = Lamina) oder eine *Laminektomie* notwendig. Kommt es zu einer Unstabilität im entsprechenden Bewegungssegment, so ist eine *Versteifungsoperation* (Einlegen eines dorsalen Knochenspans = Spongiosaplastik) notwendig.

Präoperative Maßnahmen

Es gelten die allgemeinen Maßnahmen (S. 472 ff.).

Postoperative Maßnahmen

- *Lagerung.* Sie dient der *Entspannung* und muß sorgfältig und korrekt vorgenommen werden:
  - *Seitenlage.* Sie muß in den ersten 4–6 Stunden nach der Operation eingehalten werden. Der Rücken liegt *gerade* und wird abgestützt (Spreukissen), die Knie sind leicht flexiert (Kissen dazwischen). Das obere Bein darf in der Hüfte nicht abkippen.
  - *Rückenlage.* Der Rücken liegt *gerade.* Bett flach, unter dem Kopf ein kleines Kissen, Schultern frei.
  - *Regelmäßige Lagekontrolle* und evtl. Korrektur der Lagerung sollen eine Lordose verhindern.
  - *Drehen.* Wir leiten den Patienten an, seine Hände über der Brust zu kreuzen und die Beine einzeln anzuziehen. Nun fassen wir ihn an Schulter und Knie und drehen „en bloc" (S. 141 f.).
- *Überwachung und Kontrollen:*
  - Kreislauf: Blutdruck, Puls, Atmung (in den ersten Stunden);
  - Wundgebiet (Redon-Entfernung am 1. postoperativen Tag, Fäden am 8. Tag);

- Sensibilität und Motorik: bewegen und befühlen der Füße und Zehen während der ersten 24 Stunden mindestens 2stündlich.
- *Mobilisation* ab 1.–2. postoperativem Tag. Sorgfalt ist oberstes Gebot. Beim ersten Aufstehen sollen Arzt und Physiotherapeutin anwesend sein.
  - Aufstehen und Wiederhinlegen geschehen „en bloc" (S. 141 f.).
  - Der Patient soll oft kurze Strecken gehen.
- *Physiotherapie, Krankengymnastik.* Stoffwechselgymnastik, Bewegungsübungen im Bett, am Boden, später im Gehbad (s. Merkblatt Gymnastikprogramm).
- *Ernährung und Darmtätigkeit.* Sie stellen keine besonderen Probleme dar. Der Patient darf essen und trinken, sobald die Nachwirkungen der Narkose überwunden sind. Bis zum 3.–4. postoperativen Tag muß der Patient liegend das Essen einnehmen. Wir sorgen für eine mühelose Darmentleerung. Der Patient darf nicht pressen. Am 3. Tag Verabreichen eines Laxativums, z. B. Agarol, am 4. Tag soll der Patient Stuhl haben, sonst muß ein Klistier verabreicht werden.
- *Blasentätigkeit* überwachen, wenn nötig unterstützen (besonders bei vorbestehender Störung).
- *Psychische Unterstützung.* Gute Information fördert die Kooperation des Patienten und diese den komplikationslosen Heilungsverlauf.

Mobilisations-Gymnastikprogramm

2. Tag:	Stoffwechselübungen (S. 648) mit beiden Füßen. Isometrische Quadrizepsübungen im Rückenlage.
3. Tag:	Mit angespannter Bauchmuskulatur die Knie einzeln beugen und strecken.
4.–5. Tag:	Der Patient soll oft und kurz gehen – kurze Strecken, sich wieder hinlegen. Zum Ausruhen nicht sitzen, immer liegen, zum Essen stehen; später, nach Entfernen der Fäden ist kurzes Sitzen (langsam steigern) erlaubt.
ab 6. Tag:	bzw. 3 Tage nach Mobilisation, Versuch des Treppensteigens. Die Steigerung der Belastung richtet sich grundsätzlich nach dem Zustand des Patienten, da Verlauf und Anamnese sehr individuell sind.
12.–14. Tag:	Krankenhausaustritt, Nachkontrolle nach 3 Wochen. Ambulante Bewegungstherapie über 6–8 Wochen. *Rehabilitation:* s. oben, „bandscheibenbewußtes Leben".

Beachte

„Rückenpatienten" sind oft Patienten, die nicht nur einen „verspannten Rücken" haben, sondern sich häufig auch in einer *gespannten Lebenslage* befinden. „Das innere abgewehrte Kreuz verlagert sich auf das äußere Kreuz und wird auch dort abgewehrt." Verspannungen führen (auch postoperativ) immer neu zu Rückenbeschwerden, wenn dem Patienten nicht zur Einsicht geholfen werden kann. Wir können versuchen, ihn zu einem „liebevollen Umgehen" mit seinem Rücken zu führen (Art und Weise, wie er die in der Therapie gelernten Übungen ausführt). Die *Entspannung* soll auf den *ganzen Menschen* übergehen, nur der entspannte Mensch, „der Mensch im Lot", wird beschwerdefrei bleiben. Siehe dazu auch Kapitel 4, Haltung und Persönlichkeit, Haltung und Lebensbewältigung, Haltung und Umwelt, S. 113 ff.

39.4.8. Epilepsien

Die *Definition* nach JACKSON lautet: Es handelt sich um ein Symptom von gelegentlichen und unvermittelt auftretenden exzessiven und lokalen Entladungen der Hirnzellen, die sich klinisch als kurzdauernde Trübungen des Wachbewußtseins, als tiefe, brüsk einsetzende Bewußtlosigkeit mit tonisch-klonischen Krämpfen, als längerdauernde Dämmerzustände oder als Klonismen einzelner Muskelgruppen bei erhaltenem Sensorium äußern. Jedes menschliche Hirn ist grundsätzlich krampffähig und kann bei entsprechender Reizeinwirkung mit epileptischen Anfällen antworten. Etwa 10% aller Menschen besitzen eine erhöhte Krampfbereitschaft. An Anfällen leiden 0,5% der Bevölkerung.

Epilepsieformen und -ursachen

- *Primäre Epilepsie,* bedingt durch genetische Faktoren;
- *sekundäre Epilepsien,* bedingt durch Ursachen *innerhalb des Gehirns:*
  - Traumen,
  - Infektionen,
  - Degenerationsherde,
  - Gefäßstörungen,
  - Tumoren;
  Ursachen *außerhalb des Gehirns:*
  - Sauerstoffmangel – Anoxie,
  - endokrine Störungen,
  - toxische Einwirkung (Alkohol),
  - psychogene Faktoren (Hysterie).

Bei den sekundären Epilepsien finden wir häufig den sog. *fokalen Anfall* oder auch Herdanfall, Jackson-Anfall (s. dort).

Klinische Erscheinungen der Epilepsie

Grand-mal-Anfall

Der große Anfall ist die bekannteste Form der Epilepsie. Wir unterscheiden ein Vorstadium mit subjektiven Empfindungen, die dem Anfall vorausgehen (die *Aura*). In der Aura verspürt der Kranke vermehrte Reizbarkeit, Angst und Gespanntheit. Dieses Stadium kann über Stunden und Tage dauern. Relativ selten sieht der Patient Farben oder hört Töne, die nicht existieren.
Der Anfall setzt blitzartig ein, der Kranke stürzt mit einem Schrei zu Boden. Es beginnt das **tonische Stadium.** Der Kranke fällt in einem Streckkrampf nieder, wobei es zu ernsthaften Verletzungen kommen kann. Das Gesicht ist verzerrt, die Pupillen sind weit und lichtstarr, die Haut ist blaß, die tonische Verkrampfung der Atemmuskulatur führt zu Sauerstoffmangel und dadurch zu einer Zyanose. Dieser Zustand dauert nur einige Sekunden und geht über in das **klonische Stadium.** Es treten rhythmische Zuckungen auf, die über den ganzen Körper ablaufen. Schaum tritt vor den Mund, und es kommt zum Zungenbiß (durch die Bewegung der Zunge werden Blut und Speichel, verursacht durch den Zungenbiß, durcheinandergewirbelt und zu einem Schaum geschlagen). In diesem Stadium sind Urin- und Stuhlabgang häufig. Die Zuckungen dauern meist einige Minuten, dann setzt eine keuchende Atmung ein. Nun folgt das **Erschöpfungsstadium.** Der Patient fällt in einen Tiefschlaf, der über Stunden dauern kann. Beim Erwachen ist er oft müde, mißgestimmt und klagt über Kopfschmerzen.
Es werden unterschieden:
- *Wach-Grand-mal* (Aufwach-Grand-mal),
- *Schlaf-Grand-mal* (tritt bevorzugt entweder nach dem Einschlafen oder vor dem Aufwachen auf),
- *diffuser Grand-mal* (tritt ohne feste Beziehung zum Wach-Schlaf-Rhythmus auf).

Petit-mal-Anfälle oder kleine Anfälle

Wir unterscheiden:
Blitz-Nick-Salaam-Krämpfe oder Propulsiv-Petit-mal. Diese Krämpfe kommen vom 2. Lebensmonat bis zum 4. Jahr vor. Sie zeichnen sich durch kurze Zuckungen aus, bei denen die Arme zur Seite geworfen und über der Brust gekreuzt, der Kopf auf das Brustbein gepreßt und die Beine angezogen werden. Das Bewußtsein ist getrübt. Es kommt zu Lautäußerungen. Automatismen sind möglich.
Myoklonische, astatische oder akinetische Anfälle. Diese Anfallsformen kommen vom 8. Lebensmonat bis zum 9. Lebensjahr vor. Kinder stürzen, wie vom Blitz getroffen, plötzlich zusammen und stehen im nächsten Moment wieder auf.
Retropulsivanfälle oder die eigentliche Absence. Diese Anfallsform zeigt sich zwischen dem 4. und 12. Lebensjahr und verläuft in 4 Stufen. Der Patient hört plötzlich auf mit dem, was er tut. Er starrt gerade aus oder rollt die Augen. Für einige Sekunden ist er nicht ansprechbar. Dann beginnt er wieder das zu tun, was er vorher gemacht hat, ohne sich an diese Episode zu erinnern.
Impulsiv-Petit-mal. Diese Form tritt im Alter von 12–15 Jahren auf und ist gekennzeichnet durch

plötzliches Auftreten von rollenden oder salven-förmigen Bewegungen der Arme und des Schultergürtels, wobei zufällig gehaltene Gegenstände wie Zahnbürste, Löffel oder Tasse wegfliegen.

Alle diese Anfallsformen des Petit-mal können bis zu 100mal am Tag vorkommen. Man nennt diesen Zustand *Pyknolepsie.* Es ist möglich, daß die Petit-mal-Anfälle in einen Grand-mal-Anfall übergehen.

Die Statistik zeigt, daß ein Drittel der Kinder mit Petit-mal-Anfällen nach der Pubertät vollkommen anfallsfrei sind.

Fokale Anfälle (Jackson-Anfälle)

Motorischer Jackson-Anfall. Durch Störungen in einer bestimmten Hirnregion kommt es zur örtlichen Entladung der Hirnzellen. Bei erhaltenem Bewußtsein treten einseitige klonische Zuckungen (z. B. des Fingers, des Fußes oder des Gesichtes) auf. Diese Anfälle beginnen meistens lokal, z. B. nur am Daumen oder an den Zehen und können sich dann auf die ganze Extremität oder auf den ganzen Körper zu einem Grand-mal-Anfall ausbreiten.

Sensibler Jackson-Anfall. Meistens zeigen sich kurzzeitige Anfälle von Taubheitsgefühl, Schmerzempfindungen und Parästhesien. Auch Bewegungsgefühle können vorkommen.

Adversivkrämpfe. Typisch sind tonische Blick- und Kopfbewegungen zur Gegenseite des Hirnherdes mit Übergang in zuckende Drehungen von Auge, Kopf und Rumpf, wobei die Arme häufig Fechterstellung einnehmen. Das Bewußtsein ist erhalten.

Psychomotorische Anfälle = Temporallappen-Epilepsie. Die psychomotorischen Anfälle machen ca. 20% aller Epilepsieformen aus. Sie werden auch *Dämmerattacken* genannt. Der Ablauf des Anfalls geht folgendermaßen vor sich: Der Patient erlebt ein plötzliches, unmotiviertes Gefühl der Unwirklichkeit, Fremdheit oder der Angst, nur ausnahmsweise ein Glücksempfinden. Selten fehlen epigastrische Empfindungen. Häufig werden ein eigenartiges Wärme- und Beklemmungsgefühl und halluzinatorische Geruchs-, Geschmacks- und Gehörempfindungen wahrgenommen. Die Gegenstände scheinen vergrößert, verkleinert oder in Farbe und Form verändert. Gefühle der Wirklichkeitsnähe (Déjà-vu) oder der Entfremdung (Jamais-vu) tauchen auf. Drehschwindel mit Nystagmus und Übelkeit können vorkommen. Dieser psychosensorischen Phase folgt das zweite Stadium: Unter fortschreitender Bewußtseinseinengung bis zum Bewußtseinsverlust treten motorische Automatismen und vegetative Symptome auf. Mydriasis oder Myose, Erblassen oder Erröten, Schweißausbruch, Speichelfluß, Mundtrockenheit, Erbrechen, Tachykardie oder Bradykardie, häufiger Hypertonie als Hypotonie. Harn- und Stuhldrang vervollständigen die vegetative Symptomatik. Weitere Symptome sind Schmatzen, Kauen, Schlucken, Schnüffeln, Husten, Schnupfen und automatische Bewegungsabläufe (die Patienten nesteln und zupfen an den Kleidern herum, sie klatschen, klopfen, winken oder setzen einmal begonnene Handlungen oft fehlerhaft fort). Nach insgesamt 30 Sekunden bis 2 Minuten endet dieser Anfall allmählich.

In diesem bewußtseinsveränderten Zustand können Delikte wie Trickdiebstähle und Schlägereien begangen werden.

Zusammfassung der Symptome

- Epigastrische Empfindungen;
- Halluzinationen des Geruchs, Gehörs und des Sehens;
- Störungen des Gedächtnisses, Déjà-vu, Jamais-vu;
- Traumzustände;
- Störung des Affekts.

Status epilepticus

Jede Form epileptischer Anfälle kann in Serien auftreten. Folgen sie so dicht aufeinander, daß dazwischen keine Erholung möglich ist, liegt ein Status vor. Am wichtigsten ist der Grand-mal-Status, der ohne Behandlung zur Herz- und Kreislauferschöpfung und zum Tode führt. Die Mortalität liegt auch heute noch zwischen 5 und 10%.

Zeichen beim Petit-mal-Status sind: Stupor mit erschwerter Auffassung, Schwerbesinnlichkeit, Perseverationsneigung (Haftenbleiben an Vorstellungen), Apathie und mangelnder Initiative. Zusätzlich besteht ein Status der psychomotorischen Anfälle. Die Aneinanderreihung von Dämmerattacken ist eher selten. Der Kranke ist verwirrt, unruhig und vollführt sinnlose Handlungen.

Psychopathologie

Die psychischen Störungen entsprechen grundsätzlich dem organischen *Psychosyndrom,* welches auf strukturelle Hirnveränderungen, bedingt durch den Sauerstoffmangel während des Anfalls, zurückzuführen ist. Es kann grob gesagt werden, daß dieses Auftreten abhängig von der Anfallzahl und Anfallschwere ist. Kranke mit hohen Anfallfrequenzen zeigen einen viel schnelleren *geistigen Abbau*. Das zeigt sich in einem Intelligenzabbau mit Verlangsamung, Verlust an Kritikfähigkeit und Wendigkeit, verminderter Anpassungs-, Konzentrations-, Gedächtnis- und Merkfähigkeit. Diese Veränderungen sind durch Frühdiagnose und optimale Frühbehandlung zum größten Teil verhütbar. Die besondere *Störung der Affektivität,* die man früher als spezifisch epileptisch bezeichnet, äußert sich durch Egozentrizität, Viskosität des Denkens und Handelns, Umständlichkeit und Pedanterie sowie Verstimmbarkeit mit überschießenden und übertriebenen langanhaltenden Emotionen. Diese psychischen Störungen sind oft nur durch die Medikamente bedingt oder als psychologische Reaktion auf die chronische Krankheit sowie auf das Verhalten der Umwelt zurückzuführen (notwendige Pedanterie bei der regelmäßige Medikamenteneinnahme, regelmäßiger Tag-Nacht-Rhythmus usw.). Die modernen Forschungsergebnisse bestärken diese Annahme.

Anfallauslösende Faktoren

Anfallauslösend oder -fördernd wirken Alkoholgenuß, Schlafmangel, unregelmäßige Medikamenteneinnahme, Störungen des Wasserhaushaltes oder des Stoffwechsels, fieberhafte Erkrankungen, Aufregungen und Ärger. (Auch freudige Emotionen können gelegentlich anfallfördernd wirken.) In seltenen Fällen kann die Epilepsie durch Musik (bestimmte Melodien) ausgelöst werden. Anfallauslösend kann auch die sog. fotogene Stimulation sein: durch Flimmern von Lampen oder von Fernsehgeräten, Filmvorführungen. (Dieses Wissen wird zur Diagnosestellung ausgenutzt.)

Pflegeverhalten und Behandlung

Prophylaktische Maßnahmen
Bei der Pflege von Patienten mit Anfallsbereitschaft gilt das erste Gebot der *Schaffung einer risikoarmen Umgebung,* um Unfällen und Verletzungen vorzubeugen:
- kantige Gegenstände wegräumen.
- Bettniveau tiefstellen, Bettrahmen anbringen.
- Anfallsprotokollblatt bereithalten.

Verhalten während des Anfalls

Sicherheit gewährleisten! Den Patienten risikofrei lagern: Decke unterlegen, seitlich stützen, Kopf flach. Evtl. Schaumgummikeil oder Taschentuch zwischen die Zähne schieben (Zungenbiß vermeiden). Sobald die Krampfbewegungen aufhören, lagert man den Kopf des Patienten seitlich, um das Aspirieren von Blut und Erbrochenem zu verhüten. Gute Überwachung bis zum vollständigen Abklingen des Anfalls ist notwendig (Verlaufsprotokoll!).

Allgemeine Verhaltensmaßnahmen

Am wichtigsten ist die *Aufklärung des Patienten* sowie dessen *Angehörigen* über die Natur des Leidens. Dabei ist das Verschweigen wichtiger Tatbestände ebenso falsch wie eine Dramatisierung. Das Pflegepersonal, die Angehörigen und der Patient selbst müssen folgende Regeln kennen:
- Die *Lebensführung* des Epileptikers soll so normal und stabil wie möglich sein. Starke Schwankungen im körperlichen oder psychologischen Bereich, Schlafmangel, Alkoholgenuß usw. sollen vermieden werden. Sie können einen Anfall provozieren.
- Das *Milieu,* in dem der Epileptiker lebt, muß ihm Sicherheit und angemessene Geborgenheit gewährleisten. Er soll weder verwöhnt noch überfordert werden. In diesem Sinn die rechte Mitte zu finden, kann u. U. recht schwer sein. Sportliche Betätigung ist gesund, Leistungssport muß unterlassen werden. Schwimmen ist nur unter Aufsicht erlaubt.
- Die *medikamentöse Behandlung* stellt die wichtigste Maßnahme dar. Evtl. auftretende Nebenwirkungen der Medikamente sollen vom Patienten selbst und seinen Betreuern beachtet werden. Sie müssen wissen, daß die Medikamente nie abrupt abgesetzt oder gewechselt werden dürfen.
- *Fahrzeuglenken* ist erst nach 2–3 Jahren, die anfallsfrei erlebt wurden, zu gestatten.
- *Impfpflicht.* Grundsätzlich sollte ein krampfkrankes Kind bis zum 6. Lebensjahr *nicht* geimpft werden; Ausnahmen sind unter besonderen Schutzvorkehrungen möglich.
- *Ehefähigkeit.* Die Wahrscheinlichkeit, daß die Epilepsie direkt an die Kinder weitergegeben wird, ist nicht groß und rechtfertigt den strikten Rat, auf Kinder oder auf die Ehe zu verzichten, nur in besonderen Fällen.
- Bei *Gravidität* muß mit erhöhten Krampfan-

fällen gerechnet werden. Geburtskomplikationen gibt es nicht mehr als bei der Durchschnittsbevölkerung.

Medikamentöse Therapie

Sie dient der Unterdrückung von Anfällen und richtet sich nach dem Anfallstyp.

Die wichtigsten Medikamente sind: Barbiturate, Hydantoine, Sukzinimide und Pyrimidine. (Die medikamentöse Therapie versagt je nach Autor in 5–30% der Fälle.) Die Nebenwirkungen sind verschieden und bestehen vor allem in allergischen Erscheinungen, neurotoxischen Symptomen, Blutbildveränderungen, Nierenstörungen. Eine einmal begonnene medikamentöse Therapie darf nicht ohne weiteres abgebrochen werden, da es zu einem Provokationseffekt und zu erneutem Ausbrechen der Epilepsie kommen kann. Die Medikamente sind konsequent und in regelmäßigen Abständen einzunehmen. Änderungen dürfen nur stufenweise vollzogen werden.

Der *Blutspiegel* muß regelmäßig kontrolliert werden. *Medikamentennebenwirkungen* wie Schlafstörungen, Müdigkeit sind in der Regel vorübergehend. Der Patient und die Angehörigen müssen orientiert werden.

Die *bedingte Gesundheit* des Epileptikers ist von der gemeinsam getragenen Verantwortung abhängig. Das müssen alle Beteiligten, Patient, Angehörige, Betreuer, wissen.

39.5. Beurteilung von Wissen und Können in der Pflege

Fallstudien

Bearbeiten Sie die drei folgenden Fälle:

1. Frau X, Mutter von 4 schulpflichtigen Kindern, wurde infolge eines gutartigen *Hirntumors* operiert. Sie übernehmen die Pflege der Patientin. Heute, eine Woche nach der Operation, treffen Sie die Patientin in einem *epileptischen Anfall* an.
   - Erläutern Sie die Krankheitsbilder. Sehen Sie Zusammenhänge? (S. 864 u. S. 876 ff.)
   - Stellen Sie einen Pflegeplan für diese Patientin auf (Fernziel, Nahziele, Pflege- und evtl. zu erwartende Therapiemaßnahmen); begründen Sie Ihre Angaben (S. 867 ff. u. S. 878 f.).

2. Auf der medizinischen Station pflegen Sie einen 74jährigen Mann mit einer *Apoplexie*. Der Patient leidet seit einigen Jahren an einem hohen Blutdruck.
   - Sehen Sie Zusammenhänge? (S. 853)
   - Erklären Sie das Krankheitsbild der Apoplexie (S. 853 f.).
   - Erläutern Sie die Möglichkeiten der therapeutischen und unterstützenden Pflege; setzen Sie Schwerpunkte für die Pflegeplanung (S. 854 ff.).

3. Frau M wurde vor 3 Wochen notfallmäßig in die medizinische Klinik eingewiesen. Im Eintrittszeugnis lesen Sie die Diagnose *lumbale Diskushernie*.
   - Erläutern Sie das Krankheitsbild und die in Frage kommenden Ursachen (S. 873).
   - Welche Sofortmaßnahmen wurden getroffen? (S. 874)
   - Nennen Sie die konservativen Therapiemöglichkeiten im weiteren Verlauf (S. 874).
   - Da die konservativen Maßnahmen nicht zum Ziele führten, wird die Patientin auf die Chirurgie verlegt. Sie übernehmen die prä- und postoperative Pflege; stellen Sie einen Pflegeplan auf (S. 875 f.).

Weiterführende Literatur

Bauer, H. J. MS-Ratgeber, 3. Aufl. Fischer, Stuttgart 1985

Birkmayer, W., W. Danielczyk: Ärztlicher Rat für Parkinson-Kranke, 2. Aufl. Thieme, Stuttgart 1984

Bobath, B.: Die Hemiplegie Erwachsener, 4. Aufl. Thieme, Stuttgart 1985

Dorndorf, W.: Schlaganfälle, 2. Aufl. Thieme, Stuttgart 1983

Eggers, O.: Ergotherapie bei Hemiplegie. Selbstverlag 1980. Auslieferung: Verband Schweiz. Ergotherapeuten, Dammstraße 23, Hettlingen/Schweiz

Glaser, V.: Eutonie. Das Verhaltensmuster des menschlichen Wohlbefindens. Haug, Heidelberg 1980

Gobiet, W.: Grundlagen der neurologischen Intensivmedizin, 2. Aufl. Springer, Berlin 1980

Grote, W.: Neurochirurgie, 2. Aufl. Thieme, Stuttgart 1986

Hemiplegie-Merkblatt. Eine Anleitung zum Erreichen weitgehender Selbständigkeit für Menschen mit Halbseitenlähmung, hrsg. von der Schweizerischen Arbeitsgemeinschaft für Rehabilitation. Huber, Bern 1980

Isermann, H.: Neurologie und neurologische Krankenpflege. Kohlhammer, Stuttgart 1980

Knupfer, H., F. W. Rathke: Spastisch gelähmte Kinder im Alltag. 3. Aufl. Thieme, Stuttgart 1986

Matthes, A.: Ärztlicher Rat für Epilepsiekranke, 4. Aufl. Thieme, Stuttgart 1984

Matthes, A.: Epilepsien, 4. Aufl. Thieme, Stuttgart 1984

Mumenthaler, M.: Neurologie, 8. Aufl. Thieme, Stuttgart 1986

Pfeiffer, W.: Psychologie des kranken Menschen. Kohlhammer, Stuttgart 1986

Soyka, D.: Schlaganfall. Ein Ratgeber für Patient und Angehörige. Fischer, Stuttgart 1983

Stangl, A., M. L. Stangl: Das Entspannungsprogramm. Heyne, München 1984

Stöhrer, M., H. Palmtag, H. Madersbacher: Blasenlähmung. Thieme, Stuttgart 1984

Wagner-Fischer, A. M.: Ärztlicher Rat für Halbseitengelähmte. Thieme, Stuttgart 1973

40. Haut

Sequenzziel/Intention

Das vorliegende Kapitel gibt Ihnen einen Einblick in das vielschichtige Gebiet der Hautkrankheiten (Dermatologie). Sie erfahren, daß die Pflege Hautkranker eine anspruchsvolle, aber dankbare Pflege ist, da durch den nahen Kontakt mit dem Patienten (z.B. beim Einsalben) die Aspekte der ganzheitlichen Pflege in ganz besonderer Weise zum Zuge kommen können. Die Auseinandersetzung mit diesem Teilgebiet der Pflege soll sie dazu führen, daß Sie für die Pflege Hautkranker motiviert, deren Bedürfnisse und/oder *Probleme erkennen* sowie die entsprechende *Pflege planen* (S.74ff.) und durchführen können.

Dynamik des Pflegeprozesses

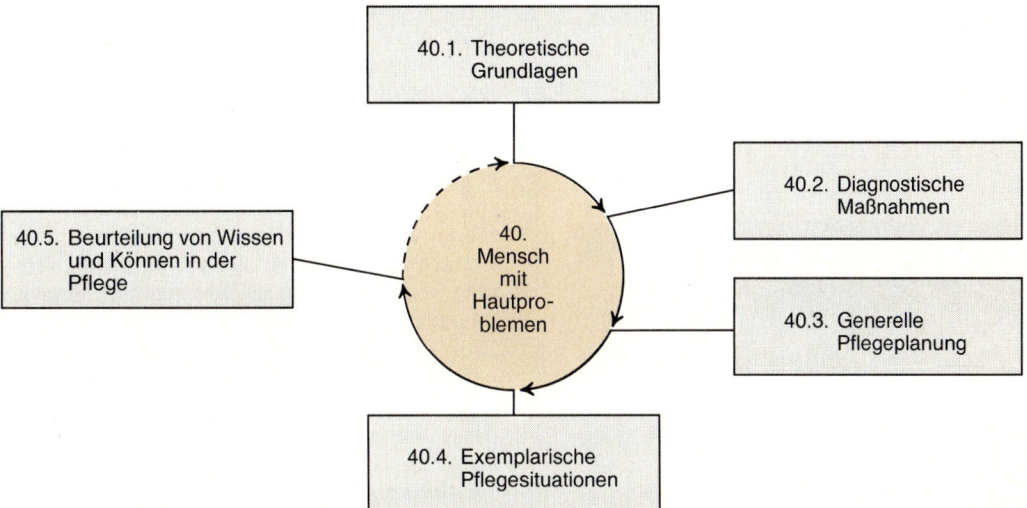

Prinzipien/Impulse

- Der *menschliche Organismus* wird durch die Haut „zusammengehalten". Sie dient als Schutzorgan, nimmt teil an der Wärmeregulation, der Sekretion, Exkretion und Atmung sowie an der Sinnestätigkeit. Sie erfüllt Barrierenfunktion von außen nach innen und von innen nach außen.
- Die *Personmitte* ist in sich gefestigt und geschlossen, ist aber gleichzeitig von der Ganzheit der Strukturen beeinflußt. Sie ist wie ein kostbarer Kern, der eines sicheren und intakten Gehäuses bedarf, um wachsen und werden zu können.
- Die *Berührungs-* und *Vibrationsempfindungen* der Haut ermöglichen die Wahrnehmung, unterstützen Sehen und Hören, sind somit wichtigste Helfer in den Kontakten zur *Um-* und *Mitwelt*. Die Haut nimmt Signale entgegen, sendet selbst Signale aus.

40.1.   Theoretische Grundlagen

40.1.1.   Bezug zum Kreismodell

In engster Beziehung zur Haut steht die ATL *Sichwaschen und -kleiden* (Kap. 5). Daß aber in Wirklichkeit fast alle Lebensaktivitäten in mittelbarer und unmittelbarer Beziehung zur Haut stehen, kann leicht aus den *Prinzipien* abgeleitet werden. Die Haut ist mitbeteiligt an der *Sorge für die Sicherheit* (Kap. 10), an der *Regulierung der Körpertemperatur* (Kap. 8) wie an der *Ausscheidung* (Kap. 7). Hautdefekte und Beeinträchtigung der Hautfunktion können nicht nur zu Störungen und Problemen in all diesen Tätigkeiten führen, sondern sie treffen den Menschen ganzheitlich: in seinen Bezügen zur Umwelt, in seinen Beziehungen zur Mitwelt, in seiner Integration in Beruf und Gesellschaft usw. (Kap. 12, *Kommunizieren*). Das Wissen und Verstehen dieser Zusammenhänge ist Voraussetzung für eine individuelle *Pflegeplanung* (s. dazu S. 74 ff.), die auf dem logischen Denkprozeß aufbaut, wie er auf S. 84 f. nachzulesen ist: *Prinzip → Folgerung → Forderung → Methode.*

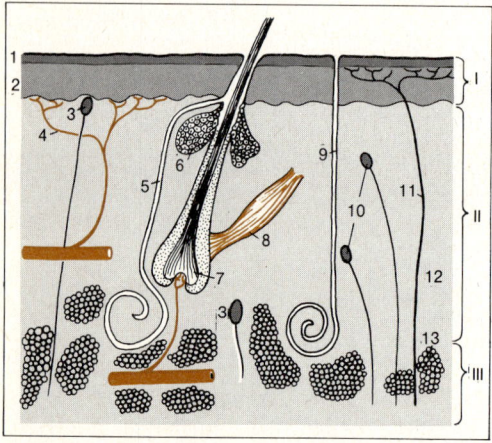

Abb. 40.**1** Aufbau der Haut. Bezeichnen Sie die Strukturen I–III sowie 1–13 und ordnen Sie die Aufgaben a–i den Strukturen 1–13 zu (S. 944):
a Schutz vor mechanischen Einflüssen
b Schutz vor chemischen Einflüssen
c Schutz vor Eindringen von Infektionserregern
d Schutz vor Schädigung durch UV-Strahlen
e Schutz vor Austrocknung
f Schutz vor Wärmeverlust
g Wärmeregulation
h Speicherung
i Sinnesorgan

40.1.2.   Anatomie, Physiologie, Pathophysiologie

Wiederholen Sie anhand von Abb. 40.1 den *anatomischen Aufbau* der Haut.

Dem besseren Verständnis der *Zusammenhänge von Hautphysiologie und Dermatologie* dienen die folgenden grundlegenden Denkanstöße.

Die *Hornschicht* ist an Stellen mit starker mechanischer Beanspruchung besonders dick. Sie wird gebildet aus den sich nach oben abflachenden und schließlich verhornenden *Epithelzellen*. Letztere werden von der untersten Epithelschicht her ständig erneuert. Dort befinden sich auch die pigmentbildenden Zellen. Die *Epidermis* enthält Nervenendigungen für die Schmerzempfindung, jedoch keine Blutgefäße. Ihre Ernährung geschieht durch Diffusion aus der Lederhaut, mit der sie zur besseren Verankerung wellenförmig verzahnt ist. *Zerstörtes Epithel* kann immer nur aus gesunden Epithelzellen neu gebildet werden, d.h., bei einer großflächigen Wunde, wo die ganze Epithelschicht zerstört ist, kann die Epidermis nur vom Rand her regenerieren, was bis zum Verschluß des Defektes sehr lange dauern kann. Es entsteht dann eine *Narbe* und weil diese immer auch neugebildetes Bindegewebe enthält, hat sie die Tendenz, mit der Zeit zu schrumpfen, was zu störenden Verziehungen führen kann. Bei einer *Schürfung,* wo einzelne Epithelinseln erhalten bleiben, dauert die Heilung weniger lang, da die Regeneration von verschiedenen Stellen ausgeht.

Die *Lederhaut* besteht aus Bindegewebe, dessen kollagene und elastische Fasern ihr Festigkeit und Elastizität geben. In ihr findet man spezielle Tast-, Wärme- und Kältekörperchen sowie die Anhangsgebilde der Haut: Haare, Nägel, Talgdrüsen, Schweißdrüsen. Bindegewebszellen der Lederhaut, die phagozytieren oder Antikörper bilden können, sind ein wichtiger Bestandteil der Infektabwehr; sie können aber auch krankhaft reagieren und damit Krankheitszeichen an der Haut bewirken (z. B. Ekzem).

Das *subkutane Fettpolster* ist nicht an allen Körperstellen gleich dick (vgl. Handrücken und Bauchhaut). Wird ein Vollhautlappen transplantiert, so verhält er sich auch später entsprechend seinem Ursprungsort, d.h., daß z. B. Bauchhaut, die ins Gesicht transplantiert wurde, Fett ansetzen könnte.

40.2. Diagnostische Maßnahmen

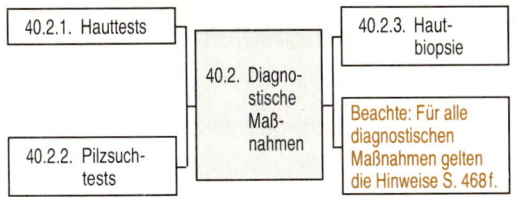

40.2.1. Hauttests

Prinzip. Die Haut reagiert positiv, d.h. mit einer umschriebenen Hautveränderung, wenn sie mit einer eine *Antigen-Antikörper-Reaktion auslösenden Substanz* in Berührung kommt. Die Testsubstanz kann epikutan (Läppchentest) oder *intrakutan* (Stichtest) angewandt werden.

Läppchentest (Epikutantest)

Testsubstanzen sind eine mehr oder weniger breite Standardreihe von 15–36 Substanzen (z.B. Benzocain, Formaldehyd, Terpentin), Salben und andere vom Patienten benützte Chemikalien und Produkte. Diese werden nach Vorschrift verdünnt (Konzentrationstabelle) und auf die Spezialpflaster (Läppchen) aufgetragen.

Ausführung

- Läppchen exakt vorbereiten.
- Rückenhaut mit Äther entfetten.
- Aufkleben der Testsubstanzen (genormte Reihenfolge).
- Luftdicht abschließen mit Pflaster. Die Läppchen dürfen sich nicht verschieben. Bei Patienten, die stark schwitzen, muß evtl. zusätzlich ein Netzverband aufgelegt werden.
- Nach 24 Stunden Läppchen wegnehmen.
- Ablesen nach 48–72 Stunden, und Reaktionen eintragen (Allergietestkarte).

Stich- und Intrakutantest

Testsubstanzen sind z.B. Pollenextrakte. Sie dienen der Diagnostik von Asthma, Heuschnupfen, Arzneimittel-, Bienen- und Wespenstichallergien. Auch bei der atopischen Dermatitis (Neurodermatitis) fallen diese Tests häufig positiv aus.
- *Stichtest.* Einen Tropfen Testlösung auf den Unterarm tropfen (mit Äther gereinigt), dann mit Spezialnadel einstechen.

- *Intrakutantest.* Intrakutaninjektion (S.397f.) der Testsubstanz. Überwachung des Patienten vor allem in der ersten halben Stunde nach der Injektion, da heftige Allergien auftreten können. Sofort Arzt benachrichtigen.
Pflegerische Sofortmaßnahme bei Allergie: Mittels Umlegen einer Staubinde am Oberarm das Abfließen von weiteren Mengen Testsubstanz verhindern, flache Lagerung. Adrenalin (1 mg), Antihistaminikum und evtl. Kortison für i.v. Injektion vorbereiten.

40.2.2. Pilzsuchtests

Wichtigste Untersuchung bei Mykosen. Das Untersuchungsmaterial wird mittels Skalpell abgeschabt. Wir unterscheiden den Pilznachweis in Nativpräparat, Pilzkultur und histologischem Präparat.
Nativpräparat:
- Hornschuppe oder Haar auf Objektträger geben.
- Überschichten mit 20%iger Kalilaugenlösung.
- Nach ½–¾ Stunden ist das gesamte Material bis auf die Pilzfäden zerstört (mikroskopisch sichtbar).
Pilzkultur:
- Abgeschabte Haut in Pilzplatte (meist Petri-Schale) geben.
- Wachsen lassen (8–30 Tage).
- Ablesen (je nach Labor weitere Differenzierung möglich).
Histologisches Präparat. Am häufigsten wird die Perjodsäure-Schiff-Reaktion nachgewiesen. Oft müssen unterschiedliche Gewebestrukturen untersucht werden, bis eine Diagnose gestellt werden kann.

40.2.3. Hautbiopsie

Prinzip (S.435). Je nach Krankheitsbild wird an einer oder mehreren Hautstellen eine möglichst typische Effloreszenz exzidiert und histologisch untersucht.

Gegenstände

- Alles zur Desinfektion und Lokalanästhesie,
- Stanzbiopsiematerial,
- kleine Schere und Pinzette,
- Gläschen mit Fixierlösung, beschriftet,
- Schnell- und Druckverbandmaterial.

Ausführung

- Hautschonend desinfizieren (Hornschicht nicht wegreiben).
- Anästhesie und Biopsie durch den Arzt.
- Fixierlösung bereitstellen, und Entnahmestelle(n) auf Gläschen vermerken (mit Begleitzettel ins Labor bringen).

40.3. Generelle Pflegeplanung

Es sei auf die allgemeinen Ausführungen S. 74 ff. u. 587 f. verwiesen.

40.3.1. Situationseinschätzung

Die Haut ist das Kontaktorgan des inneren Menschen mit der Außenwelt. Sie reagiert auf *innere* und *äußere* Reize. Die psychische Struktur und Verfassung kann deshalb für das Auftreten von Hautreaktionen ebenso bedeutungsvoll sein wie toxische, allergische oder mechanische Noxen. Die psychische Verfassung kann *Ursache* einer Hautveränderung sein, und umgekehrt wird jede

Hautaffektion *Auswirkungen* auf die Psyche haben. Letzteres vor allem deshalb, weil die Patienten häufig von Juckreiz geplagt sind und sie sich „gezeichnet fühlen". Sie nehmen bewußte und unbewußte Widerstände der Umgebung sehr differenziert wahr, ziehen sich rasch von der Umwelt zurück, was ihr Isolationsgefühl verstärkt.

Dies sind einige Gründe, die darauf hinweisen, daß bei der Situationseinschätzung alle Dimensionen des Menschseins zu berücksichtigen sind. Zur Informationsbeschaffung können die unten angeführten Checklisten dienen.

40.3.2. Krankheitszeichen und Pflegeprobleme

Hautveränderungen

Alle sichtbaren und tastbaren Hautveränderungen werden unter dem Begriff *Effloreszenzen* (Hautblüten) zusammengefaßt. Lokalisation, Aussehen, Intensität, Abgrenzung usw. sind *Merkmale,* die für die Diagnose und die Therapie ausschlaggebend sind.

Die Art und die Lokalisation der Hautveränderung beeinflussen aber auch die *Beziehungen zur*

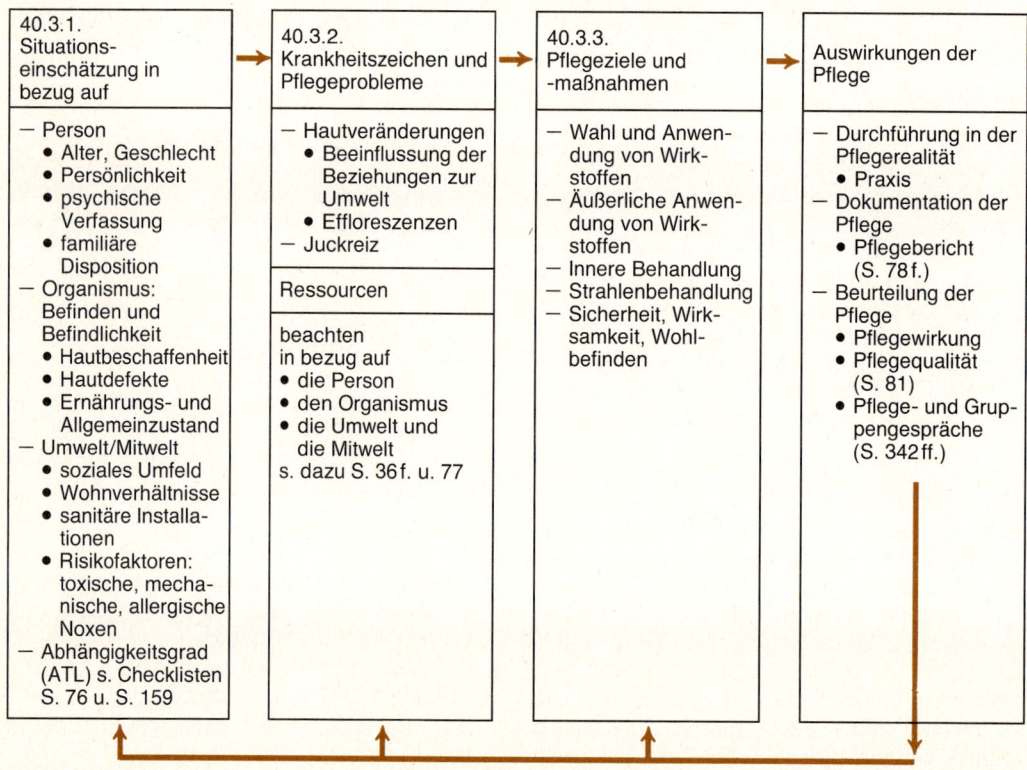

Mitwelt: Angst vor Ansteckung auf der einen Seite, Gefühle von Abgewiesensein und Isolation auf der anderen Seite.
Im folgenden die wichtigsten Bezeichnungen für die Hautveränderungen.

Effloreszenzen

- Fleck – Macula: in der Haut gelegene, umschriebene Farbveränderung.
- Quaddel – Urtica: flüchtige, plateauartige, wegdrückbare Erhebung durch Gewebsflüssigkeit.
- Knötchen – Papula: solide Erhabenheit durch Gewebsverdickung bis Linsengröße.
- Knoten – Tuber: größere solide Verdickungen.
- Zyste – Cystis: von einer Membran abgegrenzter Hohlraum mit verschiedenem Inhalt.
- Bläschen – Vesicula, Blase – Bulla: intra- oder subepidermal gelegener, mit Flüssigkeit gefüllter Hohlraum.
- Pustel: mit Eiter gefülltes Bläschen.
- Schwiele – Kallus, Tylom: kompakte, festhaftende Verhornung (Hyperkeratose).
- Schuppe – Squama: absplitternde Hornschichten (Orthokeratose).
- Kruste (Borke) – Crusta: eingetrocknetes Sekret.
- Erosion bzw. oberflächliche Rhagade: rein epidermaler Defekt bzw. lineäre Spalte.
- Exkoriation bzw. tiefe Rhagade: bis ins Korium reichender kleiner Defekt bzw. lineärer Riß.
- Geschwür – Ulcus: bis in Korim und tiefer reichender flächiger Substanzdefekt.
- Atrophie: gleichmäßig verdünnte Haut.
- Narbe: sklerotisch-atrophische Haut.

Häufige Begriffe in der Dermatologie

- Nävus: umschriebene Fehl- oder Mißbildung verschiedener Gewebe.
- Geschwulst: gut- oder bösartige Gewebswucherung.
- Intertrigo: Mazeration mit Neigung zu Nässen in Körperfalten.
- Impetigo: oberflächliche, blasige, eitrige Hautinfektion.

Juckreiz (Pruritus)

Juckreiz ist Symptom vieler Hautkrankheiten, kann aber auch als selbständige Mißempfindung bei unveränderter Haut auftreten. Stark juckende Hautkrankheiten sind u. a. Pilzerkrankungen, Urtikaria, Ekzeme, Lichen ruber und die Stichreaktionen auf Läuse, Mücken, Flöhe.
Juckreiz kann auch Symptom einer Allgemeinerkrankung sein: Leber- und Nierenerkrankungen, Gicht, Diabetes mellitus. Es gibt den Juckreiz im Alter, während der Schwangerschaft oder als Nebenwirkung bei Medikamenteneinnahme.
Diese Aufzählung zeigt, daß bei Juckreiz in erster Linie die Ursache behandelt werden muß.
Juckreizlindernd wirken:
- peinliches Sauberhalten der Haut (nur Spezialseife verwenden);
- kurze, warme (nicht heiße) Bäder, Badedauer 10–15 Minuten;
- Badezusätze:
  - *Teer* (z. B. 50–100 ml Steinkohlenteerlösung,
  - *Öl* (5–25 ml Badöl), *Kleie, Schwefel*
  - *Emulsionen,* Schüttelmixturen, gemischt mit juckreizlindernden Substanzen: Menthol 0,5–2% im Spiritus dimtus, Calmital 0,5–5% in Suspensio sicans.
- Haut nicht kratzen: Juckende Hautstellen einbinden, Fingernägel kurz schneiden.
- Medikamentös: Antihistaminika, Kortikosteroide zur allgemeinen und lokalen Anwendung.

40.3.3. Pflegeziele und -maßnahmen

Ziel ist die intakte Haut und das Wohlbefinden der Person.

Wahl und Anwendung von Wirkstoffen

Jedes extern angewandte Medikament besteht aus Grund- und Wirkstoffen.
- *Grundstoffe/Trägersubstanzen* sind Wasser, verdünnter Alkohol, Puder, Fett. Es sind chemisch indifferente Stoffe, die nicht in den Stoffwechsel eingreifen und die eine unterschiedliche und gezielte *Applikations-* und *Einwirkungsart* des Medikamentes erlauben. Sie haben durch ihre physikalischen Eigenschaften heilende Wirkung, dienen aber in erster Linie als Trägersubstanzen der Wirkstoffe.
- *Wirkstoffe* (Pharmaka, Medikamente). Sie werden in exakter Dosierung der Trägersubstanz beigemischt. *Konzentration* des Wirkstoffes und *Wahl* der Trägersubstanz richten sich nach
  - Art der Hautkrankheit,
  - Lokalisation,
  - Entzündungsstadium.

Zur äußerlichen Anwendung von Wirkstoffen s. Tab. 40.**1**.

Tabelle 40.**1**   Übersicht über einige Wirkstoffe

Wirkstoffe (Desinfiziens s. S.292ff.)	Applikationsform	Konzentration	Wirkungen	Gefahren/Nebenwirkungen	Anwendung
Antibiotika – Neomycin – Tetracyclin – Chloramphenicol – Erythromycin – Sulfonamide	Salben Cremes	 0,5%ig	antibakteriell	Allergie bei langdauernder Anwendung	unspezifische Infektionen der Haut
Borsäure – Acidum boricum	Salben Umschläge	3%ig	antiseptisch	Vergiftungserscheinungen bei zu starker Konzentration	großflächige Anwendung
Kortikosteroide – als Locacorten – Locasalen	Salben, Pasten Cremes, Tinkturen Schütteltinkturen		antiphlogistisch antiallergisch		hartnäckige und ausgedehnte Hautinfektionen
Quecksilber – Hydrargyrum praecipitatum album	Salben		schuppenlösend, antiekzematös, antibakteriell	Vergiftungserscheinungen möglich	bei Psoriasis zur Schuppenlösung
Resorcinolum – Resorcin	Umschläge Schüttelmixturen Pasten	0,5- bis 2%ig	gerbend (astringierend) antiphlogistisch antiekzematös		Akne, Ekzeme
Salizylsäure – Acidum salicylicum	Salben Tinkturen	0,5- bis 2%ig 3- bis 5%ig 5- bis 10%ig 40- bis 60%ig	keratoplastisch (hornhautaufbauend) keratolytisch (hornhautauflösend) schuppenablösend Hornschwielen auflösend		als Schwefel-Salycil-Vaselin zum Entschuppen bei Psoriasis
Schwefel – als Sulfur praecipitatum	Salben, Pasten Schüttelmixturen Haarspiritus, Badezusatz	3- bis 5%ig	antiekzematös, leicht antibakteriell antiparasitär, antimyokotisch	unangenehmer Geruch, akute, entzündliche Dermatosen verschlechtern sich	Psoriasis Ekzeme (Seborrhö) Mykosen, Acne vulgaris
Teere – Pflanzen- und Steinkohlenteer – Präparate: Coaltar, Ichthyol, Tumenol, Liantral, Pix fagi, Pix liquida	Tinkturen, Pasten Schüttelmixturen Salben, Badezusätze		antiekzematös, schuppenlösend	Teerfollikulitis, bei längerer Anwendung Hautreizungen bei starker Sonneneinwirkung	Ekzeme (seborrhoische, chronische Psoriasis)

Äußerliche Anwendung von Wirkstoffen

Art der Applikation

– *Feuchte Applikation.* Abwaschungen, Bäder, feuchte Kompressen, offener feuchter Verband, abdunstender feuchter Verband (Prießnitz).

Wirkung: oberflächlich kühlend, reinigend und hyperämisierend. Beim Prießnitz-Verband: gutes Aufsaugen von Sekreten, Hyperämisierung.

– *Puder:*

• mineralische: Zinkoxid, Talk;
• pflanzliche: Weizenstärke, Reisstärke → quellend, klebrig (sie werden kaum angewandt).

Wirkung: leicht kühlend und schützend (kontraindiziert bei Nässen wegen Krustenbildung).

– *Schüttelpinselungen.* Aufschwemmung von Pudern in Wasser und Alkohol, meist mit Glyzerinzusatz, als weiße oder rote Schüttelmixtur.

Wirkung: je nach Zusammensetzung und Zusätzen (z. B. Teer, Schwefel).

Wirkung der Grundmixturen: kühlend, trocknend, schützend.
- *Öle:*
  - mineralische: Paraffinöl;
  - vegetabilische (pflanzliche): Olivenöl, Mandelöl, Rizinusöl, Lebertranöl.
  Wirkung: milde Reinigung der Haut von Auflagerungen und Salbenresten, als Medikamententräger gute Tiefenwirkung (z.B. Mischung mit Zinkoxid = Zinköl).
- *Fettsalben.* Vaseline, Lanolin/Adeps benzoinatus.
  Wirkung: dichter, deckender Abschluß, Erweichung der Haut (*nicht* auf behaarten Kopf auftragen).
- *Pasten.* Mischung von Puder und Fettsalbe im Verhältnis 1:1 (Zinkpaste).
  Wirkung: oberflächlich austrocknend, keine Tiefenwirkung. Abdeckung der Umgebung bei sezernierenden Wunden oder Ulzera.
- *Kühlsalben.* Wasser in Ölemulsion (z.B. Unguentum leniens = Coldcreme).
  Wirkung: kühlend, lindernd, fettend, sehr milde Applikationsform.
- *Kühlpasten.* Mischung einer Paste mit einer Kühlsalbe, z.B. 50% Zinkpaste + 50% Coldcreme = *Pasta refrigerans,* gilt als eine der wichtigsten Grundsalben in der Dermatologie.
  Wirkung: geschmeidige Salbe, mild, wärmeableitend, nicht erweichend.
- *Tinkturen.* Wirkstoff (*Medikament* oder *Farbstoff*), gelöst in Wasser oder Alkohol. Alkoholisch z.B. Castellani-Lösung; wäßrig z.B. Eosin-, Brillantgrün-, Gentianaviolett-, Methylenblaulösung.
  Wirkung: desinfizierend, leicht gerbend, juckreizstillend (durch den eintretenden Kühleffekt), z.B. bei Fußmykosen, Intertrigo.
- *Heilkräuteressenzen* und *Aromastoffe* wie Arnika, Eichenrinde, Ringelblume als Bäder oder Umschläge (s. dazu auch weiterführende Literatur).

Beachte

- Für Kinder nie Borsäure und Salizylsäure verwenden (Vergiftungserscheinungen).
- Bei behaarter Haut kein Teer in reiner Form (Follikulitisgefahr), keine Schüttelmixturen und Pasten (sind nur schwer abwaschbar).
- Im Gesicht kein Chrysarobin (Konjunktivitisgefahr).
- Salbenauftragung auf die Haut: immer mit Handschuhen.

Wahl der Applikationsform

- *Akute, nässende Dermatosen:* Feuchte Umschläge, Kühlsalben und Kühlpasten, Öle (bei infektiösen Dermatosen immer zuerst desinfizierende Substanzen wie Vioform, Betadine anwenden).
- *Subakute, chronische Dermatosen:* Tinkturen, Schüttelmixturen, Salben, Kühlpasten.
- *Generalisierte Dermatosen:* Schüttelmixturen, Kühlsalben, evtl. Pinselungen.

Einsalben des Patienten

Auf einer dermatologischen Station nimmt das Einsalben der Patienten viel Zeit in Anspruch. Die Organisation, insbesondere der Zeitpunkt der Arztvisite, soll darauf ausgerichtet sein. Werden am Morgen die Verbände entfernt (Duschen der Patienten), bleibt die Haut üblicherweise ungedeckt bis nach der Visite. Für viele Patienten ist dies die Zeit, wo der Juckreiz und somit die Zerkratzungsgefahr am größten ist. Das baldige Wiedereinsalben und Wiedereinbinden soll darauf Rücksicht nehmen. „Gut einbinden" heißt nicht dick einbinden, die Verbände müssen gut sitzen (für größere Flächen „Salbenhemden", Surgifix, Retelast und ähnliche Materialien verwenden). Zu dickes Einbinden verursacht Schwitzen und vermehrte Juckbereitschaft.
Die Salbe nach Vorschrift, aber im allgemeinen dünn auftragen und fein einreiben. Bei stark irritierter oder empfindlicher Haut kann die Salbe mit den eigenen Händen weich und geschmeidig gemacht werden, bevor sie aufgetragen wird. Bei nässendem oder blasigem Ekzem muß die Salbe mit einem Spatel dünn (messerrückendick) auf den Verbandstoff aufgetragen werden (Bestreichen von Salbenlappen, die man dann auf die Haut des Patienten legt). Ob eine oder zwei Salbenbehandlungen pro Tag vorgenommen werden, entscheidet der Arzt.

Auftragen von Heilfarben

Sie werden einmal täglich aufgetragen. Wird zusätzlich eine Salbe verordnet, ist darauf zu achten, daß die Farben zuerst gut eintrocknen (Fön), da sie sonst keine Tiefenwirkung entfalten können.

Innere Behandlung

Antibiotika, Sulfonamide, Antimykotika:
- bei unspezifischen Infektionen Penizillin, Tetrazykline, Erythromycin und andere (wenn möglich nach Resistenzbestimmung);

- bei Hauttuberkulose Rimifon, Rifampicin, Ethambutol, PAS;
- bei Mykosen Griseofulvin (bei Fadenpilz), Ketoconazol (bei Faden- und Sproßpilz), Fluorocytosin und Amphotericin B (nur bei Sproßpilz). Pevaryl zur äußeren Anwendung.

Antihistaminika. Man unterscheidet Tages- (z. B. Tavegil) und Nachtantihistaminika (z. B. Phenergan). Sie wirken juckreizlindernd. Es sind Stoffe, die bei allergischen Erkrankungen die Histaminausschüttung verhindern oder unterdrücken.

Glukokortikoide. Möglichst in *einer* Dosis am Morgen; evtl. mit Antazida verabreichen.

- Unentbehrlich bei allen Formen des Pemphigus und bei den Kollagenosen (außer bei der Sklerodermie). Sie werden in sehr hohen Anfangsdosen (von 100–150 mg Prednison) verordnet.
- Oft sind sie auch nötig bei Erythrodermien, hartnäckigen, ausgedehnten Ekzemen, schweren Arzneimittelexanthemen, Morbus Boeck.
- Gelegentlich angewendet bei akuten Ekzemen, akuter Urtikaria mit relativ niedrigen Anfangsdosen (z. B. 30 mg Prednison).

Strahlenbehandlung

Wegen der guten Zugänglichkeit der Veränderungen an der Oberfläche lassen sich bösartige (mit relativ hohen Dosen) und gutartige (mit relativ kleinen Dosen) Hautveränderungen ohne Allgemeinschädigung strahlenökonomisch gut beeinflussen. Bei sorgfältiger Technik und Abdeckung der Umgebung sind keine allgemeinen Schädigungen zu erwarten.

Bestrahlungsquellen, die genutzt werden, sind
- Sonnenlicht,
- Höhensonne,
- Bestrahlungsgeräte mit Spezialleuchtröhren (blacklight = langwelliges Ultraviolett, UVA) zu genau dosierter Anwendung.

Immer häufiger werden *Kombinationsbehandlungen,* vor allem bei Psoriasis, mit gutem Erfolg durchgeführt:
- **Ultraviolette Phototherapie** ohne oder mit Medikation (Psoralen, Meladine = photodynamischer Wirkstoff) = PUVA-Behandlung = *P*soralen-*U*ltra-*V*iolett-*A*-(langwelliges UV) Applikation als Repigmentierungskur.
- **Teer-UV-Behandlung** nach Göckermann. Hier wird die Wirkung der Teersalbe (Anwendung über Nacht) mit einer genau dosierten UV-Bestrahlung kombiniert. Die

Teersalbe wird vor der Bestrahlung mittels pflanzlichem Öl schonend von der Haut abgerieben, wobei ein dünner Salbenfilm belassen wird. Nach der Bestrahlung soll der Patient ein Kleiebad nehmen oder duschen. Die Göckermann-Therapie darf nur vorgenommen werden, wenn die Vorschriften (vor allem in bezug auf das Sichaufhalten in Licht- und Strahlenfeldern) genau eingehalten werden.

Sicherheit, Wirksamkeit, Wohlbefinden

Die Patienten spüren, *wie* eine therapeutisch-pflegerische Handlung ausgeführt wird. Sie spüren, ob ihre kranke Haut (als „Körpergehäuse") oder ob sie selbst *als Person* behandelt und betreut werden.

Der Kranke braucht Hilfe in zweifacher Hinsicht:
- die Anwendung von Wirkstoffen und Medikamenten, die seine Krankheit beeinflussen;
- die Zuwendung des Betreuers, die ihn als Menschen meint.

Konkret heißt das: *Anwendung (einreiben, einsalben) von Wirkstoffen im heilenden, Liebe-vollen Tun,* das frei von bloßer Routine ist.

Im einzelnen gelten die im folgenden ausgeführten allgemeinen Aspekte.

Sicherheit

- Sauberhalten (und desinfizieren) der eigenen Hände ist oberstes Gebot bei der Pflege von Hautkranken. Handschuhe tragen!
- Sauberhalten von Bettwäsche, Patientenwäsche, Verbandmaterial usw. Der Wäscheverbrauch auf einer dermatologischen Station ist sehr groß und muß bei der Berechnung berücksichtigt werden (Wirtschaftlichkeit!).
- Körperhygiene des Patienten überwachen. Peinliche Sauberkeit vermindert Auto- und Fremdinfektionen. Besondere Aufmerksamkeit gilt der sorgfältigen Fußpflege. Hautkranke neigen mehr als andere Menschen zu Fußmykosen (*sind* häufig schon Fußpilzträger).
- Sauberhalten von Tuben, Flaschen, Salbentöpfen. Nach Gebrauch sofort abreiben und gut verschließen. Nie mit den Fingern in einen Salbentopf greifen (Spatel benützen).
- Übersicht und Ordnung für die Vielzahl der verschiedenen und unterschiedlich dosierten Präparate (gut beschriften).
- Verbandstoffe, die direkt mit den Wirkstoffen in Berührung gekommen sind, immer verbren-

nen und nicht in die Wäsche geben (Rückstände können die Haut reizen).
- Äußere Verbände können gewaschen und wieder verwendet werden.
- Kennen und Beherrschen der behandlungspflegerischen Maßnahmen wie Umschläge (S. 233), Bäder (S. 169 f. u. 232), Verbände (S. 378 ff.), Einsalben (S. 887) usw.

Wirksamkeit

- Konzentrations-, Dosierungs- und Anwendungsvorschriften bei Salben, Lösungen, Mixturen, Bädern genau beachten und zuverlässig handhaben.
- Patient über Sinn, Ziel und Ablauf der Behandlung orientieren, sein Selbstpflege-Bewußtsein fördern und die Selbsthilfekräfte bestmöglich stützen.
- Beobachtung der Wirkung (und evtl. Nebenwirkungen) der Behandlung; auftretende Reaktionen korrekt und klar rapportieren.

Wohlbefinden

- Den Patienten schützen: Einreibungen, Salbenauftragungen usw. in speziellem Behandlungsraum vornehmen.
- Den Patienten nicht be-handeln, sondern in heilender Absicht seine kranke Haut *„in die Hand nehmen"*. Der Patient spürt, ob er bzw. seine von Ausschlägen befallene Haut nur mit Mitleid, Ekel, innerem Widerstand oder aber mit Zuneigung und heilender Absicht angefaßt wird. Dadurch wird die Heilung oder Nichtheilung beeinflußt.
- Saubere Kleidung und Bettwäsche sind nicht nur aus hygienischen Gründen unerläßlich. Sie beeinflussen das Selbstwertgefühl des Patienten und haben somit therapeutische Bedeutung. Sie unterstützen die Bemühungen um eine ganzheitliche Hilfe, die letztlich auch Lebenshilfe sein kann.

40.4. Exemplarische Pflegesituationen

Das Spektrum der Hautkrankheiten ist sehr weit. Tab. 40.2 gibt eine knappe Übersicht. Es wird daraus eine exemplarische Auswahl getroffen. Für ein vertieftes Studium muß auf die weiterführende Literatur verwiesen werden.

Tabelle 40.2 Übersicht über die wichtigsten Hautkrankheiten

Allgemeine Dermatosen
- Erytheme = entzündliche Rötung der Haut durch physikalische, chemische, pharmakologische Einflüsse, z.B.
  - Verbrennungen 1. Grades
  - Sonnenbrand
- Ekzeme, Psoriasis
- Urtikaria (Nesselsucht)
- knötchenbildende Erkrankungen
  - Lichen ruber planus
  - Lichen simplex
- blasenbildende Erkrankungen
  - Pemphigus vulgaris

Erregerbedingte Dermatosen
- Pyodermien (Eitererreger)
- Hauttuberkulose, meist von Innentuberkulose ausgehend → hämatogene Streuung
- Mykosen (Pilze), Viruserkrankungen
- Epizoonosen (tierische Parasiten: Spinnentiere, Insekten)
- Geschlechtskrankheiten = venerische Krankheiten

System- oder gewebeabhängige Erkrankungen
ausgehend von
- Bindegewebe: Kollagenosen, Fibrome
- Fettgewebe: Pannikulitiden, Lipome
- Blutgefäßen: Durchblutungsstörungen, Ulcus cruris

Lokal begrenzte Hautkrankheiten
- nichtvenerische Genitalerkrankungen: Penis-, Vulvaerkrankungen
- Enddarm
- Haare: Haarverlust, -ausfall, -veränderungen
- Talgdrüsen: Acne vulgaris, akneiforme Ausschläge
- Nägel: Brüchigkeit, Form-, Farbveränderungen

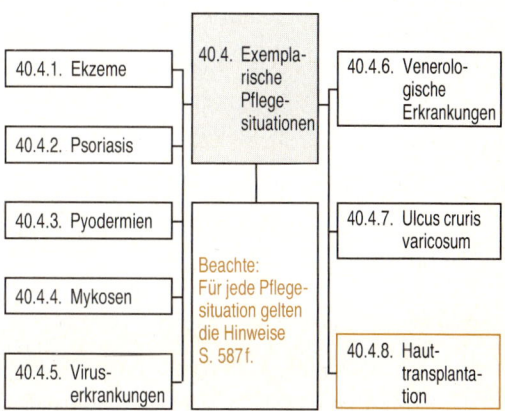

40.4.1. Ekzeme

Ekzeme sind eine Gruppe von Hautkrankheiten (Dermatosen) verschiedener Ursache und Ausprägung. Wir unterscheiden vulgäres (gewöhnliches) Ekzem, Kontaktekzem, seborrhoisches Ekzem, endogenes Ekzem (atopische Dermatitis).

Kontaktekzem

Bei dieser häufigsten Ekzemform entsteht eine Überempfindlichkeit der Haut gegen bestimmte Chemikalien. Die Stoffe werden oft jahrelang vertragen, die allergische Reaktion tritt ohne ersichtlichen Grund auf. Nachweis der Allergie durch Läppchenprobe (S. 883).

Krankheitszeichen und Pflegeprobleme

- Rötung, Schwellung, Juckreiz;
- kleine Bläschen und Papeln;
- Nässen, Krustenbildung;
später:
- Verdickung der Haut;
- Vergröberung der Hautfelderung;
- Schuppung oder Risse.

Pflege- und Behandlungsplan

- Auslösende Ursache meiden.
- Lokale Behandlung je nach Stadium (S. 887), u. U. Steroidpräparate.
- Teerpräparate bei chronischen Formen.
- Strahlentherapie bei resistenten Dermatosen.

Seborrhoisches Ekzem

Die Ursache ist nicht genau bekannt (Seborrhö = gesteigerte Talgproduktion, diese ist aber höchstens Teilursache des Ekzems). Es tritt häufig an intertriginösen Hautstellen auf, d.h. dort, wo Haut auf Haut zu liegen kommt = Hautfalten: in den Achselhöhlen, unter den Brüsten, in der Leisten- und Genitalgegend. Häufig betroffen sind auch Nabel, Kopf und Gesicht.

Krankheitszeichen und Pflegeprobleme

- Rötliche bis bräunliche, nicht wesentlich erhabene Herde;
- oft fettig gelblich, schuppend;
- Fissuren.

Pflege- und Behandlungsplan

- Sorgfältige Körperpflege (Sauber- und Trockenhalten der Hautfalten, besonders bei Betagten und Bettlägerigen).

- Salben mit Vorsicht anwenden, Patienten mit fettiger Haut reagieren darauf häufig mit Austrocknung, Rötung, Schuppung.
- Lokale Anwendung von Steroiden, seltener von Teer und Teerpräparaten.

Endogenes Ekzem (atopische Dermatitis)

Diese Ekzemform ist häufig familiär (sog. Atopikerfamilien mit gehäuft auftretendem allergischen Asthma, Rhinitis, Ekzem). Sie tritt schon im Kindesalter auf, oft kombiniert mit einer Nahrungsmittelallergie. Im Blut sind die E-Immunglobuline erhöht.

Krankheitszeichen und Pflegeprobleme

- Juckreiz sehr stark, krisenhaft auftretend;
- hautfarbene oder rötliche Papeln mit zusammenfließender Tendenz;
- Krustenbildung und Nässen infolge Zerkratzung, oft eitrig infiziert (pustulös);
- Zusammenfließen der groben Hautfalten = Lichenifikation;
- Urtikaria bei etwa 5% der Patienten.

Pflege- und Behandlungsplan

- Meiden von ekzemauslösenden Faktoren wie tierische Produkte, Tierhaare, Inhalationsallergene.
- Geschmeidighalten der Haut durch Ölbäder.
- Linderung des Juckreizes durch Teerbäder, Kortikoidsalben, Beruhigungsmittel (z. B. Trimepazin). Kindern muß eine Manschette angelegt werden, damit sie sich nicht zerkratzen.
- Psychohygiene (S. 273), Klimawechsel: Wiederholter Aufenthalt in See- oder Höhenklima hat bei vielen Patienten eine gute Wirkung.

40.4.2. Psoriasis

Etwa 2% der Bevölkerung leiden an dieser Hautkrankheit. Sie tritt vorzugsweise zwischen dem 10. und 30. Lebensjahr auf. Da eine familiäre Häufung beobachtet wird, nimmt man an, daß eine genetisch bedingte Funktionsstörung der Haut vorliegt. Es gibt nicht *die* Psoriasis, sie tritt in vielen Sonderformen auf.

Krankheitszeichen und Pflegeprobleme

- Die Psoriasispapel ist rot mit silberweißer Schuppung. Die Effloreszenz ist rundlich bis oval.

- Die Psoriasisschuppe ist verdickt und silbrig (verhornende Epidermis, die noch Zellkerne und Leukozyten enthält).
- Bevorzugte Stellen sind die Streckseiten der Extremitäten, im besonderen Arme und Ellbogen, behaarter Kopf, Rima ani (Analspalte), Finger- und Zehennägel.

Pflege- und Behandlungsplan

- *Verhütung der Schübe* durch
  • Geschmeidighaltung der Haut mit Ölbädern.
- *Behandlung im Schub:*
  • Glukokortikoidanwendung nach Entfettung der Haut bei geringfügiger Veränderung. Der Heilungseffekt kann verstärkt werden, wenn die Salbe unter Plastikverbänden appliziert wird.
  • Teer- und salizylhaltige Salben;
  • Cignolinbehandlung (meist nur im Krankenhaus möglich);
  • Teer-UV-Behandlung nach Göckermann (S. 888);
  • PUVA-Behandlung (S. 888).
- *Rehabilitation und Lebensbewältigung.* Die Behandlung der Psoriasis braucht Ausdauer, Geschicklichkeit und Erfahrung. Sie ist ein chronisches Leiden, und die Patienten tragen oft schwer an ihrem Schicksal. Die Erfahrung, daß Menschen mit Hautveränderungen als unästhetisch oder ansteckend von der Umgebung zurückgewiesen werden, trifft sie hart. Darum haben Psoriasispatienten zur Selbsthilfe gegriffen und die *Psoriasis-Gesellschaften* (PG) gegründet.
  Kontaktadressen sind:
  • Deutscher Psoriasisbund e. V., Chilehaus A, Fischerwiete 2, D-2000 Hamburg 1.
  • Schweizerische Psoriasisgesellschaft, Lavaterstraße 61, CH-8000 Zürich.

40.4.3. Pyodermien

Eine entzündete Haut ist rasch eine mit Keimen besiedelte Haut, gleichsam eine „lebendige Kulturplatte". Dieses Wissen hat für die Maßnahmen der *Hygiene* größte Bedeutung (s. dazu Infektionswege und -ausbreitung S. 280 ff.).
Die häufigsten Pyodermien sind an die Hautanhangsgebilde gebunden:
- *Follikulitiden, Furunkel, Karbunkel.* Sie sind meist durch Staphylokokken hervorgerufene oberflächliche oder tiefe Gewebsinfektionen.

- *Erysipel* (Wundrose). Mit flammender Rötung der Haut und hohem Fieber einhergehende Streptokokkeninfektion.
- *Gasbrand,* hervorgerufen durch ein sporenbildendes anaerobes Stäbchen, das in die Wunde gelangt (Sekundärinfektion) und dort zu Gasbildung führt.
- *Abszesse, Phlegmonen* treten häufig als Mischinfektion auf. Der Abszeß hat die Tendenz, sich in die Tiefe auszubreiten, die Phlegmone ist flächenhaft. Sie sind Sekundärinfektionen in der Folge von Verletzungen, Eingriffen.

Krankheitszeichen und Pflegeprobleme

- Heftige Schmerzen;
- allgemeine Entzündungszeichen;
- Haut- und Gewebsveränderungen; je nach Erreger und Tiefe der Erkrankung führen sie zu *schwerem* Krankheitsverlauf (→ Intensivpflege).

Pflege- und Behandlungsplan

- Ruhigstellung des betroffenen Körperteils.
- Chemotherapeutika (je nach Erreger) allgemein und lokal.
- Antiseptische Maßnahmen (der Patient gilt als „septisch"; S. 297 f.).
- Wundpflege und Verbandwechsel (S. 378 ff.).

> **Beachte**
> Pyodermien im Bereich des *Gesichtes* sind für den Patienten eine große Gefahrenquelle. Bei Manipulationen besteht die Gefahr, daß die Keime über die tiefer gelegenen Venen in die Hirnvenen gelangen, wo sie die sehr gefährliche Thrombose des Sinus cavernosus erzeugen können.
> *Pflegemaßnahmen:*
> - sofortige Ruhigstellung:
>   • Bettruhe,
>   • flüssig-breiige Kost (Entlastung der Kaumuskulatur),
>   • Sprechverbot (Entlastung der Gesichtsmuskulatur),
>   • Vermeiden von brüsken, heftigen Bewegungen.
> - Der Arzt wird hohe Dosen von Antibiotika verordnen.

40.4.4. Mykosen

Erkrankungen der Haut durch Pilze oder pilzartige Erreger sind so häufig, daß sie als Volkseu-

che bezeichnet werden können. Sie unterscheiden sich nach dem klinischen Bild und nach der Art des Erregers. Die Besiedelung der Haut mit pathogenen Pilzen und Hefen führt nicht unbedingt zur Erkrankung, da eine *normale* und *trockene* Haut ausreichende Abwehr besitzt. Die Erkrankung ist in erster Linie von der Immunitätslage des Organismus abhängig. Eine Störung ist vor allem
- anlagebedingt (Mangel an Antikörpern),
- durch andere Krankheiten unterstützt (z. B. Diabetes mellitus),
- durch Medikamente gefördert (Antibiotika, Steroide, Zytostatika),
- durch starkes Schwitzen und undurchlässiges Schuhwerk begünstigt.

In allen diesen Fällen ist *gewissenhafte Hygiene* unerläßlich, um eine zusätzliche Infektion zu verhüten.

Unterteilung der Pilze in
- Fadenpilze:
  • Trichophyten (sie siedeln bevorzugt im Körperhaar und zwischen den Zehen),
  • Epidermophyten (typische Fußpilze),
  • Mikrosporonten (besiedeln behaarte und unbehaarte Stellen, selten Hautfalten und Nägel);
- Sproßpilze:
  • meist Candida albicans;
- Schimmelpilze.

Mykoseformen:
- oberflächlich mit geringer entzündlicher Reizung (Pityriasis versicolor und Mikrosporie);
- stärker entzündliche Reaktion (verschiedene Tineapilze, z. B. Tinea pedes);
- tieferreichende Entzündungserscheinungen (Trichophyten);
- Nagelmykosen;
- Candidainfektionen (Besiedelung der Mundhöhle, Körperfalten, Schleimhäute);
- Schimmelpilzerkrankungen (z. B. im Gehörgang).

Krankheitszeichen und Pflegeprobleme

Sie sind je nach Erreger und Lokalisation unterschiedlich.
Die häufigste Mykoseform ist die *Interdigitalmykose der Füße:*
- Mazeration zwischen den Zehen (Handinnenfläche und Füße);
- Rötung, Juckreiz → bakterielle Infektion;
- Schuppung (wie Psoriasisherde);

- breite Papeln; platzen sie → Nässen, Schmerzen.

Pflege- und Behandlungsplan

- *Infektionsbekämpfung:*
  • Chemotherapeutika *lokal,* z. B. Pevarylcreme, Daktarincreme, und *innerlich,* je nach Pilzart (S. 887 f.),
  • Farbstoffe (Pinselung, Bäder, z. B. mit Castellani-Lösung),
  • Schwefelpräparate hochprozentig.
- *Verhüten der Infektionsverschleppung:*
  • bei akuten Veränderungen feuchte Umschläge, Schüttelmixturen; man will eine rasche Abtrocknung erreichen;
  • peinliche Hygiene.
- Unterstützung des Gesundungswillens. Die Heilung ist eine Frage der Zeit, der Hygiene und der ausdauernden Behandlung.

40.4.5. Viruserkrankungen der Haut

Viren verursachen unterschiedliche Hautaffektionen, häufig entstehen warzige Tumoren oder Bläschen.
Sie sind Begleiterscheinungen bei Viruskrankheiten wie Masern, Röteln und Pocken. Zu den eigentlichen Hautkrankheiten gehören die *Warzen* (Verrucae), die verschiedenförmige Hautwucherungen verursachen. Sie haben eine hohe Spontanheilungstendenz, weshalb therapeutische Maßnahmen nur zurückhaltend angewendet werden sollen.
Die häufigsten viralen Hauterkrankungen sind *Herpesinfektionen.*

Herpes simplex

Der Typ I befällt die Haut, der Typ II die Genitalschleimhaut. Meist entstehen gruppierte, später gedellte Bläschen, die zu Rezidiven neigen. Sie treten bei herabgesetzter Immunitätslage auf (Auftakt zu Infektionskrankheiten), nach Traumen und Sonneneinstrahlung. Gefährlich ist die Beteiligung des Auges (Augenarzt!).
Therapeutisch stehen heute Viostatika zur Verfügung. Anwendung z. B. als Virunguent, Virexen. In schweren Fällen Acyclovir (Zovirax) als Injektion und Tabletten.
Symptomatisch können kühlende Salben angewandt werden: Vita-Merfen, Locacorten-Vioform-Paste.

Herpes zoster (Gürtelrose)

Halbseitige, schmerzhafte, gürtelförmig ange-ordnete Bläschen sind charakteristisch für den Herpes zoster (zoster, griech. Gürtel). Meist ist die Bläschenbildung streng einseitig, der Aus-breitung des Spinal- bzw. Kopfganglions ent-sprechend. Den Hautveränderungen gehen oft *Neuralgien* voraus, die besonders bei älteren Pa-tienten auch nach Abheilung (nach 2–4 Wochen) der Bläschen bestehen bleiben.

Der Herpes zoster tritt häufig im Zusammen-hang mit reduziertem Allgemeinzustand und/oder schweren Erkrankungen (insbesondere Ma-lignomen) auf.

Krankheitszeichen und Pflegeprobleme

- Vorstadium 3–5 Tage mit allgemeinem Krank-heitsgefühl und
- Temperaturanstieg.
- Neuritisartige Schmerzen können den Bläs-chen vorangehen oder gleichzeitig mit ihnen auftreten. Die Schmerzen sind extrem stark und andauernd.
- Anfängliche Hautrötung, dann Bläschenbil-dung.

Pflege- und Behandlungsplan

- Unterstützung der Vitalkraft (psychisch und physisch):
  - Ruhe, evtl. Bettruhe,
  - Vitamine B_1, B_6, B_{12}.
- Schmerzbekämpfung mit Analgetika.
- Schutz vor Zug und Kälte.
- Lokal austrocknende Behandlung mit Schüt-telmixturen.
- Virexen-Applikation im Frühstadium mildert den Krankheitsverlauf, auch treten Herpes-zoster-Neuralgien weniger häufig auf.
- Bei geschwächten, alten Patienten und bei im-munologischer Abwehrstörung Zovirax per os oder als Infusion.

40.4.6. Venerologische Erkrankungen

Man versteht darunter die im Gesetz zur Be-kämpfung der Geschlechtskrankheiten genann-ten Erkrankungen: die *Syphilis* (Lues), die *Go-norrhö*, das *Ulcus molle*, das *Lymphogranuloma inguinale* und das *Granuloma venereum*. Es han-delt sich um Krankheiten, die in erster Linie durch den Geschlechtsverkehr übertragen wer-den. Sie befallen aber nicht ausschließlich die Geschlechtsteile, können diese sogar aussparen. Auch andere Krankheiten können durch den Geschlechtsverkehr übertragen werden (Skabies-milbe, Filzlaus, Candida, Trichomonaden, AIDS), ohne daß sie zu den Geschlechtskrank-heiten gehören. Die *gesetzlichen Bestimmungen* sind für Arzt und Patient verbindlich. Vorausset-zung für die Handhabung ist aber immer die Ver-trauensbasis. Oft steht die Schwester oder der Pfleger dem Patienten menschlich näher als z.B. der Arzt. Es ist dann wichtig, daß unter Wahrung der Intimsphäre all jene Informationen weiterge-leitet werden, die einerseits für den Patienten, an-dererseits für den Arzt nötig sind, damit die the-rapeutischen Mittel zweckmäßig eingesetzt und die Lebensumstände des Patienten so gut wie möglich berücksichtigt werden können.

Gonorrhö

Die Erreger (gramnegative Gonokokken) befal-len den Urogenitaltrakt, den Cervix uteri und das Rektum, gelegentlich die Konjunktiven. In-kubationszeit 2–8 Tage.

Krankheitszeichen und Pflegeprobleme

Beim Mann:
- Infektion als akute eitrige Urethritis mit Bren-nen, Schmerzen, Ausfluß.

Bei der Frau:
- oft symptomlos,
- Urethritis mit unspezifischen Beschwerden.

Komplikationen, Folgen:
- Entzündungen der Adnexe,
- Sterilität,
- chronische Urethritis,
- Prostatitis.

Pflege- und Behandlungsplan

- Hohe Dosen Spectinomycin (Trobicin). Er-wünscht ist ein schnell ansteigender Initial-spiegel und Depotwirkung.
- Sorgfältige, peinliche Körperpflege, insbeson-dere der Genitalien.
- Verantwortliches Umgehen mit der Diagnose. Allzuleicht werden Patienten mit Geschlechts-krankheiten „stigmatisiert". Die Vorurteile und Verurteilungen sitzen tief im Denken und Empfinden der Gesellschaft. Auch wir sind diesen Gesetzen unterworfen und haben des-halb unsere *Verhaltensmotive* (und die Gesprä-che in der Pflegegruppe) daraufhin zu kontrol-lieren.

- Beobachten des Patienten, besonders zu Beginn der Behandlung, da eine Penizillinallergie (toxische Reaktionen mit hohem Fieber, Kreislaufkollaps) auftreten kann.
- Psychosoziale Hilfe und Stützung. Das setzt voraus, daß Bedürfnisse und Probleme wie auch Ressourcen erkannt und bei der Pflegeplanung berücksichtigt werden.

Syphilis (Lues)

Der Erreger ist das Treponema pallidum. Die Auseinandersetzung zwischen Organismus und Erreger erfolgt in Stadien, man spricht von einer Lues I, II und III (Tab. 40.3).

Pflege- und Behandlungsplan

Zusätzlich zum Obengenannten gilt:
- *Überwachung der Seroreaktionen* (TPHA-VDRL-Test) mit Titerbestimmung (der TPHA-Test ist zwar der beste Suchtest, ist aber für die Verlaufskontrolle nicht brauchbar, da der Titerverlauf über den Behandlungserfolg nichts aussagt).
- *Isolationsmaßnahmen* (nur für die 3 ersten Behandlungstage). Eine eigentliche Isolation ist nicht nötig, da der Erreger nur eine sehr kurze

Überlebenszeit hat. Trotzdem soll der Patient in den ersten 2–3 Tagen ein Einzelzimmer bekommen. Während dieser Zeit gelten folgende Vorsichtsmaßnahmen:
- Eßbesteck und Geschirr in Desinfektionslösung (Aldosan) einlegen.
- Möglichst wenig Manipulationen am Krankenbett (Patient soll in dieser Zeit sein Bett selber machen).
- Nach jeder Berührung mit Bett oder Patient Hände gründlich waschen, desinfizieren.

40.4.7. Ulcus cruris varicosum

Das Ulcus cruris ist ein Teilproblem innerhalb des *varikösen Symptomkomplexes* (s. Gefäßkrankheiten S. 646 ff.). Es tritt immer dann auf, wenn die Klappen in den geschädigten Venen insuffizient werden und das Blut aus den tiefen Venen ungehindert gegen die Oberfläche fließt. Es bilden sich rundliche Geschwüre (Blow-out-Ulzera), besonders in der Knöchelgegend. Auch eine Störung der arteriellen Versorgung und Stauungsödeme im Unterschenkel führen zu Ulzerationen und Erosionen der Haut. Sekundär werden die Geschwüre von Bakterien und Candida besiedelt.

Tabelle 40.**3**   Stadien der Syphilis

Infektion	Krankheitszeichen	Zeit des Auftretens nach der Infektion
1. Stadium Lues I	– Primäraffekt mit Erosion – Lymphknotenbefall – Ulzeration – Seroreaktion (TPHA oder FTA-Test)	3½ Wochen 4½–5 Wochen + ab 2. Woche
2. Stadium Lues II	– Allgemeinerkrankungen: Müdigkeit, Fieber, Lymphknotenschwellung – Exantheme makulös, später papulös – Abheilung ohne Narbenbildung – syphilitische Leukodermie	10 Wochen 4 Monate 5 Monate
Erste Latenz	erstes Rezidiv – zweite Latenz	
Tertiärstadium 3. Stadium Lues III	– typische, meist solitäre und asymmetrische Hautveränderungen (mit oder ohne Ulzeration), lokal als • papulosquamöse Syphilide • ulzerokrustöse Syphilide • tief ulzeröse Syphilide • Gumma = Knoten an allen Körperteilen (Gehirn, Aorta, Leber)	2–5 Jahre
Spätformen	– Neurosyphilis • Tabes dorsalis • progressive Paralyse – kardiovaskuläre Syphilis • Aortenklappeninsuffizienz • Aortenaneurysmen	

Pflege- und Behandlungsplan

Grundsätzlich gilt:

1. Behandlung der Varizen (S. 653 f.).
2. Behandlung der lokalen Hautschäden:
   - Säuberung des Ulkus, Entfernung von Nekrosen,
   - Bekämpfung der Infektion,
   - Maßnahmen zur Förderung der Granulation und Überhäutung,
   - Behandlung der umgebenden Haut.
3. Kompression mit Hilfe von Verbänden.

Reinigung und Infektionsbekämpfung. Zu Beginn müssen die meist schmierig belegten, sezernierenden, teils von Nekrosen bedeckten Ulzera gereinigt werden → Entfernung von Sekret, fibrinösen Belägen und Nekrosen:

- auf Enzymbasis mit Leukase, Iruxol, Fibrolan als Puder, Spray oder Salbe;
- mit Antiseptika: Kaliumpermanganat (als Bäder), Chloramin-, Dakin- oder NaCl-Lösung als Umschläge;
- physikalisch: Debrisan saugt kontinuierlich Wundsekret u. a. aus der Wunde;
- mechanische Entfernung von Nekrosen.

Granulationsförderung. In der zweiten Phase wird eine gesundgranulierende Ulkusfläche angeregt:

- granulationsfördernde Salben (Unguentolan, Riccovitan, Bepanthen);
- bei schlecht heilenden Ulzera Sonnenexposition, Quarzlampenbestrahlung;
- bei überschießender Granulation Silbernitrat (als Stift oder Lösung), Mercurochrompinselung, Wundpuder, Silberfolie.

Spezialverbände. Neben diesen allgemeinen Maßnahmen stehen heute auch eine Reihe von Fertigwundverbänden zur Verfügung, z. B.:

- der *Varihesive-Wundverband,* hydroaktiv-steril der Firma Convatec,
- der *Mesalet-Verband* in der Reinigungsphase und der *Ete-Verband* in der Granulationsphase der Firma Mölnlycke,
- die *Comfeel-Ulcus-Platte,* die aus einem hautähnlichen Material besteht, usw.

Die Firmen beraten gern und stellen entsprechende Literatur und Forschungsberichte zur Verfügung.

Hauttransplantation. Sobald eine saubere Wundfläche vorliegt, kann der Heilungsverlauf dadurch verkürzt werden (S. 896).

Pflege der Wundumgebung. Die umgebende Haut ist oft trophisch verändert und neigt zu Ekzembildung. Schutz wird erreicht durch:

- Anstriche von Farblösungen: Castellani-Lösung, Kristallviolett-Lichtgrün (darüber, nach Eintrocknen, Coldcreme einstreichen). Bei sehr angegriffener Haut Hydrocortison-Schüttelpinselung) oder Abdecken mit Zinkpaste.
- Locacorten-Vioform-Paste zur Ekzembekämpfung.
- 2- bis 3mal wöchentlich die umliegende Haut gut mit Öl (Erdnuß- oder Mandelöl) reinigen.

Vorgehen bei der Ulkuspflege (Abb. 40.2)

- Liegende Verbände sorgfältig lösen.
- Säuberung (Spülung, Umschläge, Bäder) nach Verordnung, gut und sorgfältig trocknen.
- Abdecken der Umgebung mit Farbstoff oder Paste (nicht dick auftragen).
- Applikation der Ulkusbehandlung.
- Abdecken mit Leinenläppchen oder Spezialkompresse. Bei nässendem Ulkus zusätzliche Polsterung, damit der Verband außen sauber und trocken bleibt.

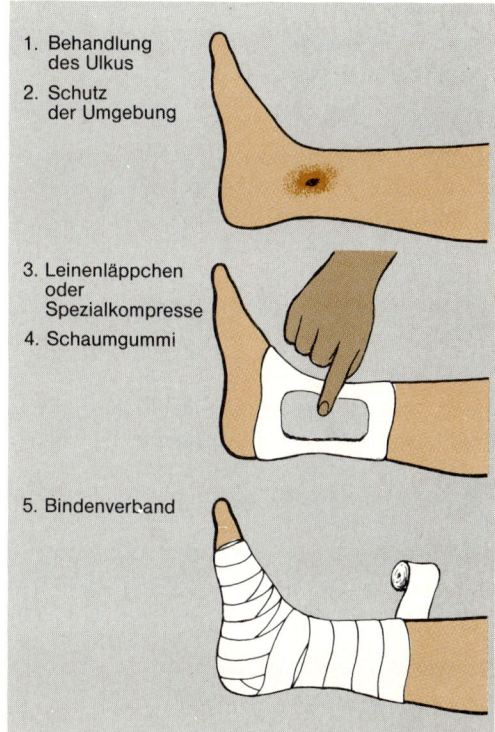

Abb. 40.2 Ulcus-cruris-Pflege mit Kompressionsverband.

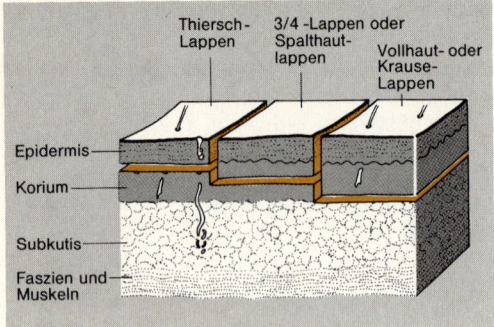

Abb. 40.3   Hauttransplantate. Schichtdicke.

- Bandagieren, zuerst mit Wegwerfbinde (diese bleibt über Nacht), dann mit 2 Ideal- oder Renovaridress-Binden. Der Verband bleibt in der Regel 24 Stunden liegen.

Beachte
- Das Einbinden der Beine ist die wichtigste Therapie zur Wiederherstellung der normalen Blutzirkulation und muß äußerst korrekt vorgenommen werden. Der Patient soll das Einbinden selber lernen, damit er unabhängig ist.
- Patient soll gehen, wenig liegen, nicht stehen. Beim Sitzen Beine hochlagern.
- Hochlagerung der Beine im Bett (kein Knieknick!).
- Die Umgebungshautpflege ist ebenso wichtig wie die Ulkuspflege selber, da die Haut nicht stabil ist.

40.4.8. Hauttransplantation

Die *Hautverpflanzung* erfolgt als Autoplastik (Eigenhaut) und als Fremdplastik (Homograft, Schweinehaut).

Bei der plastischen Chirurgie kennt man das gestielte Verfahren (Y-V-Plastik, Rollappen) und die *freie Verpflanzung*. Letztere kommt bei Hautdefekten infolge Ulzeration zur Anwendung.

Man unterscheidet den *Thiersch-Lappen*, den *Spalthautlappen* und den *Vollhautlappen* (Abb. 40.3). Transplantiert wird der epitheliale und teilweise der Koriumanteil der Haut. Häufig wird ein *Netzlappen* (Meshgraft) gebildet, indem ein kleiner Hautspaltlappen mittels Spezialgerät zu einem Netz verschnitten wird. So kann mit wenig Haut ein großer Defekt gedeckt werden.

Pflegemaßnahmen

- Entnahmestelle:
  präoperativ: gute Reinigung und Desinfektion,
  postoperativ: erster Verbandwechsel am 1. oder 2. Tag, dann Bepinseln, z. B. mit Mercurochrom, und offen lassen.
- Transplantationsstelle:
  präoperativ: Ulkus säubern (s. oben),
  postoperativ: Die gethierschte Stelle wird folgendermaßen gedeckt, von innen nach außen:
  • Gitterkompresse (Sofratüll oder Adaptic ohne Lanolin),
  • Leinenlappen,
  • Polster,
  • Bandage.
  Meist wird der Verband bis 10 Tage belassen.

40.5. Beurteilung von Wissen und Können in der Pflege

Fallstudie

Frau Y, 78 Jahre alt, wird in ziemlich verwahrlostem Zustand in die medizinische Klinik eingeliefert. Im Eintrittsbericht lesen Sie: „Alleinstehende Frau, die seit Jahren an einer Herzinsuffizienz leidet, hat in letzter Zeit den Hausarzt nicht mehr aufgesucht. Jetzt leidet sie an schwerer Atemnot, ist zyanotisch und hat Ödeme an den Beinen und in der Sakralgegend. Am linken Unterschenkel hat sie ein Ulcus cruris, das infiziert ist."
- Beschreiben Sie die Zusammenhänge (Herzinsuffizienz s. S. 627 f.).
- Listen Sie die offensichtlichen und potentiellen Pflegeprobleme auf.
- Planen Sie die Pflege für Frau Y (Ulcus-cruris-Behandlung S. 895 f.).

Weiterführende Literatur

Brehm, G.: Haut- und Geschlechtskrankheiten. Ein Lehrbuch für Krankenpflegeberufe, 4. Aufl. Thieme, Stuttgart 1982

Gümbel, D.: Ganzheitsmedizinische Hauttherapie mit Heilkräuter-Essenzen. Haug, Heidelberg 1984

Hildegard von Bingen: Das Große Gesundheitsbuch der hl.

Hildegard von Bingen. Ratschläge und Rezepte für ein gesundes Leben. Pattloch, München 1983

Korting, G. W.: Dermatologie in Praxis und Klinik, Bd. I. Thieme, Stuttgart 1980

Steigleder, G. K.: Dermatologie und Venerologie, 4. Aufl. Thieme, Stuttgart 1983

41. Hals-Nasen-Ohren-Bereich

Sequenzziel/Intention

Das weite Gebiet der Hals-Nasen-Ohren-Er-krankungen (HNO) kann in diesem Lehrbuch nicht umfassend abgehandelt werden. Schwestern/Pfleger, die sich für einen Einsatz auf dieser Abteilung entschließen, soll-ten sich durch entsprechendes Studium (s. weiterführende Literatur) zusätzliches Wis-sen erwerben. Die hier angebotene Einfüh-rung in das Gebiet der HNO hat zum Ziel, Ih-nen die Vielfalt dieses Fachgebietes aufzuzei-gen, insbesondere aber die Bedeutung der Pflege z.B. des hörbehinderten oder kehl-kopfoperierten Patienten. Sie sollen für die spezifische Eigenart dieser Pflege sensibili-siert werden, die Zusammenhänge verstehen und für einen Einsatz auf solchen Stationen vorbereitet werden, damit Sie die *Pflegepla-nung* (S.74ff.) bei HNO-Patienten überblik-ken können.

Dynamik des Pflegeprozesses

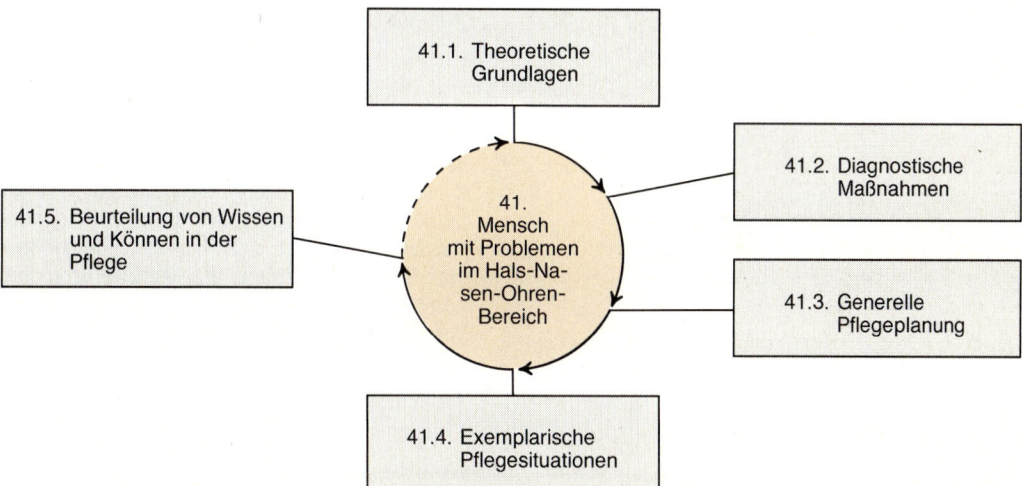

Prinzipien/Impulse

- *Hals-Nasen-Ohren-Bereiche* sind Ein-gangspforten des Organismus: Atemluft, Nahrung, Meldungen der Sinnesorgane – Gehör-, Gleichgewichts-, Geruchs-, Ge-schmackssinn u.a. – erreichen den Orga-nismus durch diese Pforten.
- Die *Sinnesorgane* vermitteln Informationen = Sinneserlebnisse sowohl über die Au-ßenwelt als auch über die Vorgänge im Körper selbst. Diese Sinneserlebnisse sind unmittelbar, mannigfaltig und mehrdimen-sional (bezüglich Zeit, Raum, Modalität, Qualität) und sind mitbestimmend für die Qualität von Erleben, Handeln, Sein und Sinn.
- Anthropologisch betrachtet ist der HNO-Bereich „ein unentbehrlicher Mittler von Seele zu Seele, von Geist zu Geist", ist al-so die Voraussetzung für jede *personale Begegnung* des Menschen. Denn nur „durch unsere Sinnessphäre vermögen Seele und Geist eines Du auf uns zu wirken . . ., durch Gebärde, Blick, Laut und Schrift vermögen wir ein Du zu erreichen".

41.1. Theoretische Grundlagen

41.1.1. Bezug zum Kreismodell

Die obigen Prinzipien zeigen die eindeutigen Zusammenhänge des HNO-Bereiches mit dem Du-Bereich. Das Kapitel 12, *Kommunizieren,* steht demnach in unmittelbarster Verbindung und muß dem Studium dieses Lernschrittes vorangehen. Die ATL *Essen und Trinken* (Kap. 6) sowie *Atmen* (Kap. 9) sind ebenfalls betroffene Berüh-

rungspunkte. Die Bereiche der Prinzipien – physiologisch-medizinisch,   personal-anthropologisch – sind sehr weit gespannt. Sie zeigen, wie tiefgreifend und verheerend Störungen auf den Menschen einwirken können. Die Pflege muß sich in erster Linie an diesen Zusammenhängen orientieren, so, wie es auf S. 84 f. aufgezeigt wird: *Prinzip → Folgerung → Forderung → Methode.* Grundlagenwissen zu *Pflegeplanung* finden Sie auf S. 74 ff.

41.1.2. Anatomie, Physiologie

Übersicht Nasen- und Halsbereich (Abb. 41.1)

Aufgaben der Nase:
- *Schutz der unteren Atemwege* durch
  - Beteiligung am Schluckakt, wobei sich der elastische Kehldeckel über den Eingang zur Trachea legt;
  - Hustenreflex.
- *Bildung der Stimme.* Die gespannten Stimmbänder werden durch die vorbeiströmende Luft in Schwingung versetzt → bei starker Spannung entsteht ein höherer Ton als bei mäßiger Spannung. Lange Stimmbänder (Männer) ergeben tiefere Töne als kurze (Frauen, Kinder). Die Lautstärke ist abhängig von der Stärke des Luftstroms. Durch die mitschwingenden Lufträume von Nase, Nebenhöhlen und Rachen bekommt die Stimme ihre charakteristische Klangfarbe. Die verschiedenen Vokale werden durch Veränderung der Rachenweite gebildet. Abb. 41.2 zeigt das Zusammenwirken der am Sprechen beteiligten Organe.

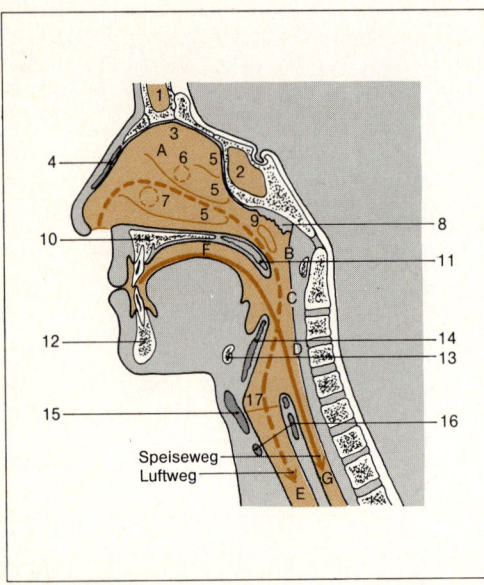

Abb. 41.1   Schnitt durch Nasen-, Mund- und Kehlkopfregion. --→Luftweg, →Speiseweg. Bezeichnen Sie die Strukturen 1–17 und die Räume A–G (S. 945).

Übersicht Ohrbereich (Tab. 41.1)

Tabelle 41.1

Lokalisation		Funktion	Erkrankung
Äußeres Ohr	Ohrmuschel Gehörgang		*Schalleitungs*schwerhörigkeit (meist medikamentös oder chirurgisch heilbar)
Mittelohr	Trommelfell Gehörknöchelchen	Schalleitung und -verstärkung	
Innenohr	Schnecke Labyrinth Hör- und Gleichgewichtsnerv	Schalltransformation Gleichgewichtsorgan	*Schallempfindungs*schwerhörigkeit (nur Hörapparat, nicht heilbar) Gleichgewichtsstörungen
Hörbahn	Hirnbahnen und Hirnzentren	Verarbeitung der akustischen Information	

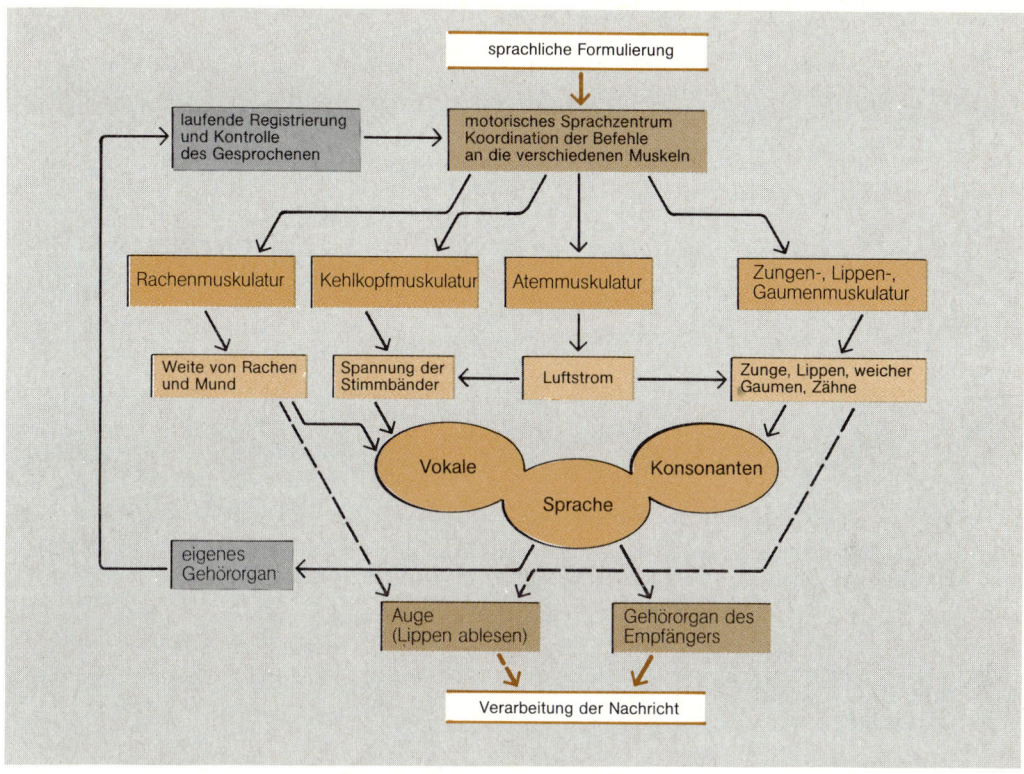

Abb. 41.2   Zusammenwirken der am Sprechen beteiligten Organe.

41.2. Diagnostische Maßnahmen

41.2.1. Ohrdiagnostik

Hörprüfungen

Lautstärke eines Tones (Amplitude) und Tonhöhe (Frequenz) sind definierte Meßgrößen. Die Intensität wird in *Dezibel*(dB), die Höhe in *Hertz* (Hz) ausgedrückt. Die Fähigkeit des Hörens kann somit gemessen werden = Hörprüfung.
Die Hörprüfung setzt einen schallgedämpften Raum voraus. Sie umfaßt in der Regel:
- *Prüfung* des *Sprachgehörs* durch einfaches Sprechen und Nachsprechenlassen von zweisilbigen Zahlworten aus verschiedener Distanz; sodann mit Hilfe der Flüstersprache die *Hörweitenbestimmung;*
- *Stimmgabeltest;* er gibt Aufschlüsse über den mutmaßlichen Sitz der Hörstörung (Versuche nach Weber, nach Rinne);

- *Tonaudiometrie* = Hörschwellenmessung für Luft- und Knochenleitung = Schwellenaudiometrie.
Differenziertere Verfahren sind u. a. die
- *überschwellige Audiometrie* Lautheitsausgleichprüfung oder die Geräuschaudiometrie;
- *Sprachaudiometrie;* es handelt sich dabei um eine verfeinerte Hörweitenbestimmung und um eine Prüfung des Sprachverständnisses. Ausschlaggebend ist nicht die Distanz, aus der noch gehört wird, sondern die Intensität des Hörens von standardisierten 4silbigen Zahlen und Einsilbenwörtern.

Gleichgewichtsprüfung

Die Gleichgewichts- oder Vestibularisprüfung erfordert einen abgedunkelten Raum. Geprüft wird die Fähigkeit der Aufrechterhaltung des Gleichgewichts beim Stehen, Gehen, Bewegen und in verschiedenen Lagen.
- Bei Dreh- und Pendelbewegungen können *Unsicherheitsgefühl, Schwindelerscheinungen*

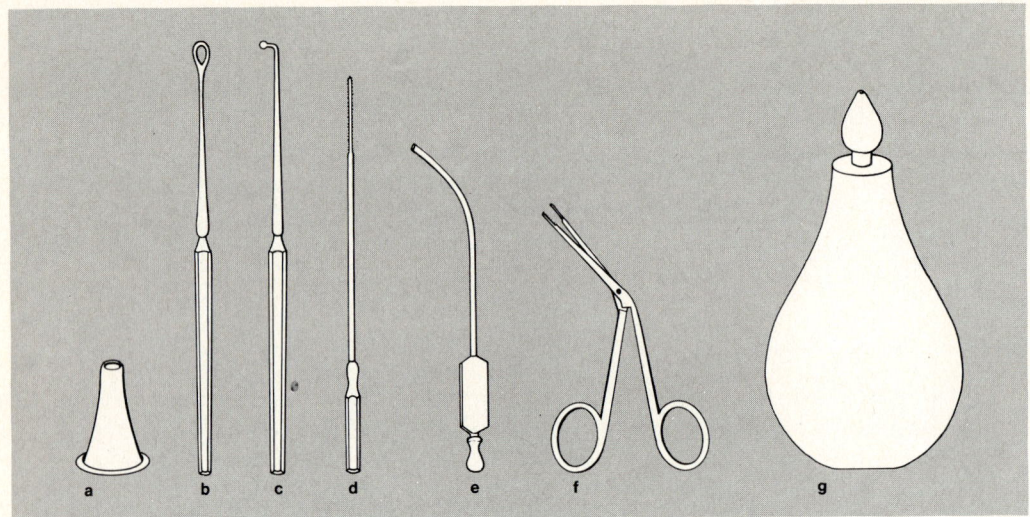

Abb. 41.**3a–g**   Standard-Instrumente zur Ohrenuntersuchung. **a** Ohrtrichter, **b** Zerumenöse (Kürette), **c** Ohrhäk-chen, **d** Ohrwatteträger (gerieft), **e** Ohrsauger, **f** Ohrtamponzange, **g** Pollitzer-Ballon mit Olive.

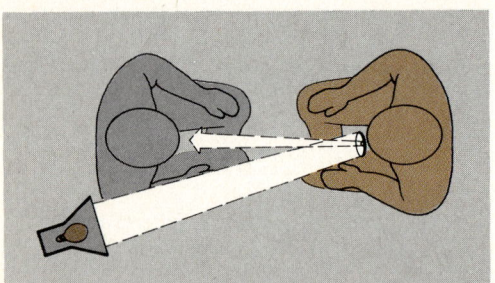

Abb. 41.**4**   Die Untersuchungslampe steht rechts vom Patienten. Der Stirnreflektor des Untersuchenden bün-delt die Lichtstrahlen und reflektiert sie in Richtung Pa-tient.

und andere Mißempfindungen diagnostisch erfaßt werden.
- Eine Zusatzprüfung ist die *Untersuchung der Nystagmen.* Nystagmus = ruckartige Bewe-gung beider Augen (bei Erkrankung der Gleichgewichtsorgane und deren Steuerzen-tralen).

Instrumentelle Untersuchungen

Standard-Instrumentarium (Abb. 41.3)

- Ohrtrichter verschiedener Größe aus Metall oder Kunststoff zur Inspektion von Gehör-gang und Trommelfell;

- Ohrtamponzängchen, knieförmig abgebogen oder
- Kniepinzette zur Manipulation im Gehör-gang;
- Sauger, leicht abgebogen, zum Absaugen von Sekret und Schuppen;
- Häckchen, Küretten zur Entfernung von Haut-schuppen, Ohrschmalz und kleinen Fremd-körpern; Watteträger zur Sekretentfernung;
- feine Silbersonden zum Betasten der Struktu-ren.

Ergänzende Instrumente zur orientierenden Tu-benfunktionsprüfung und zur Luftdusche des Mittelohres durch die Ohrtrompete sind
- Pollitzer-Ballon mit Oliven verschiedener Größe;
- Hörschlauch, Tubenkatheter;
- Ohrenspritze mit Gummiball.

Der *Besichtigung des Trommelfells* dient die
- Otoskopie = Spiegelung und die
- Lupenbesichtigung.

Die Beleuchtungsvoraussetzung für die Besichti-gung ist aus Abb. 41.4 ersichtlich.

Röntgenuntersuchungen

Prinzip und *Durchführung* s. Kap. 20.
Ohrenspezifisch sind:
- Standardaufnahmen des Schläfenbeins (nach Schüller und Stenvers),
- Schichtaufnahmen (Tomographie).

41.2.2. Nasen- und Nebenhöhlendiagnostik

Prüfung des Riechvermögens

Die *Geruchsprüfung* gibt Auskunft über die quantitative und qualitative Leistungsfähigkeit des Geruchssinnes. Bei der *Riechprobe* (qualitative und halbquantitative Messung) werden dem Patienten verschiedene bekannte Riechstoffe vor die Nasenöffnung gehalten (die Stoffe müssen in regelmäßigen Abständen erneuert werden).
Bereitzuhalten sind Fläschchen mit
- Vanillin, Lavendelöl;
- Holzteer, Terpentinöl;
- Kaffeepulver;
- Essigsäure, Salmiak.

Instrumentelle Untersuchung

Standard-Instrumentarium

- Stirnreflektor oder Stirnlampe zur Beleuchtung;
- Nasenspekulum zum Spreizen der Nasenflügel;
- Sonden, Sauger, Watteträger wie zur Ohruntersuchung.

Zum Abschwellen der Nasenschleimhaut werden bei der Untersuchung evtl. abschwellende Mittel (als Spray, Tropfen, Pinselung) in die Nase gegeben.

Besichtigung der Nase

- *Vorderer Naseneinblick* = Einblick in die Nasenhaupthöhle. Dazu braucht der Arzt die obenerwähnten Gegenstände.
- *Hinterer Naseneinblick* (Nasenrachen, Nasenhöhlen- und Tubenöffnungen). Es wird zusätzlich ein langer Spiegel (Postrhinoskop) und ein Zungenspatel gebraucht (Abb. 41.5).
- Nasen-Rachen-Endoskopie. Nach Einführen eines kurzen Endoskopes durch die Nase kann der Nasen-Rachen-Raum besichtigt werden.
- *Kieferhöhlenendoskopie* (Sinuskopie) = Einblick in die Kieferhöhle.
  Die beiden letzten Untersuchungen erfordern eine Anästhesie der Nasen-Rachen-Schleimhaut.
- *Diaphanoskopie* = Ausleuchten von Kieferhöhle, Siebbeinzellen und Stirnhöhle mit Glühlampe.

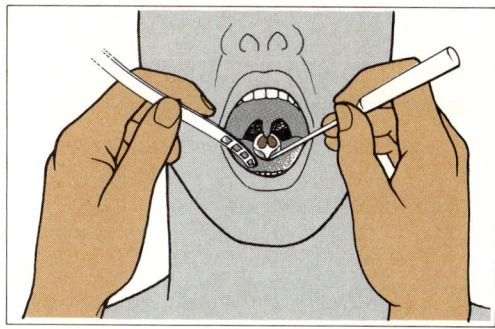
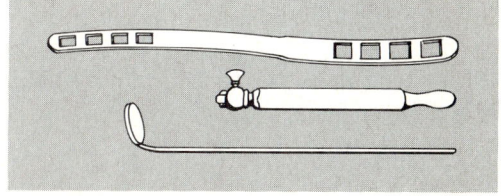

Abb. 41.**5** Hinterer Naseneinblick und Nasen-Rachen-Untersuchung (Postrhinoskopie). Im Spiegel werden die Rückseite des Zäpfchens und die beiden hinteren Nasenöffnungen (Choanen) sichtbar. Darunter Instrumente: Zungenspatel nach Brünings, Nasen-Rachen-Spiegel mit aufschraubbarem Handgriff (nach *Fleischer*).

Röntgenuntersuchungen

Zur Abbildung des Gesichtsschädels mit seinen Nebenhöhlen eignet sich vor allem die
- *halbaxiale Aufnahme* (Röntgenstrahl vom Hinterhaupt kommend → auf dem Bild erscheinen die Nebenhöhlen beider Seiten);
- *Tomographie* zum Nachweis von ausgedehnten Frakturen und Tumoren.

41.2.3. Rachen und Kehlkopf

Beim *Sprechen* sind viele Organe beteiligt, u. a.
- zentrales Nervensystem (ZNS),
- Gehör,
- Rachenorgane,
- Kehlkopf.

Die *Untersuchung* und *Behandlung* von Stimm-, Sprech- und Sprachstörungen sind demnach nicht organgebunden. Es handelt sich um Spezialbereiche, die *Phoniatrie* und die *Logopädie*.
Sprachstörungen treten auf bei Hörschäden, Hirnkrankheiten sowie bei psychisch-geistiger Beeinträchtigung.
Sprechstörungen bei Schäden an Zunge, Lippen, Gaumen, Rachen, Nase.

Stimmstörungen bei Erkrankungen, Über- oder Fehlbelastung des Kehlkopfs.

Untersuchungen des Rachens

Der *Mundrachen* wird entsprechend dem Nasenrachen (s. oben) inspiziert. Sagt der Patient „A" hebt sich der Gaumen, die Zunge senkt sich, dadurch wird die Sicht verbessert. Zur Beurteilung der *Gaumenmandeln* benötigt der Arzt zusätzlich einen stumpfen Spatel.

Kehlkopfspiegelung

Indirekte Laryngoskopie. Der Kehlkopf wird mit Hilfe des in den Rachen eingeführten *Kehlkopfspiegels* betrachtet.

Instrumentarium

- *Kehlkopfspiegel* verschiedener Größe zur Inspektion des unteren Rachenabschnittes und des Kehlkopfes;
- *Läppchen* aus Leinen oder Einwegmaterial zum Heraushalten der Zunge;
- *Kehlkopfwatteträger* lang, gebogen, zum Aufpinseln von Oberflächenbetäubungsmitteln oder ätzenden Lösungen;
- *Kehldeckelhalter* (nach Reichert) zum Hochhalten eines überhängenden Kehldeckels, da sonst die Sicht auf die Stimmbänder verdeckt ist.
- Die *direkte Laryngoskopie* wird mittels Laryngoskop durchgeführt (s. dazu Intensivpflege S. 574 f.). Unter Vorsetzen eines Operationsmikroskopes können gleichzeitig kleinste chirur-

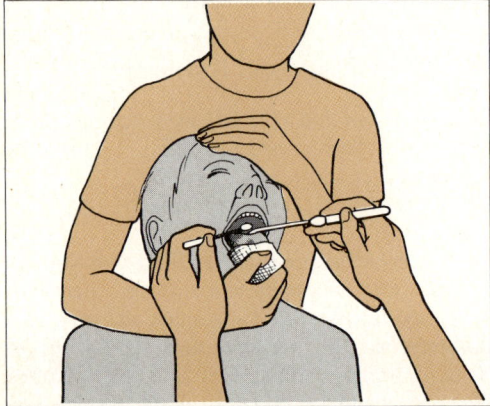

Abb. 41.**6** Hilfestellung bei der Kehlkopfspiegelung, gleiche Hilfeleistung auch bei der Kehlkopfprobeexzision im Sitzen (nach *Fleischer*).

gische Eingriffe vorgenommen werden = *Kehlkopfmikrochirurgie.*
- *Gewebeentnahmen* (Probeexzisionen) können während der direkten und indirekten Laryngoskopie vorgenommen werden. Es werden zusätzlich ein Exzisionsinstrument (Kehlkopfzange, Kürette) und ein Fixierröhrchen gebraucht.

Durchführung

- Die *direkte Laryngoskopie* wird meist am liegenden Patienten in Vollnarkose, evtl. in Lokalanästhesie, durchgeführt.
  Die *Vorbereitung* und *Nachsorge* entsprechen derjenigen einer Allgemeinnarkose (S. 476 f.). Unter besonderer Beachtung der Atmung → Atemnot!
- Die *indirekte Laryngoskopie* wird am sitzenden Patienten ausgeführt, fast immer ambulant (Sprechstunde; Unterstützung des Patienten s. Abb. 41.**6**):
  - *Oberflächenbetäubung* (wenn nötig): Das Anästhetikum wird mit Watteträger oder Zerstäuber auf die Schleimhaut gebracht (z. B. 1%ige Pantocainlösung).
  - *Erwärmung* des *Kehlkopfspiegels,* damit ein Beschlagen des Spiegels durch die feuchtigkeitsgesättigte Atemluft verhindert wird → Spiegelfläche ca. 1 Sekunde über Wärmequelle halten.
  - *Zunge* mit einem Läppchen fassen, herausziehen. Sie wird vom Patienten oder von einem hinter dem Patienten stehenden Helfer gefaßt (Abb. 41.**6**).
  - *Biopsiematerial* wird sogleich in eine Fixierlösung gegeben und umgehend zur Untersuchung gebracht.
  - *Nachsorge:* Nahrungskarenz während 2 bis 4 Stunden, falls anästhesiert wurde. Der Patient soll während dieser Zeit überwacht werden.

41.3. Generelle Pflegeplanung

Es sei auf die allgemeinen Ausführungen S. 74 ff. u. 587 f. verwiesen.

41.3.1. Situationseinschätzung

Es ist nicht so, wie häufig angenommen wird, daß die Pflegeprobleme auf HNO-Stationen klein und leicht zu bewältigen sind. Zwar gibt es

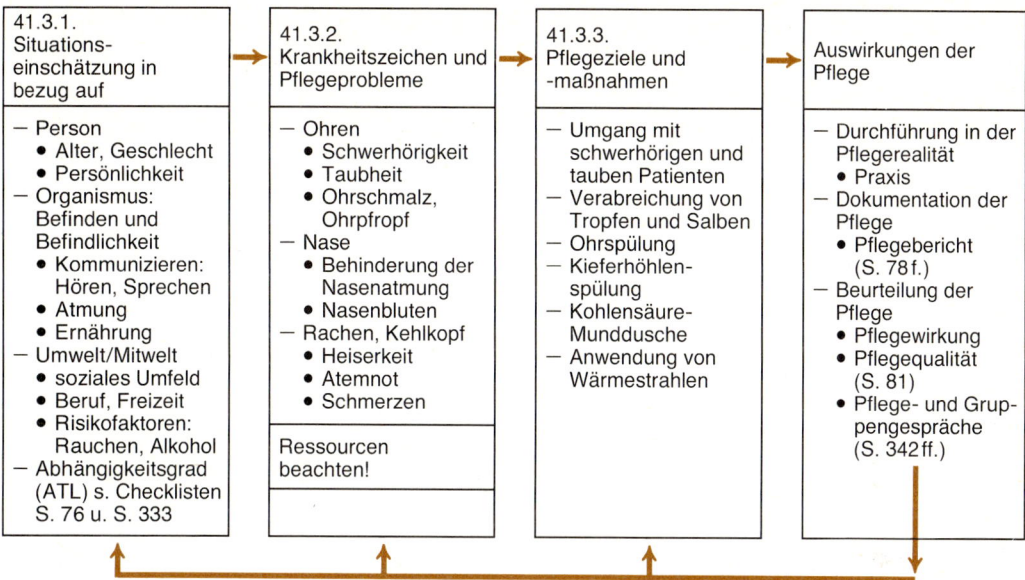

41.3.1. Situationseinschätzung in bezug auf	41.3.2. Krankheitszeichen und Pflegeprobleme	41.3.3. Pflegeziele und -maßnahmen	Auswirkungen der Pflege
– Person • Alter, Geschlecht • Persönlichkeit – Organismus: Befinden und Befindlichkeit • Kommunizieren: Hören, Sprechen • Atmung • Ernährung – Umwelt/Mitwelt • soziales Umfeld • Beruf, Freizeit • Risikofaktoren: Rauchen, Alkohol – Abhängigkeitsgrad (ATL) s. Checklisten S. 76 u. S. 333	– Ohren • Schwerhörigkeit • Taubheit • Ohrschmalz, Ohrpfropf – Nase • Behinderung der Nasenatmung • Nasenbluten – Rachen, Kehlkopf • Heiserkeit • Atemnot • Schmerzen Ressourcen beachten!	– Umgang mit schwerhörigen und tauben Patienten – Verabreichung von Tropfen und Salben – Ohrspülung – Kieferhöhlenspülung – Kohlensäure-Munddusche – Anwendung von Wärmestrahlen	– Durchführung in der Pflegerealität • Praxis – Dokumentation der Pflege • Pflegebericht (S. 78 f.) – Beurteilung der Pflege • Pflegewirkung • Pflegequalität (S. 81) • Pflege- und Gruppengespräche (S. 342 ff.)

die Patienten, welche für kleine und kleinste Eingriffe auf die Station eintreten. Jeder Patient bringt aber sich selber mit, seine Biographie, Probleme, Sorgen usw. – der Eingriff ist ein Einschnitt in sein Leben und daher immer wichtig, nie einfach klein. Daneben handelt es sich hier stets um Eingriffe, die die Sinneswelt, die Sprache, die Nahrungsaufnahme, die Atmung und das sichtbare Äußere des Patienten betreffen. Die Routine, der „immer gleichen Operationen" darf den Blick auf diese Dimension nicht verstellen. Daneben gibt es aber auch jene Patienten, die mit der Last einer lebensverändernden Diagnose, z. B. für eine Kehlkopfresektion, ins Krankenhaus eintreten (mit dieser speziellen Situation werden wir uns auf S. 916 ff. noch näher befassen). Die Anforderungen, die dann an die Pflegegruppe gestellt werden, sind enorm. Die Situationseinschätzung hat sich demnach zu orientieren an der

☐ organischen/medizinischen Ausgangslage,
☐ Befindlichkeit, dem Befinden und der Lebenssituation,
☐ psychologischen Belastung bzw. Belastungs und Verarbeitungsfähigkeit des Kranken,
☐ sozial-rehabilitativen Situation.
☐ usw.

41.3.2. Krankheitszeichen und Pflegeprobleme

Ohren

Schwerhörigkeit

Die Zahl der Schwerhörigen und Ertaubten steigt in der immer lauter werdenden Umwelt an. Schwerhörigkeit ist für den Arzt ein medizinisches Problem, für den Patienten eine schwere Behinderung bzw. ein Verlust (s. dazu S. 352 f.), für die Mitwelt, insbesondere für die im Gesundheitsdienst tätigen Personen, eine nicht immer leichte Aufgabe. Je nach Ursache ist für den betroffenen Patienten nach entsprechender Therapie eine Heilung möglich, für die meisten aber bedeutet sie ein Dauerzustand, eine Beeinträchtigung, die ihr ganzes Leben verändert, und ein Leiden, das für den Du-ausgerichteten Menschen nur schwer akzeptierbar ist.
Der Arzt unterscheidet (je nach Ursache)
- die *Schalleitungsstörung* infolge Ohrschmalzpfropfes, Gehörgangsentzündung, Tubenkatarrh, Mittelohrentzündung, Otosklerose u. a.;
- die *Schallempfindungsschwerhörigkeit*. Sie ist durch äußere Einflüsse verursacht (Lärmeinwirkung, ohrschädigende Medikamente, z. B. Streptomycin). Sie kann aber auch eine Folge von Tumoren, Ménière-Krankheit, eines Hörsturzes oder angeboren sein. Am häufigsten

handelt es sich um ein degeneratives, nicht rückgängig zu machendes Altersleiden = *Altersschwerhörigkeit*.

Schwerhörigkeit muß erfaßt, abgeklärt und wenn möglich behandelt werden. Dies gilt ganz besonders im *Kindesalter*. Sofern mit medizinischen Maßnahmen nichts erreicht werden kann (insbesondere bei Altersschwerhörigkeit), muß eine apparative Versorgung erwogen werden (S. 906).

Ein großer Teil der Schallempfindlichkeitsstörungen ist mit *Ohrengeräuschen* (Tinnitus) verbunden. Sie sind die unangenehmsten Begleiterscheinungen der Schwerhörigkeit und werden vom Betroffenen häufig schlechter ertragen als die Höreinbuße selber. Dauernde Ohrengeräusche können einen Menschen auf die Dauer zermürben, sie lösen Ängste aus (z. B. vor einem Hirnschlag) und haben die Tendenz, die Gedanken und Gefühle zu absorbieren. Die Folge davon sind Beziehungsprobleme → Isolation und Mißtrauen → Rückzug auf die Hör- bzw. Geräuschprobleme → noch größere Beziehungsprobleme: ein Circulus vitiosus, der nur durch helfende, klärende Gespräche durchbrochen werden kann.

Taubheit

Die Taubheit *beim Kind* muß anders gesehen werden als die Taubheit eines Menschen, der erst im späteren Leben oder im Alter taub geworden ist. Ohne Gehör erlernt das Kind die Sprache nicht. Ohne Sprache fehlt ihm ein wesentliches Merkmal des Menschen. Es bleibt intelligenzmäßig und seelisch retardiert (Probleme, die für das Kind, die Eltern und die Betreuer enorm sind und riesigen Einsatz verlangen). Der *erst später Ertaubte* muß eine ungeheure Umstellung durchmachen. Mit dem Verlust des Hörvermögens verliert der Mensch die bis anhin vertraute und gewohnte Verständigung mit den Mitmenschen. Nicht immer gelingt die Umstellung auf die anderen Sinne (Sehen, Tasten) bzw. das optimale Freisetzen von Ressourcen und Anpassungsmechanismen. Bleibt das Kompensationsvermögen aus, sind häufig Resignation, Isolation und schwerwiegende seelische Einsamkeit die Folge. Dazu kommt, daß die Mitwelt im allgemeinen gerade dieser Behinderung gegenüber weniger Toleranz und Einfühlungsvermögen zeigt als z. B. für Blinde. Taube und Schwerhörige werden „übersehen", „ignoriert", häufig sogar als „dumm und unverständig" abgeschoben.

Es ist für den Gesunden schwer, das harte Los des Ertaubten zu ermessen. Da auch das sponta-

ne Mitgefühl erschwert ist, soll dem Lernenden *Gelegenheit zur Selbsterfahrung* ermöglicht werden durch

- Testen des eigenen Hörens;
- Simulieren des Verlusts (z. B. mit Wachskugeln im Ohr) in der Spiel- und Übungssituation;
- Auswerten der gemachten Erfahrungen mit dem Ziel der Sensibilisierung für die großen Probleme des Hörbehinderten und Ertaubten.

Ohrschmalz, Ohrpfropf

Das von den Talg- und Ohrschmalzdrüsen des Gehörgangs gebildete bräunliche, wachsartige Ohrschmalz entleert sich normalerweise in kleinen Schüppchen. Bei übermäßiger Produktion kann es sich zu *Pfropfen* ansammeln und schließlich den Gehörgang verschließen. Es entsteht eine *Schalleitungsschwerhörigkeit*, gelegentlich verbunden mit *Ohrensausen*. Die Behandlung besteht im Ausspülen des Gehörgangs (S. 908). Für viele Patienten ist der Ohrpfropf ein sich wiederholendes Leiden, das mit Gefühlen von Scham und Peinlichkeit verbunden ist. Sie bringen den Ohrpfropf mit mangelnder Hygiene in Zusammenhang und fühlen sich schuldig. Ein klärendes Gespräch kann eine enorme Hilfe bedeuten und unnötige Probleme beheben.

Nase

Behinderung der Nasenatmung

Eine intakte Nasenatmung dient der Erwärmung, Befeuchtung und Säuberung der Einatmungsluft. Sie kann deshalb auf die Dauer nicht durch die Mundatmung ersetzt werden, ohne schädliche Auswirkungen zu haben. Die Störung der Luftdurchgängigkeit der Nase ist auch ein psychologisches Problem. Eine „verstopfte Nase" verursacht Mißempfindungen, der Mensch fühlt sich gestört, nicht intakt, krank. Ursachen der Behinderung der Nasenatmung sind

- *sporadisch auftretende Störungen:* der Schnupfen (Virusinfektion), die Rhinopathie (oft infolge Allergenen, z. B. als Heuschnupfen);
- *organische Veränderungen:* Nasenpolypen, Tumoren, Verkrümmung der Nasenscheidewand, vergrößerte Rachenmandeln u. a.

Alle diese Störungen können Anlaß oder Auslöser einer *Sinusitis* (Nebenhöhlenentzündung) sein (S. 913 f.).

Nasenbluten

Nasenbluten (Epistaxis) kann eine harmlose, flüchtige Erscheinung oder Begleitzeichen von ernsten Erkrankungen sein. Da die Nasenschleimhaut viele oberflächlich gelegene Blutgefäße hat (feinste Äderchen, die platzen können), tritt Nasenbluten auf bei
- erhöhter Blutungsneigung (hämorrhagische Diathese), Antikoagulation;
- erhöhtem Blutdruck, Arteriosklerose, Herz- und Nierenkrankheiten;
- vermehrter Blutgefäßfüllung bei Infektionskrankheiten (Scharlach, Masern, Grippe).

Patienten, die zu Nasenbluten neigen, müssen die einfachen blutungshemmenden Maßnahmen kennen und anwenden können:
- Sitzen, Beine tief lagern; dadurch kann der Blutdruck im Kopfbereich gesenkt werden.
- Kalte Kompresse oder Eiskrawatte auf den Nacken legen → reflektorische Kontraktion der Schleimhautgefäße.
- Nasenflügel der blutenden Stelle fest mit dem Finger an die Nasenscheidewand pressen → Kompression der Gefäße.

Eine anhaltende Blutung bedarf der ärztlichen Therapie: blutstillende Medikamente, Ätzen der Schleimhaut, Tamponade der Nase (Austamponieren mit Mullstreifen, Einführen eines speziellen Tampons (Bellocq-Tamponade durch den Mund in den Nasenrachen).

Obwohl Nasenbluten bei einem sonst Gesunden selten ein dramatisches, lebensbedrohliches Ereignis ist, löst es Angst, Sorge und Unruhe aus. Wenn diese Faktoren nicht durch Ruhe und Sicherheit vermittelnde Betreuer gemindert werden, können sie tatsächlich die Blutung verstärken (der Blutdruck steigt an → die Blutung verschlimmert sich).

Rachen, Kehlkopf

Heiserkeit

Die Heiserkeit ist häufig ein Zeichen einer Entzündung der Schleimhaut des Rachens oder des Kehlkopfes. *Es ist das erste und einzige Frühsymptom zur Erfassung eines Kehlkopftumors.* Je nach Schwere der Mitbeteiligung des Stimmapparates erscheint sie in allen Abstufungen von leicht „belegter" Stimme über Schwierigkeiten bei der Tongebung bis zur völligen *Tonlosigkeit.* Forciertes Sprechen führt zu einer schädigenden Überbeanspruchung des Stimmapparates, weshalb oft striktes Sprechverbot zur Ruhigstellung

der Stimmbänder notwendig ist. Zum Problem der Stimmlosigkeit (Verlust der Stimme), z. B. nach Kehlkopfentfernung, s. S. 917 f.

Atemnot

Eine Verlegung oder Verengung des Rachen-Kehlkopf-Bereiches führt immer auch zu Atembehinderung, Ateminsuffizienz oder sogar zum Atemstillstand (s. dazu und zu den entsprechenden Soforthilfemaßnahmen Kap. 27, S. 568 ff.).

Schmerzen

Schmerzen im Bereich des *Gesichtes* sind häufig unerträgliche Schmerzen. Sie werden intensiver wahrgenommen, stärker empfunden und rascher mit Gefühlen von Bedrohung und Angst belegt, als dies bei den anderen Körperregionen der Fall ist. Schmerzäußerungen sind zudem immer Alarmzeichen und bedürfen der Abklärung (Schmerz S. 351 ff.).

41.3.3. Pflegeziele und -maßnahmen

Je nach Situation handelt es sich um ein kurzzeitiges oder andauerndes Leiden mit entsprechender Pflege:
- *Kurzzeitziele* bei Patienten, bei denen durch eine chirurgische oder medikamentöse Therapie Heilung oder doch Besserung des Zustandes erreicht werden kann.
  Die *Pflegemaßnahmen unterstützen* die *Behandlung:* Ausführen von Therapien, Schaffen der heilungsfördernden Bedingungen, Verhüten von Komplikationen, Unterstützen der (vorübergehend) eingeschränkten oder ruhigzustellenden ATL, Stützung der psychischen Kräfte usw. Standardisierte Pflegepläne sind eine gute Orientierungshilfe (s. dazu Tab. 41.2 u. 41.3).
- *Langzeitziele* sind bei Patienten mit bleibender Schädigung notwendig, bei Hörschädigung, bei Kehlkopfverlust u. a.
  Die *Pflegemaßnahmen* sind in erster Linie *stützender und fördernder* Natur. Die Schwerpunkte liegen in der *Begleitung* und *Betreuung:* Information über „Leben mit der Behinderung", Einüben neuer Fertigkeiten (z. B. Kommunikationsverhalten). Umgehen mit Hilfsmitteln, Verarbeitung von Verlustgefühlen, Lebensbewältigung und Sinnfindung. Impulse und Hilfe bieten die Kapitel 12 u. 13.

Im folgenden sind die wichtigsten HNO-spezifischen Maßnahmen beschrieben.

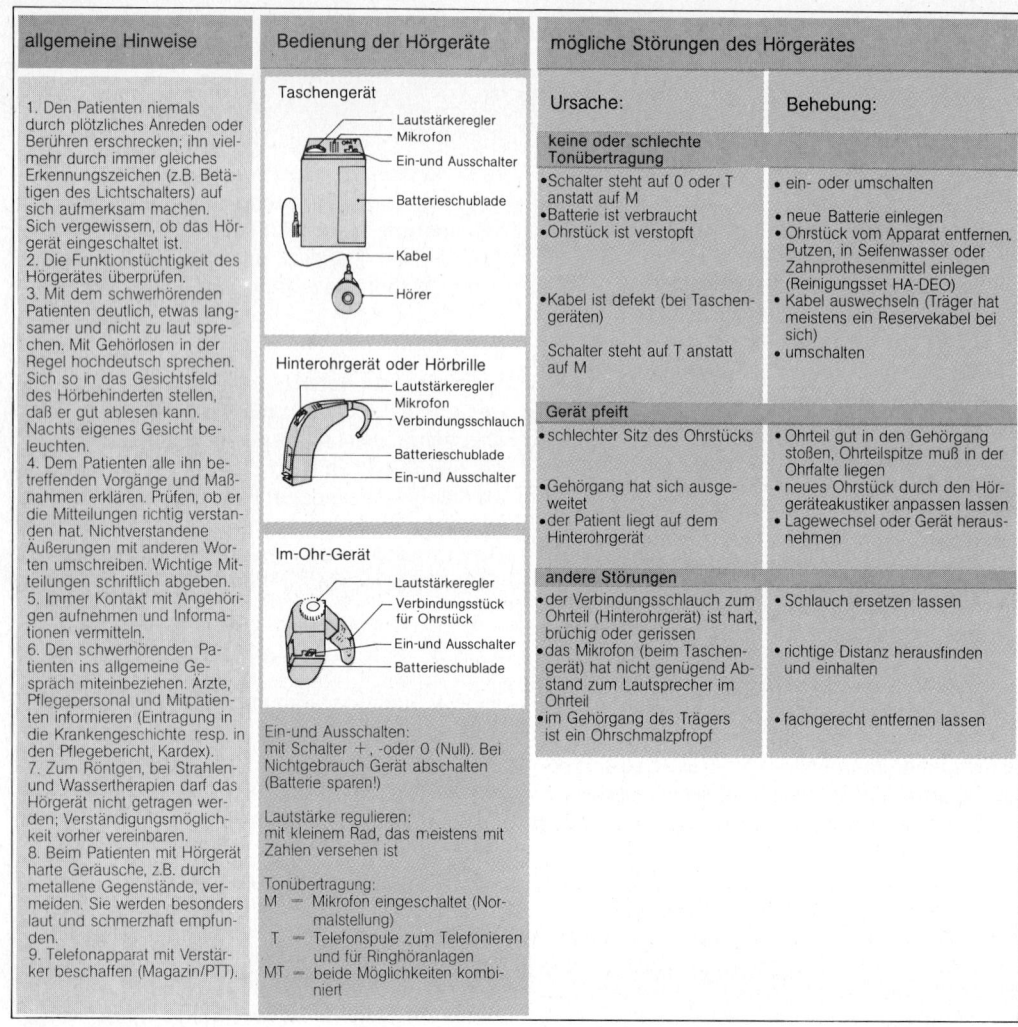

Abb. 41.7   Merkblatt der Schweizerischen Schwerhörigenvereine.

Umgang mit schwerhörigen und tauben Menschen

Es ist das Verdienst der *Schwerhörigenverbände* und *-vereine,* daß in den letzten Jahren zunehmend helfende Öffentlichkeitsarbeit geleistet wurde: für die Betroffenen selbst, für die Angehörigen, Schüler, Jugendlichen und ganz besonders für das Pflege- und Betreuungspersonal. In Abb. 41.7 sowie auf S. 907 u. 908 sind verschiedene Merkblätter abgedruckt.

Verabreichung von Tropfen und Salben

Tropfen und Salben sind Wirkstoffe, die zur Abschwellung der Schleimhaut bei Entzündungen, vor Untersuchungen, zur Schmerzlinderung usw. angewendet werden, z. B.
- Tropfen und Sprays, die vasokonstriktive Substanzen (Adrenalin) enthalten;
- anästhesierende Tropfen, Salben, Sprays;
- Chemotherapeutika (z. B. Antibiotika, Kortikoide) usw.

Ohrentropfen

- Der Patient legt sich auf die Seite.
- Tropfen auf Körpertemperatur wärmen.

Schwerhörigkeit im Krankenhaus (mit freundlicher Genehmigung von Pfarrer *Martin Ost,* Schwerhörigenseelsorge Unteraltenbernheim)

Zwei Mißverständnisse über Schwerhörigkeit sind auszuräumen:

1. Schwerhörigsein heißt nicht, daß man alles nur leiser hört, sondern schwerhörigsein bedeutet, bestimmte Laute der Sprache gar nicht mehr zu hören oder nicht klar von anderen unterscheiden zu können. Schwerhörigsein bedeutet also bruchstückhaftes Hören.

2. Schwerhörigkeit ist eine unheilbare Behinderung; ein Hörgerät ist kein Heil-, sondern ein Hilfsmittel. Der schwerhörige Patient braucht also immer eine besondere Zuwendung, auch wenn er ein Hörgerät trägt. Dies bedeutet im einzelnen:

- Sprechen Sie langsam und deutlich und dann erst laut, aber nicht zu laut.

- Sehen Sie den Schwerhörigen an, wenn Sie mit ihm sprechen.

- Stellen Sie sich so, daß das Licht auf Ihr Gesicht fällt, so daß der Schwerhörige von Ihrem Mund absehen kann.

- Sprechen Sie in kurzen, bildhaften Sätzen ohne Fremdworte.

- Ihr Mund muß frei sein (kein Kugelschreiber, kein Kaugummi, keine Hand vor dem Mund usw.).

- Sie können davon ausgehen, daß der Schwerhörige Lautsprecherdurchsagen grundsätzlich nicht versteht, er wird in aller Regel nicht einmal bemerken, daß eine Durchsage gemacht worden ist.

- Wenn Sie für das ganze Zimmer etwas anzusagen haben oder wenn Sie eine Frage an alle Patienten eines Zimmers richten, dann stellen Sie sich so, daß der Schwerhörige Sie sehen und verstehen kann. Sie können davon ausgehen, daß alle anderen Ihre Ansage auch verstanden haben, wenn der Schwerhörige sie verstanden hat.

- Haben Sie mit einem Schwerhörigen etwas Wichtiges zu besprechen, so sagen Sie am Anfang gleich, worüber Sie mit ihm reden möchten, z. B.: „Ich möchte mit Ihnen jetzt über ihre Operation morgen sprechen", und versichern Sie sich, daß der Schwerhörige diese Überschrift verstanden hat. Er wird dann alles folgende leichter verstehen.

- Hat er Sie trotzdem einmal nicht verstanden, so fragen Sie ihn, was er verstanden hat. Sie brauchen dann nicht noch einmal ganz von vorne mit Erklärungen zu beginnen, sondern können das Unverstandene mit anderen Worten noch einmal sagen. In aller Regel wird ein Schwerhöriger Sie dann verstehen.

- Im dunklen Röntgenraum wird ein Schwerhöriger Ihre Aufforderungen zum Einatmen, Luftanhalten usw. in aller Regel nicht verstehen. Besprechen Sie mit ihm vorher, solange das Licht noch an ist, wie er sich verhalten soll und vereinbaren Sie mit ihm entsprechende Zeichen.

- Achten Sie darauf, daß ein Schwerhöriger, der ein Hörgerät hat, dieses auch trägt, insbesondere bei Visiten und wichtigen Besprechungen. Es kann sogar nötig sein, auch auf dem Weg zum OP das Hörgerät noch im Ohr des Schwerhörigen zu lassen, wenn da noch wichtige Dinge zu besprechen wären.

- Sollte das Hörgerät nicht oder nicht befriedigend funktionieren, so sind in aller Regel die Batterien verbraucht. Die Batterien halten durchschnittlich eine Woche; wiederaufladbare Batterien müssen jeden Abend herausgenommen und gegen frisch geladene ersetzt werden (s. Abb. 41.**7**).

- Machen Sie, wo nötig, auch die Ärzte darauf aufmerksam, welcher Patient schwerhörig ist. Die Ärzte können dann nicht nur ihre Sprechweise auf den Schwerhörigen einstellen, sondern auch bei der Anwendung der Medikamente auf die Schwerhörigkeit Rücksicht nehmen.

- Dies sind nur einige grundsätzliche Hinweise; für den speziellen Fall muß man noch zusätzliche Überlegungen anstellen. Ein Hilfsmittel ist es, wichtige Einzelheiten des Gespräches oder unverstandene Worte aufzuschreiben. Zu diesem Zweck eignet sich besonders eine Wachstafel, wo man ohne Schwierigkeiten Geschriebenes wieder löschen kann. Zum Gespräch mit dem Schwerhörigen empfiehlt es sich, auf jeden Fall Papier und Bleistift mitzunehmen.

- Seien Sie dem Schwerhörigen nicht böse, wenn er Ihnen mißtrauisch begegnet. Dieses Mißtrauen ist Folge seiner Behinderung.

- Bedenken Sie bitte immer, daß ein Schwerhöriger gerade im Krankenhaus ein besonders einsamer Mensch ist, da er an den Gesprächen in seinem Zimmer in aller Regel nicht teilnehmen kann. Er ist häufig auch von besonderen Ängsten geplagt, da ihm all die Geräte, mit denen er in Berührung kommt, unbekannt sind und er fürchtet, Erklärungen, wozu diese Geräte dienen könnten, überhört zu haben.

Das gehörlose Kind im Krankenhaus (Arbeitsgruppe von Gehörlosen und Hörenden, Zürich 1981)

1. Das gehörlose Kind hört nicht – es liest Ihnen die Sprache vom Munde ab. – Sprechen Sie bitte schriftdeutsch, mit deutlichen Lippenbewegungen, langsam, aber fließend in kurzen, klaren Sätzen und in gewöhnlicher Lautstärke. Achten Sie darauf, daß Ihr Gesicht gut beleuchtet ist; wenn es dunkel ist, kann das Kind nicht ablesen.

2. Das gehörlose Kind lernt in einer Sonderschule sprechen. Es hört sich selber kaum. Seine Stimme ist daher oft monoton, unmelodisch und nicht immer sofort verständlich.

3. Das gehörlose Kind beobachtet sehr gut. Lassen Sie Ihre Mimik spielen. Wenn Sie Ihre Aussagen bisweilen mit einfachen, ruhigen Gesten begleiten, kann das gehörlose Kind Sie besser verstehen.

4. Das gehörlose Kind kann nicht gleichzeitig Ihre Erklärungen vom Mund ablesen und das Vorzeigen einer praktischen Tätigkeit verfolgen. – Sprachliche Erklärungen und Anschauung müssen einander folgen. Benützen Sie evtl. Bilderbücher und Zeichnungen, wenn die sprachlichen Möglichkeiten noch begrenzt sind.

5. Das gehörlose Kind will am Leben seiner Umwelt teilnehmen. – Nehmen Sie sich als Pflegeperson, als Angehörige, als Mitpatient in regelmäßigen Abständen Zeit für den Kontakt.

6. Bei Gehörlosen finden sich alle Begabungsgrade. Beachten Sie das Interesse von intelligenten Gehörlosen. Zeigen Sie Verständnis und Geduld mehrfachgeschädigten Gehörlosen gegenüber.

7. Das gehörlose Kind wünscht kein falsches Mitleid. Pflegen Sie eine partnerschaftliche Beziehung zu ihm!

8. Das gehörlose Kind braucht Kontakt mit Hörenden. – Scheuen Sie sich nicht, ihm zu begegnen. Wagen Sie es, mit ihm ins Gespräch zu kommen!

- Verordnete Tropfenzahl ins oben liegende Ohr einfließen lassen.
- Den Patienten 15–20 Minuten so liegen lassen (evtl. Tropfen nachher ausschütten lassen, keine Watte ins Ohr geben).
- Tropfenverabreichung nach Perforation des Trommelfells kann Schwindel verursachen, darum soll eine Applikation nur nach spezieller Verordnung und im Liegen vorgenommen werden.

Nasentropfen

- Einträufeln der verordneten Tropfenzahl in beide Nasenseiten. Der Patient neigt dabei seinen Kopf leicht nach hinten und zur Seite und zieht die Flüssigkeit hoch. Dadurch wird ein rasches Ablaufen durch den Rachen verhindert.
- Nasentropfen, die über lange Zeit verabreicht werden, können zu Austrocknung der Schleimhaut, zu Dauerschwellung oder Atrophie führen (Arztverordnung erneuern lassen).

Ohr- und Nasensalben

Die Verabreichung geschieht grundsätzlich wie die Tropfenapplikation. Die Menge der zu applizierenden Salbe muß bekannt sein.

Beachte

Tropfengläschen, Pipetten, Tuben sind peinlich sauberzuhalten. Die Anweisungsvorschriften (z.B. Aufbewahrung im Kühlschrank) und Verfalldatum sind zu beachten.

Ohrspülung

Indikation. Ausspülen von Sekret, Ohrschmalz, Ohrpfropf, Fremdkörper aus dem äußeren Gehörgang.

Gegenindikation. Bestehende Trommelfellperforation. Es besteht die Gefahr von Schwindel, Entzündung der Mittelohrschleimhaut.

Durchführung

- Mit großer Ohrspritze (50–100 ml) oder mit einer speziell installierten Spüleinrichtung wird körperwarmes Leitungswasser ohne Zusätze unter Sicht des Auges in den Gehörgang gespritzt.
- Die aus dem Gehörgang zurückfließende Spülflüssigkeit wird in eine Nierenschale, die unterhalb des Ohrläppchens gehalten wird, aufgefangen.
- Ein harter Ohrschmalzpfropf wird vor der Spülung aufgeweicht (3%ige Wasserstoffsuperoxidlösung, Borglyzerin, Cerumenex-Tropfen, Olivenöl u.a.).

Kieferhöhlenspülung

Die Kieferhöhle kann vom Arzt mittels abgebogenem stumpfen Spülröhrchen durch ihre natürliche Öffnung im mittleren Nasengang erreicht werden.

Häufiger wird die Höhle vom unteren Nasengang aus nach Durchstechen der dünnen Wand zwischen Nase und Kieferhöhle punktiert.

Benötigte Gegenstände

- Nasenspekulum;
- sterilisierte Spülröhrchen, scharf oder stumpf;
- Gummischlauch als Zwischenstück;
- Spritze, falls keine „Behandlungseinheit" vorhanden ist, Spülwasser;
- Watteträger, Watte;
- Medikament zur Schleimhautabschwellung (Privintropfen);
- Oberflächenanästhetikum (1%ige Pantocainlösung);
- Schutztuch, Nierenschale.

Durchführung

- Abschwellen der Nasenschleimhaut und Oberflächenanästhesie, die mittels Watteträger unterhalb der unteren Nasenmuschel appliziert wird.
- Einführen bzw. Durchstoßen des Spülröhrchens (der Kopf muß von der assistierenden Pflegeperson geradegehalten werden).
- Spülung mit körperwarmem Leitungswasser (mit Spritze oder Spülvorrichtung):
  • Zwischen Nadel und Handstück bzw. Spritze wird zum Druckausgleich ein dünner, nachgiebiger Schlauch eingesetzt.
  • Das Spülwasser fließt durch die normale Öffnung der Kieferhöhle unterhalb der mittleren Nasenmuschel ab.
  • Zur Spülung wird der Kopf nach vorne geneigt, damit die Spülflüssigkeit durch die Nase abfließen kann. Damit der Patient „sich nicht verschluckt", soll er durch den Mund einatmen und durch die Nase ausschneuzen.
  • Ausfließende Spülflüssigkeit auf Beimengungen kontrollieren.

Kohlensäure-Munddusche

Die Anwendung des kohlensäurehaltigen Druckluftsprays (Carbatomspray, Atomiseur) ermöglicht eine gründliche und sorgfältige Mundhygiene in der Kieferchirurgie, nach Rachenoperationen, bei Schleimhautentzündungen.

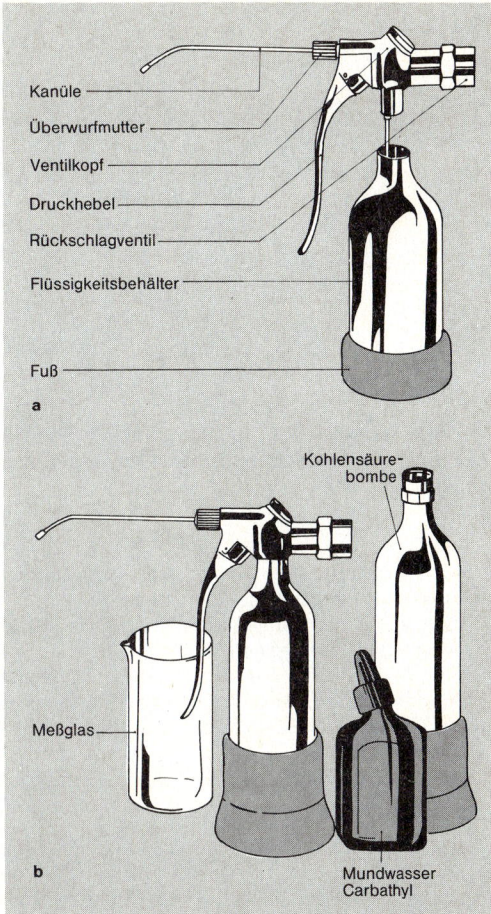

Abb. 41.**8 a–b**   Carbatomspray. **a** Bestandteile, **b** zusätzliche Gegenstände.

Wirkung und notwendige Gegenstände

- Entfernung aller Speisereste durch das tiefe Eindringen des kohlensäurehaltigen Carbatomstrahls,
- Massage und dadurch Festigung des Zahnfleisches,
- Hemmung der Zahnsteinbildung.

Zum Carbatomspray sind verschiedene Kanülen erhältlich, damit jeder Patient seine eigene hat.

Bestandteile und zusätzliche Gegenstände s. Abb. 41.**8.**

Bedienungsvorschrift zu Carbatom I

1. Füllen des Meßglases bis zum Strich (90 ml) mit warmem Wasser von etwa 50 °C und Beigabe von etwa 5 Tropfen Carbäthyl.
2. Abschrauben des Flüssigkeitsbehälters, einfüllen der

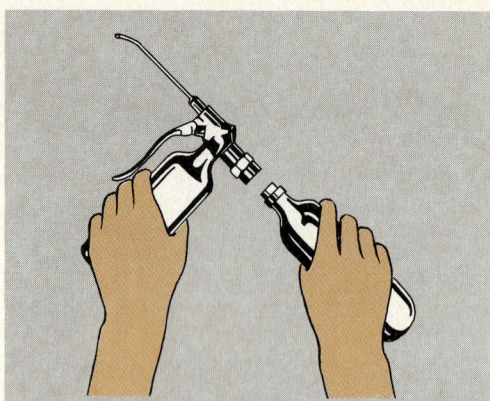

Abb. 41.**9** Auffüllen des Carbatomsprays: Anschrauben der Kohlensäurekapsel, 5 Sekunden warten und wieder abschrauben.

abgemessenen Menge Wasser, und Flüssigkeitsbehälter wieder an den Ventilkopf anschrauben.

3. Anschrauben der Kohlensäurekapsel an das Rückschlagventil in *Schräglage* (Abb. 41.**9**).

4. Wenn Widerstand spürbar wird, etwa ½ Drehung weiterdrehen, bis Geräusch hörbar wird, welches das Eindringen der Kohlensäure in den Flüssigkeitsbehälter anzeigt.

5. Fünf Sekunden warten, und Kohlensäurekapsel wieder abschrauben.

6. Durch Druck auf den Hebel tritt der stark kohlensäurehaltige Spray aus. Je feiner der Druck, desto milder der Spray.

Beachte:

Durch Lockerung und Wiederanziehen der Überwurfmutter kann die Kanüle in jede beliebige Stellung gebracht werden (s. Bezeichnung der Anteile in Abb. 41.**8 a**).

- Achten Sie darauf, daß Sie immer die ganze Flüssigkeit aufbrauchen. Übriggebliebene Flüssigkeit darf nicht aufgewärmt werden.
- Der Carbatom-Apparat sollte nie unter Druck belassen werden.
- Bei Verstopfung der Kanüle verwenden Sie den beiliegenden Draht zum Durchstoßen.
- *Kohlensäurekapsel* vor Hitze schützen. Die Schräglage beim Auffüllen ist deshalb notwendig, weil nur dann die Kohlensäure gasförmig in den Apparat eindringt. Wird die Schräglage nicht beachtet, verflüssigt sich das Gas und schädigt die Dichtung.
- Vor jeder Nachfüllung ist der Flüssigkeitsbehälter zu entleeren.
- *Technische Daten:* Die oben erwähnten Bedienungsvorschriften gelten für das Modell Carbatom I (Kohlensäureflasche reicht für ca. 18 Behandlungen). Nachfüllen der Flasche ist in Apotheken (krankenhauseigene Apotheke!), Drogerien und Sanitätsgeschäften möglich.

Daneben ist das Modell Carbatom II im Handel. Hier reicht die Kohlensäureflasche (sog. Heimsyphon) nur für je eine Behandlung (nach einmaligem Gebrauch wegwerfen).

(Auszug aus Fricar-Lieferprogramm, Prospekt zu Carbatom-Kohlensäure-Munddusche.)

Vorgehen

Ist der Patient bewußtlos, tracheotomiert oder kieferverletzt, so bedient eine Pflegeperson den Carbatomspray, eine zweite ist stets bereit zum Absaugen, damit eine Aspiration der Flüssigkeit vermieden wird.

- Kanüle in den Mund einführen.
- Kohlensäurestrahl auslösen durch Druck auf den Hebel.
- Flüssigkeit ausspeien lassen oder absaugen.
- Wenn möglich anschließend Mund spülen lassen.

Anwendung von Wärmestrahlen

Wärmewirkung begünstigt die Heilung (s. dazu physikalische Behandlung S. 234 ff.). Häufigste Anwendungen im HNO-Bereich sind:

- *Solluxlampe* (Glühlampe von 300–1000 W mit Reflektor, der die Wärmestrahlen bündelt).
  Anwendung bei oberflächlichen Entzündungen der Wangen, Lippen, äußeren Nase, Gehörgang.
  Bestrahlung im Abstand von 20–30 cm, Dauer 5–20 Minuten (Verordnung exakt einhalten!).
  Beachte: Metall- und Kunststoffgegenstände aus dem Wärmefeld entfernen (Schmuck, Kämme usw.).
- *Rotlicht-, Infrarot-, Blaulichtlampe* (gefilterte langwellige Strahlung).
  Anwendung wie oben.
- *Lichtkasten* (s. dazu auch S. 235). Anwendung äußerst selten. Bei Gebrauch entsprechende Vorsichtsmaßnahmen exakt einhalten.

41.4. Exemplarische Pflegesituationen

Das Fachgebiet HNO nimmt innerhalb der Medizin und Pflege insofern eine Sonderstellung ein, als Erkrankungen im Bereich des Gesichtes und in Schädelnähe ganz besonderer Vorsicht und Einfühlung bedürfen. Dies ergibt sich aus der *Eigenart* und *latenten Gefährlichkeit,* die alle Erkrankungen der Hohlräume des Gesichts- und Ohrschädels sowie des Halses und des Rachen-Kehlkopf-Bereiches mit sich bringen. Eine wei-

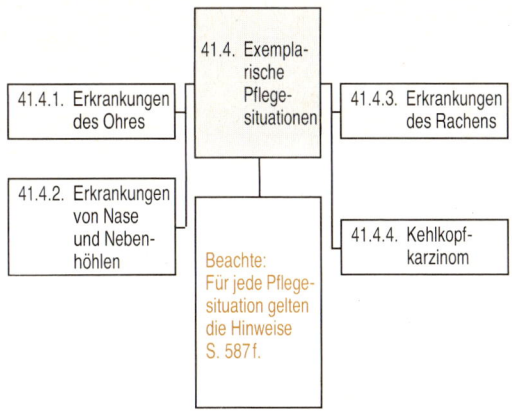

tere Besonderheit, die insbesondere den Mund-Nasen-Rachen-Raum betrifft, ist der u. U. unkontrollierbare *Speichelfluß,* der zusammen mit *vermehrter Sekretbildung* die Arbeit am Wundgebiet erschwert. Eine Übersicht oder gar Besprechung des großen Gebietes der Ohren-, Nasen-, Rachen- und Kehlkopferkrankungen würde den Rahmen dieses Buches sprengen. Schwestern und Pfleger, die sich entschließen, auf einer HNO-Station zu arbeiten, bedürfen der weiterführenden Grundlagen (theoretische Kenntnisse zwecks besseren Verstehens der Zusammenhänge) sowie des geführten Einarbeitens in die Besonderheiten der Pflege (praktisches Einüben der Handhabung von speziellen Instrumenten, Geräten, Verbandtechniken u. a.).

41.4.1. Erkrankungen des Ohres

Man unterscheidet
- Krankheiten des *äußeren Ohres:* Otitis externa, Stenosen, Fremdkörper;
- Krankheiten des *Mittelohres:* Tubenkatarrh, einfache Mittelohrentzündung, Cholesteatom, Otosklerose u. v. a.;
- Krankheiten des *Innenohres:* Knallschäden, Ménière-Erkrankung, Altersschwerhörigkeit, Taubheit.

Krankheitszeichen und Pflegeprobleme

Sie sind von der Art, der Lokalisation, der Intensität des Auftretens abhängig.
- *Entzündungszeichen:* Ohrschmerz, Ohrfluß (vermehrte Sekretion), evtl. Fieber. Bei der Mittelohrentzündung kann ein Trommelfellloch entstehen, durch das die Sekrete/Eiter aus der Paukenhöhle in den Gehörgang über-

treten und durchs Ohr auslaufen. Diese *Spontanperforation* des Trommelfells führt zum Rückgang der Schmerzen; das Loch schließt sich später wieder. Beim chronischen Verlauf (Otitis media chronica) entsteht eine Perforation, die sich nicht schließt.
- *Schwerhörigkeit* tritt bei Erkrankungen des Mittel- und Innenohres auf (s. auch S. 903 f.).
- *Schwindel* – häufig verbunden mit Hörproblemen, Nystagmus, Übelkeit, Brechreiz, Erbrechen – weisen, wenn sie anfallsweise immer wieder auftreten, auf eine *Ménière-Krankheit* hin (Störung des Labyrinths).
Diese Symptome können aber auch Zeichen einer *zentralen Hör-* und *Gleichgewichtsstörung* sein. Die Art und Weise, wie die Symptome auftreten, geben dem Arzt Hinweise für die Lokalisation der *Vestibularisstörung.* Diese sprengen z. T. den HNO-Bereich und sind mit neurologischen Problemen verquickt. Man spricht dann auch von *Neurootologie.*
- *Akuter Hörverlust,* auch *Hörsturz* genannt, ist Zeichen einer plötzlichen Funktionsstörung des Innenohres. Sie tritt meist einseitig auf, ist oft begleitet von klingenden Ohrgeräuschen. Es handelt sich um eine sehr ernste Erkrankung. Therapeutisch wird versucht, durch Infusionen von durchblutungsfördernden Mitteln wie Rheomacrodex die Durchblutung zu verbessern.

Pflege- und Behandlungsziele

Das *Ziel* liegt im Wiederherstellen, Erhalten oder im bestmöglichen Ersatz der Hörfähigkeit.
Die Maßnahmen sind:
Beheben, Behandeln von Entzündungen:
- Ruhigstellen, evtl. Bettruhe;
- Schmerzbekämpfung, Ohrentropfen;
- Antibiotika je nach Erreger und Schweregrad.
Rehabilitation des Schwerhörigen:
- hörverbessernde Operationen und/oder
- apparative Versorgung bei Innenohrschwerhörigkeit oder bei inoperabler Schalleitungsschwerhörigkeit (Hörgeräteanpassung);
- Training des Lippenablesens, Fördern und Unterstützen des Sprachverständnisses;
- Information über Hörmittelzentralen, Schwerhörigenvereine, Hörtrainings- und Sprachpflegekurse.
Kontaktadressen:
- *Deutschland:* Deutscher Schwerhörigenbund e. V., Deutsche Gesellschaft zur Förderung der Hör-Sprach-Geschädigten e. V., Rothschild-Allee 16 a, D-6000 Frankfurt 60;

Tabelle 41.2   Standardisierter Pflegeplan bei Ohrenoperationen

	Otoskleroseoperation (Stapesplastik)	Tympanoplastik Fazialisdekompression	Operationen am äußeren Ohr (z. B. abstehende Ohren)
Operationsvorberei-tung	allgemeine Maßnahmen S. 471 ff.	→	→
- Röntgen	- Schädelaufnahme nach Schüller	- Schädelaufnahme nach Schüller und Stenvers	
- Operationsgebiet reinigen, desinfizie-ren, sterilisierte lok-kere Kompresse und Ohrkappe auflegen - Rasur	→ 2-3 cm	3-4 cm	→ 3-4 cm
Postoperative Maßnahmen			
- Verband	- äußeren Verband am 3. Tag wechseln - inneren Verband am 5. Tag durch den Operateur	→ - inneren Verband am 7. Tag durch den Ope-rateur wechseln	→
- Lagerung	- Rückenlage - Kopf ruhig halten - keine brüsken Bewe-gungen (Schwindel, Brechreiz)	- keine Vorschriften	- keine Vorschriften
- Mobilisation Betten	- am Operationstag nicht betten, keine Be-wegung - strikte Bettruhe für 1–2 Tage, je nach Be-finden	- am Operationstag Bettruhe, dann aufste-hen zum Betten, Es-sen usw.	- sofortige Mobilisation
- Ernährung	- Tee nach 6–7 Std. - ab 1. Tag normale Kost - Antiemetikum vor dem Essen - für weichen Stuhl sor-gen	- Tee nach 5–6 Std. →	- Tee nach 5–6 Stunden →
- Spezielles	- bei starkem Erbrechen Infusionen, Nahrungs-karenz, Antiemetika bis zur Stabilisierung des Zustandes		- Patient hat postoperativ heftige Schmerzen; ge-nügend Schmerzmittel geben
- Krankenhausaustritt	- am 6. postoperativen Tag - Gehörkontrolle 5 Wo-chen nach Austritt - Arztkontrolle organisieren	- am 3.–8. postoperati-ven Tag - Gehörkontrolle 5 Wo-chen nach Austritt →	- am 2.–3. postoperativen Tag →

- *Schweiz:* Bund Schweizerischer Schwerhörigenvereine BSSV, Zentralsekretariat, Feldeggstr. 71, CH-8022 Zürich.

Chirurgische Korrektur, z. B. als
- *Korrektur* von Mißbildungen (abstehende Ohren);
- Einlage von *Paukenröhrchen* zur Belüftung des Mittelohres bei Kindern mit chronischem Tubenkatarrh;
- *Tympanoplastik:* Trommelfellverschluß und evtl. hörverbessernde Operation bei chronischer Mittelohrentzündung. *Prinzip:* Ersatz des Trommelfells durch Faszie und Wiederaufbau einer funktionierenden Gehörknöchelchenkette;
- *Cholesteatomausräumung* (Cholesteatom = geschwulstige Wucherung von äußerer Haut ins Mittelohr unter Zerstörung von Gehörknöchelchen, sie tritt nach Mittelohreiterungen auf). *Prinzip:* Radikaloperation des Ohres, meistens mit Rekonstruktion der Gehörknöchelchenkette und des Trommelfells;
- *Otoskleroseoperation* (Otosklerose = Fixation des Steigbügels durch abnormen Knochen). *Prinzip:* Ersatz des fixierten Steigbügels durch eine Prothese (Knorpel oder Metalldraht);
- *Fazialisdekompression* (bei Fazialislähmung, S. 854). *Prinzip:* Freilegung des Gesichtsnervs im Knochenkanal hinter dem Ohr und Entlastung des beeinträchtigten Nervs.

Die *prä-* und *postoperative Pflege* ist allgemeiner Natur (S. 471 ff.). Die ohrenspezifischen Maßnahmen sind exemplarisch in Tab. 41.2 aufgeführt.

41.4.2. Erkrankungen von Nase und Nebenhöhlen

Die Nasenerkrankungen werden unterschieden in Krankheiten der
- *äußeren Nase:* Entzündungen, Verletzungen, Frakturen, Fehlstellungen, Tumoren;
- *inneren Nase:* Fremdkörper, Septumdeformitäten, Nasenschleimhautentzündungen (Rhinitis), Stinknase (ausgeprägte Verkrustung), Geruchsstörungen;
- Nebenhöhlen: Nebenhöhlenentzündung (Sinusitis), Geschwülste.

Krankheitszeichen und Pflegeprobleme

- *Behinderung* der *Atmung* infolge Schwellung bei Entzündung, Verlegung durch Tumoren, Polypen, Septumverkrümmungen.
- *Entzündungszeichen* sind in erster Linie das „Nasenlaufen", vermehrte Sekretion und Verstopfen der Nase. Die akute Nasenentzündung ist im allgemeinen harmlos, sie kann

aber von einer Nebenhöhlen- oder Mittelohrentzündung gefolgt sein, kann chronischen und/oder atrophischen Charakter annehmen. Steigen die Erreger über die natürlichen Verbindungswege in die benachbarten Höhlen, so resultiert die

- *Nebenhöhlenentzündung* (Sinusitis). Die Schleimhäute schwellen an, und sondern Sekret/Eiter ab. Die Symptome können sehr heftig sein (akut): Schnupfen, *Eiterabsonderung, Kopfschmerzen, Fieber.* Am häufigsten betroffen sind die
- *Kieferhöhlen:* Die Kieferhöhlenentzündung kann auch Kopfschmerzen verursachen und dann mit der
- *Stirnhöhlenentzündung* verwechselt werden. Hauptsymptom: Stirnschmerzen. Sie ist die gefährlichste Form der Nebenhöhlenerkrankungen, da von hier aus die Entzündung ins Innere des Hirnschädels fortgeleitet werden kann.
- *Nasenbluten* s. S. 905 f.

Pflege- und Behandlungsziele

Beheben des Schnupfens und der Rhinitis:
- *Abschwellen* der *Nasenschleimhaut,* bei viraler und allergischer Rhinitis mit Tropfen, Sprays oder mit Tabletten;
- *Wärmeanwendung* als Dampfinhalationen, z. B. mit Kamille (S. 254) u. a.; sie wirken lindernd und atmungserleichternd.

Behandeln der Infektion. Sie ist je nach Art der Entzündung sowie nach Art der betroffenen Höhlen verschieden. Immer liegen die medizinischen *Ziele* in der
→ Sicherstellung des Abflusses aus der Höhle,
→ Sorge für die Belüftung,
→ Bekämpfung der Erreger.
Maßnahmen sind:
- Abschwellung der Schleimhäute durch Tropfen, Sprays, Mullstreifen.
- Wärmeanwendung, Inhalationen, evtl. Kurzwellen, Bettruhe nach Bedarf.
- Antibiotikaverabreichung (je nach Erreger und Resistenzprüfung).
- *Nebenhöhlenspülung,* wenn sich das Sekret nicht entleert, oft mit gleichzeitiger *Instillation* eines Chemotherapeutikums (zu den Spülungen s. S. 909).
- Vorbeugende Maßnahmen bei wiederholtem Auftreten von Nebenhöhlenentzündungen: Beseitigung einer gestörten Nasenatmung → evtl. Korrektureingriffe.

Tabelle 41.**3**   Standardisierte Pflegepläne bei Nasen- und Rachenoperationen

	Nasenseptum- und Nasenplastikoperation	Kieferhöhlenoperation	Tonsillektomie nach Negus (bei Erwachsenen)
Präoperativ	allgemeine Maßnahmen S. 471 ff.	→	→
– Vortag	– Antiphlogistika – Nasenschleuderreserven richten	→	– Patient soll nicht rauchen, keinen Alkohol trinken
Postoperativ – Verband	– Nasenschleuder (s. Abb. 41.**10**) nach Bedarf wechseln – (bei Nasenplastik ist ein Gips angelegt) – Tampon entfernen am 2.–5. postoperativen Tag (Arzt)	– Nasenschleuder nach Bedarf wechseln – Eisblase schwebend auf die Wange; erneuern während 1–2 Tagen – Tampon entfernen am 2.–4. postoperativen Tag (Arzt)	– sofort nach der Operation Eiskrawatte um den Hals legen; erneuern bis 1.–2. postoperativen Tag am Abend → Blutungsprophylaxe
– Lagerung	– Oberkörper leicht erhöht	→	– Seitenlage oder halbsitzend
– Mobilisation	– aufstehen am Operationstag; – am 1. Tag zum Essen und Betten, dann frei	– am Operationstag Bettruhe – am 1. postoperativen Tag zum Betten aufstehen, dann frei	– aufstehen am Operationstag – 1. postoperativer Tag: zum Betten aufstehen, sonst Bettruhe – am 2. Tag steigern, ab 5. Tag kleine Spaziergänge
– Ernährung	– 5–6 Std. nach der Operation Tee – am 1. Tag normale Kost	→ – ab 1. Tag pürierte Kost, während 5–6 Tagen	– 5. Std. nach der Operation kalter Tee, später Eis (Vanille) – ab 1. postoperativem Tag: püriert, kalt (keine Früchte, Säuren, Gewürze)
– Darmtätigkeit	– meist ohne Unterstützung	→	– anregen ab 2. postoperativem Tag
– Medikamente nach Verordnung	– Antiphlogistika, evtl. Antibiotika	– Antiphlogistika – Antibiotika	– ½ Std. vor dem Essen ein Analgetikum-Supp., ab 2. Tag als Tabl. (z. B. Ircodenyl; keine Salizylate, sie wirken als Thrombozyten-Aggregationshemmer blutungsfördernd)
– Spezielles		– nach dem Essen Mund spülen (Kamillosan)	– nach dem Essen Mund spülen (Kamillosan) – gute Überwachung: Nachblutungsgefahr bis zum 2. postoperativen Tag – Zähne putzen erst ab 2. Tag (nur vordere Schneidezähne) – keine Bäder, Duschen, Haare nicht waschen

Tabelle 41.3   (Fortsetzung)

	Nasenseptum- und Nasen-plastikoperation	Kieferhöhlenoperation	Tonsillektomie nach Negus (bei Erwachsenen)
– Krankenhaus-austritt	– nach Septumoperation am 3. postoperativen Tag – nach Nasenplastik am 6. postoperativen Tag	– am 6.–7. postoperativen Tag – es kann noch längere Zeit ein Taubheitsgefühl zurückbleiben	– am 3.–5. postoperativen Tag *Verhaltensregeln* (für die 1. Woche nach Austritt): • keine Sonnenbäder, übermäßige Anstrengung, lange Reisen • keine heißen Vollbäder, Haare nicht waschen, vorsichtig Zähne putzen (Zahnpasta nicht mit dem Wundbett in Berührung bringen), nicht gurgeln • Kost: weich, ohne Gewürze • kein Alkohol, nicht rauchen

Stillen der Nasenblutung s. S. 905.

Chirurgische Korrektur u. a. als
- *Entfernung* von Nasenpolypen;
- *Septumplastik* = Begradigung der verkrümmten Scheidewand.
- *Kieferhöhlenoperation.* Verbesserung der ungünstigen Abflußverhältnisse durch
  • Anlegen einer bleibenden Öffnung (Fenster) = *endonasale Kieferhöhlenfensterung* nach Claoué (von der Nase her ausführbarer Eingriff mittels Bohrer und Stanze);
  • *Radikaloperation* nach Caldwell-Luc = vollständige Entfernung der geschädigten Schleimhaut und Herstellung einer breiten Öffnung zur Nase.
- *Stirnhöhlenoperation.* Herstellung einer Verbindung zwischen den Stirnhöhlen und der Nase. Sie wird in der Regel von außen durchgeführt.

Die allgemeine prä- und postoperative Pflege ist auf S. 471 ff. nachzulesen. Für die spezifischen Maßnahmen müssen die Verordnung oder/und entsprechende standardisierte Pflegepläne beachtet werden (Tab. 41.3). Nach Eingriffen ins Naseninnere wird herausfließendes Sekret durch sog. Nasenschleudern aufgefangen. Ihre Befestigung ist aus Abb. 41.10 ersichtlich.

41.4.3. Erkrankungen des Rachens

Häufigste Rachenerkrankungen sind die
- Vergrößerung der Rachenmandeln,
- Mandelentzündungen (akute, chronische Tonsillitis, Angina).

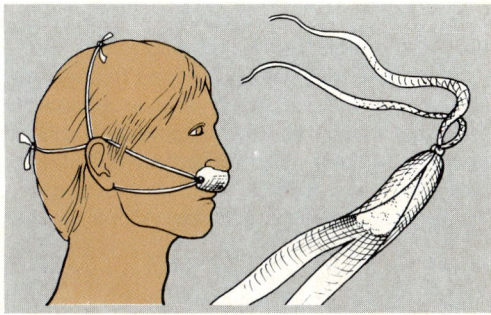

Abb. 41.10   Nasenschleuder und ihre Fixierung.

Rachenkranke (im Krankenhaus) sind in erster Linie Patienten nach Tonsillektomie (Entfernung der Gaumenmandeln) oder Adenotomie (Entfernung der Rachenmandeln).

Besonderheiten in der Pflege Rachenkranker

Lagerung

- Flach- und Seitenlage nach Narkose bis zur vollen Wiederkehr der Rachen- und Kehlkopfreflexe zur Vermeidung einer Aspiration;
- halbsitzend/sitzend nach Lokalanästhesie, um den Blutandrang ins Wundgebiet möglichst gering zu halten.

Medikamentöse und physikalische Therapie

Nach Tonsillektomie:

- *Schluckbeschwerden* müssen durch regelmäßige Analgetikagaben (zuerst als Suppositoren) in erträglichem Rahmen gehalten werden.
- Die *Eiskrawatte* dient der Blutungsprophylaxe, ist gleichzeitig schmerzlindernd; sie muß wiederholt mit Eiswürfeln gefüllt werden und darf nicht „angewärmt" liegen bleiben.
- Im weiteren s. Tab. 41.3.

Bei anderen Halserkrankungen:

- *Feuchte* oder *trockene Halswickel,* Kataplasmen u. a. (s. dazu S. 233 ff.) kommen bei Halsentzündungen zur Anwendung: heilend-schmerzstillende Wirkung.
- *Mundspülungen* und/oder Anwendung des Druckluftsprays sind nach Kiefer-Mund- und Wangenschleimhautoperationen notwendig (die herabgesetzte Kautätigkeit vermindert die Selbstreinigung). Zu Mundhygiene und -pflege s. S. 166 ff.

Ernährung

Bei Frischoperierten beginnt man mit gesüßtem kaltem Tee. In den ersten Tagen ist flüssige oder Breikost notwendig. Nach Mandeloperationen muß sie zudem während einer Woche gewürz- und säurefrei sein. Früchte (besonders Bananen), Obstsäfte verursachen heftige Schmerzen. Analgetikaverabreichung zweckmäßigerweise

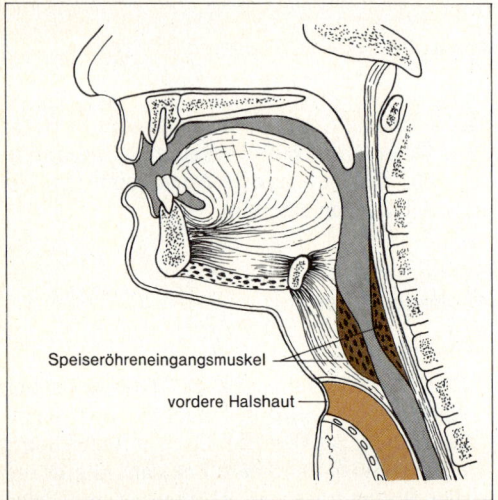

Abb. 41.11 Zustand nach Entfernung des Kehlkopfes. Die Luftröhre mündet in die vordere Halshaut (nach *Fleischer*).

½ Stunde vor der Mahlzeiteneinnahme. Bei allen Patienten mit *Schluckhindernissen* (Schonhaltung) muß daran gedacht werden, daß sie wenig essen. Zur Deckung des Kalorienbedarfs sollen Zwischenmahlzeiten verabreicht werden.

Komplikationen nach Rachenoperationen

Im Vordergrund steht die Nachblutung. Zeichen sind Blutung nach außen, Blutschlucken oder Zeichen eines beginnenden Schocks: zunehmende Blässe, flacher Puls, oberflächliche Atmung (bei Kindern oft erstes Zeichen einer Nachblutung).

41.4.4. Kehlkopfkarzinom

Der bösartige Kehlkopftumor trifft vor allem Männer, bevorzugt ist das höhere Lebensalter. Die Wucherung beginnt oft an den Stimmbändern, weshalb die Heiserkeit als Frühsymptom betrachtet werden kann. Die Krebserkrankung des Kehlkopfes hat – offenbar im Zusammenhang mit *Rauchen* und *Alkoholkonsum* – erheblich zugenommen.

Behandlungsplan

- *Im Frühstadium:* Strahlentherapie (Kobaltanwendung s. Kap. 26).
- *Chirurgische Therapie* als *Kehlkopfteilresektion* mit Erhalten der Funktion des Kehlkopfes kann nur in wenigen Fällen zur Anwendung kommen. Meist ist eine *Totalexstirpation* mit Anlegung eines definitiven *Tracheostomas* notwendig. Dadurch verlieren der Schlund und der Speiseröhreneingang die Beziehung zu den Luftwegen (s. Abb. 41.1: Trennung der beim Gesunden sich kreuzenden Atem- und Speisewege). Die Atmung beginnt nun mit dem Tracheostoma (Abb. 41.11). Die Nase fällt aus, damit auch die *Luftfiltration, Befeuchtung* und teilweise das *Geruchsvermögen.* Das *Sprechvermögen* geht durch Verlust der Stimmbänder verloren.

Aus dem Wissen um diese Zusammenhänge ist die große *Problematik* des Kehlkopflosen ableitbar. Sie bestimmt die Pflege.

Pflegeplanung nach Kehlkopfexstirpation

Die *Ziele* umfassen die optimale Wundheilung, das Erlernen der Tracheostompflege sowie die psychosoziale Wiedereingliederung in Familie, Beruf und Gesellschaft. Wichtigstes Anliegen dabei ist die Erlernung einer Ersatzsprache (s. unten). Die *Maßnahmen* umfassen neben der allgemeingültigen prä- und postoperativen Pflege (Kap. 21) in erster Linie die folgenden.

Wundversorgung

Kontrolle, später Entfernung der Redon-Drains, Pflege der Halswunde, Sauberhalten des Tracheostomas. Wunde und Luftröhre sondern zu Beginn reichlich Sekrete bzw. Schleim ab. Der Verband muß daher häufig gewechselt werden.

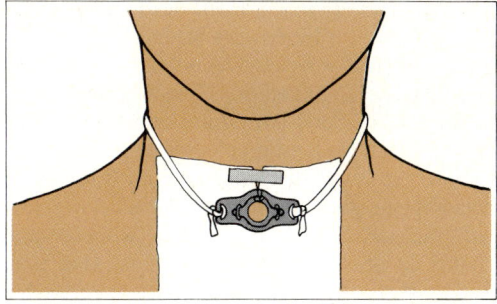

Abb. 41.**12** Kanülenträger mit Schutzverband. *Über die Kanüle wird ein leichtes Halstuch getragen.*

Tracheostoma- und Kanülenpflege

Die mit einer Kanüle versehene Luftröhre muß (nach Bedarf) abgesaugt werden. Zu
- Absaugen,
- Kanülenpflege (Abb. 41.**12**),
- Kanülenwechsel (Abb. 41.**13**)

sind unter dem Stichwort „Tracheotomie" auf S. 575 ff. alle notwendigen Informationen aufzufinden. Nach Abheilen des Wundgebietes können die Maßnahmen der Asepsis gelockert werden. Der Patient bekommt für die Selbstpflege eine möglichst einfache, realitätsgerechte Anweisung. Ein Merkblatt der Schweizerischen Kehlkopflosenvereinigung (S. 918 f.) enthält alle notwendigen Informationen.

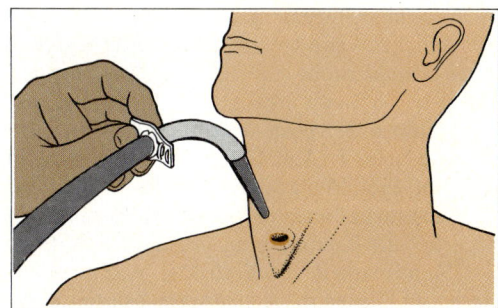

Abb. 41.**13** Einführen der Trachealkanüle mit einem Führungskatheter.

Ernährung

Sie muß in der ersten Zeit durch eine Sonde sichergestellt werden. Sobald es der Zustand des Patienten erlaubt und er sich kooperativ verhält, lernt er, die Sondenernährung selbständig auszuführen. Das Ziel liegt in der raschmöglichen Unabhängigkeit (Sondenkost s. Kap. 6). Im Normalfall kann die Sonde später (nach Prüfung der Dichtigkeit der Naht im unteren Rachen) entfernt werden (nach ca. 10 Tagen).

Sprache, Ersatzstimme

Der kehlkopflose Patient hat die Fähigkeit zur normalen Tonbildung verloren. Die Konsonanten können zwar wie beim Gesunden durch die von der Operation nicht betroffenen Artikulationsorgane Lippen, Zunge, Gaumen usw. gebildet werden. Die *Vokalbildung* muß der Betroffene aber neu lernen. Durch das kontrollierte Einüben eines „Rülpstones" entwickelt sich die *Speiseröhrensprache* (Bauchreden). Die meisten Kehlkopflosen sind nach anfänglichen Schwierigkeiten in der Lage, mit dieser Speiseröhrenersatzstimme verständlich zu sprechen.

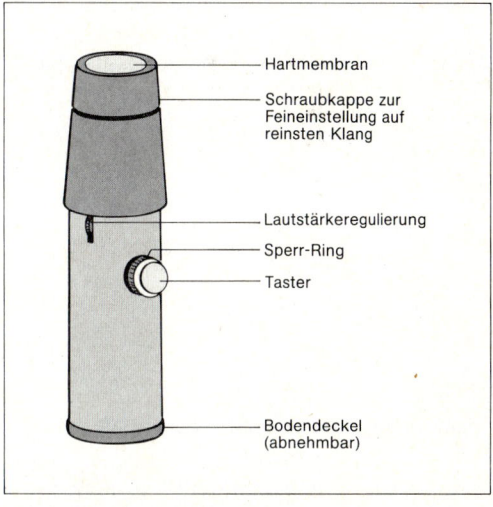

	Hartmembran
	Schraubkappe zur Feineinstellung auf reinsten Klang
	Lautstärkeregulierung
	Sperr-Ring
	Taster
	Bodendeckel (abnehmbar)

Abb. 41.**14** Sprechhilfe (gegenüber der Lautstärkeregulierung liegt die Tonhöheregulierung).

Für diejenigen, denen das Erlernen der Speiseröhrensprache nicht gelingt, stehen sog. *Sprechapparate* zur Verfügung (Abb. 41.**14**). Dies sind Instrumente, die auf elektrischem Weg einen kräftigen, schnarrenden Ton erzeugen. Setzt man das Gerät außen an die Haut des Mundbodens, wird die Luft im Innern des Rachens in tönende Schwingungen versetzt. Der so sich im Rachen ausbreitende Ton kann mit Hilfe der noch erhaltenen Rachen- und Mundmuskeln zu den verschiedenen Vokalen umgeformt werden (es lassen sich so auch die Konsonanten bilden). So entsteht eine gut verständliche Sprache, der aber jede menschliche Wärme abgeht (Robotersprache). Das ist ein bleibendes Problem, das nicht nur die Patienten selber, sondern auch deren Angehörige erschreckt.

Das *Sprachproblem* ist daher sehr groß. Es betrifft nicht nur den Patienten selbst, sondern auch seine Umgebung. Die Verständigungsschwierigkeit kann vorerst beide Seiten auf eine harte Geduldsprobe stellen. Auch die Pflegepersonen haben damit umzugehen. Als Übergangshilfe können *Sprechtafeln* eine große Unterstützung bedeuten (s. Abb. 12.**4**, S. 334f.). Es braucht viel Zeit, Einfühlungsvermögen und Gespür, bis das Verstehenkönnen der „laut- und stimmlosen Sprache" des Kranken eingeübt und das Ablesen der Konsonanten zur Fertigkeit wird. Schwestern und Pfleger, die sich längere Zeit um Kehlkopflose bemühen und die Sprache verstehen lernen, sind deshalb ein enormer Segen für eine HNO-Abteilung. Bei häufigem Personalwechsel leidet nicht nur die Kontinuität der Pflege, sondern auch die Qualität der Kommunikation und damit ganz wesentlich die Lebensqualität der Patienten überhaupt.

Psychosoziale Rehabilitation

Durch die neue Situation – ein Leben ohne die gewohnte Stimme führen zu müssen – steht der Kranke plötzlich vor einer Menge Probleme, die nur schwer voraus abschätzbar sind. Die postoperative Phase hat eine enorme Bedeutung für

- die *Auseinandersetzung* mit dem unausweichlichen Schicksal und der damit verbundenen Sinnfrage, die Trauerarbeit über den Verlust der Stimme, die Bewältigung der Angst (Angst vor Selbstverlust, da die Sprache ein wesentlicher Teil der gewordenen Persönlichkeit ist). Das Kapitel 13 kann für diese existentiellen Problemkreise weiterführende Hinweise geben;
- das *Erlernen* der Ersatzstimme, der Kanülenpflege und die Auseinandersetzung mit allen Einschränkungen, Behinderungen und Verzichtleistungen, die damit verbunden sind;
- die *Umschulung,* wenn der Kranke noch erwerbstätig ist und seinen Beruf nicht mehr ausüben kann.

Für diese und viele andere Fragen und Probleme stellen sich die Beratungsstellen für die psychosoziale Betreuung von Kehlkopflosen sowie die entsprechenden Selbsthilfegruppen zur Verfügung. Dort sind auch Informationen und Selbsthilfeprogramme erhältlich, wie z. B. das umseitige Merkblatt.

Kontaktadressen:

- *Schweiz:* Schweizerische Kehlkopflosenvereinigung, z. B. Sektion Nordostschweiz: Zwischenbächen 122, CH-8044 Zürich.
- *Deutschland:* Bundesverband für die Kehlkopflosen e. V., Josefstr. 51, D-5190 Stolberg.

Praktische Ratschläge für Kehlkopfoperierte

- Da bei Ihnen der Kehlkopf entfernt werden mußte, strömt die Luft beim Atmen nicht mehr durch Mund und/oder Nase. Sie wird somit nicht mehr gefiltert, gereinigt und vorgewärmt. Die Öffnung der Halsluftröhre (Trachea), das Tracheostoma, durch welche die Luft ein- und austritt, liegt zudem tiefer und ungeschützt direkt über dem Brustbein.
- Während Sie Ihre Essengewohnheiten nicht zu ändern brauchen, verlangt das Tracheostoma eine gewisse Pflege, gewisse Vorsichtsmaßnahmen sind zu beachten. Folgen Sie diesen Regeln, damit Sie auch als Kehlkopfloser Ihr Leben weitgehend ohne allzu große Schwierigkeiten weiterführen können.

Pflege der Kanüle und des Tracheostomas

- Reinigen Sie die ganze Kanüle wenigstens einmal täglich. Nachdem Sie die Kanüle entfernt haben, nehmen Sie die Innenkanüle heraus. Beide Kanülen unter fließendem Wasser mit einem feinen Flaschenputzer reinigen. Nachher während einer Viertelstunde auskochen. Die wieder erkaltete Kanüle mit etwas Paraffinöl bestreichen und wieder einführen.
- Während Sie die Kanüle auskochen, wird die Umgebung des Tracheostomas mit einem weichen, feuchten Tuch gewaschen. Benützen Sie keine Seife, sie kann Hustenreiz erzeugen. Auch Watte ist ungeeignet. Um die Haut geschmeidig und reizlos zu halten, empfiehlt sich das Auftragen von Vaseline oder Borcoldcreme.
- Müssen Sie *keine Kanüle* tragen, so reinigen Sie das Tracheostoma mindestens morgens und abends wie oben beschrieben.
- Der *Schutzvorhang* vor dem Tracheostoma funktioniert wenigstens teilweise als Filter. Er soll aus luftdurchlässigem Material sein. Er hilft auch, die Luftfeuchtigkeit zu regulieren und versteckt das Tracheostoma vor der Umwelt.

Vorsichtsmaßnahmen

- Da die Luft nicht mehr durch die Nase angefeuchtet wird, müssen Sie für eine genügende *Luftfeuchtigkeit* sorgen. Ein *Luftbefeuchter* soll die Zimmerluft immer über 50% Feuchtigkeit halten. Es empfiehlt sich, mit einem sog. Hygrometer (Feuchtigkeitsmesser) die Feuchtigkeit stets zu prüfen. Am besten eignen sich Luftbefeuchtungsapparate, welche Dampf erzeugen. In größeren Räumen müssen u. U. zwei oder sogar mehrere Apparate aufgestellt werden.
- Beim *Duschen* und *Baden* müssen Sie verhindern, daß Wasser ins Tracheostoma eindringt. Handduschen sind deshalb Wandduschen vorzuziehen! Sitzbad statt Liegebad! Eine gerippelte Gummimatte in Dusche und Badewanne verhindert, daß Sie ausgleiten. Der Dampf, der beim Duschen und Baden entsteht, ist für die Schleimhaut der Luftwege sehr nützlich. Baden oder duschen Sie daher so oft wie möglich.
- Wenn Sie trocken *rasieren,* lassen Sie den Schutzvorhang über dem Tracheostoma, damit die feinen Härchen nicht eingeatmet werden. Rasieren Sie mit Seifenschaum, binden Sie ein Tuch um den Hals, und beginnen Sie die Rasur am Kinn und Hals.
- Beim *Sonnenbad* ist Vorsicht angezeigt. Hautbezirke, welche früher Röntgenstrahlen ausgesetzt waren, müssen unbedingt vor direkter Sonneneinwirkung geschützt werden, d. h., sie sind mit einem Tuch oder einem Kleidungsstück abzudecken. Auch das Tracheostoma soll nicht direkt der Sonnenbestrahlung ausgesetzt werden. Am Strand ist besonders vor Sand und Staub zu warnen.

Behandlung von Erkältungen im Tracheostoma, Krusten

- Zum Ablösen von Krusten oder zur Behandlung entzündeter Schleimhaut sind Dampfinhalationen sehr zu empfehlen, mit oder ohne Medikamente. Diese müssen immer vom Arzt verordnet sein.
- Gießen Sie kochendes Wasser in ein Gefäß. Setzen Sie sich davor und decken Sie Kopf, Schulter und Gefäß mit einem großen Tuch. Atmen Sie normal während 10–15 Minuten den warmen Dampf ein. Die äußeren Krusten oder zäher Schleim können nun mit einer ausgekochten Pinzette leicht entfernt oder mit starkem Hustenstoß ausgehustet werden.
- Vor dem Spiegel unsichtbare Krusten müssen immer vom Arzt entfernt werden.
- Geben Sie nie Tropfen oder Spray ins Tracheostoma, ohne daß der Arzt Ihnen diese Behandlung verschrieben hätte.
- Nehmen Sie auch keine Medikamente ohne Verordnung des Arztes. Gewisse Medikamente gegen Erkältung trocknen die Schleimhaut der Luftröhre aus. Auch Alkohol und Rauch sind für die Schleimhaut schädlich.
- Wenn Probleme entstehen, so zögern Sie nicht, Ihren Hausarzt oder Ihren Hals-Nasen-Ohren-Arzt aufzusuchen.

Die Beratungsstelle ist Ihnen behilflich

- Wenn Sie Mühe haben, sich in der neuen Lage zurechtzufinden;
- wenn Sie Rat in Versicherungsangelegenheiten brauchen;
- wenn Sie etwas über die Ausleih- und Kaufmöglichkeiten der Sprechhilfe wissen möchten.

Möchten Sie sich beraten lassen oder Ihre Fragen mit jemandem besprechen, der sich in einer ähnlichen Lage befindet, können Sie sich an die Vereinigung der Kehlkopflosen oder an die Beratungsstellen wenden.

Schweizerische Krebsliga
Union schweiz. Kehlkopflosen-Vereinigung

41.5. Beurteilung von Wissen und Können in der Pflege

Fallstudie

Sie übernehmen die Pflege von Herrn M nach einer Kehlkopfexstirpation. Die Anamnese gibt Ihnen u. a. folgende Informationen: Alter 61 Jahre, verheiratet, Lehrer an einer Berufsschule (kaufmännischer Bereich), Raucher seit vielen Jahren, passionierter Hobbygärtner, Briefmarkensammler, Wasserskifan.

- Listen Sie die aktuellen und potentiellen Pflegeprobleme auf. Wo könnte auf Ressourcen zurückgegriffen werden (vgl. S. 36 f., 77 und S. 916 f.)?
- Formulieren Sie ein Fernziel und realistische Teilziele (S. 916 f.).
- Setzen Sie Schwerpunkte für die Pflege.
- Stellen Sie eine Checkliste für die Entlassung auf. Was muß der Patient können, wissen, anbahnen (S. 918 f.)?

Weiterführende Literatur

Berkeley Health Center: Das Buch der ganzheitlichen Gesundheit. Scherz, München 1982

Biesalski, P.: Ärztlicher Rat bei Sprachstörungen im Kindesalter. Thieme, Stuttgart 1978

Boenninghaus, H. G.: Hals-Nasen-Ohrenheilkunde für Medizinstudenten, 6. Aufl. Springer, Berlin 1983

Fleischer, K.: Hals-Nasen-Ohren-Heilkunde für Krankenpflegeberufe, 4. Aufl. Thieme, Stuttgart 1983

Matzker, J.: Ärztlicher Rat für Kehlkopflose. Thieme, Stuttgart 1975

Niemeyer, W.: Abc für Hörbehinderte. Thieme, Stuttgart 1972

Niemeyer, W.: Kleines Praktikum der Audiometrie, 3. Aufl. Thieme, Stuttgart 1979

42. Augen

Sequenzziel/Intention

Das vorliegende Kapitel bietet Ihnen Anregungen zum Umgang mit sehbehinderten Menschen sowie wichtigstes Grundlagenwissen für die Pflege von Augenpatienten. Die Anwendung dieser Kenntnisse *mit* Ihren Erfahrungen in bezug auf den *Krankenpflegeprozeß* (S. 74 ff.) ermöglicht es Ihnen, die besonderen Probleme von Augenpatienten zu erkennen, zu analysieren und zweckmäßige Hilfe anzubieten. Sie können aktiv an der Pflege teilnehmen und mit zunehmender Erfahrung, unterstützt durch weiterführende Literatur, die Pflege von Patienten mit Erkrankungen des Auges selbständig übernehmen.

Dynamik des Pflegeprozesses

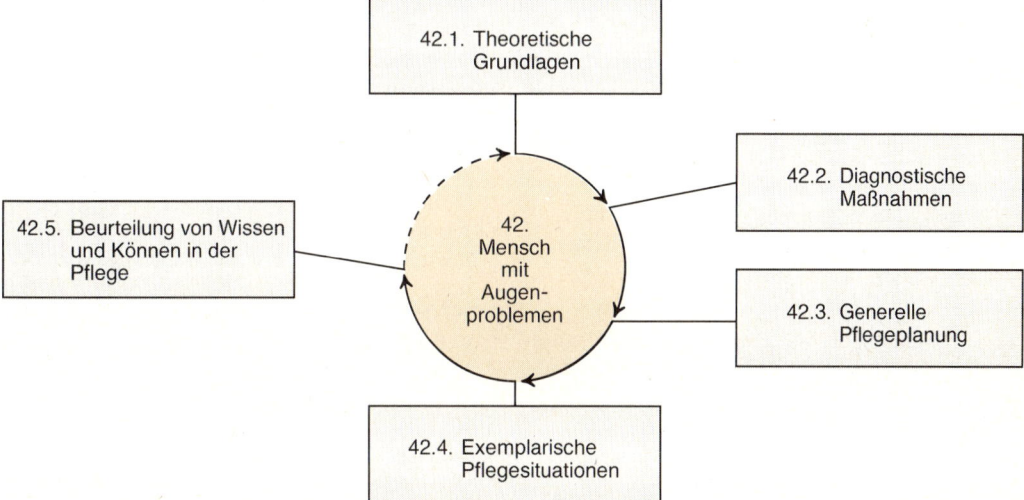

Prinzipien/Impulse

- Das *Auge* ermöglicht dem Menschen das äußere Sehen, ein differenzierter Vorgang, der nur bei Funktionstüchtigkeit aller Anteile (s. Abb. 42.**1**) möglich ist. Das *Sehen* stellt funktionell und psychosozial das dominierende menschliche Sinnessystem dar; wir können uns nah und fern orientieren.
- *Sehen als „Schauen", „Anschauen"* ist mehr als ein physiologischer Vorgang. Die innere Welt eines Menschen – das innere Auge – bestimmt weitgehend die Informationsaufnahme von der äußeren Welt (der Glückliche sieht helle Farben, der Depressive erfährt die gleiche Umwelt düster). „Ich schaue die Welt als der, der ich bin", Weltanschauung und Menschenbild basieren auf der „Anschauung", dem „Sehen".
- *Durch das Sehen erschließt sich uns die Welt: Umwelt und Mitwelt.* Der Blickkontakt ist Teil unserer Körpersprache (averbale Kommunikation), er ermöglicht, zusammen mit den Worten, Beziehung und Kommunikation → *Bezüge zur Mitwelt.* In der Koordination von Auge und Hand geschieht das Begreifen der Dinge → *Bezüge zur Umwelt.*

42.1.   Theoretische Grundlagen

42.1.1.   Bezug zum Kreismodell

Das Auge sieht die Dinge und die Menschen. Sehen ist aber nicht nur ein physiologischer Vorgang, es ist eng mit den psychisch-geistigen Initiativen verbunden, ja davon abhängig. Schon GOETHE sagt: „Wär das Auge nicht sonnenhaft, wie könnt die Sonne es erblicken", und St. Exupery: „Man sieht nur mit dem Herzen gut." Sehen als ganzheitlicher Vorgang ist Teil des *Kommunizierens* (Kap. 12) und ist mitbeteiligt an der *Sinnfindung* (Kap. 13). Sehbehinderung trifft den Menschen demnach ganzheitlich, in physischen (Verlust des räumlichen Sehens), in psychisch-geistigen (Einschränkung des Selbstwertgefühls) und in sozialen (Abhängigkeit von Hilfsmitteln, Institutionen, Menschen) Belangen.

Im konsequenten Anwenden der auf S. 84 f. besprochenen Denkschritte *Prinzipien → Folgerung → Forderung → Methode* lassen sich die Grundsätze für die *Pflegeplanung* (S. 74 ff.) ableiten:

– Erhalten, Wiederherstellen oder Ersatz des Sehvermögens bzw. Unterstützung bei dafür notwendigen Therapien;
– Rückhalt geben zur Findung und/oder Erhaltung des Selbstwert- und Selbstkraftgefühls;
– Hilfe zur Selbsthilfe, Freilegen von Ressourcen.

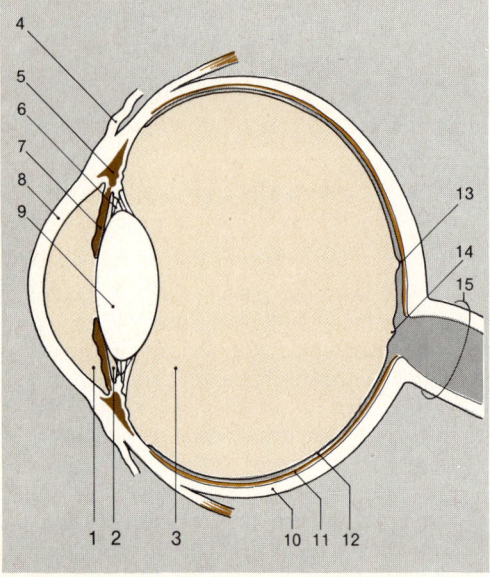

Abb. 42.1   Horizontalschnitt des rechten Auges von oben gesehen. Bezeichnen Sie die Strukturen 1–15 (S. 945).

42.1.2. Anatomie, Physiologie

Wiederholen Sie Ihr *anatomisches* Wissen anhand von Abb. 42.1. Im folgenden eine kurze Ergänzung: Zu den Hilfseinrichtungen des Auges gehören die *Augenmuskeln,* die *Lider* und der *Tränenapparat,* der die Hornhaut vor Austrocknung schützt. Die Tränendrüse liegt oben/lateral in der Augenhöhle. Die laufend produzierte Tränenflüssigkeit wird durch den Lidschlag über Bindehaut und Hornhaut verteilt und fließt durch den Tränenkanal ab, der am inneren Lidwinkel beginnt und in die Nasenhöhle mündet. Der *physiologische Vorgang* ist das Sehen. Voraussetzungen für normales Sehen sind:

– ungetrübte Lichtdurchlässigkeit von Hornhaut, Kammerwasser, Linse und Glaskörper;
– Brechung der Lichtstrahlen durch Hornhaut, Linse und Glaskörper so, daß auf der Netzhaut ein scharfes Bild entsteht. Das bedeutet:
  • normal langer Augapfel,
  • normale, regelmäßige Krümmung der Hornhaut,
  • Anpassungsfähigkeit der Linsenkrümmung an die Entfernung des betrachteten Objektes und Steuerung derselben durch den Ziliarmuskel;
– normale Funktion der Netzhaut, deren Sinneszellen durch die Lichtstrahlen gereizt werden;
– intakte Erregungsleitung über den Sehnerv;
– richtige Verarbeitung der Erregungen im Gehirn.

42.2.   Diagnostische Maßnahmen

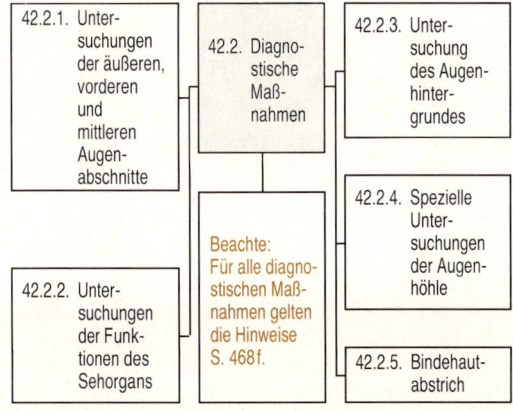

Alle diese Untersuchungen werden vom Augenarzt ausgeführt (außer dem Bindehautabstrich zur Untersuchung des Tränensekrets). Wichtig ist die vorherige gute Information des Patienten über den Zweck, Vorgang, die Dauer usw. Nach Verordnung des Arztes verabreicht die Schwester vorher Augentropfen (Mydriatika, Miotika, Lokalanästhetika). Wichtig ist auch das Zusammenwirken des Patienten mit dem untersuchenden Arzt.

42.2.1. Untersuchungen der äußeren, vorderen und mittleren Augenabschnitte

- Inspektion und Palpation,
- Seitenvergleich,
- Durchgängigkeit der Tränenkanälchen,
- Pupillenreaktion,
- *Spaltlampenuntersuchung* zur genaueren Beobachtung der vorderen und mittleren Augenabschnitte bei bis zu 40facher Vergrößerung.
- Messung des *intraokulären Drucks = Tonometrie* (Normalwerte: 10–21 mmHg):
  - zur Bestimmung des intraokulären Druckabfalls bei mehreren Minuten langem Aufsetzen eines Tonometers auf die Hornhaut (Auspressen von Kammerwasser durch die Abflußwege);
  - zur Abklärung eines beginnenden oder Kontrolle des manifesten Glaukoms;
  - als Tagesdruckkurve – *Tonographie:* unter medikamentöser Therapie wird der Druck mindestens 3mal täglich zu verschiedenen Zeiten gemessen.
- *Untersuchungen beim Schielen:* Reflexbilder auf der Hornhaut, Abdeckprobe, Beweglichkeit der Augen und ihre Stellung zueinander usw.
- *Gonioskopie:* Betrachtung des Kammerwinkels mit einem auf die Hornhaut aufgesetzten Kontaktglas zur Refraktionsbestimmung (Brechungszustand). *Subjektives Verfahren:* Bestimmung der Brillengläser, mit denen die beste Sehschärfe erreicht wird. *Objektive Methode:* durch Skiaskopie (Schattenprobe) oder Refraktometer.

42.2.2. Untersuchungen der Funktionen des Sehorgans

- *Zentrale Sehschärfe* (Visus);
- *Gesichtsfeld:* Gesamtheit des Raumes, in dem bei ruhigstehendem Auge Gegenstände wahr-

genommen werden (eingeschränkt z.B. bei Glaukom, Erkrankungen der Aderhaut, Netzhaut, des Sehnervs und der Sehbahn);
- *Lichtsinn,* Anpassungsvermögen des Auges an stark wechselnde Lichtverhältnisse (Helladaptation, Dunkeladaptation);
- *Farbsinn:* Feststellung der Farbtüchtigkeit bzw. von Störungen (praktische Bedeutung hat die Rot-Grün-Störung);
- *ERG* (Elektroretinogramm): Ableitung von elektrischen Reizen der Nervenzellen der Netzhaut, objektiver Nachweis der anhaltenden Netzhautfunktion.

42.2.3. Untersuchungen des Augenhintergrundes

Der Augenhintergrund (Fundus oculi) ist durch Untersuchung mit dem Augenspiegel sichtbar; *dabei können mittels einer indirekten Lichtquelle durch die Pupille hindurch* Farbe, Sehnervpapille, Netzhautgefäße und Macula lutea betrachtet werden.
Möglichkeiten:
- Dreispiegelkontaktglas (ein dem Auge anliegendes Kontaktglas wird in den Strahlengang der Spaltlampe gebracht). Es wird nach oberflächlicher Tropfanästhesie direkt auf die Hornhaut gesetzt; betrachtet werden Netzhaut, Aderhaut, Sehnervenkopf (Papille, Makula [gelber Fleck]), Gefäße und Kammerwinkel;
- Augenspiegelung mit dem Augenspiegel;
- Fluoreszenzangiographie: Darstellung des Gefäßsystems des Augenhintergrundes.

42.2.4. Spezielle Untersuchungen der Augenhöhle

Durch Echoverfahren, Ultraschalluntersuchungen (Kap. 20) werden Aussagen gewonnen über die Dichte eines vordrängenden Prozesses, seine Lokalisation und Ausbreitung; das Echo dient auch der Ausmessung der Kunstlinse, die in bestimmten Fällen bei Kataraktoperationen eingesetzt wird.

42.2.5. Bindehautabstrich

Der Bindehautabstrich dient der bakteriologischen Untersuchung des Sekrets aus dem Bindehautsack (Tränen, Sekret bei Entzündungen oder Infektionen), auch präoperativ, vor intraokularen Operationen (Feststellung von Erregern zur Verhütung postoperativer Infektionen).

Man unterscheidet zwei Arten von Vorgehen:

- *Ausführung mit Watteträger:*
  • Patienten nach oben blicken lassen (nach vorheriger Information).
  • Mit dem sterilisierten Watteträger direkt aus dem Bindehautsack Sekret entnehmen.
  • Watteträger sofort in das Transportmedium stecken und den hinteren Teil abknicken → bakteriologisches Labor zur Kultur- und Resistenzprüfung.

Mit einer evtl. notwendigen Behandlung mit Antibiotika oder Sulfonamiden (Augentropfen, -salben, Tabletten usw.) soll wenn möglich erst *nach dem Abstrich* begonnen werden.

- *Ausführung mit Platinöse* (vorher spült der Arzt die Tränenwege):
  • Spiritusflamme anzünden (vorherige Information des Patienten).
  • Platinöse ausglühen und erkalten lassen (ca. 30 Sekunden).
  • Patienten nach oben blicken lassen.
  • Aus der unteren Übergangsfalte Epithel, d.h. etwas von der oberflächlichen Schicht abschaben und in der Mitte des Objektträgers ausstreichen (Abb. 42.**2**). Es genügt nicht, lediglich Bindehautsekret zu entnehmen, da manche Keime im Epithel sind.

Dieser Abstrich wird vor allem präoperativ gemacht. Das Präparat wird mit Methylenblau bzw. nach Gram gefärbt.

42.3. Generelle Pflegeplanung

Es sei auf die allgemeinen Ausführungen S. 74 ff. u. 587 f. verwiesen.

42.3.1. Situationseinschätzung

Die Situation von Augenpatienten ist nicht nur abhängig von der Art der Krankheit (S. 932 ff.), sondern auch

☐ vom vorgegebenen Abhängigkeitsgrad: betagte Menschen (S. 504 ff.) oder Kinder (S. 495 ff.) stellen zusätzliche bzw. jeweils andere Anforderungen an die Pflegenden;

☐ vom Entwicklungsstand und der Fähigkeit, die Welt bzw. die Situation zu sehen, wie sie ist = Realitätsbewußtsein bezüglich Gesundheit, Krankheit (S. 50 f.);

☐ von der Dauer der Behinderung – es ist ein Unterschied, ob ein Mensch z. B. von Geburt an blind ist und damit aufwächst oder ob er als Erwachsener umlernen muß oder mußte;

☐ usw.

Siehe dazu auch die Checklisten S. 76 u. S. 333.

42.3.2. Krankheitszeichen und Pflegeprobleme

Allgemeine Krankheitszeichen und daraus entstehende generelle Pflegeprobleme sind im folgenden aufgezeigt.

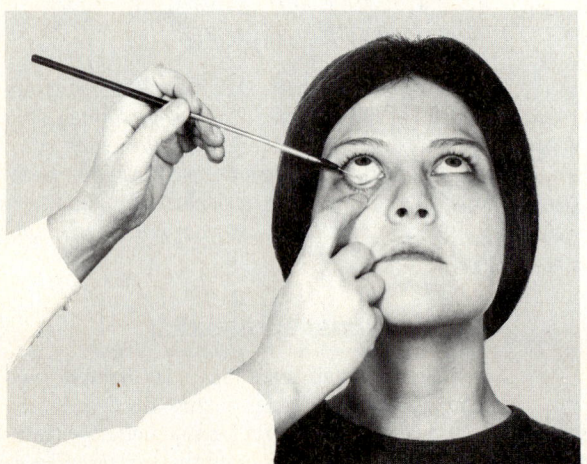

Abb. 42.**2**   Entnahme von Bindehautsekret aus der unteren Übergangsfalte mit der ausgeglühten Platinöse zur mikroskopischen Untersuchung der Keime (aus *F. Hollwich, B. Verbeck:* Augenheilkunde für Krankenpflegeberufe, 3. Aufl. Thieme, Stuttgart 1984).

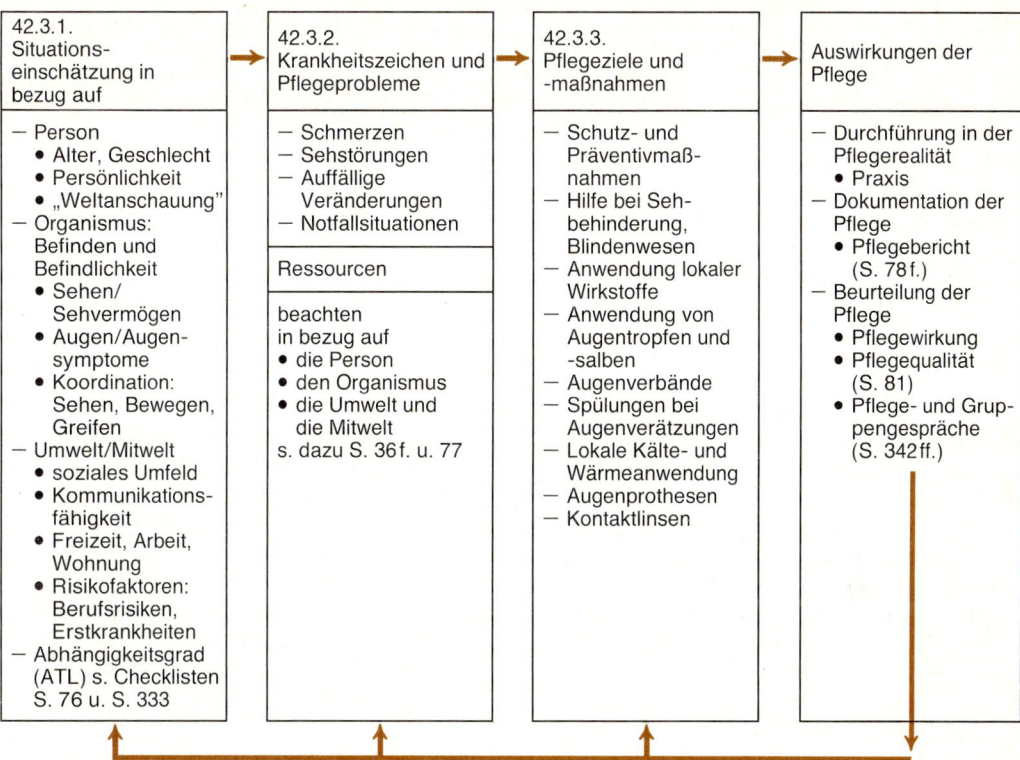

42.3.1. Situations-einschätzung in bezug auf	42.3.2. Krankheitszeichen und Pflegeprobleme	42.3.3. Pflegeziele und -maßnahmen	Auswirkungen der Pflege
– Person • Alter, Geschlecht • Persönlichkeit • „Weltanschauung" – Organismus: Befinden und Befindlichkeit • Sehen/ Sehvermögen • Augen/Augen-symptome • Koordination: Sehen, Bewegen, Greifen – Umwelt/Mitwelt • soziales Umfeld • Kommunikations-fähigkeit • Freizeit, Arbeit, Wohnung • Risikofaktoren: Berufsrisiken, Erstkrankheiten – Abhängigkeitsgrad (ATL) s. Checklisten S. 76 u. S. 333	– Schmerzen – Sehstörungen – Auffällige Veränderungen – Notfallsituationen **Ressourcen** beachten in bezug auf • die Person • den Organismus • die Umwelt und die Mitwelt s. dazu S. 36 f. u. 77	– Schutz- und Präventivmaß-nahmen – Hilfe bei Seh-behinderung, Blindenwesen – Anwendung lokaler Wirkstoffe – Anwendung von Augentropfen und -salben – Augenverbände – Spülungen bei Augenverätzungen – Lokale Kälte- und Wärmeanwendung – Augenprothesen – Kontaktlinsen	– Durchführung in der Pflegerealität • Praxis – Dokumentation der Pflege • Pflegebericht (S. 78 f.) – Beurteilung der Pflege • Pflegewirkung • Pflegequalität (S. 81) • Pflege- und Grup-pengespräche (S. 342 ff.)

Schmerzen

- Umschriebener Druckschmerz bei Gersten-korn, Tränendrüsen- oder Tränensackentzün-dung.
- Oberflächliche Augenschmerzen wie Zucken, Brennen, Kratzen, Stechen bei Bindehautent-zündung (verklebte Lider), oberflächlichen Augenverletzungen, Hornhautentzündungen; starke Lichtscheu mit Lidkrampf und ver-mehrtem Tränenfluß („Abwehrtrias") bei ent-zündlichen Erkrankungen im Bereich der vor-deren Augenabschnitte.
- Tiefer Augenschmerz von bohrendem Cha-rakter, der häufig in die Umgebung des Auges ausstrahlt, ist typisch für die akute Regen-bogenhautentzündung oder das akute Glaukom (grüner Star); beim akuten Glaukom oft zu-gleich Kopfschmerzen, Übelkeit, und Erbre-chen.
- Schmerzen hinter dem Auge bei Augenbewe-gungen oder Druck auf den Augapfel lassen z. B. an Retrobulbärneuritis (Sehnerventzün-dung) denken.
- Augenbedingte Kopfschmerzen entstehen durch übermäßige Beanspruchung der gesun-

den Augen (lange Näharbeit, Beleuchtungs-fehler usw.) oder bei normaler Beanspruchung eines insuffizienten Sehorgans.
- Augenschmerzen bei Erkrankungen in der Umgebung des Auges kommen vor bei Sinusi-tis, Trigeminusneuralgie usw.
- Keine Schmerzen verursachen Erkrankungen der Linse, des Glaskörpers, der Aderhaut und der Netzhaut.

Sehstörungen

Plötzliche, meist einseitige Erblindung oder hochgradige Sehverschlechterung, z. B. bei Ver-schluß der Netzhautzentralarterie (ohne Schmer-zen), bei akutem Glaukom (unerträgliche Augen- und Kopfschmerzen). Sofortmaßnahmen sind erforderlich!
Allmähliche, meist doppelseitige Abnahme des Sehvermögens beim älteren Menschen:
- Altersweitsichtigkeit: herabgesetztes Sehver-mögen *nur* in die Nähe;
- beginnende Katarakt (grauer Star) oder Ma-kuladegenerationen: herabgesetztes Sehver-mögen in die Ferne *und* Nähe;

- Netzhautveränderungen bei Diabetes mellitus: herabgesetztes Sehvermögen in die Ferne.

Art der Sehstörung:

- Unscharfes Sehen bei Brechungsfehlern, Altersweitsichtigkeit usw.
- Verschleiertes Sehen spricht für Trübungen in der Hornhaut, in Kammerwasser, Linse und Glaskörper; typisch für Glaskörpertrübungen ist das Sehen von „fliegenden Mücken".
- Ausfälle im Gesichtsfeld, Sehen von Schatten bei Erkrankungen von Aderhaut, Netzhaut, Sehnerv, Sehbahn.
- Verzerrtsehen ist typisch für Krankheitsprozesse der Netzhautmitte (Netzhautablösung, Entzündungs- und Degenerationsherde in der Makulagegend).
- Wahrnehmung farbiger Ringe um Lichtquellen beim Glaukom.
- Doppelsehen bei Augenmuskellähmung, evtl. bei Katarakt, bei Linsenluxation.
- Farbensinnstörungen.
- Beeinträchtigung des Sehens in der Dämmerung oder Dunkelheit bei Nachtblindheit.

Auffällige Veränderungen

- Rötung und Schwellung (der Lider, der Bindehaut);
- Blutung und Lidkrampf, Tränen;
- Ausfluß (Eiter);
- Hautveränderungen (Zoster ophtalmicus, Tumoren);
- klaffende Lidspalte (Lagophtalmus bei Fazialislähmung);
- Herabhängen des Oberlides (Ptosis);
- nach außen gedrehte Lidkante (Ektropium);
- nach innen gedrehte Lidkante (Entropium).

Notfallsituationen

Notfallsituationen bei Augenerkrankungen mit unverzüglich notwendigen Maßnahmen durch den Augenarzt und Eintritt in die Augenklinik sind:

- *Augenverletzungen:* Verbrennungen, Säureverätzungen, Laugenverätzungen (Kalk), perforierende Augenverletzungen (Metallsplitter, Stichverletzungen, Pfeile, Windschutzscheibenverletzungen).
- *Einige akute Augenerkrankungen:* kriechendes Hornhautgeschwür (Ulcus cornea serpens), Keratitis dendritica (Hornhautentzündung, Virusinfektion), akutes Glaukom (akuter grüner Star), Verschluß der Netzhautzentralarte-

rie, Netzhautzentralvenenthrombose, Neuritis optica (z. B. Retrobulbärneuritis = Entzündung des Sehnervs), Optikomalazie bei Arteriitis temporalis.

- *Lebensbedrohliche Notfallsituationen, die durch Erkrankungen bzw. Verletzungen der Nachbarschaft des Auges hervorgerufen werden:* ausgedehnte Lidabszesse im Bereich des inneren Lidwinkels, Orbitalphlegmonen, Verletzungen der Orbita usw.

42.3.3. Pflegeziele und -maßnahmen

Ziele: Erhalten und Wiederherstellen der Sehkraft bzw. Hilfe zu optimaler Lebensqualität bei Sehbehinderung.

Schutz- und Präventivmaßnahmen

- Gute Beleuchtungsverhältnisse mit richtiger Schattenverteilung am Arbeitsplatz und optimale Gläserkorrektur (Brille).
- Sonnen-, Schutzbrille bei ultravioletten Strahlen (Höhensonne, Hochgebirge, Schweißarbeiten).
- Angurten in Kraftfahrzeugen (Windschutzscheibenverletzungen).
- Vorsicht bei Kindern mit spitzen Gegenständen (Pfeil, Luftgewehr, Bleistift).
- Vorsicht mit Säuren und Laugen (Kalk).
- Schutzmaßnahmen bei Staub, Gasen und Dämpfen und chemischen Giftstoffen.
- Schutzgläser bei infraroten Wärmestrahlen (Glasbläser).

Bei allen Manipulationen am Auge ist die Hygiene (Asepsis) sehr wichtig und unbedingt zu beachten (Hände, Tropfen, Salben, Instrumente usw.)!

Hilfe bei Sehbehinderung, Blindenwesen

60% aller Sinneswahrnehmungen gehen über die Augen. Ohne Einfühlung in die Situation des Sehbehinderten ist „Hilfe" eher eine Qual für ihn. Nützliche, korrekte und vor allem menschliche Hilfe setzt die richtige Geste im richtigen Augenblick voraus (Ratgeber).

Neben der völligen Erblindung im wissenschaftlichen Sinne (keine Lichtwahrnehmung = Amaurose) besteht der Begriff der *sozialen Blindheit* (Blindheit im Sinne des Gesetzes). Der Betroffene ist nicht mehr in der Lage, seinen Lebensunterhalt zu verdienen. Den, der auf ständi-

Umgang mit Sehbehinderten

(Merkblatt des Schweizerischen Zentralvereins für das Blindenwesen)

Einem ungezwungenen Umgang mit Sehbehinderten liegen u. a. folgende Regeln zugrunde:

- Trotz seiner äußeren Abhängigkeit von der Umwelt steht beim Sehbehinderten der Mensch mit eigener Persönlichkeit im Vordergrund, nicht das Behindertsein. Diese Persönlichkeit ist ernstzunehmen. Sprechen Sie daher ihn an (nicht seine Begleitperson), wenn Sie eine persönliche Auskunft benötigen. Fragen Sie jeweils, ob und wie Sie ihm helfen können. Begegnen Sie ihm so unbefangen und natürlich wie möglich. Mitleidsäußerungen, taktlose Fragen oder Bemerkungen wirken verletzend und stören die gegenseitige Beziehung.

- Erklären Sie dem Sehbehinderten bald nach Krankenhauseintritt, wo sich was im Zimmer befindet. Es ist dabei von Vorteil, wenn Sie systematisch vorgehen und den Sehbehinderten die einzelnen Gegenstände abtasten lassen, damit er sich eine genaue Vorstellung von ihnen und deren Standort machen kann. Lassen Sie ihn, sobald er sich etwas auskennt, möglichst viel selbständig tun. Ein solches Vorgehen – den individuellen Möglichkeiten des Patienten angepaßt – kann den Sehbehinderten aktivieren, seine Selbständigkeit fördern, sein Selbstvertrauen stärken und damit zu seinem allgemeinen Wohlbefinden sowie zur Entlastung des Pflegepersonals wesentlich beitragen.

- Sprechen Sie den Sehbehinderten an, wenn Sie sein Zimmer betreten, und teilen Sie ihm Ihren Weggang mit. Sollte er Sie an der Stimme nicht sofort erkennen, so stellen Sie sich mit Ihrem Namen vor. Bei Ihren Verrichtungen im Zimmer, am Krankenbett oder am Patienten selber erzählen Sie ihm, was Sie gerade tun, damit er durch ungewohnte Geräusche oder eine unerwartete Berührung nicht verängstigt wird. Sagen Sie ihm jeweils, was es zu essen gibt, wo sich der Teller, das Glas, das Besteck usw. auf dem Tisch befindet. Fragen Sie ihn beim Schöpfen, wieviel er möchte, und schenken Sie Gläser oder Tassen nicht zu voll ein, um die Gefahr des Ausschüttens zu verringern.

- Wenn Sie den Sehbehinderten zum Röntgen, ins Labor usw. führen, bieten Sie ihm Ihren Arm an und gehen Sie immer voraus. Es genügt, die Hand des Sehbehinderten auf die Stuhllehne zu legen, damit er die Sitzfläche findet.

Weitere Hinweise für den Umgang mit Sehbehinderten finden Sie im Büchlein „Nicht so – sondern so", herausgegeben vom Schweizerischen Zentralverein für das Blindenwesen. Wer im Krankenhaus mit Sehbehinderten zu tun hat, sollte diesen kleinen Ratgeber unbedingt kennen. Der Zentralverein vermittelt auch die Adresse der für das Wohngebiet ihres Patienten zuständigen Beratungsstelle, die Ihnen bei allen weiteren Fragen gerne beisteht. Auch gutgemeinte Ratschläge können beim Patienten Hoffnungen wecken, die sich bei näherer Abklärung seiner persönlichen Situation oft zerschlagen. Aus dieser Erfahrung empfiehlt es sich, die Beratung eines Sehbehinderten den hierfür spezialisierten Fachleuten zu überlassen.

---

ge fremde Hilfe angewiesen ist, bezeichnet man als *praktisch* blind (Sehrest 1/60). Der Blinde ist weitgehend von anderen Personen seiner Umgebung abhängig. Zur Erleichterung seiner Lebensmöglichkeiten stehen ihm als Hilfs- und Schutzmittel der weiße Blindenstock, die gelbe Armbinde mit drei schwarzen Punkten und in einigen Fällen ein Blindenhund zur Verfügung. „Lesen" ist durch die Braille-Blindenschrift möglich, auf Schallplatten und Tonband gesprochene Bücher, und Optacon-Geräte erleichtern den Zugang zu „geschriebenen" Informationen.

Jedes blinde Kind, jeder Neuerblindete oder von Erblindung Bedrohte soll möglichst schnell der zuständigen *Blindenorganisation* gemeldet werden, damit Betreuung, sachgemäße Beratung und Ein- bzw. Umschulung unverzüglich in die Wege geleitet werden können (Sonderschulen, Berufsberatung, Berufsbildungsstätten usw.).

Kontaktadressen:
- *Schweiz:* Schweizerischer Zentralverein für das Blindenwesen (SZB), CH-9000 St. Gallen; Schweizerische Blindenverbände in allen größeren Städten (Telefonbuch).
- *Deutschland:* Deutscher Blindenverband e. V., Bismarck-Allee 30, D-5300 Bonn-Bad Godesberg.

Zum *Umgang mit Sehbehinderten im Krankenhaus* s. die beiden Merkblätter.

Anwendung lokaler Wirkstoffe

Während bei Erkrankungen der vorderen Augenabschnitte häufig eine Lokaltherapie ausreicht, ist bei solchen der tieferen Teile des Auges sowie bei Augenerkrankungen als Folge eines Allgemeinleidens meist eine zusätzliche enterale oder parenterale Allgemeinbehandlung mit Medikamenten erforderlich.

Wünsche eines sehgeschädigten Kindes an das Pflegepersonal
(Schweizerischer Verein Kind und Krankenhaus)

- Sage mir, wer Du bist.
- Laß mir Zeit, Dich (Arzt, Schwester) kennenzulernen.
- Nenne mich bei meinem Namen, wenn Du mit mir sprichst.
- Sage etwas zu mir, bevor Du mich berührst, pflegst, denn ich kann Dich nicht sehen.
- Sprich viel mit mir, damit ich hören kann, wo Du bist, und genügend Erklärungen bekomme.
- Sprich eine bildhafte, klare, einfache, für mich verständliche Sprache (Alter).
- Erkläre mir, was Du an mir machst.
- Stelle mir die Patienten im gleichen Zimmer vor.
- Erkläre mir das Zimmer und die Toilette. Mache einen Rundgang mit mir und laß mir Zeit, damit ich die wichtigsten Sachen betasten und ausprobieren kann.
- Verändere die Ordnung im Zimmer und bei meinen Sachen nicht, ohne es mir zu sagen.
- Hilf mir bei den alltäglichen Lebensverrichtungen (Essen, Toilette usw.), denn mein Sehen ist evtl. nach einer Operation vorübergehend noch schlechter geworden. Zum Beispiel führe meine Hand zum bereitgestellten Stuhl oder erkläre mir mein Essen.
- Weil ich nicht gut sehe, möchte ich bekannte Sachen (Spielsachen) nahe bei mir haben, evtl. in einer Schachtel.

Augenmedikamente

Verabreichung unter die Bindehaut = subkonjuntival, neben das Auge = parabulbär, hinter das Auge = retrobulbär.

Ölige *Augentropfen* haben eine längere Wirkungsdauer als wässerige Lösungen, es entsteht aber eine vorübergehende Sehbeeinträchtigung; *geöffnete Tropfenfläschchen nicht länger als 4 Wochen verwenden.*

Augensalben haben eine längere Wirkungsdauer, aber oft eine störende, wenn auch kurzfristige Sehbehinderung durch den Salbenfilm zur Folge; *geöffnete Tuben nicht länger als 3 Wochen verwenden.*

Wirkstoffgruppen und deren Wirkung am Auge

Verordnung immer durch den Augenarzt; keine kritiklose Selbstmedikation!
- Oberflächenanästhetika: Betäubung der vorderen Augenabschnitte; nicht selten verursachen sie Allergien; langfristige Anwendung führt zu schweren Hornhautschäden.
- Gefäßverengung, Schleimhautabschwellung: bei Reizzuständen der Bindehaut, bei chronischer Bindehautentzündung (z.B. Oculosan, Otriven); bei allergischen Entzündungen der vorderen Augenabschnitte (z.B. Antistin-Privin).
- Antibiotika: bei infektiösen Entzündungen, als Infektionsprophylaxe; bei perforierenden Augenverletzungen und intraokularen Eingriffen (z.B. Spersanicol, Statrol, Neotracin, Obracin).
- Kortikosteroide (oft mit Zusatz von Antibiotika): symptomatische lokale Entzündungshemmung (z.B. Maxitrol, Spersadex, Prednitracin, Efemolin, FML).
- Gefäßerweiternde und resorptionsfördernde Medikamente: (z.B. Priscol).
- Epithelregeneration bei Trophik der Hornhaut: bei Erosionen, Ulzera und anderen typischen Störungen (z.B. Vitamin-A + D-Salbe, Keratyl).
- Virushemmende Medikamente: z.B. bei Herpes corneae (z.B. Triherpin, Cebeviran).
- Pupillenerweiternde Mittel (Mydriatika): zu diagnostischen Zwecken und bei Entzündungen zur Ruhigstellung der Iris; bei älteren Menschen kann durch falsche Anwendung ein Glaukomanfall ausgelöst werden! (Mydriaticum, Scopolamin, Atropin, Phenylephrin, Homatropin).
- Pupillenverengende Mittel (Miotika): bei Glaukom (z.B. Spersacarpin, Isopto-Carbachol). *Nebenwirkungen:* vorübergehende Kopfschmerzen, Übelkeit.

Anwendung von Augentropfen und -salben

Es ist streng darauf zu achten, daß
- ein Verwechseln von Medikamenten ausgeschlossen ist;
- das Verfalldatum nicht überschritten ist;
- keine Verfärbung, Ausflockung besteht;
- die Tropfen auf Zimmertemperatur erwärmt sind;
- die Hygienemaßnahmen einwandfrei sind;
- jeder Patient seine eigenen Fläschchen und Tuben hat;
- auch die Deckel derselben nicht verwechselt werden.

Verabreichung von Augentropfen

Der Patient liegt oder sitzt, neigt den Kopf leicht nach hinten und *blickt nach oben*. Der Behandelnde zieht das Unterlid nahe dem Wimpernrand *leicht* nach unten und läßt aus dem senkrecht gehaltenen Fläschchen einen Tropfen in die innere Hälfte des Bindehautsackes fallen; anschließend bleibt das Auge ein paar Sekunden geschlossen (nicht zukneifen). Fließt ein wenig Flüssigkeit aus dem Auge, so wird sie mit einem Tupfer abgewischt (Abb. 42.**3** u. 42.**5**).

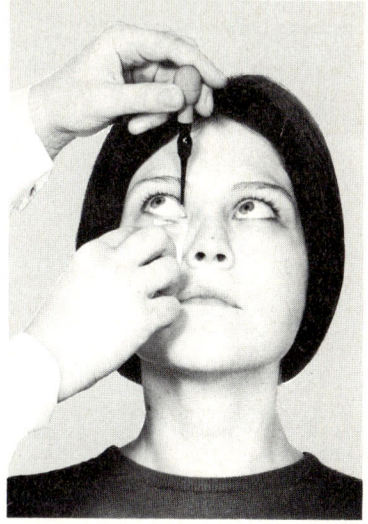

Abb. 42.**3** Richtiges Eintropfen von Augentropfen. Die körperwarmen Augentropfen kommen zuerst mit der hautartigen Karunkel in Berührung, laufen in den unteren Bindehautsack, wo sie sich mit der Tränenflüssigkeit mischen, und kommen erst nach dem Lidschlag mit der Hornhaut in Berührung (aus *F. Hollwich, B. Verbeck:* Augenheilkunde für Krankenpflegeberufe, 3. Aufl. Thieme, Stuttgart 1984).

Beachte
- Braucht der Patient Tropfen und Salbe zugleich, so haben die Tropfen den Vortritt.
- Braucht der Patient zweierlei Tropfen zugleich, dazwischen 5 Minuten warten.
- Niemals mit dem Fläschchen, der Pipette oder der Tube Wimpern, Bindehaut oder gar Hornhaut berühren (Gefahr der Verunreinigung und oberflächlichen Hornhautverletzung).
- Unterlid nicht zu fest hinunterziehen, da sonst die Flüssigkeit wieder hinausläuft (Gefahr der Ektropiumbildung = Umstülpung des Lides nach außen).
- Beim Einträufeln mit dem Watte- oder Gazetupfer einen leichten Druck auf den nasalen Augenwinkel ausüben (damit werden die Tränenkanälchen kurzfristig verschlossen, und das Medikament hat Zeit, in die Bindehaut und durch die Hornhaut einzudringen).

Verabreichung von Augensalbe

Der Vorgang bei der Anwendung von Augensalben ist prinzipiell gleich: Einen ca. 5 mm langen

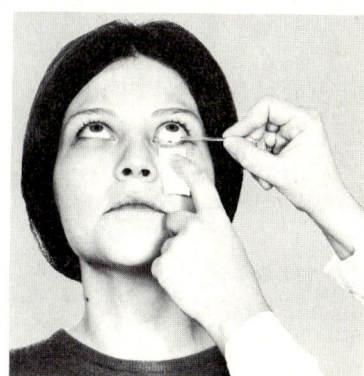

Abb. 42.**4** Die Augensalbe wird am linken Auge mit der rechten Hand, nach leichtem Abziehen des Unterlids, in den unteren Bindehautsack von nasenwärts nach schläfenwärts eingestrichen (aus *F. Hollwich, B. Verbeck:* Augenheilkunde für Krankenpflegeberufe, 3. Aufl. Thieme, Stuttgart 1984).

Salbenstrang horizontal in den Bindehautsack einstreichen, während der Patient das Auge schließt, das Unterlid mit Tupfer noch weiterhin leicht festhalten, somit wird die Salbe nicht durch die Lidspalte hinausgepreßt (Abb. 42.**4** u. 42.**5**).

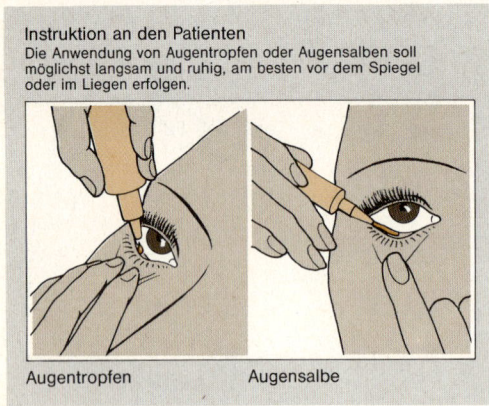

Instruktion an den Patienten
Die Anwendung von Augentropfen oder Augensalben soll
möglichst langsam und ruhig, am besten vor dem Spiegel
oder im Liegen erfolgen.

Augentropfen   Augensalbe

Abb. 42.**5**   Merkblatt für die Anwendung von Augentropfen und -salben.

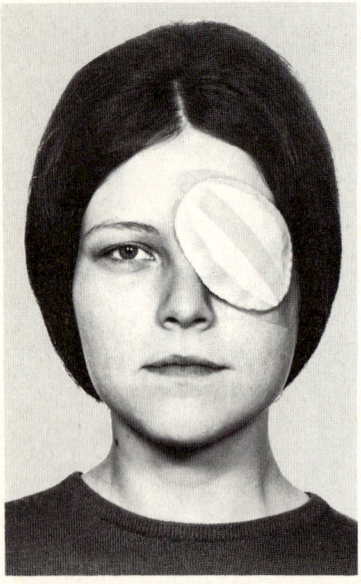

Abb. 42.**6**   Einseitiger ovalärer Augenverband, mit drei
hautschonenden Pflasterstreifen auf der Stirn und
über dem Jochbein befestigt. Zuerst wird der mittlere
Pflasterstreifen über die Längsachse des ovalären Au-
genverbandes mit Fixierung auf der Stirn und über
dem Jochbein gelegt. Anschließend werden die beiden
äußeren Streifen halbbogenförmig über den freien
Rand des Verbandes gelegt und an Stirn und Jochbein
über dem zuerst geklebten Pflasterstreifen fixiert (aus
F. Hollwich, B. Verbeck: Augenheilkunde für Krankenpflegeberufe, 3. Aufl. Thieme, Stuttgart 1984).

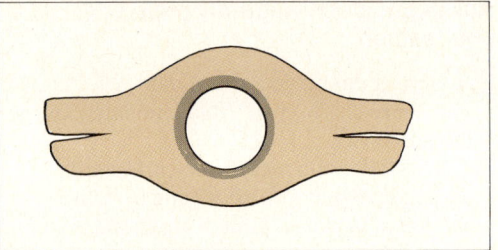

Abb. 42.**7**   Gebrauchsfertiger Uhrglasverband.

Augenverbände

Augenverbände sind sorgfältig, unter Beachtung
der Asepsis, mit hautschonendem Heftpflaster
anzulegen. Auch die Verbandentfernung soll behutsam ausgeführt werden (empfindliche Gesichtshaut).
Vor dem Anlegen des Verbandes soll der Patient
das Auge schließen.
- Für den *einfachen Augenverband* verwendet
  man eine ovale Augenkompresse (sterilisiert),
  die von oben innen nach unten aufgelegt und
  mit 2–3 schmalen Heftpflasterstreifen befestigt wird. Dieser Verband dient als Schutz vor
  Infektionen und äußeren Einwirkungen und
  zur Erwärmung des Auges (Abb. 42.**6**). Zusätzlich mit einer Plastikschale darauf dient er
  auch als Schutz vor Stößen nach intraokularen
  Operationen.
- Für den *Druckverband* verwendet man 2 Au-
  genovalen, zwischen welche man 2 Wattekugeln legt, und befestigt diesen mit breiterem
  Heftpflaster. Der Patient soll die Lider unter
  dem Verband *nicht* mehr bewegen können.
  Dieser Verband wird bei Verletzungen des
  Hornhautepithels angelegt.
- Der *Uhrglasverband* (Abb. 42.**7**) wirkt wie eine
  feuchte Kammer. Er besteht aus durchsichtigem Plexiglas, das dem Rand der Augenhöhle
  aufliegen muß. Man benützt ihn, wenn kein
  Lidschluß möglich ist (z. B. bei Fazialislähmung, bei Bewußtlosen). Fehlender oder
  schlechter Lidschluß führt zur Hornhautaus-
  trocknung und Geschwürsbildung. Auch nach
  Augenoperationen, wenn das andere Auge
  blind ist, wendet man ihn an.

Spülungen bei Augenverletzungen
(dringende Notfallbehandlung)

Nach Tropfanästhesie wird mit einer Plastikfla-
sche (sog. Undine mit langem, gebogenem Hals)
mit körperwarmer, physiologischer Kochsalzlö-

sung der Bindehautsack ausgiebig gespült, damit der ätzende Stoff verdünnt und entfernt wird (erste Spülung am Unfallort unter laufendem Wasserhahn).

Ausführung

- Patient soll die Nierenschale selbst unter Kinn und Wange halten.
- Die Augenlider werden mittels Lidhalter offengehalten.
- Spülflüssigkeit mit gleichmäßigem Strahl (Abstand 10 cm) in den Bindehautsack und über den Augapfel laufen lassen.
- Patienten auffordern, nach unten und oben zu schauen.
- Festsitzende Partikel mit feuchtem Tupfer oder Wattestäbchen sorgfältig entfernen.

Lokale Kälte- und Wärmeanwendung

Kälteanwendung

- Eisblasen/Eisbeutel nach Kontusionen (Prellung). Zur Vermeidung von Nachblutungen: Eisblase in Gazetuch einwickeln, dem Patienten auf das Auge legen, und die Zipfel des Gazetuches seitlich des Kopfes knüpfen; vor dem Warmwerden erneuern.
- Kalte Kamillenumschläge bei postoperativer Lidschwellung (Amotiooperationen); sterilisierte physiologische Kochsalzlösung mit einigen Tropfen Kamillosan auf Ovale; 2- bis 3mal täglich höchstens 1 Stunde auf das Auge legen.

Wärmeanwendung

- Warme Kamillenumschläge bei Gerstenkorn, Lidabszeß, akuter Tränensack- oder Tränendrüsenentzündung; Anwendung wie oben.

Augenprothesen

Bei bösartigen Tumoren, bei schwerer Bulbusruptur, bei Vereiterung des ganzen Auges (Panophtalmie) und bei schmerzhaftem Sekundärglaukom wird das Auge operativ entfernt (Enukleation, Evisceration). Das hat für den Betroffenen schwerwiegende Konsequenzen:
- Verlust eines Organs;
- Angst, den Beruf aufgeben zu müssen;
- Angst vor der Reaktion der Familie und Gesellschaft;
- verändertes Aussehen, Hemmungen;
- Risiko für das gesunde Auge.
Vor dem Eingriff wird dem Patienten möglichst Zeit gelassen zur Vorbereitung auf den Verlust des Auges und zur Zustimmung zur Operation. Einige Zeit nach der Operation wird die kosmetische Entstellung durch das Einsetzen einer individuellen, geblasenen, doppelwandigen Glasschale, die farbengleich zum Partnerauge paßt, behoben.

Einsetzen und Herausnehmen

Das Einsetzen und Herausnehmen der Augenprothese muß vom Patienten erlernt werden. *Eingesetzt* wird das in lauwarmem Wasser angefeuchtete künstliche Auge, indem man es an der breitesten Stelle faßt und den stumpfen Teil unter das hochgehaltene Oberlid schiebt. Der größere Teil kommt nach der Schläfe zu liegen, der kleinere, spitzere Teil nach der Nase zu. Ein geringes Abziehen des Unterlides genügt, um die Prothese in die richtige Lage zu bringen.
Herausgenommen wird das Auge, indem man das Unterlid mit dem Zeigefinger etwas nach unten drückt, wodurch die Prothese meist schnell entfernt ist. Wenn nötig, benutze man ein Glasstäbchen. Ein weiches Tuch ist als Unterlage ratsam, damit das Auge nicht hart fällt.

Pflege der Prothese

Gereinigt wird die Prothese zweckmäßig durch kurzes Aufweichen der Schmutz- und Salbenreste in lauwarmem Wasser. Nach etwa 10 Minuten Prothese mit einem trockenen Tuch abwischen, damit ist sie vollends gesäubert. Nach dem Entfernen der Prothese mit einem sauberen Tuch durch den Lidspalt zur Nase hinfahren.
Die Prothese sollte täglich einmal herausgenommen und gereinigt werden. Bei leichten Entzündungen kann eine milde Augensalbe oder spezielles Prothesenöl angewendet werden.

Kontaktlinsen

Kontaktlinsen (Haftschalen) sind kleine Schalen aus lichtbrechenden Materialien, die zum Ausgleich einer refraktionsbedingten Fehlsichtigkeit (Brechungsfehler) unmittelbar auf der Hornhaut getragen werden (Verordnung durch den Augenarzt).
Harte Kontaktlinsen bestehen aus einem glasähnlichen Kunststoff. Ihr Vorteil liegt in der guten optischen Qualität und der leichten Pflege. Allerdings bedarf die Angewöhnung längerer Zeit (bis zu 6 Monaten).
Weiche Kontaktlinsen weisen zwar eine geringere optische Qualität auf, haben aber den Vorteil einer erheblich besseren Verträglichkeit. Bei

schnellen Kopf- und Blickbewegungen bleiben sie haften. Sie splittern nicht bei Traumen. Eine sorgfältige Pflege ist unerläßlich.

Weiche Kontaktlinsen finden auch als Therapeutikum Verwendung, denn durch ihren Schutzeffekt für die Hornhaut können sie zur Epithelisierung bei Oberflächendefekten beitragen.

Pflege der Kontaktlinsen

Zur Reinigung der Linsen werden einige Tropfen Reinigungslösung auf die Innen- und Außenflächen der Linse geträufelt. Anschließend wird die Linse für ca. eine halbe Minute zwischen Daumen- und Fingerkuppe massiert. Dann Spüllösung unter ständigem Reiben über die Linse gießen, bis alle Rückstände (Rauch, Staub usw.) gut abgespült sind. Anschließend legt man die Linse in den speziellen Aufbewahrungsbehälter. Behälter und Deckel werden vorher unter fließendem Wasser abgespült und mit frischer Aufbewahrungslösung gefüllt. Dieser Vorgang soll mindestens 1mal täglich stattfinden. Vor dem Schlafengehen sollten die Linsen herausgenommen werden. Weiche Kontaktlinsen müssen vor Hitze geschützt und bei Nichttragen *immer* in der dazu bestimmten Lösung aufbewahrt werden. Während des Tragens von Kontaktlinsen dürfen keine Augentropfen und -salben ohne Erlaubnis des Arztes verabreicht werden.

Vor dem Einsetzen der Linsen unbedingt die Hände gut waschen (Augenkontakt!).

Einsetzen von harten und weichen Linsen

- Linse ausreichend mit Einsatzflüssigkeit benetzen.
- Auf die rechte angefeuchtete Zeigefingerspitze legen (oder auf den dafür geeigneten Sauger); bei weichen Linsen darauf achten, daß sie nicht umgestülpt sind.
- Mit dem Zeige- und Mittelfinger der linken Hand die Augenlider weit öffnen.
- Linse mit dem Auge genau anschauen und langsam vor das Auge führen.
- Vorsichtig auf die Mitte des Auges setzen.
- Die zweite Linse nach dem gleichen Vorgang einsetzen.

Herausnehmen von harten Linsen

- Kopf leicht nach vorne neigen, und die Hand so unter das Auge halten, daß die Linse sicher aufgefangen werden kann.
- Der Zeigefinger der anderen Hand wird an die Außenseite des Lidwinkels gelegt. Das Lid

wird nun nach außen und gleichzeitig ein wenig nach oben gezogen.
- Nun geradeaus schauen und zwinkern. Die Linse müßte so in die offene Hand fallen.

Herausnehmen von weichen Linsen

- Mit dem Mittelfinger wird das Unterlid nach unten gezogen. Der Blick ist geradeaus gerichtet.
- Die Linse wird behutsam zwischen Daumen und Zeigefinger geklemmt und aus dem Auge genommen (geht auch gut mit geeignetem Sauger).
- Linse sofort reinigen und in die Aufbewahrungslösung legen.

Risiken und Kontrollen

Wegen der Risiken beim Tragen von Kontaktlinsen (Unverträglichkeit, Entzündungen, Infektionen) sollen sich Kontaktlinsenträger regelmäßig augenärztlich untersuchen lassen. Beim Schwimmen sollten die Linsen nicht getragen werden. Plötzlich auftretendes Fremdkörpergefühl oder starkes Brennen und Tränen der Augen kann durch einen zwischen Hornhaut und Kontaktlinse sitzenden Fremdkörper oder durch eine feine Epithelabschürfung (Erosio corneae) verursacht sein. Es empfiehlt sich dann, die Kontaktlinse herauszunehmen, gründlich zu reinigen und bis zum Abklingen des Reizzustandes mit dem Wiedereinsetzen zu warten (evtl. den Augenarzt aufsuchen).

Es ist von Vorteil, neben den Kontaktlinsen auch eine geeignete Brille bei sich zu haben (als Ersatz bei Unverträglichkeiten oder Verlust der Linsen).

42.4. Exemplarische Pflegesituationen

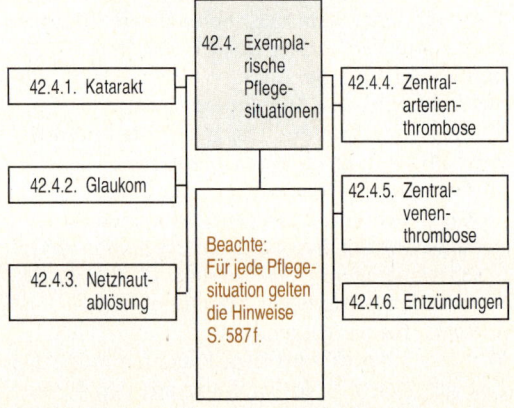

Das Spektrum der Augenkrankheiten ist so mannigfaltig, daß jede Auswahl willkürlich erscheinen muß. Die folgenden Pflegesituationen wurden nach dem Kriterium „häufiges Vorkommen" ausgewählt. Die interessierte Pflegeperson findet in Tab. 42.1 in Stichworten eine Übersicht über die *Pathologie des Auges,* sie kann ihr beim gezielten Studium wegweisend sein. Der Überblick könnte der angehenden Augenschwester/dem Augenpfleger auch als Checkliste dienen, um das Studium gezielt anzugehen. Für die entsprechende Füllung der Stichworte muß auf die weiterführende Literatur verwiesen werden (kursive Stichworte = ausgewählte Pflegesituationen).

42.4.1. Katarakt (grauer Star)

Bei fortgeschrittenen Trübungen der Linse (grauer Star) leidet der Patient an der allmählichen

Tabelle 42.1   Stichworte zur Pathologie des Auges

- Lider: *Entzündungen,* Stellungsanomalien, Tumoren
- Tränenorgane: Entzündungen, Tränen (Epiphora), verminderte Sekretion
- Bindehaut (Konjunktiva): *Entzündungen,* degenerative Veränderungen, Tumoren
- Hornhaut (Kornea): *Entzündungen,* Formanomalien, degenerative Veränderungen
- Lederhaut (Sklera): Entzündungen, Vorwölbungen, blaue Skleren
- Regenbogenhaut (Iris) und Strahlenkörper (Ziliarkörper): Mißbildungen, *Entzündungen*
- Linse: Lageveränderungen, Trübungen der Linse = *Katarakt, grauer Star*
- *grüner Star (Glaukom):* primäres, sekundäres, malignes, absolutes Glaukom
- Glaskörper: Glaskörperdestruktion, hintere Glaskörperabhebung, Glaskörpertrübungen
- Aderhaut und Netzhaut (Chorioidea, Retina): Entzündungen, Degenerationen, *Gefäßerkrankungen,* Fundusveränderungen, *Netzhautablösung,* Tumoren
- Sehnerv: *Entzündungen,* Stauungspapille, Durchblutungsstörungen, Optikusatrophie
- Augenhöhle (Orbita): Orbitaphlegmone, endokriner Exophthalmus
- Schielen (Strabismus) = Abweichung der Augen aus der Parallelstellung, Bewegungsstörungen der Augenmuskeln: Begleitschielen, Lähmungsschielen
- Verletzungen des Sehorgans: Fremdkörper, Verbrennungen, Verätzungen, Kontusion/Prellung, perforierende Augenverletzungen
- Brechungsfehler (Refraktionsanomalien): Weitsichtigkeit, Kurzsichtigkeit, Stabsichtigkeit (Astigmatismus)
- Naheinstellung des Auges (Akkomodation): Alterssichtigkeit

Abnahme der Sehschärfe, er sieht „wie durch Nebel" oder sogar nur noch einen Lichtschein, hat aber keine Schmerzen oder sonstige Beschwerden. Er kann nicht mehr lesen (handarbeiten) und ist in der Verrichtung der täglichen Arbeit sehr eingeschränkt.

Die einzig wirksame Behandlung ist die operative Entfernung der getrübten Linse.

Behandlung der Katarakt*

Operationsindikation

Da jeder operative Eingriff Risiken mit sich bringt, soll der Katarakt erst operiert werden, wenn dies unbedingt erforderlich ist. Der Operationszeitpunkt läßt sich mit einem festen Sehschärfenwert nicht bestimmen, vielmehr kommt es darauf an, welche Sehschärfe der Patient für seine täglichen Aufgaben benötigt. Ein Berufskraftfahrer muß beispielsweise schon bei einer Sehschärfe operiert werden, die für einen Landwirt noch völlig ausreichend wäre.

In unserer technisierten und aufgeklärten Zeit wird heute der Katarakt wesentlich früher und damit häufiger operiert als in den vergangen Jahrzehnten.

Operationsmethoden

Intrakapsuläre Staroperation. Nachdem das Auge in der halben oberen Hornhautzirkumferenz eröffnet wurde, wird die getrübte Augenlinse an einem Kältestift angefroren, durch vorsichtige Bewegung des Stiftes aus ihrer Verankerung am Strahlenkörper gelöst und vollständig (mitsamt Kapsel) entfernt.

Die intrakapsuläre Staroperation sollte nur bei älteren Patienten durchgeführt werden, da im Alter die hintere Linsenkapsel nur noch locker mit dem Glaskörper verbunden ist. Bei jüngeren Patienten dagegen besteht eine festere Verbindung zwischen Linse und Glaskörper, so daß es beim Entfernen der ganzen Linse zu einem Glaskörpervorfall, verbunden mit der Gefahr einer Netzhautablösung, kommen kann.

Extrakapsuläre Staroperation. Bei dieser Methode wird zunächst nur die vordere Linsenkapsel entfernt, anschließend der Linsenkern herausgedrückt, und schließlich werden die verbliebenen Rindenmassen herausgespült. Der Linsenaufhängeapparat mitsamt der hinteren Linsenkapsel verbleiben im Auge und bilden eine Begrenzung zum hinter der Linse gelegenen Glaskörper.

Ein Nachteil der extrakapsulären Operation ist, daß sich auf der hinteren Linsenkapsel durch Wachstum der Linsenepithelzellen wieder Linsenmaterial bilden kann. Man spricht dann von einem Nachstar, der beseitigt werden muß, wenn er zu einer erheblichen Sehverschlechterung führt. Dies kann durch einen kleinen

---

* Von W. Daus, in Deutsche Krankenpflegezeitschrift 1985, Heft 7.

operativen Eingriff mit Freisaugen oder Durchtrennung der hinteren Linsenkapsel geschehen, wodurch eine Öffnung für die eintretenden Lichtstrahlen geschaffen wird. Neuerdings steht auch ein besonders energiereicher Laser (YAG-Laser) zur Verfügung, mit dem ohne operative Eröffnung des Auges eine optische Lücke in der hinteren Linsenkapsel geschaffen werden kann.

Phakoemulsifikation. Eine neue Operationsvariante der extrakapsulären Staroperation ist die Phakoemulsifikation. Bei dieser Methode wird nach Entfernung der vorderen Linsenkapsel die Augenlinse durch Ultraschalleinwirkung einer auf das Linsenmaterial gesetzten Kanüle zerstört und die zerkleinerten Linsenfasern abgesaugt. Dies hat den Vorteil, daß die Hornhautrückfläche, die von der empfindlichen Endothelzellschicht bedeckt wird, nicht durch Herausdrücken des Linsenkerns gereizt wird. Ein weiterer Vorteil der Phakoemulsifikation ist, daß der Schnitt zur Eröffnung des Auges kleiner angelegt werden kann.

Lentektomie. Eine seit wenigen Jahren praktizierte Operationsmethode ist die Lentektomie. Hierunter versteht man die Linsenentfernung mit schneidenden und saugenden Instrumenten, wie sie zur Glaskörperentfernung benutzt werden. Das Auge wird im Bereich des hinteren Strahlenkörpers oder am Hornhautrand eröffnet. Diese Methode hat sich insbesondere beim angeborenen Star bewährt, da sich hierbei die hintere Linsenkapsel vollständig entfernen läßt und eine Nachbildung daher unmöglich ist.

Korrektur der Linsenlosigkeit

Nachdem die Augenlinse entfernt wurde, muß ihre Brechkraft durch eine entsprechende optische Korrektur ersetzt werden, um eine scharfe Abbildung auf der Netzhaut zu erreichen. Hierfür stehen drei Möglichkeiten zur Verfügung:

Starbrille. Sie ist die älteste Methode zur Korrektur der Linsenlosigkeit (Aphakie). Es handelt sich um eine Brille mit Sammellinsen von etwa + 13 dpt Stärke.

Nachteile der Starbrille sind, daß es sich um relativ starke und damit schwere Gläser handelt, die zu einer etwa 30%igen Bildvergrößerung führen. Alle vertrauten Gegenstände erscheinen dem Patienten deshalb nach der Operation um ein Drittel größer. Da der Patient nur durch die Mitte des Brillenglases scharf sieht und die Vergrößerung zu einer Gesichtsfeldeinengung führt, kann es anfänglich zu Gewöhnungsschwierigkeiten kommen. Alle diese Nachteile der Stargläser lassen sich jedoch durch moderne, hochbrechende Brillengläser mit speziellem Schliff günstig beeinflussen.

Kontaktlinsen. Sie haben gegenüber den Stargläsern nur eine etwa 8%ige Eigenvergrößerung und gestatten ein gutes peripheres Sehen. Leider vertragen jedoch nicht alle Patienten Kontaktlinsen. Kinder sowie ältere Patienten sind zudem oft mangels manueller Fertigkeit nicht in der Lage, die Linsen einzusetzen und herauszunehmen. Für diesen Kreis stehen neuerdings Dauertragelinsen zur Verfügung, die jedoch engmaschige augenärztliche Kontrolluntersuchungen erfordern.

Intraokularlinsen. Bei den Intraokularlinsen handelt es sich um Plexiglaslinsen mit geeigneter Halterung, die in der Regel unmittelbar nach der Entfernung der getrübten Linse für immer in das Auge eingesetzt werden.

Vorteile einer implantierten Linse sind, daß nahezu identische optische Brechungsverhältnisse wie vor Eintritt der Linsentrübung geschaffen werden. Dadurch ist die Sehqualität minimal, und es treten keine Eingewöhnungsschwierigkeiten nach der Staroperation auf. Trotz dieser Vorteile muß die Intraokularlinse als ein großer Fremdkörper im Auge bezeichnet werden, der durch Verlagerung und Auslösung von entzündlichen Reaktionen das Auge gefährden kann. Zudem stellt der über die Linsenextraktion hinausgehende Eingriff der Linsenimplantation eine zusätzliche Traumatisierung dar, die nicht jedem Auge zugemutet werden kann. Insbesondere, wenn das empfindliche Hornhautendothel einen Vorschaden (z. B. durch einen akuten Glaukomanfall) aufweist, sollte man mit einer Linsenimplantation zurückhaltend sein, da eine weitere Endothelschädigung zur völligen Eintrübung der Hornhaut führen könnte.

Weitere *Kontraindikationen* für eine Linsenimplantation sind:
- Zustand nach rezidivierenden Entzündungen der Regenbogenhaut,
- Zustand nach Netzhautgefäßverschlüssen,
- umfangreiche angeborene Anomalien des Auges,
- angeborene Formen des grünen Stars,
- hohe Kurzsichtigkeit (da in diesen Fällen der Brechungsfehler durch die Linsenlosigkeit ausgeglichen werden kann),
- insulinpflichtiger Diabetes mellitus,
- Erkrankungen mit erhöhter Blutungsbereitschaft,
- Kindes- und Jugendalter.

Relative Kontraindikationen stellen dar:
- Glaukom, insbesondere wenn Glaukomoperationen vorausgegangen sind,
- vorausgegangene Traumen der Augen,
- Diabetes, auch wenn er nicht insulinpflichtig ist,
- wenn das 60. Lebensjahr noch nicht erreicht ist.

Darüber hinaus sollte eine Linsenimplantation nicht vorgenommen werden, wenn es intraoperativ zu Komplikationen (z. B. Blutungen oder Glaskörperverlust) gekommen ist, um das Auge nicht noch zusätzlich zu belasten.

Prinzipiell läßt sich bei jeder der genannten Operationsmethoden eine Kunstlinse einsetzen.

Die verschiedenen Linsentypen sind jedoch für bestimmte Operationsverfahren unterschiedlich geeignet. In Frage kommen,
- Hinterkammerlinsen,
- Vorderkammerlinsen,
- Iriscliplinsen.

Pflege- und Behandlungsplan

Für den Vortag

- Übliche allgemeine Operationsvorbereitungen (S. 471 ff.); zusätzlich:
- Bindehautabstrich, Wimpern schneiden.
- Mehrmalige Desinfektion des Bindehautsacks mit antibiotischen Tropfen.
- Senkung des Augeninnendrucks (z. B. Diamox).
- Information des Patienten über Vorbereitung, Operation und nachherige Verhaltensregeln; je besser der Patient versteht, um so leichter können Ängste ausgesprochen und abgebaut sowie Kooperation erreicht werden.

Für den Operationstag

- Erweiterung der Pupille und Prämedikation nach Verordnung.
- Bei Lokalanästhesie darf der Patient ein leichtes Frühstück, nach der Operation weiche Kost (evtl. püriert) haben.
- Bei Narkose nüchtern, übliche Überwachungsmaßnahmen, abends Tee, Zwieback, Kaffee, Kompott.
- Nach der Operation soll der Patient Ruhe haben, gegen Abend mit Hilfe aufstehen; Niesen, Husten und Erbrechen soll möglichst vermieden werden.
- Abends erster Verbandwechsel durch den Arzt (Operateur); ovaler Augenverband mit Plastikkörbchen.

Postoperative Maßnahmen und Verhaltensregeln

Überwachung:
- Bei Schmerzen den Arzt benachrichtigen. Sie können u. U. durch einen intraokularen Druckanstieg verursacht sein.
- Den Patienten, insbesondere den *betagten,* gut überwachen. Der Orts- und Umgebungswechsel genügt oft, um vorübergehende Verwirrtheit und Desorientiertheit auszulösen (s. psychoorganisches Syndrom S. 850 f.). Eventuell Bettrahmen anbringen.

Applikation von Augentropfen/-salben:
- Nach Verordnung. In der Regel 3 bis 5mal täglich Kortikosteroidaugensalbe mit Zusatz von Antibiotika (bei intrakapsulären Extraktionen zusätzlich 1%ige Atropinaugensalbe). Der Augenverband dient der Ruhigstellung der Iris und der Vermeidung von Verklebungen zwischen Iris und Linsenresten oder Glaskörper.

- Ab 3. Tag wird meistens auf Augentropfen umgestellt, abends Salbe mit Verband.
- Der Patient soll auch nach dem Krankenhausaustritt mit dieser Therapie weiterfahren (Kontrolle und Verordnung des weiterbehandelnden Arztes).

Ruhigstellung, Mobilisation:
- Am 1. Tag werden die ATL durch die Pflegeperson ausgeführt: sorgfältig waschen, Zähne putzen. Ab 1.–2. Tag – je nach Befinden – kann der Patient langsam mithelfen; Übergang zur Selbstpflege.
- Vorsichtige, langsame Mobilisation. Vermeidung von größeren Anstrengungen, wie Bücken und Heben von schweren Gegenständen, bis 6 Wochen postoperativ (Arbeitsunfähigkeit 4–6 Wochen postoperativ).
- Leseverbot in den ersten Tagen (ruckartige Bewegungen beider Augen).
- Duschen und Haare waschen mit Vorsicht; erst wenn der Patient gut mobil ist; es darf kein Wasser in das Auge kommen, solange dieses noch gereizt ist.

Krankenhausaustritt, Rehabilitation:
- Krankenhausaustritt ab 4.–5. postoperativem Tag möglich, je nach Zustand des Auges und Allgemeinbefinden. Eine häusliche Nachbetreuung muß sichergestellt sein. Der Patient bedarf noch der Erholung. Vielfach handelt es sich um Betagte. Sie brauchen Zeit, um sich an die neue Situation (s. unten) zu gewöhnen. Eventuell muß eine Hilfe organisiert werden (Absprache mit den Angehörigen).
- Zu Rehabilitation Betagter s. auch S. 509 ff.

42.4.2. Glaukom (grüner Star)
Akutes Glaukom

Beim akuten Glaukom (krankhafte, plötzliche Erhöhung des intraokularen Drucks durch Verlegung des Kammerwinkels um das 3- bis 4fache) leidet der Patient an vorübergehenden Gesichtsfeldverdunklungen, Nebelsehen, Regenbogenfarben um Lichtquellen (Hornhautepithelödem), Druckgefühl oder plötzlich heftigen bis unerträglichen Schmerzen, die häufig in die Umgebung des Auges (Stirn, Schläfe, Oberkiefer, Zähne) ausstrahlen, oftmals verbunden mit Übelkeit oder Erbrechen. Fast immer ist das Sehvermögen hochgradig herabgesetzt. Der Arzt findet ein palpatorisch steinhartes, gerötetes, tränendes Auge, manchmal mit Blepharospasmus (Lidkrampf), mäßiges Lidödem, übermittelweite, etwas entrundete, oft lichtstarre Pupille usw.

Die *Behandlung* muß sofort (notfallmäßig) einsetzen.

Das *Ziel* liegt in der möglichst schnellen Herabsetzung des intraokularen Drucks, um eine Sehnervschädigung zu verhüten. Die *Arztverordnungen* betreffen

- Schmerzlinderung;
- Herabsetzung der Kammerwasserproduktion (Diamox i.v., zugleich oft Mannitolinfusionen → Wasserentzug aus dem Körper, dem Auge;
- Pupillenverengung durch Pilocarpin: in der Regel 1%ige Pilocarpin-Tropfen alle 10 bis 15 Minuten (auch ins gesunde Auge).

Unter dieser Therapie soll der Druck raschmöglichst absinken (in einer Stunde). Nach Drucksenkung und Abklingen der entzündlichen Reizung wird eine operative Behandlung vorgenommen als

- *YAG-Laser-Iridotomie;*
- basale *Iridektomie* (operativer Ausschnitt der Regenbogenhaut);
- *Trabekulektomie* (s. unten) bei Zustand nach wiederholten akuten Anfällen bzw. chronischem Winkelblockglaukom, das sich aus einem akuten Glaukom entwickeln kann.

Weitwinkelglaukom

Beim *Glaucoma chronicum simplex,* dem Weitwinkelglaukom, besteht eine krankhafte Erhöhung des intraokularen Drucks durch anlagebedingte Veränderungen im Abflußsystem des Kammerwassers, trotz meist normal weitem Kammerwinkel. Der Patient hat *keine* Beschwerden, keine Kopfschmerzen! Es besteht ein langsamer Erkrankungsverlauf mit nur *mäßiger Drucksteigerung* (oft über viele Jahre, Druckwerte zwischen 25 und 40 mmHg). Einmalig gemessen normale Druckwerte schließen ein Glaukoma chronicum simplex demnach nicht aus. Infolge längere Zeit bestehender ständiger (oder zeitweiser) Druckerhöhung im Auge kommt es durch Druckschädigung des Sehnervs im Laufe von Jahren zur glaukomatösen Exkavation (Aushöhlung) der Papille (Sehnervenkopf). Diese Druckschädigung der Sehnervenfasern führt zu *typischen Gesichtsfeldausfällen,* die *irreversibel* sind. Erst im Spätstadium dieser *gefährlichen,* chronischen Erkrankung kommt es zur mehr oder weniger plötzlichen Abnahme der zentralen Sehschärfe und schließlich zur vollständigen Erblindung. *Jede Therapie kann bestenfalls die Erhaltung der noch vorhandenen Sehfunktion bewirken, weshalb die Früherkennung sehr wichtig ist.*

Es wird empfohlen, ab dem 40.–45. Lebensjahr regelmäßig den Augendruck kontrollieren zu lassen.

Bei *Glaukomverdacht* wird der Patient u.U. zur exakten Diagnostizierung ins Krankenhaus eingewiesen:

- Messung der Tagesdruckkurve (Durckmessung mindestens 3mal täglich) = Tonographie;
- Frühdruckmessung um 4 Uhr (einmalig);
- Gesichtsfelduntersuchung;
- Gonioskopie (Inspektion des Kammerwinkels).

Das *Behandlungsziel* liegt in der Drucknormalisierung und -stabilisierung durch medikamentöse Maßnahmen; Augentropfen und -salben:

- Miotika (z.B. Spersacarpin, Carbachol);
- Medikamente, die die Kammerwasserproduktion herabsetzen (z.B. Timoptic).

Das Gesichtsfeld wird weiter kontrolliert und die Tagesdruckkurve weitergeführt; *vor der Druckmessung dürfen keine Medikamente verabreicht werden.*

Bleibt der Augendruck erhöht und/oder verfällt das Gesichtsfeld weiter, wird eine Glaukomoperation vorgenommen.

Operationsmethoden

Lasertrabekuloplastik. Teilweise Koagulation des Trabekelwerks mit dem Zweck, die Poren zu erweitern und damit den Abfluß des Kammerwassers zu verbessern.

Trabekulektomie. Häufigste, fistelbildende Operation, die dem Kammerwasser einen Abfluß unter die Bindehaut ermöglicht; wirkt wie ein „Überlaufventil". Als Zeichen ausreichender Funktion entsteht eine kissenartige Vorwölbung der Bindehaut (Filterkissen).

Trabekulotomie. Eröffnung des Schlemm-Kanals von außen zur Vorderkammer.

Zyklodialyse. Es wird eine Verbindung zwischen Vorderkammer und suprachorioidalem (über Aderhaut) Raum geschaffen, in dem das Kammerwasser absickern und dann von der Aderhaut resorbiert werden kann (dabei teilweise Ablösung des Ziliarkörpers von seiner Basis). Diese Operation wird vor allem bei Aphakie gemacht.

Diathermie- oder Kryokoagulation des Ziliarkörpers (Strahlenkörpers) von außen. Dabei geht ein Teil der kammerwasserproduzierenden Zellen dort zugrunde, so daß der Kammerwasserzustrom abnimmt.

Die Operationen werden in Lokalanästhesie durchgeführt. Der Patient bekommt bis zum Vortag wie üblich seine Glaukomtherapie. Sonstige Vorbehandlungen, postoperative Maßnahmen und Verhaltensregeln wie bei Kataraktoperationen (S. 935).

Wird der Patient mit einer *medikamentösen Glaukombehandlung nach Hause entlassen, ist es außerordentlich wichtig, daß er*

- seine Augentropfen und -salben zuverlässig immer zur gleichen Zeit appliziert – er soll das Einträufeln möglichst selber erlernen;
- die regelmäßigen Nachkontrollen beim Augenarzt einhält.

Die Glaukomtherapie verlangt von allen Beteiligten Geduld und Disziplin, meistens bis ans Lebensende.

42.4.3. Netzhautablösung (Amotio, Ablatio)

Eine Abhebung der Netzhaut von ihrer Unterlage kann *primär* entstehen. Dabei kann die Disposition eine Rolle spielen, wie Alter (Sklerose), Myopie (Kurzsichtigkeit) und Aphakie (Linsenlosigkeit). Zunächst entsteht eine Verflüssigung des Glaskörpers (Alter, Myopie) und eine hintere Glaskörperabhebung. Durch die Schleuderbewegungen (rasches Umherblicken) des Glaskörpers wird an der Glaskörper-Netzhaut-Befestigung gezogen, wodurch es zum Netzhautloch kommt (Hufeisenloch). Durch das Loch dringt verflüssigter Glaskörper und führt zur Ablösung der Netzhaut.

Sekundär entsteht die Amotio nach Verletzungen (Kontusion, Perforation), nach Iridozyklitis und durch Blutungen oder Exsudation unter die Netzhaut. Der Patient hat *keine Schmerzen.* Als frühe Sehstörung nimmt er Lichtblitze, Funken oder Rußregen (sich bewegende schwarze Punkte) wahr, später allmählich größer werdende *Schatten* oder *Vorhang* vor dem Auge. Nähert sich die Amotio der Makulagegend, so sieht der Patient *verzerrt,* die Sehschärfe nimmt dann sehr stark ab bis auf Wahrnehmung von Handbewegungen (Notfall).

Behandlung

- Bei *Netzhautlöchern* wird eine Koagulation mit *Laserstrahl* durch die erweiterte Pupille gemacht. Als Folge von solchen kleinen Verbrennungsherden um das Loch kommt es zur Vernarbung (Verklebung) und somit zur Verwachsung der Netzhaut mit ihrer Unterlage. So kann sich also kein verflüssigter Glaskörper mehr zwischen Netzhaut und dem Pigmentepithel der Aderhaut drängen. Die Laserkoagulation wird an der Spaltlampe mit Kontaktglas durchgeführt. Die Pupille muß möglichst weit sein. Die vorderen Augenabschnitte werden mit Tropfen betäubt. Diese Behandlung ist schmerzlos und kann auch ambulant durchgeführt werden. Der Patient soll sich nachher ruhig verhalten. Die Nachbehandlung besteht aus 2stündlicher Kortikosteroid-tropfen-Applikation für 1 bis 2 Tage.
- Bei *abgelöster Netzhaut* kommt nur die Operation in Frage, so früh wie möglich, denn unbehandelt kommt es fast immer zur Erblindung.

Operationsarten

- Verschluß des Netzhautloches durch *Kryo-* oder *Diathermiekoagulation* und *Aufnähen* einer *eindellenden Plombe* auf die Lederhaut über dem Netzhautloch. Unter Umständen kommt auch eine temporäre Plombe (Ballonplombe) in Frage.
- Unter der Netzhaut liegende Flüssigkeit wird durch Punktion abgelassen; bei schwerer Amotio zusätzliche Umschnürung des Augapfels (Cerclage), vor allem bei Aphakie-Amotio und Reamotio.

Diese Eingriffe werden meistens in Narkose vorgenommen.

Pflegeplan

- *Spezielle Seitenflachlagerung* ist gelegentlich vor und nach der Operation notwendig (je nach Lokalisation der Ablösung), Bettruhe nach Verordnung, Thromboembolieprophylaxe.
- Leseverbot (2–3 Wochen) je nach Schweregrad der Amotio.
- Kalte Kamillenumschläge bei postoperativer Lidschwellung (S.931).
- Schmerzbekämpfung.

Im übrigen gelten die allgemeinen prä- und postoperativen Maßnahmen (Kap.21). Die standardisierte Pflegeplanung hat nur wegweisenden Charakter. In erster Linie sind der Zustand und das Befinden sowie die jeweiligen Verordnungen des Arztes maßgebend.

Der Augenarzt empfiehlt nach Operationen am Auge sowie bei Patienten mit Myopie (ab 35.–40. Lebensjahr) oder Aphakie regelmäßige Untersuchungen der Netzhaut.

42.4.4. Zentralarterienthrombose

Bemerkt der Patient eine *plötzliche einseitige Erblindung ohne Schmerzen,* manchmal mit vorausgehender kurzzeitiger Verdunklung (Schatten), so deutet das auf einen Verschluß der Zentralarterie der Netzhaut hin (Infarkt). Die *Ursache* ist oft eine Thrombusbildung bei Arteriosklerose oder Hypertonie, seltener eine echte Embolie bei Endokarditis, Luft- oder Fettembolie nach Verletzungen oder – vor allem bei jüngeren Menschen – spastischer Gefäßverschluß (Migräneanfall, Nikotinabusus).

Sofortmaßnahmen

Sie müssen unverzüglich einsetzen. Setzt die Behandlung nicht innerhalb 30-60 Minuten nach Eintritt des Geschehens ein, so werden infolge Mangeldurchblutung die Sinneszellen *irreversibel* geschädigt.
Die Therapie besteht in sofortigen intensiven *durchblutungsfördernden Maßnahmen:*
- Inhalation von Amylnitrit (durch die rasche gefäßerweiternde Wirkung besteht Hypertonie- und Kollapsgefahr, darum soll der Patient dabei liegen, die Fenster sollen offen sein);
- Nitroglyzerin als Nitrolingual-Tabletten;
- retrobulbäre Verabreichung von Priscol;
- intravenöse (Tropfinfusion), später orale Gabe von Trental über Monate;
- Diamox i. v.

42.4.5. Zentralvenenthrombose

Der Patient leidet an einer plötzlichen (bei Stammverschluß der Netzhautzentralvene erheblichen, bei Astthrombose weniger starken) Herabsetzung des Sehvermögens ohne Schmerzen.
Die *Ursache* ist eine *Thrombosierung* bei sklerotischen Gefäßwandveränderungen, bei Hypertonus an Kreuzungsstellen von Arterien und Venen, seltener nach Einnahme von Kontrazeptiva.
Behandlung (sie dient gleichzeitig auch der *Prophylaxe* für das zweite Auge):
- Beheben des Grundleidens;
- Ausschließen von Risikofaktoren;
- medikamentöse Therapie (Arztverordnung).
Eine gefürchtete *Komplikation* bei Stammverschlüssen der Zentralvene ist das *hämorrhagische Sekundärglaukom* mit Neubildung pathologischer Blutgefäße an der Iris (Rubeosis iridis), die den Kammerwinkel verstopfen und Blutungen in die Vorderkammer und in den Glaskörper verursachen. Dabei hat der Patient heftige Schmerzen. (Auftreten einige Monate nach dem Ereignis der Zentralvenenthrombose.) Dieses Sekun-

därglaukom ist therapeutisch kaum beeinflußbar.
Als *Therapie* kommen retrobulbäre Alkoholinjektionen oder u. U. die Enukleation (Entfernung des Augapfels) in Frage.

42.4.6. Entzündungen

Lider

Gerstenkorn

Das Gerstenkorn (Hordeolum) ist eine akute Infektion der Liddrüse durch Staphylokokken:
- diffuse Rötung mit Spannungs- und Druckgefühl;
- später umschriebene Rötung und Schwellung am Lidrand mit Ausbildung eines kleinen Eiterpünktchens, stärkere Schmerzen bei Berührung;
- spontaner Durchbruch des Eiters und Abheilung.
Behandlung:
- 2- bis 3mal täglich warme Kamillenumschläge (20 Minuten);
- sonst keinen Verband (Sekretstauung, Keimverschleppung);
- desinfizierende oder antiobiotische Augentropfen, -salben.

Hagelkorn

Das Hagelkorn (Chalazion) ist eine chronische Entzündung der Meibom-Drüsen infolge Sekretstauung.
Behandlung:
- Nach Abklingen der Entzündung wird der indolente Knoten in Lokalanästhesie operativ entfernt → histologische Untersuchung;
- für kurze Zeit Verband mit antibiotischer Salbe.

Lidabszeß

Der Lidabszeß ist eine lokale Infektion nach Verletzung oder Insektenstich, Infektion eines Lidhämatoms oder fortgeleitet bei eitriger Sinusitis, mit
- starker entzündlicher Rötung und Schwellung;
- starken Schmerzen bei Berührung;
- Fieber, Krankheitsgefühl.
Behandlung:
- Meistens operative Eröffnung und Drainage;
- Abstrich zur bakteriellen Untersuchung und Resistenzprüfung;
- orale Antibiotikagaben.

Wegen der Gefahr einer eitrigen Sinusthrombose (Sepsis, Endokarditis), vor allem bei Lidabszeß in der Nähe des inneren Lidwinkels, wird der Patient stationär behandelt: Isolation, gute Prophylaxe, vermeiden der Keimverschleppung.

Bindehaut

Die Ursachen der Bindehautentzündungen sind sehr vielfältig:
- Bakterien: Pneumokokkenkonjunktivitis → Abstrich zur bakteriellen Untersuchung;
- Viren: Keratoconjunctivitis epidemica, sehr ansteckend, Mitbeteiligung der Hornhaut: vorübergehend beeinträchtigtes Sehvermögen, manchmal über Monate;
- Pilze, Fremdkörper, Strahlen, Verbrennungen, Verätzungen,
- allergisch: Medikamente, Pollenstaub.

Allgemeine Symptome:
- Brennen der Augen,
- Jucken, Kratzen,
- Druck- oder Fremdkörpergefühl,
- verklebte Lider am Morgen,
- keine stärkeren Schmerzen,
- Schwellung, Rötung der Bindehaut.

Die *Behandlung* richtet sich nach den Ursachen und kann ambulant stattfinden:
- mehrmalige Reinigung der Lidränder;
- Anwendung desinfizierender und astringierender oder antibiotischer Augentropfen und -salbe;
- keine Verbände.

Die Prognose ist meistens gut, die Abheilung ohne Narben; bei der *Keratokonjunktivitis* kann sie ernster Natur sein.

Hornhaut

Die Ursachen sind auch hier sehr verschieden: exogen, trophisch, endogen.

Allgemeine Symptome:
- Fremdkörpergefühl;
- stechender Schmerz;
- Lichtscheu, Tränenfluß und Blepharospasmus (sog. Abwehrtrias);
- rotes Auge;
- Hornhauttrübung mit mattem Hornhautspiegelbild infolge Epithelödem oder Oberflächendefekt;
- geringe bis stärkere Sehverschlechterung je nach Sitz des Entzündungsprozesses.

Kriechendes Hornhautgeschwür

Das kriechende Hornhautgeschwür (Ulcus serpens) ist eine bakterielle Infektion eines Epitheldefektes nach oberflächlicher Hornhautverletzung (Erosio corneae).

In wenigen Tagen entwickelt sich ein schnell größer werdendes Ulkus mit gleichzeitiger Eiteransammlung am Boden der Vorderkammer (Hypopyon). Bei weiterem Fortschreiten Perforation, Irisprolaps, dichte Narbenbildung (Leukom) oder eitrige Infektion des Augeninnern (eitrige Panophthalmie), was dann die Eviszeration (Entfernung des Augapfels) zur Folge hat.

Die möglichst schnelle *Behandlung* und *Früherkennung* kann das Schicksal des Auges entscheiden:
- Abstrich zur Keim- und Resistenzprüfung,
- subkonjunktivale Antibiotikainjektionen,
- antibiotische Augentropfen und -salben, 1%ige Atropinsalbe,
- antibiotische Infusionstherapie,
- Isolation des Patienten,
- evtl. operative Bindehautdeckung bei Gefahr der Perforation.

Keratitis dendritica

Die Keratitis dendritica ist eine virale Infektion (Herpes simplex) der oberflächlichen Hornhautschichten. Diese Erkrankung führt gerne zu Rezidiven. Behandlung möglichst früh:
- Virostatikum: Cebeviran oder TFT-Tropfen und Salben;
- Antibiotikum (Tetrazyklin) und 1%ige Atropinsalbe.

Tiefe Form der herpetischen Keratitis (Keratitis disciformis)

Sie ist eine ernste Erkrankung, da die scheibenförmige Trübung und Verdickung der Hornhaut zu (Hornhaut-)Narben führt. Eine häufige Komplikation ist die Iridozyklitis (s. dort) mit nachfolgendem Sekundärglaukom. Nach Rückgang der akuten Erscheinung erfolgt bei intaktem Epithel die Behandlung mit lokalen Kortikosteroiden.

Keratitis e lagophthalmo

Sie entsteht bei Austrocknung und mechanischer Schädigung infolge mangelhaften Lidschlusses bei Faszialislähmung (häufig bei Hemiplegie) mit Gefahr der Ulkusbildung und Infektion.

Behandlung:
- Tränenbildende Tropfen (z. B. Oculotect), Vitamin-A + D-Salbe und abends Neotracinsalbe;
- Uhrglasverband;
- evtl. teilweise Vernähung der Lidspalte.

Wölbungsanomalien

Keratokonus (Abb. 42.**8 a–b**). Kegelförmige Vorwölbung der Hornhautmitte bei gleichzeitiger Verdünnung des Parenchyms im Bereich der Kegelspitze. Die Erkrankung tritt nach der Pubertät auf und bevorzugt das 2. und 3. Lebensjahrzehnt. Durch spontane Einrisse der Hornhautrückfläche (Descemet-Membran) und Eindringen von Kammerwasser in das Parenchym kann innerhalb von Stunden plötzlich ein „akuter Keratokonus" auftreten.
Behandlung. Korrektur des irregulären Astigmatismus mittels Kontaktlinse, die neben der sehverbessernden Wirkung gleichzeitig als Verband wirkt und die Kegelspitze zurückdrängt. Im fortgeschrittenen Stadium verhindert eine *Hornhautübertragung (Keratoplastik)* die Perforation und bessert das Sehvermögen.
Keratoglobus. Kugelförmige Vorwölbung der *gesamten* Hornhaut und nicht nur der Hornhautmitte, wie beim Keratokonus. Seltenes Krankheitsbild

Regenbogenhaut und Strahlenkörper

Die Ursache der *Iritis* und *Iridozyklitis* bleibt in den meisten Fällen ungeklärt. Es wird aber eine genaue Durchuntersuchung des Patienten vorgenommen:
- Untersuchung auf einen Infektherd (HNO-Bereich, internistischer Bereich, Genitalorgane);
- verschiedene Blutuntersuchungen auf Toxoplasmose, Leptospirosen, Brucellen;
- Untersuchungen auf Tuberkulose, Morbus Boeck, Rheumatismus.

Symptome bei akuter Iritis:
- starke Schmerzen in der Tiefe des Auges,
- Abwehrtrias,
- Herabsetzung des Sehvermögens,
- rotes Auge, Hornhaut klar,
- Trübungen des Kammerwassers,
- Irisstrukturen verwaschen, Pupille eng.

Bei chronischer Iridozyklitis:
- häufige, nur geringe oder keine Beschwerden,
- Herabsetzung des Sehvermögens (mehr oder weniger),
- zipflige hintere Synechien,
- Glaskörpertrübungen.

Behandlung. Beheben der Ursache; Unterstützung durch
- Kortikosteroide (Tropfen, Salben, subkonjunktivale Spritzen);
- Mydriatika (Atropin oder Scopolamin);
- evtl. Antibiotika.

Komplikationen. Sekundärglaukom, Linsentrübungen, Glaskörpertrübungen usw.

Sehnerv

Retrobulbärneuritis

Die Retrobulbärneuritis ist eine Entzündung des Sehnervenabschnitts, der hinter dem Auge liegt; die Papille ist unauffällig. Typisches Symptom: „Der Patient sieht nichts, und der Arzt sieht auch nichts". Der Patient hat Schmerzen hinter dem Auge bei Blickbewegungen oder Druck auf den Augapfel.
Behandlung. Sie muß sofort einsetzen. Je nach Ursache:
- retrobulbäre Injektionen von Kortikosteroiden und gefäßerweiternden Medikamenten (Priscol),
- Vitamin B,
- viel Ruhe, Bettruhe.

Die Retrobulbärneuritis ist häufig ein Frühsymptom der multiplen Sklerose. Oft kommt es zu raschem Abklingen der Entzündung, manchmal zu neuen Schüben.

42.5. Beurteilung von Wissen und Können in der Pflege

Fallstudie

Herr W, 73 Jahre alt, leidet seit einiger Zeit an Abnahme der Sehschärfe. Eines Tages stellt er fest, daß er die Zeitung nicht mehr lesen kann. Auf Drängen seiner Frau sucht er den Arzt auf. Dieser stellt einen grauen Star fest und weist den Patienten in die Augenklinik ein. Sie übernehmen die Pflege von Herrn W, der für eine Staroperation vorbereitet wird. Es ist sein erster Krankenhausaufenthalt, weshalb er sich sehr fremd und unbehaglich fühlt.

- Welche Informationen möchten Sie haben, um eine individuelle Pflegeplanung vornehmen zu können?
- Stellen Sie Ihre Fragen zu einer Checkliste zusammen (S. 924).
- Listen Sie die sichtbaren und potentiellen Pflegeprobleme auf (S. 933 u. 505 ff.).
- Formulieren Sie Pflegeziele (Fernziel, Nahziel für die präoperative und die postoperative Phase), und ordnen Sie entsprechende Maßnahmen zu (S. 935).
- Entwerfen Sie ein Merkblatt für die Vorbereitung auf den Krankenhausaustritt von Herrn W.

Weiterführende Literatur

Benjamin, H.: Ohne Brille bis ins hohe Alter, 17. Aufl. Bauer, Freiburg 1984

Brückner, R.: Ärztlicher Rat für Aguenkranke, 2. Aufl. Thieme, Stuttgart 1986

v. Dyck, H.: Nicht so, sondern so. Ratgeber für einen guten Umgang mit Sehgeschädigten. Schweizerischer Zentralverein für das Blindenwesen, St. Gallen o. J.

Hollwich, F.: Augenheilkunde, 10. Aufl. Thieme, Stuttgart 1982

Hollwich, F.: Taschenatlas der Augenheilkunde, 3. Aufl. Thieme, Stuttgart 1986

Hollwich, F., B. Verbeck: Augenheilkunde für Krankenpflegeberufe, 3. Aufl. Thieme, Stuttgart 1984

Leydhecker, W.: Was Sie über Ihre Augen wissen müssen. Thieme, Stuttgart 1979

Pennington, G.: Kleines Handbuch für Glasperlenspieler. Irisiana, Haldenwang 1981

Rosemann, H.: Augenheilkunde, 3. Aufl., Kohlhammer, Stuttgart 1986

Anhang

Antworten zu S.591, Abb.28.1: Atemapparat
1 Schildknorpel
2 Ringknorpel
3 Luftröhre = Trachea
4 rechter Hauptbronchus
5 linker Hauptbronchus
6 Lungenbläschen = Alveolen
7 rechter Oberlappen
8 Mittellappen
9 rechter Unterlappen
10 linker Oberlappen
11 linker Unterlappen
12 Lungenfell = Pleura pulmonalis
13 Brustfell = Pleura parietalis
14 Pleuraspalt
15 Rippen
16 Interkostalmuskeln
17 Zwerchfell

Antworten zu S.617, Abb.29.1: Blutkreislauf
1 rechte Halsvene
2 rechte Kopfarterie = rechte A.carotis
3 rechte Armarterie = rechte A.subclavia
4 Arm-Kopf-Arterie = Truncus brachiocephalicus
5 rechte Armvene = rechte V.subclavia
6 obere Hohlvene
7 Lungenvenen
8 untere Hohlvene
9 Lebervene
10 Pfortader
11 linke Halsvene
12 linke Kopfarterie = linke A.carotis
13 linke Armvene = linke V.subclavia
14 linke Armarterie = linke A.subclavia
15 Aorta
16 Lungenarterie = A.pulmonalis
17 Leberarterie

Antworten zu S.638, Abb.30.1: Blutgefäße
1 a Arterie, b Vene
2 Innenschicht: einschichtiges Plattenepithel, wenig Bindegewebe
Mittelschicht: glatte Muskulatur, Bindegewebe
Außenschicht: Bindegewebe
3 Die Arterienwand ist dicker und kräftiger, weil sie dem Blutdruck standhalten muß.
In der Vene ist der Blutdruck nur noch gering.

4 Arterie: durch den Blutdurck
Vene: Die Venen werden zusammengedrückt durch die Kontraktion der Muskulatur in der Umgebung und durch die Pulswelle in der Arterie, die neben der Vene verläuft.
5 Arterie: durch den Blutdruck
Vene: durch die Venenklappen

Antworten zu S.682, Abb.32.1: Verdauungsapparat
1 Leber
2 Gallengang = Ductus choledochus
3 Gallenblase
4 Zwölffingerdarm = Duodenum
5 querer Dickdarm = Colon transversum
6 aufsteigender Dickdarm = Colon ascendens
7 Blinddarm = Zäkum
8 Wurmfortsatz = Appendix
9 Leistenband
10 After = Anus
11 Speicheldrüsen
12 Speiseröhre = Ösophagus
13 Zwerchfell
14 Milz
15 Magen
16 Bauchspeicheldrüse = Pankreas
17 oberer Dünndarm = Jejunum
18 absteigender Dickdarm = Colon descendens
19 unterer Dünndarm = Ileum
20 oberer Darmbeinstachel
21 Sigmaschleife
22 Mastdarm = Rektum

Antworten zu S.714, Abb.33.1: Leber
1 Gallenblase
2 rechter Leberlappen
3 Blasengang = Ductus cysticus
4 Gallengang Ductus choledochus
5 Vatersche Papille (Papilla duodeni major)
6 linker Leberlappen
7 Leberarterie
8 Lebergang
9 Pfortader
10 Pankreasgang

Antworten zu S.736, Abb.34.1: Pankreasgewebe
1 exokrine Drüsenzelle
2 endokrine Drüsenzelle einer Pankreasinsel

3 Kapillare
4 Pankreasgang

Antworten zu S.757, Abb.35.1: Endokrine Drüsen und ihre Hormone
a Hypophysenvorderlappen
b Hypophysenhinterlappen
c Schilddrüse
d Nebenschilddrüsen
e Pankreasinseln
f Nebennierenrinde
g Nebennierenmark
h Hoden

1 ACTH = *a*dreno*c*ortico*t*ropes *H*ormon
2 Kortison
3 Adrenalin
4 FSH = *F*ollikel-*s*timulierendes *H*ormon (regt beim Mann das Wachstum der Samenkanälchen an)
5 LH = *l*uteinisierendes *H*ormon oder ICSH = *i*nterstitielle Zellen *s*timulierendes *H*ormon
6 Testosteron
7 TSH = *T*hyreoidea-(Schilddrüse)*s*timulierendes *H*ormon
8 Thyroxin
9 Parathormon
10 STH = *s*omato*t*ropes *H*ormon = Wachstumshormon
11 Prolaktin
12 antidiuretisches Hormon
13 Oxytozin
14 Insulin, Glukagon

Antworten zu S.773, Abb.36.1: Arbeitseinheit der Niere = Nephron
1 Nierenarterie
2 zuführende Arteriole
3 wegführende Arteriole
4 Kapillarnetz
5 Nierenvene
6 Glomerulus
7 Bowman-Kapsel (Capsula glomeruli)
8 Nierenkörperchen
9 gewundene Harnkanälchen (Hauptstück)
10 Henle-Schleife
11 gewundene Harnkanälchen (Zwischenstück)
12 Sammelrohr
13 Nierenbecken

Antworten zu S.804, Abb.37.1: Innere und äußere Geschlechtsorgane der Frau
1 rechter Eitrichter
2 rechter Eileiter

3 Zervikalkanal
4 Muttermund
5 Klitoris
6 Mündung der Harnröhre
7 Damm
8 After
9 linker Eierstock = linkes Ovar
10 Gebärmutter = Uterus
11 Portio
12 Scheide = Vagina
13 große Schamlippen
14 kleine Schamlippen
15 Mündung der Scheide
16 Jungfernhäutchen = Hymen

Antworten zu S.816, Abb.38.1: Seitlicher Längsschnitt durch das Kniegelenk
1 Oberschenkelknochen = Femur
2 Gelenkkapsel
3 Meniskus
4 M. quadriceps femoris
5 Kniescheibe = Patella
6 Gelenkspalte mit Gelenkschmiere
7 Patellarsehne
8 Schleimbeutel
9 Schienbein = Tibia

Antworten zu S.837, Abb.39.2: Mittelschnitt durch das Gehirn
1 linke Großhirnhemisphäre
2 Balken
3 Dach des III. Ventrikels mit Adergeflecht
4 III. Ventrikel
5 Hypophyse
6 Mittelhirn
7 Brücke
8 IV. Ventrikel
9 Kleinhirn
10 verlängertes Mark = Medulla oblongata
11 Rückenmark

Antworten zu S.882, Abb.40.1: Aufbau der Haut
I Oberhaut = Epidermis (mit Pigmentzellen)
II Lederhaut = Kutis
III Unterhaut = Subkutis

1 Hornschicht	a, b, c, e
2 Epithelzellen	a, c, d
3 Tast- und Druckkörperchen	i
4 Blutgefäße	g
5 große Schweißdrüse (Duftdrüsen)	
6 Talgdrüse	e
7 Haarzwiebel	
8 Haarmuskel (glatt)	

9 kleine Schweißdrüse	g
10 Kälte- und Wärmekörperchen	i
11 Nervenendigungen für Schmerz-empfindung	i → a
12 Bindegewebe	a, c
13 Fettgewebe	a, f, h

Antworten zu S.898, Abb.41.1: Nasen-, Mund- und Kehlkopfregion

1 Stirnhöhle
2 Keilbeinhöhle
3 Riechregion
4 knorpelige Nasenwand
5 Nasenmuscheln
6 Eingang zur Kieferhöhle
7 Mündung des Tränenkanals
8 Rachenmandeln
9 Eingang zur Ohrtrompete → Verbindung zum lufthaltigen Mittelohr → Druckausgleich zwischen beiden Seiten des Trommelfells
10 harter Gaumen
11 weicher Gaumen
12 Unterkiefer
13 Zungenbein
14 Kehldeckel
15 Schildknorpel

16 Ringknorpel
17 Stimmband
A Nasenhöhle
B Nasenrachen
C Mundrachen
D Kehlrachen
E Trachea
F Mundhöhle
G Ösophagus

Antworten zu S.922, Abb.42.1: Horizontalschnitt des rechten Auges

1 Vorderkammer
2 Hinterkammer
3 Glaskörper
4 Bindehaut (Konjunktiva)
5 Ziliarkörper mit Ziliarmuskel
6 Aufhängefasern der Linse
7 Iris
8 Hornhaut
9 Linse
10 Lederhaut (Sklera)
11 Aderhaut (Chorioidea)
12 Netzhaut (Retina)
13 gelber Fleck (Stelle des schärfsten Sehens)
14 blinder Fleck (Abgangsstelle des Sehnervs)
15 Sehnerv

Sachverzeichnis

Gestimmtheit, seelisch-geistige, nach einer Operation 480
- somatische 19
Gesundender 51
Gesundenpflege 66
Gesunder, Anpassungsfähigkeit 272
- Bewegung 114f.
- Lage 115
- Operation 471
- - Wiederherstellungsphase 480
Gesunderhaltung 44f., 52
- Einübung neuer Sichtweisen 45
Gesundheit 49f.
- als Aufgabe 9
- als Besitz 9
- Bezugsebenen 50f.
- Definition 44f., 49f., 86f.
- als dynamische Größe 51
- primäre 44
Gesundheitsbildung 45
Gesundheitserziehung 59f.
- Gefäßkrankheitenprophylaxe 647
Gesundheitspflege 52
Gesundheitsschwester 61
Gesundheitsverständnis 9, 50f.
- leib-seelisch-geistiges 18
- im Wandel 49
Gesundheitszentrum 60
Gesund-krank-Kontinuum 51
Gesundsein 45, 49f.
- Definition 50, 86f.
Getränke 182
Getrenntsein 274
Getriebenheit 527
Gevisol 294
Gewebe, Druckeinwirkungen 122, 127
Gewebedosis 457
Gewebsantigene 795
Gewebsinduration, strahlenbedingte 548
Gewichtsabnahme, Anorexia nervosa 529
Gewichtskontrolle 183
- tägliche, bei Langzeitinfusion 420
Gewichtszunahme 176
- bei Hormontherapie 552
- schwangerschaftsbedingte 487
Gewissen 346
Gewissensangst 354
Gewohnheitsrecht 276
Gewöhnung 530ff.
γGT s. γ-Glutamyl-Transpeptidase
Gicht 825f.
- Risikofaktoren 826
Gichtanfall 826
Giebel-Rohr 250
Giftelimination 585
Giftinformationszentrale 585
Gingivitis 166
- Therapie 168

Giovanetti-Diät 785
Gipsverband 822
- Pflegeregeln 822
Glasampulle 391
Glaskörper 922
Glaskörperabhebung, hintere 937
Glaskörpertrübung 926, 940
Glaubenserlebnis 22
Gläubige 349
Glaucoma chronicum simplex 936
Glaukom 935f.
- akutes 925f., 935
- - Behandlung, notfallmäßige 936
- Operationsmethoden 936
Glaukomanfall durch Mydriatikum 928
Glaukombehandlung, medikamentöse 937
Glaukomverdacht, Diagnostik 936
Gleichberechtigung 364
Gleichgewichtsprüfung 899f.
Gleichgewichtsstörung 826, 898
- zentrale 911
Gleichgewichtsverlust 854
Gleichstromtherapie 237
Glibenclamid 749
Glibornurid 749
Gliedmaßenamputation s. Amputation
Gliom 838
Glisson-Schlinge 823, 874
Globalinsuffizienz, kardiale 627
- respiratorische 565
- - Beatmung 578
Globulin, thyroxinbindendes 768
Globusgefühl 527
Glomeruläre Filtration 774
Glomerulonephritis 787f.
- akute 787
- chronische 787
- kardiovaskuläre Mitbeteiligung 787
Glomerulosklerose 745
Glomerulus 773f.
Glucocheck-Gerät 741
Glühlichtbogen 235
Glukagon 741
Glukokortikoide, Wirkung 760
Glukoseausscheidung, renale 776
Glukosebelastung beim Diabetiker 742
- beim Gesunden 742
Glukosetoleranztest, oraler 742f.
- - Bewertung 743
- - Blutentnahme, kapilläre 743
- - - venöse 743
Glukosurie 741, 745
Glukuronidbilirubin 714f.
γ-Glutamyl-Transpeptidase 717f.
Glykogenverarmung 745
Glyoxaldehydmittel 294

Gnade 31
Gnosie 851
Goldkolloid 722
- radioaktives 463
Goldsalze 825
Gonadendosis 456f.
Gonioskopie 923
Gonorrhö 893
GOT s. Aspartat-Amino-Transferase
Gott, personaler 350
Gottesdienst 350
Graefe-Zeichen 769
Grand-mal-Anfall 876
- diffuser 876
- Erschöpfungsstadium 876
- Stadium, klonisches 876
- - tonisches 876
Grand-mal-Status 877
Granulat 306
Granulozyten 663
- basophile 663
- eosinophile 663
- neutrophile 663
Granulozytopenie 673
Gravidität s. Schwangerschaft
Gray 457
Greifarm, aktiver 833
- passiver 833
Grobsog 448
Großhirnhemisphären 837
Großwuchs 758
Grübeln 527
Grundbedürfnisse 64
Grundbewegungen 113
Grundpflege 62
Grundumsatz 174
Grundumsatzerhöhung, Körpertemperaturschwankung 223
Gruppenpflege 62
g-Strophanthosid 624
Guedel-Tubus 569
Gumma 894
Gummibettflasche 234
Gumprecht-Schollen 677
Gürtelrose 893
Gurtsystem 124
Güsse 233
Guthrie-Test 492
Gymnastik, dehnende 246
- durchblutungsfördernde 648
- einfache 136
- kräftigende 246
- lockernde 246
- spezielle 136
Gymnastikprogramm nach Diskushernienoperation 875
Gynäkologische Erkrankung, Hygiene 809
- Pflegeprozeßdynamik 803
- Pflegeziele 809
- - Situationseinschätzung 807
Gynäkomastie 730